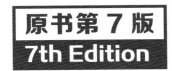

原书第 7 版
7th Edition

Zakim and Boyer's Hepatology
A Textbook of Liver Disease

Zakim & Boyer
肝脏病学

原著　[美] Arun J. Sanyal

　　　[美] Thomas D. Boyer

　　　[美] Keith D. Lindor

　　　[美] Norah A. Terrault

主译　陆荫英　张　宁

主审　詹启敏　姬军生

中国科学技术出版社
· 北 京 ·

图书在版编目（CIP）数据

Zakim & Boyer 肝脏病学：原书第 7 版 /（美）阿伦·J. 桑亚尔（Arun J. Sanyal）等原著；陆荫英，张宁主译. — 北京：中国科学技术出版社，2020.1（2021.2 重印）

ISBN 978-7-5046-8291-8

Ⅰ. ①Z… Ⅱ. ①阿… ②陆… ③张… Ⅲ. ①肝疾病—诊疗 Ⅳ. ① R575

中国版本图书馆 CIP 数据核字（2019）第 104027 号

著作权合同登记号：01-2018-7572

策划编辑	丁亚红　焦健姿
责任编辑	黄维佳
装帧设计	华图文轩
责任印制	李晓霖

出　　版	中国科学技术出版社
发　　行	中国科学技术出版社有限公司发行部
地　　址	北京市海淀区中关村南大街 16 号
邮　　编	100081
发行电话	010-62173865
传　　真	010-62179148
网　　址	http://www.cspbooks.com.cn

开　　本	889mm×1194mm　1/16
字　　数	2124 千字
印　　张	79
版　　次	2020 年 1 月第 1 版
印　　次	2021 年 2 月第 2 次印刷
印　　刷	天津翔远印刷有限公司
书　　号	ISBN 978-7-5046-8291-8/R · 2404
定　　价	598.00 元

ELSEVIER

Elsevier(Singapore) Pte Ltd.

3 Killiney Road, #08-01 Winsland House I, Singapore 239519

Tel: (65) 6349-0200; Fax: (65) 6733-1817

Zakim and Boyer's Hepatology：A Textbook of Liver Disease, 7/E

Copyright © 2018 by Elsevier, Inc. All rights reserved.

Previous editions copyrighted 2012, 2006, 2003, 1996, 1990, 1982

ISBN-13: 978-0-323-37591-7

This Translation of Zakim and Boyer's Hepatology：A Textbook of Liver Disease, 7/E by Arun J. Sanyal, Thomas D. Boyer, Norah A Terrault and Keith D. Lindor was undertaken by China Science and Technology Press and is published by arrangement with Elsevier（Singapore）Pte Ltd.

Zakim and Boyer's Hepatology：A Textbook of Liver Disease, 7/E by Arun J. Sanyal, Thomas D. Boyer, Norah A. Terrault and Keith D. Lindor 由中国科学技术出版社进行翻译，并根据中国科学技术出版社与爱思唯尔（新加坡）私人有限公司的协议约定出版。

Zakim & Boyer 肝脏病学（原书第 7 版）（陆荫英　张　宁，译）

ISBN：978-7-5046-8291-8

Copyright © 2019 by Elsevier（Singapore）Pte Ltd. and China Science and Technology Press

译校者名单

主　审　詹启敏　姬军生

主　译　陆荫英　张　宁

副主译　杨永峰　沈　哲　曾　珍　李　晶　李海洋

译校者（以姓氏笔画为序）

Aaron Ge　万星勇　王　璞　王华利　王丽旻　王杰炜　王福川　甘　雨　左　石

代　江　冯德春　朱才众　朱世殊　朱传东　朱紫馨　卢姗姗　叶　伟　朱震宇

向　姣　刘　泽　刘庆艳　刘杜先　闫建国　纪　冬　严天连　李　晶　李因茵

李爱芹　李海洋　杨　斌　杨永峰　邹高亮　沈　哲　张　宁　张　敏　张　蕊

张达利　张益群　张敏娜　陆　超　陆荫英　陈　伟　陈　栋　陈　艳　陈大为

陈威巍　欧阳秋月　郑以山　单晓航　孟令展　孟立珊　赵雪珂　钟艳丹　俞静华

姚　昕　贺　希　贾晓东　徐志强　徐漠研　黄　昂　黄　悦　黄加干　梅骁乐

曹丽丽　续文婷　董　政　董　漪　董景辉　程家敏　曾　芳　曾　珍　虞朝辉

鲍鹤玫　蔡少平　阚延婷　谭善忠　熊清芳

内容提要

　　本书引进自 ELSEVIER 出版社，是一部紧跟基础和临床前沿进展的肝脏病学教科书。全书共十一部分，内容涵盖肝脏生理、肝功能评估、肝病并发症、特殊肝脏疾病、感染、免疫性肝病、肝脏血管疾病、肿瘤、肝脏移植、儿童和遗传性肝病，以及其他累及特殊状态下的肝脏疾病。各章均从流行病学、遗传学、分子生物学、生理及病理生理学、临床决策与卫生管理等不同角度全面剖析介绍了肝脏疾病的相关知识，对基础医学科研人员、全科医师及肝病专业医师均是一部不可多得的全面、系统、提纲挈领而又深入浅出的案头宝典。

序 一

　　肝脏病是我国重要的公共卫生问题之一，给国家财政造成沉重负担。增强临床工作者对肝脏病的系统认识，对提高我国肝脏病的整体诊疗水平，降低肝脏病致死率具有重要意义。

　　随着生物科技的发展、社会经济的进步，世界范围内的肝脏疾病谱、流行病学特征发生了重要变化：临床医疗水平的提高及人们对健康问题的重视，使得肝脏病的早诊率日渐提高；HBV 疫苗、新一代抗 HCV 药物的临床应用，大大减少了感染性肝病及相关肝硬化、肝癌患者的数量；居民饮食结构、生活习惯的变化，使得代谢相关性肝脏病（如脂肪性肝病、酒精性肝病等）发病率显著提高；肝移植手术的成熟开展，为肝病终末期患者带来福音的同时，也让肝脏移植后人群的转归、管理成为临床医务人员工作、研究的焦点；加之人们对孕妇、儿童等肝脏病特殊人群的重视，以及对各种药物 / 毒物所致肝损伤的各种管理需求，这些都对临床工作者尤其是肝脏病专科医生提出了更高、更全面的要求，因此亟须符合肝脏病学发展需求的综合性参考书。值此背景，在解放军总医院第五医学中心陆荫英教授和北大医学部张宁教授的积极推动下，联合全国多家医疗单位共同完成了《Zakim & Boyer 肝脏病学（原书第 7 版）》的翻译工作。

　　美国消化病及肝脏病专家 Thomas D. Boyer 教授等组织编写的《Zakim & Boyer 肝脏病学》是一部凝聚了国际顶尖肝脏病学者智慧结晶的经典著作，全新第 7 版从流行病学、遗传学、分子生物学、生理及病理生理学、临床决策与卫生管理等多角度全面剖析了国际肝脏病的研究新进展，是一部肝脏病基础研究与临床实践相结合的经典巨著。全书分十一部分，涵盖肝脏功能及生理、肝脏病评估及处理、慢性肝脏病相关并发症、特殊肝脏病、感染性肝脏病、免疫性肝脏病、肝脏血管疾病、肝脏肿瘤、肝脏移植、儿童和遗传性肝脏病及其他累及肝脏的特殊情况（如妊娠期肝脏病）等内容。书中内容深入浅出，配图精美丰富，既紧密结合病理机制，又贴近临床实际，紧扣肝脏病的研究焦点，同时介绍了免疫、炎症、肠道菌群、代谢组学等热门领域的相关知识，充分展示了当今肝脏病诊疗与研究的新成果，适合国内从事肝脏疾病相关临床医师及专业人员阅读、参考，特此推荐。

中国工程院院士
北京大学常务副校长　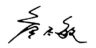
北京大学医学部主任

序　二

　　受疾病流行病学分布、临床医务人员素质、医院级别等诸多因素影响，国内肝脏病的临床诊疗水平并不均衡，肝脏病的病理基础及整体诊疗水平仍落后于欧美发达地区。

　　解放军总医院第五医学中心（由原解放军第三〇二医院和原解放军第三〇七医院合并组建）是全国规模最大的传染病、肝脏病临床诊疗与研究机构，积累了一大批优秀的肝脏病研究专家，2019 年度被授予"国家病毒性肝炎临床研究中心"。为尽快缩小我国与欧美发达地区的差距，更规范地推广肝脏病诊疗新技术和新理念，本中心的陆荫英教授与北京大学医学部张宁教授联合组织肝脏病领域经验丰富的专家教授和中青年医生骨干，共同翻译了国际肝脏病顶尖学者共同编写的《Zakim & Boyer 肝脏病学》一书。

　　本书从流行病学、病理生理、发病机制、学说假说、诊断标准、临床表现、治疗原则、自然病程、风险评估、临床管理、研究进展等多个方面阐述了感染及免疫性肝脏病、肝脏血管疾病、肝脏肿瘤、肝脏移植、儿童和遗传性肝脏病、肝脏病并发症及特殊人群肝脏病的相关知识，在肝脏病诊断和治疗思路上为临床工作者提供了一部全面、优质、准确、严谨的参考工具书。

　　在本书的翻译、审校过程中，所有的专家教授及一线临床工作人员都投入了极大的热情与精力，也提出了很多宝贵意见和建议，真心希望本书能为国内同行提供有益的帮助，为进一步提高我国基层临床工作者对肝脏病的认识，深入理解疾病转归，转化科研成果，解决临床问题，实现肝脏病"早发现、早诊断、早治疗"的目标，为改善患者整体预后做出一点贡献。

解放军总医院第五医学中心主任

译者前言

在我国，肝脏疾病是一类常见病，深入了解国内外相关研究和临床策略的进展，对帮助内科医师和肝病专科医生更好地在临床中选择综合考量患者病情和卫生经济学的临床策略有很大帮助，且对开展临床和基础研究的选题具有重要提示意义。

《Zakim & Boyer 肝脏病学》是一部兼顾基础研究与临床问题的肝脏病学巨著，原著者阵容强大，且反复再版修订，增补了许多与时俱进的内容，从流行病学、遗传学、分子生物学、生理及病理生理学、临床决策与卫生管理等不同角度全面剖析介绍了肝脏病的现状和前沿知识。本书内容贴近临床且深入浅出，行文流畅，配图精美，文献全面且紧跟肝脏病的研究热点，是一部非常严谨、客观的教科书。

本书的翻译工作得到了国内肝脏病领域多名专家和一线临床工作人员的倾力支持，来自不同学科数十位医师组成的编译团队利用工作闲余时间对本书进行了细致认真的翻译、审校工作，付出了极大热情和努力。整个翻译过程历时近 1 年，最大限度地保留了原书的准确性、完整性和实用性。此次中文翻译版的引进与出版得到了中国科学技术出版社的大力支持，特别感谢编辑团队在此过程中付出的巨大努力。

尽管翻译过程中我们反复斟酌，希望能够准确表述原著者的本意，但由于中外语言表达习惯有所差别，中文翻译版中可能存在一些表述欠妥或失当，恳请各位同行和读者批评、指正。衷心希望本书能够开阔各位读者的视野，让更多国内同行从中获益。

陈韬 张宁

补充说明

本书收录图片众多，其中部分图片存在第三方版权限制的情况，为保留原文内容完整性计，存在第三方版权限制的图片均以原文形式直接排录，不另做中文翻译，特此说明。

书中参考文献条目众多，为方便读者查阅，已将本书参考文献更新至网络，读者可扫描右侧二维码，关注出版社"医本书"官方公众号，后台回复"肝脏病学"，即可获取。

原书前言

Hepatology : A Textbook of Liver Disease 第 1 版发行于 1982 年。本书基于"从疾病的发生机制入手，全面了解疾病并评估相关领域的研究价值"这一理念而著，全面概述了肝脏病的病理生理机制。前 12 章重点阐述了肝脏的正常生理功能，并用 10 章讲述了疾病状态，如肝性脑病发生发展中的肝脏功能变化及临床表现等，接下来的 24 章则分别呈现了具体肝脏病的相关知识。第 1 版中，仅有 2 章涉及病毒性肝炎，分别阐述了肝炎病毒生物学和病毒性肝炎的临床表现；肝移植的相关知识则用 1 章的篇幅进行了介绍。近年来，随着肝脏病领域发展日新月异，在不断再版的过程中，本书的内容构架也发生了非常大的变化。

在本书的第 7 版中，我们用了更多笔墨阐述疾病状态下的肝脏病理生理变化。我们希望最新版的 *Zakim and Boyer's Hepatology: A Textbook of Liver Disease* 可以给临床消化病医师、肝病医师、综合内科医师（包括住院医师和全科医师）及肝脏病学科基础医学科研工作者提供一部涵盖疾病概览和临床治疗流程在内全面的肝脏病教科书，以满足他们在相应研究和临床诊疗过程中的需求。

本书第 7 版包括十一部分，涵盖了肝脏功能基础知识、如何处理和评估肝脏病、慢性肝脏病并发症、特殊肝脏病、感染、免疫性肝病、肝脏血管疾病、肿瘤、肝脏移植、儿童和遗传性肝病，以及其他累及肝脏的情况（如妊娠期肝病）。为此，我们特别邀请了数位新的作者参与了相关章节的编写，修订更新了全书近 1/3 的章节。

为了尽量控制成书篇幅并减少文献列出所占的比例，书中提及的文献可在 Elsevier Expert Consult 的网站上获取，如此既保证了书中内容有据可循又避免了文献部分过于冗余。此次版本的设计风格基本与前一版保持一致，特别对各章展示的彩色显微图片和照片进行了全新的技术处理。

肝脏病与一般内科疾病、感染性疾病一样，是全球性健康问题，给全人类健康带来沉重负担。在过去的 50 年中，肝脏病学科为基础医学科研成果快速转化为全新的诊断、分子靶向治疗、抗毒素和疫苗等做出了表率。五种肝炎病毒的发现及相关应用更是转化医学领域的典范。同时，有效救治对乙酰氨基酚过量相关的肝损害也是建立在对疾病机制的深入理解和对药物代谢、药物毒理学的研究基础之上的。目前，肝移植已成为挽救生命的常规治疗手段。甲肝和乙肝疫苗接种预防方面已在全球范围取得成功，新一代抗 HCV 药物的临床研发也在积极开展中，这些新型药物有望为患者提供有效性更高、毒性更小的抗 HCV 治疗。作为全球头号杀手之一和终末期肝病最重要的并发症之一，肝细胞癌是目前分子靶向抗癌治疗领域最具创新性的重要研究目标。如果本书第 7 版成为肝脏病学的跨国性教材，并有助于帮助全球肝脏病患者应对健康负担，我们将备感荣幸。

Arun J. Sanyal，MBBS，MD

原书参编人员

Nezam H. Afdhal, MD
Senior Physician in Hepatology
Beth Israel Deaconess Medical Center
Boston, Massachusetts;
Professor of Medicine
Harvard Medical School
Cambridge, Massachusetts

Alina M. Allen, MD
Assistant Professor of Medicine
Gastroenterology and Hepatology
Mayo Clinic College of Medicine
Rochester, Minnesota

Aditya Ambade, PhD
Associate Scientist
Department of Medicine
University of Massachusetts Medical School
Worcester, Massachusetts

Quentin M. Anstee, BSc, MB BS, PhD, MRCP(UK), FRCP
Professor of Experimental Hepatology
Institute of Cellular Medicine
Newcastle University and Freeman Hospital Liver Unit
Newcastle Upon Tyne, United Kingdom

Sumeet K. Asrani, MD, MSc
Physician
Division of Hepatology
Baylor University Medical Center
Waco, Texas

Davis N. Assis, MD
Assistant Professor of Medicine
Section of Digestive Diseases
Yale University School of Medicine
New Haven, Connecticut

Jasmohan Singh Bajaj, MBBS, MD
Associate Professor
Division of Gastroenterology, Hepatology, and Nutrition
Virginia Commonwealth University and McGuire VA
  Medical Center
Richmond, Virginia

William F. Balistreri, MD
Dorothy M.M. Kersten Professor of Pediatrics
Director Emeritus, Pediatric Liver Care Center
Medical Director Emeritus, Liver Transplantation
Division of Gastroenterology, Hepatology, and Nutrition
Cincinnati Children's Hospital Medical Center and
The Department of Pediatrics of the University of
  Cincinnati College of Medicine
Cincinnati, Ohio

Jesus M. Banales, PhD
Head, Liver Diseases Group
Biodonostia Research Health Institute
Donostia University Hospital
Donostia-San Sebastian, Spain
Assistant Professor
University of Navarra, Spain
Pamplona, Spain
Assistant Professor of Medicine
Mayo Clinic College of Medicine
Rochester, Minnesota

Richard Bendall, MD
Royal Cornwall Hospital and University of Exeter
Truro, United Kingdom

Ariel Benson, MD
Institute of Gastroenterology and Liver Diseases
Department of Medicine
Hadassah University Hospital, Ein Kerem
Jerusalem, Israel

Antonio Bertoletti, MD
Emerging Infectious Diseases
Duke-NUS Medical School
Singapore Institute for Clinical Sciences
A*STAR, Singapore
Singapore

Jorge A. Bezerra, MD
Professor of Pediatrics
The William and Rebecca Balistreri Chair in Pediatric
  Hepatology
Medical Director, Pediatric Liver Care Center
Director, Division of Gastroenterology, Hepatology, and
  Nutrition
Cincinnati Children's Hospital Medical Center and
The Department of Pediatrics of the University of Cincinnati
  College of Medicine
Cincinnati, Ohio

Scott W. Biggins, MD, MAS
Anschutz Medical Campus
University of Colorado, Denver
Anschutz Outpatient Pavilion
Aurora, Colorado

Herbert L. Bonkovsky, MD
Professor of Medicine
Chief of Hepatology
Sections on Gastroenterology & Hepatology and Molecular
  Medicine &Translational Science
Wake Forest University School of Medicine
Winston-Salem, North Carolina

Christopher Bowlus, MD
Professor and Chief
Division of Gastroenterology and Hepatology
University of California, Davis
Sacramento, California

Thomas D. Boyer, MD
Director, Liver Research Institute
Professor of Medicine
Department of Medicine
University of Arizona
Tucson, Arizona

David A. Brenner, MD
Department of Medicine
School of Medicine
University of California, San Diego
La Jolla, California

Elizabeth M. Brunt, MD
Emeritus Professor
Pathology and Immunology
Washington University School of Medicine
St. Louis, Missouri

Stephen H. Caldwell, MD
Professor
Director of Hepatology
University of Virginia Medical Center
Division of Gastroenterology and Hepatology
Charlottesville, Virginia

Naga Chalasani, MD
David W. Professor and Director
Division of Gastroenterology and Hepatology
Indiana University School of Medicine
Indianapolis, Indiana

Jonathan R. Cogley, MD
Radiologist
VA Western New York Healthcare System
Department of Radiology
Buffalo, New York

Massimo Colombo
Professor
Divison of Gastroenterology and Hepatology
Fondazione IRCCS Ca' Granda Ospedale Maggiore Policlinico
University of Milan
Milan, Italy

Min Cong, MD
Liver Research Center
Beijing Friendship Hospital
Capital Medical University
Beijing, China

David W. Crabb, MD
Professor of Medicine and of Biochemistry and Molecular
  Biology
Division of Gastroenterology and Hepatology
Department of Medicine
Indiana University School of Medicine
Eskenazi Health
Indianapolis, Indiana

James M. Crawford, MD, PhD
Department of Pathology and Laboratory Medicine
Hofstra Northwell School of Medicine
Hempstead, New York

Harry R. Dalton, MD
Royal Cornwall Hospital and University of Exeter
Truro, United Kingdom

Srinivasan Dasarathy, MD
Staff
Department of Gastrenterology, Hepatology, and
  Pathobiology
Cleveland Clinic
Cleveland, Ohio

Christopher P. Day, BA, MB, B.Chir, MA (Cambridge), PhD, MD, FRCP
Pro-Vice Chancellor
Provost of Medical Sciences
Institute of Cellular Medicine
Newcastle University and Freeman Hospital Liver Unit
Newcastle upon Tyne, United Kingdom

Laurie D. DeLeve, MD, PhD
Professor of Medicine
USC Research Center for Liver Diseases
Division of Gastrointestinal and Liver Diseases
Keck School of Medicine
Los Angeles, California

Kalpana M. Devaraj, MD, MHS
Assistant Professor
Department of Pathology
University of Colorado, Denver
Denver, Colorado

Harshad Devarbhavi, MD, DM
Professor of Gastroenterology
Head, Department of Gastroenterology
St. John's Medical College
Bangalore, India

Anna Mae Diehl, MD
Division of Gastroenterology
Department of Medicine
Duke University Medical Center
Durham, North Carolina

Joost P.H. Drenth, MD, PhD
Professor of Gastroenterology and Hepatology
Head, Department of Gastroenterology and Hepatology
Radboud University Medical Center
Nijmegen, The Netherlands

Razan El Ramahi, MD
Division of Infectious Diseases
Department of Medicine
University of Arizona
Banner University Medical Center
Tucson, Arizona

Tamer Mahmoud Elbaz, MD
Associate Professor of Endemic Hepatogastroenterology
Faculty of Medicine
Cairo University
Cairo, Egypt

Laure Elkrief, MD
Service d' Hépatogastroentérologie Hôpitaux
Universitaires de Genève
Geneva, Switzerland

Gamal Esmat, MD
Professor of Hepatology
Faculty of Medicine
Cairo University
Cairo, Egypt

Gregory Thomas Everson, MD
Professor of Medicine
Division of Gastroenterology and Hepatology
University of Colorado School of Medicine
Denver, Colorado

Phillip Factor, DO, MHL, FCCM
Professor and Vice-Chairman of Medicine
University of Arizona College of Medicine
Tucson, Arizona

Michael B. Fallon, MD
Professor of Medicine
Department of Gastroenterology, Hepatology, and Nutrition
The University of Texas Health Science Center at Houston
Houston, Texas

Sandy Feng, MD, PhD
Professor of Surgery
Division of Transplant Surgery
University of California, San Francisco
San Francisco, California

Stuart Forbes, MD, PhD
MRC Centre for Regenerative Medicine
The University of Edinburgh
Edinburgh, United Kingdom

Bin Gao, MD
Laboratory of Liver Diseases
National Institute on Alcohol Abuse and Alcoholism
National Institutes of Health
Bethesda, Maryland

Guadalupe Garcia-Tsao, MD
Professor of Medicine
Internal Medicine/Digestive Diseases
Yale University
New Haven, Connecticut
Chief of Digestive Diseases
Internal Medicine
VA Connecticut Healthcare System
West Haven, Connecticut

Aiman Ghufran, MD
Fellow
Division of Gastroenterology and Hepatology
University of Wisconsin School of Medicine and Public Health
Madison, Wisconsin

Patrick Martin Gillevet, PhD
Director
Microbiome Analysis Center
Professor
Department of Biology
George Mason University
Manassas, Virginia

Jeffrey S. Glenn, MD PhD
Associate Professor
Department of Medicine
Division of Gastroenterology and Hepatology
Department of Microbiology and Immunology
Stanford University School of Medicine
Palo Alto, California

David Goldberg, MD
Assistant Professor of Medicine
Division of Gastroenterology
University of Pennsylvania
Philadelphia, Pennsylvania

Stuart C. Gordon, MD
Division of Gastroenterology and Hepatology
Henry Ford Hospital
Detroit, Michigan

Gregory J. Gores, MD
Professor of Medicine and Physiology
Mayo Clinic College of Medicine
Rochester, Minnesota

Shahid Habib, MD, FCPS, MRCP
Associate Professor
University of Arizona College of Medicine
Medical Director
Liver Institute PLLC
Tucson, Arizona

Stephen A. Harrison, MD
Physician
Division of Gastroenterology and Hepatology
Department of Medicine
Brooke Army Medical Center
Fort Sam Houston
San Antonio, Texas

Theo Heller, MD
Translational Hepatology Unit
Liver Diseases Branch
National Institute of Diabetes and Digestive and Kidney Diseases
National Institutes of Health
Bethesda, Maryland

Steve M. Helmke, PhD
Division of Gastroenterology and Hepatology
Department of Medicine
University of Colorado School of Medicine
Denver, Colorado

Deborah Holtzman, PhD
Associate Director for Science
Division of Viral Hepatitis
Centers for Disease Control and Prevention
Atlanta, Georgia

Nicolas M. Intagliata, MD
Assistant Professor
University of Virginia Medical Center
Division of Gastroenterology and Hepatology
Charlottesville, Virginia

Jacques Izopet, MD
Department of Virology
National Reference Center for Hepatitis E Virus
CHU Purpan
Université Paul Sabatier
Toulouse, France

Syed-Mohammed Jafri, MD
Division of Gastroenterology and Hepatology
Henry Ford Hospital
Detroit, Michigan

Harry L.A. Janssen, MD, PhD
Francis Family Chair in Liver Research
Director, Toronto Center for Liver Disease
Professor of Medicine
University of Toronto
Toronto Centre for Liver Disease
Toronto Western & General Hospital
University Health Network
Toronto, Ontario, Canada

Jidong Jia, MD
Liver Research Center
Beijing Friendship Hospital
Capital Medical University
Beijing, China

Bobby T. Kalb, MD
Associate Professor of Radiology
University of Arizona
Department of Medical Imaging
College of Medicine
Tucson, Arizona

Patrick S. Kamath, MD
Professor of Medicine
Division of Gastroenterology and Hepatology
Mayo Clinic College of Medicine
Rochester, Minnesota

Saul J. Karpen, MD, PhD
Professor of Pediatrics
Raymond F. Schinazi Distinguished Biomedical Chair
Department of Pediatrics
Emory University School of Medicine/Children's Healthcare of
    Atlanta
Atlanta, Georgia

Constantine J. Karvellas, MD, SM, FRCPC
Associate Professor of Medicine and Critical Care
Department of Critical Care
Division of Hepatology
University of Alberta
Edmonton, Alberta, Canada

Tatiana Kisseleva, MD
Department of Surgery
School of Medicine
University of California, San Diego
La Jolla, California

Stephen A. Klotz, MD
Professor of Medicine
Division of Infectious Diseases
Department of Medicine
University of Arizona
Banner University Medical Center
Tucson, Arizona

Christopher Koh, MD, MHSc
Translational Hepatology Unit
Liver Diseases Branch
National Institute of Diabetes and Digestive and Kidney Diseases
National Institutes of Health
Bethesda, Maryland

Rohit Kohli, MBBS, MS
Associate Professor of Pediatrics
Cincinnati Children's Hospital Medical Center
Cincinnati, Ohio

Monica A. Konerman, MD
Transplant Hepatology Fellow
Department of Internal Medicine
Division of Gastroenterology
University of Michigan Health System
Ann Arbor, Michigan

Shyamasundaran Kottilil, MD, PhD
Professor of Medicine
Division of Infectious Diseases
Division of Clinical Care and Research
Institute of Human Virology
University of Maryland School of Medicine
Baltimore, Maryland

Laura Kulik, MD
Northwestern Medical Faculty Foundation
Chicago, Illinois

Asha C. Kuruvilla, MD
Clinical Instructor
Department of Gastroenterology, Hepatology, and Nutrition
The University of Texas Health Science Center at Houston
Houston, Texas

Frank Lammert, Dr. Med.
Professor
Department of Medicine II
Saarland University Medical Center
Saarland University
Saarbrucken, Germany

Konstantinos N. Lazaridis, MD
Division of Gastroenterology and Hepatology
Mayo Clinic College of Medicine
Rochester, Minnesota

Riccardo Lencioni
Professor
Division of Diagnostic and Interventional Radiology
Department of Oncology, Transplants, and Advanced
   Technologies in Medicine
University of Pisa
Pisa, Italy

Cynthia Levy
Associate Professor of Medicine
Division of Hepatology
University of Miami
Miami, Florida

Hongxia Li, MBBS, MS
Senior Research Coordinator
Johns Hopkins University School of Medicine
Baltimore, Maryland

Suthat Liangpunsakul, MD, MPH
Associate Professor of Medicine and of Biochemistry and
   Molecular Biology
Division of Gastroenterology and Hepatology
Department of Medicine
Indiana University School of Medicine
R.L. Roudebush VA Medical Center
Indianapolis, Indiana

Ansgar W. Lohse, MD
Department of Medicine
University Medical Centre Hamburg–Eppendorf
Hamburg, Germany

Anna S. Lok, MD
Professor
University of Michigan Health System
Department of Internal Medicine
Division of Gastroenterology
Ann Arbor, Michigan

Georgios Loudianos, MD
Laboratory Genetic Liver Disease
Department of Biomedical Sciences and Biotechnology
Ospedale Regionale per le Microcitemie
Cagliari, Italy

Michael R. Lucey, MD
Professor of Medicine
Division of Gastroenterology and Hepatology
University of Wisconsin School of Medicine and Public Health
Madison, Wisconsin

Mariana Verdelho Machado, MD, PhD
Division of Gastroenterology
Department of Medicine
Duke University Medical Center
Durham, North Carolina
Gastroenterology and Hepatology
Hospital of Santa Maria
Lisbon, Portugal

Diego R. Martin, MD, PhD, FRCPC
Cosden Professor and Chairman
Department of Medical Imaging
University of Arizona College of Medicine
Tucson, Arizona

Eric G. Meissner, MD, PhD
Assistant Professor
Division of Infectious Diseases
The Medical University of South Carolina
Charleston, South Carolina

Frank H. Miller, MD
Lee F. Rogers, MD, Professor of Medical Education
Chief, Body Imaging Section and Fellowship Program and
   GI Radiology
Medical Director MRI
Northwestern University Feinberg School of Medicine
Radiologist
Department of Radiology
Northwestern Memorial Hospital
Chicago, Illinois

Andrew J. Muir, MD, MHS
Chief, Division of Gastroenterology
Department of Medicine
Director, Gastroenterology and Hepatology Research
Duke University School of Medicine
Durham, North Carolina

Moises I. Nevah, MD

Assistant Professor of Medicine

Department of Gastroenterology, Hepatology, and Nutrition

The University of Texas Health Science Center at Houston

Houston, Texas

Erin K. O'Neill, MD

Associate Director of Body MR Imaging

Department of Radiology

MedStar Washington Hospital Center

Washington, District of Columbia

Ran Oren, MD

Professor of Medicine and Gastroenterology

Eugene and Helen Elias Sobel Chair in Gastroenterology

Head, Institute of Gastroenterology and Liver Diseases

Department of Medicine

Hadassah University Hospital, Ein Kerem

Jerusalem, Israel

Kavish R. Patidar, DO

Gastroenterology, Hepatology, and Nutrition

Virginia Commonwealth University and McGuire VA Medical
  Center

Richmond, Virginia

Mark M. Pence, MD

Physician

Division of Internal Medicine

Department of Medicine

Walter Reed National Military Medical Center

Bethesda, Maryland

David Perlmutter, MD

Professor and Chair

Department of Pediatrics

University of Pittsburgh

Pittsburgh, Pennsylvania

Antonello Pietrangelo, MD, PhD

Unit of Internal Medicine 2 and Center for Hemochromatosis

University Hospital of Modena

Modena, Italy

Stacey Prenner, MD

Fellow, Gastroenterology and Hepatology

Northwestern University

Chicago, Illinois

Puneet Puri, MBBS, MD

Associate Professor

Internal Medicine

Division of Gastroenterology, Hepatology, and Nutrition

Virginia Commonwealth University

Richmond, Virginia

Lihui Qin, MD, PhD

Associate Professor

Department of Pathology and Laboratory Medicine

Hofstra Northwell School of Medicine

Hempstead, New York

Nataliya Razumilava, MD

Division of Gastroenterology and Hepatology

University of Michigan

Ann Arbor, Michigan

Jurrien Reijnders, MD, PhD

Gastroenterologist and Hepatologist

Department of Gastroenterology and Hepatology

Haga Hospital

The Hague, The Netherlands

Eve A. Roberts, MD, PhD

Adjunct Professor

Paediatrics, Medicine, and Pharmacology & Toxicology

University of Toronto

Adjunct Scientist

Genetics and Genome Biology Program

Hospital for Sick Children Research Institute

Toronto, Ontario, Canada

Lewis R. Roberts, MB, ChB, PhD

Professor of Medicine

Division of Gastroenterology and Hepatology

Mayo Clinic College of Medicine

Rochester, Minnesota

Jayanta Roy-Chowdhury, MBBS, MRCP, AGAF

Professor

Departments of Medicine and Genetics

Albert Einstein College of Medicine

New York, New York

Namita Roy-Chowdhury, PhD

Professor

Departments of Medicine and Genetics

Albert Einstein College of Medicine

New York, New York

Mark Russo, MD
Professor of Medicine
University of North Carolina—Charlotte
Charlotte, North Carolina

Sammy Saab, MD, MPH, AGAF, FAASLD, FACG
Professor of Medicine and Surgery
David Geffen School of Medicine
University of California at Los Angeles
Los Angeles, California

Banishree Saha, PhD
Department of Medicine
University of Massachusetts Medical School
Worcester, Massachusetts

Angelo Sangiovanni
Divison of Gastroenterology and Hepatology
Fondazione IRCCS Ca' Granda Ospedale Maggiore Policlinico
University of Milan
Milan, Italy

Varun Saxena, MD, MAS
Division of Gastroenterology and Hepatology
University of California, San Francisco
San Francisco, California

Kathleen B. Schwarz, MD
Professor of Pediatrics
Johns Hopkins University School of Medicine
Baltimore, Maryland

Seth N. Sclair
Jackson Health System
Miami, Florida

Susana Seijo, MD, PhD
Cinical Trials Office
Department of Medicine
Icahn School of Medicine at Mount Sinai
New York, New York

Kenneth D.R. Setchell, PhD
Director, Clinical Mass Spectrometry
Division of Pathology and Laboratory Medicine
Professor
University of Cincinnati Department of Pediatrics
Cincinnati, Ohio

Vijay H. Shah, MD
Professor of Medicine
Chair, Division of Gastroenterology and Hepatology
Mayo Clinic College of Medicine
Rochester, Minnesota

Obaid S. Shaikh, MD, FRCP
Director
Transplantation Medicine
VA Pittsburgh Healthcare System
Professor
Division of Gastroenterology, Hepatology and Nutrition
University of Pittsburgh School of Medicine
Pittsburgh, Pennsylvania

Kenneth E. Sherman, MD, PhD
Gould Professor of Medicine
Director, Division of Digestive Diseases
University of Cincinnati College of Medicine
Cincinnati, Ohio

Douglas A. Simonetto, MD
Assistant Professor of Medicine
Senior-Associate Consultant
Gastroenterology, Hepatology, and Liver Transplantation
Mayo Clinic College of Medicine
Rochester, Minnesota

Ashwani K. Singal, MD
Associate Professor of Medicine and Co-Director Porphyria Center
Division of Gastroenterology, and Hepatology
Department of Medicine
University of Alabama at Birmingham
Birmingham, Alabama

Milan Sonneveld, MD, PhD, MSc
Resident, Gastroenterology and Hepatology
Epidemiologist
Department of Gastroenterology
Erasmus MC University Medical Center
Rotterdam, The Netherlands

James E. Squires, MD, MS
Assistant Professor of Pediatrics
Division of Pediatric Gastroenterology, Hepatology, and Nutrition
University of Pittsburgh Medical Center
Pittsburgh, Pennsylvania

Richard K. Sterling, MD
VCU Hepatology Professor of Medicine
Chief of Hepatology
Virginia Commonwealth University
Richmond, Virginia

Amy N. Stratton, DO
Internist
Division of Gastroenterology
Department of Medicine
Walter Reed National Military Medical Center
Bethesda, Maryland

R. Todd Stravitz, MD
Professor of Medicine
Section of Hepatology
Hume-Lee Transplant Center of Virginia Commonwealth
    University
Richmond, Virginia

Stephen Strom, PhD
Söderberg Professor
Cell Transplantation and Regenerative Medicine
Department of Laboratory Medicine, Pathology
Karolinska Institutet
Stockholm, Sweden

Gyongyi Szabo, MD, PhD
Professor
Department of Medicine
University of Massachusetts Medical School
Worcester, Massachusetts

Jayant A. Talwalkar, MD, MPH
Professor of Medicine
Division of Gastroenterology and Hepatology
Mayo Clinic College of Medicine
Rochester, Minnesota

Lydia Tang, MBChB
Assistant Professor, Division of Infectious Diseases,
Institute of Human Virology
University of Maryland School of Medicine
Baltimore, Maryland

Elliot B. Tapper, MD
Assistant Professor
Division of Gastroenterology and Hepatology
University of Michigan
Ann Arbor, Michigan

Norah A. Terrault, MD, MPH
Professor of Medicine
Division of Gastroenterology and Hepatology
University of California, San Francisco
San Francisco, California

Dawn M. Torres, MD
Division of Gastroenterology
Department of Medicine
Walter Reed National Military Medical Center
Bethesda, Maryland

Parsia A. Vagefi, MD, FACS
Associate Surgical Director, Liver Transplantation
Massachusetts General Hospital
Assistant Professor of Surgery
Harvard Medical School
Boston, Massachusetts

Dominique C. Valla, MD
Head, Département Hospitalo-Universitaire UNITY
Professor of Hepatology and Gastroenterology
Université Paris Diderot
Paris, France

Douglas C. Vander Kooi, MD
Department of Medical Imaging
University of Arizona College of Medicine
Tucson, Arizona

John W. Ward, MD
Director
Division of Viral Hepatitis
Centers for Disease Control and Prevention
Atlanta, Georgia

Joel P. Wedd, MD, MPH
Assistant Professor
Internal Medicine
Hepatology and Liver Transplantation
Emory University
Atlanta, Georgia

Christina Weiler-Normann, MD
1st Department of Medicine
University Medical Center Hamburg-Eppendorf
Hamburg, Germany

Florence Wong, MBBS, MD, FRACP, FRCPC
Department of Medicine
Division of Gastroenterology
Toronto General Hospital
University Health Network
University of Toronto
Toronto, Ontario, Canada

Ju Dong Yang, MD, MSc
Instructor
Division of Gastroenterology and Hepatology
Mayo Clinic College of Medicine
Rochester, Minnesota

Samir Zakhari, PhD
Office of Science
Distilled Spirits Council of the United States
Washington, District of Columbia

Tirdad T. Zangeneh, DO, FACP
Associate Professor of Clinical Medicine
Division of Infectious Diseases
Department of Medicine
University of Arizona
Banner University Medical Center
Tucson, Arizona

Naglaa Zayed, MD
Professor
Endemic Hepatogastroenterology
Faculty of Medicine
Cairo University
Cairo, Egypt

Fabien Zoulim, MD
INSERM U1052
Cancer Research Center of Lyon
University of Lyon
Lyon, France

目　录

第二部分　肝脏疾病的处置与评估
Management and Assessment of Liver Disease

Zakim and Boyer's Hepatology：A Textbook of Liver Disease
Zakim & Boyer 肝脏病学

第三部分　肝脏疾病的并发症
Clinical Consequences of Chronic Liver Disease

第四部分　特定肝脏疾病
Specific Diseases

第五部分　感染性疾病与肝脏
Liver and Other Infections

第六部分　免疫性疾病与肝脏
Immune Diseases and the Liver

第七部分　肝脏血管疾病
Vascular Diseases of the Liver

第八部分　肝脏肿瘤
Tumors of the Liver

第九部分　肝移植
Liver Transplantation

第十部分　其他系统疾病对肝脏的影响
Liver Affected by Other Conditions or Diseases

第十一部分　遗传性肝病与儿童肝病
Inherited and Pediatric Liver Diseases

第一部分

肝脏基础知识 (Basics)

第 1 章　肝脏的解剖及其细胞的功能
Anatomy and Cellular Functions of the Liver

Lihui Qin，James M. Crawford　著

叶伟　译，杨永峰、朱传东、钟艳丹、陆荫英　校

● 缩略语　ABBREVIATIONS

AGE	advanced glycation end-product	晚期糖基化终末产物
APC	antigen-presenting cell	抗原呈递细胞
CGRP	calcitonin gene-related peptide	降钙素基因相关肽
GERL	Golgi-SER-lysosome	高尔基体 - 丝氨酸 - 溶酶体
HD	high density	高密度
HSC	hepatic stellate cell	肝星状细胞
ICAM-1	intercellular adhesion molecule-1	细胞间黏附分子 -1
LAL	liver-associated lymphocyte	肝脏相关淋巴细胞
LD	low density	低密度
LFA-1	lymphocyte associated antigen-1	淋巴细胞相关抗原 -1
LGL	large granular lymphocyte	大颗粒淋巴细胞
LPS	lipopolysaccharide	脂多糖
MDSC	myeloid-derived suppressor cell	髓源抑制性细胞
NK	natural killer	自然杀伤
nNOS	neuronal nitric oxide synthase	神经元型一氧化氮合酶
NPY	neuropeptide Y	神经肽 Y
PG	prostaglandin	前列腺素
RER	rough endoplasmic reticulum	粗面内质网
SDF	stromal-derived factor	基质细胞衍生因子
SER	smooth endoplasmic reticulum	滑面内质网
SMA	smooth muscle actin	平滑肌肌动蛋白
SOM	somatostatin	生长抑素
SP	substance P	P 物质
TGFβ	transforming growth factor β	转化生长因子 β
TLR	toll-like receptor	toll 样受体
TNFα	tumor necrosis factor α	肿瘤坏死因子 α
Treg	regulatory T cell	调节性 T 细胞
TXA$_2$	thromboxane A$_2$	血栓素 A$_2$
VCAM-1	vascular cell adhesion molecule-1	血管细胞黏附分子 -1
VIP	vasoactive intestinal peptide	血管活性肠肽

　　肝脏是人体最大的器官，每天能够分泌数升的胆汁，除此之外，肝脏中再没有"移动的部分"。从这一方面来说，肝脏的解剖结构似乎简单，但肝脏中存在非常复杂的生物合成及降解通路，它们在维持机体的新陈代谢及体内平衡中发挥重要作用（表 1-1）。肝脏在这个过程中产生的代谢热能是维持机体体温的主要来源。

表 1-1　肝脏中主要细胞的功能

细胞类型	功能
肝细胞	胆汁的分泌
	胆盐的合成、结合及分泌
	胆红素的摄取、结合及分泌
	磷脂及胆固醇的合成
	血浆蛋白的合成及分泌
	血浆脂蛋白
	血浆凝血因子（凝血酶原、纤维蛋白原、补体因子）
	白蛋白
	转铁蛋白
	血浆蛋白的摄取及降解
	血浆脂蛋白
	维持血糖稳定
	药物及毒物的代谢及解毒
胆管细胞	分泌富含碳酸氢盐的液体（如胆汁）
窦内皮细胞	在窦血管与肝细胞间形成有孔的屏障
	内吞血浆蛋白
	脂蛋白
	晚期糖基化终产物
	免疫复合物
	免疫调节功能
	调节肝星状细胞、肝细胞及库普弗细胞功能
枯否细胞	吞噬窦血流中的特殊物质
	吞噬凋亡及坏死的肝细胞碎片
	清除循环中的微生物及内毒素
	免疫调节功能
	调节肝星状细胞、肝细胞及窦上皮细胞功能
肝星状细胞	储存维生素 A
	控制窦微血管
	生成细胞外基质
	调节肝细胞再生
	免疫调节功能
纤维细胞	生成细胞外基质

一、大体解剖

成熟的肝脏主要位于右上腹季肋部，膈肌以下，附着于膈肌，受肋骨保护。健康成人肝脏重 1400～1600g，沿右锁骨中线第五肋间延伸至肋缘下，肝前界向中延伸穿过前正中线至剑突下，小部分肝脏位于左上腹。

肝脏表面被薄结缔组织囊覆盖，可分为多个肝叶。镰状韧带是连接肝脏与前腹壁的腹膜折叠，将肝脏分为肝右叶和肝左叶（图 1-1）。肝右叶分出两个较小的叶 - 尾状叶和方叶。

肝脏的功能分区根据血管解剖划分（图 1-2）。穿过胆囊和下腔静脉至腹腔中段右侧的平面将肝脏分为两部分，分别由门静脉和肝动脉的左右分支供血，胆汁亦分别由左右肝管排泄。大部分方叶和尾状叶位于下腔静脉沟右侧，但在功能上属于左半肝。根据功能，肝脏可分为 8 段，每段均有独立血管和胆管，这种结构是肝脏各节段手术切除的依据[1-3]。

肝脏被一层薄的结缔组织层（Glisson 囊）包裹，其主要由排列整齐的 I 型胶原纤维、散在的 III 型纤维、成纤维细胞、肥大细胞和小血管组成，并含有感觉神经。在面对腹腔的凸出的肝脏表面上，结缔组织层被腹膜鳞状间皮细胞覆盖。在镰状韧带与肝脏连接处的上方，韧带的两叶分开形成一个大的没有腹膜覆盖的凸出区域，直接对着横膈膜。随后，镰状韧带的左右叶与横膈膜

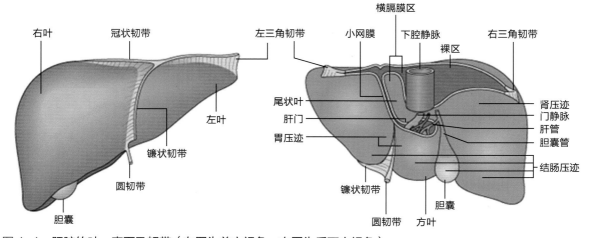

▲ 图 1-1　肝脏的叶、表面及韧带（左图为前方视角，右图为后下方视角）

（修改自 Moore KL，Dalley AF. *Clinically oriented anatomy*，4th ed. Philadelphia: Lippincotte Williams & Wilkins，1999:264.）

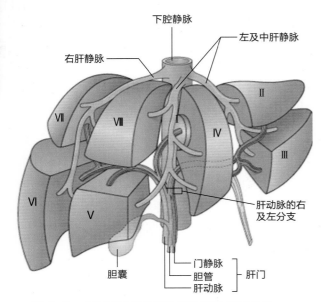

▲ 图 1-2 主要基于门静脉及肝动脉的肝脏分段
（修改自 Moore KL，Dalley AF. Clinically oriented anatomy，4th ed. Philadelphia: Lippincotte Williams & Wilkins，1999:268.）

延伸至顶叶腹膜的折返、跨过肝左圆顶的三角韧及跨过肝右圆顶的冠状韧带融合。肝后侧被腹膜浆膜覆盖，在下腔静脉沟处有折返，多支肝静脉由此流入腔静脉。

供应肝脏血液的肝动脉及门静脉伴随着肝胆管、淋巴管和神经由肝门进入肝脏。约 80% 的肝脏血液是由门静脉供应的处于乏氧状态的静脉血，包括自肠、胰腺和脾脏流入的静脉血。从胆囊流出的静脉血或经胆囊静脉流入门静脉右支，或经胆囊床上的小静脉直接流入肝脏实质。剩余 20% 的肝血供由含氧充足的肝动脉血输送。

二、肝脏的发育

肝脏的发育已有广泛报道[1, 2, 4-6]，如图 1-3 所示，简单地说，源自腹前肠的内胚层芽作为肝

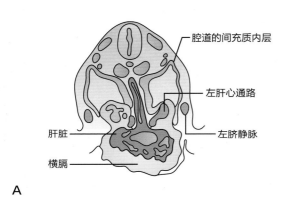

A

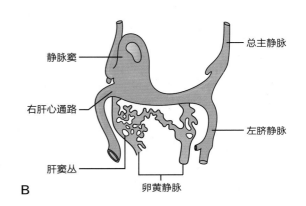

B

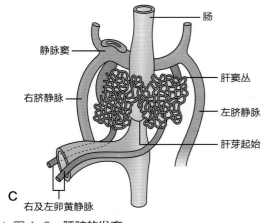

C

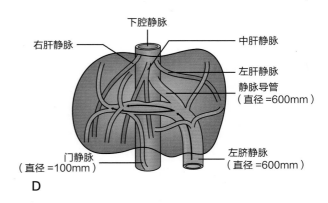

D

▲ 图 1-3 肝脏的发育

A.25 体节（26 天）人胚胎的肝脏截面；B.30 体节人胚胎中与肝脏发育相关的血管通路；C. 发育晚期的血管通路，显示了肝窦；D. 发育 7 周人胚胎中的肝门血流（修改自 MacSween RNM, et al., editors.*Pathology of the liver*, 4th ed. London: Churchill Livingstone, 2002:4.）

脏原基在妊娠第三周出现在人胚胎中，随后发育为肝憩室。肝憩室由三部分组成：①肝部分形成肝体，包括实质细胞和门静脉成分；②囊部分形成胆囊；③最腹侧部分形成胰头。肝部分发育成横膈，不完全分隔胸腔和腹腔。在发育的第四周，上皮细胞芽从肝憩室延伸到横膈的间充质，形成厚的多细胞吻合索，与发育中的毛细血管网交织，从而确立了肝实质细胞与肝窦的密切关系。血流从早期肝脏中的实质细胞窦丛经过对称的右及左肝心通道进入窦静脉。

这种胚胎血管在第七周时被胎儿血管替代：成对的卵黄静脉联合，形成单个门静脉，进入肝脏时分为右支及左支。腹腔动脉肝动脉分支分出的动脉部分沿着肝内门静脉分支逐渐成为肝内胆管形成的构成部分[6, 7]。实质细胞的多细胞索与血窦的吻合方式保持不变至出生后七年，随后，由两个或更多实质细胞组成的索被血窦分为由单个实质细胞组成的板，小叶中央区尤为明显。

从第六周到出生，胎儿肝脏是一个造血器官，也是胎儿血液生成的主要部位。直到妊娠晚期，随着骨髓的发育，大多数造血部位会消失。从妊娠晚期至儿童期，肝显微结构从肝门向外逐渐成熟，肝实质直到青春期才最终成熟。

三、显微结构

对肝脏功能的基本理解始于微观结构的认识

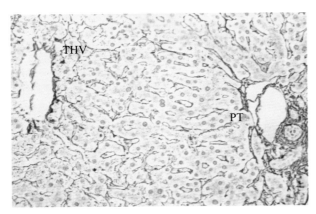

▲ 图 1-4　正常肝脏的显微结构

肝脏网状染色的中等倍数图像显示了肝实质中的结构关系，汇管区（PT，右）与中央静脉（THV，左）被肝实质隔开

（图 1-4，表 1-2）。汇管区分布着门静脉、肝动脉系统及胆汁排出网络。肝细胞占肝脏细胞总数的60%，肝体积的80%，呈板样排列，隔开了汇管区与肝末梢静脉。肝板之间有血管间隙，称为血窦，是一种独特的大口径、有孔的血管床，缺乏基底膜，允许循环大分子与肝细胞自由交换（图1-5）。所谓的血窦非实质细胞内层包括：窦内皮细胞、窦周肝星状细胞和腔内库普弗细胞。最后，血液流经肝窦，通过肝静脉系统分支流出肝脏。肝静脉系统最小的分支是肝终末静脉（也称为中央静脉）。

四、汇管区与胆汁排泄系统

门静脉、肝动脉及传出的自主神经在肝门处进入肝脏，肝门也是胆管和淋巴管出肝脏的位置。肝动脉、门静脉、胆管和淋巴管分支通过肝实质在汇管区交织在一起（图 1-6）。汇管区由三个主要部分组成，包括门静脉、肝动脉、胆管，图 1-7），因此其有时被称为门管三联。然而，汇管区是首

表 1-2　肝脏的显微结构

解剖划分	组成结构	细胞类型
汇管区	门静脉	内皮细胞、平滑肌细胞
	肝动脉	内皮细胞、平滑肌细胞
	胆管	胆管细胞
	肝胆管附属腺（仅较大的汇管区）	腺上皮细胞
	小胆管	胆管细胞
	淋巴管	内皮细胞
	神经	自主神经系统末梢
	Hering 管（位于汇管区和肝实质交界处）	胆管上皮-肝细胞组成的通道
	汇管区间质	成纤维细胞
实质	肝细胞板	肝细胞
	血窦	非实质细胞
		窦内皮细胞
		库普弗细胞
		肝星状细胞
		隐窝细胞（大颗粒淋巴细胞）
末端肝静脉	末端肝静脉	内皮细胞

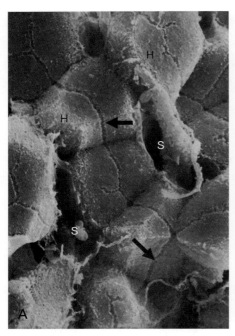
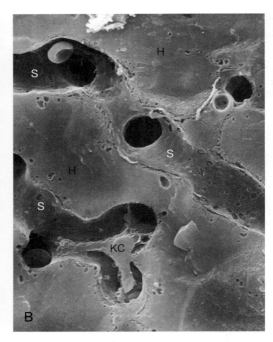

▲ 图 1-5　扫描电镜下的肝细胞板（H）

A. 裂缝面显示了肝细胞的侧面（H），可见毛细胆管（箭）。肝细胞板之间可见明显的窦状隙（S）；B. 更清楚地显示了窦状隙；库普弗细胞（KC）在腔隙中（修改自 Tavoloni N，Berk PD，editors. *Hepatic transport and bile secretion*.New York: Raven Press，1993:2.）

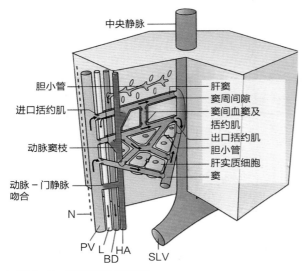

▲ 图 1-6　肝脏微脉管系统

血管网节点处的平滑肌细胞组成了功能括约肌，参与局部血流的调节。该图还显示了门静脉与肝动脉网之间的连接。箭提示血流的方向。BD. 胆管；HA. 肝动脉；L. 淋巴管；N. 神经；PV. 门静脉；SLV. 小叶下肝静脉；THV. 终末肝静脉（修改自 McCuskey RS. Functional morphology of the liver with emphasis on its microvasculature. In: Tavoloni N，Berk PD，editors.*Hepatic transport and bile secretion*.NewYork: Raven Press，1993:2.）

选的术语，因为任何一个汇管区都包含了多种肝动脉 - 胆管对。淋巴管在汇管区中不明显，通常处于塌陷状态。自主神经也是如此，只有通过特

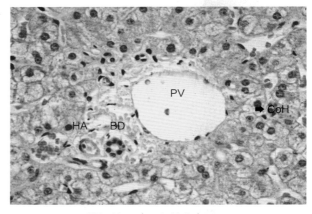

▲ 图 1-7　正常汇管区（三色染色）

高倍图像显示了一支门静脉（PV）及成对的肝动脉（HA）- 胆管（BD）、细胞外基质。常规的光镜检查不能显示神经及淋巴管。汇管区右侧可见实质细胞间分隔区的 Hering 管（箭，CoH）

殊技术才能观测（图 1-8）。

　　经过反复分叉后，门静脉和肝动脉的末端分支向肝窦提供血液，大致垂直延伸到相邻的汇管区之间的分水岭区域（图 1-9）。肝动脉分支还提供滋养胆管的胆管周围毛细血管丛。然后，毛细血管丛血液流入肝窦（通过动脉窦支，图 1-10），或偶尔进入门静脉（动脉 - 门静脉吻合）。由于所有血管都有独立的收缩小动脉的括约肌，所

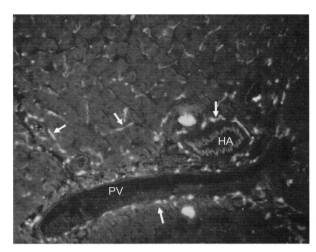

▲ 图 1-8 狗肝脏中的神经分布

亮的荧光神经纤维分布在门静脉（PV），肝动脉（HA）及胆管（不可见）旁，也沿着肝窦分布在肝小叶中（箭）

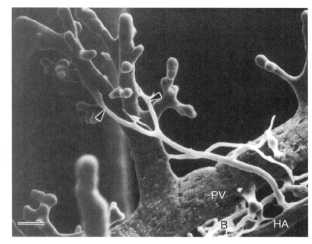

▲ 图 1-10 门静脉（PV）的末端分叉与肝动脉（HA）

门静脉分出静脉分支进入肝实质细胞，这也是肝窦的起源。肝动脉的终末分支（箭头）经常终结于门静脉的入口小静脉处。肝动脉也可分出胆周小动脉丛（B）（修改自 McCuskey RS. Functional morphology of the liver with emphasis on its microvasculature. In: Arias IM，et al.，editors. *The liver：biology and pathobiology*，3rd ed. New York: Raven Press，1994:1095.）

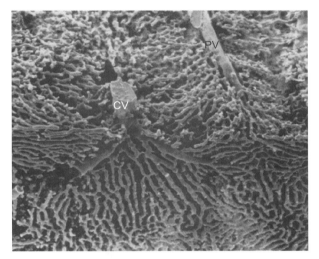

▲ 图 1-9 扫描电子显微镜下通过门静脉的肝微脉管系统的血管形态

血液通过门静脉（PV）进入肝脏，分叉为弯曲的肝窦网络，肝窦在末端肝静脉处汇合（标记的中央静脉 CV）并流出肝脏（修改自 McCuskey RS. The hepatic microvascular system. In: Tavoloni N，Berk PD，editors. *Hepatic transport and bile secretion*. NewYork: Raven Press，1993:4.）

以肝窦接受不同比例的门静脉和肝动脉的混合血液。[9, 10] 在流经肝窦后，血液收集至肝静脉的小分支（肝静脉末端，图 1-9）。这些静脉独立于汇管区，通过肝静脉引流，经肝叶中独立的孔道汇入下腔静脉。

淋巴液起自 Disse 间隙，进入汇管区结缔组织间隙中的盲端淋巴管。[11] 在汇管区界板 Disse 间隙近端与淋巴道之间有 Mall 间隙，[12] 它的存在从未被证实过。这些淋巴管中的液体向肝门移

动，并最终进入乳糜池和胸导管。淋巴液也可在与较大肝静脉相关的小淋巴管中离开肝脏，并沿下腔静脉壁排入较大的淋巴管。肝囊内淋巴管在肝门或者肝静脉及下腔静脉周围引流至血管[1]。

五、胆管树

胆管树是液体从肝细胞间的毛细胆管向下游消化道腔流动的管道。肝细胞实质间的毛细胆管网络与胆管树最近端的连接处是 Hering 管，其周长的一半由一个（或两个）肝细胞组成，另一半由胆管细胞 - 胆管树的极化上皮细胞组成（图 1-11A）。这些结构最初被认为只能通过电子显微镜才能看到[13]。然而，三维重建组织学研究表明，Hering 管可以通过光镜看到[14]，并且其不仅如原先所认为的那样存在于汇管区界板，而且还沿着门静脉 - 中心轴延伸至肝实质三分之一距离（图 1-11B）[6]。进一步研究发现，Hering 管含有双向分化潜能的上皮细胞祖细胞结构，当肝脏受到严重损害，特别是当这种损伤发生在汇管区界板时，这些细胞具有巨大的再生活性[15]。因此，Hering 管不仅是胆道树最边缘部分，也在肝脏再生中起着关键作用。

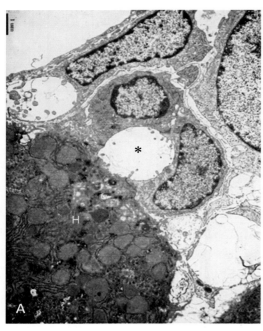

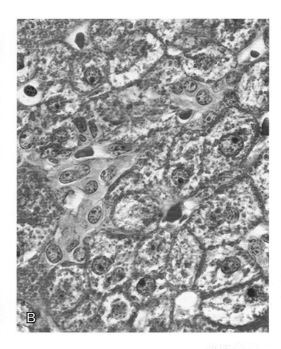

▲ 图 1-11　Hering 管

A. 电镜图片显示的 Hering 管（*），部分管壁由较大的肝细胞（H，左下）及较小的胆管细胞组成；B. HE 染色组织的高功率光镜图片显示肝细胞中胆管细胞呈线状排列，提示 Hering 管延伸进邻近的门静脉周围实质细胞中

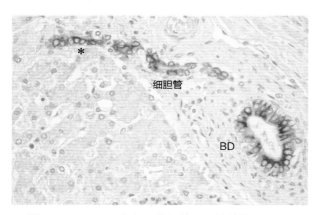

▲ 图 1-12　CK19 染色后的汇管区胆管结构

门静脉周围实质细胞中的一个 Hering 管（*）引流入细胆管，细胆管穿过间质进入胆管（BD）。毛细胆管与胆管稍有角度，因此，该图没有显示毛细胆管的全长。为了说明肝内胆管树三种组成之间的关系，组织取自发育18 周的人胚胎（修改自 Crawford JM. Development of the intrahepatic biliary tree. *Semin Liver Dis* 2002;12:213-226.）

穿过汇管区界板和胆管之间短间隙的胆汁通路是细胆管（图 1-12）。细胆管以大致垂直角度与末端胆管相连。胆管沿着胆管树汇集，最终以右及左肝管的形式出肝门，形成位于肝脏外的肝总管。由于人体胆管解剖的正常变化，人群中30%～40% 的肝总管汇合处位于肝脏内部。

在肝脏生发过程中，胚胎汇管区间质与实质交界处的双向分化潜能的原始细胞可产生毛细胆

管和最终的胆管，称作胆管板[6]。如上文所指出的，肝动脉分支进入胚胎汇管区间质对末端胆管的个体发育及胆管动脉血供的形成有重要影响。肝动脉的生长和胆管的成熟从肝门开始向外扩大，从胎儿期肝脏的发育开始一直进入儿童期，随着肝脏继续扩大，在青春期早期达到成人的大小。在成人肝脏中，肝动脉与终末胆管通常都是 1：1比例出现在汇管区末端横断面上（图 1-7）[6]。

关于肝内胆管树的分支，逆行注射研究可以证明大约 10 级的分支。[17] 然而，成人肝脏的三维研究发现每 2～3mm³ 的成人肝脏中可以观察到一个末端胆管，这代表了单位肝脏微结构的体积。[18, 19] 根据成人肝脏的平均大小计算，肝内胆管树可能存在 17～20 级的分支。鉴于逆行充盈技术的局限性及末端胆管树枝是否对称（双分叉）的不确定性，胆管树的精确几何结构仍然是猜测的。无论如何，成人肝脏包含了 40 万～50万个末端胆管，相当于约有 44 万个微结构单位（定义为小叶或其他单位，见下文）[20]。

六、胆管细胞

胆管细胞占内源性肝细胞总数的 3%～5%[21]，

起自 Hering 管、毛细胆管，随后形成肝内胆管和肝外胆管系统。胆管细胞不是惰性细胞，它们通过分泌和吸收水、电解质和其他有机溶液改变通过胆管的胆汁成分。[22, 23] 多达 40% 的人胆汁由胆管上皮产生的。[24] 胆汁的分泌由钠和碳酸氢盐驱动，从胆管细胞进入管腔，随后，通过细胞间紧密连接调节水分。胆管细胞的分泌受分泌素和生长抑素的激素调控[25]。胆管上皮细胞也分泌 IgA 和 IgM（不分泌 IgG）[26]。胆管细胞从胆汁中重吸收溶质，包括葡萄糖、谷氨酸、尿酸，尤其是胆汁酸。胆管上皮重吸收的胆汁酸经胆管周围毛细血管丛循环至肝细胞，形成胆肝分流通路，促进胆汁酸依赖性胆汁流动[27]。

胆管细胞沿胆管树表现出表型异质性[28, 29]，随着胆管管径的增大，其基底至顶点的直径变大，细胞内的细胞器增多，如高尔基复合体、胞质内囊泡和线粒体。胆管细胞表达表皮生长因子、分泌素和生长抑素受体，可分泌促炎细胞因子[32]。作为基底膜上的极化上皮细胞，胆管细胞大量表达细胞基质黏附分子，如整合素[33]。

七、胆管附属腺

肝外胆管和肝内胆管树中的大胆管有伴随的胆管附属腺，由分支小管 - 小泡浆液腺体组成[34]，（图 1-13）。这些腺体分泌乳铁蛋白和溶菌酶等物质[35]，是胆管树的干细胞壁龛，[36] 能够分化为

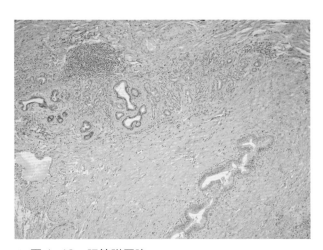

▲ 图 1-13　胆管附属腺

靠近肝门部的胆管附属腺及其胆管（图片上部）。一个主要的胆管位于右下，伴随着较多的炎细胞（左上）

胆总管及胰腺细胞[37, 38]。胆管附属腺除了向胆汁提供血清黏蛋白分泌物外，还可能在正常组织替换和损伤修复中起关键作用[38]。

八、汇管区间质

与肝脏的大小相比，肝的结缔组织数量仅占一小部分：在常规组织切片中，结缔组织占总蛋白的 5% ~ 10%，相对面积的 3% 以下。[39] 肝包膜（Glisson 囊）下的细胞外基质包裹着肝内静脉系统。在正常情况下，Disse 间隙中仅有精细的 IV 型胶原蛋白束（所谓的实质细胞网硬蛋白网）存在。然而，正常肝脏组织切片上可见的大部分细胞外基质都位于汇管区中，血管和胆道结构周围。间质在大多数末端汇管分支中是最少的（图 1-7）。间质含量在较大的小叶下汇管区更为明显。

汇管区含有成纤维细胞，包围着胆管和细胆管，也可出现在汇管区的其他地方。[40-42] 首先，胆管细胞所在的基底被胆管附属成纤维细胞直接包围。[43] 在胆管炎症和（或）梗阻的情况下，这些成纤维细胞会通过获得平滑肌肌动蛋白而迅速激活，产生肌成纤维细胞表型。[41] 在其他情况下，如肝炎时，汇管区中的其他纤维细胞发挥作用，包括松散在门静脉和肝动脉周围的肌成纤维细胞，以及汇管区尤其是汇管区和实质细胞之间界板中的松散结缔组织中的纤维细胞。[44] 在讨论肝纤维化发生过程中，尤其要记住这些特殊的细胞类型。

九、肝小叶和腺泡功能单位

肝实质微结构模型在过去的一个世纪里一直在争论，但它们并不是相互排斥的，关键的术语是小叶和腺泡（图 1-14）。经典肝小叶是一种多角形结构，其中轴为终末肝静脉（在此模型中称为中央静脉），汇管区分布于其外周边缘。理想的经典小叶结构是六边形，六个顶端中的三处有汇管区，但实际上，小叶边缘的边界是模糊的。终末肝静脉可以引流来自较少或较多来自邻近汇管区的肝窦血流。[18] 终末肝静脉（或中央静脉）

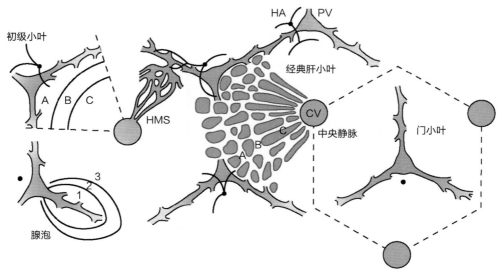

▲ 图 1-14 肝脏的显微结构

初级小叶形成自门静脉（PV）分出的入口小静脉，其血流进入肝窦，经过 A、B、C 区域进入终末肝静脉（THV）。腺泡的概念是认为入口小静脉的血流依次通过 1 区、2 区、3 区，进入终末肝静脉。这 3 个区域具有不同的氧合及代谢状态。锥形肝脏微循环（HMS）单位指的是由一个入口小静脉供血的肝实质区域。经典肝小叶中央有终末肝静脉（THV，又称中央静脉），周围有汇管区，包含了门静脉（PV）及肝动脉（HA）。门小叶指的是以汇管区为中心，这一概念已被淘汰（修改自 McCuskey RS. Functional morphology of the liver with emphasis on its microvasculature. In: Tavoloni N, Berk PD, editors. *Hepatic transport and bile secretion*. New York: Raven Press，1993:4.）

周围的小叶区域称为中央静脉周围，而汇管区周围的区域称为门静脉周围。

小叶组织的一个不常用的概念是门管小叶，由胆汁引流系统定义，中心是汇管区，周围是终末肝静脉。

肝腺泡[46]是一个较小的三角形单元，在狭窄基底的一个顶点处有汇管区，基底的另一个顶点是实质细胞的分水岭，位于较远的顶点是终末肝静脉（图 1-14）。腺泡的概念与血流的方式是一致的，在这种情况下，有贯穿汇管区的通道，这些通道从汇管区流出，沿着腺泡三角形的底部向分水岭区域方向流动。[47]反过来，肝动脉系统的终末小枝也会向肝实质延伸一段短距离。因此，一条宽阔的血流从腺泡三角形的底部穿过肝窦，向终末肝静脉顶端方向，形成三个区。1 区是肝实质中最接近血流的区域，因此是含氧最多，最容易吸收营养的区域。2 区是肝实质中间区域，3 区是离血流最远的区域。因此，3 区的含氧量最低，并且是营养物质注入的最下游。这种小叶梯度的作用（注意术语的相互变化）将在后面的章节中讨论。

十、肝细胞

肝细胞是多面体细胞，直径约 20 ~ 30μm，体积约 5000μm³。扫描电子显微镜显示肝实质细胞排列成板样结构（图 1-5）[48-51]。肝细胞板在汇管区周围广泛吻合，接近终末肝静脉区域变得更加简化并呈放射状排列。与其他极化上皮细胞相似，肝细胞有明显的细胞质膜分区。肝细胞的基底侧面向肝窦，有微绒毛的质膜延伸到 Disse 间隙（肝细胞与内皮细胞之间），增加了肝细胞与血浆物质交换的面积。相邻肝细胞互相面对的是肝细胞侧膜，由于这两个区域在拓扑上是连续的，故认为其是一个功能单元，称为基侧膜。

相邻肝细胞之间存在直径为 1 ~ 2μm 的细胞间通道网络，称为毛细胆管，构成质膜顶端或小管的结构域（图 1-5A）。顶端质膜也形成微绒毛，以增加分泌的表面积。顶端结构由基侧膜通过连续的紧密连接形成（图 1-15 和图 1-16）。肝细胞将胆汁分泌到毛细胆管间隙，然后通过毛细胆管网（图 1-17）向汇管区排出胆汁，收集到胆管系统。

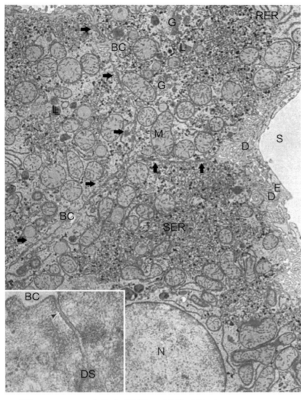

▲ 图 1-15　三个肝细胞的一部分及肝窦

箭头标出了肝细胞之间的侧浆膜；可见两个毛细胆管（BC）。可见一个肝窦（S），窦内皮细胞（E），Disse 间隙（D）。一个肝细胞核在底部（N），伴随着光面内质网（SER），粗面内质网（RER），高尔基体（G），溶酶体（L）及线粒体（M）。图中还显示了肝细胞浆膜紧邻着毛细胆管（BC），并可见紧密连接区（箭）及桥粒（DS）

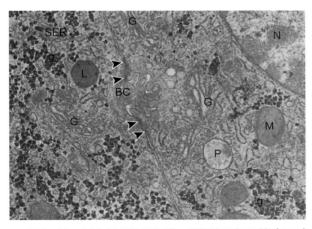

▲ 图 1-16　两个相邻的肝细胞、附着的毛细胆管（BC）及相关细胞器

G. 高尔基体；g. 糖原；L. 溶酶体；M. 线粒体；N. 细胞核；P. 过氧化物酶体；SER. 滑面内质网；▲. 紧密连接

十一、质膜

肝细胞的基侧膜是吸收血液来源物质并分泌肝细胞产物入血的部位。肝细胞与上覆的肝窦

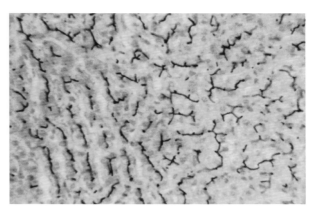

▲ 图 1-17　填充了染料的毛细胆管网

内皮之间缺乏基板以及内皮细胞上存在孔促进了这一物质交换过程。基侧膜存在受体蛋白和大量用于无机和有机溶质交换的质膜蛋白转运体[52]，除此之外，基侧膜还是细胞内大量内吞和分泌蛋白质的场所[53]。

侧质膜包含间隙连接，促进沿肝细胞板的分布的相邻肝细胞间信息传导[54]。间隙连接是连接子的组合，连接子是由六种跨膜蛋白组成的环状排列形成的膜孔。相对质膜中的连接子是直接对齐，允许离子和小分子通过的水通道，使信号在相邻细胞之间传播。侧膜中的桥粒以及相邻质膜间起伏的交错突，沿着肝细胞板将相邻肝细胞连接在一起。

肝细胞质膜的顶端表面是电解质和有机溶质分泌的部位，能够形成胆汁[52]。经上皮细胞内吞转运的血浆溶质约占分泌胆汁总量的 4%。少部分溶酶体内容物也排入胆道空间[55]。

十二、细胞核

肝细胞有一个或两个球形细胞核，包含一个或多个核仁（见图 1-15 和图 1-16）[1, 2, 51]。在成人中，40% 的肝细胞是四倍体而不是二倍体，肝细胞倍体数随细胞老化、肝脏的再生或对代谢负荷及氧化应激的反应而增加。[56] 多倍体胞核较大，与其倍数性成正比。多核肝细胞和多倍体的细胞核及细胞质生物合成功能增加，使其能满足机体对细胞功能较高的需求。高水平的肝细胞生物合成活性也体现在细胞核的比例高，提示大部分基因组的转录在持续进行。因此，几乎所有

的脱氧核糖核酸（DNA）都处于延长的结构状态，很少有异染色质。参与合成多种蛋白质的肝细胞有一个大核仁（有时有几个核仁），可以被光镜所识别，这是肝细胞的典型特征。

核仁是核糖体基因所在地，也是核糖体的起源地。[57]电子显微镜显示核仁中含有三种主要成分：由松散分布的纤细纤维组成的环状纤维中心，紧密包裹在纤维中心周围的致密纤维，以及由嵌入两种纤维成分的颗粒组成的颗粒状成分。核糖体基因位于纤维中心的准备转录的结构中，部分存在于致密纤维中。尽管核糖体基因转录的确切位置仍不清楚，新转录的RNA分子在致密的纤维组分中经历早期的加工和成熟，并在颗粒组分中组装成前核糖体。随后，富蛋白质核糖体亚基通过双层膜核膜的孔出细胞核。

十三、内质网、核糖体和高尔基体

哺乳动物肝细胞中富含粗面内质网（RER）、滑面内质网（SER）和高尔基体（图1-15和图1-16）[1,2,51,58]，其功能主要和蛋白质的合成与结合、脂类和类固醇的代谢、药物的解毒和代谢以及糖原的分解有关。内质网形成一个连续的小管、小泡及层板的连续三维网络。近60%的内质网有核糖体附着在细胞质表面，称为粗面内质网。其余40%缺乏核糖体层，为滑面内质网。内质网膜厚度为5～8nm，粗面内质网膜宽度为20～30nm，滑面内质网更大（30～60nm）。肝小叶不同区域的内质网形态特征和数量各不相同。

粗面内质网在扁平池的集合中排列，在肝细胞的核周区、管周区和基底下区分布较多，且汇管区周围肝细胞比小叶中央肝细胞中更丰富[59]。大量附着的膜结合核糖体由一个大亚基和小亚基组成，大亚基附着于粗面内质网。肝细胞胞质中还存在游离核糖体和多核糖体。核糖体含有核糖核酸和核糖体蛋白，在蛋白质的合成（特别是在分泌或传递到胞内膜、质膜的蛋白质合成）中起关键作用。含有这些蛋白质的囊泡被运输到高尔基体的近池，以便进一步加工。

与粗面内质网相比，滑面内质网不太常见，排列也更复杂[51]。它通常在小叶中央区的肝细胞中比汇管区周围的肝细胞中丰富得多[59,60]；高含量的含血红素细胞色素使小叶中央区有较深的色素沉着，在肝细胞切面明显可见。滑面内质网管中的基质通常比周围的胞质密度稍高。滑面内质网膜大小不规则，呈现弯曲的过程，可能是管状或囊状宽20～40nm的结构。滑面内质网主要分布在细胞边缘附近。它通常与粗面内质网、高尔基体膜以及糖原包涵体密切相关。

内质网不是肝细胞蛋白合成的唯一部位，细胞质中丰富的游离核糖体参与了部分分泌蛋白的合成，并合成了肝细胞中的所有结构蛋白。留在细胞质内或进入细胞核、过氧化物酶体或线粒体的蛋白质完全由游离核糖体合成。

高尔基复合体是肝细胞中的三维立体结构，特征是由四到六个平行池组成，通常有含电子致密物的球状末端[10,51,58]。多个高尔基复合体存在于每个肝实质细胞中，通常分布在细胞核附近。结构显示一个面向细胞核和内质网的凸起或近端的部分（顺式高尔基体），其中小囊泡将蛋白质从内质网转移到高尔基体，还有一个凹的部分（反式高尔基体），它连接着一个高尔基体后的反式高尔基体网络，引导着蛋白到达最终目的地：在这里被用于组装成细胞器细胞膜、质膜，或用于分泌；储泡直径可达1μm，管腔宽30nm。高尔基复合体可快速可逆地将结构重组为微管状肾小球网络，并维持其生物合成能力[61]。与滑面内质网、粗面内质网、溶酶体、其他细胞器，甚至核膜和线粒体膜一样，高尔基体是复杂细胞内细胞器网络的组成部分，可吸收、分类、降解、生物合成、运输和（或）分泌细胞蛋白质和脂肪[60-63]。

十四、线粒体

线粒体是大细胞器，在肝细胞中数量非常多（每个细胞有1～2000个；图1-15和图1-16），约占细胞体积的18%～20%[64]。线粒体是二磷酸腺苷（ADP）氧化磷酸化为三磷酸腺苷（ATP）的部位，是细胞有氧代谢的来源[51]。虽然线粒体广泛分布在肝细胞内，但在ATP利用位点附近，线粒体分布更集中，并经常与粗面内质网有关。

肝细胞线粒体是圆形或拉长的形状，宽度为 $0.4 \sim 0.6\mu m$，长度介于 $0.7 \sim 1.0\mu m$。较长（达 $4\mu m$）和较大（直径达 $1.5\mu m$）的线粒体在汇管区周围肝细胞中数量更多[64]。线粒体由外膜和内膜组成，膜厚为 $5 \sim 7nm$，外膜具有特殊的孔道，小于 $2000Da$ 的分子可通过。内膜存在大量嵴，在线粒体基质中折叠，使其表面积大大增加。内外膜之间存在低密度的基质，厚度为 $7 \sim 10nm$。线粒体有相对低密度的内基质，其中有片状或管状嵴和数量不等的直径在 $20 \sim 50nm$ 之间的小颗粒。此外，圆形线粒体 DNA 的细丝宽度为 $3 \sim 5nm$，含有线粒体 RNA 的颗粒直径约为 $12nm$。细胞器内核糖体中合成的一些线粒体蛋白及大部分线粒体蛋白由核 DNA 编码。线粒体可以自我复制，半衰期约为 10 天。

十五、溶酶体

肝细胞中的溶酶体（图 1-15，图 1-16）由一组不同的细胞器组成，在形态和功能上相互关联，并含有水解酶[51,65]。这些细胞器形成圆形的单膜结合致密体、自噬液泡、多囊体和包被囊泡。与先前关于高尔基复合体的描述一致，溶酶体可能是细胞内称为 GERL（高尔基 - 滑面内质网 - 溶酶体）的膜网络的一部分。GERL 包含了内吞及胞外分泌过程，能够选择分泌蛋白用于分泌，并能够内吞蛋白随后转运到溶酶体以进行降解。事实上，GERL 是酸性磷酸酶首次出现的地方，很可能在溶酶体的形成过程中起着重要作用。

肝细胞细胞质中存在以下几类溶酶体。

- 初级溶酶体体积小，从功能角度来看是处于静止期。
- 次级溶酶体功能上处于激活状态。
- 自噬液泡含有部分降解的细胞质细胞器，常由双层膜分隔。
- 终末溶酶体比初级和次级溶酶体大，在较老的器官中通常数量更多。

终末溶酶体含有未消化的残余物或色素，如脂褐素（不可消化的永久残留物）；脂褐素颗粒是人肝细胞中最多的一种溶酶体[59]。

溶酶体常出现在靠近毛细胆管的质膜附近，并能将其内容物释放到胆道[55]。汇管区周围肝细胞中的溶酶体往往比小叶中央区肝细胞更大，酸性磷酸酶阳性率也更高[59,60]。

十六、过氧化物酶体

过氧化物酶体是亚细胞膜结合的细胞器，通常呈圆形或偏椭圆形（图 1-16），也可能形成数微米长的动态拉长的小管[66,67]，其主要参与氧化过程，在肝脏胆汁酸的生物合成中起着关键作用[51,68]。每个肝细胞可能含有 $300 \sim 600$ 个过氧化物酶体，比其他类型细胞中的过氧化物酶体数量更多，体积更大[59]。过氧化物酶体含有一个细小的粒状基质，在某些物种（但不是人类）中可能存在密度较高的晶体结构。在小叶中央区肝细胞中，过氧化物酶体可能更多，但在肝小叶内的分布通常是均匀的[59,60]。过氧化物酶体被认为起源于粗面内质网的前突。

十七、细胞质内容物

肝细胞中富含非膜结合的胞质成分，包括糖原颗粒、脂滴和各种性质的色素[51]。糖原颗粒是正常肝细胞细胞质中含量最丰富的包涵体（图 1-15，图 1-16）[51,59]。在电子显微镜下，它们可能以单粒子形（大小为 $15 \sim 30nm$ 的 β 粒子）出现，更多的以较小粒子的聚集形式出现，形成"玫瑰花结"（α 粒子）。糖原颗粒分散在细胞质中，但常与滑面内质网有关。糖原在禁食期耗尽，先从汇管区周围的肝细胞中消失，然后是小叶中央区细胞。再进食时，顺序会反转。通过这种方式，肝细胞成为禁食时能量代谢储备的主要来源，维持了机体的葡萄糖代谢平衡。

脂质包涵体在组织学上表现为空泡，电镜下表现嗜锇液滴，通常无膜包围。脂滴在其内部由三酰甘油组成，并覆以单层磷脂[69]。小脂滴具有较高的表面积 / 体积比，可通过细胞质中的脂肪酶迅速降解残留的三酰甘油[69]。大脂滴表面 /

体积比低，可在沉积代谢的原因消退后长期留在肝细胞中。

肝细胞胞质中常有大量的以铁蛋白形式存在的含铁颗粒，这取决于宿主的铁代谢状态[70]。含铁蛋白由近似球形的蛋白质壳组成（载铁蛋白），直径 11nm，含铁中心核直径约 5nm。肝细胞铁沉积也能以单个膜结合溶酶体（终末溶酶体）的形式出现，形成含铁电子致密颗粒（铁粒 - 铁血黄素颗粒）的聚集体。除肝细胞外，肝内皮细胞和库普弗细胞在铁超载的情况下，也能分泌胞内铁。

十八、细胞骨架与细胞质基质

细胞骨架是调节细胞形态、亚细胞组织和运动的结构。在肝细胞中，细胞骨架组织依赖于三种主要成分：微丝、中间丝和微囊[72, 73]。纤维有规律地分布在细胞质中，成为细胞质基质，与其他较细的细丝（微小梁）一起形成了胞质的凝胶状态。微丝由肌动蛋白和微管组成，组成微管蛋白，两者都参与细胞内运动。微管与细胞形态的形成，有丝分裂和囊泡胞内转运的调节相关[53]。这些结构在脂蛋白和白蛋白的分泌以及脂质释放入胆汁，特别是在肝脏中发挥作用。微丝与胆汁分泌有更直接的关系。实际上，它们通常出现在毛细胆管周围（小管周围网）。许多研究表明，微丝在毛细胆管的扩张和收缩中发挥作用[74,75]，从而控制胆管管径和胆汁流量。

中间丝的结构更加复杂，对应于旧名命的上皮细胞张力丝。在肝脏中，它们与 Mallory 小体（人类酒精性肝病的结构标志）有联系，定位在细胞质网络中，细胞核周围，靠近细胞边界，围绕着毛细胆管分布。

十九、肝窦

肝窦是一种独特、动态的微血管结构，是血液与窦周间隙（即 Disse 间隙）交换的主要部位[9]，由非实质细胞组成，主要有四种类型细胞（图 1-18，图 1-19，表 1-2）[9,76]。

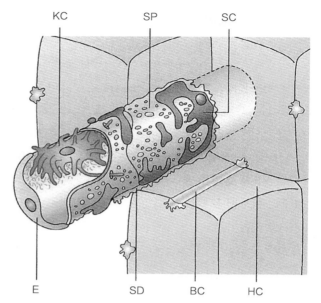

▲ 图 1-18　肝窦的壁及相连的肝细胞（HC）

BC. 毛细胆管；E. 内皮；KC. 库普弗细胞；SC. 星状细胞；SD.Disse 间隙；SP. 窗孔的筛板（修改自 McCuskey RS. In: Tavoloni N，Berk PD，editors. *Hepatic transport and bile secretion*. New York: Raven Press，1993:6.）

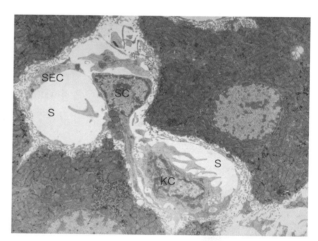

▲ 图 1-19　肝窦（S）的结构

图显示了肝窦的管腔。肝窦内皮细胞（SEC）沿着管周分布，并逐渐变细。一个库普弗细胞（KC）黏附在管壁，一个星状细胞（SC）位于 Disse 间隙的外表（修改自 McCuskey RS. Functional morphology of the liver with emphasis on its microvasculature. In: Tavoloni N，Berk PD，editors. *Hepatic transport and bile secretion*. New York: Raven Press，1993:6.）

1. 有孔的窦内皮细胞，形成与血液接触的窦内层。

2. 吞噬性库普弗细胞，黏附于管腔面。

3. 肝星状细胞，是一种特殊的周细胞，在肝脏损伤和修复时，它可以在整个 Disse 空间中扩展成纤维细胞，并充当成纤维细胞。

4. 隐窝细胞，是一种免疫活性自然杀伤细胞，附着在窦腔表面，是肝相关淋巴细胞群的一部分[77]。

总体来说，窦的非实质细胞约占肝脏体积的6%，但占肝细胞总数的30%～35%[78,79]。窦内皮细胞能够分裂、增殖，特别是在免疫系统调节剂的刺激下[80]，窦中的巨噬细胞和NK细胞也可通过招募及修饰主要来源于骨髓的单核细胞和淋巴细胞而增多[81]。

二十、窦内皮细胞

表面上与体内的毛细血管中的内皮细胞类似，肝脏中相邻的窦内皮细胞形成基本的管状血管输送血液，血流通过肝细胞板之间的窦血管通道运输。但相似性仅限于此，因为窦内皮细胞并不固定在基底膜上，而是形成一个最大厚度为50～80 nm，有多个孔（窗孔）的逐渐变细的细胞质膜。此外，与其他部位内皮细胞不同的是，肝窦内皮细胞不与邻近的内皮细胞形成连接（图1-20，图1-21）。窦内皮细胞的窗孔很多，电镜下大部分细胞呈网状外观。因此，窦内皮细胞在窦腔和肝细胞之间形成一个多孔屏障，在相邻内皮细胞相互重叠的地方进一步强化（图1-20）。

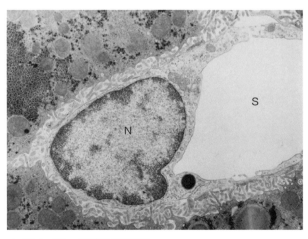

▲ 图 1-20　肝窦内皮细胞

图显示了肝窦（S）的管腔。肝窦内皮细胞包含了一个细胞核（N），细胞核周围的细胞质中有一些细胞器，例如线粒体，一个溶酶体及一些内质网池。内皮细胞在充满了 Disse 间隙的肝细胞微绒毛上（修改自 Wisse E, et al. Structure and fuction of sinusoidal lining cells in the liver. *Toxicol Pathol* 1996;24:100-111.）

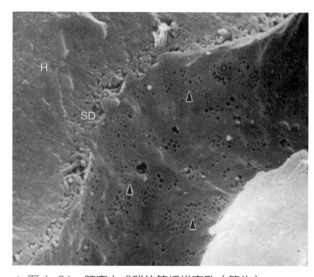

▲ 图 1-21　肝窦上成群的筛板样窗孔（箭头）

H. 肝细胞；SD.Disse 间隙（修改自 McCuskey RS. Functional morphology of the liver with emphasis on its microvasculature. In: Tavoloni N，Berk PD，editors. *Hepatic transport and bile secretion*. New York: Raven Press，1993:7.）

窦内皮细胞窗孔的大小差异很大，一般可分为两大类：小窗孔（直径为0.1～0.2μm）成簇分布，形成所谓的筛板；大窗孔（直径可达1μm），在窦的远端更多。因此，内皮细胞的孔在汇管区比中央静脉区更明显[82]。小窗孔横穿单个内皮细胞，较大的窗孔位于窦内皮细胞之间[83]。有证据表明，窗孔结构不稳定，直径受到内源介质（如血清素）和外源性物质（如酒精）含量的调节[84]。Disse 间隙中的细胞外基质也调节窗孔大小。例如，缺乏细胞基质可致培养中的窦内皮细胞丢失窗孔，而人羊膜基底膜上培养的细胞仍然有窗孔[85]。有效控制这些窗孔直径的物质似乎存在于窦内皮细胞骨架的含肌动蛋白的成分中[86-89]。额外的细胞骨架组分形成了组成窗孔和筛板形态的环[87,90]。随着年龄的增长，肝窦中的窗孔数目逐渐减少[91]。

肝窦独特的多孔结构使内皮细胞能够粗滤窦内血液，允许大分子溶质从腔内自由进入 Disse 间隙与肝细胞基侧膜接触。然而，大的微粒如生成的乳糜微粒被排除在外。血细胞特别是白细胞通过窦时可与内皮细胞相互作用，挤压内皮细胞使得比窗孔稍大的微粒能够强行通过窗孔[92]。

与其他血管内皮细胞相比，肝窦内皮细胞有

些表型的差异[93]，其不与荆豆凝集素结合，在大多数物种中不表达 VIII 因子相关抗原（血管性血友病因子）[94]。此外，这些细胞中也不表达一些其他分子，如 E- 选择素、CD 31 和 CD 34[95]，但表达 Fcγ IgG 受体（CD 16 和 CDw 32）、CD4、CD 14 和 N 氨基肽酶[96]。肝窦内皮细胞对 ICAM-1 也有膜免疫活性[96]。黏附分子的自然配体 LFA-1 存在于库普弗细胞上，因此这种受体可能参与了库普弗细胞与内皮细胞的黏附[96]。窦内皮细胞中细胞间黏附分子 -1（ICAM-1）的表达上调可能在肝脏炎症疾病中"诱捕"淋巴细胞相关抗原 -1（LFA-1）阳性淋巴细胞中起重要作用[97]。

肝窦内皮细胞的另一个特征是其内吞活性高[98,99]，窦内皮细胞含有大量与物质的摄取、运输和降解有关细胞质空泡和细胞器，包括鬃衣隐窝（细胞膜的内陷）、鬃衣微囊泡、核内体、转移小管和溶酶体[76,100]。已知的由窦内皮细胞内吞的物质包括蛋白质、糖蛋白、脂蛋白、糖胺聚糖[101-103]，在某些功能性库普弗细胞缺失的情况下，会吞噬更大的颗粒[104]。

此外，窦内皮细胞在加工和代谢脂蛋白以及去除晚期糖基化终产物（AGE）中发挥重要作用[102,105]。这一过程似乎是通过摄取化合物及溶酶体降解实现，而不是将其从肝窦管腔转运到 Disse 间隙。大量的内源性化合物可以被内吞，其中一些被清除出循环，另一些则被修饰并经过转胞吞作用运输至肝细胞，这一转过程是主动选择过程，而不仅仅是大分子溶质通过窗孔的被动扩散[99]。因此，窦内皮细胞能够在清除可溶性免疫复合物（类似于库普弗细胞）中发挥作用，并可以储存和代谢血清免疫球蛋白，去除循环中的透明质酸 / 硫酸软骨素循环蛋白多糖[106-108]。

窦内皮细胞也具有合成活性，能够生成促炎细胞因子，如白细胞介素 -1、白细胞介素 -6 和干扰素[109]、一氧化氮（NO）、内皮素、花生四烯酸、前列腺素 PGI$_2$ 和 PGE$_2$、血栓素 A$_2$（TXA$_2$）[76,102]。肝窦内皮细胞参与宿主的天然免疫和肝内窦血流的调节。此外，窦内皮细胞也表达细胞间黏附分子 ICAM-1 与血管细胞黏附分子 -1（VCAM-1）。这些黏附素均可被炎症刺激直接上调，也可通过由受刺激的库普弗细胞释放的介质刺激后上调，导致白细胞与内皮表面的黏附增加[110]。在稳态条件下，肝窦内皮细胞使肝内 T 细胞反应转向免疫耐受：窦内皮细胞可作为抗原呈递细胞（APC）激活幼稚 CD4$^+$ T 细胞，诱导 CD4$^+$CD25$^+$Foxp3$^+$ 调节性 T 细胞（Tregs）[111] 及产白细胞介素 -10 的 Th$_1$ 细胞生成[112]，激活幼稚型 CD8$^+$ T 细胞诱导免疫耐受。与其 APC 特性无关，窦内皮细胞表达 CD 95 配体和窦内皮细胞凝集素（CLEC4G），CD 44 配体，与活化 T 细胞相互作用，抑制 T 细胞的活化、增殖或诱导凋亡。窦内皮细胞通过直接接触，下调邻近树突状细胞的 APC 功能[113,114]。窦内皮细胞不仅是血液和肝细胞之间的屏障，也是肝纤维化形成过程中的保护者。肝脏疾病中肝窦的毛细血管化，使肝窦内皮细胞的窗孔消失，激活肝星状细胞，诱导细胞外基质沉积；维持 / 恢复改肝窦内皮细胞的窗孔，阻止毛细血管化有助于保持星状细胞的沉默并减少 / 逆转纤维[115,116]。窦内皮细胞通过对其他肝细胞的影响在肝脏再生中的血管形成过程中发挥作用[117,118]，并作为主要调节因子通过血管生成素 -2 将再生和血管生成的过程联系起来[119]。窦内皮细胞产生基质衍生因子（SDF）-1 及其受体 CXCR4 能够调控髓外造血过程中造血干细胞向肝脏迁移[120]。最后，窦内皮细胞凝集素在结直肠癌肝转移中起重要作用[121]。

二十一、库普弗细胞

库普弗细胞是肝巨噬细胞，存在于肝窦腔中（图 1-19），构成体内巨噬细胞的最大固定群体。库普弗细胞属于单核巨噬细胞系统，但与其他巨噬细胞相比表型有明显差异。库普弗细胞在宿主防御中有相当重要的地位，并且在各种肝病的发病机制中具有重要作用[122]。扫描电镜下，库普弗细胞呈不规则星状[123]，在窦腔内，细胞位于内皮细胞内层（图 1-22）。其在汇管区周围肝窦中数量更多，且如前面提到的，有证据表明，与

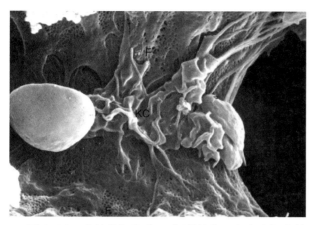

▲ 图 1-22　库普弗细胞（KC）附着在肝窦内皮细胞管腔表面

可见肝窦内皮细胞下筛板的窗孔（F）（修改自 McCuskey RS. Functional morphology of the liver with emphasis on its microvasculature. In: Tavoloni N，Berk PD，editors. *Hepatic transport and bile secretion*. New York: Raven Press，1993:7.）

肝细胞相似，库普弗细胞在肝小叶中也表现出功能异质性[124,125]。库普弗细胞不与内皮细胞形成连接复合体，但可出现在相邻内皮细胞的间隙中，它们的原生质突起可能通过较大的内皮细胞窗孔延伸进入窦周的 Disse 间隙。管腔表面表现出许多与巨噬细胞相关的结构特征：小的微绒毛和微皱襞以及细胞质膜的弯曲凹陷。

虽然库普弗细胞被认为是固定组织的巨噬细胞，但它们似乎能够沿肝窦顺血流或逆血流移动，并能迁移到肝损伤区域和区域淋巴结[126]。库普弗细胞中含有溶酶体和吞噬体，其内质网池中富含过氧化物酶，其主要功能包括从门静脉血液中摄取、降解颗粒及可溶性物质，在这个过程中，库普弗细胞识别"自我"和"非自我"微粒。它们可作为微生物、退化的正常细胞如衰老的红细胞、循环肿瘤细胞和各种大分子的清道夫。这些功能部分是非特异性的，但它们也参与了针对胃肠道吸收抗原的免疫应答的启动及免疫耐受的诱导。库普弗细胞的清除效率很高，颗粒物质去除的量仅受肝血流量大小限制。库普弗细胞也可吞噬通过凋亡或坏死产生的死亡肝细胞。这种吞噬作用发生在肝细胞死亡的数小时内[127]，因此在组织切片中见到的凋亡肝细胞为近期死亡的细胞。

库普弗细胞在清除来自门静脉血流的肠源内毒素中起主要作用，这一过程没有诱导局部炎症反应。据估计，门静脉血内毒素浓度从 100 pg/ml 到 1ng/ml 不等[128]。其清除毒素的确切机制尚不完全清楚，但似乎能够自我调节促炎和炎症介质的释放，如白细胞介素 -1 和 6、肿瘤坏死因子 α、干扰素 γ，以及抑制巨噬细胞激活和细胞因子分泌的白细胞介素 -10[129-131]。库普弗细胞表达 TLR4、TLR2、TLR3 和 TLR9，并对 LPS 有反应。随着所处环境的变化，库普弗细胞可发挥免疫激活或免疫调节作用[132,133]。最近的动物研究表明，库普弗细胞由不同亚群组成，具有不同的生发过程和功能，但这一观点尚未在人类的研究中充分探索[134]。

活化库普弗细胞释放的几种细胞因子也具有局部效应，调节微血管反应以及肝细胞和星状细胞的功能[135]。尽管库普弗细胞可以表达 Ⅱ 类组织相容性抗原[136]，在体外可作为抗原提呈细胞发挥作用，但它们的效率比巨噬细胞低得多[137]。因此，库普弗细胞在免疫应答中的主要作用是通过吞噬隔离抗原，清除免疫复合物[138]。

骨髓移植和肝移植研究有力证明了库普弗细胞至少部分来源于循环中的单核细胞[139,140]。但库普弗细胞能够复制并且局部增殖是肝细胞损伤后库普弗细胞扩增的主要方式[141,142]。此外，库普弗细胞在循环单核细胞出现之前出现在小鼠胎肝细胞中，并且有证据表明，这些库普弗细胞来源于最先出现在卵黄囊的原始巨噬细胞[143]。这些数据表明，库普弗细胞可能有双重起源。

二十二、肝星状细胞

Disse 间隙内有星状细胞，其长的细胞质围绕着肝窦。波尔和冯·库普弗在 19 世纪 70 年代发现星状细胞,但其基本上被忽视。直到 1951 年，伊藤在光镜上描述了它们的形态特征[144]，随后其被称为伊藤细胞、肝脂细胞、贮脂细胞、星状细胞和窦旁细胞[145,146]，现在肝星状细胞（HSCs）的名称被广泛接受[147]。

正常情况下，星状细胞占肝细胞总数的 10%

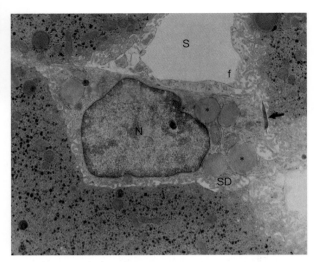

▲ 图 1-23　肝窦内皮细胞覆盖的 Disse 间隙中的肝星状细胞

位于胞质中的脂滴（*）及内质网池。箭示一小束与细胞相关的胶原纤维。N. 细胞核；SD.Disse 间隙；S. 肝窦腔；f. 窗孔（修改自 Wisse E, et al. Structure and fuction of sinusoidal lining cells in the liver. *Toxicol Pathol* 1996;24:100-111.）

以下，并沿着肝窦规则排列（细胞核之间大约 40μm）[148]。尽管数量少，但它们的长胞质能够覆盖整个窦周区域。值得注意的是，在 Disse 间隙中的自主神经末梢与之接触，星状细胞对 α-肾上腺素能刺激有反应。

肝星状细胞光镜下不容易显示，但可以在非常薄的组织切片或透射电镜中很观察到（图 1-23）。细胞类似周细胞，与邻近的肝细胞密切接触。星状细胞的核常位于肝实质细胞之间，薄的多核细胞的胞质突起穿过窦周间隙，像一个圆柱形的篮子一样广泛地包裹着窦内皮细胞的管腔面[149]。星状细胞含有许多富含维生素 A 的小脂滴及粗面内质网和高尔基体。

HSCs 的生物学功能已有较多研究[150-153]。在非炎症状态下，HSCs 在维生素 A 的储存和代谢、肝器官的生成、再生和细胞外基质的稳态、药物代谢和解毒及通过肝窦调节血流量等方面发挥着重要作用[151]。一旦 HSCs 在炎症条件下激活，它们就会失去核周类维生素 A 液滴，分化为肌成纤维细胞，并在肝血管发生[141,153-155]、再生和肝细胞癌发生中发挥关键作用[150,156]。HSCs 也承担着肝脏免疫前哨的角色。

肝星状细胞在肝脏中有 4 种主要功能。

1. 维生素 A 的主要储存地[157,158]。饮食中的视黄基酯随着乳糜残余物到达肝脏，随后从窦腔穿过内皮细胞窗孔，并被肝细胞吸收。大多数内吞的视黄醇被迅速地转移到星状细胞储存[159]。细胞含有高浓度的细胞维 A 酸结合蛋白和细胞视黄醇酸结合蛋白。

2. 以周细胞样的方式在肝窦周围控制正常肝脏中的微血管张力[158,160]。损伤肝脏中的活化星状细胞上调 α-SMA，从而能够收缩，同时，血管活性物质如内皮素 -1 和一氧化氮对其也有调节作用。

3. 在正常肝脏及肝纤维化过程中生成细胞外基质蛋白[148,157]。正常人很少或没有肝窦内皮相关的基底膜和胶原，因此，肝窦壁是一个高度渗透的结构，允许血浆在血液和肝细胞之间流动。然而，某些类型的肝损伤（如肝硬化）时，基底膜物质和胶原纤维聚集在窦周间隙，导致肝窦毛细血管化和经血管交换受损[161]。肝星状细胞在转化成肌成纤维细胞样细胞后，脂肪滴和维生素 A 的数量减少，能够分泌 I 型、III 型和 VI 型胶原、纤维连接蛋白、层粘连蛋白、张力蛋白、波状蛋白、透明质酸、二聚糖、核心蛋白聚糖、含硫酸软骨素的蛋白聚糖、乙酰肝素及硫酸皮肤素 2[162]。

4. 在正常肝脏及损伤肝脏的再生中起着重要作用[163]。肝星状细胞表达肝细胞生长因子[163,164]，胰岛素样生长因子 -2 可增强其表达。

近年来，星状细胞已成为肝损伤时肝免疫调节的主要细胞。HSCs 通过以下 4 种相关机制调节免疫功能。

● HSCs 产生促进炎症细胞黏附及转移到肝脏的趋化因子[151]。

● HSCs 可作为抗原呈递细胞处理蛋白抗原，并向 CD4[+] 和 CD8[+] T 细胞提呈抗原。

● HSCs 表达多种模式识别受体，如 toll 样受体（TLRs），活化的 HSCs 可诱导 NK 细胞活化分泌 IFN-γ，从而在肝脏天然免疫中发挥作用[165]。

● 在 T 细胞免疫中以旁观者细胞的形式表现出免疫抑制活性。

总之，HSCs 促进体内的免疫抑制反应，如诱导调节性 T 细胞（Tregs）、T 细胞凋亡（通过 B7-H1、PDL-1）或抑制细胞毒性 CD8 T 细胞[166]。HSCs 是抗炎介质 IL-10 和 TGFβ 的重要来源，能够干扰局部 T 细胞活化并诱导 Treg 的激活和增殖。HSCs 在血流与肝细胞之间形成了第二层细胞，其免疫调节特性可以限制窦腔外渗的 T 细胞效应，防止组织损伤，保护器官功能。HSCs 的免疫调节功能非常强，如果联合移植，HSCs 甚至可以促进胰岛移植的存活。HSCs 不仅在 T 细胞活化和 Treg 诱导过程中发挥旁观者免疫调节作用，在与髓系细胞的接触时也能发挥相似作用。同时，HSCs 也降低了树突状细胞的抗原呈递功能。在肝脏慢性炎症中，HSCs 促进炎症单核细胞向骨髓源性抑制细胞（MDSCs）分化，从而损害 T 细胞增殖和效应作用。HSCs 诱导的多种免疫抑制细胞形成了复杂的抑制性微环境[113,114]。

二十三、肝相关淋巴细胞

肝相关淋巴细胞（LALs）来源于循环中附着在肝窦壁上的大颗粒淋巴细胞（LGL）[167]（图 1-24）；LGL 具有自然杀伤细胞（NK）的活性，是 LAL 群的一部分[77,168,169]。虽然大多数 LAL 细胞附着在窦壁的内皮细胞上，但与库普弗细胞的黏附并不少见。

LALs 也存在于肝细胞之间的间隙中（隐窝细胞）。隐窝细胞能杀死肿瘤细胞并产生细胞溶解因子，这种因子能够被生物调节物质酵母聚糖及 IL-2 上调[168]。这些物质可能通过激活库普弗细胞诱导隐窝细胞及部分肝切除术后肝细胞的增殖。最后，隐窝细胞可分为两型：高密度（HD）和低密度（LD）。与 HD 细胞相比，LD 隐窝细胞有更多的小颗粒；此外，LD 细胞表现出更多的细胞毒性[170]。

二十四、神经分布

汇管区中有胺能神经、肽能神经和胆碱能神经，影响肝内的血流及代谢[171,172]。神经在通过肝窦调节血流、溶质交换和实质功能中的作用尚未完全阐明[173]。这是因为相关研究仅在有限的几个物种中开展，并且这些物种中肝神经与人类的肝神经有很大不同。例如，大多数实验研究都使用大鼠和小鼠，其肝脏很少或根本没有小叶内神经支配。相反，大多数其他哺乳动物，包括人类，都有从汇管区的血管周围神经丛延伸进肝小叶的

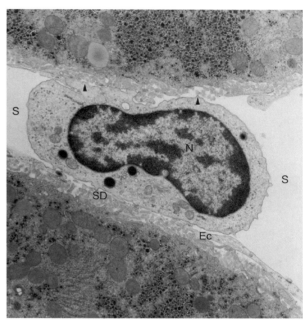

▲ 图 1-24　与内皮细胞及肝细胞下方微绒毛（▲）接触的肝脏相关淋巴细胞

N. 细胞核；SD.Disse 间隙；Ec. 内皮细胞；S. 肝窦腔（修改自 Wisse E，et al. Structure and fuction of sinusoidal lining cells in the liver. *Toxicol Pathol* 1996; 24:100-111.）

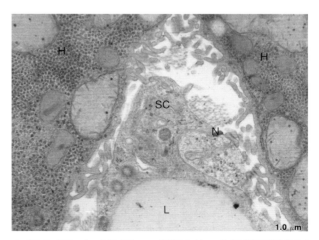

▲ 图 1-25　与犬的 Disse 间隙中的一个星状细胞（SC）密切相关的神经纤维（N）

H. 肝细胞；L. 脂滴

胺能和肽能神经（图 1-8），它们在 Disse 间隙中与星状细胞和肝实质细胞关系紧密（图 1-25）。虽然这些纤维遍及整个小叶，但它们在汇管区周围区域占主导地位。然而，胆碱能神经支配似乎仅限于汇管区和邻近的肝实质细胞。神经肽与神经递质共同定位于肾上腺素能神经和胆碱能神经中。神经肽 Y（NPY）共同定位在胺能神经中，支配着肝各节段的门静脉和肝动脉及胆道系统。对 P 物质（SP）和生长抑素（SOM）有免疫反应的神经纤维具有相似的分布规律。小叶内分布的所有这些神经纤维均有物种特异性，类似于报道的胺能纤维。血管活性肠肽（VIP）和降钙素基因相关肽（CGRP）共同存在于支配门静脉及肝动脉及其分支的类胆碱及感觉传入神经中。神经元一氧化氮（nNOS）免疫反应性氮能神经位于汇管区，与含有 NPY 和 CGRP 的纤维处于相同部位。

二十五、异质性

从汇管区到中央静脉区的肝细胞和非实质细胞结构及功能存在差异。小叶内不同代谢分区中的细胞有不同的功能[174,175]。肝细胞中与葡萄糖的吸收、释放以及尿素、谷氨酰胺形成相关的酶与葡萄糖和尿素循环酶相互作用，主要分布在汇管区，而中央静脉区有糖酵解和谷氨酸生成酶。氧化和葡萄糖醛酸结合主要发生在中央静脉区，硫酸化主要在汇管区。酶的功能分区也表现为线粒体和滑面内质网的分布在不同区域之间存在差异。因此，大多数中毒及不同原因的肝损伤在肝脏表现出相当程度的区域分布特点。例如，烯丙醇中毒常造成汇管区周围区域损伤，四氯化碳和乙酰氨基酚中毒可引起中央静脉周围区域损伤。正常情况下，胆汁形成多发生在汇管区周围。随着较重的胆汁酸负荷进入肝脏，肝细胞对胆汁酸的吸收和胆汁分泌延伸致肝小叶全长[176]。

不同小叶区域的肝窦也有不同的结构及功能[9,10]。在肝窦自门静脉及肝动脉分出的起源处附近，肝窦略窄，扭曲、互相交通，形成互相连接的多边形网络；离门静脉较远的肝窦变为平行的血管，在终末肝静脉处汇合。短窦间血管与相邻的平行肝窦连接。汇管区肝窦所占的体积也比中央静脉周围肝窦大。但是，由于汇管区周围肝窦的体积较小且互相交通，这部分肝窦可交换的表面积（表面积 / 体积比）大于中央静脉周围肝窦。就像之前所说的，内皮细胞窗孔的大小及分布方式在肝窦部位不同而有所不同。汇管区肝窦的窗孔比中央静脉区更大，且由更少的内皮细胞表面区域组成。但这种分布的功能意义尚未可知。

◆ 结论

尽管肝脏中的各部分均不可移动，但其微解剖结构及代谢、生理功能仍非常精细、复杂。对肝脏功能的深刻理解需要以肝脏微解剖结构的相关知识为基础。对医生及研究者来说，了解肝脏中的不同细胞及显微结构如何受损、修复、再生有助于理解本卷随后的关于肝脏疾病的内容。本章阐述了肝脏解剖上的大体、微观及超微结构特点，分析了肝脏中的细胞是如何共同工作发挥作用。本章包含了该领域细胞生物学水平的最新研究成果，其中的一些进展及研究方向在本章最后列出。

总　结

最新进展

- 汇管区：成纤维细胞是独立于肝星状细胞的存在。
- 胆管树：Hering 管是可再生的部分。
- 胆管细胞：胆管细胞在胆汁形成过程中的生理功能。
- 肝细胞：肝细胞生物学的分子调节；肝细胞内的分子运输。
- 肝窦：对肝星状细胞的理解。

关键知识缺口

- 汇管区：肝淋巴液的形成。
- 胆道及胆管细胞：继续探索胆管细胞生物学。
- 界板：界板处再生的触发物。
- 肝细胞：继续探索肝细胞生物学。
- 肝窦：肝星状细胞生物学的分子调控。
- 免疫学：肝窦的分子免疫学；继续探索肝脏作为一个免疫器官的角色。
- 神经：肝脏再生与修复的神经调节。

第 2 章 胆汁酸与胆汁：旧分子的新功能
Bile Acids and Bile Flow: New Functions of Old Molecules

Kenneth D.R. Setchell，Rohit Kohli 著

阚延婷 译，熊清芳、谭善忠、朱传东、陆荫英 校

● 缩略语 ABBREVIATIONS

ACOX	acyl-CoA oxidase	酰基辅酶 A 氧化酶
ASBT	apical sodium bile acid transporter	顶端钠胆汁酸转运体
CTX	cerebrotendinousxanthomatosis	脑腱性黄瘤病
FAB–MS	fast atom bombardment ionization mass spectrometry	快速原子轰击电离质谱
GC–MS	gas chromatography-mass spectrometry	气相色谱 - 质谱分析
GGT	γ-glutamyltranspeptidase	γ- 谷氨酰基转肽酶
LDL	low-density lipoprotein	低密度脂蛋白
LSIMS	liquid secondary ionization mass spectrometry	液态二次离子质谱
PFIC	progressive familial intrahepatic cholestasis	进行性家族性肝内胆汁淤积
TUDCA	taurine-conjugated form of ursodeoxycholic acid	牛磺酸熊脱氧胆酸
UDCA	ursodeoxycholic acid	熊脱氧胆酸
VLCFA	very long chain fatty acids	极长链脂肪酸
VSG	vertical sleeve gastrectomy	纵向袖状胃切除术

胆汁酸的合成和代谢对生理和病理生理状态的重要作用已经充分证实。长期以来，人们认为这些构建在类固醇骨架上的相对简单的小分子，是胆固醇代谢和胆汁流动所必需的，并且对于以微团形式吸收脂肪的小肠非常重要。最近有研究认为胆汁酸是调节新陈代谢的信号分子[1-4]。本章对胆汁酸的合成和代谢途径进行概述。我们将重点关注胆汁酸合成中的先天性异常，因为这些异常突出地显示了胆汁酸在维持肝胆汁的流动和作为代谢信号整合子的重要作用。

一、胆固醇合成胆汁酸的途径

在结构上，胆汁酸具有环戊烷多氢菲（ABCD环）核，因此属于类固醇[5]。它们区别于类固醇激素和中性甾醇（如胆固醇）的是具有携带末端羧酸的五碳原子侧链（图 2-1）。胆汁酸在肝脏中由胆固醇经过一系列复杂反应而合成，这个过程由位于内质网、线粒体、细胞质和过氧化物

体中的 17 种不同的肝酶催化而成。因此，这些亚细胞间存在大量的转运中间体。少数酶也存在于肝外组织中[6,7]。20 世纪 60 年代末和 70 年代，开始将这些参与胆汁酸生物合成的酶分离出来，

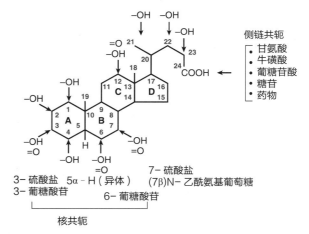

▲ 图 2-1 5β- 胆甾烷酸核是哺乳动物 C24- 胆汁酸的基本结构

图中显示的是环戊烷多氢菲（ABCD）环、碳原子的编号以及在正常和病理生理条件下发生的取代功能组的代谢位点。不饱和度也可能发生在细胞核（主要位于 Δ4，Δ5）和侧链中。较小的字体表明结合反应的量化重要性

并且透彻分析其特点。最近，通过研究基因敲除动物模型和胆汁酸合成中有遗传缺陷的患者，阐明了每种酶在胆汁酸合成调节中的作用。现在用cDNA来描述这些酶（包括胆汁酸生物合成途径中的限速酶胆固醇 7α- 羟化酶）[8]，为检测胆汁酸合成的调节和证实胆汁酸合成中的遗传缺陷提供了重要工具。

结合胆汁酸（甘氨胆酸和牛磺胆酸）和鹅脱氧胆酸是人类合成的两种主要胆汁酸，但动物的不同物种间合成的胆汁酸种类有很大差异[9]。啮齿类动物主要合成胆酸、6β- 羟基化胆汁酸、β- 鼠胆酸（ 3α, 6β, 7β- 三羟基 - 5β- 胆酸），它们结合的主要是牛磺酸。而猪合成 6α- 羟基化胆汁酸、猪去氧胆酸（ 3α, 6α- 二羟基 - 5β- 胆酸）和 6 - 氧代石胆酸。在研究不同种类动物的疾病模型时，需要考虑到这些差异。

尽管人们认为胆汁酸合成过程中的反应是线性的（图 2-2）（包括从开始的反应到类固醇核的侧链修饰），但实际上催化各种反应的 17 种酶存在相当多的底物混杂性，从而导致合成大量不同的胆汁酸和中间体[6]。这在出生后的生理性胆汁淤积期[10,11]以及肠肝循环破坏的病理条件下尤其明显。此外，肠道菌群的改变，导致"次级"胆汁酸的形成，使体液中胆汁酸的组成更加复杂[12]。

初级胆酸的合成主要有两条途径[13-15]，即中性和酸性途径。前者是经典途径，由限速酶细胞色素 P$_{450}$ 肝特异性酶、胆固醇 7α- 羟化酶（CYP7A1）引发胆酸合成[16]，而后者是由胆固醇 27- 羟化酶（CYP27A1）作用于侧链而引发，产生鹅脱氧胆酸[17]。这种酸性途径生成鹅脱氧胆酸的中间体 3β- 羟基 - 5- 胆烯酸和石胆酸。这些有明显肝毒性的单羟基胆汁酸在新生儿和胆汁淤积性肝病中有所增加。27 - 羟基化发生在肝脏和其他许多组织中，包括脑、肺泡巨噬细胞、血管内皮和成纤维细胞[18-20]。在肝外，27 - 羟基化可能与细胞调节胆固醇内的稳态有关，因其能产生氧化甾醇，强效抑制胆固醇的合成[21-23]。现在公认酸性途径对总胆汁酸合成意义重大，特别是鹅脱氧胆酸的合成[14,21]。即使实验小鼠编码胆固醇 7α- 羟化酶的基因被敲除，仍可合成正常水平的胆汁酸，当持续注射角鲨抑素抑制大鼠的胆固醇 7α- 羟化酶活性时，其胆汁酸的合成仍持续存在[24]。但是，CYP7A1 缺乏的小鼠在出生后几周内，若不立即喂食脂溶性维生素和胆酸[27]，则会因肝衰竭或脂溶性维生素吸收不良而死亡[25,26]。当胆固醇 7α- 羟化酶缺乏，仍可通过酸性途径特有的氧固醇 7α- 羟化酶（ CYP7B1 ）的进行性表达而合成初级胆汁酸[28]。这种酶是新生儿必不可少的，可以保护肝脏免受在这一途径中形成的中间产物单羟基胆汁酸的肝毒性[29]。上述例子表明初级胆汁酸合成不完全依赖胆固醇 7α- 羟化酶，并且在某些条件下，可以诱发替代途径。很早就有证据表明存在一系列的 7α- 羟化酶的同工酶[30-32]。Russel 等在分离并描述了氧固醇 7α- 羟化酶、CYP7B1 和 CYP39A1 的特征之后证实了这一点[7,33]。CYP7B1 在人体肝脏中的活性很高，在大脑、肾脏和前列腺中也存在，但尚未完全了解它的调节功能[34]。其具有广泛的底物特异性，对氧固醇 27 - 和 25 - 羟基胆固醇[20,23,30,32]、胆汁酸 3β- 羟基 -5- 胆烯酸[30]、3β- 羟基 -5- 胆烷酸以及 C$_{19}$ 类固醇都具有活性[35]。CYP7B1 基因位于染色体 8q 21.3 上，并且与 CYP7A1 基因非常接近。Cyp7b1（ -/-）敲除的小鼠缺乏 CYP7B1 酶，27 - 和 25 - 羟基胆固醇水平升高，而 24 - 羟基胆固醇却没有升高[36]。同样，在一名有氧固醇 7α- 羟化酶遗传缺陷的婴儿身上，发现了极高水平的 27 - 羟基胆固醇、肝氧单羟基胆汁酸、肝氧单羟基胆汁酸 3β- 羟基 - 5 - 胆烷酸和 3β- 羟基 - 5 - 胆烯酸[29]。CYP7B1 的基因突变将导致进行性和致命的肝病表型[29,37,38]，说明酸性途径在人类婴幼儿时期非常重要。

合成 7α- 羟基胆固醇后，再对类固醇核进行修饰，导致氧化还原和 C-12 羟基化，生成甾醇中间体用于产生胆酸（ 3α, 7α, 12α- 三羟基 - 5β- 胆烷酸）或鹅脱氧胆酸（ 3α, 7α- 二羟基 - 5β- 胆烷酸）。通常，7α- 羟基胆固醇转化为 7α- 羟 - 4 - 胆甾烯 - 3 - 酮，这一反应是由依赖 NAD 3β- 羟基 - Δ^5 - C$_{27}$ - 类固醇氧化还原（ HSD3B7 ）酶

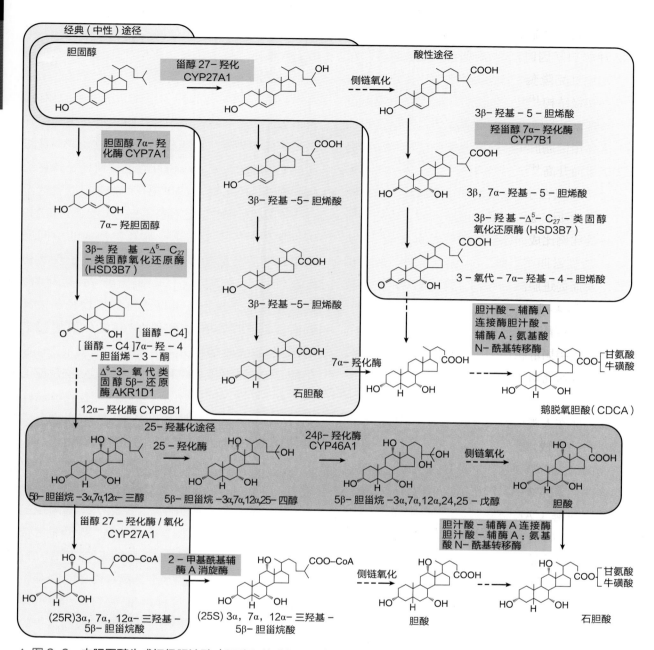

▲ 图 2-2　由胆固醇生成初级胆汁酸（胆酸和鹅脱氧胆酸）的代谢途径

催化每步反应的酶用斜体表示。胆汁酸合成中存在先天异常的酶被突出显示。中间甾醇 - C4 被突出显示，因为它提供了胆汁酸合成的替代标志。虚线箭头表示转换过程中的多个步骤。阴影区域是经典（中性）途径、酸性途径和几种替代途径

（$C_{27}3\beta$- HSD ）的微粒体催化的，以前称为 3β- 羟基 - Δ^5 - C_{27} - 类固醇脱氢酶 / 异构酶[39]。这种酶对 7α- 羟化固醇和处理 3β- 羟基 - $\Delta 5$ - 核的胆汁酸具有底物特异性，而对 7β- 羟基类似物无活性。类固醇激素合成中也会发生类似的反应。然而，与催化 C_{19} 和 C_{21} 中性类固醇的同工酶不同，催化胆汁酸中间体的酶是对 C_{27} - 甾醇有特异性的单一酶[39]。3β- 羟基 - Δ^5 - C_{27} - 类固醇氧化还

原酶不仅存在于肝脏中，也存在于成纤维细胞中，从而可在该酶遗传缺陷的病人检测酶活性[40]。编码这种酶的基因发生突变与进行性肝内胆汁淤积有关[41,42]，通常为迟发性慢性胆汁淤积。

上述反应产物的 12α 羟基化将 Δ^4 - 3 - 氧代中间体引入胆汁酸途径。这一反应是由肝特异性微粒体细胞色素 $P_{450}12\alpha$- 羟化酶（ CYP8B1 ）催化的，这种酶在兔和人肝脏中高表达，而这两个

物种的脱氧胆酸都很重要[43]。当敲除小鼠体内编码这种酶的基因时，胆酸缺失，胆固醇吸收减少[7]。通过克隆兔、小鼠和人体酶的 cDNAs 已建立其初级结构[43,44]。12α- 羟化酶的活性决定了胆酸 / 鹅脱氧胆酸的相对比例和合成速率，该比例在人体中因肠肝循环的破坏而升高，而在动物中因饥饿而升高[45]。因为胎儿胆汁中鹅脱氧胆酸占优势，所以在子宫中 12α- 羟化酶的活性可能降低[46]。相反，新生儿胆汁[47]中牛胆酸与鹅脱氧胆酸的比例比成人高[48]。新生儿可出现一个阶段的生理性淤胆[10]，这可能提高 12α 羟化酶的活性，从而促进胆酸合成。

7α- 羟 - 4 - 胆甾烯 - 3 - 酮和 7α,12α- 二羟基 - 4 -胆甾烯 - 3 - 酮都经过还原形成 3 - 氧代 -5β（H）-结构，产生类固醇核的 A / B 环的基本反式构型，这是大多数哺乳动物的大部分胆汁酸共有的现象。异（5α- H）- 胆汁酸通常是低等脊椎动物的主要胆汁酸，而在人类体液中比例很小[49]。它们是由类似的反应形成，但被肝脏 5α- 还原酶催化。5α还原酶的 K_m 值高，因此在正常条件下 5β 还原更容易发生。Δ^4 - 3 氧固醇 5β- 还原酶是一种胞质醛糖酮还原酶（AKR1D1），是一种含有 326 个氨基酸大小约 38kDa 的蛋白质[50]。它在结构上与 5α- 还原酶明显不同，具有广泛的底物特异性。近期报道了它的晶体结构[51]，以及一些点突变对底物结合位点和酶活性的影响[52,53]。尽管在正常条件下，这种酶似乎对胆汁酸合成没有调节作用，但其活性与胆固醇 7α- 羟化酶的活性相似，因此，可用血浆中 7α- 羟基 -4- 胆甾烯 3- 酮（通常称为 C4，或甾醇 C4，图 2-2）的浓度来间接评估肝胆固醇 7α- 羟化酶的活性[54]。在婴儿[55]和晚期胆汁淤积性肝病[56]中，3 - 氧代 -Δ^4 胆汁酸比例升高，说明在病理条件下胆汁酸合成的限速酶是 Δ^4-3 氧固醇 5β- 还原酶，而不是胆固醇 7α-羟化酶。编码 KR1D1 的基因突变在临床上表现为进行性肝内胆汁淤积，表现为产生大量的 C_{24}-3- 氧代 -Δ^4- 胆汁酸和异胆汁酸[52,57-59]。

可溶性 3α- 羟基类固醇脱氢酶（AKR1C4）催化 3- 氧代 -5β（H）- 甾醇转化为相应的 3α- 羟

基 -5β（H）中间体[60]，并催化一系列底物的氧化还原反应。还发现了与其他醛酮还原酶具有序列相似性的几个 cDNA 克隆，说明 AKR1C4 存在多种同工酶。类固醇核修饰的最后一步是形成关键性的中间体 5β- 胆甾烷 -3α，7α- 二醇和 5β-胆甾烷 -3α，7α，12α- 三醇（胆汁醇），然后经过一系列反应，导致侧链氧化，从而缩短三个碳原子（图 2-2）。

胆汁醇类侧链氧化的初始步骤包括 C-27 碳原子[61]的羟基化，这一反应由线粒体细胞色素 P_{450}27- 羟化酶（CYP27A1）[62]催化，形成5β- 胆甾烷 -3α，7α，12α，27- 四醇。目前已知CYP27A1 也催化完全氧化反应，直接产生 3α，7α，12α- 三羟基 -5β- 胆烷酸。β- 胆甾烷 -3α，7α，12α，27- 四醇也可能通过可溶性或线粒体醇与醛脱氢酶联合催化氧化反应[63]。但这些反应与27- 羟化酶催化的反应相比，其相对重要程度尚不清楚。已分离出编码大鼠、兔和人体甾醇 27-羟化酶的 cDNAs[61]。这种酶在肝外许多组织中表达，可能对去除细胞胆固醇有重要作用。它对许多甾醇（包括胆固醇和维生素 D）有底物特异性。CYP27A1 与酸性途径中催化第一步反应生成 27- 羟基胆固醇的酶属于同一种酶。在小鼠体内，当甾醇 27- 羟化酶基因被破坏时[64]，胆汁酸合成明显减少；该酶的基因突变导致脑腱性黄瘤病（CTX）（一种罕见的脂质储存疾病），然而在CTX 时胆汁酸合成并未减少，可能是因为胆汁酸合成的替代途径产生了代偿水平的胆酸[65,66]。

用放射性标记前体进行研究，发现 5β- 胆甾烷 -3α，7α，12α- 三醇在微粒体先被 25- 羟基化，然后被 24β- 羟基化，最后被氧化成胆酸[13,67]。该途径对胆汁酸具有特异性，因为已经证明 5β-胆甾烷 -3α，7α- 二醇几乎没有经过羟基化反应。研究发现，C-25 羟基化途径可能是 CTX 患者合成胆酸的主要方式[68]。用 [26-^{14}C] 胆固醇标记胆固醇池，然后通过测量 [^{14}C] 丙酮的量，在体内重新定量评估这一途径的重要性[69]。发现在健康成年人体内，通过 C-25 羟基化途径合成的胆汁酸所占比例不到 5%，在成年大鼠中所占比例不到 2%。胆固醇的羟基化除了发生在上述的 C-27 位置，还发生在 C-24 和 C-25 位置，产生氧化甾醇，有效抑制胆固醇的合成。胆固醇 24- 羟化酶（CYP46A1）在大脑中的表达比肝脏更广泛，而在肝脏中其对胆固醇分泌中起重要作用。在胆固醇 24- 和 25- 羟化酶基因敲除的小鼠模型中，胆汁酸合成不受影响 [7]。

胆汁酸 -CoA 连接酶（合成酶）催化胆甾烷酸为 CoA 酯，发现有两种形式：一种激活新合成的 C_{27} 胆甾烷酸，另一种激活作为次级胆汁酸的胆甾烷酸返回肝脏重新结合 [70]。该反应的产物是（25R）-3α, 7α- 二羟基 - 胆甾烷酸和（25R）-3α, 7α, 12α- 三羟基 - 胆甾烷酸的 CoA 酯。（25R）- 非对映异构体必须外消旋成它们的（25S）- 形式，从而穿透过氧化物酶体用于随的氧化反应。该反应由 2- 甲基酰基辅酶 a 消旋酶催化，该酶也对支链脂肪酸（如植烷酸）具有活性。编码这种酶的基因突变可引起（25R）- 胆甾烷酸和植烷酸的积累，导致神经系统和肝脏疾病 [71,72]。

侧链修饰的最后阶段涉及胆甾烷酸的 β- 氧化，这是发生在过氧化物酶体中的多步反应 [61]。这些反应的发生顺序类似于脂肪酸的 β- 氧化。胆甾烷酸的 CoA 酯通过特定的过氧化物酶体酰基 -CoA 氧化酶（ACOX2）发生作用。这是个限速反应，限速酶已从大鼠肝脏中部分纯化，并发现与利用脂肪酸作为底物的酰基辅酶 a 氧化酶（ACO1）类似物不同 [73]。在人体内情况有些不同，单个过氧化物酶体氧化酶同时作用于支链脂肪酸和胆汁酸中间体 [74]。C-24 羟基化衍生物是双功能烯酰基辅酶 a 水合酶 /β- 羟基酰基辅酶 a 脱氢酶经过 Δ^{24} 中间体催化而成。光亲性标记实验表明，这种酶与过氧化物酶体 β- 氧化脂肪酸的酶相同。双功能酶的脱氢酶活性产生 24- 氧代衍生物，该衍生物在被过氧化物异硫代酶 2 裂解后，以丙酸的形式释放 3 个碳原子，形成 C_{24} 胆汁酸 CoA 终产物 [75]。除酰基辅酶 a 氧化酶外，负责极长链脂肪酸（VLCFAs）β- 氧化的其他任何酶的缺陷均会导致初级胆汁酸生物合成的异常 [6]。

尽管在生理条件下，同分异构（5α- 还原）胆汁酸在总胆汁酸中占的比例相对较小，但有些是必不可少的，是许多低等脊椎动物的主要胆汁酸 [9,49]。在人体内，5α- 还原胆汁酸通常是在肠肝循环过程中，由肠内微生物群作用于 3- 氧代 -5β- 胆汁酸形成的，因此在粪便中较多 [12]。在啮齿动物中，这种 5α- 还原胆汁酸可以在肝脏中由 5α- 胆甾烷醇形成 [76]。这个途径始于 5α- 胆甾烷醇的 7α- 羟基化，然后通过中间体 7α- 羟基 -5α- 胆甾烷 -3- 酮转化为 5α- 胆甾烷 -3α, 7α- 二醇。在大鼠体内，肝脏 5α- 甾醇的 12α- 羟基化非常有效，并且容易形成同分异构胆酸 [76,77]。同分异构胆汁酸形成的另一个途径涉及肝脏的 7α- 羟基 - 和 7α, 12α- 二羟基 -3- 氧代 -4- 胆烯 -24- 酸的 5α- 还原，这是由 Δ^4-3- 氧固醇 5α- 还原酶催化的反应。并且发现在患有严重胆汁淤积性肝病的婴儿，大量的异构胆汁酸是由 AKR1D1 缺乏引起，表明异构胆汁酸是人体肝脏初级胆汁酸的来源 [57]。从出生开始这两种 5α- 还原酶的同工酶就在肝脏中表达 [78]。

生命早期胆汁酸合成和代谢的一个显著特征，是合成的多羟基、不饱和和氧代胆汁酸的比例相对较高，这在健康成人中并不常见。尽管经常被称为非典型胆汁酸，其实并不准确，因为它们实际是肝脏代谢发育阶段的典型表现 [46,79]。有趣的是，婴幼儿体液中胆汁酸的定性和定量成分与患有严重胆汁淤积性肝病成年人体内的成分非常相似，这表明在患病的肝脏中，存在着向更原始的合成和代谢途径的逆转 [46,79]。个体发育中最显著的区别，是普遍存在的细胞色素 P_{450} 羟基化途径 [33]，在出生后的第一年，这种途径的重要性迅速下降。最重要的羟基化反应是源于肝脏的 1β-、4β- 和 6α- 羟基化 [80-82]。一些代谢物的浓度，特别是猪胆酸（3α, 6α, 7α- 三羟基 -5β- 胆酸）和 3α, 4β, 7α- 三羟基 -5β- 胆酸的浓度超过了胎儿胆汁中胆酸的浓度 [46]。这些羟基化途径的作用尚不确定，但是胆汁酸核的额外羟基化将增加胆汁酸的极性，促进肾的清除，同时也降低其膜损伤的可能性。在生命早期，特别是在胎儿，小胆管和回肠的不成熟的胆汁酸转运过程减慢了肠肝循环[11]，而羟基化是一种肝脏保护机制。

（一）胆汁酸的结合反应

不管是什么途径合成胆酸和鹅脱氧胆酸，这些初级胆汁酸的辅酶 A 硫酯最终与甘氨酸和牛磺酸结合[48]。这两步反应首先由限速的胆汁酸 - 辅酶 A 连接酶催化[83-85]，随后是由胆汁酸辅酶 A：氨基酸 N- 酰基转移酶（EC2.3.1.65）催化[86,87]。这两种酶的基因 SLC27A5 和 BAAT 在几十年前就克隆过编码[88,89]。最初被认为结合反应发生在细胞质中，但后来发现结合酶在过氧化物酶体中的活性最高[90,91]。

胆汁酸酰胺化的遗传缺陷与脂溶性维生素吸收不良有关，并伴有不同程度的肝病[92-95]。最近，我们发现并治疗了来自 4 个家庭的 5 例胆汁酸酰胺化缺陷的患者（1 例男性，4 例女性），该缺陷是由遗传上证实的结合胆汁酸（甘氨胆酸）以及 BAAT 缺陷引起[96]。胆汁酸辅酶 A：氨基酸 N- 酰基转移酶利用甘氨酸、牛磺酸和 β- 氟丙氨酸作为底物，有趣的是它利用的是 β- 氟丙氨酸而不是丙氨酸[86]。它还将 VLCFAs 和甘氨酸结合。在详细了解了酶的特异性后，发现它受到胆汁酸侧链长度的影响；具有四个碳原子侧链的胆汁酸，即去甲基（C23）- 胆汁酸和高甲基（C25）- 胆汁酸都是酰胺化的不良底物[87,97,98]。而胆甾烷酸（C27）主要与牛磺酸结合。在运用动物模型进行研究时，需要考虑到物种间底物的显著差异。人体胆汁酸 - 辅酶 A：氨基酸 N- 酰基转移酶结合甘氨酸和牛磺酸；而该酶在小鼠体内仅结合牛磺酸。这是因为小鼠体内的胆汁酸是牛磺酸的专有结合物，狗与大鼠也一样。在人体内，这种复杂的多步骤通路的最终产物是胆酸和鹅去氧胆酸这两种结合的初级胆汁酸（图 2-2），然后被分泌在毛细胆管胆汁中，并储存在胆囊胆汁里。在人体内，甘氨酸的结合占主导地位，正常成人甘氨酸与牛磺酸结合物的比例为 3.1 ： 1[48]。在幼儿时期，胆汁中超过 80% 的胆汁酸是牛磺酸结合的，因为牛磺酸在肝脏中储存丰富[46]。

尽管人类和大多数哺乳动物的主要胆汁酸是酰胺化的，但其他结合反应也自然发生，包括硫酸盐[99]、葡萄糖醛酸醚和酯[100,101]、葡萄糖苷[102]、N- 乙酰氨基葡萄糖苷[103] 和一些药物[104] 的结合。这些结合物在总尿胆汁酸中占相当大的比例。偶联反应显著改变胆汁酸的理化特性[94,105]，通过增加分子的极性，从而促进其肾排泄，并通过减少疏水性未结合物的膜损伤潜能，发挥重要作用[106]。在生理条件下，这些替代的结合途径并不重要。然而，在胆汁淤积性肝病中，或者当肝脏受到胆汁酸负荷时，如在熊脱氧胆酸（UDCA）治疗时，这些结合物在体液中的浓度可能会改变。虽然目前对这些代谢途径的认识尚不足，但很明显，胆汁酸结合酶在肾脏中有明确的定位[107]。

胆汁酸的硫酸化，最常见的是在 C-3 位，也可在 C-7 位，是由胆汁酸硫转移酶催化的[108,109]。这种酶存在于大鼠体内，人体内没有，其活性有性别差异。尽管已有很多关于硫酸化在生命早期中潜在重要性的报道，但是发现胎儿胆汁中硫酸化胆汁酸的比例相对较小，因而肝脏硫酸化在胎儿和新生儿中可以忽略不计[46]。事实上，尿胆汁酸硫酸盐很可能主要来源于肾脏硫酸化[107]；60%-80% 的尿胆汁酸被硫酸化，在胆汁淤积时它们的排泄增加。尽管胆汁酸硫酸盐有高效的管道运输，但在胆汁中的含量很少。

许多葡萄糖醛酸基转移酶催化葡萄糖醛酸基醚和酯的形成[100,101]。这些酶有底物选择性，因为具有 6α- 羟基的胆汁酸优先在 C-6 位共轭形成 6-O- 醚葡萄糖醛酸苷，而短链胆汁酸主要形成葡萄糖醛酸苷[100]。通过纯化和 cDNA 克隆对猪去氧胆酸具有特异性的人体 UDP- 葡萄糖醛酸转移酶[110]，发现其对猪去氧胆酸（3α, 6α- 二羟基 -5β- 胆酸）具有高度特异性。没有检测到猪胆酸（3α, 6α, 7α- 三羟基 -5β- 胆酸）的葡萄糖醛酸化，可能是因为有一类同工酶催化不同胆汁酸的葡萄糖醛酸化。

已经能够在正常人尿液中检测出非酰胺化和酰胺化胆汁酸的葡萄糖苷和 N- 乙酰氨基葡萄糖苷[111]，其排泄量与葡萄糖醛酸结合物相当[112]。

一种微粒体葡萄糖基转移酶已经从人类肝脏中分离并提纯[102]，但该酶也存在于肝外组织中。催化 N- 乙酰氨基葡萄糖苷形成的酶表现出显著的底物特异性，它优先催化结合了 7β- 羟基的胆汁酸，因此患者在服用熊脱氧胆酸后，在尿液代谢物中这些结合物占 20% 以上[113]。最后，尽管已经明确了 5- 氟尿嘧啶是胆汁酸结合物，但尚不清楚其与结合酶竞争的所有药物。发现服用治疗剂量的 5- 氟尿嘧啶后，胆汁中的主要代谢物是结合胆酸的 2- 氟 -β- 丙氨酸[104]。

（二）次级胆汁酸的形成

肠道菌群在胆汁酸的合成和代谢中起着重要作用。细菌酶代谢初级胆汁酸，显著改变其理化特性，影响其在肠肝循环中的生理作用，形成一系列次级胆汁酸，这些胆汁酸主要通过大便排泄[12]（图 2-3）。在这一过程中，最重要的反应是结合胆汁酸的解偶联以及随后的 7α- 脱羟基化，同时还有沿着肠道发生的细菌的氧化还原反应和胆汁酸核在不同位置的差向异构[114]。从尸检时获得的人体整个肠道的胆汁酸谱中可以明显看出，次级胆汁酸在近端空肠、小肠、回肠和盲肠中的比例相对较高[115,116]。催化这些反应的酶存在于多种生物中，例如类杆菌、梭菌、双歧杆菌、大肠杆菌，

其中一些反应发生在近端小肠[117,118]。解偶联先于 7α- 脱羟基化发生，侧链的长度是影响该反应的关键因素，因而催化该反应的细菌肽酶表现出显著的底物特异性。Stellwag[118a] 和 Coleman 等[118b]广泛研究了多种细菌酶的酶动力学、影响反应的因素和分子生物学。胆酸和鹅脱氧胆酸的 7α- 脱羟基化反应通过 3- 氧代 -Δ⁴- 中间体进行，分别形成脱氧胆酸和石胆酸。这两种胆酸因相对不溶且不易吸收，因此成为粪便中的主要胆汁酸[12]。然而，这两种胆汁酸都返回肝脏来调节胆汁酸的合成。值得注意的是，在大鼠的肝脏中，脱氧胆酸被有效地 7α- 羟基化，并转化成胆酸，但是在人体中并未发生这种反应。因此，在胆汁淤积性肝病中，血清脱氧胆酸浓度可用来评估肠肝循环受损的程度[119]。近期有关胃肠道疾病及全身疾病引起的肠道生物失调问题的研究，进一步将胆汁酸代谢失调与所谓的肠道微生物群的变化联系起来[120,121]。

（三）胆汁酸合成的调节

影响胆汁酸合成的主要因素是其在肠肝循环过程中通过门静脉返回肝脏的负反馈调节。不同胆汁酸调节胆固醇 7α- 羟化酶的能力存在显著差异[122]。例如，虽然作为初级胆汁酸的胆酸和

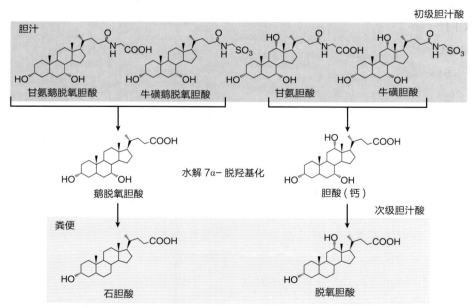

▲ 图 2-3　胆汁酸代谢中肠道微生物群的主要反应
将胆汁中分泌的初级胆汁酸转化为粪便中分泌的次级胆汁酸

鹅脱氧胆酸抑制胆汁酸的合成，但具有 7β- 羟基的胆汁酸，如熊脱氧胆酸反而可能会促进其合成。这个研究结果与胆汁酸合成的先天异常的治疗相关。胆汁分流[123] 或供给结合肠腔胆汁酸的阴离子交换树脂[124] 阻断了肠肝循环，导致胆固醇 7α- 羟化酶活性上调。一般来说，影响胆固醇 7α- 羟化酶活性的因素会导致 HMG-CoA 还原酶活性的变化。HMG-CoA 还原酶是胆固醇合成的限速酶，有助于调节胆固醇的合成并保持胆固醇池的稳定。有趣的是，胆固醇 7α- 羟化酶表现出与 HMG-CoA 还原酶活性同步的昼夜节律，并反映在胆汁酸合成速率的昼夜变化上[125]。胆汁酸合成在夜间明显上升，切除肾上腺或垂体可以消除这种变化，因此这可能受到糖皮质激素的调节。

胆固醇 7α- 羟化酶活性的调节以及胆汁酸合成的机制很复杂，主要是通过核受体和转录因子来介导，而这些核受体和转录因子对胆汁酸和氧化甾醇具有特异性[1,7,126-128]。研究证明胆汁酸能够进入肝细胞核，并且其浓度会随着胆汁酸的摄入增加[129]。这些核受体包括类法尼醇 X 受体（FXR，NHR1H4）、短异二聚体配偶体（SHP，NR0B2）、肝受体同源物 -1（LRH-1、NR5A2）、肝细胞核因子 4α（HNF-4α）、肝 X 受体 α（LXRα、NR1H3）、孕烷 X 受体（PXR、NR112）、组成型雄激素受体（CAR、NR13）和成纤维细胞生长因子 -19（FGF19）及其受体 FGFR4[130]，以及 G 蛋白偶联受体 TGR5[131]。通过这些核受体的基因敲除模型，胆固醇和胆汁酸合成的调节机制被进一步了解。例如，我们现在了解到一种新的肠细胞蛋白 Diet1，是 FGF19 在转录后产生的调节剂。Diet1 和 Fgf15（FGF19 的小鼠同源物）似乎在鼠的肠细胞中具有重叠的亚细胞定位。Diet1 缺乏的小鼠将胆固醇转化为胆汁酸，并且抵抗饮食诱导的高胆固醇血症和动脉粥样硬化。因此，Diet1 似乎是肠细胞中产生 FGF15/19 的控制点，也是胆汁酸和脂质稳态的关键调节剂[132]。最近新合成的胆汁酸分子作为这些受体的特异性激动剂，以设计出调节胆固醇稳态和葡萄糖代谢的方法，这些分子正在开展临床试验[133]。这些受体除了调节肝脏胆固醇 7α- 羟化酶的转录外，还诱导 IBABP 的转录，IBABP 是回肠胆汁酸结合蛋白，参与回肠胆汁酸的摄取和保存。

二、引起代谢性肝病和脂溶性维生素吸收不良综合征的胆汁酸合成缺陷

胆汁酸合成缺陷对肝和胃肠功能以及胆固醇稳态有巨大影响，尤其当编码初级胆汁酸合成的酶的基因发生突变时。这种缺陷导致具有肝毒性的非典型胆汁酸的过度产生。这些非典型胆汁酸是由非活性酶途径附近积聚的中间体合成的，并且由于缺乏对促进胆汁流动至关重要的初级胆汁酸而导致进行性胆汁淤积。在所有患有胆汁酸缺陷肝病的婴儿和儿童中发现了尿液、血清和胆汁酸的明显变化，但很难确定这些变化是原发于还是继发于肝功能异常。应用了快速原子轰击电离质谱（FAB-MS）[134] 的液体次级电离质谱（LSIMS）技术后，首次发现胆汁酸合成缺陷导致肝病。该技术可以直接分析一小滴尿液中的胆汁酸。尽管 FAB-MS 仍然是诊断胆汁酸合成缺陷的权威技术，但现在有了更新的质谱方法，包括电喷雾电离串联质谱技术和基因测序技术。然而，质谱技术仍然是筛选这些疾病的最快和最准确的方法，因为产生的质谱可以准确识别初级胆汁酸的缺乏，以及发现针对每个缺陷特有的非典型胆汁酸[134]。迄今为止，已经发现了胆汁酸合成中的九个缺陷（图 2-2），所有这些缺陷都具有高度可变的表型，如家族性和进行性婴儿或迟发性胆汁淤积症、脂溶性维生素吸收不良综合征以及不同程度的神经受累（图 2-4）。在辛辛那提儿童医院医疗中心进行的一项针对 13 500 例婴幼儿特发性胆汁淤积性肝病的筛查项目中，胆汁酸合成缺陷占 2%。概括地说，这些缺陷可以归类为酶活性的缺陷，而这些酶可以催化类固醇核或侧链反应。

（一）涉及类固醇核反应的缺陷病

已经发现了三个涉及酶催化反应相关的缺

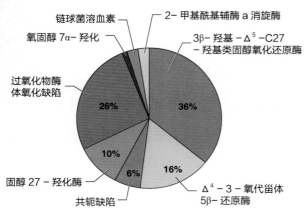

▲ 图 2-4　1987 — 2015 年辛辛那提儿童医院医疗中心通过尿液分析从 13500 名不明原因肝病中诊断的胆汁酸合成障碍的相对分布

陷，这些反应改变了类固醇核的环结构。已经有两例关于 12α- 羟化酶（CYP8B1）缺陷的报告，但都没有得到明确证实[139]。3β- 羟基 - Δ^5-C_{27}- 类固醇氧化还原酶（HSD3B7）、Δ^5-3- 氧固醇 5β- 还原酶（AKR1D1）和氧化固醇 7α- 羟化酶（CYP7B1）缺陷表现为进行性胆汁淤积性肝病。典型的生化异常包括血清肝酶升高、高结合胆红素血症和脂溶性维生素吸收不良。虽然这不是唯一的特征，但正常水平的 γ- 谷氨酰基转肽酶（GGT）与所有胆汁酸合成缺陷高度相关。血清胆固醇浓度通常也正常。这些患者早期的临床表现通常为脂溶性维生素吸收不良，在某些情况下佝偻病的出现早于肝功能异常[140]。这些患者口服维生素治疗通常有效，但是最终会出现肝脾肿大和肝酶升高。胆汁酸合成缺陷中最常见的是 3β- 羟基 - Δ^5-C_{27}- 类固醇氧化还原酶缺乏，是迟发性慢性胆汁淤积的常见原因（图 2-5）。

1. 胆固醇 7α- 羟化酶缺乏

尽管 CYP7A1 缺乏没有表现为胆汁淤积性肝病，但已发现了三名相关的成人高三酰甘油血症和胆结石[138]。这是在筛查对 HMG-CoA 还原酶抑制药有抵抗、低密度脂蛋白（LDL）升高患者的 CYP7A1 基因突变时发现的。在该基因的第 6 外显子中观察到 2-bp 缺失（1302-1303delTT），导致移码突变，并引起亮氨酸（Leu）→精氨酸（Arg）取代，当转染到 HEK293 细胞中，导致生成非活性蛋白质产物。这三名患者的这种突变都

是纯合的，且血清胆固醇浓度大于 300mg/L，低密度脂蛋白胆固醇大于 180mg/L，三酰甘油升高[138]。两个患者的杂合子亲属胆固醇也升高，肝组织活检后没有发现胆汁淤积、纤维化或炎症，但却有脂肪变。对粪便的胆汁酸分析发现总胆汁酸显著减少（6% 正常），［鹅脱氧胆酸 + 石胆酸］/［胆酸 + 脱氧胆酸］比率较高，与胆汁酸合成的酸性途径优先合成鹅脱氧胆酸有关。这种临床表型不同于 CYP7A1/- 小鼠敲除模型，后者胆固醇是正常的。

2. 氧固醇 7α- 羟化酶缺乏

CYP7B1 基因缺陷的发现[29]提示了酸性通路在生命早期胆汁酸合成数量中的重要性。在小鼠体内，这个酶似乎是受发育调控的[25]；在大鼠体内，这个酶的活性在 CYP7A1 受到抑制时被诱导[24]；而在人类的新生儿期，CYP7B1 可能比 CYP7A1 更重要。CYP7B1 基因缺陷表现为严重的进行性淤胆性肝病。这种现象首次在一个 10 周大的男婴儿身上发现[29]，其父母是近亲结婚。最近也在 3 例小婴儿患者发现该现象[37,38,141]。

此类患者从婴儿早期就患有严重的胆汁淤积、肝硬化和肝脏合成功能衰竭。在 8 周时就有进行性黄疸、肝大并伴有明显血清转氨酶升高，但血清 GGT 正常。肝脏活检显示胆汁淤积、桥接纤维化、广泛的巨细胞转化和胆管增生。据报道，一例 5 月龄的台湾婴儿和一例 6 月龄的日本婴儿，有类似的临床表现和肝脏组织学报告[38]。这些患者口服 UDCA 治疗无效或可能导致肝功

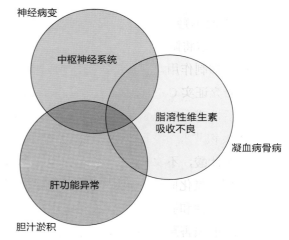

▲ 图 2-5　胆汁酸合成障碍患者广泛重叠的临床特征

能的恶化。第一例 8 周的患儿口服胆酸治疗也无效。该患者在四个半月时进行原位肝移植，但 3 周后死于 EB 病毒相关的淋巴增殖性疾病。台湾婴儿在 11 个月大行移植手术前死亡，日本婴儿接受了活体移植，其供体是 CYP7B1 基因有复合杂合（R112X/R417C）的母亲[38]。据报道，该婴儿在移植后 2 年仍存活。这些病例强调了这种胆汁酸合成缺陷的严重性。由于其在出生的几个月病情出现急剧恶化，导致无法识别引起特发性肝病的原因。今后对于该缺陷的治疗应以下调甾醇 27- 羟化酶为目标。最近，在给 CYP7B1 缺乏症的婴儿服用 UDCA 后病情恶化，与先前的研究结果一致，但在口服鹅脱氧胆酸（CDCA）[（10 ～ 15mg/（kg · d）] 治疗后临床表现得到改善[141]。

所有这些病例都是通过质谱分析明确诊断。第一例患者 FAB-MS 分析尿液显示不含初级胆汁酸，取而代之的是大量不饱和单羟基 -C24 胆汁酸，如硫酸盐和硫酸糖结合物[29]。气相色谱 - 质谱分析（GC-MS）证实这些非典型胆汁酸是不饱和单羟基胆汁酸、3β- 羟 -5- 胆烯酸和 3β- 羟 -5- 胆甾烷酸，分别占血清和尿胆汁酸总量的 97% 和 86%。此外，血清和尿液中的 27- 羟基胆固醇浓度超过正常水平的 4500 倍，且没有检测到 7α- 羟基甾醇[29]。据报道，这两个亚洲婴儿的气相色谱 - 质谱图谱相似。3β- 羟基 -5- 胆烯酸和 3β- 羟基 -5- 胆甾烷酸仅通过酸性途径生成，质谱研究结果明确证实了 CYP7B1 缺乏，从而说明了酸性途径对早期胆汁酸合成的重要性。具有 3β- 羟基 -Δ⁵ 结构的单羟基胆汁酸和氧化甾醇是 FXR 的良好配体，这将降低 CYP7A1 对胆汁酸合成的经典途径的抑制作用。在最初的病例中，对肝组织的分子研究证实 CYP7A1 基因正常，但没有可测量的酶活性或 mRNA[29]。此外，这些不饱和胆汁酸高度淤积[142]，由于缺乏维持胆汁流动所必需的初级胆汁酸，不饱和脂肪酸对这些患者的肝毒性会加剧。氧化固醇 7α- 羟化酶对于保护肝脏免受具有肝毒性和胆汁淤积性的 3β- 羟基 -Δ⁵ 单羟基胆汁酸的损害至关重要，否则这些胆汁酸会

在酸性途径中积累（图 2-2）。

对第一例患者肝组织的分子研究显示没有 CYP7B1 活性或 mRNA，基因测序显示在第 5 外显子的第 388 位置出现 C 突变为 T，从而明确证实了氧化固醇 7α- 羟化酶的遗传缺陷[29]。这种无意义的突变病人是纯合子，而其父母都是杂合子。当人类胚胎 293 或中国仓鼠卵巢细胞被具有 R388* 突变的 cDNA 转染时，检测不到 CYP7B1 活性，免疫印迹分析证实突变的基因编码的截短蛋白质不能催化 7α- 羟基化[29]。在台湾婴儿中，已证实 CYP7B1 基因第 3 外显子的第 538 位 C 到 T 的单一取代，导致 112 位氨基酸从精氨酸转变为终止密码子（R112->Stop）[37]，而日本婴儿在 CYP7B1 基因第 3 和第 6 外显子有一个复合杂合突变（R112X/R417C）[38]。所有患者各自的突变都是纯合子，而其父母都是杂合子。

3. 3β 羟基 - Δ⁵-C₂₇- 类固醇氧化还原酶（HSD3B7）缺乏

这在胆汁酸异常中最常见的，涉及通路的第二步——7α- 羟基胆固醇转化为 7α 羟基 -4- 胆甾烯 -3- 酮，该反应是由微粒体 3β 羟基 - Δ⁵-C₂₇- 类固醇氧化还原酶（HSD3B7）催化[39]。这种甾醇特异酶的缺乏导致 7α- 羟基胆固醇在肝内的积累[137]。胆汁酸合成中的其他酶催化其他的转化（包括侧链氧化），以取代正常的初级胆汁酸，C₂₄- 胆汁酸的合成保留了 3β 羟基 - Δ⁵ 酶的底物的结构特征（图 2-6）。这一缺陷首次在 1 名沙特阿拉伯患者中被描述。该患者是受先天性进行性新生儿胆汁淤积症的影响的五名婴儿中的第三名，前两名婴儿死于类似的临床病史，是近亲结婚的产物[137]。所有受影响的婴儿均有进行性黄疸、转氨酶升高和高结合胆红素血症，而这些临床表现在目前发现的所有病例中都很常见[143-146]。经临床检查，3β 羟基 - Δ⁵-C₂₇- 类固醇氧化还原酶缺乏症患者通常存在肝大、脂溶性维生素吸收障碍和轻度脂肪泻，瘙痒通常不常见。这种先天的异常与血清高胆红素血症和转氨酶升高以及正常水平的 GGT 是高度相关的，这种生化表现对于可疑的缺陷是一种有用的临床标记。此外，通过酶或免疫方法检测的

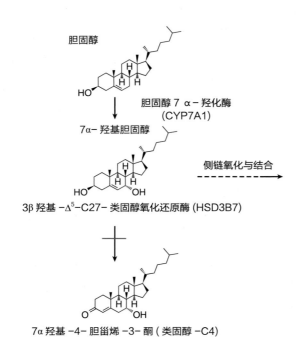

▲ 图 2-6　从胆固醇合成初级胆汁酸的主要代谢途径

描述了 3β 羟基 - Δ⁵-C₂₇- 类固醇氧化还原酶（HSD3B7）的缺陷，在早期或迟发慢性胆汁淤积的患者中的生化表现

血清胆汁酸浓度是正常的，似乎不符合其胆汁淤积程度。因此，在临床评价中纳入血清胆汁酸的测定，可以提供进一步的线索。这些患者肝脏的组织学检查显示有巨核细胞，并与胆汁淤积症相一致，这点可通过毛细胆管胆栓，胆汁淤滞和炎症变化来证实[137, 144, 146-149]。

与大多数涉及核修饰反应的先天性异常一样，3β 羟基 - Δ⁵-C₂₇- 类固醇氧化还原酶缺乏是进行性及家族性的，如果不加以治疗可以致命。发病及诊断时的年龄是多变的，从 3 个月到成年不等。最近，一名 24 岁的妇女被诊断出病因不明的肝硬化；值得注意的是，她的妹妹和第一个表妹分别在 19 岁和 6 岁死于肝硬化，另一位 32 岁的表姐也受到了影响[150]。用纯合性定位识别了 HSD3B7 基因突变，发现 3β 羟基 - Δ⁵-C₂₇- 类固醇氧化还原酶缺乏可引起肝衰竭。这项研究后来通过 FAB-MS 分析家庭成员中一名 32 岁的生存者和已故的 24 岁患者的血清证实[150]。这些病例表明，迟发性慢性胆汁淤积症的患者应考虑胆汁酸的综合缺陷[154]。

通过 FAB-MS 或者电喷雾电离（EMI-MS）

分析尿液可以明确诊断 3β 羟基 - Δ⁵-C₂₇- 类固醇氧化还原酶缺乏[134,136]，揭示了甘氨酸和牛磺酸结合的初级胆汁酸的缺乏，以及糖硫酸盐和硫酸盐结合 3β, 7α- 二羟基 - 和 3β, 7α, 12α- 三羟基 -5- 胆烯酸的存在（图 2-6）。通过阴性离子 m/z469、485、526 和 542 来识别这些不典型胆汁酸[134]。通过对一名有 HSD3B7 基因缺陷的 26 岁患者的尿液分析，发现了 FAB-MS 和 EMI-MS 质谱之间的一些差异[145]。EMI-MS 分析发现了 m/z462 单一主导离子，以及特征性的离子 m/z469、485、526 和 542，从而可以确定这一缺陷（k.Setchell，未发表的意见）；而通过 FAB-MS 并未发现 m/z469、485、526 和 542 离子，m/z462 的浓度也很低。诊断时需要考虑到这些质谱技术之间的电离差异以避免误诊。在大量增加了尿液、血浆、胆汁的样本量后，发现了四羟基 - 和五羟基 - 胆汁醇与 3β, 7α- 二羟基 - Δ⁵ 和 3β, 7α, 12α- 三羟基 - Δ⁵ 细胞核[151]。这些胆汁醇主要为硫酸酯，与 CTX 中观察到的饱和胆汁醇的葡糖苷酸结合物不同[13,152]。虽然在尿液中不能检测到初级胆汁酸，但胆汁中可能含有少量的来自肝肠循环时肠道细菌代谢 3β- 羟基 - Δ⁵ 胆汁酸而形成的胆酸。这可能有助于胆汁分泌，并解释了延迟性胆汁淤积和这些患者长期生存的原因。

3β 羟基 - Δ⁵-C₂₇- 类固醇氧化还原酶表达于成纤维细胞中，因此在培养的成纤维细胞中用 7α- 羟基胆固醇作为底物，可以测定其活性。与健康对照组相比，在这种有缺陷患者的成纤维细胞中没有检测到酶的活性[40,136]，而在其父母的成纤维细胞中检测到与其异型表型一致的酶活性，但活性很低。用 HSD3B7 基因探针定位在染色体16p11.2-12，未能找到该缺陷的常见突变。在 16 例患者中，发现了 12 种不同的突变，包括点突变、小的插入和缺失，这说明了遗传的多样性。在这种胆汁酸缺陷的先证病例中，早期报道了第 6 外显子的 2-bp 的缺失，解释了这一酶无活性的原因。4 个突变病例为复合杂合型，但多数以纯合形式遗传。在 HEK293 细胞中表达多个已鉴定的突变，正常蛋白的合成会受损，缺乏酶活性。

认为肝脏损伤的机制是伴随初级胆汁酸缺乏的非典型胆汁酸的淤积。在动物模型中，3β- 羟基 -5- 胆烯酸引起胆汁淤积，但这不是 3β, 7α- 二羟基 -5- 胆烯酸，后者在动物身上能够迅速代谢成胆酸。这种转换在缺乏 3β 羟基 - Δ⁵-C₂₇- 类固醇氧化还原酶的患者身上不会发生。用大鼠肝泪膜囊泡的研究表明牛磺 -3β, 7α- 二羟基 -5- 胆烷酸淤胆显著。

现在，口服初级胆汁酸胆酸［5 ～ 15mg/（kg·d）］是一种治疗方法，并有望解决生化、组织学异常和促进机体生长发育[134,146]。口服鹅脱氧胆酸治疗也有效[143,148,154,155]，但这种胆汁酸有导泻作用，可能会导致稀便，甚至会导致婴儿腹泻。在某些情况下，患者会暂时维持 UDCA 的治疗，因其可以利胆且不抑制胆汁酸的合成，或用 UDCA 联合鹅脱氧胆酸[155]。胆酸最近被美国食品和药物管理局（FDA）批准用于治疗胆汁酸合成疾病。其是 FXR 的配体，能够下调肝CYP7A1 活性从而限制有肝毒性的 3β 羟基 - Δ⁵胆汁酸的产生，同时还刺激胆汁流动。治疗开始后，伴随着 3β 羟基 - Δ⁵ 胆汁酸的消失，几乎所有患者的临床和生化表现显著改善，肝功能和黄疸恢复正常[134,144]。此外，口服初级胆汁酸治疗避免了肝移植，这也是唯一的替代疗法。

4. Δ⁴-3- 氧固醇 5β- 还原酶（AKR1D1）缺乏

在出生时具有明显性和进行性胆汁淤积的单卵双胞胎中，首先发现了胞质 Δ⁴-3- 氧固醇5β- 还原酶的缺陷，该酶催化 7α- 羟基 - 和 7α、12α- 二羟基 -4- 胆甾烯 -3- 酮转化为相应的 3- 羧基 -5β（H）类似物[57]（图 2-7）。之前出生的一个伴有新生儿肝炎的兄弟姐妹在类似的临床过程中死于肝衰竭。肝功能检测显示血清转氨酶升高、高胆红素血症和凝血功能障碍。不同于 3β 羟基 - Δ⁵-C₂₇- 类固醇氧化还原酶缺乏，血清 GGT浓度一般会升高。肝活检显示明显的小叶紊乱，这是肝细胞巨核变和形成假腺泡、肝细胞和小胆管胆汁淤积以及肝外髓样造血的结果。电子显微照片显示，小胆管外观细长，缺乏微绒毛，含有不同数量的电子致密物质[57,144,149,156]。通过尿液FAB-MS 分析，发现了两个双胞胎的 AKR1D1缺陷，提示胆汁酸排泄增加，以分子量与不饱和氧代羟基和氧代二羟基胆烷酸一致的胆汁酸结合物为主。在经过萃取、水解、衍生化胆汁酸和GC-MS 分析后，证实该结合物是 3- 氧代 -7α- 羟基 -4- 胆烯酸和 3- 氧代 -7α, 12α- 二羟基 -4- 胆烯酸[57]，以及小部分的异构（5α-H）胆酸异构体和鹅脱氧胆酸，没有发现初级胆汁酸。这些非典型胆汁酸占尿总胆汁酸的 90%。血清中有高浓度的异构鹅脱氧胆酸、异构胆酸和 Δ⁴-3- 氧代胆汁酸。胆汁中仅发现极少量胆汁酸（2μM）。使用大鼠肝小管膜泡的研究，发现 Δ⁴-3- 氧代胆汁酸是小管胆汁酸转运体的不良底物[153]，可能是其溶解度差或胆管转运体的亲和力低。在缺乏AKR1D1 活性时，K_m 和 V_{max} 超过肝脏类固醇 5α还原酶的底物累积，引起异构胆汁酸升高，而这些异构胆汁酸通常是次要代谢物。有趣的是，在AKR1D1 缺失时，关于 662C>T 无义突变的类固醇激素研究，发现以 5α- 还原的代谢物为主，几乎完全无 5β- 还原的类固醇激素代谢物，但病人

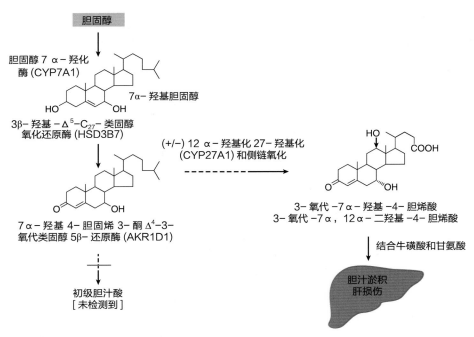

胆固醇

胆固醇7α-羟化酶（CYP7A1）

7α-羟基胆固醇

3β-羟基-Δ⁵-C₂₇-类固醇氧化还原酶（HSD3B7）

(+/-) 12α-羟基化27-羟基化（CYP27A1）和侧链氧化

7α-羟基4-胆固烯3-酮 Δ⁴-3-氧代类固醇5β-还原酶（AKR1D1）

3-氧代-7α-羟基-4-胆烯酸
3-氧代-7α，12α-二羟基-4-胆烯酸

初级胆汁酸
[未检测到]

结合牛磺酸和甘氨酸

胆汁淤积
肝损伤

▲ 图 2-7 从胆固醇中合成初级胆汁酸的主要代谢途径

描述了由 Δ^4-3-氧固醇 5b-还原酶（AKR1D1）缺乏引起的肝病患者的生化表现

无明显的内分泌异常[157]。

Δ^4-3-氧固醇 5β-还原酶（AKR1D1）在成纤维细胞中不表达，在使用抗大鼠 AKR1D1 的单克隆抗体对肝脏细胞质进行免疫印迹分析，进一步发现了原发性酶缺陷。用这种单克隆抗体从其他病因的肝病患者中识别出肝脏 38KDa 蛋白，而在 AKR1D1 缺乏患者中并没有。发现了人 Δ^4-3-氧固醇 5β-还原酶基因（SRD5B，AKR1D1）的 cDNA，并研究了尿液中 Δ^4-3-氧代胆汁酸较高和初级胆汁酸含量过低或缺乏的患者[158]，发现该基因三种不同的突变与每个病例的原发性酶缺陷相符。两名患者是纯合的无义突变（662C>T 和 385C>T），第三个纯合突变是第 5 外显子的单一碱基缺失（511delT），导致过早出现终止密码子。3 例患者肝活检均以肝细胞巨细胞变为特征，是许多先天性胆汁酸合成缺陷的共同特征[144,149]。自这些早期报告以来，更多不同的突变归因于婴儿 AKR1D1 活性的不足[52,58,146]。一名来自日本的病人符合这种酶缺乏的生化学标准，其序列分析揭示了基因编码区的单一无义突变，但使用单克隆抗体对肝脏匀浆的免疫印迹分析显示蛋白质的正常表达[58]，从而排除了原发基因缺陷。在严重肝病患者中 Δ^4-3-氧代胆汁酸的

产生增加并不少见[56]，是婴儿在出生后的头几个星期中肝胆汁酸合成不成熟的一个特点[55]。据报道几例新生儿血色病的婴儿存在 Δ^4-3-羰基胆汁酸 5β-还原酶缺乏[159]。由于初级胆汁酸涉及铁分子的微管转运，铁储备缺乏是否是继发于胆汁酸合成缺陷，或反之亦然，尚需研究[159]。在怀疑 AKR1D1 缺乏的情况下，重复尿检很重要，因为在某些情况下肝脏疾病会好转。这些非典型胆汁酸会自发地消失，这些发现最好通过基因突变来证实。

在这一缺陷中，肝损伤是由于初级胆汁酸合成减少和累积的 Δ^4-3-氧代胆汁酸的肝毒性所致。第一批患者肝脏电子显微镜的独特形态学表现[156]，表明胆小管膜的成熟和胆汁酸分泌的转运系统在早期发育中可能需要初级胆汁酸的阈浓度。初级胆汁酸治疗使未成熟的微胆管结构正常化及周围的电子致密物质消失。

大多数患者在发生明显的肝损伤之前，口服胆酸治疗［5～15mg/（kg·d）］可使临床和生化表现改善，黄疸及肝功能正常[146,156]。据报道，UDCA 治疗在一些患者中无效，或与胆酸及鹅脱氧胆酸联合使用[146,160]。通过对尿液中 Δ^4-3-氧代胆汁酸浓度的测定，可以对胆汁酸合成的下调进

行监测，并根据临床和生化反应确定治疗剂量[134]。在少数患者中，胆酸未能逆转肝损伤，但这通常是因为在明确诊断时已出现肝硬化和终末期肝病。

（二）侧链修饰反应的缺陷

侧链羟基化和氧化反应中的缺陷通常表现为神经紊乱和（或）脂溶性维生素吸收不良综合征。这些表现强调了胆汁酸在肠道吸收脂质中发挥的关键作用。肝脏病变一般是轻微的，不一定是主要的临床表现，因为低水平的初级胆汁酸往往是通过其他途径合成的。发现的第一个胆汁酸合成缺陷是CTX[66,162]，并证明是由甾醇27-羟化酶（CYP271A）的基因突变导致的。最近，发现了胆汁酸结合以及过氧化物酶体β-氧化中特定的单一酶的缺陷。广义上过氧化物酶体结构和功能上的紊乱，有别于脂肪酸氧化系统中的单酶缺陷，最终导致进行性肝病，但这是次要的遗传疾病。

1. 甾醇27-羟化酶缺乏：脑腱性黄瘤病

CTX是一种罕见的常染色体隐性疾病，与脂质储存有关，患病率约为1：70 000。虽然CTX通常要到患者二十或三十几岁出现明显临床症状时才被诊断出来，但在一些儿科患者中已经被发现[162,163]。临床表现包括进行性神经功能障碍、痴呆、共济失调、白内障和大脑及肌腱黄色瘤[164]。有人认为，该病的早期临床表现可能是青少年双侧白内障和慢性腹泻史，尽管不是CTX特有的[162,163]。最近发现CTX与几名婴儿血清肝酶的短暂升高有关，表明最初的临床表现可能是轻度胆汁淤积，并最终在出生后几个月内消退[165,166]。一例报告显示，CTX与婴儿致命的胆汁淤积有关[167]。这种疾病的主要生化特征是初级胆汁酸合成显著减少，胆汁、尿液和粪便中胆汁醇葡萄糖醛酸酶排泄量增加，血浆胆固醇浓度正常或较低，胆固醇和胆甾烷醇在组织中过度沉积，血浆胆甾烷醇浓度显著升高。

20多年前，Salen等证明这种疾病的基本病变是侧链氧化受损[161]，鹅脱氧胆酸合成受到的影响比胆酸合成更大。来自分子研究的证据表明，CTX主要是甾醇27-羟化酶缺陷（图2-8），克隆人的甾醇27-羟化酶cDNA有助于这些研究[65]。该基因定位在2号染色体的长臂上，在CTX患者中发现了大量不同的突变，包括插入、缺失和点突变。有趣的是，线粒体甾醇27-羟化酶也催化维生素D在肝中25-羟化。然而尽管如此，在CTX患者中25-羟基维生素D通常没有变化。

该缺陷有一个显著的特点是5α-胆甾烷-3β-胆甾烷醇在神经系统中积累，血浆中的甾醇而不是胆固醇浓度明显升高[66,168]。血浆中的胆甾烷醇/胆固醇比值可能具有诊断价值[169]，尽管在淤胆型肝病患者中，这个比例经常升高并且尿液中胆醇葡糖酸苷排泄量增加[170,171]。对高胆甾烷醇最合理的解释是，它是在缺乏活性的甾醇27-羟化酶时积累的甾醇中间体。已经提出涉及7α-羟基化胆固醇以及转化为7α-羟基4-胆甾烯-3-酮的途径，随后是经过肝脏（而不是在肠道）的7α-脱羟基作用，产生胆甾-4,6-二烯-3-酮作为中间体。用放射性标记研究证实了这一途径，CTX患者的血浆7α-羟基-4-胆甾烯-3-酮和胆甾-4，6-二烯-3-酮水平升高[66]。此外，消胆胺治疗可以增加胆固醇7α羟化酶活性，导致血浆胆甾烷醇浓度增加，而鹅脱氧胆酸作用相反。

早期诊断CTX对于减少由于组织中胆固醇

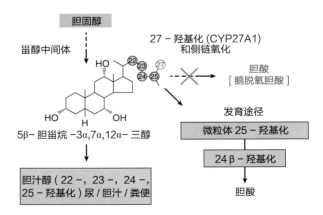

▲ 图2-8 胆固醇合成初级胆汁酸的代谢途径

描述了甾醇27-羟化酶缺乏症（CYP27A1）患者的生化表现，这种缺乏症导致脑腱性黄瘤病，初级胆汁酸合成减少以及胆汁醇的过量产生。注意胆酸是通过替代的25-羟基化途径合成的（图2-2）

和胆甾烷醇的慢性和不可逆沉积而引起的神经和心血管并发症很重要。诊断通常基于血浆胆甾烷醇/胆固醇比率的大幅增加[169]（尽管在某些情况下这并不完全可靠），和（或）尿液中胆醇排泄量的增加[134,152]。这些分析高度专业化、耗时、复杂，超出了常规临床实验室的范围。然而，使用质谱分析可以发现尿液中胆汁醇葡萄糖醛酸苷升高，可以快速而明确地诊断CTX[134,152]。来自CTX患者的典型FAB-MS负离子谱，显示高水平的胆汁醇葡萄糖醛酸苷特征性[M−H]ˉ离子，从而可以进行诊断。可以用CYP27A1基因的DNA测序补充质谱分析及鉴定特异性突变来进一步确诊CTX。

口服胆汁酸可以有效治疗CTX[172-174]。鹅脱氧胆酸（750mg/d）和胆酸被批准用于治疗CTX，两者均能使血浆胆甾烷醇正常，并减少尿胆醇葡萄糖醛酸苷的排泄，与内源性CYP27A1活性的下调一致。这些生化改变通常伴随着临床症状的改善，特别是神经系统，尤其是在出现显著的症状之前就开始治疗最有效。胆酸和脱氧胆酸也降低血浆胆甾烷醇和胆酸，这对于婴儿来说可能更适合，但熊脱氧胆酸是无效的[175]。胆汁酸疗法如果与HMG-CoA还原酶抑制药联合使用，在降低CTX患者的血浆胆甾烷醇方面可能更有效，因该抑制药可抑制内源性胆固醇的合成[176,177]。

2. 2-甲酰基CoA消旋酶缺乏

曾有报道，一个3周大的女婴出现了2-甲酰基CoA消旋酶或α-甲酰基CoA消旋酶（AMACR）缺陷，表现为肝酶轻度升高和血清25-羟基维生素D和维生素E的降低。通过对尿液和血清的质谱分析，并辅以分子研究，证实了该缺陷。对编码AMACR基因的分子分析显示，在该患者中产生了一种失活蛋白的错义突变（S52P）。有趣的是，在3名以感觉神经病变发病的患者中，有2名患者报告了相同的突变，其特征是血清植烷和降植烷酸升高，但无脂溶性维生素吸收不良和肝病[71]。AMACR催化三羟基胆酸（THCA）和二羟基胆酸（DHCA）（25R）非对映异构体外消旋化为各自的（25S）同分异构体，这一反应是

启动C$_{27}$胆汁酸中间体侧链的过氧化物酶体β-氧化的一个先决条件。它也负责在过氧化物酶体β-氧化之前催化（2R）降植烷酰Co-A非对映异构体为它的（2S）同分异构体。这个底物宽泛性解释了为什么在这个遗传性疾病中VLCFAs是正常的，而作为支链脂肪酸的降植烷酸含量是升高的。尿液FAB-MS分析产生的质谱与脑肝肾综合征患者相同；然而，血浆VLCFAs和其他过氧化物酶体酶标记都是正常的。采用高效液相色谱-电喷雾电离（HPLC-ESI）串联质谱分离THCA和DHCA的非对映异构体，确认患者血清和胆汁中存在完全（25R）-形式的THCA和DHCA[72]。

这个婴儿对口服脂溶性维生素和胆酸的治疗[15mg/（kg·d）]反应较好，肝功能检测正常，她三岁半时神经系统和生长发育正常。这位患者的病史意义非凡，因为其先前有一位她的同胞一直健康，但在五个半月大时由于维生素K缺乏导致颅内出血而突然死亡。这个同胞显然也有同样的胆汁酸合成缺陷，其肝脏被移植，受体在接受了该肝脏移植5年后还活着，只是同时接受了口服胆汁酸治疗[72]。在AMACR缺乏症中限制植酸饮食，可防止支链脂肪酸积累导致的长期神经损伤。AMACR敲除的小鼠模型证实了限制植物醇在预防神经及肝脏病变中的重要性[179]，因为这个婴儿和她死去的同胞的主要表现是脂溶性维生素吸收不良。这个发现为筛查不明原因的脂溶性维生素吸收不良或佝偻病时的胆汁酸合成缺陷提供了有力的证据，以便尽早用初级胆汁酸进行干预治疗。

（三）25-羟基化途径中的侧链氧化缺陷

Clayton等提出了25-羟基化途径的侧链氧化缺陷，一个9周大的婴儿出现家族性的巨细胞肝炎和严重肝内胆汁淤积症[180]。因发现低水平的胆酸和鹅脱氧胆酸以及高水平的胆醇葡糖酸苷而诊断，尤其是血清中的5β-胆甾烷-3β,7α,12α,24-四醇，5β-胆甾-24-烯-3β,7α,12α,24-四醇和5β-胆甾烷-3β,7α,12α,25-四醇。这些胆汁醇

通常不存在于肝病患儿的血浆中。胆醇葡糖醛酸苷是尿液中的主要代谢物[180]，虽然其外形与CTX患者的类似，但当时是在肝脏疾病中发现的，并未发现其是CTX的一个特征，这代表了在胆汁酸合成的次要通路中25-羟基化下游的氧化缺陷。通常认为25-羟基化途径在成人患者身上是微不足道的，但对婴儿很重要。给予胆酸和鹅脱氧胆酸治疗，可使血清转氨酶正常化，并可抑制胆汁醇的产生。

（四）过氧化物酶体病

过氧化物酶体组装和功能紊乱对胆汁酸的合成有重要影响。这也许并不奇怪，因为过氧化物酶体至少有40种酶，包括催化脂肪酸和胆汁酸的β氧化以及胆汁酸结合的酶。过氧化物酶体病中胆汁酸合成障碍主要是由细胞器功能障碍引起。有趣的是，早期过氧化物酶体病的诊断，往往是由于病人异常的肝脏生化学转诊给胃肠科医生进行评估时发现的。

许多过氧化物酶体病在临床和生化上表现出相似性和重叠性。在普遍存在过氧化物酶体功能障碍的情况下，出现胆汁酸合成和代谢异常，这些患者往往有明显的肝病。精确定位过氧化物酶体病的性质是具有挑战性的，需要检查胆汁酸和VLCFAs的整个β-氧化通路，并辅以免疫印迹技术和基因筛选，确定其他过氧化物酶体酶活性，以确定过氧化物酶体合成紊乱的PEX基因外显子序列。

无论是尿液和血浆/血清的LSIMS分析（FAB-MS或ESI-MS）还是GC-MS分析，都可以准确识别胆汁酸过氧化物酶体β-氧化的异常[134,181]，特别是当出现进展性肝病时。典型的尿液FAB-MS分析显示游离THCA、牛磺酸结合的THCA和牛磺结合四羟基胆甾烷酸的存在。体液中DHCA、THCA和C_{29}-二羧基的胆汁酸升高是脑肝肾综合征、新生儿脑肾上腺白质营养不良、婴幼儿Refsum病、伪脑肝肾综合征[182-187]和过氧化物酶体起源紊乱患者的一致特点[188-190]。在单酶缺陷中，X链新生儿脑白质营养不良和假新生儿脑白质营养不良均显示正常的胆汁酸合成，胆

甾烷酸也不积累。DHCA浓度一般低于THCA，特别是年轻患者，这是因为12α羟基化倾向于转化为THCA。许多脑肝肾综合征患者血清中有一种独特的C_{29}-二羧基酸，认为其是从内质网侧链伸长而来[182]。虽然脑肝肾综合征患者胆汁酸合成率较低，但经常发现血清中胆汁酸浓度增高，这可能是肝功能受损的结果。通过侧链（产生C-24羟基化的蜥蜴胆酸异构体）和细胞核（产生C-1和C-6四羟基-胆甾烷酸）中的微粒体羟基化，THCA的额外代谢产生许多四羟基化胆甾烷酸，这些四羟基化胆甾烷酸存在于血浆中并从尿液中排泄，具有诊断价值[181,186,187]。最严重的过氧化物酶体缺陷的脑肝肾综合征病人的父母是杂合突变，且尿液的尿胆汁酸排泄正常，胆甾烷酸检测不到或很少[187]。携带此基因的家庭可通过检测羊水中高浓度的DHCA和THCA，进行产前诊断[192]。

尽管脑肝肾综合征的诊断通常很直接，但是区分不太严重的类型和涉及过氧化物酶单一酶缺陷的患者更困难。有几个案例报告显示THCA-CoA氧化酶缺乏，测量的植酸酶和降植烷酸升高[193-196]。所有患者都出现共济失调，与AMACR缺乏患者不同，没有发现特征性的生化学改变，也没有发现任何神经功能紊乱。随着最近对过氧化物酶体生物合成障碍复杂性的认识，发现一些先前报道的病例可能是由于PEX基因的突变，其中已知有12个基因突变。

过氧化物酶体病的治疗较困难，因为它们涉及多器官的病理生理改变，并且在很大程度上局限于对症治疗。对完全发育的脑肝肾综合征患者，VLCFAs和植烷酸的饮食限制和油酸的管理作用局限，甚至没有。研究显示氯贝丁酯已在大鼠体内诱导过氧化物酶体增殖，但已证明没有治疗价值[197]。一般来说，大多数过氧化物酶疾病的预后很差，脑肝肾综合征患者通常会死于呼吸衰竭。在过氧化物酶体疾病中常见的进展性肝病，部分原因可能是由于C_{27}-胆汁酸的合成和积累的增加，而初级胆汁酸合成减少。在大鼠体内注入牛磺-THCA诱导红细胞溶解，并产生肝脏损伤，表现出类似于脑肝肾患者的线粒体

破坏[198]。为了限制脑肝肾综合征患者肝损伤的严重程度，口服初级胆汁酸，发现肝功能和组织学指标显著改善，最显著的改变是胆管增生及炎症程度减轻[187]，尿液和血清胆汁酸浓度也降低了。还出现了显著、持续的生长发育，神经症状显著改善。基于这些发现以及胆汁酸合成中原发性酶缺陷患者的成功治疗，胆酸疗法现在已被用于许多过氧化物酶体疾病患者身上，结果各异[134]。最近 FDA 批准胆酸用于治疗胆汁酸合成受损的过氧化物酶体病。在一项对患有各种过氧化物酶体病（包括 Refsum 病、新生儿肾上腺脑白质营养不良症和脑肝肾综合征）的研究中，发现用胆酸［10 ～ 15mg/（kg·d）］治疗 4.7 ～ 11 年的转归各不相同。当然，治疗失败病例大多发生在更严重的脑肝肾综合征患者身上。导致胆汁酸合成异常的过氧化物酶体单一酶缺陷的患者治疗效果更佳，可能受益于口服胆酸治疗[134]。对一名 PEX10 缺陷患者的成功治疗，证明胆酸治疗可能对过氧化物生物体缺陷的患者有益[190]，迄今为止，该患者已经口服胆酸治疗超过了 18 年。

（五）胆汁酸 -CoA 结合缺陷

人类的肝结合是非常有效的，因此在正常和大多数胆汁淤积情况下，胆汁中典型的非结合胆汁酸含量极少（< 2%）[200]，甚至在给予治疗剂量的非结合胆汁酸、熊脱氧胆酸后也是如此。1994 年，一名 14 岁男孩出现脂肪和脂溶性维生素吸收不良，这是胆汁酸酰胺化缺陷的第一个例子[93,92]。这个孩子是老挝人的后裔，在出生后的头三个月出现了高结合胆红素血症、血清转氨酶升高和正常的 GGT。另外两个病人，一个 5 岁的沙特阿拉伯男孩和他 8 岁的姐姐，是近亲结婚的产物，很快被发现患有同样的胆汁酸缺陷。值得注意的是，这名男孩被误诊为胆道闭锁，接受了 Kasai 手术，而据报道，他的姐姐诊断后却无症状。此后，在另外 10 多名患者中发现了结合缺陷[94,95,201]，这些患者有正常或轻度肝功能升高的临床病史，但有严重的脂溶性维生素吸收不良和佝偻病，有一名患者甚至出现了骨折。所有人的

维生素 E、维生素 K、25- 羟基维生素 D 和 1, 25- 二羟基维生素 D 水平都低于正常人。酰胺化缺陷的临床表现差异很大，一名患者出现严重的胆汁淤积和肝衰竭，需要进行肝移植。酰胺化缺陷的临床表现和生化特征与 Hofmann 和 Strandvik 几年前预测的特征非常相似[202]。这种结合缺陷也在阿米什家族中的许多患者中被报道，并且与编码胆汁酸 -CoA：氨基酸 N- 酰基转移酶的 BAAT 基因突变相关。还报道了编码紧密连接蛋白 2 的 TJP2 基因的突变[94]。最近，报道了第一例明确的与编码胆汁酸 CoA 连接酶的 SLC27A5 基因突变相关的缺陷[95]。这名巴基斯坦血统的患者是近亲父母所生，有胆汁淤积症，血清胆红素和转氨酶升高，血清 GGT 正常，脂溶性维生素浓度低下，肝活检显示广泛的纤维化，一直接受全肠外营养。该患者在 SLC27A5 基因中的错义突变 C.1012C > T 是纯合的，有趣的是，在编码胆盐输出泵的基因中发现了第二个突变。BAAT 中没有发现突变基因。胆汁酸酰胺化缺陷很容易通过质谱来诊断，尿液、血清和胆汁的 FAB-MS 和 ESI-MS 负离子质谱揭示了一个明显的现象，其中 m/z407 处有一个主要离子对应于未结合的胆酸。此外，通常存在表征二羟基胆汁酸和三羟基胆汁酸的硫酸盐和葡萄糖醛酸结合物的离子，但不存在甘氨酸和牛磺酸结合胆汁酸的离子[93,95]。这些患者的血清和尿液中的胆汁酸显著升高，主要为胆酸和脱氧胆酸。需要使用分子技术对 SLC27A5 和 BAAT 基因进行测序，以检测酶的存在，或者对活检的肝组织进行免疫染色，以辨别缺陷是存在于胆汁酸 CoA 连接酶还是胆汁酸 CoA：氨基酸 N- 酰基转移酶中，因为胆汁酸质谱无法区分这两种缺陷。

虽然胆汁酸合成中的先天异常通常表现为明确的进行性家族性胆汁淤积性肝病，但胆汁淤积通常不是胆汁酸结合缺陷的主要表现，可能是因为合成高水平的非结合胆酸足以维持胆汁流动。脂溶性维生素吸收不良的主要原因是胆汁酸分泌减少，以及近端小肠中未结合胆酸的快速被动吸收，不能形成混合微粒。尽管这些患者将胆汁酸与葡萄糖醛酸和硫酸结合，但这些结合物并不能

促进脂质吸收。口服甘氨胆酸治疗，可有效地解决 5 例因 BAAT 突变引起酰胺化缺陷患者的脂溶性维生素吸收不良的问题[201]，而 1 例胆汁酸 -CoA 连接酶基因突变的患者[95] 也用 UDCA 治疗。最近，我们研究了 10 例患有脂溶性维生素缺乏症的儿童患者，部分患有生长障碍或一过性新生儿胆汁淤积性肝炎。我们发现他们的尿胆汁酸排泄增加，主要为硫酸盐和葡萄糖醛酸苷的非结合形式。这些患者的尿液、胆汁和血清中没有甘氨酸或牛磺酸结合物，因此，生化图谱与胆汁酸酰胺化缺陷患者一致，并且 BAAT 的分子分析证实了 8 名受试者中具有 4 种不同的纯合突变[92]。发现胆汁酸合成中的遗传缺陷与原因不明的脂溶性维生素吸收不良相关，因此有必要努力探索具有这种表现的胆汁酸合成缺陷。

（六）影响胆汁酸合成和代谢的其他疾病

在破坏肠肝循环的完整性后，胆汁酸合成和代谢将会发生显著变化。血清胆汁酸浓度反映了肠道输入和肝脏摄取之间的平衡，因而胆汁酸合成和代谢的继发性改变，例如在回肠切除和细菌过度生长时，可反映肠道的病理生理学变化[119]。已经证明回肠胆汁酸转运中的先天异常会导致胆汁酸吸收不良[203,204]。胆固醇合成的遗传缺陷，如 Smith-Lemli-Opitz 综合征[205]，因为胆固醇的可用性降低了，也会改变胆汁酸的合成。

在大多数胆汁淤积性肝病中，发现胆汁酸代谢浓度的增加和改变，但鉴别这些肝脏损伤是原发性的还是继发性的往往比较困难。初级胆汁酸合成缺陷，特别是那些涉及类固醇细胞核的缺陷，表现为进行性家族性肝内胆汁淤积症（PFIC），是 PFIC 综合征的一个独特实体，与公认的由小管状有机阴离子转运蛋白缺陷引起的疾病不同[206-208]。

Byler 疾病的一个共同特征是血清 GGT 水平一直很低，包括指定的 PFIC1 型（Byler 疾病），PFIC2 型（胆盐输出泵缺陷）和胆汁酸合成疾病，但可通过分析胆汁进行鉴别诊断。PFIC1、2 型血清胆汁酸浓度高，而在胆汁酸合成缺陷中缺乏初级胆汁酸。PFIC3 型的血清 GGT 水平正常，但磷脂分泌存在缺陷。Byler 病患者有严重的生长受限，不进行肝移植通常活不过 3 岁。对于胆汁酸合成缺陷（羟甾醇 7α- 羟化酶缺乏除外）[29]，如果在肝脏功能显著恶化之前就开始口服初级胆汁酸治疗则预后极佳[134,136]，且可以避免肝脏移植。胆酸疗法 [10 ～ 15mg/（kg·d）] 最近被批准用于治疗胆汁酸合成疾病。因此，在临床评价 PFIC 患者时，尽早筛查胆汁酸合成的潜在缺陷是非常重要的。所有这些缺陷都可以通过结合分子和分析研究来识别，胆汁酸和磷脂有助于鉴别诊断。虽然在胆汁酸合成的复杂通路中只描述了九种胆汁酸合成紊乱，但在整个基因组测序中，可能会揭示其余八种酶的基因突变，并且描述其表型。

三、胆汁酸作为代谢信号整合子

在前面，我们介绍了胆汁酸作为胆汁酸合成调节的信号分子。最新的证据表明胆汁酸信号控制更广泛的代谢过程，包括饱腹感、能量消耗和肝脏脂肪生成。

（一）肠上皮细胞的胆汁酸生理学

胆汁酸在末端回肠的吸收，主要通过顶端钠胆汁酸转运体（ASBT）以主动运输方式对抗它的浓度梯度进行[209]。我们知道，FGF15/19 是胆汁酸刺激肠道 FXR-FGF15/19 系统后由回肠释放[210]。Diet1 肠道蛋白最近被强调为回肠 FXR 的信号通路中一个关键的中间体[3]。从肠上皮细胞释放 FGF15/19，然后在肝脏中产生信号作用于 FGFR4。FGF15/19 在肝脏中的作用被认为依赖于 FGFR4 受体和其专性共受体 βKlotho 的完整性[211]。FGF15 通过其独立于 FXR-SHP 通道的肝受体 FGFR4 直接抑制 Cyp7a1[212,213]。此外，肠道 FXR-FGF 通道抑制肝 Cyp7a1 和 Cyp8b1 基因的表达[214]。现在认为，抑制胆汁酸合成的肠道 FXR-FGF-FGFR4- 中间体，对 Cyp7a1（7α-羟基化）和 Cyp8b1（12α- 羟基化）的影响相当。在胰岛素之后，FGF15 信号转导通过转录因子 cAMP 使元素 - 结合蛋白失活，抑制餐后的肝葡萄聚糖，并通过 Srebp1c 生成脂肪 [216]。空腹 FGF15/19 水平的降低已证明与肥胖青少年非酒精性脂肪肝的进展有关 [217]。最近发现，肥胖症改善部分被归因为肠道葡萄糖异生的增加 [218]。

（二）肌肉和棕色脂肪组织代谢

TGR5 是一个血浆膜结合的 G 蛋白耦合受体，该受体存在于远端小肠、结肠、胰腺、骨骼肌和棕色脂肪组织中 [77]，循环的胆汁酸与 TGR5 结合。TGR5 受体的活化导致肠激素类胰高血糖素样肽 -1 从肠细胞中分泌出来 [1]，可能影响胰岛素从胰岛 β 细胞中的分泌 [219]。TGR5 受体在骨骼肌和棕色脂肪组织中的活化也将甲状腺素转化为三碘甲状腺氨酸，从而增加能量消耗 [220]。我们也报道过，在减肥手术后，骨骼肌中胆汁酸反应靶点 Kir6.2 和环氧合酶 IV 的基因表达增加 [221]。

（三）减肥手术后胆汁酸的变化

据报道，许多减肥或减肥手术会导致血清胆汁酸水平升高。Patti 等报道称，减肥手术后血清胆汁酸水平升高，在进行 Roux-en-Y 胃旁路手术受试者中，胆汁酸的亚组（牛磺鹅脱氧胆酸、牛磺脱氧胆酸、糖胆酸、糖鹅脱氧胆酸）均显著高于超重和病态肥胖对照受试者 [222]。Nakatani 等还发现，限制性手术（该组 15 名患者中有 9 名患者接受了纵袖胃切除术 [VSG]）会导致受试者在体重减轻后血清总胆汁酸水平升高 [223]。我们随后发现，并不是所有减肥手术后都有血清胆汁酸增加。Roux-en-Y 胃旁路手术导致血清胆汁酸增加，但是我们在行胃束带手术后体重减轻的个体中没有发现胆汁酸的增加 [221]。这些人体的数据与我们在大鼠回肠插入 [224] 和胆汁分流手术 [225] 中的体内实验相结合，提供了令人信服的数据，表明胆汁酸的肠肝循环对于减肥手术后的代谢改善非常重要。

为什么某些减肥过程会增加血清胆汁酸水平是一个悬而未决的问题。VSG 手术后血清胆汁酸水平升高的多种潜在途径包括：①生长素释放肽活化及其与胆汁酸产物的结合 [226]；② VSG 后

肠道 pH 的改变会影响胆汁酸的再吸收；③影响胆汁酸循环的微生物群的变化；④胃排空率的提高缩短胆汁酸转运；⑤胆汁酸触发的远端肠厌食激素释放，如胰高血糖素样肽 -1[227-229]。胆汁酸在回肠末端的重吸收是以主动转运方式对抗浓度梯度进行 [230]，主要是通过涉及 ASBT 的主动转运 [209]。观察到减肥手术后肠绒毛长度和总表面积增加，以及 ASBT 染色面积增大，这可能解释了血清胆汁酸升高的原因。这种肠道适应性反应在许多减肥实验和非手术鼠类群体中也有，显示出较高的血清胆汁酸水平 [210,224-226,231]。正如我们所观察到的，胆汁酸吸收的增加以及肝细胞胆汁酸吸收转运机制（Oatp/Ntcp）的抑制 [210] 可能共同解释了血清胆汁酸升高的原因。

接受胆汁分流术的大鼠比接受假手术的大鼠体重明显减轻。此外，胆汁分流的大鼠除了较高的血清胆汁酸外，糖耐量提高，肝脏脂肪变性减少，餐后胰高血糖素样肽 -1 反应增强。在胆汁分流大鼠中，牛磺酸结合形式的血清胆汁酸熊脱氧胆酸（TUDCA）浓度明显升高。有趣的是，在另一项实验中，我们观察到饮食诱导的肥胖大鼠，服用 TUDCA 或 UDCA 可以降低肝脂肪变性和内质网的应激。使用 VSG 的小鼠模型，我们进一步发现 VSG 治疗的肥胖小鼠血清胆汁成分胆酸和 TUDCA 升高。VSG 小鼠胆汁酸的这些成分变化解释了肝脂肪生成和胆汁酸合成基因下调的原因。我们进一步发现，VSG 术后的小鼠血清胆汁酸的增加与术后体重减轻相关，血清胆汁成分的变化解释了负责脂肪生成的肝脏基因抑制的原因 [210]。具体来说，在缺乏核受体 FXR 或 NR1H4 的小鼠身上进行 VSG，我们发现 VSG 治疗的益处不是由较小的胃引起的机械限制造成的。相反，在没有 FXR 的情况下，VSG 减轻体重和提高糖耐量的能力显著降低。也有人认为 VSG 与肠道微生物群落的变化有关 [232]。

（四）胆汁酸信号治疗非酒精性脂肪性肝炎

最近，已经证明肝 FXR 可通过 SREBP1c[233]

和胆汁酸产生酶 Cyp8b1 和 Cyp7a 激活而抑制脂肪生成[214]。我们还发现减肥手术后脂肪变性的改善，包括抑制肝脏脂肪生成[210]。此外，也证明使用 6-乙基鹅脱氧胆酸（肥胖胆汁酸）激活 FXR 可以防止肥胖大鼠体重增加和肝脏脂质积累[234]。最近，一项大型临床试验报告称，当患者接受 OCA 治疗时，非酒精性脂肪性肝炎有了显著改善[235]，但是与安慰剂治疗的患者相比，OCA 治疗组也存在不相称的脂质异常。接受 OCA 治疗的患者血浆 LDL- 胆固醇水平升高，血浆高密度脂蛋白 - 胆固醇水平降低。在另一组实验中，我们研究了与肝脂肪生成和胆汁酸产生相关的 FXR 下游目标：小异二聚体伴侣（SHP）途径。我们发现饮食诱导的肥胖小鼠，在 VSG 后肝脏过度表达 SHP（SHP-Tg 小鼠），体重减轻，脂肪变性减轻。此外，缺乏 SHP 的饮食诱导肥胖小鼠（SHP 敲除小鼠）的体重减轻与 SHP 状态无关。相比之下，经历 VSG 的 SHP 基因敲除小鼠体重减轻，但出现了肝脏炎症并加重了肝脏损伤[236]。这些数据共同证明了胆汁酸的变化能够概括减肥手术后重要的代谢改善（图 2-9）。此外，人们越来越认识到肠道微生物群在疾病和肥胖相关疾病中发挥着重要作用。毫不奇怪，胆汁酸代谢的变化由细菌代谢的变化引起。细菌和胆汁酸之间的相互作用可能是我们讨论的一些发现的关键。

◆ 结论

本章描述了从胆固醇合成胆汁酸的复杂途径，并说明了编码负责胆汁酸合成或转运的酶基因的遗传缺陷如何影响正常生理。胆汁酸合成和转运受损导致一系列广泛的症状，从胆汁淤积、脂肪和脂溶性维生素吸收不良，到与胆汁酸生理和理化特性一致的神经病变。鉴于胆汁酸调节许多与能量、葡萄糖和脂肪代谢有关的生化途径，现在对胆汁酸的兴趣开始增加。因此，基于胆汁酸骨架的新药可能会被开发出来，以解决全球性的肥胖和糖尿病以及与之相关的肝病问题。

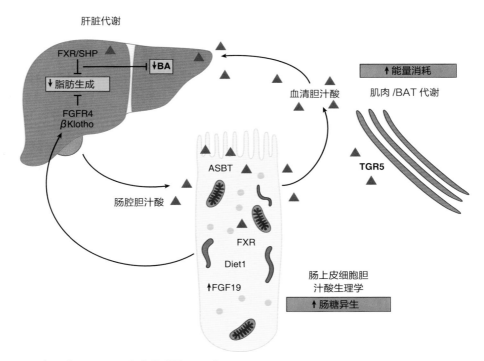

▲ 图 2-9　胆汁酸（BA）肝肠循环作为代谢信号积分器

ASBT. 顶端钠胆汁酸转运体；BAT. 棕色脂肪组织；FGF19. 成纤维细胞生长因素 -19；FGFR4. 成纤维细胞生长因素 -19 受体；FXR. 法尼醇 X 受体；βKlotho.FGFR4 联合受体；SHP. 短异质二聚体伴侣；TGR5.G 蛋白质偶联受体

第 3 章　肠道微生物组和肝脏
Intestinal Microbiome and the Liver

Patrick Martin Gillevet，Puneet Puri　著

钟艳丹　译，叶伟、谭善忠、朱传东、陆荫英　校

● 缩 略 语　ABBREVIATIONS

ALD	alcoholic liver disease	酒精性肝病
GALT	gut-associated lymphoid tissue	肠相关淋巴组织
IBD	inflammatory bowel disease	炎症性肠病
LEFSE	linear discriminant analysis effect size	线性判别分析效应值
MHE	minimal hepatic encephalopathy	轻微型肝性脑病
OTU	operational taxonomic unit	操作分类单位

肝脏是体内最大的、也是最复杂的器官之一，在调节正常的生理和生化过程中不可或缺。肝病是引起慢性疾病的主要原因之一，并导致严重的全球健康负担。肝病主要的病因包括病毒感染、酒精、肥胖、胰岛素抵抗、自身免疫、代谢和遗传疾病。无论病因是什么，肝脏损伤的病理生理原理通常包括炎症、坏死、凋亡、氧化应激、胆汁淤积和纤维化，它们共同影响肝病的自然病史和进程。另一方面，肝脏的动态修复和再生机制也很活跃。损伤和修复之间的平衡会影响肝病的进程是恢复还是进一步进展为肝硬化。新出现的证据清楚地表明肠道微生物菌群是影响肝病转归的一个重要环节。为了更好地理解肠道微生物菌群在肝病中扮演的重要角色，我们需要谨慎地理解一些正常又复杂的宿主 - 菌群在维持健康和疾病之间微妙平衡的相互作用。

一、历史视角与技术发展

所有的扁虫动物都有一条转运食物的消化道，并进化成一种与微生物共生的关系。这些动物包括原口动物（节肢动物、软体动物和环节动物）和棘孔动物（棘皮动物和脊索动物）。它们不仅在进化上相互联系，还通过共同的表征与微生物世界在生态学上联系在一起。我们对微生物世界的认识起源于古代。例如，人类几千年来一直在积极地利用微生物菌群来生产食物，啤酒、葡萄酒、奶酪和酸奶发酵有记载的历史至少可以追溯到一万年前 [1-3]。自 18 世纪和 19 世纪以来，随着显微镜 [4] 和微生物培养技术 [5] 的出现，微生物学得到了发展，人们逐渐认识了微生物是如何参与健康和疾病的。

人类微生物组计划的起源可以追溯到大约 100 年前。例如，IlyaMechnikov 和 PaulEhrlich 因其在免疫方面的工作于 1908 年获得诺贝尔生理学或医学奖，同时他们都对科学认识人类微生物菌群做出了重要贡献。具体而言，Mechnikov 假说认为肠道菌群的生态失调与精神健康、衰老和疾病有关 [6]。他甚至提出了使用益生菌对健康有益的概念，因此他提倡使用 kefir（一种发酵乳产品）来延缓老化。此外，Ehrlich 从婴儿粪便中分离出一种兼性厌氧菌，这种细菌以他的名字命名为 Escherichiacoli（大肠杆菌）。最初人们认为大肠杆菌是人类肠道中最丰富的菌种之一，但大肠杆菌是生长在需氧培养基上的，现在我们知道人类肠道最丰富的菌种是厌氧菌。

在 20 世纪的大部分时间里，我们用来描述肠道菌群的主要工具是由诺贝尔奖获得者 Robert Koch 最先介绍的有氧和厌氧培养技术 [7]。这些

培养方法的主要局限是只有不到 1% 的环境细菌菌种可生长在人工培养基上[8]，因此环境细菌菌种无法通过此方法鉴定。我们基本上不知道这些环境细菌菌种的营养要求是什么，而且，在生态系统中菌种之间存在许多必需的相互作用，这些相互作用在培养基中无法复制。

20 世纪 70 年代早期基于 DNA 分析方法的发展彻底改变了微生物生态学和分子系统学。CarlWoese 是分子系统学的杰出先驱之一，他对生命三个领域的认识，对我们在微生物世界的理解产生了深远的影响[9]。这些技术涉及来自一个菌落的 16S 核糖体 RNA 基因的 PCR 扩增产物进行克隆和测序，可以产生大量的菌种谱或借助社区指纹法技术，如变性梯度凝胶电泳（DDGE）或长度异质性 PCR 指纹法，可以获得样本中操作分类单位（OTU）的指示。后者的优势在于，可以在一次操作中使用荧光测序器来分析整个菌落，但不一定能在 OTUs 中识别出个体菌种。

直到本世纪初，经典的分子技术才用来研究人类微生物组学。例如，Zoetendal 等在 2002 年首次使用分子方法来定义炎症性肠病（IBD）中的肠道微生物群系[10]。他们使用变性梯度凝胶电泳来区分黏膜生物膜微生物群系与腔内微生物群系。Swidsinski 等使用 16S 核糖体 RNA 探针进行荧光原位杂交，以证明 IBD 中黏膜生物膜的变化。Kleessen 等[11] 使用荧光原位杂交来演示 IBD 中的黏膜生物膜，并鉴定出拟杆菌和厚壁菌作为人类肠道中的主要分类群。Seksik 等[12] 使用定量斑点杂交技术鉴定克罗恩病患者的肠杆菌，并发现了一些未知的菌种，它们是未知的种系发生来源。Komanduri 等[13] 使用长度异质性 PCR 和克隆测序方法来充分表征黏膜和管腔的微生物群系，并比较溃疡性结肠炎、克罗恩病和脓包皮炎中的微生物种类。他们证实了在疾病状态下腔内菌种会侵入黏膜生物膜。他们推断黏膜生物膜在新生儿发育过程中是稳定的，并被免疫系统识别为自身的。通过管腔物种侵入保护性生物膜会引起导致疾病状态的炎症反应[14]。他们早期工作获得了 IBD 的第一个微生物组学专利[15]。Ott 等[16] 采用单链构象多态性指纹识别技术（与 DDGE 非常相似），来证实结肠黏膜生物膜中正常厌氧菌种，如拟杆菌和乳酸杆菌的数量减少。

21 世纪初，二代测序技术的出现彻底改变了微生物生态学和人类微生物组学分析。例如，罗氏 454 技术基本上使用乳液 PCR（在油滴内的 PCR），将 16S 核糖体 RNAPCR 扩增产物克隆到珠子上，在一次运行中产生 500,000 个序列读数，与经典克隆和测序技术相比显著增加了 5000 倍的通量。样品条形码编码策略的开发是一项关键的专利创新[17]，它可以混合多个样品，每个样品都有一个独特的条形码，在二代测序仪上运行混合物，然后将序列分类到样品箱中[18]。ThermoFisher 科学公司的离子激流技术和 Illumina 公司的多重切割技术作为最新的技术将测序通量增加了几个数量级。目前，测序通量不再是人类微生物组研究的瓶颈，该领域的研究受到样本采集、数据库管理和生物信息学分析等方面的局限性的影响。

有几种不同的方法来分析人类微生物群系。第一种方法，先通过与细菌数据库比较来识别原始 16S 核糖体 RNA 基因序列，然后构建相对丰度表。尽管许多人认为经典的 Linnaean 系统有点失真，但可用于识别细菌种类。例如，大肠杆菌属于细菌领域，变形菌门，Gamma 变形菌类，肠杆菌次，肠杆菌科和埃希氏菌属。门是分类层次中一个更高的层次，其中大量相关生物被组合在一起。在健康成人中，大肠中两个最主要的门是厚壁菌门（革兰阳性梭菌）和拟杆菌门（主要是革兰阴性菌，如脆弱拟杆菌）。计算的局限性限制了这种方法的适用范围，因为算法可以将数百万个序列与细菌数据库进行比较。在这种情况下，我们通常使用核糖体数据库项目[19] 提供的贝叶斯分析工具来快速注释原始读数并构建相对丰度表[20]。该工具的局限性在于它仅将分类群识别到属级别，尽管它用于分析大多数项目通常是足够的。

第二种方法是进行系统发育分析，比较来自不同临床类别（即对照和疾病状态）样品之间的分类群多样性。两种最受欢迎的工具是定量分析微生态生态学（QIIME）[20] 和 mothur 软件 [21]。这两种工具都对原始读数进行聚类，为每个聚类挑选代表性序列以定义 OTUs，构建相对丰度表，从 OTUs 构建系统发育树，然后对数据进行各种非参数和多变量分析 [18]。可以通过将它们与已完全测序的分类群的全基因组注释相结合，从分类群丰度表中进行功能推断。其中一个工具是通过重建未观察状态进行的社区系统发育研究（PICRUSt）[22]，基于《京都基因和基因组百科全书》数据库建立相对丰富的功能途径表 [23]。另一种非常有用的工具，可以在系统发育和功能数据的样本类之间进行非参数分析，是线性判别分析效果大小（LEFSE）[22]，执行 Kruskal-Wallis 非参数 t 检验，然后进行线性判别分析，以确定类别之间显著变化的分类群。另一个有价值的工具是 Metasats[24]，它执行 Fisher 精确检验以确定哪个不同的分类群，并且当单个类别的样本数量较少时是有用的。

第三种方法是采用宏基因组学方法对样品中所有 DNA 进行鸟枪法测序，从基因组数据库中识别读数，并从识别的读数中重建分类群丰度表 [25,26]。然而，由于该方法固有的连接偏差，人们对此提出了质疑，认为它重建准确的相对丰度表的能力有限 [27]。因此，优选使用融合衔接子的 16S 核糖体 RNA 扩增方法，因为条形码和衔接子是通过 PCR 过程引入 [17]，而不是通过有偏差的连接方法引入的 [28]。

第四种方法是利用相关网络分析 [29] 和相关差分网络分析。在相关网络方法中，将微生物组、免疫组和代谢组的数据和定量临床数据组合成每个临床类别（即对照或疾病状态）的特征表，并在所有特征之间计算 Spearman 相关性。在 Cytoscape[30] 中绘制网络以显示统计学上显著的相关性，并且这些用于建立关于肠 - 脑 - 免疫组 - 微生物群系轴特征之间的相互作用的假设，我们称之为变形细胞组 [31]。随后，可以创建相关差异网络在 Cytoscape 中绘制不同类之间显著差异的 Spearman 相关性，这就允许对临床类之间的交

互作用进行推断（即控制状态和疾病状态之间的相互作用发生了什么变化）。

所有生物生态系统都是动态非线性系统，其组成的相互作用和丰度不断振荡变化。肠道微生物群系尤其如此，即使在正常人群中，肠道微生物分类群的相对丰度也有很大变化。更复杂的是，微生物群系中的不同分类群在不同的个体中可能在功能上相等，进一步混淆了基于简单系统发育分类群信息的观察到的非参数稀疏数据集的分析，因此该领域需要转向系统的功能指标。此外，微生物生态系统的横断面临床研究是从这些先天生态系统振荡中得到的时间点 [32-36]。然而，我们假设的相关分析方法捕获了这些生态振荡中的信号，并且相关方法已成功用于研究口腔微生物、口服肠道抗真菌药、阴道微生物和肠道微生物在各种疾病状态，如 HIV 感染 [37-39]、细菌性阴道病 [40-43]、肝硬化 [44,45] 和肝性脑病 [46,47]。

在微生物组学分析领域中流行的最终方法是使用机器学习作为开发诊断的预测工具。有几个开放的 GUI 驱动程序包，例如 Orange 和 WEKA，可以用来执行建模，它们已被用于许多疾病模型，如 IBD[31,48] 和结直肠癌 [49,50]。

综上所述，自 2005 年人类微生物组学项目启动以来，微生物组学领域在过去十年中出现了暴发式增长，每年微生物组学被引用的数量呈对数增长（图 3-1）。显然，人类微生物组学涉及社会行为、生殖、生长、认知、代谢、免疫系统和疾病。人体微生物是人类生态系统不可或缺的组成部分，也是体内平衡的主要驱动力，甚至可以说人类宿主仅仅是为了繁殖"自身微生物群系"。在下面的章节中，我们将回顾肝脏疾病中微生物组的影响。

二、一般原则和概念构建：动态平衡中的肠肝轴及其对肝病的影响

宿主 - 微生物相互作用对健康和疾病的形成有重要的影响。肝脏和肠道在调节宿主和微生物相互作用方面是整体相连的。肝脏和肠道结合在

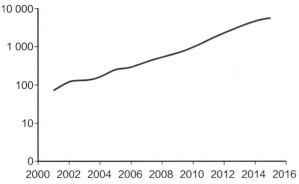

▲ 图 3-1　PubMed 中每年关于微生物组的引文数量

一起，形成了紧密的联系，称为"肠肝轴"。人类肠道是由数万亿多种微生物菌落成的蓄水池，称为微生物群，它们的集体基因组被称为肠道微生物组。人肠道微生物与宿主免疫系统共同进化。肠道微生物影响肠道免疫反应的发展，这些免疫反应也相互调节肠道微生物的结构和组成，证明了群体感应小分子促进的共生关系。

肝脏和肠道都经常暴露在源于食物、药物、毒素和常驻微生物的无数产物中。所有这些都具有动态变化，并可能导致腔内微生物的组成及其相关功能发生外源性的改变。这样的变化会引发不平衡从而导致失调，引起疾病的发生。肝脏和肠道的几个独特特征确保了不同的微生物群在解剖学上被包含，并且在耐受性和警惕性之间保持适当的平衡，以阻止病原体和机会性病原体。尽管有许多因素参与建立和维持这种高度调节的体内平衡，但肝脏和肠道的结构和功能属性，如肠屏障和免疫耐受至关重要。接下来的部分重点介绍构建稳态环境元素概念的细节。

（一）肠道屏障

肠道是与肠道微生物相接触的最大黏膜屏障。从表面上看，它只是一个物理屏障，然而，它积极参与了宿主生理学相关的关键过程。肠屏障包括：①黏液层；②具有 6 种细胞类型的单层上皮，包括间质上皮细胞（肠细胞或结肠细胞）、微细胞（M 细胞）、杯状细胞、潘氏细胞（仅存在于小肠中）、肠内分泌细胞和干细胞；③固有层（图 3-2）[51]。每个细胞都对肠道微生物群有反应

并受其调节。此外，肠道微生物定植支撑肠黏膜及其肠道相关淋巴组织（GALT）的发生、发展和成熟，包括 Peyer 斑、孤立的淋巴滤泡和肠系膜淋巴结[52]，是固有和适应性免疫反应的核心要素。这些多层结构共同进化形成了高度专门化的屏障防御，其中包括了抗菌、生理和免疫功能，维持肠道内稳态和微生物生态。它们的作用在下面进一步强调。

（1）黏液层：黏液由杯状细胞分泌的黏液糖蛋白形成。在小肠中，可能是为了支持主动吸收的需求，黏液是不连续的，并且边界不太明确[53]。相比之下，结肠具有厚的双层黏液，内层致密，没有细菌，外层松散，与微生物群直接接触[54,55]。因此，黏液结构在塑造黏膜相关微生物群方面具有生理作用，通过在外层提供聚糖作为营养源，而致密的内层限制了这些细菌与上皮细胞的直接接触[53,56,57]。

（2）上皮细胞及其特殊细胞：杯状细胞除了上面详述的黏液产生中起作用外，还产生三叶因子和抵抗素样分子 β，通过稳定黏蛋白聚合物和降低对炎症的易感性来帮助维持屏障的完整性[58,59]。潘氏细胞仅在小肠中发现，并且位于靠近隐窝上皮干细胞的位置[60]。潘氏细胞分泌抗菌肽，如防御素和 C 型凝集素与黏液层交联[61]，在控制菌群中起关键作用。防御素以微生物群的所有成员为靶向，而 C 型凝集素再生胰岛衍生的 Ⅲ γ（Reg Ⅲ γ）可有效预防革兰阳性细菌的上皮接触[63]。重要的是，潘氏细胞的丢失导致了病原菌和共生微生物对上皮屏障的入侵增加[61]。M 细胞是另一种特殊的肠上皮细胞，存在于 Peyer 斑的上皮细胞中，M 细胞将生物和颗粒从肠腔传递到上皮内免疫细胞。Peyer 斑中的树突细胞（DC）通过 M 细胞或通过跨上皮细胞延伸直接从腔进入微生物。

（3）固有层：固有层位于肠上皮下方，含有丰富的肠道免疫细胞。固有层还具有 Peyer 斑，作为淋巴滤泡，其中幼稚免疫细胞分化成多种成熟免疫细胞亚群。固有层中的 DC 协调 Peyer 斑中 B 细胞的刺激以产生 IgA[64,65]，充当固有免

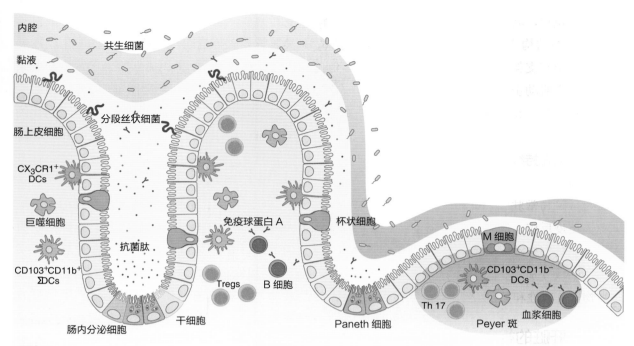

▲ 图 3-2　肠黏膜屏障

肠上皮屏障由双层黏液覆盖的单层肠上皮细胞（IECs）组成。与共生物种定殖的外部黏液层不同，内部黏液层基本上没有细菌；它含有免疫球蛋白 A（IgA）和抗菌肽（AMPs），可阻挡共生物种与 IECs 表面相互作用。很少有机会性细菌，如分段丝状细菌（SFB）可以破坏黏液屏障并与 IECs 接触。源自上皮干细胞的 IEC 谱系包括肠细胞，产生黏液的杯状细胞，产生激素的肠内分泌细胞，在隐窝底部产生 AMP 的潘氏细胞，以及从肠腔中提取抗原并将其呈递给附近免疫细胞的 M 细胞。固有层和 Peyer 斑中存在大量 T 细胞，巨噬细胞和分泌 IgA 的 B 细胞和浆细胞。此外，CD103⁺CD11b⁻ 和 CD103⁺CD11b⁺ 树突细胞（DCs）分别促进辅助性 T 细胞 17（Th₁₇）和 T 调节细胞（Tregs）的形成，而 CX3CR1⁺DCs 可用于检测管腔抗原的含量

疫和适应性免疫之间的连接。而固有反应涉及与微生物表面聚糖结合并引起细菌凝集的非特异性 IgA，微生物特异性 IgA 驱动控制微生物群的主要适应性免疫反应[66]。DC 还可诱导 T 细胞分化或 T 细胞依赖性 B- 细胞成熟进入生发中心。幼稚 T 细胞（TH0 细胞）可分化为效应 Th1、Th2 或 Th17 细胞或分化为调节性叉头盒蛋白 3 阳性调节性 T 细胞或 1 型调节性 T 细胞[67,68]。

（4）模式识别受体（PRRs）：toll 样受体（TLRs）和核苷酸结合寡聚化结构域（NOD）样受体（NLRs），统称为模式识别受体（PRRs），识别各种微生物成分，因此在建立宿主和微生物群之间的相互关系方面很重要。肠上皮细胞表达 PRR，感知由共生和致病微生物表达的微生物相关分子模式[69]。新生儿肠上皮细胞识别微生物相关分子模式是刺激孤立淋巴滤泡发育的必要条件。能够支持 B 细胞成熟和 IgA 分泌的淋巴结构

的形成。在一项开创性的研究中，缺乏 TLR 信号传导或大量耗尽传染性细菌的小鼠表现出对实验的敏感性增加诱导产生肠道炎症，暗示共生微生物依赖信号在调节肠内稳态和对损伤反应中的作用[75]。此项研究和其他研究确定了肠上皮细胞固有 TLR 信号通过细胞保护性热休克蛋白、表皮生长因子受体配体[75,76]和三叶因子[3,77]的保护作用。此外，由 caspase1 和 NLRs 在组成型敲除小鼠模型中形成的炎性体显示出对炎症和上皮修复的复杂反应，表明炎性体的双重作用[79-81]。这一证据说明了这一点。微生物识别促进肠上皮细胞的健康和维持体内平衡的功能。

（5）紧密连接：紧密连接是上皮细胞之间的跨膜蛋白复合物，并且固有地参与维持屏障功能[82,83]。紧密连接产生选择性渗透屏障，允许细胞旁营养物运输并阻止微生物群及其产物通过。紧密连接蛋白、闭合蛋白和连接黏附分子是三种

主要的跨膜蛋白，其中紧密连接蛋白被认为是紧密连接的主要结构成分[84]。此外，紧密连接还包含衔接分子和支架的复杂系统，介导跨膜蛋白和上皮细胞内肌动蛋白细胞骨架之间交联的蛋白质，紧密连接在一起提供了必不可少的第二层屏障保护。

宿主如何在持续接触大量微生物的情况下保持体内平衡

肠道屏障与常驻的肠道微生物组相互作用产生耐受性免疫反应，通过多个免疫屏障维持体内平衡。这些免疫屏障沿着三个主要的区域广泛构建，三个区域分别是分区化、常驻肠道巨噬细胞的微生物低反应性和免疫抑制（图 3-3）[85]。

（二）肝脏的相互作用肠道微生物组

肝脏是一种独特的器官，通过复杂的代谢和免疫调节功能调控门体系统界面的宿主生理。正常肝脏可被视为血管和肝胆系统两个紧密结合的隔室。肝脏血管隔室的独特特征包括主要由静脉血液供应：通过门静脉从肠道接收约 70% 的血液。

此外，肝脏还表现为高度血管化，与通过高渗透性有孔内皮细胞的血液流动相关联，使肝脏组织与血液直接接触[86]。因此，肝脏就像肠道一样，不断暴露于肠源性产物。肝胆的这种系统性负荷由肝胆室接收，其包括实质细胞（约 80%，即肝细胞和胆管细胞）和非实质细胞（约 20%），如肝星状细胞（HSC），库普弗细胞和肝窦内皮细胞（LSECs）。PRR 在这些细胞上多数表达，使得细胞可以感知微生物衍生产物从肠道不断涌入并引发免疫反应[87,88]。另外，血管和胆道系统都与肝外细胞和组织相通。通过有序的胆汁酸信号[89]进一步调节肠 - 肝轴相互作用，并协调高度复杂的组织间串扰。

以下部分简要概述了 PRR（TLR 和 NLR）和肠道微生物产物与不同肝细胞间的相互作用。随后是固有和适应性免疫应答可导致耐受性或引发和传播炎症、免疫失调和纤维化。这些病理学标志共同涵盖了各种原因引起的大多数肝脏疾病。TLR/NLR 在肠和肝脏中表达。PRR 的肠道调节及其对宿主生理学的影响超出了本章的范

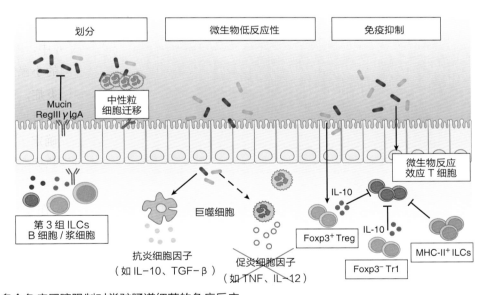

▲ 图 3-3 **多个免疫屏障限制对常驻肠道细菌的免疫反应**

三种机制广义地定义了肠道免疫屏障，限制了对共生细菌的不正常的免疫反应。第一种机制涉及通过厚黏液层、抗微生物肽（如再生胰岛衍生的 Ⅲ γ[Reg Ⅲ γ]）或分泌的免疫球蛋白 A（IgA）来区分常驻细菌，所有这些都阻止常驻细菌进入上皮细胞。中性粒细胞可以迁移到肠腔并构建腔内细胞管型包裹共生物，限制管腔微生物的渗透。与全身组织中的单核细胞和巨噬细胞相比，肠巨噬细胞对微生物刺激具有低反应性并且仅产生有限的炎性细胞因子，例如肿瘤坏死因子（TNF）-α 或白细胞介素（IL）-12。此外，驻留的吞噬细胞自发地产生抗炎细胞因子如 IL-10。第三种机制涉及产生 IL-10，通过 Foxp3 阳性诱导调节性 T（Treg）细胞和 Foxp3 阴性 1 型调节性 T（Tr1）细胞主动抑制微生物反应性效应子 -T 细胞应答。此外，主要组织相容性复合物（MHC）Ⅱ 阳性先天淋巴样细胞（ILC）呈现细菌抗原，其限制共生反应性 CD4+T 细胞的活化。TGF-β. 转化生长因子 β

围，在其他地方进行综述[90]。此外，如下所述，越来越多的证据表明 TLRs/NLRs 在肝脏疾病中的积极作用。

1. 肠道微生物如何与肝病相关

肝脏和肠道结合在一起形成体内最大的免疫系统。两者都经常以各种形式暴露于外来抗原，即在本章上下文中涉及的微生物群系。目前已经充分认识到肠道微生物群系比人类细胞总数多 10 倍，比人类基因组多 100 倍。胃肠系统拥有地球上最高浓度的微生物群系之一。人类宿主和肠道微生物之间的共生关系（共生，共生体或寄生）共同进化并主动促进体内平衡的发展和维持。例如，胃肠道微生物群系的分布和组成受影响微生物龛的区域差异的影响，并反映了这种共生关系

的一部分（图 3-4）[91]。除了宿主介导的对微生物组装、组成和活动的影响外，微生物龛也受到周围其他细菌的巨大压力。细菌使用复杂的相互通信系统来帮助维持龛的平衡；因此，这种微生物网络对宿主体内平衡至关重要。根据物种的性质，这些微生物关系可以是拮抗的或共生的，这种关系总结在图 3-5 中[91]。尽管肠道微生物之间存在关系，我们对其功能意义的理解仍处于起步阶段，但肠道微生物和肝脏疾病的关系已经明确[45,92-98]。

2. 黏膜和肝脏耐受

为了更好地理解与肝脏疾病相关的肠道微生物群系的作用，对于正常的肠道和肝脏的认知非常重要。尽管经常暴露于微生物和微生物

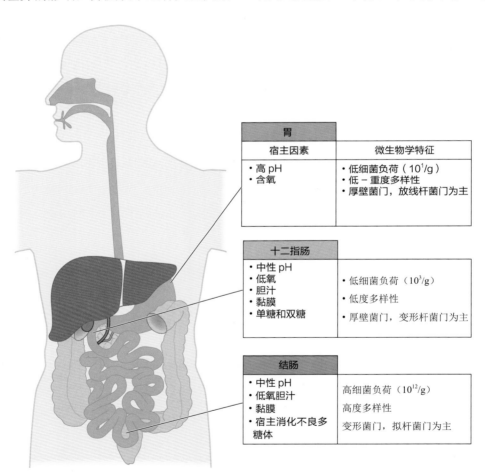

胃	
宿主因素	微生物学特征
· 高 pH · 含氧	· 低细菌负荷（10^1/g） · 低 - 重度多样性 · 厚壁菌门，放线杆菌门为主

十二指肠	
· 中性 pH · 低氧 胆汁 · 黏膜 · 单糖和双糖	· 低细菌负荷（10^3/g） · 低度多样性 · 厚壁菌门，变形杆菌门为主

结肠	
· 中性 pH · 低氧胆汁 · 黏膜 · 宿主消化不良多 糖体	高细菌负荷（10^{12}/g） 高度多样性 变形菌门，拟杆菌门为主

▲ 图 3-4　胃肠道的区域差异影响微生物龛

在胃中，高 pH 和高氧含量限制了微生物的定植。主要门属与沿胃肠道进一步发现的主要门属没有显著差异，但主要细菌（厚壁菌门和放线菌门）以及物种是不同的。尽管有的生物体比较短暂，但多样性被认为是更稳定的。在十二指肠中存在胆汁，胃酸被中和，通过兼性厌氧菌减少氧，宿主上皮产生黏液层。大多数淀粉已经被消化成单糖和双糖，逐渐被整个小肠吸收；这些因素导致变形杆菌门和厚壁菌门成为主导的微生物群，比如具有低细菌负荷和多样性的乳杆菌。另外，宿主难消化的多糖促进结肠中的拟杆菌和厚壁菌（例如梭菌）的生长，其中多样性和细菌负荷高。除了这些因素外，肠道屏障和免疫系统还会影响微生物在肠道中存活，但似乎不依赖于区域

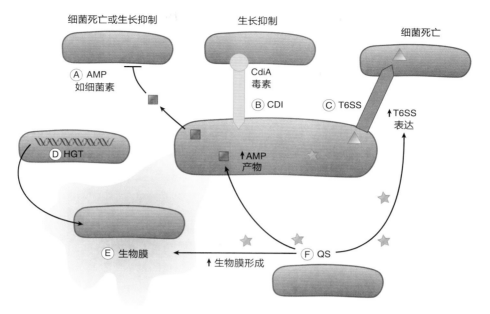

▲ 图 3-5 细菌通过复杂的信号网络在环境中大量繁殖

细菌通过斗争（A-C）和合作（D-F）的方法相互作用。A. 细胞裂解后通常释放的抗菌肽（AMPs）会杀死或抑制周围微生物的生长；B. 接触依赖性生长抑制（CDI）系统在接触后将 CdiA 的毒性 C 末端递送到靶细胞的细胞质中；C.6 型分泌系统（T6SS）强力将毒素注入攻击性细菌。细菌通过增加其附近相似微生物的存活来进行合作；D-E. 水平基因转移（D, HGT）和（E）保护性生物膜的形成；F. 群体感应（QS）允许细菌交流和协调群体行为，并且涉及 T6SS 表达、AMPs 的产生和生物膜形成。但在健康的人类肠道中未观察到这些机制。红色方块代表 AMPs，蓝色三角形代表 T6SS 毒素，黄色星代表 QS 信号分子

衍生物，缘于黏膜和肝脏的耐受性，使肝脏能够维持稳态。耐受性主要受以下因素影响：①持续的低剂量微生物抗原暴露导致调节性 T 细胞的诱导以及②高负荷暴露导致耐受诱导优先通过无反应和缺失机制。

黏膜耐受机制的关键参与者涉及通过 M 细胞的 GALT 和 DC。在暴露于肠道微生物群和微生物产物时，GALT 通过 M 细胞感知信息，该信息传递给固有层中的 DC。DCs 对诱导小肠抗原的耐受性至关重要[99]。实验证据还表明，GALT 相关 DC 具有独特的能力来指导来自叉头框蛋白 3 阴性 T 细胞的调节性 T 细胞的分化[100]。同样，最近研究表明产生白介素（IL）-22 的先天性淋巴样细胞有助于调节结构上的微生物容量，这可通过外周淋巴细胞耗竭后共生细菌向周边传播引发全身性炎症来证实，IL-22 可阻止上述过程[101]。产碱杆菌属（Alcaligenes）物种的传播来自宿主淋巴组织，此外，Alcaligenes 与小鼠先天性淋巴细胞耗尽后的全身性炎症有关。同时，在儿科克罗恩病患者的血清和慢性丙型肝炎患者的血浆中观察到

产碱杆菌特异性全身免疫应答[101]。这些数据共同表明，先天性淋巴细胞调节淋巴细胞的选择性抑制，以防止与慢性丙型肝炎相关的全身性炎症疾病。

在肠道微生物组和肝脏耐受的背景下，值得重新审视三种专门的驻留肝脏抗原呈递细胞：即库普弗细胞、LSEC 和 DC。库普弗细胞优先位于窦状血管空间内，主要位于门静脉区域，非常适合清除通过血液中的内毒素和吞噬碎片和微生物。它们在肝窦内缓慢迁移会导致肝窦血流的频繁扰动，甚至使窦状血流暂时停滞[102]，从而促进经过的淋巴细胞和微生物产物的紧密接触。LSEC 是主要的非实质肝细胞群（约 50%），并且具有特征性的有孔内皮细胞。LSECs 表达促进抗原摄取的分子，包括甘露糖受体和清道夫受体，以及促进抗原呈递的分子，包括 MHCI 类和 Ⅱ 类以及共刺激分子 CD40、CD80 和 CD86[103, 104]。肝脏受体 DC 通常位于中央静脉和门静脉周围。静息 DC 可通过细胞毒性 T 淋巴细胞相关蛋白 4 和程序性死亡配体抑制活化组织浸润淋巴细胞的

增殖和细胞因子产生1[105]。尽管肝细胞也可能向肝脏浸润性 T 细胞提供抗原，但它们更通常被视为细胞免疫应答的靶标，尽管有人提出它们在诱导初级免疫应答中的作用[106]，但尚不清楚。

专门驻留肝脏的抗原呈递细胞（库普弗细胞，LSEC 和 DC）如何诱导内毒素耐受？由于肝脏持续暴露于低水平的肠源性内毒素，一些促进内毒素耐受性的机制包括抑制因子的释放，例如程序性死亡配体 1，细胞毒性 T 淋巴细胞相关蛋白 4 和前列腺素 E2 被库普弗细胞和 DC 细胞释放。此外，未发炎的肝脏通过分泌免疫抑制因子如 IL-10、转化生长因子 β（TGF-β）、视黄酸和前列腺素 E2 来提供致耐受性微环境。通过分泌 IL-4，天然杀伤细胞和天然杀伤 T 细胞被抑制或编程以发挥抗炎特性。与自适应淋巴细胞的相互作用有利于诱导致耐受性 T 细胞反应或自身反应性 T 细胞的缺失。

3. 肝脏和模式识别受体

正如之前的章节中提到并在前面广泛讨论过，肝脏持续地低水平暴露于肠道微生物产物中。这些微生物组分由驻留的肝抗原呈递细胞感知，其也表达 PRR，特别是 TLR。简而言之，TLR 识别病原体相关分子模式[107,108]，并参与肝脏的固有和适应性免疫应答，通常有利于耐受性[88,109-111]。除了驻留的肝抗原呈递细胞（库普弗细胞，DC 和 LSEC），其他肝细胞如肝细胞和肝星状细胞也表达 TLR。在 13 种鉴定的哺乳动物 TLR 中，人类表达 TLR1 至 TLR10。图 3-6 中显示 TLR、其配体及其下游信号传导途径的一般概述，清楚地说明了不同的微生物组分如何与 TLR 和 NLR 相互作用。大多数 TLR 是膜相关的，但有一些（TLR3，TLR7，TLR8 和 TLR9）是细胞内的。经典的危险感应受体 TLR4 识别内毒素脂多糖（LPS）并与辅助受体 CD14 和髓样分化蛋白 2 结合[108,112]。TLR2 与 TLR1 或 TLR6 异二聚体化，对识别来自革兰阳性细菌的多种病原体分子模式至关重要，包括细菌脂蛋白、脂质甘露聚糖和脂磷壁酸[108,112]。细菌鞭毛蛋白与 TLR5 结合。TLR9 是对未甲基化 CpGDNA 的反应所必需的。此外，TLR7 和 TLR8 识别小的合成抗病毒分子[113]，它们的天然配体是单链 RNA[114]。TLR3 通过逆转录病毒双链 RNA 配体起作用。TLR3 是唯一激活含有 toll-IL-1 受体结构域的衔接子的 TLR，其诱导干扰素 -β（TRIF）依赖性干扰素信号传导途径。相反，

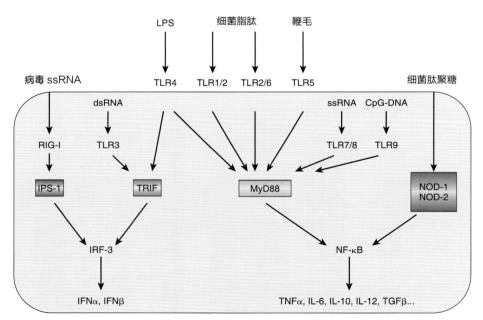

▲ 图 3-6　toll 样受体和下游信号通路

IFN. 干扰素；IL. 白细胞介素；IPS-1. 干扰素 -β 启动子刺激剂；IRF3. 干扰素调节因子 3；LPS. 脂多糖；MyD88. 髓样分化初级应答基因 88；NF-κB. 核因子 κB；NOD. 核苷酸结合寡聚化结构域；RIG-I. 视黄酸诱导基因 I；ssRNA. 单链 RNA；TGF. 转化生长因子；TLR.toll 样受体；TNF. 肿瘤坏死因子；TRIF. 含有 toll 白介素 -1 受体结构域的衔接子诱导干扰素 -β；ds-RNA. 双链 RNA

所有其他 TLR 使用激活核因子 κB（NF-κB）的髓样分化初级应答基因 88（MyD88）依赖性途径。细菌肽聚糖可以与细胞表面或细胞内 PRR 相互作用。膜结合 CD14 和 TLR2 促进肽聚糖的细胞表面识别，而肽聚糖的细胞内识别由 NLR 家族的两个成员 NOD1 和 NOD2 介导[115]。

通过特化细胞和 PRR 共同对肠和肝脏介导对微生物群和肠道微生物产物的耐受性反应。固有和适应性免疫机制最初有利于更多免疫调节反应以实现体内平衡，但也可导致宿主组织损伤。

4. 微生物群，肝脏炎症和纤维化

炎症和纤维化是任何潜在病因（病毒性肝炎，酒精滥用，非酒精性脂肪性肝炎［NASH］，代谢紊乱或胆汁淤积等）所致慢性肝病的两个标志。肝脏是第一个接触到肠道微生物组和微生物产物的部位，因此富含免疫细胞。通过激活 PRR 的固有免疫反应促进炎症以限制损伤和感染。这些先天免疫细胞与驻留的肝实质细胞和非实质细胞之间的相互作用可以影响细胞损伤恢复或细胞死亡。细胞损伤和细胞死亡可以通过损伤相关的分子模式（通常称为无菌炎症）进一步延续炎症级联。因此，这些相互作用可以影响急性和慢性肝病的发展。随后的章节关注肠道微生物群作为肝脏炎症和纤维化的驱动因素的作用。

5. 作为肝脏炎症介质的肠道微生物群

肠道微生物菌群是触发和维持肝脏炎症的重要来源。如前所述，微生物成分和其产物与表达 PRR 的实质和非实质肝细胞的相互作用可导致各种炎症介质的激活和分泌。

（1）肠道微生物群通过 TLR 诱导肝脏炎症：几种肝细胞执行 TLR 介导的反应。在肝脏炎症的背景下 TLR4 途径可能是最重要的。LPS 是所有革兰阴性细菌外壁的主要结构成分，TLR4 需要与 LPS 结合蛋白，CD14 和髓样分化蛋白 2 结合以识别 LPS。在 TLR4 连接上，TLR4 的细胞内结构域募集含有 toll-IL-1 受体结构域的衔接蛋白和 MyD88 用于 MyD88 依赖性信号传导，并且 TRIF 相关衔接分子桥接 TRIF 用于 MyD88 非依赖性信号传导。库普弗细胞在这个级联中是至关重要的，并且是第一个遇到肠源性毒素的细胞，包括 LPS。库普弗细胞 TLR4 和 LPS 结合激活 NF-κB、丝裂原活化蛋白激酶、细胞外信号调节激酶 1、p38、c-JunN 末端激酶和干扰素调节因子 3，引发促炎症的产生细胞因子和 I 型干扰素。这些促炎症刺激有助于增强肝细胞损伤和增加白细胞浸润，从而放大肝脏损伤[116]。同时，细胞死亡是导致白细胞浸润和炎症的最重要因素[116]，引起炎症持续存在、细胞损伤和细胞死亡的恶性循环。

其他 TLR 和非实质细胞在肝脏炎症中所起的作用不明显。在实验模型中，通过 TLR9 介导的信号传导的含 CpG 的 DNA 诱导库普弗细胞产生 IL-1β[117]。最近，在小鼠模型中，高剂量鞭毛蛋白过度激活 TLR5 信号引起肝脏急性炎症反应、中性粒细胞聚集和氧化应激，从而导致鞭毛蛋白诱导的肝损伤的进展和加重[118]。虽然 LSECs 表达 TLR4 并且其活化可导致 NF-κB 诱导的肿瘤坏死因子（TNF-α）的产生[119]，在库普弗细胞灭活的动物中 LPS 介导的 LSEC 损伤减少了活性氧物质，这表明 TLR4 在体内 LSECs 中的直接作用有限[120]。这一证据明确支持肠道微生物群在 TLR 信号介导的肝脏炎症中的作用。

（2）肠道微生物群通过 NOD 样受体诱导肝脏炎症：细胞内定位的 NLR 可通过病原体相关分子模式与病原体相互作用或通过损伤相关分子模式与内源性危险信号相互作用，并可通过细胞溶质多蛋白复合物引发肝脏炎症，叫炎性小体。炎性小体由 NLR（在黑素瘤 2 中没有响应细胞质双链 DNA），衔接分子凋亡相关斑点样蛋白含有半胱天冬酶相关募集结构域（ASC）和效应子 procaspase1 组成。炎症组成作为激活半胱天冬酶 1 的平台，后者又导致促炎细胞因子的成熟（主要是 IL-1β）[121]。炎症小体的激活是分两步，其中引发步骤（损伤、感染或无菌炎症）导致炎性体表达的上调；第二步触发功能性炎症——一些炎性体激活剂激活。图 3-7[122]中描述了 NLR 家族含有 pyrin 结构域 3（NLRP3）激活对微生物感染的机制。在内毒素诱导的肝损伤中，LPS 是所有通过 NF-κB 活化诱导炎性小体组

分（NLRP3，ASC，半胱天冬酶 1 和 pannexin1，pro-IL-1β 和 pro-IL-18）的信使 RNA 表达的有效诱导物[123,124]。这些观察结果共同表明在肝脏疾病中肠道微生物群和微生物产物相关的肝脏炎症通过炎性体激活介导的作用。

6. 作为肝纤维化介质的肠道菌群

肝纤维化是肝病进展的最重要的决定因素，并且无论其原因如何，都是对肝损伤高度保守的反应。第五章详细介绍了肝纤维化的发生和发展机制。成纤维反应中最重要的参与者是 HSCs。扰乱肝脏微环境中的细胞相互作用促进炎性发生，影响活化的肝星状细胞的激活和存活。与本章相关的是，肠道菌群和细菌产物作为纤维化的重要因素将被描述。如前所述，HSCs 通过其高表达的 TLR 提供肠与肝之间的联系，TLR 可参与肝星状细胞活化和纤维化[125]。

HSCs 和 TLR 信号如何导致肝纤维化？有两个主要机制如下。

（1）TLR4 诱导的趋化因子：HSCs 与 TLR4 相互作用后，趋化因子（单核细胞趋化蛋白 1，巨噬细胞炎症蛋白 1α，巨噬细胞炎症蛋白 1β 和 RANTES）和黏附分子（细胞间黏附分子 1、血管细胞黏附分子 1 和 E- 选择蛋白)的表达增加[125]。此外，肝星状细胞衍生的单核细胞趋化蛋白 1 和 RANTES 以自分泌方式起作用以激活 HSCs[126-129]。趋化因子的遗传或药理学抑制趋化因子（RANTES，单核细胞趋化蛋白 1）或趋化因子受体（CCR1、CCR2、CCR5）可减轻肝纤维化[126-133]。

（2）TLR4 和 TGF-β 信号传导之间的相互作用：TGF-β 是一种有效的纤维化细胞因子，可激活 HSCs 并诱导肝纤维化。在静息肝星状细胞中，骨形态发生蛋白和活化素膜结合抑制药（BAMBI）是 TGF-β 受体的内源性诱饵受体，高度表达，并直接与 Smad7 相互作用，干扰 I 型、Ⅱ 型 TGF-β 受体和 Smad3，抑制 TGF-β 信号传导[125,134]。相反，HSCs 在 TLR4 刺激后被激活，

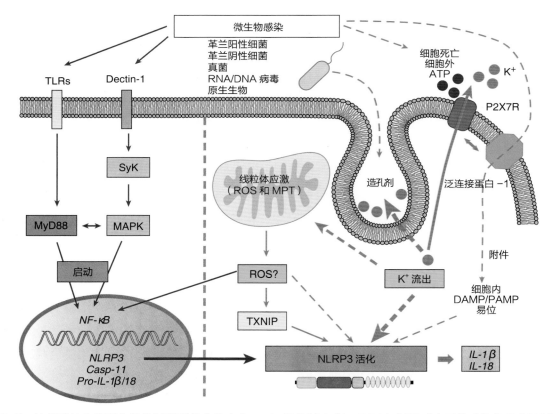

▲ 图 3-7　核苷酸结合寡聚化结构域样受体家族含有 pyrin 结构 3（NLRP3）激活对病原体感染的反应机制

Casp-11.Caspase11；DAMP. 与损伤相关的分子模式；IL. 白细胞介素；MAPK. 丝裂原活化蛋白激酶；MyD88. 髓样分化初级应答基因 88；MPT. 线粒体通透性转换；NF-κB. 核因子 κB；PAMP. 病原相关分子模式；ROS. 活性氧；TLR.toll 样受体；TXNIP. 硫氧还蛋白相互作用蛋白；Dectin-1. 树突状细胞相关 C 型植物凝集素 -1

BAMBI 以 MyD88- 和 NF-κB 依赖性方式下调[125]。

此外，TLR4 通过直接或间接刺激 LSEC，介导 HSCs 的纤维蛋白生成促进门静脉高压和血管生成[135,136]。临床上，抑制性 TLR4 单核苷酸多态性的存在与丙型肝炎患者的纤维化减少有关[137]。现有证据表明，通过 TLR 信号传导、肝星状细胞、肠道菌群和细菌产物之间存在联系。

（三）无菌模型：对肠道微生物组，肠和肝脏的影响

微生物的存在或不存在可显著影响肠道屏障的发育和生理，并且可能潜在影响肝脏疾病。尽管这些证据源于无菌动物模型中的数据，但它为肠道微生物组在调节肠道屏障中的作用提供了有价值的见解。然而，这种关系很难复制为人类的因果关系。简化的微生态系统可以在无菌环境中饲养的小动物（保持无菌环境的特殊正压隔离器，一个无菌的环境）中建立，以研究菌群平衡和菌群失调对宿主免疫功能和生理的影响[138]。与普通小鼠相比，对无菌小鼠肝脏疾病的影响尚不明确。然而，现有指向无菌小鼠的两条数据：①部分肝切除术后肝脏再生受到抑制，可能是由于内毒素介导的细胞因子释放反应降低[139]；②毒素诱导增加肝纤维化、氧化应激和细胞死亡，伴随着肝星状细胞活化增加，而肝脏炎症介质没有显著变化，提示共生微生物群实际上对肝脏是保护性的，可预防小鼠肝纤维化[140]。这些来自无菌小鼠模型的证据清楚地明确了肠道微生物组在建立和维持肠 - 肝轴稳态中的重要作用。

三、肠道微生物组在特定肝病中的作用

肝病与各种潜在的特定病因有关，例如病毒、自身免疫性疾病、酒精滥用和肥胖，通常进展到晚期肝病或肝硬化的最终共同途径。在人类中，与疾病的发展和进展相结合的微生物群落的变化与肠道的作用之间的时间关系很难明确。然而，有希望的实验证据表明，肝脏可以充当宿主与肠

道共生菌群之间的相互作用的防火墙[93]。该研究支持库普弗细胞在处理全身和肠系膜血管的共生肝脏细菌负荷中的主要作用。此外，数据表明，脾脏和肝脏对清除全身性菌血症很重要。在肝硬化动物模型中，共生肠道微生物的划分是有缺陷的，在没有肠道挑战或明显的肠道疾病的情况下，它会自发地增加对住院患者的全身免疫反应[93]。这与肝功能不全小鼠的肠道共生体血清免疫球蛋白反应增加有关。在人类患者中，早在肝硬化发生之前，就可以在脂肪肝的早期观察到系统性免疫反应。总的来说，肝窦、驻留的库普弗细胞、门静脉和肝动脉血液的整体作用，它们是抵御微生物的功能血管防火墙。接下来的章节涵盖了肠道微生物与不同肝脏疾病的联系。

（一）肥胖和肠道微生物组

肥胖与非酒精性脂肪性肝病（NAFLD）关系最为明显，还可引起其他肝病。新出现的证据表明，肠道菌群与肥胖之间存在潜在的因果关系。这一结论得到了动物研究的支持，其中包括粪便移植诱导肥胖的人源化小鼠。研究结果进一步表明，肥胖与拟杆菌门与厚壁菌门的比率较低[141-144]，与细菌多样性减少有关[144,145]。然而，有研究争议或反驳了拟杆菌与厚壁菌比例与肥胖之间的关联[146-148]。最近，人类微生物组计划和 MetaHIT 数据的分析结果证实[149]：①拟杆菌与厚壁菌的比例与肥胖或体重指数（BMI，图 3-8A）无关；② BMI 与微生物群落系统水平组成无相关性（图 3-8B）；③肠道微生物组织多样性与 BMI 无关；④肥胖对拟杆菌和厚壁菌的相对含量的影响在各研究中并不一致（图 3-8C），而且研究间的差异远远超过了任何研究中瘦人和肥胖个体的组成差异。这些结果表明，BMI 和微生物群之间没有简单的关系，发表的研究之间存在显著的技术和临床差异。

肥胖如何影响肠屏障功能和微生物群组成？在瘦型生理状态中，稳态的三个关键步骤包括：①保留肠道屏障；②保持肠道微生物群多样性或生态平衡；③通过 PRR 响应微生物相关分子模

式的致耐受性免疫环境，包括分泌抗炎药介质如IL-25、IL-33 和 TGF-β（图 3-9）[150]。相比之下，富含饱和脂肪和胆固醇的饮食会破坏肠道通透性，导致菌群失调，诱发炎症反应，导致全身和肝脏的变化（图 3-10）[150]。总之，虽然现有的证据表明肥胖与微生物组有关，但鉴于微生物组组成的数据存在矛盾，其因果关系应当慎重考虑，并且值得进一步研究。

（二）肠道微生物组和非酒精性脂肪肝病（NAFLD）

NAFLD 越来越被认为是全球肝病的主要病因。在第 25 章中讨论了 NAFLD 病理生理学及其两大类非酒精性脂肪肝和 NASH 的复杂机制。与本章相关的是，我们将讨论肠道菌群与 NAFLD 的关系，然后重点回顾我们目前对 NAFLD 肠道菌群变化的机制和功能影响的理解。

1. 人类研究

已经发表了六项专门研究 NAFLD 中肠道微生物组相关性的人体研究，只有一项在成人中进行。肠道微生物组成的变化在研究中有所不同，

有些甚至是不一致的，不可推广。这可能是由于研究人群和方法的差异，疾病分类不一致以及样本量相对较小[151]。关于肠道微生物组成变化相关细节概述如下。

在第一项人体研究中，胆碱缺乏症饮食诱导脂肪肝的微生物群落谱发生变化，通过磁共振成像评估发现，较高基线水平的肝门杆菌属，特别是 GAMMA- 蛋白酶杆菌，与发展脂肪肝的风险较低相关，而类丹毒纲（FiulmFrimult）的较高基线水平与脂肪肝的高风险相关[152]。在最近的一项儿科研究中，肥胖儿童和活检证实 NASH 患者肠道厚壁菌的含量显著降低，拟杆菌的含量显著增加，其中有大量的大肠杆菌[153]，NASH 儿童内源性乙醇产量也增加。此外，在同一组 NASH 患者的单独研究中未报告内毒素水平的显著变化[154]。数据表明，内源性乙醇可能与儿科 NASH 中更为密切，可能与内毒素无关。最近，在一项活检证实的成人 NASH 患者的研究中，肠道梭状芽孢杆菌的含量增加，粪便中拟杆菌的数量减少，与 BMI 和每日脂肪摄入量无关[155]。在另一项研究中，临床确定 NAFLD 的成人患者与

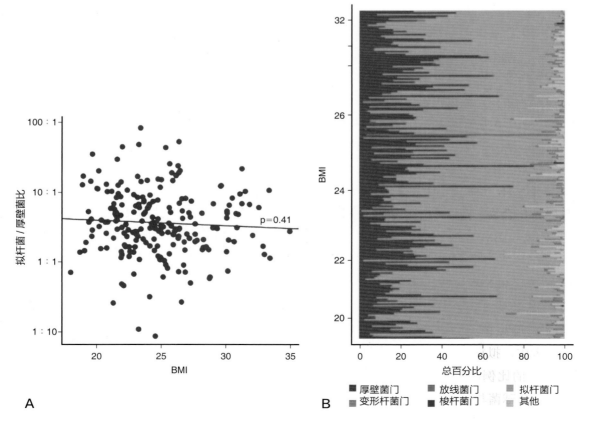

A

B

■ 厚壁菌门　　■ 放线菌门　　■ 拟杆菌门
■ 变形杆菌门　■ 梭杆菌门　　■ 其他

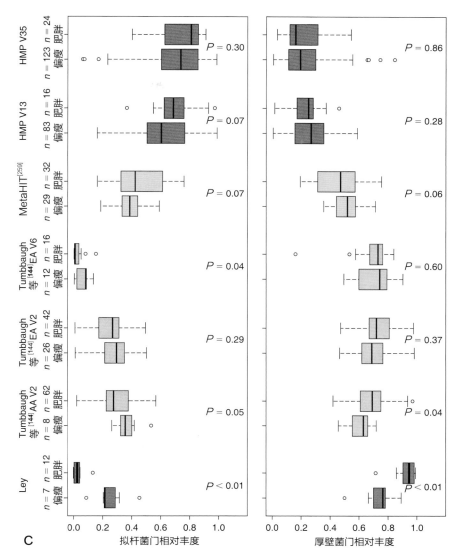

▲ 图 3-8　人类微生物组计划和 MetaHIT 数据分析结果

A. 在人类微生物组（HMP）粪便微生物组中，体重指数（BMI）与拟杆菌 / 厚壁菌比没有关联；B.BMI 与微生物群落系统水平组成无相关性，每一行都显示了个体中主要肠道细菌的相对含量，根据 BMI 对个体进行排序；C. 研究间拟杆菌门和厚壁菌门相对丰度的变异性大于偏瘦个体和肥胖个体之间的研究内差异，所有的 P 值都是通过 t 检验得到的。
AA. 非裔美国人；EA. 欧洲的美国人；HMP. 人类微生物组计划；Uncl. 未分类；V. 变量

非肥胖健康人相比，组织学表明毛螺菌科和乳杆菌科的比例增加，反刍球菌科的比例较低，并且粪便挥发性化合物水平升高[156]。鉴于缺乏肥胖对照和组织学，BMI 的作用并且无法确定 NASH 的独特轮廓[156]。由于缺乏肥胖控制和组织学，无法确定 BMI 和 NASH 的显著相关性。

有研究表明，NAFLD 的严重程度与肠道菌群失调和肠道菌群的代谢功能有关[157]。在 NASH 患者中，拟杆菌和反刍球菌的含量增加，普雷沃菌属的比例减少。拟杆菌与 NASH 独立相关，而反刍球菌与显著的纤维化独立相关。此外，在《京都基因大全》和《基因组路径分析》中，我们观察到菌群失调与糖类，脂质和氨基酸代谢之间的显著关系。因此，肠道菌群的分析为 NAFLD 严重程度的经典预测因子和益生元 / 益生菌治疗的潜在代谢靶点的筛选增加了信息。这些人类研究共同证明了 NAFLD 和 NASH 中微生物组的存在可测量的差异，但由于研究设计、方法和临床终点的巨大差异，对于解释肠道菌群失调的临床意义仍然具有挑战性。需要进一步的工作来探索人类 NAFLD 背景下肠道微生物组的机制、病理学意义以及诊断和治疗潜力。

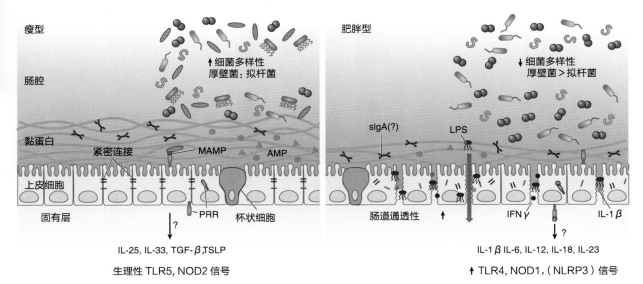

图例

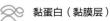

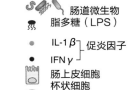

▲ 图 3-9　肥胖时肠道菌群和肠道屏障功能的变化

在正常生理条件下，在瘦的状态下，肠道菌群高度多样化。肠道屏障通过杯状细胞，抗菌肽（AMPs）和分泌的免疫球蛋白 A（IgA、sIgA）产生黏蛋白来阻止病原菌进入肠道。肠上皮细胞对微生物相关分子模式（MAMPs）产生耐受性反应，共生细菌通过分泌抗炎介质［包括白细胞介素（IL）-25、IL-33、转化生长因子 β（TGF-β）和胸腺基质淋巴细胞生成素（TSLP）］与模式识别受体（PRR）结合。一些重要的 PRR 信号通路包括 toll 样受体（TLR）5 和核苷酸结合寡聚化结构域（NOD）2。在肥胖期间，高脂肪饮食减少了肠道菌群的多样性，使菌种比例失衡。高脂肪饮食的喂养也减少黏蛋白和其他抗菌因子的产生，这使得细菌更容易穿过肠道屏障。侵入性细菌和细菌产物触发先天类结节受体和 TLR 信号传导，特别是 TLR4，NOD1，以及可能的类结节样受体家族，含 pyrin 结构域 3（NLRP3）来诱导炎症反应。侵袭性细菌的 MAMP 与肠上皮细胞基底侧的 PRRs 结合炎性体激活，促进促炎细胞因子的释放，包括 IL-1β、IL-6、IL-12 和 IL-18。除 IL-1β 外，另一个促炎细胞因子干扰素 -γ（IFNγ），是由免疫细胞产生的对炎症环境的反应，通过减少紧密连接蛋白表达或错位而削弱了上皮屏障（闭塞小带 1 和闭塞蛋白）。弱化的肠道屏障允许细菌产物如脂多糖（LPS）通过屏障进入体循环。高水平的 LPS 和细菌制品会导致内毒素血症和全身炎症，从而加剧代谢疾病

2.NAFLD 肠道微生物组的功能和机制观察

肠道微生物组如何影响 NAFLD 的潜在机制包括如下几个方面。

（1）内毒素血症：由细菌产生的毒素如 LPS 可以激活 TLR4- 和 TLR9 介导的促炎性细胞因子产的生成，调节肝免疫反应，促进肝细胞炎症。

（2）脂肪生成和能量收获：异常生物作用可增加未消化的糖类向短链脂肪酸（SCFAs）的发酵，如乙酸盐和丙酸盐，它们分别在肝脏脂肪发生和葡萄糖生成中发挥重要作用[157a,157b]。此外，醋酸还可以用作胆固醇或脂肪酸前体[157b]。因此，SCFAs 可能占肝能量供应的 30%[157c]。因此，有利于 SCFA 生产的微生物群的变化，可以增加肝脏的能量传递，减少粪便的能量损失。从正常饲养的无菌小鼠（GF）C57BL/6，其正常菌群来自常规饲养动物的远端肠（盲肠），尽管减少了食物摄入，但在 14 天内体脂肪含量和胰岛素抗性增加了 60%。这与选择性抑制肠道内固定诱导的脂肪细胞因子有关，后者是一种循环的脂蛋白脂肪酶抑制药。这种选择性抑制会导致脂肪组织和肝脏中的脂蛋白脂肪酶的激活，导致肝三酰甘油含量增加两倍[157d]。菌群失调也增加了游离脂肪酸和糖类的吸收，与糖类反应结合蛋白和固醇调节结合蛋白 1c 的上调有关[158]。这些共同促进了

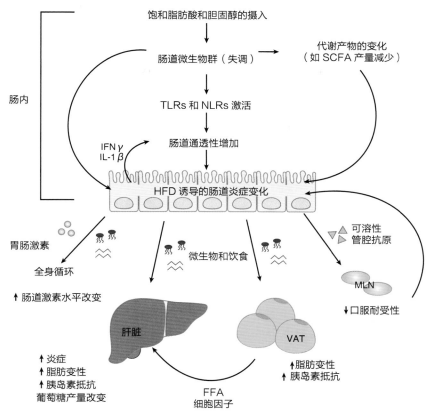

▲ 图 3-10　饮食诱导的微生物群和肠道炎症变化作为多器官系统中代谢疾病的始发者

从高脂肪或西方饮食中摄取饱和脂肪酸和胆固醇会改变肠道微生物群的组成，导致菌群失调。菌群失调有利于减少产生抗炎作用代谢物的细菌种类，如短链脂肪酸（SCFAs），其反过来又促进肠道内的炎症免疫变化。此外，这些微生物变化可以触发先天免疫系统，并激活肠上皮细胞或先天免疫细胞上的 toll 样受体（TLRs）和核苷酸结合寡聚化结构域样受体（NLRs），以促进肠道内的炎症。分泌的促炎介质削弱肠道屏障，增加对肠腔微生物或膳食成分的通透性。这些成分的泄漏促进由肠道内固有免疫细胞和适应性免疫细胞群体的炎症反应，并导致低度慢性肠道炎症状态。促炎免疫细胞或肠上皮细胞产生的干扰素 -γ（IFNγ）和白细胞介素 -1β（IL-1β）等细胞因子可增加肠黏膜通透性。炎性细胞因子也可改变肠细胞产生的胃肠激素水平，从而使全身血糖水平的降低。此外，泄漏的管腔微生物和饮食成分进入循环以诱导全身和代谢组织炎症。这些成分可以转移到肝脏以改变葡萄糖的产生并增加炎症，脂肪变性和胰岛素抵抗。来自肠道的微生物和膳食成分也会泄漏到内脏脂肪组织（VAT）中，从而加重组织炎症和胰岛素敏感性，这反过来又增加 VAT 产生的游离脂肪酸（FFA）和促炎性细胞因子。FFAs 可能会影响肝脏并促进炎症反应。肠道内可溶性腔内抗原的泄漏或不耐受降低肠系膜淋巴结（MLNs）的口腔耐受反应，进而促进肠道炎症反应。总之，高脂肪饮食（HFD）诱导的肠道炎症变化与多器官相互作用，最终加重下游代谢疾病

脂肪细胞中三酰甘油的产生和沉积，促进了肝脏的脂肪生成。

（3）调节胆碱代谢（这是极低密度脂蛋白合成和肝脂输出所必需的）。

（4）调节胆汁酸稳态：胆汁酸是重要的细胞信号分子，可激活调节脂质代谢、糖类代谢和炎症反应的多种途径（见第 2 章）。

（5）产生内源性乙醇会引起双重损伤：①通过破坏肠道紧密连接，从而增加肝脏内毒素的传递；②通过直接作用引起肝氧化应激、诱发肝炎症。

图 3-11 的示意图概述了这些机制[159]。

虽然有几项动物研究已经探讨了肠道微生物组和 NAFLD 的作用，但有几项研究值得一提。炎性细胞缺乏（NLRP3 和 NLR 家族 - 吡咯结构域 - 含 6）的肠道失调导致 LPS 和细菌 DNA 的大量涌入肝脏，分别刺激 TLR4 和 TLR9，并导致肝脏 TNF-α 表达增强，从而促进 NASH 进展[160]。在另一项研究中，通过观察发现，食用高脂肪食物（HFD）的人体重会增加，只有一小部分人会出现高血糖和胰岛素抵抗（标记为代谢应答者），NAFLD 的发病风险可通过粪便移植传给受体小鼠。尽管体重增加相似，代谢应答者小鼠的肝脏脂肪变性、高血糖和胰岛素抵抗比

无应答者小鼠更明显[161]。因此，这些动物研究说明了肠微粒体沿 NAFLD 的病理生理学领域的功能方面。

（三）肠道微生物组和酒精性肝病

酒精性肝病（ALD）是世界上最常见的肝脏疾病之一，通常与长期过量饮酒有关。最新的数据甚至表明短期酗酒对肝脏的有害影响。ALD 的范围从较良性的脂肪变性和脂肪性肝炎到较严重和进行性的疾病状态，如急性酒精性脂肪性肝炎、酒精性纤维化和肝硬化。酒精及其代谢物具有肝毒性，可影响多种病理生理通路，这在第 22 章中有广泛的介绍。其中，内毒素血症和库普弗细胞活化是 ALD 发病机制的核心，与肠道菌群最为相关。在接下来的章节中，重点介绍动物和人类研究的潜在机制和关键发现，以促进我们对

肠道菌群和 ALD 相关的理解。

肠道微生物学相关的 ALD 的潜在机制是什么？与肠道微生物相关的肝脏疾病的概念框架相一致，长期和短期的暴饮酒精可以产生三种主要的影响：①肠道菌群失调，以及相关的代谢 / 功能效应；②肠道屏障和功能的变化；③通过 PRRs 对微生物产物的免疫反应。在图 3-12 说明了与我们目前理解的机制有关的重要方面[162]。

1. 酒精性肝病的肠道菌群失调

肠道菌群失调是指肠道菌群在质量和（或）数量上（肠道细菌过度生长）的不平衡，扰乱了肠道菌群的共生[163]。一些动物研究表明酒精消耗会改变肠道微生物数量[164-167]。在 Tsukamoto 法国小鼠的 ALD 模型中，长期饮酒增加了小肠和盲肠的细菌负荷，也使肠道的微生物组发生了质的变化（如在包括乳酸杆菌在内的几种厚壁菌，

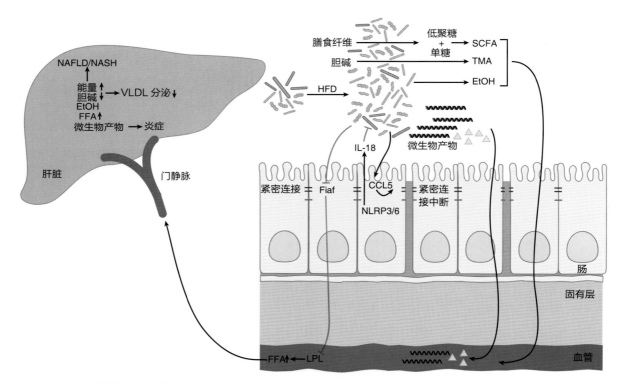

▲ 图 3-11　肠道菌群对非酒精性脂肪肝的影响及对脂肪肝的影响

高脂肪的饮食（HFD）会导致消化不良和肠道细菌过度生长。肠道菌群的改变增加了膳食纤维的能量提取和发酵，使其变成低聚糖、单糖和短链脂肪酸（SCFAs）。膳食胆碱由肠道菌群代谢到三甲胺（TMA），导致胆碱缺乏。肝脏胆碱缺乏症导致极低密度脂蛋白（VLDL）排出量减少，产生肝脏脂肪变性。微生物群的变化也产生乙醇（EtOH），乙醇在肝脏中被吸收和代谢。肠道菌群抑制肠道上皮细胞中快速诱导的脂肪细胞因子（Fiaf）的基因表达，导致脂蛋白脂肪酶（LPL）活性增强，游离脂肪酸（FFAs）水平升高。核苷酸结合寡聚化结构域样受体家族含吡喃结构域 3 和 6（NLRP3/6）通过效应蛋白白细胞介素 -18（IL18）的改变调节微生物组成。反过来，肠道菌群失调又会导致趋化因子（C-C 基序）配体 5（CCL5）介导的肠细胞紧密连接的破坏。肠道通透性增加导致微生物产物向肝脏移位并通过激活 toll 样受体引起炎症。NAFLD. 非酒精性脂肪性肝病；NASH. 非酒精性脂肪性肝炎

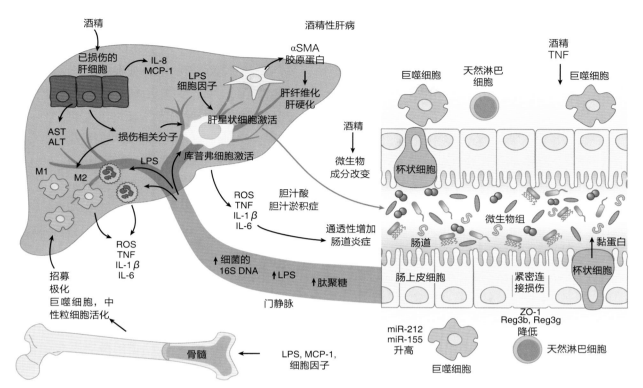

▲ 图 3-12　酒精性肝病的肠 - 肝轴

酒精的摄入，无论是短期的暴饮还是长期的饮酒，都直接影响到肠道内的多种肠道屏障，包括肠道上皮细胞间的紧密连接，黏蛋白的产生以及炎症细胞在肠壁的招募和激活。此外，肠道微生物群的组成也因饮酒而发生改变。这些变化导致微生物产物通过门静脉循环从肠道转移到肝脏。除了脂多糖（LPS）水平增加外，其他微生物成分也可能到达肝脏，在肝窦中，库普弗细胞和其他招募的免疫细胞被激活，并产生大量的促炎细胞因子、肿瘤坏死因子（TNF）-α、白介素（IL）-1β 和 IL-6 的分泌。这些细胞因子中大多数可进一步增加肠道通透性，从而加剧酒精性肝炎的炎性恶性循环。ALT. 丙氨酸氨基转移酶；αSMA. 平滑肌肌动蛋白；AST. 天门冬氨酸氨基转移酶；MCP-1. 单核细胞趋化蛋白 1；Reg3b. 再生胰岛衍生的 Ⅲ β；Reg3g. 再生胰岛衍生的 Ⅲ γ；ROS，活性氧；ZO1，闭锁小带蛋白

相对含量降低，在拟杆菌门和疣状菌门中拟杆菌属的比例增加）[165]。在最近的宏基因组分析中，慢性酒精引起的肠道微生物组变化反映了菌群和厚壁菌的含量较低，革兰阴性菌的变形杆菌和革兰阳性菌的放线杆菌的含量呈比例增加。此外，更多的菌属包括革兰阴性的产碱杆菌属和革兰阳性的棒状杆菌属[164]。

同样，人类 ALD 与肠道菌群失调有关。肠道菌群的定性和定量变化已在几项人体研究中得到证实。然而，许多 ALD 研究也包括了肝硬化患者，他们可以混淆酒精的作用，因此大部分将在后面的章节"肝硬化的肠道微生物组及相关并发症"一节中介绍，本文简要介绍了人类 ALD 的一些重要发现。在一项最初的人类 ALD 研究中，通过粪便培养对选择性细菌的粪便定量显示，酒精性患者的双歧杆菌、乳酸杆菌和肠球菌的含量明显低于健康对照组[168]。另一项研究健康对照组与酒精和非 ALD 患者的黏膜相关结肠微生物组[169]结果显示，结肠恶变只见于酒精组患者的亚组中，GAMMA- 变形杆菌属菌群的中位数含量较高，结肠恶变与内毒素血症相关，并持续存在。在最近的一项研究中，高肠道通透性酒精依赖患者的反刍球菌科成员的含量较低，而毛螺菌科成员的含量较高[170]。最近，人类首次对酒精性肝炎的研究也报道了肠道菌群失调[98]。值得注意的是，严重的酒精性肝炎与高含量的双歧杆菌、链球菌和肠杆菌有关，同时梭状芽孢杆菌或普氏杆菌的数量也减少了[98]，并且两者都被认为是抗炎的[171]。

综上所述，人类和动物研究清楚地表明肠道菌群失调与 ALD 有关；然而，因果关系是不能推断的，未来的研究也应该探讨其因果关系。

2. 酒精性肝病肠道菌群失调的结果

ALD 中肠道菌群失调导致三个重要后果：

①对肠道屏障和通透性的影响；②肝脏免疫应答；③代谢组学研究中微生物代谢产物的代谢和功能变化。如前所述，肠道屏障通过与肠道微生物组的相互作用在调节宿主生理方面发挥着重要作用。肠道菌群失调和饮酒都可以通过诱导改变黏液、抗菌肽、紧密连接或促进肠道炎症来破坏肠道屏障。

人们越来越关注黏液层在实验性 ALD 中的作用，以更好地了解肠道屏障和微生物组之间的相互作用。黏液层包裹着胃肠道，是重要的物理屏障，它还会产生与微生物结合的黏蛋白糖蛋白，并具有选择性的直接抗菌活性或携带其他抗菌分子[172]。高糖基化的黏蛋白通过杯状细胞分泌到肠腔中，形成了抵御微生物侵蚀的第一道防线。外黏液层被细菌所寄生，而内层黏附于上皮细胞，无细菌。杯状细胞合成黏液，主要有两种形式：分泌型或凝胶型黏蛋白，形成物理屏障；膜结合的黏液，主要保护病原体穿透黏液层。最丰富的小肠和大肠黏液是分泌黏蛋白、黏蛋白2（Muc-2），有助于其黏性性质[54]。

在一项具有争议性的研究中，我们评估了 Muc-2 在实验性烫伤小鼠模型中的作用[173]。在酒精喂养的 Muc-2 基因敲除（MUC-2-/-）小鼠中，关键的观察结果是 MUC-2 缺乏可缓解酒精性脂肪性肝炎，尽管肠道通透性增加、血浆 LPS 水平降低，但酒精代谢没有明显差异。Muc-2 缺乏抑制与 ALD 相关的肠道菌群失调，导致乳酸杆菌的浓度较高，艾克曼菌的比例较低，可能是内毒素系统水平较低的因素。值得注意的是，在 Muc-2 缺陷小鼠中，抗菌蛋白活性增强，再生胰岛衍生的Ⅲβ（RegⅢβ）和 RegⅢγ 的肠道表达显著增加。综上所述，这一证据表明，Muc-2 的缺乏可以预防酒精相关的肠道菌群失调，诱导抗菌因子，恢复肠道内稳态，并防止实验性 ALD。

如前所述，抗菌肽具有重要的抗菌作用，有助于维持肠道菌群的功能，支持肠道屏障功能和宿主防御。酒精下调小鼠和人小肠中的杀菌型 C 型凝集素 RegⅢβ 和 RegⅢγ 基因和蛋白

表达[165,173]。此外，RegⅢβ 和 RegⅢγ 基因表达的减少在小肠近端（空肠）中更为明显，最大限度地增加管腔和黏附细菌的数量[165]。实验性 RegⅢβ 或 RegⅢγ 肠缺失增加黏膜相关的细菌负荷，并增强细菌易位至肠系膜淋巴结和肝脏，促进乙醇诱导的脂肪肝疾病向脂肪性肝炎的进展（图3-13）[174]。与之类似，黏液相关（黏液＋上皮细胞）的细菌在酒精依赖患者的十二指肠中大量增加。此外，肠黏膜表面上皮细胞过度的 RegⅢγ 表达，限制了细菌定植，减少了细菌易位，保护小鼠免受酒精诱发肝病。总的来说，这些数据表明酒精可以调节黏膜相关微生物菌群，随后突破黏膜屏障促进了 ALD 的进展。

此外，肠道炎症和紧密连接蛋白的破坏影响肠道通透性。在体外模型中，蛋白磷酸酶 2A 依

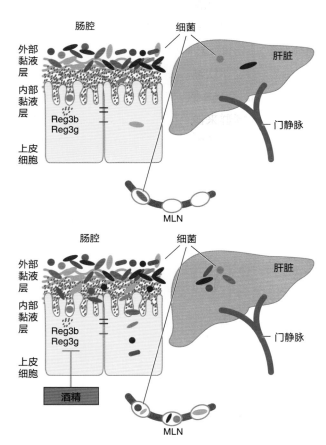

▲ 图 3-13　长期饮酒改变肠道微生物组成的机制尚不清楚

酒精降低了 Reg3 凝集素的肠道表达，增加了黏膜相关细菌的数量。细菌随后转移到肠系膜淋巴结（MLNs）和肝脏会加重酒精性肝炎。Reg3b. 再生胰岛衍生的Ⅲβ；Reg3g. 再生胰岛衍生的Ⅲγ

赖机制中[176]的酒精[175]和乙醛都破坏紧密连接蛋白 ZO-1 和 claudin1，从而增加肠道通透性。此外，在体外渗透性实验中[177]，乙醛而非乙醇含量增加，肠道细胞色素 $P_{450}2E1$ 似乎在酒精诱导的肠道氧化应激和肠道通透性中发挥作用[178]。在体内模型中，短期的酒精过量和长期的酒精喂养都会导致内毒素血症，这表明肠道通透性增加[179]。然而，只有长期酒精喂养可引起肠道炎症，这与 TNF-α 和 NF-κB 活化，减少小肠 Reg Ⅲ β 表达和增加 miR-155 表达有关。此外，miR-155 缺乏可预防肠道炎症和内毒素血症，提示 miR-155 在肠道通透性中的作用[179]。在另一项研究中，酒精引起的肠屏障功能障碍是由叉头框 O4 调节，其下调紧密连接蛋白的表达，增加肠通透性和肝损伤[180]。与之相似，患有慢性酒精性肝病患者的乳果糖吸收和尿乳果糖 / 甘露醇比例均显著增加（酒精性肝病患者 / 对照组，0.703/0.019，P=0.01），提示肠道通透性增加[181]。此外，长期饮酒[182]和短期饮酒过量[183]也会产生内毒素血症，这与细菌 16S 核糖体 DNA 水平升高有关，提示其肠道菌群来源。这些研究共同反映了屏障功能的复杂性，并突出了酒精可能干扰正常功能的多个检查点。

（四）肠道微生物组和自身免疫性肝病

自身免疫性肝病在第 41 ～ 43 章中有广泛的介绍。肠道微生物组在病理生理学和自身免疫性肝病，尤其是原发性硬化性胆管炎（PSC）的进展中高度相关。正如本章之前详细介绍的那样，肝脏与门静脉递送富含微生物成分的肠内容物触发免疫应答，PRRs 对这个功能至关重要，包括 TLRs 和 NLRs，它们响应特定的分子刺激，启动下游信号级联。胆道上皮细胞或胆管细胞，在其他细胞类型中，很容易表达这些受体并对致病相关的分子模式做出反应。胆管细胞在 PSC 的起始和（或）进展中是不可分割的，被认为是导管周围纤维化、导管减少和其他与 PSC 密切相关的过程的核心[184]。自身免疫性肝病与肠道菌群之间联系的最佳证据或许来自 PSC；然而，在自身免疫性肝炎（AIH）中出现了新的证据，而将微生物组与原发性胆管炎联系起来的数据有限。在原发性胆管炎中，抗线粒体抗体对来自大肠杆菌和芳香假单胞菌的抗原表现出交叉反应，接种芳香菌的小鼠发展为原发性胆汁性胆管炎样疾病[185]。随后的部分将着重于 PSC 和 AIH，特别是它们与肠道微生物组的关系。

1. 原发性硬化性胆管炎和肠道微生物组

PSC 在共同存在的炎症性肠病中具有很高的患病率（约 70%），这是一种以肠道炎症和生活不良为特征的疾病。这些变化共同提高了肠通透性，提高了门静脉菌血症，并可促进 PSC 的胆道损伤。此外，PSC 胆管细胞在体内积累 LPS，并在体外对 LPS 反应强烈[186]。这一联系在临床实践中被充分利用，因为抗生素治疗给 PSC 患者带来治疗效益[187,188]。

在对 PSC 患者全基因组关联研究的扩展分析中，rs601338 定义的岩藻糖基转移酶 2 基因分泌子和基因型显著影响 PSC 患者的胆道菌群群落组成[189]。在非分泌物中，厚壁菌的含量显著增加，而蛋白酶菌数量减少，这也说明了拟杆菌、放线菌和软皮菌类的含量差异。α 多样性和 β 多样性也有显著的不同。此外，PSC 患者黏膜黏附菌群的多样性和含量显著降低[190]，与溃疡性结肠炎患者和健康对照组相比，梭状芽孢杆菌 Ⅱ 的相对含量降低。此外，与黏膜相关的菌群分布在同一个体的肠道多个位置上是相似的，无论其疾病状况如何，有显著的布氏菌和巴氏杆菌科富集，以及 PSC 患者的 OTUs 在梭菌顺序内的主要变化[191]。此外，与溃疡性结肠炎患者和健康对照组相比，PSC 患者的细菌多样性明显减少[192]。与健康对照相比，PSC 患者除韦荣球菌属外，有 11 个菌属大量减少，联合起来将 PSC 患者从健康对照者区分开来的曲线下面积为 0.78。然而，有和无炎症肠道（IBD）的 PSC 患者的菌群是相似的。细菌总对 PSC 有害吗？无菌小鼠表现出 PSC 生化和组织学特征恶化，与胆管细胞衰老增加有关，胆管细胞衰老是进行性胆道疾病的特征和潜在中介[193]。重要的是，熊脱氧胆酸，一种共生的微生物代谢物，在体外消除衰老。这些发现证明了共生菌群及其代谢物对防止胆道损伤的重要性。总的来说，这些研究和发现暗示了肠道微生物组在 PSC 中的作用，并为今后探索 PSC 中的生物标志物和治疗干预提供了途径。

2. 自身免疫性肝炎和肠道微生物组

AIH 患者肠道通透性增加，表现为小肠闭塞性小带 1 和封闭蛋白表达明显减少[194]，这与厌氧菌数量减少有关，但不改变厌氧菌丰度，导致双歧杆菌 / 大肠杆菌比例下降，提示 AIH 患者肠道菌群失调。此外，AIH 患者的血浆 LPS 水平显著升高，伴有肠道通透性增加，与疾病晚期密切相关[194]。通过用 DNA 质粒免疫 HLA-DR3- 和 HLA-DR3+ 非肥胖糖尿病小鼠产生的 AIH 新型人源化小鼠肝脏炎症模型中，编码人细胞色素 P_{450}2D6- 甲酰胺转移酶环化化酶融合蛋白表达与肠道微生物群的多样性和丰度有关。

总之，现有的证据清楚地表明，自身免疫性肝病主要是 PSC 和 AIH，与肠道通透性增加和微生态失调有关。今后的研究应侧重于更好地了解肠道微生物组的作用和评估潜在的干预措施。

（五）肝硬化肠道微生物组及相关并发症

肝硬化或终末期肝病是任何原因引起的慢性肝病进展性纤维化的常见结果。肝硬化通常伴有门静脉高压及其相关并发症，如自发性细菌性腹膜炎、肝性脑病和静脉曲张出血等。肝硬化相关和门静脉高压相关的并发症共同导致了严重的医疗负担，包括肝移植和高发病率和高死亡率。这些方面在第 14 ～ 19 和第 21 章有更详细的介绍。就本节而言，重点将放在肝硬化、门静脉高压和相关并发症以及它们与肠道微生物组的关系上。在前面讨论的概念结构上，重点事件包括：①肠道菌群失调；②紊乱的肠屏障功能；③免疫监视的改变；④这些变化的功能和代谢后遗症。肝硬化患者与这些关键事件相关的因素有很多，包括小肠运动减弱[195]、小肠细菌过度生长[196-198]、肠道通透性增强、抗菌防御能力下降[199]及胆汁

酸水平的变化，胆汁酸的合成和肠肝循环的改变[200]的一个重要影响是肝硬化的病理细菌易位。从生理学上讲，在健康的条件下，细菌和（或）细菌产物（LPSs、肽聚糖、胞壁酰二肽、细菌 DNA 等）从肠道转移到肠系膜淋巴结，对宿主免疫至关重要[201]。与此相反，肝硬化的病理性细菌易位随着定量负荷的增加而发展。人类由于缺乏对肠系膜淋巴结和（或）黏膜屏障等部位的现成通路来量化细菌易位负荷，阻碍了我们建立细菌易位生理或病理水平的截断机制。图 3-14 总结了肝脏病进展阶段的病理性细菌易位，突出了主要的变化[202]。尽管实验数据提供了有关肝硬化、门静脉高压和相关条件的肠道微生物组作用的重要机制，但它们并不能真正反映人类疾病的动态和全貌。后续章节的大部分数据将集中在与临床相关的信息上。

1. 实验性纤维化和肝硬化的肠道菌群失调

在肝硬化动物模型中，以高脂肪饮食（HFD）喂养的胆管结扎小鼠，肠系膜淋巴结培养显示较高的感染密度，提示较高的细菌易位率[203]。这与革兰阴性细菌和革兰阳性细菌的相对数量增加、拟杆菌与厚壁菌的比例降低以及 HFD 胆管结扎小鼠革兰阴性蛋白质细菌数量的显著增加有关。同时，炎性小体在纤维化小鼠肝脏中表达增加，但在肠道中明显减少。此外，从 HFD 胆管结扎小鼠的粪便菌群移植后，给予对照饮食的嵌合体小鼠的肝脏损伤更大，而从 HFD 胆管结扎小鼠的盲肠含量中获得的选择性革兰阴性菌的移植又进一步增强了这种损伤。在另一项研究中，受损的潘氏细胞抗菌宿主防御似乎倾向于实验性肝硬化中的细菌易位[199]。综合这些数据，证实了存在具有纤维化特征的可传播肠道菌群。了解 HFD 诱导的菌群失调导致肝纤维化和宿主防御受损的确切机制，将极大地增强我们设计人类预防和治疗干预措施的能力。

2. 临床应用中的肠道菌群失调与肝硬化

肝硬化患者肠道微生物组的组成在许多工作中被研究[92,94,97,204-207]，这些人类研究的结果表明，潜在致病菌的数量增加，同时有益细菌的比例减

少。一般来说，肝硬化的原因对粪便菌群群落的影响有限。因此，与肝硬化相关的生理变化，如胆汁流量减少，对于肠道菌群构成具有潜在的重要意义。然而，也有一些特定原因的特征性微生物组变化。例如，与乙肝相关肝硬化或健康人相比，酒精性肝硬化患者普雷沃氏菌科含量显著增加[205]。除了定性成分改变外，空肠抽吸物细菌培养定量分析还显示肝硬化患者肠道细菌过度生长[196,197]。因此，肝硬化患者在菌群群落中有成分转移，并且肠道菌群负担增加。

随着量化分析工具和技术的进步，我们对肠道微生物组变化的功能方面的认识迅速增长。同时，肠道微生物基础比率和指标的制定也为肝硬化患者的生活能力障碍提供了衡量标准。这些指标包括双歧杆菌/肠杆菌比[204]、肝硬化菌群失调比（CDR）[45]和患者鉴别指数[92]。

双歧杆菌/肠杆菌比率，也称为定植抗性，反映了对抗病原体定植的能力[204]。CDR定义为原生动物或有益类群（如毛螺菌科，反刍球菌科和梭菌属）与潜在致病性非原生动物类群（如肠杆菌科和拟杆菌科）的比率，可以可靠地预测疾病的严重程度。CDR是一种克服菌种间变异的尝试，它可以显示更全面的肠道微生物群落状态。因此，低CDR可以反映有益细菌的数量减少，有害菌群的数量过多，或者两者兼而有之。因此，最高的CDR出现在对照组（2.05），其次是代偿性肝硬化患者（0.89），最低的CDR出现在失代偿性肝硬化患者（0.66）和肝硬化住院患者（0.32）[45]。另外，CDR与内毒素水平呈负相关[45]。在纵向研究中，稳定的肝硬化门诊患者的CDR保持不变。相比之下，在出现肝性脑病的患者中，可见到走向菌群失调重大改变（CDR从1.2变为0.42）[45]。此外，在未感染的和感染的肝硬化患者之间，基线菌群存在显著差异。重要的是，低CDR可伴有器官衰竭和30天死亡率增加[45]。与此同时，使用复杂的宏基因组学分析来开发更复杂的患者判别指数[92]，目的在于区分肝硬化患者的控制。尽管在对照组和肝硬化患者之间有明显的差异，但要谨慎看待。一项复杂的措施，如患者判别指数，不太可能增加鉴别诊断肝硬化的价值，这可以在临床实践中相对容易地使用现有的、容易获得的、高重复性

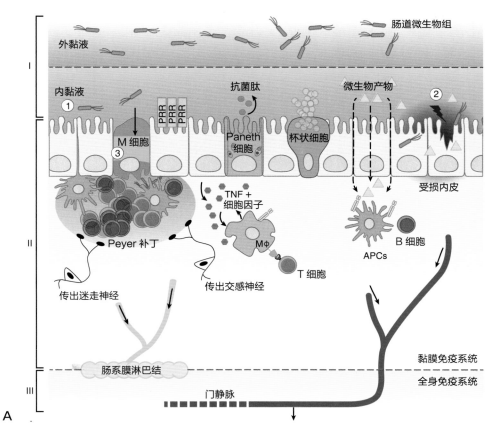

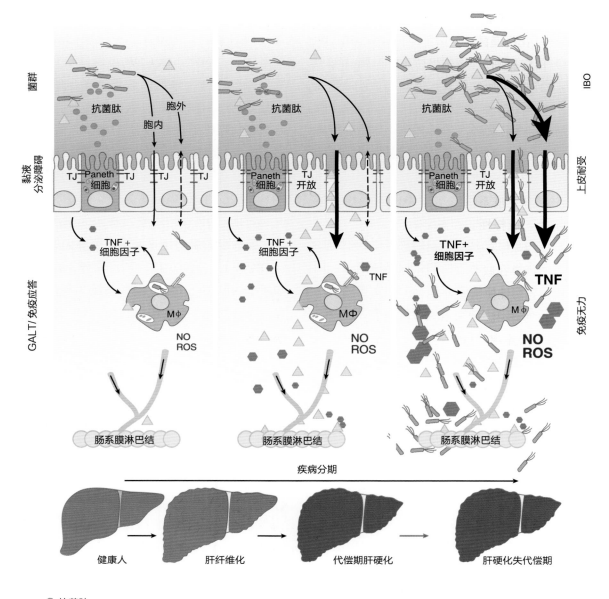

▲ 图 3-14　肝脏病进展阶段的病理性细菌易位

A. 在介导病理性细菌易位和相关宿主反应中涉及的间隔和关键角色；B. 肝病的第 14 阶段和病理性细菌易位的发展假设[202]。细菌易位的 3 条不同路径：①通过上皮细胞之间的过程直接对细胞的发光细菌产物进行采样，而不影响紧密连接（TJ）功能；②受损 / 炎症上皮细胞带有功能障碍的上皮屏障；③ M 细胞覆盖在 Peyer 结上，作为特殊细胞，为抗原呈递细胞（APCs）提供微生物产物的通路。此外，针对细菌易位的 3 种不同水平的屏障（Ⅰ～Ⅲ）显示：（Ⅰ）肠屏障的管腔和分泌成分（例如，内、外黏液层、抗菌肽）；（Ⅱ）机械上皮屏障和肠道相关的淋巴组织（GALT）下方与细菌易位反应元件［如肿瘤坏死因子（TNF）等促炎细胞因子］和自主神经系统；（Ⅲ）在细菌产品扩散到肠系膜淋巴结以外的情况下，系统免疫系统是第 3 个屏障，包括血源性（门静脉）和淋巴性（胸导管）的输送路径。左：正常的健康状况，正常的低水平的细菌产物移位。中：细菌产物的细菌旁移位增加刺激促炎细胞因子反应，并在 GALT 中释放活性氧（ROS）和 NOx；这些介质会影响细菌的机械和分泌屏障，也会影响细菌的生长。右：肝硬化腹水存在肠道细菌过度生长和上皮细胞耐受状态，增强了可存活细菌的胞吞作用，最终导致了 GALT 的免疫麻痹（这可能导致恶性循环，由于相对缺乏细菌杀伤导致细菌易位）。PRR. 模式识别受体

的、廉价的、可靠的标准措施来诊断。

3. 肝硬化肠道菌群失调的临床和代谢推论

（1）门静脉高压：在晚期肝硬化中常见，表现为特征性内脏血管扩张。肝硬化时肠道细菌易位增加，使得某些微生物群在亚硝化应激条件下具有竞争优势，如肠杆菌科等兼性厌氧菌，它具有多种一氧化氮处理机制[208]。微生物一氧化氮的产生可能进一步加剧内脏血管的扩张，并可能部分与局部免疫系统的激活和内皮功能障碍有关。实际上，选择性肠道净化与血管阻力的增加和门静脉压力降低有关，这表明血流动力学紊乱与肠道菌群之间存在联系[209]。此外，急性静脉曲张出血7天内预防性使用抗生素可显著降低早期再出血发生率（7%/34%，$P < 0.0001$）[210]，可显著降低28天死亡发生率（13%/35%，$P=0.04$）[211]。这些研究结果共同突显了肠道微生物组与肝硬化和门静脉高压临床并发症的关系。

（2）自发性细菌性腹膜炎（SBP）：促进肠道细菌易位的因素，特别是细菌过度生长，增加了肠道通透性，免疫监视抑制增加了SBP发生的风险。据报道，细菌过度生长的腹水患者SBP发生率较高。事实上，使用诺氟沙星等不可吸收的抗生素进行选择性肠道净化可显著提高SBP患者的生存率[212]。此外，增加质子泵抑制药的使用与SBP和死亡风险的增加有关[213, 214]。因此，奥美拉唑的使用使链球菌（大量存在于唾液菌群）的相对数量显著增加，并与血清胃泌素水平相关（$r=0.4$，$P=0.005$）。此外，通过相关网络分析，使用奥美拉唑后，细菌与代谢产物（马尿酸、二甲胺、乳酸）之间的联系也发生了显著变化，这表明肠道菌群转变和功能变化可能为细菌的过度生长奠定基础[215]。

（3）慢加亚急性肝衰竭（ACLF）：肠道微生物组变化也与ACLF有关，菌群的多样性和丰度显著降低[216]。在ACLF患者中观察到拟杆菌科、反刍球菌科和兰科螺科的含量较低，但巴氏杆菌科、链球菌科和肠球菌科的含量较高。在ACLF和肝性脑病患者中，毛螺菌科的相对含量降低。此外，肠道菌群在ACLF发病后短期内保持相对

稳定，抗生素的使用对肠道菌群的影响不大。另外，网络分析比较研究强有力的认为特定细菌家族（反刍球菌科和毛螺菌科）与ACLF患者中的炎性细胞因子（IL-6、TNF-α、IL-2）有关。除了终末期肝病模型评分外，巴氏杆菌的相对数量可独立预测ACLF患者的死亡率。综上所述，这些数据表明ACLF中的肠道菌群失调及其与死亡的关系。

（4）肝硬化和胆汁酸代谢变化中的肠道菌群失调：第2章和其他章节都全面介绍了胆汁酸代谢的细节[217,218]。本文简要介绍肝硬化患者肠道微生物组相关的胆汁酸变化。与对照组和早期肝硬化患者相比，晚期肝硬化患者的粪便初级胆汁酸水平显著升高，粪便总胆汁酸，次级胆汁酸和次级胆汁酸与初级胆汁酸比值显著降低[200]。同时，肝硬化患者潜在致病性肠杆菌科的含量较高，并且毛螺菌科、反刍球菌科和布罗蒂亚（7α-脱羟基细菌）的含量较低。胆汁酸与微生物变化之间也存在显著的相关性。其中肠杆菌科与鹅去氧胆酸（$r=0.57$，$P < 0.008$）、反刍球菌科与脱氧胆酸呈正相关（$r=0.4$，$P < 0.05$）。反刍球菌科与脱氧胆酸/胆酸比值（$r=0.82$，$P < 0.012$）、布罗蒂亚与胆石酸/鹅去氧胆酸比值（$r=0.61$，$P < 0.03$）呈正相关。此外，利福昔明治疗可降低维管菌科的含量和次级胆汁酸/初级胆汁酸的比值。这些数据表明，肝硬化尤其是晚期疾病，与粪便初级胆汁酸转化为粪便次级胆汁酸的减少有关，这与关键的肠道微生物组分类群含量的变化有关。

（5）肝硬化和住院期间的肠道生态失调：在一项对278例肝硬化患者（39%患有肝性脑病，31%患有糖尿病）的研究中，终末期肝病模型评分较高的住院患者，使用质子泵抑制药均与肝性脑病独立相关，不受糖尿病的影响[96]。住院患者的粪便微生物群和黏膜微生物群显著改变（UniFracp $\leqslant 1.0\times10^{-2}$）。具体来说，观察到在住院患者，粪便中拟杆菌科、梭菌属、毛螺菌科和反刍球菌科的含量较低，肠球菌科和肠杆菌科的含量较高。伴发的糖尿病影响菌群（粪便UniFracp=0.003，黏膜UniFracp=0.04），粪便中

拟杆菌科含量和反刍球菌科含量较低。粪便中拟杆菌科和梭菌属可独立于临床预测因素（终末期肝病评分模型，肝性脑病，质子泵抑制药使用）预测 90 天住院时间。虽然糖尿病的存在对肝硬化的肠道菌群有明显的影响，但它并不独立的影响住院治疗。

（6）肝性脑病：肠道细菌，尤其是含尿素酶的细菌，如克雷伯菌属和变形杆菌属，通过产生氨，以及促进促炎反应[219]和中性粒细胞功能障碍[220]（这两者都是由内毒素血症驱动的[221]），促进肝性脑病的发展。研究粪便[45,47]，黏膜黏附物[97]和唾液[95]微生物组的独立培养的技术提供的新证据，有助于阐明微生物组在肝性脑病发病机制中的作用。一般来说，患有肝性脑病或有肝性脑病史的患者 CDR 发生率较低。在粪便微生物组和唾液微生物组中均观察到肠杆菌科和肠球菌科的含量增加。在肝硬化患者的粪便微生物组中[92]以及在用质子泵抑制药[215]治疗的代偿性肝硬化患者队列中也检测到口腔来源的微生物。因此，也许质子泵抑制药治疗引起腔内环境的疾病特异性变化可以促进口腔微生物组细菌向肠道远端的定植，使患者易于出现肝性脑病。

炎症在肝性脑病的发病机制中起关键作用，通常是由肠道衍生的细菌配体所驱动[221]。在肝性脑病患者中，可以观察到梭杆菌科、维管菌科、肠杆菌科、肠球菌属、巨球型菌属、伯克菌属与炎症指标呈正相关[47]。肝硬化患者的粪便菌群与全身炎症的相关性比唾液菌群更显著[95]，这表明这两个位点的细菌配体可能存在不同的免疫原性。在网络分析中，肝硬化患者在有无肝性脑病的情况下，通过自身属观察到认知能力的提高和炎症程度的降低[47]。较高的普雷沃菌属含量可以预防肝性脑病复发。相比之下，产碱菌科、叶蝉科、维管菌科、肠球菌属、巨球型菌属、伯克氏菌属含量越高，患者的认知能力更差。

上述报道的研究结果支持 CDR 在疾病进展中的临床相关性，然而，这些关联的病理生理基础尚不清楚，值得进一步研究。此外，根据疾病分期和相关并发症仔细鉴定肝硬化患者，调整混杂因素，包括在患者群体中的治疗和药物使用，是一些固有的但重要的挑战，在解读患者鉴别指数时必须加以考虑。

（六）肠道微生物组和肝细胞癌

肝细胞癌（HCC）是发展最快的癌症之一，丙型肝炎病毒感染相关的 HCC 已成为美国癌症相关死亡率上升最快的原因[222]。超过 80% 的肝细胞癌发生在晚期纤维化或肝硬化，这是进行性慢性肝损伤的后遗症[223,224]。然而，在慢性肝损伤和肝纤维化中导致肝癌高发生率的途径尚未得到很好的阐明。越来越多的证据表明肠道微生物组在长期慢性肝损伤和促进 HCC 中的作用。第 46 章全面介绍了 HCC 的病理生理和临床细节，这一节回顾了我们目前对 HCC 的理解以及它与肠道微生物组的联系。

在一项有趣的研究中，LPS 的持续积累促进了二乙基亚硝胺（DEN）诱导的肝癌发生，通过操纵肠道菌群和 TLR4 缺失降低了肿瘤发生率和生长[225,226]。此外，通过肠道微生物群衍生的 LPS 激活 TLR4，促进了损伤和炎症驱动的肿瘤发生；该作用通过非骨髓来源的驻留肝细胞增殖和抗凋亡信号的调控及肠道消毒，实现在非常晚期阶段有效预防 HCC[227]。在 TLR4 突变体和抗生素诱导的肠道无菌小鼠中，基因毒素 DEN 和肝毒素 CCl_4 的衰减效应显著降低了肝脏肿瘤的数量和大小，表明微生物 TLR4 通路在抑制 HCC 进展中的作用[227]。这与肝细胞生长因子和 TLR4 调节的肝原素、表调节蛋白水平降低有关。此外，在纤维化肝脏中上皮调节蛋白分泌增加，而在 DEN 和 CCl_4 造模的上皮调节蛋白缺陷小鼠中，肿瘤的发展也越来越少，尽管在 TLR4 突变小鼠中的程度较低，这表明更多的 TLR4 调控通路参与其中[227]。此外，DEN 和 CCl_4 诱导的肝癌变的初始阶段似乎是由表皮生长因子介导的，表皮生长因子受体和人表皮生长因子受体 2 激活，而晚期则通过 NF-κBp65 核翻译减少肝细胞凋亡。NF-κBp65 核易位在 HSCs 和肝细胞中可见，提示这两种细胞类型在促进 DEN 和 CCl_4 诱导的

HCC 中起作用（图 3-15）[227,228]。

肥胖、肠道菌群和 HCC 的发展之间的复杂联系在实验性的 HCC 中得到了很好的证明。在实验中，肥胖引起的肠道菌群及其代谢物的变化通过与衰老相关的分泌表型（SASP）促进了 HCC[229]。SASP 是一种在衰老细胞中分泌炎性细胞因子、趋化因子和蛋白酶的特征图谱[230]。化学毒素诱导的 Ras 突变只在肥胖（HFD 或与基因相关的 ob/ob）小鼠中引起 HCC。肝癌结节中激活的肝星状细胞表现出差异的标记细胞衰老（p21Waf1/Cip1 和 p16INK4a 分子）以及 DNA 损伤标记（53bp1 和 γ-H2AX）[229]。此外，肝星状细胞还分泌 SASP 相关细胞因子，包括 IL-1β。在 IL-1β 缺陷老鼠，肝癌的发病率明显降低。尽管细胞衰老的特征和 NASH 提示在肥胖诱导的 HCC 中 IL-1β 起关键作用。值得注意的是，梭菌属和其 7α- 去羟基代谢物脱氧胆酸（二级胆汁酸）的群集 XI 水平在 HFD 小鼠中显著增加[229]。脱氧胆酸的肠肝循环引

起 HSCs 中的 SASP，在先前暴露于化学致癌物的肝脏中产生促炎性细胞因子和促肿瘤因子，促进 HCC[229]。重要的是，降低脱氧胆酸水平（通过抑制 7α- 去羟基化，通过二果糖酸酐 III 或通过熊脱氧胆酸促进胆汁酸分泌），或者通过口服抗生素消耗肠道菌群，可减少 HCC 的发展，同时也显著降低了衰老的 HSCs 水平。类似的研究在缺乏 SASP 诱导物或缺乏衰老的 HSCs 的小鼠中也有发现。相反，在肥胖小鼠中，口服脱氧胆酸可以促进 HCC 的发展，同时促进肝星状细胞的衰老和 SASP。在大约 30% 的 NASH 发展成 HCC 患者的组织学样本中也观察到了衰老的 HSCs 和 SASP（在 HCC 区域）[229]。

综合起来，现有证据提供了有关肠道微生物组通过 TLR 信号传导和 SASP 在肥胖相关 HCC 发展中的作用以及新治疗潜力途径的宝贵见解。

（七）肠道微生物组和肝移植

肠道微生物组在移植后肝脏疾病和感染中的

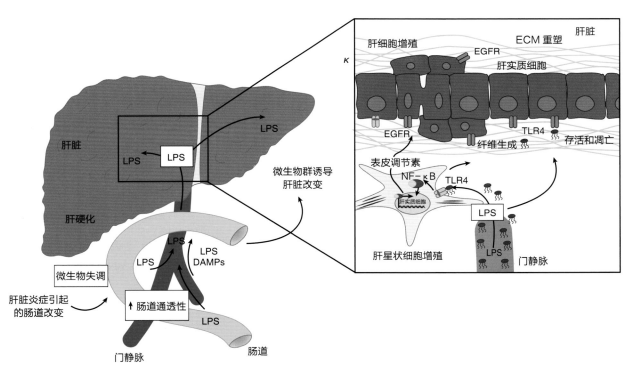

▲ 图 3-15　通过脂多糖（LPS）–toll 样受体 4（TLR4）途径促进肝细胞癌（HCC）的假设[228]
HCC 的进展取决于 TRL4 诱导的增殖、生存和凋亡信号之间的平衡。慢性炎症性肝脏与肠道菌群失调、肠道通透性改变以及与肝脏的病理相关的分子模式（LPS）易位有关。在肝星状细胞和肝细胞中，LPS 激活 TLR4 信号，导致细胞外基质（ECM）的重塑、纤维生成和上皮细胞生长因子的分泌，从而引发肿瘤肝细胞增殖。炎症性肝脏向肠道发出信号，维持或放大肠道的失调。DAMPs. 与损伤相关的分子模式；EGFR. 表皮生长因子受体；NF-κB. 核因子 κB

作用尚不明确。一些因素，如移植手术、多种药物、抗生素、缺血再灌注、受者的基本情况和免疫抑制都可能影响感染[231]，也能影响微生物组的组成和功能。因此，如果没有几个注意事项，很难界定微生物在移植后阶段的具体作用，因此必须谨慎看待。在肝脏移植的啮齿类动物模型中，与正常啮齿类动物相比，对肠黏膜相关细菌和细菌易位的评估显示，肝硬化啮齿动物的细菌易位增加。肝移植后 1 个月，黏膜相关细菌与移植前肝硬化啮齿动物相似，而非肝硬化后啮齿动物的黏膜相关细菌与移植前正常啮齿动物相似，说明移植前肝硬化而非移植后黏膜微生物群可能受移植前肝硬化的影响[232]。在肝硬化患者中，移植后感染更可能发生在移植前微生物多样性减少的患者[233]。在另一项人体的研究中，与 51 例肝硬化患者和 28 例健康志愿者相比，111 例肝移植患者的粪便微生物组显示出丰富的有益细菌，通常壁厚菌门（如双歧杆菌属、普氏杆菌属和乳酸杆菌属）菌种数量显著降低[234]。相比之下，病原菌如肠杆菌科、肠球菌科细菌的数量显著增高（$P < 0.05$）。随时间延长（肝移植后 3 个月到 24 个月），微生物组成分往往类似于正常个体持续高数量的肠球菌科细菌。这表明在肝硬化和肝移植患者的微生物数量显著改变，随着时间的推移，恢复在肝脏移植受者的正常组成的微生物组成的趋势。这可能与肝硬化肝脏的替换有关，以及随着时间的推移，较低的免疫抑制和抗生素暴露有关。

综上所述，肝移植前后肠道微生物组组成受多种因素的影响，其真实承载情况无法很好地描述。因此需要进一步的研究来更好地描述肠道微生物组对肝移植后结果的影响。

（八）肠道微生物组和肝脏再生

肝脏非凡的再生能力对损伤后的功能恢复至关重要。肝脏再生是一个有序的生物过程，包括基因表达、生长因子的产生和组织重构。肝细胞在肝切除后，其增殖能力明显增强。参与肝再生的因素包括有丝分裂原、细胞因子、生长因子和

活化的代谢，它们以一种协调的方式促进细胞增殖和组织重构。新发现的证据表明，通过肠道菌群和胆汁酸在肝再生中的相互作用，在肝-肠轴上发出积极的信号作用。新的实验研究表明，在肝再生过程中，肠道菌群与肝基因及相关通路之间存在密切的功能关系[235]。肝部分切除后，S24-7 杆菌科和核黄素菌科的数量增加，梭状芽孢杆菌科、毛螺菌科和反刍球菌科的数量减少。这与 RNA 测序上 6 个表达的肝脏基因有关，与使用 PICRUSt 时观察到的功能变化有关[235]。此外，肝脏基因表达谱与肠道微生物组在再生过程中的迁移有显著相关性[235]。另外，反刍球菌科，毛螺菌科和 S24-7 杆菌科数量与肝脏代谢和免疫功能相关[235]。肝部分切除术后肝和盲肠胆汁酸浓度存在差异。肝切除后 1h 内肝总胆汁酸水平升高，提示胆汁酸超负荷。非结合的胆汁酸鹅去氧胆酸，β- 鬼臼酸和脱氧胆酸水平最高。在牛磺酸结合胆汁酸中，共轭 α- 鬼臼酸、β- 鬼臼酸和鹅去氧胆酸显著增加。在盲肠内容物中，随着脱氧胆酸水平的升高，部分肝切除术后熊脱氧胆酸和胆酸水平降低[235]。这些数据清楚地显示了肠道微生物组、肝脏代谢和免疫激活及胆汁酸在肝脏再生中的相互作用（图 3-16）[235]。未来探索人类肝脏再生的相关性和可能的因果关系的研究将为我们对肝脏再生的理解提供有价值的见解，并使新的治疗干预措施得以发展。

四、调节肠道微生物组的干预措施

越来越多的人认识到肠道微生物组与多种肝脏疾病有关，使其成为治疗的潜在靶点。目前，有五种主要方法可以调节肠道微生物组：①益生元；②益生菌；③合生元；④抗生素；⑤粪便移植[236,237]。本节将概述在肝脏疾病中这些调节肠道微生物组的治疗干预措施。

益生元是不能消化的复杂糖类，如乳果糖、菊酯、果糖低聚糖和半乳糖低聚糖等，在大肠杆菌的发酵过程中产生短链脂肪酸和乳酸，可影响细胞因子的生成，并可能具有免疫调节作用。此外，益生元可促进双歧杆菌和乳酸菌等有益菌的

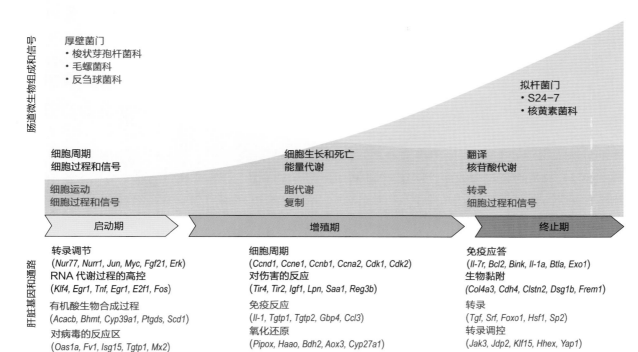

▲ 图 3-16　肝脏再生过程中微生物群、代谢产物和通路的变化

生长。在肝脏疾病中最广泛使用的益生元是乳果糖。乳果糖对微生物组的影响表明，使用乳果糖会降低粪便 pH 值，增加乳酸菌的丰度。然而可能与样本量小有关，该结论在另一项研究的亚组分析中没有得到证实。正如在 ALD 的实验模型中提到的，益生元可以起到保护作用。用益生元果糖低聚糖治疗可部分恢复 Reg Ⅲ γ 水平，减少细菌过度生长，并最大限度地降低了酒精性脂肪肝的发生。虽然果糖低聚糖不算是典型的益生元，但用饱和长链脂肪酸进行饮食干预也可以改善肠道屏障，减少肝脏损伤。这与乳酸菌的日益增多有关。这些研究提示益生元在调节肠道微生物组中的作用，更大规模的试验值得进一步评估这种关系。

益生菌，如世界卫生组织报告所定义[242]，是一种活的微生物，当给予足够的量时，会给宿主带来健康的好处。已经提出了一些益生菌作用的机制，包括抗菌作用、增强黏膜屏障完整性和免疫调节[236]，以及早期提到的许多宿主 - 微生物相互作用在许多层面上的交叉。有一些研究探讨了益生菌的作用及其在肝脏疾病中的各种组合，但只有少数几个研究明确了与肠道微生物组的关系。

为了评估益生菌在 NASH 患者中的作用，一项小规模的概念验证研究比较了接受联合使用植物乳杆菌、德氏乳杆菌亚种保加利亚乳杆菌、嗜酸乳杆菌、鼠李糖乳杆菌和双歧杆菌治疗的患者（n=10）治疗时间 6 个月，或者不补充益生菌的患者（n=10）[243]。该研究考虑到 NASH 患者和对照组之间的基线差异，以及纵向采样组中 6 个月研究期间微生物群的变化，在基线时也纳入了健康对照组。通过磁共振波谱法检测发现，接受益生菌治疗的患者天冬氨酸氨基转移酶水平和肝脏脂肪含量有更大程度的降低[244]。在基线时，两组之间的拟杆菌水平没有明显差异，但与没有 NASH 的对照组相比，NASH 患者的厚壁菌素水平有所下降。6 个月后，通过磁共振波谱法检测发现，使用益生菌干预后，肝脏脂肪水平的降低与拟杆菌数量增加和 NASH 患者中厚壁菌素的数量减少有关。这项概念验证研究表明益生菌可引起微生物组成的改变，减轻肝脏脂肪变性；但需要进一步的研究来验证这些观察。

在一项针对俄罗斯男性酒精中毒性精神病患者的开放标记随机试验的初步研究结果显示，与标准疗法相比，双歧杆菌和植物乳杆菌 8PA3 补充剂治疗 5 天可显著增加双歧杆菌和乳酸杆菌的水平，降低肝损伤标志物如天门冬氨酸氨基转移酶和丙氨酸氨基转移酶的水平[168]。在一项双盲随机研究中，接受大肠杆菌 Nissle 治疗的患者表现出生态失调的改善，内毒素血症减少的趋势和终末期肝病模型评分下降[245]。具体而言，大肠杆菌 Nissle 疗法将微生物组成成分向更生理的微生物乳杆菌和双歧杆菌转移，并减少潜在致病菌豪斯变形杆菌，柠檬酸杆菌属和摩根菌属的丰度。在一项治疗伴有轻微型肝性脑病（MHE）肝硬化患者的随机对照 I 期试验中，鼠李糖乳杆菌表现安全且耐受性良好[246]。采用鼠李糖乳杆菌干预通过减少肠杆菌科的相对数量和增加梭状芽孢杆菌的含量来改变菌群失调。同时，可以见到内毒素血症和 TNF-α 水平的显著下降，以及与氨基酸，维生素和二级胆汁酸代谢有关的代谢物 - 微生物组的相关性。尽管有这些改变，但认知能力没有可测量的变化[246]。

鉴于益生菌含量和菌株的差异，以及不同严重程度的各种肝脏疾病，在没有明确剂量和持续时间的情况下，无法推荐使用益生菌。益生菌的使用无疑是有益的，但需要进行设计良好的大型随机临床试验以明确可测量和可重复的终点，重点是更好地阐明机制包括肠道微生物组的作用。

合生元是益生菌和益生菌的结合体，它们结合在一起可以补充有益的作用。虽然合生元的作用已经在 NAFLD[247]、NASH[248] 和肝性脑病[249]中进行了评估，但在一项关于合生元对 MHE 作用的研究中描述了与微生物变化的相关性[250]。研究证实伴有 MHE 的患者粪大肠杆菌和葡萄球菌属的数量明显增加，这大大降低合生元的补充，其中包括发酵纤维（菊糖、果胶、β- 葡聚糖和抗性淀粉）和四种细菌菌株（戊糖片球菌、肠系膜明串珠菌，副乳杆菌和植物乳杆菌）[250]。相比之下，在使用合生元后，可以发现非产脲酶乳酸菌明显增多。而且，这些变化甚至在停止使用合生元两周后仍然存在。合生元治疗后可见到血氨和内毒素水平明显降低，对照组降低 10%，而伴有 MHE 的患者减低 50%[250]。尽管结果是令人鼓舞的，但仍需要进行设计良好的大量临床试验进一步确定合生元在治疗肝病患者中的作用。

肠道微生物组的另一个主要调控因子是抗生素的使用，它可以显著影响肠道菌群的多样性、浓度、丰富性、均匀性、基因表达、蛋白质活性和整体代谢。此外，抗生素可以改变细菌的代谢功能和毒性[251, 252]。另一方面，抗生素在感染和脓毒症中的有益作用已被证实[46, 253]。推荐在高危肝硬化患者（如有自发性细菌性腹膜炎病史的患者）中预防性使用抗生素[254]。然而，抗生素对肠道菌群的影响在这种情况下并不为人所知。肝性脑病是另一种常见的情况，在治疗中使用一种最低可吸收的口服抗生素（利福昔明）[255]。利福昔明在 MHE 患者肠道菌群中改变最小，但显著改变微生物代谢功能[46]。进一步研究表明，除了微生物组组成外，微生物的代谢功能可能更相关、更重要。尽管抗生素的使用是有希望的，但在肝脏疾病中，类型、剂量、持续时间、结果等都值得进一步的研究，并特别注意肠道菌群的作用。

粪便移植是一种调节肠道菌群的新疗法，对反复梭状芽孢杆菌感染的治疗非常有效[256]。所提出的反复艰难梭菌感染的粪便移植机制包括调节微生物群落结构、微生物多样性和二次胆汁酸的产生以及其他细菌的生态位排除（图 3-17）[257]。在一个概念验证的创新干预研究中，通过一个由 8 个工程小鼠肠道细菌组成的联合组，以最小的脲酶基因含量产生了一个耐久的新的细菌群落，减少了粪便脲酶活性和氨的产生，降低了发病率和死亡率[258]。研究粪便移植在肝病中的作用的临床试验正在进行中，数据尚未公布。

综上所述，通过上述方法调节肠道微生物组，为肝脏疾病提供了前景良好的治疗方法。但需要进行大规模、多中心、高质量、设计良好的临床试验来确定调节肠道菌群失调的疗效、剂量、持续时间和治疗选择，以及与控制肠道微生物组有关的长期临床后果。

◆ 结论

很明显，目前肠道微生物组是一个动态的非线性振荡生态系统。它是一个经典的混沌但很稳健的系统，这使得系统能够适应混乱的环境。值得注意的是，该系统可以分叉并转变为生理异常的吸引子，该吸引子也很稳健，但代表了一种新的不良的稳定疾病状态。

识别这些振荡的一种方法是进行纵向研究，以区分生态系统中的真实变化。我们还建议对微生物组进行横断面临床研究，包括从这些固有的生态系统振荡中抽取时间点，我们可以利用这些数据来概括潜在的振荡。开发生态系统的系统生

物学模型，确定将健康状态转变为疾病状态的关键因果因素，并最终预测这种变化，这一点很重要。这种稳健系统的一个关键特性是可以通过实验来调节系统的一个关键部件，但是动态系统的补偿性变化可以调节系统的整体功能，并最大限度地减少实验变化的影响。

我们还需要将群体感应的视野从细菌与细菌的交流扩大到人宿主与微生物组的交流。此外，越来越清楚的是，淋巴系统必须在宿主 - 微生物组群体感应以及人类生态系统不同生态部位（如口腔、阴道和肺）的微生物组群体感应中发挥作用。

综上所述，为了理解健康和疾病的状态，我们必须开发新的系统生物学方法，对人类的代谢组提出问题进行实验，并针对系统的复杂动态建模。

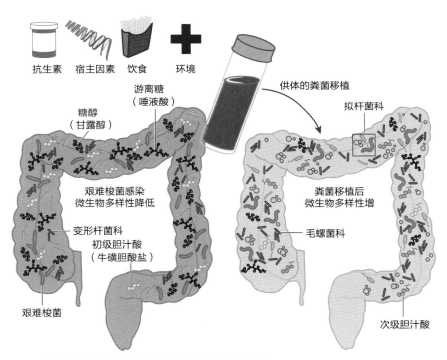

▲ 图 3-17　用粪便菌群移植成功治疗复发性艰难梭菌感染的机制

粪便菌群移植后症状的缓解与微生物菌落结构的变化有关，例如变形杆菌科的数量减少，微生物多样性的恢复，二级胆汁酸产生的增加以及其他细菌的生态位排斥

总 结

最新进展

- 用于调节微生物群或其相关代谢产物的有前景的治疗方法。
- 更好地描述肠道屏障，黏膜和肝脏耐受性，以及与微生物产物的细胞和受体特异性的相互作用。
- 新一代测序技术开辟了微生物组研究的新时代。
- 一种病因特异性，且与疾病严重程度相关的肠道微生物组开始出现。

关键知识缺口

- 了解获益或变化的机制。
- 了解干预的功能性含义。
- 了解与治疗微生物群调节相关的不良反应和风险。
- 了解与宿主 - 微生物和微生物 - 微生物相互作用相关的免疫反应的动态变化。
- 了解人类疾病启动和健康恢复的纵向变化和具体机制。

- 了解发生在微生物生态系统中的生态变化。
- 了解微生物组的功能，而不仅仅是分类学。
- 了解不同疾病阶段的动态变化，及其病理生理 / 生物学相关性。

未来发展方向

- 采取结构严谨、设计良好的大规模多中心，多种族的国际试验，旨在开发安全、有效、价格合理且易于获得的微生物组疗法。
- 开发更好的工具和技术来描述肠道微生物组，包括病毒组。
- 更好地了解特定疾病状态和分期的体内平衡变化的基本原理，并将其恢复到正常环境。
- 开发新的系统生物学模型以预测微生物组的功能。
- 开发与诊断、预后和治疗反应相关生物标志物，具有稳健、可重复性的核心肠道微生物组特征。

第 4 章　肝脏的免疫功能
The Liver as an Immune Organ

Gyongyi Szabo，Banishree Saha，Aditya Ambade　著

钟艳丹　译，叶伟、谭善忠、朱传东、陆荫英　校

● 缩略语　ABBREVIATIONS

AIM2	absent in melanoma 2	黑色素瘤缺乏因子 2
APC	antigen-presenting cell	抗原呈递细胞
ASC	apoptosis-associated specklike protein containing a caspase activation and recruitment domain	凋亡相关斑点样蛋白，一种含胱天蛋白酶募集域和热蛋白样结构域的蛋白质
DC	dendritic cell	树突细胞
HAV	hepatitis A virus	甲肝病毒
HBV	hepatitis B virus	乙肝病毒
HCC	hepatocellular carcinoma	肝细胞癌
HCV	hepatitis C virus	丙肝病毒
HDV	hepatitis D virus	丁肝病毒
HEV	hepatitis E virus	戊肝病毒
IFN	interferon	干扰素
MAGE-A	melanoma antigen gene A	黑色素瘤抗原基因 A
MCP-1	monocyte chemoattractant protein 1	单核细胞趋化蛋白 1
MDSC	myeloid-derived suppressor cell	骨髓源抑制细胞
MHC	major histocompatibility complex	主要组织相容性复合体
NF-κB	nuclear factor κB	核因子 κB
NK	natural killer	自然杀伤细胞
NKT	natural killer T	自然杀伤 T 细胞
NLRP	NOD-like receptor family pyrin domain	NOD 样受体热蛋白结构域
NOD	nucleotide-binding oligomerization domain	核苷酸结合寡聚化结构域
PBC	primary biliary cholangitis	原发性胆汁性胆管炎
TCR	T-cell receptor	T 细胞受体
TGF-β	transforming growth factor β	转化生长因子 β
TLR	toll-like receptor	toll 样受体
TNF	tumor necrosis factor	肿瘤坏死因子
T_{reg}	regulatory T	调节性 T 细胞

免疫系统的基本作用是区分自我和异物，保护宿主不受入侵病原体的侵害，其以循环免疫细胞的形式遍布包括肝脏在内的全身所有器官。肝脏中的免疫细胞在免疫监测、免疫信号、病原体及自身抗原向效应免疫器官（包括淋巴结、胸腺和脾脏）传递的过程中发挥着重要作用。除了循环免疫细胞，器官特异性的常驻免疫细胞，如肝脏中的库普弗细胞，也在固有免疫和适应性免疫反应中发挥着关键作用。合适的大小、位于肠道和心脏之间独特的解剖结构及缓慢的血流使肝脏成为一个充分发生免疫反应的器官[1]。总的来说，肝脏的特点是为全身及其自身提供免疫原性环境。肝脏免疫耐受的最佳表现之一是肝移植，移植后免疫抑制的程度要小于其他器官移植。肝脏

作为免疫器官对病原和无菌危险信号做出反应，引发炎症和（或）适应性免疫反应。持续的刺激诱导慢性炎症，引发免疫抑制机制。这些机制经常重叠触发，促进肝纤维化，最终导致肝硬化。

免疫系统主要包括两个密切相关的组成部分：固有免疫和适应性免疫。两者皆以特异性细胞介导对危险信号和（或）抗原的识别及对病原体和自身抗原的免疫反应为特点，通常会导致机体特定且持久的免疫记忆。

一、免疫细胞群及其在肝脏中的功能

（一）中性粒细胞

中性粒细胞是在大多数细菌感染中被招募到组织损伤部位的第一种细胞，它们产生大量的活性氧[2]。循环中的中性粒细胞通过局部产生的趋化因子和表达在中性粒细胞和窦状内皮细胞上的细胞黏附分子间的相互作用，从肝窦被迅速招募到肝实质[2,3]。中性粒细胞具有可塑性，可在内皮细胞间穿梭或通过内皮细胞迁移到肝实质[2-4]。中性粒细胞通过吞噬细菌和受损细胞在组织修复中发挥重要作用，也通过其产生的基质金属蛋白酶在组织重塑中发挥作用（表4-1）[5]。

（二）单核细胞和巨噬细胞

单核细胞和巨噬细胞是先天性单核吞噬细胞，对组织微环境具有显著的适应性和敏感性[6]。进入肝脏后，循环单核细胞可成熟为巨噬细胞并表达活化标志物（CD68），进一步分化为炎性 M_1 或交替激活 M_2 表型，或如最近发现的介于 M_1 和 M_2 之间的表型[7-9]。M_1 表型的特点是细胞表面表达和产生高水平的促炎细胞因子[10]。M_2 巨噬细胞表型表达甘露糖受体、CD206、CD163 及精氨酸酶，同时产生 IL-10 和转化生长因子 β（TGF-β）[10]。肝常驻巨噬细胞——库普弗细胞以 $F_4/80$ 的表达为特征，在不同的慢性肝脏疾病中主要表现为促炎作用。

表 4-1 免疫细胞及其在肝内功能

细胞类型	表型	功能	细胞因子与趋化因子	参考文献
单核细胞	经典（CD14++，CD16-） 媒介（CD14++，CD16+）	区分中间表型 具有巨噬细胞和 DC 细胞的共同特点 抗原呈递 分泌促炎因子 促纤维化 吞噬作用	TNF-α、IL-6、IL-8、IL-1β IL-13 趋化因子（CCL₁、CCL₂、CCL₃、CCL₅） G-CSF、GM-CSF IL-10	[169-172]
	非经典型（CD14+，CD16++）	抗原呈递		
巨噬细胞（库普弗细胞）	M_1：经典激活（IL-12↑，IL-10↓，CD54+，Fc-receptor+，CD14+，TLR4+，MD2+，CD11a/ CD11b，CD40+，CD80+，CD86+，MHC-11+，CD1+）	清除内毒素、碎片、微生物和凋亡的肝细胞 抗原呈递 分泌促炎因子	IL-1、IL-6、TNF-α、ROI	[7, 171-174]
	M2a：选择性激活（IL-12↓，IL-10↑），IL-4 介导	维持非炎性耐受 分泌促炎因子	前列腺素、IL-12、IL-18、NO IL-10、TGF-β₁、TGF-β₂	[7, 171-175]
	M2b：Ⅱ型（IL-12↓，IL-10↑），免疫复合物和 TLR 介导	分泌促纤维化因子	IL-1、IL-6、TNF-α、ROI	[7, 171-174]
	M2c：无效（IL-12↓，IL-10↑），IL-10 和糖皮质激素介导	基质重塑 舒张血管	IL-10、TGF-β₁、TGF-β₂、α- 抗胰蛋白酶 NO	[7, 171] [172, 174] [175]
中性粒细胞		分泌促炎因子吞噬被库普弗细胞捕获的微生物	ROS、弹性蛋白酶、FasL	[4, 176-178]

细胞类型	表型	功能	细胞因子与趋化因子	参考文献
树突细胞	未成熟的树突状细胞（CTLA4↑、PD1↑、CD11a↑、CD45↑、MHC-Ⅱ↓、CD83↓、CD86↓）	摄取抗原并呈递至淋巴结维持非炎性耐受		[173] [179-186]
	成熟的树突状细胞（CTLA4↓、PD1↓、CD200↑、CD83↑、CD86↑）	分泌促炎因子，引起局部淋巴结的免疫反应	IL-6、IL-12、TNF-α	
	浆细胞样树突细胞（CD123+、BDCA1+、CD303、CD304）	因为高 TLR7 和 TLR9 表达识别和响应病毒 PAMPs	IFN-γ	
		能从凋亡小体感知 DNA，通过 Treg 细胞诱导耐受		[14-17]
	1 型髓样树突细胞／典型树突细胞：（CD1c+）除了髓样树突状细胞标记（CD11c、CD13、CD33、CD11b）	使用 TLRs 1-8 多途径摄取、运输和呈递抗原 刺激幼稚的 CD4T 细胞致敏 Th$_1$ 和 Th$_{17}$	TNF-α、IL-8、IL-10、IL-12、IL-23	
	2 型髓样树突状细胞（CD141+ 或 BDCA3+）除了髓样树突细胞标记（CD11c、CD13、CD33、CD11b）	吸收坏死细胞 通过 TLR3 和 TLR8 识别病毒核酸 交叉呈递抗原至 CD8 T 细胞	IFN-λ、IL-28、IL-29、TNF-α、CXCL10	
	CD14+ 树突细胞（CD209、FXIIIA、CD163）	直接辅助 B 细胞协助形成滤泡辅助 T 细胞	IL-12 p70	[187, 188]
肝窦内皮细胞	CD146+、CD45- 或 CD31-、CD45）	抗原呈递 维持非炎性耐受 通过 NO 调节血流 在疾病中促进炎症	NO	[173] [189-193]
肝星状细胞	静态（CD54↓、CD106↓、CD80↓、CD40↑、MHC-Ⅰ↑、MHC-Ⅱ↑、NCAM↑、CD1↑）	存储类维生素 A 通过收缩控制肝窦内血流		[194]
	活化（CD54↑、CD106↑、CD80↑、CD40↑、MHC-Ⅰ↑↑、MHC-Ⅱ↑、NCAM↑↑）	炎症时招募白细胞进入肝实质	MCP-1、MIP-2、IL-8、CCL21、eotaxin、C4、RANTES、CXCL12	[144, 195]
		分泌促纤维化因子 向 T 细胞和 NKT 细胞呈递抗原	IL-10、HGF	
		分泌促纤维化趋化因子	PGDF-β、FGF-α、FGF-β、TGF-β	
T 辅助细胞	Th$_1$ 细胞（CD4+，CD119+）	抗纤维化 激活库普弗细胞 M2 表型 激活 CD8T 细胞	IL-2、IFN-γ	[196-198]
	Th$_2$ 细胞（CD4+，CD294+）	促纤维化 诱导 B 细胞增殖	IL-4、IL-5、IL-6、IL-10、IL-13	[196-198]
	Th9 细胞（CD4+、IL-9+、IL-13-、IFN-γ-）	促进其他 CD4T 细胞和肥大细胞的存活	IL-9、IL-10	[199-204]
	Th$_{17}$ 细胞（CD4+、IL-23R） Classic（regulated）and alternative（pathologic）	刺激肝内细胞分泌促炎因子 促进肝细胞存活、增殖、再生，并生成急性期反应物	IL-17 IL-22	[30, 205-209] [30, 209-212]
	Treg 细胞（CD4+ CD25↑、CD127↓、FOXP3+）	分泌免疫抑制因子	IL-10、TGF-β	[213]

（续表）

细胞类型	表 型	功 能	细胞因子与趋化因子	参考文献
γδT 细胞	分泌 IFN-γ 亚组（Vδ1 或 Vγ9Vδ 2、CD56、CD161）	诱导包括肿瘤的细胞凋亡 抑制肝星状细胞，减少 纤维化	IFN-γ、TNF-α、IL-2	[214-217]
	分泌 IL-17 亚组（Vγ4）	肝脏炎症中保护功能抑制 CD8T 细胞和 NKT 细 胞致病作用	IL-17、IL-10	[214, 217-219]
CD 8 + T 细胞	Tc1（CD8+） Tc2（CD8+、CRTH2+） Tc17（CD8+）	肝内致耐受性 淋巴结内细胞毒性	IFN-γ IL-4、IL-5、IL-13 IL-17	[192, 193, 220-224]
B 细胞	CD19+、CD20+ 活化 B 细胞（CD19+、CD69+）	生成抗体 分泌促炎因子 促纤维化 储藏 HCV	IL-4、IL-6、IL-10、TGF-β	[18, 31-36]
NK 细胞	CD56bright（CD3、CD56+、CD16、CD69+/-、CCR7+、CXCR3+、MIP-1α/β+、KIR、TRAIL+、ADCC） CD56+dim（CD3、CD56+、CD16、CD69+/-、穿孔素+、颗粒酶 B+、KIR+、ADCC）	抗病毒 抗纤维化 抑制再生 抗肿瘤	IFN-γ、TNF-α、IL-10、IL-12、IL-22、MIP-1、IL-8、RANTES	[225-229]
NKT 细胞	经典（CD1d 限制，TCR 限制 Vα14 Vα18，和 Vβ8，CD4+ 或 DN）	促进纤维化 杀伤肿瘤细胞	IFN-γ、IL-4、IL-13	[173, 230-233]
	非经典（CD1d restricted，diverse Vα 和 Vβ、CD4+、CD8+ 或 DN	抑制抗肿瘤免疫		[173, 231, 234]

IFN. 干扰素；IL. 白介素；MIP. 巨噬细胞荧光蛋白；NK. 自然杀伤因子；NKT. 自然杀伤 T 细胞；RANTES. 活化调节正常 T 细胞的表达和分泌；ROS. 活性氧；TGF. 转化生长因子；TNF. 肿瘤坏死因子

（三）树突细胞

树突状细胞（DCs）是一种异质性细胞群，可根据其来源、表面受体表达和功能分为浆细胞 DC 和髓样 DC。另一方面，不成熟的 DCs 表型在组织微环境或病原体的刺激下，通过表面标记物和 T 细胞刺激介质（IL-12）的生成，将其转变为成熟的表型[12,13]。肝脏中主要的 DC 是未成熟 DC，它有助于肝脏免疫耐受环境的产生[13]。此外，抑制 DC 细胞成熟的 TGF-β、IL-10 和前列腺素均在肝脏富集[13]。成熟的 DC 细胞是能有效激活 T 细胞的最有效的抗原呈递细胞。浆细胞样 DCs（CD123+BDCA1+）因其高表达 TLR7、TLR9 及在所有类型的细胞中产生较高水平的 IFN-α，其最适合响应病毒病原相关的分子模式[14,15]。髓样 DC 包括典型的髓系 DCs（DCs 表达 CD11c、CD13、CD33 和 CD11b）、Ⅰ 型髓系 DCs（CD1c+ 髓系 DCs）和 Ⅱ 型髓系 DCs（CD141+ 髓系 DCs 或 BDCA3+ 髓系 DCs）[16,17]。后者数量不多，特点是表面表达 BDCA3 和产生较多 Ⅱ 型干扰素（IFN-λ、IL-28 和 IL-29）的能力[18]。

（四）自然杀伤细胞和自然杀伤 T 细胞

自然杀伤细胞（NK）和自然杀伤 T 细胞（NKT）是一群不同于 T 细胞和 B 细胞的淋巴细胞，它们不表达具有体细胞多样化的抗原受体[19]。NK 细胞占人类肝淋巴细胞总数的 50%，而只占循环淋巴细胞的 5% ～ 20%[20]。

NKT 细胞表达 T 细胞受体（TCRs）和 C 型凝集素超家族的 NK 细胞标志（如 NK1.1）。

NKT 细胞的主要 TCR 是不变的，即小鼠的 Val4/Ja281 和人类的 Va24/JaQ[21]。经典不变的 NKT 细胞通过 α- 半乳糖神经酰胺触发释放介质识别他们的特定的 CD1d 限制性配体。NK 细胞招募 NKT 细胞至肝脏[22]，NKT 细胞通过膜结合效应分子、Fas 配体和 CD40 在肝脏中发挥其功能，并从细胞内小泡中释放诱导死亡的介质，如颗粒酶 B 和穿孔素[22]。

（五）T 细胞

T 细胞以 CD3 表达为特征，也根据表面标记物的不同分为 CD4 和 CD8 淋巴细胞。此外，根据不同的 TCR，T 细胞分为 α/β 和 γ/δ T 细胞，其中 γ/δ T 细胞在肝脏高表达[19]。肝脏具有独特的免疫微环境，有利于局部和全身免疫耐受，CD4T 细胞参与了这一过程[23]。CD4T 细胞与 APCs 相互作用的类型决定了 T 细胞向 Th1 细胞、Th2 细胞、调节 T（Treg）细胞或 Th17 细胞的分化。Th1CD4T 细胞产生 IFN-γ 和 TNF-α，而 Th2CD4T 细胞产生 IL-4、IL-10 和 IL-13。CD4Treg 细胞产生 IL-10 和 TGF-β，而 IL-17 和 IL-22 对 Th17 细胞产生负面的调节功能[24-26]。

CD8 细胞在肝脏 T 淋巴细胞占很大比例[27]，CD8T 细胞大部分为细胞毒性淋巴细胞，其通过 Fas 配体诱导细胞凋亡，分泌促炎细胞因子，诱导细胞溶解。CD8T 细胞招募至肝脏与抗原特异性无关，最值得注意的是，其在病毒性肝炎中至关重要。

Th17 细胞和 Treg 细胞具有相反的作用，这些细胞之间的平衡可能对维持免疫稳定性至关重要。这种平衡失调可能导致慢性炎症和自身免疫病[28]。Th17 细胞和 Treg 细胞都需要 TGF-β 刺激分化，但所需的细胞因子水平是不同的[28]。因此，根据细胞因子环境的不同，Treg 细胞的分化可能与 Th17 细胞的分化有关[26]。近期研究显示，在酒精性肝病、病毒性肝病和自身免疫性肝病等疾病中，Th17 细胞和 Th17 相关细胞因子均被激活[29,30]。

（六）B 细胞

在肝脏的淋巴细胞群中，B 细胞只占很小的一部分。它们被证明与自身免疫性肝病有关，因为激活 B 细胞和诱导抗体产生的 Th2 细胞因子在这些疾病中最常见[31]。自身免疫性肝病，原发性胆汁性胆管炎（PBC，原称原发性胆汁性肝硬化）和原发性硬化性胆管炎是影响肝脏的三大自身免疫性疾病，其中 B 细胞在这些疾病发病中均发挥作用[31]。原发性胆汁性胆管炎患者肝脏中浸润 B 细胞的数量高于原发性硬化性胆管炎。此外，CD19+CD69+B 细胞在原发性胆汁性胆管炎患者肝脏中的比例也明显高于外周血[32]。B 细胞归巢至肝脏的过程尚不清楚，但 CXCL13 和 CXCR5 已被证明在这一过程中发挥了关键作用[31]。CXCL13 的主要来源是肝脏的髓样 DC 细胞[33]，脂多糖也可诱导人单核细胞来源的 DC 细胞产生 CXCL13，提示细菌产物刺激 DC 细胞在自身免疫性肝病中诱导 B 细胞浸润和（或）活化的作用[31,33]。一项对感染丙型肝炎病毒（HCV）的肝脏的研究也表明 CXCL13 对肝脏中 B 细胞的浸润和招募至关重要[34]，外周血 B 细胞可作为丙型肝炎病毒的宿主，从而引起丙肝病毒持续性感染[35]。B 细胞的损耗抑制了纤维化，从而在肝纤维化中起重要作用[36]。

二、肝脏中免疫系统的功能

（一）固有免疫

固有免疫是免疫的第一道防线，主要通过进化保存的机制保护宿主不受微生物的侵害。模式识别受体具有特殊功能，能够感知与病原体相关的分子模式和（或）受损的宿主细胞，并触发以炎症和（或）IFN 产生为特征的先天免疫反应。先天免疫细胞的类型包括白细胞、单核细胞、巨噬细胞、DC 细胞和 NKT 细胞。这些细胞类型具有不同的表型和功能特征，它们通过产生活性氧、细胞因子和其他细胞毒性机制而导致炎症和病原体的死亡。此外，先天免疫细胞，特别是巨噬细胞和白细胞，通过基质蛋白酶和细胞因子，提供组织损伤的解析和修复。固有免疫细胞，包括单核细胞和 DC 细胞，是通过抗原呈递功能触发适应性免疫的关键。

（二）模式识别受体

模式识别受体包括一组进化保守的受体系统，涉及免疫危险信号识别，如 TLRs、螺旋酶受体和核苷酸寡聚区样受体[37,38]（图 4-1）。在哺乳动物系统中，TLRs 家族包括 11 种不同的 TLR，其中一些在细胞表面表达，另一些在细胞内表达。TLRs 对配体的识别可以迅速地获得一种 TLR 适配体分子，即髓样分化因子初次应答基因 88（MyD88）或干扰素 TIR 结构域衔接蛋白（TRIF），从而触发下游复杂的信号事件。MyD88 依赖性 TLR 信号导致 IL-1 相关激酶 1、4 和核因子 κB（NF-κB）复合体的激活，导致转录因子 p65/p50NF-κB 二聚体的易位。NF-κB 二聚体结合位点在所有促炎细胞因子基因的启动子区域，包括编码 TNF-α、IL-1β、IL-6 及许多其他炎症相关的细胞因子基因[39,40]，从而导致促炎细胞因子的快速生成。

MyD88 非依赖性 TLR 信号通路包括 TANK 结合激酶 1 的激活和 IFN 调控元件 3 的磷酸化。这导致了 IFN 调控元件 3 的核易位及 I 型 IFN 的生成。大多数 TLRs 都能激活先天免疫反应中的促炎细胞因子和 IFN。

视黄酸诱导基因 I 样受体家族包括对不同肝炎病毒的识别和其他病原或宿主来源的核酸信号至关重要的核酸感知受体[41]（图 4-1）。RIG-I 和黑色素瘤分化相关蛋白 5（MDA5）是细胞内的螺旋酶，在配体激活时，诱导免疫细胞和肝细胞产生 I 型 IFN[42]。

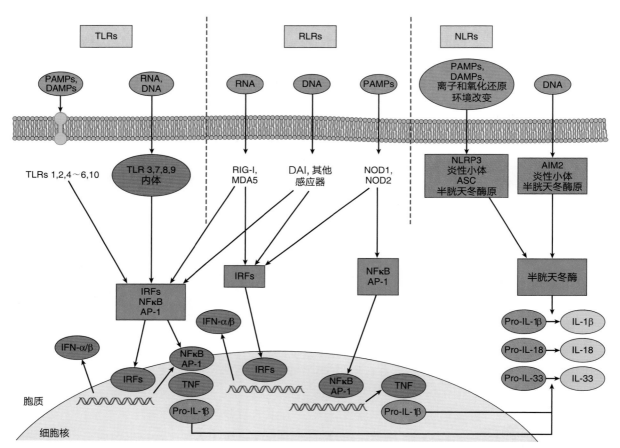

▲ 图 4-1　模式识别受体包括一系列进化保留的受体系统，涉及免疫危险信号识别，如 toll 样受体 (TLRs)、螺旋酶受体和 NOD 样受体

AIM2. 黑色素缺乏因子 2；AP-1. 抗原呈递 1；ASC. 凋亡相关斑点样蛋白，一种含胱天蛋白酶募集域细胞凋亡相关蛋白；DAI.DLM-1/ZBP1；DAMP. 危险分子模式；IFN. 干扰素；IL. 白介素；IRF. 干扰素调节因子；MDA5. 黑色素分化相关蛋白 5；NF-κB. 核因子 κB；NLR.nod 样受体；NLRP.NOD 样受体热蛋白结构域；NOD. 核苷酸结合寡聚化结构域；PAMP. 病原体相关分子模式；RIG-I. 维 A 酸诱导基因 1；RLR.RIG 样受体；TLR.toll 样受体；TNF. 肿瘤坏死因子

炎性小体是一种细胞内蛋白复合物，在识别和响应各种细胞内危险信号方面发挥作用[38,43]。炎性小体根据其细胞内的传感器命名，如 NOD 样受体热蛋白结构域（NLRP）1、3 或 4，黑色素缺乏因子 2（AIM2），和可能包含适配体，如凋亡相关斑点样蛋白（ASC）与配体结合、导致无活性的酶 1 前体进入活跃细胞凋亡蛋白酶 1[44]。在炎性小体的活化作用下，IL-1β、IL-18 和 IL-33 的前体裂解成活化形式[44]（见图 4-1）。

模式识别受体首先在免疫细胞中被发现，TLRs，类视黄醇 X 受体和炎性小体在肝脏的大多数细胞中表达，包括肝细胞、胆管细胞、窦状内皮细胞和肝星形细胞[43,45]。根据危险信号和相关的细胞类型，对生物反应及其在肝脏疾病中的变化，这种细胞反应的多样性会使疾病更复杂。例如，肝细胞对肝脏固有免疫刺激做出反应，通过 TLR7 识别单链 RNA，通过 TLR3 和 RIG-I 识别双链 RNA，从而产生 I 型 IFN[46,47]。此外，肝细胞也有 TLR 介导 NF-κB 单核细胞的激活和产生一种促炎因子——单核细胞趋化蛋白 1（MCP-1）[48]。另外，炎性小体在脂多糖 /TLR4 激活下暴露于未饱和脂肪酸代谢刺激的肝细胞中[49]。

（三）趋化因子、细胞因子和干扰素

肝脏中的免疫细胞和实质细胞产生一系列可以维持免疫稳态、宿主防御、组织修复或纤维化的可溶性介质。其中，趋化因子是一种通过与特定免疫细胞上表达的特异受体结合，为免疫细胞向组织或器官的募集和（或）归巢提供信号的多肽蛋白质[50]。趋化因子家族包括 CC 和 CXC 趋化因子[51]。趋化因子除了能在免疫细胞转运中提供关键信号外，还能影响免疫

的激活状态，使其对其他免疫信号敏感或脱敏。趋化因子 MCP-1 在肝细胞中具有多种功能作用，导致细胞内脂肪沉积[52]。这很好地说明了免疫细胞、免疫介质之间的相互作用对免疫细胞类型和肝脏实质细胞类型均有影响。干扰素家族在病毒感染、免疫调节和宿主防御中发挥着不同的作用（表 4-2）。

（四）抗原呈递和适应性免疫

适应性免疫提供持续的、长期的、由固有免疫细胞或 B 细胞对 T 细胞的抗原呈递所触发的抗原特异性免疫反应。这一过程通过抗原特异性 T 细胞克隆和记忆的诱导使其在特定抗原的刺激下迅速扩增，从而形成宿主的长期免疫记忆[53]。

专职性抗原呈递细胞包括 DC 细胞、单核细胞、巨噬细胞和 B 细胞[54,55]。抗原呈递由这些特殊的抗原呈递细胞摄取加工抗原并以抗原肽 -MHC 分子复合物的形式将抗原肽递呈给 T 细胞，诱导 T 细胞活化增殖[56]（图 4-2）。

除了专职性抗原呈递细胞，还有其他几种向 T 细胞递呈抗原的细胞类型。与专职性抗原呈递细胞表达共刺激分子以获得有效的抗原呈递相比，肝脏常驻细胞缺乏关键的共刺激分子，从而导致抗原特异性 T 细胞活化不佳。然而，在缺乏所有共刺激信号的情况下，抗原特异性 T 细胞刺激会导致免疫耐受，而不是免疫激活[57]。事实上，肝脏的高度免疫耐受性被认为是由于非专职性抗原呈递细胞的存在所致，这些包括肝细胞、肝窦内皮细胞、胆道上皮细胞和星状细胞[58]。共信号分子在调控 T 细胞活化、亚群分化、效应功能和存活等方面起着关键作用[53]。通过 TCR 识别同源肽 -MHC 分子复合物，在免疫突触上共信号分

表 4-2　干扰素

成员	来源	功能
I 型：IFN-α、IFN-β	pDCs、许多类型细胞	抗病毒
II 型：IFN-γ	T 细胞和 NK 细胞	免疫调节作用
III 型：IFN-λ、IL-28a、IL-28b、IL-29	肝细胞、III 型髓细胞样 DC 细胞	抗病毒

DC. 树突细胞；IFN. 干扰素；IL. 白介素；NK. 自然杀伤细胞

子受体与 TCR 共定位，促进或抑制 T 细胞活化。经典的双信号模型包括 B7-CD28 相互作用，但最近发现其他共刺激分子微调 T 细胞活化中的作用。例如，T 细胞的 CTLA4 与 APCs 的 B7 分子之间的相互作用启动早期抑制性信号（见图 4-2），而在 T 细胞的 PD1 与 APCs 的配体结合时，可以进一步抑制 T 细胞活化[53]。

三、肝脏疾病中的炎症反应和固有免疫

炎症在酒精性肝病、非酒精性肝病和非酒精性脂肪性肝炎中的作用已被广泛研究（图 4-3）。

酒精性肝病的病理机制包括肝脏的显著的炎症反应和循环中促炎因子的增加[59]（图 4-4）。TLR4 基因突变或 TLR4 基因缺乏的小鼠实验表明 TLR4 的活化是一个中心元的酒精相关炎症级联反应的上调[60]，与下游信号共同激活 NF-κB[6, 1]。我们的团队已经证明，TLR4 下游的 IFN 调控元件 3 是调控酒精诱导的肝细胞死亡的关键分子[62]，而 IFN 调控元件 3 的缺失完全保护了小鼠免于酒精诱导的肝细胞死亡、脂肪变性和炎症[62]。肝细胞来源的危险信号、ATP 和尿酸以及肠源性内毒素协同诱导 TLR 信号和酒精性肝病中肝单核细胞和巨噬细胞的炎性小体的活化[63-65]。急性酒精性肝病是最严重的和高致死率的酒精性肝病，其外

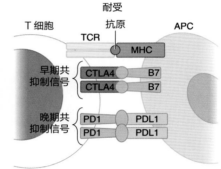

▲ 图 4-2　抗原呈递由这些特殊的抗原呈递细胞摄取加工抗原并以抗原肽 –MHC 分子复合物的形式将抗原肽呈递给 T 细胞
APC. 抗原呈递细胞；TCR.T 细胞受体

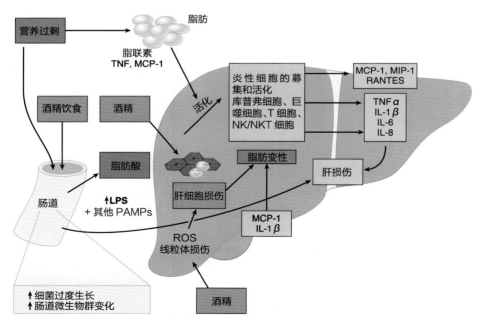

▲ 图 4-3　炎症在酒精性肝病、非酒精性肝病和非酒精性脂肪性肝炎中的作用已被广泛研究
IL. 白介素；LPS. 脂多糖；MCP-1. 单核细胞趋化蛋白 1；MIP-1. 巨噬细胞炎性蛋白 1；NK. 自然杀伤细胞；NKT. 自然杀伤 T 细胞；PAMP. 病原体相关分子模式；RANTES. 调节正常 T 细胞表达和分泌因子；ROS. 活性氧；TNF. 肿瘤坏死因子

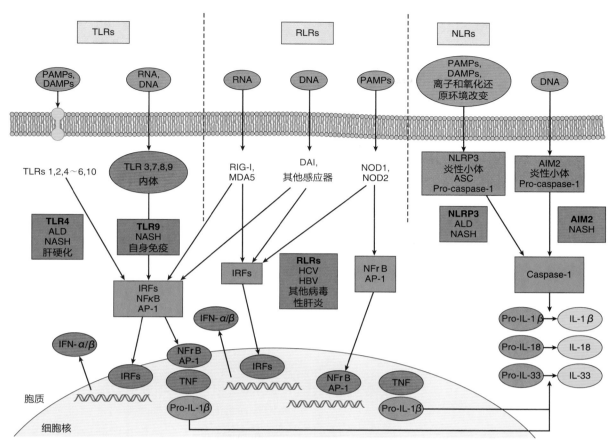

▲ 图 4-4　酒精性肝病的病理机制包括明显的肝脏炎症和循环中促炎因子的增加

AIM2. 黑色素缺乏因子 2；ALD. 酒精性肝病；AP-1. 抗原呈递 1；ASC. 凋亡相关斑点样蛋白，凋亡相关斑点样蛋白，一种含胱天蛋白酶募集域细胞凋亡相关蛋白；DAI.DLM-1/ZBP1；DAMP. 危险分子模式；HBV. 乙肝病毒；HCV. 丙肝病毒；IFN. 干扰素；IL. 白介素；IRF. 干扰素调节因子；MDA5. 黑色素分化相关蛋白 5；NASH. 非酒精性肝病；NF-κB. 核因子 κB；NLR.nod 样受体；NLRP.NOD 样受体热蛋白结构域；NOD. 核苷酸结合寡聚化结构域；PAMP. 病原体相关分子模式；RIG-I. 维 A 酸诱导基因 1；RLR.RIG 样受体；TLR.toll 样受体；TNF. 肿瘤坏死因子

周血中的 TNF-α、IL-1β 和 IL-6 水平显著增高[66]。这些细胞因子引起酒精性肝炎的众多临床表现，如分解代谢状态、发热、白细胞增多、骨骼肌退化和肠道通透性恶化[67]。

非酒精性脂肪性肝炎是由巨噬细胞向脂肪组织和肝脏募集、TLR4 和 TLR9 激活的炎症级联反应[49,68]。最近对高脂、高胆固醇及高蔗糖喂养的小鼠的研究揭示了非酒精性脂肪肝炎脂肪变性和炎症的发展过程，同时发现长期喂养的小鼠无菌危险信号和脂多糖与外周血中增加的 TLR、炎性小体的激活及肝组织学非酒精性脂肪肝炎检查证实有关[69]（图 4-4）。

（一）病毒性肝炎的免疫反应

全球大多数的急性和慢性肝炎是由五种病毒，即甲型肝炎病毒（HAV）、乙型肝炎病毒（HBV）、丙型肝炎病毒（HCV）、丁型肝炎病毒（HDV）和戊型肝炎病毒（HEV），在肝脏产生固有和适应性免疫反应引起。病毒核酸被细胞内模式识别受体识别（图 4-4），引起一系列的疾病包括急性重型肝炎、肝硬化和肝细胞癌（HCC）。其中，乙肝病毒和丙肝病毒会引起慢性感染和肝损伤，并且与全世界大多数的肝移植有关[70]。

（二）丙型肝炎病毒

丙型肝炎病毒是一种非细胞性、嗜肝性、单链 RNA 病毒，病毒特异性免疫应答在感染的发病和结局中起着重要作用[71, 72]。

在丙型肝炎病毒感染期间，适应性免疫反应出现得非常晚，在感染后 8 ～ 12 周出现，这很有可能会导致慢性或对丙肝病毒的宿主免疫失败。只有小部分患者能够在急性期通过广泛的 CD4⁺T 细胞反应清除病毒[73, 74]。这些患者体内存在大量分泌 IL-17A 和 IL-21 的 T 细胞[21]。然而，在大多数急性 HCV 感染患者体内，HCV 特异性 CD8⁺T 细胞扩增，产生 IFN-γ 和细胞毒性[73,76]。

慢性丙肝病毒感染以 CD4⁺ 和 CD8⁺T 细胞反应受损为特点。抗原驱动的衰竭和产生 IL-21 的 Th₁₇ 细胞的缺失都会导致 CD8⁺T 细胞反应的丧失[75]。慢性感染患者 CD8⁺T 细胞的抑制性标志物 PD1、TIM3、CD160 和 2B4（CD244）表达增加[77-80]。在慢性丙型肝炎病毒感染过程中，不仅 T 细胞反应下调，病毒还通过其高复制和突变能力逃避细胞和体液免疫反应[81]。尽管在研制丙肝病毒的抗病毒疗法方面取得了很大进展，但它仍然是目前唯一没有疫苗的肝炎病毒[82-84]。缺乏针对再次感染的抗体免疫已成为研制丙型肝炎病毒疫苗的障碍[85]。

基于先进的病毒检测技术，估计慢性丙型肝炎病毒感染患者中高达 30%～50% 的肝细胞被感染[86,87]。血源性丙型肝炎病毒通过与四跨膜蛋白 CD81、B 类清道夫受体 I 型、紧密连接闭锁蛋白、胆固醇吸收受体 Niemann-PickC1 样 1 等多种受体结合而感染肝细胞[88]。此外，在中和抗体存在的肝癌细胞培养皿中，细胞间通过外泌体相互传染[89-91]。HCVRNA 基因组在肝细胞中被翻译成的单链蛋白质，并由细胞和病毒蛋白酶共同翻译后加工成结构蛋白（C、E1、E2、p7）和非结构蛋白（NS2、NS3、NS4A、NS4B、NS5A、NS5B）。非结构蛋白成为复制复合体的一部分，其中正链 RNA 分子通过负链 RNA 中间体转录[88]。

HCVRNA 结构可被细胞质模式识别受体识别，TLR7/TLR8 识别单链 HCVRNA 和 TLR3，同时螺旋酶受体 RIG-I 和 MDA5 识别双链 RNA[92,93]。HCV 内核糖体进入位点被 RNA 依赖性蛋白激酶 R 识别，而 RIG-I 识别 HCV 无帽 RNA 和短双链 RNA[94]。较长的 HCV 双链 RNA 中间体激活受感染肝癌细胞核内 TLR3[95,96]。蛋白激酶 R 和 RIG-I 信号级联激活导致 IFN-β 合成，

和促炎细胞因子如 TNF-α、CXCL10、NF-κB。丙肝病毒通过抑制肝细胞内 IFN-β 和 IFN 刺激基因而逃脱先天免疫系统[97,98]。丙肝患者体内未感染的肝细胞会产生 I 型和 III 型干扰素，比如库普弗细胞表达 IFN-β，浆细胞样 DC 细胞分泌 IFN-α 以及 II 型髓细胞样 DC 细胞生成 IFN-λ[99-101]。

HCV 蛋白、核心、NS3 和 NS5 能激活表面表达的 TLR2/TLR1 和 TLR2/TLR6，导致单核细胞和巨噬细胞产生促炎细胞因子[102,103]。HCV 单链 RNA 刺激 TLR7/TLR8 也可诱导巨噬细胞和单核细胞分泌促炎细胞因子[104,105]。

（三）乙型肝炎病毒

全球大约有 3.5 亿慢性乙型肝炎病毒感染者，主要由于母婴垂直传播[106]。HBV 是小包膜 DNA 病毒，构建一个小基因组，即共价闭合的环状 DNA 作为宿主细胞中的转录模板。如果感染发生在成年期，乙型肝炎病毒感染主要表现为急性和自限性的，但新生儿期的感染往往是慢性的[106]。15%～25% 的慢性乙型肝炎患者死于肝衰竭或肝癌。

急性乙型肝炎可通过产生终生保护性免疫抗体的较强适应性免疫应答来清除病毒，这种免疫应答与感染最初几个月的固有免疫应答成反比。HBV 在肝内扩散并感染几乎 100% 的肝细胞时，不会引起 IFN 刺激基因反应[108]。病毒复制发生在细胞质的病毒衣壳内，生成的病毒 RNA 被包裹和聚腺苷酸化，类似于宿主自身 RNA，因此不被固有免疫应答识别[108]。然而，固有反应的缺失并不影响 HBV 特异性 CD4⁺T 细胞反应的诱导[109]。这种 CD4⁺T 细胞反应决定了乙型肝炎病毒感染的结果，在缺乏 CD4⁺T 细胞的黑猩猩模型中，抗病毒的 CD8⁺T 细胞反应消失，从而导致慢性感染[109]。乙型肝炎病毒疫苗可诱导机体产生抗体反应，这种反应也可在具有自然免疫的个体中观察到[110]。

（四）丁型肝炎病毒

HDV 是一种有包膜的负性单链封闭环

状 RNA 病毒。HDV 依赖 HBV 繁殖，同时感染这两种病毒通常会导致严重的肝病[111]。70%～80% 的慢性丁型肝炎患者发展为肝硬化，60% 的患者在 10 年内死亡。虽然 HDV 与 HBV 的合并感染的免疫发病机制尚未明确，但 HBV 疫苗也可以预防 HDV 感染。

（五）甲型肝炎病毒和戊型肝炎病毒

HAV 和 HEV 都是正链非包膜 RNA 病毒。目前的趋势显示，在发展中国家，HAV 和 HEV 共同感染的患病率很高[112]。HAV 是通过粪 - 口途径传播的，是一种常见的感染，全球每年大约有 140 万新感染的患者[113]。急性期，血清转氨酶升高，粪便中仍有 HAV 排泄，可以检测到 HAV 抗体。甲型肝炎是自限的，不会发展为慢性肝病。未接种疫苗的老年人感染甲型肝炎病毒的概率很高。HAV 疫苗接种（灭活或减毒）可预防感染超过 25 年[114,115]。

HAV 激活感染细胞的固有模式识别受体，切断下游信号分子，在复制周期中产生的 HAV 双链 RNA，可以通过 TLR3 和细胞质内 RIG-I 样受体 MDA5 识别[115]。HAV 还可以切断衔接分子 TRIF[116] 和线粒体抗病毒信号蛋白（MAVS）[117] 等下游传感器。即使肝内病毒滴度提高了 100 倍，HAV 也只能引起一种限制性的 I 型 IFN 反应，因此可以逃逸固有免疫反应[118]。早于丙肝患者 4～8 周，HAV 特异性 CD4+T 细胞分泌 IFN-γ、IL-2 和 IL-21 以清除病毒[119]，同时中和抗体反应也参与病毒清除及终生保护性免疫。

HEV 也是一种肠内传播病毒，主要发生在亚洲、非洲和中美洲。HEV 是单股正链非包膜 RNA 病毒，可以检测到 HEVIgM 和 IgG 抗体，但急性感染后其水平迅速下降，6 个月内达到低水平[120]。HEV 也可导致急性肝衰竭、慢性感染或肝外症状，在孕妇中，HEV 感染率比非孕产妇高[114]。人类和动物的研究都表明，导致戊型肝炎的临床表现是免疫反应而不是肝细胞损伤，也会导致自限性的急性病毒性肝炎和急性肝衰竭。出现症状早期，抗体水平的上升和病毒载量

的下降可能表明其发病在很大程度上是由免疫系统介导的，而不是由病毒本身引起的[120]。

四、肝病的自身免疫

自身免疫性疾病以 T 细胞和 B 细胞对自身抗原反应亢进为特征。自身免疫性肝炎是一种自身免疫异常和遗传易感性的慢性进行性肝病[121,122]，其靶向抗原尚不明确，但肝膜特异性活化 T 细胞在发病机制中起着重要作用。最近的研究特别关注在自身免疫性肝炎患者中 Th17 细胞在 IL-17 水平升高时的作用[123]，肝脏 Th17 细胞数量的增加与自身免疫性肝炎的严重程度和炎症过程有关[124,125]。Th17 细胞数量与 Treg 细胞成反比，两者之间的平衡在维持免疫激活和免疫耐受之间起着重要作用。

在原发性胆汁性肝硬化中，慢性胆汁淤积症是自身免疫导致慢性中小肝内胆管的破坏为特点。自身反应的 CD4+ 和 CD8+T 细胞参与其发病，但自身抗原尚不清楚[126]。在患者中，IL-17 和相关的炎性细胞因子如 IL-1β、IL-6 和 IL-23 水平升高，肝组织的 Th17 细胞也增多[127,128]。总之，原发性胆汁性肝硬化患者 Th17 细胞反应增强，同时 Treg 细胞反应减弱。

五、肝纤维化和免疫反应

肝纤维化是对酒精性损伤、慢性病毒性肝炎、自身免疫性和代谢性疾病等慢性肝损伤引起的肝组织修复不当[129]。如果无法控制纤维化，则可进一步发展为肝硬化。肝纤维化是一个重要的公共卫生问题，其发病率和死亡率都很高[131,132]。但最近的一些临床报告显示纤维化是可以逆转的[133]。

肝纤维化的发病机制复杂，不同类型的肝损伤各有不同。尽管如此，炎症是肝纤维化最常见和最重要的特征[134]。肝脏中各种导致纤维化炎症的免疫细胞类型如下所述。

血小板：血小板是第一批进入肝损伤部位的细胞，它们启动凝血级联反应来限制血液流失，将纤维蛋白原转化为纤维蛋白[135]。血小板分泌

TGF-β 和血小板源性生长因子，两个最强大的纤维化因素[136]。

中性粒细胞：中性粒细胞迅速浸润肝损伤部位，迁移至肝实质。随后，中性粒细胞通过肝细胞细胞间黏附分子 1 和 β₂ 整合蛋白和中性粒细胞 Mac-1 黏附肝细胞。此外，中性粒细胞合成人中性粒细胞肽 1[137] 和 IL-17A，通过诱导细胞增殖和激活肝星状细胞来增强肝纤维化。

NK 细胞：肝脏含有丰富的 NK 细胞。损伤时，NK 细胞通过趋化因子受体 CXCR6 依赖途径聚集，加剧炎症反应，促进肝纤维化发生。NK 细胞的促纤维化活性来自于它们产生促炎细胞因子如 IL-4 和 IL-13 的能力[139]。另一方面，NK 细胞可以产生 IFN-γ 诱导激活肝星状细胞的死亡或衰老[140]。

巨噬细胞：巨噬细胞是肝纤维化的主要协调细胞[141]。动物模型中巨噬细胞的减少导致纤维化和炎症的减少。巨噬细胞通过分泌 TGF-β、IL-1β、IL-8、血小板生长因子，TNF-α 和 MCP1- 等调节炎症和纤维化[143]。这些因素已被证实能促进肌成纤维细胞的活化、增殖、趋化、细胞外基质的累积和存活[144]。

肌成纤维细胞：肌成纤维细胞是间充质来源的成纤维细胞样细胞，可调节肝损伤的修复。它们的特点是能够产生细胞外基质蛋白和收缩性。虽然肝损伤后，肌成纤维细胞在骨髓中产生，但肝星状细胞是肝内的主要来源[145]。肌成纤维细胞也可以从上皮 - 间充质转变的细胞中产生[146]，不仅与胚胎发育和癌症有关，还与组织再生和纤维化有关。

肝星状细胞：几乎所有的细胞类型都参与了肝脏的炎症，这些炎症刺激物聚集在肝星状细胞。肝星状细胞的激活是由 TGF-β、TNF-α 等招募炎症细胞的炎症蛋白质引起[147]。

六、肝癌、炎症和免疫

肝癌是全球导致癌症死亡的第三大原因，每年超过 60 万肝癌患者死亡。每年约有 50 万新病例，大部分来自亚太地区，通常是由于乙型肝炎病毒感染[149]。原发性肝癌被认为是一种典型的炎

症诱导的癌症[150]，肝脏的多种免疫细胞导致组织的促炎状态。在原发性肝癌中，有关 T 细胞反应和对不同肿瘤相关抗原的体液反应均有报道[151]。不同的免疫细胞亚群、细胞因子和趋化因子在肝癌中的作用均有研究[152]，与原发性肝癌有关的最突出的免疫细胞类型是 Treg 细胞和骨髓源性抑制细胞（MDSCs）。

Treg 细胞能够抑制 Th₁ 和 Th₂ 细胞的辅助 T 细胞反应和细胞因子分泌，其中有关 CD4⁺CD25⁺Treg 和 1 型 Treg 细胞等一些亚组的研究已被报道。CD4⁺CD25⁺Treg 细胞在胸腺中诱导，激活后可抑制 CD4⁺、CD8⁺ 效应 T 细胞的增殖和细胞因子的分泌[153]。重要的是，它们的消耗与有效的抗肿瘤免疫反应有关[154]。1 型 Treg 细胞产生大量的 IL-10 和 TGF-β，抑制 Th₁、Th₂ 对肝癌的反应。这些细胞也可以抑制 CD8⁺T 细胞的效应功能。1 型 Treg 细胞对 IL-15 有增殖反应，但对 IL-2 没有。大量研究表明，肿瘤浸润 CD4⁺Treg 细胞与肝癌患者预后差有关[155,156]。

MDSCs 由不同分化阶段的单核 / 巨噬细胞、粒细胞和 DC 细胞组成[157,158]。在原发性肝癌患者中，MDSCs 通过精氨酸酶活性诱导 CD4⁺ 细胞中 Foxp3 和 IL-10 的表达[159,160]。当接触到促炎信号时，它们保持不成熟的表型，并通过产生 IL-10 和阻断巨噬细胞产生的 IL-12 来促进肿瘤的 M2 表型[161]。MDSCs 还能抑制效应 T 细胞的功能，降低 NK 细胞毒性、减少细胞因子的产生和 DC 细胞的成熟[162]。MDSCs 也被证明可以诱导 CD4⁺Treg 细胞，这表明在肿瘤微环境中存在着不同免疫机制的相互作用[163]。

近年来，免疫检查点抑制在原发性肝癌免疫抑制中发挥着越来越重要的作用[164]，例如，表达 PD1 的 CD8⁺T 细胞的增加与慢性乙型肝炎向原发性肝癌的进展有关[165]。除了 PD1 上调外，像 CTLA4 和 TIM3 这样的负性 T 细胞调控检查点受体也与 HCC 慢性炎症相关的免疫抑制有关[78,166]。

尽管有多种免疫抑制机制，大多数肝癌患者对肿瘤抗原提供可检测的适应性免疫应答[167]。肿瘤相关抗原检测包括著名的甲胎蛋白、磷脂

酰肌醇聚糖 3 及其他不为人知的蛋白质。NY-ESO-1 经常在肝癌和其他癌症早期中表达，如黑色素瘤、卵巢癌和乳腺癌。黑素瘤抗原基因 A（MAGE-A）最初在黑素瘤中被发现，在 HCC 中也广泛表达。Xklp-2 的 HCC 相关抗原 519/ 靶向蛋白是细胞分裂所需的微管相关蛋白，可能用于未来的 HCC 免疫治疗[168]。

◆ 结论

免疫系统的细胞通过炎症和免疫在大多数急性和慢性肝病中起着关键作用。肝脏的免疫激活可能涉及肝细胞和其他非免疫细胞，它们作为旁观者受肝脏产生的强大免疫反应的影响。相反，通过释放无菌危险信号，肝细胞损伤会触发强大的免疫激活效应，从而导致肝脏的进一步损伤。由于肝脏处于肠道与体循环之间，营养源因子和肠道微生物源信号触发并调节肝脏的免疫反应。为试图了解免疫细胞在特定肝病中的作用，应该对所有这些因素进行评估。最后，应进一步评估肝脏的免疫机制，并将其作为改善慢性肝病的潜在治疗靶点。

第 5 章　肝脏对损伤的反应：炎症和纤维化
The Liver's Response to Injury: Inflammation and Fibrosis

Min Cong，Jidong Jia，Tatiana Kisseleva，David A. Brenner　著

钟艳丹　译，叶伟、朱传东、谭善忠、陆荫英　校

● 缩略语　ABBREVIATIONS

Bambi	bone morphogenetic protein and activin membrane-bound inhibitor	骨形成蛋白和激活素的跨膜抑制药
CCL	CC chemokine ligand	CC 趋化因子配体
CCR	CC chemokine receptor	CC 趋化因子受体
CXCL	CXC chemokine ligand	CXC 趋化因子配体
CX3CR	CX3C chemokine receptor	CX3C 趋化因子受体
DAMP	damage-associated molecular pattern	损伤相关分子模式
ECM	extracellular matrix	细胞外基质
HSC	hepatic stellate cell	肝星状细胞
IFN	interferon	干扰素
IL	interleukin	白介素
IRAK1	interleukin 1 receptor–associated kinase 1	白细胞介素 1 受体相关激酶 1
JAK	Janus kinase	Janus 激酶
KLF6	Krüppel-like factor 6	Krüppel 样因子 6
LPS	lipopolysaccharide	脂多糖
mRNA	messenger RNA	信使 RNA
MMP	matrix metalloproteinase	基质金属蛋白酶
MYD88	myeloid differentiation primary response gene 88	髓样分化原始反应基因 88
NF-κB	nuclear factor kappa-light-chain-enhancer of activated B cells	核因子 κB
NK	natural killer	自然杀伤细胞
NKT	natural killer T	自然杀伤 T 细胞
PDGF	platelet-derived growth factor	血小板源性生长因子
STAT	signal transducer and activator of transcription	信号传导转录活化家族
TGF	transforming growth factor	转化生长因子
TIR	toll/interleukin-1 receptor	toll/IL-1 受体
TLR	toll-like receptor	toll 样受体
TNF	tumor necrosis factor	肿瘤坏死因子
TRAF6	tumor necrosis factor receptor–associated factor 6	肿瘤坏死因子受体相关因子 6
TRAIL	tumor necrosis factor–related apoptosis-inducing ligand	肿瘤坏死因子相关凋亡诱导配体
TRIF	TIR domain–containing adapter-inducing interferon β	Toll- 白细胞介素 -1 受体结构域诱导干扰素接头分子

炎症是免疫系统对感染和创伤反应的一部分，在生理条件下是为了促进伤口愈合。传统的炎症反应是一系列复杂反应包括血管壁完整性的丧失，白细胞激活及渗出及 TNF-α、IL-6、IL-1β 等炎症因子的释放[1,2]。肝脏具有清除血液中毒素和病原体的功能，并形成独特的免疫监测机制[3]。为了避免不必要的免疫系统激活，肝脏存在局部的免疫反应，诱导对抗原的耐受性。当病原体或

环境伤害等长期危害肝脏，且无法消除时，就会引发炎症[4]。

肝纤维化和肝硬化通常伴随着慢性炎症[5,6]。通过消除病因[7-13]或抑制免疫反应而持续抑制炎症活动[14-18]可以阻止甚至逆转纤维化过程。目前治疗慢性肝炎达到抗纤维化效果的成功与否可以通过是否延长生存时间和可能减少肝癌的发生来衡量[7,19-24]。因此，肝炎是肝纤维化、肝硬化和肝细胞癌的诱因之一。

一、肝脏炎症是肝纤维化的诱因之一

肝脏炎症通常与肝细胞坏死和凋亡有关。各种形式的肝细胞损伤引发的一系列症状与炎症的病因无关，也是肝纤维化发展的危险信号。凋亡的肝细胞体可以激活静止的肝星状细胞（HSCs）和库普弗细胞，这些激活的细胞反过来促进炎症和纤维发生[6]。活化的肝星状细胞还能增加炎性趋化因子的产生[25]、黏附分子的表达[26]以及T淋巴细胞和自然杀伤T细胞对抗原的反应[27]。这些增强的炎症反应和免疫反应可以促进肝细胞坏死和凋亡，从而增强和延长纤维化的刺激[3,28-33]。

转化生长因子（TGF）-β1和血小板源性生长因子（PDGF）激活肝星状细胞转化成肌成纤维细胞[34]。肌成纤维细胞呈梭形或星状，其细胞质浅嗜酸性，并表达丰富的胞外基质和细胞外基质蛋白，如波形蛋白、α平滑肌肌动蛋白、肌凝蛋白、纤连蛋白和Ⅰ型胶原蛋白[35,36]。

肝脏中有几个潜在的肌成纤维细胞来源。肝星状细胞和门静脉成纤维细胞是肝原位的间充质细胞，是肝纤维化肌成纤维细胞的主要来源[37-41]。此外，骨髓来源的纤维细胞和间充质前体细胞可能被招募到受损的肝脏，导致炎症和纤维化，但只是肝肌成纤维细胞群的一个次要组成部分[42-45]。原代细胞培养的研究提示在与上皮细胞转化为间充质密切相关的细胞因子TGF-β共孵化后，胆管细胞和肝细胞在表型和基因表达上向间充质

细胞改变[46,47]。越来越多的研究证明肝脏上皮细胞向间充质转变是成肌成纤维细胞的来源。另一些小鼠实验表明基因标记的肝细胞、胆管细胞及它们的前体并没有在体内生成肌成纤维细胞[48-50]。肌成纤维细胞的起源可能反映肝脏损伤的性质和肝脏内部的微环境[37]（图5-1）。

近期研究发现巨噬细胞是纤维化的关键调控细胞。与肌成纤维细胞一样，这些细胞来自于肝组织细胞如库普弗细胞或者骨髓细胞。研究认为纤维化的发病机制受到不同的巨噬细胞群的严格调控，这些巨噬细胞在纤维化的起始、维持和分解阶段发挥不同的功能[51]。活化的巨噬细胞不仅能释放刺激肝星状细胞的趋化因子，还能释放促进肝细胞损伤和增强炎症反应的活性氧、一氧化氮和趋化蛋白，由此引起的肝细胞氧化应激，破坏DNA，诱导细胞凋亡，促进促炎基因的表达，促进纤维化，并可能引发恶性转化[52,53]。

这些相互作用的细胞和分子机制的最终结果是扩大组织损伤和增加细胞外基质的累积[54]。在肝损伤早期，胶原蛋白Ⅰ和Ⅳ、原骨胶原蛋白Ⅲ和弹性蛋白就在肝脏聚集，而针对不同类型胶原蛋白的基质金属蛋白酶（MMPs）被激活以降解沉积，维持基质的稳定性[32,54]。同时金属蛋白酶的组织抑制药也被表达以对抗降解过程[54,55]。胶原基质的成熟主要依赖于赖氨酸氧化酶，其与胶原纤维交联，增加了降解的抵抗力[54,56]。

尽管炎症过程与组织修复、愈合和感染的处理有关，但其影响广泛且可能有害。正是因为这种相互冲突的作用，炎症经常被称为双刃剑，或者被质疑其性质是敌是友[1]。慢性炎症是由于宿主机制不能终止急性炎症而存在，与急性炎症主要参与的中性粒细胞不同的是，慢性炎症典型代表是单核细胞的浸润，如巨噬细胞、淋巴细胞和浆细胞。这些细胞的持续存在会导致进一步的组织损伤，并以血管生成和纤维化的形式促使伤口愈合[2]。肝脏炎症通过促进肝细胞坏死和凋亡启动肝纤维化，激活肝星形细胞和库普弗细胞维持肝纤维化，并通过炎症因子和趋化因子的活化作用维持肝脏炎症[1,2]。

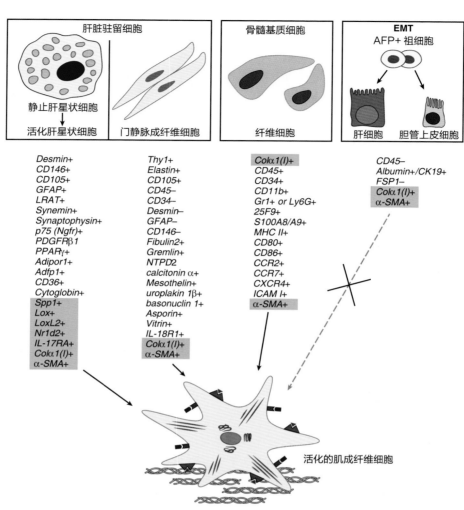

▲ 图 5-1 小鼠纤维化肝脏内肌成纤维细胞的来源

虽然肝内肌成纤维细胞的组成取决于肝纤维化的病因，但肝细胞 - 肝星状细胞（HSCs）和门静脉成纤维细胞（PFs）和纤维细胞是肝纤维化中 I 型胶原蛋白的主要来源。细胞谱系追踪研究清楚地表明，在对肝纤维化的实验模型中，肝细胞、胆管细胞及其前体不会发生上皮间质变（EMT），也不会产生肌成纤维细胞。在 CCl₄ 诱导的肝损伤中，HSCs 是肌成纤维细胞（＞87%）的主要来源。然而，活化的 PFs 是胆源性肝损伤中肌成纤维细胞的主要来源，在损伤发生时（胆管结扎后 5 天），超过 70% 的肌成纤维细胞参与其中。随着 HSCs 激活并参与肌成纤维细胞群（胆管结扎后 14 天和 20 天），活化的 PFs 的相对作用随着进行性损伤而降低。Adfp. 脂肪分化相关蛋白；Adipor1. 脂肪连接蛋白受体 1；AFP. 甲胎蛋白；BM. 骨髓；FSP1. 成纤维细胞标志蛋白 1；GFAP. 胶质纤维酸性蛋白；IL-17RA. 白细胞介素 17 受体 A；LOX. 赖氨酰化氧；LOXL2. 类赖氨酰化氧 2；LRAT. 卵磷脂 - 视黄醇基转移酶；Nr1d2. 核受体 1 亚科 D 组 2 成员；SPP1. 磷分泌磷蛋白 1[修改自 Xu J，Cong M, Park TJ，et al. Contribution of bone marrow-derived fibro¬cytes to liver fibrosis. Hepatobiliary Surg Nutr 2015；4（1）：34–47；and Iwaisako K，Jiang C，Zhang M，et al. Origin of myofibroblasts in the fibrotic liver in mice. Proc Natl Acad Sci U S A 2014；111（32）：E3297–E3305.]

二、参与肝脏炎症和纤维化的细胞类型

（一）肝细胞

由病毒感染、脂肪变性、酒精或药物引起的肝细胞坏死和凋亡是慢性肝炎症和纤维化的主要诱因。受损肝细胞产生的凋亡小体可促进巨噬细胞分泌各种促炎和成纤维细胞因子，直接激活静止的肝星状细胞[57-59]。死亡肝细胞释放出的信号被称为损伤相关分子模式（DAMPs），并且已经确定了超过25个候选分子[60]。其中之一是哺乳动物的DNA，通常在细胞内被分解，但可以通过toll样受体（TLR）激活肝星状细胞。除了正调控的TGF-β和胶原蛋白1的mRNA，TLR9识别抑制肝星状细胞的趋化作用，使肝细胞死亡局限化[61]。肝细胞的死亡也增加了局部腺苷浓度，通过A2A受体活化诱导成纤维化和抗趋化的表型[62-65]。

（二）肝星状细胞

细胞外基质（ECM）沉积是肝纤维化发展的关键步骤，肝星状细胞是导致肝纤维化的主要细胞类型。在初步形态学特征和随后的分子生化技术证实的基础上，肝星状细胞经历了从静态表型向以基质重塑、趋化和收缩为特征的肌成纤维细胞表型的分化[66]。在实验室和临床纤维化模型中，能更清晰地了解分化型肝星状细胞的转归，主要为静态或死亡。除了促使纤维化表型的发展，凋亡小体的吞噬作用通过JAK/STAT和Akt/NF-κB依赖途径使肝星状细胞抵制Fas配体和TRAIL介导的凋亡[62,67]。

以前认为肌成纤维细胞在纤维化复原过程中在一些活化肝星状细胞的衰老和凋亡的基础上发生凋亡。最近，基因细胞命运图谱显示了另一种替代途径，即在CCl_4诱导的肝损伤和实验性酒精性肝病中，成肌成纤维细胞回归到一种类静态表型。通过这两种肝毒性诱导肝纤维化模型，我们发现约有一半的肌成纤维细胞在肝纤维化消退过程中逃脱凋亡，并下调了成纤维基因（COL1A1、COL1A2、ACTA2、TIMP1、TGFBR1），形成与静态表型相似但不同的表型[68]。失活的肝星状细胞形成一种新的表型，特别是在对成纤维刺激的反应中，失活的肝星状细胞更能迅速地重新激活成肌成纤维细胞，更有效地促进肝纤维化[69]。肝星状细胞的失活与脂质基因PPARG、INSIG1和CREBBP的重新表达有关[70]，破坏了纤维化的发生，促进了细胞外基质的回归[71]。

活化的肝星状细胞表达的趋化因子包括CC趋化因子配体（CCL）2[72]、CCL5[25]、CXC趋化因子配体（CXCL）2，CCL21[73]，CXCL8，CXCL9，CXCL10，CXCL12和CX3C趋化因子受体（CX3CL）3，使中性粒细胞，单核细胞/巨噬细胞、自然杀伤（NK）/NKT细胞，树突状细胞和T细胞等免疫细胞再肝内浸润。肝星状细胞通过以下3个相互关联的机制调节肝纤维化的炎症[74,75]。

（1）细胞表面趋化因子的表达和（或）向内皮细胞传递趋化因子促使淋巴细胞黏附和迁移。活化的肝星状细胞特异性促进细胞间黏附分子1和血管细胞黏附分子1的黏附和迁移[76]。

（2）肝星状细胞增加趋化因子的表达，建立了外周血和肝脏之间的趋化因子梯度，从而驱动免疫细胞向肝脏迁移。

（3）肝星状细胞与免疫细胞的相互作用对促进/抑制免疫细胞在肝脏内的成熟有直接作用[66]。

（三）巨噬细胞

用药理或基因的方法去除巨噬细胞会降低成纤维细胞的活化和纤维化[77-79]。在肝脏中，巨噬细胞被广泛定义为库普弗细胞或单核细胞来源的巨噬细胞[80]。在未受损伤的肝脏中，库普弗细胞占主导地位，并且是人体常驻的最主要的巨噬细胞。库普弗细胞位于肝窦中，可以直接接触通过门静脉的胃肠道致病菌，并与其他循环免疫细胞保持密切接触。因此，库普弗细胞在保护宿主的过程中具有重要的稳态作用，能够诱导免疫原性免疫应答和抗宿主免疫应答[81-84]。

库普弗细胞可能通过分泌促炎细胞因子和

化学因子在损伤早期反应中发挥作用[85]。然而，库普弗细胞的数量在肝脏炎症和纤维化过程中减少，随着炎症和纤维化的消失，这些细胞逐渐得到补充[80,86]。相反，单核细胞来源的肝脏巨噬细胞的数量随着组织损伤的反应而显著增加，这表明促纤维化的巨噬细胞来自这个群体[80,86]。

巨噬细胞对纤维化的诱导和治疗都起着至关重要的作用。在纤维化过程中，LY6C^hi 单核细胞通过 CCL2-CC 趋化因子受体 2 被招募到存在炎症的肝脏，形成了一种促纤维化的 LY6C^hi 巨噬细胞群[87]。这些细胞表达促炎细胞因子如 TNF-α 和 IL-1β，使肝细胞损伤持续，促进肝星状细胞来源的肌成纤维细胞存活，并通过 NF-κB 的激活促进肝纤维的发展[77]。原纤维化巨噬细胞对肝脏肌成纤维细胞的直接作用可能通过 TGF-β 或半乳凝素 3 促进成纤维细胞的活化，或通过 PDGF 刺激成纤维细胞的增殖[86,88]。此外，巨噬细胞产生趋化因子，包括招募成纤维细胞的 CCL8（也称 MCP2）和 CCL7（也称 MCP3）[89]，促进炎症部位的白细胞扩增的 CCL2、CCL3 和 CCL5，从而使纤维化持续存在[84,90]。

位于肝纤维化组织附近的促炎消散巨噬细胞还介导了细胞外基质的降解，是包括 MMP12[91] 和 MMP13[92] 在内的丰富的纤维化 MMPs 来源。促炎消散巨噬细胞也清除细胞碎片，表达 TRAIL 和 MMP9，促进肌纤维细胞凋亡[86]。此外，巨噬细胞介导的 ECM 改变也可以杀死肌成纤维细胞，从而促进纤维化的终止[89,93]。这一恢复性巨噬细胞群体表现为促炎因子和趋化因子表达减少，以及基因编码因子的上调，如具有抗炎和抗纤维化作用的 CX3C 趋化因子受体 1 和精氨酸酶 1[94,95]；巨噬细胞的吞噬作用通过多种机制影响纤维化的诱导和分解。因此，尽管肌成纤维细胞通常被认为是纤维化的主要媒介因为它们合成胶原和其他 ECM 元件，但巨噬细胞作为肌成纤维细胞功能和 ECM 降解的主要调控因子也发挥着同样重要的作用[89]。

（四）自然杀伤细胞和自然杀伤 T 细胞

肝脏中含有丰富的 NK 细胞，在抗病毒、抗纤维化和抗肿瘤等方面发挥重要作用[96,97]。NK 细胞通常在肝窦中，表达趋化因子受体，并能迁移到炎症组织部位。库普弗细胞被认为是表达 CCL2 的主要来源，并将表达 CCR2 的 NK 细胞迁移到肝脏[98]。NK 细胞通过释放含有穿孔素和颗粒酶的细胞毒性颗粒，较早到达炎症部位并裂解目标细胞（如肿瘤细胞、受病毒感染的肝细胞）[99]。它们也会通过产生促炎细胞因子和杀死肝细胞来加速肝损伤。越来越多的证据表明，NK 细胞分泌 IFN-γ，导致肝星状细胞凋亡和细胞周期阻滞，从而杀死活化的肝星状细胞，抑制肝纤维化。NK 细胞选择性地杀死早期或衰老的肝星状细胞，但不杀死静态的或完全激活的肝星状细胞（肌成纤维细胞）[100-104]。因为早期或衰老的肝星状细胞的 NK 细胞活化配体表达上调，而静止或完全活化的肝星状细胞则不表达，而这些活化配体可以诱导 NK 细胞活化，进而杀死这些活化的肝星状细胞[105]。活化的肝星状细胞的 NK 细胞抑制配体的下调也可能增加这些细胞对 NK 细胞杀伤的敏感性。NK 细胞通过 TRAIL 杀灭活化的肝星状细胞，发挥抗纤维化功能。这是因为与外周 NK 细胞相比，肝脏 NK 细胞表达更多，而在活化的肝星状细胞上 TRAIL 受体的表达上调[106]。此外，其他细胞毒性介质也可能有助于 NK 细胞杀伤活化的肝星状细胞，包括 Fas 配体、颗粒酶 B 和穿孔素[105,107,108]。

NKT 细胞具有 T 细胞和 NK 细胞的共同特性，能够识别非典型的 MHC 类 I 型分子 CD1 所提供的脂质抗原。NKT 细胞仅占所有外周血 T 细胞的 0.1%，但占小鼠肝脏淋巴细胞的 30% ～ 40%，占人类肝脏淋巴细胞的 10% ～ 25%[109]。NKT 细胞通过 CXCR6 进入肝脏，CXCL16-CXCR6 轴在肝 NKT 细胞迁移中发挥作用，促进 CCl4 诱导的肝纤维化。NKT 细胞可以通过释放细胞毒性介质（如 Fas 配体、穿孔素、TRAIL）或释放大量细胞因子（如 IFN-γ、IL-4、IL-13、TNF-α、IL-17）影响靶细胞。NKT 细胞在肝纤维化发生中有多重作用，可以通过杀死活化的活化肝星状细胞和生成 IFN-γ[110] 抑制肝纤维化，或者分泌促纤维化因子促进肝纤维化（如 IL-4、IL-13 配体和骨桥蛋白）[111-113]。

（五）T 和 B 淋巴细胞

在慢性损伤的肝脏中，淋巴细胞和肝星状细胞的位置非常接近，提示了功能的相互作用。不同的淋巴细胞亚群在肝星状细胞激活和肝纤维化中发挥特定的作用[114]。一般来说，Th_2 极化反应会促进纤维化，而 Th_1 细胞因子可以抗纤维化[115,116]。Th_1 细胞分泌的 IFN-γ 参与抗纤维化活动，Th_2 细胞通过刺激成纤维细胞合成含有 IL-4 和 IL-13 的胶原，直接促进纤维化[117-119]。

Th_{17} 细胞的功能是通过分泌包括 IL-17 和 IL-22 的一系列细胞因子来调节的。Th_{17} 细胞可以通过产生 IL-17 促进肝纤维化，也可以产生 IL-22 改善肝纤维化[120]。IL-17 直接促进肝星状细胞的活化与 I 型胶原蛋白的表达增加，激活免疫细胞如库普弗细胞产生促纤维化细胞因子（例如 IL-6、IL-1、TNF-α 和 TGF-β），从而促进肝纤维发生[121]。IL-22 在活化的肝星状细胞的组织修复和诱导衰老中起着重要作用，从而减弱肝纤维化[122-124]。Th_{17} 细胞对肝纤维化的影响可能取决于 IL-17 和 IL-22 的平衡[100]。

在正常健康的肝脏中，B 细胞只占肝淋巴细胞很小一部分。一项研究表明，B 细胞缺陷（JH-/-）小鼠经过长期的 $CC1_4$ 处理（抗体介导与 T 细胞无关的一种方式）后肝纤维化明显降低[125]。然而，B 细胞调节肝纤维化的分子机制尚不清楚。相比之下，其他的研究表明，TGF-β 受体 II 阴性的原发性胆汁胆管炎模型中，B 细胞对炎症反应有抑制作用[100,126]。

三、肝脏炎症和纤维化的关键途径

（一）细胞死亡引发的炎症和纤维化

肝纤维化的发生在所有肝细胞损伤显著的动物模型中，与丙氨酸氨基转移酶水平升高相关[127-129]，提示细胞死亡可引发炎症和纤维化。特异性敲除细胞保护因子的小鼠模型可择性增加

肝细胞凋亡，导致肝纤维化[130-132]。

在接触大多数肝毒性物质时，肝细胞和肝脏常驻免疫细胞（如库普弗细胞、NK 细胞和 NKT 细胞）激活适应性反应，包括自噬，引起轻度炎症，并伴有循环免疫细胞（主要是单核细胞）的招募和局部分化，有助于体内平衡的重建。然而，当这种适应性反应失败时，应激的肝细胞发生凋亡或坏死，释放大量 DAMPs 到细胞外微环境[133]。通过结合肝脏常驻和新招募的免疫细胞所表达的特定模式识别受体，DAMPs 发挥了有效的免疫调节（通常是免疫刺激）功能，从而加重了正在进行的炎症反应。在这种情况下，免疫细胞被刺激分泌大量的炎症和肝毒性因子，导致炎症和细胞死亡，从而引发更严重的肝毒性反应[134,135]。

急性和慢性肝病中，细胞凋亡、坏死性凋亡和坏死可能同时存在，凋亡释放低剂量的 DAMP，快速清除凋亡细胞，导致了低炎症状态，坏死性凋亡和坏死最终导致肿瘤坏死、细胞破裂，释放高水平 DAMP[136-138]。细胞凋亡或坏死与肝星状细胞激活之间的联系尚不完全清楚，有几项研究表明，肝星状细胞对凋亡小体的吞噬作用将细胞死亡与肝星状细胞的活化联系在一起，表明凋亡小体在体外吞噬后促进肝星状细胞的活化、迁移和存活[58,59,67]。肝巨噬细胞吞噬凋亡细胞导致促纤维化因子分泌增加，如 TGF-β 和 PDGF，表明细胞凋亡可能间接通过专职吞噬细胞促进肝星状细胞激活和纤维化[136,139]。

（二）toll 样受体途径

肝纤维化的动物实验模型[79,140]和肝硬化患者[141-143]的脂多糖（LPS）水平升高。LPS 是革兰阴性菌外膜的组成部分，是典型的 TLR4 配体。在胆管结扎和 CCl_4 或硫代乙酰胺长期处理引起的肝纤维化的实验动物模型中，TLR4 水平的降低可以减少肝炎症和纤维化[79]。缺乏 CD14 和 LPS 结合蛋白（TLR4 相关细胞表面分子）的小鼠胆管结扎引起的肝纤维化减少，缺乏 MyD88 和 TRIF（TLR4 适配器分子）的小鼠也是抗肝纤维化的[144]。因此，LPS-TLR4 信号对肝纤维化至

关重要[79]。在肝脏中，尽管库普弗细胞和 HSCs 都表达了高水平的 TLR4，但 HSCs 是主要负责肝纤维化 TLR4 信号传导的细胞类型[79,145]。

微生物来源的 LPS 转移到门静脉并刺激肝星状细胞上的 TLR4，TLR4 信号诱导肝星状细胞的趋化因子（MCP-1、MIP-1b、RANTES），通过 CCR1 和 CCR2 招募库普弗细胞，分泌 TGF-β，进而促进成纤维细胞的激活。此外，肝星状细胞 TLR4 信号和 TGF-β 信号相互影响。静态的肝星状细胞表达高水平的骨形成蛋白和激活素的跨膜抑制药（Bambi），即 TGF-β 受体信号的跨膜抑制药，抑制静态肝星状细胞 TGF-β 的信号[79]。体内 LPS 治疗或活化作用后，肝星状细胞的 Bambi 表达快速下调，从而提高 TGF-β 介导的肝星状细胞的激活[79]。在酒精和非酒精性脂肪肝引起的纤维化中，TLR4 主要通过库普弗细胞分泌促纤维化因子，如 TNF-α、IL-1β、CCL2、CCL20[146-149]。

TLR3 信号是 I 型干扰素的有效诱导剂。在病毒复制过程中产生的双链 RNA 和合成聚肌胞苷酸激活 TLR3 信号。聚肌胞苷酸诱导 NK 细胞杀死活化的 HSCs，减弱肝纤维化。然而，这种影响仅在肝纤维化的早期阶段观察到，而在晚期肝纤维化中并没有观察到[150]。同样地，在酒精性肝病中，NK 细胞中的 TLR3 信号没有减弱 CCl₄ 介导的纤维化反应[151]。

HSCs 和库普弗细胞表达的 TLR9 是细菌非甲基化 CpG 封闭 DNA 和肝细胞来源变性 DNA 的受体。TLR9 缺乏能抑制胆管结扎后和长期 CCl₄ 治疗小鼠的肝纤维化[61,151]。TLR9 信号诱导 MCP1 和胶原蛋白的生成，抑制 PDGF 介导的肝星状细胞趋化[61,152]。在非酒精性脂肪肝，TLR9 信号激活库普弗细胞，产生 IL-1β，诱发脂质积累和肝细胞凋亡，并增加肝星状细胞的纤维化反应[153]。因此，TLR9 信号通路促进肝纤维化进展。

（三）肝脏炎症和纤维化中的趋化因子

肝脏炎症是由趋化因子调控的，趋化因子从骨髓和血液循环中招募炎性细胞，使常驻肝细胞向损伤部位迁移。库普弗细胞是趋化因子的重要来源和反应物，被激活后分泌 CXC 趋化因子，如 CXCL1、CXCL2、CXCL8（IL-8）。这三个趋化因子是招募中性粒细胞的关键，主要通过 CXCR1 和 CXCR2 释放活性氧和蛋白酶，从而引起肝细胞坏死[154,155]。活化的 HSCs 分泌高水平的 CCL2，促进骨髓来源的表达 CCR2 的单核细胞大量迁移至肝细胞巨噬细胞[79,156,157]。CX3CL1-CX3CR1 与肝脏巨噬细胞的相互作用，通过增强巨噬细胞存活能力和诱导部分抗炎表型，限制了单核/巨噬细胞的炎性功能[94,95]。在损伤早期，肝脏巨噬细胞表达高水平的 CXCL16，从而促进表达 CXCR6 同源受体的 NKT 细胞在肝内快速积累，是炎症早期增强炎症信号的重要机制[158]。

趋化因子被认为是肝纤维化的中枢调节因子。一方面，它们协调了免疫细胞的浸润，维持慢性组织炎症；另一方面，它们可以直接影响肝细胞中的 HSCs 和库普弗细胞从而促纤维化或抗纤维化作用[155]。

在参与肝纤维化发生的各种趋化因子中，CCL2 和 CCL5 最为典型。CCL2 主要由库普弗细胞和 HSCs 产生，与表达 CCR2 同源受体的单核细胞浸润进入受损肝脏有关[159]。此外，CCL2 能促进了 HSCs 的迁移和定位，但这一功能似乎与 CCR2 无关[160,161]。在纤维化小鼠肝脏中，CCR2⁺Ly-6⁺ 单核细胞的聚集大大增加了局部巨噬细胞池，使炎症持续发生，导致进一步的肝细胞损伤，促进血管生成，激活 HSCs[77,94,162,163]。CCL2 或 CCR2 的遗传或药理抑制可在不同的肝损伤模型中降低肝纤维化[164,165]。CCL5 及其受体 CCR1 和 CCR5 也与促进肝纤维化有关。肝脏巨噬细胞和 HSCs 表达 CCR1 和 CCR5，CCR1 主要通过巨噬细胞间接促进纤维生成，CCR5 直接作用于 HSCs[166]。HSCs 的迁移和增殖反应与 CCL5 密切相关，表明这种趋化因子对促纤维化的肝星状细胞活性至关重要[25]。通过使用病毒源性的趋化因子抑制药 35k 和 CCL5 拮抗剂 Met-CCL5 抑制 CCR5 及其配体 CCR1，进而抑制肝纤维化的进展[167,168]。CCL5 或另一种 CCR5 配体 CCL3 的基因缺失以及拮抗 Met-RANTES 对 CCL5 的药理作用使实验小鼠肝纤维化得以消除[167,169]。

在小鼠纤维化模型中也发现了其他的趋化因子，它们在功能上对肝纤维化发生很重要。CCL1 和 CCL18 通过 CCR8 参与炎症单核细胞的募集，以促进肝纤维化[168]。CCL25 被发现通过 CCR9 募集促炎性巨噬细胞进入肝脏，但也可能对 HSCs 产生直接的迁移和激活作用[170]。HSCs 也表达 CXCR4，并通过其同源配体 CXCL12 被刺激激活[171]。

四、肝脏炎症和纤维化中的 Micro RNAs

MicroRNAs 是一类长度为 18～25 个核苷酸的非编码单链 RNA 分子，不包含编码蛋白质的信息，但已被证明参与转录后基因表达调控[172]。它们通过部分互补序列与目标 mRNA3' 非编码区结合，阻断蛋白质翻译[173]。由于这种部分互补，一个 microRNA 可以同时调控多个 mRNA，而另一方面，多个 microRNA 可以调控单个 mRNA 的表达[174]，这说明 microRNA 非常适合于整个基因网络的微调。MicoRNAs 具有细胞和组织特异性表达，控制广泛的生物逻辑过程，包括细胞增殖、分化、发育、代谢、凋亡、分泌和病毒感染[175-177]。

（一）MicroRNAs 作为肝脏炎症的调节剂

白细胞在受损组织处分泌 TNF、IL-6 和 IL-1β 等促炎细胞因子,受 MicroRNAs 调控[51,178]。肝脏内最丰富的 microRNA 是 miR-122，缺乏 miR-122 的小鼠表现出肝脏炎症、纤维化和肝癌，表明其在肝脏中具有抗炎作用。缺乏 miR-122 的小鼠上调 CCL2 的表达，导致 CD11b^{hi}Gr1$^+$ 炎性细胞的肝内聚集，而 CD11b^{hi}Gr1$^+$ 炎性细胞是 IL-6 和 TNF 等促炎因子的主要来源[179,180]。

在非酒精性脂肪肝和酒精性脂肪肝的小鼠模型中，miR-155 的表达已经被报道[181,182]。酒精喂养的小鼠库普弗细胞中 miR-155 水平升高，同时发现 TNF 是 miR-155 促进肝脏炎症的靶点[182]。此外，无胆碱和氨基酸喂养的小鼠 miR-155 水平增加，调节 C/EBPβ 水平[181,183]，与肝细胞癌的发展有关。在感染丙型肝炎病毒的患者中，肝脏中 miR-155 的水平也升高，并被证明通过 Wnt 信号通路促进肝细胞癌[184]。也有报道称疗效差的丙肝患者的外周单核细胞中 miR-155 的表达增加，而疗效好的患者中则没有增加[180,185]。

miR-146a 是 TLR 信号的负调控因子，它通过 TNF 受体相关因子 6（TRAF6）和 IL-1 受体相关激酶 1（IRAK1）抑制促炎反应。miR-146a 在炎症方面表现为负性调控，缺乏 miR-146a 的小鼠由于 NF-κB 过度活化，出现恶性炎症以及骨髓增生[186]。

（二）MicroRNAs 是肝纤维化的调节因子

miR-29 家族可以抑制 HSCs 中纤维胶原蛋白的产生，具有抗纤维化的功能。miR-29 家族由 miR-29a、miR-29b 和 miR-29c 组成，其中只有两个或三个碱基存在差异[187]。miR-29b 通过与 Col1a13' 非翻译区的结合抑制小鼠肝星状细胞的激活和胶原的表达。过表达的 miR-29b 抑制 TGF-β1 刺激肝星状细胞上 Col1a1 的表达和胶原蛋白的上调[188]。对 CCl$_4$ 处理的小鼠肝脏 RNA 提取物的 MicroRNA 分析显示，miR-29 家族的三个成员均下调，这与肝纤维化程度有关。这些结果在不同的肝纤维化模型中得到证实，并且与鼠种无关[180]。在健康的肝脏中，miR-29 在 HSCs 中高表达，抑制细胞外基质[189]，促进生长因子如 PDGF-C 和胰岛素样生长因子的表达[187]。在纤维化过程中，促纤维化生长因子的表达增加，并以旁分泌和自分泌方式刺激 HSCs[190]。TGF-β 和 PDGF-BB 降低 miR-29 水平，导致失去对细胞外基质蛋白、PDGF-C 和胰岛素样生长因子 I 等促纤维化因子的抑制。187PDGF-C 和胰岛素样生长因子的分泌增多提供了自分泌对肝星状细胞的刺激，导致细胞增殖和 ECM 分泌增多[187,191,192]。综上所述，miR-29 可能是肝纤维化中最特异的 microRNA，将肝星状细胞中的促纤维信号和炎性信号结合在一起，调控肝纤维化的发生，从而成为肝纤维化治疗策略的一个有希望的候选靶点[180]。

TGF-β 促纤维化刺激使 miR-21 富集，TGF-β 对 Smad2/Smad3 的活化作用是 miR-21 转录和成熟的关键。高水平的 miR-21 靶向抑制 Smad7mRNA 并抑制 Smad7 的翻译[187]。Smad7 通过阻断 Smads 蛋白与 I 型 TGF-β 受体的结合来抑制 TGF-β 信号通路，并通过招募 E3 连接酶 Smurf2 到 1 型 TGF-β 受体，导致受体的泛素化降解[193,194]。高水平 miR-21 抑制 Smad7 对 TGF-β 信号通路的负反馈，从而导致促进纤维化。因此，miR-21 抑制 Smad7 的表达是一条重要的促纤维化途径，这有望成为未来治疗的靶点[187]。

miR-122 对肝脏的稳态至关重要，低水平 miR-122 对肝脏有害，miR-122 缺乏的小鼠易发展成脂肪性肝炎和肝纤维化[195]。Kruppel 样因子 6（KLF6）是一种促纤维化转录因子，被鉴定为 miR-122 的靶点，miR-122a-KLF6 轴在肝纤维化中发挥作用[195]。在活化的 HSCs 和 CCl_4 诱导的肝纤维化小鼠模型中，miR-122 的表达明显降低[196]。miR-122 通过靶向 P4HA1 基因负向调控肝纤维化，P4HA1 基因编码胶原成熟所必需的跨膜脯氨酰 4- 羟化酶。此外，miR-122 可能通过抑制活化的 HSCs 的增殖而间接抑制肝纤维化[196]。综上所述，大多数 microRNAs 似乎调节了 HSCs，因此有望成为肝纤维化的治疗手段。

◆ 结论

肝脏的炎症反应在很大程度上促进了急性和慢性肝病的发展，包括纤维化。许多类型的免疫细胞，包括常驻细胞（如库普弗细胞）或招募的免疫细胞，可以在不同阶段促进或抑制肝纤维化，最终导致肝纤维化。了解这些免疫细胞以及肝间充质细胞的功能，以及肝纤维化发生的核心通路可能有助于我们确定治疗肝纤维化的新靶点。

总 结

最新进展

- 除了 HSCs 和巨噬细胞外，肝细胞、窦状内皮细胞以及许多其他浸润炎细胞，也有助于缓解肝纤维化的进展。
- HSCs 是肌成纤维细胞在纤维形成中的主要来源，而门静脉成纤维细胞和骨髓源性胶原生成细胞也可以转化为肌成纤维细胞。不同原因引起的肝纤维化中肌成纤维细胞的起源可能不同。
- 此外，最近的研究表明，除衰老和凋亡外，肌成纤维细胞 / 活化的 HSCs 也可以恢复为非活化表型 - 未活化的 HSCs，这与肝纤维化退化期间的静止状态相似，但又不完全相同。这些未活化的 HSCs 与原始静止的 HSCs 相比，对纤维源性刺激更为敏感，并且可以更有效地促进肝纤维化的复发。

- 巨噬细胞在肝脏内稳态、对肝损伤的炎症反应和纤维生成的诱导，以及炎症和纤维化的消退中发挥关键作用。
- 最近的研究表明，表观遗传调控，包括非编码 RNA 分子 -microRNAs 也影响肝纤维化的进展和缓解。肝纤维化是对肝损伤的复杂多细胞反应的结果。

关键知识缺口

- 肌成纤维细胞失活的潜在机制仍有待确定。
- 在肝纤维化消退过程中决定肌成纤维细胞命运的因素仍然未知。
- 巨噬细胞的两种不同表型之间的转换在体内仍然难以操纵。
- 需要更多的功能性研究来确定 micoRNAs 在慢性肝损伤、肝脏炎症和肝纤维化病理生理学中的作用。

总　结

未来发展方向

- 未来的研究将使人们充分了解来自不同器官的不同细胞类型之间的相互作用以及肝纤维化可逆性的分子机制，这必将产生治疗肝纤维化的新的治疗策略。预计微角蛋白将成为抗肝纤维化新治疗策略的有意义的候选物，并可能演变作为肝纤维化诊断中的生物标志物。

第6章　干细胞和肝细胞移植
Stem Cells and Hepatocyte Transplantation

Stuart Forbes，Stephen Strom　著

熊清芳　译，杨永峰、钟艳丹、谭善忠、陆荫英　校

● 缩略语　ABBREVIATIONS

DSA	donor-specific antibody	供体特异性抗体
ESC	embryonic stem cell	胚胎干细胞
HGF	hepatocyte growth factor	肝细胞生长因子
HLA	human leukocyte antigen	人类白细胞抗原
HPC	hepatic progenitor cell	肝脏前体细胞
Lgr5	leucine-rich repeat–containing G protein–coupled receptor 5	富含亮氨酸重复序列的 G 蛋白偶联受体 5
OLT	orthotopic liver transplantation	原位肝移植
OTC	ornithine transcarbamylase	鸟氨酸氨基甲酰转移酶

再生医学是一个被过度使用的词语，其核心概念为接受的治疗能帮助机体自我修复和再生，促进疾病或损伤的恢复。因为肝脏具有再生能力[1]，因此它提供的再生治疗的机会可能比其他任何内脏器官更多。肝脏负责的代谢和合成过程复杂且范围广：涵盖从糖原的储存和葡萄糖的释放到药物、毒素和内源激素的代谢、氨的代谢和排泄以及胆汁酸、血清脂蛋白、凝血因子、白蛋白和蛋白酶抑制药的产生和分泌，说明大量和极其重要的生命过程都以肝脏为场所并由肝脏执行。这些过程非常重要，必须维持最低限度的肝功能才能使个体生存。代谢性肝病或终末期肝病的标准治疗方法是原位肝移植（OLT）。通过将供体肝细胞植入体内，恢复或重建肝功能，而不是完全替代肝脏的实验性治疗方法受到了科学和医学界的关注，肝细胞移植现在是一种公认的治疗肝病的实验疗法。

自 Groth 等[2]于 1977 年首次报道将完全具备胆红素结合作用的大鼠肝细胞移植到有 Gunn 大鼠体内以来[2]，已有大量研究证实了在无肝移植的情况下，肝细胞移植可以纠正肝脏疾病的假设，利用小动物作为移植肝细胞受体的临床前研

究都支持这一假设。根据近 25 年来开展的采用不同动物模型、不同移植技术和多种方案的临床前研究，在肝细胞移植前对肝脏进行预处理，提高肝细胞植入和肝脏再生的基础上，90 年代初开始了肝细胞移植的临床研究。尽管在动物模型中观察到的疗效并不完全与临床研究结果一致，但大部分临床研究证实肝细胞移植可有效治疗多种肝脏疾病。将离体肝细胞移植到肝病患者体内，可明显改善患者临床症状，该研究假设得到了研究数据的有力支持。尽管在细胞来源和受体肝脏与供体细胞的再生方面有待进一步深入研究，但肝细胞移植仍然是治疗肝病患者的一个较好的选择。在欧洲、亚洲和美国至少有 7 个活跃的肝细胞移植研究小组，在中国可能有一个以上活跃的小组[3]。

肝细胞移植最初被认为可有效用于以下 3 个方面。

（1）桥接患者到全肝移植。

（2）急性肝衰竭患者的支持治疗。

（3）代谢性肝病的治疗。

这些应用基于临床前研究，结果显示肝细胞移植可有效改善慢性肝病、急性肝衰竭和单基因

缺陷所致代谢性肝病患者的肝功能。

"桥接"患者的概念是将肝细胞移植作为一种临时措施，用来缓解需肝移植但病情快速恶化且预期寿命不会超过数日的患者的肝功能。一般来说，这些患者因失代偿肝硬化导致终末期肝病，它们常常伴有凝血功能障碍和肝性脑病。肝细胞移植不是为了逆转疾病进程，而是为了维持病人数小时到数日的时间，直到能等到肝脏进行OLT。由于肝细胞植入肝硬化患者的肝脏中成活率较低，以及植入的肝细胞可能由肝实质分流至全身分布，因此肝细胞经常被移植到患者的脾脏而不是肝脏。患者在接受肝细胞移植治疗后，临床上常常可以观察到患者的症状发生改善，下文将对此进行更详细的讨论。

肝细胞移植作为一种桥接治疗手段，用于急性肝衰竭不能立即行 OLT 的患者。由于不能将足够数量的肝细胞（如20%～30%的肝脏重量）移植到血管系统，获得较高的植入成活率，因此急性肝衰竭行肝细胞移植通常是为患者过渡到OLT 做"桥接"作用。但一些个案报道显示患者在肝细胞移植后肝功能改善，不需要进行器官移植就可以出院 [4-6]。由于这些是个案报道，不是临床对照试验，因此无法确定肝细胞移植治疗是否是病情改善的原因。

肝细胞移植最常用于治疗代谢性肝病，通常用于因单基因缺陷（编码关键基因，如氨或胆红素代谢）所引起的儿科肝病患者。这些肝脏关键基因的功能缺失型突变可能导致患儿出生后的几个小时内出现危及生命的代谢障碍。在新生儿期，这些患儿太小，不适合做肝移植。采取肝细胞治疗可为自体肝脏提供缺失的酶／代谢功能。与前两种治疗应用目的不同，最初的治疗目的是将患者与 OLT "桥接"起来，而对于代谢性肝病，肝细胞治疗目的是指在不进行肝移植的情况下纠正患者肝功能。所有这些应用的结果将在本章后续章节中讨论。

肝细胞移植与原位肝移植的比较，见表6-1。

肝细胞移植的细胞通常来源于不能用于肝移植的供体肝脏分离的细胞。供体肝组织可能是

表 6-1　肝细胞移植和原位肝移植的比较

肝细胞移植	原位肝移植
时间安排灵活	在特定和关键时间需要器官捐赠
微创手术	侵入性大手术
较少和不严重的并发症	大和主要并发症
与原位肝移植相比成本更低	花费巨大
受体保持原肝	受体肝完全切除
仅支持部分肝功能	全肝支持
可以在生命的最初几天开始	大小、体重和年龄因素
仍可原位肝移植	不可逆转
部分纠正疾病表现	通常是治疗性的

被拒绝用于肝移植的肝脏，或源于减体积肝移植的肝脏。因此，用于肝细胞移植的肝组织来源比OLT 的来源多，肝细胞移植的时机比肝移植更灵活。通过适当的冷冻保存技术，来自一个存活的功能器官的细胞可以冷冻保存或冷藏 48h，以便患者在以后的时间进行移植 [7]。尽管并非所有的供体肝脏都能提供有效冷冻保存的细胞，但是肝细胞移植在理论上有其优势，它可以定期和立即用于患者移植。肝细胞移植是微创性的，通常是通过一根细导管插入到肝脏或脾脏等器官供血的血管中，而 OLT 需要进行大规模的手术，并且需花费大量的手术费用。由于肝细胞移植是一种微创手术，与 OLT 相比 [3]，其并发症较小，术后的恢复时间也短。当放置导管后，肝细胞移植可以在患者清醒的情况下进行，而大多数 2 岁以上的患者在手术结束后可以出院回家，没有疼痛、不适或后遗症 [5,8-10]。在 OLT 中，受者肝脏完全被切除，移植的肝脏起支持作用。肝细胞移植可以保留自体肝脏，供体肝细胞只需要维持肝功能而不需要完全替代。对于急性肝衰竭的患者，肝细胞移植提供的部分支持可以维持肝功能，并为其肝脏再生提供关键的时间。

在代谢性肝病中，患者 5%～15% 的酶代谢活性或功能缺失被替代，通常基本上足以纠正

疾病的症状[3,5,11]，不需要用供体肝细胞替代整个受体肝脏。婴儿产前诊断为鸟氨酸氨甲酰转移酶（OTC）缺乏症，在婴儿出生后第一天可进行肝细胞移植[12]，而 OLT 治疗通常在婴儿 6 月龄前后进行。对于危及生命的疾病，如尿素循环缺陷，在行 OLT 治疗前，可以开始肝细胞移植治疗，从而提供机会至少部分纠正代谢缺陷并将危及生命的疾病转变为更易于管理的疾病。

在移植物无效的情况下，OLT 和肝细胞移植之间的差异变得更加明显。对于 OLT，移植物失效需立即重新移植，并增加了经济成本、发病率和死亡率。移植肝细胞无效只会将患者恢复到肝细胞移植前的临床状态，并不一定危及生命，因为患者通常可以通过传统的药物治疗来维持生命。

尚无证据表明先前的肝细胞移植会干扰随后的 OLT。Fisher 等报道[13]，尚无证据表明患者对供体细胞或肝细胞移植后行 OLT 的最终肝脏有致敏作用。尽管肝细胞移植在理论上有许多益处，但迄今为止还没有一例患者通过肝细胞移植实现代谢性肝病的长期完全纠正。成功的 OLT 常常能治愈肝脏缺陷，而肝细胞移植，如目前所进行的，只是部分纠正。在这种肝细胞疗法长期完全纠正代谢性肝病之前，需要进一步改善细胞的可用性，改进肝细胞移植和自体肝脏再生的预处理方案。

一、临床前研究和背景研究使临床移植成为可能

近 25 年的临床前研究支持肝细胞移植术的临床应用。在此，我们的目的并不是要回顾所有的临床前文献，这些研究为以后的临床移植提供了理论基础；但我们将引用一些具体的报告，这些报告要么是该领域的初步研究，要么是对理解肝细胞存活、移植和再生的机制以及供体细胞如何整合到自体肝脏结构和功能非常有用的信息。也可以引用更早期的临床前文献综述[14-17]。

尽管早期的肝细胞移植研究是通过移植肝

肿瘤细胞株、肝脏切片或肝脏碎片来进行的，但 Groth 等[2] 首次报道了离体肝细胞的移植只能在建立了从肝组织分离出原代肝细胞的方法之后进行。1969 年 Berry 和 Friend[18] 发表了一篇对肝细胞移植领域至关重要的文章：他们报道了用含有蛋白水解酶（包括胶原酶）混合物的溶液灌注肝脏血管，从大鼠肝脏中成功分离出大量原代肝细胞的常规方法。第二篇关于肝细胞移植的文章来自一个极其相似的细胞治疗领域。1972 年，Ballinger 和 Lacy[19] 报道将离体的胰岛细胞移植到糖尿病大鼠体内。这是通过细胞疗法部分纠正内脏器官缺陷的首次报道，并证实了细胞移植可以改善实体器官疾病的假设。

鉴于已知肝组织受损后具有恢复肝脏大小和功能的能力[20]，因此急性肝衰竭成为细胞治疗研究和应用的主要目标。从动物研究和临床研究中可以看出，大量的肝组织可能被化学或免疫学方法，或者外科手术破坏，但受试者仍可以存活，表明患者存活并不需要 100% 的肝脏体积或功能[20]。同样，对于代谢性肝病患者的遗传和功能研究中发现，这些肝病患者具有关键编码基因的突变，据了解，人们不需要 100% 的酶活性或整个肝脏的代谢功能来保持不出现疾病症状[5,11,21]。由于不需要用供体肝细胞来替代整个肝脏，代谢性肝病也是肝细胞移植研究的早期目标。Groth 等在首次发表的离体肝细胞移植的临床前研究中报道，肝细胞植入 Gunn 大鼠后可改善高胆素血症。Gunn 大鼠缺乏尿苷二磷酸葡萄糖醛酸转移酶 1 家族成员 A1（与胆红素结合的酶），是 Crigler-Najjar 综合征 1 型（由同一酶缺乏引起的人类疾病）的有用动物模型。这些研究报道，在移植后的第 28 天，接受治疗的动物的胆红素水平最高下降了 35%[2]。

Demetriou 等[22] 首次研究了肝细胞移植对急性肝衰竭的影响，也首次将人肝细胞用于移植。在最初的研究中，他们对大鼠进行了 90% 的肝切除术，以建立小型的急性肝衰竭模型。所有未接受移植的大鼠在 48h 内死亡，而接受微载体颗粒包裹的肝细胞移植的大鼠存活率为 40%。在

肝切除术后植入细胞是无效的，只有在手术前植入才有效。然而，这些初步研究证明在急性肝衰竭发作期间，离体肝细胞移植可以改善肝功能。Moscioni 等 [23] 利用微载体方法进行肝细胞移植，他们首次报道了离体人肝细胞移植可以提供长期的合成功能。无胸腺的 Gunn 大鼠和无胸腺先天性无白蛋白 Nagase 大鼠接受了微载体附着的人肝细胞的植入。Gunn 大鼠胆红素水平显著降低，且产生结合胆红素。Nagase 大鼠产生的循环白蛋白水平极低，在人肝细胞植入后，白蛋白水平增加了 40 倍以上，并维持超过 30 天。这些早期研究证明人肝细胞在移植后能够产生和分泌血浆蛋白。

二、受体肝脏的肝细胞整合

我们对移植后肝细胞整合的大部分理解来自对小型动物的临床前研究。在将肝细胞植入门静脉血流后，宿主细胞和供体细胞之间有一系列复杂的作用和反应。Gupta 等 [24-26] 在描述细胞整合所涉及的步骤方面发挥了重要作用。虽然分成四个一般步骤进行了描述，但这些步骤之间没有界限，它是一个连续的过程。要将供体细胞完全整合并融入受体肝脏中，必须执行以下 4 个步骤。

（1）临时填充并堵塞小的门静脉。

（2）穿过内皮屏障。

（3）整合到肝窦。

（4）重塑微环境并重建细胞间的连接。

这些步骤的图片说明见 Koenig 等 [27]。

（一）供体细胞阻塞门静脉

肝细胞体积较大，在 20 ～ 50μm。肝细胞的细胞核与淋巴细胞的大小基本相同。当肝细胞被植入门静脉时，血流将肝细胞带到肝脏，然后进入门静脉大分支。肝细胞会随着血流一直到达无法让细胞通过的血管小分支，从而阻塞小血管。由于移植了大量的肝细胞（通常 $2×10^8$/kg，或略低于肝脏重量的 5%），即使是年龄较小患儿在移植中也可以获得数十亿个细胞。肝细胞移植时并非所有血管完全堵塞，门静脉血流继续流向肝

脏，因此必须小心地监测门静脉压力和血流，如果门静脉压力增加超过几毫米汞柱或者门静脉血流明显减少时，则停止细胞的输注。门静脉血流暂时性阻塞会增加门静脉压力，并对肝实质造成轻微损伤。在肝细胞移植过程中，通常会观察到天门冬氨酸氨基转移酶和丙氨酸氨基转移酶水平的轻度升高，主要原因是受体肝实质的损伤，而不是供体肝细胞的破坏 [5,28]。如果严密监测移植的肝细胞数量，那么移植过程引起的任何门静脉压力升高或门静脉流量减少都会在数分钟至数小时内得到解决。

（二）内皮屏障破坏

虽然肝脏的内皮细胞是有孔的，其毛孔高达 150nm，但肝细胞太大，以致无法通过。门静脉压力升高和短暂缺血会损害门静脉的内皮细胞内衬，通过物理损伤和体液因子的释放（包括生长因子和细胞因子），内皮屏障破坏，一些肝细胞开始从门静脉循环进入肝窦 [25-27]。

（三）肝窦的整合

研究表明，最成功的肝细胞整合发生在移植后的最初 24h 内，并且大部分残留在门静脉中的细胞在几天内被巨噬细胞清除 [24,25]。报告指出当血管内皮生长因子与肝细胞一起植入时，在移植后的 2 ～ 3 天，大量的供体肝细胞栓塞整合到肝实质 [29]。内皮细胞和供体肝细胞都能表达血管内皮生长因子，由于缺氧是血管内皮生长因子产生和分泌的已知诱因，供体肝细胞阻塞门静脉引起的短暂缺氧可能启动了这一过程。值得注意的是，血管内皮生长因子也被描述为血管内皮渗透因子。

一旦供体肝细胞通过内皮细胞屏障，就会与受体肝细胞直接接触，最终在肝脏的正常结构中占据一个位置。在分离供体肝细胞时，它们失去了大部分蛋白质的定位，这是极化分化细胞类型的基础 [24-27]。通过将不同的蛋白质恢复到供体和（或）受体细胞内的正常位置，确定供体细胞在移植后 3 ～ 7 天与受体肝细胞形成杂交结构。针

对 CD26（也称为二肽基肽酶 4）ATP 酶和连接蛋白 32 的抗体证实，在不到 7 天的时间里，肝脏杂交结构区域中出现了具有 ATP 酶阳性或连接蛋白 32 阳性的受体细胞和 CD26 阳性的供体细胞[24-27]。供体和受体肝细胞的新肝板具有功能性，可转运荧光胆汁酸。Hamaguchi 等[30] 表明供体肝细胞可以通过重建肝转运功能来纠正肝功能代谢缺陷。Eizai 高胆素血症大鼠缺乏肝转运蛋白多药耐药蛋白 2，这一缺陷与人类疾病 Dubin-Johnson 综合征相似，与人类患者一样，肝细胞在肝脏转运和胆红素结合物排泄到胆汁中存在缺陷，导致了高结合胆红素血症。移植多药耐药蛋白 2 丰富的大鼠肝细胞后，胆红素水平降低，证明供体肝细胞被有效掺入肝板，并能与宿主胆管树建立联系。

（四）肝脏的重塑

为适应供体细胞的整合，需要对肝实质进行重塑。Koenig 等[31] 报道在供体细胞周围区域可检测到活性基质金属蛋白酶 2，但蛋白酶的来源尚不清楚。供体细胞的空间是由基质金属蛋白酶 2 降解细胞外基质蛋白质而产生的，如果供体细胞具有选择性生长优势，则可在扩张区域附近检测到基质金属蛋白酶 2 达数月之久。据报道，移植到成熟肝脏中的胎肝细胞扩展中心周围区域存在活性基质金属蛋白酶 2[32]。因此，一致公认基质金属蛋白酶 2 活化是供体肝细胞整合和器官重塑中必需的步骤。上述步骤，包括供体肝细胞移植，门静脉小分支的暂时阻塞，内皮屏障破坏，肝细胞的重塑和整合，以及细胞间连接的重建，可以在相对较短的时间内发生（3～7天），最终使肝脏具有正常的组织学特征和功能。

三、初步临床研究

基于有关大量肝细胞移植治疗肝病的临床前文献，两个研究小组发表了首例肝细胞移植患者报告[33,34]。Mito 等[33] 从晚期肝硬化患者中分离出肝细胞，并在肝切除后输注自体肝细胞，而 Fisher 等[34] 分离并移植了同种异体肝细胞。由于

肝脏的肝硬化性质，Fisher 等将自体肝细胞移植到脾脏。结果显示一些患者能在移植后几个月在脾脏中检测到供体细胞。尽管有一名患者在手术后重返工作岗位，但作者认为，他们无法从手术中发现任何临床效果。除了家族性高胆固醇血症的基因治疗外[35]，没有其他关于自体肝细胞移植的报道，并且所有后续研究者都使用同种异体肝细胞作为细胞来源。

在 Fisher 等初期报告以及后续其他患者的随访报告中，都选择脾脏作为肝细胞移植的场所[34,36,37]。我们将列出一些关于这些最初移植的细节，它们是后来其他研究小组进行同种异体肝细胞移植的首个典型例子。最初前 5 位接受同种异体肝细胞移植的患者，移植前病因不同，但患者的临床特征相似[34,36,37]。其中苯妥英钠中毒和乙型肝炎引起急性肝衰竭各 1 例；因坏死性小肠结肠炎行全胃肠内营养导致肝衰竭患者 1 例；最后两名患者由于抗胰蛋白酶 -1 缺乏、丙型肝炎导致终末期失代偿肝病。这 5 例患者均有 4 级肝性脑病，并有三或四个器官衰竭，包括肝、肺、肾、脑衰竭，以及全胃肠外营养患者的肠功能衰竭。选择另外 4 例脑病分级、凝血酶原时间和Ⅶ因子水平相当的患者作为对照组。在相同的时期内选择对照组患者与治疗组患者，由于缺乏合适血型的供体细胞，或未能从供体家庭获得知情同意，而未进行肝细胞移植。所有患者均接受连续的葡萄糖和新鲜冷冻血浆输注，肠内乳果糖给药、控制过度换气以及血液滤过或静脉透析治疗肾衰竭。当肝性脑病从 3 级进展到 4 级时，患者需进行插管，持续监测颅内压力。所有 9 例病人都列入 OLT。传统药物治疗组（4 例对照患者）显示血氨水平有改善但未正常化，并且在观察期间颅内压无改善。所有 4 例对照组患者均表现出心血管不稳定，需要儿茶酚胺支持以维持血压和脑灌注。尽管进行了积极的治疗，但所有对照组患者都在 3 天内死于心肺衰竭和（或）脑干疝气。

在接受肝细胞移植的 5 例患者中，脑灌注得到良好维持，心血管稳定性良好，从而允许在肝细胞移植后 24～36h 停止药物治疗。停止乳果糖、

甘露醇和过度通气治疗，患者仅需维持肾血流量剂量的多巴胺。即便停止药物治疗，肝细胞移植治疗组的颅内压持续显著下降，脑灌注压力升高。在肝细胞移植治疗的 5 例患者中，有 3 例患者成功地维持了 2 ～ 10 天，并桥接至 OLT。第 4 例患者肝细胞移植后血流动力学稳定，脑灌注压改善，颅内压降低，肝细胞移植后第 4 天从昏迷中醒来并活动，导致颅内监测器移位，诱发致命的硬膜下血肿。剩下的患者是 1 例 6 个月大的患儿，全肠外营养导致肝衰竭，血氨水平显著降低，但脑灌注压力持续下降，肝细胞移植后 7 天死亡。所有这些病例移植的肝细胞均从死亡供体中分离并冷冻保存用于移植。

这些初步研究显示，肝细胞移植可部分或完全改善临床终点。初步研究证实，肝细胞可以从死亡的供体中分离出来，然后冷冻保存并可以安全地移植到危重病人的脾脏中，而不会出现感染或严重的肺部并发症。更重要的是，直接或间接输注肝细胞可显著降低血氨水平和颅内压，从而增加脑血流和灌注压。后续的研究中也观察到血氨水平和颅内压的恢复[38]。

研究为供体细胞有助于改善临床表现也提供了支持。在 OLT 时进行脾切除术患者的脾脏中可检测到肝细胞团。以 α_1- 抗胰蛋白酶缺乏患者为例，移植后存在循环 MM 表型蛋白的表达，证明其具有合成作用。当输注 MM 表型肝细胞时，血 α_1- 抗胰蛋白酶水平增加 34%，特别是在 ZZ 表型患者中 M 表型蛋白增加。

第二个接受同种异体肝细胞移植的研究小组，包括 5 例急性肝衰竭患者，也观察到患者的血氨水平、凝血酶原时间、脑灌注和脑病评分的改善[38]。在该研究中，没有一例患者列入 OLT。5 例患者中有 3 例因药物滥用相关的禁忌证排除了他们列入 OLT。其余 2 例患者，1 例因乙肝病毒引起急性肝衰竭，另 1 例为单纯疱疹病毒 2 型肝炎所致。与前 5 例患者一样[37]，本报告中的 5 例患者均有脑病，需呼吸机及透析治疗，所有患者均证实存在脑水肿[38]。肝细胞移植后 18h 内，2 例病人发生死亡，其中一例播散性单纯疱疹病毒 2 感染，另一例因摄入酒精中的氯仿造成不可逆转的中毒。研究者报道幸存患者在最初 48 小时内较稳定，后续脑病评分和凝血参数稳步改善。3 例幸存患者随后均停止呼吸机的支持治疗，并恢复了胃肠内营养，存活时间延长至 14 天、20 天或 52 天。另外 2 例因长期酗酒导致的慢性肝病基础上急性肝衰竭的患者，比终末期非移植患者预期的存活时间长[21]。肝细胞移植后肝功能得到了迅速的改善，虽然只是暂时的（33 天或 50 天），但两个患者都达出院的指征。后因患者拒绝进一步的透析治疗最终都死于肾衰竭。1999 年回顾性分析第一批接受异体肝细胞移植的 30 例病人的病因和结果，其中 16 例死亡，14 例存活，其中大部分在 10 天内桥接成功 OLT[21]。

四、急性肝衰竭的肝细胞移植

在上一节中描述的接受肝细胞移植患者中，许多是既往伴有严重纤维化或肝硬化的肝病患者。当患者出现急性肝衰竭需要紧急治疗时，也可以进行肝细胞移植。有些报道指出，急性肝衰竭患者在无肝病病史的情况下突然出现的严重肝功能不全（通常少于 8 周）时进行肝细胞移植。这些患者通常表现天门冬氨酸氨基转移酶和丙氨酸氨基转移酶水平极高，胆红素水平升高，凝血功能障碍，并在后期出现颅内压增加和脑血液量减少。这些病人需要紧急、全面的医疗支援。尽管这些病人被列入 OLT，但其中一些患者来不及接受 OLT，肝细胞移植在这种情况下可作为挽救疗法进行。

早在 20 世纪 70 年代就有大量文献报道了肝细胞移植在临床前研究中的疗效，研究对象为药物诱导、切除 90% 肝脏或缺血性肝损伤引起急性肝衰竭的动物[39-41]。目前有几个报道显示，当急性肝衰竭不能立即行 OLT 时进行肝细胞移植，患者可通过肝细胞移植后恢复过来[4-6,42]。虽然急性肝衰竭是由不同的原因引起的（乙型肝炎病毒、对乙酰氨基酚、蘑菇中毒或未知原因），但肝细胞移植的疗效非常相似。多达 50 亿个活肝细胞通过门静脉移植到这些患者体内。患者病情改善通常首先是血氨水平的下降，然后在数小时至数日内凝血因子水平稳定。患者一般在放置导管时输入新鲜冷冻血浆，但肝脏的合成功能恢复足够快，使得在肝细胞输注后不需要额外的外源性凝血因子补充。尽管不是对照研究，但患者病情的迅速和显著改善以及通常用于评估肝功能 / 急性肝衰竭的终点结束提示，供体细胞对患者的恢复有很大的帮助。

通过检测分泌的 1 类人白细胞抗原（HLA），证实了部分患者供体细胞的持续存在和功能。当在 I 类 HLA 中供体和受体不匹配时，供体细胞的存在可通过血样中供体特异性 I 类 HLA 来验证[4]。在上述所有病例中，免疫抑制药物在肝细胞移植后的几个月内完全停用，无不良反应，患者完全从急性肝衰竭中恢复，且不需要终生免疫抑制治疗。受体患者的年龄从 3 岁到 64 岁不等，这表明如果能够提供支持，使他们在肝功能的最低点维持生命，那么不仅年轻的患者，甚至老年患者都有足够的再生储备来完全恢复肝功能。

五、代谢性肝病的肝细胞移植

急性肝衰竭患者肝细胞移植报告显示血氨水平快速且显著的下降，有利于尿素循环障碍患者进行的肝细胞移植研究。代谢性肝病通常由于单个基因突变导致相应蛋白质的活性大大降低或完全丧失。当涉及肝功能的关键基因突变时，就可能导致先天性代谢缺陷。尿素循环对于去除膳食蛋白代谢过程中产生的过量氮是必需的，而参与尿素循环的基因突变会导致尿素循环缺陷。这些缺陷常常引起血氨的显著升高和特定的氨基酸失衡，这取决于代谢障碍发生的尿素循环的位置。OTC 缺乏症是最常见的尿素循环障碍（约 1/80 000 人）。正常情况下，氨通过尿素循环加工成尿素，并通过肾脏排出。然而，当突变抑制 OTC 活性时，过量的氮以氨的形式在血液中积聚，氨具有高度神经毒性。OTC 基因位于 X 染色体上，遗传具有低至无活性的 OTC 突变基因的男性，出生后几天内会出现嗜睡、厌食和严重的高氨血症，如果不进行治疗，最终会导致昏迷和死

亡。肝移植通常被认为是治疗这一疾病的有效方法，如果被替代的功能仅限于或至少主要局限于肝脏，对于许多其他先天性代谢缺陷疾病应该也有效。在这些情况下，整个肝脏被切除和替换，只是为了恢复突变基因的功能。由于肝脏是氨代谢的正常场所，肝细胞是肝脏中唯一能够完成尿素循环活性和氨代谢的细胞，因此将富含 OTC 活性的肝细胞移植到缺乏 OTC 患者体内可以纠正代谢缺陷。

虽然不同的代谢性肝病纠正疾病所需要的酶活性水平存在差异，但在大多数情况下，恢复整个肝脏正常酶活性的 10% ～ 15% 将使疾病表型正常，患者无症状。因此，从理论上讲，不需要用富含酶 / 蛋白质的供体肝细胞来促进受体肝细胞再生，以纠正遗传缺陷。肝细胞植入后 10% ～ 15% 酶活性的供体肝细胞持续存在和功能足以纠正许多代谢性肝病。这为代谢性肝病患者移植少量肝细胞维持整个肝脏提供了理论依据。

第一例接受肝细胞移植的代谢性肝病患儿是一名 5 岁男孩，患有急性高氨血症和 OTC 缺乏症[37]。通过放置在门静脉的导管植入 10 亿个新分离的肝细胞。在输注结束时观察到门静脉压力有短暂的小幅度增加。在细胞输注后 48h 内，患者的血氨和谷氨酰胺水平正常，无须额外的医疗干预。在细胞输注前，肝脏的 OTC 活性检测不到，但在移植后第 28 天采集的血样中可以测到，这表明供体肝细胞的植入和功能。由于这是第一例患有代谢性肝病接受肝细胞移植的儿科患者，研究方案包括了一种无创评估移植肝细胞的生物分布的方法。约 0.1×10^9 用 ^{111}In- 羟基喹啉标记的肝细胞，与 0.9×10^9 未标记肝细胞混合，注入门静脉[43]。在移植后 2h、24h 和 48h 进行全身扫描，与身体其他部位相比较，以评估放射性标记细胞在肝脏和脾脏的定位。结果表明，标记的肝细胞定位于肝脏，比例为 9.5：1，更重要的是，肺部无明显的放射性定位。

本研究的结论是，移植富含 OTC 的肝细胞可以迅速恢复 OTC 缺乏受体的血氨和谷氨酰胺水平。生物分布研究表明，当分离的肝细胞被植

入到结构相对正常肝脏的门静脉时，它们局限于肝脏，几乎无法进入全身循环或其他血管床如肺或肾脏。同时，供体肝细胞可以用市售的 [111]In-羟基喹啉进行放射性标记，相对容易且不损伤肝细胞的活力，并且标记的细胞可以用非侵入性的方式定位，具有可接受的辐射剂量，甚至可用于儿科患者。这些初步研究之后，其他研究中心也报道了尿素循环缺乏患者的类似结果。尽管每个病例略有不同，但研究中的移植流程和结果与初步研究中流程和结果大致相似，虽然在随后的研究中，患者都被列入 OLT，据报道，肝细胞移植可稳定患者病情，并成功地将 19 例患者中的 17 例患者桥接至肝移植[5]。

六、肝细胞移植患者的选择

肝细胞移植通常在患有严重肝病并需 OLT 的病人中进行。在迄今为止进行的所有肝细胞移植中，选择接受细胞治疗的患者都考虑接受肝移植。除了 2 例苯丙酮尿症患者，因为苯丙酮尿症通常不认为是 OLT 的适应证[47]。接受肝细胞移植的 140 多名患者，疾病病因各有不同。表 6-2 包括所有已报道的肝细胞移植和对原始已发表的工作的参考。

在初始阶段，肝细胞移植经常用于终末期肝病患者 OLT 的桥接治疗[5,36]。在最初列入 OLT 的 15 例患者中，有 10 例患者成功桥接至 OLT，或未 OLT 的情况下康复。

在接受同种异体肝细胞移植的前 30 例患者中，20 例需 OLT 的患者被认为是多种原因引起的暴发性肝衰竭，包括特异性药物反应、病毒（单纯疱疹病毒和乙型肝炎病毒）、对乙酰氨基酚或其他原因[21,48]。7 例患者出现失代偿性肝硬化，30 例患者中只有 3 例接受肝细胞移植治疗代谢性肝病（包括 OTC 和 α[1]-抗胰蛋白酶缺乏症或 crigler-najjar 综合征）。然而，在随后的几年和后来的报道中，小儿代谢性肝病是肝细胞移植最常见的适应证。这种肝细胞移植人群的转变，是基于肝细胞移植治疗 OTC 患者安全性和有效性的结果[37,43]，以及 Fox 等[8]高调报道一例 10 岁

Crigler-Najjar 综合征 1 型女孩通过肝细胞移植后，高胆红素水平得到长期且持续改善。

这种对新生儿和儿童代谢性肝病患者的关注，源于所治疗疾病本身的严重性，需要立即进行治疗以避免与 Crigler-Najjar 综合征 1 型和尿素循环缺陷相关的严重和不可逆的中枢神经系统并发症，同时一般认为 6 个月以上患儿行 OLT。肝细胞移植是酶代谢活性缺失患者 OLT 治疗前的一种潜在的有用的治疗方法。肝细胞移植治疗最多的两种疾病是 Crigler-Najjar 综合征和尿素循环缺陷。报道显示移植的细胞总数无论来自新鲜分

表 6-2　已报道的肝细胞移植

病因	例数	参考文献
肝硬化	20 37*	[5] [21] [33] [36] [109] [110] [111]* [112]* [113]* [114]*
暴发性肝衰竭	36 8*	[4] [6] [21] [36-38] [46] [109] [115] [116]* [117]*
先天性疾病 α1-抗胰蛋白酶缺乏	?	[21] [36]
凝血因子缺陷	4	[45] [53] [118]
Crigler-Najjar 综合征	10 1*	[8][28][45][46][49] [94] [99-101] [119] [120] [121] [118]*
家族性高胆固醇血症	5	[35] [122] [123]
糖原累积病	3	[51] [49] [52]
遗传性共济失调性神经病	1	[50]
原发性草酸盐沉积病	1	[124]
苯丙酮尿症	2	[47]
进行性家族性肝内胆汁淤积症	2	[45]
酪氨酸血症	1	[49]
尿素循环障碍	19	[9] [12] [37] [43-46] [49] [63] [120] [125-128]
胆道闭锁	1	[129]*

*. 胚胎肝细胞移植

离的肝细胞，还是既往冷冻保存的肝细胞，研究结果几乎一致。在代谢性肝病患者中，如果植入的细胞数量接近 2×10^8/kg，Crigler-Najjar 综合征患者胆红素水平通常降低 30%～60%[8]，而尿素循环缺陷患者血氨水平明显降低或完全正常[49]。如果植入的细胞数量显著降低，通常的变化较小。

尽管 Crigler-Najjar 综合征 1 型和尿素循环缺陷是肝细胞移植最常用的适应证，但其他代谢性肝病也可接受肝细胞移植治疗。Sokal 等[50]报道一例 4 岁 Refsum 疾病患儿肝细胞移植后，肝功能明显改善，胆汁酸水平正常提示胆汁淤积消失，移植后异常增高的二羟基丙烯酸和胆酸水平也显著降低（30%～40%）。糖原累积病 1a[49, 51]或 1b[52]型患者肝细胞移植后，基本缓解了低血糖症状，生活质量有了很大的改善。Muraca 等[51]报道，移植仅 1% 的肝脏重量，患者可以保持正常的饮食，并且禁食 7 小时也不会发生低血糖。Ribes-Koninckx 等[49]报道类似的研究，糖原累积病 1b 型患者在移植约 5% 肝脏重量的细胞数后，无须玉米淀粉，正常饮食能保持正常的血糖，可改善和缓解低血糖发作。2 例患者葡萄糖磷酸酶活性均增加，证实了供体肝细胞的功能支持。Dhawan 等[53]报道两名 2 例严重遗传性因子Ⅶ缺乏的患者在接受肝细胞移植后，因子Ⅶ的输注下降了 80%[45]。另外报道 1 例酪氨酸血症患者行肝细胞移植来帮助稳定病情，直到做出明确的诊断，尽管这类疾病通常不认为是肝细胞移植的指征[49]。

然而，并非所有患者在肝细胞移植后都有改善。研究报道肝细胞移植对 2 例进行性家族性肝内胆汁淤积症 2 型（胆盐输出泵缺陷）患者的疗效有限[45]。这 2 例患者伴有轻度门静脉和小叶肝炎向肝硬化转变，其中 1 例患者肝细胞癌未确诊。当它们最终接受 OLT 时，在肝脏中无法找到供体肝细胞。推测这 2 例患者因肝硬化改变和肝脏正常结构的破坏，阻止了有效的供体细胞植入受体的肝脏。

进行肝细胞移植的患者通常也被考虑进行肝移植，故同时被列入 OLT 和肝细胞移植的等候名单。现有一份关于肝细胞移植的报告，患者通常不考虑肝移植。1 例苯丙酮尿症患者行肝细胞移植的病例报道[47]，强调肝细胞移植的适应证范围超过了肝移植的适应证。

此外，首次报道这类疾病的肝细胞移植，提供了更多的细节。苯丙酮尿症患者编码苯丙氨酸羟化酶的基因发生突变，从而阻止饮食中苯丙氨酸的代谢，导致血液中苯丙氨酸水平的显著升高。在过去 50 年里，建议严格限制蛋白质饮食以维持血液中的苯丙氨酸水平 < 360μmol/L。然而，这种严格限制饮食有营养不良的风险，而且很难维持。经常发生不依从的情况。这些数据显示血液中苯丙氨酸每增加 100μmol/L，智商就会下降 1.9～4.1 倍[54]。因此，维持苯丙氨酸的正常血液水平至关重要。此外，疾病反复发作，如病毒或细菌感染，即使限制蛋白饮食，也会引起分解代谢加速，导致苯丙氨酸水平显著升高。用苯丙酮尿症小鼠模型进行的临床前研究表明，恢复肝脏不足 10% 的苯丙氨酸羟化酶活性，可使疾病更易控制，并允许自由饮食，而恢复肝脏 10%～20% 的苯丙氨酸羟化酶活性，正常饮食喂养小鼠体内的苯丙氨酸水平可以完全恢复。Stephenne 等[47]报道 1 例患有四氢生物蝶呤无反应性苯丙酮尿症的 6 岁儿童在 7.5 个月的时间内移植了两个不同的供体肝细胞，在第二次细胞移植后，恢复了目标苯丙氨酸水平，食物蛋白质水平从 5g/d 增加到 9g/d，以避免苯丙氨酸缺乏。然而，在 3 个月内，苯丙氨酸水平恢复到移植前的水平，停止了自由饮食。在第一次移植后 3 个月采集的样本显示苯丙氨酸羟化酶活性为正常水平的 13%，而第二次样本在第一次移植后 11 个月采集，当血液中的苯丙氨酸水平恢复到移植前的水平，患者必须恢复限制饮食，苯丙氨酸羟化酶活性为正常水平的 6.6%。虽然这只是个例，但本报道清楚地表明与其他代谢性肝病一样，苯酮尿症可以通过肝细胞治疗得到显著缓解。临床前动物模型的预测对病人的移植有指导意义，特别是对于苯丙酮尿症，临床前模型和最终的临床观察之间有很好的一致性。另一例苯丙酮尿症患

者接受肝细胞移植，患者在肝细胞移植后 2 年多，维持正常的蛋白质饮食，血液中苯丙氨酸水平持续下降 35%。根据这些结果和手术的安全性，肝细胞移植可能是治疗代谢性肝病除 OLT 外有效的治疗方法，该方法侵入性小，且发病率和死亡率较低。

七、肝细胞移植的挑战和解决方案

肝细胞移植虽然有效，但仍是一种实验性治疗。大量的患者接受了这种治疗，并且来自许多不同机构已发表的报道证明，这种细胞疗法对改善单基因缺陷肝病患者的肝功能是有效的。然而，临床效果在移植后能持续多长时间，需要移植多少细胞，以及移植方式和时间，仍需要进一步研究。已发表的报道中有足够的数据来支持这些要点，如果进行优化，就可以提高疗效。一些优秀的评论已经解决了这些问题，并在进行简短的回顾 [5.11.48.55-61]。

肝细胞移植过程中遇到的主要挑战如下。

（1）移植细胞的来源。

（2）移植前肝细胞活力和功能评估。

（3）分离后和移植前的细胞保存方法。

（4）移植后的供体细胞功能的跟踪和评估。

（5）最佳的免疫抑制治疗。

（6）供体细胞的移植和长期重建受体肝脏。

（一）肝细胞和肝细胞样细胞的来源

同种异体肝细胞移植细胞的来源主要是不适合移植、废弃的肝脏。这些肝脏许多有明显的脂肪变性，很难从这些废弃的肝脏中获得高质量的肝细胞。有时供肝不能用于移植的原因是与这个供肝完全匹配的受体稀缺、罕见，但这例供肝可以支持许多肝细胞移植。为了将大的移植肝脏缩小到适合移植受体的大小，对许多肝细胞移植项目来说，舍弃的肝段或整个肝叶也是肝组织的一个有用来源。Mitry 等 [44] 报道分离手术中残留的肝组织（有或无尾状叶的肝脏 4 段）细胞，细胞存活率和细胞产量都较好。多米诺肝移植的概念也延伸到肝细胞移植。如 Crigler-Najjar 综合征患

者的肝细胞能安全地移植到患有尿素循环缺陷的患者体内。目前的移植技术，受体中移植肝细胞的再增殖水平不超过 20%，且 Crigler-Najjar 综合征患者的肝细胞移植到尿素循环缺陷患者体内，这种再增殖水平仍足以维持胆红素和氨代谢。需要仔细考虑供体和受体的代谢能力，但多米诺肝细胞移植的概念是合理的。从代谢性肝病患者的 OLT 程序中分离出具有良好活性和功能的细胞，并将其移植到小鼠体内，导致受体肝脏的高度再生 [62]。把糖原累积症 1a 型患者的移植肝中分离的细胞移植到苯丙酮尿症病人体内，移植 3 个月后发现，接受了供体糖原累积症 1a 型细胞的受体肝脏苯丙氨酸羟化酶活性为 13%，在受体中无不良反应或腺瘤的形成 [47]。

来自移植肝的多米诺骨牌移植有许多优点。首先，这些细胞是从活体供体中提取的，可以避免脑死亡或心脏骤停相关的并发症。移植肝可立即用于细胞分离，几乎无冷缺血时间。代谢性疾病的器官移植经常在儿科患者中进行，因此细胞供体的年龄将有利于移植。虽然肝脏左外侧段不是常见的细胞来源，但有报道从活体供体丢弃的左外侧段组织中分离的细胞移植到尿素循环缺陷的婴儿中 [63]。

1. 确定正确的肝细胞定位信号

在小鼠体内进行的连续移植实验清楚地表明，肝细胞在体内几乎可以无限增殖 [64]。然而，这些实验中所看到的明显的无限克隆性与人类肝细胞移植的临床经验并不相匹配，因为移植的细胞在受体器官内似乎没有增殖 [56]。此外，目前成人肝细胞在体外增殖有很大的局限性 [60]。成年小鼠、大鼠和人类肝细胞往往在体外进行去分化，这意味着缺少正确的营养信号或"niche 信号"，使成熟的肝细胞在体外能够有效地增殖或维持。在小鼠体内，Wang 等 [65] 描述了肝脏 3 区有一个血管 niche，该位点能够通过 wnt 信号使肝细胞紧邻肝静脉。这些 axin2 阳性细胞即使在正常未受损的肝脏中也能增殖和自我更新。Font-Burgada 等 [66] 描述了具有胆管细胞和肝细胞表型特征的门静脉肝细胞。将这些细胞再次描述为干

细胞，能够在肝损伤后再生成大部分实质细胞。如果能识别出人类肝脏中类似肝细胞的干细胞，或者发现肝细胞以克隆方式表现的微环境，对了解成熟肝细胞的体外增殖或定义移植细胞在肝脏重新再生的能力极其重要[67]。

2. 肝细胞的其他来源

关于干细胞作为肝细胞移植潜在来源的了解越来越多。此时应提及胚胎肝细胞。胚胎肝细胞具有不成熟的表型，在大鼠模型受体肝脏中的增殖能力惊人，甚至可以减少纤维化[68]。人类胚胎肝细胞用于人体移植数量有限，因此临床数据也有限（Forbes 等[60]对此进行了综述）。围绕胚胎肝细胞来源的伦理和逻辑问题可能会限制其在临床前模型中的实验研究，但会为干细胞衍生肝细胞的开发和使用提供良好的信息。

（1）胚胎干细胞：胚胎干细胞（ESCs）是从胚胎内细胞团中获得的多能干细胞。在人类胚胎中，通常是在受精后的 4 ～ 5 天形成，包含 50 ～ 150 个细胞。为了获得 ESCs，胚泡被破坏，这为研究和潜在的治疗价值带来了伦理问题。ESCs 是多能干细胞，可以产生三个胚层：外胚层、内胚层和中胚层，因此可能会产生体内所有的细胞。在小鼠和人类的 ESCs 研究中已证明这些细胞有无限增殖的潜力。在发育的胎儿中，利用发育信号包括 Wnt[69]已将肝细胞样的细胞与 ESCs 区分开来。这些细胞作为一种潜在治疗细胞的显著优势是，它们可以在体外显著增殖而不丧失功能，而且它们也可以很容易地冷冻和解冻，而不会产生不良影响[70]。人类的肝脏在一个特殊的环境中发育了相当长的一段时间，而对这个精确的微生态重新创造将是一个巨大的挑战。几天内 ESCs 成熟并分化成肝细胞样细胞，因此细胞缺乏成熟性也就不足为奇。Baxter 等[71]发现在多种基因表达、蛋白质组学和功能上，ESCs 衍生的肝细胞样细胞比成人肝细胞更接近胎儿肝细胞，这限制了它们的临床应用。目前的挑战是提高 ESCs 衍生肝细胞的成熟度。

（2）诱导多能干细胞：Yamanaka 等[72-74]报道了用所谓的重编程因子转染成人纤维细胞，诱导细胞在大鼠和人类细胞中成为多能干细胞，Yamanaka 因此获得了诺贝尔医学或生理学奖。这些细胞能够以类似于 ESCs 的方式发挥作用，即它们能以未分化的方式无限增殖。人类诱导的多能性干细胞已被分化为肝细胞样细胞，其肝细胞功能与 ESCs 相似，同样通过 wnt 等发育信号促进分化[75]。诱导多能干细胞的一个明显优势在于，理论上可以用于自体治疗；然而对于遗传代谢性疾病，基因缺陷需要基因工程。基因编辑技术正在迅速发展，自体治疗在这方面具有美好的前景。研究表明，α_1- 抗胰蛋白酶缺乏症患者诱导的多能干细胞在分化成不含 α_1- 抗胰蛋白酶缺陷的肝细胞样细胞之前，可以进行基因矫正。矫正后的细胞能够分泌正常的 α_1- 抗胰蛋白酶，并且不会在肝细胞中积累异常的蛋白质[76]。

（3）直接重组肝细胞样细胞：Sekiya 和 Suzuki[77]已证明两种转录因子——肝细胞核因子 4α 加叉头框 A_1，叉头框 A_2，或叉头框 A_3 中的任何一个，在体外能直接将成年小鼠成纤维细胞重新编程为肝细胞样细胞，令人印象深刻的是，这些细胞能够挽救无延胡索酰乙酰乙酸酶水解酶的小鼠，人类成纤维细胞通过肝细胞核因子 4α、肝细胞核因子 1α 和叉头框 A_3 进行慢病毒转导，发展成人诱导肝细胞[78]。这些细胞再次成功地拯救了乙酰乙酸水解酶缺陷的小鼠。虽然重新编程领域还处于早期阶段，但迄今为止在生物学上的效果和临床上的潜力已令人印象深刻。

（4）成人肝祖细胞：虽然在慢性肝损伤中，正常肝细胞可以通过有效地分裂和恢复肝脏重量来应对损伤，但肝细胞的衰老程度却在不断增加[79]。衰老的肝细胞缺乏增殖能力：这些细胞 ki-67 增殖标记呈阴性。此外，衰老的肝细胞可以通过 p16 和 p21 的阳性反应来识别。随着慢性损伤的发生，越来越多的肝细胞衰老，这常常伴随着所谓的胆管反应，这种反应从汇管区扩散，同时含有肝细胞和胆道细胞标记。长期以来，人们一直认为这种胆管反应包含假定的肝祖细胞（HPCs），是不成熟的双潜能细胞，既能再生成肝细胞，也能再生成胆道细胞。用毒素诱导大鼠肝细胞损伤和衰老的经典实验引发了明显的胆道反应，其含有假定的 HPCs，在形态学基础上似乎能再生肝实质[80]。这一领域极具争议，因为饮食诱导小鼠肝损伤模型进行的谱系追踪实验未能显示出胆管细胞的肝实质再生，并且按百分比计算，对肝细胞再生的贡献为零或只有一小部分[81]；事实上，肝细胞也可以去分化成胆管细胞[82]，这显然会质疑其治疗意义。然而，最近通过敲除肝细胞 MDM2 而导致小鼠明显衰老的研究表明，在衰老的情况下，HPCs 可以再生大量的功能性肝实质[83]。在该研究中，小鼠 HPCs 可以大规模增殖，移植到反复诱导肝脏损伤和衰老的受体小鼠时也可以进行治疗。细胞也可以冻结和解冻，而不会产生有害影响。与肝硬化明显、肝功能受损严重且未接受移植的对照组小鼠相比，受体小鼠肝脏结构和功能接近正常。如果这些细胞能够在人类肝脏中被识别出来，并在体外以遗传和表型稳定的方式增殖，那么它们就可能成为移植细胞的未来潜在来源。

人体 HPCs 的鉴定更具挑战性，部分原因是无法在小鼠体内进行细胞系追踪实验。然而，也有来自人类肝脏和细胞的数据，这些数据来自人类肝脏的组织学和分子分析，以及对人类肝脏分离出来的细胞的分析。在全肝分析方面，角蛋白标记（标记胆道细胞和肝细胞）的人类肝脏疾病有胆管反应[84]。很难确定这些细胞是否在肝脏中再生。通过对胆管反应和邻近再生结节的激光捕捉显微解剖，再加上线粒体 DNA 测序，证实了至少一部分胆管与再生结节的克隆关系[85]。这清楚地表明再生结节和邻近的胆管之间存在克隆关系，然而，胆管是否会产生再生结节，反之亦然，或者两者是否来自一个单独的共同创始细胞是一个有争议的问题，因为对这种组织的组织学分析只能提供一个瞬时快照[85]。人类的 HPCs 是否与小鼠的 HPCs 具有相似的克隆性、双潜能性和移植潜能性，仍有待观察。

最近的数据显示肝损伤后肝细胞的胆道改变，在肝损伤持续的情况下[82]，移植的肝细胞去分化成胆道细胞，因此失去表型稳定性和治疗作用。这种移植肝细胞向导管细胞的分化已经在大鼠移植模型中得到证实。在移植和部分肝脏再灌注后，受体大鼠进行胆管结扎。这促使肝细胞迅速转化为胆管上皮细胞。如果将该方法与胆道毒素结合使用将特别有效[86]。

（5）肝细胞组织培养：通过标记富含亮氨酸重复单位的 G 蛋白偶联受体 5（Lgr5）可以识别胃肠道和其他各种器官中的成人干细胞[87]。这些 Lgr5 细胞的分离促进了最初从 Lgr5 阳性细胞中衍生出的肠道组织的培养[88]。这一技术被推广到从 Lgr5 阳性肝细胞中衍生出的肝脏器官培养。这些细胞可以在体外培养，以一种依赖于 Wnt 的方式进行广泛的扩增，然后再移植到无富甲酰乙酰乙酸乙酯酶小鼠体内，形成了功能性肝细胞群[89]。这样的一个器官培养系统已被应于人类肝细胞的器官培养[90]。上皮细胞黏附分子阳性胆管细胞容易产生可迅速扩张的细胞体，与不能产生细胞体的成年肝细胞形成对照。至少在该系统中，上皮细胞黏附分子阳性胆管细胞表现为干细胞，在体外表现为克隆。对该系统具有重要临床意义的是，细胞在其扩增过程中保持遗传稳定性，并在分化为肝细胞样细胞时表现出合成和药物代谢活性。此外，这类器官可以从肝脏活检样本中培养，增加了移植自体细胞来源的可能性。当然，对于遗传性肝病，只有在扩增和分化之前采取某种形式的基因矫正手术，这才是治疗性的。虽然这个系统非常令人兴奋，但目前临床发展仍存在一些需要克服的限制。在免疫缺陷肝损伤小鼠模型中，肝细胞植入率很低[90]。这可能反映了该模型中移植细胞缺乏选择性优势，但也可能表明移植细胞缺乏完整的表型成熟度，是目前该领域的一个共同主题。

（二）肝细胞移植前生存能力和功能的评估

在大多数报道的肝细胞移植过程中，细胞移植前用台盼蓝排斥测试评估活性或功能。两个研究小组报道了移植前评估肝细胞存活和功能的详细方法。Donato 等[91] 报道了对分离肝细胞的功能评估，包括存活率、附着率、尿素合成和细胞色素 P_{450} 介导的药物代谢。实验对冷冻保存细胞和新鲜分离细胞都进行评估。试验结果表明，该方法对肝功能评估具有特异性和参考价值。评估细胞代谢活性所需要的方法包括使用高压液相色谱系统和两个连续的质谱仪。Gramignoli 等[92] 报道了一个类似的概念，但用普通实验室设备进行了实验和测量，提出了简化的方法来分析 11 个终点，以评估肝细胞的代谢功能。除生存能力、细胞凋亡活性，以及细胞附着率外，实验测定了五种细胞色素 P_{450} 介导的代谢反应、第二相结合反应和氨代谢。在不到 2000 万个细胞的情况下，并且从细胞分离起不到 2h 的时间，就可以完成实验。完成分析只需要简单的实验室设备、荧光和发光的微板读取器，以及 12 孔或 96 孔平板的肝细胞。与 Donato 等提出的分析一样，这些终点可以在细胞用于病人移植之前完成，并且可以提供功能数据来评估分离细胞是否适合后续移植。由于短期的存活和功能可能无法预测长期的存活和功能，这些方法可以长期用于附着在培养皿上的细胞。

（三）分离后和移植前细胞的存储方法

在典型的肝细胞移植过程中，据估计需输注达 5% 肝脏重量或约 2×10^8/kg。这些细胞不能单次输注，通常在大约 1h 内，在 24 ～ 36h 的时间范围内，以 3 ～ 6 次单独的输注形式植入多达 15 亿个细胞，这就需要采取各种方法，提供长达 36h 的活细胞。据报道，维持分离细胞的活力和功能的首选方法是将其保存在威斯康星大学溶液（也称为 Belzer 溶液），或者乔治洛佩兹研究所（IGL-1）提供的类似产品中[7,8,12]。这两种溶液在移植前都被批准用于肝脏的冷藏，所以用于保存分离细胞没有任何问题。最近还对保持细胞的活力和功能进行了研究[7]。检测保存在威斯康星大学的溶液中长达 72h 的细胞的活力、细胞附着率、凋亡酶活性和代谢能力，包括细胞色素 P_{450} 活性、第二相结合反应和氨代谢。虽然在 72h 内，总生

存力下降，凋亡酶活性增加，但对保存在 47 种制剂中的分离肝细胞测试的结果表明，细胞在 48h 内保持代谢功能，其水平与刚刚分离出来的对照样本的水平没有显著差异，对于一些肝脏，特别是那些较老的、脂肪变性或边缘肝脏，如果将供体肝脏分离成多个可以在 24 ～ 36h 内进行灌注以提供分离的细胞，则其存活能力可能得到维持更长[93]。在低温条件下长时间保持分离细胞或在同一供体肝脏上进行多个细胞隔离的选择必须根据具体情况分析。

移植后供体细胞追踪及细胞功能的评估

在本报告中，对移植后供体细胞的存在及其功能的评估，主要是通过间接方法，即通过对肝细胞移植前后临床参数的变化来评估。对代谢性肝病患者，更简单一些，因为临床上通过对该疾病的监测如尿素循环缺陷患者的血氨水平或 Crigler-Najjar 综合征患者的胆红素水平从而反映移植细胞的状态。在急性肝衰竭患者中，可通过监测颅内压或脑血流的改变或合成功能的恢复，如凝血因子的产生和分泌。虽然这些方法很有用，但它们是间接的，需要采用常规方法长期跟踪供体细胞，或分析其在缺乏功能活动的情况下在受体肝脏中的存活情况。众所周知，细菌或病毒感染以及与他们释放的细胞因子和其他条件会抑制肝脏代谢过程，导致受体胆红素或血氨水平升高。随访患者的临床医生没有其他参数来评估供体细胞的状况，只能假设细胞被排斥，并使用类固醇和其他免疫抑制药物。如果病人有尿素循环缺陷，胆固醇类激素很可能会加重已有的分解代谢状态，使患者症状恶化。如果能有一个参数，一个独立于疾病表型的生物标记物，在整个感染过程中保持不变，从而向临床医师发出信号，表明供体细胞仍然存活，并没有发生排斥现象，那将是非常有价值的。生物标记物还可以提供一个指示，表明移植开始时的移植存活率，以及供体细胞在肝脏复制和增殖，或者相反它们正在死亡的信号。

Bohnen 等[43] 报道了 ^{111}In- 羟基喹啉对分离肝细胞的放射性标记，以及移植后 7 天内对注入细胞生物分布的跟踪。虽然这些研究对于通过非

侵入性手段确定移植后即时的细胞分布很好，但对于长期的研究和移植细胞功能的评估是无用的。对经临床批准的氧化铁磁共振造影剂进行标记的人肝细胞的跟踪[58]，与 ^{111}In 一样，对细胞的跟踪可以用非侵入性的方式进行评估，但未获得任何功能数据，只是对造影剂的一般定位。Fisher 等 [4] 报道当受体细胞与供体细胞之间不匹配时，通过对分泌 HLA 的测量来评估供体细胞的持续存在。同样，也没有提供功能分析。然而，分泌性 HLA 的水平的变化可以提供有关受体肝脏中活供体细胞相对数量有一定价值的信息。应进一步研究，以确定这些不匹配的频率，以及有多大的用处，因为这项技术可以通过简单的血液测试来对供体细胞的移植和生存进行长期的分析。几个研究小组现在开始检查由肝脏分泌的多态蛋白质，如 α_1- 抗胰蛋白酶、结合珠蛋白、载脂蛋白；不同种群成分不同，测量病人血液中这些蛋白质，用于评估受体肝脏中供体细胞的相对比例和移植后随时间的推移各种指标发生的任何改变。

（四）最佳的免疫抑制治疗

与肝细胞移植相关的免疫学反应尚不清楚。在迄今为止的研究中，肝细胞移植所使用的免疫抑制方案和药物与肝移植所使用的相同。开始认为与整个肝脏移植相比，维持同种异体肝细胞移植可能需要较低水平的免疫抑制药物。这些假设是基于发现同种异体肝移植的排斥反应经常针对的是胆道，而不是肝细胞，主要是免疫介导的胆道损伤。由于在肝细胞的分离过程中很少有胆道细胞，因此免疫反应会减弱。事实证明，这一假设难以成立。Allen 等 [94] 首次报道了肝细胞移植的免疫学反应，描述了一种由供体导向的 HLA-Ⅰ类细胞同种异体反应，随着时间的推移与细胞移植功能的丧失有关。Jorns 等 [28] 描述了两例接受肝细胞移植的患者出现供体特异性抗体（DSAs）。免疫学反应同时直接针对 HLA-Ⅰ类和Ⅱ类。一例患者移植两个不同供体的肝细胞，可同时检测到两个供体的 DSAs。然而，这种 DSAs 反应只是在所有免疫抑制药物自行停止后才出现，因此观察的意义并不明确。在第二例患者中，免疫抑制得到了最佳的维持，同时也发现了 DSAs 体液免疫。在这个病人中，胆红素水平下降到 50% 治疗前水平超过 6 个月，之后胆红素水平在接下来的 500 天内逐渐上升到移植前水平。根据这些研究，无法确定体液的 DSAs 反应是否是导致细胞移植功能丧失的原因。数据表明，胆红素水平测定的功能损失是渐进的，先于检测到 DSAs。因此，目前尚不清楚，低水平的、不可检测的 DSA 反应是否导致细胞功能的丧失，或者如果功能的逐渐丧失与供体肝细胞的正常衰老和死亡有关，以及从衰老细胞中释放出的细胞成分是否引发了 DSAs 反应。很明显，肝细胞并没有以前认为的那样具有免疫豁免，在肝细胞移植后的一些患者也测到细胞和体液免疫反应。今后，需要对患者肝细胞移植的免疫反应进行仔细而完整的分析。

（五）供体细胞在受体肝脏中的植入和长期再增殖

报告表明，肝细胞移植最严重的问题是受体肝脏中供体细胞的移植成活率和长期再增殖率低。这是不同的过程。为了便于讨论，将植入定义为细胞在血管中移动，通常是门静脉，并与肝实质和机体融为一体。局限于第一次注入细胞后的短时间内（1～7 天）。肝脏的长期再增殖定义为细胞数量的增加或测到的代谢功能超过对最初注入细胞数量的估计值。

关于肝细胞植入率低的假设主要来自临床前文献，实际上移植到受体肝脏的细胞只有一小部分，可能低至 10%[24-26]。最初临床移植后的肝细胞植入率从未测量过，但是功能数据和直接测量受体肝中供体细胞的 DNA 或免疫定位表明，最初的植入率可能比临床前研究要高得多。Bohnen 等 [43] 将 10 亿个肝细胞输注到一个 5 岁患有尿素循环障碍的男孩体内，其中 10% 的细胞被 ^{111}In 放射性标记。在细胞注入后 2 天、7 天和 24 天进行全身成像，结果显示细胞的生物分布主要局限于肝脏，在 7 天内，放射性损失由 [111]In 的衰退和肝细胞释放 [111]In 的速率引起。虽然不能直接测量实验中的肝细胞植入，但在移植后的第一周肝细胞的放射性标记明显没有减少 80% ～ 90%。

如前所述，对于代谢性肝病，如 Crigler-Najjar 综合征 1 型和尿素循环障碍，假定恢复缺失酶正常代谢活性的 10% ～ 15%，在很大程度上可纠正疾病的症状。这些估计值与直接测量部分酶活性丧失患者的酶活性及其疾病症状的严重程度非常一致。因此，根据数学计算，如果输注的细胞有与正常肝脏相同的酶活性水平，则注入 5% 肝脏重量的肝细胞将导致 5% 的酶活性功能恢复。如果 10% 肝脏重量的肝细胞，细胞的功能足以纠正代谢缺陷如血氨、胆红素或苯丙氨酸水平，如果移植后大多数或所有的细胞成活和发挥功能，则注入 5% 肝脏重量的肝细胞可纠正 50% 症状。关于肝细胞数量的临床研究表明，注入的细胞数量占肝脏重量的百分比与疾病的纠正水平有很好的一致性。Fox 等[8] 报道一例 Crigler-Najjar 综合征 I 型患者注入约 4% 的肝重量肝细胞。随后的采集样本显示酶活性约为正常值的 5%。同时，胆红素水平降低了 50%，这也与预计通过输注这个数量的细胞，胆红素水平降低 40% ～ 50% 的结果一致。随后的研究证实了注入肝细胞数量占肝重量的百分比与疾病症状的缓解密切相关[8,9,49,52,95]。灵长目动物的肝细胞移植数比啮齿动物多。自体肝细胞移植到恒河猴（Macacamulatta）[96] 时，其植入率约为 50%。研究表明，啮齿动物肝脏的广泛小叶结构可能在某种程度上影响结果。人类的结果表明，如果注入约 5% 的肝脏重量，约恢复正常肝功能的 5%。最初大量注入病人体内的细胞在移植过程中存活下来、增殖，并在受体的肝脏中发挥作用。当然，我们不能排除 50% 的细胞存活下来，然后经过一轮细胞复制到达相同的效果。因此，大量的数据表明在临床肝细胞移植中，肝细胞的初始移植是相当有效的。临床研究比临床前研究结果好的原因可能是两个不同的程序中细胞输注的相对速度，抗凝剂的使用，甚至是血管或解剖的差异所致。在临床移植中，5% 的肝脏重

量在 24 ～ 36h 内缓慢输注，而在啮齿动物的临床前研究中，相同比例的肝脏重量的肝细胞可一次性输注。

即使最初的植入对临床肝细胞移植并不重要，长期的研究表明，在移植后的 1 ～ 2 年，供体细胞的功能通常会消失[8,28,49,53,97-101]。报告显示，至少 6 个月内都可测到供体细胞的重要代谢功能。此后，血氨、胆红素或苯丙氨酸水平等参数慢慢恢复到移植前水平。许多研究表明，由于 DNA 分析或免疫定位技术经常无法在 OLT 时的活检样本或移植肝组织中发现供体细胞，因此这些细胞从受体肝脏中丢失。

临床前研究表明，当供体细胞在受体肝脏中具有生存或复制优势时[64,102,103]，移植效果最好。如果提供足够的选择性生长优势，即使是人类肝细胞也会在小鼠肝脏中选择性增殖[104,105]，从而表明在移植研究中，人类肝细胞的表现与啮齿类动物没有区别。尽管在临床前研究中用于提高生长优势的预处理方法并不总能应用于临床，但研究明确表明，供体肝细胞必须具有生长优势，才能在肝脏中高水平再生。对于肝细胞移植治疗最常见的代谢性肝病，如 Crigler-Najjar 综合征和尿素循环障碍等，即使原肝的结构或功能无严重的病理改变，OLT 时的组织学切片未见明显的细胞增殖。原因是原有肝细胞没有选择性损失，供体细胞在这些疾病中不可能经历生长或生存优势。临床肝细胞移植研究人员一致认为，要使肝细胞移植更加成功，必须对受体采取预处理方案，为供体细胞提供生长刺激或生长优势[3,11,56-58,61,67]。

肝细胞移植前临床上最能接受的预处理方式有三种：低剂量外照射、门静脉阻塞和肝脏切除术（部分肝切除）。在这三种技术中，只有一项部分肝切除的临床报道。Jorns 等[28] 报道 2 例 Crigler-Najjar 综合征 1 型患者肝细胞移植前 6h 内部分肝切除术的安全性和有效性。2 例患者都能很好地耐受肝脏手术，无任何与手术相关的并发症。重要的是肝脏切除后门静脉压力并无增加，值得后续肝细胞移植的关注。这项研究的患者比其他 Crigler-Najjar 综合征 1 型的患者年龄大、体

重重。与移植前水平相比，两位患者的胆红素水平下降了 50%。由于患者仅接受了目标细胞剂量的 40%～50%（$2×10^8$/kg），这是一个有趣的现象。尽管移植细胞的数量较少，但观察到的胆红素的降低水平与其他研究中移植的相对于体重的细胞要多得多的研究相当。虽然是间接的，但这些数据表明预处理肝切除术有一定的益处。有必要进行更多的研究来证实这一结论。

大量的文献报道，当受体在肝细胞移植前接受一定剂量的肝脏放射治疗时，可促进供体肝细胞在肝脏中再增殖[106,107]。其机制包括暂时性地破坏肝窦内皮细胞层，使肝内植入增强，并抑制库普弗细胞活性以减缓对非移植细胞的清除。辐射最重要的是对受体肝脏中肝细胞复制水平的影响。辐射对受照射细胞的复制有较强的长期抑制作用。因此，给予辐射剂量后输注的细胞比宿主肝脏中未辐射的细胞具有生长优势。随着时间的推移，与辐照后的原始细胞相比，供体细胞可以优先复制并选择性地促进肝脏的正常更新。化疗药物对原始肝脏具有类似且强烈的生长抑制作用；然而，这些药物也会对其他器官和组织产生不必要的全身影响，并且它们从体内清除的时间可能会延长，从而导致移植肝细胞产生旁观者、抑制作用。辐射损伤在瞬间传递，并且仅传递给被照射的精确规定的范围。如果辐射的剂量足够小，对肝脏的不良影响非常小。骨髓和肺等器官比肝脏对辐射更敏感。低剂量，如 4.5Gy，通常甚至也在儿科患者中用于控制排斥反应，而明显的肝毒性，如放射性肝炎不常见，除非向整个肝脏输送 25Gy 或更多的剂量；45Gy 至 50Gy 的辐射剂量可产生严重的肝毒性，如内皮细胞层大量剥落有关的静脉闭塞性疾病[95,108]。据报告，5Gy的单一剂量对儿童（＞2岁）是安全的，如果不照射整个肝脏，并且辐射暴露仅限于肝脏的一小部分，则更高剂量的辐射也是安全的。

以这些为背景，并与美国各地主要的放射生物学家协商，匹兹堡大学的研究人员发起了一项临床试验，以评估肝细胞移植前接受者的放射预处理方案的安全性和有效性（ClinicalTrials.govNCT01345578；2011 年）。根据该方案，辐射剂量将高达 10Gy，照射肝脏右叶，根据计划的 CT 扫描，估计这个区域约占整个肝脏的 35%。之后肝细胞通过门静脉植入患者的肝右叶（照射过），同时在左门静脉分支处放置球囊导管并充气，以防止细胞进入。手术后，球囊放气，拔除导管，恢复整个肝脏的血流。三名接受此方案的患者没有公布该手术疗效的报告，但也未报告严重不良事件。

在辐照方案中，除了辐射剂量外，门静脉左支暂时阻断，以增强供体肝细胞向肝脏的照射部分输送。这种暂时性门静脉阻塞也可能有助于增强再生反应，除了外科手术之外，现门静脉阻塞术常规用于在肝切除术之前增加未来残余肝脏的大小，否则如同肝癌的扩大切除术可能会导致残余肝脏太小而不能维持患者，并导致急性肝衰竭。部分门静脉栓塞可诱导肝细胞在未受影响的肝区复制，从而促进供体肝细胞在肝脏的植入和再增殖。在与临床特别相关的研究中，Dagher 等[96]证实肝细胞移植前的部分门静脉栓塞导致灵长类动物的肝脏再增殖水平比单细胞移植观察到的要高。最佳情况是在 20%～25% 的肝切除后立即进行自体肝细胞移植，高达 20% 的供体细胞可再植入受体肝脏。如果代谢性肝病患者中获得了相似的供体细胞的再增殖水平，则疾病症状会完全或接近完全缓解。

虽然该研究的结论是，部分门静脉阻塞术促进了供体肝细胞在受体肝脏的再增殖，但部分门静脉阻塞术伴随着肝脏部分切除，为自体移植提供了细胞。Dagher 等建议约 20% 的肝占位应切除。因此，该研究在许多方面与 Jorns 等[28]的临床报告相似，其中肝部分切除术（20%～30%）被用作同种异体肝细胞移植前的预处理方案。有趣的是，Jorns 等报道患者血浆中肝细胞生长因子（HGF）水平相对较高，与肝细胞输注相一致，即使是在肝切除术后的几个月内第二次注入肝细胞，也会导致大量的 HGF 释放到血中。当输注肝细胞增加门静脉压力时，HGF 水平会增加。

由于仅在低水平部分肝切除术后未观察到类似的 HGF 水平升高，因此可以得出结论：细胞的输注可导致部分门静脉血管的短暂栓塞，从而导致门静脉压力的升高。这些事件直接或间接导致肝细胞外储存的 HGF 释放，其方式类似于扩大的（2/3）肝切除术，在这种情况下，伴随着较大肝切除术的门静脉压力明显升高，导致大量 HGF 释放[20]。因此，门静脉栓塞，无论是计划内还是计划外，可能伴随肝细胞移植，并且与肝细胞有丝分裂原的大量释放有关。在肝细胞移植过程中观察到短暂栓塞和门静脉压力的增加可能不是手术的不良反应，但可能有利于肝脏供体细胞的植入和再生。

◆ 结论

在 20 多年的临床应用中，肝细胞移植在许多研究中被证明是安全有效的，除了急性肝衰竭外，尚无患者仅通过细胞治疗就能长期治愈肝病。目前明确的是，预处理方案将为供体肝细胞提供生长刺激 / 生长优势，以增加受体肝脏的供体肝细胞的再生。如果要将这种细胞疗法应用于所有需要肝脏功能支持的人，就需要额外的细胞来源，例如干细胞来源的肝细胞。

第二部分

肝脏疾病的处置与评估
(Management and Assessment of Liver Disease)

第7章 黄疸与肝功能异常检测结果的探讨
Approach to Jaundice and Abnormal Liver Function Test Results

Shahid Habib，Obaid S. Shaikh 著

单晓航 译，熊清芳、钟艳丹、叶伟、陆荫英 校

● 缩略语 ABBREVIATIONS

AIH	autoimmune hepatitis	自身免疫性肝炎
ALT	alanine aminotransferase	丙氨酸氨基转移酶
AP	alkaline phosphatase	碱性磷酸酶
APRI	aspartate aminotransferase to platelet ratio index	天门冬氨酸氨基转移酶血小板比率指数
AST	aspartate aminotransferase	天门冬氨酸氨基转移酶
BMI	body mass index	身体指数
CI	confidence interval	置信区间
GGTP	γ-glutamyl transpeptidase	γ- 谷氨酰基转肽酶
GI	gastrointestinal	胃肠
HBV	hepatitis B virus	乙型肝炎病毒
HCV	hepatitis C virus	丙型肝炎病毒
HIV	human immunodeficiency virus	人类免疫缺陷病毒
LDH	lactate dehydrogenase	乳酸脱氢酶
LFT	liver function test	肝功能检测
MRP2	multidrug resistance–associated protein 2	多药耐药相关蛋白 2
NAFLD	nonalcoholic fatty liver disease	非酒精性脂肪性肝病
NASH	nonalcoholic steatohepatitis	酒精性脂肪性肝炎
NHANES	National Health and Nutrition Examination Survey	国家健康与营养调查研究
PBC	primary biliary cholangitis	原发性胆汁性胆管炎
PSC	primary sclerosing cholangitis	原发性硬化性胆管炎
PT	prothrombin time	凝血酶原时间
ROC	receiver operating characteristic	受试者工作特征
TNF	tumor necrosis factor	肿瘤坏死因子
UGT	uridine diphosphate glycosyltransferase	尿苷二磷酸糖基转移酶

肝功能检测（LFTs）涉及一组生化检测，包括天门冬氨酸氨基转移酶（AST）、丙氨酸氨基转移酶（ALT）、碱性磷酸酶（AP）、胆红素、总蛋白和白蛋白。LFT 的概念其实并不妥帖，因为它除了反映肝功能外还涉及肝细胞损伤或功能障碍的标记。

因为肝脏具有多种功能，所以没有一个单一的实验室检测或一组检测能够提供在所有临床情况下对肝脏功能状态的完整评估。对于 LFT 结果异常的患者，将实验室检测分为不同的大类是有帮助的。这些类别包括：①反映肝细胞或胆管损伤的检测，如血清转氨酶、血清乳酸脱氢酶（LDH）（肝细胞损伤）、AP、γ- 谷氨酰基转肽酶（GGTP）和 5- 核苷酸酶（胆管损伤）；②检测肝脏从循环中运输有机阴离子和清除内源性或外源性物质的能力，如胆红素、尿胆素原、胆汁酸、磺溴肽钠和吲哚菁绿；③检测肝脏代谢药物的能力，如安替比林清除率、氨基比林呼气试验、咖

啡因呼吸试验、尿素合成率和利多卡因代谢（单乙基甘氨酰二甲苯胺）试验；④检测肝脏合成功能，如血清蛋白、白蛋白、凝血因子、血脂和脂蛋白的水平以及糖类缺乏的转铁蛋白百分比；⑤有助于准确诊断肝病但不能对肝功能进行评估，如 γ- 球蛋白和免疫球蛋白水平的评估、特异性自身抗体检测和病毒性肝炎血清学检测。这些检测中许多并不常规用于临床实践，它们的实用性仅限于研究和开发 [1-37]。本章重点介绍具有临床重要性且在临床实践中常规使用的检测。

一、历史视角：肝功能检测 100 年

Blankenhorn 于 1917 年首次报道黄疸指数可用来评估肝功能 [38,39]。对于黄疸指数，与微量比色计中的任意颜色标准相比，基于颜色变化估计血清中胆汁色素的量。正常黄疸指数评分为 4 ～ 6 分，6 ～ 15 分为隐性黄疸，15 分以上为显性黄疸。1921 年，vandenBergh[40] 报道了一种定性和定量评估血液中胆红素的方法。1925 年 Wallace 和 diamond[41] 开发了一种令人满意的定量方法来估计尿胆原的含量。尿中尿胆原的增加是晚期疾病状态的标志，尿胆素原的增加是晚期肝病的最可靠的鉴别标志 [42]。肝病研究的先驱者包括 Mann、Magath、Whipple、Greene、Boilman、Hooper、vandenBergh、Rous、McMasters、Ellmann、Graham 和 Cole，这些研究者为实验性肝脏生理学研究撰写了富有启发性的章节 [39]。1927 年，Epstein 等 [43] 报道了采用孟加拉玫红试验（染料清除试验）来评估疾病状态下的肝功能。到 1930 年，肝脏在正常代谢功能中的作用及其再生能力已经确立。在一份共识报告中，有三项试验对评估肝病患者的肝功能方面具有临床价值：①磺溴肽钠染色试验（一种改良版的孟加拉玫红试验）；②血清胆红素水平的估计（即黄疸指数和 van den Bergh 定量试验）；③尿胆红素的估计。磺溴肽钠滞留为肝功能不全提供了有价值的确证证据，并已用于与黄疸无关的肝病，特别是肝硬化病例 [39]。1944 年，Higgins 等 [44] 对 71 例严重程度不同的肝病患者

进行队列调查，验证了由血清胆红素、白蛋白、总蛋白、球蛋白和磷酸酶水平组成的肝功能指标组合在区分肝功能障碍与对照组和其他疾病状态方面的诊断和预后价值。该组肝功能检测还包括马尿酸和果糖耐受性试验。血浆蛋白水平的变化对肝病有显著影响，在伴有黄疸的肝炎病例中，观察到黄疸出现时间、白蛋白与球蛋白比值的变化和预后之间有很强的相关性。黄疸超过 2 个月，血浆白蛋白水平低于 2g/dl（血浆球蛋白水平通常高于 4g/dl）与不可修复的肝损伤相关 [45]。1934 年建立了一种血清碱性磷酸酶的定量测定方法，但 1939 年它与肝病（梗阻性黄疸）的关系首次被描述 [46,47]。1942 年首次报道了鉴定了这种酶来源的组织化学技术 [48]。1960 年首次报道 ALT 是肝损伤的一个指标 [49]。1947 年，埃及患者中有人报告称，凝血酶原时间（PT）延长和马尿酸是肝功能不全和肝阿米巴病患者肝损伤的标志物 [50]。1953 年 PT 被认为是肝功能不全的标志物 [51]。Child 和 Turcotte[52] 于 1964 年首次描述了肝硬化患者肝功能储备的分级；1981 年，这一分级被证明是评估接受分流手术患者门静脉高压的预后工具 [53]。该分级系统包括白蛋白、胆红素、腹水、脑病和营养状况。1973 年，Pugh 等 [54] 用 PT 代替了营养状况。另一个模型，终末期肝病模型（MELD），是在 2000 年根据胆红素水平、国际标准化比值和血清肌酐水平设计的，目的是更客观地预测行经颈静脉门体分流术后的肝硬化和门静脉高压患者的死亡率 [55]。随后，该模型在多组肝硬化患者队列中得到广泛验证，以预测死亡率，并于 2002 年 2 月作为一种工具对肝移植患者进行优先级排序 [56,57]。在过去十年中，几个无创生化指标、模型和评分是根据 LFTs（AST、ALT、AP、白蛋白和国际标准化比值）以及其他参数制定的，以非常高的确定度评估肝纤维化（本章后面将讨论）。目前，除了 LFTs 之外，有了广泛的检测手段，临床医生可以更精确地确定慢性肝病患者的病因诊断、疾病分期和预后。

二、肝功能检测：解剖学、生理学和病理学基础

（一）评估胆道有机阴离子转运功能的试验

1. 胆红素

胆红素（表7-1）是血红素分解代谢的最终产物。胆红素使胆汁具有其特有的颜色，并解释了黄疸患者所观察到的皮肤、巩膜变色。超过80%的胆红素来自单核吞噬细胞（网状内皮细胞）系统中红细胞的分解，剩余胆红素来源于骨髓中无效红细胞生成和其他含血红素的蛋白质（血红素蛋白），如肌红蛋白、细胞色素、过氧化氢酶和内皮一氧化氮合酶[58]。

血红素（铁原卟啉Ⅸ）属于高度保守的四吡咯化合物超家族，是血红蛋白的蛋白质氧结合修复基团。红细胞分解后，血红素从血红蛋白中释放出来，在巨噬细胞内代谢。血红素被血红素加氧酶转化成胆绿素，然后被胆绿素还原酶催化成胆红素[58]。胆红素以未结合形式存在，不溶于水，与白蛋白结合运输。胆红素通过被动和主动转运进入肝细胞，并与内质网中的葡萄糖醛酸结合，

表 7-1 胆红素水平升高的原因

非结合高胆红素血症	结合高胆红素血症
Gilbert 综合征	胆管梗阻
新生儿黄疸	肝炎
溶血	肝硬化
输血	药物 / 毒素
大血肿吸收	原发性胆汁性胆管炎
分流性高胆红素血症	原发性硬化性胆管炎
Crigler-Najjar 综合征	胃肠道外全面营养
无效造血	败血症
药物	术后黄疸
	妊娠期肝内胆汁淤积症良性复发性胆汁淤积胆管消失综合征 Dubin-Johnson 综合征
	Rotor 综合征

形成水溶性胆红素单葡萄糖醛酸和二葡萄糖醛酸。结合是由尿苷二磷酸糖基转移酶（UGT）催化的，该酶由位于2号染色体上的UGT1A1基因编码[59,60]。结合胆红素在胆汁中的排泄是由三磷腺苷依赖性转运体多药耐药相关蛋白2（MRP2也被称为小管多特异性有机阴离子转运体）介导的，该蛋白在顶部（小管状）肝细胞膜上表达。在没有顶端MRP2的情况下，MRP2的同源物在基底外侧膜上调，从而促进结合胆红素排泄到肝窦血液中。即使在生理条件下，大量结合胆红素也通过肝窦膜排出，随后被肝细胞吸收。这种作用导致结合胆红素和其他内源性和外源性底物从门静脉周围转移到小叶中心区，从而使门静脉周围肝细胞中潜在毒性底物的浓度降到最低。

UGT1A1基因突变是常染色体隐性遗传，导致不同程度的UGT缺乏，从而出现遗传性非结合高胆红素血症[61]。最严重的形式是Crigler-Najjar综合征1型，UGT活性几乎完全缺乏[62]。Crigler-Najjar综合征1型出现在有明显黄疸和核黄疸的新生儿中。如果不治疗，它会在生命的前两年内导致严重的神经损伤或死亡。尽管通过光疗法减轻症状，肝移植仍然是最终的治疗方法。Crigler-Najjar综合征2型与较低程度的UGT活性缺乏和高胆红素血症相关，很少出现核黄疸或死亡。这两种类型对UGT诱导剂苯巴比妥的反应也不同，该药对Crigler-Najjar综合征1型的胆红素水平没有影响（而Crigler-Najjar综合征2型的胆红素水平可显著降低）[63]。另一种导致未结合高胆红素血症的酶因素是Gilbert综合征，该病由UGT活性降低至正常水平的25%～30%所致[64]。Gilbert综合征影响到高达10%的高加索人群。Gilbert综合征患者表现为孤立性黄疸，并发感染、禁食或特定药物会加重黄疸。血清胆红素（大部分为非结合胆红素）水平通常会升高到略低于5mg/dl。

Dubin-Johnson综合征和Rotor综合征是由于胆红素排泄通路突变引起的遗传性结合性高胆红素血症。Dubin-Johnson综合征是由于MRP2缺乏或缺失所致，它改变了结合胆红素和其他阴离子底物的转运，包括抗生素、化疗剂、毒素和重

金属[65]。该病往往表现为年轻成年患者存在波动性高胆红素血症，且无其他症状。45min 时磺溴肽钠清除率正常，90min 时延迟增加；相反，肝胆亚氨基二乙酸扫描显示胆囊充盈缺失或延迟。由于溶酶体中黑色素样色素的堆积，肝脏在组织学检查中呈黑色。怀孕和口服雌激素会加重高胆红素血症。Rotor 综合征的特征是轻度的结合性高胆红素血症，肝内无黑色素的积聚。阴离子底物表现为排泄延迟而未被吸收。Rotor 综合征与有机阴离子转运多肽 1B1 和 1B3 的完全缺失有关。有机阴离子 - 转运多肽是促进有机阴离子不依赖钠吸收的肝窦转运体[66]。

结合性高胆红素血症是胆汁淤积症的标志，可导致黄疸。肝外胆汁淤积是由胆道阻塞引起的，通常是由胆总管结石或胰腺或胆道肿瘤引起的。幼儿中最常见的原因是胆道闭锁。肝内胆汁淤积可由败血症或药物性肝毒性引起。在胆汁淤积症中，有机阴离子的小管运输不受影响，而基底外侧膜的转运蛋白则下调。MRP2 表达降低后，基底外侧膜 MRP2 同源物上调，从而促进胆红素排泄到血液中，并可能作为一种保护机制，将肝细胞中的溶质积累降至最低。

血清胆红素水平的适度升高可能是有益的，因为胆红素具有很强的抗氧化作用，并对动脉粥样硬化和癌症的发展起作用[67-69]。

2. 尿胆红素和尿胆原

非结合高胆红素血症不会增加尿胆红素水平，因为它不溶于水，与白蛋白结合循环。因此，这种黄疸被称为无胆色素尿，尿液不会变深。相反，深色尿液是由尿中排出的水溶性胆红素引起的结合性高胆红素血症的显著症状。当血清总胆红素水平正常或仅轻微升高时，评估尿液中胆红素可能有助于鉴别胆红素尿。相反，黄疸患者没有胆红素尿，这可能意味着结合胆红素与白蛋白共价结合，后者通常发生在急性肝炎恢复期。

胆汁中排出的结合胆红素被肠道细菌代谢成尿胆原。尿胆原主要通过粪便排泄，少量的尿胆原通过肠肝循环被吸收，由肝脏摄取，并在胆汁中排泄。只有少量的尿胆原逃逸肝脏摄取，并在

尿液中排出（<4mg/d）。当胆红素产生过量时，如溶血状态下，尿胆红素水平升高；当肝外梗阻时，当结合胆红素不能到达肠道时，尿胆红素水平降低。肝细胞功能障碍导致肝胆尿胆原排泄受损，尿胆原水平轻度升高。然而，在实践中，尿中的尿胆原的检测和定量除了提供标准 LFTs 外，并不能提供任何诊断信息。

3. 胆汁酸

胆汁酸是一组化学性质相似的分子，具有不同的物理和生物学特性，它们有助于乳化和吸收膳食脂肪，以及脂溶性维生素的吸收。胆盐分泌到毛细胆管中会产生渗透梯度，促进胆汁分泌。胆盐与胆汁磷脂形成混合微粒，能够溶解胆固醇和其他脂溶性化合物。这个过程促进了乳化和脂肪和脂溶性维生素的吸收。胆汁酸也促进肠道钙吸收，调节胰酶分泌和胆囊收缩素释放。胆汁酸通过特异性核受体法尼酯衍生物 X 受体（一种特异性核受体）和 TGR5（一种 G 蛋白偶联胆汁酸受体）作为信号分子发挥作用[70,71]。这些受体的激活改变了多种组织中的基因表达，不仅导致胆汁酸代谢的改变，还导致葡萄糖稳态、脂质和脂蛋白代谢、能量消耗、肠运动、细菌生长、炎症和肝 - 肠轴的改变[72]。

人类的两种主要胆汁酸是胆酸和鹅去氧胆酸。这些酸几乎与甘氨酸（75%）或牛磺酸（25%）完全结合，这说明它们是水溶性的。这些结合胆汁酸被称为胆盐。胆汁酸由胆固醇通过经典途径或替代途径合成。经典的或中性的途径是肝脏独有的，导致两种主要胆汁酸的合成。胆固醇的甾醇核通过一系列酶促反应进行修饰。胆固醇 7α- 羟化酶（由 CYP7A1 编码）是一种微粒体细胞色素 P_{450} 酶，是该途径的限速酶。该分子被运输到过氧化物酶体，其中侧链被 β- 氧化截断，随后与甘氨酸或牛磺酸结合。在替代途径或酸性途径中，胆固醇侧链的氧化首先发生，产生酸性中间体，然后是甾醇环修饰。这一途径约占胆汁酸池的 10%，主要导致鹅去氧胆酸的形成。胆汁酸的合成受到胆汁酸自身负反馈的调节，并由法尼酯衍生物 X 受体介导。胆固醇通过上调胆固醇 7α-

羟化酶来调节自身向胆汁酸的转化。胰岛素（以及苯巴比妥和利福平等药物）通过抑制CYP7A1转录来抑制胆汁酸的合成。

近95%的胆汁酸通过肠细胞顶膜（主要是回肠）的主动吸收被重吸收，并通过门静脉血和较小的肝动脉带回肝脏。在牛磺胆酸钠协同转运多肽的促进下，结合胆汁酸以钠依赖的方式在窦膜上被摄取[73]。这一过程导致胆汁酸的肠肝循环。一小部分胆汁酸进入结肠，在结肠中胆汁酸被细菌菌群修饰成次级胆汁酸：胆酸中的脱氧胆酸和鹅去氧胆酸中的石胆酸。其中一些胆汁酸被解偶联，并通过门静脉返回肝脏。总胆汁酸转运的限速步骤是通过肝细胞小管膜转运，由依赖于三磷腺苷的胆汁盐输出泵（由ABCB11编码）介导。胆汁酸的亲水性不同，天然的熊脱氧胆酸最易溶解，其次是胆酸、鹅去氧胆酸、脱氧胆酸和石胆酸。当高比例的强疏水性（亲水性最小）胆盐通过肝脏血流时，就会发生肝损伤[74]。更多的疏水性胆盐是未结合或与甘氨酸结合，较少的胆盐与牛磺酸结合和硫酸化的。在肝损伤的几种情况下，包括以肠道胆盐生物降解增强为特征的疾病，如慢性炎症性肠病，可以观察到高比例的胆盐。在正常情况下，疏水性胆盐池可能会对先前受损的肝细胞产生肝毒性。而肝硬化中硫酸化的增加、牛磺酸结合物比例的增加和脱氧胆酸形成的减少则被认为是保护机制。胆汁酸引起的肝毒性可以通过增强牛磺酰结合、减少胆盐的肠内降解或给予亲水性胆盐（如熊脱氧胆酸）来预防[74]。

胆汁酸合成缺陷占儿童胆汁淤积症的1%～2%，为常染色体隐性遗传[75,76]。这些疾病引起进行性胆汁淤积和新生儿肝炎，并可导致肝衰竭。胆汁酸转运缺陷导致1～3型进行性家族性肝内胆汁淤积。进行性家族性肝内胆汁淤积2型是由于ABCB11突变导致胆汁酸小管分泌受损所致。外科手术切除小肠，尤其是回肠，会破坏胆汁酸的肠肝循环，导致胆汁酸在结肠中浓度过高，表现为腹泻。

胆汁酸补充剂在一些情况下具有治疗价值，例如原发性胆汁性胆管炎（PBC）、胆固醇结石和胆汁淤积，以及接受减肥手术患者中预防胆石

症和代谢并发症[77]。食品和药物监督管理局也批准了它在中间治疗中的应用，以溶解不需要的脂肪[78]。此外，FLINT试验[79]为奥贝胆酸（一种法尼酯衍生物X受体激动剂）用于改善非酒精性脂肪性肝炎（NASH）组织学特征提供了证据。

（二）评估肝胆损伤的检测

1. 氨基转氨酶

氨基转移酶（表7-2）（ALT和AST）是肝细胞损伤最常用的指标，也是肝细胞坏死的标志。氨基转移酶催化丙氨酸和天冬氨酸的 α-氨基转移到酮戊二酸的 α-酮基，分别形成丙酮酸和草酰乙酸。这些酶通过促进非糖类来源的葡萄糖合成，在糖异生中发挥作用。ALT完全位于胞质中，而20%的AST位于胞质中，80%位于线粒体中。ALT主要在肝脏中表达，而AST存在于各种组织中，包括肝脏、心脏、骨骼肌、肾脏、大脑、胰腺、肺、白细胞和红细胞[80]。因此，在心脏和骨骼肌疾病中AST水平升高。吡哆醛-5'-磷酸酯是吡哆醇（维生素 B_6）的活性形式，作为所有转氨反应的辅助因子。ALT和AST在血清中既作为载酯酶也作为与吡哆醛-5'-磷酸结合的全酶存在。罕见情况下，仅AST水平升高由AST和免疫球蛋白复合物所致。重要的是要识别巨AST的存在以避免不必要的调查和诊断延迟。

一项对最低肝病风险人群的调查表明，男性血清ALT水平的健康上限为30U/L，女性为20U/L[81]。大多数肝病均有血清ALT和AST水平升高。急性病毒性肝炎和毒性或缺血性肝损伤中的发生率最高。虽然升高的程度可能反映肝细胞坏死的程度，但并不能代表预后。其中一个例子是对乙酰氨基酚的肝毒性，它与血清ALT和AST水平的显著增加有关，然而，大多数患者经治疗实现了完全康复。在药物性肝炎、自身免疫性肝炎（AIH）以及急慢性病毒性肝炎中ALT和AST水平中度升高（正常上限的3～20倍）。酒精性脂肪性肝炎、NASH、药物性肝炎和慢性丙型肝炎可观察到ALT和AST水平轻度升高（低于正常上限的3倍）。由于肌炎或肌肉损伤，血

清 AST 水平（在较小程度上）可能比 ALT 水平更高。肝硬化和胆汁淤积性肝病患者的血清 ALT 和 AST 水平可能会轻度升高。胆总管结石患者梗阻发生后不久，血清 ALT 和 AST 水平显著升高，并在随后的 24～72h 迅速下降。血清转氨酶水平已被证明有助于筛选无症状的肝病患者。血清转氨酶水平异常也可能发生在代谢性肝病或非肝病患者中，如 Addison 病、甲状腺功能减退和谷蛋白敏感型肠病中。

表 7-2　血清转氨酶水平升高的原因

分　类	疾　病
胆管阻塞	急性胆管阻塞
自身免疫性疾病	自身免疫性肝炎 重叠综合征
药物	抗结核药物 胺碘酮 他莫昔芬 抗生素 他汀类药物 氨甲蝶呤 非甾体抗炎药 高效抗逆转录病毒疗法 丙戊酸
新陈代谢疾病	脂肪变性 脂肪性肝炎 α_1- 抗胰蛋白酶缺乏症 肝豆状核变性 血色病
病毒性肝炎	甲型至戊型病毒性肝炎 巨细胞病毒 EB 病毒 疱疹病毒肝炎 细小病毒 B 型感染
血管性疾病	巴德 - 基亚里综合征 肝静脉阻塞 肝窦阻塞综合征
非肝性疾病	溶血 肌病 甲状腺疾病 剧烈运动 败血症 肝外非典型感染
其他疾病	酒精性肝病 乳糜泻

CMV. 巨细胞病毒；EBV. EB 病毒；HAART. 高效抗逆转录病毒疗法；NSAID. 非甾体抗炎药

血清转氨酶水平受到多种因素的影响，包括年龄、体重指数（BMI）、肌肉质量、生活方式以及脂质和糖类代谢[82]。ALT 活性可能受到老年人加速老化和虚弱的影响[83]。据报道，长期血液透析患者血清 AST 水平显著下降[84]。饮用咖啡可降低血清转氨酶水平以及总蛋白[85]和白蛋白水平[86]。评估线粒体 AST 有助于诊断酒精滥用和清醒监测。较高的线粒体 AST 与总 AST 比值对酒精性肝病患者的敏感性为 93%，对无肝病的酗酒患者敏感性为 100%[87]。

2. 碱性磷酸酶

APs（表 7-3）是一类非常保守的同工酶，锚定在细胞膜外层[88]。这些酶在最佳碱性 pH 下作用于细胞外空间的底物，催化磷酸酯的水解。人类已经鉴定出 4 种同工酶，即肠 AP、胎盘 AP、生发 AP 和组织非特异性 AP[89]。肠道、胎盘和生发同工酶以它们表达的组织命名，分别由同源基因 ALPI、ALPP 和 ALPPL2 编码。组织非特异性 AP 主要在骨、肝和肾中表达，并由 ALPL 基因编码。在骨骼中，组织非特异性 AP 促进矿化，这种酶的遗传缺陷导致一种罕见的代谢性骨疾病，称为低磷血症[90]。组织非特异性 AP 在其他器官中的生理作用还未明确。

在健康人中，大多数循环 AP 来源于肝脏或骨骼。在孕妇中，也观察到循环胎盘 AP。平均血清 AP 水平随年龄而变化。在童年和青春期，血清 AP 水平很高（与骨骼生长和发育相关），中年时降低（男性高于女性），老年时再次升高。血清 AP 水平与体重和吸烟水平正相关，与身高负相关。在大多数 AP 水平升高的个体中，这种酶来源于肝脏。然而，近 1/3 的患者没有显示出肝病的迹象，在住院患者中，AP 水平的短暂非特异性升高是常见的。骨是 AP 水平升高的另一个可能因素，其次是妊娠期胎盘。肠和肾不太可能导致血清 AP 水平升高。肝内或肝外胆汁淤积症患者的 AP 水平最高。升高的程度并不能区分这两种类型的胆汁淤积。胆汁淤积症的升高是由 AP 合成增加而不是排泄减少所致。浸润性肝病，如淋巴瘤、肉芽肿性疾病和淀粉样变，也会导致 AP 水平升高。原发性肝恶性肿瘤或转移性肝癌可能导致 AP 升高，这可能是由于不连续的胆道梗阻或弥漫性肝内浸润所致。在 Wilson 病、甲状腺功能减退、恶性贫血、缺锌和低磷血症中 AP 水平较低。

3. γ- 谷氨酰基转肽酶

GGTP 催化 γ- 谷氨酰肽（如谷胱甘肽）向其他氨基酸（脯氨酸除外）的转移。GGTP 广泛分

表 7-3　血清碱性磷酸酶和 γ- 谷氨酰基转移酶水平升高的原因

种　类	疾　病
胆管梗阻	胆总管结石 胰头癌 肝胆管型肝癌 外部压迫
自身免疫性疾病	原发性胆汁性胆管炎 原发性硬化性胆管炎 自身免疫性胆管炎
药物	三环抗抑郁药 抗癫痫药 口服避孕药 别嘌醇 抗真菌 阿莫西林克拉维酸酯 非甾体抗炎药 血管紧张素转化酶抑制药 合成代谢类固醇
肉芽肿性肝炎	肉状瘤病 肺结核 真菌感染 非典型感染 其他肉芽肿性疾病
肝浸润性疾病	淋巴瘤 白血病 淀粉样变病
肝恶性肿瘤	肝细胞性肝癌 转移性肝癌 其他罕见的恶性肿瘤
其他疾病	胆管消失综合征 良性复发性妊娠胆汁淤积症 充血性心力衰竭 慢性肾衰竭 上行性胆管炎 肝炎 肝硬化 肝外脓毒症

ACE. 血管紧张素转化酶；NSAID. 非甾体抗炎药

布于许多组织中，包括肝脏、肾脏、精囊、胰腺、脾脏、心脏和大脑。它通过 γ- 谷氨酰循环在氨基酸运输中起作用。GGTP 已经定位在整个肝胆树中，从肝细胞到胆总管、胰腺腺泡和小胆管。胆管上皮细胞中 GGTP 浓度最高。

血清 GGTP 水平随年龄和性别而变化，男性的正常值高于女性，成年人的正常值随年龄而增加。血清 GGTP 水平通常在急性和慢性肝病中升高，在多种非肝胆疾病中也升高，包括慢性酒精中毒、胰腺疾病、心肌梗死、肾衰竭、慢性阻塞性肺疾病和糖尿病，以及使用特定的酶诱导药物。吸烟也会增加血清 GGTP 水平，降低血清蛋白和白蛋白水平，与年龄、性别、常规药物、BMI、咖啡和酒精消耗量无关 [85]。

在肝病患者中，血清 GGTP 水平与血清 AP 水平密切相关。血清 GGTP 是肝胆疾病的敏感指标，也是胆道疾病最敏感的指标。然而，在婴幼儿出现的某些形式的胆汁淤积综合征中，如进行性家族性肝内胆汁淤积症 1 型（Byler 病）和 2 型，GGTP 水平保持正常。血清 GGTP 水平已被广泛用作肝病的指标和高酒精摄入量的标志物。因为它不是由骨骼产生的，GGTP 有助于区分 AP 水平升高来源骨骼还是肝脏。虽然 GGTP 水平是一个敏感的标记物，但其特异性较差，限制了它的应用。

4. 其他酶

5′- 核苷酸酶通过从戊糖环的 5′- 位置释放磷酸盐来催化核苷酸的水解。5′- 核苷酸酶存在于肠、脑、心脏、血管、胰腺和肝脏。在肝脏中，5′- 核苷酸酶主要与胆管和肝窦细胞膜相关。尽管这种酶也在身体其他组织中分布，但血清水平升高通常是肝胆疾病所致。血清 5′- 核苷酸酶水平与血清 AP 水平密切相关，对肝病具有相对特异性。血清 5′- 核苷酸酶水平可用于确认肝源性 AP。例如，在儿童期和妊娠期，观察到血清 AP 水平升高，而 5′- 核苷酸酶水平保持正常。

LDH 通常包含在肝脏生化检查中，但对肝脏疾病的诊断特异性较差。在肝细胞坏死、休克肝、淋巴瘤或与肝病相关的溶血中观察到 LDH

水平显著升高。

（三）评估肝脏合成功能的检查

1. 白蛋白

人白蛋白是一种 67kDa 的球状蛋白，是循环血浆蛋白的主要成分，占总血浆蛋白的 50%[91]。白蛋白在肝细胞中合成，并进入血流，其中 30% 至 40% 留在肝脏。大多数循环白蛋白穿过毛细血管膜进入组织间隙，然后通过淋巴管返回循环中。白蛋白在健康个体中以 10 ～ 15g/d 的速度合成，半衰期为 12 ～ 19 天。其含有高酸性氨基酸，故带有一个净负电荷[92]。白蛋白由于其高血浆含量和负电荷，（吸引钠和水），占血浆渗透压的 75%。负电荷还能使白蛋白结合并携带一系列分子，如胆红素、胆汁酸、激素、阴离子、脂肪酸、金属、药物和内毒素。白蛋白通过大量巯基提供大部分细胞外抗氧化活性，巯基是氧化和反应性物质的清除剂[93]。白蛋白具有免疫调节活性，如与内毒素结合和抑制涉及肿瘤坏死因子（TNF-α）和核因子 κB 的促炎途径，它能稳定血管内皮，通过与硝酸结合调节血管扩张和血小板聚集[94]。因此，低白蛋白血症通常与血管扩张和血小板聚集增加有关。

血清白蛋白水平反映肝脏合成功能，因此是肝硬化常用的 Child-Pugh 评分系统的组成部分。然而，由于白蛋白半衰期相对较长，急性肝衰竭患者的血清水平通常正常。低蛋白血症有几种非肝脏原因，如肾病综合征、严重营养不良、吸收不良和蛋白质丢失性肠病。此外，由于血管内容量增加，妊娠期间可能会出现低白蛋白血症。

2. 凝血酶原时间和国际标准化比值

凝血级联反应包括一系列凝血因子的连续激活。大多数凝血因子在肝脏中产生，而一些则从血管内皮细胞中释放出来。凝血过程可由内在（接触激活）途径或外在（组织损伤）途径[95]激活。PT 用于评估外在途径，包括凝血酶原、因子 V、Ⅶ 和 X 以及纤维蛋白原。这项检测需要脱钙富含血小板的血浆，血浆中加入凝血活酶、磷脂和氯化钙[96]。PT 被定义为血栓形成所需的时间。由于凝血活酶敏感性、组织来源和制备方法的差异，正常 PT 范围有所不同。1983 年，采用国际敏感性指数来解决这些问题。国际敏感性指数通过将每个凝血活酶与一个指定效价为 1.0 的参考标准进行比较来显示其效力。每个实验室都遵循标准化方法，通过测试健康志愿者来确定 PT 的参考范围。国际标准化比值对 PTs 进行标准化，计算患者 PT 和对照 PT 之间的比值[97]。

因为 PT 依赖于肝脏中合成凝血因子的活性，肝功能障碍可能导致 PT 延长[98]。因此 PT 是肝病严重程度的重要指标，并已被纳入几项预后指标，如英国国王学院急性肝衰竭标准、Child-Pugh 肝硬化评分和终末期肝病模型，以便为需要肝移植的患者分配供肝。然而，PT 可能受肝功能障碍以外的因素影响，如维生素 K 缺乏、弥散性血管内凝血和维生素 K 拮抗剂如华法林。

三、肝功能异常检测结果的临床探讨

肝病有多种多样的表现。大多数患者在早期没有症状，甚至肝硬化患者也是如此。肝脏异常通常在由于其他原因进行的生化测试或影像学检查过程中偶然发现。肝脏异常也可以根据特定疾病的危险因素进行筛查来识别。肝功能失代偿，如肝衰竭、腹水或门静脉高压相关的胃肠道出血可能是慢性肝病的最初表现。随着技术的进步和自动化分析的可用性，常规进行的 LFT 检测导致发现大量无症状的 LFT 异常，这对诊断提出了重大挑战。

（一）肝功能异常结果的流行病学和结局

在 1999—2002 年的美国健康和营养检查调查（NHANES）数据中，ALT、AST 均升高，ALT 单独升高，AST 单独升高的患病率在整个人群中分别为 8.9%、4.9% 和 9.8%，在排除丙型肝炎病毒（HCV）抗体阳性或过量饮酒史患者后，分别为 7.3%、3.6% 和 8.1%。ALT 活性升高的强预测因子包括腰围和 BMI 增加、饮酒量、男性、墨西哥裔美国人、年龄下降及 HCV 抗体阳性[99]。欧洲和亚洲人群中发现了类似的 LFT 异常结果的流行率[100]。总体而言，LFT 异常结果的患病率随异常的定义而异。在最近（2015 年）对 37 项研究的 Meta 分析中，LFT 结果轻度异常（LFT 的一种或多种成分异常）的流行率较高为 $10\% \sim 21.7\%$[102]，70% 至 84% 的 LFT 异常结果在 1 个月后复测时仍然异常[103,104]。在基于大规模人群的研究中，ALT 和 AP 的组合被提议用来筛选和识别肝病患者[105]。加入 GGTP 并没有提高筛选的敏感性。

LFT 结果异常的队列中，严重肝病的发病率相对较低（< 5%），大部分 LFT 结果异常仍无法解释[102]。LFT 结果异常的个体中，只有不到 5% 的人有肝病的特异性诊断[102,104]，近 40% 超声诊断为脂肪肝[104,105]。在回归模型中，ALT 与肝细胞疾病相关，AP 与胆道疾病和肝胆源肿瘤相关[104,105]。在胃肠道和肝病专科门诊，只有少数患者（$1\% \sim 4\%$）LFT 结果异常[106]。在一项评估专病门诊 LFT 异常结果的前瞻性研究中，在 56% 的肝活检中观察到脂肪沉积 ≥ 5%，是最常见的异常。在这些脂肪沉积的患者中，47% 患有轻度脂肪变性，36% 符合 NASH 的组织学标准，其余 17% 患有酒精性脂肪肝。不同病因的患病率如下：非酒精性脂肪性肝病（NALD）/NASH，46%；病毒性肝炎，16%；酒精性肝病，14%；AIH，4%；α_1- 抗胰蛋白酶缺乏症和血色病，4%；其他，5%。在 11% 的队列中，没有发现组织学异常。肝硬化患病率为 9%。非酒精性脂肪肝患者的死亡风险较高[107]。

在全面的生化、血清学和影像学检查后，对不明原因的慢性 LFT 异常结果的前瞻性评估显示，90% 的患者在有或无发现其他的情况下，肝脏组织学有一定程度的脂肪变性。这些患者的组织学检查显示正常组织学表现（10%）、脂肪变性（50%）、脂肪性肝炎（32%）、纤维化（4%）和肝硬化（2%）。没有观察到组织学发现与肥胖（P=0.13）、高脂血症（P=0.4）或糖尿病（P=0.9）之间有显著关联。当患者按性别或症状分类时，亦没有观察到显著的关联[108]。然而，在对不明原因的 LFT 异常结果个体的 Meta 分析中，肝病的危险因素包括肥胖和胰岛素抵抗[102]。此外，正常 LFT 结果不排除肝病。

在超过 95 000 人的大型队列中，LFT 异常结果也被作为评估发病和死亡的预后标志。低白蛋白水平与所有原因死亡率密切相关［轻度下降的危险比为 2.65，95% 置信区间（CI）为 $2.47 \sim 2.85$；严重下降的危险比为 4.99，95% CI 为 $4.26 \sim 5.84$］，预测未来 5 年事件的敏感性低，特异性高。短期模型在 3 个月和 1 年时肝病结果的总体 C 统计值分别为 0.85 和 0.72，在 3 个月和 1 年时全因死亡率分别为 0.88 和 0.82[102,109,110]。

（二）何时并由谁进一步评估

1. 正常参考值范围和异常肝酶水平的定义

影响肝脏酶水平的因素有几个，包括年龄、BMI、肌肉质量、生活方式以及脂肪和糖类代谢。已经提出了氨基转移酶的新参考范围。成年人的上限为［男性 500nkat/L（30U/L）；女性 317nkat/L（19U/L）］，低于目前的上限［男性 667nkat/L（40U/L）；女性 500nkat/L（30U/L）］。新的参考范围把敏感性从 55% 提高到 76%，但在识别潜在的急性或慢性肝病时，特异性略有降低（从 97% 降低至 88.5%）。较高的敏感性针对的是组织学变化小至轻微的患者[81,111,112]。在儿科人群中，建议的更新参考阈值（代表 18 个月前的第 95 百分位数）为男孩 60U/L，女孩 55U/L；18 个月后，男孩的 cutoffs 降至 40U/L，女孩为 35U/L[113]。健康非肥胖、代谢正常、无肝病的 NHANES 儿童受试者 ALT 的第 95 百分位临界值为男孩 25.8U/L，女孩 22.1U/L。这些 NHANES 得出的肝病检测阈值的一致性统计数据为：NAFLD 中男孩 0.85，女孩 0.91；慢乙肝中男孩 0.80（95% CI $0.70 \sim 0.91$），女孩 0.79（95% CI $0.69 \sim 0.89$）；慢性丙肝中男孩 0.86（95% CI $0.77 \sim 0.95$），女孩 0.84（95% CI $0.75 \sim 0.93$）。根据目前医院设定的儿童 ALT 阈值，检测 NALD、HBV 和 HCV

的中位敏感性为 32% ～ 48%，男孩的中位特异性为 92%，女孩为 96%。根据 NHANES 得出的阈值，男孩的敏感性为 72%，女孩为 82%；男孩的特异性为 79%，女孩为 85%[114]。

2. 异常结果的确立

据报道 AST、ALT 或胆红素水平存在个体差异，14% 至 30%AST、ALT 或胆红素水平升高的成年人在复查时会被重新归类为正常。在进一步检查以确定病因之前，是否应该复查 LFTs 仍然是争论的焦点。进行确定性或特异性检测可能比复查 LFT 结果仍然异常时才进行特异性检测更有效 [103,104,115]。必须对患有任何程度肝功能持续异常的患者进行潜在肝病评估。然而，只有在药物诱导的肝损伤时，这种异常才能够反映疾病的严重程度并有助于识别临床上显著的肝损伤 [116,117]。

（三）异常模式的识别：潜在病因的线索

临床实践中发现了几种 LFT 模式，包括：①转氨酶水平升高，胆红素水平升高或不升高；② AP 水平升高，胆红素水平升高或不升高；③转氨酶和 AP 水平升高与胆红素水平升高或不与胆红素水平升高相结合；④胆红素水平升高；⑤慢性 LFT 异常背景下的急性变化。异常的潜在原因见表 7–1 至 7-3。在临床实践中，确定异常持续时间是鉴别诊断的第一步，因为急性和慢性（≥ 6 个月）LFT 异常的原因可能不同（表 7-4），随后是异常模式的确定（图 7-1 和图 7-2）。

1. 胆汁淤积和肝细胞损伤

如果 LFT 结果异常，识别异常的持续时间和模式，包括肝细胞损伤、胆汁淤积性损伤和单独的高胆红素血症非常重要 [104,105]。肝细胞损伤被定义为转氨酶水平高于正常范围。胆汁淤积性损伤被定义为转氨酶水平正常而 AP 水平高于正常上限。如果血清氨基转移酶和 AP 水平都升高（混合模式），LFT 异常则被定义为主要异常。如果血清转氨酶水平是正常上限的 10 倍，AP 水平是正常上限的两倍，LFT 异常主要表现为肝细胞性。相反，如果血清 AP 水平是正常上限的 5 倍，

而转氨酶水平比正常高不到 5 倍，则异常表现为胆汁淤积或混合性。然而，这种区别并不总是可靠。转氨酶水平升高反映肝细胞损伤，而胆汁淤积标记物，如 AP 和 GGTP，则反映胆盐和胆红素转运受损以及肝内或肝外胆管损伤。肝细胞损伤和胆汁淤积损伤都可以观察到胆红素水平升高，因此胆红素升高无助于鉴别。如果转氨酶水平升高与胆红素水平升高有关，则提示胆汁淤积性肝炎。肝酶水平升高的原因列表见表 7-1 至表 7-4。

在急性肝损伤中，转氨酶水平升高的程度可从最低升高到超过正常上限的 50 倍，这取决于肝病的原因。急性酒精性肝炎患者的 AST 水平低于正常上限的 8 倍，ALT 水平低于正常上限的 5 倍是典型特征 [118]。此外，这些患者的 AST/

表 7-4 基于慢性和患病率的肝功能异常原因分析

急　性	慢　性
普通	**常见**
缺血性肝炎 全身感染 DILI 及全胃肠外营养 胆管梗阻伴或不伴有 　胆管炎	病毒性肝炎（丙肝和携带和 　不携带丁肝的乙肝病毒） NAFLD 和 NASH 酒精性肝病 自身免疫性肝病：AIH、PBC、 　PSC 和重叠综合征 DILI
不太常见	**不太常见**
病毒性肝炎 自身免疫性肝炎 草药和毒素 血管血栓	遗传性血色病 α_1- 抗胰蛋白酶缺乏症 肝脏肿块和转移性肝病 草药和非处方药 慢性充血性肝病 甲状腺功能障碍 腹腔疾病
罕见的	**罕见的**
Wilson 病 胆管炎	肉芽肿性肝炎 Wilson 病 Budd-Chiari 综合征 浸润性疾病，如淀粉样变和 　白血病淋巴瘤 肝窦阻塞综合征

AIH. 自身免疫性肝炎；DILI. 药物性肝病；HBV. 乙型肝炎病毒；HCV. 丙型肝炎病毒；HDV. 丁型肝炎病毒；NAFLD. 非酒精性脂肪性肝病；NASH. 非酒精性脂肪性肝炎；OTC. 非处方药；PBC. 原发性胆汁性胆管炎；PSC. 原发性硬化性胆管炎；TPN. 全胃肠外营养

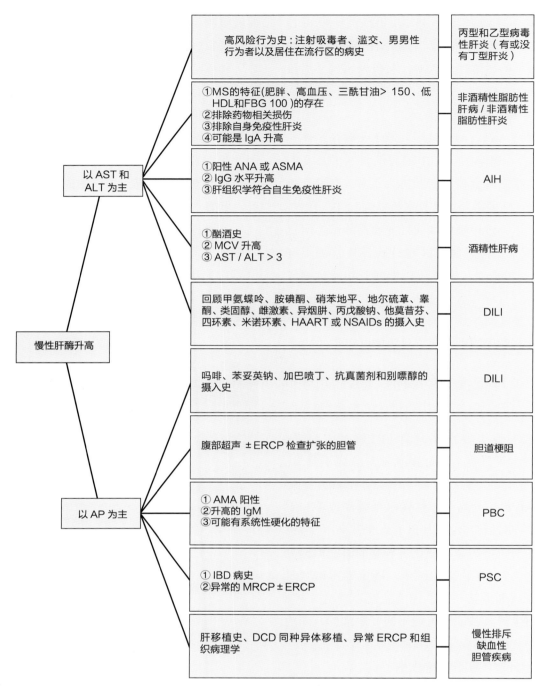

▲ 图 7-1　在胆红素水平长期升高和不升高的患者中建立最终诊断

AIH. 自身免疫性肝炎；ALT. 丙氨酸氨基转移酶；AMA. 抗线粒体抗；ANA. 抗核抗体；AP. 碱性磷酸酶；ASMA. 抗平滑肌抗体；AST. 天门冬氨酸氨基转移酶；DCD. 心脏死亡后的捐赠；DILI. 药物性肝损伤；ERCP. 内镜逆行胰胆管造影；FBG. 空腹血糖；HAART. 高效抗逆转录病毒疗法；HDL. 高密度脂蛋白；HTN. 高血压；IDU. 静脉注射毒品；H/O. 病史；病毒性肝炎；HDV. 丁型肝炎病毒；Ig. 免疫球蛋白；MCV. 平均红细胞容积；MS. 代谢综合征；MRCP. 磁共振胰胆管造影；NAFLD. 非酒精性脂肪性肝病；NASH. 非酒精性脂肪性肝炎；NSAIDs. 非甾体抗炎药；PBC. 原发性胆汁性胆管炎；PSC. 原发性硬化性胆管炎；R/O. 排除；TG. 三酰甘油

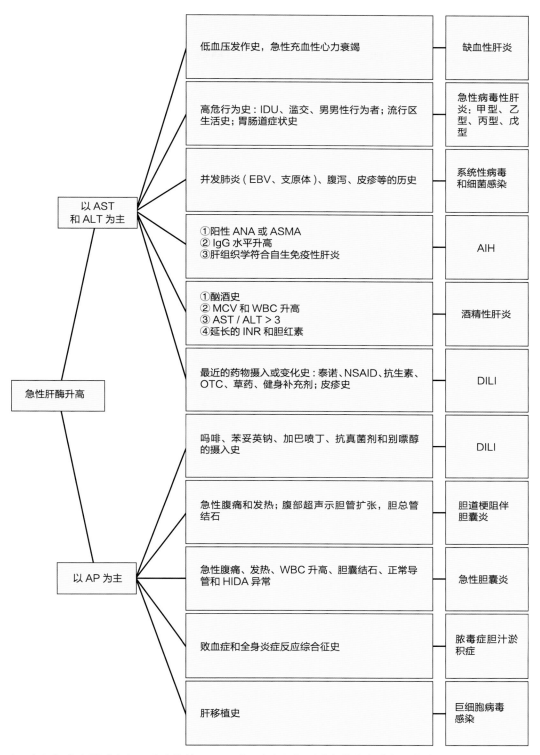

▲ 图 7-2 在胆红素水平升高和不升高的情况下，对肝酶水平急剧升高的患者进行最终诊断

AIH. 自身免疫性肝炎；ALT. 丙氨酸氨基转移酶；ANA. 抗核抗体；AP. 碱性磷酸酶；ASMA. 抗平滑肌抗体；AST. 天门冬氨酸氨基转移酶；CBD. 胆总管；CHF. 充血性心力衰竭；CMV. 巨细胞病毒；DILI. 药物性肝损伤；EBV. Epstein-Barr 病毒；H/O. 病史；GB. 胆囊；GI. 胃肠道；HIDA. 肝胆亚氨基二乙酸；IDH. 静脉注射毒品；Ig. 免疫球蛋白；INR. 国际标准化比值；MCV. 平均红细胞容积；NSAID. 非甾体抗炎药；OTC. 非处方药；SIRS. 全身炎症反应综合征；WBC. 白细胞

ALT 比值通常大于 2，比值大于 3[119] 对酒精性肝病诊断的特异性更高[119,120]。急性病毒性肝炎、AIH 或毒素相关肝炎患者通常显示 AST 和 ALT 水平增加 25 倍以上。缺血性肝炎或缺氧性肝损伤可能伴随 AST 和 ALT 水平增加 50 倍以上并常伴有 LDH 水平的显著升高。毒物和化学性损伤常导致转氨酶水平突然升高，随后在接下来的 24 到 48 小时内迅速下降。相反，在 AIH 和病毒性肝炎中，肝酶水平在一段时间内相对缓慢地增加（图 7-3）。如果这些严重的生化异常伴有黄疸、凝血障碍和肝性脑病，则提示预后不良。血浆 AST 和 ALT 水平迅速下降，但血浆胆红素水平增加，PT 延长，提示急性重型肝炎患者预后不良[121]。与 PT 延长有关的转氨酶水平下降则提示几乎所有肝细胞的死亡。

在慢性 LFT 异常患者中，没有单一的特征模式表明特定的潜在肝病类型。慢性病毒（HBV 和 HCV）感染和非酒精性脂肪性肝病患者的 LFT 结果可能异常或间歇性异常[116]。在这些情况下，正常 LFT 结果并不排除显著的肝损伤[115,122]。ALT 与 NASH 患者的严重程度、NAFLD 患者的纤维化程度相关性均不好[123]。在自身免疫性肝病中，如 AIH、PBC 和原发性硬化性胆管炎（PSC），肝酶水平持续异常，并与疾病活动相关[124-128]。在 AIH 患者中，ALT 水平升高分为轻度［比正常高不到 3 倍（或低于 100U/L）］、中度［比正常高 3 ～ 10 倍（或 100 ～ 400U/L）］或重度［比正常高 10 倍（或高于 400U/L）］[124]。氨基转移酶在评价慢性肝炎

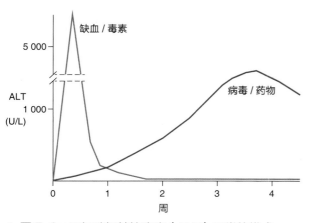

▲ 图 7-3　丙氨酸氨基转移酶（ALT）异常的模式

分级中的可靠性需要进一步评估。除非病情严重恶化或出现肝硬化，AIH 患者的其他血清酶水平，如 AP 和 GGTP，通常正常或略有升高。同样，除非病情严重或进展，肝功能指标，如血清胆红素、白蛋白和 PT，通常正常。AP 水平的同时升高也可能提示重叠 PBC 或 PSC[128a]。在一个大的患者队列中，大约 40% 的 PSC 患者胆红素水平升高，可能由胆管炎、胆结石或明显狭窄引起的暂时性升高。只有 15% 的 PSC 患者表现为胆红素水平持续升高（>3 个月）[126,127]。通常，胆红素水平在病程结束时逐渐升高（反映为晚期肝病），并伴有 PT 时间延长和低白蛋白水平[129]。

2. 黄疸

血清或血浆中总胆红素的正常水平为 3 ～ 15μmol/L（0.18 ～ 0.8 mg/dl），男性显著高于女性。如前所述，高胆红素血症分为未结合胆红素为主（与重氮试剂间接反应）或结合胆红素为主（与重氮试剂直接反应）（表 7-1）。胆红素与白蛋白共价结合部分称为 δ 胆红素[37]。可通过高效液相色谱法在血清中检测 δ 胆红素。在肝细胞性和胆汁淤积性黄疸患者以及 DubinJohnson 综合征患者中，白蛋白结合胆红素是总胆红素重要组成部分（8% ～ 90%）。当结合胆红素的肝脏排泄受损时，血清中会出现白蛋白结合胆红素。随着黄疸消退，白蛋白结合胆红素成为血清总胆红素的较大成分，从而延缓了这种疾病的缓解，并导致胆红素在从尿液中消失后继续存在于血浆中。

总胆红素水平在 17 ～ 70 μmol/L（1 ～ 5 mg/dl）之间，以未结合胆红素升高为主，可能是由于胆红素产生增加、胆红素进入肝细胞的转运受损或肝细胞中胆红素结合缺陷所致。即使在严重溶血情况下，如果肝脏功能正常，总血清胆红素水平也很少高于 70 μmol/L（5 mg/dl）。血清胆红素水平高于 70 μmol/L（5 mg/dl）或胆红素水平在 17 ～ 70 μmol/L（1 ～ 5 mg/dl）之间，并存在其他 LFT 异常，通常表明存在肝病。在这些情况下，至少 50% 的血清胆红素是结合的。高结合胆红素血症是由肝内胆红素排泄受损或肝外梗阻引起。然而，由于持续的尿液排泄，即使胆

管完全阻塞，最大血清胆红素水平也能稳定在约500μmol/L（30mg/dl）。极高胆红素血症［高于500μmol/L（30mg/dl）］通常表明严重的实质性肝病伴有溶血（如镰状细胞贫血）或肾衰竭。

黄疸或高胆红素血症，伴或不伴有其他肝酶异常，对急性和慢性肝病都有预后意义[124-129]。转氨酶水平升高伴有胆红素水平升高称为胆汁淤积性肝炎。这种状态表示疾病严重，如急性和慢性病毒性肝炎、自身免疫性疾病、酒精性肝病、药物性肝病等。类似地，除 AP 水平升高之外，黄疸亦存在则表明病情严重和 AP 异常源于肝脏。胆红素与 PT 和肌酐一起是终末期肝病的有效预后因素，广泛用于评估肝移植的优先级、肝硬化患者接受选择性或紧急手术的风险以及诸如经颈静脉门体分流术和肝细胞癌局部治疗等手术的时机[55]。药物诱导肝病患者的胆红素水平升高提示预后不良（Hy 法则）。总胆红素与肝酶和其他生物标志物一起被作为肝纤维化的无创检测手段（稍后讨论）。单纯的慢性高胆红素血症通常提示良性的胆红素代谢异常的遗传性疾病（如前所述，表 7-4）。溶血的间接高胆红素血症可能是急性或慢性的，取决于潜在的血液系统疾病；慢性形式与胆石症的风险增加有关。单纯的急性高结合胆红素血症见于内毒素介导的脓毒症和非肝脏手术后（手术后黄疸）患者；然而，急性结合高胆红素血症在潜在慢性肝病患者中更为明显[130]。

3. 慢加急性肝功能检测异常

慢性 LFT 异常患者可能会在 LFT 结果中出现急性变化，提示出现急性损伤。急性损伤可能表现为现有 LFT 异常的恶化或新 LFT 异常的增加，例如胆红素水平和 PT 的增加，以及白蛋白水平的降低。在对 118 项慢加急性肝病研究的 Meta 分析中，转氨酶和 AP 没有诊断或预后价值[131]。然而，与无肝衰竭的患者相比，患有肝衰竭的急性损伤患者的肝酶水平更高（ALT 72U/ml vs 54U/ml，AST 98U/L vs 90U/L）。急性损伤可能在慢性肝病过程中的任何时候发生，并不代表最终事件。预后取决于在腹水、肝性脑病、胃肠道出血和其他器官衰竭等表现基础上胆红素水平及 PT 的变

化程度[131]。由于具有预后意义，急性改变可分为无肝衰竭的急性恶化或伴有肝衰竭的急性恶化[131-135]。在亚洲，对慢性肝衰竭的急性恶化提出了以下定义：在先前诊断或未诊断的慢性肝病患者中，4 周内急性出现黄疸（血清胆红素水平为 5mg/dl 或更高）、凝血障碍（国际标准化比值为 1.5 或更高）、腹水和（或）肝性脑病[132]。在欧洲和美国，专家建议将慢加急性肝衰竭定义为慢性肝病患者肝功能的急性恶化，这通常与突发事件有关，并导致一个或多个器官衰竭和短期高死亡率[133-135]。急性恶化的原因可分为慢性疾病急性发作或急性损伤，与潜在的慢性疾病无关。下列慢性肝病可能出现急性发作：AIH、酒精性肝炎、HBV 感染、PSC 和 Wilson 病[127,136,137]。丙型肝炎和戊型肝炎可能出现急性肝功能异常，并作为慢性肝病持续存在[138]，但未必出现急性发作。在其他情况下，急性发作最常见的原因是肝外细菌感染（约 1/3 的患者），其次是饮酒。其他的诱发因素包括胃肠道出血、大手术、经颈静脉的门静脉系统分流术和大量的不输注白蛋白的穿刺引流[139]。大多数患者（近 60%）的诱发因素仍然未知。药物毒性作为一种诱发因素尚未得到很好的研究。据专家称，肝硬化患者对药物性肝毒性的耐受性可能较差；因此，肝硬化患者应避免使用潜在的肝毒素药物[140,141]。

（四）肝功能检查结果与肝损伤严重程度的相关性

如前所述，高胆红素血症、凝血障碍和低白蛋白血症的存在是反映肝脏功能和预后的极好指标，并能够提示急性、亚急性或慢性肝衰竭。然而，这些因素不能反映潜在的纤维化。LFT 项目中没有一项有足够敏感性或特异性的单独检测来评估肝纤维化。即使是被认为金标准的肝组织活检，也有 25% 的抽样误差，可能导致肝纤维化评估不准确[142,143]。目前，没有一项检测具有 100% 的敏感性和特异性来评估肝纤维化。因此，在评估肝纤维化时，必须考虑所有临床、生化和影像学数据。一些国家的卫生部门已经批准并验证了生物标志

物作为肝纤维化分期的一线检测方法[144,145]。

1. 基于数学评分的纤维化评估

在已经研究的几种评分模型中，有四种具有临床价值：AST/ALT 比值、AST/ 血小板比值指数（APRI）、NAFLD 纤维化评分和纤维化 -4 评分。这四个模型和其他模型（Bonacinicirrhosisdiscriminant 评分、Lok 指数和 NASH 临床研究网络评分系统）使用胆红素、AST 和 ALT 来建立肝纤维化的预测评分。在生化模型中，纤维化 -4 模型显示出最高的预测值，C 统计值为 0.81[146]。

在不管何种病因的肝硬化患者中，AST/ALT 比值通常大于 1 但小于 2，AST 和 ALT 的绝对值通常在正常范围内。敏感性、特异性、阴性预测值和阳性预测值分别为 100%、53%、100% 和 80%[147-148]。在慢性肝病患者中，小于 100000/mm³ 的血小板计数提示肝硬化，敏感性和特异性分别为 38% 和 96%，阳性预测值为 92%[149,150]。然而，低血小板计数的受试者工作特征（ROC）曲线并不能很好地检测肝硬化（0.2）[146]。如果通过计算 APRI 将低血小板计数检测与 AST 水平结合使用评估纤维化，则敏感性会增加。APRI 计算如下：APRI=［AST 上升水平（AST/ 实验室参考正常值上限）/ 血小板计数］×100。采用 APRI 预测肝硬化在 HCV、人类免疫缺陷病毒（HIV）和 HCV 合并感染、NAFLD 和酒精性肝病患者中进行了研究[151-158]。40 项研究的 Meta 分析结果表明，APRI 临界值为 0.7 时预测显著纤维化（$F_2 \sim F_4$）的敏感性为 77%，特异性为 72%[159]。APRI 临界值为 1.0 时预测肝硬化（F_4）的敏感性为 76%，特异性为 72%。然而，在同时感染 HIV 和 HCV 的患者中，准确率较低[159]。因此，APRI 似乎对排除了慢性 HCV 感染患者显著纤维化的预测最有用。预测不良肝脏相关结果的 ROC 曲线下面积为 0.80，预测非酒精性脂肪肝患者死亡或肝移植的面积为 0.63[160]。NAFLD 纤维化评分方法特异地用于 NAFLD 患者，并需考虑患者的年龄、BMI、糖尿病状态、转氨酶水平、血小板计数和白蛋白水平。这种简单的数学评分系统准确地将患有 NAFLD 的患者区分为患有或不患有晚期纤

维化。高 NAFLD 纤维化临界值（＞ 0.676）对晚期纤维化（$F_3 \sim F_4$）的阳性预测值为 82%（敏感性，43%；特异性，96%），低 NAFLD 纤维化临界值（＜ 1.455）的阴性预测值为 88%（敏感性，77%；特异性，71%）[161]。估计组和确认组 ROC 曲线下的面积分别为 0.88 和 0.82。NAFLD 纤维化评分除了在识别显著肝纤维化方面有价值，更高的 NAFLD 纤维化分数也与长期总死亡率的增加、肝移植需求和肝脏相关事件的发生相关。预测不良肝脏相关结果的 ROC 曲线下面积为 0.86，预测死亡或肝移植的面积为 0.70[160,162]。最近，一个大的队列研究调查并验证了修改后的 NAFLD 评分[163]，该修改旨在识别病情进展风险较大的 NASH 患者。另一个修改版本比 NALFD 评分更准确地评估了 NALFD 患者的肝纤维化。NASH 模型包括白人、BMI、腰围、ALT 水平、AST 水平、白蛋白水平、血红蛋白 A_{1c} 水平、稳态模型评估——估计胰岛素抵抗和铁蛋白水平。准确预测 NASH 的 ROC 曲线下面积为 0.80（95%CI 0.75 ～ 0.84，P=0.007）。特异性、敏感性、阴性预测值和阳性预测值分别为 90.0%、56.8%、47.7% 和 93.2%，模型正确地将 67% 的患者归类为 NASH 患者。预测晚期纤维化的模型包括年龄、西班牙裔、BMI、腰臀比、高血压、ALT/AST 比、AP 水平、单纯的异常 AP、胆红素（总胆红素和结合胆红素）水平、球蛋白水平、白蛋白水平、血清胰岛素水平、血细胞比容、国际标准化比值和血小板计数。模型 ROC 曲线下面积为 0.80（95%CI 0.76 ～ 0.85，P ＜ 0.001）。特异性、敏感性、阴性预测值和阳性预测值分别为 90.0%、57%、75.1% 和 80.2%，模型将 76.6% 的患者正确分类为晚期纤维化。

2. 肝纤维化的无创生物标志物

（1）孤立的生物标记：几十年来，肝纤维化的发生机制和相关因素一直是研究的主题。一些标记物在肝纤维化中发挥作用，包括透明质酸、胶原蛋白、金属蛋白酶、细胞因子和细胞因子受体（肿瘤坏死因子 R55、肿瘤坏死因子 R75、肿瘤坏死因子 α、转化生长因子 α、转化生长因子

β、血小板衍生生长因子和血清白细胞介素 10 和白细胞介素 2 受体）[164-172]。这些标记物都没有在临床实用。Gebo 等综述了 66 项预测活检结果的评估研究[172]，得出结论，这些标志物在预测最小纤维化或肝硬化的存在方面可能有最大的价值。血清 ALT 是最常见的研究标记物，其敏感性在 61%～71%。它的诊断价值低于多种标志物的组合[173]。在细胞外基质检测中，透明质酸与整体纤维化阶段的相关性最好；然而，这种关联仅被证明与广泛的纤维化有关[172]。细胞外基质降解的标记物，如金属蛋白酶组织抑制药 14，不如透明质酸预测价值[172]。细胞因子和细胞因子受体，包括肿瘤坏死因子 TNF，与纤维化有关，但不如这些标志物集合的预测价值。TNF-α 与肝脏炎症相关，但与纤维化无关[172-173]。已经研究了其他因素，包括谷胱甘肽、α- 胎蛋白、PT、假性胆碱酯酶、锰超氧化物歧化酶、β-N-半乳糖苷酶、α$_2$- 巨球蛋白、触珠蛋白、β 球蛋白、白蛋白、GGTP、胆红素、载脂蛋白 A1、LDH、AST、AP、白细胞计数、血小板计数、肌酐、总胆汁酸和免疫球蛋白 G，单独的看，这些标志物比标志物组合用处更小[172-178]。

（2）纤维化生物标志物组合：对于晚期纤维化（桥接纤维化）或肝硬化的诊断，标志物组合比单独的标志物具有更高的准确性[175-178]。一些综述和 Meta 分析总结了肝纤维化生物标志物可用组合的优点和局限性。在 2237 篇参考文献中，1991—2008 年间鉴定了 14 个有效的血清生物标志物[179]。5 个组合获得了专利，即 Fibro Test、FIBROSpect Ⅱ、Enhanced Liver Fibrosis、Fibro Meter、Hepascore。一项研究发现，血清蛋白 N 聚糖在 ROC 曲线下的面积与 FibroTest 诊断代偿性肝硬化的面积相似[180]。

FibroTest 是最常用的评估组合[180,181]。包括 7985 名受试者在内的总共 38 个不同人群接受了 FibroTest 和活组织检查（4600 例 HCV、1580 例 HBV、267 例 NALD、524 例 ALD 和 1014 例混合）。ROC 曲线下标准化面积评估晚期纤维化诊断的平均值为 0.84（95%CI 0.83～0.86），不

同病因包括肝病、丙型肝炎、乙型肝炎、酒精性疾病或 NALFD 之间没有显著差异。三项研究显示，在预测慢性丙型肝炎、乙型肝炎和酒精性肝病患者的死亡和肝脏相关死亡方面，Fibro Test 与肝脏活检具有相似的预后价值。另外四个标志物组合的研究没有 FibroTest 深入。纳入 463 名患者的四项已发表的研究探讨了 FIBROSpect Ⅱ 的作用。纳入 1041 名患者的两项研究探讨了 Enhanced Liver Fibrosis。纳入 1134 名患者的三项研究评估了 Fibro Meter。纳入 757 名患者的三项研究探讨了 Hepascore。它们的 ROC 曲线下平均面积与 Fibro Test 和 Fibro Scan 观察到的面积相似（表 7-5）[181]。在常用截止点预测肝纤维化似然比为 5～10（通常分类为中等有用）的检测包括血小板计数、年龄 - 血小板指数、APRI、Fibro Index、Fibro Test 和 Forns 指数。预测阳性似然比在 5 到 10 之间的肝硬化的检测包括血小板计数、年龄 - 血小板指数、APRI 和 Hepascore[181]。只有 Fibro Index 和 Fibro Test 在常用的截止点与中等有用范围（0.10～0.20）内的纤维化阴性似然比相关，这表明血液试验对判断纤维化比排除纤维化更有用。很少有研究直接比较纤维化血清生物标志物[182]。在基于 ROC 曲线下面积的直接比较中，APRI 在诊断纤维化方面仅比 FibroTest 稍差，对肝硬化的诊断也没有不同。APRI 在诊断纤维化和肝硬化方面表现显著优于 AST/ALT 比值，在诊断纤维化方面表现略优于血小板计数。APRI 或 Fibro Test 与其他血液检测之间的差异相对较小，特别是对于肝硬化，这表明基于少量常用血液检测和直接计算的简单指数，例如年龄 - 血小板指数（基于年龄和血小板计数）和 APRI（基于 AST 水平和血小板计数）可能与基于更多血液检测的测量结果类似，包括那些不常规进行的检测或涉及专利的公式或检测组合[181,182]。目前，非侵入性标记物被用作肝活检的替代物来评估许多患者的纤维化程度[183]。然而，我们缺乏关于这些检测中一系列变化的信息，以及它们在显示肝纤维化进展或消退方面的实用性。

表 7-5　无创性纤维化标志物的预测价值*

试验	截断敏感性和特异性	敏感性 中间（种类）‡	敏感性 样本（n）§	特异性 中间（种类）‡	特异性 样本（n）§	AUROC 中间（种类）‡	AUROC 样本（n）§	阳性似然比（种类）†	阴性似然比（种类）†
血小板计数	<140×10^9 至 <163×10^9/L	0.56 (0.28~0.89)	8	0.91 (0.69~1.0)	8	0.71 (0.38~0.94)	5	6.3 (2.3~14)	0.48 (0.16~0.78)
透明质酸	多样	没有计算	—	没有计算	—	0.75 (0.65~0.88)	7	没有计算	没有计算
年龄-血小板指数	≥4.0	0.70 (0.52~0.82)	5	0.70 (0.51~0.77)	5	0.74 (0.64~0.79)	7	2.3 (1.7~2.7)	0.43 (0.34~0.67)
	≥6.0	0.51 (0.19~0.75)	5	0.90 (0.58~0.96)	3	—	—	5.1 (1.8~7.3)	0.54 (0.43~0.94)
APRI	≥0.5 to >0.55	0.81 (0.29~0.98)	28	0.55 (0.10~0.94)	28	0.77 (0.58~0.95)	54	1.8 (1.1~4.8)	0.35 (0.08~0.78)
	>1.5 or ≥1.5	0.37 (0.2~0.72)	25	0.95 (0.58~1.0)	25	—	—	7.4 (1.1~15)	0.66 (0.32~1.0)
AST/ALT 比例	>1.0	0.35 (0.08~0.45)	5	0.77 (0.62~1.0)	5	0.59 (0.50~0.82)	10	1.5 (1.1~15)	0.84 (0.84~0.98)
肝硬化判别得分 (Bonacini 指数)	>7	0.24 和 0.31	2	0.78 和 0.80	2	0.66 (0.58~0.71)	4	1.2 和 1.4	0.88 和 0.95
ELF 或简化 ELF 指数	>8.75, >9.0, 或 >9.78	0.85 (0.84~0.86)	3	0.70 (0.62~0.80)	3	0.81 (0.72~0.87)	9	2.8 (2.3~4.2)	0.21 (0.19~0.23)
肝硬化-4	>1.45 或 ≥1.45	0.64 (0.62~0.86)	6	0.68 (0.54~0.75)	6	0.74 (0.61~0.81)	4	2.0 (0.88~2.6)	0.53 (0.21~1.3)
	>3.25	0.50 (0.28~0.86)	4	0.79 (0.59~0.99)	4	—	—	2.4 (1.3~28)	0.63 (0.21~0.80)
Fibro 指数	>1.25	0.94 (0.62~0.97)	3	0.40 (0.40~0.48)	3	0.76 (0.58~0.86)	8	1.6 (1.2~1.6)	0.15 (0.08~0.79)
	>2.25 或 ≥2.25	0.30 (0.17~0.36)	3	0.97 (0.97~1.0)	3	—	—	10, 12 和 ∞	0.72 (0.66~0.83)
Fibro 表	>0.419 至 >0.59	0.69 (0.64~0.80)	3	0.81 (0.76~0.81)	3	0.82 (0.78~0.85)	8	3.6 (3.4~3.6)	0.38 (0.26~0.44)
FIBROSpect II	>0.36 或 ≥0.42	0.80 (0.67~0.95)	6	0.70 (0.66~0.74)	6	0.86 (0.77~0.90)	7	2.6 (2.4~2.9)	0.29 (0.08~0.45)
Fibro 试验	>0.10 至 >0.22	0.92 (0.88~0.97)	6	0.38 (0.27~0.56)	6	0.79 (0.70~0.89)	25	1.5 (1.3~1.9)	0.21 (0.11~0.28)
	>0.70 或 ≥0.80	0.22 (0.20~0.50)	5	0.96 (0.95~0.98)	5	—	—	5.5 (5.5~13)	0.81 (0.53~0.82)
Fibro 指数	>4.2 至 >4.57	0.88 (0.57~0.94)	14	0.52 (0.20~0.77)	13	0.76 (0.60~0.86)	20	1.8 (1.2~2.2)	0.22 (0.12~0.64)
	>6.9	0.36 (0.18~0.61)	10	0.94 (0.66~1.0)	10	—	—	6.5 (1.6~18)	0.68 (0.56~0.92)
Hepa 指数	>0.46 至 ≥0.55	0.66 (0.54~0.82)	5	0.79 (0.65~0.86)	5	0.79 (0.69~0.82)	9	3.1 (2.3~4.5)	0.43 (0.28~0.55)
Pohl 指数	阳性	0.70 (0.05~0.60)	3	0.98 (0.76~1.0)	3	0.52 (0.52~0.53)	3	3.5 (2.5~···)	0.95 (0.53~0.95)

ALT. 丙氨酸氨基转移酶；AST. 天门冬氨酸氨基转移酶；APRI. 天门冬氨酸氨基转移酶与血小板比率指数；AUROC. 受试者工作特征曲线下的区域；ELF. 增强肝纤维化；METAVIR. 病毒性肝炎组织学数据的 Meta 分析；* 定义为 METAVIR 级 F_2~F_4, Ishak 级 3~6 或等效级；† 基于指定截止点的中值敏感性和特异性的值，范围基于来自个体研究的值；‡ 未针对少于三项研究的群体进行计算（提供了个别研究的结果）；§ 一些研究报告了一个以上群体样本的结果

（五）肝功能检测结果与临床特征的相关性

近年来，异常 LFT 结果与临床症状、体征、影像学表现和组织学表现之间的联系已有报道[184,185]。相互矛盾的报道描述了 LFT 异常结果和临床症状之间的关系。不明原因的 LFT 结果异常的患者中，没有观察到其与症状有明显关联[108]。此外，症状的出现与潜在肝损伤的原因或严重程度无关。没有 LFT 与临床症状相关；然而，当在模型中评估时，LFTs 倾向于与临床症状相关，这些症状通常被称为慢性肝病的症状[186]。通常，在纤维化阶段 $F_0 \sim F_1$（病毒性肝炎评分中组织学数据的 Meta 分析），皮肤变化很少发生；皮肤变化在纤维化 F_2 阶段变得频繁，在纤维化 $F_3 \sim F_4$ 阶段变得更频繁。ROC 较好区别了纤维化 $F_3 \sim F_4$ 阶段与纤维化 $F_0 \sim F_1$ 阶段，敏感性为 85%，特异性为 90%。当临床症状与实验室参数结合时，敏感性和特异性提高到 90%（图 7-4）。很少有研究在门诊中对慢性 LFT 异常结果的患者评估腹部影像学检查。在一项对 83 名转氨酶水平持续升高（> 6 个月）的患者进行的小型前瞻性研究中，65% 的超声图像提供了病理解释。在黄疸患者中，肝脏影像学检查给予的临床预诊断价

值低的有 52% ～ 69%，高的有 94% ～ 97%[187,188]。

（六）肝功能异常患者的检测结果：询问和评估什么

获取病史是评估 LFT 异常结果和肝病的第一步，也是最重要的一步。首先，当 LFT 结果异常时，必须确定异常持续时间。患者可能知道也可能不知道异常。获取和审查所有以前的记录将有助于确定异常的性质、模式和持续时间。此外，对先前记录的评估将提供关于先前诊断工作的信息，并有助于做出鉴别诊断。患者必须接受问诊，以收集第一手资料，并且应与患者一起确认先前的数据。记录病史的目的是缩小鉴别诊断和计划制定治疗方案的范围。病史应侧重于症状表现方式，与肝病相关的危险因素，对社会生活和影响生活质量、工作和心理功能的特征的评估，确定疾病的程度或肝外病变的特征，以及机械性和功能性肝脏并发症。

异常 LFT 的方式在急性肝损害时对确定因果关系尤为重要。是否住院取决于异常 LFT 的原因或其严重程度或相关症状（即恶心和呕吐）。可能性包括原发性肝脏问题，部分系统性疾病，另一临床问题的结果，以及目前疾病的治疗结果。因此，急性或慢性肝脏问题识别之前、期间和之后事件的信息对于做出正确诊断至关重要。特别是，诊断和治疗的原因、开始和持续时间、感染、抗生素的使用、低血压发作以及急性疾病期间的所有其他药物都应该询问。与初级医师（胃肠学家 / 肝病学家）进行电话交谈，获取相关信息，特别是原发性慢性肝病的潜在原因、阶段和治疗，将有助于建立事件的时间表并指导进一步的治疗。

应该对急性和慢性肝病的危险因素进行仔细的排查，以便最终诊断。存在多种风险因素是常见的。全面回顾医疗和外科病史，包括医疗问题及其治疗，常会发现最近和过去可能导致 LFT 异常或肝病的药物。值得注意的是，应该了解风湿病史和治疗方法；自身免疫性肝病通常与全身性自身免疫或其他自身免疫器官功能障碍相关[189]。PBC 与系统性硬化、雷诺现象、特发性间质性肺病和胃肠道

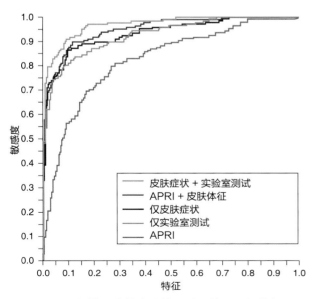

▲ 图 7-4　慢性肝病的皮肤体征对评估严重纤维化和肝硬化的价值。

ARPI. 天门冬氨酸氨基转移酶与血小板比率指数

表现如吞咽困难和胃食管反流病密切相关[190,191]。甲氨蝶呤与剂量依赖性药物诱导的脂肪性肝炎和肝硬化相关[192]。Sjögren综合征和自身免疫性甲状腺疾病与AIH相关；抗甲状腺、抗SSA和抗SSB抗体的存在表明干燥综合征[193]。类风湿性关节炎也与AIH相关，这两种情况都有HLA单倍型[194]。胃肠紊乱，如肠易激综合征和腹腔疾病史，分别与PSC和AIH有关[195-198]。腹腔疾病患者可能表现为转氨酶水平良性升高，没有任何组织学疾病，这些患者通常同时出现间歇性腹痛和缺铁性贫血[199]。银屑病病史提示可能同时存在AIH或用免疫抑制药治疗银屑病[193,200]。急性和慢性肾损伤都是HBV或HCV感染的表现，这可能是由于肾脏中的免疫复合物沉积、冷球蛋白血症、血管炎或抗HBV治疗所致[201-203]。此外，病毒性肝炎患者可能表现出自身免疫疾病特征[204]。

出现腹水同时出现新发的急性肾损伤，提示可能存在1型或2型肝肾综合征[205]。接受血液透析的患者有感染HCV和HBV的风险；该患者群体中的LFT异常的话，即使之前报告为阴性，也需要对患者进行肝炎病毒筛查，疾病控制和预防中心建议每月筛查病毒性肝炎[206,207]。代谢综合征特别是糖尿病，经常与肝脏和肾脏疾病相关[208,209]。NAFLD和糖尿病肾病是两种类型的胰岛素抵抗。谨慎的做法是询问糖尿病的状况，包括饮食依从性、药物、相关的代谢紊乱、已确定的并发症及其治疗。血液恶性肿瘤可能累及肝脏，导致LFT结果异常。淋巴瘤、白血病、免疫过度增殖性和骨髓增殖性疾病可能导致肝酶水平升高（AP、AST和ALT），这是因为直接浸润肝实质、肝窦阻塞综合征（以前称为静脉闭塞性疾病）、血栓形成风险增加（特别是JAK2突变引起的BuddChiari综合征）、与化疗或骨髓、干细胞移植相关的肝毒性（如移植物抗宿主病）以及同种免疫性肝炎[210]。此外，血液恶性肿瘤，特别是淋巴瘤，也与病毒性肝炎相关。丙型肝炎病毒与淋巴瘤有关，而乙肝病毒感染患者的淋巴瘤治疗很有可能重新激活乙肝病毒感染，死亡率很高[211,212]。肝脏和心脏表现之间存在双向因果

关系，这种关系可能发生在急性和慢性两种情况下[213-216]。心源性肝硬化是一种众所周知的慢性疾病，由于右侧心脏压力升高导致肝静脉充血，特别是缩窄性心包炎和三尖瓣反流[217]，门静脉高压导致舒张功能不全、肺动脉高压和肝肺综合征[218]。此外，血色病患者可能会出现LFT异常结果和心律失常或心肌病等心脏表现[215]。确定近期是否使用抗心律失常药物或既往有抗心律失常药物使用史也很重要。胺碘酮可引起急性和慢性肝毒性，导致肝硬化；其他抗心律失常药物也可能会导致肝毒性或生化异常[219]。当怀孕患者出现LFT异常结果时，识别异常的开始时间及其与怀孕过程的关系，并寻找其他临床特征，如瘙痒、肝病史、高血压、肾功能障碍和血液功能障碍，对于做出正确诊断非常重要[220,221]。最后，器官移植增加了人体生理和病理功能的复杂性。器官移植中LFT异常结果的评估需要一个专门章节。在移植患者中，必须考虑机会性感染（巨细胞病毒、单纯疱疹病毒等）和肝脏同种异体移植排斥的可能，如发生，需要迅速的处理和治疗。就肝移植而言，以下因素将有助于诊断：移植前病史、肝病病因、功能状态、肝细胞癌分期和治疗、甲胎蛋白水平、感染，包括阳性血清结果、代谢综合征、移植和移植后病史、供体类别、缺血时间、手术方式、移植期间和移植后并发症、排斥事件、免疫抑制以及使用预防措施预防某些感染。移植后患者的肝脏活检对做出正确诊断至关重要，需要有经验的病理学家来正确解释活组织检查结果[222]。

当人们回顾用药史时，需要特别注意。这是最难获得的信息，因为患者通常不记得他们最近服用了什么药物。识别每种药物并确定其与疾病的关系非常重要。患者倾向于不将草药和保健药视为药物，因此，当人们询问用药史时，草药和保健药应该仔细询问。此外，药物治疗史必须包括为增强性欲而服用的保健药。睾酮和其他增强性欲的药物可能会导致LFT结果异常或肝毒性。任何形式的雌激素和孕酮都与多种肝脏疾病密切相关，包括LFT结果异常、肝硬化、PBC样慢

性肝病、血管异常、腺瘤和门静脉血栓形成[223]。确认患者是接受了抗结核治疗还是接受了其他抗微生物剂的长期治疗也非常重要。

对社会生活的详细调查不仅有助于确定生化异常和潜在肝病的原因，也有助于制订治疗计划。通常，肝脏异常要么是自身造成的（酒精或药物的使用、不良饮食习惯、久坐的生活方式、摄入过量的补充剂或草药），要么是医源性的（药物诱导）。最常见的慢性肝病按患病率降序排列如下：NAFLD、酒精性肝病和病毒性肝炎，其次是药物性肝损伤、自身免疫性肝病和其他罕见原因。NAFLD 是由不健康的饮食行为和久坐的生活方式以及遗传性代谢紊乱如糖尿病共同造成的。使用减肥药物减肥会使肝毒性加剧并复杂化。正在或之前使用非法药物和滥交性行为是 HBV 和 HCV 感染的强危险因素。病毒性肝炎的其他危险因素还包括监禁、先前的兵役 / 免疫接种、文身和身体穿刺，尽管这些关联不如其他因素强烈。类似地，肌肉增强和性增强药物或草药通常与良性生化异常和明显的肝脏疾病相关[224,225]。获得吸烟史也很重要，因为它为肝脏手术和肝移植前的风险评估提供了有用的信息[226]。吸大麻与肺曲霉菌病有关，这是晚期肝病患者和移植后患者需要重视的问题[227,228]。工作和生活环境也发挥作用，比如接触化学品（胆管癌的危险因素）和罕见的病原体感染，如钩端螺旋体、疏螺旋体、鹦鹉热衣原体、布鲁氏菌和真菌。这些罕见的感染经常以肉芽肿性肝炎的形式出现在肝脏活检中，临床上通过 AP、AST 和 ALT 的混合模式来识别[229]。患者的地理区域也是一个重要的危险因素；HBV 是远东和撒哈拉以南非洲最常见的疾病。HCV 的基因型分布基于地理区域。肝吸虫（华支睾吸虫）感染是远东（中国、日本、越南和韩国等）的地方病，肝片吸虫是中美洲、南美洲、欧洲、中国、非洲和中东的地方病。血吸虫病在埃及和非洲其他地区流行。血色病在西欧很普遍[183,215,230-232]。

家族史也有助于鉴别多种病因，如自身免疫性疾病、糖尿病、代谢综合征的特征、血色病、Wilson 病、α_1-抗胰蛋白酶缺乏症、多囊肝病、

酒精中毒、肝癌、原发性淀粉样变性、Caroli 病和遗传性出血性毛细血管扩张症等[233-236]。

（七）临床体格检查：关注什么

体格检查对于确定患者是否有急性或慢性肝脏异常至关重要。体格检查将有助于确定是否存在慢性肝病，慢性肝病的病因，是否存在门静脉高压，以及是否存在肝衰竭。在肝病患者人群中，症状和体征具有重要的诊断和预后价值[186]。

1. 慢性肝病的体征

临床体征在识别慢性肝病方面的应用已经得到了很好的研究。这些体征包括白色指甲、Muehrcke 指甲、杵状指、帕尔默红斑、掌挛缩病、腕管综合征、腋毛脱落或减少、皮肤干燥、纸币皮肤、瘀伤、瘙痒和抓痕、痤疮、蜘蛛痣、黄疸、光滑嘴唇、光滑舌头、男性乳房发育、阴毛脱落或减少、睾丸萎缩和皮疹。可以触摸到的肝脏结节是肝硬化的标志。可触及肝左叶则提示存在慢性肝病。与其他体征相比，四种皮肤体征（蜘蛛痣、手掌红斑、指甲改变和出血体征）常见[186]。ROC 分析表明，仅使用皮肤体征而不使用额外的实验室变量对 $F_3 \sim F_4$ 级纤维化的预测较 $F_0 \sim F_2$ 级稍差，特异性为 90%，敏感性为 85%。如果阈值降低 1 分，灵敏度提高到 90%，但特异性降低到 70%[186]。

2. 潜在病因的体征

肥胖的存在，特别是躯干肥胖、皮赘、血压升高、黄色瘤可能提示潜在代谢综合征及相关 NAFLD 的存在。PSC 和 PBC 患者通常会出现黄疸、黄褐斑和皮肤瘙痒伴有脱皮。系统性硬化的皮肤体征（毛细血管扩张、硬结、指腹皮肤溃疡、雷诺现象、嘴皱等）表明 PBC 是 AP 水平升高的原因。类风湿关节炎或银屑病的临床体征提示 AIH 是 LFT 结果异常、甲氨蝶呤诱发 LFT 结果异常或肝硬化的原因。可触摸到的双侧腮腺肿大提示潜在的酒精性肝病、干燥综合征、结节病或淋巴瘤。淋巴瘤和结节病患者也可能有淋巴结病。阳光照射区的光敏性皮疹、手上的迟发性皮肤卟啉病水泡以及小腿上的血管炎性（冷球蛋白血症）皮疹

都是 HCV 感染的肝外表现。血管炎性皮疹以及多发性单神经炎的特征高度提示 HBV 感染引起的结节性多动脉炎。疱疹样皮炎皮疹与乳糜泻有关。

3. 门静脉高压症的临床体征

Ⅲ 期肝纤维化可观察到亚临床门静脉高压。在门静脉高压的早期阶段，没有临床症状；然而，门静脉高压症最早的临床体征是脾脏可触及的明显增大，作为肝硬化患者食管静脉曲张的筛查试验，脾脏肿大有一定的敏感性和阴性预测值（分别为 97.7% 和 91.7%）[237-239]。不管原因如何，扩张的腹壁浅静脉和海蛇头表现都是门静脉高压的良好指标[240,241]。门静脉高压的其他临床体征包括腹水（脐外翻、腹部膨隆、移动性浊音和液波震颤）和胸腔积液（肝性胸腔积液），胸腔积液通常是右侧，但偶尔是双侧，临床上可通过叩诊时变浊（呼吸音减弱和语音共振减弱）来识别。通常，腹水可并发疝，通常是脐疝，但也有切口、腹或腹股沟疝。全身水肿是门静脉高压症的常见表现。

4. 肝功能不全的临床体征（肝衰竭）

肝功能不全的临床表现包括认知功能改变（脑病）、黄疸、凝血障碍、出血风险增加和低血糖发作。这些特征已经被很好的研究，并在第 14、19、20 和 21 章中有所描述。这些特征长期以来一直是研究的焦点，以确定肝病的风险和肝病患者的预后。Child-Pugh 模型包含了这些参数；它作为一种预测指标的作用已经得到了广泛的研究和验证。肌肉减少症（肌肉量减少，临床上被认为是四肢和颞区肌肉的消耗）最近已经发展成为肝衰竭的另一个指标[242,243]。

（八）进一步的检测：哪些检测，何时执行，关注什么

1. 实验室检查

许多检测方法可用于肝病的特异性诊断，包括肝炎病毒的特异性血清学检测、PCR 和基因型检测，以确认病毒感染，如甲型至戊型肝炎病毒、EB 病毒、巨细胞病毒、HIV 和单纯疱疹病毒[244]。一系列自身抗体检测可用于 PBC 的诊断和 AIH 的分类。

免疫球蛋白的定量检测虽然有助于支持临床诊断，但不足以确定肝病的确切原因[245]。血清 γ 球蛋白水平轻至中度升高是急性病毒性肝炎的典型特征，可在黄疸出现前升高，通常会在 8 ～ 10 周降至正常水平。持续存在明显的高丙种球蛋白血症超过 3 个月表明进展为慢性肝炎。AIH 的特征是血清 γ 球蛋白水平（通常是免疫球蛋白 G）明显增加。PBC 通常与高球蛋白血症相关，主要是免疫球蛋白 M 升高。此外，酒精性和非酒精性脂肪性肝炎与血清免疫球蛋白 A 水平升高相关，并对预后有重要意义。在药物引起的胆汁淤积或肝外梗阻中，血清球蛋白水平通常不会升高。多种蛋白质，如铜蓝蛋白、铁蛋白、α_1- 抗胰蛋白酶和甲胎蛋白，分别与特定疾病相关，如 Wilson 病、血色病、α_1- 抗胰蛋白酶缺乏症和肝细胞癌。基因检测可用于这些代谢紊乱的确认诊断。

2. 影像检查

对 LFT 结果异常的住院患者进行腹部横断面成像检查，有助于提高肝病的诊断率，并有助于经常调整患者的治疗。在阳性检查中，最常见的诊断包括胆道梗阻（25%）、胆囊炎（21%）、恶性肿瘤（20%）和肝硬化（14%）。有报告称在 63% 的病例中，影像学提供了新的临床信息，在 42% 的病例中改变了原有治疗[246]。

不管持续时间有多长，如果肝脏酶异常主要由胆汁淤积所致，影像对于寻找胆道梗阻和浸润性疾病则是必要的。腹部超声检查经济有效，可及性广泛，并且用于对肝脏、胆囊和胆管的初步评估安全。多普勒超声用于评估肝动脉、肝静脉和门静脉系统。三相 CT 和磁共振成像提供了关于肝脏局灶性病变、弥漫性实质疾病以及血管和胆管解剖的高度准确的信息。磁共振成像可以识别脂肪肝，并可用于量化肝脂肪含量。美国肝病研究协会的指南推荐磁共振胰胆管成像作为诊断 PSC 的第一步，如果磁共振胰胆管成像的结果不确定，则行逆行胰胆管造影。肝硬化患者的特征性腹部成像（有或没有造影剂的 CT 或磁共振成像）结果包括结节状轮廓、左尾状叶肥大、脾肿大、肠管扩张、肠壁增厚、胆囊壁增厚、腹水、

胸腔积液、脐带、腹、腹股沟或其他充满腹水的疝囊、肝脏肿块、门静脉淋巴腺病、气腹（穿刺后）、门静脉血栓形成和静脉曲张。

3. 肝活检

由于各种原因，包括先进的成像技术和无创性肝纤维化生化标志物的增加，以及诊断病毒性肝炎的准确血清学检测的出现，导致肝活检的使用已经减少。在肝移植患者中，肝脏活检是诊断移植排斥反应的金标准。如果详细询问病史、体格检查、血清学检查和影像学检查不能诊断出慢性升高的 LFT 结果的原因，肝活组织检查是有用的。然而，在检查结果为阴性的患者中，肝活检结果常常是不确定的，甚至可能是正常的[108]。肝活检被证明可以诊断 AIH、PBC、小胆管 PSC、血色病、α_1- 抗胰蛋白酶缺乏症、Wilson 病、肉芽肿性肝炎、肝窦阻塞综合征、胆管消失综合征和浸润性肝病。此外，NASH 和 NAFLD 之间鉴别需要肝脏活检。

肝活检有并发症，多达 30% 的患者会出现肝活检部位疼痛，4.5% 的患者会出现中度或重度疼痛。因为膈肌刺激，疼痛可能位于右肩。患者可能会发生血管迷走反应，特别是在害怕或情绪激动的患者中。最常见的严重并发症是出血，这可能发生在没有疼痛的情况下。当超声用于选择活检部位时，胆囊刺破引起的胆汁性腹膜炎并不常见。肺、结肠和肾脏可能被刺破，气胸、胸腔积液或皮下气肿可能会发生。恶性肿瘤的肝活组织检查有在活组织检查针道上植入肿瘤的风险。

在急性和慢性肝炎以及生化异常中，肝脏活检有助于确定肝损伤的性质和程度。除了炎症程度之外，炎症细胞的类型、肝内病毒抗原的类型及其定位，以及胶原蛋白的类型和分布可以为诊断、预后和治疗反应提供相关信息。

（九）当诊断不能明确时如何监测患者

对肝功能检测结果异常和疑似肝病的患者进行评估的目的是确定潜在原因，并提供治疗，以尽可能降低未来进展为肝硬化的风险。肝脏活检适用于没有酒精史或肝毒性药物使用史的患者，没有慢性肝病迹象的患者，对病毒性肝炎和代谢性、自身免疫或遗传性肝病的初步评估为阴性的患者。如果活检显示在没有特征性组织学发现的情况下有显著纤维化，表明存在特定原因，NASH 应该包括在鉴别诊断中，胰岛素抵抗可能是一个因素。组织病理学结果的仔细复检是有必要的，并且可以考虑第二次咨询有经验的肝病理学家。肝硬化可能是胰岛素抵抗的首发表现，伴有或不伴有代谢综合征的其他特征。其他鉴别诊断包括抗线粒体抗体阴性的 PBC、PSC，以及由于远距离接触药物或毒素而导致的药物诱导的肝损伤。建议使用磁共振胰胆管成像进行磁共振成像扫描。如果高度怀疑 AIH，可以考虑反复进行自身免疫有关的血清检测，包括抗甲状腺、抗SSA 和抗 SSB 抗体的检测。如果诊断不成立，原因不明的慢性肝病或隐源性肝硬化是最终诊断。

在没有重大组织学发现或肝病的情况下，鉴别诊断应该包括乳糜泻、甲状腺功能减退、胰岛素抵抗和良性生化异常。排除这些潜在的诊断后，可以定期监测 LFT 结果。监测的最佳频率未知。监测是否有助于识别近期或未来的重大肝病尚不清楚。如果临床状况发生变化，应进行重复检测。

◆ 结论

肝功能检查（LFT panel）的概念其实并不恰当，因为它不仅仅反映肝脏功能；相反，LFTs 除了肝功能外还包括了肝细胞损伤或功能障碍的标志。LFT 中有一个或多个指标异常的轻度 LFT 异常的流行率很高（10% ~ 21.7%），并且 70% ~ 84%的 LFT 结果持续异常。影响肝酶的因素有多个，包括年龄、BMI、肌肉质量、生活方式、脂肪和糖类代谢。已经提出了氨基转移酶的新参考范围。成年人的最新上限为男性 500nkat/L（30U/L），女性 317nkat/L（19U/L）。如果 LFT 结果异常，识别异常持续时间和模式是评估的第一步。高胆红素血症、凝血障碍和低白蛋白血症的存在是评估肝脏功能和预后的极好指标，并能够提示急性、亚急性或慢性肝衰竭。详细的询问病史和体格检查是诊断的关键，有助于避免不必要的检测。

第8章 评估疾病进展的无创性检测方法
Noninvasive Assessment of Disease Progression

Elliot B. Tapper，Nezam H. Afdhal 著

阚延婷 译，熊清芳、朱传东、叶伟、陆荫英 校

● 缩略语 ABBREVIATIONS

AASD	American Association for the Study of Liver Diseases	美国肝病研究协会
ALT	alanine aminotransferase	丙氨酸氨基转移酶
APRI	AST to platelet ratio index	天冬氨酸氨基转移酶与血小板比率指数
ARFI	acoustic radiation force impulse elastography	声辐射力脉冲弹性成像
AST	asparticacid aminotransferase	门冬氨酸氨基转移酶
AUROC	area under the receiver operating curve	受试者工作曲线下面积
BMI	body mass index	体重指数
CAP	controlled attenuation parameter	受控衰减参数
CI	confidence interval	置信区间
CT	computed tomography	计算机断层扫描
FIB-4	fibrosis-4	纤维化 -4
GGT	γ-glutamatetranspeptidase	γ- 谷氨酰基转肽酶
HA	hyaluronicacid	透明质酸
HDL	high density lipoprotein	高密度脂蛋白
HBV	hepatitis B viral	乙型肝炎病毒
HCV	hepatitis C viral	丙型肝炎病毒
HR	hazard ratio	风险比
LSM	liver stiffness measurement	肝硬度测量
MRE	magnetic resonance elastography	磁共振弹性成像
MRI	magnetic resonance imaging	磁共振成像
NASH	nonalcoholic steatohepatitis	非酒精性脂肪性肝炎
NFS	nonalcoholic fatty liver disease fibrosis score	非酒精性脂肪肝纤维化评分
NPV	negative predicti vevalue	阴性预测值
PBC	primary biliary cholangitis	原发性胆汁性胆管炎
PSC	primary sclerosing cholangitis	原发性硬化性胆管炎
PPV	positive predictive value	阳性预测值
TIMP	tissue inhibitor of metalloproteinase	金属蛋白酶组织抑制药
ULN	upper limit of normal	正常上限
VCTE	vibration controlled elastrography	振动控制弹性成像

了解患者肝纤维化程度对慢性肝病的管理至关重要，对治疗和预后具有指导意义。进展期纤维化提示患者进展为肝硬化的风险增高，并且与肝脏相关并发症、肝癌和死亡的发生密切相关，患者在进展期纤维化时接受治疗获益明显。

仅靠患者的病史和体检结果不足以诊断晚期纤维化或代偿性肝硬化[1,2]。目前肝脏风险评估的金标准是肝脏活检。虽然它很安全，很少致命，但费用较高，需要耗费大量的医疗资源，包括监护程序、护士、有经验的病理医师等[3,4]。此外，

这个金标准并不完美：活检取出的样本是肝脏的 1/50000，容易发生抽样误差，从而低估了进展期纤维化的分期[5-7]。同时，约有一半患者会因为害怕拒绝肝活检[8]。

对于临床医生和患者而言，准确确定肝病的分期至关重要，它需要一套有效、便宜且患者可以接受的替代检查方式。因此，用于评估慢性肝病患者进展期纤维化风险的无创检查方法具有重要的临床意义。本章节中，我们回顾了临床常见的评估肝病患者风险的方法。

一、纤维化分期的意义及肝活检的作用

肝脏活检有 3 个临床意义。第一，用于诊断，特别是当血清学检测不能确定疾病时。第二，活检结果可帮助制定治疗方案。第三，组织学特征可提供预后信息。早期肝纤维化患者短期内发生不良事件的风险较低，而晚期肝纤维化患者发生失代偿性门静脉高压、肝癌和死亡的风险都会增加[9,10]。因此，对慢性肝病患者的治疗和预后讨论，大多都围绕纤维化的分期展开。

在正在进行的丙型肝炎治疗相关的临床试验中采用描述组织学特征的共享语言十分有必要，可以促进当代组织学评分系统的发展（例如，METAVIR，病毒性肝炎组织学数据的 Meta 分析）[6,11]。相比之下，临床实践中纤维化分期是二元的，除了肝纤维化的绝对分期，患者需要知道且想知道的是他们发生肝脏并发症的风险高低。因此，判断患者是否进入晚期纤维化阶段很重要。从这个意义上说，无创性检查指数低的患者可以用与 $F_0 \sim F_1$ 纤维化患者相同的方式进行治疗，反之亦然。

此外，活检是对肝纤维化的横断面评估，而肝纤维化是一个异质性的过程，不均匀分布在整个肝实质。因此活检的结果是双重的[5-7]：首先，活检很难进行纵向评估，而无创性方法评估肝纤维化既廉价又安全。其次，由于肝活检的抽样误差，无创性检查可能与纤维化分期有更高程度的相关性。事实也证明，当用活检标本的定量图像来评估肝脏胶原总浓度时，无创性纤维化标记物的表现明显优于标准化组织学评估（如 Ishak 评分），即使在临床试验中也有同样的结果[12]。

受患者偏好、成本意识、无法纵向评估患者的能力及无创标记物表现更好的影响，肝脏活检的作用在当代实践中发生了变化：利用活检证实无创性方法的诊断；再在生物标志物不确定或相互冲突时利用活检评估纤维化程度。

二、无创性检测方法

肝纤维化的无创性评估，其首要理念是为患者提供一种有效的能影响临床管理模式的晚期肝病风险评估方法。虽然没有哪个标记物能比活检更有效地辨别纤维化的各个阶段，但对于一个常见病来说并不重要。风险评估主要考虑的是治疗和筛查肝脏疾病并发症的益处[13]。虽然不同疾病都有具体的问题需要考虑（在以后的一节中讨论），但每种疾病无创性风险评估的目标都是一致的[14,15]。

使用无创性检测来避免肝脏活检，关键是寻求不同检测手段结果的一致性，有以下几个原因。第一，这很合理。根据可替代组织学的无创检测结果做临床决策，往往对检测手段有很高的要求。第二，它在临床上是方便易行的。一次临床诊疗过程中可以同时进行晚期纤维化的血清学和成像检测。第三，临床医生可以根据检测结果立刻将患者分成三类：一致性的风险低、一致性的风险高以及有争议的或中间结果[15,16]。医生可以根据结果的一致性选择是否进行重新测试，也可以对混合结果或模棱两可的患者进行肝活检。对于较大可能出现晚期疾病的患者或较保守的临床医生，可考虑对所有结果不一致可能大的患者进行肝活检。另外，充分研究这项策略可以使患者的获益最大化[13,14,17-20]。此策略的应用实例如图 8-1 所示。

三、常见的肝纤维化血清学检测的病理生理学特点

许多血清生物标志物已被作为肝纤维化分期

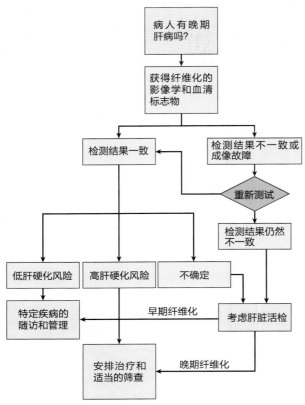

▲ 图 8-1 对肝纤维化的无创性评价的一般方法

这一方法强调了在检测纤维化的影像学和血清学指标之间寻求一致性的意义，并阐明了能从肝脏活检中获益的人群

的替代物。大多数生物标志物结合了多项检测。表 8-1 详细列出了每个测试的组成部分，以及其临床实用性和成本。这些测试从简单 [天门冬氨酸氨基转移酶（AST）/丙氨酸氨基转移酶（ALT）比率] 到复杂（使用在中心实验室执行的专有或专利的公式）。在本节中，我们将回顾每个检测及其组成部分背后的基本原理。

1. 天门冬氨酸氨基转氨酶（AST）/丙氨酸氨基转移酶（ALT）比率

AST/ALT 比率可能是肝纤维化最简单的无创性指标[21]。在肝细胞内，ALT 仅位于细胞质，而 AST 则存在于细胞质和线粒体中。酒精是一种线粒体毒素，其代谢消耗 5- 吡哆醛磷酸盐，而 5-吡哆醛磷酸盐是产生 ALT 的辅助因子[22]。因此，酒精的肝毒性增加了 AST 的释放，减少了ALT 的产生。AST/ALT 比值通常是区分酒精性和非酒精性肝病重要检测指标[23]。研究显示它也可以作为非酒精性肝硬化的生物标志物[24,25]，

主要有两个原因：首先，肝窦细胞可以促进血清AST 的清除，肝硬化时肝窦细胞功能受损是导致AST/ALT 比值升高的重要原因[26]。其次，ALT和 AST 都反映活动的坏死性炎症，而活动的坏死性炎症对于纤维化的形成是必需的。

2. AST/ 血小板比值和 Fibrosis-4 指数

AST/ 血小板比值指数（APRI）和纤维化 -4（FIB-4）指数在 AST/ALT 比值的基础上更进一步增加了与血小板计数相关的预后信息。血小板是肝硬化的敏感标记物，血小板计数＜160×10^9/L 提示存在肝硬化的阳性似然比为 6.3（95% CI 4.3 ～ 8.3）[2]。肝硬化时血小板计数减少的原因有很多。首先，血小板生长因子—促血小板生成素由肝脏生成，而肝硬化患者缺乏血小板生长因子[27]。其次，门静脉高压导致脾脏充血和血小板破坏。最后，肠道屏障的破坏导致系统性内毒素血症，免疫激活，形成抗血小板抗体，这些都会消耗血小板[28]。经过深入了解发现肝硬化与较高的 AST 水平和较低的血小板计数有关，因此高 APRI 数值往往提示存在肝硬化。FIB-4 使用基于相同生理学的替代算法，并增加了年龄的影响。将年龄因素考虑在内是合理的，因为它反映了肝损伤的基本规律，即随着时间的推移，坏死性炎症会导致纤维化。

3. 非酒精性脂肪肝的纤维化评分

非酒精性脂肪肝的纤维化评分（NFS）通过增加体重指数（BMI）和糖尿病，扩大对 AST/ALT比值、血小板计数和年龄的观察。无论其潜在病因是什么，胰岛素抵抗都是进展性肝病独立危险因素。

高胰岛素血症刺激星型细胞活性、胶原合成、结缔组织生长因子的产生[29]。BMI 与肝纤维化相关的原因有两个：一是 BMI 可能反映了具有肝毒性的潜在脂肪病变[30]。二是即使排除糖尿病，BMI 仍然与纤维化有关，这表明肥胖是促炎性的，与肝脂质过氧化有关[31]。NFS 还引入了白蛋白，这是一种由肝脏产生的血清蛋白，它会随着肝病的进展而减少。NFS 将这些变量集成到一个可行的用于评估 NAFLD 患者的算法中[3]。

表 8-1　纤维化的血清学检测

检测	送去实验室？	算法	组成	禁忌	成本(2014, 美元)
AST/ALT 比值	否	AST/ALT	AST、ALT	酒精、肌肉分解	1.44
AST/ 血小板比值指数	否	(AST/ULN) / 血小板计数 (10^9/L)	AST、血小板计数	酒精、肌肉分解、血小板减少的肝外原因	6.50
FIB-4	否	(年龄 × AST) / 血小板计数 × √ (ALT)	年龄、AST、ALT、血小板计数	酒精、肌肉分解、血小板减少的肝外原因	7.05
NAFLD 纤维化评分	否	− 1.675+0.037× 年龄 +0.094 × BMI +1.13× 糖尿病（是 = 1, No= 0) + 0.99 × (AST/ ALT 比值 − 0.013) × 血小板 (×10^9/L) − 0.66× 白蛋白 (g/dl)	年龄、BMI、糖尿病（存在）、AST、ALT、白蛋白、血小板计数	酒精、肌肉分解，血小板减少的肝外原因，营养不良	7.20
FibroSure/ FibroTest	是	是公开的，但只在参考实验室进行	年龄、性别、胆红素、GGT、载脂蛋白 A_1、结合珠蛋白、α_2 巨球蛋白	酒精、Gilbert 综合征、肾脏疾病、溶血，他汀类药物的使用，遗传性血脂异常	69.86
HepaScore/ FibroScore	是	是专有的，仅在参考实验室进行	α_2 巨球蛋白、胆红素、GGT、透明质酸	酒精、Gilbert 综合征、肾脏疾病、肝外纤维化	26.02
FibroMeter	是	是专有的，仅在参考实验室进行	年龄、性别、血小板计数、α_2 巨球蛋白，ALT、AST、GGT、INR、血尿素氮	酒精、Gilbert 综合征、肾脏疾病、抗凝	70.50
FibroSpect	是	是专有的，仅在参考实验室进行	α_2 巨球蛋白、透明质酸、金属蛋白酶肾疾病组织抑制药	肾病、肝外纤维化、慢性炎症性疾病	56.72
增强肝纤维化评分	是	是公开的，但只有在参考实验室进行	透明质酸、金属蛋白酶组织抑制药、Ⅲ型前胶原 N- 端肽肾病	肾病、肝外纤维化、慢性炎症性疾病	173.00

ALT. 丙氨酸氨基转移酶；AST. 天门冬氨酸氨基转移酶；BMI. 体重指数；GGT. r- 谷氨酰基转移酶；INR. 国际标准化比值

4. FibroMeter

FibroMeter 是一种非侵入性指数，是基于其他检测中使用要素的专有算法，这些要素包括年龄、ALT、AST 和血小板计数，并添加 γ 谷氨酰转肽酶 (GGT)、凝血酶原、尿素和 α_2 巨球蛋白 (α_2M)。

GGT 是一种对胆道损伤具有高度敏感性的标记物，可以突出肝脏损伤的不同位置。在一项研究中发现肝硬化时尿素合成减少，所以其血尿素氮也有所降低。另外，有结论明确指出肝硬化

患者的凝血酶原时间是升高的[28]。

α_2 巨球蛋白和结合珠蛋白是 α_2 球蛋白的两个成分，是对肝脏疾病有不同反应的急性时像反应物（结合珠蛋白在接下来的章节中讨论）[34]。此外，α_2M 是一种由活化的肝星状细胞表达的蛋白酶抑制药，而肝星状细胞在肝脏中产生胶原蛋白，因此它是肝纤维化的直接标志物[35]。

5. Fibrosure/FibroTest

FibroTest 是结合肝纤维化间接和直接标记物

的另一种专有检测方法。此方法包括结合珠蛋白和载脂蛋白 A1。结合珠蛋白与肝纤维化呈负相关：肝细胞生长因子在肝脏再生时升高（包括肝硬化时），刺激 α_2M 增加，使结合珠蛋白产量降低[36]。载脂蛋白 A1 是高密度脂蛋白（Hdls）的主要成分，由肝脏合成[37]，而高密度脂蛋白水平（Hdls）与肝纤维化成反比[38]。另外，Hdls 可能反映 NAFLD 患者的急性肝损伤程度，其在非酒精性脂肪性肝炎（NASH）活动时是降低的，而 NASH 好转后恢复到正常水平[39]。

6. HepaScore

HepaScore 检测采用透明质酸（HA）作为肝纤维化的直接标志物[40]。HA 是细胞外基质的组成成分，它在胶原合成过程中产生，在循环中被肝窦清除[41,42]。因此，使胶原形成增加（如炎症和纤维化）和减少 HA 清除的因素（肝硬化及肝细胞减少），会导致血清 HA 升高。

7. FibroSpect

金属蛋白酶的组织抑制药（TIMP）是指一种调节细胞外基质平衡的家族酶。TIMP-1 由激活的肝星状细胞产生，肝硬化时更甚[43,44]。因此，除 α_2M 和 HA 外，FibroSpect 还使用 TIMP-1 作为纤维化的直接标志物[45]。

8. 增强肝纤维化评分

增强肝纤维化评分结合了 HA 和 TIMP-1，并增加了Ⅲ型前胶原 N- 端肽[46]。因为在伤口愈合或坏死性炎症的纤维化反应过程中，处理前胶原蛋白时会释放这种分子[47]，所以它被认为是肝纤维化的直接标志物。这种关联在 1979 年即被首次证明，并得到验证[46-48]。

四、肝纤维化的放射学检查

肝脏影像学有多种用途。首先，晚期肝纤维化会产生宏观结果，在影像学研究中很容易观察到晚期纤维化时肝脏的形态学改变。硬化的肝脏表现为结节、萎缩或尾状叶肥大；大部分影像技术可以检测到肝纤维化的继发性表现，主要为门静脉高压症表现，如静脉曲张或脾肿大。其次，新的成像技术可以评估肝脏的功能特性，如硬度。这些技术由于敏感性和特异性更高，是本节的重点。表 8-2 提供了总结。

1. 超声

超声成像的原理是手持接收器接收到超声波在通过组织时返回的"回声结构"，产生的灰度图像可以反映该组织的不同密度，用以协助临床诊断。超声是一种可行的、便宜的、耐受性好的常规工具，大多数评估和治疗肝病的临床医生经常使用[49]。不同的超声图像特征都可能提示肝硬化，包括肝脏回声（特别是相对于肾脏的强回声）、肝脏表面结节状、肝实质不均

表 8-2　纤维化的影像检测

检测	特殊硬件	注意事项	病人准备	禁忌	费用（2014美元）
超声	无	无	无		82
计算机断层扫描	无	有无过敏，肾功能不全	无	N/A	168
磁共振成像（MRI）	无	有无过敏，肾功能不全，金属植入物	无	N/A	319
振动控制瞬时弹性成像	有	急性肝炎、静脉充血、胆汁淤积、病态肥胖	禁食（3h）	肝炎、胆汁淤积、静脉充血和病态肥胖	82
声辐射力脉冲成像*	有	不明：可能是急性肝炎，静脉充血，胆汁淤积，病态肥胖	未知	肝炎，或未知	82
MRI 弹性成像*	有	金属植入物，不明：可能急性肝炎、静脉充血、胆汁淤积	未知	肝炎、胆汁淤积和静脉阻塞	319

*. 实验中，FDA 尚未批准

匀和一个相对于右叶扩大的尾状叶[49-51]。脾肿大、侧支静脉以及动态多普勒对肝脏血管血流的评估可以协助诊断肝硬化和门静脉高压[52]。前瞻性研究发现，肝硬化的超声特性变化很大。例如，肝脏轮廓对肝硬化的敏感性和特异性分别为 12.5% ～ 87.5% 和 78% ～ 95%[49]。通常不能有效地鉴别脂肪变性和纤维化。由于这些原因以及其他因素，超声高度依赖于操作者，不同的操作者之间的一致性较差[53]。

2. 计算机断层扫描和磁共振成像

现代计算机断层扫描（CT）是一种基于 X 射线重建图像的横断面成像技术。传统 CT 可以进行静脉造影，从而检查脉管系统，并且能更深入地了解所观察组织的功能性质。磁共振成像（MRI）提供了另一种使用序列的方法，如弥散加权成像，改善了对比增强的横断面成像特点[54]。但 MRI 价格昂贵且耗时较长（比 CT 长 30min）。CT 和磁共振成像与超声一样并不敏感，但特异性很高[55]。在 CT 上肝硬化的特征表现为表面结

节状、实质密度不均、尾状 / 右叶比值增大，静脉直径变小[56]。CT 和 MRI 对静脉曲张和脾肿大的检测可能更为可靠。

除了符合肝硬化特征外，CT 尤其是 MRI，还能提供肝病的额外信息。例如，利用 MR 光谱学，可以可靠地评估脂肪[57]和铁[58]的含量。因为脂肪、铁和其他浸润性物质的 MR 信号可以被隔离出来，并被作为整体 MR 信号的一部分进行量化，进而提示肝脏受影响的程度。

3. 振动控制弹性成像

振动控制弹性成像（VCTE）是美国批准使用的最可靠的无创影像工具（图 8-2）[14,15]。与超声波、CT 和 MRI 不同，VCTE 以千帕（kPa）为单位测量肝脏硬度（LSM），以提示有无肝硬化。尽管 LSM 不能像肝活检一样提示肝纤维化程度，但它对肝硬化的检测既敏感又特异。把一个手持探针放在覆盖肝右叶的肋间隙，这个探针在胸壁上震动，向肝脏发出机械切变波，切变波的速度用传感器测量，其深度由特定探头确定（M

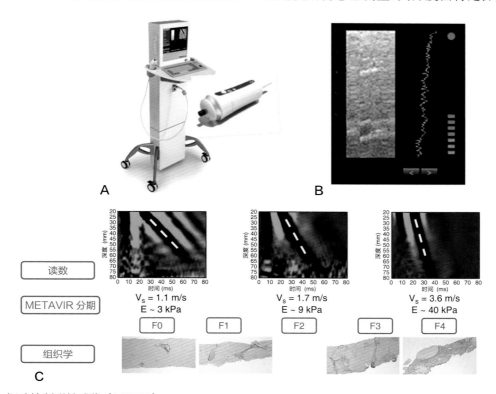

▲ 图 8-2 振动控制弹性成像（VCTE）

A. 标准 VCTE 装置（肝纤维化扫描仪）是由床头显示器和 M 号探头显示；B.VCTE 读数显示皮肤下方扫描区域内的组织的超声图像（M 号探针的 2.5 ～ 6.5cm）和指示器（绿色条），表明探针在皮肤上的压力是适当的；C.VCTE 读数通过反映速度的斜率提供了传播波的可视性，进而反映肝脏硬度，就 METAVIR 分期和组织学而言，提供了描述肝脏硬度的相关性

号探头介于 25 ～ 65mm 之间或 XL 号探头介于 35 ～ 75mm）。随后，这个速度转换成一个 LSM，用 Hook 定律转换成千帕。任何影响肝脏黏弹性的变量都可能会影响 LSM，包括肝脏血流的变化。为此，使用 VCTE 的患者最好不伴有充血性心力衰竭[59]，且禁食 2 ～ 3h[60]。在实践中，VCTE 的灵敏度主要受 BMI（厚胸壁）的影响，选择合适的探头能够很好地解决这个问题，而干扰特异性的主要问题是肝脏炎症和胆汁淤积症[14,15]。

与 MRI 相似，VCTE 技术可提供有关肝脏脂肪负荷的更多信息。控制衰减参数（CAP）作为一种肝脏硬度测量（LSM）方法，同时评估超声波的传播，并产生一个介于 100 ～ 400dB/m 的波[61]。

4. 磁共振弹性成像

磁共振弹性成像（MRE）是一项新兴的研究技术，其使用的设备和重建软件可以通过改装标准人体 MR 扫描仪获得。与 VCTE 相同的是机械波通过经皮的传感器传送到肝右叶。与 VCTE 的二维图像相比，MRE 是三维的。在整个肝脏实质中，剪切波的三维位移矢量由一个专门的成像序列表示，并呈现为千帕值[62]。在剪切波转换为千帕时，VCTE 采用了杨氏弹性模量，而 MRE 使用了剪切弹性模量。因此，VCTE 和 MRE 确定的千帕值并不相等[63]。MRE 相对于 VCTE 的潜在优势在于它可能不受 BMI 等混杂因素的影响[64]。随着 MRE 临床经验的增多，对 MRE 干扰因素的认知也在不断进步，其中可能包括炎症。

5. 声辐射力脉冲弹性成像

声辐射力脉冲弹性成像（ARFI）通过改装的标准超声波机器发出声波脉冲，产生剪切波，分析剪切波的速度（m/s）以获得检测结果。与 VCTE 一样，其成像是二维的，与所有弹性成像技术一样，组织硬度越高，传播速度越快。观察者根据通过肝脏组织时的声速和假设的组织弹性进行计算，在其确定的深度上估算出剪切速度[65]。ARFI 评估的肝脏面积略小于 VCTE 评估的面积。总的来说，ARFI 的经验有限，其局限性尚未全面了解，炎症可能是干扰因素，BMI 对其影响也未明确[66-68]。

五、特定疾病的分析

无创检测的应用需要了解其在每种肝病特有的缺陷和临界值。我们将分别回顾常见肝病的主要检测的注意事项。

1. 丙型肝炎

在高效抗病毒治疗慢性丙型肝炎（HCV）[69]和大规模 HCV 筛查[70]的时代，对高效无创性肝纤维化评估的需求很高。现在的重点不在于纤维化的分期，而在于确定哪些患者处于早期或晚期的纤维化阶段。美国肝病研究协会（AASLD）指南建议，为确保治疗安全进行通常需要临床医生确定慢性丙型肝炎患者罹患晚期肝病的风险[13,71]。与肝活检相比，无创风险评估策略安全、费用合理，因而能让临床医生实现晚期纤维化患者的优先治疗，并将肝硬化患者纳入静脉曲张和肝癌的筛查项目中[13,72]。样本检测的策略如图 8-3 所示。

许多无创性检查可以提供有价值的信息（表 8-3）。慢性 HCV 患者的血清学检测采用最广泛的是 FibroTest 和 APRI。3500 例 HCV 患者进行的 Meta 分析显示，显著纤维化的受试者工作曲线下面积（AUROC）为 0.84（95%CI 0.83 ～ 0.86）[73]。独立的系统性回顾显示肝硬化的 AUROC 为 0.90[74]。4200 例 HCV 患者的 Meta 分析表明 APRI 可以辨

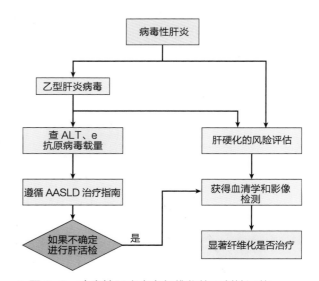

▲ 图 8-3　病毒性肝炎患者纤维化的无创性评估

这一示意图强调了在图 8-1 所示的一般背景下慢性丙型肝炎和乙型肝炎（HBV）患者的特殊需要。AASLD. 美国肝病研究协会；ALT. 丙氨酸氨基转移酶

别显著的纤维化，肝硬化的 AUROC 分别为 0.76（0.74～0.79）和 0.82（0.79～0.86）[75]。更进一步的研究是最近对 510 位病毒性肝炎患者的前瞻性研究，FibroTest、HepaScore 和 FibroMeter 三种方法对肝硬化的检测效果相当，三种方法检测肝硬化的 AUROC 为 0.84～0.87[76]。然而，FibroTest、HepaScore 和 FibroMeter 对于丙肝患者的纤维化分别低估了 26%、24% 和 6%。

在无创性纤维化检测中使用的成像技术包括超声和 MR 弹性成像（MRE）。FDA 批准的用于 HCV 患者 LSM 检测的是 VCTE，一般通过 FibroScan 检测。与其他疾病相似，采用特定的 LSM 临界值评估晚期纤维化风险已广泛研究。血清学检测会低估肝纤维化分期，与之相比，VCTE 因为活动的坏死性炎症可能会高估纤维化分期[77]。7.3kPa 的临界值为非晚期肝病患者提供了近乎完美的排除的阴性预测值（NPV）[77]。在其他研究中，12.5 千帕这个常规临界值表现良好，具有 77% 的阳性预测值（PPV）和 98% 的阴性预测值（NPV）[78,79]。这个值的 AUROC 为 0.95（95% CI 0.87～0.99）[74]。目前在 MRE 和 ARFI 中尚未提供特定疾病的临界值。在早期 Meta 分析的基础上，MRE 和 ARFI 两种检测晚期纤维化的模型均表现优异，AUROC 分别为 0.97 和 0.91[80,81]。

有证据表明，将影像和血清学检测相结合具有显著益处。已有结合血清学检测的研究成像技术是 VCTE。Castera 等进行了一项有影响的研究，将 FibroTest 结合 APRI 与 VCTE 结合 FibroTest 进行了比较。用 VCTE 临界值为 12.5kPa 和 FibroTest 临界值为 0.75kPa 来区分患者有无肝硬化，302 例丙型肝炎患者中有 65 例（21.5%）需要活检[82]。这比 APRI/FibroTest 相结合的策略更有利，因为后者导致 76 例患者（25.2%）需要活检。这些结果均是可靠且可重复的[83]。

无创性检测是对远期预后的预测。例如，Poynard 等的研究表明，VCTE 和 FibroSure/FibroTest 的结合可将所有慢性 HCV 患者进行危险系数分类[18]。在 3927 个欧洲人的队列中，LSM 结合 FibroTest 的检测方法预测了肝脏相关

事件（AUROC0.88）、肝细胞癌（AUROC0.85）和 10 年总体生存率（AUROC0.79），优于任何单独检测。当 FibroTest 评分小于 0.28 时，发生肝脏疾病严重并发症的概率为 2.2%，而当评分为高于 0.95 时，发生肝脏疾病严重并发症的概率为 60.3%。同样，LSM 小于 5kPa 的患者与 LSM 大于 50kPa 的相比，严重并发症的风险从 1.6% 上升到 71%。在接受 FibroTest 的 3927 个受试者中，有 10.1% 在随访过程中死亡，而 FibroTest 测试结果低于 0.28 的死亡率只有 2.8%，评分为 0.85～0.95 和大于 0.95 的死亡率分别为 29.1% 和 53.1%。与此同时，在接受 LSM 检测的 3031 个受试者中，7.4% 在随访过程中死亡；低于或等于 5.0kPa 的死亡率为 3.7%，而 LSM 评分为 20～50kPa 的患者死亡率为 3.7%。此外，无创检测指标的数值随着时间的变化能够预测临床预后。在一组接受抗 HCV 治疗的患者中，基线和连续变化的 VCTE 值预测着总体生存率。在随人口因素调整的多变量死亡率风险模型中，基线 VCTE（每千帕）与 5.76（95% CI 3.74～8.87）的风险比（HR）有关[84]。FIB-4 指数对肝癌有预测作用。在随访 3 年的 516 例 ALT 正常的日本患者中，FIB-4 指数大于 4.0 发生 HCC 风险比为 9[85]。综上，尽管许多指标都能预测远期预后，但尚不清楚在病毒清除后，治疗前的风险预测因子是否准确，或者治疗后某个指标的变化是否能提示预后。

2. 乙型肝炎

与 HCV 一样，确定慢性乙型肝炎病毒（HBV）患者纤维化的阶段有利于筛查和治疗肝硬化并发症。根据 AASLD 的建议，是否治疗需要考虑表面抗原和 e 抗原表达、病毒载量、肝脏炎症和纤维化程度[86]。纤维化可以通过多种替代肝活检的方法进行评估。检测的策略如图 8-3 所示。

FIB-4 是一种已在多个群体中被证实的反映纤维化的简单血清学标志物。Kim 等在一项对 668 例韩国患者进行的前瞻性研究中，证实 1.6 的临界值排除了晚期纤维化，阴性预测值（NPV）为 93.2%[87]。Li 等检测了 284 例美国乙肝（HBV）

表 8-3　肝脏疾病的检测特点

	纤维化程度	临界值	研究（参考编号）	N	敏感性 (%)	特异性 (%)	AUROC	正确的分类 (%)
丙型肝炎病毒（HCV）								
FibroTest	$F_2 \sim F_4$	0.6	34	339	70	95	0.84	73
APRI	$F_3 \sim F_4$	1.0	129	4441	61	64	0.8	76
HepaScore	$F_2 \sim F_4$	0.55	130	391	82	65	0.81	72
FibroMeter	$F_3 \sim F_4$	0.72	76	255	90	85	0.91	—
FIB-4	F_4	<1.45>3.25	131	830	74 38	81 98	0.85	68
VCTE	$F_2 \sim F_4$ F_4	7.1 12.5	79	183	67 95	89 91	0.83 0.95	73 90
乙型肝炎病毒（HBV）								
FibroTest	$F_2 \sim F_4$	0.48	132	1000	61	80	0.77	71
APRI	$F_2 \sim F_4$	1.5	133	788	49	84	0.75	—
HepaScore	$F_3 \sim F_4$	0.42	76	255	75	71	0.75	59
FibroMeter	$F_3 \sim F_4$	0.69	76	255	66	88	0.85	65
FIB-4	$F_3 \sim F_4$ F_4	1.0 1.6	134		91 88	73 84	0.91 0.93	—
VCTE	$F_2 \sim F_4$ F_4	7.9 11.7	91	1625 2051	74 85	78 82	0.86	—
NAFLD								
FibroTest	$F_3 \sim F_4$	0.3 0.7	7	267	92 25	71 97	0.92	—
APRI	$F_3 \sim F_4$	1	135	145	27	89	0.67	—
FibroMeter	$F_2 \sim F_4$	*	101	335	79	96	0.94	86
FIB-4	$F_3 \sim F_4$	<1.3 >2.67	102	541	74 33	71 98	0.80	60
VCTE	$F_3 \sim F_4$ F_4	7.9 10.3	104	245	91 92	75 88	0.93 0.95	92
NFS	$F_3 \sim F_4$	-1.455 0.676	32	253	77 43	71 96	0.84	90
Cholestasis								
VCTE-PBC	$F_2 \sim F_4$ F_4	8.8 16.9	113	103	67 93	100 99	0.91 0.99	84 98
VCTE-PSC	$F_2 \sim F_4$ F_4	8.6 14.4	114	66	72 100	89 88	0.84 0.95	—

*. 未知，制造商不提供此数据；文本中不可用

APRI. 天门冬氨酸氨基转移酶和血小板比值指数；AUROC. 受试者工作曲线下面积；Cholestasis. 胆汁淤积；HBV. 乙型肝炎；HCV. 丙型肝炎；NAFLD. 非酒精性脂肪性肝病；NFS. 纤维化评分；PBC. 原发性胆汁性胆管炎；PSC. 原发性硬化性胆管炎；VCTE. 振动控制弹性成像

患者的 FIB-4 数值，最佳排除临界值是 5.17[88]。

晚期纤维化血清学标志物对慢性 HBV 患者的临床价值大致相同。选择检测方法时应该考虑患者的舒适度和测试的可行性。Leroy 等在 2014 年提供了最佳的可行性比较研究，在一组法国患者中检测了 Fibro Test, Fibro Meter 和 HepaScore[76]。在 Fibro Test 中，F_3 或以上和 F_4 的临界值分别为 0.59 和 0.79，NPV 分别为 84.0% 和 91.0%。而在 FibroMeter 中，F_3 或以上和 F_4 的临界值为 0.57 和 0.84，对应的 NPV 分别为 91% 和 92%。最后，临界值为 0.84 的 HepaScore 的 NPV 为 94%。

与 HCV 一样，VCTE 也是可用于乙肝患者的重要工具[89]。VCTE 在 HBV 中的应用经验正在积累，最佳的 LSM 临界值也在变化。在一组 202 例 HBV 患者中，肝硬化的临界值为 11.0kPa，AUROC 为 0.93，NPV 为 99%[78,90]。在涉及 2772 名患者的 Meta 分析研究中，$F_3 \sim F_4$ 和 F_4 最佳临界值分别为 8.8kPa 和 11.7kPa。对于纤维化为 F_3 或以上的，LSM 的临界值为 8.8kPa，其灵敏度为 74.3%，特异度为 78.3%，而临界值为 11.7kPa 对肝硬化的检测灵敏度为 84.6%，特异度为 81.5%[91]。

HBV 患者血清学检查没有具体限制。相比之下，VCTE 的干扰因素是众所周知的。虽然 BMI 肯定会有影响，但对 HBV 患者来说最重要的是坏死性炎症对肝脏黏弹性特性的影响[92-94]。

至于 HCV 是否需要治疗，部分由肝脏炎症和纤维化的分期决定，而用 VCTE 评估肝脏纤维化的分期可能会受肝脏炎症的干扰。Chan 等提出了一种在不同 ALT 水平下解释 VCTE 结果的算法[95]。他们的方法是对 ALT 在特定范围内且 LSM 不能明确的患者实施肝组织活检。ALT 正常，LSM 小于 5kPa（高 NPV）的患者不接受抗病毒治疗，而那些 LSM 大于或等于 9.0kPa（提示晚期纤维化）患者需要进行治疗。对 LSM 不确定的患者进行肝脏活检。同样的算法适用于 ALT 异常的患者，临界值分别为 7kPa 和 12kPa。

远期预后也可以通过无创标记物去预测。986 名年龄在 40 岁以上、表面抗原阳性的韩国患

者中，与 FIB-4 低于 1.25 的受试者相比，FIB-4 在 1.7 ～ 2.4 和在 2.4 以上的受试者各自发展为 HCC 的 HRs 为 4.57 和 21.34[96]。Poynard 等对 1434 例 HBV 患者进行了研究，发现与 HCV 患者一样，VCTE 和 FibroTest 对严重并发症有同样的预测作用。基线 LSM 预测了严重肝病相关疾病的 10 年发病率，总体 AUROC 为 0.88，发展为静脉曲张的总体 AUROC 为 0.95[19]。

3. 非酒精性脂肪性肝病

非酒精性脂肪性肝病（NAFLD）是最常见的慢性肝病。在西方国家，NAFLD 的患病率各不相同，但一般都低于 1/5[97]。在美国，脂肪变性和脂肪性肝炎的发病率分别为 46% 和 12%，且这一数据呈上升趋势[98,99]。由于 NAFLD 患者数量较多，有效的风险分层对于控制医疗成本至关重要。临床医生可以使用的检测策略如图 8-4 所示。

肝纤维化的最佳研究指标相对简单。在这种人群中。NAFLD 纤维化评分（NFS）、FIB-4 和 APRI 已经在群体中得到了彻底的验证[99-102]。例如，Shah 等利用 NASH 临床研究网络比较了美国 541 名成人的几种纤维化标志物[102]。在这个研究中，FIB-4，NAFLD 纤维化评分和 APRI 诊断晚期纤维化的 AUROC 分别为 0.80、0.77、0.73。在 10% 的晚期纤维化人群中，FIB-4 的临界值为

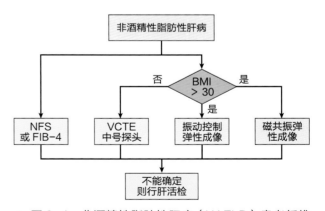

▲ 图 8-4　非酒精性脂肪性肝病（NAFLD）患者纤维化的无创评估

此示意图将图 8-1 所示的一般无创检测用于 NAFLD 患者身上，强调体重指数（BMI）以及最实用的血清学试验、NAFLD 纤维化评分（NFS）和 Fibrosis-4（FIB-4）、MRE（磁共振弹性成像）和 VCTE（振动控制弹性成像）对决策的影响

1.3 时 NPV 为 96%。NFS 具有类似的检测特性。在一项具有里程碑意义的 733 例验证研究中，临界值为 -1.455 时的 NPV 为 88%，排除了晚期纤维化，其 AUROC 为 0.84 [32]。FIB-4 临界值为 1.3 和 NAFLD 纤维化评分为 -1.455 的有效性已经被多次证实 [16,100]。

在 NAFLD 中，已经评估了专有算法（如 FibroTest 和 FibroMeter）的检测效果。但是，这些检测方法似乎并没有比基本算法提供更多的价值 [103]。一项对 225 例患者的研究表明，FibroMeter 可能对 F_3 期纤维化患者的误判率低于 NFS，但两者对肝硬化的检测效果一样好 [101]。不幸的是检测结果假阴性较多，大多数检测对晚期纤维化的敏感性不高于 85% [103]。

对于 NAFLD 患者的 VCTE 治疗经验也在不断积累。迄今为止，Wong 等在一项关于 VCTE 的最大的前瞻性研究中，对来自中国和法国的患者进行了研究。肝硬化临界值为 10.3kPa 时的 NPV 为 99%，PPV 为 46% [104]。鉴于 BMI 对 VCTE 性能的影响，VCTE 在 NAFLD 病态肥胖患者中的作用需要关注 [105,106]。因此，必须在检测过程中选择正确的探头，如果 M 号探头检测失败，可使用 XL 号探头 [107]。但即使有 XL 号探头，对于 BMI 大于 $30kg/m^2$ 的患者，VCTE 失败的风险也会增加 [107]。除了检测不成功之外，当 NPV 非常高时，VCTE 检测还存在巨大的假阳性风险。在 Petta 等的一项研究中，与没有显著脂肪变性的患者相比，假阳性结果在 $F_0 \sim F_1$ 期纤维化及脂肪变性大于或等于 66% 的患者中更常见（14.9% vs 23.6%）[108]。这一结论已在美国人当中得到证实 [108a]。有一点需要说明，约有 1/4 的美国患者的 VCTE 检测结果因使用 M 号探头而不可靠。还需进一步的研究验证此时使用 XL 号探头的有效性。

与其他疾病一样，多个检测方法的组合可能会有更大的价值。Petta 等在对两组意大利患者的前瞻性试验中，验证了 NFS/VCTE 联合的有效性。这一策略优于单个检测，也优于 FIB-4 以及其与 NFS 或 VCTE 的联合。NFS/VCTE 联合的检测

方法（LSM 临界值为 7.9kPa 和 9.6kPa 分别证实和排除晚期纤维化）产生了 0% 假阳性和 7.3% 假阴性率 [16]。在一项比较多种风险分层策略的研究中（单独使用 VCTE、单独使用 NFS、肝脏活检以及联合使用 NFS/VCTE），我们发现单独使用 NFS 的成本效益最高，但仅比联合 NFS/VCTE 稍高一点 [20]。

CAP 是一个可与 VCTE 结合且很有前景的工具，可以估计脂肪变性的程度。此工具使用与 VCTE 相同的射频数据，只有在 LSM 获取有效结果时才对其进行评估 [61]。在对 CAP 的最大研究中，脂肪变性超过 10%、33% 和 66% 的 AUROC 值分别为 0.79、0.84 和 0.84 [109]。在 HCV 患者中，使用这个检测方法也具有可比性，其三个阶段脂肪变性的 AUROC 分别为 0.80、0.86 和 0.88 [110]。因 MRI 可以提供肝脏的结构信息，并且可以为不适合 VCTE 检测的患者评估纤维化风险，故 MRE 可能是最佳的工具。但这一结论的支持数据有限。在一项 102 例患者的前瞻性研究中，MRE 测量纤维化分期的 AUROC 数值是 0.957，其临界值为 3.64kPa，能够正确地区分 90.2% 的患者有无晚期纤维化 [111]。

一项研究检验了无创性纤维化指数和远期预后的作用。Angulo 等对来自不同国家、不同中心的 320 例 NAFLD 患者随访 9 年，评估了 NFS、APRI 和 FIB-4 [112]。NFS 对肝脏相关并发症和死亡/移植的预测作用最佳，AUROC 值分别为 0.86 和 0.70。与每个指标的低风险评分相比，高风险的 NFS 评分与并发症和死亡率方面相关的风险比分别为 34.2 和 9.8，APRI 风险比为 20.9 和 3.1，FIB-4 的风险比为 14.6 和 6.9。

4. 胆汁淤积性肝病

无创性评估在胆汁淤积性肝病中的应用经验相当有限。Corpechot 等在关于血清学指标的第一份报告中展示了使用 APRI 和 FIB-4 测定原发性胆汁性胆管炎（PBC）患者晚期纤维化的效果，AUROC 值分别为 0.86 和 0.83。AST/ALT 比值是无效的（AUROC0.66）。VCTE 在 PBC 时明显优于这些标记 [113]。2014 年，该研究组对原

发性硬化性胆管炎（PSC）患者做了随访研究，证实 APRI 和 FIB-4 的效果不错，但晚期纤维化的 AUROC 值明显低于 VCTE（分别为 0.81 和 0.75 vs 0.93）[114]。胆汁淤积性肝病的专有检测尚没有在大规模群体中进行评估。

在慢性淤胆性疾病中，VCTE 是评价纤维化和组织学分期的最佳无创方法。Corpechot 等在他们最初的报告中[115]已经确定，PBC 患者和晚期纤维化或肝硬化的最佳临界值是 10.7kPa 和 16.9kPa，AUROC 值分别为 0.95 和 0.99[113]。来自西班牙的研究组在少数人群中评估了 VCTE，发现临界值稍高（F_3 或更晚纤维化为 14.7kPa，F_4 期纤维化为 15.6kPa）[116]。当 Corpechot 等研究 VCTE 在 PSC 患者中的作用时，最佳的临界值是 9.6kPa 和 14.4kPa（AUROC 值分别为 0.83 和 0.88）[114]。

幸运的是，越来越多的可靠数据证明非侵入性检测方法在预测胆汁淤积性肝病患者长期预后中的作用。在现有的最简单的检测中，已有数据表明，碱性磷酸酶和胆红素水平与 PBC 患者的远期预后相关[117]。Lammers 等在对 4800 多名患者纵向研究的 Meta 分析中[117a]发现，碱性磷酸酶水平小于正常（ULN）上限 2.0 倍的患者中，可以存活 10 年的有 84%，而碱性磷酸酶水平大于正常（ULN）的上限 2.0 倍的患者中存活了 10 年的有 62%。同样地，胆红素水平低于正常值上限的患者中有 86% 在纳入研究后存活了 10 年，而胆红素大于正常值上限的患者中存活了 10 年的只有 41%。

除了简单的胆汁淤积标志，Trembling 等评估了 APRI 对 PBC 患者远期预后的预测作用。在调整了诸如肝硬化等临床因素后，APRI 的基线水平与未进行肝移植患者的存活率相关，其平均每个单位的 HR 值为 1.95。在多于 1000 名患者群体的案例中，二分临界值为 0.54 时 APRI 和死亡或移植的关联性最好[118]。Corphecot 等在对 PSC 患者的 VCTE 研究中，纵向随访了 130 例患者，发现一次性测量值为 18.5kPa 的总体生存率的 NPV 和 PPV 分别为 93% 和 57%。此外，每年 1.3kPa 的增长值预测了不良事件，其 NPV 和 PPV 分别为 97% 和 36%[114]。

5. 酒精性肝病

有关无创检测对于酒精性肝病（ALD）患者作用的数据非常有限。在这种情况中使用简单指标的主要问题是，酒精本身会导致 AST 的相对升高和血小板数量的减少。例如，APRI 对这些晚期纤维化患者的检测效果非常差，其 AUROC 值为 0.43[119]。频繁的酒精摄入也经常与强烈的炎症性损害有关，导致 LSM 升高，戒酒后这个问题就得到解决[120,121]。

在专有指数中，FibroTest 已被评估两次[119,122]，FibroMeter 和 HepaScore 一次[119]。FibroTest 检测肝硬化时的 AUROC 数值为 0.85～0.95，并在临界值是 0.7 时表现最佳[119,122]。VCTE 在这种情况下的研究较少，而且所有的研究都考虑到了晚期纤维化的患病率，说明存在选择偏倚[123]。在两个最大的研究群体中，一个群体晚期纤维化和肝硬化的临界值分别为 11kPa 和 19.5kPa，产生的 AUROC 数值分别为 0.9 和 0.92[119]，而另一群体的临界值为 12.9kPa 和 22.6kPa，其 AUROC 数值分别为 0.94 和 0.87[124]。在一项评估 VCTE 与 FibroTest，FibroMeter 和 HepaScore 的研究中，VCTE 优于后三个检测。此外，VCTE 与任何血清学检测联合并没有提高其评估效果[119]。

6. 其他肝病

肝纤维化的无创性检测对其他肝病作用的数据有限。此外，对自身免疫性肝炎的患者来说，由于炎症组织学检测的重要性，无创检测的作用并不清楚[125]。血清学检测和 VCTE 只适用于少部分的 Wilson 病[126-128]。血色病患者与之类似，最近的一项研究表明，使用 VCTE 时，LSM 小于 6.4kP 的 NPV 为 100%，而 LSM 大于 13.9kPa 的 PPV 为 100%[128]。

◆ 结论

无创性检测现已成为临床上公认的评估肝纤维化的方法，改变了肝病分期的诊断方法。临床医生应能够根据肝病的病因和临床问题单独和结合地诠释这些测试结果。未来无创性检测研究将侧重于临床预后以及治疗效果的预测。

总　结

最新进展

- 肝病的无创性评估已将重点从纤维化分期转移到将患者分成低、中和高风险晚期肝病三类。
- 经过验证的血清学和影像检测为临床医生和患者提供了替代肝活检的方法。
- 肝纤维化的无创性评估已证明与重要的临床预后相关。

关键知识缺口

- 非酒精性脂肪肝病和酒精性肝病的最佳无创检测方法仍未确定。
- 在完全无创性评价的患者中进行纵向评估的最佳频率仍然是未知的。

未来发展方向

- 病毒清除对无创性检测评估 HCV 感染患者预后的影响需再研究。
- NAFLD 患者需要结合准确的纤维化和坏死性炎症的标记进行研究。

第 9 章　分子和基因诊断
Molecular and Genetics-Based Diagnostics

Frankl Ammert　著

杨永峰　译，叶伟、陆荫英　校

● 缩略语　ABBREVIATIONS

ABC	ATP-binding cassette	ATP 结合盒
ALT	alanine aminotransferase	丙氨酸氨基转移酶
AP	alkaline phosphatase	碱性磷酸酶
BRIC	benign recurrent intrahepatic cholestasis	良性复发性肝内胆汁淤积
BSEP	bile salt export pump	胆盐输出泵
DILI	drug-induced liver disease	药物性肝损伤
GGT	γ-glutamyl transferase	γ- 谷氨酰基转肽酶
GWAS	genome-wide association study	全基因组关联研究
HCC	hepatocellular carcinoma	肝细胞癌
HLA	human leukocyte antigen	人类白细胞抗原
ICP	intrahepatic cholestasis of pregnancy	妊娠肝内胆汁淤积
LPAC	low phospholipid-associated cholelithiasis	低磷脂相关胆石症
LT	orthotopic liver transplantation	原位肝移植
MDR	multidrug resistance	多药抗药性
MHC	major histocompatibility complex	主要组织相容复合物
NAFLD	nonalcoholic liver disease	非酒精性脂肪肝病
PBED	partial biliary external diversion	部分胆汁外分流术
PCR	polymerase chain reaction	多聚酶链反应
PFIC	progressive familial intrahepatic cholestasis	进行性家族性肝内胆汁淤积
SLC	solute carrier	溶质运载体
WD	Wilson disease	Wilson 病，又称肝豆状核变性

数十年来技术的进步扩展了对肝脏疾病遗传特征的认识。[1] 从疾病的角度可把肝脏疾病的基因诊断分为两类：①单基因性疾病的诊断实验；②多基因性疾病易感性评估[2]。基因诊断从技术角度基于以下原理：①单基因突变；②多基因突变；③基因测序（如测序芯片）；④二代测序（如外显子或全基因测序）。基于以上分类把基于基因检测的诊断归纳为表 9-1。

一、单基因性肝病

1. 遗传性血色病

最早被绘制并克隆的单基因遗传性肝病基因

有 Wilson 病的 ATP7B 基因（1993 年）和血色病的 HFE 基因（1996 年，图 9-1）。通过对 100 多个家庭的连锁不平衡和单体型分析定位了 Wilson 病的基因[3]，功能学研究显示该基因编码一种 P 型腺苷三磷酸酶类，该酶含有和原核生物重金

表 9-1　基因检测的分类和技术

	单基因突变	多基因突变	基因测序	二代测序
单基因肝脏疾病	√	√	√	（√）
多基因肝脏疾病		√	√	（√）

属转运蛋白类似的金属结合区[4]。基于该发现，后续对此前未知的铜转运和 Wilson 病病理生理学展开了研究。3 年后，应用相似的技术发现了 HFE 基因，该基因位于扩展 MHC，在常染色体隐性遗传血色病患者可检测到 HFE 基因变异[5]。此后，和膜铁转运蛋白基因（SLC40A1）[6,7]、转铁蛋白受体 2 基因（TFR2）[8]、铁调素基因（HAMP）[9]、血幼素基因（HJV）[10] 突变相关的非 HFE 遗传性血色病相继被发现。这些基因的发现促进了对肝脏铁代谢及其调节因子的鉴定，以及对遗传性血色病时肝脏疾病发病机制的深入理解[11]。膜铁转运蛋白病（非 HFE 血色病 4 型）的特征是显著的网状内皮细胞（而非肝细胞）铁沉积[6]。由于临床上非 HFE 血色病较少见，通常先检测 HFE 基因突变。无环境致病因素的显著铁沉积仅出现在携带 HFE 基因 p.C282Y 纯合突变者[12]，欧洲人群中该突变占遗传性血色病的 95%，故首先对该突变进行检测是必要和充足的。欧洲人群平均每 260 个个体中会有 1 个携带 p.C282Y 纯合突变，各地区报道的突变频率差别较大，最高的爱尔兰为 12.5%，最低的南欧为 0%[13]，现有 HFE 指南中亦是如此推荐（图 9-1）[14]。不同的是，另一常见的 HFE 基因突变 p.H63D，以及复合杂合突变（p.C282Y/p.H63D）本身并不引起患病风险显著增加。同样，p.C282Y 杂合突变也不引起慢性肝病风险的增加，除非有迟发型皮肤性卟啉病的患者[15]。

2. Wilson 病

Wilson 病表现为不同的致病基因谱，其等位基因异质性更广泛，迄今已发现 500 多个 ATP7B 基因的致病突变，因此需要通过基因测序和变异分析来获得诊断支持。基因检测是确立 Wilson 病诊断的依据之一（表 9-2）[16,17]。

3. α₁- 抗胰蛋白酶缺乏

α_1- 抗胰蛋白酶缺乏推荐的筛查实验是血清 α_1- 抗胰蛋白酶浓度[18]，筛查的指征包括新生儿黄疸、生长迟缓、50 岁前不吸烟者发生严重慢性阻塞性肺疾病和肺气肿、不明原因的慢性肝病、肝硬化或肝细胞癌。血清 α_1- 抗胰蛋白酶血清浓度降低者需进一步检测两个最常见的 SERPINA1 基因突变（p.E342K 和 p.E264V），这些变异延续历史的命名，称为 PiZ 和 PiS [Pi 是 proteaseinhibitor（蛋白酶抑制药）的缩写]，字母对应相应的蛋白电泳区带，位于 PiM [M 是 medium（中间）的首字母] 阳极的区带以 B-L 命名，PiM 阴极的区带以 N-Z 命名。基因检测的结果并无清楚的正常或不正常界限，而是呈梯度分布，这给结果的解读带来一定困惑（表 9-3）。杂合状态发生慢性肝病的风险增加，PiZ 沉着的程度和炎症分级和纤维化分期相关，这点上和 HFE 突变不同[19]。p.E342K 纯合子有很高的呼吸系统疾病外显率，而新生儿胆汁淤积仅见于 10% ～ 15% 的患者；其肝脏疾病表型外显率低的原因仍不清楚[18]。

4. 囊性纤维化相关肝病

自从 1986 年被发现后，已报道了 2000 多个 CFTR 基因突变，该基因编码一个 ATP 依赖的氯离子通道（囊性纤维化跨膜传导调节因子）[20]。最常见的突变类型是第 508 位的苯丙氨酸缺失。70% 的囊性纤维化患者携带一个拷贝的 ΔF508 变异，该变异是欧洲和北美最常见的变异类型[20,21]。最常见的肝胆系统表现包括胆汁性肝硬化、微小胆囊、胆石症和硬化性胆管炎[21]，这些表现几乎均出现于携带严重的 I ～ III 级突变从而影响 CFTR 合成、处理或调控的患者[22]。囊性纤维化相关肺病的基因型指导的治疗已经建立，因此检测特定的基因突变是有指征的[23]。携带相同严重 CFTR 基因突变的患者中仅少数会出

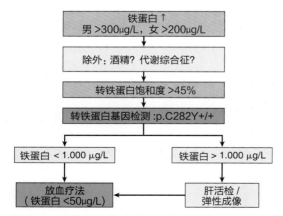

▲ 图 9-1　遗传性血色病诊断和治疗路线图

表 9-2　Wilson 病的诊断评分系统

生化指标	分值	生化指标	分值
肝铜含量（无胆汁淤积）		临床症状和体征	分值
正常（<50 μg/g 干重）	-1	Kayser-Fleischer 环	
<5 倍正常上限（50～250μg/g 干重）	+1	阴性	0
>5 倍正常上限（>250μg/g 干重）	+2	阳性	+1
罗丹宁染色*		Coomb 阴性的溶血性贫血	
阴性	0	无	0
阳性	+1	有	+1
血清铜蓝蛋白		提示 Wilson 病的神经精神症状和（或）典型脑 MRI 影像	
正常（>20mg/dl）	0	无	0
10～20mg/dl	+1	轻度	+1
<20mg/dl	+2	重度	+2
每日尿铜排出量		ATP7B 基因分析	
正常	0	无致病突变	0
1～2 倍正常上限	+1	一条染色体有致病突变	+1
>2 倍正常上限	+2	两条染色体有致病突变	+4
正常但青霉胺激发试验后 >5 倍正常上限	+2		

引自 Nicastro E, et al.Reevaluation of the diagnostic criteria for Wilson disease in children with mild liver disease.*Hepatology* 2010；52:1948-1956.

评分≥4 为极可能（highlylikely）诊断；2～3 分为可能（possible）诊断，需要进一步的检查；0～1 分为不可能（unlikely）诊断

*. 肝铜定量检测不可行时

表 9-3　SERPINA1 基因突变和血清 α- 抗胰蛋白酶水平的相关性

	SERPINA1 突变	流行率（%）	α- 抗胰蛋白酶水平（g/L, 中位值）	肺气肿风险	肝脏疾病风险
PiMM	p.E264+p.E342	92	1.30	正常	正常
PiMS	p.E264V	4.2	1.09	正常	正常
PiMZ	p.E342K	1.9	0.81	正常	正常
PiSS	p.264V	0.05	0.85	20%～50%	↑
PiSZ	p.E264V+p.E342K	0.04	0.56	50%～70%	↑
PiZZ	p.342K	0.01	0.32	70%～100%	↑
PiNullNull	e.g., p.I192N	罕见	0	90%～100%	正常

现肝病，其机制仍不清楚。已知肝胆疾病发生的相关风险因素包括诊断时的年龄、男性、胎粪性肠梗阻病史、胰腺功能不足。值得注意的是，α₁- 抗胰蛋白酶 p.G342K 等位基因（PiZ）和囊性纤维化相关肝病有关（发生门静脉高压的 OR 为 4）[24]。

5. 家族性肝内胆汁淤积

部分胆汁淤积综合征为单基因病。基因检测方法是基于对候选基因所有外显子和外显子 - 内含子交界序列测定。家族性进行性胆汁淤积（PFIC）2 型例外，60% 的欧洲裔患者携带两个常见起始突变（p.E297G 及 p.D482G）之一[25,26]（表 9-4）。

婴幼儿和儿童单基因性胆汁淤积症的典型例子是 Alagille 综合征。Alagille 综合征的临床特征包括淤胆伴瘙痒及胆管缺失，以及肝外的症状和体征，提示该病累及多系统，该病由 NOTCH 配体上 JAG1 基因的功能性突变所致，该突变可在 90% 的患者中检出[27,28]。然而，其临床表型千差万别，凸显了基因和环境相互作用的复杂性。Kamath 等[29] 报告同卵双生携带相同 JAG1 基因变异的 Alagille 综合征双胞胎患者，其临床表型并不相同，其中之一表现严重的肺动脉瓣闭锁伴轻度累及肝脏，而另一表现法洛四联症并严重累及肝脏致肝移植。基因重测序（resequencing）可检出 88% 的 JAG1 基因突变，而携带缺失突变者只能用原位荧光、比较基因组杂交、PCR 方法检出。此外，NOTCH2 突变也可引起 Alagille 综合征，但其仅见于不到 1% 的患者[30]。

家族性进行性胆汁淤积（PFIC）1-4 型可通过检测肝胆转运蛋白 ATP8B1（PFIC-1）、ABCB11（PFIC-2）和 ABCB4（PFIC-3）以及紧密连接蛋白（TJP）2（PFIC-4）的功能性突变确诊[25,26,31-33]。表 9-4 总结了 3 种儿童 PFIC 亚型和相应的成人良性复发性肝内胆汁淤积（BRIC）综合征的基因突变[34-36]。BRIC 表现为急性发作性淤胆、黄疸和严重瘙痒，致病因素不明（例如激素类，药物，感染），持续数周或数月可完全缓解，经过数月至数年的无症状期后可再发。和相应类别的 PFIC1 相似，BRIC1 可伴胰腺炎，BRIC2 可伴胆囊结石[36]。部分 BRIC 患者可出现肝纤维化，提示部分患者存在 BRIC 和 PFIC 之间的过渡[35]。这些疾病的鉴别诊断、表观遗传学和疾病的不完全外显展现了单基因性肝病的遗传学复杂性。

对这些单基因性胆汁淤积性疾病，推荐包含编码区、侧翼剪接位点和可能的调节区的全基因序列分析。对来自 109 个家庭的 PFIC2 患者的深度基因分析发现了 82 个不同的 ABCB11 基因突变[26]。Strautnieks 等[26] 基因型 - 表型相关性的初步分析表明，引起蛋白截断的突变发生肿瘤（肝细胞癌或胆管细胞癌）的风险较高，而部分错义突变保留 ABCB11 免疫染色。基因突变可引起多种的蛋白异常，从提前突变终止密码子引起严重截断导致的 ABCB11 蛋白完全缺失，到特

表 9-4　1-3 型 PFIC 基因和生化特征及相应临床表型

类　型	1（Byler 综合征）	2	3
基因	ATP8B1（FIC1）	ABCB11（BSEP）	ABCB4（MDR3）
转运物质	磷脂酰丝氨酸	胆盐	磷脂酰胆碱
表型	胆汁性肝硬化 1 型 BRIC 肝外表现：吸收不良、胰腺炎、耳聋、肺炎	新生儿巨细胞肝炎 2 型 BRIC ICP 胆结石 药物性胆汁淤积 HCC	细胆管增生的胆汁性肝硬化 胆结石（LPAC） ICP 胆管细胞癌（CCA） HCC
	p.I661T 见于 45%BRIC 病人	p.E297G 和 p.D482G 见于 60% 的欧洲患者	
γ-GT	低	低	升高
治疗	肝移植（LT） 部分胆汁外分流术（PEBD）	PEBD LT	熊脱氧胆酸 LT

ABC.ATP 结合盒；BRIC. 良性复发性肝内胆汁淤积症；BSEP. 胆盐输出泵；HCC. 肝细胞癌；ICP. 妊娠肝内胆汁淤积；LT. 原位肝移植；MDR. 多药抗药性；PBED. 部分胆汁外分流术

定外显子的剪接或缺失。错误折叠的蛋白被部分降解或滞留于内质网，以及无义介导的 RNA 衰变，是基底外侧膜蛋白表达数量下降的细胞内机制。ABCB4 突变近来被分为如下类别[37]：①无义突变；②主要影响成熟的错义突变；③影响活性；④影响稳定性；⑤无明显影响的突变（表 9-5）。采用 4- 丁苯酸等蛋白分子伴侣治疗可能促进错误折叠的 ABC 转运子从内质网释放，从而改善一些 PFIC 病例[38]。

临床生化检测有助于确定首先对哪一个转运子进行基因测序（图 9-2）。PFIC1 和 PFIC2 患者 γ-GT 水平较低，而血清转氨酶、胆红素和胆汁酸水平增高（表 9-4）。PFIC3 患者 γ-GT 水平增高（由于非微团胆汁酸的损伤作用），可据此与 PFIC1 和 PFIC2 鉴别；PFIC1 和 PFIC2 之间的鉴别则较为困难[39]。Pawlikowska[39] 等和 Davit-Spraul[40] 等的研究显示显著的胆汁淤积性损伤（ALP/ALT ↑）多见于 PFIC1，而转氨酶增高（ALT/ALP ↑）多见于 PFIC2。转运子的免疫组化对 PFIC 诊断有帮助，如相应蛋白完全缺如有诊断价值。

6. 遗传性高胆红素血症

Gilbert 综合征（又称 Gilbert-Meulengracht 综合征）是最常见的遗传性非结合胆红素血症，表现为反复非结合胆红素轻度增高而不伴肝损伤（表 9-6）。其病因是 UGT1A1 基因启动子区的 TATA 盒被插入了第 7 个 TA 核苷酸结构，从而引起 UGT1A1 基因编码的 UDP 葡萄糖醛酸转移酶 1 活性降低[41]。该突变还可增加一般人群多基因相关

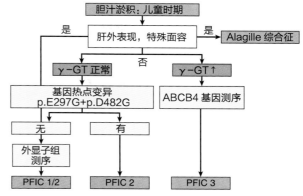

▲ 图 9-2　PFIC 亚型诊断方法

胆石症的风险性[42,43]，尤其对遗传性溶血性贫血和囊性纤维化的患者。Gilbert 综合征患者还伴随伊立替康活性代谢物葡糖苷酸化降低（图 9-3），是伊立替康毒性的预测因素[45]。因此，Gilbert 突变的纯合子需考虑降低伊立替康的起始剂量。

更为严重的 UGT1A1 突变可引起 Crigler-Najjar 综合征[46]，儿童 1 型的特征是酶活性完全缺失，2 型酶活性部分缺失，因此 2 型也可见于成年人，且酶活性可被苯巴比妥诱导（表 9-6）[47]。

两种少见的遗传性高结合胆红素血症因肝转运蛋白的变异所致（表 9-6）。毛细胆管 ATP 依赖胆红素输出泵 ABCC2 缺陷引起 Dubin-Johnson 综合征，肝组织对葡萄糖醛酸胆红素重新摄取障碍（由 SLCO1B1 和 SLCO1B3 双变异所致）引起 Roter 综合征[48,49]。由于很多药物也是这些转运蛋白的底物，ABCC2 和 SLCO 突变也是药物性肝损伤（如氨甲蝶呤）的危险因素。常见的 SLCO1B1 突变 p.V174A 可引起他汀类毒性和肌病风险增加[50]。

表 9-5　和 PFIC3 相关的 ABCB4 错义突变分类

	Ⅰ 型	Ⅱ 型	Ⅲ 型	Ⅳ 型	Ⅴ 型
缺陷		成熟	活性	稳定性	无可检测的缺陷
突变	无义突变 移码突变 缺失突变	p.I541F p.L556R p.Q855L	p.S346I p.F357L p.P726L p.T775M p.G954S	p.T424A p.N510S	p.R652G p.T175A
可能治疗	可联合熊脱氧胆酸	蛋白分子伴侣类药物（如环孢素）	核受体激动药（如贝特类、奥贝胆酸），他汀类	核受体激动药（如贝特类、奥贝胆酸），他汀类	

引自 Delaunay JL, et al. A functional classification of ABCB4 variations causing progressive familial intrahepatic cholestasis type 3. Hepatology 63:1620-1631, 2016

表 9-6　遗传性高胆红素血症

	Gilbert 综合征	Crigler-Najjar 综合征 1 型	Crigler-Najjar 综合征 2 型	Dubin-Johnson 综合征	Rotor 综合征
基因缺陷	UGT1A1 启动子 [A(TA)7TAA]	UGT1A1	UGT1A1 部分缺陷	ABCC2	SLCO1B1+SLCO1B3 联合突变
流行	常见（2%～7%）	少见	少见	少见	罕见
血清胆红素	↑，非结合，< 70 μmol/L	↑↑↑，非结合，340-860 μmol/L	↑↑，非结合，< 340μmol/L	↑，结合，30～90μmol/L	↑，结合，30～90μmol/L
发病年龄	成年早期，男>女	新生儿	1 岁到 20 岁	可变，20 岁多见	可变，儿童
预后	很好	差（核黄疸）	中等	好	好
组织学	正常（脂褐素）	正常	正常	黑色溶酶体颗粒（聚合甲基肾上腺素）	正常

ABC.ATP 结合盒；SLC. 溶质运载体；UGT.UDP 葡萄糖醛酸转移酶

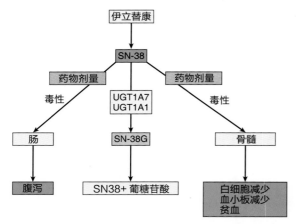

▲ 图 9-3　Gilbert 综合征和伊立替康治疗的肝毒性风险
活性代谢产物 SN-38 与 UGT1A1 和 1A7 结合后被解毒和清除，UGT1A1 和 1A7 活性降低导致毒性增加。糖脂化的 SN-38 可被肠道葡萄糖苷酸酶分解（引自 StrassburgCP. Gilbert-Meulengracht's syndrome and pharmacogenetics:is jaundice just the tip of the iceberg?*Drug Metab Rev* 2010; 42:168-181.）

　　Gilbert 基因变异和 SLOC1B1p.V174A 突变易于通过标准试剂检测，而其他少见综合征的诊断则有赖于 UGT1A1、ABCC2、SLCO1B1 和 SLCO1B3 的全基因测序。

二、多基因性肝病

1. 以妊娠期肝内胆汁淤积症为例

　　妊娠肝内胆汁淤积症（ICP）病因复杂，和基因密切相关。PFIC3 患儿的母亲患 ICP 的可能性增加，提示相同的基因突变影响了 ICP 的易感性（表 9-4）。在 ICP 孕妇中可检出功能性突变，该突变以纯合子的形式出现在 PFIC3 的患儿，可引起严重功能缺失[51]。一项对 563 例 ICP 患者的候选基因研究证实 ABCB4 和 ABCB11 变异常见，是主要的致病因素[52]。

　　ABCB4 相关疾病的疾病谱如图 9-4 所示。可导致 PFIC3 的严重功能性突变好比是胆汁淤积基因背景的"冰山一角"[53]。ABCB4 的严重或纯合突变可引起儿童期发病 PFIC3；而轻度和（或）杂合突变作为遗传危险因素（表 9-5），和激素类、药物或感染等其他因素一起，可增加胆汁淤积、胆汁性肝硬化和胆石症的风险[54]。该基因突变的疾病谱还包括 40 岁以下青年人的低磷脂相关胆石症（LPAC）综合征，以及胆汁磷脂酰胆碱缺乏引起的肝内外胆固醇结石，该病在胆囊切除术后仍可复发，熊脱氧胆酸治疗有效[55]。

2. 胆石症

　　胆石症相关的第一个肝胆疾病全基因组关联研究（GWAS）发现，肝内胆管胆固醇转运蛋白 ABCG8 的 p.D19H 突变是全球胆石症的常见易感基因[56]。前期的研究发现该转运蛋白的少见功能缺失型突变可引起谷甾醇血症，该病为单基因性疾病，表现为肠道对胆固醇和植物甾醇类（如谷

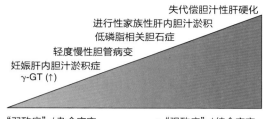

失代偿胆汁性肝硬化
进行性家族性肝内胆汁淤积
低磷脂相关胆石症
轻度慢性胆管病变
妊娠肝内胆汁淤积症
γ-GT（↑）

"弱致病"/杂合突变 —————→ "强致病"/纯合突变

▲ 图9-4　ABCB4 缺陷的表型梯度

ABCB4 基因编码肝胆管的磷脂酰胆碱转运蛋白，不同基因型的突变引起的临床表现严重程度不同。ABCB4 杂合突变引起较轻的表型，纯合突变引起较重的表型（如胆汁性肝硬化和慢性肝衰竭）。ICP. 妊娠肝内胆汁淤积症；LPAP. 低磷脂相关胆石症；PFIC. 进行性家族性肝内胆汁淤积（引自 Hirschfield GM,et al.The genetics of complex cholestatic disorders.*Gastroenterology* 2013；144:1357-1374.）

甾醇）无限制的吸收[57]。ABCG5/G8 基因相毗邻且方向相对，分布于肠细胞和肝细胞的顶端膜上，编码两个半转运蛋白。这些发现阐明了单基因病和多基因病危险因素区别的基础。对于谷甾醇血症，基因突变足以引起可见表型；而对于 p.D19H 风险等位基因突变（致病的 OR 值≈2），基因和环境因素共同决定胆结石形成的风险（图9-5）[58]。

因携带 ABCB4 突变个体的胆结石形成和治疗后复发的风险明显增加，需要考虑对胆石症患者行基因检测并对携带 ABCB4 突变者的家族成员进行筛查（表9-7）。对不明原因慢性胆汁淤积性肝病患者推荐行 ABCB4 和 ABCB11 基因突变检测[59]。Gilbert 综合征是胆石症的常见高危因素，对单纯非结合胆红素增高的患者需通过基因检测来确诊。引起溶血性贫血风险增加的单基因突变，尤其是儿童（遗传性球形红细胞增多，如 ANK1、EPB42、SLC4A1、SPTA1、SPTB；镰刀型红细胞病，如 HBB；重型和中度地中海贫血，如 HBB；红细胞酶缺陷，如 AK1、G6PD、GPI、GSR、PGK1、PKLR、TPI1），可引起胆红素结石。

3. 常见 ABC 转运蛋白致病突变

常见基因突变潜在的致病作用可通过胆盐输出泵基因 ABCB11 的 p.V444A 多态性举例说明，该突变和表达降低有关[60]。携带该突变基因型的患者可表现多种形式的胆汁淤积，显示等位基因显著的分布偏差，风险等位基因可引起药物诱导的胆汁淤积、避孕药诱导的胆汁淤积和 ICP 风险增加。因此，ABCB11p.V444A 突变是胆汁淤积的常见危险因素（本身并不致病），和 Gilbert 突变作为高胆红素血症的常见危险因素类似[45]。

同样，基于冰岛人群的大规模全基因组测序研究显示，ABCB4c.711A＞T 突变是转氨酶增高和肝胆疾病（如早发胆石症、ICP、肝硬化、肝胆肿瘤）的常见危险因素[61]，值得一提的是，野生型的风险较高，而突变的等位基因起保护作用。

4. 药物性肝损伤（DILI）

药物性肝损伤临床表现多种多样。直接肝毒性指剂量依赖性肝损伤，而特质性肝损伤少见且发生难以预测。特质性 DILI 临床表现为急性肝炎或胆汁淤积，常伴随超敏反应综合征，潜伏期 20～90 天，需排除其他病因后做出诊断。常见的引起 DILI 的药物如阿莫西林克拉维酸钾、异烟肼、呋喃妥因、甲氧苄啶-磺胺甲

表9-7　和药物性肝损伤相关的人类白细胞抗原（HLA）

药　物	HLA 等位基因（举例）	人　群	相对危险度（RR）
阿莫西林克拉维酸钾	DQB1*0602 DRB1*1501	欧洲	3～7
异烟肼	DQB1*0201	印度	2
拉帕替尼	DQA1*0201	欧洲	9-14
奈韦拉平	DRB1*01	欧洲	3
特比萘芬	A*33:01	欧洲	40
噻氯匹啶	A*33:03 DQB1*0604	日本	10～13

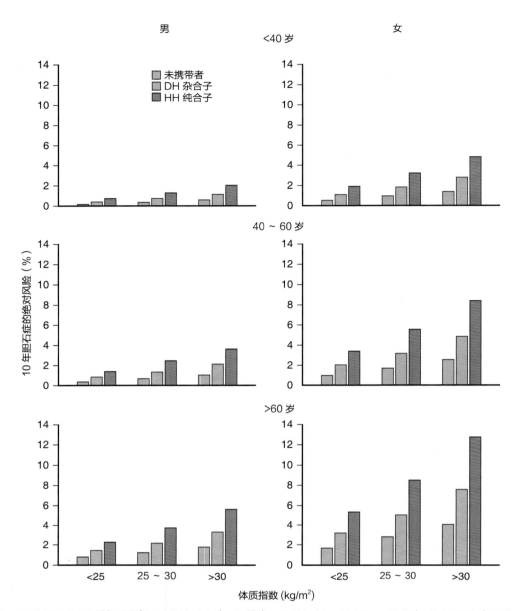

▲ 图 9-5　ABCG8p.D19H 基因型（DD、DH、HH）、年龄（＜40 岁、40—60 岁、＞60 岁）、体质指数（BMI＜25kg/m²为正常体重、25～30kg/m²为超重、＞30kg/m²为肥胖）对 10 年胆石症发生绝对风险的影响

（引自 Stender S,et al.Sterol transporter adenosine triphosphate-bindingc assette transporter G8,gallstones,and biliary cancer in 62 000 individuals from the general population. *Hepatology* 53:640-648,2011.）

噁唑、米诺环素、头孢唑林、阿奇霉素、环丙沙星、双氯芬酸等[62]。对阿莫西林克拉维酸钾 DILI 的 GWAS 研究揭示了 MHC 区域 HLA-I 和 HLA-Ⅱ基因的作用[63]。尽管相应的 HLA 基因型（表 9-8）预测 DILI 的阳性预测值较低，作为生物预测指标的价值有限，但其有助于个体重症病例的因果关系推断。由于其很高的阴性预测值（＞0.95），HLA 基因型有助于排除特定药物引起的肝损伤[64]。此外，MHC 相关性提示适应性免疫参与其中，对于易感个体，药物和免疫受体的相互药理作用、药物产生的新抗原（蛋白加合物）产生的免疫反应是可能的致病机制。迄今为止，更多的 GWAS 研究提示的 MHC 以外的和 DILI 危险因素有关的其他普通基因突变十分有限[65]。

5. 慢性病毒性肝炎

通过 GWAS 研究鉴定出慢性丙型肝炎干扰素抗病毒治疗应答与 IL28B 基因（编码 λ3 干扰素）变异相关[66]。进一步研究发现这些多态性和 HCV 诱导的基因干扰素 IFN-λ4（IL29）连锁，

表 9-8　肝脏疾病的基因检测

肝脏疾病	基　因	基因检测
单基因疾病		
血色病	HFE	p.C282Y
Wilson 病	ATP7B	测序
α₁- 抗胰蛋白酶缺乏	SERPINA1	P.E342K（PiZ） p.E264V（PiS）
PFIC	ATP8B1、ABCB11、ABCB4、TJP2	测序
Gilbert 综合征	UGT1A1	A（TA）₇TAA
Crigler-Najjar 综合征	UGT1A1	测序
Dubin-Johnson 综合征	ABCC2	测序
Roter 综合征	SLCO1B1、SLCO1B3	测序
多基因（复杂）疾病		
ICP	ABCB4、ABCB11	测序
胆石症	ABCG8 UGT1A1 ABCB4	p.D19H A（TA）₇TAA Sequencing
NASH	PNPLA3 MBOAT7 TM6SF2	p.I148M rs641738 p.E267K
酒精性肝病	PNPLA3 MBOAT7 TM6SF2	p.I148M rs641738 p.E267K
DILI	HLA	

DILI. 药物性肝损伤；ICP. 妊娠肝内胆汁淤积症；NASH. 非酒精性脂肪肝炎；PFIC. 进行性家族性肝内胆汁淤积

可引起 IFN 刺激基因的表达。两个碱基的双插入突变或 p.P70S 突变均可引起 IFN- λ 4 活性降低或丧失[68,69]。尽管随着更有效的抗 HCV 药物问世，IL28B 和 IL29 的临床应用价值已降低，但对欧裔和非裔人群的研究还显示该基因可促进 HCV 的自发清除；亚洲人群由于较高的感染率，其保护作用也已被证实[70,71]。此外，次黄嘌呤核苷三磷酸酶（ITPA）基因多态性（p.P32Tandc.8838A＞C）可导致酶缺陷，该酶活性与防止利巴韦林诱发的溶血性贫血有关，而利巴韦林现今仍用于一些特殊人群的抗 HCV 治疗[72]。

6. 脂肪肝

脂肪肝通常由酒精或代谢负荷所致，分别引起酒精性脂肪肝炎（ASH）或非酒精性脂肪肝炎

（NASH）。然而，酒精和环境因素（缺乏体力活动，营养过剩）可共同参与致病。有趣的是，仅部分（10%～20%）饮酒和（或）超重者会进展为严重脂肪肝炎、显著肝纤维化和肝硬化。自 2008 年以来，通过 GWAS 研究鉴定出了和脂肪肝、脂肪肝炎、肝纤维化进展、肝硬化、肝细胞癌相关的基因：Romeo 等[73] 发现脂滴相关三酰甘油酶 PNPLA3（也称 adiponutrin）的氨基酸替代 p.I148M 会导致 NAFLD 易感；Buch 等[74] 确认 p.I148M 和其他两个基因突变（表 9-8）也是酒精性肝硬化的重要危险因素（表 9-7）。实际上 PNPLA3 基因还和血清 ALT 活性有关[75]。PNPLA3 突变 p.I148M 在欧洲和美国人群很常见（风险等位基因频率为 20%～50%）。和正常对

照相比，携带变异纯合子者肝病风险增加 3 倍，肝细胞癌风险增加 12 倍[76]。PNPLA3 突变和酒精、西方饮食一起可诱发脂肪肝病，因此携带纯合子突变基因的患者代表脂肪肝病的一个亚型，有学者建议以 PNPLA3 相关脂肪肝炎（PASH）来命名[77]。

7. 肝硬化

肝硬化患者细菌感染和败血症的风险增加，是肝硬化失代偿期的主要死因。细菌被细胞膜的 toll 样受体（TLR）和细胞内的 NOD 样受体（NLR）识别，其中 NOD2 可识别革兰阴性菌细胞壁的胞壁酰二肽组分，引起核因子 NF-κB 活化和抗菌肽类释放。NOD2 变异导致克罗恩病易感性增加，以及败血症患者死亡率增加。Appenrodt 等[78]对肝硬化合并腹水患者的研究证实，NOD2 基因的 3 个主要突变和原发性腹膜炎（OR4.3）和平均生存时间（222 天 vs395 天）有关。此外，有报道携带 TLR2 受体（识别革兰阳性菌的三酰基脂蛋白组分）突变的肝硬化患者原发性腹膜炎发生率更高[79]。总之，这些研究表明基因突变可引起黏膜屏障功能障碍和细菌异位，可能是肝硬化患者原发性腹膜炎的基因危险因素。

三、二代测序技术

随着基因技术的进步，成年期肝病相关的基因逐步被发现。应用二代测序技术可鉴定遗传综合征的致病基因，如新近首次发表的儿童肝衰竭和非典型铁代谢紊乱的致病基因鉴定[80,81]。该技术能够对单基因性疾病和复杂性疾病的少见突变进行平行分析，也能做综合风险分析。全基因测序的结果解读是富有挑战的，不仅在解读测序结果时要考虑现有方法学和变异提示的局限性，并且要有包括遗传学和伦理学专家在内的基因信息团队为患者提供个体化咨询。

总 结

最新进展

- 首个基因学的发现对孟德尔肝病的主要位点进行了鉴定。
- 系列基因组学研究对普通肝脏疾病的易感性进行了鉴定。
- 所有遗传性肝病实际上是多基因作用于表型的综合体。

关键知识缺口

- 基因检测需应用于诊断步骤和临床实践。
- 许多基因突变的功能影响需进一步研究。

- 需要研究和通过随机临床试验验证基于基因的治疗方法。

未来发展方向

- 对主要基因和环境危险因素分别研究将会重新分类慢性肝病。
- 对基因病因学更深入的理解将产生肝脏疾病新的治疗方法。
- 对肝病个体分子学基础的完整鉴定使精准治疗成为可能。

第 10 章　肝脏疾病及病灶的影像学评估
Imaging in Assessment of Liver Disease and Lesions

Douglas C. Vander Kooi, Bobby T. Kalb, Diego R. Martin　著

朱传东　译，钟艳丹、叶伟、谭善忠、董景辉、代江　校

● 缩 略 语　ABBREVIATIONS

ALD	active liver disease	活动性肝病
BDH	cystic bile duct hamartoma	囊性胆管错构瘤
CT	computed tomography	计算机断层扫描
DWI	diffusion-weighted imaging	弥散加权成像
FNH	focal nodular hyperplasia	局灶性结节样增生
HCC	hepato cellular carcinoma	肝细胞癌
MRE	magnetic resonance elastography	磁共振弹性成像
MRI	magnetic resonance imaging	磁共振成像
MRS	magnetic resonance spectroscopy	磁共振波谱
NASH	nonalcoholic steatohepatitis	非酒精性脂肪性肝炎
T1W	T_1 weighted	T_1 加权
T2W	T_2 weighted	T_2 加权
US	ultrasonography	超声检查

肝病是美国乃至全世界的一个重大公共卫生问题。弥漫性肝病和局灶性肝损害是临床上常见的问题，背景肝病的存在与否影响到相关局灶性肝肿瘤的鉴别诊断。无论表现如何，肝脏病变的特定表征对于准确指导治疗决策至关重要。

医学影像学在弥漫性肝病和局灶性肝损害的诊断和分期中起着关键作用。近年来，诊断影像学方法有了令人印象深刻的进展，扩大了可用于分析肝脏疾病的影像学技术的范围。成像方法囊括了从传统的荧光成像研究到核医学技术，再到基于超声、计算机断层扫描（CT）或磁共振成像（MRI）的横断面等方法。诊断的准确性、便捷性、可及性和费用等因素都可以影响最佳的影像学诊断。近年来由于在软硬件开发方面的进展，MRI 已成为评估肝脏疾病（包括弥漫性肝病和局灶性肝损害）主要的无创诊断工具。

一、弥漫性肝病
（一）活动性炎症

活动性肝病（ALD）可由多种病因引起，包括特发性、药物、病毒、酒精和胆结石胆管阻塞[1,2]，可以导致不同程度和模式的活动性炎症。目前，MRI 是唯一显示出对 ALD 检测敏感性的成像技术[1]。MRI 中最敏感的图像是采集于钆对比剂增强造影后，屏气时获得的动脉期 T1 加权、梯度回波图像[1,2]（图 10-1 和图 10-2）。有报告指出，活动性肝病中的异常增强较明显，并且随着疾病严重程度的增加可以持续进入静脉期和延迟期，在活动性炎症缓解的情况下消退[1]。

MRI 可作为不明原因肝脏转氨酶升高和非特异性症状的患者以及脂肪浸润患者的辅助诊断方法。在脂肪肝背景下（可见梯度回波反相位图像上的信号下降）发现 ALD（可见不规则的动脉期钆增强）的结果与脂肪性肝炎一致，并且提高

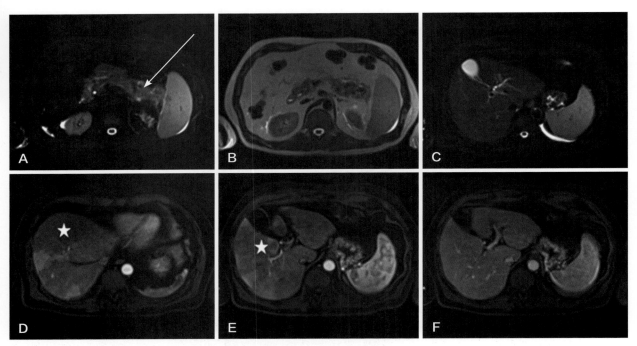

▲ 图 10-1　无活动性肝炎时肝脏血流动力学 MRI 表现（来自肝外病因）

在胰腺中和胰腺周围的 T_2 信号增强（箭，A）与急性胰腺炎一致，如 T_2 加权图像（A，B 和 C）所示；在增强后的动脉期还存在肝脏的不均质增强（★，D 和 E），在静脉期（F）上强化正常。这些是由胰腺对肝脏供血的门静脉的血流动力学影响所致，我们发现这种对肝脏灌注的影响与消化系统的其他炎症过程同时发生，憩室炎和活动性克罗恩病是典型的例子，肝酶通常是正常的，并且这些病例中没有发现肝病或活动性肝炎的其他表现。肝外血流动力学因素解除后，肝脏异常灌注消除

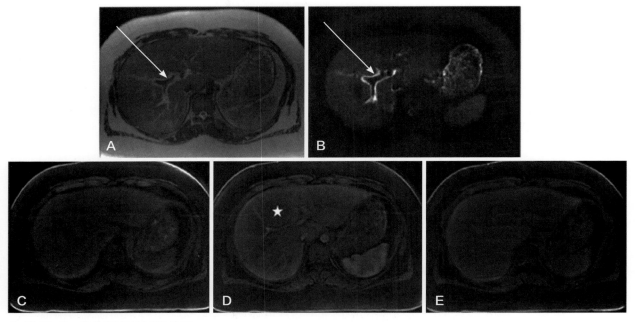

▲ 图 10-2　急性肝炎时 MRI 表现

在没有（A）和有脂肪抑制（B）的 T_2 加权图像上可见门静脉周围水肿（箭）。与正常强化的肝脏相比，在增强后动脉期（D）上存在肝脏的不均质增强（★，D），在增强后静脉期（E）上变得均匀，这与该患者的急性肝炎表现一致

了非酒精性脂肪性肝炎（NASH）诊断的可能性（图 10-3）。NASH 被认为是过量脂肪累积在肝细胞内导致的肝炎。该疾病与肥胖有很强的关联，并且有进展为慢性肝炎（图 10-4A，图 10-5，图 10-6）、肝纤维化和肝硬化的风险。鉴于肥胖已成为一种流行病，美国人群对 NASH 的健康关注度很高，其他发达国家和发展中国家同样对 NASH 的关注也越来越多。MRI 为脂肪肝的检测提供了更高的灵敏度和特异性。

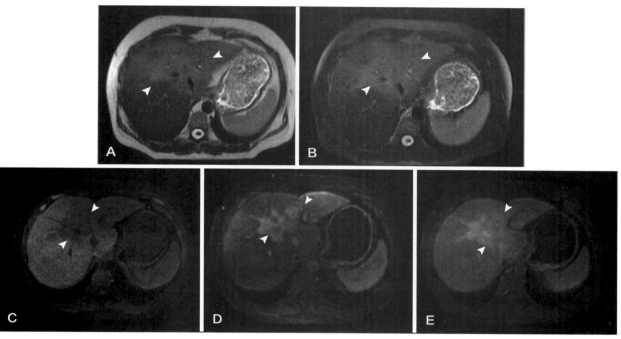

▲ 图 10-3　融合性纤维化
在无（A）和有脂肪抑制（B）的 T_2 加权图像上，在肝脏的中心存在高信号的（箭头）区域。相应区域在增强前图像（C）上的信号强度减弱，在延迟增强后图像（D 和 E）上具有均匀的渐进增强，与融合性纤维化保持一致

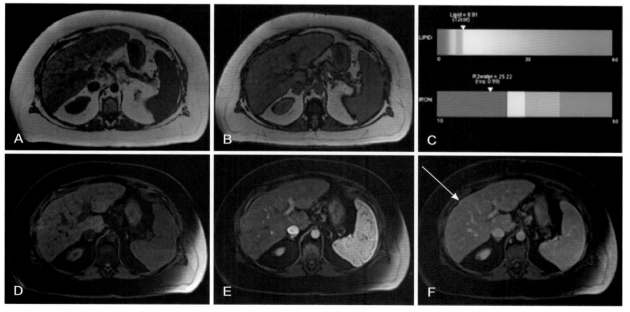

▲ 图 10-4　慢性肝病 - 中度严重程度
与同相位成像（B）相比，在反相位成像（A）中肝脏的信号强度降低，与肝脏脂肪变性一致。在增强后延迟期图像（箭，F）上存在网状增强图像，沿着右前叶的肝下包膜的肝边缘最显著，与中度纤维化一致。MR 光谱技术，使用已发表的光谱技术（HISTO）量化肝脏脂质和铁含量（C）

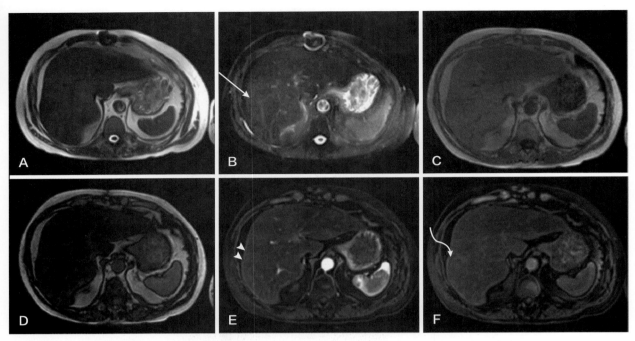

▲ 图 10-5　慢性肝病的活动 – 中度严重程度

在无（A）和有脂肪抑制（B）的 T_2 加权图像中肝脏内的信号增强（B. 箭），在累及肝右叶的最晚期疾病的区域中更明显。中央区域肝脏和左叶病变较轻，正在代偿性肥大，体积的增大可补偿更多患病区域中的功能减弱。相对于提示脂肪变性的同相位（C）图像，在反相位图像（D）上存在信号减低。在动脉增强延迟期存在轻微的肝脏异常增强（E，箭头），提示活动性炎症。在增强后期延迟期图像（F）上存在增强的网状图案（F，弯曲箭），提示纤维化。总体而言，这些发现与中度重症慢性肝病共存的脂肪性肝炎一致

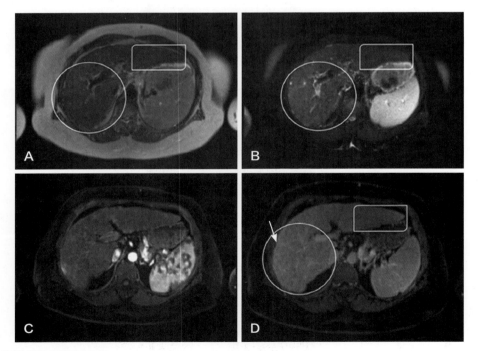

▲ 图 10-6　慢性肝病的严重等级

肝脏在无脂肪抑制（A）和脂肪抑制（B）的 T_2 加权图像上显示升高的信号，在右肝最明显，并且对应于受慢性肝病影响更严重的区域（圆圈）。在延迟相后期增强图像上沿着肝脏周边延伸至包膜的粗网状图案线性增强（D），与纤维化严重程度一致。需要注意的是，升高的 T_2 信号对应于后期增强的纤维化网状图案组织围绕小的肝再生结节。与身体其他部位的纤维化组织不同，肝脏纤维化往往具有升高的 T_2 信号；肝纤维化的这一特征尚未表现出与其他的病理学相关性。还需要注意延迟后期增强 3D 梯度回波的粗线性增强外周纤维化区域，延伸至肝包膜并且对应于肝脏表面收缩的病灶（箭）。这使得结节表面轮廓在 MRI 和其他成像模式（即 CT 和 US）上可视化

（二）慢性肝炎和肝硬化

肝硬化是慢性肝炎的一个主要并发症[3]。在西方国家，酒精性肝炎是最常见的病因。但过去20年来，病毒性肝炎已成为最常见的病因，在全球范围内，病毒性肝炎仍与慢性肝病、导致肝硬化的肝纤维化和肝细胞癌（HCC）有关。

肝再生结节周围的纤维带在延迟图像的渐进性强化是 MRI 中纤维化的特征表现[4]，这是细胞外钆造影剂的重要特征，主要由钆造影剂从血管内渗漏到纤维化区域内的间隙形成，其表现很像纤维化组织的组织学染色。在钆造影剂注射后3～5min 获得的延迟期图像中，延迟期肝脏增强模式与肝纤维化之间的强定量相关性已经被报道。肝纤维化的典型模式包括细的网状和粗的线性模式，纤维化带勾勒出再生结节的病灶。

正在开发用于量化肝纤维化的多种创新 MRI 技术正作为肝纤维化的组织学标志物的替代物。肝纤维化细胞外钆造影剂的摄取与纤维化组织学的分期相关[5]。扩散加权成像（DWI）已被提出用于评估肝纤维化。DWI 是一种用于测定成像组织中水分运动受限的相对水平的方法。肝纤维化中，游离的未结合水减少，并且纤维化的积累导致受影响的肝组织中水质子扩散量减少。然而，DWI 对纤维化的不同阶段并没有显示出可靠的、定量的敏感性。

磁共振弹性成像（MRe）基于在肝脏外部施加位移压力，定时触发相敏 MRI。来自梅奥诊所的小组开发了这种技术[6]，MRe 系统现在可以商业化使用并配置在大多数 MRI 系统上运行。运行时需要沿着右上腹放置压迫板，覆盖住右下半胸，管道从放置在 MRI 室外部的封闭系统内的扬声器延伸，并通过管道连接到压迫板，管道穿过波导管以避免射频泄漏。封闭式扬声器的驱动器与 MRI 设备室中的外部触发器连接，实现利用 MRI 激发图像采集从扬声器产生的压力脉冲的受控和协调触发。这些采集基于梯度回波从组织运动产生相差对比变化，可以测量并转换为彩色波分布图（图 10-7）。通过在一些压力脉冲上获得具有增加时间延迟的图像，可以确定穿过肝脏的位移压缩波并测量组织硬度[6]。MRe 已经显示测出的硬度值和组织学上纤维化分期相关。需要注意的是，使用超声结合机械，操作者施加的压力在肝脏上产生移位的类似技术与肝脏组织硬度和肝纤维化相关（图 10-7），这些技术的进一步验证和对比仍然是需要积极研究的领域。

磁共振波谱（MRS）最常用于评估来自氢（^{1}H）和磷（^{31}P）的信号。通过 MRS 测量增加的肝脏磷酸单酯（PME）信号和增加 PME/PDE（磷酸二酯）信号被报道过[7]，然而，PDE 与纤维化之间的关系尚不清楚。

一种更新的 MRS 技术最近被提出，这种技术使用高度空间采样的线性 MRS 采集的组合，进行处理后将信号的幅度与波长进行映射，产生与组织特征相对应的分析，并且似乎与人肝脏中的肝纤维化程度相关（图 10-7）。

二、肝脏局灶性病变

成像模式

1. 超声

超声检查（US）是一种可以实时生成图像非电离技术。超声的优势包括安全、无创、便携和广泛应用性，与 CT 或 MRI 相比，初始检查成本较低。另外，因为不需要碘造影剂，US 可以在患有肾衰竭的患者中进行。然而，超声本身缺乏足够的软组织对比，限制了其为肝脏病变提供具有高灵敏度和特异性的检测和表征。此外，图像质量通常受到患者身体体质和操作员技能的限制。与最新一代的 CT 和 MRI 技术相比，超声无法进行充分的、准确的病变诊断和全身分期（肝脏肿瘤患者的检查必不可少的组成部分）。

超声目前在许多中心是慢性肝病（CLD）中监测 HCC 的支柱成像手段，主要原因在于容易操作、没有电离辐射、与 CT 和 MRI 相比成本相对较低。然而报告显示，超声对 HCC 的检测灵敏度范围在 33%～96% 之间，差异很大[8]。多项研究表明，与 CT 和 MRI 相比，超声的 HCC 检出率较低[9]。此外，发育不良结节和小肝癌的

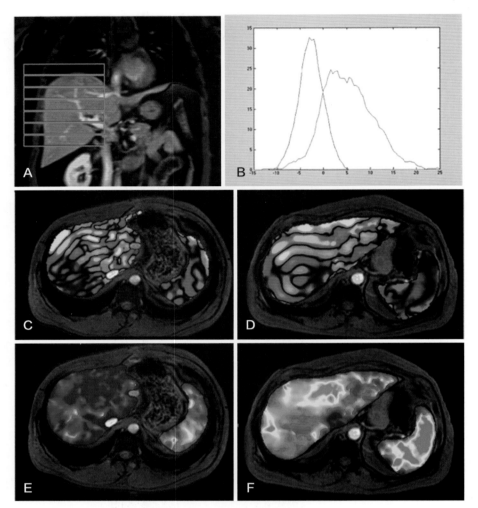

▲ 图 10-7　用于量化与慢性肝病和纤维化相关的肝脏特征的新方法

A. 使用交叉的一维光谱棱镜选择性激发内部体积精细特征分析，显示出与冠状面平行并定位于肝右叶；B. 正常肝脏（蓝色）和纤维化肝脏（绿色）的 MRS 波长数据输出判别值的直方图，这些数据是从高度空间采样的 MRS 中提取的，并且基本上绘制了波长和幅度的光谱，以数学方式分析正常肝脏和异常肝脏之间的差异，需要注意的是，纤维化肝脏所显示的绿色曲线与正常情况明显不同，MRS 特征分析是一种很新但很有前途的技术，用于评估组织结构的变化，精确到亚毫米级；C 和 D. 正常（C）和纤维化（D）肝脏的 MRe 剪切波成像；E 和 F. 正常（E）和纤维化（F）肝脏计算后的弹性图像显示着色的剪切硬度值，紫蓝色代表最低硬度，绿色红色代表最高硬度，正常肝脏的剪切波传播得更近（C vs D），硬度计算显示在患有慢性肝病和晚期纤维化患者中平均值为 1.8kPa（E）对比大于 5kPa（F）。可能是门静脉高压的原因，可以看到患有 CLD（F）的患者脾脏具有更高的硬度。由梅奥诊所最早研发的 MRe 系统现已上市，并配置在大多数 MRI 系统上运行

检测灵敏度很差，超声很难区分再生结节、发育不良结节和小 HCC。微泡对比增强型超声的使用提高了超声对 HCC 筛查的诊断性能，但增加了检查的时间和成本，并且尚未批准在所有国家包括在美国使用。

2. CT 检查

过去的几十年中，CT 在肝脏肿瘤的诊断和分期中发挥了重要作用。CT 提供了出色的空间分辨率成像，为腹部和骨盆中的血管系统结构和器官形态提供了详细解剖图像。多排探测器 CT 的引入可以在几秒钟内获得 0.5mm 分辨率的成像。双源计算机断层扫描（DECT）是 CT 硬件的最新进展，能够提供有关物质在不同光子能量下表现的信息。产生虚拟平扫数据集的能力和在低能量图像上提高含碘物质的检测水平是 DECT 进行研究及开发的意义所在。这些新型 CT 系统还具有显著减少患者接受辐射剂量的能力，同时还能保持图像质量和速度。

尽管 CT 在成像速度和空间分辨率方面具有优势，但与 MRI 相比，该技术固有缺陷是软组

织对比度的相对不足。CT 可以可靠地区分软组织、钙化、单一脂质和空气；但软组织之间的区分对于 CT 具有挑战性（如肝实质和肿瘤之间），并且在静脉使用碘造影剂之后需要多期成像以优化 CT 诊断的灵敏度。碘造影剂的应用增加了肾病和肾功能不全的风险，大多数患有 III 期至 V 期慢性肾病的患者不适合使用碘造影剂。多项研究表明，与 MRI 相比，即使使用优化的多期成像强化前和强化后的 CT 对比，CT 在胃肠道恶性肿瘤，特别是肝脏、胆管、前列腺和囊性肿瘤中涉及的许多器官系统的病灶检测和特征率都是降低的[10-16]。此外，对于已接受根治性治疗的患者，重复使用 CT 进行随访会引起关于累积 X 射线剂量效应的安全性问题。应当将 CT 诊断的优势与电离辐射的诱导癌症的风险进行权衡。

3. 磁共振成像

MRI 在肝脏肿瘤的诊断和分期中起重要作用。MRI 的主要优势在于其出色的软组织对比度，可以可靠地检测肿瘤。即使没有静脉造影剂做对比，依赖正常软组织和肿瘤之间的固有信号差异也有可能做到可靠的检测。MRI 的软组织分辨率也为局灶性病灶提供了更可靠的表征，从而可以更准确地区分良性和恶性疾病并影响治疗决策，并且可能减少对侵入性组织取样 / 活组织检查的需求。与 CT 和 US 相比，MRI 的局限性是图像采集相对复杂以及可及性低；由于技术的进步，甚至在患病和自由呼吸的患者中，获得更可靠的成像和图像质量变得越来越容易，越来越多的肿瘤中心严重依赖 MRI 来指导肝脏病变的管理。

MR 成像方案具有复杂性和多样性的潜力，但应当提倡一个简化统一的方案，该方案可应用于多种适应证，包括肿瘤评估和肝脏、胰腺和肠疾病的分期。该方案由动态对比度增强的 T_1 加权（T_1W）多相成像组成，可以评估某些特定肿瘤组织的肿瘤灌注模式。在触发点后 8～10s 获得延迟动脉期图像；静脉期成像在 70s 开始，触发点后 180s 延迟期成像。运动不敏感的 T_2 加权（T_2W）序列是这种简化的成像方案的第二个主要组成部分，提供了一种替代的组织检查方法，

有助于提高诊断的特异性，特别是可靠地鉴别良性实体瘤，诸如囊肿和血管瘤与转移性病灶。磁共振胆胰管成像（MRCP）技术是 T_2W 序列，为胆管解剖形态提供了极好的可见性，并且有助于肿瘤诊断和涉及胆管肿瘤的术前计划的制订。DWI 是另一种非对比剂增强技术，有可能提高某些肿瘤亚型中小的恶性病变的敏感性。

4. 肝胆特异性造影剂

一些具有肾脏和肝脏排泄途径新型的钆造影剂在近年来上市。钆塞酸二钠（Gd-EOB-DTPA；Eovist 或 Primovist，拜耳医药保健，勒沃库森，德国）是一种肝脏特异性药物，由肝脏排泄 50%，肾脏排泄 50%（肝脏和肾功能均正常情况下）。Gd-EOB-DTPA 通过 ATP 依赖性转运蛋白被肝细胞吸收，随后排泄到毛细胆管中。这种成像方法可用来区分某些类型的肿瘤（如局灶性结节性增生）与不具有正常肝细胞的其他肿瘤（即，肝细胞癌，肝腺瘤和转移性疾病）。成像方案上必须与 Gd-EOB-DTPA 的特定胆汁排泄特性一致，通常在注射后 7～10minGd-EOB-DTPA 在胆管系统内可见。注射 20min 后获得的延迟期图像是评估肝细胞摄取的常规方法，并且对检测不含 ATP 依赖性转运蛋白的局灶性肝脏病变更敏感。

肝胆特异性造影剂的效用必须通过与标准细胞外钆造影剂的性能对比来评估，已经证实标准细胞外钆造影剂对于 HCC 的检测和表征有超过 95% 的灵敏度和特异性。此外，约 10% 的 HCC 表达可摄取肝细胞特异性药物的 ATP 依赖性转运蛋白[17]，因此当使用这种造影剂时可能会出现一定百分比的假阴性结果。软组织对比的改变可能会混淆评估肝脏肿瘤动态灌注特征的能力，并且还降低评估血管结构（例如门静脉）的可靠性。在常规使用肝细胞特异性造影剂评估局灶性肝脏病变之前必须考虑到这些问题。这种造影剂已经用于胆管成像，该成像对于术前评估胆管损伤有较大帮助[18]。需要注意的是，肝细胞特异性药物最佳程度的排泄到小胆管中依赖于正常功能的肝细胞，对于发炎的肝脏组织，无论是与内源性急性炎症或慢性肝炎还是交替性胆管阻塞，造影剂

都不能以可靠的方式吸收和排泄到胆道系统中。

三、良性病变

（一）实体瘤

1. 血管瘤

血管瘤是成人中最常见的良性间叶肝脏占位性病变，在鉴别诊断中也会经常遇到。大的病灶少数情况下可能会引起疼痛或罕见的继发于创伤引起出血的报道[19]。在病理组织学中，肝血管瘤是一种无包膜，有小叶生长的肿瘤，它由巨大的内皮细胞构成，充满由纤维组织分割的血液[20]。大小一般为 5～20cm，较大或巨大的血管瘤不太常见[21]。较大的病变具有血栓形成、出血和退变等有关的异质性影像学表现。

影像学表现：肝血管瘤在 MRI 上表现为典型的分叶状形态，T_2 信号均匀升高（图 10-8）。典型的强化后成像显示早期周边不连续的结节样增强，并逐渐填充病变至接近中心的位置。一些较小病灶可有相似的 T_2 表征，但显示出均匀的动脉期增强（快速填充血管瘤），随后在剩余的延迟序列上与血池平衡。发生硬化的病灶可以见到非典型特征，导致信号低于预期的 T_2 信号（图 10-9）。一项有关平均大小为 4.4cm 的血管瘤的研究显示，一部分患者可出现与巨大肝血管瘤相关的症状，常并发内部出血和硬化灶区域[22]。总之，作为一组病变，肝血管瘤很少出现 MRI 诊断的困境。

2. 局灶性结节性增生

局灶性结节性增生（FNH）是第二常见的肝脏良性肿瘤，最常见于绝经前的女性，男性和儿童中较少见。FNH 是局部血管异常的肝细胞增生的病变。组织病理学显示 FNH 主要由纤维隔膜插入肝脏增殖的细胞区域形成。病变内是广泛

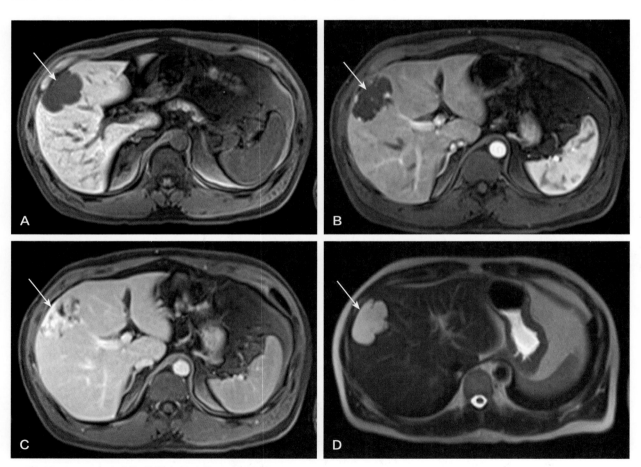

▲ 图 10-8　一名患有海绵状血管瘤的 44 岁男性

强化前（A）和强化后（B）动脉期和（C）延迟期 T_1 加权（T_1W）图像显示特征性外周、中断和结节增强，延迟充盈；D. T_2 加权（T_2W）图像显示具有分叶边缘的典型均匀升高信号

的毛细血管网络。当病灶扩大（＞5cm）时，它们通常显示为由异常血管、增生的结缔组织和导管上皮组织组成的中央纤维瘢痕[23]。重要的是在这些病变中尚未发现恶性分化。多发性较为常见，在一项手术切除病变分析中显示，约 25% 的 FNH 有两个或两个以上的病灶[24]。

影像学表现：FNH 的成像特征可以反映出潜在的组织病理学，并能被 MRI 准确显示（图 10-10）。由于 FNH 病变由肝细胞组成，因此在 T_2 和增强前 T_1 上与正常肝脏具有相关的同质性。快速均匀动脉期增强是 FNH 病变的可靠特征，在延迟阶段与周围的肝脏显示一致[25]。除了显著的动脉期增强外，FNH 的一个明显的特征是动脉期成像的内部结节样结构反映出由纤维性隔膜分隔的血管化的肝细胞。肝细胞特异性造影剂如 Gd-EOB-DTPA 的使用可以被 FNH 摄取，与肝细胞功能一致。

3. 肝细胞腺瘤

肝腺瘤是起源于肝细胞的良性上皮肿瘤，在一般人群中相对罕见，发生率为 1/1 000 000[27]。

最常见于服用含雌激素口服避孕药的妇女，雌激素水平越高、剂量和使用时间越长，发生肝腺瘤概率就越高。合成代谢类固醇使用者和患有 I 型和 III 型糖原贮积病的患者是肝腺瘤发生率较高的另外亚组人群[28,29]。组织病理学上，肝腺瘤主要由大的板块或形态上与肝细胞相似的细胞索构成，介于细胞群之间的是扩张的血窦，几乎完全通过肝动脉灌注。肝腺瘤没有明确的肿瘤包膜，有时会发生出血并扩散到邻近的肝实质（肝腺瘤常见并发症的描述见图 10-11）。与 FNH 相比，肝腺瘤通常没有胆管存在，二者成像的区别特征之一在于肝腺瘤细胞中经常有一定量的脂质存在。潜在组织病理学的特征是重要的，因为它们通常与 MRI 不同的脉冲序列相关。

影像学表现：在 MRI 上，相对于邻近肝脏，肝腺瘤通常表现出 T_2 信号不均匀增强，部分取决于病变本身的脂质含量以及背景肝脏的脂质含量。在平扫的 T_1 加权图像上，信号强度可以在出血时增加，但是相对于相邻的肝实质表现为等信号到略微低信号。肝腺瘤表现出动脉增强的磨

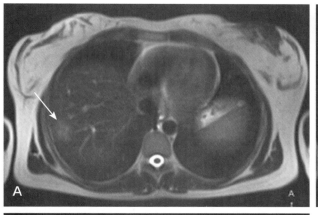
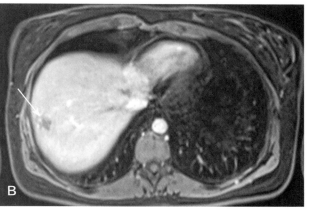
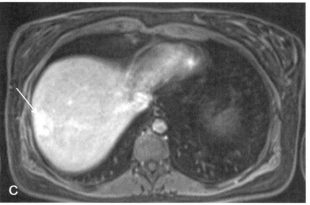

▲ 图 10-9　一名患有非典型血管瘤的 35 岁女性

T_2W 图像（A）显示由于局部硬化而导致其信号不均匀且信号偏低，然而，T_1W 动脉期（B）和延迟期（C）图像表现出典型的血管瘤强化类型，并最终获得诊断

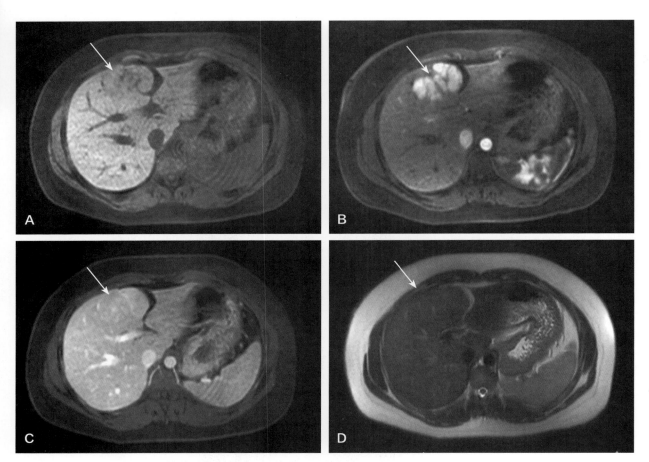

▲ 图 10-10　一名患有局灶性结节性增生（FNH）的 34 岁女性

在平扫 T_1W 图像（A），FNH 表现为与背景肝实质呈等信号。增强后期（B）动脉期图像显示出典型的动脉结节样强化模式，其在延迟序列（C）与周围肝脏强化一致。T_2W 图像（D）再次表现为与背景肝脏呈等信号，这也反映出 FNH 被称为隐形病变的原因

玻璃影，没有 FNH 的特征性结节。延迟期表现为各种不同的持续延迟增强。使用肝脏特异性药物 Gd-EOB-DTPA 时，由于腺瘤内库普弗细胞相对缺乏导致相应的增强减低。影像学有可能显示出引起瘤体破裂 / 出血风险的特征，恶性转化时会出现瘤体体积增大和分隔增多（图 10-12）。[30]

（二）胆囊

1. 囊性胆管错构瘤

囊性胆管错构瘤（BDH）是成人中偶见的胆板畸形，见于 6% 的尸检，BDH 通常没有临床意义，但与其他胆板疾病（如 Caroli 病和先天性肝纤维化）有关联。组织病理学常见到扩张的胆管，在纤维化组织周围的门静脉分布中没有任何非典型的上皮或炎症改变。

影像学表现：BDH 在 MRI 上表现为与单一液体相同的显著的高 T_2 信号特征，可以反映潜在的组织病理学[32]。弥散成像也有助于显示出 BDH 的游离水，并且在较高 B 值时没有明显的弥散受限。一部分 BDH 常表现为疼痛，可能因为很大并且并发出血而表现复杂。一项研究表明病变范围为 10～21cm 的 BDH 可以用开窗术成功治疗[33]。这些复杂的 BDH 经常表现出与之前的出血一致的影像特征，导致内在 T_1 信号增加和不太明亮的 T_2 信号表现（图 10-13）。

2. 肝脓肿

肝脓肿可以继发于多种病原体，在多种临床环境中出现。细菌或混合细菌 / 真菌感染是肝脓肿中目前最常见的感染因素，患者有旅行史时，寄生虫感染也应当加以考虑[34]。上行性胆管炎、创伤、近期胆道手术、免疫功能低下状态以及其他临床情况下可形成肝内脓肿。

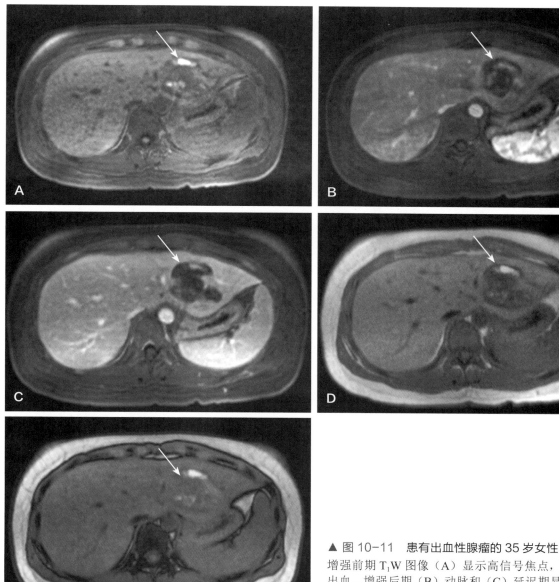

▲ 图 10-11　患有出血性腺瘤的 35 岁女性
增强前期 T_1W 图像（A）显示高信号焦点，表明有内部出血。增强后期（B）动脉和（C）延迟期显示出动脉增强区域，大部分病变不会继发于出血成分。同相（D）和反相（E）图像再次显示出出血，但没有内部脂质的证据

影像学表现：MRI 的表现常因患者发生脓肿的年龄、致病微生物和患者的相关免疫反应而变化，脓肿的中心通常表现为不均匀升高的 T_2 信号，具有厚的病灶边缘强化。广泛的炎症常出现在周围的肝实质中，但在真菌性脓肿或宿主反应受损时可能发生变化。弥散加权图像在此背景下会很有帮助，在脓肿内显示出明显的弥散受限。真菌脓肿常表现为多灶性，病灶周围的增强和继发性水肿的程度会出现减弱。患者的临床表现、实验室检查以及治疗时间的影像学演变都有助于肝脓肿的诊断，并且与 MRI 的典型影像学特征相一致。

（三）其他病变

1. 局灶性脂肪浸润 / 正常肝岛（Focal Fat/Fatty Sparing）

如果没有选取适当的序列，在脂肪肝背景下的局灶性脂肪浸润和脂肪变相对较轻的"正常肝岛"诊断将相当困难。这些病变常见于镰状韧带和胆囊窝附近。该病的诊断涉及将这些假性病变与含脂肪的病变如 HCC 或肝腺瘤区分开来。通过同相位和反相位成像（作为常规腹部扫描计划的标准序列执行）的信号特征并评估相关区域的 T_2 信号和增强模式来完成诊断（图 10-14）。

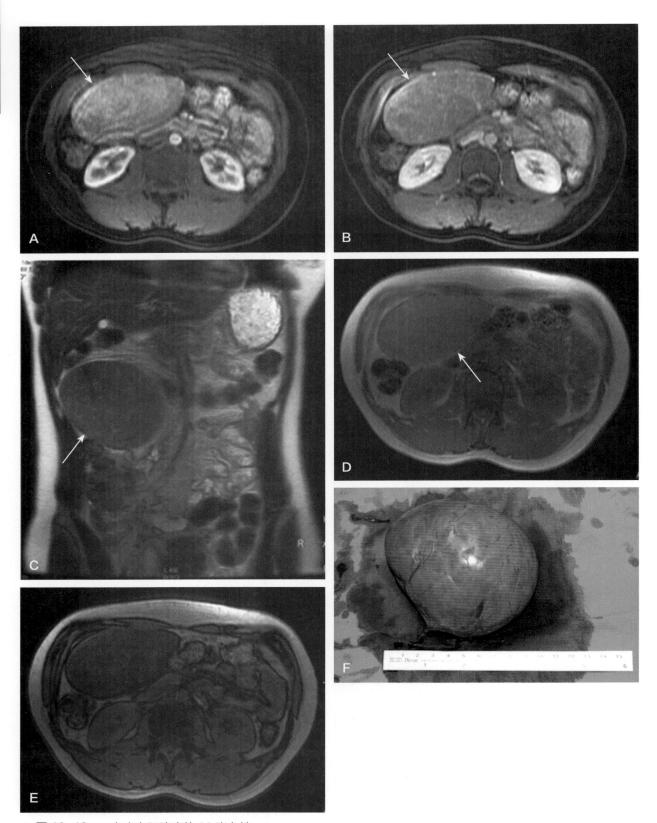

▲ 图 10-12　一名患有肝腺瘤的 33 岁女性

肝右叶下端巨大的外生型肝腺瘤。T₁W 动脉期（A）和延迟期（B）增强图像显示异质动脉期不均匀增强和随后的洗脱，图像缺乏 FNH 增强模式中的特征性结节样强化。请注意 T₂W 图像（C）上的中间信号，与同相位图像（E）相比，在反相位图像（D）上证实信号丢失，表明病变内存在脂质。基于这些成像特征考虑是肝腺瘤或肝细胞癌，但患者的年龄以及缺乏慢性肝病背景，术前诊断是肝腺瘤，这种情况下不应进行活检。鉴于病灶的较大，患者接受手术切除（F），病理证实为肝腺瘤

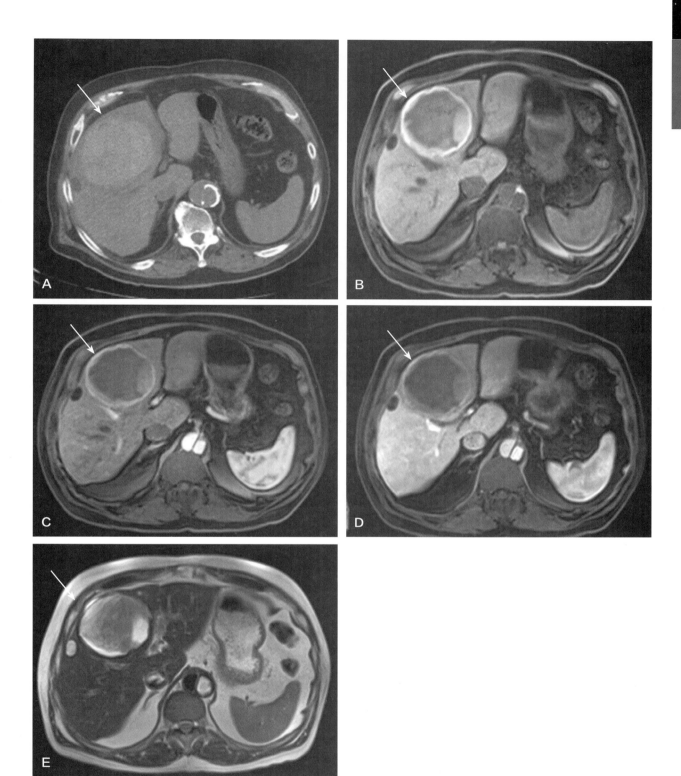

▲ 图 10-13　一名有腹痛的 81 岁女性

常规 CT（A）显示肝脏中的出血性病变，进一步行 MRI 评估。平扫 T₁W 图像（B）显示出显著的信号增加，表明内部有血液物质。增强后动脉期（C）和延迟期（D）显示病灶内部没有增强，证实是出血性囊肿而不是出血性实体肿瘤。T₂W 图像（E）显示内部具有血液物质的囊肿，但没有隔膜表明囊性肿瘤。胆管错构瘤是肝脏最常见的病变，在 MRI 上通常显示为简单液体信号特征。当 BDH 变大时，可能因内部出血而复杂化，从而导致 CT 和 US 对 BDH 的诊断难度加大，但 MRI 能够容易地评估 BDH 潜在的病变并排除潜在的软组织干扰因素，成为指导后续治疗的关键特征

2. 结节病

结节病是一种全身性疾病，在全身以多种形式表现，肺和肺门淋巴结是最常见的受累部位。一系列报道指出 11% 的系统性结节病患者发生肝脏受累[35]。另外一些报道指出有 50% 的病例发生肝脏肉芽肿[36]。非干酪样上皮样肉芽肿是该病在组织病理学上的特征表现。[36,37] 同时还常继发多种病变，包括胆汁淤积、坏死 / 炎症和血管病变如再生性增生。有研究发现结节病可类似多种其他疾病，包括原发性硬化性胆管炎、胆管癌、局灶性肝硬化和局灶性病变。

影像学表现：结节病在 MRI 上的表现是多种多样的，也反映出其在组织病理学上的多样性。局灶性肝脏病灶通常较小，在 T_1 和 T_2 加权图像上显示低信号，并且散布在整个肝实质中，病灶在增强后期图像上表现为延迟增强，表现为典型的肉芽肿浸润。

四、肿瘤病变

（一）慢性肝病中肝脏的连续性病灶

肝硬化是与慢性肝损伤相关的异质性发现的一系列非特异性描述。由于病因、慢性化和其他许多个体因素的差异，导致慢性肝病的治疗差异很大。慢性炎症以及肝功能相关变化导致肝脏的形态发生变化，能够在 MR 成像中被很好的显示。慢性肝病是肝细胞癌形成的危险因素之一，并且发育异常的肝结节（以及随后进展为恶性肿瘤）的形成能够被充分显示。绝大多数 HCC 发生在慢性肝病的背景下，也有个别亚型发生于非患病的肝脏中（美国的 HCC 通常 < 1%）[38]。组织病理学上，HCC 中的细胞在超过 70% 的病例中以更多的小梁模式排列，[39] 其余肿瘤表现为腺泡结构。50% 的 HCC 病例表现为孤立性病灶（图 10-15），40% 的病例表现为多灶性，10% 的病例表现为弥漫性病变（图 10-16）。纤维板层样 HCC 在人口统计学样本和致病性孤雌生殖方面相对于普通 HCC 比较独特[38,40]，这种 HCC 亚型与慢性肝病无关，常见于 40 岁以下的患者。组织病理学上，这种肿瘤由大的多边形细胞簇和肿瘤细胞周围广泛的相对无细胞纤维基质组成。

影像学表现

HCC 在 T_2 加权图像上呈现高信号，在 T1W 图像上表现为可变信号。动态灌注成像对于 HCC 病灶与再生结节和发育不良结节区分至关重要。为了对 HCC 进行特异性诊断，病灶应显示动脉期增强，并在随后的延迟成像消退（相对于相邻肝脏）。在 5min 时的冠状位延迟扫描序列可有助于显示造影剂消退的特征。纤维板层 HCC 通常表现出明显的纤维化成分，其在 T_2W 成像中表现为中心低信号区域，肿瘤表现出相对于周围肝脏的不均匀增强的 T_2 信号。经常看到不均匀动脉期增强

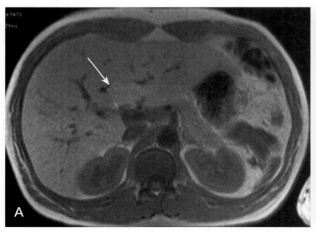 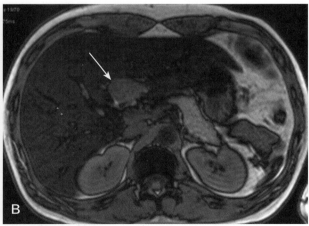

▲ 图 10-14　1 名 52 岁女性正常肝岛 MRI 的同相（A）和反相（B）成像

反相（B）较同相（A）信号衰减 [译者注：原著有误，已修改]，提示肝脏脂肪变性。局灶严重脂肪浸润区域（箭，A 和 B）反相未衰减，和类似于皮下脂肪的高脂肪含量有关。在 CT 和 US 上，局灶性脂肪可能表现为肝脏假性病变，并且肝脏中脂肪不均匀分布或铁沉积的受累常见。然而，MRI 对该病具有诊断价值

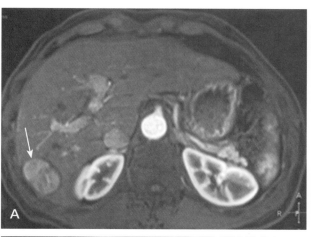

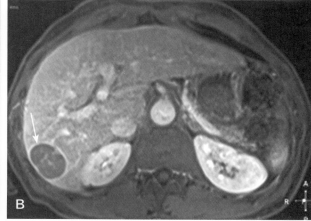

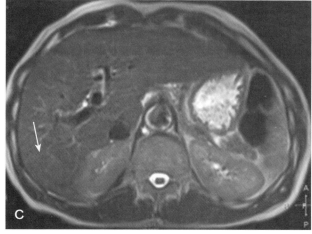

▲ 图 10-15　一名患有 HCC 的 65 岁男性 MRI 图像

在单个病灶下表现为 HCC 的典型信号特征。在 T_1W 增强后动脉期（A）和延迟期（B）分别显示出相对于周围肝脏的快速动脉增强（箭，A）和消退（箭，B）。在慢性肝病的情况下，这些特征对于 HCC 具有定性的诊断价值，在治疗开展前不需要活组织检查。T_2W 图像上的信号（箭，C）是可变的，与背景肝实质相比可以是相似的或略微升高

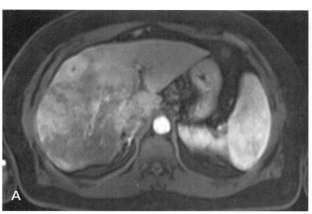

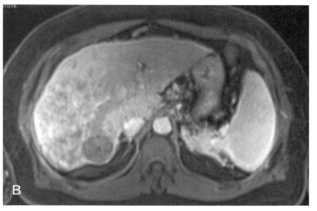

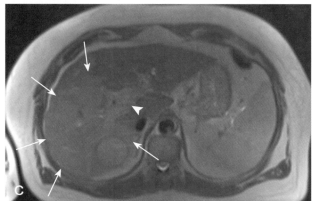

▲ 图 10-16　患有浸润性 HCC 的一名 71 岁男性 MRI 图像

由于肝实质被肿瘤广泛浸润，通常没有形成分散的局灶性病变，在 CT 和超声上诊断通常较为困难。MRI 显示的信号特征虽然与局灶性 HCC 不同，仍具有诊断功能。动脉期（A）和延迟期（B）中的 T_1W 序列显示具有可变消退区域的不均匀片状增强。与局灶性 HCC 不同，T_2W 图像（E）通常是诊断和鉴定弥漫性 HCC 的最重要序列（箭，C），浸润性 HCC 通常与门静脉中的癌栓相关，这种情况在 T_2W 图像上显示很清楚：门静脉内缺乏正常的流空信号（低信号）（箭头，C）

和延迟成像的不同程度的洗脱。

（二）肝内胆管细胞癌

胆管癌是胆管来源的腺癌，是肝脏中第二常见的原发性恶性疾病[41]。危险因素与胆道系统中引起慢性炎症反应的病因有关，包括感染因素（如乙型肝炎和丙型肝炎）、寄生虫感染（如华支睾吸虫）、导致胆汁淤滞/炎症的疾病（如胆总管囊肿、胆总管结石或原发性硬化性胆管炎）和环境病因（如聚氯乙烯）。胆管癌有几种表现，本文集中于讨论肝内肿块形成的胆管癌（ICC）。ICC病理表现为致密纤维化的白色肿瘤，这些肿瘤中大多数是由肝内胆管内层上皮和胆管周围腺体形成的腺癌[42]。

影像学表现

通常ICC（> 70% 的病例）在动态增强后期成像上表现为渐进的不均匀增强，少数病变可能表现出一些多变的动脉期增强（图10-17）[43]。单次击发的 T_2W 图像能够很好地显示相关的导管阻塞，还能够显示几种与胆管癌相关形态学变化，并提供有价值的鉴别征象，包括包膜收缩以及胆管和血管结构的明显变窄[44]。ICC 会使相邻的血管结构变得狭窄甚至阻塞，这可能与单纯的门静脉血栓相关，血栓主要是由于周围收缩和沿着血管壁异常的组织生长形成，ICC 的瘤栓与HCC 相比相对少见。

（三）胆管囊腺瘤/癌

胆管囊腺瘤是一种罕见的囊性肝肿瘤，来自胆道系统的具有极高的潜在恶变可能性。胆管囊腺瘤属于黏液性囊性肿瘤，类似于胰腺的黏液性囊腺瘤，几乎全部见于女性患者。在组织病理学

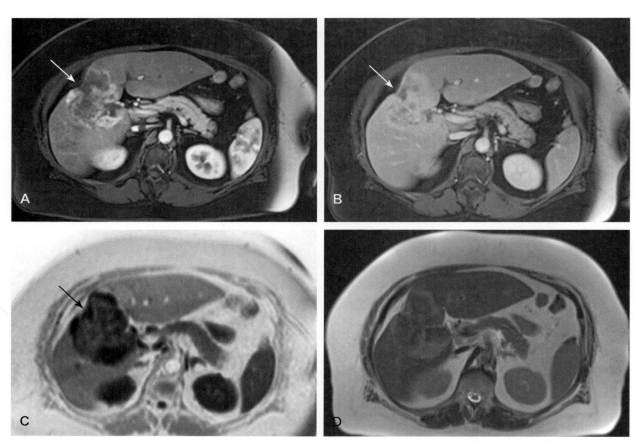

▲ 图 10-17　一名患有肝内胆管细胞癌的 63 岁女性 MRI 成像

动脉期（A）和延迟期（B）的 T_1W 图像显示腺癌的典型特征：肝脏病灶内延迟期造影剂不均匀的聚积。扩散加权图像（C）显示自由水运动的受限，这也是一些恶性肿瘤特有的征象。T_2W 图像（D）显示不均匀的稍低信号，继发于肿瘤纤维化性质相关的包膜收缩。当侵犯肝血管系统时，胆管癌倾向于包围和收缩相邻的脉管系统，不同于 HCC 癌栓伴血管扩张

上病灶表现为周围卵巢基质的特征性模式，病灶内部部分被黏蛋白填充。

影像学表现

MRI 成像对胆管囊腺瘤/癌病灶具有较好的鉴定价值，能够可靠的区分肝脏中在 CT 或 US 上难以辨别的其他囊性实体，T_2W 成像能够提供大部分的特异性诊断图像。胆管囊腺瘤在 T_2W 成像上能够很好的显示，表现为肿瘤性隔膜的特征模式（图 10-18），内部液体在 T_1W 序列上通常呈低信号，隔膜在动态的增强后期图像上会显著增强，任何增强结节的存在都与胆管囊腺癌相关。MRI 在区分小的（原位）囊腺瘤和囊腺癌存在困难，由于囊腺瘤恶性潜能极高，两者都被认为是必须手术的病灶。常规影像学检查甚至病理分析对于鉴别胆管囊腺瘤和出血性胆管错构瘤之间的差异存在困难，MRI 的软组织对比度可以轻易地区分出这二种实体瘤的差别。鉴于胆管错构瘤（可通过腹腔镜开窗术治疗）和胆管囊腺瘤（需要肝切除术）之间的手术治疗方法的不同，术前的鉴别诊断对于提供最佳的治疗方案非常重要[45]。

（四）胆管导管内乳头状肿瘤

胆管导管内乳头状肿瘤（IPNB）是胆管癌的罕见变异，并且与相应的胰腺病变有相同的组织学特征。这些病变在组织病理学上的特征是乳头状形态和导管内黏蛋白产生，当存在恶性表达时，表现出典型的肝内胆管癌和黏液癌的特征。

影像学表现

正如预期的一样，IPNB 的囊性或黏液性成分可以在 T_2W 序列上得到最佳表征。IPNB 在 T_1W 图像上呈低信号，由于液体成分的存在，T_2W 图像表现为高信号。具有乳头状生长的实性成分较为常见，并且在动态增强序列下显示出预期的延迟增强。

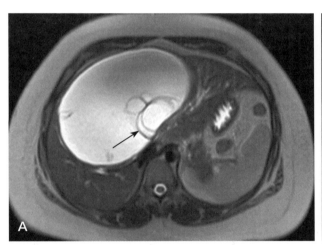

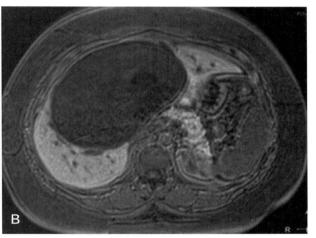

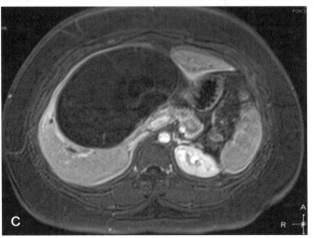

▲ 图 10-18　一名患有胆管囊腺瘤的 22 岁女性 MRI 图像

T_2W 图像（A）显示为具有复杂内部隔膜的肝脏大囊肿以及包括子囊肿的壁，这些是囊性肿瘤特别是胆管囊腺瘤的特征。T_1W 增强前（B）和延迟期（C）增强图像没有显示出可能是癌的内部结节样增强。恶性变性和（或）原位癌的可能性都归类为需要行肝切除病变，这与巨大的囊性胆管错构瘤形成差别，后者是可以通过腹腔镜开窗术治疗的良性病变。MRI 可以为区分这些实体瘤提供了最佳成像能力

（五）肝转移瘤

肝脏转移性疾病是最常见的肝脏恶性病变，也是使用 MRI 的常见指征。区分肝脏中的良性与恶性疾病对患者随后的检测和治疗非常关键。如前文所述，MRI 是一般肝脏病变的检测中常用的影像学检查方法，在潜在肝转移背景下更具有优势。转移性病变通常分为两大类：动脉期成像血管化不良者以及肝动脉血供优势者。

1. 乏血供转移瘤

最常见的乏血供转移来是自胰腺和胃肠道的腺癌，包括原发于结肠和胃的腺癌。肺癌和乳腺癌也常常发生肝脏转移，卵巢、子宫内膜、前列腺和甲状腺发生肝脏转移不太常见[46]。在原发灶不明情况下，肝转移的成像特征可为后续的检查提供重要帮助。肝转移瘤的治疗方案在不断进步，使用更具侵略性和有效的化疗药物，治疗有效后采用局部切除原始部位病灶，可改善预后，在某些情况下可以达到治愈的水平[47]。由于治疗干预措施的变化，前瞻性的高质量的成像对于所有病灶随后的手术计划至关重要。

影像学表现：成像特征的不同可以反映出原始组织病理学的不同。转移性病灶在增强的 T1W 成像通常表现为较背景肝脏低的信号强度，在 T2W 图像上表现出略微增强的信号[48]。活性瘤体的量也能表现出固有信号特征。增强后成像显示与肿瘤血管的程度相关的渐进性异常持续增强和病灶外层的增强（图 10-19）[9]。并非所有类型的肝脏转移瘤都表现出 DWI 上的高信号，这种方法对检测小病灶具有较高的灵敏度，更能对模棱两可的病变提供额外的确认信息[48]。

2. 富血供转移瘤

肝转移瘤主要为肝动脉供血，与延迟成像相比表现为更强的肝动脉期增强。不同类型的多血管转移瘤来自不同的肿瘤类型，最常见的是来自类癌的神经内分泌肿瘤或胰腺神经内分泌肿瘤，另外，皮肤肿瘤如黑素瘤和 Merkel 细胞癌也经常转移到肝脏。转移瘤与肝脏良性病变如血管瘤的鉴别可以达到 98% 以上的特异性[49]。

影像学表现：大多数富血供转移性病灶的影像学特征不能反映肿瘤类型。但平扫 T1W 信号

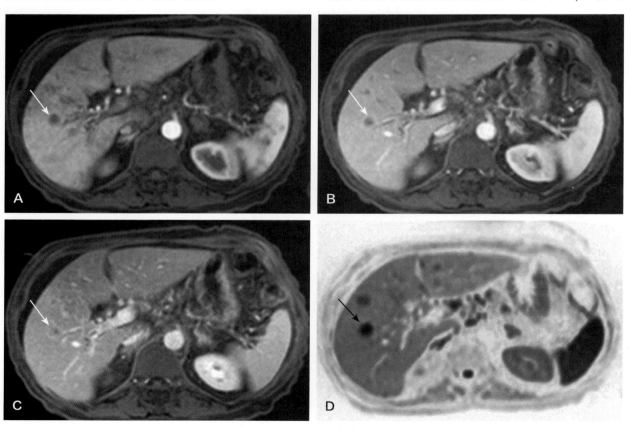

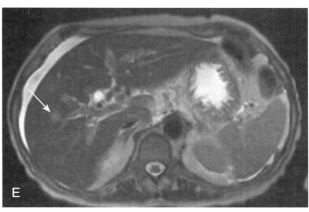

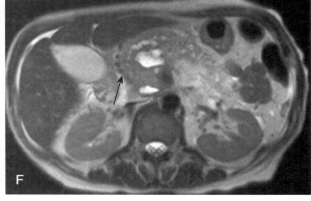

▲ 图 10-19　一名胰腺癌转移的 59 岁男性 MRI 成像

增强前期 T_1W 成像（A）显示肝转移相对于背景肝实质呈低信号，增强后期（B）静脉和（C）延迟期表现出增强的逐渐积累，其表现形式与腺癌一致。这种情况下在延迟图像（C）上可以看到增强病灶周围强化的外层。DWI（D）可以为转移性小肝癌的显示增加敏感性。T_2W 图像（E）显示相对于周围肝脏的病灶表现为不明确的轻微增强的信号。本病例原发灶位于胰头部（F）且继发胆管阻塞

增强可以识别出与黑色素和出血倾向有关的黑素瘤转移灶（图 10-20）[48]。通常这些原发肿瘤相关的转移灶显示出典型的肝动脉期增强模式（强调需要选择对比增强的适当时机）。通常病灶中心存在持续的增强，边缘逐渐失去相对于邻近肝脏的对比度。弥散加权图像通常有助于识别非常小的病变或评估复发，因为这些病变显示出明显的弥散受限（图 10-21）。

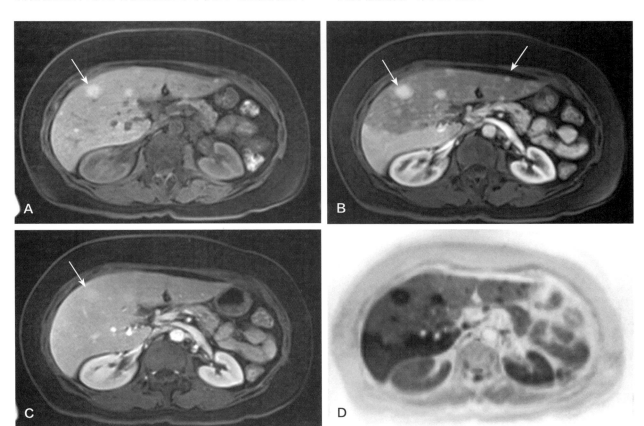

▲ 图 10-20　一名患有转移性黑色素瘤的 61 岁女性 MRI 图像

注意在增强前图像（A）上存在升高的 T_1 信号，黑色素瘤转移灶存在这一特征是由于黑色素的 T_1 信号缩短作用。动脉增强期（B）和延迟期（C）阶段显示出快速的动脉增强，但没有 HCC 中常见的快速消退特征。DWI（D）显示大多数病灶中的局灶性弥散受限，这是许多富血供转移瘤的常见特征

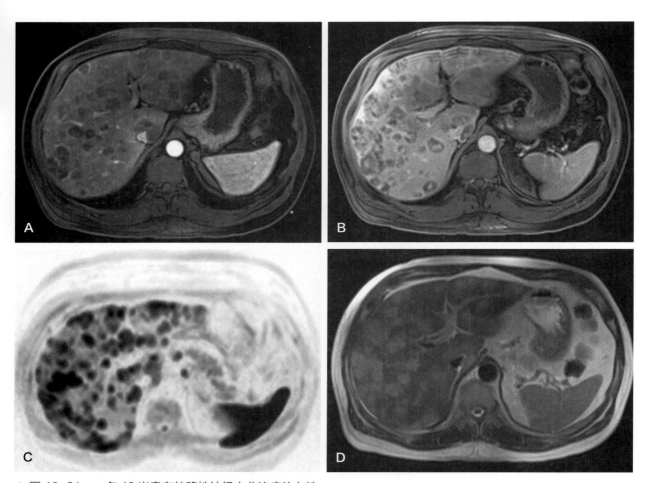

▲ 图 10-21　一名 48 岁患有转移性神经内分泌癌的女性

动脉期（A）和延迟期（B）的 T_1W 增强后图像显示多个病灶，这些病灶显示外周动脉增强和延迟期靶征强化。DWI（C）和 T_2W 图像（D）显示病变区域的异常信号与周围肝脏形成明显对比，是神经内分泌肿瘤转移灶的典型特征

（六）淋巴瘤

淋巴瘤是一种恶性肿瘤，广泛累及全身各个器官系统。肝脏淋巴瘤几乎都是与继发受累有关，只有不到 0.01% 的非霍奇金淋巴瘤原发于肝脏淋巴系统。需要注意的是，肝脏原发淋巴瘤常发现于 HIV 患者或移植后接受免疫抑制药治疗出现 EB 病毒感染者（移植后淋巴增生性疾病表现的一部分，PTLD），PTLD 发生在 2%～5% 的移植患者中，通常出现在移植后的第 1 年或 4～5 年内。53% 的 PTLD 病例[50] 出现肝脏受累[51,52]。

影像学表现

肝脏淋巴瘤的影像学特征与身体其他部位的淋巴瘤相似，T_2W 图像显示为相对均匀增高的信号（类似于其他结节组织），具有分界明显的边缘，不过 PTLD 也可以具有更加浸润性的表现，病变可以是单个的或多发的。动态的增强后期图像显示出相对均匀的延迟增强的模式，与不均匀成像的腺癌相反（图 10-22）。DWI 可能对诊断肝脏淋巴瘤更有帮助，因为淋巴瘤通常表现出明显的弥散受限，超出其他恶性肿瘤中所见的弥散受限。

◆ 结论

医学成像已成为诊治肝病患者的基本技术，包括弥漫性肝病和局灶性肝脏肿瘤。成像技术（尤其是 MRI）的最新进展提高了诊断和肿瘤分期的准确性，减少了对侵入性活组织取样的需求，并更准确地指导肝病患者的治疗决策。

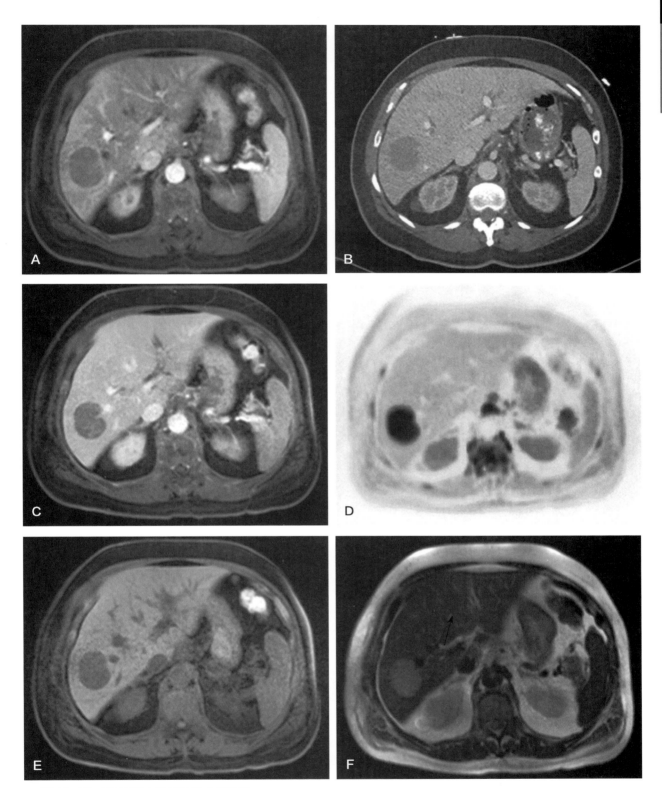

▲ 图 10-22　77 岁患有淋巴瘤的老年男性

多期对比增强 CT（A）显示右肝叶非特异性、局灶性、低密度病变。进行 MRI 进一步表征。T₁W 预扫（A）、动脉期（B）和延迟期（C）图像显示乏血供病变，显示钆对比剂延迟均匀摄取。T₂W 图像（D）显示内部信号均匀。DWI（D）信号明显异常，是淋巴增生性疾病常见的特征。本例活检证实为大 B 细胞淋巴瘤

总 结

最新进展

- 最近开发出的新 MRI 技术，可以提供肝脏中脂质和铁的无创定量分析。
- 硬件和软件的进步使得最新一代 MRI 扫描仪能够自动评估个体患者并优化成像参数，从而降低各中心图像质量的差异。
- MRI 的进步推动了对肝脏局灶性病灶（尤其是肝细胞癌）诊断敏感性和特异性的提高，越来越多地避免了对这些疾病侵入性活检的需求。

关键知识缺口

- 使用生物成像标志物预测急性肝炎／脂肪性肝炎患者肝纤维化的发展。

未来发展方向

- 继续开发用于非侵入性肝纤维化检测的技术。
- 正在开发新的 MRI 序列和图像处理方法，以便对血流进行详细分析，特别是在门静脉系统中。

第 11 章　肝脏肿块的评估
Evaluation of the Hepatic Mass

Jonathan R. Cogley，Erin K. o'neill，Frank H. Miller　著
朱传东　译，钟艳丹、叶伟、谭善忠、董景辉　校

● 缩略语　ABBREVIATIONS

ACR	American College of Radiology	美国放射学院
CT	computed tomography	计算机断层扫描
DWI	diffusion-weighted imaging	弥散加权成像
FNH	focal nodular hyperplasia	局灶性结节性增生
HCC	hepato cellular carcinoma	肝细胞癌
HNF-1α	hepatocyte nuclear factor 1α	肝细胞核因子 1α
LI-RADS	liver imaging reporting and data system	肝脏成像报告和数据系统
MR	magnetic resonance	磁共振
OPTNO	organ procurement and transplantation network	器官获取和移植网络

肝脏肿块可在其他原因进行常规医学成像检查、肝外恶性肿瘤分期以及原发性肝脏恶性肿瘤随访监测时被发现，技术进步可以更好地检出和定性肿块。如果单靠影像学技术能够将这些肿块明确鉴别出是良性还是恶性，可以减少许多患者不必要的活组织检查或昂贵的随访，并有助于明确恶性肿块给予恰当的治疗策略。本章内容包括评估肝脏占位成像方法的描述、良性和恶性占位的讨论，包括血管瘤、局灶性结节性增生（FNH）、肝腺瘤、肝囊肿、胆管错构瘤、胆管囊腺瘤、肝脓肿、肝细胞癌（HCC）、胆管癌和转移瘤。

一、成像方式

对肝脏肿块进行评估的主要成像方法有超声检查、计算机断层扫描（CT）和磁共振（MR）成像。超声检查通常用作初始的成像检查，因为其成本低、没有辐射暴露，适用性较广。但超声检查具有一定的局限性，包括对操作者的依赖性，对较大体重患者的评估或患者屏气困难，并且在脂肪或纤维脂肪浸润的情况下肝脏通过声束的穿透会减少。超声检查可以很容易地诊断出囊肿和经典

血管瘤，但在实体肝脏肿块的特征检查方面受到限制。美国 FDA 批准的用于腹部超声检查造影剂的缺乏进一步降低了超声检查及定性肝脏肿块的潜力。当超声检查检测到实体肿物时，通常需要 CT 或 MR 成像进一步明确。

CT 具有许多优点，包括可用性广泛、扫描速度快、成本适中以及检测和定性肝脏肿块的能力较高。对于准确的肝脏肿块的定性需要在多个阶段重复扫描，因此特别对年轻患者，CT 的一个重要缺点是辐射暴露，另一个缺陷是与 MR 成像相比 CT 特异性偏低，MR 成像的解读不仅依赖肿块的增强模式，还可以依赖在多个不同序列上的表现，可以呈现出更好组织特征和更完整的评估。

对比增强 CT 对肝脏病灶的检测和定性主要基于病灶与相邻肝实质之间的血流差异。三期 CT 扫描包括平扫图像、肝动脉和门静脉期的多期成像。肝动脉期成像用来检测诸如 HCC 的肝脏病灶，由于病灶在动脉期来自肝动脉系统的血流供应增加，门静脉期 HCC 和其他血管病变相对于邻近的肝脏为等密度或低密度。因此腹部 CT 平扫图像通常会遗漏一些病变，而这些病变

通常会表现出来。另一方面，一些占位病变可以考虑延迟5～15min扫描，如胆管癌可以评估病灶延迟增强，血管瘤可以评估病灶被造影剂逐渐填充，但这种方式通常不是诊断所必需的。

MR是鉴别肝脏肿块的最佳成像方式。美国放射学会（ACR）指定对比增强MR成像对于肝脏不确定性病变的鉴别具有最高评级，是在没有禁忌证的情况下优先推荐的成像模式[1]。与CT和超声检查相比，MR成像的优势包括能够更好地显示超声和CT上检测到的病变或假性病变、没有电离辐射、具有优异的对比度分辨率、胆管系统的显示以及使用细胞外或肝细胞特异性造影剂的能力。评估病灶在多个序列上的信号特征，例如常规T_1和T_2加权图像，化学位移成像（用于检测内部脂肪、钙化或铁含量的同相位和反相位图像），弥散加权成像（DWI）和对比增强图像比CT和超声检查更能特异性的鉴别病灶。MR的缺点包括成本更高、成像时间更长、某些患者存在禁忌证（例如，不兼容MR成像的起搏器）以及需要患者配合例如屏气以最小化减少运动伪影。

MR成像两种主要造影剂是具有细胞外分布的标准造影剂和肝细胞特异性造影剂。标准的细胞外造影剂使用最为广泛且文献最多。细胞外造影剂依赖肝实质和局灶性病灶之间的血流差异来检测和鉴别肝脏病灶，类似于CT的碘化造影剂。对比增强序列可以在动脉期、门静脉期、平衡期和延迟期各阶段进行，与CT相比较，可以在不增加辐射的情况下执行多个对比增强序列的能力是MR的主要优点。肝细胞特异性造影剂在早期增强时可以提供类似于细胞外造影剂的病灶信息，但当肝细胞造影剂被肝细胞吸收并通过胆系排出时，还可以在延迟图像上添加特异的额外功能信息。在钆塞酸二钠（gadoxetatedisodium，Eovist，国内商品名为普美显；拜耳医疗保健，惠帕尼，新泽西，美国）注射20min后可以获得延迟的肝胆期相图像。肝细胞特异性造影剂有助于鉴别FNH与肝腺瘤，并且提高了小的转移瘤的检测，有助于转移性疾病的分期。肝细胞特异

性药物相对于标准细胞外药物的缺点包括成本较高并且难以获得动脉期峰值增强，部分原因在于FDA批准的剂量低于细胞外造影剂，以及肝细胞癌患者的肝脏摄取和胆汁排泄功能障碍引起的阻塞性黄疸[2]。MR成像常使用细胞外造影剂，而肝细胞特异性药物可以用于特定的适应证（例如FNH对比腺瘤时）。但由于实施单位的偏好，肝细胞特异性造影剂也会被更频繁地使用。

DWI是一种在常规腹部MR成像检查中开展越来越多的技术。生物组织中的DWI信号源于细胞内、细胞外和血管内间隙中水分子的随机运动，水弥散的受限程度取决于组织细胞和细胞膜的完整性[3]。DWI显示细胞密度高的区域（如肿瘤）弥散受限可以提高对病灶的检出，这对于无法接受静脉注射造影剂的患者尤其有用。常见的肝脏良性病灶通常比恶性病灶表现为更小的弥散受限[4-8]，但弥散受限的定量值显著重叠限制了DWI鉴别实体良性和恶性病变的能力。

二、肝血管瘤

血管瘤是一种常见的肝脏良性肿瘤，据报道其患病率高达20%[9,10]。此类肿瘤包含多个血管通道，每个血管通道内壁覆盖单层上皮细胞并由纤维隔膜隔开[11]。血管瘤通常是无症状、多发的，在女性中更常见（比例为2∶1～5∶1）[9,12]。血管瘤通常是偶然发现并且没有临床后果。超声检查中典型的血管瘤呈圆形或适度分叶状的肿块，相对于邻近的肝实质表现为均匀高回声、后声增强，但缺乏可检测的内部彩色血流（图11-1A）。血管瘤可以发生在肝脏的任何部位但通常位于肝右叶内。血管瘤在超声检查中最常见的非典型外观是低回声或等回声肿块伴有外周高回声边缘[12]。血管瘤在肝脏脂肪变性的背景下也可表现为低回声肿块，相对于脂肪的回声肝表现为更低的回声（图11-2）[9]。

平扫CT时血管瘤通常是低密度的，由于其由血管通道组成所以与血管密度相似。但在肝脏脂肪变性的背景下肝脏本身表现出弥漫性低密

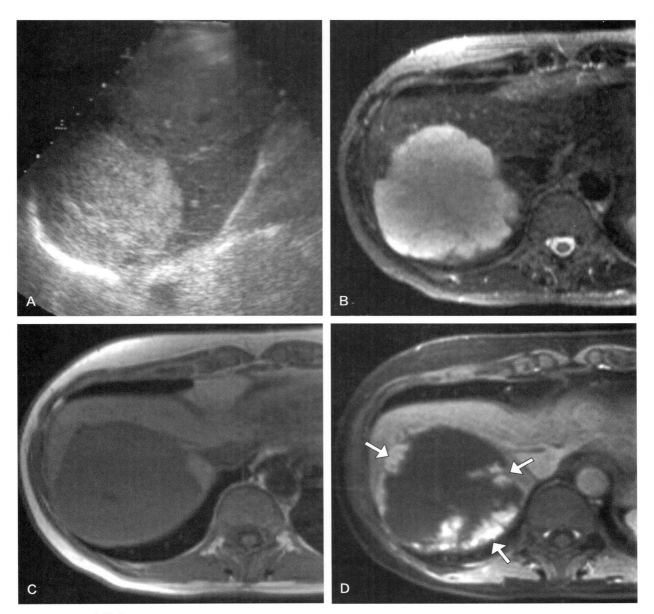

▲ 图 11-1　血管瘤

A. 超声检查显示肝右叶类圆形均匀高回声肿块；B. 右肝血管瘤在 T_2 加权磁共振成像中表现为明显的高信号；C. 轴位 T_1 加权图像显示血管瘤与邻近肝脏相比为低信号；D. 轴位增强后 T_1 加权图像显示血管瘤的特征性增强模式，周边不连续的结节状造影剂汇集（箭）

度，血管瘤可能表现等密度或高密度。在增强图像中，血管瘤在增强早期图像上表现为经典的外周不连续结节样增强，在延迟图像上显示为造影剂的逐渐填充。

　　MR 成像是评估血管瘤的首选方式，由于血管瘤内部充满血液以及由此产生的长 T_2 弛豫时间，故在 T_2 加权图像上表现为高信号[9]，T_2 高信号是诊断血管瘤的最可靠的征象之一。血管瘤在 T_1 加权图像上表现为低信号，典型的外周不连续结节样增强，与增强 CT 表现相似，并在增

强延迟期图像上呈现渐进性填充（图 11-1）。

　　由于小血管瘤在 MR 动脉期图像表现为快速均匀增强，被称为闪现充盈血管瘤，这通常与相邻外周楔形区域动脉期瞬时强化有关[13,14]。闪现充盈的血管瘤可通过其特征性 T_2 超强信号表现与造影剂在延迟图像上的强化从而与其他血管病变鉴别开来，血管瘤在所有增强后成像表现与血池相似。

　　巨大血管瘤是指大于 5cm 的血管瘤，在 T_2 加权图像上表现更复杂，有多个低信号分隔及囊

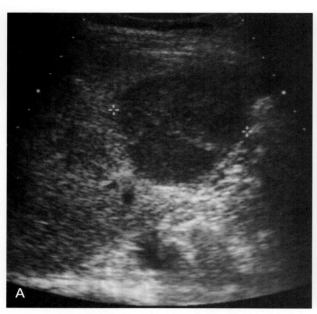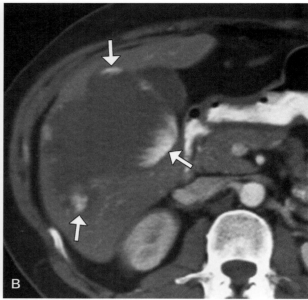

▲ 图 11-2　超声检查中的非典型血管瘤

A. 超声检查显示大血管瘤的非典型低回声表现（由于肝脏脂肪变性引起的肝脏回声增加）；B. 轴位增强后 CT 图像显示血管瘤的典型周边结节样增强（箭）

变的中央裂隙样 T_2 高信号[11,12,15]。巨大血管瘤同样也表现出外周不连续结节样增强或更强闪现充盈的增强模式。由于大小和中央瘢痕的形成或血栓形成区域的存在，大血管瘤在延迟图像上表现为填充或不完全填充，但血管瘤的信号强度和特征性的增强模式可以帮助正确诊断[11,15]。

硬化型血管瘤是指经历了退化和纤维化，导致其血管通道的闭塞和置换形成其典型的成像特征的血管瘤[10,12]。硬化型血管瘤的 MRI 表现包括 T_2 高信号、边界清晰、相关体积缩小或包膜回缩、动脉期增强时内部结节样强化、邻近的外周楔形区域的短暂动脉期增强以及肝脏其他地方存在典型的血管瘤表现。肝硬化背景下的肝脏血管瘤较少见，但诊断可能更具挑战性，因为血管瘤可能会随着时间推移而进一步硬化。获得先前的图像有助于硬化型血管瘤的诊断，因为在较早期的影像学中可能会显示出更典型的血管瘤外观。

如果使用肝细胞特异性造影剂而不是标准细胞外造影剂进行 MR 成像，在某些情况下血管瘤的诊断可能更具挑战性。血管瘤含有血管通道而没有肝细胞，在延迟的 20min 的相位图像上显示为低信号，这是因为造影剂的再分布是渐进的，

并且在获得 20min 延迟图像之前造影剂开始从血管间隙排出。对于闪现充盈型的血管瘤可能会出现假性消退，使诊断变得困难，除非也观察到相邻血管中血池信号强度出现类似的降低[16]。一些小的血管瘤无早期增强，只能通过观察病灶的延迟填充来诊断。鉴于肝细胞特异性造影剂不存在特征性延迟对比剂的填充，这种情况下正确诊断具有挑战性[17]，因此如果最初成像时怀疑是血管瘤，使用标准细胞外造影剂的 MR 成像更易于做出诊断。

三、局灶性结节性增生（FNH）

FNH 是第二常见的良性肝脏肿块，它最常发生在 30—40 岁的女性，通常单发，但多达 20% 病例也可以多发[18,19]。FNH 被归类为再生病变。FNH 是一种在肝脏中由正常或接近正常的肝细胞组成的良性结节，也被认为是先天性或获得性血管异常情况下局部过度灌注增生反应所形成，病理表现为正常肝细胞和纤维性隔膜从包含纤维结缔组织、厚壁动脉血管和畸形胆管的中央瘢痕向外辐射。

与肝腺瘤不同，口服避孕药的使用与 FNH

无明显相关性。一些早期研究表明，口服避孕药可能会促进病变进展，但也有研究发现，随访期间 FNH 的大小变化很少，并且大小与口服避孕药的使用无关[21]。与许多肿瘤不同，FNH 的生长不会超过其固有的血液供应，大多数病灶小于 5cm[18]，FNH 无恶性潜能，大多数患者无症状，一旦做出正确的诊断就不需要对患者进行影像学随访。

典型的 FNH 在超声检查中不容易发现，但可以表现为相对于邻近肝脏的等回声或略低回声的均匀肿块。FNH 的中央瘢痕通常是高回声，并且在彩色多普勒超声检查中可能会显示出血管分布增强[18]。在平扫 CT 上，相对于正常的肝脏，FNH 可能表现为等密度或轻度低密度，伴有中心低密度瘢痕。在增强延迟期的 CT 图像上，由于血液供应的原因，FNH 除了中央瘢痕外在动脉期强化最为显著，显示出快速的增强。FNH 在门静脉期和延迟成像期通常逐渐变为与肝脏呈等密度，中央瘢痕由于丰富的黏液基质而表现为延迟增强（图 11-3）[22]。与超声和 CT 相比，MR 成像对 FNH 的敏感性和特异性更高[19]。典型的 FNH 在 T_1 上与肝脏呈等信号或略低信号，在 T_2 加权图像上表现为等信号到略高信号。由于血管通道、小胆管和黏液性基质的存在，导致中心瘢痕表现为 T_2 信号增高，并且中央瘢痕在 MR 成像中比在其他成像模式更容易被检测到[19,22]。增强后期图像显示 FNH 的典型增强模式包括随着中央瘢痕的延迟增强，MR 成像上表现为均匀的动脉期增强。小的 FNH 病灶通常缺乏可见的中央瘢痕[23]。需要注意的是，有的 FNH 可能缺乏典型的影像学表现，如病变不均匀和偶发的延迟假包膜增强。

FNH 最常见的鉴别诊断是肝腺瘤，因为这两种病灶具有相似的影像学表现并且患者具有类似的人口统计学特征。如果存在 FNH 的中央瘢痕或者在腺瘤中看到脂肪和（或）出血，MR 成像可以区分两种病灶。因为库普弗细胞摄取放射性示踪剂，在过去更常用 ^{99m}Tc 标记的硫胶体放射性核素成像来帮助 FNH 的诊断，但与邻近的肝脏相比，只有 50% 的 FNH 可产生相似或更大的摄取量，因此这种方法仅限于检测大的病变[18]。腺瘤可能也含有库普弗细胞，但数量较少，因此摄取能力较低甚至没有，通常表现为冷缺损，但偶尔也会出现摄取，会影响硫胶体用于诊断的效用[18,24]。

对于其他检查方法不是很确定的患者，使用肝细胞特异性造影剂的 MR 成像能更准确地区

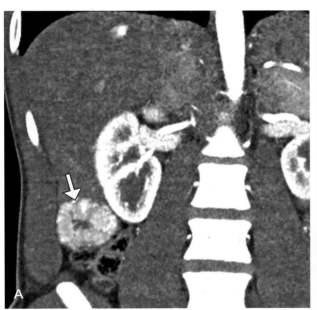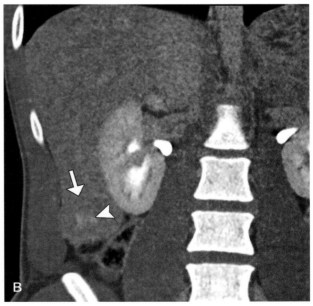

▲ 图 11-3　局灶性结节性增生

A. 动脉期冠状位增强 CT 图像显示肿块（箭）与其内低密度中央瘢痕；B. 延迟期的增强图像显示中央瘢痕（箭）强化，肿块（箭头）与邻近肝脏呈等密度

分 FNH 和腺瘤。由于含有丰富功能性肝细胞和 FNH 特征性畸形胆管导致造影剂逐渐积聚和胆汁排泄延迟，因此大多数 FNH 病灶延迟 20min 的肝胆期图像相对于邻近肝脏表现为高信号或至少等信号（图 11-4）[25]，小部分 FNH 表现为中央低信号，但在边缘的肝胆期图像上为高信号。FNH 的中央瘢痕通常在肝胆期不摄取造影剂，中央可能会出现低信号轮辐外观。腺瘤也有功能性的肝细胞但缺乏胆小管，因此肝胆期图像上与背景肝脏相比通常呈现均匀的低信号，这在多数情况下可以区分腺瘤与 FNH[25]，Grieser 等[26] 发现肝胆期 FNH 强摄取和腺瘤的低信号鉴别诊断的准确度为 92%，此参数优于所有其他模型。

脂肪的存在通常表明是腺瘤而不是 FNH，这也是 MR 成像对于腺瘤的检测优于 CT 的主要优势。通过多期增强 CT 检测的 44 个腺瘤的研究中，仅在 7% 的病灶中检测到脂质或脂肪[27]，但在 MR 化学位移成像中检测出更高比例的腺瘤脂肪变性（35% ～ 77%）[28]。很少有 FNH 存在能被 MR 化学位移成像检测到的细胞内脂肪，但是通常在弥漫性肝脏脂肪变时可以。

中央瘢痕不是 FNH 特异的，可以在包括 HCC、转移瘤和纤维板层癌的恶性肿瘤中见到。纤维板层癌通常发生在年轻成人的正常肝脏中，可以具有与 FNH 重叠的成像特征，但纤维板层癌往往病灶较大，平均大小为 13cm（5 ～ 20cm），更具异质性，常伴有中央钙化，这在 FNH 中很

少见，并且经常出现在患有晚期疾病的患者中，包括区域性腺病，此外，纤维板层癌非常罕见，而 FNH 是常见病变。缺乏中央瘢痕的小 FNH 有时难以与其他富血供病变区分开来[29,30]。

四、肝腺瘤

肝腺瘤是一种罕见的良性肝肿瘤，最常发生在有口服避孕药史育龄妇女。肝腺瘤通常是单独存在，但可以是多个存在，正常肝脏中有超过 10 个病变的腺瘤称为肝腺瘤病[31]。腺瘤可以是偶然发现或在肝功能异常时检查发现，还有的腺瘤是由于潜在的并发症和肿块破裂引起腹痛或偶尔体格检查发现可触及的肿块而发现。近年来，通过对几种分子特征和基因分型的研究将腺瘤分为不同的亚型：①炎性腺瘤；②肝细胞核因子 1α（HNF-1α）失活的腺瘤；③ β- 连环蛋白激活腺瘤。这三种主要亚型可以表现出不同的临床特征、影像学表现和自然病史（表 11-1）[32]。第四种未分类的亚型包括没有任何遗传异常的腺瘤。

炎性腺瘤是最常见的亚型（40% ～ 50%），包括以前称为毛细血管扩张性 FNH 和腺瘤的病变，这种亚型最常发生在有口服避孕药的年轻女性和肥胖患者中。炎性腺瘤在组织学表现为多形性炎性浸润，窦状扩张和营养不良血管[33]。HNF-1α 失活的腺瘤是次常见亚型（30% ～ 35%），仅发生于女性，至少 50% 的病例中是多发的，并且与口服避孕药的使用密切相关，部分病例与青春期

表 11-1 肝腺瘤亚型

腺瘤亚型	人群特征	组织学表现	并发症	影像学特征
炎性	年轻女性，口服避孕药史，肥胖	多形性炎性浸润，窦状体扩张，血管营养不良	出血风险最高；可以有恶变	增强的 T2 信号和明显的动脉期增强，延迟期图像持续强化；可以有斑片状或不均匀脂肪沉积
肝细胞核因子 1α（HNF-1α）失活型	女性特有，口服避孕药史，与成熟期相关年轻 3 型糖尿病，家族性肝腺瘤病	HNF-1α 基因的突变导致脂肪生成和肝细胞增殖；细胞内脂肪沉积	出血风险最小；恶性转化的风险很小甚至没有	弥漫性病灶内脂肪沉积是具有特征性的
β- 连环蛋白激活型	更常见于男性，与男性荷尔蒙给药、糖原贮积病和家族性腺瘤性息肉病相关	持续激活 β- 连环蛋白基因后不受控制的肝细胞增殖	恶性转化的最高风险	缺乏特异性影像学表现

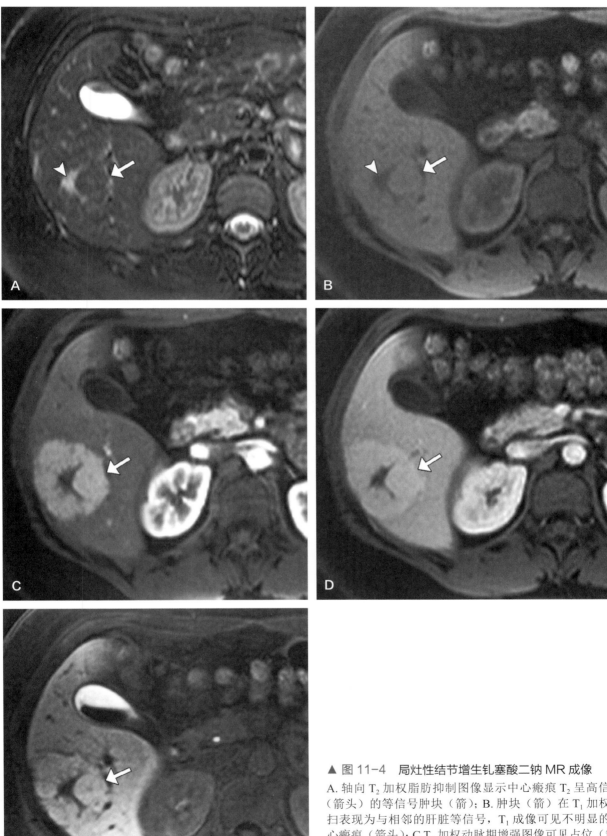

▲ 图 11-4 局灶性结节增生钆塞酸二钠 MR 成像

A. 轴向 T_2 加权脂肪抑制图像显示中心瘢痕 T_2 呈高信号（箭头）的等信号肿块（箭）；B. 肿块（箭）在 T_1 加权预扫表现为与相邻的肝脏等信号，T_1 成像可见不明显的中心瘢痕（箭头）；C.T_1 加权动脉期增强图像可见占位（箭）均匀强化及中心瘢痕；D. 其他延迟成像中占位（箭）的信号强度上逐渐接近邻近肝脏；E.20min 延迟肝胆期成像显示局灶性结节增生（箭）与伴有的中央瘢痕低信号形成典型的对比

发病的青年型 3 型糖尿病以及家族性肝腺瘤病有关，由 HNF-1 基因的双等位基因失活突变引起。无功能的 HNF-1 能促进脂肪生成和肝细胞增殖，导致肝脏脂肪酸结合蛋白的失活，从而引起细胞内脂肪沉积[32]。第三种亚型是 β- 连环蛋白激活的腺瘤（10%～15%），由 β- 连环蛋白基因持续活化引起的肝细胞增殖失控发展。这种亚型在男性中更常发生，并且与雄性激素给药、糖原贮积病和家族性腺瘤性息肉病相关。

肝腺瘤最常见和最重要的并发症是出血和恶变。炎症性腺瘤具有最高的出血风险，据报道有多达 30% 的病例可发生[32]。β- 连环蛋白激活的腺瘤是最具恶性转化风险的亚型，但是一些炎性腺瘤也可能变成恶性。HNF-1α 失活腺瘤出血的风险最小并且发生恶性的风险很小甚至没有。因此，亚型表征对于这些病变的管理可能具有非常重要的意义。

腺瘤的超声检查表现多变且非特异性，因此诊断通常需要结合 MR 等其他成像方法。有些腺瘤在超声检查中可出现低回声，但有的腺瘤可能由于病灶内脂肪或出血而表现为高回声[24]。出血或坏死可能导致病灶异质性更大且少见钙化。CT 能改善腺瘤病灶的评估，包括增强检查、某些情况下的内部脂肪和出血的并发症。中年妇女肝脏上的出血性肿块可能是腺瘤的初始表现，有利于诊断。但 MR 成像是诊断肝脏腺瘤优选方式，因为它能最好地检测到细胞内脂肪，并且一些腺瘤可以在 MR 成像上显示出亚型的鉴别特征。病灶内弥漫性或均匀的脂肪沉积是 HNF-1α 失活腺瘤的特征表现（图 11-5）[33]。炎性腺瘤病灶中也可见到脂肪，但发生频率较低且通常表现为更不均匀且更加异质性[33,34]。炎性腺瘤表现出 T_2 信号增强（尤其是因为扩张的血窦存在而在外周表现更显著），动脉期增强可持续至门静脉期和延迟期[32]。β- 连环蛋白激活的腺瘤是与癌症发展最密切的亚型，但遗憾的是缺乏特异性 MR 成像特征，它们表现为动脉期强化，持续或不持续到延迟期，表现延迟期低信号或廓清时可类似 HCC。在 β- 连环蛋白激活的腺瘤中可以隐约看

到病灶内 T_2 高信号区域，但这一点尚未得到明确证实，需要进行活检以诊断该亚型[35]。

年轻健康的患者肝脏中明显强化实性肿块的影像学表现最常见的鉴别诊断是 FNH 与腺瘤。常规 MR 成像在许多情况下可以通过病灶异质性和病灶内脂肪的检测正确诊断腺瘤，优于超声、CT 和核素扫描。肝细胞特异性造影剂（例如钆塞酸二钠）的 MR 成像有助于鉴别腺瘤和非典型 FNH，当其他检测不能明确时应当考虑使用。腺瘤的成像特征与 HCC 的成像特征重叠，包括病灶内脂肪和偶尔的廓清或包膜强化，但腺瘤更常见于没有肝硬化或肝病危险因素的年轻患者，这有助于鉴别。

五、肝囊肿

单纯性肝囊肿是成像中非常常见的良性病变，肝囊肿的大小可以从几毫米到几厘米不等。囊肿在超声检查中是无回声的，具有薄的或不易检测到的壁，表现出后声增强，并且缺乏彩色血流。在 CT 上可以通过简单的液体密度（0～20 个 Hounfields 单位）测量囊肿并且在囊肿增强后图像上无增强。囊肿在 MR 成像上表现为 T_1 加权图像低信号，T_2 加权图像上为高信号，并且在造影剂给药后无增强[36,37]，因此，良性囊肿的诊断通常简单直接。

六、胆管错构瘤

胆管错构瘤也称为胆道错构瘤和 Von Meyenburg 综合征，是由于胚胎发育期间的小叶间胆管畸形导致的良性肝脏病变，包括无序扩张的胆管收集物和纤维胶原性基质。胆管错构瘤是纤维多囊性肝病的一部分，其他还包括先天性肝纤维化、常染色体显性遗传多囊肾、多囊肝和 Caroli 病[38-41]。胆管错构瘤大小可变，但大多数胆管错构瘤小于 10mm，数量范围可以从孤立的病变到分散在整个肝脏的无数病灶（图 11-6）[39]。胆管错构瘤会被误认为是单纯性囊肿，如果不熟悉错构瘤，偶尔也会被误认为如肝转移瘤、微脓

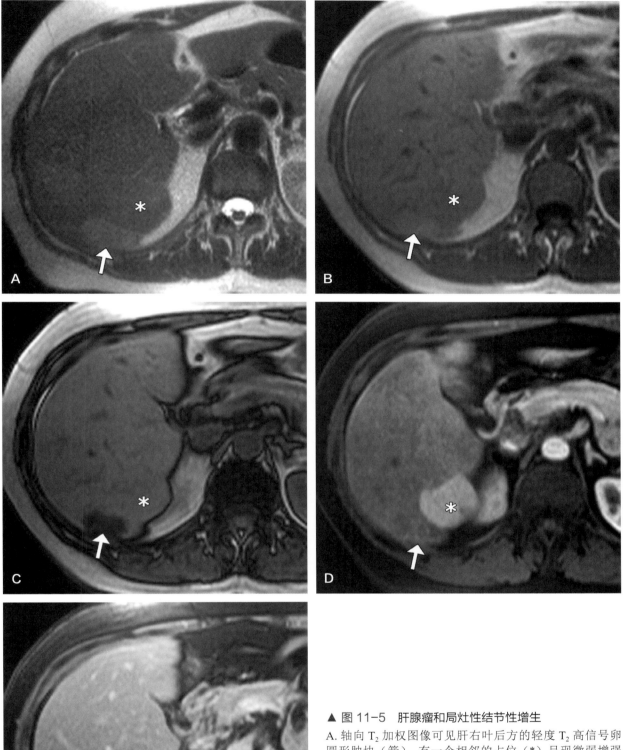

▲ 图 11-5　肝腺瘤和局灶性结节性增生

A. 轴向 T_2 加权图像可见肝右叶后方的轻度 T_2 高信号卵圆形肿块（箭），有一个相邻的占位（＊）呈现微弱增强的 T_2 信号；B. 同相位 T_1 加权图像显示靠后方肿块的高信号（箭）和相邻占位的等信号（＊）；C. 反相位 T_1 加权图像显示由肝细胞核因子 1α- 灭活（或脂肪变性）亚型腺瘤（箭），即靠后方占位细胞内脂质引起的信号降低。相邻的占位（＊）不含脂肪；D. 增强后 T_1 加权成像显示腺瘤轻微不均匀增强（箭），相邻占位代表局灶性结节性增生（＊）均匀动脉显著增强；E. 随后的静脉期图像显示腺瘤的廓清（箭）和局灶性结节性增生（＊）等信号，即所谓的隐形病变

肿或淋巴瘤/白血病等其他病变[41]。

　　在超声检查中，错构瘤通常很小并且散布在整个肝脏中，病灶可以是低回声或高回声并且可以显示彗星尾部伪影。这种回声的变化被认为与扩张胆管的大小有关。根据其微观结构的大小，错构瘤复杂的内部结构可能会削弱超声回声[41]。

　　胆管错构瘤在 CT 上表现为类似于单纯液体密度、小的低密度圆形乏血供的病灶（当它们足够大以测量密度值时）。在 MR 成像中表现为类似于囊肿的 T_2 高信号、薄壁、内部很少增强，并且不与胆管树相通。错构瘤可能具有分叶状边缘，薄薄的隔膜与邻近肝实质受压和（或）由此

产生的炎症所形成的特征性边缘环形增强以及继发于结合隔膜的小壁结节[38,40,42]。这些病灶由于它们的囊性特征而很少弥散受限，并表现为 T_2 透过效应（或弥散加权图像和表观弥散系数图上均匀高信号）。相反微小的脓肿和许多转移灶表现为弥散受限，并因此可以鉴别诊断。胆管错构瘤在临床上并不重要，但将它们与更重要的病灶鉴别开来至关重要。

　　Martin 等[40]描述了较不常见的称为巨块型胆管错构瘤的变异，通常大于 2cm，有些超过 10cm，并可能导致出血和疼痛等并发症。很多典型的较小的胆管错构瘤在整个肝脏同时存在是诊断关键。

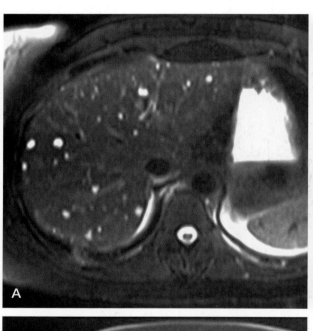

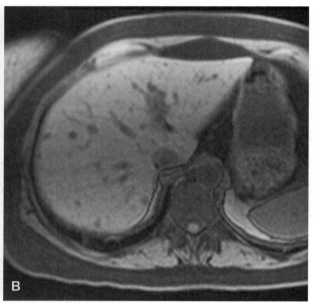

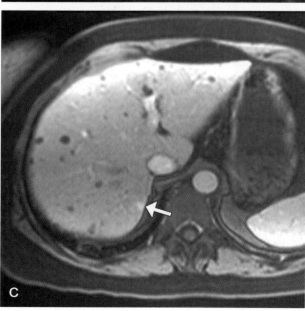

▲ 图 11-6　胆管错构瘤和血管瘤

A. 轴向 T_2 加权脂肪抑制图像显示分散在整个肝脏中的许多亚厘米大小的 T_2 高信号胆管错构瘤；B. 轴向预扫 T_1 加权图像显示这些病灶为 T_1 低信号；C. 静脉期增强后 T_1 加权成像显示许多乏血供的胆管错构瘤和一个造影剂填充的小血管瘤（箭）

七、胆管囊腺瘤

胆管囊腺瘤是一种罕见的囊性肿瘤，可发生在任何年龄，但往往常发生于中年妇女。多数人认为所有胆管囊腺瘤都是癌前病变。在病理检查中，卵巢基质的存在是预后较好的指标。胆管囊腺瘤大多数发生在肝内，生长缓慢，通常较大，平均大小为 12cm，常因出现非特异性腹痛或黄疸、偶然发现[43-46]。

在超声检查中，胆管囊腺瘤看起来像一个大的内部有分隔、边界明确的多房卵圆形肝内囊性肿块，可能伴有乳头状突起和多个液平[47]。在 CT 上，胆管囊腺瘤可表现为肝内低密度肿块，内部伴有分隔和壁结节，沿其壁和内部隔膜可见增强[47]。在 MR 成像中胆管囊腺瘤通常表现为典型的具有内部隔膜、边界清晰的多房 T_2 高信号占位（图 11-7）。由于蛋白质或血液内容物的有或无，在 T_1 加权图像上显示多变的信号强度，并且偶尔可以观察到多个液平。MR 成像比 CT 更好地显示包膜、隔膜和壁结节的强化及能更好地评估腺瘤和胆管之间的关系并检测胆管内肿瘤扩展。

虽然结节性和固体成分的存在提示恶性肿瘤的可能性，但胆管囊腺瘤还是很难与其对应的恶性胆管囊腺癌相鉴别[43,45,47-49]，一般来说所有病灶都需要完全手术切除，因为胆管囊腺瘤被认为

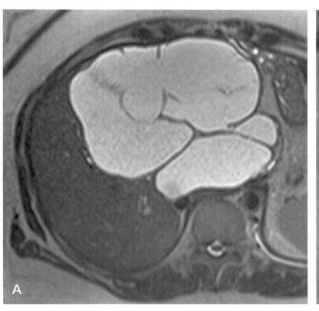

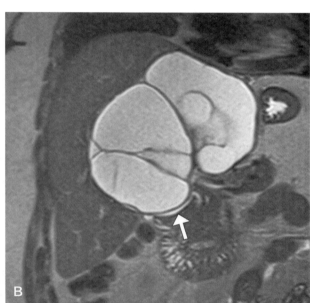

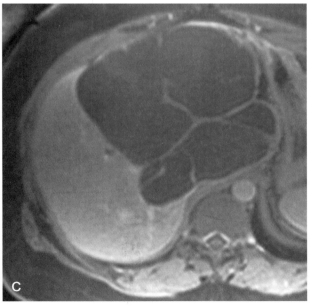

▲ 图 11-7　胆囊腺瘤

A. 轴向 T_2 加权图像显示大的多分隔 T_2 高信号肝脏肿块位于左叶和尾状叶中；B. 冠状位 T_2 加权图像显示胆管向下移位（箭）；C. 轴向增强后 T_1 加权图像显示弥漫性间隔增强，但没有壁结节或其他实性成分

是癌前病变且复发率高，如果不切除偶尔会发生恶变[46]，如果能完全切除则预后良好。鉴别诊断包括其他类似的多发分隔或多发囊性肿块，例如脓肿、包虫囊肿或囊性转移瘤。

八、肝脓肿

化脓性肝脓肿是最常见的肝脓肿类型，约占美国和西方世界所有肝脓肿的80%[50]，是由于细菌感染破坏肝实质随后在肝脏内形成的脓液的聚集[51,52]。此类感染最常见的来源是胆道疾病，包括由胆道梗阻或胆道手术引起的上行性胆管炎[53,54]，其他原因包括胃肠道感染、阑尾炎和憩室炎等引起的败血症，通过门静脉或肝动脉的血源性扩散及坏死性肝实质或肿瘤的重复感染，以及胆囊炎引起的肝内胆管破裂[51,55]。胆源性肝脓肿一般数量较多但少于由血行播散引起的脓肿数量。血源性肝脓肿更多位于右肝叶，因为与左叶相比右叶的门静脉血流量增加[51,55]。超过一半的肝脓肿是多微生物所致的[55]。肝脓肿的危险因素包括肝胆疾病、胆道介入病史或肝移植史以及糖尿病病史[56]。患者通常出现发热、畏寒和右上腹疼痛，发病时可能有一些其他不典型症状，例如体重减轻或非特异性腹痛[55,57]。

肝脓肿在超声检查中具有多变的外观，可以从散在的低回声或高回声结节到不明确的回声改变区，回声特点随脓肿内部复杂成分和碎片而变化。超声增强可能有发现也可能没有发现。如果内部存在气体，可以产生具有"肮脏的"超声阴影或混杂特征的线性回声区域[55]。在CT上肝脓肿可以呈现为播散的结节及由于邻近炎症导致的病灶周围增强。可以是具有光滑的边缘或具有不规则轮廓的多房病灶。脓肿内部有气体支持脓肿的诊断，但往往没有气体[55]。MR成像中肝脓肿多表现为分界良好的T_2高信号/T_1低信号肿块伴或不伴分隔、外周边缘增强、中心少见增强[58]。也可以表现为周围性水肿，周围肝实质中可见T_2高信号和增强[58]，DWI特别有助于诊断以及排除其他病变如囊肿，因为继发于高黏度脓性物质的脓肿显示为弥散受限（图11-8）[52]。

肝脓肿的早期诊断和治疗非常重要，尽早确定脓肿的潜在来源和原因。应尽快开始使用广谱抗生素，并在感染物及其敏感药物明确时进行针对性抗感染。一些脓肿特别是如果大于5cm时需要影像学引导的经皮引流，经皮引流也在很大程度上取代了外科手术。同时还需要治疗如胆道梗阻等发病因素[51,53,55,59]。

九、肝细胞肝癌（HCC）

HCC是世界上最常见的腹部恶性肿瘤，通常发生在患有基础性肝病的患者中，最重要的诱发因素是各种原因引起肝硬化。在肝硬化患者中，慢性乙型病毒性肝炎或丙型肝炎及高酒精摄入的人群患HCC的风险最高[60]。HCC在美国的发病率正在上升并且预计会继续增加。非酒精性脂肪性肝炎被认为是HCC的一个重要的危险因素，糖尿病和肥胖也被认为是HCC的独立危险因素[61]。HCC也可以发生在无危险因素的非肝硬化肝脏中。

HCC在症状出现后确诊时预后较差（5年生存率为0%～10%）[62]。如果能早期检测到HCC，可以做到有效治疗。小病灶中甲胎蛋白水平通常不升高，甲胎蛋白对有效的HCC监测缺乏足够的敏感性和特异性[62]。美国肝病学会指南建议对任何原因引起的肝硬化患者通过每6个月进行一次超声检查筛查HCC[62]。年龄超过40岁的亚洲男性、无肝硬化的乙型肝炎患者、50岁以上的亚洲女性、非裔美国人或有HCC家族史的患者也应通过超声检查进行筛查。根据美国肝病研究协会的指南，监测期间检测到的小于1cm的结节应3～6个月进行超声检查，以评估其稳定性或生长情况。大于1cm的结节应使用对比增强的MR成像或多期CT进一步评估，对比增强MR成像通常是首选，因为它具有更好的检测和鉴别肝脏肿块的整体优势[61]。鉴于背景异质性、肝脏的粗糙纹理以及患者身体状况妨碍满意评估，超声检查在肝硬化背景中检测小HCC甚至大的浸润性HCC方面存在局限性。根据医生和机构的偏好，MR成像可用于高风险患者尤其是移植中心的HCC监测，因为其具有更高的灵

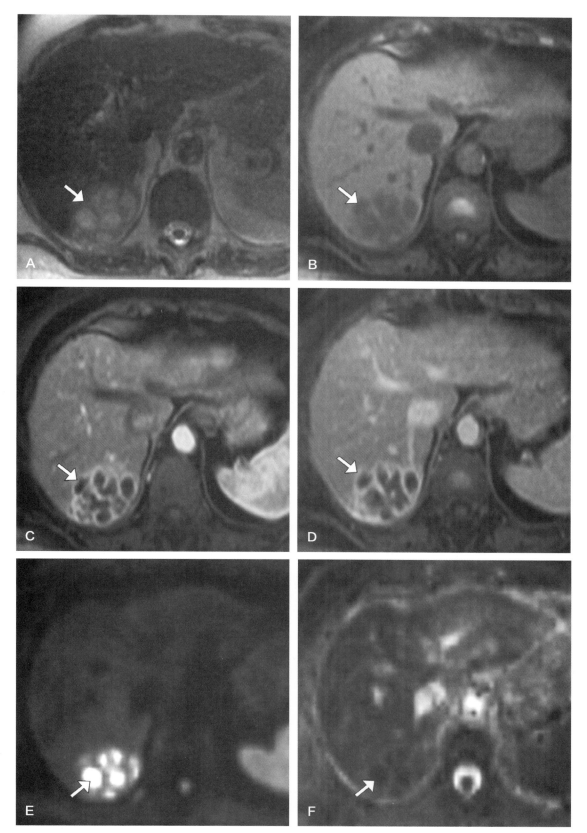

▲ 图 11-8　化脓性肝脓肿

A. 轴向 T_2 加权图像显示肝右后叶（箭）出现多房性的不均质 T_2 高信号肿物；B. 轴向预扫 T_1 加权图像，显示多房性或多腔室肿块的低信号（箭）；C. 动脉期增强图像显示肿块的壁和隔膜增强，诊断是脓肿（箭）；D. 静脉期增强图像显示脓肿的相似外观（箭），包括无渐进性增强，如果存在，则表明是其他病变；E. 高 b 值扩散加权磁共振成像显示肿块内的高信号（箭）；F. 相应表观扩散系数图上的低信号证实了扩散受限，这是脓肿的典型特征（箭）

敏度和特异性。

对肝硬化结节的认识有助于图像判读。肝硬化的特征在于晚期纤维化和再生结节的形成，因为肝硬化结节尺寸小并且能够与相邻的肝实质融合通常在成像时难以检测。当肝硬化结节被低密度的纤维化带包围时，或者由于铁含量增加（铁质沉着结节）而导致高密度时，可在平扫 CT 上显现[63]。再生结节在 MR 成像 T_2 加权像上可能与肝脏呈现为等信号到低信号，在 T_1 加权像上呈现等信号到高信号。由于再生结节由门静脉供血，在增强图像上表现为类似于邻近肝脏的增强。再生结节虽然为良性，但也可能沿癌变途径发展成为发育异常的结节或 HCC。发育不良结节具有多样的特征，其特征可能与再生结节和分化良好的 HCC 重叠。低级别发育不良结节通常为 T_2 低信号，但高级别发育不良结节往往表现为 T_2 信号略有增加。T_1 图像无助于鉴别，因为低级别和高级别发育不良结节具有从低信号到高信号的多种 T_1 信号强度。随着细胞的分化进展，从低级别到高级别发育不良结节的过渡期间，血管的生成导致结节由静脉灌注为主转为动脉为主[64]。结节的动脉期过度增强是 HCC 最重要和最一致的特征[60,65]，因此显著的动脉期增强提示 HCC，但也可能和发育不良结节及其他病变重叠。动脉期过度增强和随后在延迟期图像上消退或肝胆期图像上的低信号（如果使用钆造影剂）对 HCC、即使在小结节中的诊断都具有高度特异性[66-71]，MR 成像中偶尔观察到较大的发育不良结节或再生结节发展成富血供的 HCC[72]。在没有癌前病变的患者中也可以检测出 HCC，比如 HCC 可以发生在没有肝硬化的慢性乙型肝炎患者中，这也表明了 HCC 发展存在一种新的途径[73,74]。

在 CT 或 MR 成像中观察到的经典 HCC 是表现为动脉期过度增强，在门静脉期或延迟图像中随后的消退，以及延迟的囊或假包膜增强的一种肿块（图 11-9）。当存在这三个主要特征时，可以在不需要进行活组织检查确认的情况下治疗 HCC。但 HCC 往往具有多变的表现。大多数 HCC 富血供（80%～90%），但一些 HCC 在动脉期会出现血管减少（10%～20%）[64]。小的 HCC 通常是均质的并且边界明确，大的 HCC 病灶内则可能会出现不均质脂肪、血栓或坏死，并可显示诸如向包膜外延伸的卫星结节或门静脉、肝静脉侵犯等特征（图 11-10）。瘤栓扩张血管腔并可能显示动脉期增强，而良性血栓不会增加或扩大管腔反而可能导致血管腔收缩[60,64,65]。此外，瘤栓通常与原发肿瘤相邻，反映了实性病灶相同的信号特征和增强模式。

HCC 有多种治疗选择，包括手术切除、局部消融治疗和化疗栓塞。但肝移植为肝硬化和早期 HCC 患者提供了长期生存的最佳选择[75]。HCC 在影像学诊断、分类和报告上的一致性一直都在提高。这对处于早期或有限进展阶段（米兰标准定义为 5cm 或更小的 HCC 或最多 3 个 3cm 或更小的 HCC）移植适应证的患者获得资格来说特别重要。2008 年器官获取和移植网络（OPTN）和联合器官共享网络介绍了 HCC 患者的肝移植政策。该政策解决了 CT 和 MR 成像硬件的最低技术规范、推荐的成像方案、强制性成像诊断标准以及 OPTN 批准的移植中心的报告和解释标准[76]。HCC 提高了米兰标准内肝移植候选人的优先级。OPTN 政策的目标是提高 HCC 诊断的特异性而不是实现 HCC 检测的最大灵敏度，否则可能导致待移植患者出现假阳性 HCC 诊断从而排在其他等待移植者之前。最新版本的肝脏分配 OPTN 政策可以在线访问（http：//optn.transplant.hrsa.gov/governance/policies）。

所有确定的 HCC 都归类为 OPTN5 级病变。早期（Ⅰ期）HCC 包括：①5A 级，单发大于 1cm 小于 2cm 的结节动脉期增强，随后出现包膜/假包膜增强在延迟期消退或进行了活检；②5A-g 级（生长），单个大于 1cm 小于 2cm 的结节，动脉期快速增强以及在 6 个月或更短的随访间隔快速生长（50% 或更大直径增加）。进展期的 HCC（Ⅱ期）直径 2～5cm 的 5B 类结节，表现动脉期增强并满足以下附加标准中的至少一个：门静脉期/延迟期消退，延迟期包膜/假包膜增强，6 个月或更短时间的影像随访显示快速

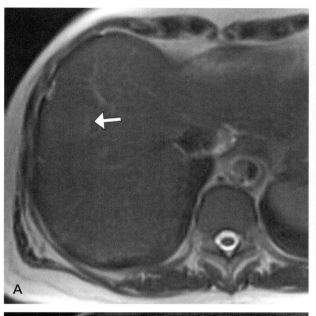

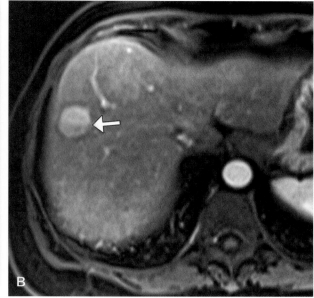

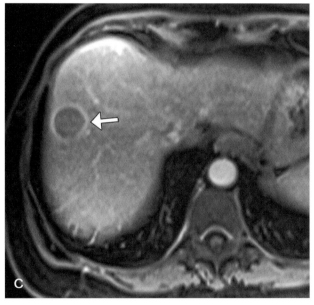

▲ 图 11-9　肝癌

A. 轴向 T_2 加权图像，显示肝脏第 8 段有一个轻微的 T_2 高信号肿物（箭）；B. 造影后 T_1 加权图像，显示肿物动脉期明显强化（箭）；C. 随后出现门静脉期廓清和肿物包膜强化（箭），诊断为伴肝硬化的肝细胞癌

生长，或有活组织检查[77]。5T 级病灶（治疗过的）是指任何 OPTN5 级或经活检证实且经过局部治疗 HCC 病变。晚期 HCC 或 5X 级结节是指大于 5cm，对于肝移植来说过晚[76]。米兰标准的评估基于任何局部治疗之前 HCC 数量、大小和 OPTN 分级，任何手术切除后的 HCC 都不再计入米兰标准[76]。

同样，肝脏成像报告和数据系统（LI-RADS）是 ACR 支持的一项举措，旨在为肝硬化患者或有肝细胞癌风险患者的肝脏成像研究的解释和报告提供另一套标准化术语和标准体系。LI-RADS 的目标包括减少观察者对病灶解释间的多变性、

标准化报告内容和结构、改善与临床医生的沟通、促进结果的决策和监测[60]。LI-RADS 根据高危患者对 HCC 的怀疑程度分为 1 ～ 5 个级别，LR-1 明确为良性，LR-5 明确为 HCC，其余类别为 LR-4（可能为 HCC）、LR-3（中等概率）和 LR-2（可能为良性）。LI-RADS 是一个不断进展的文档报告，最新版本发布在网上（http://www.acr.org/Quality-Safety/Resources/LIRADS）。LI-RADSv2014（译者注：最新的 v2018 版已发布）中 LR-5 类的标准包括：如果肿块≥ 2cm，动脉期增强至少一个主要特征（消退、包膜或阈值生长）；肿块在 1.0 ～ 1.9cm，动脉期强化加上两个

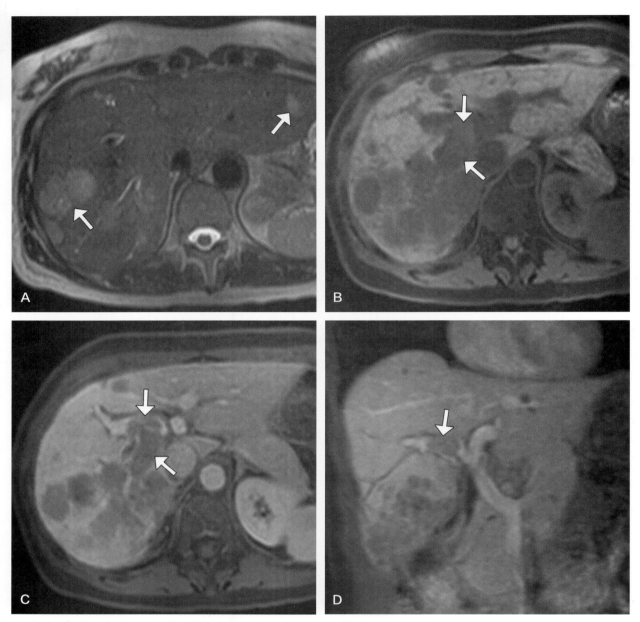

▲ 图 11-10　浸润性肝细胞癌伴卫星结节及肿瘤血栓

A. 轴向 T_2 加权图像，显示多个轻度 T_2 高强度肝肿物（箭）；B. 轴向预对比度 T_1 加权图像，显示肿物低信号，邻近门静脉信号强度相似（箭）；C. 门静脉期轴向造影后图像，显示浸润性肝癌导致门静脉肿瘤血栓增强（箭）；D. 冠状位造影后图像显示右侧门静脉内肿瘤血栓明显增强（箭）

或两个以上的其他主要特征（消退、包膜、阈值生长）；或静脉内瘤栓（LR-5V）。有助于诊断 HCC 而非其他占位的辅助特征包括：轻度至中度 T_2 高信号、弥散受限、病灶周围花冠样强化模式、马赛克结构、结节中结节、病灶内脂肪、局灶性少铁结节（如在血色素沉着背景上），出血及间隔增长但低于阈值增长标准（例如在超过 6 个月的时间增长不到 1 倍）[65]。

　　肝癌的鉴别诊断包括其他富血供性结节和灌注异常。异常灌注是动脉期瞬时增强的区域，其通常位于外围，呈三角形或扇形，缺乏与所有其他序列的相关性[74]。位于中心和（或）球形可能需要密切的影像学检查随访以排除 HCC[63]。小的肝内占位型胆管癌可表现为动脉期过度增强，类似于 HCC；胆管癌的特征表现，如包膜收缩、周围胆管扩张、血管包裹而非瘤栓，有助于两者鉴别，尽管这些特征在小胆管癌并不多见[74]。融合性肝纤维化表现为延迟增强和包膜收缩，常出现在右叶前段和左叶内侧区段，但是偶尔表现动脉期强化从而可能被误认为 HCC 的弥漫性或浸润性亚型。分叶结构、轮廓突起、卫星结节和瘤栓是正确诊断浸润性 HCC 的特征[78]。血管瘤在肝硬化中少见，但由于缺少典型的影像学特征可能被误认为是 HCC，会造成诊断上的难度。既往的影像学检查中出现更多的典型血管瘤特征或随着时间的推移病灶保持稳定有助于诊断，而肝硬化基础上出现病灶生长则提示 HCC 的可能[74]。

十、胆管癌

胆管癌是在肝内或肝外胆道分支任何部位上皮组织产生的恶性肿瘤。组织学上大多数胆管癌是腺癌，伴有丰富的纤维间质。肝内胆管癌是仅次于肝癌的第二大原发性肝恶性肿瘤（10%～20%），但由于大多数是肝外的，因此仅占所有胆管癌的 10%。各种原因导致慢性胆道炎症是胆管癌的危险因素。西方世界常见的危险因素包括原发性硬化性胆管炎、肝硬化、慢性肝炎和过度饮酒，而在东亚肝脏寄生虫感染和肝内结石病（复发性化脓性胆管炎）仍然是重要的危险因素[79]。

与肝外胆管癌由于胆管梗阻和黄疸较早发生不同，肝内胆管癌在早期不产生临床症状，故常发展成较大的肿块[80]。肝门胆管癌又称 Klatskin 瘤，可分为肝外胆管癌或其独立实体[79]。肝内胆管癌的最佳治疗选择是根治性切除，但只有不到一半的患者有机会做到[81]。影像学检测在肿瘤诊断、分期和治疗计划中起着重要作用。

根据生长模式，肝内胆管癌又进一步分为三种亚型：①肿块型；②导管周围浸润型；③导管内生长型。而对于导管内生长型经过手术后预后良好，肿块型和导管周围浸润型的预后通常不佳[80]。每种形态类型的肝内胆管癌都有其独特的影像学特征。

肿块型的胆管癌界限清楚，边界不规则。可见包膜收缩、中心坏死、周围胆管扩张和卫星结节。肿瘤可包绕邻近血管，但血管腔内肿瘤血栓罕见。

超声检查外观多变，小于 3cm 的肿瘤通常是低回声或等回声，大于 3cm 的通常是高回声。大约 35% 的肿块中可以看到周围的低回声边缘[79]。在 CT 上常表现为动脉期边缘不规则强化和向心强化逐渐减低的肿块。由于其存在丰富的纤维间质，5～10min 时获得的延迟图像表现为典型的延迟强化肿块可能有助于诊断[82]。MR 成像典型表现为 T_2 高信号，与 CT 相比 MR 可以更好地显示周围和逐渐向心性强化（图 11-11）[79]。钆塞酸增强 MR 肝胆期成像可改善延迟期肝细胞成像病灶的显著性以及卫星结节的检测。

小的肿块型胆管癌显示为富血供肿块，在动脉期表现出更均匀的增强。这种非典型增强模式常见于慢性肝病患者，且 <3cm 的病灶常见。许多富血供病灶在延迟图像上表现出持续的增强，但也有可能表现为快速消退，在肝硬化背景下类似于 HCC。手术切除是肝内肿块性胆管癌的唯一治疗选择。当被误诊为 HCC 时，可能会选择一种对 HCC 有效但对胆管癌无效的治疗方案（如经动脉化疗栓塞或射频消融术）。根据增强模式的不同，可能的鉴别诊断包括肝细胞癌和胆管癌的混合癌，转移性肿瘤，硬化性血管瘤和脓肿。

导管周围浸润型胆管癌是指肿瘤沿胆管生长而不形成肿块。在 CT 或 MR 成像中，表现为沿不规则扩张或狭窄的胆管弥漫性胆管周围增厚和增强。这种亚型很少见于肝内胆管癌，但肝门胆管癌多见。早期阶段的外观可能与良性狭窄相似。长节段累及并有不规则边缘、不对称狭窄、导管增强、淋巴结肿大或胆管周围软组织病灶应考虑到恶性狭窄[79]。

与其他亚型不同，导管内生型胆管癌是一种生长缓慢的肿瘤，预后较好。大多数导管内胆管癌是乳头状腺癌，小的无蒂或息肉样肿瘤[80]。影像学表现为弥漫性和明显的胆管扩张，见或见不到明显肿块，导管内息肉肿块引起局部胆道扩张，轻度扩张的胆管内可见铸型病灶，或近端局灶性狭窄病灶伴胆道扩张[79]。MR 成像或三期增强 CT 与平扫图像可以通过显示软组织增强来区分导管内胆管癌和导管内结石病。

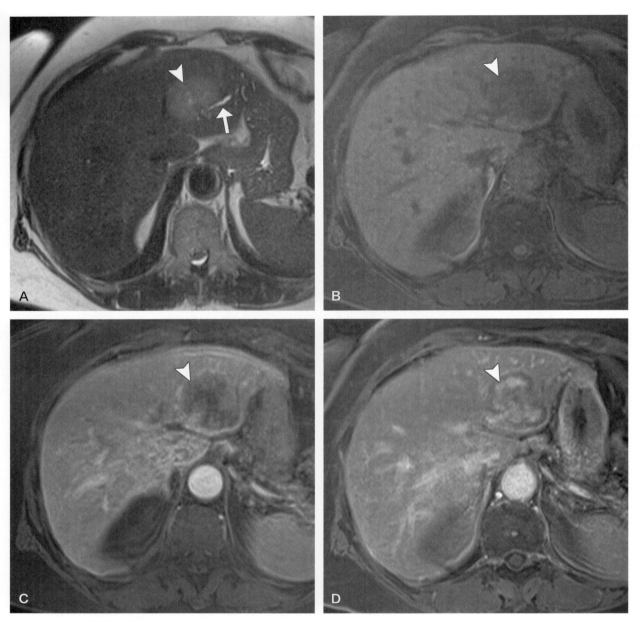

▲ 图 11-11　肿块型的胆管癌

A. 轴向 T_2 加权像显示肝左叶轻度 T_2 高信号肿块（箭头），伴有周围胆管扩张（箭）；B. 轴向预扫 T_1 加权图像显示肿块为（箭）均匀低信号；C. 增强静脉期图像显示不规则的外周增强肿块（箭头）；D. 由于胆管癌的纤维间质，延迟期图像显示延迟强化的肿块（箭头）

十一、转移瘤

　　肝脏转移性肿瘤比原发性肝脏恶性肿瘤更常见。肝转移性肿瘤常表现为多发肿块，但也可表现为单发或更大的融合状肿块。转移瘤在超声检查中表现多样，转移性病灶较良性病灶更容易出现低回声晕[85]。病灶内部钙化可以与黏液性胃肠道肿瘤的转移及乳腺、卵巢、肺、肾和甲状腺的转移相关（图 11-12）。增强 CT 或 MR 成像显示转移灶的显现取决于肝动脉供血的程度。来自结肠、肺、前列腺、胃和膀胱的乏血供转移，在门静脉期表现为相对于邻近肝脏的低增强肿块，也可显示延迟强化[36]。神经内分泌肿瘤、肾细胞癌、黑色素瘤、肉瘤和甲状腺癌引起的富血供转移瘤在肝动脉期图像上最容易被检测到，在延迟期图像上可能会出现消退[87]。富血供转移瘤在 MR 成像上常呈 T_2 高信号。一些转移性病变如果快速生长可能出现囊性改变或坏死（图 11-13）。大多数转移灶为 T_1 低信号，但 T_1 高信号可发生在出血或黑素瘤转移灶（图 11-14）。使用肝细胞特异性造影剂钆塞酸和 DWI 进行 MR 成像可以提高对小转移瘤的检测，有助于更准确的分期[88]。ACR 适宜性标准对可疑肝转移患者进行随访成像，当发现可能但并非完全良性时，增强 MR 成像的评价优于 CT[89]。但经皮活检可以明确诊断，在某些情况下，当原发肿瘤为 [18F] 氟脱氧葡萄糖活跃时，PET-CT 也可用于诊断可疑的肝转移。

◆ 结论

局灶性肝占位在影像学上很常见，准确的描述对患者的治疗有积极的意义。近年来由于影像学技术的进步以及对某些疾病的理解，在肝占位的诊断方面有所改善。许多病变在影像学上具有特征性表现。当病灶具有明确的良性特征时，可以避免不必要的活检、手术或昂贵的随访检查。增强 CT 或 MR 扫描在原发性肝脏恶性肿瘤和转移性疾病的诊断、准确分期中起着至关重要的作用。MR 影像学在鉴别肝脏病变方面具有优势，尤其对肝脏影像学专家具有优势（表 11-2）。

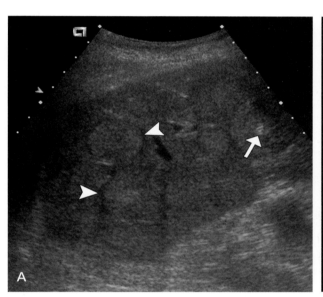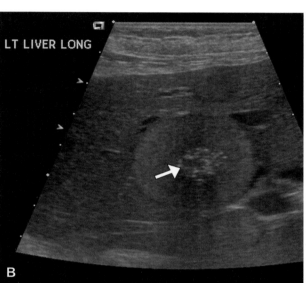

▲ 图 11-12　超声检查中发现的乳腺癌肝转移

A. 肝脏超声显示多个占位，包括带有低回声晕（箭头）的占位，另一个病灶则是反映钙化（箭）的中央高回声；B. 近距离检测中心钙化（箭）和相关的超声影像

表 11-2　肝脏病灶的磁共振成像特征概述

病变类型	T_2 加权成像	非增强 T_1 加权成像	增强 T_1 加权成像	其他特征
囊肿	T_2 显著高信号	T_1 低信号	无增强	超声可以快速诊断
胆管囊腺瘤	T_2 显著高信号	由于蛋白质或出血表现多变	包膜和间隔可表现增强	结节和实体成分的存在增加了恶性肿瘤的可能
肝脓肿	通常 T_2 高信号	T_1 低信号	壁增强	弥散受限有助于诊断
血管瘤	T_2 高信号，与囊肿相似或略低于囊肿	T_1 低信号	间断的外周结节样增强，逐渐填充	典型的强回声
局灶性结节性增生	等信号到 T_2 稍高信号；中央瘢痕高信号	等强度到略低于 T_1 高信号；中央瘢痕低信号	动脉期均匀增强，延迟期图像上减弱；中心瘢痕使用钆造影剂显示延迟增强	肝细胞特异性造影剂使用时在延迟 20min 成像上表现为持续增强；中央瘢痕有助于诊断

（续表）

病变类型	T₂ 加权成像	非增强 T₁ 加权成像	增强 T₁ 加权成像	其他特征
腺瘤	信号多变，通常 T_2 高信号	由于脂肪和出血的存在表现多样	多样，通常为动脉期增强	年轻或中年妇女中病灶内脂肪有助于鉴别 肝细胞特异性造影剂 20min 延迟的 MR 成像呈低信号有助诊断
肝细胞癌	信号多变，通常是 T_2 轻度高信号	信号多变，通常是 T_1 低信号	动脉期增强，门静脉期消退，包膜强化	OPTN 和 LI-RADS 用于报告的分类和标准化
胆管癌	T_2 轻度高信号	T_1 低信号	逐渐向心增强和延迟增强	包膜收缩和周围胆管扩张造成的肝脏体积缩小有助于诊断

LI-RADS. 肝脏影像学报告及数据系统；OPTN. 器官获取和移植网络

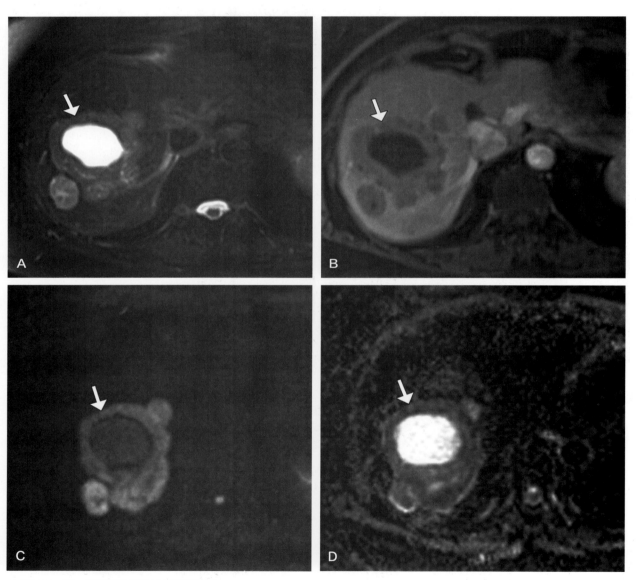

▲ 图 11-13　胃肠道间质瘤的肝转移瘤

A. 轴向 T₂ 脂肪抑制的图像显示肝右叶的肿块，其中最大肿块（箭）的中央囊变或坏死；B. 转移灶，包括最大肿块（箭）的实性部分，在门静脉期相对于邻近的肝脏表现为乏血供；C. 高 b 值弥散加权图像显示，主要肿块（箭）和其他转移的实性部分表现为具有高强度信号的扩散受限；D. 主要肿块（箭）的实体部分在相应的表观扩散系数图上显示低信号证实了扩散受限，而中心囊变或坏死扩散不受限制

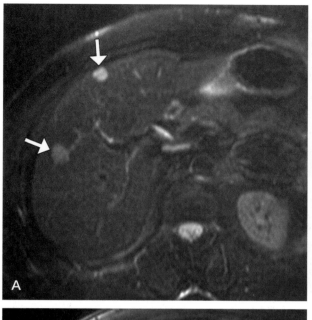

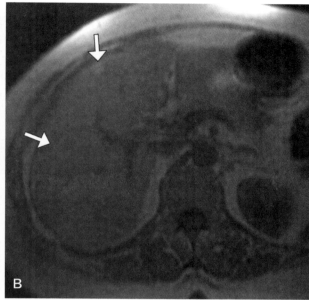

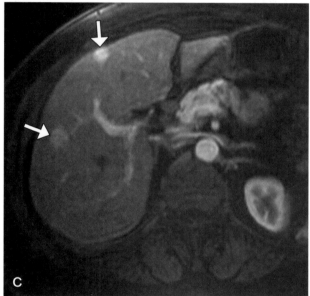

▲ 图 11-14　黑素瘤肝转移

A. 轴向 T_2 脂肪抑制的图像，肝脏外周可见两个 T_2 高信号的占位（箭）；B. 由于含有黑色素这些占位显示出 T_1 高信号（箭）；C. 增强后的图像表现为转移灶（箭）的均匀增强

第 12 章　肝组织学评估
Assessment of Liver Histology

Elizabeth M. Brunt　著

刘杜先　译，杨永峰、陆荫英　校

● 缩略语　ABBREVIATIONS

AFLD	alcoholic fatty liver disease	酒精性脂肪性肝病
AIH	autoimmune hepatitis	自身免疫性肝炎
AMA	antimitochondrial antibody	抗线粒体抗体
ANA	antinuclear antibody	抗核抗体
BMI	body mass index	体质量指数
CCa	cholangiocarcinoma	胆管癌
CD68	clusterdesignation 68	CD68
CMV	cytomegalovirus	巨细胞病毒
CRP	C-reactive protein	C 反应蛋白
DILI	drug-induced liver injury	药物性肝损伤
DM	diabetes mellitus	糖尿病
DN	dysplastic nodule	不典型增生结节
EBV	Epstein-Barr virus	EB 病毒
FFPE	formalin fixed, paraffin embedded	福尔马林固定石蜡包埋
FNH	focal nodular hyperplasia	局灶结节性增生
GS	glutamine synthetase	谷氨酰胺合成酶
GVHD	graft-versus-host disease	移植物抗宿主病
H&E	hematoxylin and eosin	苏木素和伊红
HAV	hepatitis A virus	甲型肝炎病毒
HCA	hepatocellular adenoma	肝细胞腺瘤
HCC	hepatocellular carcinoma	肝细胞癌
HCV	hepatitis C virus	丙型肝炎病毒
HHT	hereditary hemorrhagic telangiectasia	遗传性出血性毛细血管扩张症
HPS	hepatoportal sclerosis	门静脉硬化
HSP	heat shock protein	热休克蛋白
HSV	herpes simplex virus	单纯疱疹病毒
IAD	idiopathic adulthood ductopenia	特发性成人血小板减少症
ICP	intrahepatic cholestasis of pregnancy	妊娠肝内胆汁淤积症
K7,K19	keratin7, keratin19	角蛋白 7、角蛋白 19
NAFLD	nonalcoholic fatty liver disease	非酒精性脂肪性肝病
NASH	nonalcoholic steatohepatitis	非酒精性脂肪性肝炎
NRH	nodular regenerative hyperplasia	结节性再生性增生
ORO	oil red O stain	油红 O 染色
PASd	periodic acid–Schiff after diastase	淀粉酶后过碘酸 - 希夫染色
PBC	primary biliary cholangitis	原发性胆汁性胆管炎
pCEA	polyclonal CEA	多克隆癌胚抗原

PFIC	progressive familial intrahepatic cholestasis	进行性家族性肝内胆汁淤积症
PSC	primary sclerosing cholangitis	原发性硬化性胆管炎
SAA	serum amyloid A	血清淀粉样蛋白 A
SLE	systemic lupus erythematosus	系统性红斑狼疮

尽管液体活检在影像学和遗传学研究中取得了进展，对关注多种肝脏疾病的临床医生和开发非侵入性试验的研究人员来说，了解肝脏疾病发生的基本形态学改变仍然意义重大。肝活检通常是那些实验室检查无法确诊的患者决定治疗和外科手术的基础；虽然肝穿对于大多数慢性肝病的分级和分期不再必要，但对非酒精性脂肪性肝炎及部分需与酒精性肝炎鉴别的病例仍属重要的检查；临床与病理关联的建立，为理解临床特征以外不同药物反应特征提供了依据，对肝脏肿瘤的认知程度的上升，为病理诊断提供了新手段。本章是肝脏病理学的概述，为更好地阐述和论证，引用了部分以前的研究，也借此表达对前驱们的尊崇。

一、临床－病理相关性

在肝脏病学、肝胆外科和肝移植的实践中，病理学研究在临床诊断和决策中仍然是不可或缺的。尽管许多非侵入性检测不断发展（包括联合血清学、影像学与患者病史），但组织病理学研究仍然是评判所有其他试验结果的金标准。根据常规的组织学特征可以大致将疾病分类为肝脏炎性病变、胆汁淤积性病变、血管性或肿瘤性病变，但鲜有足以确定最终诊断的特异的组织学特征。然而，在大多数情况下，不同的组织学特征用于不同病变的鉴别诊断。以淋巴细胞浸润小叶间胆管的胆管病变为例，这种病变可能发生在丙型肝炎病毒（HCV）感染（1972 年被称为 Christoffersen-Poulsen 病变），原发性胆管炎的旺炽性胆管炎，也是急性同种异体移植物排斥的主要病理表现，还常见于药物诱导肝损伤（DILI）和某些自身免疫性肝炎（AIH）的病例。因此，最终的病理诊断必须要借鉴临床信息，在活检标本判读过程中的临床资料和伴随的已知的相关临床信息的参考则是病理学家的个人选择。

二、组织处理与染色

除了外科手术过程中的术中快速冰冻检查外，常规活检标本离体后应立即固定于福尔马林中。福尔马林固定石蜡包埋（FFPE）组织适用于常规病理检查、不断增长的免疫组化标记和原位杂交及核酸检测。组织蜡块中的剩余组织还可常规进行铜和铁定量检测。除此之外，部分检查目的还需要新鲜组织（如造血干细胞的流式细胞术检查，小儿肝活检的酶活性测定），电镜检查时需戊二醛固定组织。另一方面，当考虑妊娠急性脂肪肝时的新鲜标本在石蜡包埋前可很好地用于诊断。甲醛固定活组织经冰冻后切片，贴附于涂白蛋白的玻片上进行油红 O（ORO）染色可鉴别微泡脂肪变性。然后将剩下的组织进行石蜡包埋用于常规病理检查及下文所讨论的鉴别诊断。

在进行任何肝活检常规处理过程中均不提倡海绵和墨水浸泡，其不仅是不必要的，而且常常导致有害的伪影。前者导致整个活检组织中形成杂乱无章的孔洞[1]；后者可能掩盖细胞和结构的色素黏附，甚至可能被混淆为胆汁或其他色素。通过对苏木精 - 伊红染色（HE 染色）组织切片仔细地、系统地判读，可以在切片带的开始、中间和结尾三个层次水平上获得丰富的信息。其他用于诊断目的的各种特殊染色见表 12-1。对特殊染色的使用，肝脏病理学家有自己的偏好，但大多用于结缔组织及组织结构的染色。淀粉酶消化过碘酸 - 希夫（PASd）染色（用于观察汇管区周围 PiZ 突变的 α_1- 抗胰蛋白酶［A1AT］小体，胆管基底膜的评判，肿大

和色素沉着库普弗细胞的观察，与铜相关的 1 区肝细胞中的紫红色色素沉积）和铁染剂（如

铁过载肝硬化中的无铁沉积微病灶可作为肝细胞异型增生的标志[2]）有较多的应用。

表 12-1　肝活检判读常用的组织化学及免疫组织化学标记

组织化学染色	应　用	疾病过程
网状蛋白	Ⅲ型胶原蛋白	肝板厚度；支架结构；网状支架缺失或变化常出现于脂肪变性进程及肝细胞癌中
Masson 三色	Ⅰ型胶原蛋白	自身胶原与纤维化；结构评价；小静脉鉴别
天狼星红	几种胶原蛋白	结构；结缔组织异常沉积
淀粉酶消化的过碘酸 - 希夫（PASD；DPAS）	A1AT 小球；胆管基底膜；活化的库普弗细胞；门静脉周围可能的黑色铜颗粒	Z 等位基因代表的汇管周围小体；不确定接合性
过碘酸 - 希夫（PAS）	糖原	门管结构缺乏染色而突出
铁（改良普鲁士蓝）	铁颗粒（蓝色）；鉴定胆汁（黄褐色）和脂褐素颗粒（黄色）	许多疾病导致铁负荷异常；铁染色显示细胞类型、腺泡定位和数量
罗丹宁	铜检测	慢性胆汁淤积；肝豆状核变性，特别是晚期
地衣红、维多利亚蓝	铜结合蛋白	慢性胆汁淤积；肝豆状核变性，特别是晚期
	乙肝表面抗原	慢性乙型肝炎
	弹性纤维	见于真正的纤维化；近期实质崩塌缺乏弹性纤维
刚果红、硫黄素 T、结晶紫	淀粉样蛋白阳性*	肝淀粉样变性：窦隙内、血管壁
VG	弹性纤维，血管壁平滑肌	辨识静脉流出道阻塞
油红 O	脂质	急性妊娠脂肪肝确认
免疫组化标记 / 抗原	反应模式	疾病进程
HBsAg	胞质；胞膜；包涵体	提示慢性乙型肝炎，急性 HBV 感染中呈阴性
HBcAg	核阳性；胞质弱阳性	复制性乙型肝炎病毒感染
抗 α₁- 抗胰蛋白酶（A1AT）/A1AT 蛋白	球：边缘阳性，中心阴性或弥漫性阳性	A1AT 突变但不足以诊断 ZZ 或 MZ
HSV1、2	感染细胞胞核阳性	确定 HSV 感染
腺病毒	感染细胞胞核阳性	确定腺病毒感染
CK8/18	肝细胞阳性，胆管周祖细胞弱阳性、胆管细胞阳性	肝细胞胞质气球样变，Mallory-Denk 小体阳性
CK7	胆管细胞阳性，肝祖细胞弱阳性，中间型肝细胞阳性	胆管分化；肝细胞亚膜反应性淤胆性转化；3 区肝细胞缺血
CK19	胆管细胞阳性，肝祖细胞阳性，中间型肝细胞阳性	胆管分化；肝祖细胞和中间型肝细胞特异
P62、泛素、AE1/AE3	MalloryDenk 小体阳性	酒精性肝炎；非酒精性脂肪性肝炎；慢性胆汁淤积性肝病；Wilson 病
肿瘤		
PCEA/ 多克隆癌胚抗原	肝细胞毛细胆管面阳性	肝细胞癌（HCC）：细胆管；胆管癌（CCA）：细胞质

（续表）

组织化学染色	应 用	疾病过程
CD10	肝细胞毛细胆管弱阳性	肝细胞癌（HCC）：细胆管；ddx：肾细胞癌：细胞质
GPC-3	膜状、包涵体、细管状	肝细胞癌中不规则阳性
肝细胞	肝细胞胞质内颗粒状着色	肝细胞癌（HCC）可能阳性
β-Catenin	胞膜、胞核阳性，胞质弱阳性	核阳性、胞质弱阳提示"激活"；正常肝细胞膜阳性；肝腺瘤和肝细胞肝癌偶尔阳性
谷氨酰胺合成酶	中央静脉周 3 区肝细胞阳性	区带性反应丧失是不正常的；可能发生在良性增生（FNH，腺瘤），肝细胞性肿瘤常强阳性
L-FABP	正常肝细胞胞质阳性	HNF-1α 突变的肝细胞腺瘤不表达
CK19	胆管上皮及肝祖细胞阳性	混合性胆管 - 肝细胞肝癌

*. 使用淀粉样蛋白染色和 Masson 三色染色可鉴定淀粉样蛋白。淀粉样蛋白在 Masson 染色时呈浅灰色

三、显微镜检查方法

肝活检的系统评价有助于诊断肝损伤的模式。病理学家经常交替使用基于 Rappaport 血管供应的肝腺泡和 Kiernan 的六角形小叶结构的解剖学术语。前者最接近血液供应的肝细胞（即，门静脉和肝动脉流入的汇管区）称为区带 1，最远远离（近中央静脉）区带是区带 3。区带 1 和 3 分别呈梨形和海星形。Kiernan 所描述的小叶结构，将汇管区周围的肝细胞称为汇管区周（1 区），而流出静脉周围的肝细胞称为中央静脉周（3 区）。虽然这两个概念都过于简单化了，但可作为辅助工具来解释肝脏的微结构[3]。众所周知，沿流入到流出通道中的不同梯度分布的肝细胞对病理因素具有不同的功能和易感性。因此，根据损伤部位、色素沉积和（或）纤维化的区带位置等形态学改变有助于鉴别诊断的多样化。不同损伤的区带模式见表 12-2。

表 12-2 肝组织病理损伤的区带模式

腺泡区 / 小叶区	病理学改变（列举可能的损伤原因）
3 区 / 中央静脉周区	毛细胆管淤胆（大管腔阻塞，药物） 少胞状状坏死（对乙酰氨基酚，四氯化碳、蘑菇毒性、低血压休克） 气球样变（急性乙型和丙型病毒性肝炎，脂肪肝，同种异体移植缺血） 伴肝窦扩张的肝细胞梁萎缩（慢性静脉流出道梗阻） 肝细胞色素（脂褐素） 包涵体（纤维蛋白原或诱导细胞） 窦周纤维化（脂肪性肝炎，流出道阻塞） 硬化性透明坏死（酒精性肝炎）
1 区 / 汇管区周	细胆管胆汁淤积（脓毒症） 少胞状坏死（子痫，弥散性血管内凝血，可卡因，磷、硫酸亚铁） 羽毛样变（胆酸淤滞） 急性坏死性炎 （甲、戊型病毒性肝炎） 肝细胞色素：（铜）慢性 胆汁淤积，（铁）多种原因，（脂褐素）Dubin Johnson 颗粒 嗜酸性包涵体（α₁- 抗胰蛋白酶球） 汇管区、汇管区周纤维化（多种慢性肝炎；甲氨蝶呤；慢性胆道疾病）

　　肝活检组织的病理学评估包括肝组织内血管结构的存在、间距（终末肝静脉和门静脉束）及区带结构（萎缩、肥大、畸形）；浸润细胞的存在、位置和类型（灶性、集聚、汇管区为主；优势细胞类型）；肝细胞损伤模式［单细胞凋亡、斑点状坏死、融合性坏死、带状或区域性坏死、桥接坏死、再生性肝细胞改变和（或）胆管反应］；小叶间胆管评估（存在，炎症，胆汁淤积的特征）等。汇管区周围空间常含有丰富信息且有助于判断损伤类型（表12-3）。特征性损伤模式可以为诊断者提供诊断线索：如肝细胞型损伤、胆汁淤积型损伤和肝血管疾病（表12-4）。

　　对于定向病灶活检，最初的判断是存在或不存在特定性质的肿块。一些改变，如肝窦萎缩伴或不伴胆管反应及汇管区慢性炎症，被认为是肿块效应，提示可能是肿块。如果发现类似改变，不应被误判为相关肝脏疾病伴存的必然现象。表12-4总结了可能的肝损伤相关的形态学诊断特征，表12-5强调了特定类型的急性和慢性肝病的独特的病理学细节。

表 12-3　正常及异常肝实质的形态学特征

结构：低倍观察	胆管
正常 　　小叶间隔内血管正常分布 **异常** 　　小叶间隔内血管分布不正常 　　汇管区和流出静脉接近 　　坏死，塌陷（地衣红，Masson 三色染色） 　　纤维化（Masson 三色，网状纤维染色） 　　实性结节（网状纤维，Masson 三色染色） 　　　　桥接性纤维隔膜 　　　　明显的纤维束 　　　　无纤维间隔	**正常** 存在（与肝动脉 1：1 配套） 结构完整 **异常** 缺少 淋巴细胞性、肉芽肿性、纤维性闭塞 极性丧失 核丧失 管壁硬化 炎症细胞围绕和（或）侵入胆管上皮 慢性炎症细胞 急性炎症细胞 肉芽肿 炎细胞浸润胆管壁（胆管炎）
汇管区	门静脉分支
正常 　　正常结缔组织含量 　　可见肝动脉、门静脉、胆管 　　单核细胞很少 **异常** 　　水肿；轻度混合性炎症 　　纤维化增加（网状纤维，Masson 三色染色） 　　　　汇管区周围 　　　　桥接性：汇管区 - 汇管区间，汇管区 - 中央静脉间 　　界板处胆管反应增加：肝细胞 　　　　界面 　　　　胆管板畸形 　　　　胆管反应；炎症类型 　　　　胆管淤胆（慢性胆囊炎） **细胞浸润** **异常** 　　主要的慢性炎症细胞；结合部位处于活动期（？） 　　浆细胞、嗜酸性粒细胞过度表达 　　吞噬色素的汇管区巨噬细胞 　　大量多核巨细胞浸润 　　　　胆管炎 　　　　小胆管炎 　　肉芽肿性炎 　　脂质肉芽肿 　　肿瘤性浸润	**正常** 存在 **异常** 扩张的；无法识别的 挤压变窄；与肝细胞直接接触 较大的门静脉：内膜下纤维化和肌纤维瘢痕化 内皮炎 **肝动脉分支** **正常** 存在；管径正常 **异常** 偏心性增厚 向心性增厚；淀粉样变 可见内皮下"泡沫"细胞
	腺泡的血管结构
	正常 终末肝静脉（中央静脉） 存在，管径正常 **异常** 不经过 Masson 三色或 VG 染色无法看出 静脉内膜炎，内皮炎 扩张的；管腔多通道的

静脉周纤维化
有或无"无动脉伴随"的窦周纤维化
静脉周脂质肉芽肿伴纤维化

肝窦和内衬细胞
正常
不明显
异常
可见肝窦反应
窦内衬细胞色素沉积
肝星状细胞内脂滴明显
局限于肝窦的单核细胞浸润
色素沉积和（或）库普弗细胞涨大
红细胞吞噬；噬血细胞增多症
扩张；区带位置
带状萎缩，窦围纤维化，红细胞外渗
肝窦基质完整性丧失（网织蛋白，Masson 三色染色）
明显扩大并充满血液：紫癜
髓外造血
恶性细胞浸润
淀粉样蛋白沉积
泡沫细胞聚集
正常网状支架丧失：脂肪变性；肝细胞癌

肝细胞

正常
正常小叶与细胞结构
异常
小叶萎缩：区带位置
正常小叶结构丧失
细胞浸润：单核细胞；微肉芽肿；微脓肿；伴或不伴嗜
　　酸性粒细胞的上皮样肉芽肿
肝细胞玫瑰花结
胆管细胞玫瑰花结
气球样变
凋亡
点状坏死，多灶性
带状坏死：融合性坏死；亚大块（桥接）坏死；大块
　　（全小叶性）坏死（网织蛋白，地衣红染色）
凝固性坏死
肝细胞包涵体：类型和位置
胞质：毛玻璃样的糖原；脂肪变性，MalloryDenk小
　　体，色素，病毒有机体
小球，颗粒
小胆管：扩张的，胆栓
核内包涵体：糖原、病毒、假包涵体、有丝分裂象
核质比：再生小细胞；大细胞变；小细胞变

表 12-4　疾病的广义形态学分类

疾病进程	病变模式	常见的鉴别诊断
肝细胞性		
急性	以小叶为主	甲、乙、丁、戊型肝炎病毒；AIH；药物；毒素；EB 病毒；单纯疱疹病毒；巨细胞病毒；腺病毒
慢性	汇管区为主或小叶汇管区混合性	乙、丙、丁型肝炎病毒；AIH；药物；毒素；代谢性疾病（A1AT，Wilson 病，HH，± 酒精性 / 非酒精性脂肪性肝炎*）
	肉芽肿性	机会性感染、药物、慢性肝炎、霍奇金病、特发性肉芽肿性肝炎、慢性肉芽肿性疾病
淤胆性		
急性	细胆管胆汁淤积；以 3 区为主	大导管梗阻，药物，脓毒症，妊娠肝内胆汁淤积症，进行性家族性肝内胆汁淤积症
慢性	胆管病变，胆汁淤滞的特点，以 1 区为主	PBC、PSC，IAD，药物，GVHD，结节病，其他疾病
胆汁淤积性肝炎	细胆管淤胆，3 区；± 泡沫细胞；胆管损伤；肝炎，小叶和汇管区	药物性最常见；严重的 AIH，甲、戊、乙型肝炎病毒，丙型少见
	胆道肉芽肿性炎	PBC，PSC 少见，结节病
血管性		
急性：大的流出静脉	3 区肝窦扩张；红细胞外渗入小叶内	大血管流出道梗阻：血栓形成、口服避孕药使用、右心衰骤然恶化 急性外周静脉血栓形成：通常无组织学特征

（续表）

疾病进程	病变模式	常见的鉴别诊断
急性： 大流入动脉（左侧心脏）	3区凝固性坏死	心肌梗死；休克肝
慢性：大流出静脉	3区肝窦的各种病变，包括萎缩、窦性纤维化、± 红细胞外渗；终末肝小静脉可被闭塞	大血管流出道梗阻，右心衰竭
终末肝静脉：肝窦阻塞综合征	网状纤维染色显示肝窦不规则破开；Masson 三色显示受累的肝实质和未受累的不同；该过程不呈区带性，可发生在大汇管区粗大胶原纤维附近	报道中最常见与奥沙利铂有关
早期	可恢复或病变持续而进展为 NRH	SOS-HSCT 相关：最小的终末肝静脉闭塞；最常见于 Masson 三色或 VG 染色；可能影响肝功能并发生在移植后移植物抗宿主病的 ddx 的任何节点上
门静脉性		
急性	肝窦萎缩；Zahn 梗死 （所有血管结构近似于肝实质萎缩）	
慢性	特发性门静脉高压症，肝门静脉硬化，NRH，非肝硬化门静脉高压症	
	遗传性出血性毛细血管扩张症	可与局灶性结节增生相关，可伴有高输出性心力衰竭

*. 酒精和非酒精性脂肪性肝炎的病变最常见于第 3 区
A1AT.α₁- 抗胰蛋白酶；AIH. 自身免疫性肝炎；EBV.Epstein Barr 病毒；GVHD. 移植物抗宿主病；IAD. 特发性成人导管未闭；INRH. 结节再生性增生；PBC. 原发性胆汁胆管炎；PSC. 原发性硬化性胆管炎；SOS-HSCT. 造血干细胞移植后的窦阻塞综合征

四、肝炎形态学改变

（一）急性肝炎

急性肝炎以肝小叶内的肝细胞损伤、炎症和肝细胞再生为特征。受累肝细胞表现为肿胀、胞质透明或溶解性坏死，可以是弥漫性的，也可以是局部性的。大多数类型的急性肝炎主要影响 3 区，但甲型和戊型肝炎明显例外，可能显示 1 区病变为著。疱疹性肝炎的特点是非区带性分布的坏死，蜡质样库普弗细胞和（或）稀疏的单核细胞群。在恢复期，PASd 着色的库普弗细胞可见于 3 区。嗜酸的、圆形凋亡肝细胞可在肝窦外单个存在。肝细胞坏死可表现为肝实质内散在的、库普弗细胞包围的肝细胞胞质碎片所形成的点状坏死，3 区或 1 区融合性坏死，亚大块（桥接性）坏死或大块性肝细胞坏死等。坏死的类型和小叶受累程度可能是病因的潜在诊断线索。肝细胞坏

死可导致肝板结构丧失和网状纤维崩解。炎症细胞弥漫浸润整个小叶，被激活的窦内衬细胞变得突出，可整体呈现明显的"杂乱"的外观。一个有趣的例子是 EB 病毒肝炎时肝细胞损伤的相对不多，而是伴有淋巴细胞串珠样浸润肝窦。大多数急性肝炎的炎细胞以单核细胞为主，分叶核白细胞在急性肝炎中不常见。然而，微脓肿可提示移植肝中巨细胞病毒（CMV）感染，分叶核白细胞围绕单个肝细胞以及多形核白细胞感染单个肝细胞（卫星灶）或伴随 1 区内胆管反应是酒精性肝炎的特征（本章后面讨论）。在严重急性肝炎病例中可发现流出静脉内皮下或透壁性炎症（静脉炎），可不同程度地存在汇管区慢性炎。在急性甲型或戊型肝炎中，汇管区炎症可能与小叶内炎症相同或更明显，浸润细胞以浆细胞为主。汇管区炎细胞外扩可能很难与片状坏死及界面炎相区别。除暴发性病例外，肝细胞再生的证据在

所有类型的急性肝炎中都是常见的，其特征是核多形性增加出现，双核或三核肝细胞，网织蛋白染色示肝板增宽伴少有的有丝分裂象。胆管轮廓位于看似空洞的基质中可能是暴发性肝衰竭的唯一再生形式。

急性肝炎不存在纤维化。在有明显塌陷的情况下，由密集的网织蛋白凝聚包围的存活肝细胞的、两层肝细胞厚度的肝索可能与肝硬化重塑相混淆。Masson 三色染色很难区分汇管区内色泽鲜艳的原有胶原纤维与崩塌后色泽苍白且模糊的胶原。网织蛋白染色主要突出崩塌和再生肝细胞索，地衣红等弹性纤维染色更有帮助，因为弹性纤维在最近发生的塌陷中基本上是不存在的，但存在于真正的进行中的纤维化中[4]。

可能导致急性肝炎损害的具体疾病的特征性发现见表 12-5。

表 12-5   急慢性肝病的特征性病理组织学表现

| 病原学 | 临床肝炎 | | 独特的组织病理学表现 |
	急性	慢性	
病毒性肝炎			
甲、戊型肝炎	是	否	◆ 以汇管区为主的大量浆细胞浸润 ◆ 可出现胆汁淤积
丙型肝炎	是	是	◆ 可能同时出现急性和慢性病变 ◆ 淋巴样聚集和脂肪变性常见，但不局限于 HCV ◆ 在苯妥英钠中毒时窦性浸润可能占主导地位 ◆ 可以发生胆管损伤、淋巴细胞浸润和（或）胆管憩室 ◆ 汇管区炎症中嗜酸性粒细胞常见
乙型肝炎	是	是	◆ 急性 HBV：无特异性；表面和核心抗原免疫标记阴性 ◆ 慢性 HBV：可能有表面抗原的毛玻璃样包含物；免疫标记表面抗原阳性；核心抗原阳性提示病毒复制阶段 ◆ 慢性 HBV 纤维化可能表现为不完全性肝硬化
其他病毒感染			
巨细胞病毒	是	否	◆ 在非免疫抑制药应用病例中病毒包涵体不明显；以点状坏死或小巢状分叶核白细胞为主 ◆ 在免疫抑制药应用病例中可以看到细胞核内和胞质内的病毒包涵体
单纯疱疹病毒 1、2	是	否	◆ 核内病毒包涵体可见于非带状穿孔坏死区的边缘或偶见于大块性坏死的细胞内
EBV	是	否	◆ 弥漫性窦内慢性炎细胞浸润；可合并噬血细胞症
腺病毒	是	否	◆ 见不到核内包涵体；急性肝炎至大块性坏死
自身免疫性肝炎	是	是	◆ 很少引起大块性坏死 ◆ 最常见的特征是不同活动程度的慢性肝炎；浆细胞易见；肝细胞玫瑰花结常见 ◆ 汇管区炎症中可能存在嗜酸性粒细胞 ◆ 可能发生胆管损伤；胆管缺失不是其特征性改变
脂肪性肝病			
酒精性	是	是	◆ ± 脂肪变性，3 区或全小叶性 ◆ 气球样变 ◆ MalloryDenk 小体：清晰卫星状小体提示酒精性脂肪肝 ◆ 3 区窦周纤维化：可能是致密的、复杂的；提示酒精性肝病 ± 胆管反应 ◆ 硬化性玻璃样坏死 ◆ 毛细胆管胆汁淤积

（续表）

病原学	临床肝炎		独特的组织病理学表现
	急性	慢性	
非酒精性	？	是	◆ 与酒精性肝病前 4 种改变相同
代谢性肝病			
A1AT 缺乏症	否	是	◆ 慢性肝炎 ◆ 不同大小的汇管区周 PASd 阳性小球
遗传性血色素沉着症	否	是	◆ 慢性肝炎 ◆ 肝细胞内颗粒状铁沉积；1～3 区梯度性分布 ◆ ± 网状内皮细胞中铁沉积 ◆ ± 胆管上皮中的铁沉积
Wilson 病（肝豆状核变性）	否	是	◆ 不同特征：脂肪变性，慢性肝炎 ◆ 汇管区周 Mallory-Denk 小体 ◆ 非典型脂褐素 ◆ 肝细胞内铜沉积；见本文

A1AT. α$_1$- 抗胰蛋白酶；EBV. Epstein-Barr 病毒；HCV. 丙型病毒性肝炎；PASd. 淀粉酶消化后过碘酸 - 希夫试验

分别以全小叶或桥接性肝实质坏死为特征的大块性或亚大块性肝坏死可能是临床肝炎病例的组织学特征。CD68 阳性、PASd 着色的库普弗细胞容易在残留基质中被发现。伴广泛坏死的急性肝炎主要特征为胆管反应，可表现为胆管数目增多、程度不同的间质性和炎症反应。肝细胞大块坏死后剩余的细胞是 CK7 和 CK19 阳性的小叶间胆管，以及由肝祖细胞衍生的、胆管反应阳性的上皮细胞[5]。大块性肝坏死基于病理学的难以判断病因，但一些病变模式可以协助推测，如全身性休克和对乙酰氨基酚中毒表现为炎症反应轻微的 3 区凝固性坏死；单纯疱疹病毒（HSV）或腺病毒肝炎可引起团灶性或大块性肝坏死。建议在光学显微镜下仔细寻找这些病毒的典型的核内包涵体，特别是在免疫抑制的病例中。单纯性疱疹病毒性肝炎肝细胞的毛玻璃状、合胞状和嗜碱性点状核等变化通过常规染色就可看到[6]。免疫组化染色可用于鉴别疱疹病毒和腺病毒感染特征性"脏兮兮"的肝细胞胞核。

（二）慢性肝炎

慢性肝炎的组织学特征是汇管区单核或混合性为主的慢性炎细胞浸润。此外，可见 PASd 着色的汇管区巨噬细胞和较多的小叶内库普弗细胞。小叶坏死性炎症的程度可轻可重。在大多数导致慢性肝炎的疾病中，纤维化最初发生在汇管区周围。上述概念最明显的例外是脂肪性肝病，这将在随后的章节进行讨论。以慢性炎症细胞破坏 1 区的汇管区和周围肝细胞"界板"为特征的界面炎是慢性肝炎的特点，但并非特定于任何疾病。界面炎旧称碎屑状坏死。目前，在界面炎的识别中不需要实际坏死（或凋亡）。肝实质坏死和塌陷的类型及数量取决于特定疾病和患者的个体免疫应答。如果基础疾病未被控制，则慢性肝炎纤维化可能进展为汇管区 - 汇管区间桥接性隔膜和因肝实质丧失所致的汇管区 - 中央静脉间相互接近，最终发展成纤维瘢痕替代丧失肝实质并通过血管重塑而导致肝硬化形成。已消逝的实质或隔膜，通常不仅包含弹性纤维和胶原，而且还包括胆管轮廓、薄壁血管和淋巴管及不同程度的炎细胞浸润。在许多情况下，病变内炎症和纤维化都不均一。这种同质性缺乏会导致肝脏活检中的取样误差，特别是如果没有获得足够多的标本时[7]。

图 12-1 是一例 AIH。AIH 可能表现为多种病理组织学改变，但很少呈现急性肝炎表现。AIH 最常见的病变表现为汇管区浆细胞过度表达

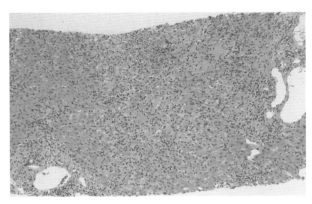

▲ 图 12-1　自身免疫性肝炎（HE 染色，×20 倍）
镜下示伴浆细胞浸润的活跃的小叶及汇管区炎症。可见肝细胞玫瑰花结及灶性小叶内坏死及崩解（右上方）

混合门静脉区慢性炎细胞浸润。浆细胞在汇管区 - 肝实质的界面处常见，浆细胞也常见于小叶内坏死和（或）炎症浸润灶、肝细胞肿胀形成的玫瑰花结和 3 区融合性或桥接性坏死灶内。嗜酸性粒细胞是汇管区炎症细胞中少量但常见的成分。当肝硬化发生时，可能有广泛的细胞消亡区域（隔膜）。未经治疗的 AIH 与丙型肝炎相比表现为更严重的坏死性和界面性肝炎。另一方面，非活动性肝硬化可能是由于 AIH 所致。AIH 和原发性硬化性胆管炎的重叠综合征可能具有两种疾病过程的临床和（或）组织学特征。治疗设计需综合考虑肝活检以及生化和血清学检查[8]。然而，需要重申的是没有单一的特征性改变可区分 AIH 和其他类型的慢性肝炎，因此需要密切结合临床（总蛋白水平检测、球蛋白升高及自身抗体检测）。

最初开发用于疗效对比的慢性肝炎半定量检测系统在最近几十年中已发展成临床实践中的各种评价方法[9、10]。虽然每个系统都有细微的差别，但都是根据汇管区和小叶内坏死性炎进行分级，根据纤维化和结构改变程度进行分期而对标本进行详尽评估。图 12-2 是 HCV 引起的慢性肝病纤维化进展的一个例子。评分系统应用指南应包括相关临床信息，不推荐应用没有慢性肝病临床证据评估的分级和分期系统。

（三）脂肪性肝病

酒精性脂肪肝病（AFLD）和非酒精性脂肪性肝病（NAFLD）是两种最常见的以肝细胞脂肪变性为特征的疾病。无脂肪变性的酒精性肝炎是一种常见的疾病，可能存在于酒精性肝病（ALD）的谱系中，而迄今为止在非酒精性脂肪肝中没有相同的病变（或临床同类病变）。同样，酒精性泡沫变性在 NAFLD 中也没有相同的病变。另外，在这两个疾病进程中的组织学损伤可能有实质性重叠，包括脂肪变性和肝硬化。此外，患者可能同时有代谢综合征和酒精中毒的临床表现，肝活检检查可同时见到两种病变的特征。此外，两者在成人都表现肝细胞大泡和小泡混合性脂肪变性，3 区气球样变，Mallory-Denk 小体形成及初期的 3 区窦周纤维化[11]（图 12-3）。两者均可引起汇管区内及周围纤维化，包括不同程度的胆管反应[12]、汇管区或流出静脉、汇管区中心间桥接性隔膜形成（图 12-4），两者都可能导致伴或不伴活动性炎的肝硬化。因此，在没有足够的临床信息的情况下，区分两者是不可能的。另一方面，毛细胆管淤胆、大而多的 Mallory-Denk 小体、胆管周围炎、酒精性肝炎（非脂肪变性）、流出静脉的各种闭塞性病变（包括硬化性透明坏死）和大片肝实质消失等表现强烈提示酗酒。

类似于慢性肝炎根据坏死性炎性病变程度（分级）与纤维化和重塑程度（分期），半定量评分系统常用于对 NAFLD 进行评判和治疗试验疗效评价[13、14]。与最近欧洲联盟倡议不同[15]，国家消化及肾脏研究所提出的非酒精性肝炎合作研究网络评分系统显示增加的简单病损评分有助于精确判定与不同的病变进程相关的肝损伤模式，值得单独评价[16]。

一项跨国研究提供了一种 90 天酒精性肝炎预后的评估方法[17]。酒精性肝炎的组织学评分根据纤维化程度、胆管及毛细胆管淤胆（即赫令管内胆栓）、中性粒细胞浸润和巨线粒体缺乏程度累计得分而分为轻、中、重度，脂肪变不是该模型中的一个因素。

肝脂肪变性和（或）脂肪性肝炎可能与其他类型慢性肝病并发。脂肪变性可见于高达 70%

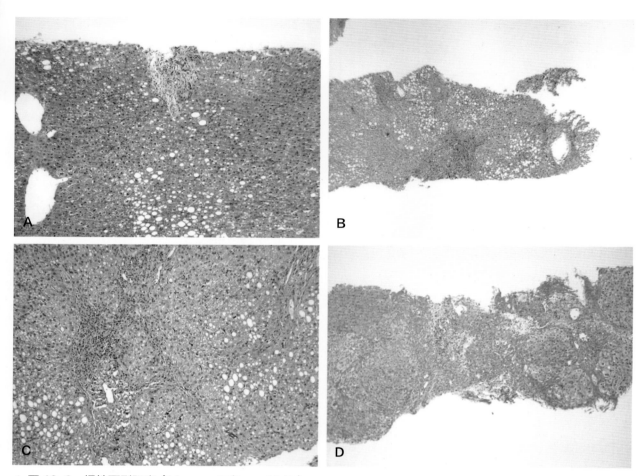

▲ 图 12-2　慢性丙型肝炎（Masson 三色，×20 倍）

该图为肝活检组织 Masson 三色染色，显示慢性丙型肝炎纤维化的 4 个分期。A.1 期，汇管区扩大；B.2 期，汇管区扩张并汇管区周纤维化；C.3 期，结节化的桥接性坏死；D.4 期，肝硬化

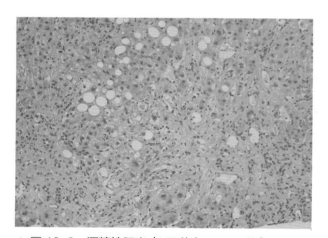

▲ 图 12-3　酒精性肝炎（HE 染色，×20 倍）

图示一例酒精性肝炎的硬化性透明坏死区。病变区中央为一组脂肪变性及气球样变的肝细胞，Mallory-Denk 小体形成。可见分叶核中性粒细胞围绕一些肝细胞形成卫星灶。肝终末小静脉随着病变进展而消失。图左下方可见胆管扩张及胆管反应

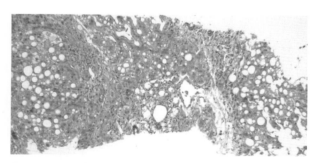

图 12-4　非酒精性脂肪性肝炎合并窦周及桥接性纤维化（Masson 三色，×20 倍）

Masson 三色染色很好地显示窦周纤维化和汇管区 - 中央静脉间纤维隔膜形成。该例病变中脂肪变性仍存在，图的左上方可见气球样变肝细胞及形成不良的 Mallory-Denk 小体。该患者有三苯氧胺服用史

的 HCV 活检中，且在基因型 3 中尤为常见。Masson 三色染色被认为是诊断或排除并发脂肪性肝炎的必要条件，因为饮酒或肥胖所致的 3 区窦周纤维化与其他形式的慢性肝炎无关。因此，3 区窦周纤维化对于诊断脂肪肝的两种病因是必要的。有研究者使用肝细胞气球样变作为并发脂肪性肝炎的显著特征[19]。

儿童和青少年组的非酒精性脂肪肝病与成人相比具有独特的组织学表现。在一个重要的研究中显示从性别和年龄对比来看，差异非常明显。男童和年幼儿童常出现较重的汇管区损害，而肝细胞气球样变、Mallory-Denk 小体及 3 区窦周纤维化少见。横向研究指出青春期脂肪肝的组织学特征会发生改变。

（四）代谢性肝病

三种最常见的成人代谢性肝病是 α₁- 抗胰蛋白酶（A1AT）缺乏症、遗传性血色病（HH）和 Wilson 病。前两个病变与慢性肝炎相关病变为特点，而 Wilson 病可表现为急性重型肝炎、轻度慢性肝炎、肝硬化和脂肪肝等广泛的组织学特点。每一个疾病都需要进一步的临床检测而最终诊断。不同大小的汇管区周围 /1 区 PASd 阳性滤泡和特征性 A1AT 不能区分 α₁- 抗胰蛋白酶（A1AT）缺乏症的表型，但它们的存在提示需要进一步检查（图 12-5）。

HH 肝活检也可能有汇管区和小叶慢性炎症及基于汇管区的纤维化，尽管最初纤维化呈冬青叶状。然而，上述组织学改变只提示 HH 而不能确诊，因为其他原因导致无效的红细胞生成同样可以引起 1 ~ 3 区肝细胞内逐渐减少的小管周围铁沉积[22]（图 12-6）。未治疗的 C282Y 纯合子血色病患者肝组织含铁较多，即使不做普鲁士蓝染色也易于识别，但染色可证实肝细胞含铁结节（载铁库普弗细胞集聚）和胆管内铁的存在。4A 型血色病（铁蛋白病）是一种仅仅以窦内皮细胞内铁颗粒沉积为特征的血色病。当下肥胖的流行和因 NAFLD 所致的相关检查增多凸显了 HH 外的高铁蛋白血症的

发生频率[23]。肝活检检查有助于识别这些差别。

通过活检诊断 Wilson 病是非常有挑战性的，最好由一位观察敏锐的病理学家提示诊断。而以下所有关于 Wilson 病的描述，在具体病例中可能存在或不存在：①各种类型脂肪变性；②汇管区慢性炎，伴或不伴小叶炎；③汇管区周 MalloryDenk 小体；④巨大线粒体；糖原性空泡核；⑤非典型脂褐素和（或）铁色素沉积；⑥胆管反应；⑦肝硬化。

可以观察到不同数量的基于汇管区的纤维化，即使在临床急性表现的情况下。铜染色仅在肝硬化肝豆状核变性中是阳性的，在非肝硬化活检标本中通常见不到。尽管如此，肝铜测量依然

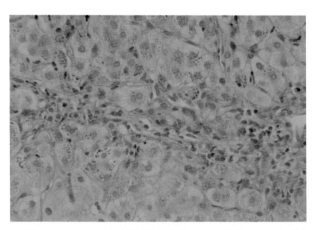

▲ 图 12-5　α₁- 抗胰蛋白酶球（PASd 染色，×40 倍）
高倍所见的典型的 α₁- 抗胰蛋白酶球。汇管区周肝细胞内可见形状和大小不一的小球

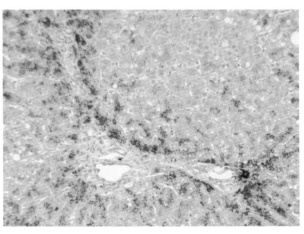

▲ 图 12-6　C282Y 纯合子血色素沉着症（修正普鲁士蓝染色，×40 倍）
铁染色清楚显示呈梯度递减的从汇管区周到小叶中央的肝细胞内含铁颗粒沉积

是诊断 Wilson 病的重要方法，可通过石蜡包埋组织定量检测很好地评估。

五、淤胆性病变

（一）急性胆汁淤积症

急性胆汁淤积症（例如胆红素淤滞）通常以 3 区肝毛细胆管内胆汁栓形成为特征。肝细胞可能结构不清晰，或是肿胀和胞质透明变（所谓的羽毛样变性）。在严重胆道梗阻的情况下，外渗胆汁可能导致胆汁性梗死。此梗死不是典型的缺血性凝固坏死，而是弥散分布的、伴有分叶核白细胞残留的圆形肝细胞皂化灶。它们可能是鲑鱼色，胆汁色（黄色），或者透明的。另一种形式的急性胆汁淤积被称胆管淤胆或慢性感染性胆管炎，其特征是管腔不规则扩张的汇管区周围赫令管内含有细胞碎片的浓缩胆汁，这类改变常常是脓毒症相关的。

此外，胆道梗阻具有特征性的小叶和汇管区改变，汇管区因水肿而呈圆形涨大。胆管反应和胆管周围中性粒细胞浸润是其特征。小叶间胆管管腔内的嗜中性粒细胞团是胆管炎加重的证据，在临床实践中很少遇到这种情况，因为胆道梗阻主要靠临床诊断（图 12-7）。

胆汁淤积性肝炎是一种以肝细胞损伤、小叶紊乱、不同程度的炎症（肝炎）和 3 区为主的毛细胆管性胆汁淤积为特征的、独特的损伤模式，常与本章后面所讨论的药物引起的肝损伤（DILI）相关。严重形式的肝损伤，如未治疗的伴亚大块坏死的急性发作性 AIH 也可能导致胆汁淤积性肝炎，因此需要仔细评估。

（二）慢性胆汁淤积症

各种形式的慢性胆汁淤积性肝病有许多共同的组织学特征，这些改变最常见于 1 区 / 汇管区周围肝细胞。直到肝脏失代偿时才发生的急性胆汁淤积症比较罕见。1 区肝细胞内和有时胆管细胞内见到苍白体，也可见到 Mallory-Denk 小体。1 区肝细胞可能含有铜。HE 染色和 PASd 染色

可显示色素，但最好用铜染色确认。胆管反应在慢性胆汁淤积症中是常见的，但可能因不同病因而有细微差别；梗阻性病变（如原发性硬化性胆管炎，PSC）可导致成角状吻合的胆管剖面。在高水平胆酸盐存在条件下，肝窦内所谓的泡沫细胞集聚而成的假黄色瘤对诊断具有辅助作用。表 12-6 列出了无论抗线粒体抗体状态的原发性胆道胆管炎（PBC）、硬化性胆管炎（原发性或继发性）、特发性成人胆管缺失（IAD）/ 小胆管性 PSC 和慢性移植物抗宿主病（GVHD）的病理学特征。在慢性胆汁淤积性肝病的晚期阶段可见到小叶间胆管缺失（胆管减少症）。然而，对胆管减少症的鉴别诊断并不局限于慢性胆汁淤积性肝病的经典形式（表 12-7）。

慢性胆汁淤积的肝实质重塑发生在汇管区 - 汇管区桥接性纤维化，但通常是在小叶中心部位保留流出静脉。胆汁淤积性肝硬化的初期苍白体常可导致锯齿状外形。结节内的肝索可显示结节再生的典型改变，有趣的是，这一特征可能发生在完全肝硬化重塑之前并可能在重塑后保留。在汇管区和（或）小叶内存在上皮样肉芽肿仅仅是提示性的，但不是排他性、必要性的或足以诊断 PBC 的表现。结节病累及肝脏也可表现为肉芽肿和慢性胆汁淤积（图 12-8 和图 12-9）。

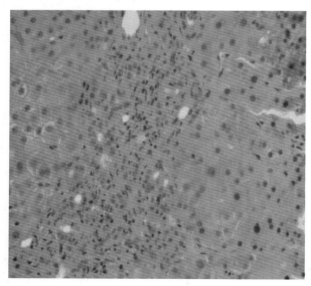

▲ 图 12-7　脓毒症患者（苏木素和伊红染色，×40 倍）
肝活检示胆管淤胆（中上和中下，又称为感染性胆管炎）和肝细胞内淤胆（右侧）

表 12-6　慢性胆汁淤积性肝病的病理组织学特征

病原学	胆汁瘀滞病变	旺炽性胆管病变	小叶炎症	汇管区炎症	累及胆管
PBC/AIC	是	是	单核细胞；浆细胞 ± 上皮样肉芽肿	慢性混合性炎；浆细胞；嗜酸性粒细胞 ± 上皮样肉芽肿	中、小型胆管
PSC	是	否	± 轻度单核细胞	轻度单核细胞	胆管树的任何部分：胆管周纤维化导管周围；胆管闭塞
IAD/ 小胆管 PSC	±	否	±	±	最小的小叶间胆管 ± 任意导管反应；胆管缺失
GVHD	±	否	±	轻度单核细胞	小胆管；退行性改变；闭塞

AIC. 自身免疫性胆管炎，其特征是血清学 AMA 阴性 ±ANA 阳性；临床和组织学特征与 AMA 阳性 PBC 没有区别

表 12-7　有胆管缺失的疾病

原发性胆汁性胆管炎，原发性硬化性胆管炎 / 继发性硬化性胆管炎，特发性成人胆管缺失症
自身免疫性胆管炎
慢性移植排斥反应
肝动脉损伤：化疗、外科手术
移植物抗宿主病
结节病
霍奇金病
药物性肝损伤
巨细胞病毒感染

（三）肝病中的肉芽肿性炎症

　　最近的一篇综述总结了肝肉芽肿病变的特征性改变和各种临床相关性[24]。值得注意的是：有报道显示上皮样肉芽肿在丙型肝炎和其他类型慢性肝炎（包括乙肝、AIH）中偶见伴发，不应与 PBC、感染或药物相关性肉芽肿相混淆。一些肉芽肿表现为小叶活动性炎症（即由库普弗细胞集聚形成的微肉芽肿和在小叶或汇管区内与活动性或非活动性脂肪性肝病相关的脂肪肉芽肿）。大的脂肪肉芽肿常伴有纤维化。当病变处于静脉周时，可能与酒精性脂肪肝（NASH）窦周纤维化相混淆。纤维蛋白环状肉芽肿已报道存在于多种疾病过程中，包括 EBV 感染、Q 热、甲型肝炎病毒（HAV）、利什曼原虫、弓形虫病、别嘌醇中毒、血管炎、系统性红斑狼疮（SLE）和霍奇

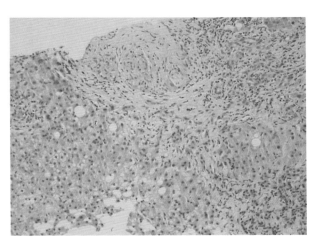

▲ 图 12-8　结节病（HE 染色，×20 倍）
图的中上方见大的、结节状非坏死性上皮样肉芽肿；与结节毗邻的胆管呈旺炽性改变。结节周边绕以同心圆样纤维组织。该活检标本来源于一名患结节病的患者

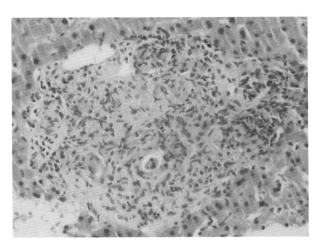

▲ 图 12-9　原发性胆汁性胆管炎（苏木精和伊红染色，×40 倍）
图中胆管的形态明显异常。可见核形不规则，胞质嗜酸。正常立方形胆管上皮变得扭曲。不规整的上皮样肉芽肿中（图中央）见浆细胞及嗜酸性粒细胞混合浸润。该图中未观察到胆管反应

金病[24]。霍奇金病也需要与嗜酸性粒细胞肉芽肿进行鉴别诊断。大多数上皮样肉芽肿不论坏死或非坏死性均代表对外来物质或抗原的免疫应答和继发于某些类型的颗粒沉积、感染或药物的损伤。因此，病理学家对肝活检肉芽肿病变的初步描述包括以下几个方面：上皮样外观、干酪样变和（或）坏死的存在及结晶样物质存在与否。嗜酸性粒细胞的存在是鉴别霍奇金病和药物相关的上皮样肉芽肿的一个重要依据。免疫缺陷综合征可能导致肝肉芽肿。肝内结节病可能多器官病变累及肝脏，也可能是肝脏原发的[25,26]。在PBC和PSC整个淤胆和胆管损伤病变谱中可能发生肝内原发性或继发性结节病。结节病的肉芽肿以网状纤维为中心，外周为同心圆状纤维化。其他特征，包括星状小体等，这些特征在PBC的上皮样肉芽肿中未发现。最后，特发性肉芽肿性肝炎仍然病因未明，该疾病可出现弥漫性小叶内非坏死性、非干酪性、非结晶性上皮样肉芽肿，且疾病过程通常与炎症性临床表现相关。除非已知患者患有PBC或结节病，临床实践中对于存在上皮样肉芽肿的患者，病理医生进行外来物质、真菌和分枝杆菌感染相应特殊染色分析是必要的。

六、肝血管病变的肝实质表现

（一）静脉回流/右心功能不全

肝活检中最易辨认的血管病变是由Budd-Chiari综合征引起的大的回流静脉阻塞或是右心泵出压力升高引起的心功能不全。急性静脉流出道梗阻表现为3区肝窦不规则扩张，肝板萎缩和红细胞外渗进入肝板。随着时间推移（慢性），可发生沿肝板分布的窦周纤维化，红细胞外渗可能或不能消退。肝板被纤维组织替代是流出道持续高压的结果（图12-10）。作为回流静脉最小分支的肝末梢小静脉可能因阻塞而不易观察到，除非借助特异性纤维染色显示其管壁。当完整的汇管区存在时，肝组织反转改建成汇管区位于中心而纤维化的回流静脉位于外围。当这些发生在慢

性右心衰竭背景下并伴桥接纤维化时可判断为心源性肝硬化。起始于汇管区的胆管反应极易与原发性淤胆进程相混淆[27]。

（二）流入血管

1. 门静脉

急性门静脉血流阻断很少引起肝实质性改变。慢性阻塞可能导致肝实质萎缩、肝板萎缩、结节性再生增生、Zahn梗死（门静脉分支闭塞引起的肝实质楔形萎缩的楔形区，门静脉分支被闭塞）和肝门静脉性硬化（HPS），后者被定义为汇管区内门静脉分支缺失。在闭塞的静脉或邻近门静脉可见挤压薄壁的开放通道，其他HPS病变可出现肝实质或增生结节内的非区带性血管瘤样窦/通道，窦周偶可见纤维条带。最后，大的门静脉内血栓海绵状转变可能导致缺血性胆道病变，可通过影像学根据胆管损伤的迹象所确定[28]。

2. 肝动脉

由于双重血供，肝动脉病变很少影响非同种异体肝移植的肝脏。然而，糖尿病（DM）可能会发生肝动脉增厚[29]。

（三）动静脉畸形：遗传性出血性毛细血管扩张症（HHT）

HHT或Oser-Weber-Reunu病常因为出现症

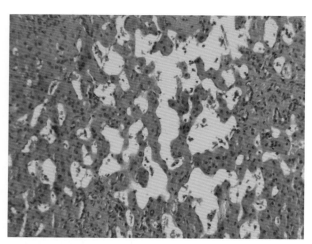

▲ 图12-10 大的回流血管阻塞（苏木精和伊红染色，×40倍）

图示肝板萎缩和红细胞外渗现象明显。肝窦明显增大。可见灶性胆管反应（中、右和左侧）

状或影像学异常而进行肝活检。观察肝穿刺活检内这些细微病变是最具挑战性的，因此提倡进行楔形活检。病变内血管改变包括扩张的窦状血管团（含有形状异常的厚壁静脉和动脉的随机散射纤维带）和扭曲扩张的门静脉束。网状蛋白染色可清晰显示结节性肝实质改变，没有肝硬化。询问患者及家属复发性鼻出血的临床病史对诊断有帮助。

（四）肝窦

已有研究报告对影响肝窦的损伤谱进行了综述[30]，肝窦阻塞综合征（SOS）是原来静脉阻塞性疾病的新名称[31]。病变进程首先影响肝窦内衬细胞并导致静脉周围肝细胞坏死。一些病例Masson 三色染色可显示剥脱的内衬细胞，终末肝静脉内膜下纤维化和闭塞导致静脉模糊。Masson三色或 Verhoeff-vanGieSon（VVG）特殊染色将有助于静脉壁的识别。这一过程发生在同种异体骨髓（造血干细胞）移植的情况中。近来有报道，奥沙利铂新辅助治疗结肠癌肝转移患者出现类似病变[32]。病灶可从灶性窦性扩张，到伴有灶性出血和肝板萎缩的肝窦破坏，再到盆腔病变。窦周纤维化和 CD34 增加表达提示受影响的血窦毛细血管化。病变严重程度仅仅是临床病理学评估，不能轻易地通过对肝活检冰冻切片的评价而做出病情评估(图 12-11)。尽管有该病导致死亡的报道，但即使肝内有结节性再生过度增生，绝大部分病例都能达到临床消退[33]。

其他的肝窦病变包括：脂肪填充的星状细胞的出现（维生素 A 毒性）；挤压变形的库普弗细胞包裹破裂的脂肪囊肿；局灶状或增加的髓外造血细胞（见髓系纤维化）；良性（EBV 肝炎）或恶性（白血病）造血细胞浸润；其他恶性肿瘤浸润（例如小细胞癌、黑色素瘤、乳腺癌）和内皮下纤维化（糖尿病肝硬化，图 12-12）或淀粉样变性（图 12-13）。在肝窦中存在吞噬红细胞或血细胞时要考虑巨噬细胞活化综合征或噬血细胞综合征，这些诊断需要结合临床。原发性肝血管肉瘤在肿块形成前窦内皮细胞呈明显增大、异型。

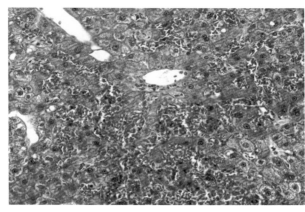

▲ 图 12-11　奥沙利铂损伤肝窦（Masson 三色染色，×40 倍）

图示终末肝小静脉周围簇状肝窦涨大并充满红细胞。在几个这样的病变区域肝板是萎缩和不完整的

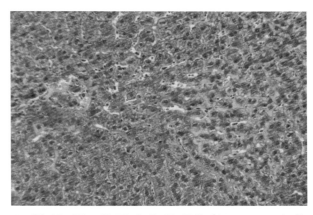

▲ 图 12-12　糖尿病性肝硬化（Masson 三色染色，×20 倍）

致密的窦周胶原沉积是该病的特征性改变。肝板未见萎缩和炎症反应。糖尿病肝硬化患者中未见脂肪变性、气球样变、Mallory-Denk 小体

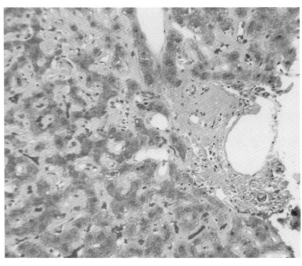

▲ 图 12-13　门静脉束与肝窦周隙内充满 Masson 染色特异着色的致密无细胞物质（Masson 三色染色，×40 倍）

所有这些病变虽然明确但相对少见，需仔细观察肝窦情况以免漏诊。

（五）肿块病变

送到病理医师面前的肿块病变都是影像学定位穿刺标本。首先需评估可以解释诱发肿瘤性病变的异常疾病进程是否存在。有时，辨别病灶与非病灶组织并不容易，但观察到与先前描述的肝实质损伤类似的结构对肿块性质判断有帮助。病变组织内汇管区消失和孤行动脉分支的出现则需要进一步分析。此外，肿块周围非肿瘤肝的情况（即肝硬化的存在）有助于进一步的诊断评估。例如，肝细胞腺瘤周围肝组织一般没有肝硬化。

（六）肝脏良性病变 / 肿瘤

两个法国研究组根据分子和基因型表型分析制定了肝脏良性病变的分类[34]。局灶性结节增生（FNH），一种反应性的非肿瘤的病变，其特征是一个富含血管和胆管样结构的中央瘢痕状错构样病变，相邻的肝细胞中常出现铜沉积。免疫组织化学研究显示谷氨酰胺合成酶（GS，图12-14）在整个病变切片上呈明显"地图样"沉积，但也可以呈非区带性条纹样、阴性或实性（FNH的最外周部分）表现，这取决于肝活检材料中含有FNH的具体部分。然而，这种模式与GS局限于中央静脉周肝细胞内的正常表达截然不同[35]。

肝细胞腺瘤（HCA）是良性肿瘤的一种，可分为三个独立的亚型[34]。第一种亚型包括30%～40%的腺瘤，与肝细胞核因子1α肿瘤抑制基因的突变有关，导致免疫组化可检测到的肝脂肪酸结合蛋白（LFABP）缺失和肿瘤内脂质及葡萄糖代谢通路的破坏。这些腺瘤常有脂肪变性。常多发并与年轻人成熟期糖尿病（MODY），3型（图12-15）相关。第二种亚型与β-连环蛋白的激活有关，两者间有着微妙的结构线索。IHC检测可见部分肿瘤细胞弥漫性胞质和胞核β-连环蛋白阳性，谷氨酰胺合成酶弥漫性阳性。该亚型男性更为常见且与其他类型相比进展为肝细胞癌的比率高。该型组织学上可呈假腺泡样改变，

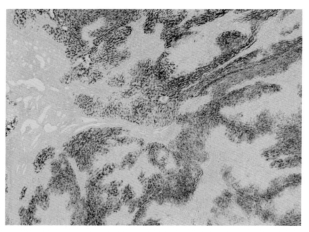

▲ 图 12-14　局灶性结节增生（谷氨酰胺合成酶免疫组化，×20 倍）

这是一个例子免疫组化作用下典型的麦粉谷氨酰胺合成酶反应用一个 FNH

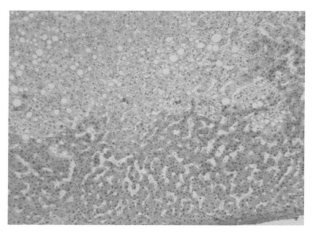

▲ 图 12-15　HNF-1α 变异肝腺瘤（LFABP 免疫组织化学，×20 倍）

在幻灯片的下部可以看到 LFABP（肝脂肪酸结合蛋白）的正常实质表达。脂肪腺瘤缺乏这种反应。这种模式与 HNF-1α 突变腺瘤一致

细胞异型性较其他亚型明显。该型总的来说占肝腺瘤的 10%～15%。第三类亚型与身体质量指数（BMI）相关，并可能与饮酒有关，某些病例与全身炎症血清标志物升高［血清淀粉样蛋白 A（SAA）和（或）C 反应蛋白（CRP）］有关。这种病变的命名经历了从毛细血管扩张的 FNH 演变为毛细血管扩张性腺瘤，再到目前炎性腺瘤的复杂过程。该型占肝腺瘤总量的 40%～50%。据报道，该型中高达 50% 也可能有 β-连环蛋白激活。这类肿瘤通过多种体细胞突变引起 JAK/STAT 通路异常活化，其中最常见的是 GP130 突

变。放射科医生最难将这些病变与 FNH 区分开来，但最近的指南可能对诊断有所帮助[38]。这些肿瘤的组织学特征是瘤内血管扩张、分支动脉管壁增厚和局灶性不含胆管但有厚壁血管并伴周围轻微胆管反应的纤维间隔（无中心瘢痕）形成，一些病例可见单核细胞浸润。病变可伴脂肪变性并多发。免疫组织化学分析显示肿瘤细胞产生淀粉样蛋白 A［和（或）CRP］。第四类肝腺瘤是其他分类所未采用的。所有腺瘤均可能导致肿瘤出血，这些病变通过肝活检进行诊断仍具挑战性。最近的研究表明，TERT 启动子和 β 连环蛋白突变都是肝腺瘤发展到肝细胞癌的必需条件。迄今为止，组织学改变至多只是提示性的，最终确诊需要基因测序。

除了其他良性病变和肿瘤，肝脏肿瘤的外科手术中很少能碰到所谓的胆管腺瘤，这种病变的特点是良性胆管样结构嵌入在纤维基质中。鉴别诊断包括除外 von Meyenburg 复合体，更重要的是胆管癌或转移性胰腺癌或结肠癌。如果对血管平滑肌脂肪瘤（AML）内广泛的嗜酸性上皮样细胞注意不足时可能与肝腺瘤易混淆。但 AML 免疫组化标记黑色素瘤的抗体阳性而肝细胞标记抗体阴性可以鉴别。肝活检诊断炎性假瘤也具挑战性，因为病变主要是伴有散在浆细胞和嗜酸性粒细胞的梭状细胞增生形成。除非看到病变内静脉闭塞性纤维化和静脉炎，否则炎性假瘤组织可能是邻近肿瘤的假包膜。一个新的分类表明炎性假瘤可能是一个与类固醇敏感的 IgG4 硬化性胰腺炎 / 胆管炎相关的病变[40]。最后，血管瘤作为最常见的肝良性肿瘤很少特意进行活检，而是根据临床情况手术切除。

（七）恶性肿瘤

肝脏最重要的两种原发性恶性肿瘤是肝细胞癌（HCC）和胆管癌（CCA）。目前，有越来越多的证据表明这两个上皮肿瘤之间可能不像以前认为的那样界别明显，已报道了许多混合性 HCC-CCA 和具有肝祖细胞特征的 CCA 变型[41]。虽然肝细胞癌常见于肝硬化患者，但人们日益认识到 HCC 和 CCA 或它们的变异体可发生在肝硬化或非肝硬化肝脏中。肝细胞癌的瘤细胞具肝细胞特征，通过小动脉分支横断进行各种评估。HCC 的镜下诊断可能需要评估肝板厚度（≥ 3 个细胞），细胞核质比及 CD34 活性血窦。瘤细胞生成胆汁和白蛋白及肿瘤内微胆管多克隆癌胚抗原（pCEA）免疫染色阳性是肝细胞癌的证据。区分高级别异型增生结节（DN）和 HCC，尤其在肝活检标本中，是公认的挑战甚至是不可能的[42]。当出现肿瘤间质浸润时 HCC 诊断性明确[43]。一研究组已经提出了应用包括磷脂酰肌醇聚糖 -3（GPC-3）、热休克蛋白 70（HSP-70）和谷氨酰胺合成酶（GS）的免疫组化联合检测以区分 DN 和 HCC[44、45]。

肝内胆管细胞癌（ICC）最常发生在非肝硬化肝中，但在病毒性肝炎性肝硬化中的报道越来越多。肿瘤呈不规则腺状或由密集的、不典型核且核质比高的圆形瘤细胞围成巢状排列。当存在促纤维增生性间质反应和神经侵犯时有助于诊断，与其他种类的非肝腺癌的区别主要取决于临床信息。癌细胞产生黏液提示可能是肝外起源。干细胞或任何前述肝细胞标志物阳性是一种具有双表型分化的原发性肝癌的诊断依据[41]。原发性肝血管肉瘤较少见，但由于其弥漫性浸润和生长对放射科医师和病理学家来说可能具有一定迷惑性，肝活检中唯一可能的异常是偶见核染色加深且体积增大的窦状细胞。对一个影像显示浸润性肿块的高水平疑问是做出正确诊断的关键。

（八）药物性肝损伤（DILI）

对药物性肝损伤的病理特点已有学者进行了深入的探讨和综述[46]。http://livertox.nih.gov 是一个对于目前使用的数百个药物的临床和病理组织学描述不断更新的网站。因为新药被定期引入市场且患者群体通常具有潜在的共生性，理解和治疗 DILI 的挑战性在不断演进。DILI 可表现为肝细胞性、胆汁淤积性、脂肪变 / 脂肪性肝炎性、血管性或肿瘤性病变。损伤模式可能是急性的或慢性的。DILI 可涵盖暴发性坏死、长期肝检测指标升高、胆管损伤或闭塞、肝窦损伤和紫癜，或纤维化/肝硬化。DILI 可能发生在原因不相关的持续性肝损伤情况下，如 NAFLD/NASH。当 DILI 引起的炎症存在时，它可能是肉芽肿性和嗜酸性粒细胞性的，然而，这是 DILI 的另一个变数。一些 DILI 组织学上类似慢性 AIH，如米诺环素用于治疗年轻男性痤疮（见 http://livitox. NIH.gov）。胆汁淤积性肝炎损伤模式需高度怀疑 DILI 所致。总之，任何时候都要有 DILI 的可能的概念，最好是咨询临床医生和文献[46]，这样可能 DILI 将既不被过分强调也不被忽视。

（九）肝移植病理学

由于病毒性丙型肝炎、肝细胞癌和 ICC 移植的各种临床方案改进，NAFLD / NASH 上升为主要的移植指征和许多更新的移植后免疫应答管理的方案出现，使得移植肝的病理组织学特征得以不断扩展。然而，未改变的是潜在的外科（技术）并发症、原发疾病复发、急性细胞和胆管排斥反应。病理学家较少见到混杂有汇管区浸润（伴有单核细胞和嗜酸性粒细胞，胆管反应和内皮炎）的急性排斥反应，因为免疫抑制药应用不足已不常见。胆管闭锁也可能是不可逆慢性排斥的一个特征，但此缺血性胆管细胞改变和结构改变少见，需要同时考虑排斥和血管功能不全。汇管区和小叶浆细胞浸润表现的浆细胞丰富的肝炎也常伴 3 区坏死和细胞缺失，病因不完全清楚但需增加免疫抑制[47、48]。小体积移植肝可引起肝功能障碍，导致包括 3 区肝细胞内小泡性脂肪变性等病理改变[49]。非心脏跳动供肝者任何阶段的活组织活检均显示缺血性胆管损伤的特征。疾病的复发仍然是一个问题，复发性胆汁淤积性 HCV 需与胆管梗阻等进行组织学鉴别诊断。同种异体移植物脂肪变性时需考虑复发或需继续处理代谢综合征的初发脂肪肝患者群体。各种机会性感染并发症在整个移植期都要重视，尤其是在最严重的免疫抑制时期。在手术后早期，病理学家可观察到器官获得和保存的改变，特别是 3 区的胆红素和损伤。最后，移植后肝炎可能是慢性排斥的另一种形式[50-52]。读者可参考最近的一篇综述，其中列出了基于移植后时间段的并发症评估[52]。

（十）儿童肝脏活组织检查

除了讨论的成人肝脏疾病谱外，儿科的肝活检主要包括代谢性疾病，其中一些是遗传性的。一个大型的转诊中心 36 个月期间研究了 230 个活组织检查标本，近 25% 是肝脏或骨髓移植后的儿童。大约有 9% 的患者考虑婴儿胆汁淤积症鉴别诊断，7% 归因于病毒感染、自身免疫性肝病或其他原因（占 1/3 肝炎病例），4.5% 为儿童代谢性肝病，9% 为肿瘤性病变。4% 的活检没有诊断[53]。若想获得有关本章未讨论的疾病的更多信息，推荐参考最近两篇对婴儿和儿童疾病的权威性综述[53,54]。作者提供了婴幼儿代谢性疾病和肿瘤的极其重要的临床病理学信息和方法。

（十一）系统性（全身性）性疾病的肝活检

除了左或右心功能障碍对肝实质的直接明显影响外，肝脏可受多种系统性疾病过程的影响。两个主要的例子是 NAFLD/NASH 与胰岛素抵抗相关、溃疡性结肠炎患者中原发性硬化性胆管炎高发。类风湿关节炎可能导致肝细胞不稳定和小叶炎症，表现与甲氨蝶呤肝损伤相似[55]。相反，系统性红斑狼疮很少与非治疗相关的肝病有关。对于肝造血干细胞移植后肝功升高的鉴别诊断考虑应宽泛，包括继发性移植物抗宿主病性胆管损伤,移植前放化疗性肝终末静脉病变,真菌和（或）病毒感染，DILI，铁过载毒性损伤和复发或新发肿瘤浸润等。另外，肿块性病变的临床诊断必须包括从其他不明部位的原发病灶转移的可能性。表 12-8 集中列举了多种系统性疾病影响肝脏的临床和组织学特征。

◆ 结论

像所有的医学领域一样，肝活检解释是一种随着时间和实践的增长以及与其他肝病领域的同事进行积极的互动交流过程中逐渐提高的技能。

表 12-8　全身性疾病相关的肝脏病理学

系统性病变	肝脏病变	临床特点	组织学描述
Ⅰ型糖尿病（DM）	糖尿病性肝硬化	碱性磷酸酶升高；其他器官的糖尿病严重并发症	非区带性致密的窦周纤维化
	糖原性肝病	肝大；失控的糖尿病	无炎症性糖原储积性肝细胞肿胀 ± 脂肪变性
慢性肉芽肿病	可能类似于 PSC 或炎性假瘤		肉芽肿；脓肿；硬化性胆管病变；静脉闭塞性纤维化
移植物抗宿主病	聚焦于胆管的病变		
	不常见的肝炎类型		需要排除感染
怀孕	妊娠急性脂肪肝	妊娠晚期；肝衰竭的可能性	微泡脂肪变性；需要油红 O 染色明确 ± 急性肝炎性炎症
	毒血症		1 区纤维蛋白沉积
	破裂		
乳糜泻	无病变或多种病变	转氨酶升高	小叶及汇管区内单核细胞；很少与 AIH 或 PBC 有关
霍奇金病（HD）	肉芽肿性炎	HD 可能临床未知	嗜酸性粒细胞性上皮样肉芽肿；鉴别诊断是 DILI
	胆管缺失	HD 可能临床未知	已报道了 HD 成功治疗后胆管恢复

AIH. 自身免疫性肝炎；DILI. 药物性肝损伤；PBC. 原发性胆汁性胆管炎；PSC. 原发性硬化性胆管炎

了解疾病过程的潜在形态改变可以为患者的治疗和该领域的未来提供重要的贡献。随着科学技术的进步，更多的工作可用较少的组织完成，我们已经见证了某些疾病的过程不再需要肝活检评估。然而，对损伤模式的形态谱的理解仍然为肝病新检测和新治疗的发展提供支持。该领域的所有研究者之间的对话会给患者带来更好的预后。这篇综述的目的是为对话提供一个起点。

第 13 章　肝病的重症监护管理
Critical Care Management of Patients With Liver Disease

Phillip Factor，Sammy Saab　著

郑以山　译，谭善忠、朱传东、钟艳丹、陆荫英　校

● 缩略语　ABBREVIATIONS

AAC	acute acalculous cholecystitis	急性非结石性胆囊炎
AASLD	American Association for the Study of Liver Diseases	美国肝病研究协会
ADH	antidiuretic hormone	抗利尿激素
ADL	activity of daily life	日常生活活动
ALT	alanine aminotransferase	丙氨酸氨基转移酶
aPTT	activated partial thromboplastin time	激活部分促凝血酶原激酶时间
AST	aspartate aminotransferase	天冬氨酸氨基转移酶
CAT	computerized axial tomography	电脑轴向断层扫描
CLIF-SOFA	chronic liver failure-SOFA	慢性肝衰竭 -SOFA
COPD	chronic obstructive pulmonary disease	慢性阻塞性肺病
CTP	Child-Turcotte-Pugh	Child-Turcotte-Pugh 分级
CVP	central venous pressure	中心静脉压
ddAVP	desmopressin acetate	醋酸去氨加压素
ESLD	end-stage liver disease	终末期肝病
FDA	Food and Drug Administration	美国食品药品管理局
GI	gastrointestinal	胃肠道
HE	hepatic encephalopathy	肝性脑病
HIDA	hepatobiliary iminodiacetic acid	肝胆亚氨基二乙酸
HRS	hepatorenal syndrome	肝肾综合征
ICH	intracranial hemorrhage	颅内出血
ICP	intracranial pressure monitor	颅内压监测仪
ICU	intensive care unit	重症监护室
INR	international normalized ratio	国际标准化比率
LDH	lactate dehydrogenase	乳酸脱氢酶
LFT	liver function test	肝功能检查
MAP	mean arterial pressure	平均动脉压
MELD	Model for End-Stage Liver Disease	终末期肝病模型
NIV	noninvasive mechanical ventilation	无创机械通气
PEA	pulseless electrical activity	无脉电活动
PEEP	positive end-expiratory pressure	呼气末正压
pH	hydrogen ion concentration	氢离子浓度
PiCCO	pulse contour cardiac output monitoring	脉冲轮廓心输出量监测
PT	prothrombin time	凝血酶原时间
RR	relative risk	相对风险
RRT	renal replacement therapy	肾脏替代疗法
SBP	spontaneous bacterial peritonitis	自发性细菌性腹膜炎

SIRS	systemic inflammatory response syndrome	全身炎症反应综合征
SOFA	sequential organ system failure assessment	序贯器官系统衰竭评估
SSC	surviving sepsis campaign	拯救败血症运动
SVR	systemic vascular resistance	全身血管阻力
TPN	total parenteral nutrition	全胃肠外营养
UGI	upper gastrointestinal	上消化道
US	ultrasonography	超声检查
VTE	venous thromboembolic disease	静脉血栓栓塞性疾病

肝病患者常出现严重并发症，死亡率极高。Olson 等指出每年有 26000 例肝硬化患者需要实施机械通气及血流动力学监测，院内死亡率超过 50%[1]，且 20 多年来，ICU 死亡率并没有下降[1]。另有多项研究得出同样的结果：三个器官衰竭的患者死亡率高达 100%[2]。

本书中很多章节描述了急性和慢性肝病患者器官功能障碍的病理生理及治疗，本章旨在讲述五种常见的危重症的管理，包括慢性肝病急性失代偿、急性或慢性肝衰竭[3-4]、严重脓毒症／脓毒性休克、谵妄和肝性脑病以及上消化道出血。由于缺乏重症肝病的临床研究证据，因此本章节更多的是提出了现阶段的专家共识。

一、脓毒症／感染性休克

体外和体内研究均表明，肝硬化患者存在功能性免疫缺陷，因此更容易出现感染及全身炎性反应[5-8]，由此形成恶性循环：肝功能越恶化，越容易并发感染而导致多器官功能衰竭。由于肝硬化和急性感染之间存在相似性（低血压／血管舒张状态），故在肝病基础上诊断败血症有一定难度。系统性炎症反应综合征（SIRS）如白细胞减少、低体温和呼吸急促等在肝硬化患者中常见，但对脓毒症的预测性很差。有报道指出一些生物标志物例如降钙素原、C 反应蛋白等，可用于预测肝病患者的细菌感染[5]。

及时的目标导向定量复苏对于严重脓毒症和感染性休克患者极为重要。虽然近期有研究质疑拯救脓毒症运动（SSC）[9] 的基本观点，也有小型观察性研究质疑容量复苏在肝硬化患者中的效用[10]，但快速容量复苏以恢复组织氧输送对任何患者而言都是治疗的关键。

如本书所述，肝硬化常伴有一系列循环和神经体液异常，包括血管扩张剂水平升高及对内源性和外源性血管收缩剂的反应下降，从而导致肝硬化患者血流动力学异常及容量复苏的困难。目前对于肝硬化血管病变的观点是内皮衍生的血管活性介质增加了内脏膜电容，动脉血液汇集和内脏循环血容量增加使得回心血量及前负荷减少，心输出量下降。同时灌注不足及肝硬化相关的心肌病导致心输出量降低，激发神经体液反应，引起肾性水钠潴留（见第 18 章）[11]。

白蛋白是肝硬化患者容量复苏的重要物质，其治疗机制基于对原发性腹膜炎的治疗作用，和对大量放腹水后肾功能的保护作用。一项评估生理盐水与白蛋白治疗疗效的研究（SAFE）表明，白蛋白改善了非肝硬化脓毒症患者的预后，但在脓毒症液体复苏期间使用的证据尚不足[12]。此外对于非肝硬化患者，白蛋白并不能提高血管内胶体渗透压[13]。Umgelter 等[13] 给合并肾功能不全的肝硬化患者输注 400ml 高渗透压白蛋白（20%），观察到中枢血容量（全舒张末期血容量）和心脏指数增加。值得注意的是，中心静脉压与心输出量变化及升高的系统性血管阻力相关，它的异常可预测高胶体渗透压白蛋白治疗的效果[14]。其他研究虽然没有指出使用白蛋白后患者血压有变化，但提出输注后能降低肾素水平，在亚临床水平增加了有效血管内容量。这些研究表明肝硬化患者缺乏对于液体复苏的正常反应，使得传统复苏评价指标（例如血压和心率）的效能下降[15]。

由于缺乏临床试验，专家推荐根据 SSC 指南对肝硬化患者采取目标导向液体复苏[16-17]。这些措施包括：使用晶体、血管加压素、正性肌力药物，必要时使用血制品使得平均动脉压（MAP）达到 65mmHg，中心静脉血氧饱和度（ScvO$_2$）大于或等于 70%，尿量大于 0.5ml/（kg·h）。同时需注意的是，肝硬化患者的 MAP 往往低于 65mmHg，ScvO$_2$ 水平偏高，且由于乳酸代谢异常其乳酸水平偏高，尿量比非肝硬化患者减少。此外，由于中心静脉和门静脉压力是同步增加的，以 CVPs 为导向的液体复苏并不恰当，正确的做法是依照 SSC 指南反复重新评估病情。当临床疗效未达到 SSC 复苏目标时应该考虑改变复苏方式而不是继续复苏。在肝脏疾病中，监测 CVP 不是衡量前负荷的有效手段，肺漂浮导管也是如此，此时应选择动态观察患者的容量反应性。有研究提出使用经肺热稀释如脉搏轮廓心输出量监测（PiCCO）系统评估舒张末期容量对液体复苏有一定的评估价值[13]。此外，尽管缺乏前瞻性试验，但床旁重症超声作为一种易于实行操作的、能测量中心血容量并预测容量反应性的手段，已得到广泛接受，但是否能指导肝硬化患者的液体复苏还缺乏相应的临床证据。

肝硬化合并严重脓毒症或脓毒性休克的患者因代谢增加可能会出现呼吸衰竭，一方面是因为酸中毒导致呼吸做功增加，其次大量腹水加重腹胀、膈肌抬高，从而降低了肺的顺应性。所以当肝硬化患者出现呼吸衰竭时，尤其是合并脓毒症和（或）严重肝性脑病而导致的神志不清时，应立即给予气管插管机械通气以降低氧耗。无创通气在肝硬化患者中使用需谨慎，因为持续正压通气可增加腹腔胀气，导致患者对无创呼吸机耐受性更差。有些急性肝病患者存在中枢神经感知障碍，这也是无创通气的禁忌证。

控制感染源是脓毒症治疗的关键环节。所有患者都需要进行全面检查，以确定感染来源，寻找感染证据，包括实验室检查和血培养。肝硬化

患者如果有腹水，均应诊断性穿刺行腹水检查，查找原发性或继发性细菌性腹膜炎的证据（表 13-1）。无论国际标准化比率（INR 值）和血小板计数多少，只要没有弥漫性血管内凝血的临床证据，均应该行腹腔穿刺术[18]。与此同时，应立即经验性使用广谱抗生素，使用时应结合实际的抗菌谱调整。国际脓毒症数据库回顾显示，635 例肝硬化合并脓毒症患者应用单一一种抗生素而非两种或两种以上的抗菌药物时，死亡风险明显增加，抗生素选择不正确使得死亡率增加了 9.5 倍，同时延迟给药也会增加患者死亡率，每延迟 1 小时，矫正后的死亡比值比增加 1∶1[19]。多项研究支持早期使用抗生素可改善脓毒性休克的预后[20-21]。

在非肝病患者中，类固醇在感染性休克中的作用不明确。高达 83% 的肝硬化合并重症脓毒症患者存在肾上腺功能减退[22]。在包括肝病在内的多种危重疾病中，肾上腺功能减退的诊断由于缺乏金标准而存在局限性。Fernandez 等报道

表 13-1　肝硬化患者急性精神状态改变的病因

病　因	N（%）
肝性脑病	164（47）
脓毒症 / 感染	82（23）
代谢	29（8）
药物 / 毒素	24（7）
结构原因 *	19（5）
神经病	2（1）
感染 + 代谢	14（4）
感染 + 药物 / 毒素	7（2）
感染 + 结构原因	6（2）
代谢 + 药物 / 毒素	2（1）
总计	349（100）
铁蛋白	增加

*. 结构原因包括颅内出血（8）、脑血管意外（3）、癫痫持续状态（1）、脑肿块（1）（引自 Runyon BA.Management of adult patients with ascites caused by cirrhosis.Hepatology 1998；27:264-272.）

说，氢化可的松能提高伴肾上腺功能不全生化证据的肝硬化危重患者的存活率[23]，该研究为小型（25例患者）、前瞻性的、非随机的单中心历史对照研究。然而新近的研究显示激素对难治性败血症并无效果[24]。尽管如此，当休克患者给予液体复苏和一定剂量的去甲肾上腺素后，若血压不能维持，仍可选择氢化可的松（50mg 每8小时一次）。

二、精神状态改变

急性精神状态改变（谵妄）包括认知障碍、注意力下降、意识水平下降和（或）改变。不论何种原因，谵妄可预测不良的预后，与无谵妄的肝硬化患者相比，谵妄患者的死亡率为43%[25]。在肝硬化患者中，谵妄通常归因于肝性脑病，但也必须考虑到其他原因，尤其是感染。表13-1回顾性分析了1218例肝硬化患者，其中有349例出现意识障碍，尽管在肝硬化患者中，肝性脑病被认为是谵妄的主要原因，但在该研究中肝性脑病的比例却不足50%[25]。

在肝病患者中，脑计算机断层扫描（CT）通常被用于探查肝病患者是否合并自发性颅内出血（ICH）。Donovan 等的研究显示无外伤的肝硬化患者出现局灶性神经改变时极可能存在颅内出血，不论其血小板计数或INR如何[25-26]，该研究中需CT检查是否合并ICH的无局灶性神经系统体征者共293例，有局灶性神经系统体征或外伤的患者分别为9例和20例。这与其他ICU相关研究数据结果一致[27]。然而需要强调的是，对于没有提示颅内病变检查结果或颅内病变病史的患者来说，头颅CT的作用有限。

当肝硬化患者出现发热伴精神改变时需考虑脑膜炎[28]。与正常人群相比，肝硬化患者的脑膜炎发病率可增加10倍，但在合并细菌感染中所占比例不到1%，较为罕见。与非肝硬化患者相比，肝硬化合并脑膜炎的临床表现通常不典型：假性脑膜炎可能延迟（最多24h），症状持续时间长（4天或以上），复发率及死亡率均很高[29-30]。肝硬化患者的致病菌与正常成人不同，包括革兰

阴性肠菌（大肠杆菌）和李斯特菌。脑膜炎的确诊需要腰椎穿刺（LP）。与肝活检、穿刺和中心静脉置管不同，腰椎穿刺所需的凝血条件没有一致的意见。欧洲血管和介入放射学协会的临床实践指南提出以下经验性建议：对于有中度出血风险的患者，血小板计数大于50000/μl，INR 小于1.5时，需慎重考虑有无活动性出血及纤溶亢进状态[31]。因此，临床医生在诊断存在凝血障碍的脑膜炎患者为何种病原菌感染时，必须平衡经验性抗感染治疗的风险和益处。

三、上消化道出血

肝硬化患者出现上消化道出血的原因有很多[32-33]。来自小型研究的数据表明，合并胃-食管静脉曲张的患者消化道出血的原因几乎均为曲张的静脉破裂出血[33]。在一项对40例肝硬化合并消化道出血的患者行病因分析的研究表明，11例有静脉曲张，17例同时存在静脉曲张及其他病变（食管贲门黏膜撕裂综合征、胃炎、食管炎）。在这17名患者中，只有一半是由于静脉曲张破裂出血，其他原因多为食管贲门黏膜撕裂综合征、胃炎和胃溃疡，这些患者的Child-Pugh 评分无法预测静脉曲张出血的风险。急诊内镜常用于评估和治疗上消化道大出血，过程中需警惕心血管及其他并发症，为防止误吸有时需要预防性气管插管。重症肝病患者的气管插管带来了许多ICU相关的其他问题，例如使用由肝脏代谢的镇静药物可能延长机械通气时间，加重肝功能失代偿甚至引发急慢性肝衰竭。一些回顾性研究指出，预防性气管插管对内镜治疗后的肺部感染无明显改善，并不降低死亡率[34-37]，且术后48h内肺炎发生率明显增加[38]。有回顾性分析指出，有Ⅱ度以下肝性脑病及术前胸片未见明显肺部浸润性改变的静脉曲张出血患者，给予预防性气管插管后肺部感染较未插管患者明显增加（17% vs 0%，P=0.01），死亡率更高（21% vs 5%，P=NS）[37]。当怀疑患者为静脉曲张出血必须行内镜治疗时，是否需要气管插管目前还未有定论，对于没有肺部基础疾病（如肺部感染、慢

性肺疾病及慢性缺氧）及没有严重肝性脑病（Ⅰ度或Ⅱ度）的患者而言，不必预防性给予气管插管，若必须插管，建议避免使用过强的、经过肝脏代谢的镇静药物，比如丙泊酚。

四、常见的重症监护问题

肝病患者的机械通气策略

晚期肝病患者的机械通气应遵循以下原则。无创机械通气（NIV）一般用于合并慢性阻塞性肺病（COPD）、肺水肿、哮喘的精神状态正常患者，使用时间尽可能缩短（不超过几小时）。对于腹水、腹腔高压的患者，无创呼吸机使用不当可导致呕吐甚至误吸。肝性脑病是无创呼吸机的相对禁忌证。综上所述，肝病患者应尽量避免无创呼吸机的使用，即便是病情平稳即将转入普通病房的患者。

使用有创正压通气时同样需谨慎，肝病患者可能合并张力性腹腔积液、胸腔积液导致肺顺应性降低。设置呼吸机参数时，要充分考虑到潮气量、呼气末正压对回心血量的影响，避免降低心输出量及血压。呼气末正压（PEEPs）可以使肺泡充盈，改善肺不张，提高生存率，但PEEP会增加肝脏静脉压力，降低肝脏血流，理论上可加重门静脉高压[39-40]，故同时需考虑到肝病患者的病理生理变化，尤其是暴发性肝衰竭、进行性颅内高压患者。有创通气时往往使用镇静、镇痛药物，选择药物时需考虑到药物清除半衰期可能会延长，需调节药物剂量以达到目标镇静水平，同时行每日唤醒，评估患者需要镇静药物的最低剂量。肝硬化患者肺顺应性降低，可导致呼吸频率快、潮气量低，合并低氧血症导致肝肺综合征和（或）门静脉性肺动脉高压，这给有创通气带来一定的治疗难度。对于评估患者是否能拔除气管插管，我们推荐应用T管试验，并仔细观察循环、呼吸是否稳定，而不是评估患者是否有自主呼吸。

五、ICU黄疸和肝功能检查（LFT）异常

重症患者可出现各种模式的血清肝脏相关指标异常。大部分入住ICU的重症患者的丙氨酸氨基转移酶（ALT），γ-谷氨酰基转肽酶和碱性磷酸酶水平升高[41]，总体上说，2倍以内的升高和多器官功能衰竭伴随的肝脏炎症有关。肝功能监测指标的升高是疾病严重程度的衡量标准（见第57章），并不一定与高死亡率有关。

血清结合胆红素升高特别常见，发生于30%或更多的脓毒症患者中[42]。高胆红素血症的可能原因包括肝细胞排泄功能障碍、可能存Gilbert病、溶血、胆红素摄取功能受损、胆汁流减少[43]。胆红素升高是肝功能障碍的标志，常见于严重的败血症和休克后所致的多器官系统功能障碍。有报道指出，在ICU术后患者使用正压通气治疗（PEEP＞5cmH₂O），且多次输血后可出现黄疸[45-46]，原因可能是低血流状态、肝静脉／右心房压力增高、肝动脉对内脏血管收缩导致的门静脉血流减少缓冲能力不足等多种因素导致肝细胞缺氧，从而引起炎症介质产生并下调肝细胞转运机制[47]。内毒素和其他细菌代谢产物可能会加剧这些过程，同时，减少内脏血流的血管加压剂（多巴胺，去甲肾上腺素）可能也会加重肝细胞缺氧导致高胆红素血症。在重症疾病患者中，胆红素升高往往合并其他指标异常，包括碱性磷酸酶、γ-谷氨酰基转肽酶、天冬氨酸氨基转移酶（AST）和ALT升高，这些指标可反映多器官功能障碍的严重程度。一般来说，胆红素大于2mg/dl提示ICU死亡率增加。高胆红素血症需要支持治疗，包括及时液体复苏，避免使用肝毒性和致胆汁淤积的药物。使用类固醇治疗脓毒性休克的试验证实在类固醇治疗第一周对肝功能不全有所改善，但并不改善预后[48]。通常高胆红素血症随着患者的病情的改善而减轻。

六、缺氧／缺血性肝炎（休克肝）

缺氧性肝炎是循环和（或）低氧血症呼吸衰竭（排除其他引起肝细胞坏死的原因）情况下出现血清转氨酶和乳酸脱氢酶（LDH）显著升高（＞20倍），也称休克肝[49]。缺氧性肝炎最常见于脓毒性和心源性休克，并可导致暴发性肝衰竭。通

常，AST、ALT 和 LDH 在肝炎 / 休克肝脏早期快速上升，在 2～3 天后趋于下降并在约 15 天后恢复正常[50]。随后总胆红素升高，肝脏其他相关指标也出现异常。给予复苏、支持治疗及治疗引起肝脏缺氧的原发疾病是唯一有效的治疗方法。

七、急性非结石性胆囊炎

急性非结石性胆囊炎（AAC）临床上并不常见，且诊断困难，如不能及时发现并正确采取措施，死亡率很高（＞30%）。AAC 通常发生在合并多系统创伤、脓毒症、休克、手术或烧伤的重症患者，在禁食患者中也很常见，这些患者往往接受全肠外营养（TPN）[51]和应用阿片类药物[52]。临床上伴有右上腹疼痛、白细胞升高及黄疸的患者，同时需排除其他感染源的患者，需要考虑到 AAC，但是也有患者可能没有任何临床症状。胆汁淤积和胆囊缺血可导致 AAC，同时可见于门静脉低灌注、使用血管收缩剂、禁食、低血容量以及机械通气的患者。胆汁淤积可致胆汁浓缩，胆囊缺血或胆管梗阻时可出现黏膜损伤。当念珠菌播散导致胆囊继发感染时也会诱发 AAC 发作。

患者可能没有任何临床症状，但仍需高度怀疑 AAC。对于不明原因的脓毒症患者出现发热、白细胞增多和黄疸时应考虑 AAC，及时诊断可避免胆囊坏疽和穿孔。AAC 的检查方法包括超声、放射性核素研究和 CT（表 13-2），床旁右上腹超声是首选。胆囊壁厚度大于 3.0mm 为 AAC 的诊断标准，若达 3.5mm 时诊断 AAC 既敏感又同时具有高度特异性。胆囊积液和胆囊壁水肿以及胆囊壁上的气体是 AAC 的超声特征。低蛋白血症和腹水超声可出现假阳性。CT 同样准确，诊断标准同样适用。

肝胆亚氨基二乙酸（HIDA）扫描也可诊断 AAC，但需要患者转出 ICU 一段时间，且由于禁食、TPN 和肝病等因素会出现较多假阳性。在核医学研究中发现，在最初胆囊未显像时使用吗啡或胆囊收缩素，可提高 AAC 诊断的灵敏性和特异性。

AAC 的治疗包括针对革兰阴性菌的广谱抗生素和胆囊切除术。然而，AAC 患者通常病情不稳定，无法耐受腹部手术，因此可选择超声或 CT 引导下经皮胆囊穿刺造瘘术。引流管可持续放置引流以缓解病情，直至患者可以耐受手术治疗。由于缺乏可靠的方法来诊断 AAC，导致在非 AAC 患者中也有误放置胆囊造瘘管的现象。最近，内镜治疗 AAC 的方法被认为是高手术风险患者的选择[53]。

八、深静脉血栓的预防策略

重症监护室肝硬化患者深静脉血栓（VTE）的发病率及风险并没有得到重视[54]。丹麦一项 2009 例样本的研究表明，所有肝硬化与无肝硬化肝病患者发生 VTE 的相对危险度（RR）分别是 1.74 和 1.87，上诉患者均除外了肿瘤、创伤、手术等因素[55]。在这项研究中，无高风险因素的肝硬化肝病患者发生 VTE 的 RR 为 2.06，无肝硬化肝病患者发生 VTE 的 RR 为 2.1，而且年龄低于 55 岁的患者发生 VTE 的 RR 显著增高（3.6）。肝病是发生 VTE 的高危因素，然而肝病患者在医院获得 VTE 的发生率并不清楚。

传统观念认为较长的凝血酶原时间（PT）可以预防深静脉血栓，然而这并没有已知相关证据支持。肝病患者预防 VTE 的指南目前还没有推出。根据专家共识推荐，对于出血风险低的患者应合理的给予肝素（肝素或低分子量肝素），对于出血风险高的患者或是血小板减少症患者，给予机械性预防（例如，连续加压设备）来预防 VTE[54]。

九、原发性细菌性腹膜炎的预防

当患者腹水中白蛋白水平下降（＜1.5mg/dl），肾功能不全，Child-Pugh 评分 ≥ 9，胆红素 ≥ 3mg/dl 时，原发性细菌性腹膜炎风险增加[56]。Fernandez 等的一个小型随机对照多中心研究中研究发现，每日预防性的给予诺氟沙星（口服 400mg）显著减少原发性细菌性腹膜炎和肝肾综合征（HRS）的发生概率，同时提高了原发性细

表 13-2 急性非结石性胆囊炎的诊断标准

检查形式	标准		ACC 的诊断
超声	主要标准	胆囊壁厚＞ 3.0mm（≥ 3.5mm 时在特定情况下也可诊断） 囊周积液 胆囊壁水肿 内部积气 脱落的黏膜	两项主要标准或一个主要标准联合两项次要标准
	次要标准	回声胆汁（胆泥） 胆囊的横向直径＞ 5cm 或纵向＞ 8cm	
CT	主要标准	壁厚＞ 3mm 囊周积液 液浆膜下水肿（晕征） 内部积气 脱落的黏膜 囊周积液渗透脂肪	两项主要标准或一个主要标准联合两项次要标准
	次要标准	高密度胆汁（胆泥） 主观的胆囊扩张	
肝胆亚氨基二乙酸扫描		在足够的肝摄取和排泄到十二指肠的情况下注射放射性核素后 1h 胆囊不显影	
		静脉注射吗啡后 30min 胆囊不显影（0.04 ～ 0.05mg/kg）	

引自 Huffman JL and Schenker S.Acute acalculous cholecystitis: a review.Clin Gastroenterol Hepatol 2010；8:15-22；Barie PS and Eachempati SR.Acute acalculous cholecystitis.Gastroenterol Clin North Am 2010；39:343-357,x.

菌性腹膜炎和肝肾综合征患者的 3 月和 1 年生存率。不幸的是，诺氟沙星已不再美国使用。使用环丙沙星（500mg/d）也被证实可有效预防原发性细菌性腹膜炎[57]。在肝硬化合并低蛋白腹水的患者中推荐应用氟喹诺酮预防原发性细菌性腹膜炎和减少肝肾综合征的风险是有理有据的[58-59]。

十、肝硬化患者的酸碱平衡及电解质紊乱

肝硬化患者的 pH 主要依靠低蛋白性碱中毒与稀释高氯性酸中毒得以平衡[60]。由于无法测量的阴离子及药物（如螺内酯）的影响，肝功能损伤的患者的酸碱平衡往往被破坏，动脉血气 pH 异常是很普遍的。

对于急性或慢性重症肝衰竭患者来说，乳酸酸中毒提示预后不良[60]。≥ 50% 的乳酸主要通过肝脏的乳酸循环被清除，低氧血症时或者肝脏受损时乳酸产生过多，若同时伴有肾衰竭，乳酸清除的两条通路均被阻断，因而导致了严重的乳

酸酸中毒[61]。目前认为在无肝脏基础病的患者中，即使在 pH 已经很低的情况下，治疗趋势是纠正引起酸中毒的病因，而非应用碳酸氢钠[62]。在肝病患者中的乳酸酸中毒不同于其他情况，因为肝病患者同时失去了产生碳酸氢根及清除乳酸的能力。虽然治疗乳酸酸中毒不一定能改善临床预后，但是在 pH 极低的情况下（pH ＜ 7）治疗乳酸酸中毒是必需的。

在肝硬化及门静脉高压患者中，低钠血症很普遍，主要是由于抗利尿激素升高引起水钠潴留[63]。低钠血症的程度可以预测患者的生存情况。事实上，将低钠血症的程度纳入 MELD 肝脏评分系统中，可以提高预测患者生存率的准确性[64]。不论有无肝脏疾病，当出现急性的、有临床症状的低钠血症（一般 Na^+ ＜ 120mEq/L）时必须给予治疗，治疗时需谨慎：在治疗的首个 24h，应用高钠溶液将血钠水平提高不超过 10 ～ 12mEq，48h 内不超过 18mEq。严重低钠血症中，推荐限制液体及停用利尿剂。美国食品药品监理局（FDA）警告，抗利尿激素受体拮抗药

托伐普坦在肝病患者中的应用需谨慎，因其长期应用易引发肝功能异常。但是，短期应用托伐普坦（< 30 天）与肝功能异常无关。在美国，盐酸考尼伐坦被认可治疗正常容量性及高容量性低钠血症，包括肝硬化。对于血钠水平 < 120mEq/L 的低钠血症或对液体限制治疗后无反应或是症状轻微的患者，可考虑谨慎的短期应用托伐普坦[63]。

十一、肝病患者侵入性操作的出血风险

慢性肝病患者中凝血障碍凝血指标的异常可引发关于 ICU 操作（例如深静脉置管，胸腔穿刺，腹腔穿刺）的安全问题。无论是在普通人还是慢性肝病患者中，普遍应用的凝血功能检查项目（PT，APTT，血小板计数）对于凝血功能障碍或出血风险是没有预测价值的[65-67]。近期从 INR 值中度升高及代偿期肝病患者中采集的数据显示肝病患者易形成血栓、血块，血栓弹力图较传统凝血功能检查可能更优[68]。同时，通过输注血小板和其他促凝剂来试图改善凝血功能，对于肝硬化患者而言，并没有显示出能降低手术出血风险的功效[69]。故常见的 ICU 操作在凝血功能异常时亦是可进行的，其他影响凝血的不良影响因素已被罗列在表 13-3 中。但是对于凝血功能化验指标严重异常的患者（INR > 3.5），严重的失代偿肝病和多器官功能障碍、纤溶亢进和活动性出血患者的有创操作，暂无相关指南及治疗意见。在这种情况下，临床医师必须权衡操作的必要性和风险，目前尚缺乏纠正凝血障碍可使患者获益的证据等因素。

多项研究显示，在 PT 延长及低血小板计数的情况下，通过颈内静脉、股静脉、锁骨下静脉置管是安全的[70-72]。这些小型单中心的研究显示，对于 PT 延长的患者，在有经验的操作者行深静脉置管时，只有低的出血风险可能，并且与凝血功能正常的患者的风险无差异。这些研究显示预防性的给予输注血小板并没有降低有创操作出血的风险[73]，同时在必要时有创操作应在超声引导下进行[74]。Roberts 及 Bernal 对肝病患者的出血风险管理提出了建议：择期操作血小板需纠正至大于 50×10⁹/L，对于急诊操作血小板需纠正至大于 30×10⁹/L[75]，而美国肝病研究学会（AASLD）建议将血小板维持在（50 ~ 70）×10⁹/L[76]；中心静脉置管操作时，纤维蛋白原应该大于 100mg/dl。Mumtaz 等[69]的研究指出，置管穿刺部位会有轻微的出血风险，可在管周行荷包缝合。一项回顾性研究指出，深静脉置管前 INR 大于 1.5 的患者中预防性应用新鲜冰冻血浆对操作引起的出血没有差异。对于中度凝血异常的患者，实验室对凝血功能的评估不能预测手术出血风险，并且由有经验的操作者可以对高 INR 水平的患者放置深静脉置管，前提是患者没有活动性出血或出现纤维蛋白溶解迹象。

腹腔穿刺术后一般很少出现严重并发症，发生率约 0.1%，因此当临床上有明确的腹腔穿刺适应证时应立即行穿刺术，不应由于顾忌并发症而不进行操作。虽然凝血试验异常在慢性肝病中很常见，但 AASLD 指南与其他关于成人腹水管理的指南指出，在腹腔穿刺术时预防性给予的促凝药仍没有依据，尽管许多胃肠病学专家建议当

表 13-3　调节慢性肝病患者侵入性操作出血风险的因素

一般治疗
纠正低钙血症
纠正酸中毒
纠正低体温
治疗感染
入院时起每日经肠外给予维生素 K
行凝血功能检查（如 TEG）
避免经验性的纠正凝血疾病和血小板减少症
手术因素
有经验的临床操作者及超声引导者 对于选择性手术，血小板计数校正为 > 50×10⁹/L；对于紧急手术，血小板计数校正为 > 30×10⁹/L；对于选择性手术，纤维蛋白原校正为 > 100mg/dl

TEG. 血栓弹性成像（引自 Roberts LN,and Bernal W. Management of bleeding and thrombosis in critically ill patients with liverdisease.*Semin Thromb Hemost* 2015；41:520-526.）

INR > 2.5 时应用血浆[18,77-78]。肾衰竭患者的腹腔穿刺术后出血率较高，虽然没有针对这一问题的具体建议，但应用醋酸去氨加压素（ddAVP）可在肾衰竭时短暂改善血小板功能[79]。行胸腔穿刺术后血胸的风险很低，在重症患者的概率为1/1000。较早关于诊断性和治疗性胸腔穿刺术的数据指出，在肝病和凝血功能异常的患者中行胸腔穿刺术气胸风险增加，但出血风险不增加[80-81]。这些操作可能使用较旧的装置进行，对出血和气胸的防护措施较少。近年来关于凝血功能障碍时胸腔穿刺的研究，包括由肝病引起的凝血功能障碍，已将胸腔穿刺作为一种安全的操作[82]，肝硬化患者的胸廓造口术也不会增加血胸的风险[83]。没有证据表明预防性输注血浆可降低胸腔穿刺术后出血的风险。目前没有针对胸腔穿刺的指南，我们的建议与腹腔穿刺相同，由经验丰富的操作人员使用超声行胸腔积液定位和检查，无须经验性纠正凝血异常。

颅内压监测（ICP）易引起颅内出血，导致严重的神经系统疾病甚至死亡，这对重症肝病患者的治疗提出特殊挑战。这些患者多合并严重肝功能障碍和肾衰竭，进一步是凝血功能更受损。AASLD 建议在放置压力监测器之前先纠正凝血功能障碍，许多医学中心选择硬膜外导管以便减少脑实质出血的风险。纠正凝血的方法各不相同，包括输注血浆 / 血小板和活化因子Ⅶ[84]。但无论采用何种方法，先纠正凝血功能都会导致颅内压监测和治疗的延迟。

有人认为Ⅶa 因子易导致血栓形成，但多项研究表明该结论并未得到证实。应用Ⅶa 因子比单独应用新鲜冷冻血浆[85]更节约成本，效益更高，修复凝血功能更快且无须反复监测凝血功能[86]。但使用Ⅶa 因子时可能需重复给药以防止术后迟发性出血。

十二、预后评估

对于收住 ICU 的肝病患者调研显示，如果合并呼吸衰竭和败血症，ICU 和院内死亡率高达 100%[87]，这些基本为 2000 年之前的研究数据。近期的研究显示，同样的患者院内死亡率为 50%，短期生存率为 30% 至 40%，这表明 ICU 死亡率可能有所下降[88]。

目前有许多评分系统可预测肝病的严重情况。Child-Turcotte-Pugh（CTP） 和 MELD-Na$^+$ 评分有时用于预测 ICU 病死率，然而这些指标是设计用来预测手术风险及无肝移植的死亡风险，对合并多器官系统衰竭的患者表现不佳[89]。急性生理学和慢性疾病评分Ⅱ（APACHE Ⅱ）和序贯器官系统衰竭评估（SOFA）评分可用于肝硬化患者各脏器功能的评估[90]。最近 CANONIC 研究报道了慢性肝衰竭 -SOFA 评分系统（CLIF-SOFA)可更好的评价慢加急性肝衰竭的病情[4,88,91]。有研究称，与其他评分系统相比，在 CTP 评分（CTP-L）中添加乳酸这项指标可更好地预测 ICU 死亡率[92-93]。上述评分系统能否指导临床医生制定出个体化临床决策，目前还未有大型前瞻性研究证实。此外还必须注意，肝脏评分系统有一定的针对性，可能不适用于非肝病患者的疾病评估[93]。

最近的研究报告表明院内死亡率等指标均明显改善，这可能是因为 ICU 收住标准更加严格，对于有多种并发症的患者，包括正在摄入酒精、基础状态差、日常生活无法自理以及在过去半年内因肝病有过住院的患者，ICU 可能都会拒收，这些患者并未纳入最近的研究数据中[1,94]。

基于临床经验和小型研究，部分提示预后不良的临床指标可能影响提供重症治疗的决策。若患者肝外器官功能衰竭的数量增加到三个或更多，特别是合并急性肾衰竭和急性呼吸衰竭需要机械通气时，死亡率接近 100%[95-96]。肝硬化失代偿期患者伴有菌血症时院内死亡率大于 75%[2]。心肺复苏的终末期肝病（ESLD）患者生存率极低，尤其是 MELD 评分大于或等于 20，或早期即出现电复律无效的心律失常［无脉性电活动（PEA）][97]。这些因素会影响到 ESLD 患者心脏骤停的管理。

肝病患者合并急性肾衰竭时，对预后的期望值会影响到 ICU 的收治。不准备行肝移植的

1 型肝肾综合征患者预后极差，治疗上以保守为主。近期意大利一项回顾性研究表明，50% 的1 型肝肾综合征患者对应用血管收缩剂和大剂量白蛋白治疗有反应[98]。该研究中有以下几种情况提示预后不佳（死亡率为 97%）：对治疗无反应（或病情恶化），年龄大于 65 岁，肌酐水平高（＞6mg/dl）。1 型肝肾综合征的 3 月存活率仅为19.7%；在接受透析的 5 例患者中，只有一例存活了 3 个月。Witzke 等研究分析，1 型肝肾综合征患者行肾脏替代疗法后能存活，一部分是行了肝移植手术，另一部分可能是其肝功能失代偿的原因可逆，如胃肠道出血[99]。在本研究中，所有需要机械通气的肝肾综合征患者均死亡（中位生存期为 4 天；最大生存期为 10 天），非机械通气患者的生存时间较长，其中 30 人中有 8 人存活时间达 30 天，但在没有行移植治疗的患者中，无人生存超过 1 年。其他人的研究报告了相似的结果[100]，包括 Zhang 等最近的一项回顾性队列研究显示床旁血液净化治疗并未改善那些同时接受血管收缩剂和白蛋白治疗患者的生存率[101]。

基于以上这些临床数据，一些医生认为非移植患者的床旁血液净化无效，并拒绝为 1 型肝肾综合征患者行床旁血液净化治疗[102]。对于入

院前即存在肝脏合成功能下降和生活质量差的患者，如果他们没有制订肝移植的计划，病情将无法控制，故不推荐他们入住 ICU 积极治疗，对于他们而言即使收入 ICU 也无法改变肝脏失代偿和急性多器官衰竭的病情进展。在这种情况下，主要的治疗目的是维持生命，而非治愈疾病。在不确定的情况下，短期的试验性治疗（2～3 天）可以给患者提供明确的期望和更好的疗效。在所有的病例中，治疗计划应通过一个共同的决策过程来完成，在可能的情况下患者、家庭以及医疗团队都应参与其中。早期实施保守疗法对终末期肝病患者有益[103]，但事实上仅有少数没有接受移植治疗的终末期肝病患者行姑息治疗（11%）或不行复苏治疗（28%）[104]。

◆ 结论

有关急慢性重症肝病患者治疗的临床经验和文献越来越多。这方面的知识大部分都来自于非肝病患者，而不是直接来自对肝病患者的临床研究。关于重症肝脏患者治疗益处的数据寥寥无几。理论与实践的差距提醒我们在未来需要设计更多更好的临床试验去重新评估重症肝病患者的短期治疗疗效，并制订未来的治疗计划。

总 结

最新进展

- 危重病是急慢性肝病患者的常出现的问题。现已经实现了诊断标准和预后的改进，对于合并肾脏疾病的肝病患者已实现了经过治疗后的短期病情稳定。但是，最近的试验几乎没有提供对于这些患者的管理方面的明确指导意见。

关键知识缺口

- 临床经验和指南共识再加上一些小型研究，现在可以为治疗肝脏疾病中常见的重

症疾病（如脓毒症、肾衰竭、消化道出血、神志改变）提供一些意见。由于在危重肝病领域缺乏临床试验，本章中建议的临床意义必须等待临床试验来验证。

未来发展方向

- 对于重症肝病患者而言哪些治疗有效，仍然欠缺着很多理论知识。为这些患者制订更合适的治疗方法，需要建立一个强大的临床试验系统同时进行前瞻性随机和观察性多中心临床试验。

第三部分

肝脏疾病的并发症
(Clinical Consequences of Chronic Liver Disease)

第 14 章　肝病的神经系统并发症
Neurologic Consequences of Liver Disease

Kavish R. Patidar，Jasmohan Singh Bajaj　著

郑以山　译，谭善忠、朱传东、钟艳丹、陆荫英　校

● 缩略语 ABBREVIATIONS		
BCAA	branched-chain amino acids	支链氨基酸
BBB	blood-brain barrier	血脑屏障
CDR	Cognitive Drug Research	认知药物研究
CHE	covert hepatic encephalopathy	隐性肝性脑病
DST	digit symbol test	数字符号测试
EP	evoked potential	诱发电位
FDA	Food and Drug Administration	美国食品和药物管理局
GABA	γ-aminobutyric acid	γ- 氨基丁酸
HE	hepatic encephalopathy	肝性脑病
HRQOL	health-related quality of life	健康相关生活质量
ICT	inhibitory control test	抑制性对照试验
IL	interleukin	白细胞介素
LOLA	L-ornithine-L-aspartate	L- 鸟氨酸 -L- 天门冬氨酸
MHE	minimal hepatic encephalopathy	轻微肝性脑病
OHE	overt hepatic encephalopathy	显性肝性脑病
PSE	portosystemic encephalopathy	门体性脑病
RCT	randomized controlled trial	随机对照试验
SONIC	spectrum of neurocognitive impairment in cirrhosis	肝硬化患者的神经认知障碍谱
TNF	tumor necrosis factor	肿瘤坏死因子

肝性脑病 (HE) 被认为是"一种在排除其他已知的脑疾病后，肝功能不全患者出现的一种神经精神异常的状态"[1]。在临床实践中其患病率占被临床诊断的患者的 30% ~ 70%[2]。由于缺乏特异性诊断途径，其他临床情况，如酒精性脑损伤、肝脏疾病的锥体外表现、抑郁症和疲劳，也常常被诊断为 HE[3]。临床诊断 HE 的策略存在巨大的主观性，因此对患者的研究和临床评估是一项艰巨的挑战[4]。

一、历史背景

自古埃及起已开始记录 HE 和氨之间的关系[5]。"氨"一词起源于埃及神阿蒙，通往阿蒙的寺庙，被称作通往希腊的氨，有一个由骆驼尿、煤烟和海水组成的污水池，它所释放的加热的氨气被认为是人类和所有生命的源泉。

希波克拉底通过描述"黄胆汁导致患者悸动"来认识 HE 和氨。然而，对器官间氨代谢和 HE 关系的最初观察是由 Nencki 和 Ivan Pavlov 于 1893 年通过标志性的实验完成的。甚至是最近的一种由相关感染引起脑功能受损的理论的流行趋势也可以追溯到 2500 年前，1892 年 William Osler 重申了这一趋势。

二、肝性脑病的发病机制

氨在 HE 的发病机制中扮演着重要的角色[6]。

然而，临床表现和氨水平间缺乏内的在联系意味着其他因素在 HE 的发展中很重要。这些因素包括炎症细胞因子[7]、苯二氮䓬类化合物[8]、硫醇[9]、锰[10]（图 14-1），它们单独或联合发挥作用，产生功能性神经损伤的终产物和引起血脑屏障（BBB）的改变。还有广泛来源于微生物群变化的肠道毒素，这些毒素随着肝功能的损害在体内累积，大部分可进入大脑[11,12]。此外，尸检和动物研究表明了神经递质的变化，如海马区和额叶皮质中的神经甾体、单胺和阿片类物质[13-16]。除了氨之外，脑充血的作用已经在急性肝衰竭颅内压增高的发病机制中得到了评估，尽管其在慢性肝病中的作用并不明显[17]。

（一）氨

氨的产生主要来源于胃肠道中尿素和蛋白的细菌代谢，谷氨酰胺酶对小肠中谷氨酰胺脱氨以及来自含氮食品[18]。在利尿药治疗和低钾血症状态下可增加肾脏生产少量氨。 此外，肌肉减少症状态下，肌肉细胞释放谷氨酰胺进一步促进氨化作用[18]。

在正常的生理条件下，生成的氨进入门静脉循环并在肝脏中转化为尿素，随后被肾脏清除[19]。然而由于肝硬化和门体分流，血液中的氨浓度升高，氨通过血脑屏障[20]；在大脑中，星形胶质细胞是唯一可通过谷氨酰胺合成酶代谢氨的细胞，可将谷氨酸和谷氨酸氨转为谷氨酰胺。谷氨酰胺具有渗透活性，因此谷氨酰胺浓度增加（由于氨浓度增加）可引起星形胶质细胞肿胀和水肿[21]。此外，谷氨酰胺进入线粒体被谷氨酰胺酶分解为氨和谷氨酸，增加了细胞内氨浓度，细胞内氨浓度的增加导致"前馈环"，也称为"特洛伊木马假说"，其中细胞内氨导致活性氧和氮产物的产生，引起进一步的水肿[22]。

随着时间的延长，大脑持续接触氨会导致生理紊乱。神经活性化合物如肌醇和牛磺酸从细胞中释放，而较低水平的肌醇与失代偿的HE 相关[23]。此外，氨水平升高会导致脑血流异常。单光子发射 CT 研究显示脑血流灌注改变伴高氨血症可导致血流从皮质重新分布到皮质下区域，这与神经精神病学测试受损的表现有关[24,25]。

（二）炎症

脓毒症是 HE 常见的诱发因素，证据表明，在急性肝衰竭和肝硬化患者中，伴有明显炎症反应的 HE 患者结局更严重[26-29]。除感染外，炎症还可由胃肠道出血、肥胖和肠道微生物群的改变引起。促炎性细胞因子,如白细胞介素-1（IL-1）、IL-6 和肿瘤坏死因子（TNF）与氨相互作用可加重 HE 的脑水肿[28]。研究显示 TNF 和 IL-6 均可诱导星形胶质细胞形态的改变，同时增加血脑屏障的通透性[30]。研究也显示，脂多糖会增强氨诱导的血脑屏障的变化。

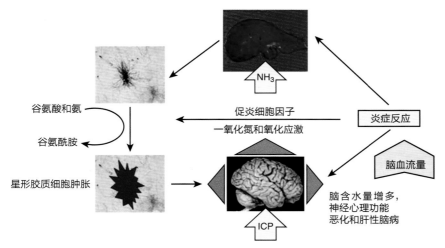

▲ 图 14-1　肝性脑病的发病机制

（三）微生物群

微生物群的改变及其对 HE 发展的影响已得到了很好的阐释。这种改变可能有助于氨、内毒素、吲哚和羟吲哚品等产物的形成或释放，从而可能导致认知障碍[29]。在肝硬化中，原始菌群（毛螺菌科、疣微菌科、梭菌目）的数量的减少和肠杆菌科和链球菌科水平在疾病进展中的增加而导致生态失衡[32]。较低的生态失调发生率与 HE 和较高水平的内毒素血症有关[33]。内毒素血症导致肝损伤，激活免疫反应和炎症级联反应，如上所述，它可以通过与氨的协同作用进一步加剧脑水肿[34]。

（四）神经调质

γ- 氨基丁酸（GABA）是一种与 HE 的发病机制相关的抑制性神经递质。通过增加星形胶质细胞中苯二氮䓬受体的敏感性激活 GABA 系统，从而中枢神经系统中的 GABA 能性也增加[18]。研究表明，过量的可促进 HE 的苯二氮䓬类化合物来源于肠道、饮食中的蔬菜和药物[35,36]。氨也可与星形胶质细胞上的 GABA 受体复合物结合，这可引发 GABA 激动剂—神经甾体的合成[37]。其他神经递质如血清素、乙酰胆碱、谷氨酸和单胺，也被认为会促进 HE 的发病。

（五）锰沉积

锰在 HE 中的作用仍不清楚。在健康人群中，锰被肝脏清除，并从胆汁中排出。正如预期的那样，门体分流术后继发的肝硬化中锰排泄受损，导致血锰和脑锰沉积水平的增加。体外研究表明

锰毒性可能导致阿尔茨海默 II 型、星形细胞增多症和肝硬化患者的脑组织中[38,39]星形胶质细胞蛋白的改变[40]。此外，锰还可改变谷氨酸能神经传递[41]，并增加苯二氮䓬类受体的表达[42]。

三、肝性脑病的疾病谱和命名

肝硬化患者的神经认知异常范围根据专门的测试中，从正常到异常的连续谱，分别被称为隐性 HE（CHE）和有临床表现的 HE，称为显性 HE（OHE）[43]。CHE 由轻微 HE（MHE）和 West Haven 1 级 HE 组成[44]。OHE 是一种可通过临床检查诊断出来的综合征，是临床医生所熟知的 HE[45]。这些患者有易于识别的精神状态的变化。然而大部分患者的临床检查是正常的，只在专门的神经心理测验或神经生理学检测中存在显著异常，这些患者有隐性肝性脑病。CHE 过去被称为轻微 HE 或亚临床 HE，这个术语现在已经不用了[1]。然而，鉴于本章的目的，MHE 和 CHE 同义应用。肝性脑病工作组于 2002 年发布了建议，描述了用于临床和研究的主要 HE 类别[1]，并且进一步修订了美国肝病研究协会和欧洲研究协会 2014 年肝病指南[46]。根据潜在问题的类型、疾病严重程度、时间进程和自发发作或促发因素（仅适用于 OHE），该命名被分为四种类型（表14-1）。在时间进程中，间断性 HE 被定义为 6 个月内发生过一次发作，而复发性 HE 意味着 6 个月内不止一次发作，其间精神状态正常。相反，患有持续性 HE 的患者总是表现出与 HE 一致的体征和症状[47]。

本章中，我们将讨论 B 和 C 型 HE。持续性

表 14-1 肝性脑病（HE）

类型	定义	严重程度		时间进程	自发性或促发性
A	与急性肝衰竭相关的脑病	轻微 HE	隐性 HE	间断性	自发性
		1			
B	无原发性肝细胞疾病，伴门体分流的脑病	2	显性 HE	复发性	促发性
		3			
C	与肝硬化或门静脉高压 / 门体分流相关的脑病	4		持续性	

HE、间断性 HE 和轻微 HE 的时间进程和临床过程如图 14-2 所示。鉴于隐性 HE 和显性 HE 的重要性和相关性，下面的内容都分为反映 HE 总体问题的两个重要部分。

四、肝硬化患者神经认知功能障碍谱

越来越多的证据表明，肝硬化的神经认知障碍贯穿了从正常认知和精神活动到昏迷的连续过程[1,48]。在患者群体中关于 HE 的诊断方法有几个有趣问题，很多证据表明肝硬化患者中存在一系列神经认知障碍（SONIC），并且所有这些都可以通过纯粹的临床量表来衡量，例如 West Haven 标准是评价神经认知功能障碍众多标准的冰山一角。

将这种综合征作为连续问题进行处理是有意义的，因为这样可以避免将肝硬化患者人为和不可重复地分类为 HE、MHE / CHE 或 OHE 正常的患者。然而，需对 SONIC 患者进行临床相关结果的前瞻性评估。

五、肝性脑病的重要性

HE 的重要性在于其总体流行程度及其对日常生活和生存的影响。

（一）显性肝性脑病

在美国，OHE 的患病率在肝硬化患者中占 30% ~ 45%，年发病率为 20%[50]。这种发病率的持续上升导致高住院率，与高住院率相关的是每次住院费用的上升。1993—2003 年间，美国 HE 相关疾病的保守估计费用为 9.32 亿美元[50]。

OHE 对患者的健康相关生活质量（HRQOL）有很大影响，可以影响患者的心理和生理功能[51]。

OHE 与肝硬化患者的低生存率有关[28,52]。Bustamante 等[52]研究表明，尽管控制了与肝硬化死亡相关的其他因素，在首次发作 HE 的患者中，其 1 年存活率为 42%，3 年为 23%。Stewart 等[53]发现，尽管考虑到终末期肝病评分模型，需要住院的晚期 HE 仍然是死亡率的统计的显著预测因子（风险比 HR 2.6；95% CI 1.7 ~ 3.8；P < 0.01）。因此，OHE 不仅是死亡率的独立标志，其导致的负担在美国也继续上升。

（二）隐性肝性脑病

CHE 的估计患病率占全世界被检测肝硬化患者的 30% ~ 84%[54,55]。由于用于分类 CHE 的人群和检测标准的不同，结果估计会有所不同。CHE 对患者的日常生活及其作为社会生产成员的作用具有广泛的影响[56]。与健康人群和非 CHE 者相比，CHE 患者在社交互动、警觉性和情绪行为的心理社会方面表现出严重损伤，且在行走、锻炼、身体保养等物理性活动领域中表现出严重损伤[57]。CHE 还对睡眠、工作、家庭管理、娱乐、休闲和饮食行为产生不利影响[58]。这导致 CHE 中 HRQOL 的所有方面的整体减少，并作为肝病诊所的主诉。CHE 也是独立于终末期肝病模型（MELD）评分的死亡和住院治疗的预测因子[59]。

与没有 CHE 的肝硬化患者相比，CHE 患者的收入能力降低[58]。对于那些蓝领工人来说尤其如此，因为 MHE 的损伤情况会影响这些职业。

驾驶技能被认为是战略、操作和战术之间

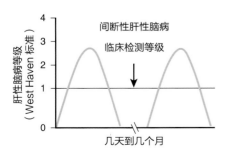
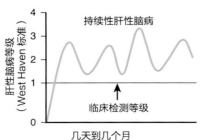
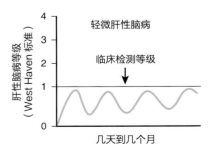

▲ 图 14-2　肝性脑病（HE）亚型的时间进程和临床检测关系

（改编自 Bajaj JS. Review article: the modern management of hepatic encephalopathy. Aliment Pharmacol Ther 2010;31:537-547.）

的平衡技能，包括大多数受 CHE 不利影响的技能[60]。驾驶技能的评估对患者很敏感，因为可能具有法医学效力[61]。驾驶技能应用驾驶模拟器，通过公路驾驶测试以及实际驾驶结果来执行。德国和日本的研究由不了解患者潜在心理测量功能的驾驶教练评估 CHE 患者的驾驶技能时，结果显示 52% ～ 100% 的 CHE 患者不适合驾驶[62,63]。Wein 等研究表明，CHE 患者必须由教练干预以防止事故发生的频率是肝硬化非 CHE 患者的 10 倍[63]。在几项研究中，驾驶模拟器评估均表明 CHE 患者有较高的碰撞风险[64-66]。与对照组和非 CHE 的肝硬化患者相比，他们在模拟器上的导航技能也受损（即他们在驾驶时更频繁地迷路）[64]。对分散注意力的研究（即当患者必须同时执行两项任务时，如驾驶时使用手机）显示 CHE 患者在驾驶时多次执行任务的能力差[64]。模拟器研究还发现 CHE 患者更容易发生疲劳，他们在 25 分钟模拟器任务的后半部分发生了比上半部分更多的碰撞[64,65]。

一项使用匿名和实名的问卷调查实际驾驶事故和肝硬化患者违规行为之间的关系[67,68]。与非 CHE 和那些积极饮酒的人相比，在匿名问卷中做出回应的 CHE 患者前 1 年和前 5 年的交通事故和违规率明显较高[67]。一项引用患者自己的陈述和交通部记录数据的研究显示，在抑制性对照试验（ICT）中表现异常的肝硬化患者比非 CHE 患者在上 1 年的交通事故风险中显著增加。在前瞻性随访中，经 ICT 诊断的 CHE 患者和曾有违章驾驶者更有可能发生交通事故[68]。患者入院事故与官方驾驶记录之间没有显著差异[68]。驾驶评估还发现 CHE 患者缺乏对驾驶技能的自知力；CHE 患者认为自己是比熟悉驾驶技能的成年观察者更好的驾驶员。相比之下，非 CHE 和对照

组患者与他们的成人观察者有着相似的个人驾驶技能评分[66]。因此，对于 CHE 患者而言，驾驶技能是从模拟器到实际驾驶结果的影响，需要进行研究以评估治疗对这些人驾驶技能的影响。

六、肝性脑病的诊断

HE 中存在两种功能障碍，两者对诊断都很重要[69]。

（1）精神状态受损。

（2）神经心理学和神经生理学功能受损。

正如将 HE 视为连续渐进过程的 SONIC 概念所显示，有证据表明 HE 的进程最初是亚临床的，且局限在神经心理学领域。然而，随着肝病的发展，它会进展至临床诊断水平[43]。表 14-2 显示了神经心理测量和神经生理学测试适合的阶段，而不是简单的临床检查。

（一）显性肝性脑病的诊断

HE 的纯临床诊断策略由于其固有的主观性而受到影响[44]。West Haven 标准是在原始 Parsons-Smith 标准上修订的，是最受认可的 HE 临床分类系统[43,44]（表 14-3）。本标准将患者分为 0 级 HE 的正常，到 4 级 HE 的昏迷（图 14-3）。

（二）显性肝性脑病患者的体格检查

肝硬化患者的体格检查结果存在相当大的差异，检查的深度通常有助于发现锥体外系障碍的迹象或与肝脏疾病相关认知障碍一致的眼球运动的变化[70]。OHE 往往是一个整体的过程；因此，先前未知的灶性运动缺陷不典型。反射亢进、Babinski 征阳性和扑翼样震颤才是 OHE 中常见的神经系统症状[71]。扑翼样震颤被定义为与舌头、

表 14-2 使用检测方法将患有肝硬化的患者分为正常、隐性和显性肝性脑病患者

	正常功能	隐性肝性脑病	早期显性肝性脑病	晚期显性肝性脑病
心理测试	正常	异常	异常	不需要
神经生理学测试	正常	异常	异常	不需要
临床检查	正常	正常	异常	异常

表 14-3　肝性脑病诊断的 West Haven 标准

等级	区分特性
0	未检测到异常
1	轻微的意识缺乏
	欣快或焦虑
	注意力范围缩短
	损害增加或减少
2	嗜睡或冷漠
	一段时间内定向障碍
	明显的人格改变
	行为不当
3	梦游
	刺激响应
	困惑
	明显的迷失方向
	行为怪异
4	昏迷，无法测试精神状态

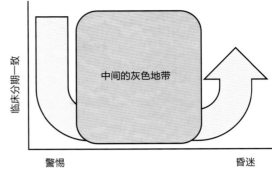

▲ 图 14-3　肝性脑病的分期和诊断方法

（改编自 Bajaj JS, Wade JB, Sanyal AJ. Spectrum of neurocognitive impairment in cirrhosis: implications for the assessment of hepatic encephalopathy. Hepatology 2009;50:2014-2021.）

上肢和下肢中的大脑振荡网络中的紊乱相关的震颤性震颤 [45]。酒精滥用或戒酒造成的震颤可能与扑翼样震颤混淆，并且应始终牢记在二氧化碳中毒和尿毒症中也可发现非特异性扑翼样震颤 [69]。

（三）脑成像诊断肝性脑病

除非对其临床状况有疑问，OHE 患者很少需要头部成像进行诊断。仅当存在非典型特征（即，癫痫发作，新的病情变化出现）以排除其他诊断时，建议影像学检查用于 HE 的诊断。它还可以发现可能误认为 HE 的跌倒所致意识障碍 [72]。头部 CT 扫描可以显示 HE 脑容量减少，并且经常在没有 HE 征象的肝硬化患者中发现 [45]，但这不具备特异性。通过图像检查的患者中，MRI 扫描的主要发现是 T1 加权成像的基底神经节高信号 [73]。这种情况可能与锰沉积有关，在肝移植后通常是可逆的 [74]。其他检测如磁共振波谱、PET 和功能性 MRI 主要用于研究目的。磁共振波谱显示谷氨酰胺和谷氨酸水平增加，并且脑肌醇水

平的代偿性降低 [75]。在 PET 和功能性 MRI 上观察到血流量和脑活化的特征性变化反映了氨在大脑中的运输和同化 [76]。然而，由于这些成像检查的费用、时间和非特异性，不太可能在临床实践中用于 HE 的诊断。

（四）腹部成像

对于持续性 HE 患者，腹部 CT 扫描可以评估侧支循环，侧支的存在可解释尽管充分治疗而 HE 仍持续存在的原因。在 71% 的 HE 患者中检测到大的自发性门体分流，而非 HE 的患者仅检出 14% [77]。检查的重要意义在于介入放射学栓塞技术可以消除这些分流并改善 HE 的症状 [69]。

（五）其他成像

胸部成像主要用于评估可能由胸部感染或其他诱因引起 OHE 的鉴别（参见急性显性肝性脑病的管理部分）。

（六）血氨水平用于显性肝性脑病诊断

在 HE 的常规临床管理中检测血氨的水平存在相当大的争议。虽然众所周知氨代谢异常在 HE 的发病机制中起关键作用，但假设氨水平与患者个体意识水平之间存在直接关联并不准确 [75,78]。在几百名患者的群体中是正确的，但对于个体患者而言不能说明同样的情况 [70]。临床经验表明，

血氨水平正常的患者也可能合并明显反应迟钝的HE，反之亦然；因而，临床治疗的决定应始终并且仅基于临床和精神状态，而不仅仅基于氨水平。

使这些评估复杂化的还有抽取氨样品的方法，理想情况下血样应在没有止血带的情况下抽取，在抽取后应保持在冰上且在 30min 内进行检测[79]。此外，癫痫发作后氨水平的假性升高使血氨水平解释更为复杂。在特定情况下血氨检测可能有帮助，如罕见的尿素循环障碍患者、无肝硬化病史昏迷患者的初步诊断以及预测 HE 的发展[69]。

（七）正常和显性肝性脑病的肝性脑病临床分类

除了极端的意识状态，West Haven 标准在应用上不一致，并且重复性差[80]。格拉斯哥昏迷量表已被用于进一步分析昏迷患者的情况[45]。临床肝性脑病分期量表——一个有九个问题的量表以及肝性脑病评分算法，混合心理测量/问题量表，有望用于心理状态评估，但目前正在验证过程中[80,81]。然而，在正常认知和昏迷的极端情况之间仍然存在很大的中间区域，这种状况不能通过使用纯临床量表来解决（图 14-4）。

（八）隐性肝性脑病的诊断

CHE 不像 OHE 那样临床症状明显，因此难以诊断。但 1 级 HE 患者可能有来自于患者本人或其护理人员认知主诉。CHE 患者在心理测试方面存在异常，尤其是在注意力、执行功能、视觉空间协调和精神运动速度/反应时间等方面[82]。因此，CHE 诊断的主要模式集中在通过纸和笔、计算机化或神经生理学测试或它们的组合来发现异常（图 14-5）。根据近期的指南应使用两个测试，其中一个测试用作对比，另一个用于诊断[46]。要包括纸和铅笔测试以及神经生理学测试或计算机化测试。

（九）神经心理学检查和心理测试诊断隐性肝性脑病

CHE 在心理测试中具有特定的缺陷特征，其主要包括注意力缺陷[49,83-85]。Posner[85a] 所描述的注意力等级在各个层面的警惕性、定向性和执行功能都受到了损害。注意力缺陷也会导致学习障碍和工作记忆困难[63]。视觉运动协调和构造能力以及心理处理的速度也存在缺陷[86]。这些缺陷的基础大多数是类似于注意力紊乱症患者反应抑制的损害，这导致了 ICT 的应用[87-89]。

HE 的神经心理测试集中于评估这些特定的领域。几种用于 HE 诊断的测试组已经被研究出来，所有这些测试组都基于对注意力和处理速度的检测[1]。

1. 纸和铅笔测试

Weissenborn 等[49] 使用的门体系统脑病（PSE）综合征测试已经在德国、意大利和西班牙用于 MHE 的诊断[78,90]。该测试由六个测量值组成：数字连接测试 A，数字连接测试 B，线图测试错误和时间，连续点测试和数字符号测试（DST）。±1 SD 范围内的测试结果得分为 0，1 SD 与 2 SD 之间得分为 -1 分，2 SD 与 3 SD 之间得分为 -2 分，超过 3 SD 得分为 -3 分。优于平均值加 1 SD 的结果给出 1 分；因此分数的范围在

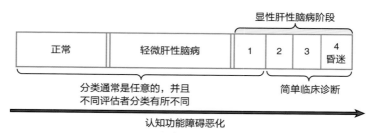

▲ 图 14-4　依赖于单独分类肝性脑病（HE）的临床系统的问题

（改编自 Bajaj JS, Wade JB, Sanyal AJ. Spectrum of neurocognitive impairment in cirrhosis: implications for the assessment of hepatic encephalopathy. *Hepatology* 2009; 50:2014-2021.）

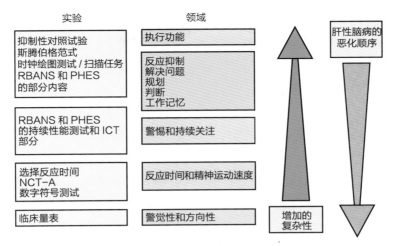

▲ 图 14-5　用于评估肝性脑病（HE）和肝性脑病进展的测试

NCT-A. 数字连接测试 A；PHES. 心理测量肝性脑病评分；RBANS. 用于评估神经心理状态的可重复组（改编自 Bajaj JS, Wade JB, Sanyal AJ. Spectrum of neurocognitive impairment in cirrhosis: implications for the assessment of hepatic encephalopathy. *Hepatology* 2009; 50:2014-2021.）

+6 分至 -18 分之间。在正常和病理结果之间的 cutoff 值为 -4 分，特异性和灵敏度分别为 96% 和 100%。这种测试被肝性脑病工作组推荐[1]。但是，迄今为止尚未在美国进行此类验证。

　　PSE 综合征测试强调了在 MHE 中发现的认知功能障碍的不同和互补方面。DST 是对联想学习、图形运动速度、认知处理速度、视觉感知和工作记忆的测试，而串行打点和线性追踪测试则评估了速度和准确性。数字连接测试 A 用于视觉扫描效率、测序、注意力和集中。数字连接测试 B 分析注意力、设置移位能力、精神运动速度、视觉扫描效率，排序和集中能力。工作组还建议，如果没有 PSE 综合征测试，应使用以下四种测试中的两种组合：数字连接测试 A，数字连接测试 B，DST 或块设计测试。诊断 PSE 的惯例是在这些测试中的至少有两种异常，比年龄和教育匹配的健康对照低 2 个标准偏差[1]。

　　第十三届国际肝性脑病和氮代谢协会会议最近的共识声明建议使用可重复测试组评估神经心理状态或 PSE 综合征测试[91]。前者是一组受版权保护的测试，包括五个领域：即时记忆、延迟记忆、注意力、视觉空间技能和语言。该测试组已用于评估阿尔茨海默病、精神分裂症和创伤性脑损伤及选定的等待肝移植的肝硬化患者群体[92]。但是，尚未在 HE 进行特异性验证[93]。

2. 神经生理学测试

　　神经生理学测试通常在神经科医生的监督下进行，需要专门的设备、专业人员和大量时间。它们的相对优势是不受学习影响和结果的相对特异性[1,43,90]。缺点是设备昂贵、低灵敏度以及缺乏伴随的行为信息[72]。这些测试涵盖从脑电图（EEG）到自动诱发电位（EP），EEG 特征性三相波仅在晚期 HE 可被记录到[90]。已有诸如频谱 EEG/ 平均主导频率和 EEG 的峰值功率频率之类的技术，其主观性较大[94]。在早期阶段，平均主导频率和频谱 EEG 分析可以预测 OHE 的发展。然而，由于脑电图仅研究皮质活动，因此它与测试组之间的一致性有限，例如依赖皮质和皮质下组分的 PSE 综合征测试[95]。最有希望的技术是 EP，它可以衡量刺激应用与大脑感知能力之间的延迟。在 HE 中，视觉、体感和听觉 EP 已被研究[96]。需要患者主动配合的视觉 EP 对 HE 的变化不敏感，因此仅对 HE 的早期阶段有用。48% 的具有异常的峰间延迟 N20-N65 的患者出现躯体感觉 EP 异常，但在后来的研究中与心理测试结果无相关性[97]。对视觉或听觉刺激响应的脑电反应也是衡量 HE 的重要手段[98]。听觉 P300 是指患者接受嵌入其他频繁刺激的罕见刺激（"古怪"范例）之后，大脑通常显示 300 毫秒的反应；大脑反应延迟（即在 300 毫秒间隙后）则表明功能障碍。听觉 P300 具有良好的诊断潜力，可用于评估肝硬化的神经生理功能。但是因为结果的不一致性，视觉 P300 响应不被推荐。

关键的飞行频率是用于视网膜神经胶质病（在患有 HE 的患者中发生）的测试，可以用便携式机器进行。在该测试期间，当操作者随时间改变频率时要求患者标示出可感知到闪烁的最大频率。已显示 38-39Hz 的临界流动频率阈值在明显 HE（即 OHE 的早期阶段）和无 HE 之间存在差异；从明显的 HE 中鉴别 CHE 的敏感度较低。该测试已在西班牙和印度进行了测试，结果良好，但尚未通过美国人群的验证[98]。令人鼓舞的是，它可以在不需要心理学家的情况下由诊所人员在短时间内完成，除了设备之外花费很低。

3. 当前可用的心理测量和神经生理学测试的局限性

上述测试，包括心理测量学和神经生理学，都是可用的；然而，它们是受版权保护的，需要专门的人员和设备进行管理和解释。有些测试可以被非专业人员在临床环境中应用，这些测试包括：关键的飞行频率（神经生理学测试）、两个计算机化的心理测试系统（认知药物研究 [CDR] 测试和 ICT）以及 EncephalApp Stroop 智能手机应用程序。

（十）计算机化测试

CDR 测试由五个心理测量子集组成，用于测试注意力、注意力连续性、记忆速度以及情节和工作记忆的质量。该测试组由 Cognitive Drug Research（英国 Goring-on-Tames）开发[99]。这些测试有 50 种平行形式，并且具有英国的人群规范。一项研究比较了 CDR 测试与 PSE 综合征测试。在该研究中，CHE 患者在所有亚组中都受损，并且在氮攻击后，工作质量和情景记忆恶化。英国 CDR 测试的评估费为 30 英镑（46 美元）[100]。

ICT 是一种计算机化的测试，主要用于分析在创伤性脑损伤，精神分裂症和注意力缺陷症中使用的反应抑制，工作记忆和持续注意力等描述性指标[101]。ICT 由 1728 个刺激，40 个诱因

和 212 个目标组成，这些目标在训练结束后的 13min 内呈现。较高的诱导和较低的目标率表示较差的心理测量表现。ICT 已经在美国人群中得到验证，对 MHE 的诊断敏感性为 88%[55,68,81,100]。ICT 还预测了 OHE 的发展，随着患者的临床状态（即治疗后改善并且在分流手术后恶化）变化而动态改变，且与在美国驾驶模拟器性能和交通事故发生率显著相关[68,89,102]。ICT 可能适用于美国人群中诊所级别的 CHE 测试，目前可从 http://www.hecme.tv 免费下载。

丹麦开发了连续反应时间法用于诊断隐匿性肝性脑病（CHE），该方法为 10min 计算机程序测试[103]。该程序测试听觉刺激下的运动功能。结果用分布曲线、百分位数和连续反应时间指数等以图形方式记录。连续反应时间指数 < 1.9 能够区分肝性脑病和器质性脑疾病，敏感性和特异性分别为 93% 和 92%。连续反应时间法没有在其他人群中得到验证，需要进一步的研究。

EncephalApp Stroop 智能手机应用程序测试心理运动速度和认知警觉性，重点关注前部注意系统，该系统已被发现对 CHE 中的认知障碍的检测敏感。在这里，人们试图正确地识别一系列不同颜色的符号（off-time）和不同颜色的打印单词（on-time）。测量完成任务所需的总时间（off-time+on-time）。超过 190 秒的截断值可以准确地识别出 CHE。EncephalApp Stroop 应用程序（可在 iTunes 上免费下载）易于使用和访问，结果简单易懂。该应用程序可能适用于无法进行正式测试的中心，也可能用于快速筛查，以分离出正式测试中测试正常的患者。

七、肝性脑病的治疗与管理

30 多年来，HE 的治疗经历了相对较少的变化，直到最近在该领域新疗法的涌入，治疗方案选择方面重新焕发了活力。

（一）肝性脑病的治疗目标

由于 HE 患者的表现多样，CHE 患者、急性 OHE 患者和急性 OHE 发作恢复的患者之间的治

表 14-4　目前可用的心理测试的逻辑问题

测　试	检测范围	美国标准	版权	是否需要专业知识（心理学/神经病学）	行政解释时间	特别备注
纸和铅笔测试						
数字连接测试 A	精神运动速度	＋	否	否	30～120 s	特异性差
数字连接测试 B	精神运动速度，设定，移位，分散注意力	―	是	是	1～3 min	比数量连接测试 A 更具体但不是任何疾病的特征
块设计测试	视觉空间推理，实践，精神运动速度	＋	是	是	10～20 min	也可用于痴呆测试
数字符号测试	精神运动速度，注意力	＋	是	是	2 min	趋向于非常敏感并且是早期指标
线追踪测试	精神运动速度，视觉空间	―	是	否	10 min	结果是错误和时间；测试速度和准确度之间的平衡
串行打点测试	精神运动速度	―	是	否	1～4 min	只测试精神运动速度
用于评估神经心理状态的可重复集	口头/视觉/工作记忆，视觉空间，语言和精神运动速度	＋	是	是	35 min	目前主要研究痴呆和脑损伤，目前正在进行 HE 试验
计算机化测试						
抑制性对照试验	反应抑制，工作记忆，警惕，注意力	有限规范	否	否	15 min	需要功能性较强的患者
认知疾病研究系统	注意，情节和工作记忆	―	是	否	15～20 min	可能需要熟悉计算机
连续反应时间测试	持续脑处理时间，反应时间和反应抑制，以及神经抑制	―	是	否	10 min	需要足够的听力
脑电图测试	精神运动速度和认知灵活性	有限规范	否	否	5～10 min	不能在红绿色盲目的科目中完成
Sternberg 范例或扫描测试	工作记忆，警惕，注意力	―	是	否	10～15 min	
神经生理学测试						
脑电图 MDF 和光谱指数	广义的大脑活动	本地规范	否	是	不同的范围	可以在昏迷患者中进行
视觉诱发电位	视觉刺激和活动之间的间隔	本地规范	否	是	不同的范围	变化很大，总体结果很差
脑干听觉诱发电位	听觉点击刺激后皮层的反应	本地规范	否	是	不同的范围	与 HE 测试/预测的反应不一致
P300 认知诱发电位	研究了嵌入无关刺激中的罕见刺激	本地规范	否	是	不同的范围	良好的诊断潜力但需要患者合作
临界闪烁融合频率测试	视觉辨别和一般唤醒	―	否	否	10 min	需要功能性较强的患者

疗目标不同（图 14-6）。对于 CHE 患者和 OHE 的二级预防，治疗主要是在门诊患者中使用不可吸收的双糖和抗生素，如利福昔明。根据其严重程度，OHE 既可以在门诊，也可以住院使用类似的药物。

1. 怀疑患有 CHE 的患者的目标

（1）筛查患者：①谁或者其家人可能汇报认知障碍；②谁报告其生活质量差；③谁开车。

（2）OHE 的预防和 OHE 相关的住院治疗。

（3）提高生活质量。

2. 急性 OHE 发作患者的目标

（1）确定肝性脑病的诊断。

（2）识别并治疗可能的诱发因素。

（3）减少住院时间。

（4）考虑肝移植评估

3.OHE 发作后恢复的门诊病人的目标

（1）防止肝性脑病再发。

（2）提高生活质量和最大限度地提高患者生存力。

（3）考虑肝移植评估。

本节的其余部分将重点介绍用于治疗肝性脑病的常用药物类别。将在标题为"急性显性肝性脑病的治疗"、"隐匿性肝性脑病的治疗"和"显性肝性脑病的二级预防"的章节中讨论每一类别的证据基础。在本章节的最后部分将讨论用于治疗肝性脑病的其他已被研究的药物以及新药。

（二）不吸收的双糖

在大多数情况下，不吸收双糖组成肝性脑病指导性治疗的基础用药[45]。乳果糖（β- 半乳糖果糖）和乳梨醇（β- 半乳糖山梨醇）是两种非常常见的合成的双糖，在小肠既不被分解也不被吸收。这两种药物在几项研究中都进行了测试，其中大部分不符合目前循证研究的标准[106]。这些药物的作用机制是多方面的，不易进行研究。当给药时，这些药物被大肠中的正常菌群分解为短链有机酸，在肠腔中产生酸性环境和渗透梯度[18]。酸性环境造成了对产尿素酶、产氨细菌的破坏，也可促进氨转化为不被吸收的铵盐。此外，渗透压的增加也会通过通便作用除去多余的粪氨而引起肠道清洁[18]。所有这些作用都降低了结肠和门静脉循环中的氨水平。

乳果糖是用于治疗肝性脑病最常用的双糖。它通常作为口服糖浆使用，剂量基于临床反应，使日排便 2 ～ 4 次。理论上，达到这一排便频率，PH 期望值将低于 6[18]。乳果糖也可以通过直肠给药，这在口服给药禁忌的患者中是首选。如果乳果糖通过直肠给药，重要的是要确保使患者侧卧位，以优化肠道分布。乳果糖常见不良反应包括腹胀、腹部不适和腹泻。乳梨醇（在美国没有）是一种结晶性粉末，一般比乳果糖耐受性更好[18]。

（三）抗生素

用可吸收和吸收性差的化合物研究了抗生素在肝性脑病中的作用。与可吸收抗生素相比，吸收性差的抗生素具有不良反应小和较少发生耐药性的优势。与不吸收双糖不同，随机对照试验（RCTs）证明，抗生素使用具有更高的科学性和有效性。使用抗生素的基本原理是防止产生和吸收肠源性神经毒素，如氨、草酸、酚类、硫醇和短链脂肪酸[107]。此外，抗生素还被证明可以减

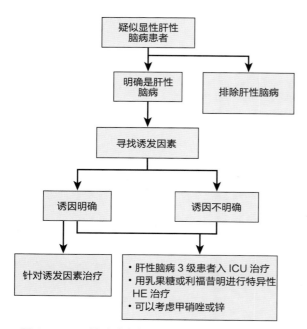

▲ 图 14-6 肝性脑病急性发作推荐治疗流程

ICU. 重症监护病区（引自 Bajaj JS. Review article: the modern management of hepatic encephalopathy. *Aliment Pharmacol Ther* 2010;31:537-547）

少内毒素血症和炎症反应[108]。新霉素、甲硝唑、万古霉素、巴龙霉素和利福昔明已被证明在短期和长期治疗肝性脑病中是有效的。然而，大多数研究都集中在急性显性肝性脑病或者预防显性肝性脑病的再发。只有利福昔明已被研究用于治疗隐匿性肝性脑病。使用抗生素的证据将在后面讨论。

1. 新霉素

新霉素具有抗大多数革兰阴性需氧菌的活性，并通过结合 30S 核糖体单元抑制蛋白质合成。虽然治疗肝性脑病的作用机制被认为是其抗生素作用，但也有证据显示是绒毛萎缩抑制了肠谷氨酰胺酶活性。治疗剂量通常为 1g/d，每日 4 次，连续 6 天。耳毒性和肾毒性导致新霉素治疗复杂化[45]。

2. 利福昔明

利福昔明是一种不可吸收（< 0.4%）抗生素，属于利福霉素类。它的抗菌作用与抑制 RNA 合成中的链形成有关。它对多种需氧和厌氧革兰阳性菌和革兰阴性菌具有广泛的作用，与细胞色素 P_{450} 底物没有任何相互作用。肠杆菌通过非质粒介导的机制对这种抗生素产生耐药性，但这种耐药性并不能阻止肠内高水平利福昔明的抗菌作用。目前食品和药品管理局（FDA）已批准用于预防显性肝性脑病的再发。利福昔明最常见的不良反应包括痛风、腹痛、头痛和便秘。美国的剂量是每片 200mg 和 550mg，其中肝性脑病的推荐剂量是 550mg，每天两次。

3. 甲硝唑、万古霉素和巴龙霉素

甲硝唑具有抗厌氧菌、阿米巴和寄生虫活性。其作用机制是通过抑制核酸合成而破坏 DNA。甲硝唑首次用于肝性脑病是根据 Morgan 等[109]的一项研究结果。虽然在某些中心甲硝唑仍然是在乳果糖失效后使用的药物，但小样本试验并不支持甲硝唑的广泛使用。长期使用甲硝唑的推荐口服剂量为 250mg，每日两次。甲硝唑长期使用可导致中枢神经系统毒性和不可逆性周围神经病变，限制了它的使用。

万古霉素对革兰阳性菌有明显的抑制作用，其作用机制为抑制细胞壁和 RNA 的合成。早期

它被用作肝性脑病的第三线治疗，但是关于万古霉素耐药肠球菌的报道和费用再次使它成为治疗的肝性脑病较少的选择[107]。

巴龙霉素是另一种不可吸收的抗生素，目前已被批准用于治疗肠阿米巴病。它与细菌的 30S 亚基结合，导致蛋白质合成受到抑制。在三项前瞻性开放标记研究中，巴龙霉素与利福昔明进行了比较[110,111]。这些研究招募了 20 ～ 32 名参与者，为期 5 ～ 15 天。利福昔明的剂量为每天 1200mg，而每天使用 1500mg 巴龙霉素。两组患者都有降低氨水平的趋势，与 Testa 等[112]研究结果一致。与利福昔明比较，数字连接试验 A 的结果有较高的改善，但总体上没有统计学的差异。

（四）益生菌

益生菌是一种活的微生物膳食补充剂，可以改变肠道菌群的肠道平衡。益生菌是不可消化的食品成分，选择性地刺激结肠中细菌的生长。益生元和益生菌的结合被称为合生剂。益生菌在肝性脑病中的作用机制被认为是剥夺潜在致病菌的底物，并为有益细菌提供了一个健康的环境。然而到现在为止，无论是机制还是最佳益生菌都没有明确。另外由于这些药物不属于美国食品和药物管理局的管辖范围，缺乏标准化。

（五）急性显性肝性脑病的管理

根据先前提出的目标，显性肝性脑病事件的总体治疗重点应同时在两个方面取得进展[69]。

（1）确认肝性脑病的诊断。

（2）寻找潜在的诱发因素和针对这些因素的治疗方法。

使这些情况复杂化的是那些可以发生类似肝性脑病的诱因（如脓毒症），包括脓毒性脑病。因此，肝性脑病的处理应既要积极又要富有洞察力。

将这一事件的管理策略归到以下一系列问题中也是有用的。

（1）是肝性脑病还是其他原因导致的精神状

态改变？

（2）有无明显诱发因素？

（3）患者是否需要住院？

（4）如果住院，患者是否应该住院医疗单位或重症监护室？

（5）患者是否需要插管？

（6）乳果糖应该口服还是灌肠给药？

（7）何时应该考虑除乳果糖疗法以外的其他疗法？

（8）如果要检查氨水平,应该多久检查一次？

在确定患者患有肝性脑病并且正在寻找诱发因素的同时，应评估患者的意识、定向力和保护气道的能力（表 14-5 至表 14-7）。根据 West Haven 标准显示 3 级或以上的肝性脑病患者应转移至重症监护室或降压病房，因为可以断定，从气道角度来看是存在风险的。大多数情况下，患有 2 级肝性脑病（即定向障碍）的患者应该住院，可以评估潜在的严重诱发因素。重症监护病房的病人，尤其是消化道出血病人，应该放宽气管插管适应证。应对感染进行全面评估，包括诊断性腹腔穿刺术、尿液和血液培养、胸部 X 线检查以及可能的蜂窝组织炎的皮肤检查。腹泻患者也可以从艰难梭菌的粪便分析中受益。目前，除非有消化道出血或败血症的证据，否则肝性脑病患者治疗中不预防性应用抗生素。应注意纠正代谢异常，水化应温和以防止肺水肿。应至少对患者的精神状态进行三次评估，尤其是在住院的患者。

急性发作期肝性脑病的诊断主要是排除其他已知的脑功能障碍的原因。如前所述，诊断标准是结合病史、临床和实验室检查的线索，很少需要影像学检查。

1. 不可吸收双糖类

肝性脑病中乳果糖和拉克替醇的研究缺乏说服力，鉴于实际存在这种并发症的患者数量众多，因此无法对其进行解释[109]（表 14-8）。Ahls-Nielsen 等[113]在一个系统回顾中质疑所有吸收不良的双糖作为肝性脑病标准治疗的总体有效性。在治疗肝性脑病的唯一乳果糖安慰剂对照试验中，乳果糖与安慰剂相比没有统计学差

表 14-5　肝硬化改变心理状态的鉴别诊断

颅内血肿	脑炎
甲状腺功能紊乱	严重的败血症
酸中毒	尿毒症
药物中毒	缺氧
低血糖	高碳酸血症
高血糖	

表 14-6　与肝性脑病相关的促发因素

低钠血症	腹泻
消化道出血感染	镇静药物（包括麻醉药、助眠药、抗组胺药）
手术	碱中毒
脱水	氮质血症
流体限制	低钾血症
利尿药	蛋白质摄入过多
腹腔穿刺过多	便秘
呕吐	

异。虽然乳果糖与新霉素（通常添加山梨醇）较多的随机对照试验已显示出二者的等效性，但从统计学角度来看，无法得到证明。待此类试验的伦理限制解决后，呼吁进行安慰剂对照试验以阐明乳果糖（或拉克替醇）治疗显性肝性脑病的疗效。现阶段没有足够的证据表明乳果糖对治疗显性肝性脑病发作有效。然而，在使用乳果糖方面有着大量的经验优势，这是显性肝性脑病中缺乏安慰剂对照试验的原因。因此，即使缺乏数据，不可吸收的双糖也应被视为显性肝性脑病的第一线治疗药物。

2. 抗生素

（1）新霉素：目前没有足够的证据表明，新霉素治疗肝性脑病优于安慰剂；然而，FDA 仍批准新霉素用于治疗显性肝性脑病发作。Conn 等[44]和 Strauss 等[114]的研究表明，在相对较小的样本量中存在结果不一致。新霉素由于其显著的不良反应和缺乏明显的临床效益，已经不适合治疗显

表 14-7 治疗总结

一线治疗
乳果糖或拉克替醇
HE 发作（2 级或更高）— 灌肠：300ml/1000ml，每 2 小时 1 次，直至有临床改善
HE 发作（能够耐受口服）— 口服：每小时 45ml，直到有排便和临床改善
门诊治疗：15～45ml，每日 3 次或每日 2 次，直到每天有 2～3 次排便

二线治疗
利福昔明（Ⅰ级）
门诊治疗 / HE 发作 — 口服：400～550mg 每日 2 次
新霉素（Ⅲ级）
HE 发作 — 口服：每 6 小时 1g，最多 6 天
门诊治疗 — 口服：1～2g/d
甲硝唑（Ⅲ级）
门诊治疗 — 口服：250mg，每日 2 次

三线治疗
苯甲酸钠（Ⅱ～Ⅲ级）
门诊治疗 — 口服：剂量调整至临床改善或至最大剂量 5g，每日 2 次
葡萄糖酸锌、硫酸锌和醋酸锌的元素锌（Ⅱ～Ⅲ级）
门诊治疗 — 口服：男性 11mg/d，女性 8mg/d
溴隐亭（Ⅲ级）
门诊治疗 — 口服：30mg，每日 2 次

四线治疗
门诊治疗 — 手术阻断大的自发性门体吻合，脾动脉栓塞或全结肠切除术

HE. 肝性脑病

表 14-8 乳果糖与安慰剂治疗显性肝性脑病的随机对照试验

研　究	N	对照药	数量改进 / 总乳酸果糖与安慰剂
Elkington[200]	7	山梨糖醇	交叉分析无效果差异
Simmons[201]	26	葡萄糖	10/14 vs. 7/12
Rodgers[202]	6	山梨糖醇	交叉分析无效果差异
Germain[203]	18	蔗糖	5/9 vs. 6/9

性肝性脑病。

（2）利福昔明：已有很多比较利福昔明与其他抗生素或乳果糖 / 拉克替醇治疗显性肝性脑病疗效的研究（表 14-9）。研究数据表明利福昔明与新霉素或乳果糖或拉克替醇之间的等效性。但是，由于参与者人数较少，这些结论可能不会具有统计意义[115-118]。一项研究比较了利福昔明和拉克替醇在 102 例患者中的应用，并证实了利福昔明在早期研究中的疗效[119]。Sharma 等[120] 最近的一项随机对照试验进一步证实了这一点，其中 120 名患者随机接受乳果糖加利福昔明和乳果

糖单独与安慰剂治疗显性肝性脑病。他们发现乳果糖加利福昔明优于单用乳果糖和安慰剂，能更快地缓解症状、缩短住院时间和降低死亡率。但需要进行更多重复性的随机对照试验以充分证明利福昔明在治疗显性肝性脑病中的作用。

3. 益生菌

益生菌疗法为显性肝性脑病开辟了另一种选择。使用益生菌治疗的研究除了使用不同的益生菌外，还与使用其他制剂的缺点相同，例如参与者数量少，持续时间短。然而，Loguercio 等[121,122] 的研究结果令人鼓舞，他们证实了使用屎肠球菌可以降低氨水平和改善精神状态，这与乳果糖达到的效果相似。然而，在一项对 7 个隐性肝性脑病 / 显性肝性脑病试验的 Meta 分析中，益生菌和乳果糖治疗在降低氨水平和改善精神状态方面无显著差异[123]。该分析还表明，与未治疗相比，益生菌在改善 HRQOL、全因死亡率和不良事件的数量方面有宜。

（六）隐性肝性脑病的治疗

如前所述，CHE 治疗的目标包括预防 OHE

表 14-9　非吸收性二糖与抗生素治疗显性肝性脑病的随机对照试验

研究	N	二糖 / 其他	抗生素 / 其他	改善例数 / 总例数
Conn[44]	33	乳果糖 / 安慰剂	新霉素 / 梨糖醇	15/18 vs. 13/15
Atterbury[204]	47	乳果糖 / 安慰剂	新霉素 / 梨糖醇	19/23 vs. 20/24
Orlandi[205]	190	乳果糖	新霉素 / 硫酸镁	28/91 vs. 34/82
Russo[206]	15	乳果糖	核糖	7/8 vs. 5/7
Blanc[207]	60	拉克替醇	万古霉素	20/29 vs. 21/31
Bucci[116]	58	乳果糖 / 安慰剂	利福昔明 / 梨糖醇	等效的结果
Fera[208]	40	乳果糖 / 安慰剂	利福昔明 / 安慰剂	16/20 vs. 20/20
Festi[209]	21	乳果糖	利福昔明	等效的结果
Massa[117]	40	乳果糖 / 安慰剂	利福昔明 / 梨糖醇	18/20 vs. 20/20
Song[210]	64	拉克替醇	利福昔明	18/25 vs. 31/39
Longuerico[211]	27	乳果糖 / 安慰剂	利福昔明 / 安慰剂	2/13 vs. 8/14
Mas[119]	103	乳果糖 / 安慰剂	利福昔明 / 安慰剂	41/53 vs. 40/50

和 OHE 相关的住院治疗，改善 HRQOL，预防肝脏相关和肝脏无关的住院治疗，以及降低全因死亡率[59]。这可以通过测试和治疗的方法来实现。目前的治疗方案包括不可吸收的双糖、抗生素（即利福昔明）和益生菌。值得注意的是，隐匿性肝性脑病的大多数研究都以 HRQOL 和认知测试表现的改善为终点，而不是硬的临床结果数据，如住院、显性肝性脑病的预防或死亡。

1. 不可吸收双糖

少数试验比较了乳果糖或拉克替醇和安慰剂在治疗隐匿性肝性脑病中的作用（表 14-10）。这些试验的结果表明，用乳果糖或拉克替醇治疗改善了心理测量学和神经生理学变量，但未显示出死亡率的降低。在最近的一项针对 9 个比较乳果糖与安慰剂或无干预的随机对照试验进行的 Meta 分析中，发现乳果糖显著降低了在神经心理学测试中的性能没有改善的风险，预防进展到显性肝性脑病，并改善 HRQOL[124]。此外，还发现乳果糖治疗对于急性静脉曲张出血的显性肝性脑病的一级预防是有效的[125]。然而，需要进行更大规模的盲法研究，以更好地分析其在该指征和隐匿性肝性脑病中的作用。

2. 抗生素

在上述抗生素中，利福昔明是少数几种已在隐匿性肝性脑病患者中测试过的抗生素之一。RIME 试验将 94 名患者随机分为接受利福昔明或安慰剂治疗 8 周[126]。在治疗结束时，利福昔明组中有更多患者表现出 CHE 的逆转，神经心理测验中神经心理测量的表现改善，以及 HRQOL 的改善。在 Bajaj 等[127]人的一项研究中，利福昔明不仅改善了认知能力，而且显著提高了驾驶模拟器的性能，减少了全身炎症，但仅改善了 HRQOL 的心理社会方面。此外，还研究了利福昔明在急性静脉曲张出血的情况下对显性肝性脑病的一级预防[128]。患者在入院时随机接受乳果糖或利福昔明治疗 5 天，虽然利福昔明的耐受性较好，但二者的死亡率和 OHE 的进展无差异。和乳果糖一样，需要更大的随机对照试验来阐明利福昔明在该指征和 CHE 治疗中的作用。

3. 益生菌

隐匿性肝性脑病中有许多益生菌和合生元的研究。这些结果表明，在心理测量 / 神经生理测试方面的表现以及总体 Child 评分均有所改善[129]。一项关于益生菌酸奶的小型研究表明，随机接受

表 14-10　隐性肝性脑病乳果糖治疗与无治疗的随机对照试验

研究	N	对照组	改善例数 / 总例数 乳果糖 vs. 无治疗
Watanabe	36	没有治疗	10/22 vs.3/14[*]
Li	86	没有治疗	26/48 vs.11/38[*]
Dhiman	26	没有治疗	8/14 vs.0/12[*]
Prasad	61	没有治疗	在乳果糖组中，许多心理测试的表现得到了改善
Horsman	14	没有治疗	在乳果糖组中，许多心理测试的表现得到了改善

*. 乳果糖组显著优于无治疗组

酸奶的患者的心理测量性能与那些随机不接受酸奶的人相比有显著统计学意义的改善[130]。Meta 分析进一步证实了这一点，该分析显示益生菌显著降低了隐匿性肝性脑病不缓解的风险[131]。此外，Lunia 等[132]的一项开放标签试验显示，使用 3 个月益生菌在预防显性肝性脑病的首次发生和改善认知功能方面是有效的。VSL#3 和鼠李糖乳杆菌 GG 益生菌可缓解隐匿性肝性脑病，降低内毒素血症、肿瘤坏死因子 -α 和生态失调[133,134]。

（七）显性肝性脑病的二级预防

关于使用不可吸收双糖用于显性肝性脑病的二级预防的研究数据非常少。在 Sharma 等[135]的随机、非盲、安慰剂对照试验中，乳果糖防止了肝性脑病的反复发作。然而，在临床试验之外的一项研究中，乳果糖治疗依从性差会导致 HE 发作复发，间接支持乳果糖在二级预防中的作用[136]。

利福昔明在显性肝性脑病的二级预防中具有明确的作用。在 Bass 等[137]的大型多中心随机对照试验中，有 137299 名患者登记并随机接受利福昔明或安慰剂治疗 6 个月，其中接受利福昔明治疗 6 个月的患者，对肝性脑病突发事件具有较高的保护作用（58% 的风险降低，$P < 0.0001$）。尽管值得注意的是，在整个试验过程中，90% 以上的研究患者持续使用乳果糖治疗。在长期研究中，发现利福昔明可以持续降低与肝性脑病相关的住院率，而不会增加不良事件的发生率[138]。Bajaj 等[139]在安慰剂交叉亚组分析中进一步验证了这一点。此外，Meta 分析还表明利福昔明对

显性肝性脑病的二级预防有较好的疗效，增加了肝性脑病的恢复比例，降低死亡率[140]。

研究还表明益生菌可能对二级预防有益。在 Agrawal 等[141]的一项开放标签试验中，发现 VSL#3 对显性肝性脑病的二级预防有类似于乳果糖的有益效果。在双盲随机对照试验中进一步得到验证，发现 VSL#3 引起显性肝性脑病事件和住院次数显著减少[142]，接受 VSL#3 治疗的患者肝硬化严重程度降低。综上，使用益生菌进行二级预防仍然需要在最佳治疗时间和哪些种类有效等方面进一步验证。

（八）其他疗法

1. L- 鸟氨酸 -L- 天冬氨酸

L- 鸟氨酸 -L- 天冬氨酸（LOLA）可增强肝脏尿素生成和谷氨酰胺合成酶活性，促进谷氨酰胺合成及骨骼肌中的蛋白质合成代谢[143]。LOLA 在隐性肝性脑病的治疗中进行了广泛的研究[144-147]，结果表明，在改善认知测试、氨水平和 HRQOL 表现方面 LOLA 优于安慰剂。然而，它在显性肝性脑病中的有效性有限。在一项随机接受 LOLA 或安慰剂治疗的 120 名患者的研究中，2 级或以上肝性脑病患者的 LOLA 组与安慰剂组相比，精神状态有所改善（分别为 79% 和 55%）且住院时间缩短[148]。不幸的是，这种药物在任何国家都没有正式用于治疗肝性脑病。停用 LOLA 后可能存在发生高氨血症的风险。

2. 苯甲酸钠

用苯甲酸钠结合氨以形成马尿酸盐是尿素循

环障碍的通用疗法，对肝性脑病的治疗也进行了探索[72]。与几项肝性脑病的试验一样，唯一发表的随机对照试验将苯甲酸钠和乳果糖在显性肝性脑病中进行比较，并判定它们在疗效上是相当的，但按照今天的标准没有数据来证明等效性[149]。虽然它成本低，口服及肠外形式的可用性好，苯甲酸钠值得进一步研究，但其口感较差，钠含量高是肝硬化病人关注的问题。目前，它只在市场上作为二线药物提供，通常的剂量是5g口服，每日两次。把L-鸟氨酸-L-天冬氨酸和苯乙酸酯结合在一起的新药包括L-鸟氨酸苯乙酸酯，已经进行了动物研究[150]，目前正在进行人体研究，以确定其功效[151]。

3. L- 鸟氨酸苯乙酸酯和甘油苯基丁酸酯

L- 鸟氨酸苯乙酸是一种通过鸟氨酸刺激肝脏和肌肉中谷氨酰胺合成的药物，然后通过与苯乙酸酯的结合去除[152]。它已被证明是安全的，耐受性良好，可以降低合并消化道出血肝硬化患者的氨水平[153]。此外，甘油苯丁酸酯是一种清除谷氨酰胺的化合物，在二级预防显性肝性脑病和降低氨含量方面显示出了应用潜力[154]。两种药物治疗肝性脑病，尤其是显性肝性脑病的进一步试验正在进行中。

4. 氟马西尼

氟马西尼的应用基础是减轻动物模型的肝性脑病，说明内源性苯二氮䓬类化合物的积累可能是这些模型发生肝性脑病的易感因素[155]。这一假说在少数戒毒后肝硬化患者的研究的得到支持[156,157]。用氟马西尼进行的几项研究，其中大部分已经证实可以缓解显性肝性脑病而不是轻微肝性脑病[158,159]。然而，由于存在以下几个问题，氟马西尼并没有广泛使用：缺乏长效口服制剂，仅部分患者适度改善（归因于外用苯二氮䓬类药物使用），以及引起癫痫发作的倾向（图14-11）。

5. 支链氨基酸富集制剂

肠胃外和肠内形式的支链氨基酸（BCAA）治疗都已经进行了非常详细的研究[160,161,162,163]。肠内形式得到了试验的一些支持，这些试验的结果可以概括为：胃肠外形式的治疗，但从未被证实为肝性脑病的治疗。相比之下，支链氨基酸补充剂的肠内形式有一些合理的证据支持[164,165]，防止肝性脑病发生的效价比尚值得商榷。如前所述，以植物蛋白为基础的饮食现在被用来治疗对典型美国人饮食不耐受的患者。支持这种方法的证据也不强，Ahls-Nielsen等[160]进行了广泛的系统评价，并详细总结了这种方法的使用经验。

6. 多巴胺能药物

因为有些肝硬化患者有明显的锥体外系征象，这种方法对于治疗肝性脑病患者可能很重要[166]。系统评价显示多巴胺能药物在肝性脑病治疗中的作用非常有限[167]。试验中使用的多巴胺能药物，左旋多巴和溴隐亭，可能在管理明显新发现的具有锥体外系症状且无明显肝性脑病征象的肝硬化患者中发挥作用[168,169]。然而，现有的数据并不排除从这种形式的治疗受益。

7. 锌的补充

虽然之前的研究显示阳性结果，但目前没有关于在肝性脑病治疗中补充锌的建议[170,171,172]，目前锌补充的作用仅限于缺锌和对治疗有抗药性的患者的补充[173]。

表 14-11　氟马西尼与安慰剂治疗显性和隐性肝性脑病的随机对照试验

研　究	N	研究设计	HE 缓解（药物 vs. 安慰剂）
显性			
Pomier-Layrargues[216]	21	交叉	5/11 vs. 0/11*
Cadranel[217]	18	交叉	6/10 vs. 0/8*
Gyr[218]	49	平行	7/28 vs. 0/21*
Barbaro[219]	527	交叉	66/265 vs. 9/262*
Zhu[220]	25	平行	3/13 vs. 0/12*
Lacetti[221]	21	平行	5/11 vs. 0/10
隐性			
Kapczinski[222]	20	交叉	无显著效果
Gooday[223]	10	交叉	氟马西尼优越
Amodio[224]	13	交叉	无效果
Dursun[225]	40	平行	8/20 vs. 0/20 氟马西尼优越（所有患者有轻微HE？）

*. 优于安慰剂；HE. 肝性脑病

8. 二糖酶抑制药

调节肠道环境治疗肝性脑病的另一个有趣的应用是使用二糖酶抑制药，例如阿卡波糖，其导致糖类吸收不良并且可能模拟乳果糖的作用。已经进行了两项以轻度肝性脑病患者为特征的门诊试验，但改善程度有非常良好的记录。 Gentile 等[174]专门报道了患有肝性脑病的糖尿病患者接受上述方案治疗，结果显示血糖控制得到改善。这些试验的优势在于记录良好的终点和安慰剂对照组。然而，阿卡波糖可导致腹泻，根据患者信息表，其在肝硬化中是禁止使用的。

9. 白蛋白

白蛋白输注已用于治疗显性肝性脑病，特别是利尿药诱发的显性肝性脑病。除了扩容外，白蛋白还具有抗炎，解毒和免疫调节特性[177]。在一项针对 15 名利尿药诱发的显性肝性脑病患者的小型试验中，发现接受白蛋白的患者在 24h 时氨水平较低以及显性肝性脑病获得更快的改善[178]。然而，在随后对 56 名患者的试验中，白蛋白的输注并没有使肝性脑病更快地得到改善，但在白蛋白治疗组中确实显示出改善了死亡率。

（九）新的药物

在表 14-12 中简要描述了在肝性脑病中研究的较新药物。

八、难治性或持续性肝性脑病

幸运的是，持续性肝性脑病是相对罕见的（表 14-13）。唤醒病人通常并不困难，但阻止病人再次陷入精神状态异常则存在困难。

通常肝性脑病治疗抵抗的促进因素是意外脱水和未治疗 / 未发现的败血症。意外脱水是患有进展期肝病患者中的特别难题，并且可能由于增加乳果糖的使用而恶化。低钠血症和高钠血症可以独立地导致难治性肝性脑病并且能纠正可能需要很长时间。未经治疗的败血症或未确诊的败血症（即腹腔脓肿）可导致肝性脑病对治疗产生抵抗性，在治疗 3 ～ 4 天后不起反应的所有严重肝性脑病患者中应积极寻求新的对策。

另外一种令人头疼的情况可能是合并肾衰竭和肠梗阻，以及严重的自发性细菌性腹膜炎或败血症。在这种情况下，可以用针对肝性脑病的抗感染和灌肠等积极治疗方法。必要时行血液滤过控制病情，直到肠功能恢复。镇静药物或助眠剂的长效代谢物会导致长期的肝性脑病。伴随的内分泌问题如肾上腺功能减退和甲状腺功能减退，也可能会出现在未经治疗的肝性脑病中。如前所述，通过减少分流器大小或流量的措施可以缓解经门静脉分流术后持续性肝性脑病。最后，锌的严重损失或缺乏可导致难治性肝性脑病[180]。

表 14-12　肝性脑病新的治疗方法（在 https://clinicaltrials.gov/ 和最新摘要中列出）

治　疗	基础机制	研究阶段
AST-120	口服吸附剂	轻度 HE 的Ⅲ期，不支持进一步开发
L – 肉毒碱	促进尿素循环	在 CHE 和 OHE 的研究
L 鸟氨酸苯乙酸酯	促进氨的固定和排泄	人类研究正在进行中
硝唑尼特	肠道特异性抗生素	CHE 的小规模研究
透皮给药利凡斯的明	抗胆碱酯酶	CHE 的小规模研究
甘油苯基丁酸酯	氨固定	Ⅱ期完成，没有进一步分析
运动训练	改善认知	正在进行的 CHE 试验
益生菌：鼠李糖乳杆菌 GG（CHE）；益生菌 Bio-K +（OHE）	多种机制	OHE 试验完成，CHE 试验正在进行中

CHE. 隐性肝性脑病；HE. 肝性脑病；OHE. 显性肝性脑病

表 14-13　难治性肝性脑病的常见原因

仅终末期肝病；仍应该能够唤醒
过度净化会导致脱水 / 自由水分流失
未能识别和治疗败血症
肠梗阻，特别是与氮质血症有关（可能需要透析）
长效镇静药物的摄入量
未确诊的伴随 CNS 问题（如甲状腺功能减退）
过度有效的门体分流术
严重缺锌

（一）肝脏支持系统

虽然缺乏理想的肝脏支持系统，但该领域目前已经取得了重大进展。使用这些机器的初步试验是有希望的，但大多是非对照试验。最初的热情随着随机对照研究结果而消退 [153,181-185]，但分子吸收再循环系统（MARS）已成为治疗有肝性脑病表现的慢加急性肝衰竭的一种方式。Heeman 等 [186] 报道了在急性或慢性肝衰竭患者中使用该装置的明显益处；因 MARS 治疗组试验结果很好，他们的研究提前终止。美国 MARS 的一项大型多中心试验也表明，与标准药物治疗相比，MARS 对 3/4 级患者有益。该研究显示，与标准治疗组相比，随机接受 MARS 治疗的组精神状态明显改善 [187]。

（二）门体静脉分流断流术

在没有其他诱发因素的情况下导致持续和（或）复发的肝性脑病原因可能是由于存在大的门体分流 [188,189]。特别是在肝性脑病的问题与肝脏合成功能衰竭不成比例这一人群中。在这种情况下，明智的做法是对腹部进行成像以评估这些分流。可以通过栓塞或手术改变这些分流以减轻复发或持续的肝性脑病发作，咨询移植外科医生并让他或她作为团队的一部分来防止未来移植手术中的技术问题是有益的 [190,191]。迄今为止，两项大型回顾性研究 [192,193] 显示肝性脑病栓塞治疗具有相对较好的安全性，但值得注意的是，大多数接受栓塞治疗的患者终末期肝病评分相对为低分模型（平均分为 11）。这些如减少先前存在的经肝支架的直径或闭合大的侧支血管的操作可以

显著改善肝性脑病的临床过程 [168,194]。

九、营养学

因为这一人群氨负荷的变化，限制膳食蛋白质的摄入量是肝性脑病营养管理的重要事项。首先注意到蛋白质负荷和肝性脑病的发生的研究发生在 20 世纪 50 年代，研究目的是评估特定药物对肝性脑病治疗的疗效。在许多试验中，除了正在研究治疗肝性脑病的疗法外，同时采用标准的 40g/d 蛋白质摄入量 [195]。

虽然蛋白质限制似乎在直觉上有益，因为这些患者难以将含氮物质转化为尿素，但需要强调肝硬化时蛋白分解代谢异常 [196]。低于正常维持水平的膳食蛋白质限制（例如，0.8 g / kg /d）可能导致瘦型体质的分解代谢启动并最终增加体内循环的氮负荷。

研究膳食蛋白质限制在解决肝硬化导致的临床型肝性脑病发作中的作用并未发现蛋白质限制与正常蛋白质饮食组之间存在任何显著差异 [197]。随后的研究 [198] 再次未发现蛋白质限制在预防肝硬化导显性肝性脑病复发中的任何作用，但该研究由于样本量问题提前终止。

根据国际肝性脑病和氮代谢学会目前的建议，肝性脑病患者的蛋白质摄入量为 1.2g/kg（理想体重）到 1.5g/kg（理想体重）之间 [199]，此外，还推荐肝性脑病患者食用全天均匀分布的总热量消耗 35 ～ 40kcal/kg（理想体重）的细软饮食，以及食用复合糖类的夜宵以减少蛋白质的利用。

十、肝脏移植

肝性脑病通常不是肝移植的主要指征，但可以通过成功的移植来缓解。表 14-14 列出了有关肝性脑病和肝移植的一些现存问题，我们不会详细重申这些问题，需讨论的问题是转诊合并药物和酒精滥用问题患者的移植评估时机。符合能够成功完成术后康复的肝移植等待条件的患者需要有良好的认知能力，但可能因肝性脑病而受到限制。近期的证据表明，患有严重和多次肝性脑病

的患者认知能力的恶化，从而为这些患者等待列表中获得优先权提供了理由[176]，可悲的是，我们看到太多合并药物依赖问题的肝性脑病患者合并难以控制 HE 时才转诊。目前，复发性或持续性肝性脑病并不能使患者优先进行肝移植。因此需要进行更多研究来解决这些问题。

最终，肝衰竭时肝性脑病的纠正是长期的，治疗和诊断标准应始终做好为患者可能进行的移植评估准备。

表 14-14　肝移植和肝性脑病的问题

HE 不包括在 MELD 评分中
对严重的复发性和难治性 HE 无优先
由于 HE 分期过度提高了患者移植排队的优先权，已存在旧的 HE 不能预测晚期肝病存活
MELD 时代 HE 独立预测效力和生存相关性更为确定，然而 HE 状态需要更精确报告
肝移植前 HE 被高估了多少？

HE. 肝性脑病；MELD. 终末期肝病模型

第 15 章 腹水和低钠血症
Ascites and Hyponatremia

Guadalupe Garcia-tsao 著

郑以山 译，谭善忠、朱传东、钟艳丹、董政 校

● 缩略语 ABBREVIATIONS

AFB	acid-fast bacilli	抗酸杆菌
COX-2	cyclooxygenase-2	环氧合酶 -2
CT	computed tomography	计算机断层扫描
FHVP	free hepatic vein pressure	肝静脉游离压
HVPG	hepatic venous pressure gradient	肝静脉压力梯度
IV	intravenous	静脉内
LVP	large-volume paracentesis	大量腹腔穿刺放液术
MELD	model for end-stage liver disease	终末期肝病模型
NO	nitric oxide	一氧化氮
PCD	postparacentesis circulatory dysfunction	腹腔穿刺术后循环功能障碍
PRA	plasma renin activity	血浆肾素活性
PTFE	polytetrafluoroethylene	聚四氟乙烯
PVS	peritoneovenous shunt	腹腔静脉分流术
RAAS	renin-angiotensin-aldosterone system	肾素 - 血管紧张素 - 醛固酮系统
RCT	randomized controlled trial	随机对照试验
SAAG	serum-ascites albumin gradient	血清 - 腹水白蛋白梯度
SBP	spontaneous bacterial peritonitis	自发性细菌性腹膜炎
TIPS	transjugular intrahepatic portosystemic shunt	经颈静脉肝内门体分流术
WHVP	wedged hepatic vein pressure	肝静脉楔压

腹水是腹腔内液体的病理性积聚，最常见的原因是肝硬化。腹腔积液自古以来就被人们所熟知，而希波克拉底则认识到腹水（来自希腊文 *askos*，意思是一个用来携带葡萄酒、水或油的皮包）来自肝脏病变。腹水的形成是肝硬化的并发症之一，标志着肝硬化从代偿期到失代偿期的转变 [1]。其他代表这种失代偿转变的并发症包括静脉曲张出血，肝性脑病和黄疸 [2]；然而，腹水是肝硬化患者中最常见失代偿期表现 [3,4]，也是最重要的死亡原因 [5]。

一、流行病学

肝硬化患者确诊时 20% ～ 60% 的患者合并腹水，发生率的差异取决于就诊模式 [6]。在所有原因导致的代偿性肝硬化患者中，5 年内腹水的累积发生率为 35% ～ 50%（图 15-1）[3,6,7]。

二、发病机制

在肝硬化中，肝脏再生结节及纤维化导致肝静脉回流受阻，血管内压力升高，腹水渗漏进入腹腔。肝硬化腹水发病机制中的另一个重要因素是水钠潴留导致血浆容量增加。持续补充血管内容量并维持腹水的形成（图 15-2）。

（一）窦性门静脉高压

食管胃底静脉曲张的进展需要至少 10 ～ 12mmHg 的门静脉压力梯度，与之相似，腹水也

需要至少 12mmHg 的门静脉压力梯度[8,9]。门静脉压力高于 10mmHg 在被称为临床显性门静脉高压，是腹水等肝硬化并发症发展的最佳预测指标[2,10]。使用非选择性 β 受体阻滞药，可以使肝静脉压力梯度（hepatic venous pressure gradient, HVPG）测定的肝窦压力下降，有效延迟患者腹水的发展[11,12]。

（二）血浆容量增加

单纯的肝窦压力增高不足以维持腹水形成。如果没有补充血管内的容量，液体进入腹腔是有

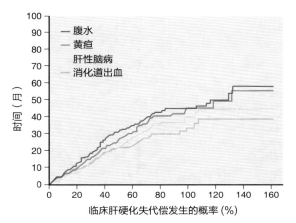

▲ 图 15-1 257 例不同病因的肝硬化患者失代偿期出现各种临床症状的发生率
门静脉高压的并发症中，腹水最常见[3]

限的。血管内容量的补充（即血浆容量增加）是通过钠潴留来实现的，这已经被证明在腹水形成之前就已经存在[13]。动脉（内脏和全身）血管舒张是最有可能导致钠潴留的机制[14]。动脉血管舒张导致有效动脉血容量的减少，进而刺激神经体液系统，特别是肾素-血管紧张素-醛固酮系统（renin-angiotensin-aldosterone system, RAAS）、交感神经系统和抗利尿激素（也称为精氨酸加压素）的非渗透性释放。RAAS 和交感神经系统的激活导致钠潴留，进一步导致肾血管收缩。抗利尿激素的释放导致水潴留和低钠血症[15]。血管扩张剂一氧化氮（nitric oxide, NO）的产生，目前被认为是肝硬化血管扩张的主要原因。在肝硬化实验中，NO 降低全身血压和钠排泄，并减少腹水量，同时下调 RAAS 活性[16,17]。对于肝硬化患者，血管扩张剂如哌唑嗪、血管紧张素受体阻断剂和磷酸二酯酶抑制药等可以进一步激活 RAAS[18-20]，伴随钠潴留[18,20]、腹水生成[18]和肌酐清除率降低[19]。

在一些肝硬化和腹水患者中存在正常或低水平的血浆肾素活性，表明在某些情况下钠潴留与血管舒张无关。另一种理论认为，在该过程的早期，通过尚未确定的肝肾反射（溢出理论）导致原发性肾钠潴留[21]。

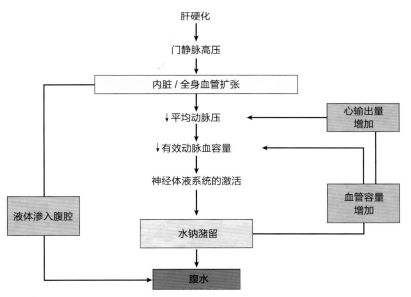

▲ 图 15-2 肝硬化腹水的病理生理学
肝硬化时肝内血管阻力增加，导致肝窦压力增加，液体渗漏到腹腔内。此外，门静脉高压导致内脏血管和回流血管扩张，有效的动脉血容量下降，钠潴留系统的上调，导致水钠潴留，因此血浆容积增加。这种扩张导致心脏输出的增加，即高动力循环状态。随着肝硬化和门静脉高压的进展，全身动脉阻力增加，导致进一步激活肾素-血管紧张素-醛固酮（RASS）和交感神经系统加剧体内钠潴留，利尿药将不再起效（即顽固性腹水）

三、临床特征

腹水最常见的症状是腹围增加（腰部或腰部的紧绷）和近期体重增加[22]。腹水会引起腹胀，但这种症状本身特异性较差[23]，因为它可出现于其他情况，如肥胖、胀气、肿瘤和妊娠。少到中等量的腹水可以通过凸起的侧腹，侧腹浊音和移动浊音来识别。后两者是腹水诊断中敏感体征[23,24]。腹水可分为三个等级：①轻度腹水，仅通过超声检查可检出；②中度腹水，表现为腹部中度对称性扩张；③重度腹水，表现为严重腹胀。

四、诊断

腹部超声检查是确定或排除有无腹水的最具意义的无侵袭性检查，因此被认为是腹水诊断的金标准。在扫描莫里森间隙和盆腔穹隆时，可以检测到 100 ml 的腹水[26]，甚至 1～2 ml 的腹水也可以检出[27]。腹部超声也有助于确定进行诊断穿刺或治疗穿刺的最佳部位，特别对于少量腹水或包裹性积液的患者。此外，超声检查（结节表面、脾大）可显示肝硬化的存在，多普勒超声是最重要的初步检查，以确定肝静脉阻塞的存在；肝静脉阻塞是腹水一个重要却经常被忽视的病因。因此，在新发的腹水患者中，应该采用腹部超声检查评估病情，检查应该包括肝静脉。

五、鉴别诊断

肝硬化占腹水病因的 75% 以上，其他诱发腹水的病因如腹腔恶性肿瘤（12%）、心力衰竭（5%）和腹膜结核（2%）[28]应在鉴别诊断中考虑。

诊断性腹腔穿刺应该作为腹水患者的首选检查。这是一种安全的操作，严重并发症的发生率很低，出现血肿并需要输血的概率为 0.2%～0.9%[29,30]。肾功能异常似乎比凝血功能异常更易发生出血并发症，因此凝血功能异常不是进行诊断性穿刺的禁忌证[29,30]。针头穿刺部位首选左下腹[31]。应始终注意避免腹壁侧支血管并避开位于髂前上棘和耻骨结节之间的髂动脉区域。单纯性腹水是透明的，呈稻草色略带黄色。无外伤史的血性腹水（不凝血）多提示腹腔恶性肿瘤的存在。乳糜状液体是乳糜性腹水的标志，虽然肝硬化是非手术导致的乳糜性腹水最常见的病因，但乳糜性腹水仅占肝硬化腹水的 0.5%～1%[32]。

腹水总蛋白含量和血清腹水白蛋白梯度（serum-ascites albumin gradient, SAAG）是两种价廉的测量方法，它们共同用于确定腹水的病因，从而指导腹水患者的诊疗。腹水的总蛋白含量（＞2.5 g/dl）在腹膜交换过程（恶性肿瘤、腹膜结核）中升高，是因为富含蛋白的肠系膜淋巴液从闭塞淋巴管和（或）炎性腹膜表面渗漏。窦后或肝后性门静脉高压时，肝窦是正常的，富含蛋白的淋巴液渗入腹腔时，所致腹水的总蛋白含量也可以升高[33]。肝硬化时肝淋巴液的蛋白含量异常降低，原因是窦状中纤维组织沉积（肝窦毛细血管化），从而使肝窦对大分子的通透性降低[34,35]。此外，SAAG 包括测量血清和腹水的白蛋白浓度，并以血清值减去腹水值，已经证明与肝窦压力相关[36,37]。SAAG 临界值 1.1g/dl 已被证明是鉴别肝源性腹水和恶性腹水的最佳方法[38]。有趣的是，这种临界值对应的门静脉压力梯度为 11～12mmHg[36]，肝硬化腹水形成所需的阈值压力详见图 15-3。因

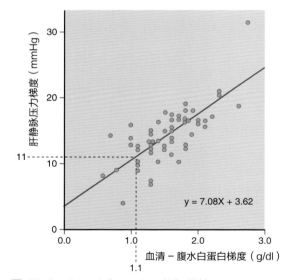

▲ 图 15-3　SAAG 与 HVPG 的相关性

SAAG 与 HVPG 之间存在直接的、显著的相关性[36]。检出血清腹水白蛋白梯度大于 1.1g/dl 时，可以区分腹水为继发于心脏疾病还是腹腔疾病。同时该值对应 11mmHg 的 HVPG，其他研究证实其为形成腹水的阈值压力 SAAG. 血清 - 腹水白蛋白梯度；HVPG. 肝静脉压力梯度

此 SAAG 和腹水总蛋白含量可区分腹水的三大病因：①肝硬化；②腹膜疾病（恶性肿瘤或腹膜结核）；③肝后或窦后原因（如心力衰竭、静脉闭塞疾病）并指导腹水患者的进一步治疗（图 15-4）。肝硬化腹水 SAAG 高，腹水总蛋白含量低；腹膜疾病腹水 SAAG，腹水总蛋白含量高；肝后或窦后腹水 SAAG 高，腹水总蛋白含量高 [39-41]（图 15-5）。一项对新发腹水患者的研究表明，血清 B 型尿钠肽比 SAAG/ 腹水总蛋白含量在诊断心

源性腹水方面具有更高的准确性，当 B 型尿钠肽超过 364pg/ml 考虑心源性腹水，低于 182 pg/ml 排除心源性腹水可能。

对于混合性腹水患者（例如肝硬化伴有腹腔恶性肿瘤），SAAG 较高，腹水总蛋白含量较低（即肝硬化引起的腹水发作占主导地位）[41]。值得注意的是，大量的肝继发恶性肿瘤可导致腹水的发展，但由于腹水形成的机制是门静脉高压，这些恶性腹水的病例会有较高的 SAAG [40]。

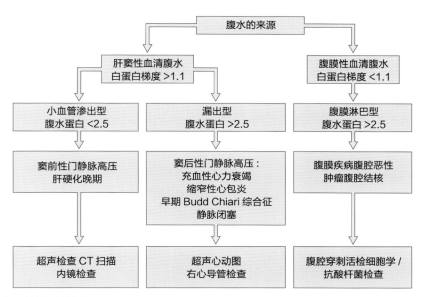

▲ 图 15-4　腹水来源的鉴别诊断

SAAG 高（>1.1g/dl），考虑为肝窦性，低于此值考虑为非肝窦性。腹水总蛋白质含量高（>2.5 g/dl）时，腹水可能来源于正常肝窦或腹膜。此时需做相应检查，包括抗酸杆菌、CT 及 HVPG

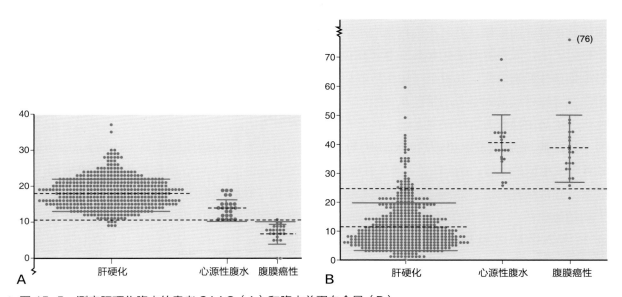

▲ 图 15-5　测定肝硬化腹水的患者 SAAG（A）和腹水总蛋白含量（B）

如图所示，肝硬化患者 SAAG 高（>1.1 g/dl）、腹水总蛋白含量低（＜ 2.5g/dl），心源性腹水 SAAG 高、腹水总蛋白含量高，腹膜癌性腹水 SAAG 低和腹水总蛋白含量高

确定腹水是否由门静脉高压引起的确定性试验是测量肝窦压力。HVPG是肝静脉楔压（wedged hepatic vein pressure, WHVP）和肝静脉游离压（free hepatic vein pressure, FHVP）之差，可用来测定肝窦压力。在肝硬化腹水的情况下，HVPG在 10～12mmHg 或者更高。在心源性腹水的情况下，WHVP 和 FHVP 都将升高（及全身血压升高），因此 HVPG 将是正常的。在腹腔疾病腹水（即恶性肿瘤或腹腔结核）的情况下，所有的肝静脉压力测量（WHVP，FHVP 和 HVPG）都将正常，除非患者本身合并肝硬化或心力衰竭。只要操作得当，HVPG 测量是可重复并且安全[43]。此外，在肝静脉插管测量肝静脉压力的过程中可经颈静脉肝组织活检，有助于进一步确定腹水原因。

六、并发症

大约 30% 的肝硬化腹水患者出现低钠血症，低钠血症即血清钠浓度小于 130 mmol/L[44]；然而，即使钠水平低于正常的下限 135 mmol/L 时也具有重要的预测价值[45]。在肝硬化患者中，患者可能有两种类型的低钠血症：低血容量性低钠血症和高血容量性低钠血症。

低血容量性低钠血症是肾脏（最常见的是医源性尿失禁）或胃肠道液体丢失（即腹泻）的结果。由于血浆总量降低，患者通常会出现脱水和肾前性氮质血症的迹象，并且不会出现腹水或水肿。相比之下，大多数肝硬化和腹水患者存在高血容量稀释性低钠血症，其特征是由于抗利尿激素的非渗透性释放增加了肾小管的水重吸收。如上所述，这是由动脉血管扩张引起的，是腹水形成的主要机制。在新发腹水患者的前瞻性研究中，患者首先发生低钠血症，随后发展为难治性腹水，最后发生肝肾综合征[47]。这些阶段均与逐渐降低的平均动脉压相关，表明血管扩张加剧。Child-Pugh 和 终末期肝病模型（Model for End-Stage Liver Disease, MELD）评分逐渐升高，表明肝功能恶化。肝硬化中的低渗性低钠血症代表了从腹水到肝肾综合征进展的中间阶段。因此，稀释性低钠血症患者通常有腹水和（或）水肿，可能同

时发生肾损伤，并且死亡率较高，且死亡率与 MELD 评分无关[45]。

虽然肝硬化中的稀释性低钠血症通常是无症状的[46,47]，但它会促进肝性脑病发生[48,49]，影响生活质量[49,50]，并且增加了移植后发生脑桥中央髓鞘溶解的风险（术后应早期快速矫正）[51]。

大约 20% 的肝硬化腹水患者出现脐疝（这一比例明显较无腹水患者高 3%）而长期反复腹水的患者，脐疝发生率高达 70%[52]。脐疝的主要风险是穿孔和嵌顿[53]；这些严重并发症多见于腹腔穿刺引流术后腹水快速消退，腹腔静脉分流术（peritoneovenous shunt, PVS）或经颈静脉肝内门体分流术（transjugular intrahepatic portosystemic shunt, TIPS）术后的患者[54,55]。

肝硬化患者肝性胸腔积液发生率为 5%～10%，最常见的病因是由于膈肌缺损导致膈肌运动时液体通过缺损处进入胸腔[56,57]。通常发生于腹水患者，然而，在没有检测到腹水的患者中也可能会出现肝性胸腔积液[58]。当腹腔中出现大量腹水后才会引起患者明显不适。但在胸膜间隙中积聚少量液体（1～2 L）即可导致严重的呼吸急促和低氧血症。胸腔积液在 85% 的患者中为右侧，13% 的患者为左侧，2% 的患者为双侧[59]。腹腔注射 99^m 锝标记的硫胶体或大颗粒血清白蛋白后，通过胸部核素扫描可诊断为肝性胸腔积液。在肝性胸腔积液中，胸腔内的放射性示踪剂一般在腹腔注射 2 小时内出现[60,61]。

七、疾病并发症：自发性细菌性腹膜炎

自发性细菌性腹膜炎（spontaneous bacterial peritonitis, SBP）是指在没有持续感染源（如肠穿孔、腹腔脓肿）和没有腹内炎性病灶（如脓肿、急性胰腺炎、胆囊炎）的情况下出现的腹水感染。自发性菌血症和自发性细菌性脓胸是肝硬化的其他自发性感染。这些自发性感染的主要机制是细菌从肠腔到肠系膜淋巴结转移到全身血液循环（菌血症），然后转移到积液［腹水和（或）胸腔积液］[7]。因此，SBP 中最常见的病原体是

革兰阴性菌。然而，由于抗生素的滥用及使用不正确，文献报道了在肝硬化患者中常出现耐药菌感染，SBP 发生率更高[3,8]。

（一）流行病学

SBP 是肝硬化住院患者中最常见的感染类型，约占所有细菌感染的 25%[62]。门诊患者 SBP 的患病率低得多，接受长期腹腔穿刺引流术的患者高达 3.5%[63]。在前瞻性研究中[64]，诊断肝硬化腹水的患者 1 年内首次发生 SBP 的概率介于 11% ～ 61% 之间，发病率取决于腹水总蛋白含量（腹水总蛋白含量 > 1g/dl 时发生率为 0%，腹水总蛋白含量 < 1g/dl 时发病率为 20%）及肝病的严重程度[65]。自发性细菌性脓胸发病机制类似于 SBP，其中感染的是肝性胸腔积液；可以在没有 SBP 或腹水的情况下发生，诊断和治疗与 SBP 相同[66]。

（二）临床特征

SBP 的典型特征包括局部症状和全身性腹膜炎表现（即弥漫性腹痛，腹部压痛伴有反跳痛或肠鸣音减少）。全身症状包括发热、脑病、白细胞增多和（或）急性肾损伤。但患者很少有典型的表现，SBP 诊断或排除的临床特征的准确性很低[67]。

（三）诊断

诊断性腹腔穿刺是诊断 SBP 的主要手段，不仅应该在具有典型临床特征（如发热、腹痛、白细胞增多症）的肝硬化腹水患者中进行，而且应该对入院时存在原因不明的脑病以及有全身炎症反应综合征（systemic inflammatory response syndrome, SIRS）或急性肾损伤的患者中进行[30,68,69]。

尽管目前已使用了更敏感的细菌培养方法，例如将腹水引入血培养瓶，但在临床表现提示 SBP 和腹水多形核白细胞（Polymorphonuclear leukocyte, PMN）增加的患者中，高达 60% 的培养结果呈阴性[62]。因此，SBP 的诊断标准是腹水 PMN 计数大于 250 /μl。目前认为这个计数值

为最为准确的[70]。在出血性腹水（即腹水红细胞计数 > 10000 /μl）中，每 250 个红细胞减去一个 PMN 可以校正多余的血液。

所以，为了最大限度地分离出感染病原菌，当怀疑 SBP 时均应进行腹水和血液的细菌培养[68]。

（四）治疗

当检测到腹水 PMN 计数大于 250 /μl 时，均需开始经验性抗生素治疗，然后再等待腹水或血培养结果（图 15-6）。若腹水多形核白细胞计数低于 250 /μl，但两次培养阳性时，行抗生素治疗也是合理的。

推荐的初始抗生素是静脉注射头孢噻肟或其他第三代头孢菌素或阿莫西林和克拉维酸联合治疗[68]。静脉注射头孢噻肟的剂量范围为 4 ～ 12g/ 天，每 6h 静脉注射 2g 或每 12 小时静脉注射 2g[71]。头孢曲松每 24h 静脉注射 2g，头孢他啶每 8 ～ 12h 静脉注射 2g。阿莫西林和克拉维酸联合治疗分别以 1g 和 0.2g 的剂量使用，每 8h 静脉注射一次[72]。SBP 患者初始抗生素治疗的有效率为大约 85%，另外 15% 需要进行抗生素调整[71-74]。然而，由于多重耐药菌感染的发生率增加，最近约有 1/3 的患者出现初始抗生素治疗失败[75]。这些感染在医院获得性（院内）SBP 中更为普遍，定义为入院后超过 48h 发生，并且有较高的死亡率[75,76]。因此，医院获得性 SBP 诱因初始经验性治疗应选用超光谱（碳青霉烯类）或广谱 β-内酰胺类抗生素（如哌拉西林 / 他唑巴坦），最近的一项随机对照试验（randomized controlled trial, RCT）证明，随机分配到接受美罗培南加达托霉素治疗组的医院获得性 SBP 患者治愈率为 87%，而接受头孢他啶标准治疗的患者仅 25%（图 15-6）[77]。

经过 5 天的抗生素治疗后，大多数 SBP 患者的腹水 PMN 计数降低到 250 /μl 以下[78]，事实上，5 天的抗生素治疗已经证明同 10 天治疗一样有效，因此，建议将 5 天作为最短治疗时间[68]。

肝硬化患者发生氨基糖苷类药物引起的肾毒性倾向增加，因此应避免使用氨基糖苷类抗生素。

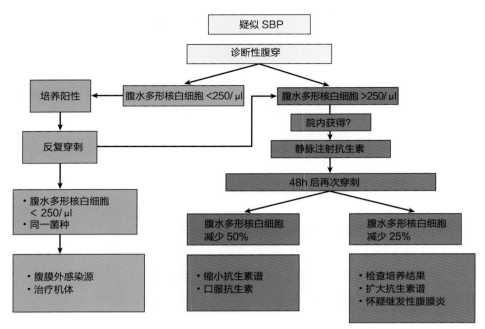

▲ 图 15-6　疑似 SBP 患者的诊疗思路

症状或体征提示 SBP，不明原因的肾功能障碍或任何原因的脑病，或本身为肝硬化腹水住院患者，均行诊断性腹腔穿刺。如果感染系社区获得，应选用第三代头孢菌素；如果感染是院内获得或患者在最近 90 天使用抗生素或为耐药菌感染，应使用广谱抗生素（亚胺培南、美罗培南、哌拉西林他唑巴坦）。在后一种情况下，根据分离出的病原微生物抗生素应尽量精准治疗。当 PMN 计数小于 250 /μl 但培养阳性时，应在报告培养结果时重复进行诊断性腹腔穿刺术。如果重复培养仍显示小于 250 /μl 的 PMN 计数和培养阳性（具有相同生物），该病原体可能为腹膜外感染。应对此进行排查，并使用对病原微生物敏感的抗生素治疗；SBP. 自发性细菌性腹膜炎

肾功能损害是 SBP 死亡的主要原因，这可能是由于脓毒症时细胞因子介导血管舒张，造成心功能损害，从而有效动脉血容量减少。静脉注射白蛋白可作为抗生素治疗的辅助手段[79]，其目的是增加有效血容量，从而减少肾功能不全的发生率，降低住院死亡率[74]。白蛋白的剂量不定，前 6h 为 1.5 g/kg，然后是第 3 天 1g/kg，最多为 100g/d。有基础肾功能损害［血尿素氮水平＞ 30 mg/dl 和（或）肌酐水平＞ 1.0 mg/dl］和（或）血清胆红素水平高于 4 mg/dl 的患者能从白蛋白辅助治疗中获益[74]，正是这一类患者推荐白蛋白治疗[80]。如果没有这些危险因素，肾功能恶化和死亡的风险几乎可以忽略不计，且不需要蛋白质治疗[81]。

建议在治疗开始 48h 后再次行诊断性腹腔穿刺以评估治疗的效果，必要时更改抗生素治疗（取决于致病微生物的培养）和（或）开始调查以排除继发性腹膜炎[68,82]。现在，由于多重耐药菌感染增多，病原微生物的排查更为重要。在对初始治疗有适当反应的患者中，静脉注射抗生素可在治疗 2 天后安全地转为口服抗生素[83]。

（五）预防

抗生素的预防使用与高的耐喹诺酮类和耐甲氧苄啶 - 磺胺甲噁唑菌感染率相关[62,84,85]，因此仅限于对于极易并发 SBP 的肝硬化患者。

SBP 发作后存活的患者极易反复发作 SBP（1 年内约为 70%）。口服诺氟沙星 400 mg/d[86,87] 可显著降低尤其是革兰阴性杆菌所致的 SBP 复发率，因此，SBP 发作后存活的患者应预防性使用抗生素（图 15-7）。不推荐每周服用喹诺酮类药物，因为它已被证明在预防 SBP 复发方面效果较差，这可能与喹诺酮类耐药有关[87]。预防过程应持续至腹水消失（对于酒精性肝炎患者）、死亡或移植。

根据巴韦诺最近的共识建议，抗生素预防是肝硬化患者上消化道出血治疗的一个组成部分，应该从入院开始[88]。这些患者的细菌感染率高达 45%，抗生素预防有已被证明不仅可以降低细菌感染率，而且可以降低院内死亡率[89] 和静脉曲张再出血率[90]。抗生素的选择取决于当地喹诺酮的耐药率和肝病的严重程度。经过一致建议，对

于晚期肝硬化（营养不良，腹水，脑病或血清胆红素水平＞ 3 mg/dl）的患者，应考虑每 24h 静脉注射头孢曲松，剂量为 1g[91]。除外院内获得的可能为喹诺酮耐药的细菌感染，以及之前接受过喹诺酮预防的患者，其他所有患者建议口服给予诺氟沙星，剂量为 400mg，每日两次，持续 7 天。在一项回顾性研究中，Child-Pugh A 级肝硬化患者的细菌感染和死亡风险均非常低，使用抗生素并未获益[92]。这需要在前瞻性研究中得到证实。

虽然腹水蛋白含量低于 1g/dl 的患者发生 SBP 的风险高于腹水蛋白含量大于 1g/dl 的患者，但在 12 个月内总体发生率低至 13%[84,93,94]。因此抗生素预防仅仅基于腹水蛋白含量低是不合理的。一项随机对照试验提示腹水蛋白含量低的患者亚组，其 1 年发生 SBP 的概率非常高，约为 60%。这些患者除了腹水蛋白含量低（＜ 1.5 g/L）外，还有晚期肝衰竭（Child-Pugh 评分≥ 9，血清胆红素水平≥ 3 mg/dl）或循环功能障碍、血清肌酐水平≥ 1.2 mg/dl，血尿素氮水平≥ 25 mg/dl，或血钠水平≤ 130mmol/L[65]。与安慰剂相比，每日口服

诺氟沙星可显著降低 SBP（肝肾综合征的发生率和 3 个月的死亡率）的发生率。在这个肝硬化和腹水患者亚群中，可以考虑用诺氟沙星预防（每天口服 400 mg），特别是那些正在等待肝脏移植的患者，因为感染的发展将意味着从移植名单中移除[75]（见图 15-7）。

八、腹水的治疗

肝硬化腹水的治疗很重要，不仅可以改善患者的生活质量，且由于 SBP 在没有腹水的情况下不会发生，而 SBP 是肝硬化最致命的并发症之一，故腹水的治疗可以降低肝硬化的死亡率。腹水的治疗方法包括限钠、利尿药的使用、大容量腹腔穿刺放液术（large-volume paracentesis, LVP）、TIPS 及 PVS（图 15-8）[30,95]。肝硬化患者产生腹水代表着预后不良，是开始评估肝移植的指征。肝移植是腹水及其并发症的最终治疗方法。

通过限钠摄入和（或）利尿药的使用达到负钠平衡，可使 80% ～ 90% 的新发腹水患者得到有效治疗。尽管这种治疗需要的时间更长且发生

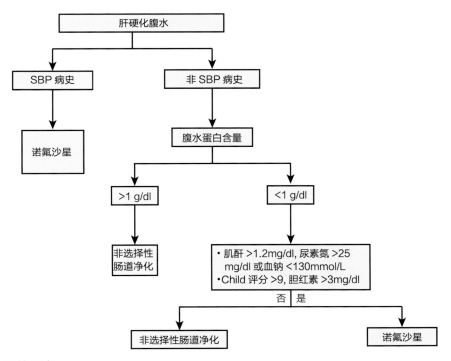

▲ 图 15-7　SBP 的预防
患者既往有 SBP 应接受预防性诺氟沙星实现选择性肠道净化[86]。预防也可以用在无 SBP 病史、腹水蛋白质含量低（＜ 1.5g/dl）此外还有晚期肝衰竭（Child-Pugh 评分≥ 9，血清胆红素水平≥ 3 mg/dl）或循环功能障碍证据（血清肌酐水平≥ 1.2 mg/dl，血尿素氮水平≥ 25 mg/dl，或血清钠水平≤ 130mmol/ L）的患者[65]；SBP. 自发性细菌性腹膜炎

第15章

腹水和低钠血症

Ascites and Hyponatremia

并发症的可能性比 LVP 高[96]，但基于限钠和利尿药的治疗方案仍然是治疗的主要部分，因为它适用性广、成本低、易于管理[82,97]。事实上，肝硬化腹水患者的分类是基于他们对利尿药治疗的反应。在该方案中，无并发症的腹水患者呈现为未感染的腹水，对利尿药的反应良好；顽固性腹水患者呈现为利尿药抵抗（即使用最大量的利尿药治疗，腹水也未消除）或利尿药难治性腹水［由于肾和（或）电解质的异常不能使用最大量的利尿药，腹水无法消除］[98]。

（一）限钠

所有肝硬化腹水患者均应限制钠的摄入。要求食用钠的摄入应低于尿钠排泄，但实际上钠的摄入应限制在约 2 g/d（相当于 90 mmol/d 或每天摄入 5.2 g 食用盐）[25]。进一步限制钠的摄入不现实，且难以实现。基线尿钠大于 50 mmol/d 的患者，限制钠盐的摄入是有效的，但是这仅发生在少数患者中，几乎没有并发症与限制钠的摄入有关。但是，临床医生应该关心限制钠盐摄入患者的营养状况，因为限制钠盐摄入的患者进食量不足。在这些情况下，可考虑放宽钠的限制和使用利尿药的折中方案，可以改善肝硬化腹水患者的营养不良情况。

（二）利尿药

螺内酯是首选的利尿药。尽管袢利尿药如呋塞米是更有效的利钠肽，但多个 RCT 显示单独使用呋塞米的利尿效果明显低于单独使用螺内酯[99,100]或两者联合使用的利尿效果[99]。由于多数肝硬化腹水的患者存在醛固酮增多症，在其单独使用呋塞米利尿时，钠在远端小管及集合小管的髓袢中不能被重吸收。所以，呋塞米不应作为肝硬化腹水患者的首选利尿药。

利尿药治疗开始可以单独用螺内酯或螺内酯联合呋塞米。两种方案各有优点，需要根据患者腹水情况及临床条件进行选择[101,102]。单独使用螺内酯的缺点是显效慢，且会出现高钾血症[102]。螺内酯联合呋塞米治疗的缺点是需要频繁监测电解质和调整剂量[99,101]。螺内酯以 50 ～ 100 mg/d 的剂量为起始，并逐步增加剂量，最大剂量为 400 mg/d。因螺内酯需数天才起效，可以单日剂量给药，应每 3 ～ 4 天进行一次剂量调整。如果起始仅使用螺内酯治疗，在体重减轻不理想或高钾血症发生的情况下，应加入呋塞米。呋塞米应与螺内酯一起使用，并以 40 mg/ 天为初始剂量，

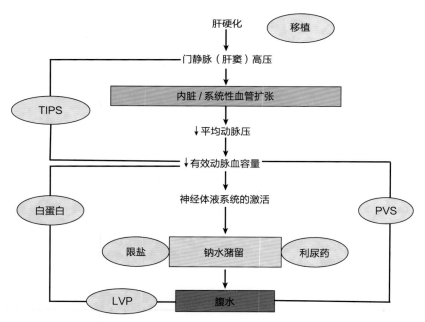

▲ 图 15-8　根据腹水形成的病理生理机制形成的不同治疗方法
LVP. 大容量腹腔穿刺放液术；PVS. 腹腔静脉分流术；TIPS. 经颈静脉肝内门体分流术

262 Zakim and Boyer's Hepatology：A Textbook of Liver Disease
Zakim & Boyer 肝脏病学

并逐步增加剂量，最大剂量为 160 mg /d。第一周体重减轻小于 1 kg，接下来体重减轻 < 2 kg/ 周时，为利尿药不足，需要增加使用剂量[25]。在考虑利尿药治疗效果不佳之前，须先明确患者是否限制钠的摄入，且限制使用非甾体类抗炎药，该类药会减弱利尿药的作用。如果患者体重减轻不理想，即使 24 h 尿钠排泄量足够（50mmol/L 或高于每日钠摄入量），也应考虑未遵医嘱限制钠饮食和（或）使用利尿药。

1. 并发症

使用利尿药常见的并发症是血容量减少而产生的肾前性氮质血症（25%），低钠血症（28%）和肝性脑病（26%）[96,103,104]。肌酐升高，或存在有效动脉血容量不足的肝硬化伴随并发症（如静脉曲张和 SBP）的患者起始不建议行利尿药治疗。急性肾损伤（血清肌酐水平每日升高 ≥ 0.3 mg/dl 或 ≥ 50% 的基线[69]）的患者，应减少利尿药的使用剂量或是暂时性的停用利尿药，当肌酐水平恢复到基线时，应以小剂量重新开始使用利尿药。使用利尿药发生低钠血症（血清钠水平 < 130 mmol/L）的患者应限制液体入量，并减少使用剂量。为了减少并发症的发生率，没有水肿的患者体重减轻应维持在最高 0.5 kg/d，水肿患者体重减轻可维持在 1 kg/d。

螺内酯不良反应主要是与抗雄激素活性相关，主要表现为男性乳房发育的疼痛。螺内酯的主要代谢产物之一是烯睾丙酸钾，其有相当的利尿效果和较低的抗雄激素活性。但是，这种药物在美国无法获得。依普利酮是一种有较低抗雄激素活性的醛固酮拮抗药，可用于治疗原发性高血压和充血性心力衰竭，可以缓解男性乳房发育的疼痛，并持续有效[105]。就盐皮质激素效果而言，25 mg 螺内酯约等于 50 mg 依匹乐酮。盐酸阿米洛利，一种保钾利尿药，不会引起男性乳房发育，可用于男性乳房发育明显疼痛的患者，但它的利尿效果明显低于螺内酯[106]。

2. 禁忌证

非甾体类抗炎药如阿司匹林可减弱利尿药的作用，因此不宜用于肝硬化腹水患者[107,108]。尽

管选择性环氧合酶 -2（COX-2）抑制药没有损害尿钠排泄或引起肝硬化大鼠肾功能不全[109]，但是有数据表明：塞来昔布可能与肾功能下降有关[110]，因此应避免使用 COX-2 抑制药。

（三）大容量腹腔穿刺放液术（LVP）

LVP 已被证明与标准的利尿药疗法一样有效，且起效更快，出现并发症的概率降低[96,103,111]。这种疗法花费高，并且需要比利尿药更多的资源，所以可用于对利尿药治疗没有反应的患者（即有难治性腹水的患者）。然而，对于腹水较多且自觉不适的患者而言，予以利尿药的同时，开始 LVP 治疗是合理的。

目前，LVP 是难治性腹水的标准疗法。一次性除去所有腹水（全腹腔穿刺术）的同时按每升去除腹水 6 ～ 8 g 的剂量输注白蛋白，与分次 LVP 的效果一样安全[111]，是推荐的 LVP 治疗模式[25,82,97]。

由于 LVP 是一种局部治疗，不会影响腹水形成的机制，因此腹水容易复发。LVP 操作的频率取决于腹水复发的速度，最终取决于患者对于缓解不适的需求。腹水复发率很大程度上取决于患者对限盐和利尿药使用的依从性以及钠潴留程度。LVP 后使用利尿药，腹水复发所需时间长，且在并发症的发生上没有差异[112]。因此，限制钠的摄入、使用最大量的利尿药应与 LVP 联合应用。但是，如果利尿药的使用与并发症的发生或尿钠浓度低于 30 mmol/L 有关，应停止使用利尿药。

1. 并发症

LVP 的主要并发症之一是发生腹腔穿刺术后循环功能障碍（postparacentesis circulatory dysfunction, PCD），因 LVP 6 天后血浆肾素的活性（plasma renin activity, PRA）明显增加，这意味着有效动脉血容量减少。PCD 的发生与腹水复发快有关，可引起肾功能障碍的发展和更高的死亡率[113,114]。有两个因素是 PCD 发生的独立预测因素：抽取腹水的量和与 LVP 相关的血浆容量扩张剂的类型[113]，当去除的腹水小于 5L 和（或）白蛋白作为血浆容量扩张剂（图 15-9）时，PCD

发生率最低（约为 16%）[113,115-117]。抽取 1 L 腹水，应静脉予以白蛋白 6～8g。当 LVP 小于 5L 时，可以使用合成的容量扩张剂（如，尿素交联明胶或右旋糖酐 70）或生理盐水代替白蛋白，且在这种情况下可能不需要容量扩张剂 [25,113,117]。肾功能不全或低钠血症（血管扩张，更容易发生 PCD）的患者，不管抽取的腹水量是多少，均应使用白蛋白。

LVP 相关的并发症主要包括出血和腹水外漏 [118]。大出血很少发生，但可致死 [118,119]，这可能与穿到肠系膜血管有关。最近有人提出：血小板计数低于 50 000/μl 可能是严重并发症发生的预测因子，在这些病例中推荐 LVP 前需输注血小板 [118]。腹水外漏与腹水抽取不完全有关，但很少发生。这种并发症可以选择远离穿刺外漏部位来完成 LVP。同样，另一种罕见 LVP 穿刺并发症是突发的阴囊水肿，这种水肿是通过腹腔积液进入阴囊而产生的，可以通过抬高阴囊来解决 [120]。

2. 禁忌证

PCD 的发生可以使肝硬化患者的血管扩张，降低有效循环血容量，并能激活神经体液系统，进一步导致钠潴留、肾血管收缩、肾功能不全和死亡 [114]。因此，存在加重血管扩张因素（如 SBP）的肝硬化患者不应该进行 LVP。

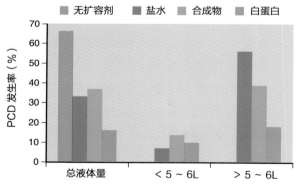

▲ 图 15-9　探讨血浆容量扩张剂和 PCD 发生的研究

有两个因素是 PCD 发生的独立预测因素：抽取腹水的量和 LVP 相关的容量扩张剂的类型 [113]。当没有使用血浆容量扩张剂时，PCD 发生在大多数患者中 [115]；当使用合成的血浆容量扩张剂或生理盐水时，大约 30% 的患者发生 PCD[113,116,117]；当使用白蛋白时，大量腹腔穿刺术后 PCD 发生率最低（约 16%）[113,117]；PCD. 腹腔穿刺术后循环功能障碍

（四）经颈静脉肝内门体分流术（TIPS）

TIPS 是一种非手术治疗，可以建立门静脉和肝静脉之间的肝内人工血流。它是目前唯一作用于腹水形成有关的病理生理的治疗：肝窦性高压和有效动脉血容量减少。通过手术侧 - 对侧门腔分流，可以有效地减轻肝窦压力（图 15-10）。另外，内脏循环中的血容量转移到体循环，增加了有效的动脉血容量和钠排泄。正如综述中所述 [121]，在 TIPS 治疗后的 4 周内，尿钠增多，血清肌酐降低，在 6～12 个月，保钠激素（醛固酮和去甲肾上腺素）水平显著下降，这均表明与难治性腹水相关的循环功能障碍得到了改善。

临床上对 5 项 TIPS 与 LVP[122-126] 前瞻性随机对照试验的 Meta 分析表明，TIPS 预防腹水复发的效果优于 LVP，机制在于 TIPS 作用于腹水形成的病理生理机制，而 LVP 不是 [127,128]（图 15-8）。然而，与 LVP 相比，TIPS 发生严重脑病的风险更高，存活率上两者不存在差异 [127,128]。另一项包含了来自上述 RCT 的 Meta 分析显示，TIPS 较 LVP 死亡率显著降低，这可能与低的胃肠道出血、SBP 和肝肾综合征的发生率有关 [129]。在该研究中，MELD 评分小于 15 的患者的中位生存期超过 12 个月。MELD 评分预测 TIPS 术后的结果的主要因素是血清胆红素水平，一个包括结合胆红素水平大于 3 mg/dl 和血小板小于 75 000 /μl 的预测模型对难治性腹水患者 TIPS 治疗后生存率有预测作用 [130]。所有这些研究的主要缺陷是他们使用的是 TIPS 裸支架。裸支架经常被堵（18%～78%）[131]，现已大部分被聚四氟乙烯覆盖的支架所取代，这种支架可明显降低阻塞率及脑病的发生 [132]。一项在 222 例患者中比较 TIPS 覆膜支架与裸支架治疗难治性腹水效果的回顾性研究显示，其分流障碍显著减少（19% vs. 49%）、TIPS 后脑病发生率显著降低（22% vs. 56%），且能更好的控制腹水和提高总体生存率，该研究还表明基线 MELD 评分小于 16 者生存率更高 [133]。直到使用有覆膜支架的前瞻性试验结果出来后，TIPS 应作为难治性腹水的二线治疗 [25]。需要经常进行腹腔穿刺的

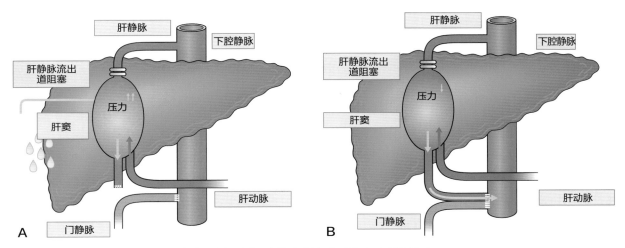

▲ 图 15-10　端 - 侧门腔静脉分流术和侧 - 侧门腔静脉分流术对腹水形成的影响

虽然端 - 侧门腔静脉分流术（A）通过减轻内脏毛细血管的压力和减少血液流入血窦进而减少腹水的发展，但它也可导致更多的腹水形成，特别是在那些门静脉变为流出道的进展期肝硬化的患者。另一方面，旁侧的门腔静脉分流（B）（以及肠腔分流）由门静脉侧（或肠系膜静脉）连接到下腔静脉（IVC），可以有效地减低门静脉压力及肝窦压力。TIPS 是生理性的一侧到另一侧的门腔静脉分流术

患者是 TIPS 的良好候选者（胆红素水平＜ 3 mg/dl，MELD 评分＜ 15）。

1. 并发症

TIPS 的长期并发症是肝性脑病和支架功能障碍。大约 1/3 的患者并发症出现在随访的 1 年左右[134]。手术相关的并发症发生率约为 9%，最常见的是腹腔内出血[131]。其他主要的并发症是溶血和心力衰竭，分别在约 15% 和 10% 的患者中发生。TIPS 用于治疗难治性腹水的患者比用于静脉曲张出血的患者更具有高循环动力学改变，因此 TIPS 术后发生心力衰竭的风险更大。

2. 禁忌证

肝功能不全（Child-Pugh 评分＞ 11 和（或）MELD 评分＞ 15 和（或）胆红素水平＞ 3 mg/dl）是 TIPS 的禁忌证。老年患者（＞ 70 岁）和心功能不全患者也应避免使用 TIPS，如心功能不全的临床表现或行 TIPS 前的超声心动图显示左心室射血分数低于 55%、舒张功能障碍，和（或）右侧心肺压力升高[25]。酗酒的酒精性肝硬化患者戒酒后腹水会消失，因此这些患者要推迟 TIPS 术。

（五）腹腔静脉分流术及其他分流装置

PVS 可以代替 LVP。随机对照试验发现，PVS 与 LVP 效果相同，并发症发生率及存活率相似[135,136]。然而，由于其阻塞率高，PVS 需要频繁入院行分流修正术或其他管理，否则会发生严重的并发症。PVS 在临床中已不在使用，因为 LVP 是一种更简单的可以在门诊执行的手术。另外，放置 PVS 可能会阻碍未来放置 TIPS，且其会产生腹膜粘连可使肝移植手术复杂化。因此，PVS 主要适用于经常需要 LVP 且不适合进行 TIPS 或移植的患者。

最近，一个新的自动泵系统可以将腹水从腹腔转移到膀胱中，已经在美国以外的中心进行了无对照研究。无须在全身麻醉下手术植入，并且每天去除大约 1000 ml 的腹水。它显著降低 LVP 需求，从而改善生活质量，但可发生严重的不良反应，包括手术部位感染（尽管使用抗生素预防），手术并发症，液体丢失导致肾前性氮质血症和血清白蛋白水平的降低[137,138]。现需等待新泵系统与 LVP 对比的前瞻性随机试验的研究结果。

九、腹水相关疾病的治疗

（一）低钠血症的治疗

治疗肝硬化患者的低钠血症时，评估容量状态至关重要。低血容量性低钠血症患者应停用利尿药并输注等渗溶液，使血钠水平正常。

严重的高容量低钠血症（主要与难治性腹水相关）的治疗是每日液体量控制在 1.5 L 并停止使用利尿药。接受限制的患者耐受性很差，生活质量下降[139]。增加肾脏排水的替代疗法是使用 V2 受体拮抗药，即所谓的伐普坦类，其中以沙他伐普坦在肝硬化中研究最多。使用沙他伐普坦的三项随机对照试验的综合结果显示：接受药物治疗的患者血清钠水平增加，但治疗腹水效果不佳[140]，其中一项研究显示，接受沙胺巴坦治疗的死亡率更高[141]。一个多中心的关于另一种 V2 受体拮抗药托伐普坦用于肝硬化患者的随机对照研究中，治疗低钠血症的研究显示，托伐普坦在 30 天内可增加血清钠水平[142]。然而在严重低钠血症的患者中，该药物对血钠水平的影响是暂时性的，可在治疗的第 10 天转为异常[142]。

低钠血症主要是由于血管扩张进一步导致有效动脉血容量减少，血浆白蛋白扩容是一种合理的疗法，但其效果是短暂的[143]。最终，由于血管扩张是主要的致病机制，因此血管收缩药可以改善低钠血症。事实上，使用血管收缩药治疗肝肾综合征的研究表明血清钠水平有所增加[144]。但是，没有研究显示血管收缩药对低钠血症的影响。有必要进行针对高血容量性低钠血症的血管舒张和降低有效动脉血容量的长期试验（图 15-11）。

（二）肝性胸腔积液的治疗

肝性胸腔积液与肝硬化腹水的治疗方式相似（治疗的主要方法是限钠和使用利尿药）。在确定难治性肝性胸腔积液前，应尝试行院内利尿药进行治疗。难治性肝性胸腔积液患者，应考虑其他治疗选择，如重复进行胸腔穿刺术或 TIPS。胸腔穿刺术一次放水不超过 2L，有肺水肿再发的风险，该操作可能需频繁地进行。当每 2 ～ 3 周需要进行一次以上胸腔穿刺术时，肝性胸腔积液被认为是难治性的，此时应考虑替代策略，如 TIPS。在最近的一项 Meta 分析（包括 6 项实验）中，198 例难治性肝性胸腔积液患者在使用 TIPS 治疗后，56% 的患者发生应答（解决了难治性肝性胸腔积液，无须进一步行胸腔穿刺术），18% 的患者部分应答［难治性肝性胸腔积液的症状减轻和（或）胸腔穿刺次数减少］，21% 的患者对 TIPS 治疗后没有反应[145]。其中一项研究显示，MELD 评分低于 15 可作为可以更好生存的预测因子，这可以作为 TIPS 治疗候选者的指标[146]。肝性胸腔积液患者应避免放置胸导管，因为它与多种并发症有关，主要是容量不足和电解质紊乱。

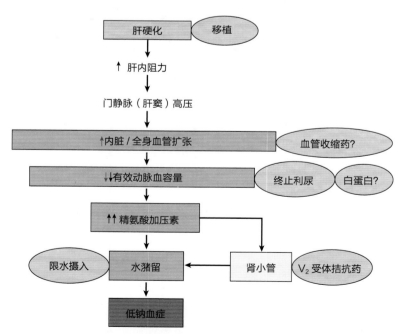

▲ 图 15-11 肝硬化患者的高容量低钠血症的不同治疗方法：病理生理学研究

十、预后与自然史

肝硬化腹水的自然史是从利尿反应性（非复杂性）腹水发展为稀释性低钠血症、难治性腹水，最终发展为肝肾综合征。代偿性肝硬化患者的中位生存期大于 12 年[2]，一旦发展为失代偿性肝硬化，中位生存期降至 1.6 ～ 1.8 年[36]。肝硬化腹水患者的 1 年生存率为 85%，但发展为低钠血症、难治性腹水或肝肾综合征时，1 年生存率降至 25%[47]。有四个参数是中 - 大量腹水肝硬化患者生存的独立预测因素：水排泄障碍、平均动脉压、Child-Pugh 分级和血肌酐水平[147]。除了代表肝功能的 Child-Pugh 评分以外，所有其他参数均可表明血流动力学的恶化（即血管舒张状态更加严重），这与其他研究结果一致，即低钠血症和肾功能不全是肝硬化患者低生存率的预测因素[45,148]。

进行性血管舒张可激活血管收缩系统，并可导致腹水和低钠血症，且在极端情况下可以导致肾血管收缩和肾血流减少，这反过来可引起肾小球滤过率降低和肾前性肾损伤，也就是肝肾综合征，肝硬化的并发症中死亡率最高的并发症（未治疗时中位生存期为 2 周）。此外，在这种高心输出量（或肝硬化性心肌病）状态下，患者的心输出量相对减少，可能进一步导致肾血流减少[149]。

对于腹水患者，尤其是难治性腹水患者，应避免或预防加重血管舒张的因素。血管扩张剂（血管紧张素受体阻滞药，血管紧张素转化酶抑制药，卡维地洛）不应用于这些患者，特别是与降低动脉血压（甚至最小的作用）相关的药物。在这种情况下，使用非选择性 β 受体阻滞药可以进一步降低心输出量，并使血流状态的不稳定的患者更加不稳，进一步导致肝硬化失代偿、急性肾损伤和死亡。

队列研究表明，非选择性 β 受体阻滞药（常用于肝硬化失代偿期以预防静脉曲张出血）用于顽固性腹水患者的治疗，死亡率更高，PCD 发生率更高[150,151]。然而，最近对大量有严重肝病的肝硬化患者进行研究发现患有慢加急性肝衰竭的患者，β 受体阻滞药对于降低炎症标志物和提高生存率有帮助[152,153]。

考虑到非选择性 β 受体阻滞药的优点，尤其是预防复发性静脉曲张出血，Baveno VI 共识会建议，在获得进一步证据之前，对有难治性腹水的患者应该慎用非选择性 β 受体阻滞药，在收缩压低于 90 mmHg 时可停止使用，如血清钠水平低于 130 mmol/L 或急性肾损伤发生时，应停用或减少使用[88]。

◆ 结论

腹水是肝硬化失代偿期最常见的并发症，其预后不良。腹水患者应进行评估以确定他们是否有肝移植的指征。治疗的主要方法是限钠和使用利尿药。对于利尿治疗无效的难治性腹水患者，应接受 LVP 并静脉输注白蛋白。TIPS 应该用于需频繁进行 LVP 的患者，特别是 MELD 评分低于 15 的患者。SBP 是腹水的并发症，可导致肝硬化的循环功能障碍，死亡率升高。早期诊断和早期抗生素治疗至关重要。在肾功能不全或黄疸患者中，静脉输注白蛋白可预防肾功能不全的发展和死亡的发生。低钠血症是腹水的并发症，可能是由于过度使用利尿药（低血容量性低钠血症）或血管扩张明显导致抗利尿激素分泌过多（高容量性低钠血症）。限制液体量，中断使用利尿药及使用 V_2 受体拮抗药对于治疗高血容量性低钠血症的效果是暂时性的，且效果不佳。了解腹水产生的病理生理机制及其并发症，可发现更有效的治疗方案并且了解应该避免的操作或者药物。

总　结

最新进展

- 腹水是肝硬化失代偿最常见的并发症，也是肝硬化患者死亡最常见的原因。
- 腹水的治疗应以逐步、谨慎和从容的方式进行，同时需确保其他并发症（如静脉曲张出血、SBP、急性肾损伤）得到控制或稳定。
- 腹水患者治疗的主要目标是预防腹水严重并发症的发生，如肝肾综合征。
- 避免使用血管扩张的药物或加重血管扩张的并发症。
- 防止血容量减少（如谨慎使用利尿药和乳果糖）。
- 避免肾毒性。

关键知识缺口

- 目前以针对级联下游致病机制的方法用于消除腹水，并没有改善生存率。

未来发展方向

- 针对级联上游致病机制目标的腹水治疗方法（血管舒张），减少并发症的发生。
- 采用非抗生素的治疗措施预防细菌易位、肝硬化自发性感染和血管扩张状态的恶化。
- 研究能够及早识别肝硬化患者感染的标记物。
- 进一步确定可行 TIPS 治疗的顽固性腹水患者和相关治疗手段。

第 16 章 门静脉高压性出血
Portal Hypertension Related to Bleeding

Patrick S. Kamath，Vijay H. Shah 著

叶伟 译，朱传东、谭善忠、钟艳丹、刘泽 校

● 缩略语 ABBREVIATIONS

AIDS	acquired immunodeficiency syndrome	获得性免疫缺陷综合征
ARPKD	autosomal recessive polycystic kidney disease	常染色体隐性遗传性多囊肾
BRTO	balloon-occluded retrograde transvenous obliteration of varices	经球囊导管逆行经静脉曲张静脉栓塞术
DSRS	distal splenorenal shunt	远端脾肾静脉分流术
EMT	epithelial-mesenchymal transactivation	上皮间质转化
FHVP	free hepatic vein pressure	游离肝静脉压力
GAVE	gastric antral vascular ectasia	胃窦血管扩张症
GVE	gastric vascular ectasia	胃血管扩张
HHT	hereditary hemorrhagic telangiectasia	遗传性出血性毛细血管扩张症
HV	hepatic vein	肝静脉
HVPG	hepatic venous pressure gradient	肝静脉压力梯度
ICG	indocyanine green	吲哚菁绿
IGV	isolated gastric varices	孤立性胃静脉曲张
IVC	inferior vena cava	下腔静脉
MELD	model for end-stage liver disease	终末期肝病模型
MRE	magnetic resonance elastography	磁共振弹性成像
NO	nitric oxide	一氧化氮
NOS	nitric oxide synthetase	一氧化氮合成酶
NRH	nodular regenerative hyperplasia	再生性结节性增生
PBC	primary biliary cholangitis	原发性胆汁性胆管炎
PSC	primary sclerosing cholangitis	原发性硬化性胆管炎
PHG	portal hypertensive gastropathy	门静脉高压性胃病
TIPS	transjugular intrahepatic portosystemic shunts	经颈静脉肝内门体分流术
TLR4	toll-like receptor 4	toll 样受体 4
VEGF	vascular endothelial growth factor	血管内皮生长因子
WHVP	wedged hepatic vein pressure	肝静脉楔压

肝硬化失代偿期患者的主要死因是门静脉高压的并发症，而非肝癌。门静脉高压导致门体侧支循环的形成，静脉曲张破裂出血，腹水和肝性脑病。约 20% 发生静脉曲张破裂出血的患者会在 6 周内因出血死亡，因此门静脉高压是慢性肝病的严重后果。本章节讨论门静脉高压的病理生理学、诊断以及门静脉高压相关出血的处理。

一、门静脉系统的解剖

肝脏源自前肠，并延伸至横膈。门静脉来源于肠系膜静脉。随着卵黄囊的退化，门静脉的主要分支来自肠道。在出生不久后，随着脐静脉的闭塞，正常成人的门静脉循环也随之形成[1]。

门静脉在胰颈部后方和下腔静脉前方由肠

系膜上静脉与脾静脉汇合形成。肠系膜下静脉也可在此交汇处直接汇入门静脉，但通常回流至脾静脉。脾静脉是前肠静脉，接受食管下端、胃、胰腺和十二指肠的第一部分的血液回流。肠系膜上静脉即中肠静脉，接受从十二指肠第二部分、盲肠、升结肠、横结肠的右侧三分之二整个小肠的血液回流。肠系膜下静脉即后肠静脉，接受剩余的结肠和直肠的血液回流。门静脉其他分支有胃左静脉或胃左冠状静脉、胃网膜静脉和胰静脉。

门静脉起自第二腰椎水平，进入肝门之前的长度约 8 cm，在肝门分为左右两支。门静脉位于肝动脉和胆总管的背侧，其左右两支伴随肝动脉及其分支走行分别流向肝脏左右两叶。门静脉在肝脏中逐渐分支，其终末支呈微小毛细血管样，称为肝窦。在肝窦中，门静脉血与肝动脉血混合后流入肝静脉。左、中、右肝静脉分开走行，通过 1 ～ 2cm 长的共同通道进入下腔静脉。约 1/3 患者的三条主要肝静脉不形成共同通道，分别流入下腔静脉。肝尾状叶可分别从右、中、左肝静脉流入下腔静脉[2]。

二、门静脉循环的生理特点

肝内循环有其独特的特点。其一是肝脏接受门静脉和肝动脉的双重血供。肝脏 30% 血供和 30% ～ 60% 氧气来自于肝动脉，其余的来自门静脉[2]。肝脏的双重血供使得正常肝脏能耐受低氧。例如，结扎门静脉不会导致肝细胞坏死。同样，意外结扎肝动脉或其主要分支未必导致肝衰竭，但肝移植的情况例外，因为此时肝脏更依赖于肝动脉血流。

门静脉血流与肝动脉血流之间存在一种独特的关系[3]。在动物和人体内，门静脉血流的减少或者肝窦内压力的下降都会引起肝动脉血流的反射性增多。相反的，肝窦内血流的增多和（或）压力的升高都会引起肝动脉血流减少。这种缓冲反应可能受腺苷的调节，从而能够在门静脉血流发生改变时（消化过程中）维持肝内持续的血流供应。

肝脏的血流流出阻力非常低，因此，血管舒张仅引起肝窦内压力小幅增加。也因此，尽管肝脏血流发生变化，但肝窦内压力仍然低。肝硬化中，门静脉压力的增加促使血管内容物从血窦漏出，从而导致腹水。肝循环的另一个独特特征与其显微解剖结构有关。肝脏内皮细胞间有窗孔，允许蛋白在血窦与 Disse 间隙间自由通过[4]。有趣的是，由于肝损伤和肝硬化，肝窦内皮细胞的特殊表型丧失，这种窗孔消失不见。库普弗细胞和肝星状细胞的存在也是肝微循环中独一无二的。在正常生理情况下，肝星状细胞储存着维生素 A，促使肝窦仅发生低水平的收缩。库普弗细胞能吞噬毒素和细菌，由于其表达 TLR 4 分子而被公认为是固有免疫应答的调节细胞。

三、门静脉高压

（一）定义

正常的门静脉压力是 5 ～ 10 mmHg，不超过下腔静脉（IVC）压力或肝静脉（HV）压力 5mmHg。肝静脉压力梯度（HVPG）（门静脉与 IVC 或 HV 压力差）大于等于 6mmHg，表明存在门静脉高压。HVPG 大于 10 mmHg 提示更大的并发症风险，因此临床上有意义的门静脉高压也被定义为 HVPG 大于 10 mmHg。门静脉压力增高常继发于门静脉血流阻力增加，包括肝前、肝内和肝后三个水平。鉴定门静脉血流阻力增加的原因可以帮助明确门静脉高压的原因。例如，在肝硬化中，门静脉高压主要由肝内阻力的增加所致。

（二）门静脉高压的发病机制

1. 门静脉高压的生理特点

血管中压力由血流和血管阻力决定。这就是所谓的欧姆定律：$\Delta P = Q \times R$（P 代表压力，Q 代表血流，R 代表阻力）。因此，血流和阻力两者之一增高都会导致压力上升。在门静脉高压中，血流增加和阻力增高这两个因素都有。阻力的大小取决于很多因素，参见 Poiseuille's 定律：R =

$8nL/\pi r^{[4]}$，其中 n 为黏度系数，L 是血管长度，r 是管腔半径。半径似乎是最重要的因素，因为半径的轻微改变会导致明显的阻力变化。这些原理可与门静脉高压的发展密切相关，也可用于调节门静脉高压中的每一个血管床。

血管床是门静脉高压发病机制中最为重要的部分，包括肝内循环、内脏循环和门体静脉的侧支循环（图 16-1）。在门静脉高压的发展中，肝内循环的改变是主要因素，表现为肝内阻力的增高，其具体机制将在下文进一步阐述。这些改变首先不仅引起门静脉高压的发生，而且会造成继发性的以体循环和内脏血管舒张为特点的机体高动力循环状态。内脏血管扩张允许更多的血流进入门静脉循环，从而进一步加重门静脉高压。当门静脉压力上升到一个临界高度时，侧支循环将扩张以减轻门静脉循环压力。通过侧支循环降低门静脉压力的代价是包括食管静脉曲张在内的一些并发症，然而即便这样仍不能使门静脉压力恢复正常，这在下文将进一步描述。

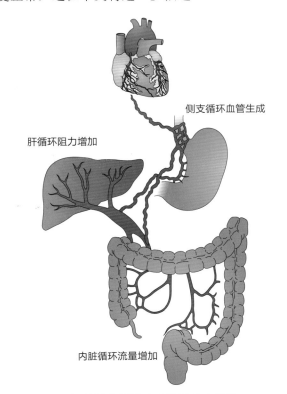

侧支循环血管生成

肝循环阻力增加

内脏循环流量增加

▲ 图 16-1　门静脉高压发病中涉及的血管床
门静脉高压涉及多个血管床的改变，包括肝内血管阻力增加，内脏循环血流量的增加。尽管侧支循环的开放试图降低增高的门静脉压力，但这些改变仍然导致了门静脉高压

2. 肝内阻力增加

尽管之前认为门静脉循环血流量的增加是引起门静脉高压的主要驱动因素，但现在研究表明肝内血管阻力增加才是大多数门静脉高压的主要驱动因素[4]。肝硬化的早期研究表明肝脏微循环发生扭曲和减少。血管的这种变化与再生结节挤压门静脉及肝静脉被认为是肝硬化肝血管阻力增加的一个主要原因[5]。但是，一些非肝硬化患者也存在门静脉高压，这一现象让研究者们产生疑问：肝内血管阻力增加的重要因素仅仅只是胶原沉积吗？事实上，血管结构和血管开放状态的显著改变似乎要先于肝纤维化的发生（图 16-2）。例如，门静脉和肝静脉血栓可导致肝脏缺血、肝实质丧失和纤维化加重，这一结果支持血管改变可发生在肝硬化之前并可能促进肝硬化[6]。一些观察结果得出这样一个结论：肝硬化肝内阻力的增加分为不可逆的与肝纤维化相关部分和可逆的血流动力部分。Bhathal 和他的同事通过实验证明了肝内阻力增加具有可逆的血流动力部分：血管扩张剂硝普钠可以降低离体大鼠肝脏的灌注压力[7,8]。这一现象在体内实验得以进一步扩展并形成基本概念：肝硬化的非肝纤维化部分是门静脉高压形成的重要部分，并且可以通过治疗干预。这个认识非常重要，因为目前，人类门静脉高压中的肝纤维化因素很少能够用药物进行调节[9]。

肝血管细胞的细胞生物学以及血管结构和功能的旁分泌调节已成为门静脉高压肝内阻力增大的发病机制中最为重要的驱动因素和治疗干

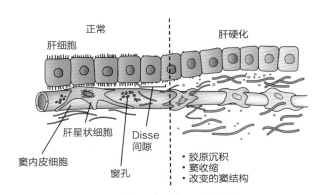

正常　　　　　肝硬化

肝细胞

肝星状细胞　　Disse
　　　　　　　间隙

窦内皮细胞

窗孔

· 胶原沉积
· 窦收缩
· 改变的窦结构

▲ 图 16-2　肝硬化发展过程中肝窦的改变
肝硬化和门静脉高压患者的肝脏微循环发生了明显变化。内皮细胞失去窗孔，发生去分化和功能障碍；肝星状细胞激活，收缩性、增殖和收缩肝窦的能力增强

预位点。例如，肝窦内皮细胞和肝星状细胞两者间的相互作用就很好地证明了这个观点[10]。正如前面所述，肝窦内皮细胞是内皮细胞在肝内的独特表型，其形成的窗孔能促进大分子物质通过Disse间隙转运。尽管起初认为它仅能调节物质转运功能，但是更多最近的研究发现这种细胞也保持了肝脏循环中的传统血管调节功能：通过旁分泌调节邻近的肝星状细胞分泌一些血管调节物质，包括血管扩张物质（一氧化氮）和血管收缩物质（内皮素），进而调节血管[11]。一氧化氮的调节机制参见图16-3。

肝星状细胞散在分布于正常肝脏的肝窦内。在肝脏损伤反应时，这些细胞可被激活，表现为增殖、迁移和胶原沉积能力的增强[12,13]。这些变化提高了内皮细胞通过肝星状细胞调节肝窦结构和功能的能力。当肝星状细胞活化到达一定规模和程度的临界水平后，就成为内皮细胞衍生分子的效应细胞[14]。（见第5章）除了肝星状细胞被认为是内皮细胞衍生分子的效应细胞外，最近的研究表明，胆周成纤维细胞和其他相关间充质细胞也可以激活成肌成纤维细胞，具有与肝星状细胞类似的功能[15]。有一种理论认为，上皮细胞也可能通过名为"上皮-间充质转化（EMT）"的过程转化为肌成纤维细胞[16]。因此，具有收缩效应的细胞在表型上可能是多样的，并且可能

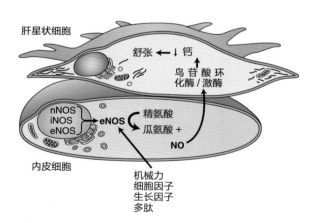

▲ 图16-3 一氧化氮生成的经典通路及其舒张功能

一氧化氮是由内皮细胞中各种NOS亚型，尤其是eNOS生成的。一氧化氮与白蛋白结合扩散至收缩细胞（如星状细胞），促进其舒张和其他功能。nNOS.神经元型一氧化氮合酶；iNOS.诱导型一氧化氮合酶；eNOS.血管内皮性一氧化氮合酶；NO.一氧化氮

不仅仅限于肝星状细胞。

NO和内皮素是两种典型的血管活性分子，它们调节窦内皮细胞和肝星状细胞之间的相互作用，下文将对此进行更详细的讨论。与门静脉压力调节有关血管活性信号通路还有很多，这里不进行讨论。

人们认为在肝内系统中NO生成不足会促进肝内血管收缩，增加肝内阻力。这与在内脏血管和体循环中NO生成增加导致的高动力循环从而使门静脉血流形增多成鲜明对比，下文将对此进行进一步讨论。在肝硬化动物模型中，内皮细胞释放NO减少，这种内皮功能障碍的分子机制是一个研究热点[17]。一些实验性的治疗方法已经发现纠正肝内NO相对不足后，肝内阻力和门静脉压力会下降，这表明通过靶向增加NO含量能够用来降低门静脉压力。举例来说，如果硝酸盐类的药物可以在不引起系统循环血管进一步扩张的情况下，增加门静脉系统中的NO水平，那么它就可能成为门静脉高压的新的治疗方法[18]。目前最有希望的药物包括他汀类药物，在动物和人体研究中，他汀类药物不仅能促进肝内循环中NO的生成，而且不会引起其他血管床NO的增加而产生不利影响[19,20]。这类潜在的治疗药物需要进一步的研究才能用于门静脉高压的治疗。

内皮素是强效血管收缩药类，可与两种不同亚型受体ET_A和ET_B结合。内皮素与血管平滑肌细胞上的ET_A受体结合导致血管收缩，而与内皮细胞上的ET_B受体结合则导致NO的释放和血管舒张。多个研究表明内皮素可能通过与肝星状细胞结合，导致其收缩，从而增加肝脏微循环内的阻力和门静脉压力[21]。有证据支持这一观点：急性给予$ET_{A/B}$拮抗药会导致肝硬化大鼠门静脉压力下降[21]，而慢性给药则不会降低其门静脉压力[22]。这些受体拮抗药在人体的研究尚需等待。这一治疗方法在人体的应用需要注意的是：$ET_{A/B}$拮抗药在肝功能异常状态下使用的安全性，更好地明确各种亚型受体的作用以及在动物模型和体外模型中观察对这一途径整体的量效调整效应。

肝动脉血流也是形成肝窦压力的因素之一，

因为动脉血流占肝窦血流的比重较大。为了维持肝脏总血流量的恒定，随着肝硬化门静脉血流量的减少，肝动脉血流出现代偿性增加。最近的研究表明，肝动脉在全身性高动力动脉血流状态中发挥作用，其特点在于门静脉高压下全身和内脏循环血管床的改变,随后的内容会详细描述[23,24]。理论上，这种情况增加了肝内阻力，加重了门静脉高压。总之，肝动脉在增加门静脉压力方面的作用需要进一步的研究。

最近，人们越来越重视肝硬化和门静脉高压发生时血管结构的改变。包括由内皮细胞增殖所致的肝窦脉管的重塑和血管新生。血管新生和肝硬化之间的相辅相成的密切联系已经被证实。这表明血管新生也可能成为门静脉高压治疗的新靶点，尽管在这方面还需要做更多的工作[25-29]。门静脉高压的肝窦重构包括围绕在内皮细胞管周围的肝星状细胞数量增加也是相当明显的。就内皮细胞而言，它们的表型也发生了称为毛细血管化的变化，其特征是去分化，包括窗孔的丢失，基底膜的生长。因为降低星状细胞收缩机制和收缩力会减轻肝内阻力，这些病理改变也认为是潜在的治疗靶点。另一个显著的血管结构改变是"疤痕血管"的存在，它横穿了致密的硬化的疤痕肝脏。据推测，这些血管可能为疤痕的生长提供所需的代谢物质和氧气，类似于血管生成在肿瘤持续生长中发挥的作用[14]。因此，肝硬化和门静脉高压过程中血管的改变是潜在的治疗靶点，不仅仅只针对血管调节，还有与纤维化过程密切相关的血管生成以及肝窦结构改变[25-29]。

门静脉高压的分子机制研究进展帮助我们找到了许多最终可以在人类身上进行测试的潜在治疗药物。除了其他章节讨论的针对门静脉高压特定并发症的研究进展外，还有许多药物可以直接针对门静脉压力升高和肝内阻力增加。目前，这些药物包括肝脏特异性 NO 供体、促肝内 NO 生成的他汀类药物、内皮素通路阻滞药、血管紧张素通路阻滞药、生长因子阻断剂［包括血小板源性生长因子（PDGFR）/ 转化生长因子 -β 通路］、特别是受体酪氨酸激酶抑制药（如索拉非尼和伊马替尼）[26,30,31]。总之，这些方法主要针对肝星状细胞的收缩性、增殖、迁移和激活，或者刺激内皮细胞的激活及促进血管舒张分子（如 NO）的产生。

3. 增加的内脏血流和高动力循环状态

门静脉血流量增加本身是门静脉高压的一个少见原因（内脏动静脉分流和脾大除外），但这个因素通常是肝内阻力增加引起的门静脉高压的促进者。这是因为肝脏的流出阻力很小，因此增加血流的量必须相当大才能提高肝窦压力。然而，在肝内阻力增加的情况下，门静脉循环的增加是门静脉高压的重要促进因素，是奥曲肽、加压素、生长抑素和 β 受体阻滞药等应用最广泛治疗门静脉高压药物作用的靶点[32]。因此，当肝硬化血管阻力增加时，门静脉血流的小幅度增加可能导致门静脉压力的显著增加。重要的是，肝硬化时，进入门静脉系统的总流量并不等同于进入肝脏的总流量，因为压力的增加会使门体侧支循环开通，发挥分流作用，下面将详细讲述。

随着门静脉高压的发展，高动力循环也在进展，具体发病机制在第 15 和第 17 章节中讲述。简单而言，门静脉高压的患者身上发生了一系列的事件，导致血液循环障碍[33]。门静脉循环的压力可因肝脏纤维化或者门静脉阻塞而增高。尽管门静脉血流下降，但是肝动脉血流会增多以维持肝脏足够的灌注。为了应对门静脉高压，侧支循环将开通。尽管门静脉压力并不会因此完全降至正常，但侧支分流却导致内脏血管床压力的降低，从而导致高动力循环的发展。高动力循环又造成内脏和门静脉血流的进一步增多，导致已开放侧支循环的门静脉压力进一步增高。随着肝内阻力的进一步增高，门静脉压力则随之增大，肝脏的门静脉灌注降低，从侧支循环分流血液的百分比增加。因此肝脏的门静脉血流灌注被剥夺，久而久之，即便肝硬化的根本病因已纠正，但肝脏疾病仍将加重。重要的是，高动力循环不仅加重门静脉高压，还能导致肝肺综合征、肝硬化性心肌病、腹水和肝肾综合征（见第 15 和第 17 章）。有趣的是，门静脉高压中内脏循环的改变被认为是肝硬化患者全身高动力体循环状态的一个缩影，尽管这观点仍存在争议，因为有些内脏循环外的血管床是收缩的，而非舒张的[34]。

从血管细胞生物学的角度而言，NO 的过度产生似乎在高动力循环的发展中发挥重要作用（图 16-4）[33]。检测呼气的研究表明，肝硬化患者在肝移植前呼出更多 NO，而且肝硬化患者血浆中 NO 浓度增高。NO 是高动力循环状态的主要驱动因素，然而仍有其他过多的和代偿的途径正在被研究。

NO 产生增加的始动因素仍不清楚。两种机制在实验研究中获得较大关注：血管内皮生长因子（VEGF）和血流动力产生的机械应力。例如，在肝硬化患者 VEGF 产生增加，而 VEGF 是公认的产生 NO 的刺激物[35]。同样的，生物力学力（biomechanical forces）例如，剪切应力和拉伸应力在肝硬化患者内脏循环中明显增加，而这种应力能刺激内皮细胞产生 NO。但是，它们之间的因果关系和相关关系的争论仍在继续。

4. 门静脉高压的门体侧支循环

门静脉高压患者体内可见大的门体侧支循环，压力越高侧支循环扩张越明显。事实上，这些侧支循环是肝硬化患者的发病和死亡的重要因素。例如，门静脉压力增加直接导致胃食管侧支血管静脉曲张的形成和出血。尽管侧支循环最初能起到门体分流、降低门静脉压力的作用，但最

终不足以代偿逐渐增高的门静脉压力。

侧支血管通过几个不同但相互关联的过程发展而来。包括现有侧支血管的血管扩张、现有血管的血管重塑和血管生成（即从头合成的新生血管）（图 16-5）[29]。尽管血管扩张是一种相对迅速的现象，而慢性门静脉高压的长时间病程允许血管壁结构发生改变，导致血管重塑和新生内皮芽的形成。这些相互关联的过程可能是由肝硬化中生长因子水平的变化和门静脉压力增加导致侧支循环血管床内机械因素改变所致[36]。重要的是，这些机制具有潜在的治疗意义。例如：血管内皮生长因子（VEGF）是一种生长因子，可介导门静脉高压时侧支血管的血管新生反应，抑制血管内皮生长因子（VEGF）能减少动物模型侧支血管的形成[37]。如果能够确定这些药物的安全性，那么在肝硬化患者中，平行治疗策略是值得探索的。

一些因素最终决定了侧支血管是否会破裂，食管静脉曲张出血就是最好的例子。这些因素包括静脉曲张的程度、曲张静脉壁的厚度、曲张静脉腔与食管腔之间的压力梯度。这些因素的相互作用决定静脉曲张破裂风险，见图 16-6。

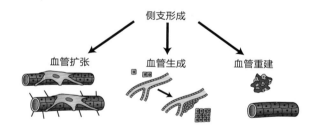

▲ 图 16-5 门体侧支循环形成的机制

侧支血管的形成来源于现有的侧支血管扩张，现有血管基础上的血管新生以及现有侧支血管的重建

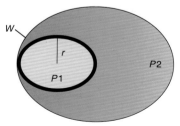

管壁张力 (T)=(P1−P2)×r/W

▲ 图 16-6 静脉曲张的破裂机制

静脉曲张破裂由管壁张力决定，而张力由静脉和食管腔的压力梯度和曲张静脉血管壁厚度及半径所决定

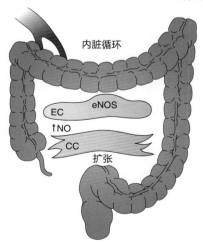

▲ 图 16-4 NO 增多介导内脏血管舒张

包括 NO 在内的舒血管物质增多导致内脏血管舒张，增加了门静脉血流量。eNOS. 血管内皮性一氧化氮合酶；NO. 一氧化氮；EC. 内皮细胞；CC. 趋化细胞因子

（三）门静脉高压的临床特点

1. 门体侧支循环

门静脉系统可在多个不同部位形成进入体静脉系统的侧支循环从而减压。最重要的部位是在胃近端和食管远端的黏膜内。当这些侧支血管扩张时，形成胃和食管静脉曲张。正常情况下位于圆韧带已闭塞的脐静脉可随着肝窦压力的增加而再通，并将左门静脉与脐带周围的体静脉相连接。这些静脉排入腹壁血管并表现为水母头样的脐周静脉曲张。由于脐静脉流入左门静脉，脐周静脉曲张的存在排除了肝外门静脉高压。如果脐静脉的血流较大，则可在脐静脉的走行处听到静脉嗡嗡声（Cruveilhier-Baumgarten 杂音）。当下腔静脉闭塞时，如布加综合征，侧面的静脉会更扩张更明显，并向上排入上腔静脉[38]。从患者的背后和侧面能够得到最好的观察效果。

脾静脉与左肾静脉之间可形成大的静脉分流（图 16-7）。这些分流通常大到可以减少静脉曲张出血的风险，但可能会增加肝性脑病和肝肺高压的风险[39]。门静脉系统与腹壁之间也可能发生与手术疤痕或手术造口有关的侧支循环（图 16-8）。直肠静脉曲张（图 16-9）由直肠及肛门上静

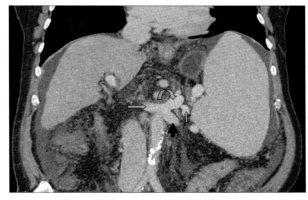

▲ 图 16-7　自发性脾肾分流

腹部 CT 平扫，冠状面，显示自发性脾肾分流（箭）与脾静脉（弯箭）和肾静脉（箭头）之间的交通

脉间的侧支发展而来，流入肠系膜下静脉和直肠下静脉，引流至阴部静脉。尽管偶尔会有痔疮的严重出血，但门静脉高压患者痔疮的患病率可能不会增加。

脾大：门静脉压力与脾的大小相关性较差。脾大在门静脉高压中很常见，可能与脾功能亢进有关，引起血小板、白细胞和红细胞的一个或多个组成成分减少。这些成分减少的程度通常不足以引起临床问题。因此，脾切除术几乎从未被推荐用于门静脉高压所致的脾功能亢进。如果减少程度严重到引起症状，那么需查找除脾功能亢进之外的其他原因。

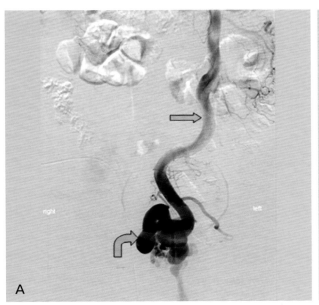

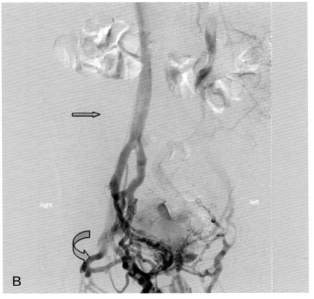

▲ 图 16-8　阑尾切除术后腹壁静脉曲张

患者腹壁扩张静脉可见明显的出血。A. 腹壁曲张静脉（弯箭）供应一条大侧支静脉（箭）。B. 侧支（弯箭）连接到上腹部浅静脉（箭）

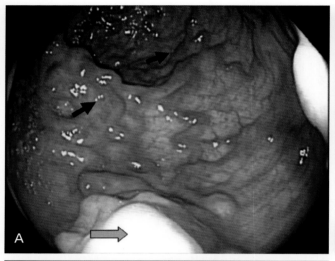

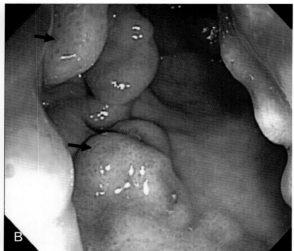

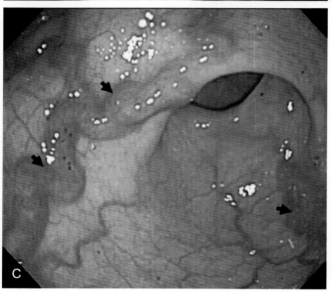

▲ 图 16-9 直肠静脉曲张的内镜图，中、上直肠肛门静脉曲张

A. 直肠静脉曲张（短箭），肛门静脉曲张（绿箭）；B-C. 直肠静脉曲张（本章所有内镜图像都是由 L.M.Wong Kee Song 博士和 Nayantara Coehlo-Prabhu 博士提供）

2. 门静脉系统的评估

食管静脉曲张最常见的检查方法是上消化道内镜检查。其他方法包括影像学和胶囊内镜。不同检测技术之间的优劣比较是很困难的，目前检测静脉曲张的金标准（上消化道内镜）可能会漏掉胃底静脉曲张，而且不同方法在评估食管静脉曲张的程度方面也存在相当大的差异[40]。

食管静脉曲张随着门静脉压力的增加而发展。因为可能存在其他的侧支血管床，而这些其他的侧支血管床的减压程度也是可变的，食管曲张静脉的程度与门静脉高压之间的相关性是可变的（不固定的）。此外，食管的交通静脉中存在瓣膜，可能会阻止血液从食管周围静脉流入食管黏膜内的静脉。而一些门静脉高压患者变得不正常的瓣膜可能会加重静脉曲张的程度。

（1）上消化道内镜：鉴别和确定胃食管静脉曲张程度最常见的方法是上消化道内镜检查。多个指标可用来评估食管静脉曲张的程度，包括大小、形状和颜色。最简单的是基于大小。小：曲张静脉直径小于 5mm（图 16-10），大：曲张静脉直径大于 5mm。大静脉曲张相当于以前分类中的二级和三级静脉曲张[41]。应描述下 1/3 食管静脉曲张的大小，并在食管被充气完全撑开、内镜退出时进行检查。静脉曲张的其他描述方法还包括红色征。曲张静脉上的樱桃红斑表示曲张静脉直径为 3mm 或以下，曲张静脉上的血囊斑或血泡表示直径为 4mm 或更大（图 16-11）。红色鞭痕标志指曲张静脉上的一个鞭子状的纵向标记，红色鞭痕标志显示曲张静脉血管壁薄弱，是出血风险增加的标志，但对出血的预测准确性不及静脉曲张的直径。

门静脉高压性出血 Portal Hypertension Related to Bleeding

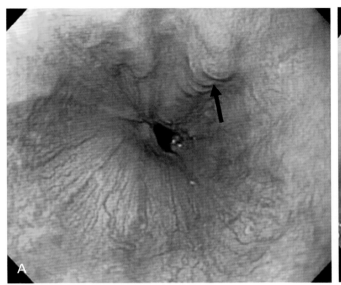
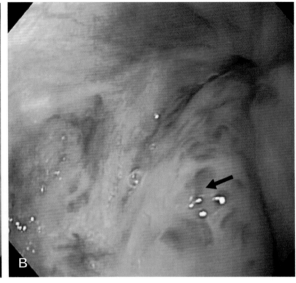

▲ 图 16-10　小的食管静脉曲张

A. 食管下 1/3 处的直径小于 5mm 的纵向曲张的静脉（箭）；B. 表现为红色鞭痕样的小静脉曲张（箭）

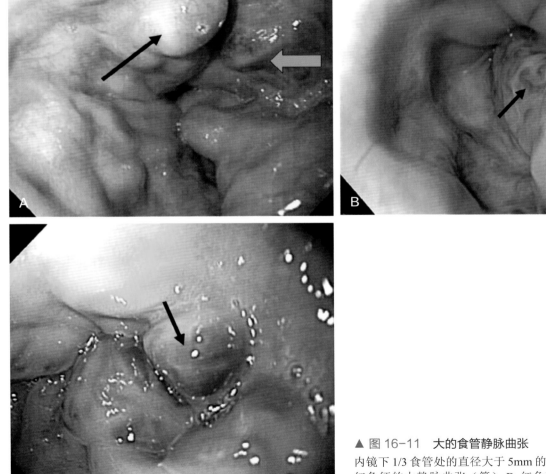

▲ 图 16-11　大的食管静脉曲张

内镜下 1/3 食管处的直径大于 5mm 的曲张静脉。A. 有红色征的大静脉曲张（箭）；B. 红色鞭痕的征象 - 纵行的曲张静脉（箭）；C. 大曲张静脉伴血囊斑（箭）

胃食管静脉曲张可分为以下几类：1 型，胃食管静脉曲张与食管静脉曲张具有连续性，延伸至胃小弯；2 型，胃食管静脉曲张与食管静脉曲张仍有连续性，但延伸至胃贲门（图 16-12）。孤立性胃静脉曲张可发生在胃底（IGV 1 型）或胃窦（IGV 2 型）。IGV 2 型静脉曲张明显少见，是胃静脉曲张出血最常见的部位，但 IGV 1 型静脉曲张发生的出血最严重。

（2）胶囊内镜：胶囊内镜是一种检测食管静脉曲张的存在和大小的方法。胶囊内镜在确定胃静脉曲张大小方面效果较差。胶囊内镜对比内镜检查的潜在优势是食管不需要充气，反映食管的正常生理状态下静脉曲张的程度。尽管胶囊内镜可以用于不愿接受内镜检查的患者，但目前不推荐用于检查静脉曲张。

（3）CT 扫描：使用多探测器阵列的计算机断层扫描是确定是否存在食管静脉曲张的另一种方法（图 16-13）。CT 扫描的优点是可以准确地检测静脉曲张，效果接近内镜检查。此外，还能观察到门静脉解剖、肝脏肿块和肝外病理情况。与上消化道内镜相比，患者更喜欢 CT 扫描。CT 扫描的辐射风险很小，但对 35 岁以下的患者存在极小辐射风险，则最好避免进行 CT 扫描。不愿接受内镜检查的患者，尤其是有吞咽困难史的患者，静脉曲张可用 CT 扫描。

（4）磁共振成像：磁共振成像是检测静脉曲张的另一种方法。与 CT 扫描相比，磁共振成像与内镜一样具有无辐射风险的优点。上消化道内镜和磁共振成像在静脉曲张检测的对比研究仍较少。

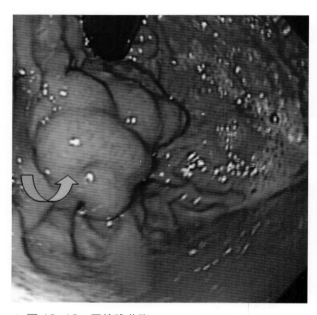

▲ 图 16-12　胃静脉曲张

胃镜检查时，胃底上有一簇静脉曲张（弯箭）。这些静脉曲张与食管静脉曲张相连续（2 型胃食管静脉曲张）

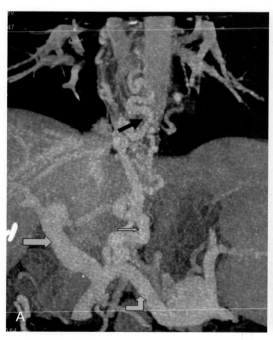
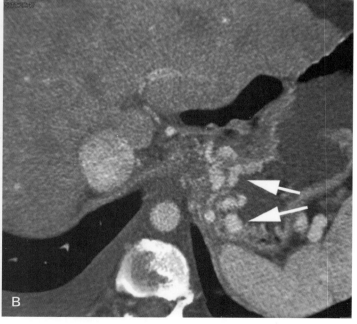

▲ 图 16-13　腹部 CT 扫描

A. 冠状面，食管静脉曲张（黑色箭）、左冠状静脉（绿细箭）、门静脉（粗箭）和脾静脉（弯曲箭）；B. 胃静脉曲张（白箭）

磁共振弹性成像（MRE）可判断肝纤维化程度及门静脉高压程度[44]。与超声瞬态弹性成像相比，MRE 优点是可以确定整个肝脏的硬度；超声瞬态弹性成像技术仅计算直径约为 1cm、长度为 2～4cm 的肝脏圆柱体的硬度。门静脉高压患者 MRE 能显示脾脏硬度增加（图 16-14）。

（5）超声：超声是唯一可以在床边诊断门静脉高压的影像学检查方法；可以显示门静脉和侧支，也可以发现肝脏肿瘤。脾大、门静脉直径大于 13 mm、有侧支存在、门静脉内径不随呼吸变化均为超声下门静脉高压的标志[45]。

（6）超声内镜检查：超声内镜检查采用放射状或线阵回声内镜或超声微探针，通过常规内镜的检查通道，在门静脉高压的患者评估中仍被认为是研究性的。超声内镜可以测量曲张静脉的横截面积（图 16-15），胃左静脉、奇静脉、门静脉和脾静脉的血流量，曲张静脉套扎后大小的改变。超声内镜结合曲张静脉压力测量可以评估曲张静

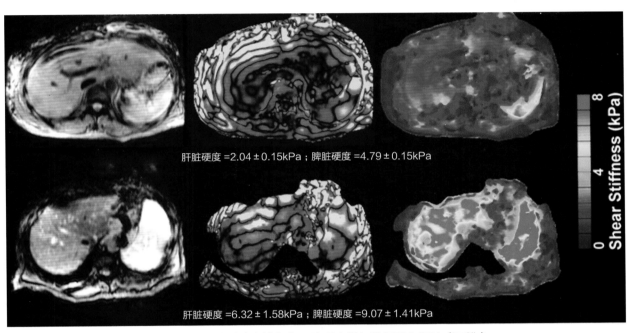

▲ 图 16-14　MRE 显示正常的肝脏和脾脏（上排）和肝脏硬度增加的肝硬化肝脏（下排）
蓝色代表最小的硬度，红色代表肝脏和脾脏中最高的硬度（右列）。注意肝硬化患者肝脏和脾脏硬度的增加（图片由 Dr. Jayant Talwalkar, Mayo Clinic, Rochester, Minn 提供）

脉血管壁张力，因为曲张静脉半径和跨壁压力梯度都是可以测量的。测量曲张静脉血管壁的张力很重要，因为它是静脉曲张出血的主要决定因素。尽管超声内镜具有很多潜在用途，也许确定肝硬化患者胃底黏膜下肿块是肿瘤还是胃底曲张静脉才是其最实际的用途。

（7）超声瞬时弹性成像：超声瞬时弹性成像（TE）或纤维弹性成像作为肝纤维化的替代主要用于测定肝硬度。连续 61 例丙型肝炎病毒（HCV）相关慢性肝病患者的研究显示，瞬时弹性成像测量的肝弹性（LS）和 HVPG 之间有很强的相关性。ROC AUC 对 HVPG 介于 10～12 mmHg 的

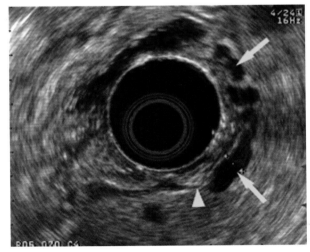

▲ 图 16-15　胃底静脉曲张（箭）的超声内镜图像
箭头指向胃黏膜肌层

预测值分别为 0.99 和 0.92，肝硬度的临界值分别为 13.6kPa 和 17.6kPa，灵敏度分别为 97% 和 94%。而当 HVPG 大于 12 mmHg 时，HVPG 与瞬态弹性成像的相关性不精确。因此，在接受门静脉高压药物治疗的患者中，瞬时弹性成像不能代替 HVPG 监测病情的变化。

（8）超声实时剪切波弹性成像：实时剪切波弹性成像（RT-SWE）是另一种利用超声测量肝脏硬度的技术，近年来被认为是替代 TE 的无创测量肝纤维化的方法。与 TE 相比，RT-SWE 的优点包括临床超声扫描仪的可用性、硬度测量目标区域的可选择性以及腹水诊断的准确性。肝脏硬度（LS）的 cutoff 值为 15.4 kPa 时，预测临床显著门静脉高压的敏感度是 90.5%（CI 67.1 ～ 97.3），特异度是 89.5%（CI 68.6 ～ 97.1）。脾脏硬度（Splenic stiffness，SS）可能会提示肝硬化患者静脉曲张的风险，但临床发现其测量结果并不够可靠。RT-SWE 的 LS 测量在判断是否存在临床意义的门静脉高压方面似乎比 TE 更具特异性。

3. 门静脉压力的测量

（1）肝静脉压力梯度（HVPG）的测量：肝静脉导管插入是测量 HVPG 的常用技术，将末端有孔导管或更常见的球囊导管通过股静脉或颈静脉插入测量压力。在大量腹水情况下，从股静脉插入导管可能难度更大；可能需要使用导向装置进入肝静脉。经颈静脉行肝静脉插管除了较为容易操作外，还能测量右心腔的压力。注入肝静脉造影剂，确认球囊楔入的位置，膨胀的球囊完全阻断肝静脉，造影剂的存在也证明没有其他肝静脉的侧支循环。一旦球囊放气，造影剂就会迅速消除。此外，能记录到球囊膨胀时压力的急剧增加，而球囊放气时压力急剧下降。当球囊位于正确的位置并充气，压力记录保持稳定，仅仅随着呼吸运动有所波动。HVPG 应至少测量三次，以证明其可重复性[51]。HVPG 测量相关的并发症少见。

肝静脉楔压指的是将导管插入肝静脉，膨胀球囊阻断其血流时测得的压力，反映肝硬化患者肝窦的压力。正常情况下，这种压力通过血窦迅速消散。由于肝血窦原因导致的门静脉高压，如酒精性肝硬化和丙型肝炎相关肝硬化，压力无法消散，有一个连续的血液柱从肝静脉延伸到门静脉（图 16-16），此时，肝静脉楔压（WHVP）就代表门静脉压力。下腔静脉压或游离肝静脉压（FHVP）应在肝静脉与 IVC 交界处测量，或在肝静脉内球囊放气的状态下测量。以 FHVP 作为参考标准，在腋中线记录"零"值。右心房压力不应作为参考标准[52]。

使用末端有孔导管测量 WHVP 的主要缺点是仅能测量肝脏小区域上的压力。由于肝内不同区域纤维化程度存在差异，一些静脉的压力可能高于其他静脉。另一方面，如果在右肝主静脉使用球囊封堵导管，测得的压力高于肝脏平均压力。因此，使用球囊导管测得的 WHVP 更准确。值得注意的是，在门静脉血栓形成的继发性门静脉高压中，肝窦压力是正常的，因此 HVPG 是正常的。原发性胆汁性胆管炎时，肝窦前阻力也增加，HVPG 值略低于实际的肝窦压力[53]。

目前，HVPG 测量没有常规用于诊断门静脉高压或作为药物治疗监测指标。然而，HVPG 测

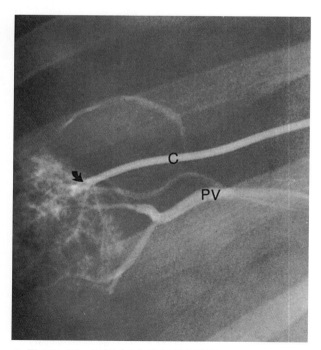

▲ 图 16-16　导管（C）处于楔入位置

已注入造影剂，在导管的顶端（箭），肝窦被填充。导管周围没有逆流造影剂，证明它是正常的楔入。存在门静脉（PV）回流[54,55]

量可以用来确定门静脉高压的病因是窦性、窦前还是窦后。HVPG 测量结合肝静脉造影、经颈静脉肝活检和右心压测量可用于确定腹水的病因是心源性的还是肝源性。在肝硬化患者中，HVPG 可用于评估肝切除的风险，并作为药物临床试验的终点及预后的评价指标。

（2）直接经肝门静脉压力测量：门静脉压力可以通过经颈静脉 - 肝静脉直接进入门静脉直接测量，也可以在超声引导下通过经皮肝穿刺直接穿刺门静脉，然后用导管利用导丝进入门静脉主支直接测量。由于在 TIPS 上积累了越来越多的经验，大多数放射科医生使用经颈静脉途径直接测量门静脉压力，同时也可以测量下腔静脉压力，从而也可以确定门静脉到肝静脉的压力梯度。这种测量有助于鉴别窦前和窦性门静脉高压患者，帮助确定布加综合征患者是否可行门体分流术[38]。也可在手术时通过门静脉插管直接测量门静脉压力，但这种测量是在全身麻醉且开放腹部的条件下进行，故存在不准确可能。

4. 曲张静脉压力和血流的测量

对于伴有大的静脉曲张和门静脉栓子的患者，HVPG 不能准确反映门静脉压力，曲张静脉压力的测量显得尤为重要。在上消化道内镜检查中，曲张静脉的压力可以通过在曲张静脉中插入一个与压力传感器连接的导管内充满液体的针来测量。测压后一般进行硬化治疗，减少曲张静脉穿刺出血的风险。由于硬化剂治疗目前很少使用，所以不推荐用针刺测量食管静脉曲张压。

食管曲张静脉的压力也可以用微型气动压力传感器测量。这些方法不仅需要较高的操作技巧，而且还需要食管内压力保持稳定。气动压力计的原理是：曲张静脉血管壁薄，弹性很大。因为它们是弹性结构，压塌曲张静脉所需的压力等于曲张静脉内的静脉压力。有静脉曲张出血患者的静脉曲张压力要高于从未出血的患者[56]。曲张静脉压力大于 18 mmHg 提示患者曲张静脉出血难以控制，也可作为早期和随后再出血的预测因素。

5. 门静脉和肝动脉血流的测量

清除试验只测量肝脏总血流量，不能准确测定门静脉和肝动脉对总血流量的相对水平。测定肝脏总血流量最常用的药物是吲哚菁绿（ICG），因为其通过肝脏清除，且无毒。注射或输注 ICG 后，测量其在周围静脉和肝静脉中的消失情况。应用 Fick 原理计算肝血流量。

确定肝动脉和门静脉对肝血流的相对贡献度，有助于从理论上选择能在门静脉分流术中获益最大的患者。建议门静脉血流正常的患者不采用门体分流术，因为分流后，血液会迅速从肝脏流出。但肝动脉血流对门静脉分流的反应可能更为重要。如果门静脉分流后肝动脉血流量增加极小，则预后不佳。此外，肝血流量减少可能是导致肝移植后移植肝脏功能障碍的原因之一[57]。

外科手术中，可以使用流量测量仪单独测量门静脉血流量和肝动脉血流量。否则，测量门静脉血流量很繁琐，需要肠系膜上静脉、肝静脉和脐静脉插管。经脐静脉注射 ^{99m}Tc 后，采集心脏、肾脏、肺、脾、肝的快速图像，计算门静脉分数。肝硬化患者中，肝脏总血流量的门静脉分数可从正常的 66% 降至基本无血流。

由于肝总动脉、肝动脉和门静脉血流量测量繁琐且具有侵入性，因此在临床上应用较少。多普勒超声已被用作一种替代方法。多普勒超声可无创测量门静脉血流速度。用门静脉的流速乘以门静脉的横截面积来计算门静脉的血流量。这种方法的结果要优于流量计方法。受多普勒测量相关的技术问题及患者体型的影响，某些患者难以准确估计门静脉血流。多普勒还用于测量肝动脉血流和阻力，是确定肝动脉狭窄或血栓尤其是对于肝移植后患者上述病变诊断的一种手段。

（四）导致门静脉高压的疾病分类

导致门静脉高压的疾病传统上分为窦前性、窦性和窦后性（肝前性、肝性、肝后性）疾病。然而，相同疾病的患者其梗阻部位有不同程度的差异。同样是非酒精性肝硬化患者，门静脉压超过 WHVP 为窦前性，门静脉压和 WHVP 相同是窦性。因此，对引起门静脉高压的疾病进行广义分类的一个简单方法是区分门静脉高压主要是由门静脉血流量增加还是血流阻力增加导致的。

继发于血流量增加的门静脉高压

（1）内脏血管动静脉瘘：门静脉血流量增加最常见的原因是肝内或肝外动静脉瘘。脾动脉 - 脾静脉瘘是肝外内脏动静脉瘘的一个例子（图16-17）[58]。瘘发生在肝脏内的情况包括：遗传性出血性毛细血管扩张症（HHT，Osler-rendu-Weber 综合征）和肝外伤，例如肝活检，肝动脉瘤破裂。与 HHT 患者发生心力衰竭不同，肝动脉 - 门静脉瘘患者发展为门静脉高压[59]。由于在肝动脉 - 门静脉瘘存在的情况下，门静脉系统暴露在动脉血压下，血液流入肝脏的速度超过肝脏流出量，从而导致门静脉压力升高。久而久之，高血流状态导致肝窦纤维化和肝内阻力增加，从而形成门静脉高压，这一现象在肝动脉 - 门静脉吻合的动物研究中得到证实。需要重视的是由于肝内阻力的原因，结扎瘘管可能并不能完全解决门静脉高压的问题。此外，在瘘管未闭合的情况下行门静脉分流术将导致系统性动静脉瘘的产生，可能导致高输出量的心力衰竭。

（2）脾大：一些血液病患者可发生并发静脉曲张和腹水的门静脉高压，如红细胞增多症和骨髓纤维化，以及特发性髓样化生。戈谢病、白血病和淋巴瘤也可引起门静脉高压，但是很少见。这些患者的门静脉血流量增加，使门静脉压力升

高，WHVP 正常或升高，提示肝内阻力增加。如果门静脉高压单纯由门静脉血流量增加引起，那么脾切除术应该是有效的。另一方面，如果肝内阻力明显，那么脾切除不能逆转门静脉高压，这是临床常见的情况。人们逐渐认识到，血液病患者门静脉高压的原因是肝内结节性再生增生引起的肝内阻力增加。

（五）继发于门静脉阻力增大的门静脉高压

1. 肝外门静脉血栓形成

肝外门静脉血栓形成是儿童门静脉高压的常见原因（见第 45 章）。在这种情况下，门静脉血流阻力是肝前性。脐静脉脓毒症能导致儿童门静脉高压，即使是处于倾向形成门静脉血栓的血栓前状态的儿童也可能发生门静脉高压。成人门静脉血栓形成最常见的原因是红细胞增多症和其他骨髓增生性疾病[60,61]。腹腔感染，如憩室炎、克罗恩病和胰腺炎是门静脉血栓形成的额外原因[62]。肝硬化以及脾切除术也与门静脉血栓形成有关。与一般认为的门静脉血栓导致肝脏失代偿的观点相反，目前的证据表明失代偿肝硬化患者更有可能发生门静脉血栓。由于腹部影像学检查的改善，肝硬化并发门静脉血栓形成比以前更常见。因此，门静脉血栓形成与肝细胞癌

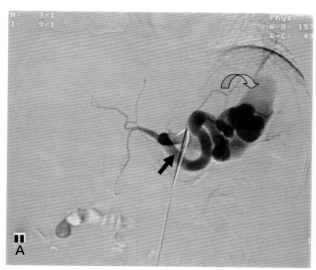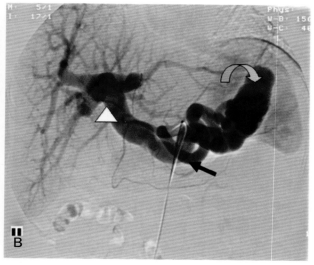

▲ 图 16-17　**脾动静脉瘘**

A. 脾动脉造影显示脾动脉（黑箭），同时显示脾静脉（弯曲箭），脾脏没有显影出轮廓；B. 随后的图像显示脾动脉（黑箭）的同时，脾静脉（弯曲箭）和门静脉（箭头）也显示出来

之间的联系并不像先前所认为的那么密切。无肝硬化但有门静脉血栓的患者可伴有消化道出血或脾功能亢进。这种出血通常来源于胃食管静脉曲张，但也可能发生十二指肠静脉曲张出血。此外，胆囊静脉曲张和门静脉高压性胆管病可有假性硬化性胆管炎的表现。（图16-18）

在门静脉血栓形成的患者中，静脉曲张出血的一级预防、静脉曲张出血的控制或再出血的预防等方面的数据很少。而肝硬化患者相关的数据较多，门静脉血栓形成患者的管理原则（图16-19）与肝硬化患者相似。但是，肝外门静脉血栓形成的患者行外科门体分流术的阈值要远低于肝硬化患者，即手术指征放宽。在某些局限于门静脉慢性血栓的患者中，TIPS治疗在技术上是可行的。

2. 特发性门静脉高压

特发性门静脉高压是指无门静脉阻塞或明显的肝脏疾病所致的门静脉高压和脾大。这种综合征有时被称为Banti病。肝硬化和非肝硬化性的门静脉纤维化用以描述同一疾病的不同阶段。组织学上可见再生、增生的结节。

这种疾病门静脉高压的发病机制尚不清楚，但可能与疾病最初的脾大导致的门静脉血流量增加有关。研究发现，原发性门静脉高压患者中内皮素出现在汇管区，肝活检完全正常，提示门静脉高压可能继发于疾病早期阶段的血管收缩[64]。疾病后期胶原沉积在门静脉周围区和Disse间隙，随后门静脉分支减少。

所有特发性门静脉高压患者脾静脉血流量均高于正常水平，单纯门静脉血流量升高仅占约50%。门静脉流量高的这类患者门静脉压力和窦前阻力明显降低，肝活检示血管改变较轻。因此，高门静脉流量可能是疾病的早期阶段。随着时间的推移，肝内阻力逐渐增加，最初可能与局部产生的血管活性物质有关，随后，纤维化增加了肝内阻力，是导致晚期门静脉高压的主要原因。在明确特发性门静脉高压的发病机制之前，患者的门静脉血压、门静脉血流量、生物标志物和组织学需要进行连续检测。

特发性门静脉高压患者伴有脾大、脾功能亢进或静脉曲张出血。这些患者在疾病发展到晚期才出现腹水，通常与静脉曲张出血和大量液体复苏有关。除了碱性磷酸酶轻度升高外，肝脏生化检测正常，此外未经控制可在后期发展成肝衰竭。患特发性门静脉高压的HIV感染者可发生门静脉血栓[65]，远期预后一般良好。肝活检结果可能是完全正常的，门静脉可见中度至重度纤维化、门静脉硬化的改变，也可见胆管缺失。网状纤维

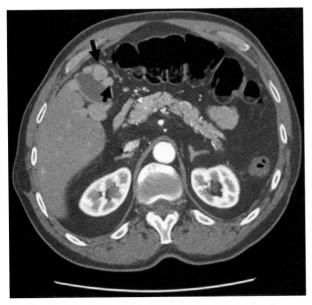

▲ 图 16-18　腹部 CT 扫描示胆囊静脉曲张（箭）

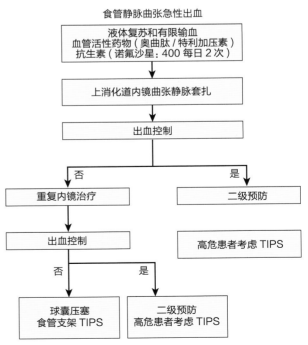

▲ 图 16-19　食管静脉曲张出血的处理

染色可见结节性再生、增生。由于包膜下纤维化，肝脏表面可以是结节状，看起来是肝硬化。然而，这些患者的肝穿刺活检显示，肝脏的深部组织接近正常的结构。

肝活检时需确认组织样本中包含汇管区，这一点非常重要。因为常规的活检可能表现为肝硬化患者的肝脏再生结节。腹部横断面成像足以排除门静脉或脾静脉血栓形成。特发性门静脉高压患者的 WHVP 正常或中度升高，但直接测量的门静脉压力大于 WHVP。

一些研究人员认为特发性门静脉高压与环境毒素如砷或氯乙烯有关。然而，绝大多数特发性门静脉高压患者没有这些环境毒素暴露的证据。

静脉曲张出血是 IPH 的主要并发症，其预防和治疗与肝硬化患者类似。此外，患者可能会发生肝衰竭、肝性脑病和肝肺综合征，这些均是肝移植的指征。

（1）血吸虫病：血吸虫病可能是世界范围内门静脉高压和食管静脉曲张出血的主要原因。肝脾血吸虫病患者死亡的主要原因是门静脉高压相关出血。感染曼氏血吸虫和日本血吸虫后，虫卵沉积在窦前门静脉，由此产生的肉芽肿性炎症导致窦前纤维化和门静脉周围纤维化，称为管道型纤维化[67]。因为大部分肝细胞未受到破坏，肝功能可保持得很好。门静脉血流量进行性增加，将导致门静脉高压和静脉曲张出血。门静脉高压又伴随着脾大和脾功能亢进。此外，在此基础上合并乙型肝炎或丙型肝炎可导致肝脏病变快速进展成纤维化、肝衰竭以及肝细胞癌[68]。该病 WHVP 通常正常，说明门静脉高压为窦前性。一般认为合并乙肝或丙肝相关肝病的肝脾型血吸虫病患者 WHVP 升高。还有另一种可能是，疾病的进一步发展导致纤维化延伸至肝窦，这将解释 WHVP 升高的原因。由于门静脉流量减少，肝动脉扩张，血流量增大，阻断这些患者的肝动脉会导致 WHVP 的显著下降而不改变门静脉压力。肝动脉血流量的增加可能对维持肝血吸虫病患者的正常肝功能有重要意义。

（2）酒精性肝病：西方国家，门静脉高压最常见的原因可能是酒精性肝硬化。该病所致肝纤维化和再生结节形成使正常肝脏结构变形，门静脉血流阻力增加造成门静脉高压。在酒精性肝病中，3 区损伤最严重。在酒精性肝炎中，肝末梢静脉硬化和闭塞导致其图像类似于临床上的肝静脉流出道阻塞。因此，即使在没有肝硬化的情况下，门静脉高压及其并发症腹水和食管静脉曲张也会进行性发展。另一方面，即便酒精性肝炎得到解决，中心静脉周围的损伤将导致门静脉高压下降延迟或仅部分下降。酒精性脂肪肝中增大的肝细胞可能压迫肝窦，引起继发性门静脉高压。与酒精性肝炎不同，酒精性脂肪肝患者戒酒可完全康复。

无论酒精性肝硬化程度如何，WHVP 与门静脉压力相等。这是因为血流的阻力是沿着整个肝窦分布，并且肝窦间的侧支减少，从而生成了一个停滞的血流柱，延伸到门静脉。因此，在闭塞的肝静脉中记录的压力等于门静脉的压力（图 16-16）。

（3）非酒精性肝硬化：除了最常见的酒精性肝病外，非酒精性脂肪性肝炎、乙型肝炎、丙型肝炎、原发性胆汁性胆管炎（PBC）、原发性硬化性胆管炎（PSC）、肝豆状核变性（Wilson 病）、血色病和自身免疫性肝炎等可导致患者进展为肝硬化并发生门静脉高压。自身免疫性肝炎患者发生静脉曲张出血的风险较低。血色病患者中，门静脉高压的严重程度随着铁的沉积而增加，而放血疗法可能会降低门静脉压力。PBC 患者中，静脉曲张出血的风险随着疾病的进展而增加，但在肝硬化出现之前也可能发生出血。在 PBC 的早期，门静脉高压主要是窦前性，但在晚期发展为窦性。胆管狭窄或 PSC 继发胆道梗阻患者中，随着胆道梗阻的缓解，门静脉压力升高可能会消退。同样，体重的显著下降可能会降低 NASH 相关肝硬化患者的 HVPG。

PBC 和自身免疫性肝炎患者的门静脉压力高于 WHVP[53]。这是因为肝纤维化在汇管区最严重，因而门静脉的阻力主要在门静脉小静脉水平。导管阻断肝静脉时，即使肝窦受累，窦间也有足够的侧支循环用以消散压力。因此，PBC 患者的 WHVP 比门静脉压力低。

（4）纤维囊性肝病：纤维囊性肝病包括先天性肝纤维化、Caroli 病和多囊肝[70]。先天性肝纤维化患者 20 岁左右就因门静脉高压导致静脉曲张出血。先天性肝纤维化与常染色体隐性多囊肾（ARPKD）和肝脏 Caroli 病有关。当 Caroli 病发生在先天性肝纤维化的情况下，称之为 Caroli 综合征（图 16-20），临床可表现为胆管炎、静脉曲张出血，偶尔无症状。先天性肝纤维化患者 WHVP 正常或轻度升高。门静脉高压在常染色体显性遗传性多囊肝患者中可能很少会进展，这是由于压力继发于囊肿对门静脉的压迫，或者门静脉血栓。

（5）肝结节状再生性增生：结节状再生性增生（NRH）越来越被认为是引起门静脉高压的原因之一。以前被认为与类风湿关节炎有关，但现在认为与血液病相关[71]。NRH 是一种病理诊断，包括 1 区肝细胞肥大，3 区肝细胞萎缩[72]，但没有发生明显的纤维化。如果没有网状纤维染色，这种疾病可能很难诊断。事实上，NRH 可能是特发性门静脉高压患者组织学上的一个主要特征。布加综合征患者和肝移植后的患者发生 NRH 很好辨认，尤其是使用硫唑嘌呤抑制免疫时。缺血可能是致病因素之一。人们推测肝脏高灌注区和低通透区之间的不平衡导致肝再生结节和肝脏萎缩。这种肝血管结构的

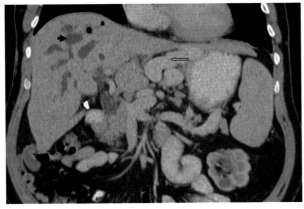

▲ 图 16-20　具有先天性肝纤维化的 Caroli 病。注意扩张的胆管（箭头）几乎包围门静脉的根部（细箭）。同时也要注意门静脉高压引起的侧支的存在

扭曲增加了对门静脉血流阻力，并导致门静脉高压。此外，门静脉闭塞也是导致门静脉高压的原因。肝脏生化通常正常，但血清转氨酶和碱性磷酸酶可能轻度升高。NRH 患者可能有静脉曲张出血、腹水或脾功能亢进。结节状再生性增生在免疫缺陷患者和艾滋病患者中较常见。在这些患者中，WHVP 可能会增高，这意味着肝窦高压的存在。

（6）肝脏部分结节性转化：肝脏部分结节性转化很少见，但可能会导致门静脉高压。在这种情况下，影像学可能可以看到肝门区有大结节。肝脏的部分结节性转化与门静脉灌注的不平衡有关，这种不平衡仅限于较大的门静脉分支。肝脏部分结节性转化的症状包括静脉曲张出血和腹痛。此外，众所周知，肝细胞癌好发于再生结节。

（7）血液病：全身肥大细胞增多症、白血病和淋巴瘤患者也会发生门静脉高压。在血液病患者中，门静脉高压与门静脉血栓形成、NRH 或肝脏恶性肿瘤的弥漫性浸润有关[73]。治疗血液病可致门静脉高压消退。

（8）肝细胞癌：无论患者有无肝硬化，门静脉高压都可能存在于肝细胞癌患者中。门静脉高压可继发于门静脉血栓形成、肝动脉 - 门静脉瘘或门静脉压迫的大肿瘤。

（9）肝脏转移癌：广泛的肝脏转移癌患者可发生腹水。没有腹腔种植的患者，血清腹水白蛋白梯度高，表明是门静脉高压引起的腹水。静脉曲张破裂出血较少见。门静脉高压可由肿瘤对肝脏结构的破坏引起或继发于门静脉癌栓。

（10）遗传性出血性毛细血管扩张症：HHT 又称 Osler-Weber-Rendu 综合征可通过以下表现诊断：有鼻出血，有 HHT 家族史，内脏动静脉瘘（肝、肺、脑），黏膜皮肤受累（唇、舌、腭及手指的樱桃红色斑点）。瘘管形成的最常见部位是肝动脉和肝静脉之间，导致高输出量的心脏衰竭。[59] 门静脉 - 肝静脉瘘可导致肝性脑病，而肝动脉 - 门静脉瘘可导致门静脉高压。HHT 患者可合并 NRH 的发生发展，这可能与门静脉高压有关。虽然绝大多数 HHT 患者会有肝脏累及，

但有相关症状者不到 10%。年龄、贫血和血清碱性磷酸酶水平的升高可用来确定患者肝脏受累的风险。

（11）结节病：结节病与门静脉高压有关，可采用类固醇治疗。轻度肝结节病患者肝窦压力正常，而严重受累者压力较高。经类固醇治疗后门静脉高压可能会消退。但严重的结节病可发生肝纤维化和肝硬化，此时类固醇治疗可能不会降低门静脉压力。

（12）囊性纤维化：囊性纤维化患者可发生继发性胆汁性肝硬化。约 2% 的囊性纤维化患者出现门静脉高压，表现为静脉曲张出血、脾功能亢进和腹水。囊性纤维化患者发生门静脉高压提示预后不佳。虽然门体分流术之前用于治疗这类静脉曲张出血患者，但最好的长期治疗门静脉高压的方法可能是肝移植。

（13）心脏疾病：严重右心衰导致门静脉高压的病理生理机制与肝静脉流出道梗阻相似。与布加综合征早期患者肝活检结果类似，这类患者肝活检也显示小叶中央充血。门静脉高压也可发生于缩窄性心包炎、严重三尖瓣关闭不全或儿童时期接受 Fontan 心脏手术的患者。先天性心脏病的儿童成年时，可发展至心源性肝硬化、静脉曲张出血、腹水、肝性脑病甚至肝癌[75]。

（六）门静脉高压相关的出血

1. 筛查食管静脉曲张患者的选择

提示门静脉高压的标志包括：血小板计数低、脾大、晚期肝病和超声的表现。单独血小板计数不能预测静脉曲张，但血小板计数 / 脾脏直径比值可能用以预测。计算方法是用血小板计数除以最大脾脏直径（用超声测量，以毫米表示）[76]。血小板计数 / 脾脏直径的 cutoff 值显示：小于 909 的临界值分别对应 96% 和 100% 静脉曲张的阳性预测值和阴性预测值。然而，在验证研究中，909 对应的阳性和阴性预测值并不足以将血小板 / 脾脏比率作为一种有效的静脉曲张筛查方法。肝硬度、脾脏直径和血小板计数的组合可能用以确定存在静脉曲张可能性大的患者[77]，但目前还

没有一种无创检测的组合敏感和特异到足以取代内镜检查以筛查静脉曲张[78]。

因此，所有需要考虑预防静脉曲张出血的肝硬化患者，都应该接受内镜检查以明确是否存在静脉曲张。

2. 门静脉高压相关出血的危险因素和自然史

在代偿期肝硬化患者中，相对于没有静脉曲张而言，食管静脉曲张 1 年内死亡的风险从约 1% 增加到 3.4%。静脉曲张出血是肝硬化失代偿期的标志，1 年内死亡风险大于 50%[79]。HVPG、终末期肝病模型（MELD）评分和白蛋白是代偿期肝硬化患者临床失代偿发展的独立预测指标。HVPG < 10 mmHg 的患者超过 90% 仍处于代偿期[54]。HVPG 增加 1mm，或 MELD 积分增加 1 分，肝失代偿风险增加 11%。

30% ～ 40% 的代偿期肝硬化患者以及 60% 的腹水患者合并食管静脉曲张。没有静脉曲张的患者以每年 5% ～ 7% 的速度出现新的静脉曲张。HVPG > 10 mmHg 是静脉曲张形成的最有力的预测因子。

从小静脉曲张发展到大静脉曲张，其进展率为每年 5% ～ 10%，Child-Pugh 分级不同的肝脏疾病的迅速恶化可使这一比例增至 30%。持续饮酒会增加大静脉曲张出现的风险，而戒酒会降低静脉曲张的大小，在某些情况下还会导致静脉曲张的消失。肥胖对所有病因引起的代偿期肝硬化的自然病史都有不良影响，与门静脉压力和肝功能无关。减轻体重可能是这类患者的一种有益的治疗方法[80]。

在小静脉曲张的患者中，2 年内发生出血的风险约为 7%，而大静脉曲张的患者 2 年出血的风险为 30%。食管静脉曲张出血仅发生在 HVPG ≥ 12mmHg 的患者。

当患者发生食管静脉曲张出血时，大约有一半的患者会自发停止出血，因为低血容量会导致反射性的内脏血管收缩，从而降低门静脉压力。通过内科和内镜治疗，80% ～ 90% 的静脉曲张出血的患者可以得到控制。胃镜下见活动性出血、HVPG > 20mmHg、感染、晚期 Child-Pugh 分级

和门静脉血栓合并肝硬化等患者的初始出血可能无法控制[81]。在静脉曲张出血得到控制的患者中，多达 1/3 的患者在 6 周内有再次出血的危险；近一半的初次出血的患者会在 5 天内再出血。急诊内镜下的活动性出血、胃静脉曲张出血、肾功能不全和 HVPG > 20 mmHg 是预测再次出血的高危因素。早期再出血的患者，特别是如果 MELD 评分 > 18 分，并且需要超过 4 个单位的红细胞才能复苏，那么其死亡风险最高[82]。

大约 25% 的门静脉高压患者存在胃静脉曲张。1 型食管胃静脉曲张占 70%[42]。当肝硬化患者出现胃静脉曲张时，提示晚期肝病。出血在 2 型食管胃静脉曲张和 1 型孤立型胃静脉曲张的患者中最常见。根据 CTP 评分，晚期肝硬化患者尤其是当胃曲张静脉直径 > 10 mm 时易发生出血。值得注意的是，即使 HVPG < 12 mmHg，胃静脉曲张仍可以进展并发生出血。

3. 门静脉高压性胃病与胃血管扩张

门静脉高压患者的两个胃部病变是门静脉高压性胃病（PHG）和胃血管扩张症（GVE）。严重 PHG 的特点是具有红色征的鹅卵石样表现（图 16-21）。小肠和结肠中也可见到黏膜的鹅卵石状外观和扩张的血管。轻度 PHG 表现为鹅卵石状黏膜，无叠加红色征。GVE 表现为扩张的血管，而没有明显的鹅卵石样背景（图 16-22）。胃窦部聚集了扩张的血管被称为胃窦血管扩张（GAVE）。当扩张的血管呈线性排列时，被称为西瓜胃，但这种表现在肝硬化中并不常见，弥漫性的 GAVE 在肝硬化中更为常见。

PHG 和 GVE 的发病机制尚不清楚。由于 PHG 出血在 TIPS 缓解门静脉高压后迅速消退，因此 PHG 很可能与门静脉压力升高有关。另一方面，GVE 引起的出血对 TIPS 没有应答，而且实际上 TIPS 可能会增加 GVE[83]。因此，GVE 更有可能与肝功能异常继发的胃和肠黏膜下血管扩张有关，而与门静脉高压无关。就分布而言，PHG 在胃的近端，而 GVE 通常在胃窦。在接受食管静脉曲张内镜治疗的患者中，PHG 可能更常见，但这只反映了这类患者门静脉高压持续时间较长的原因。

严重 PHG 约占门静脉高压患者出血总数的 1/4。更常见的表现是以缺铁性贫血为特征的缓慢出血和慢性出血。然而，大约 10% 的急性出血发作可能是由严重的 PHG 引起的。PHG 和 GVE 出血的危险因素尚不清楚。

4. 胃肠道其他部位出血

胃食管区域以外部位的静脉曲张称为异位静脉曲张[85]。异位静脉曲张发生在全身循环与门

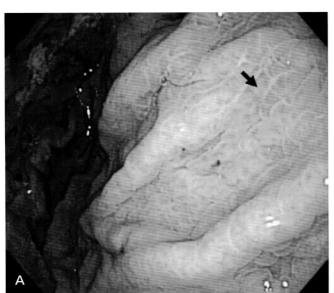
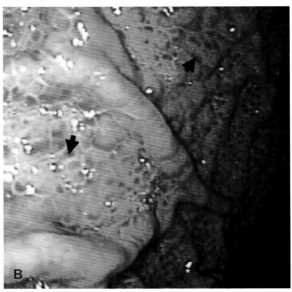

▲ 图 16-21　门静脉高压性胃病的内镜表现

A. 卵石征（箭），无红色征，轻度门静脉高压性胃病；B. 严重门静脉高压性胃病。注意带有明显红色征（箭）的马赛克图案的背景

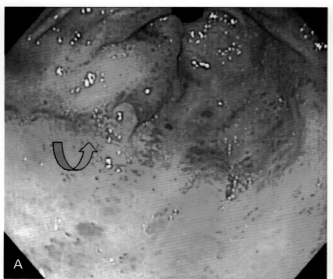

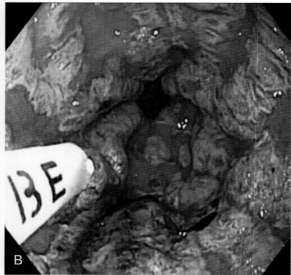

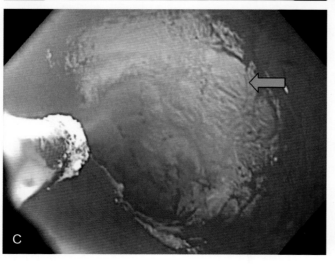

▲ 图 16-22　**胃血管扩张的内镜表现**
A. 在没有马赛克背景图案的情况下，突出的扩张血管（弯箭）；B. 同一患者氩离子凝固术后胃的表现。C. 弥漫性胃血管扩张患者冷冻治疗后的胃窦（箭）

静脉循环密切连接的地方，尤其是以前手术的部位。继发于异位静脉曲张的门静脉高压相关出血比例少于 5%。当异位静脉曲张与门静脉血栓有关时，出血部位通常是十二指肠。在西方，十二指肠静脉曲张出血的常见原因是肝硬化。据报道，接受结肠镜检查的肝硬化患者有 10%～40% 发生肛门直肠静脉曲张。另一方面，齿状线以上很难区分肛门直肠静脉曲张与痔疮。直肠静脉曲张出血并不常见。

吻合口周围的静脉是异位静脉曲张出血的常见部位，尤其是炎症性肠病和经直肠结肠切除并行回肠造口术的 PSC 患者。吻合口的静脉曲张表现为吻合口周围呈深紫色，口周组织较脆弱（图16-23）。

异位静脉曲张出血的危险因素尚不确定。

5. 门静脉高压相关出血的诊断

胃或食管静脉曲张出血的患者可能有呕血、便血或黑便。通常情况下是无痛的反复呕血。GVE 或 PHG 引起的胃肠道出血一般缓慢，患者有缺铁性贫血的表现。严重的 PHG 也可为呕血或黑便等急性上消化道出血表现。异位静脉曲张患者可能有黑便或便血，这取决于出血的严重程度。在吻合口静脉曲张出血的患者中，出血是明显的，患者往往描述从吻合口边缘喷出鲜红的血液。

表现为腹水、黄疸、蜘蛛痣、肝大、腮腺肿大、手掌腱膜挛缩症的慢性肝病患者需要考虑是否会合并门静脉高压相关的出血。然而，许多患者可能没有慢性肝病的征象，也不知道自己有肝病。另一方面，肝硬化患者可能有其他原因导致消化道出血，包括溃疡和食管贲门黏膜撕裂综合

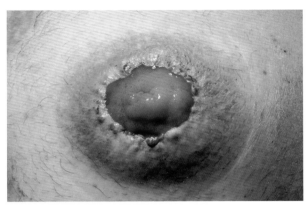

▲ 图 16-23　吻合口静脉曲张的识别
吻合口周围呈深紫色，口周组织脆弱

征，尤其是大量饮酒患者。脾大，尤其合并腹水时，应意识到门静脉高压的存在。"海蛇头"提示脐静脉侧支开放，提示肝内原因引起的门静脉高压。若是脾动静脉瘘引起的门静脉高压，可在左上腹听到杂音。HHT 患者肝脏上也可听到杂音。血小板减少、低蛋白血症、胆红素升高或凝血酶原时间延长等实验室检查异常也是门静脉高压出血的潜在原因。腹部影像学检查可证实脾大、肝硬化肝脏形态异常、肝外门静脉系统阻塞，静脉侧支循环的存在。

当患者有消化道出血，就应怀疑是否是门静脉高压引起的，首先要确定出血的位置、严重程度和性质。重要的是应该考虑上消化道出血的可能性，即使是在便血的情况下也是如此，因为在出血迅速且大量的情况下，血液在肠道内可能来不及发生改变而排出。胃镜检查是诊断食管胃静脉曲张出血和排除其他病变最准确的方法。内镜在诊断 PHG 是否为出血原因时尤为重要，因为放射学显像无法观察到 PHG。

（七）门静脉高压相关出血的治疗

1. 药物治疗

药物可用于控制急性静脉曲张出血、预防第一次出血或再出血。这些药物可分为两类：减少内脏血流量的药物和降低肝内血管阻力的药物。血管加压素及其类似物、生长抑素及其类似物是控制急性静脉曲张出血的典型的减少内脏血流量的药物。β 受体阻滞药也能减少门静脉血流量，

但目前仅用于预防静脉曲张出血。有几种药物可能降低肝内血管阻力，如 α 受体阻断药、血管紧张素受体阻滞药、辛伐他汀和硝酸盐类。其他药物可能通过降低循环血容量降低门静脉压力（如利尿药）；或通过收缩食管下括约肌降低静脉曲张内压力（如甲氧氯普胺），但这两种方法均不推荐使用。

（1）血管加压素及其类似物：血管加压素是一种内源性肽类激素，可通过收缩内脏血管而减少门静脉血流，从而降低门静脉压力。由于严重的全身性不良反应，目前尚未用于控制静脉曲张出血。这些不良反应包括心肌的负性肌力和负性心率效应，导致心输出量减少和心动过缓，以及全身性血管收缩，从而可能导致肠坏死。

更常用的血管加压素类似物是特利加压素或三甘氨酰赖氨酸血管加压素。特利加压素是合成的长效血管加压素类似物，与血管加压素相比，其心血管不良反应较少。和血管加压素一样，特利加压素能减少心输出量，导致内脏血管收缩，门静脉血流量减少。由于全身血管阻力增加，全身动脉血压可能升高。内脏血流量的减少将使门静脉压降低了大约 20%，即使单一使用特利加压素也有此效果。给药后 15～30min 门静脉压力下降，持续约 4h。特利加压素控制静脉曲张出血的总有效率为 75%～80%，特别是在早期使用时，效果更佳。Meta 分析表明，与安慰剂组相比，特利加压素使用组死亡率有所下降（相对风险 0.66，95% CI，0.49～0.88）[86]。特利加压素是唯一的血管活性治疗药物，已被证明能降低静脉曲张出血后的死亡率，并能改善肾功能，因此是最常用的控制急性出血的药物。特利加压素初始剂量为 2mg，每 4h 静脉注射 1 次，控制出血后，可每 4h 给予低剂量 1mg，共 5 天。特利加压素的不良反应与血管加压素相似，包括心肌和肠道缺血，但不常见。目前特利加压素在美国是不可以使用的。

（2）生长抑素及其类似物：生长抑素是一种十四肽，通过生长抑素受体发挥作用。由于生长抑素的半衰期不到 3min，因此合成了生长抑素的长效

类似物，如奥曲肽、兰瑞肽和伐普肽。生长抑素及其类似物通过抑制胰高血糖素介导的门静脉餐后血流量增加而降低门静脉压力。常用的生长抑素剂量为 250μg 口服，随后静脉输注 250μg/h，持续 5 天。奥曲肽剂量为口服 50μg，然后注入 25 ~ 50μg/h。奥曲肽循环半衰期为 80 ~ 120 min，但降低门静脉压力并无延时作用。

没有明确的证据表明生长抑素及其类似物在控制静脉曲张出血方面优于安慰剂。一些研究表明，生长抑素或奥曲肽在控制急性静脉曲张出血方面可能等同于硬化剂或特利加压素治疗。一项研究表明，早期使用伐普肽能更好地控制静脉曲张出血，但并没有降低死亡率[87]。最近研究显示，特利加压素、生长抑素和奥曲肽在控制急性食管胃静脉曲张出血方面没有差异[88]。

（3）β 受体阻滞药：非选择性 β 受体阻滞药已广泛应用于静脉曲张出血的预防。只有非选择性 β 受体阻滞药才应使用，因为 $β_1$ 受体阻滞药减少心输出量，只有 $β_2$ 受体阻滞药能抑制内脏血管扩张。$β_2$ 受体阻滞药能减少门静脉血流量，降低门静脉压力。非选择性 β 受体阻滞药有纳多洛尔、普萘洛尔和噻吗洛尔。噻吗洛尔需要每日服用四次，临床应用并不广泛。纳多洛尔比普萘洛尔更好，因为它的脂溶性较低，主要通过肾脏排泄。纳多罗尔脂溶性低，可减少中枢不良反应，如抑郁和噩梦。β 受体阻滞药可有效地将 HVPG 降至 12mmHg 以下，或比基线下降 20%。理想情况下，需要对服用非选择性 β 受体阻滞药患者的 HVPG 进行监测，但在临床实践中并没有广泛实施。β 受体阻滞药的血流动力学反应可用于预测首次出血的长期风险：HVPG 从基线下降 10% 以上是确定一级预防反应的最佳指标[89]。

当使用 β 受体阻滞药时，最好是使用长效制剂。传统上，治疗的目标是将静息心率降至 55 ~ 60 次 /min，或从基线降低 25%。心率下降仅反映 $β_1$ 受体的阻断，$β_2$ 受体阻滞药的阻断门静脉血流量作用在降低门静脉压力方面可能更为重要。只要没有不良反应，β 受体阻滞药的剂量可每隔 3 ~ 5 天增加一次，直到达到最大耐受剂量。普萘洛尔的起始剂量通常为每天 60mg，而纳多洛尔的起始剂量为每天 40mg。对于体弱和老年患者，尤其是老年女性 PBC 患者，纳多洛尔的开始剂量为 20mg/d。长期使用的普萘洛尔和纳多洛尔的中位最大耐受剂量约为 80mg。

大约 15% 的患者有使用 β 受体阻滞药的禁忌证，包括充血性心力衰竭、严重支气管哮喘或严重慢性阻塞性肺疾病、晚期心脏传导阻滞以及严重主动脉狭窄和周围血管疾病。限制 β 受体阻滞药使用的不良反应主要是疲劳、头晕、噩梦和勃起功能障碍[90]。

（4）α 和 β 受体阻滞药合用：卡维地洛是一种非选择性 β 受体阻滞药，也能阻断 α 受体产生血管舒张作用。阻断 α 受体可降低肝内血管阻力，从而降低门静脉压力。此外，卡维地洛还具有抗氧化和抗增殖作用。一项随机对照试验显示，卡维地洛在预防第一次静脉曲张出血方面比内镜下静脉曲张套扎术更有效[91]。在该研究中，152 名肝硬化患者随机分为两组：卡维地洛 12.5mg/d 或内镜下每 2 周进行一次静脉曲张套扎术。卡维地洛组第一次静脉曲张出血的发生率较低（10%vs.23%），但总体死亡率或出血相关死亡率无明显下降。这项研究没有测量 HVPG，故未清楚地表明出血的减少与门静脉压力的降低有关。卡维地洛的治疗看来很有前途，因为静脉曲张套扎术组的出血率异常的高[92]。最近的研究表明，卡维地洛在防止静脉曲张再出血方面并不优于静脉曲张套扎术，但有证据表明，卡维地洛组患者的存活率比套扎曲张静脉组的患者更高[93]。

（5）硝酸酯类：短效硝酸酯（如硝酸甘油）和长效硝酸酯（如单硝酸异山梨酯）已用于治疗门静脉高压相关出血。尽管这些药物被认为能降低肝内阻力，但它们的作用主要仍是导致静脉扩张。静脉扩张引起的低血压导致内脏血管反射性收缩，减少门静脉流量，从而降低门静脉压力。在欧洲，硝酸酯的使用经验要丰富得多，而在美国的临床实践中，不能耐受长期硝酸酯治疗的患者很常见，因为其具有头痛、头晕和低血压等不良反应。预防静脉曲张出血使用的唯一具有长效作用的硝酸酯是单硝酸异山梨酯。硝酸酯不能单独使用或与 β 受体阻滞药联合使用进行静脉曲张出血的一级预防。但是，如果仅使用 β 受体阻滞药不能将 HVPG 降低到目标水平，单硝酸异山梨酯可与 β 受体阻滞药联合使用预防静脉曲张再出血。

2. 降低肝内血管阻力的药物

降低门静脉压力的理想药物是在不影响内脏血流量或导致全身血管进一步扩张的情况下降低血管内阻力。在试用的潜在药物包括 α_1 受体阻滞药，哌唑嗪；同时阻断 α- 和 β- 受体的阻滞药，卡维地洛；血管紧张素 2 受体 1 的拮抗药，氯沙坦；内皮素受体阻滞药以及肝脏选择性 NO 供体。长期服用哌唑嗪会增加水钠潴留和腹水的风险。无论是氯沙坦还是血管紧张素 -2 受体拮抗药厄贝沙坦都没有临床疗效，而且可能会使肾功能恶化[94]。钙受体拮抗药维拉帕米可降低肝硬化患者的 HVPG 约 14%，且对全身血流动力学影响不大。5- 羟色胺拮抗药酮色林仅用于少数患者，降低其 HVPG。辛伐他汀可能能够降低肝内阻力，同时能维持肝脏血流量并降低门静脉压，应该是今后研究预防静脉曲张出血的方向。

内皮素 -1 是降低门静脉压力的潜在靶点。然而，内皮素拮抗药的使用会降低全身性血压，可能会导致肾功能恶化。因此，目前还没有一种可以在临床应用的通过降低肝内血管阻力来降低门静脉压力的药物。

3. 内镜治疗

内镜治疗是能够全部实现预防静脉曲张出血、控制急性静脉曲张出血和防止静脉曲张再出血的唯一方法。

（1）硬化剂治疗：硬化剂治疗技术包括曲张静脉内或周围注入硬化剂，如十四烷硫酸钠、油酸乙醇胺或鱼肝油酸钠。由于难以确定注射是静脉曲张内注射还是静脉旁注射，大多数患者可能同时接受这两种注射。于食管下 1/3 处注入曲张静脉。每隔 1 ～ 4 周重复注射一次，直到静脉曲张消失为止。每周注射会使静脉曲张迅速消失，但会导致更高的硬化剂治疗相关溃疡的风险。目前已经很少使用内镜下硬化剂治疗，除了急性静脉曲张出血时，食管中积存的大量血液导致曲张静脉无法充分显示外，内镜下硬化剂治疗的不良反应包括溃疡出血、狭窄和穿孔。质子泵抑制药和硫糖铝都可降低静脉曲张硬化剂治疗溃疡相关出血的风险。硬化剂治疗后吞咽困难是由食管狭窄和食管运动障碍共同导致。硬化剂治疗后食管狭窄可行食管扩张操作，效果较好。

（2）内镜下曲张静脉套扎术：内镜下静脉曲张结扎术是将静脉曲张吸入内镜顶端的装置，并在曲张静脉周围应用橡皮筋将其结扎（图 16-24）。随着多波段套扎器的出现不再需要外套管。现在使用透明的容纳橡皮筋的塑料装置可以更好地显示曲张静脉。内镜下静脉曲张套扎术的并发症没有硬化剂治疗后严重，但仍包括套扎后溃疡、出血和食管狭窄。内镜下静脉曲张套扎术是食管静脉曲张的首选内镜治疗方法。

（3）氰基丙烯酸胶的注射：可通过注射氰基丙烯酸酯聚合物消除胃底静脉曲张。全世界使用最广泛的氰基丙烯酸酯是 N- 丁基 -2- 氰基丙烯酸。目前在美国这种黏合剂无法免费使用。在美国，2- 辛基 - 氰基丙烯酸酯被美国食品和药物管理局 FDA 批准用于皮肤伤口愈合，也被用于胃静脉曲张的止血。由于它的酯侧链较长，聚合时间比氰基丙烯酸丁酯长，因此使用时不用稀释。N- 丁基 -2- 氰基丙烯酸酯则需用碘油稀释延缓聚合。氰基丙烯酸酯类化合物与弱碱（如血液）接触后迅速聚合。当被注入血管时，此类物质会固化并在血管内铸型，注入的当时就几乎堵塞血管，而完全闭塞则需在数小时内。动物研究发现注射第一天就出现明显的嗜酸粒细胞性炎症，第七天发生组织坏死。胶可以挤压出或在原地停留数月或数年。

组织胶疗法可用来控制急性胃静脉曲张出血包括孤立胃底静脉曲张或 2 型食管胃静脉曲张。没有足够的研究支持可使用组织胶治疗预防胃静脉曲张出血。由于担心肺栓塞的危险，在已知存在大的自发性脾肾分流的情况下应避免注入组织胶。存在肝肺综合征或心内分流的患者注入组织胶有脑栓塞的危险。

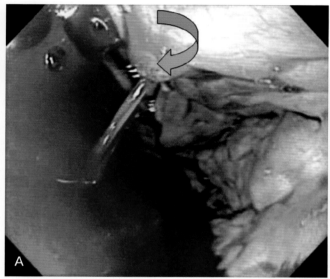

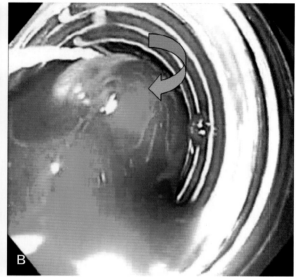

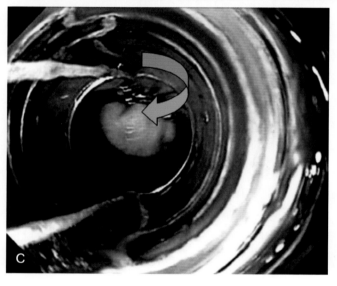

▲ 图 16-24　内镜下曲张静脉套扎术

A. 食管曲张静脉的活动性出血（弯箭）；B. 曲张静脉套扎的过程（弯箭）；C. 套扎后的内镜图像（弯箭）

（4）可拆卸的套圈和夹子：有使用可拆卸的套圈治疗胃静脉曲张的一些报道。这种可拆卸的套圈有不同大小的直径，通常用于治疗结肠中的大息肉。因为可拆卸的套圈有"尾巴"，它们会干扰内镜的视野。此外，在拆开套圈时，对曲张静脉产生的牵引力会将其撕裂，增加出血量。

采用可拆卸套圈治疗食管静脉曲张和胃底静脉曲张已有一些小规模的研究。数据表明，这些套圈在技术上很难应用，因此人们对其是否能广泛使用感到关切。在治疗食管静脉曲张方面，圈套显然并不优于内镜下的静脉曲张套扎术。虽然可拆套圈可能是治疗胃静脉曲张潜在方式，但在广泛应用之前首先要对其安全性进行研究。夹子也可被用来治疗巨大的静脉曲张，特别是异位曲

张。除一些病例报告或小的系列研究外，此装置的使用经验非常有限，同样不推荐其在治疗静脉曲张出血方面广泛使用。

4. 介入治疗

（1）经颈静脉肝内门体静脉分流术（TIPS）：TIPS 目前主要用于防止静脉曲张再出血，但也用于控制难治性的急性静脉曲张出血[96]。

TIPS 是由介入放射学家创造的，是快速降低门静脉血流阻力，降低门静脉压力的最有效方法。TIPS 是一种有效的侧对侧门腔分流术，不仅用于治疗门静脉高压的出血相关并发症，还可用于治疗顽固性腹水、肝性胸腔积液、肝肾综合征和布加综合征。

TIPS 治疗的目标是将门腔静脉压力梯度（即

门静脉和下腔静脉在肝静脉汇合处的压差）降到 12 mmHg 以下。目前，一种覆膜支架（Viatorr，Gore，Flagstart，AZ，USA）被用来作为连接门静脉和肝静脉之间的通道，通常从肝右静脉到右门静脉。裸露部分的支架锚定在门静脉，而聚四氟乙烯覆盖部分的支架排列在肝实质中。覆膜支架的主要优点是减少了分流道狭窄的发生[97]。95%～98% 的病例可由介入放射科医生成功放置支架。与手术有关的死亡率通常为 1%～2%，原因包括腹腔出血或肺水肿。该手术的主要长期并发症包括分流道的阻塞和肝性脑病[98]。TIPS 术后也可能发生肺动脉高压。

TIPS 通常用于预防内镜和药物治疗失败时的静脉曲张再出血。在 24h 内两次内镜治疗未能控制出血时，TIPS 可作为抢救治疗。在这种情况下的紧急 TIPS 手术显然与高死亡率相关：30 天死亡率可能高达 44%。在控制出血 24～48h 的早期 TIPS，仅推荐给再出血风险高的患者（Child-Pugh C 级，或初次内镜时有活动性出血的 Child-PughB 级）[99]。在更好地控制和预防胃静脉曲张出血方面，TIPS 也是成功的。12 项随机对照试验的 Meta 分析将 TIPS 与内镜治疗进行比较，TIPS 治疗后再出血的发生率较低，但脑病的发生率较高且没有显示 TIPS 对生存有任何好处。

大约每 6 个月一次超声多普勒检查用于监测分流道狭窄，但门静脉高压并发症的复发是提示分流道可能已经狭窄的明确征象。门静脉高压并发症的复发、超声证实静脉造影下分流支架的狭窄、门静脉压力梯度的测量提示门静脉压力梯度 > 12mmHg 均表明分流道狭窄，可通过血管成形术或再行支架进行治疗。如果发生顽固性肝性脑病后遗症，可以考虑复位分流。血清胆红素 > 3mg/dl 的患者，尤其是既往有肝性脑病史的患者，ALT > 100 U/L 的患者和 Child-Pugh 评分较高的患者，TIPS 有更高的死亡率。终末期肝病（MELD）模型最初是根据接受 TIPS 治疗的患者的数据建立的。MELD 评分在 14 分或更低的患者有极好的存活率，而得分大于 24 的患者 3 个月的死亡率接近 30%[100,101]。

（2）经球囊导管逆行经颈静脉曲张静脉栓塞术（BRTO）：BRTO 是治疗胃底静脉曲张的一种合适的治疗方法，也是治疗自发性脾肾分流继发难治性肝性脑病的一种方法。此手术仅适用于在 CT 血管造影上显示脾肾分流的患者。通过股静脉进入左肾静脉，然后达到胃肾分流[102]。在分流的流出静脉被球囊阻断后，曲张的静脉可以注射油酸乙醇胺或者使用线圈栓塞。此过程会导致 HVPG、腹水和脾大加重，但通常情况下不存在长期问题。这一操作的经验有限，而且不确定是否长期持久有效。

（3）气囊填塞：采用药物和内镜治疗，大约 10% 的急性静脉曲张出血患者是难治性的。气囊填塞作为临时措施可用于这些患者直到行 TIPS 手术。因为曲张静脉浅表、薄壁，血流通过胃底部胃黏膜下血管流到食管曲张静脉，气囊填塞是可行的。通过胃或食管中膨胀的气囊来填塞胃或食管曲张静脉是合适的，尽管单独膨胀胃气囊是首选。三腔二囊管拥有三腔管，一根管用于吸取胃内容物，另一根管接通体积为 200～400ml 的胃气囊，第三个连接食管气囊。明尼苏达管是一种改良的三腔二囊管，其胃气囊较大（500ml），还有一个用于食管抽吸的管腔。Linton Nachlas 管的胃气囊有 600ml，用于吸引胃和食管内容物的内腔。在 90% 患者中，气囊填塞可控制出血长达 24h。如果放置气囊前行气管插管，可降低吸入性肺炎发生的风险。应尽可能避免为食管气囊充气，而应尝试通过适当地重新定位和牵引胃球囊来控制出血。

（4）食管支架：自行膨胀食管支架可以通过导丝放置在食管内控制出血，且不需要内镜或放射影像引导。该装置置入后，胃球囊充气及拉回，直到它紧贴在胃底，然后支架展开，随后将胃球囊放气并取出。支架正确放置并内镜下确认后便可开始控制出血。食管支架与气囊填塞相比，其优点是需要更少的专业知识，降低了吸入性肺炎的风险。非对照研究初步结果显示食管支架治疗出血是有希望的，而食管支架和气囊填塞效果的对比研究有待进一步开展[103]。

5. 门静脉高压的外科治疗

门静脉高压的外科治疗可分为以下几类。

①减压分流：完全性、选择性、部分性。

②非分流手术。

③肠系膜 - 门静脉旁路。

④肝移植。

食管静脉横断是一种非分流手术，以前用于控制急性静脉曲张出血，但现在很少使用。断流术通常在没有合适分流静脉时采用。本章不讨论非分流手术或肝移植。

（1）减压分流：完全分流、部分分流和选择性分流之间的差异取决于门静脉和肠系膜上静脉的哪些部分进行减压（图 16-25）。在完全性门体分流中，整个门静脉系统减压，门静脉血流对肝脏的灌注明显减少。在部分分流时，曲张的静脉被减压，同时维持一些门静脉的血液流向肝脏。选择性分流主要在脾和胃食管连接处减压，而门静脉和肠系膜静脉系统没有减压。这种情况下，门静脉高压仍然存在，同时肝血流可以顺行。

（2）门腔静脉分流术：端侧分流和侧侧分流都属于完全性分流，但目前只使用侧侧分流。侧侧分流能降低门静脉压力，而且可以使布加综合征患者的肝静脉回流。侧侧门腔分流的直径大于 12 mm 可导致门静脉血流完全不灌注肝脏。这种侧对侧门静脉分流术可使肝窦压力下降，是治疗静脉曲张出血和控制腹水的很好方法。侧侧门腔分流术后，只有不到 10% 的患者还反复发生静脉曲张出血，但是肝性脑病的发生率达到 30% 至 40% 甚至更高。此外，当已行分流术的患者接受肝移植时，手术的风险和输血的需求都会增加。因此，准备行肝移植的患者最好避免行门腔分流术。

（3）选择性分流术：沃伦（Warren）或远端脾肾分流术（DSRs）是治疗静脉曲张出血手术中应用最广泛的一种方法。手术的目的是使脾脏（图 16-25E）和胃食管交界处的曲张静脉减压，而门静脉高压的其他部分则仍维持高压。行脾肾远端分流术后，再出血率介于 5% ~ 7% 之间，

住院期间死亡率低于 10%。但由于肝窦没有减压，腹水仍持续存在。在脾静脉和左肾静脉进行吻合之前，必须切断门静脉，移动整个胰腺，结扎左肾上腺静脉，从而使胃食管交界处的静脉得到充分的减压。

（4）部分门体分流术：当在门静脉和下腔静脉之间植入直径为 8mm 的人工血管时，门静脉压力得以降低，同时允许一些顺行的血液流向肝脏。部分性门体分流术后再出血和脑病的发生率与远端脾肾分流术相似，但因为肝窦压力没有降低，腹水可能持续存在。

两项大型研究比较了内镜和药物治疗失败患者中分流手术和 TIPS 在防止再出血方面的作用。在一项将 TIPS 与外科放入 8 mm 门腔 H 形移植物分流进行比较的非随机试验中，研究人员发现手术分流好处更多。这些患者中有 46% 属于Child-Pugh C 级[104]。在一项设计良好的 A 级或 B 级肝硬化患者中进行的随机研究中，将 DSRS 与 TIPS 进行了比较。再出血率无显著性差异（DSRS 组 5.5%，TIPS 组 10.5%），两组生存率及肝性脑病发生率无明显差异[105]。TIPS 组患者因可能存在分流狭窄，需要监测和干预，长期费用较高。随着较低狭窄率的覆膜支架的出现，长期成本可能会降低。因此，即使在 A 级肝硬化患者中，手术分流也没有明显的优越性。手术分流治疗静脉曲张出血的情况正在减少，最好仅限于长期预后良好的非肝硬化患者。

（5）肠系膜 - 门静脉旁路：肠系膜 - 左门静脉旁路术或 Rex 分流术是最近开展的对肝外门静脉血栓形成、肝内门静脉部分通畅的患者进行的一种新的手术方法。这种分流的优点是恢复进入肝脏的门静脉血流，没有长期肝性脑病或儿童学习障碍的风险。通常情况下，移植物经颈静脉在 Rex 隐窝处对阻塞的左门静脉肝内部分和肠系膜上静脉进行桥接吻合[106]。Rex 隐窝位于脐裂，在此处的左门静脉分开供应Ⅲ、Ⅳ段肝脏的血流。这一手术可能是小儿门静脉高压有关的并发症 -- 肝外门静脉血栓形成的治疗选择。REX 分流也可用于肝移植后门静脉血栓形成较晚的患者。

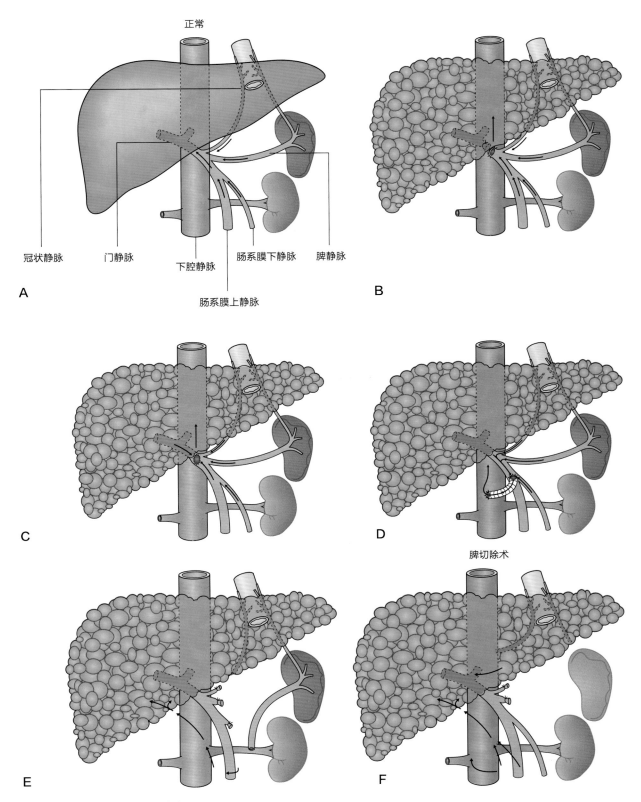

正常

冠状静脉　　门静脉　　下腔静脉　　肠系膜下静脉　　脾静脉

肠系膜上静脉

A

B

C

D

脾切除术

E

F

▲ 图 16-25　所有的门体分流术

A. 正常生理情况下；B. 端侧门静脉分流术结扎了肝脏的门静脉，所以它不使肝窦减压；C. 侧侧门静脉分流术（直径＞10 mm）可使门静脉结构保持完整，从而减轻肝脏和曲张静脉的压力；D. 肠系膜静脉分流术需要通过植入 PTFE（Gore-Tex）或自体颈静脉以连接 SMV 与 IVC。在生理上，这就像一个侧侧门体分流术，选择性地减压曲张静脉；E. 远端脾肾分流术可减轻胃食管结合部和脾脏的压力从而控制出血。内脏和门静脉系统仍维持高压并流向肝脏。F，冠状腔静脉分流术通过胃左静脉减压胃食管结合部曲张静脉压力。同时行脾切除术。维持门静脉高压和顺行的门静脉血流

（八）门静脉高压相关出血的治疗

1. 食管静脉曲张破裂出血

（1）静脉曲张出血的一级前预防：预防肝硬化患者静脉曲张的发展被称为一级前预防。在实验动物模型中，非选择性 β 受体阻滞药可以预防或延缓侧支循环的形成。在一项前瞻性研究中，213 名肝硬化合并门静脉高压但不伴有静脉曲张的患者，随机接受非选择性 β 受体阻滞药噻吗洛尔或安慰剂治疗，用药中位时间为 55 个月[107]。在该研究中，主要终点是食管静脉曲张或静脉曲张出血的发生。不幸的是，两组静脉曲张的发生率没有差别。因此，β 受体阻滞药不能推荐用来预防食管静脉曲张的发生。HVPG 基线低于 10 mmHg，HVPG 降低至 10 mmHg 及以下，或 β 受体阻滞药使用后 HVPG 比基线下降 10% 以上，这些是仍然没有食管静脉曲张的独立预测因素。

（2）一级预防：预防第一次静脉曲张出血

①小食管静脉曲张：由于有红色征的小静脉曲张患者或 Child-Pugh 分级 C 级患者的出血风险可能与大静脉曲张的患者类似，两项研究讨论了非选择性 β 受体阻滞药在这些患者中的作用。在法国的研究中，普萘洛尔在防止静脉曲张的发展或出血方面没有任何益处[108]。意大利对 161 例肝硬化小静脉曲张患者的研究显示，与安慰剂相比，纳多洛尔治疗的患者静脉曲张的大小增加的速度较慢[109]。因此，容易发生静脉曲张出血的合并小食管静脉曲张的 Child-Pugh C 级患者可以使用非选择性 β 受体阻滞药预防静脉曲张出血。

②大食管静脉曲张：中、大静脉曲张患者应接受药物或内镜治疗，以防止静脉曲张出血。药物治疗通常选用普萘洛尔或纳多洛尔；对于高血压或冠心病患者，卡维地洛为首选。进行药物治疗的患者，除非不能耐受药物治疗需要行内镜下静脉曲张套扎术，否则不需要重复行内镜检查；或者如果发生静脉曲张出血，需要内镜治疗来控制出血。对 β 受体阻滞药的急性血流动力学反应可预测接受静脉曲张出血一级预防患者的长期预后[89]。有研究对 105 例患者静脉使用普萘洛尔，测定治疗前和治疗 20min 后的 HVPG，HVPG 下

降大于 10% 是对普萘洛尔有长期反应的最佳预测指标。在 HVPG 下降超过 10% 的患者中，24 个月内发生出血的只有 4%，而在无反应的患者中，24 个月内发生出血的比例达 46%。约 25% 的大静脉曲张患者可能存在非选择性 β 受体阻滞药的禁忌证，或者不能耐受这些药物。这些患者应考虑行内镜下曲张静脉套扎术，不推荐长期使用硝酸酯。

内镜下静脉曲张套扎术是内镜下首选的一级预防方法。通常，需要三到四次操作才能消除静脉曲张。两次治疗的时间间隔在 2～4 周。静脉曲张消除后，需每隔 6～12 个月再进行一次内镜检查，以检查是否有静脉曲张复发。

所有将内镜下静脉曲张套扎术与 β 受体阻滞药作为一级预防进行比较研究的 Meta 分析显示，两者死亡率无任何差异，但更倾向于内镜下静脉曲张套扎术。如果只纳入患者人数在 100 名或以上的四项研究，则无法证明内镜下静脉曲张套扎术优于 β 受体阻滞药。只有患者人数在 62 名或更少的研究纳入时，内镜下套扎术才显得效果更佳（图 16-26）[92]。接受 β 受体阻滞药治疗的患者出现需要停止治疗的不良事件更常见（主要是疲劳和低血压），而行内镜下套扎术的患者不良事件则更严重（套扎相关溃疡和偶发死亡）。接受 β 受体阻滞药治疗患者的非出血相关死亡率可能更低[110]。

2. 急性食管静脉曲张破裂出血的控制

（1）一般措施：怀疑食管静脉曲张破裂出血患者的第一步处理措施是快速评估和纠正血容量。由于约 25% 的患者血容量丢失后可能没有低血压或心动过速的情况，所以在仰卧位没有低血压的患者必须再测直立位血压和心率。在进行内镜检查之前，补充血容量是必不可少的。没有纠正低血容量情况下行上消化道内镜检查可能无法识别曲张的食管静脉，因为它们可能因为明显的低血压而暂时塌陷。当需要输注的血液还在分型和交叉配血时，可以先用生理盐水来纠正低血压。过量使用生理盐水会导致水肿和腹水的迅速发生和发展，如果使用葡萄糖溶液，可能会出现低钠血症。用以估计中心血容量的中心静脉压或

肺毛细血管楔压并不是必要进行的常规测量，事实上，可能会误导判断。因为内脏血管扩张，内脏床内的血液聚集增加，会导致中心静脉压降低。此时纠正中心静脉压或肺毛细血管楔压常导致血浆体积的过度纠正。

红细胞输注的终点是纠正低血压、立位血压改变以及尿量的改善。血红蛋白降至9g/dl以下采用较为开放的输血策略，仅当血红蛋白降至7g/dl以下时采用限制性的输血策略。限制性输血策略可降低死亡率，尤其是对肝硬化患者。[111]但过量输血可能会增加门静脉压力，增加静脉曲张再出血的风险。

目前，食管静脉曲张出血后6周的死亡率约为15%。虽然还不完全清楚是哪种干预措施使死亡率从大约20年前的50%显著下降，但预防性的抗生素使用无疑是一个主要的促成因素。细菌性感染在肝硬化患者中很常见，大约20%的静脉曲张出血患者合并肺炎、自发性细菌性腹膜炎或尿路感染。不使用抗生素的情况下，大约50%的静脉曲张出血患者在1周内发生感染。因此，所有静脉曲张出血患者，无论是否有腹水，均应使用抗生素[112]。首选诺氟沙星400 mg，每日2次，共7天。其他选择：环丙沙星400mg，每12小时1次；左氧氟沙星500mg，每日1次；或头孢曲松，1g，每日1次；均共使用7天。在晚期肝硬化患者中，头孢曲松优于诺氟沙星[113]。

由于肝硬化患者存在凝血障碍，而凝血因子Ⅶ-A即使在出血时也能使凝血功能恢复正常，

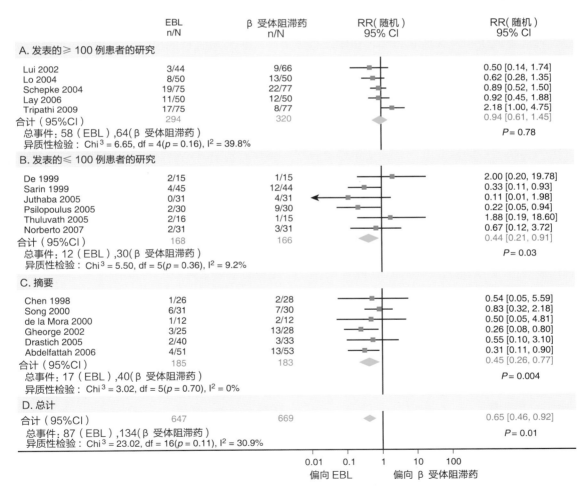

▲ 图16-26　对比内镜下静脉曲张套扎术（EBL）和β受体阻滞药（BB）预防静脉曲张出血随机对照研究的Meta分析

当所有研究都计算在内时，Meta分析显示EBL更有利（出血的低风险）；然而，如果只计算超过100名患者的研究，则两者没有统计学差异（修改自Bosch J, Garcia-Tsao G. Pharmacologic versus endoscopic therapy in the prevention of variceal hemorrhage: and the winner is. Hepatology 2009;50:674-677）

因此有研究探讨了重组因子Ⅶ-A在静脉曲张出血控制中的作用。有临床试验评价了重组因子Ⅶ-A在内镜和血管活性药物治疗中的辅助作用。不幸的是，Ⅶ-A在前5天内对控制出血或再出血没有任何益处。使用重组因子Ⅶ-A超过42天的患者死亡率下降[114]。此外，该治疗的一个主要缺点是动脉血栓栓塞事件的风险可能增加[115]。鉴于重组因子Ⅶ-A的费用过高，缺乏确切的疗效，存在血栓栓塞的可能，因此不建议常规使用重组因子Ⅶ-A作为控制急性静脉曲张出血的一线治疗方法。

（2）特殊处理：药物和内镜联合治疗在控制静脉曲张出血方面优于单独治疗。血管活性剂应尽早开始使用，即便是在患者正被救护车送往医院的时候。

可以使用的血管活性药物有多种，药物的选择在很大程度上取决于现场能获得哪种药物。特利加压素是欧洲和其他地区许多中心的首选药物，因为有证据表明，在控制食管静脉曲张出血方面，特利加压素能提高生存率。在美国，奥曲肽是最常用的药物，因为目前还没有特利加压素可以使用。为防止早期再出血，药物治疗持续时间不少于5天。

如果有活动性出血，患者血流动力学稳定的情况下（使用血管活性药物至少30min后），应行气管插管并开始内镜治疗。在上消化道内镜检查中，可依据以下表现证实存在食管静脉曲张的活动性出血：可见静脉曲张的活动性出血（图16-24）；曲张静脉上有白色纤维栓或血凝块，尤其是胃内有血；或者曲张静脉可见高出血风险痕迹，如红色征。如果仅有静脉曲张而没有任何其他病变的情况，那么静脉曲张有可能是消化道出血的来源。

食管静脉曲张套扎术的部位在出血部位或在出血部位下方。不应尝试结扎离初始结扎部位较远的曲张静脉，因为这可能会导致结扎带的移位。多余的曲张静脉可以在同一手术中进行结扎，在初始结扎带附近，以螺旋方式在大约2cm的间隔内结扎。一些患者的食管下端存留了大量的血液

遮挡了视野，在这些患者中，可以在无视野的情况下进行静脉曲张套扎或硬化剂治疗。不幸的是，在这些患者中，有较高的食管狭窄的远期风险。

急性静脉曲张出血、在内镜检查中又未发现活动性出血的患者，如果联合使用内镜套扎术与特利加压素，5天内再出血的风险较低[116]。无法控制的出血的最佳定义是导致死亡或需要改变处理方式的出血，如新鲜呕血、休克或血红蛋白在24h内下降超过3g/dl[117]。根据这一定义，尽管在24h内进行了两次内镜治疗的患者中大约有10%～20%无法控制出血。这样的患者应该进行TIPS治疗，但急诊TIPS患者的死亡率高于择期TIPS。这种情况下可以选择气囊压塞来控制出血直到可以行TIPS治疗。在未来的研究中，可膨胀的食管支架可以替代气囊压塞作为一种暂时性的治疗手段。

基于MELD的模型可以准确预测静脉曲张出血患者的死亡率[118]。MELD评分≥20分的患者在6周内的死亡率超过20%，＜10分的患者死亡率低于5%。因此，MELD评分＞20分的患者应考虑在24～48h内行早期TIPS手术；而MELD评分低于10分的患者可5天内出院。早期TIPS手术也推荐用于再出血风险高的患者（Child-Pugh C级，或者初次胃镜可见活动性出血的Child-Pugh B级患者）。合并肝癌的静脉曲张出血患者的预后要明显比没有肝癌的患者好。二级预防可为肝癌患者的生存提供益处[119]。

3. 二级预防：预防食管静脉曲张破裂出血的复发

所有食管静脉曲张破裂出血的患者都应接受治疗，以防止再次出血。在没有治疗的情况下，这些患者中有60%可能在一年内再次出血。食管静脉曲张出血的二级预防主要方法是以非选择性β受体阻滞药为主的药物治疗和（或）内镜下静脉曲张套扎术。非选择性β受体阻滞药通常是一线治疗。Meta分析显示，非选择性β受体阻滞药能够降低约20%的出血风险，降低10%的死亡率，对预防再出血有很大的益处[120]。如果需要预防死亡的人数为14的话，那么需要接受

治疗以防止再出血的患者人数为 5。在预防再出血或降低死亡率方面，使用非选择性 β 受体阻滞药与接受内镜下静脉曲张硬化剂治疗的患者没有显著性差异。单硝酸异山梨酯与纳多洛尔的联合应用已证明优于内镜下硬化剂治疗[121]。Meta 分析比较非选择性 β 受体阻滞药联合单硝酸异山梨酯与单纯内镜下静脉曲张套扎对患者再出血率和死亡率之间的差异，结果没有统计学意义。然而，内镜下静脉曲张套扎结合药物治疗是预防肝硬化患者静脉曲张再出血的最佳方式[122]。这项包含 23 项临床试验、1860 例患者的 Meta 分析显示，采用内镜下套扎术联合 β 受体阻滞药治疗与单独内镜下治疗（合并相对危险度 0.68 [95% CI 0.52 ～ 0.89]）或单独 β 受体阻滞药治疗相比（合并相对危险度 0.71 [0.59 ～ 0.86]），降低了整体再出血的发生。然而，联合治疗与单独内镜下治疗和药物治疗比较，死亡率均无明显差别。（单独内镜治疗，优势比 0.78 [0.58 ～ 1.07]；或单独药物治疗，优势比 0.70 [0.46 ～ 1.06]）[123]。

如果患者已单用最大剂量的 β 受体阻滞药进行治疗仍再出血，则应加行内镜下静脉曲张套扎术。同样，如果患者仅接受内镜下静脉曲张套扎术，并再发出血，则应加用 β 受体阻滞药。但是，如果内镜下静脉曲张套扎术和 β 受体阻滞药联合治疗，仍再次出血，那么就需要行 TIPS 手术。服用 β 受体阻滞药进行一级预防的患者第一次出现静脉曲张出血后，即使在行内镜下套扎术的情况下，也提示出血和死亡的风险较大[124]。这些患者也可能需要早期行 TIPS 手术。

HVPG > 20mmHg 的患者对 β 受体阻滞药和内镜下静脉曲张套扎术的反应都很差。同样认为，这些患者可以早期行 TIPS 术控制静脉曲张出血。将 TIPS 与硬化剂治疗或静脉曲张套扎术进行二级预防效果进行比较，TIPS 的再出血率为 9% ～ 23%，内镜治疗为 21% ～ 66%。因此，在预防静脉曲张再出血方面，TIPS 优于内镜治疗。同样，心得安和单硝酸异山梨酯在预防再出血方面也不如 TIPS。然而，TIPS 与更高风险的肝性脑病有关，并且没有任何生存优势。因此，

TIPS 不能作为预防静脉曲张再出血的首选治疗方法，除非是高危再出血患者（MELD 评分 > 20；HVPG > 20 mmHg；Child-Pugh C 级；Child-Pugh B 伴活动性出血）。肝硬化患者很少需要行门体分流术，但推荐用于在药物治疗和内镜治疗失败的非肝硬化门静脉高压患者，以预防再发静脉曲张出血。

4. 胃静脉曲张

目前还没有随机对照研究阐明一级预防在防止胃静脉出血中的作用。在缺乏数据的情况下，目前的建议是使用 β 受体阻滞药预防大胃静脉曲张患者的出血。初步资料表明，氰基丙烯酸酯封闭胃曲张静脉预防第一次胃静脉曲张出血的效果要优于 β 受体阻滞药。当患者在内镜下被诊断为急性胃静脉曲张出血时，用氰基丙烯酸酯胶封闭曲张静脉是首选的治疗方法。这些患者的初始治疗和复苏与食管静脉曲张出血患者没有什么不同。有出血点位于胃曲张静脉的表现，包括：胃食管交界处或胃底处发现出血；胃曲张静脉上方可见白色乳头征；或在没有任何其他可解释上消化道出血的病变时发现胃静脉曲张时，就可诊断为胃静脉曲张出血（图 16-27）；标准硬化剂治疗对控制胃静脉曲张出血无效，再出血风险高。在一项随机对照试验中，87% 的初次接受氰基丙烯酸酯封闭治疗的患者达到止血效果，但接受套扎的患者止血率仅 45%。套扎组再出血率更高（54% vs. 组织胶组的 31%）[125]。来自美国国内的报告显示，2- 辛基 - 氰基丙烯酸酯也有类似的止血效果。

如果内镜下无法闭塞曲张静脉，或者尽管曲张静脉已闭塞仍再出血，那么就需要行 TIPS 术。多层 CT 显示的自发性脾肾分流患者也可行胃底静脉曲张 BRTO。TIPS 能控制 95% 以上的胃静脉曲张出血，再出血率约 25%。由于内镜下静脉曲张闭塞术和 TIPS 对出血和再出血的控制是相似的，因此有必要进行一次头对头的疗效比较以证明哪项方法更优。当患者正在等待紧急 TIPS 时，可以使用 Linton-Nachlas 管来控制胃底静脉曲张的活动性出血。

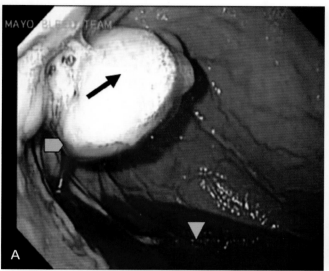

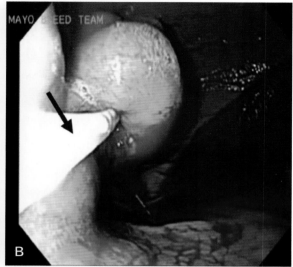

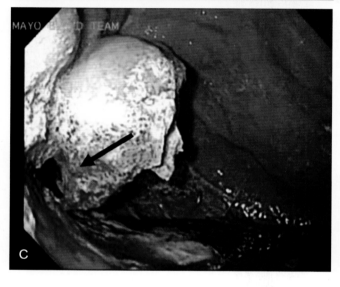

▲ 图 16-27　用氰基丙烯酸胶注射控制胃静脉曲张出血

A. 胃静脉曲张（黑箭）活动性出血（▶）有大量血液（▸）流入胃；B. 向出血的胃曲张静脉注射（箭）；C. 闭塞后胃曲张静脉。早期出现的氰基丙烯酸酯铸型（箭）

行 TIPS 术治疗胃静脉曲张破裂出血时，门静脉压力下降多少较合适呢？因为有活动性出血的存在，这个答案仍不清楚，即便对于门腔压力梯度＜12 mmHg 的患者也一样。大多数操作人员行 TIPS 扩张支架，直到门腔压力梯度小于 12mmHg 为止。任何残余的胃静脉曲张都应被栓塞。

（九）门静脉高压性胃病及胃血管扩张

严重的 PHG 通常导致缺铁性贫血和慢性胃肠道失血，尽管急性静脉曲张出血也可能导致这一情况。PHG 急性出血的处理类似于食管静脉曲张出血，使用血管活性药物治疗。为防止缺铁性贫血患者再出血，非选择性 β 受体阻滞药通常与铁剂联合使用。然而，如果患者在铁剂和 β 受体阻滞药治疗下仍继续依赖输血，那么行 TIPS

治疗可以取得很好的效果。热消融法不应用于治疗 PHG[83]。

GVE 对 β 受体阻滞药或 TIPS 均没有应答时，需要行热消融治疗。对血小板计数大于 45000 和 INR 小于 1.5 的患者，可以行这种治疗。如果凝血指标不达标，黏膜出血的风险可能增加。液氮或液体二氧化碳的冷冻疗法也被用于治疗 GVE 病变的出血，特别是当存在弥漫性病灶时[126]。内镜治疗失败时，可联合使用雌激素/孕酮口服避孕药。肝移植通常能逆转 GVE 出血。

（十）异位静脉曲张

异位静脉曲张出血的表现包括呕血或黑便，也会出现胆道出血、血尿、腹腔或腹膜后出血。肝外静脉阻塞患者通常表现为胃食管交界处或十二指肠处的静脉曲张出血。另外，肝硬化患者往往在手术处发生异位静脉曲张出血（通常是造口周围的静脉曲张）。

胃静脉曲张出血首选的处理是用 1 ∶ 10000 肾上腺素溶液浸泡的纱布局部压迫出血部位。为防止再出血，胃静脉曲张患者可接受超声引导下的异位静脉曲张硬化剂治疗（图 16-28）。此外，可进行曲张静脉经肝栓塞术。对于栓塞术预防再出血失败的患者，可考虑行 TIPS。值得注意的是，选择性分流术（如远端脾肾分流术）在预防胃静脉曲张出血方面无效。

除胃静脉曲张外的异位静脉曲张出血，首选的治疗方式与其他部位的静脉曲张相似。内镜治疗包括套扎术、胶注射和使用夹子。此外，顽固性静脉曲张出血，特别是伴有腹腔出血的患者可能需要考虑手术结扎。广泛门静脉和肠系膜静脉血栓引起的异位静脉曲张出血时，TIPS 可能不可行。这种情况可考虑行外科门体分流术。

◆ 结论

门静脉高压病理生理学的研究进展推进了这一综合征的治疗进展。此外，内镜和放射学的创新以及各治疗方案的临床对比研究也推动了治疗进展。门静脉高压出血相关死亡率的降低就是最好的例子。然而，在得出门静脉高压及其相关出血最优治疗方案之前，仍有许多难题需解决。

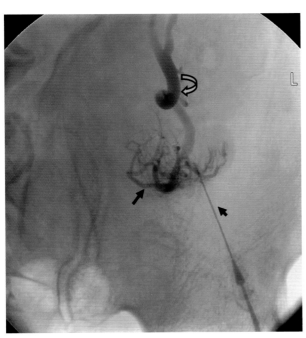

▲ 图 16-28　经皮超声引导下注射（短箭）由腹壁侧支（弯箭）供血的吻合口静脉曲张（长箭）

总　结

最新进展

- 食管支架，改良 TIPS 分流术，血管加压素及其类似物的评价，胃静脉曲张的内镜及介入治疗，门静脉高压非侵入性评估的进展。

关键知识缺口

- 人工肝装置，更准确的非侵入性门静脉高压的评估，增加肝内阻力的药物治疗，门静脉高压出血过程中凝血状态的评估及治疗。

未来发展方向

- 针对血管生成的治疗，基于临床个体差异的优化分层及基于药物基因组学的个体化治疗。

第 17 章　肝硬化肾衰竭
Renal Failure in Cirrhosis

Florence Wong　著

谭善忠　译，郑以山、钟艳丹、朱传东、鲍鹤玫　校

● 缩略语　ABBREVIATIONS

ADQI	acute dialysis quality initiative	急性透析质量倡议工作组
AKI	acute kidney injury	急性肾损伤
AKIN	acute kidney injury network	急性肾损伤网络
ATN	acute tubular necrosis	急性肾小管坏死
C-AKI	cirrhosis–acute kidney injury	肝硬化 - 急性肾损伤
CKD	chronic kidney disease	慢性肾病
DAMP	damage-associated molecular pattern	损伤相关分子模式
GFR	glomerular filtration rate	肾小球滤过率
HRS	hepatorenal syndrome	肝肾综合征
HRS1	Type 1 hepatorenal syndrome	1 型肝肾综合征
HRS2	Type 2 hepatorenal syndrome	2 型肝肾综合征
IAC	international ascites club	国际腹水俱乐部
ICU	intensive care unit	重症监护室
MARS	molecular adsorbent recirculating system	分子吸附再循环系统
MELD	model for end-stage liver disease	终末期肝病模型
NGAL	neutrophil gelatinase–associated lipocalin	中性粒细胞明胶酶相关脂质运载蛋白
PAMP	pathogen-associated molecular pattern	病原体相关分子模式
RIFLE	risk, injury, failure, loss of function, and end-stage renal disease	风险、损伤、衰竭、丧失和终末期肾病
SBP	spontaneous bacterial peritonitis	自发性细菌性腹膜炎
TIPS	transjugular intrahepatic portosystemic stent shunt	经颈静脉肝内门腔静脉分流术
TLR	toll-like receptor	toll 样受体
TNF-α	tumor necrosis factor α	肿瘤坏死因子 α

　　肾功能不全是肝硬化的常见并发症，尤其是合并腹水的患者。据估计，20% 的肝硬化住院患者存在某种形式的肾功能不全，大多数病例与急性肾衰竭有关，而慢性肾衰竭仅占 1%[1]。肝硬化患者发生肾功能不全时常常被诊断为肝肾综合征（HRS），但这种诊断常常是不精确的，HRS 实际上是一种排除性的诊断，只有在排除了急性肾衰竭所有的其他原因时才可诊断[2]。事实上，导致肝硬化患者肾衰竭的肾脏疾病谱很广，包含肾结构性损伤疾病如肾小球肾炎，以及肾血流动力学改变相关的肾衰竭，即所谓的功能性肾衰竭（图 17-1）。功能性肾衰竭是肝硬化失代偿期急性肾衰竭的主要原因，最严重的形式是 HRS。然而，导致肾衰竭的结构损伤和功能改变之间的界限有时很模糊，因为 HRS 患者肾脏长时间低灌注可导致急性肾小管坏死（ATN）。同样，潜在的慢性肾损伤患者可能会因血流动力学的影响，加重功能性损伤而恶化为肾衰竭。此外，越来越多的人认识到，一些肝硬化急性功能性肾衰竭的患者并不符合 HRS 严格的诊断标准。肝病学家现在

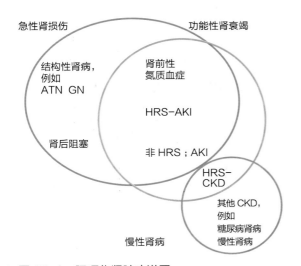

▲ 图 17-1　肝硬化肾脏病谱图

AKI. 急性肾损伤；ATN. 急性肾小管坏死；CKD. 慢性肾脏疾病；GN. 肾小球肾炎；HRS. 肝肾综合征

从其他亚专科中借用了许多分类，并针对肝硬化患者进行了修改，以便我们能够更准确地定义这些急性肾衰竭的病例 [3]。因此，肝硬化急性肾衰竭的概念仍有待不断完善。本章将首先关注急性功能性肾衰竭，尤其是关于它在肝硬化中的概念变化，然后将详细讨论 HRS 的实质，特别是与病理生理学和治疗方案有关的内容。最后，简要讨论慢性肾脏疾病，关注慢性 HRS 或 2 型 HRS（HRS2）。

一、肾功能的监测

传统的肾功能评估方法，通过测定血清肌酐浓度来评估，因为它既便宜又容易获得结果。肌酐来自肌酸，是肌肉的代谢产物。血清中肌酐通常由肾小球滤过，然后不被肾小管重吸收，所以尿液中出现的肌酐代表着被滤过的肌酐。肾脏处理血清肌酐的能力通常反映在肌酐清除率上，肌酐清除率用来表示肾小球滤过率（GFR）。然而，血清肌酐和肌酐清除率的测量都是稳态测量，在急性肾衰竭发生时，这些测量可能变得不准确。在晚期肝硬化患者中，由于患者肌肉明显萎缩，肌酸产生的肌酐减少，增加了血清肌酐浓度作为肾功能监测的不准确性。此外，随着 GFR 下降，肌酐分泌增加，使得肌酐清除作为肾衰竭患者 GFR 的指标更不准确 [4]。正是由于这些原因，专

家和调查人员开始探索血清肌酐浓度变化或 GFR 变化作为肾功能不全的评估方法 [5]。

二、急性肾损伤的概念

急性肾损伤（AKI）一词于 1918 年首次用于描述急性汞中毒病例。它被人们遗忘了几十年，直到 2004 年一组重症监护医生和肾病学家重新使用它来描述急性肾衰竭的病例 [5]。他们认识到急性肾损害在多个科室常常发生：重症监护室（ICU）、内科和外科住院病房，甚至在门诊病人中。最有趣的观察是，即使是肾功能的微小变化也可能与病人的负面的结局有关 [6,7]。许多患者由于血清肌酐浓度轻度升高，因此不被确诊为肾衰竭，然而肾活检发现，这些轻度升高的血清肌酐浓度足以引起患者永久性的结构性肾损害 [8,9]。因此，急性肾损伤（AKI）成为描述这些患者肾功能变化的首选术语，而非急性肾衰竭。推动这一命名变化的是急性透析质量倡议工作组（ADQI），这是一个主要由肾病学家和重症监护室医生组成的学术团体。从最初的讨论开始，随着对 AKI 的流行病学、病理生理学和临床特征的了解越来越多，关于 AKI 的定义发生了一些变化。

（一）急性肾损伤的 RIFLE 诊断标准

ADQI 不仅想利用肾功能的改变来定义 AKI，还想定义 AKI 的概念，将轻度病例与严重病例分开，因为这可能具有预后意义。这是因为有人指出，在接受心血管手术的患者中，即使血清肌酐浓度小幅度增加 0.3 mg/dl（26.4μmol/ L），也会出现阴性结果 [10]。在严重的脓毒症患者中也观察到同样的结果 [11]。根据这些发现，提出了 AKI 的 RIFLE 诊断标准。RIFLE 代表风险，损伤，衰竭，功丧失和终末期肾病（图 17-2）。AKI 分类提供了三种严重程度的肾功能不全和两种临床结果 [5]。AKI 可通过血清肌酐浓度的变化或最长 7 天内 GFR 百分比变化或尿量的变化来诊断（图 17-2）。当患者出现 AKI，但未测量基线血清肌酐浓度来计算血清肌酐浓度的变化时，这组诊断标

准就存在问题。有人建议，假设正常基线 GFR 为 75 ml/ min/1.73m²，应使用肾病中的饮食改良公式从 GFR 反算出基线血清肌酐浓度[12]。ADQI 还将 AKI 的完全恢复定义为 RIFLE 分类中肾功能恢复至基线水平，而部分恢复是降低 RIFLE 分类中的肾功能障碍的等级，不需要长期透析。

（二）急性肾损伤网络（AKIN）诊断标准

由于用于测量肾功能变化的 7 天时间间隔被认为太长，因此认为用于诊断 AKI 的 RIFLE 诊断标准不够敏感，无法检测肾功能的早期变化。为了修改 RIFLE 标准，成立了另一个网络 AKIN，由来自不同肾脏病学会的代表，以及 ADQI 和欧洲重症监护医学会的成员组成。2007 年，它将 AKI 定义为肾功能突然下降，表现为 48h 内血清肌酐浓度升高 0.3 mg / dl（26.4μmol/ L）或升高≥基线值 50%，并且尿量＜ 0.5ml/（kg·h）达 6h 以上。此外，引入了几个阶段的 AKI 来定义肾功能不全的严重程度[13]（图 17-3）。肾脏替代疗法不包括在分期中，因为人们认为它更恰当地描述了患者的结局，而不是肾功能不全的严重

程度。AKIN 的 AKI 诊断标准是对 RIFLE 标准的改进，因为不需要测量肾功能的基线水平。对于血清肌酐浓度的两次读数，限制 48h 是为了确保血清肌酐浓度变化的敏锐度。这也将提高 AKI 定义的灵敏度，并允许尽早开始治疗。此外，AKIN 标准取消了使用 GFR 估计值，从而消除了肾功能测量的不准确性。AKIN 标准还规定，为了使尿量标准有意义，必须优化患者的补液并停止使用利尿药，并且不能有膀胱颈阻塞。

（三）国际改善肾脏病预后组织（KDIGO）临床实践指南

KDIGO 是一个由来自世界各地的专家组成的全球性组织，其任务是根据已发表的文献制定实践指南。他们着手进一步修改 AKI 的定义，以便为其治疗制定指南。他们对 AKI 的定义基于 RIFLE 和 AKIN 概念[14]。KDIGO 建议，如果满足以下条件之一，可以诊断 AKI：① 48h 内血清肌酐浓度≥ 0.3 mg/dl（≥ 26.4μmol/ L）；②在前 7 天内，血清肌酐浓度升高≥ 1.5 倍基线值；③ 6h 内，尿量持续＜ 0.5ml/（kg·h）（表 17-1）。还设计了一个类似于 AKIN 的分期系统。然

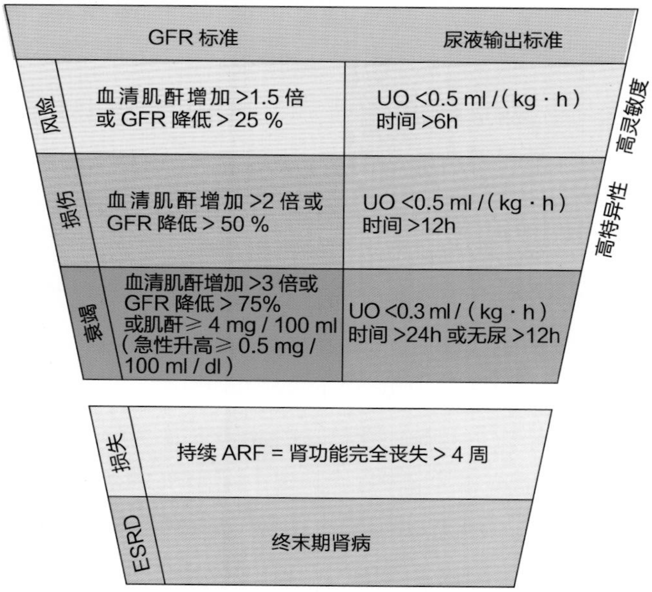

▲ 图 17-2　急性肾损伤的 RIFLE 定义和分期

ARF. 急性肾衰竭；ESRD. 终末期肾病；GFR. 肾小球滤过率；UO. 尿量［引自 Bellomo R, et al. Acute renal failure: definition, outcome measures, animal models, fluid therapy and information technology needs: the Second International Consensus Conference of the Acute Dialysis Quality Initiative（ADQI）Group. Crit Care 2004;8（4）:R204-R212.］

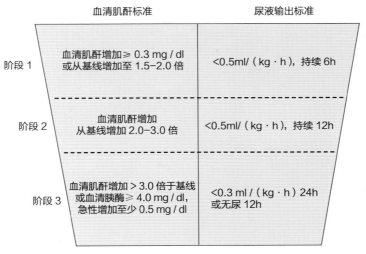

血清肌酐标准　　　　　　　　　尿液输出标准

阶段 1 | 血清肌酐增加 ≥ 0.3 mg / dl 或从基线增加至 1.5–2.0 倍 | <0.5ml/（kg·h），持续 6h

阶段 2 | 血清肌酐增加 从基线增加 2.0–3.0 倍 | <0.5ml/（kg·h），持续 12h

阶段 3 | 血清肌酐增加 > 3.0 倍于基线 或血清胰酶 ≥ 4.0 mg / dl，急性增加至少 0.5 mg / dl | <0.3 ml /（kg·h）24h 或无尿 12h

▲ 图 17-3　急性肾损伤网络的定义和急性肾损伤的分期

［引自 Mehta RL, et al. Acute Kidney Injury Network: report of an initiative to improve outcomes in acute kidney *injury. Crit Care* 2007;11（2）:R31.］

而，肾脏替代疗法已被添加为最严重阶段的诊断标准。迄今为止，KDIGO 诊断标准尚未进行验证。

（四）ADQI 和国际腹水俱乐部（IAC）对肝硬化急性肾损伤的诊断标准

ADQI 认识到目前为止制定的各种 AKI 的诊断标准可能并不直接适用于肝硬化患者，2011年 ADQI 邀请 IAC 成员联合，专门定义肝硬化人群 AKI。对 AKIN 的诊断标准进行了各种修改[3]，但仍保留了一些重要特征。首次采用急性肾损伤这一术语代表肝硬化急性肾衰竭。研究小组认为，尽管血清肌酐浓度存在许多缺点，但作为衡量肾功能的指标应保留[15,16]，因为其使用简单，测试范围广泛。血清肌酐浓度优于估算的 GFR，因为基于肌酐的计算方式计算 GFR 倾向于高估真正的 GFR，特别是对于年龄小于 50 岁的患者和腹水患者[17]。该小组还喜欢使用短时间内血

清肌酐浓度的微小变化这个概念，例如在 48h 或更短时间内增加 0.3mg/dl（26.4μmol/ L）作为肾功能急性恶化的标志。然而，该研究小组花了很长时间讨论基线血清肌酐浓度的概念，特别是对于没有定期测量血清肌酐的患者。最后，专家们达成了一致意见，即基线血清肌酐浓度应该是过去 6 个月内稳定的血清肌酐，而不是通过使用估算的 GFR 作为 RIFLE 标准进行反向计算获得的浓度[4]。这些小组还认识到，6 个月前测量的稳定基线血清肌酐可能无法准确估计血清肌酐浓度变化，但如果没有其他血清肌酐值可用于计算变化，则认为这是可以接受的。该小组还决定放弃尿量诊断标准，因为少尿是肝硬化伴腹水的主要特征。根据 RIFLE 标准和 AKIN 标准，这其中许多患者的每日尿量低于诊断 AKI 所需的尿量，但他们的血清肌酐浓度将保持不变，不能满足 AKI 的诊断标准。因此，将 AKI 的尿量诊断标

表 17-1　肾病：改善全球急性肾损伤结果的诊断标准

阶段	SCr 标准	尿液输出标准
1	在 48 小时内增加 3 mg/dl 或 26μmol/ L 或增加至基线 SCr 浓度的 1.5 ~ 1.9 倍	尿量 < 0.5 ml/（kg·h）6 h
2	增加至基线 SCr 浓度的 2 ~ 2.9 倍	尿量 < 0.3 ml/kg（kg·h）24h 或无尿 12 h
3	增加至基线 SCr 浓度的 3 倍或 4 mg/dl 或 354μmol/ L 或更高，或 RRT 开始，无论什么阶段	尿量 < 0.5 ml/kg

RRT. 肾替代治疗；SCr. 血清肌酐

准纳入肝硬化患者，只会混淆而不是澄清这个问题。有了这套诊断标准，急性或 1 型 HRS（HRS1）将是一种特殊类型的 AKI，并且许多其他形式的肾功能急性恶化也将根据这些新标准进行分类（表 17-2）。

三、不同的 AKI 诊断标准在肝硬化患者中的应用

在各种 AKI 诊断标准公布后不久，文献中出现了几项使用这些标准对肝硬化患者进行诊断的研究[18-25]，这些研究并不是为了治疗的决策，而是为了预测预后。大多数将这些 AKI 诊断标准应用于肝硬化患者的研究仅采用了血清肌酐浓度标准，而没有使用尿量标准。

（一）RIFLE 诊断标准

RIFLE 诊断标准首次前瞻性地应用于 134 例入住 ICU 的重症肝硬化患者队列[18]。以入院时使用的血清肌酐浓度作为基线，而以入住 ICU 当天的血清肌酐浓度计算变化。可以使用血清肌酸酐浓度变化或尿量标准来诊断 AKI。在 134 名患者中，81 名（60%）出现 AKI，其中大多数患者（81 名患者中的 58 名，或 71.6%）处于 RIFLE 分类的失败阶段。Jenq 等[18] 仅提供整个队列的实验室数据，并没有区分发生 AKI 的患者和未发生 AKI 的患者。整个队列的基线血清肌酐浓度为 2.2±0.2 mg/dl，提示患者可能在到达医院时已经发生了 AKI。由于这些患者病情严重，即

使没有发生 AKI 的患者，30 天的存活率也略高于 60%。在发生 AKI 的患者中，RIFLE 阶段的严重程度与住院死亡率之间存在直接关联。在另一项由 412 名 ICU 肝硬化患者组成更大规模的回顾性研究中，采用 RIFLE 标准来确定这些患者的预后[19]。在该研究中，采用 ICU 入院血清肌酐浓度和 48h 后获得的血清肌酐浓度来确定 AKI 的发生。在 412 名患者中，205 例患者（50%）发生 AKI，风险、损伤和衰竭类别分别为 91 例患者（22.1%），37 例患者（9.2%）和 77 例患者（18.7%）。Cholongitas 等[19] 没有提供用于各个阶段 AKI 计算的血清肌酐值。然而，许多患者已经因肾衰竭而住入 ICU，因为该队列记录的最高血清肌酐浓度为 14 mg/dl（1232μmol/L）。这意味着，如果他们的血清肌酐浓度没有进一步增加 50%，许多住入 ICU 的高血清肌酐浓度患者可能永远不会诊断 AKI。因此，在预测 ICU 出院后 6 周患者生存率方面，Cholongitas 等未发现 RIFLE 分类与终末期肝病模型（MELD）评分，序贯器官衰竭评估评分或急性生理学和慢性健康评估等一样有价值。然而，他们能够确定，根据 RIFLE 标准，任一阶段 AKI 的形成与 ICU 出院后 6 周生存率的下降有关，损伤和衰竭类的患者比风险类的患者要差。

（二）AKIN 诊断标准

AKIN 诊断标准首次应用于因各种原因入院的肝硬化非 ICU 住院患者的回顾性研究[20]。

表 17-2　急性透析质量倡议和国际腹水俱乐部对肝硬化患者急性肾损伤的诊断标准

诊　断	概　念
急性肾损伤	在 <48 小时内，血清肌酐浓度从基线上升 ≥ 50% 或血清肌酐浓度上升 ≥ 0.3mg/dl（26.4μmol/L）。1 型 HRS 是急性肾损伤的特定形式
慢性肾病	用 MDRD6 公式计算肾小球滤过率 <60ml/min，持续时间 > 3 个月。2 型 HRS 是慢性肾病的特定形式
慢加急性肾病	肾小球滤过率 <60 ml/min 持续 3 个月以上的肝硬化患者在 48h 内，血清肌酐浓度从基线水平上升 ≥ 50% 或血清肌酐浓度上升 ≥ 0.3mg/dl（26.4μmol/L）

HRS. 肝肾综合征；MDRD6. 使用六个参数修改肾病饮食配方：年龄、性别、种族、血清肌酐浓度、血尿素氮浓度和血清白蛋白浓度［引自 Wong F，et al. Working party proposal for a revised classification system of renal dysfunction in patients with cirrhosis. *Gut* 2011；60（5）：702-709.］

使用入院后最初 48h 内两次血清肌酐值来诊断 AKI。46% 的患者发生 AKI，其中许多患者（42%）患有 1 期 AKI。然而，AKI 和非 AKI 患者在基线时不同，AKI 患者的基线血清肌酐浓度显著高于 1.9±1.2mg/dl，而非 AKI 组则为 1.3±0.7mg/dl。因此，许多 AKI 患者因肾功能不全而入院。尚不清楚这些患者中是否有慢性肾病（CKD）的病史，因为没有提供既往血清肌酐值。48h 后 AKI 组血清肌酐浓度仅为 2.0±1.4 mg/dl，因此很难辨别 AKI 是否确实发生过。非 AKI 组中相应的血清肌酐浓度为 1.3±0.6mg/dl。尽管 AKI 组血清肌酐浓度似乎没有增加，但与非 AKI 组（30%）相比，住院死亡率（52.7%）显著增高。该研究未提供 AKI 最初 48h 之后的进展情况，这有助于评估 AKI 组死亡率增加的原因。但两组在基线时不对等，使研究结果不可信。

一项前瞻性研究更严格地应用 AKIN 诊断标准[25]。所有患者均为肝硬化患者，且入院时患有 AKI 或住院期间患有 AKI，一开始没有住入 ICU。以最接近入院日期的稳定的门诊血清肌酐浓度作为基线值。如没有门诊血清肌酐浓度可用，将入院后 5 天的稳定的血清肌酐用作基线。该研究纳入的 192 例患者中，91 例患者（48%）患有 1 期 AKI，56 例患者（29%）患有 2 期 AKI，42 例患者（23%）患有 3 期 AKI。AKI 进展的患者（189 例患者中的 84 例，约 45%）有明显更多的医学和肝硬化特异性并发症，随着病情进展加重，死亡率逐渐增加。AKI 的恢复与生存率的提高有关。因此，Belcher 等[25] 得出结论，AKIN 标准定义的肝硬化 AKI 病情严重，且常常病情进展，导致以阶段依赖性方式死亡。

另一项对肝硬化 AKI 患者的前瞻性研究与回顾性配对对照组（无 AKI 患者）的结果相似[24]。在调整肝病严重程度和并发症后，AKI 的发生与住院死亡率增加有关。虽然没有讨论 AKI 的进展，但 AKI 较高的分期肯定与较高的住院死亡率相关。

在一组酒精性肝炎合并肝硬化的重症患者中[21]，AKI 的发生率约为 30%（103 例患者中的 29 例），超过一半的患者有 1 期 AKI。但轻度肾功能不

全可降低患者的生存率。此外，与对照组相比，AKI 患者具有更高的基线血清肌酐浓度，这表明有肾脏受损病史的患者比没有肾脏受损病史的患者更可能发生 AKI。仅在患有 1 期和 2 期疾病患者中观察到 AKI 的逆转。

（三）急性肾损伤的 ADQI-IAC 诊断标准

由于诊断标准是专门为肝硬化患者设计的，因此认为它们在检测 AKI 时会更敏感，从而能更好地预测预后。缺点是这些标准不能提供 AKI 分期，因此不能将 AKI 的进展纳入预后评估。

定期到门诊就诊的肝硬化失代偿期腹水患者中，54% 的患者观察到 ADQI-IAC 诊断标准（或等效于 AKIN 标准的 1 期 AKI）所定义的 AKI，其中许多患者反复出现 AKI[22]。使用血清肌酐浓度变化超过 0.3 mg/dl（> 26.4μmol/ L）对于确诊 AKI 患者比使用超过 50% 的变化更敏感，尤其是在基线血清肌酐值较高的患者中[26]。血清肌酐峰值浓度通常在实验室的正常范围内，因此这些患者相对较好。尽管如此，当患者随访 12 个月时，血清肌酐浓度明显且逐渐升高，与生存率降低相关。这强调了一个事实，即肾功能的微小变化也会影响失代偿性肝硬化的进程。

另一组 337 例因感染入院或发生医院感染的肝硬化患者中，根据 ADQI-IAC 诊断标准，AKI 的进展与更多次住入 ICU，更长的住院时间，30 天生存率降低相关[23]。许多患者从 AKI 中恢复。对于那些没有恢复的患者，30 天内死亡风险达 80%。即使对那些完全从 AKI 中恢复过来的患者来说，他们 30 天的死亡率仍然高于从未患过 AKI 的患者。

四、不同的 AKI 诊断标准对肝硬化患者的诊断效果

从前面的讨论中可以清楚地看出，不同的诊断标准在预测肝硬化患者人群的预后方面具有一定的实用性。但是，它们仍有许多缺点。很明显，使用 RIFLE 和 AKIN 诊断标准的研究仅部

分适应于肝硬化人群，因为尿量标准从未被使用过。这与肾脏病学和重症监护专家的思维过程不一致，他们坚信，在发现血清肌酐浓度有任何变化之前，尿量减少仍是发生肾功能不全的第一迹象[13]。缺乏对基线血清肌酐浓度的统一定义也是一个问题，因为基线读数为 3.0 mg/dl（264 µmol/L）的患者血清肌酐升高 0.3mg/dl（26.4µmol/L）的临床意义低于基线值为 0.5 mg/dl（44 mmol/L）的其他患者；如果使用 ICU 入院时血清肌酐，基线血清肌酐浓度可能为 3.0 mg/dl（264µmol/L）[24]。如果在入院前 6 个月进行了最新的血清肌酐测量，很难确定血清肌酐浓度是急剧上升还是突然上升。根据基线血清肌酐，AKI 的患病率可能会发生变化[27]，因此 AKI 的进展也可能不同。此外，根据 RIFLE 诊断标准预先假定 GFR 为 75 ml/min/1.73m²，反向计算血清肌酐浓度也被证明是不准确的。在最近的一项研究中，包括了 213 例因肝硬化急性失代偿住院治疗的患者，入院时血清肌酐低于 1.5 mg/dl（< 133µmol/L）[28]，根据肾脏疾病配方食品的饮食调整，使用假定的 GFR 为 75 ml/min/1.73m² 的血清肌酐，仅能诊断 20% 的 AKI 病例。此外，这种衍生的血清肌酐值不能预测 90 天存活率。因此，Rosi 等[28] 不支持使用这种方法来计算肾功能的变化。

由于存在与这些不同的诊断标准相关的问题，许多人感到在肝硬化患者的治疗中产生了更多的困惑，尤其是因为上述研究都没有提供任何关于肝硬化和肾衰竭患者的治疗指南。因此，并非肝病学界的所有成员都赞成改变肝硬化肾衰竭的传统诊断标准[29,30]，这一标准需要血清肌酐增加 50%，最终血清肌酐浓度达到 1.5 mg/dl（133µmol/L）。这一点尤其正确，因为这种传统的肝硬化肾衰竭标准准确预测了肝硬化患者的预后[31,32]。此外，最近的两项独立研究确定了血清肌酐水平为 1.5 mg/dl（133µmol/L）作为阈值，因为低于此值的患者尽管发生了 1 期 AKI，但患者的短期预后良好[33,34]。基于这些研究基础，Fagundes 等[34] 提出，将 AKI 的 AKIN 诊断标准应用于肝硬化患者时，应进一步修改，即所谓的肝

硬化 AKI（C-AKI）标准。将 AKI 的不同阶段将分为 A、B 和 C 期。A 和 B 期等同于的 AKI 的 AKIN1 期，C-AKI 的 A 和 B 期 AKI 的患者最终血清肌酸酐浓度小于 1.5 mg/dl 或大于等于 1.5 mg/dl（< 133µmol/L 或 ≥ 133µmol/L）。C-AKI C 期 AKI 将包括所有 AKIN 2 期和 3 期 AKI 患者[34]。该分类的挑战者发现，最终血清肌酐浓度低于 1.5 mg/dl（< 133µmol/L）的 1 期 AKI 的进展与生存率呈负相关[22,35-37]。在一项前瞻性研究中，包括 337 例发生感染的肝硬化住院患者的，那些发展为 1 期 AKI 但血清肌酐浓度低于 1.5 mg/dl 的患者与无 AKI 的患者相比，30 天的生存率显著降低[36]。在另一项回顾性研究中，对接受腹腔穿刺术（大量放腹水）的住院和门诊患者（n = 239）进行了评估，无论患者采用 AKIN 诊断标准还是改良的 C-AKI 诊断标准，AKI 的发生率都相似。然而，血清肌酐浓度低于 1.2 mg/dl 的 AKI 无移植患者的中位生存率明显低于非 AKI 患者[37]。所有这些不同的研究结果都引发了关于什么是肝硬化患者 AKI 最佳诊断标准的争论。

尽管在如何最好地定义肝硬化 AKI 方面存在差异，但这些患者的肾衰竭的概念正在发生变化。最近的所有研究都表明，肝硬化患者存在以下几点情况：①血清肌酐浓度的小幅上升可能对生存率产生负面影响；② AKI 分期可以更好地确定肾功能不全的严重程度；③ AKI 的进展有助于这些患者的预后预测。进一步的研究无疑将进一步完善将来对于肝硬化肾衰竭描述。

五、IAC 对肝硬化急性肾损伤诊断的修正共识建议

对 AKI 概念的不同理解引发了关于如何最好地使用这些不同诊断标准的争论。主要的难题是，采用 AKI 的概念，还是承认先前的 HRS 诊断标准是肝硬化肾衰竭唯一可接受的定义。临床医生在为患有肾功能障碍的肝硬化患者做出治疗决定时也存在问题，尤其是在使用血管收缩药治疗方面。因此，IAC 于 2012 年召开了由该领域的调查人员和专家组成的共识会议，讨论了

AKI 问题。通过研究和讨论，所有人都一致认为，HRS 虽然代表了肝硬化的肾功能不全，但在肝硬化患者肾脏疾病谱中仅占一小部分。有足够的证据表明，严重程度低于 HRS 的肾功能不全确实会对患者的预后产生负面影响，因此应采用 AKI 的概念。此外，在场的所有人都同意放弃用于诊断 AKI 的尿量标准，因为肝硬化腹水患者由于大量水钠潴留，每日常规尿量通常低于诊断 AKI 所需的阈值。尽管有其局限性，但也有人认为血清肌酐浓度应作为肾功能的指标，这是因为临床医生熟悉它的用法，并且该检测可广泛使用。此外，任何使用血清肌酐浓度计算 GFR 的公式在使用血清肌酐浓度时都会存在同样的问题。也决定需修改 AKIN 诊断标准，使其适用于肝硬化患者（表 17-3）[38]。

接下来的挑战是如何定义基线血清肌酐，AKI 的分期，进展和恢复。由于 AKI 的诊断需要血清肌酐浓度的改变，因此 AKI 的发生率可能根据基线血清肌酐水平不同而不同。关于肝硬化 AKI 的许多出版物都使用了 AKI 的临时概念[18-21,24]。因此，很难比较这些不同研究中 AKI 的进展和死亡率。在一项由 653 例住院接受肝硬化治疗的患者组成的研究中，1 期 AKI 的发病率（血清肌酐升高≥ 3mg/ dl，或 26.4μmol/ L，在＜ 48h 内）根据基线血清肌酐浓度的不同而显著不同[27]，在基线血清肌酐水平最高的患者中发病率最高。因此，对于已经肾衰竭且血清肌酐为 4.0 mg/ dl（352μmol/ L）的患者，48h 内血清肌酐浓度增加 0.3 mg/dl（26.4μmol/ L）的临床相关性值得怀疑。如果在住院时血清肌酐浓度为 0.5 mg/dl（44μmol/ L）的患者出现这种情况，在临床上更有意义。该小组最终同意基线血清肌酐浓度使用过去 3 个月内稳定的血清肌酐浓度，如果没有检测结果，则应使用入院时的血清肌酐浓度（表 17-3）。定义的其他参数包括 AKI 的分期，进展和恢复以及对治疗的反应。还讨论了在 AKI 的定义中是否应保留血清肌酐浓度为 1.5 mg/dl（133μmol/ L）的阈值，因为在肝硬化和肾衰竭患者的预后中具有一定的有效性[24]。最终一致认为，由于这些概念是由专家小组决定的，而不是基于科学数据，因此最好将血清肌酐阈值保留在肝硬化人群中验证的时间内，还提出了一种新的处理算法。

六、肝肾综合征诊断标准

HRS1 的诊断标准最初由 IAC 在 1996 年设定[39]，并在 2007 年进行了修订[2]（表 17-4）。HRS1 是 AKI 的一种特殊形式，其血清肌酐浓度迅速显著增加，不到 2 周内最终值增加一倍，＞

表 17-3　国际腹水俱乐部关于肝硬化急性肾损伤诊断的修订共识建议

参　数	概　念
基线 SCr 浓度	稳定的 SCr 浓度≤ 3 个月。如果不可用，则稳定的 SCr 浓度最接近当前浓度。如果没有先前的 SCr 浓度测量，则使用入院 SCr 浓度
AKI 的定义	SCr 浓度在≤ 48h 内增加≥ 0.3mg/ dl（≥ 26.4μmol/ L），或比基线增加 50%
分期	阶段 1：SCr 浓度增加≥ 0.3mg/ dl（26.4μmol/ L）或 SCr 浓度≥ 1.50～2.0 倍基线水平 阶段 2：SCr 浓度≥基线水平的 2.0～3.0 倍 阶段 3：SCr 浓度＞基线水平的 3.0 倍或 SCr 浓度≥ 4.0mg/ dl（≥ 352μmol/ L），快速增加≥ 0.3mg/ dl（26.4μmol/ L）或开始肾脏替代治疗
进展	AKI 进展到更高阶段，或需要肾脏替代治疗
好转	将 AKI 好转到较低阶段
对治疗的反应	无反应：AKI 没有好转 部分反应：AKI 阶段好转，SCr 浓度降低至基线以上≥ 0.3mg/ dl（26.4μmol/ L）的值 完全反应：将 SCr 浓度从基线降低至 <0.3mg/ dL（26.4μmol/l）

AKI. 急性肾损伤；SCr. 血清肌酐［引自 Angeli P, et al. Diagnosis and management of acute kidney injury in patients with cirrhosis: revised consensus recommendations of the International Club of Ascites. *Gut* 2015;64（4）:531-537.］

2.5 mg/dl（＞220μmol/ L）。肾功能不全对利尿药的撤除和白蛋白的容积激发没有反应。HRS1 只能在排除肾毒性药物和结构性肾脏疾病时才能确诊。随着对 HRS1 的有效血管收缩药治疗的出现，临床医生一直担心延迟 2 周或直到血清肌酸酐浓度达到 2.5mg/dl（220μmol/ L）才开始治疗可能导致反应率降低。血管收缩药开始治疗时血清肌酐水平升高已被发现是无应答的预测因素之一 [40,41]。因此，有必要改变 HRS1 的概念。然而，反对者担心这可能导致血管收缩药的滥用。最终达成共识，那些表现为 2 期或 3 期 AKI 的患者，如果不符合 IAC[2] 先前规定的所有 HRS1 诊断标准，将接受 HRS-AKI 诊断 [38]。尽管治疗措施不包括使用血管收缩药，但肾功能不全进展的所有患者也被认为患有 HRS-AKI（表 17-5）。这将允许临床

医生开始血管收缩药治疗，而不必等待强制的 2 周使血清肌酐浓度升至 2.5mg/dl（220μmol/ L）以上。重要的是修订后的 HRS-AKI 定义不再分为 HRS1 和 HRS2。HRS2 现在被视为一种 CKD。然而，患者仍然可以在 CKD 上叠加 AKI，例如 AKI 合并糖尿病肾病患者的感染事件。

七、急性肾损伤和肝肾综合征的病理生理学特点

尽管 HRS 的病理生理学已经取得了很好的研究，但尚未探索非 HRS AKI 的病理生理学。据推测，非 HRS AKI 的病理生理学与 HRS 的病理生理学相同，因为它们具有相似的诱发事件和潜在的可逆性 [22]。

HRS 的病理生理学复杂，由肝硬化肝脏，

表 17-4 肝肾综合征的传统诊断标准

肝硬化伴腹水
血清肌酐浓度 >1.5mg /dl（>133μmol/L）
对于 1 型或急性 HRS，在不到 2 周的时间内，血清肌酐浓度必须加倍，最终值≥ 2.5mg/dl（≥ 220μmol/ L）
利尿药停药至少 2 天后，血清肌酐浓度没有改善（降低至≤ 1.5mg / dl，或≤ 133μmol/ L），白蛋白以 1g/（kg·d）的剂量扩容至 最大剂量为 100g/d
没有休克
目前或近期没有使用肾毒性药物治疗
蛋白尿浓度 > 500mg/d 的蛋白尿，每个高倍视野具有 > 50 个红细胞的微血尿，和（或）超声检查中的异常肾脏发现，没有实质性肾病

HRS. 肝肾综合征[引自 Salerno F, et al. Diagnosis, prevention and treatment of hepatorenal syndrome in cirrhosis. Gut 2007；56（9）；1310-1318.]

表 17-5 1 型肝肾综合征或肝肾综合征 - 急性肾损伤的新诊断标准的建议

肝硬化伴腹水
根据 IAC AKI 标准诊断 AKI[38]
利尿药停药至少 2 天后，血清肌酐浓度没有改善（降低至≤ 1.5mg/dl，或≤ 133μmol/L），白蛋白以 1g/（kg·d）的剂量扩容至最大剂量为 100g/d
没有休克
目前或近期没有使用肾毒性药物治疗
蛋白尿浓度 > 500mg/d 的蛋白尿，每个高倍视野具有 > 50 个红细胞的微血尿，和（或）超声检查中的异常肾脏发现，没有实质性肾病

这些新标准承认患有肝肾综合征-急性肾损伤的患者也可能具有结构性损伤，例如在长期肾缺血的情况下急性肾小管坏死。AKI. 急性肾损伤；IAC. 国际腹水俱乐部［引自 Angeli P, et al. Diagnosis and management of acute kidney injury in patients with cirrhosis: revised consensus recommendations of the International Club of Ascites. *Gut* 2015；64（4）:531-537.]

肾脏和循环系统之间的相互作用造成，并且与肝硬化和窦性门静脉高压的血流动力学后果密切相关。在晚期肝硬化患者中，显著的全身和内脏动脉血管舒张和反常的肾血管收缩是肾灌注减少的血流动力学变化的标志。与肝硬化心肌病相关的肾脏自身调节的改变和对全身动脉血管扩张相对不足的心脏反应，进一步导致肾血流量减少，GFR 下降，并最终导致肾衰竭。最后，新的证据表明炎症的存在可以干扰肾脏微循环，最终将肾循环重新分配到髓质，从而损害肾小球滤过。

（一）晚期肝硬化和腹水患者内脏和全身动脉扩张

肝硬化患者肝脏结构的破坏导致门静脉受阻。由此产生的门静脉高压进一步受到改变的窦状隙内皮功能的调节，有效血管扩张成分（如一氧化氮和一氧化碳）的减少和各种血管收缩成分（如内皮素、血管紧张素原或血栓素）的增加使得肝内阻力增加[43]。对肝内阻力增加的生理反应是门静脉血管系统的反射性血管扩张以适应门静脉血容量。内皮细胞产生大量的血管扩张物质，包括一氧化氮，胰高血糖素和前列腺素 I2，以旁

分泌方式诱导平滑肌松弛[44]。主要的血管扩张剂是一氧化氮，因为门静脉内皮细胞一氧化氮合酶的过度表达，与门静脉内皮细胞上的剪切应力增加有关[45]。还有一些证据表明平滑肌细胞水平存在受体后缺陷导致血管收缩反应减弱，内脏血管扩张[46]。尽管血管扩张剂和血管收缩药几乎同时在肝内微循环和肝外门静脉循环中起作用，但观察到的效果相反。也就是说，肝脏内的血管张力增加是由对血管收缩药的过度反应和血管扩张剂的产生减少所致，而在肝脏外，血管扩张剂的产生增加，对血管收缩药的反应减少，最终结果是内脏血管舒张和充血[47]。血管内皮生长因子和内皮型一氧化氮合酶介导的肠系膜血管生成增加也有助于增加内脏血容量和门静脉高压[48,49]（图17-4）。肠系膜血管生成也在门静脉系统侧支血管的形成中起作用[50]。一些血液与来自内脏循环的一些过量血管扩张剂通过预先存在的门体通道或这些新形成的侧支血管输送，也导致全身血管进一步扩张。

最近，人们已经认识到细菌和细菌产物在肠壁上的易位也可能有助于肝硬化内脏血管扩张[51,52]（见图17-4）。诸如脂多糖的细菌产物

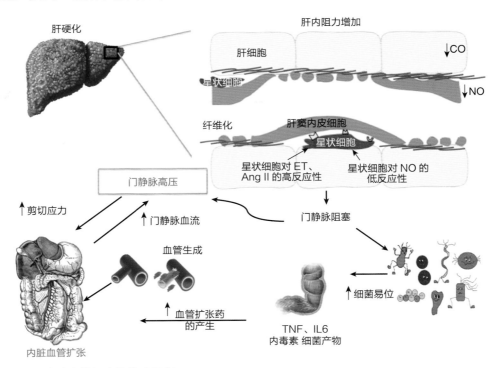

▲ 图 17-4　肝硬化内脏血管舒张的发病机制

Ang Ⅱ. 血管紧张素Ⅱ；CO. 一氧化碳；ET. 内皮素；IL6. 白细胞介素 -6；NO. 一氧化氮；TNF. 肿瘤坏死因子

激活单核细胞和淋巴细胞并诱导炎性细胞因子的产生，包括白细胞介素 -6 和肿瘤坏死因子 α（TNF-α）[53]。TNF-α 产生与四氢生物蝶呤水平升高有关，四氢生物蝶呤是 TNF-α 刺激的辅因子和内皮型一氧化氮合酶的诱导物，将炎症与内脏循环中的血管舒张联系起来[54]。与没有细菌易位迹象的患者相比，肝硬化患者和循环细菌 DNA 阳性患者炎性细胞因子和全身动脉血管舒张的程度是增加的[55,56]。此外，已经显示抗 TNF-α 疗法，例如用抗 TNF-α 抗体[57] 或沙利度胺[58] 的治疗高动力循环减轻，这是肝硬化内脏和全身血管扩张的结果。诺氟沙星是一种针对革兰阴性菌的抗生素，可以显著减少主动脉环中一氧化氮的产生[59,60]。同样，诺氟沙星肠道净化也可以改善肝硬化患者肝循环中的血管舒张功能[61]。

（二）内脏和全身动脉血管舒张的后果

门静脉阻塞和内脏血管扩张意味着内脏循环中存在血容量的蓄积。这种"内脏盗窃"综合征将从系统循环中减去总血量一部分。尽管通过侧支血管将一些内脏血容量转移到全身循环，但全身动脉血管扩张的存在意味着即使没有实际的血容量损失，体循环中的血容量也相对不足，即所谓有效动脉血容量减少。这导致各种代偿性血管收缩神经激素系统的激活，包括肾素 - 血管紧张素 - 醛固酮系统，交感神经系统和精氨酸加压素释放的非渗透性刺激。精氨酸加压素主要参与晚期肝硬化游离水的保留；而它也具有血管收缩作用，从而有助于维持晚期肝硬化的动脉压。这种生理反应能够抵消全身动脉血管扩张和诱导肾水钠潴留，从而增加血管内容量[62]。因此，我们发现肝硬化和腹水患者的血浆肾素活性显著升高[63,64]，并且参与体内循环的平衡。来自各种血管床（包括肾和内脏循环）的去甲肾上腺素释放和溢出量的增加[65]，加上交感神经系统活性的抑制导致全身性低血压[66]。这些血管收缩系统的激活可能对体循环有益。然而，在肾循环中，存在与肾血管阻力增加有关的肾灌注不足，从而使肾易于发生肾缺血并最终导致肾衰竭。

在各种血管收缩系统被激活的同时，心输出量也增加以维持血流动力学稳定性。这是通过增加静脉回流、心率和心肌收缩力来实现的。因此，我们看到了晚期肝硬化的高动力循环特征：心动过速，低血压和末梢温暖。这种心输出量的增加是以降低心脏储备为代价的[67]；也就是说，心脏收缩功能在 Starling 曲线的上端运行。随着肝硬化逐渐进展，全身血管阻力将继续下降，心脏代偿最终将达到最大值，超过此范围，心脏功能障碍将变得明显，并将导致肝硬化肝外并发症，如肾衰竭[68]。

（三）门静脉高压的作用与血流动力学变化无关

门静脉高压本身也可导致肾血流量减少。在麻醉的大鼠中，输入谷氨酰胺进入肠系膜上静脉，导致肝细胞肿胀，因此血窦受压出现窦性门静脉高压，与肾血流量和 GFR 降低显著相关[69]。以相同的速率输注相同化合物到颈静脉，并没有引起肾衰竭。肾神经切断消除了谷氨酰胺反应。肝硬化 HRS 患者通过经颈静脉门体支架分流术（TIPS）来降低门静脉压力与肾功能的改善相关[70]。在有开放性和功能性 TIPS 的患者中，TIPS 管内血管成形术球囊的充气会立即导致门静脉高压，观察到肾血流量立即减少，而心率，平均动脉压或右心房压力无明显变化。一旦血管成形术球囊放气，肾血流量恢复到基线水平[71]。所有这些研究结果表明，门静脉高压是一种信号，它通过交感神经系统（肾神经）起作用，介导肾血流减少，而与全身血管扩张相关的血流动力学变化无关。

（四）晚期肝硬化患者的肾脏变化

随着肝硬化的进展，内脏和全身循环成为负责维持高动力循环的主要血管床。存在各种内脏外循环代偿性血管收缩，包括肾循环。激活的肾素 - 血管紧张素 - 醛固酮系统中的血管紧张素 II 浓度升高，优先收缩外周小动脉，以维持 GFR，但这样会减少肾血流量。血管紧张素 II 也导致肾小球系膜收缩[72]，导致肾小球滤过面积减少，最终导致 GFR 降低。

肾脏最初通过增加各种血管扩张剂（包括前列腺素和激肽释放酶）的肾内生成来维持其血管完整性。肝硬化腹水患者尿中血管扩张性前列腺素排出高于健康对照者[73,74]，随后随着肾衰竭的发生而下降，表明不能产生足够的血管舒张性前列腺素参与了肝硬化肾功能不全的发病机制。事实上，给予肝硬化腹水患者非甾体抗炎药可导致肾衰竭[75]，这进一步证明了血管舒张性前列腺素在维持肝硬化 GFR 中的核心作用。

肾内一氧化氮也通过肾小管 - 肾小球反馈机制参与维持 GFR[76]。这是一个将肾小管钠重吸收与 GFR 相关联的系统，也就是说，当肾小管钠重吸收减少时，就会出现反射性血管扩张和 GFR 增加。该反馈回路依赖于一氧化氮合酶系统，尤其是神经元型一氧化氮合酶的上调。因此，一氧化氮合酶系统的抑制导致肝硬化失代偿期中肾血流量和 GFR 的显著降低[77]。然而，似乎一氧化氮与前列腺素相互作用维持着肾循环的稳定性，一氧化氮起着次要的作用，因为前列腺素抑制药诱导的肾循环和肾功能的变化明显大于一氧化氮抑制药[78]。此外，只有在抑制前列腺素系统后，肾内一氧化氮的作用才能被揭示[79]。

肾血管整体收缩与全身性血管收缩过度和肾内血管扩张不足之间的不平衡相关，除此之外，其他肾脏改变也有助于 HRS 的发展。肾脏自动调节是一种生理反应，即使肾灌注压力波动，也能保持相当恒定的肾血流量。肾脏自动调节是一种生理反应，即使肾灌注压力波动，也能保持相当恒定的肾血流量。在肝硬化中，随着肝病的进展，肾脏自动调节曲线逐渐向右移动[80]。也就是说，当肝硬化进展到利尿药反应性腹水，利尿药难治性腹水和 HRS 时期时，相同的肾灌注压力不能维持足够的肾血流量。这与交感神经系统的过度活动有关，尤其晚期肝硬化更显著，后者肾脏自动调节功能消失[81]。

（五）心脏功能不全

高动力循环是一种补偿机制，有助于维持肝硬化失代偿期患者的血流动力学稳定性。然而，这意味着肝硬化患者在休息时会损伤他们的心脏储备。在失代偿性肝硬化的自然史中，当心输出量由于全身血管阻力不断降低而不足以支持足够的动脉压时，患者易于发生肾衰竭。因此，我们发现，在心肌灌注显像测量的心脏指数＜1.5 L/min/1.73m² 的肝硬化患者中，血清肌酐浓度和 GFR 反映的肾功能显著低于无心脏指数低下的患者[82]。这很可能与肾血流量减少有关。随访 3 个月内，心脏指数低的队列患者 HRS 显著增加，并且在 3 个月、9 个月和 12 个月时的存活率显著降低[82]。这种心功能不全可能与肝硬化心肌病的存在有关，肝硬化心肌病是一种与肝硬化本身相关的心功能不全，不存在任何已知的心脏疾病，包括动脉舒张改变，精神压力时的收缩功能不全和电生理异常[83]。任何干扰晚期肝硬化的不稳定血流动力学平衡的事件，例如自发性细菌性周围炎（SBP）发生会进一步加剧心功能不全，还存在动脉血管扩张。因此，伴有 SBP 发作而发生肾衰竭的患者基线心输出量显著降低，即使感染消失，基线心输出量仍进一步降低[84]。如果在肝硬化 SBP 患者中使用非选择性 β 受体阻滞药进一步降低心输出量，则 AKI 和 HRS 的风险显著增加[85]。

（六）炎症的作用

因为 HRS 最常见的诱因是急性感染[86]，它通过增加促炎细胞因子诱导促炎反应，炎症也与肝硬化肾衰竭的发病机制有关。它在调节内脏和全身动脉血管扩张中的作用已被充分证明[87]。此外，炎症介质也可以诱导细胞损伤。这些蛋白分子在细菌中表达称为病原体相关分子模式（PAMP），或由垂死细胞释放的称为损伤相关分子模式（DAMP）。PAMPs 和 DAMPs 不仅可以被免疫细胞识别，还可被上皮细胞和实质细胞通过模式识别受体，如 toll 样受体（TLRs），核苷酸结合寡聚化结构域样受体或视黄酸诱导基因 1- 样受体识别[88]。这些 DAMP 和 PAMP 通过肾小球过滤或通过毛细血管输送到肾小管。炎症 / 败血症时由于微血栓的存在导致肾微循环中的流动的异质性，使得血流的分布不均。不定的肾内一氧化氮递送也影响体内微循环平衡[89]。因此，由于区域内血流缓慢，一些肾单位将与这些 DAMP 和 PAMP 接触更长时间。一旦存在由一氧化氮的相对缺乏诱导的氧化应激时，将损伤肾小管细胞[90]。显然，这些模式识别受体的上调在调节由 PAMP 和 DAMP 诱导的损伤中起关键作用，并且微循环的变化起了许多放大这种损伤的作用。在肝硬化的动物模型中，已经证实在近端肾小管中存在 TLR-4 受体表达的上调，在炎性损伤后进一步增加，与肾功能和肾小管损伤的恶化相关[91]。诺氟沙星能够减轻 TLR-4 肾脏表达的增加，改善肾脏组织学特征，尤其是肾小管损伤，可以恢复肾功能[89]。在肝硬化患者中，与感染或炎症相关的肾功能不全患者的尿 TLR-4 水平显著升高[92]。这些患者中的一些患者做了肾活检，显示肾小管表达 TLR-4 与肾小管损伤相关，仅在那些达不到 HRS 诊断标准的 AKI 患者中出现，而诊断 HRS 的患者仅有微小的组织学变化。因而认为肾损伤是由这些 DAMP 和 PAMP 诱导的。因此，长期 HRS 患者可观察到肾小管损伤的组织学变化[93]，尤其是感染引起的 HRS 患者，与这些发病机制有关。

AKI/HRS 的发病机制可以通过双重打击理论得到最好的总结。患有晚期肝病和大量腹水的肝硬化患者的循环状态受损（第一次打击）。各种补偿机制的激活试图维持循环的完整性。随着循环恶化，肝硬化的进一步发展将导致代偿机制的失效和 AKI/HRS 的发展（非突发病例），或者，如体液紊乱或感染的等因素的参与导致体循环的快速恶化和 AKI/HRS 的进展（第二次打击）。图 17-5 说明了肝硬化时 AKI/HRS 发展所涉及的各种机制。

八、肝硬化合并肾功能不全患者的治疗方法

出现 AKI/HRS 的患者通常是已经确定患有肝硬化和腹水的患者，使用利尿药或反复大量腹腔穿刺放液，或两者兼而有之。AKI 的诊断取决于 48h 内血清肌酐浓度增加至少 0.3 mg/dl

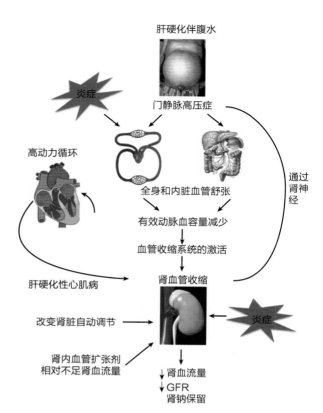

▲ 图 17-5　肝硬化肾衰竭的发病机制

肝硬化腹水患者具有内脏和全身动脉血管扩张但肾血管收缩。炎症和肝硬化性心肌病的存在可促进全身血管舒张和肾血管收缩。肾脏自我调节的改变和肾内血管扩张剂的相对缺乏维持肾血管收缩，导致肾血流减少和肾小球滤过减少。因而，肝硬化患者易于发生急性肾损伤（第一次打击）。使任何致病途径恶化的任何因素都可以加速急性肾损伤的进展（第二次打击）。GFR. 肾小球滤过率

（26.4μmol/L）。然而，许多患者可能在医院就出现肾衰竭，在过去的 48h 内没有任何血清肌酐改变。IAC 建议使用过去 3 个月内稳定的血清肌酐浓度来计算血清肌酐的变化，如果没有可用的测量值，则应使用入院时血清肌酐浓度（表 17-3）。一旦确定 AKI 的诊断，有必要区分肝硬化中 AKI 的不同原因（图 17-1），因为这将决定治疗方法。

重要的是，临床医生要认识到，尽管血清肌酐浓度正常，但可能存在肾功能不全，这与晚期肝硬化患者的肌肉耗损有关。有人提出肝硬化腹水患者血清肌酐浓度 0.8mg/dl（71μmol/L），1.0mg/dl（88μmol/L），1.8mg/dl（160μmol/L），2.2mg/dl（195μmol/L）和 4.0mg/dl（354μmol/L）相对应的 GFR 为 100 ml/min，50 ml/min，25 ml/min，12 ml/min 和 6 ml/min[94]。因此，肝硬化和腹水患

者的血清肌酐浓度超过 1.0 mg/dl（> 88μmol/L），应提醒临床医生可能存在肾功能不全。

九、急性肾损伤的鉴别诊断

虽然 HRS 是熟知的 AKI 类型，但它实际上是 AKI 的一个相当罕见的原因，约占所有 AKI 病例的 17%[1]。器质性肾病和肾前性氮质血症比 HRS 更常见。虽然临床情况和尿液检查结果可以帮助区分 AKI 的不同原因，但最近认识到某些生物标志物可以区分功能性和器质性肾脏疾病，这增加了 AKI 病因诊断的准确性[95]。然而，这些不同的生物标志物仍然是研究工具，临床上还没有广泛应用。因此，临床医生仍需要关心肝硬化患者，结合临床敏锐的观察和标准的诊断工具来诊断 AKI。图 17-6 说明了研究肝硬化 AKI 的各种鉴别诊断所需的程序。

（一）肾前性氮质血症

失代偿肝硬化，腹水和血流动力学不稳定的患者，如果其循环受到进一步损害，就有可能出现肾损害。因此，进一步减少血容量的事件，如胃肠道出血，大量腹腔穿刺放液或过度使用利尿药，可能会导致肾前性氮质血症。因此，超过 5L 的大容量腹腔穿刺术患者应该接受血管内容量置换治疗[96]。同样，胃肠道出血后的复苏应尽快完成。对于腹水量大且尿量不足的患者，倾向增加利尿药剂量。但随着血管内容量进一步耗尽，肾功能也将进一步恶化。通常，如果减少利尿药剂量或完全消除利尿药的使用，伴随着尿量的改善，血清肌酐浓度可能降低。容积替换应采用胶体溶液，如白蛋白，因为晶体溶液如同腹水易于直接流向腹腔而不留置在循环中。尽管没有对白蛋白进行正式的剂量反应研究，但 IAC 推荐的白蛋白剂量为 1g/kg 体重，最大剂量为 100g /d[38]。肝性脑病患者使用乳果糖也可导致大量液体从胃肠道丢失，这些患者应减少乳果糖的剂量，并应用利福昔明治疗肝性脑病。肾前性氮质血症患者应该对这些措施有反应，血清肌酐浓度将随着循环容量的补充而逐渐下降。

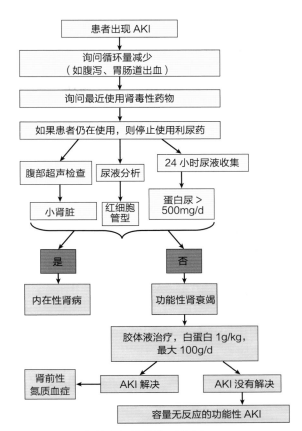

▲ 图 17-6　急性肾损伤的鉴别诊断
AKI. 急性肾损伤

（二）内源性肾脏疾病

肝硬化患者可具有能导致肾衰竭的系统性高血压或糖尿病等全身性疾病，肝硬化的原因与肾病的原因有无关性。或者说，肝硬化患者伴有内源性肾病存在许多原因。例如，酒精性肝硬化的患者常出现 IgA 肾病，肾小球肾炎可使乙型肝炎或丙型肝炎感染复杂化。内源性肾病的医源性原因包括使用放射性造影剂或给予肾毒性药物，可导致肝硬化患者发生 AKI。严重的缺血损伤，如严重的低血压，也可导致 ATN[97]。因此，虽然功能性肾衰竭最常见于肝硬化患者，但内源性肾病仍发生频繁，估计在 7.6%[4] ～ 32%[1]，这些患者的需要考虑到肾衰竭的鉴别诊断。表 17-6 列出了肝硬化患者可能发生的内源性肾脏疾病。

为了诊断内源性肾脏为 AKI 的原因，需要评估尿液中的管型和沉积物（收集 24h 尿液蛋白质浓度 > 500 mg/d，为显著蛋白尿），或腹部超声检查显示肾脏小的异常回声，提示肾实质疾病。ATN 有时难以与 HRS 区分开来。通常，HRS 中尿钠浓度低于 10mmol/L，而典型的 ATN 的尿钠浓度超过 20mmol/L，因为受损的肾小管对钠的重吸收受损。尿液中可能有管型，而这个特征并不总是可靠的，特别是在 HRS 的后期，ATN 也可能发生。在血容量不足，败血症性休克或接触肾毒素后 AKI 突然发生时应考虑 ATN，其中一些情况也可导致 HRS。最近各种肾损伤生物标志物的应用有助于区分 ATN 和 HRS。生物标志物是尿液中通常不存在的生物学参数；然而，随着肾小管损伤，它们的浓度明显上升[98]。研究最多的肝硬化肾小管损伤的生物标志物是尿液中性粒细胞明胶酶相关脂质运载蛋白（NGAL）。它通常被过滤并完全重吸收，因此肾脏正常的患者尿液中 NGAL 非常少。

如果存在近端肾小管损伤，则不能再吸收，或者如果远端肾小管损伤诱导 NGAL 产生，则尿液中将存在大量 NGAL。一些研究表明，肝硬化 ATN 患者的 NGAL 水平几乎比 HRS 的患者高出 20 倍[99,100]。此外，当使用一组生物标志物时，检测阳性的生物标志物越多，ATN 的诊断就越准确[100]。不幸的是，这些生物标记物目前仍是研究指标，尚未广泛用于临床。

（三）包括肝肾综合征在内的非容量反应性功能性急性肾损伤

非容量反应性功能性 AKI 患者的 AKI 发作可能与肾前性氮质血症相同，但利尿药的撤出以及白蛋白等胶体溶液的置换不能使得肾脏恢复功能。这种无反应可能与感染的存在有关，因为败

表 17-6　作为原发性肝病或系统综合征的一部分、同时发生的肾脏疾病

原发性肝病伴肾脏受累		
肝脏状况	涉及肾脏	
酒精性肝炎	IgA 肾病	
乙型肝炎	肾小球肾炎；结节性多动脉炎；冷球蛋白血症	
丙型肝炎	肾小球肾炎；冷球蛋白血症	
梗阻性黄疸	急性肾衰竭	
原发性胆汁性胆管炎	肾小管酸中毒；间质性肾炎	
能涉及肝脏和肾脏的系统性疾病		
系统性疾病	涉及肝脏	涉及肾脏
囊肿	多囊肝病	多囊肾病
糖尿病	脂肪性肝炎	糖尿病肾病
结节病	肝脏肉芽肿；门静脉高压症	肾结石
淀粉样变	肝大	肾病综合征
镰状细胞性贫血	高胆红素血症；胆结石；胆囊炎；继发性血色素沉着症	血尿；肾梗死
阵发性睡眠性血红蛋白尿	Budd-Chiari 综合征；门静脉血栓形成	血红蛋白尿
休克	缺血性肝炎	急性肾小管坏死
药物		
对乙酰氨基酚	肝衰竭	急性/慢性肾衰竭
阿司匹林	急性肝炎；雷诺综合征	乳头坏死

血症通常与肾微循环的紊乱有关[90]，尽管感染的存在不是诊断非容量反应性功能性 AKI 的必要条件。SBP 和菌血症是最常见的与 AKI[101] 相关的感染；其他感染如尿路感染和肺炎也是常见的诱发因素[102]。这些患者临床上比患有肾前性氮质血症的患者病情更严重，动脉血压降低，基线血清肌酐浓度更高，血清钠浓度降低，这些都反映了更大程度的血流动力学的不稳定性[102]。

在最近修订 HRS-AKI 的概念之前，取消了 2 周的等待时间限制和血清肌酐浓度至少为 2.5 mg/dl（220μmol/ L）的阈值[38]，有许多未分类的 AKI 病例，因为没有达到诊断 HRS2.5 mg/dl（220μmol/ L）的血清肌酐浓度要求，这些患者在病理生理和临床上与经典 HRS 患者似乎相似。在一份 263 例连续住院的意大利 21 家医院的肝硬化和肾衰竭患者的报告中，设定 HRS 的患者对血管收缩药治疗有反应，其结果与满足所有 HRS 诊断标准的患者相似[103]。因此，修订后的 HRS 定义将纳入所有患有非容量反应性功能性 AKI 患者，这些患者没有任何结构性肾病的证据（表 17-5），通常，这些患者至少有 2 期 AKI。对于 1 期 AKI，尽管肾功能看似轻微恶化，但对于容量替换无反应，可能没有良性结果，尤其是与感染相关的情况下[23]。

十、AKI 的治疗

图 17-7 提供了一种治疗肝硬化 AKI 的治疗方法。

（一）一般措施

AKI 患者通常患病，许多患者也有多器官衰竭的证据，这是慢加亚急性肝衰竭的一部分表现。最重要的是要排除内源性肾脏疾病，因为它们具有不同的预后和治疗策略。许多功能性 AKI 的患者具有肾衰竭的诱发因素。因此，必须寻找和纠正这些诱发因素[104,105]。审查患者的药物清单很重要，停止使用利尿药和潜在的肾毒性药物，腹泻过量时减少乳果糖的剂量。区分肾前性氮质血症与容量无反应的 AKI 病例，补充血管内容量

并观察其反应是必要的。推荐使用白蛋白，因为它不仅具有扩容特性，而且已被证明具有抗氧化和抗炎特性以及恢复肾脏自动调节的能力[106,107]。实际上已经失血的患者应该接受输血治疗。需要侵入性手术的患者扩容的同时也可以输入凝血因子。所有 AKI 患者都必须进行败血症检查，并且需要检查所有可能的感染部位，包括腹水。建议在获得培养结果之前进行经验性抗生素治疗[108]。如果没有发现感染，可以停止使用抗生素治疗，如果感染被证实，可以根据机体对抗生素敏感性改变治疗。对于没有 AKI 诱发因素的患者，建议以补充白蛋白为主作为增加有效动脉血容量的一般措施[38]。

（二）白蛋白

基于各种循证医学证据和临时适应证，白蛋白经常用于肝硬化失代偿期患者[109]。然而，大多数临床医生使用白蛋白诊断和治疗 HRS-AKI，因为在肝硬化失代偿期患者中循环的白蛋白数量

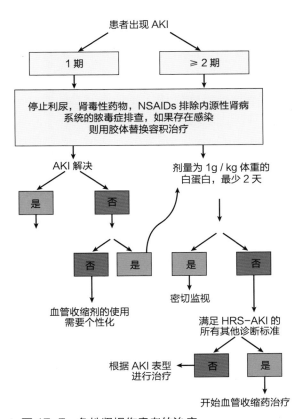

▲ 图 17-7 急性肾损伤患者的治疗

AKI. 急性肾损伤；HRS. 肝肾综合征；NSAIDs. 非甾体类抗炎药

减少、质量不足。低蛋白血症与肝功能障碍合成减少和分解代谢增加有关[106]。循环白蛋白的异常质量与肝硬化状态的持续氧化环境有关，导致循环白蛋白以氧化而非还原形式存在，其结合、清除自由基和解毒功能降低[110-112]。虽然人们普遍认为单独使用白蛋白不会改善 HRS1 患者的肾功能[113-115]，但白蛋白与血管收缩药联合使用似乎会增强血管收缩药的作用[116,117]。这可能与白蛋白的其他非渗透性质有关，例如其免疫调节和内皮稳定作用[118]。已经证实了肝硬化失代偿期患者内皮活性降低与肾血流改善之间存在显著相关性[107]。尽管从未对白蛋白进行过剂量反应研究，但有人提出，过量的白蛋白会延长住院时间并增加患者转入重症监护的可能性，因为这样的患者可能会导致容积超负荷并发展为肺水肿[119]。在 Afinogenova 和 Tapper 的研究中[119]，AKI 患者第一天的白蛋白最佳负荷为 87.5 g，略高于 IAC 推荐的 1g/kg 体重剂量[38]。

（三）血管收缩药

药物治疗通常适合于 2007 年 IAC 定义的 HRS1 患者[2]。在修订的 HRS-AKI 定义中，建议对 2 期或更高 AKI 患者使用血管收缩药，否则，这些患者应满足所有 HRS 的所有诊断标准。

1. 特利加压素

特利加压素是一种血管收缩药：它与血管平滑肌细胞的 V1 受体结合，导致全身循环和内脏循环中血管收缩[120]。特利加压素也被证明能够扩张肝内血管，从而降低肝内对门静脉流入的阻力[121]。总体结果是门静脉压力降低，这对肝硬化患者的肾功能也直接有益[69,71]。

在几项随机对照试验中，对有 HRS1 的患者进行了特利加压素的研究，比较了特利加压素加白蛋白与单独白蛋白[114,115]或安慰剂加或不加白蛋白的情况[113,122,123]。所有 5 项研究[113-115, 122, 123]均显示 24% ～ 80% 的患者使用特利加压素显著改善肾功能，但不能使其正常。当对一组患有 HRS1 和活动性感染的患者使用特利加压素时，67% 的患者中观察到血清肌酐浓度降低[124]，表

明活动性感染的存在应该不是特利加压素治疗的障碍。有全身炎症反应综合征[124]临床特征的患者对特利加压素反应改善的报道支持对持续炎症或感染的患者使用特利加压素。

这种对特利加压素反应的广泛变化，表现为血清肌酐浓度下降至＜ 1.5 mg/dl（＜ 133μmol/ L），似乎与基线肌酐浓度有关，因为对特利加压素反应率较高的研究包括平均基线血清肌酐浓度较低的患者，血清肌酐浓度分别为 2.9 mg / dl（255μmol/ L）[124]和 3.2 mg / dl（284μmol/ L）[115]。这一观察结论显示，新的 HRS-AKI 定义[38]（未设定开始治疗的血清肌酐浓度的阈值）将使得更多患者得以治疗，具有整体改善结果的潜力。

对特利加压素有反应的患者，存活率改善显著[115,122-124]。特利加压素对血清肌酐浓度的降低越大，存活率越高[126]。特利加压素使血清肌酐浓度降低 20%，足以改善存活率[126]。然而，在三项随机对照试验中，特利加压素组的总生存率与对照组相比无显著差异。这是因为许多特利加压素治疗的患者是无反应的，从而使特利加压素组的总体存活率保持不变。通过 Meta 分析评估所有特利加压素试验，结果显示总死亡率降低了 29%（图 17-8）[127]。

因为肝硬化 HRS1 对特利加压素无应答的结果极差，因而许多研究者集中精力确定对特利加压素反应的预测因子。Nazar 等[128]已经确定治疗第 3 天平均动脉压增加超过 5 mmHg，血清胆红素浓度低于 10mg/dl（＜ 170μmol/ L）可作为对特利加压素有反应的预测因子。与高胆红素浓度对特利加压素无反应的结果一致。Rodriguez 等[41]证实对特利加压素的反应依赖于肝功能障碍的严重程度，尤其是在肝硬化败血症患者中。相反，Boyer 等[40]将基线血清肌酐确定为一个重要的预测指标，因为基线血清肌酐浓度为 5 mg/dl 或更高（≥ 440μmol/ L）的患者不太可能对特利加压素产生反应。

估计接近 30% 的患者使用特利加压素有发生缺血性不良反应的风险[129]，因为特利加压素是一种血管收缩药。连续输注而非大剂量注射可

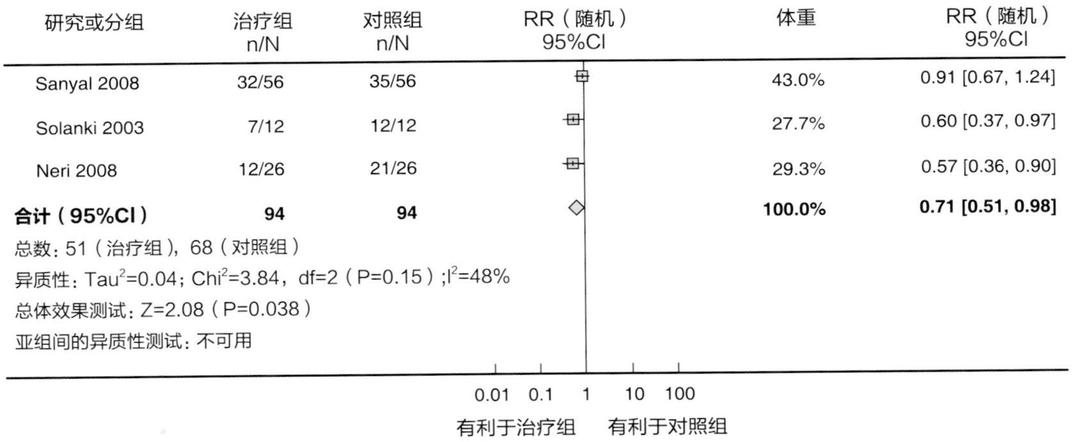

研究或分组	治疗组 n/N	对照组 n/N	RR（随机）95%CI	体重	RR（随机）95%CI
Sanyal 2008	32/56	35/56		43.0%	0.91 [0.67, 1.24]
Solanki 2003	7/12	12/12		27.7%	0.60 [0.37, 0.97]
Neri 2008	12/26	21/26		29.3%	0.57 [0.36, 0.90]
合计（95%CI）	**94**	**94**		**100.0%**	**0.71 [0.51, 0.98]**

总数：51（治疗组），68（对照组）
异质性：Tau²=0.04；Chi²=3.84, df=2（P=0.15）；I²=48%
总体效果测试：Z=2.08（P=0.038）
亚组间的异质性测试：不可用

```
0.01  0.1   1   10  100
  有利于治疗组    有利于对照组
```

▲ 图 17-8 　所有随机对照试验的 Meta 分析，比较特利加压素单独或联合白蛋白与安慰剂或白蛋白治疗 1 型肝肾综合征的死亡终点的比较

Martín-Llah 等的试验的 114 例没有包括在内，因为它招募了患有 1 型和 2 型肝肾综合征的患者。 Boyer 等试验的 112 例未包括在内，因为该研究在 Meta 分析后进行；CI. 置信区间；M-H.MantelHaenszel 检验（引自 Gluud LL, et al. Terlipressin for hepatorenal syndrome.）

显著减少不良反应。与大剂量给药相比，这也使得每日总量较低，且不影响疗效[130,131]。目前除了临床试验外，特利加压素在北美不可用。

2. 去甲肾上腺素

去甲肾上腺素是一种 α 激动剂。因此，它可以减少全身动脉血管舒张的程度，增加动脉压力，从而增加肾灌注压。去甲肾上腺素还对心脏产生肌力作用，从而改善心脏功能。有四项小型研究比较了去甲肾上腺素与特利加压素治疗 HRS1 的疗效[132-135]。其中只有两项研究仅纳入 HRS1 患者群体[134,135]。当这些研究中的三项研究结果和一项纳入 HRS2[136] 患者的研究结果一起进行 Meta 分析时，证实去甲肾上腺素与特利加压素一样有效，可逆转 HRS 而不良反应没有显著增加[137]。此外，去甲肾上腺素和特利加压素 30 天死亡率也相似（图 17-9）。因此，在世界上没有特利加压素的地区，使用去甲肾上腺素可能是另一种替代疗法。使用去甲肾上腺素的支持者认为去甲肾上腺素应该是治疗 HRS1 的首选药物，因为其成本只是特利加压素的一小部分。然而，去甲肾上腺素的使用需要在重症监护室进行心脏监测，而特利加压素可以在普通病房进行。因此，去甲肾上腺素使用的经济优势可能只是表面的，而不是真实的。

3. 米多君

米多君是另一种 α 激动剂。其有利作用与其增加全身血压的能力密切相关。它对门静脉压力或心脏功能没有任何影响。它通常与奥曲肽（一种内脏循环中血管扩张剂的非特异性抑制药）和白蛋白联合使用。由于没有特利加压素，这种组合在北美很流行。关于使用该组合作为 HRS 的治疗方法，已发表多项研究，无论是前瞻性还是回顾性研究[138,139]，但尚未发表使用该组合的随机对照试验。普遍的共识是对组合的反应可能非常低，总体反应率约为 40%。一项随机对照试验表明，在 HRS1 逆转方面，特利加压素加白蛋白远远优于米多君、奥曲肽和白蛋白的组合[140]。特利加压素加白蛋白组的反应率为 70.4%，显著优于接受米多君联合治疗组的 28.6%（P = 0.01）。关于在这项研究中，使用特利加压素组是否带来了优于米多君联合组的优势仍有争议，因为一个血管收缩药是作为一种持续的恒定剂量给药，可能具有稳定的血浆浓度，而另一种则是作为间歇的口服剂量。无论如何，在北美获得特利加压素之前，米多君组合将成为治疗 HRS1 患者的标准治疗方法。

表 17-7 列出了治疗 HRS1 时各种血管收缩药的推荐剂量。

但仍然存在一个问题：对血管收缩药治疗有反应的患者是否优先考虑肝移植等候名单，或者是否因为肾功能改善而被降级。血管收缩治疗应

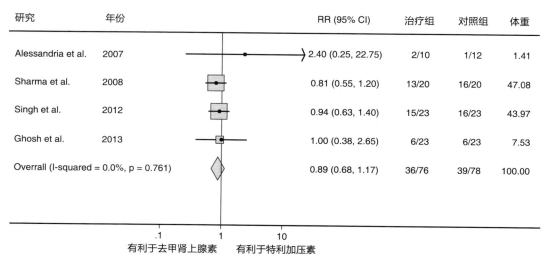

研究	年份	RR (95% CI)	治疗组	对照组	体重
Alessandria et al.	2007	2.40 (0.25, 22.75)	2/10	1/12	1.41
Sharma et al.	2008	0.81 (0.55, 1.20)	13/20	16/20	47.08
Singh et al.	2012	0.94 (0.63, 1.40)	15/23	16/23	43.97
Ghosh et al.	2013	1.00 (0.38, 2.65)	6/23	6/23	7.53
Overrall (I-squared = 0.0%, p = 0.761)		0.89 (0.68, 1.17)	36/76	39/78	100.00

有利于去甲肾上腺素　　有利于特利加压素

▲ 图 17-9　所有随机对照试验的 Meta 分析，比较去甲肾上腺素与特利加压素对 1 型或 2 型肝肾综合征的 30 天死亡率终点的影响

CI. 置信区间；RR. 相对风险［引自 Nassar Junior AP, et al. Terlipressin versus norepinephrine in the treatment of hepatorenal syndrome：a systematic review and meta-analysis. PLoS One 2014；9（9）：e107466.］

表 17-7　治疗 1 型肝肾综合征的各种血管收缩药的推荐剂量

血管收缩剂	推荐用量
特利加压素	
静脉注射	最初每 4 ～ 6 小时静脉滴注 0.5mg。 如果在第 3 天没有反应，可以每 4 ～ 6 小时将剂量增加到 1.0mg。 最大剂量为每 4 ～ 6 小时 2.0mg。 最长持续 14 天
持续输液	最初 2.0mg/d。 如果在第 3 天没有反应，可以将剂量增加到 4.0mg/d。 最大剂量为 12.0mg/d。 最长持续 14 天
去甲肾上腺素	
持续输液	连续 0.5 ～ 3mg/hr，以使平均动脉压增加 10mmHg。 继续治疗直至血清肌酸酐浓度 <1.5mg/dl 或 <133μmol/L
联合	
米多君	每天口服 7.5mg，每日 3 次。 每日可增加至 12.5mg，每日 3 次。 旨在将全身血压增加至 120/80mmHg
奥曲肽	通常，100μg，皮下注射，每日 3 次。 最多可增加至 12.5μg，皮下注射，每日 3 次。 或 50μg 推注，然后以 50μg/ h 连续输注　米多君和奥曲肽都需要继续给药直至血清肌酐浓度 <1.5 mg/dl 或 <133μmol/L

白蛋白必须与任何血管收缩药同时给药，剂量为 20 ～ 40g/d

答者延迟肝移植治疗的支持者指出，这些患者在肝移植后的预后与没有 HRS 患者的预后相似[141]。

然而，那些反对的人认为，尽管对血管收缩药治疗有反应，但 HRS1 患者的预后仍然比 HRS 发病前更差[142,143]，因此应该保留他们在肝移植等候名单上的位置。目前，还没有为这些患者提供器官分配建议的指南。

（四）非药物治疗

由于有相当一部分肝硬化和 HRS1 患者对血管收缩药治疗没有反应，因此尝试了其他许多非药物治疗。包括使用分子吸附再循环系统（MARS），TIPS 和肾脏替代疗法。它们的受欢迎程度已经下降，因为所有这些都被证明仅适用于极少数患者，并且结果不可靠[144]。

MARS 是一种透析形式，在这种透析中，白蛋白反复循环以吸附各种细菌产物和细胞因子，这些被认为是维持晚期肝硬化内脏和全身循环的血管扩张状态的原因。然而，似乎 MARS 只是简单地去除肌酐，在不影响 GFR 的情况下人为降低血清肌酐浓度[145]。

TIPS 在十多年前用于 HRS1 和 HRS2 的治疗[70]。由于门静脉高压是导致肾血管收缩和 GFR 降低的血流动力学变化的根本原因，因此降低门静脉压力将改善肾功能并不令人惊讶[146]。TIPS 能够降低但不能使血清肌酐浓度恢复正常。然而，它在 HRS1 中的应用相当有限，因为它只能治疗肝功能有一定储备的患者[147]，而大多数 HRS1 患者并非如此。严重肝功能障碍的情况下，TIPS 治疗后立即发生肝脏相对缺血，可导致肝衰竭。在肝功能具有一定储备的患者中，例如戒酒者，或通过抗病毒治疗已根除病毒性肝炎的患者中，用药物疗法预处理以改善肾功能可以有更好的预后[148]。

肾脏替代疗法在肝硬化 HRS1 的治疗中没有作用。最近的一项回顾性研究显示，对血管紧张素（米多君，去甲肾上腺素或血管加压素）治疗无效的肝硬化 HRS1 患者接受肾脏替代治疗，患者住院时间明显延长，短期（30 天）或长期（180 天）生存没有任何有益效果[149]。因此，肾脏替代治疗应仅适用于肝衰竭逆转的患者，或者是等待肝移植的患者[150]。

（五）肝移植

肝移植是 HRS1 的最终治疗方法，因为它去除了肝功能障碍和门静脉高压，这是 HRS 发展的两个关键致病因素[42]。旧的文献报道了肝移植术后几乎全部肾功能恢复[151-153]。然而，最近的文献报道肾脏恢复率为 58% ~ 76%[86,154]。这可能是由于早期研究是在 HRS1 正式定义之前进行的，有些患者可能没有 HRS1。在肝移植后数周内肾功能逐渐改善，这可能与全身血流动力学[155,156]和血管收缩系统的活动[157]可能需要数周至数月才能恢复正常有关。肾功能恢复似乎

与药物治疗[86,158,159]，移植前透析[86,149]，或者供体肝脏是否有血液关系或尸体供肝有关[160,161]。对于肾功能没有恢复患者，也应考虑肾移植。来自器官共享联合网络的现行指南建议，透析期超过 8 周是肝硬化 HRS1 患者肝肾联合移植的指征[162]。IAC 和 ADQI 基于文献检索[163,164]，建议 4 周应该是移植前透析的最长时间，此时应考虑联合肝肾联合移植[3]。最近的一项回顾性研究纳入了一组同质 HRS1 患者，结果显示移植前透析超过 14 天可预测肾功能不能恢复[86]。事实上，患者在肝移植前接受透析的每一天，都有 6% 的风险肾功能不能恢复。这可能与 HRS1 持续时间延长的患者长期肾缺血、肾小管损伤进展有关[165]。早在 HRS1 发作后第 5 天就出现了各种肾小管损伤的生物标志物[166]。当然，考虑到肝肾联合移植的 HRS 患者，这一较短的截止时间必须在未来的前瞻性研究中得到验证。

肝移植后 HRS1 逆转的患者存活率在 6 个月至 1 年超过 90%[86,158]，这与移植前是否接受血管收缩治疗无关。与肝移植后 HRS 未逆转的患者相比，1 年存活率为 60%，而在肝移植前以 ATN 为 AKI 病因的患者的 1 年存活率低于 50%[167]。移植后 HRS 逆转的患者肾功能长期处于良好状态[86,167]，与接受肝移植但没有任何形式 AKI 的患者相当[167]。

十一、肝肾综合征－急性肾损伤的预防

HRS-AKI 管理的最重要方面是预防其发生。这是通过避免促发因素[86]或减少肝脏、循环功能和肾灌注不足进一步恶化来实现的。

（一）白蛋白在细菌感染患者中的应用

细菌感染是肝硬化肾衰竭最常见的诱发因素，估计约有 30% 的患者发生 SBP[168]。在第一项评估白蛋白输注对 SBP 患者肾功能和生存率影响的研究中，126 名患者被随机分配接受头孢噻肟或头孢噻肟加白蛋白治疗[31]。与单用头孢噻

肽相比，白蛋白输注可防止肾素浓度升高，降低肾衰竭发生率，并将死亡率从 29% 下降到 10%。在该项研究中，受益最多的患者是基线血尿素浓度 ≥ 30mg/dl，胆红素浓度超过 4 mg/dl（> 68μmol/ L）或凝血酶原时间低于对照组 60% 的患者。目前尚不清楚没有这些指征的患者是否需要输注白蛋白，因为没有输注白蛋白的患者死亡率仅为 4%，而白蛋白输注的患者死亡率为 0%。另外三项评估白蛋白用于 SBP 患者的随机对照试验已经发表[169-171]，这四项研究的 Meta 分析[172]证实了白蛋白输注对 SBP 患者的益处，肾衰竭发生率从 30.6% 降至 8.3%，定义为如果存在基线肾功能损害，血清肌酐浓度最终升高至大于至 1.5 mg/dl（> 133μmol/ L）或超过 50%。此外，白蛋白组的死亡率也有所降低。输注白蛋白肾衰竭的合并优势比为 0.21，死亡率为 0.34。亚组分析没有显示，与无较高胆红素或肌酐浓度的患者相比，胆红素或肌酐浓度较高的患者使用白蛋白获得更多优势。

（二）抗生素预防感染

对于从未发生过 SBP 的肝硬化腹水患者，在腹水蛋白水平较低（< 15g/L），Child-Pugh 评分 ≥ 9，较高血清胆红素浓度（≥ 51μmol/L），或肾功能受损，如血清肌酐水平 ≥ 1.2 mg / dl（≥ 105μmol/ L）的患者中使用诺氟沙星进行一级预防，已被证明可显著减少发展为 HRS 的可能性和降低 SBP 发生率[173]。

胃肠道出血的肝硬化患者细菌感染的发生率较高，在入院后 48h 内估计为 22% ～ 40%[174,175]。由于感染，无论是隐匿的还是已确诊的，都是肝硬化肾衰竭的诱因，因此有理由建议胃肠道出血患者进行抗生素预防[176]。实际上，抗生素预防已被证实可以减少肝硬化胃肠道出血患者的细菌感染[174,175]，并且晚期肝硬化患者效果尤为明显[176]。推荐意见是给予诺氟沙星 400mg，每日两次，持续 7d。另一种方法是静脉注射头孢曲松 1g/d，尤其是因出血而需要禁食的患者，或晚期肝硬化患者[177]。

（三）酒精性肝炎患者

酒精性肝炎是酒精性肝病的急性表现。过量饮酒引起的肝脏炎症在临床上常表现为肝衰竭，伴有黄疸、凝血功能障碍、脑病，可发展为多器官功能衰竭，死亡率高。在酒精性肝炎中使用皮质醇作为消炎药已被证明有助于提高酒精性肝炎患者的生存率[178]。由于酒精性肝炎中炎性细胞因子（如 TNF-α）的水平增加，对其抑制证明可能是有益的，特别是对于使用皮质醇禁忌的患者。早期的研究表明，作为 TNF-α 拮抗药的己酮可可碱通过阻止 HRS 的发展来降低短期死亡率[179,180]。自此，有许多关于同一问题的报告，结果相互矛盾[181]。一项 Meta 分析显示，与安慰剂相比，己酮可可碱能够降低与酒精性肝炎有关的致死性 HRS 的发生率（P=0.01），但对 1 个月的生存率没有影响[181]。另一项多中心，双盲，随机对照试验，纳入超过 1000 名酒精性肝炎患者在内，无论是单独使用还是与泼尼松联合使用，己酮可可碱在改善死亡率或预防肾功能不全方面均不优于安慰剂[182]。因此，使用己酮可可碱预防 HRS 在酒精性肝炎中不被推荐。

（四）预防循环功能障碍

大量腹腔穿刺放液超过 5L 可伴有全身血流动力学恶化，全身血管阻力降低、血管扩张，所谓的穿刺后循环功能障碍[183]，这与腹水复发，低钠血症，肾衰竭发展和死亡的风险增加有关[184]。一项 Meta 分析表明，白蛋白的使用能够降低腹腔穿刺术后循环功能障碍的发生率，但白蛋白在预防肾功能损害方面并不比其他扩容剂或血管收缩药更好[185]。然而，对接受大量腹腔穿刺术的感染肝硬化患者进一步分析显示，与不使用白蛋白相比，白蛋白的使用能够降低肾功能损害和死亡的发生率，优势比为 0.34[186]。这再次强调了感染在促进肝硬化肾功能障碍发展中的重要作用，特别是在循环可能进一步受损的情况下，预防肾功能损伤的必要性变得重要。

（五）避免肾毒性药物

肝硬化腹水患者，不应给予非甾体类抗炎药治疗，其肾衰竭的发生率为 33%，而一般人群为 3%～5%[187]。非甾体类抗炎药抑制肾内前列腺素的形成，前列腺素是血管扩张化合物，可抵消各种血管收缩药对肾脏循环的影响[188]。虽然在大多数情况下，肾功能不全是短暂的，肾功能在非甾体抗炎药物停用后恢复，但至少有三分之一的患者肾功能损害可能是永久性的，并且与 3 个月的生存率降低有关[189]。短期使用环氧合酶 2 抑制药似乎是安全的，但长期使用对肝硬化肾功能的影响尚不清楚[190]。肝硬化腹水患者使用氨基糖苷类药物易于发生 ATN，因此应避免使用这些药物。血管紧张素转化酶抑制药和血管紧张素 Ⅱ 受体阻滞药导致动脉低血压，使肝硬化患者易发生肾衰竭，因此不应将其列入治疗处方[191]。

（六）合理使用利尿药

20% 的腹水患者肾功能损害是由利尿药引起的[94]，当利尿率超过腹水重吸收率时，导致有效动脉血容量减少，会发生这种情况。停止使用利尿药后，肾衰竭几乎总是可逆。有腹水无水肿的患者每天仅能动员最多 700ml 的腹水，每天超过 700ml 的利尿药都将以血浆容量浓缩和肾功能不全的风险为代价。周围性水肿患者似乎可以免受这种影响，因为水肿优先动员并且可以更快速（大于 2kg/d）安全地进行利尿，直到水肿消失。

十二、肝硬化慢性肾病

肝硬化 CKD 的定义为 GFR 小于 60 ml/min，超过 3 个月，其真实患病率尚不清楚。在一组住院的肝硬化患者队列中，13% 的患者中发现血清肌酐浓度升高超过 1.5 mg/dl，时间超过 3 个月的慢性肾病[192]。该队列中 CKD 的原因最常见的是肾病综合征，与糖尿病或全身性高血压的存在有关。与另一项研究报告的 15.6% 的患病率类似，该研究纳入了住院和门诊患者[193]。这与之前在另一组住院肝硬化患者中发现的 1%CKD 发病率

形成鲜明对比[1]。这可能与肝硬化患者糖尿病患病率迅速上升有关，尤其是以非酒精性脂肪肝病为主要原因的肝硬化患者。在这些住院患者中，HRS2 或 HRS-CKD 不是 CKD 的常见原因，估计在所有患有功能性肾衰竭的患者中有 9% 发生 CKD[1]。所有住院的肝硬化患者，CKD 总体患病率略高于 1%。HRS2 患者常出现难治性腹水，治疗通常针对腹水的治疗，大多数患者接受反复大量腹腔穿刺术。有适应证的患者，TIPS 可被视为有效治疗。对于伴有严重肝功能障碍的患者，肝移植更为合适。

HRS2 患者肝移植的优先级往往较低，因为他们的 MELD 评分通常较低；然而，他们的临床过程并不总是良性经过，特别是如果他们也伴有低钠血症[194]。尽管 MELD 评分＜ 21，但肝移植等候名单中腹水患者的死亡率仍然很高（180 天死亡率＞ 20%）[195]。接下来争论的焦点是 HRS2 患者是否也应该优先进行肝移植，尤其低钠血症反复出现的情况。一项专门评估为低钠血症患者提供肝移植带来生存益处的研究表明，当 MELD 评分≤ 11 或更低时，低血清钠浓度不会影响移植后存活率[196]。然而，患有 HRS2 且仍具有 MELD 评分＜ 11 的患者并不常见，因为血清肌酐浓度的轻度升高将提高 MELD 评分。对于罕见的 MELD 评分较低的 HRS2 患者，尽管存在低钠血症，如果没有禁忌证，TIPS 的治疗仍是适合的。

肝移植前 CKD 患者，接受肝脏移植后肾脏疾病负担沉重。在一项包括 40 名移植前 CKD 患者的研究中，CKD 定义为血清肌酐浓度超过 2 mg/dl（＞ 176μmol/ L），其中 48% 的患者患有糖尿病，移植后 1 年、2 年、3 年的平均估值 GFR 分别为 35 ml/min、34 ml/min 和 37 ml/min。12 名患者（30%）在移植后平均 1.21 年需要透析，16 名患者（40%）在移植后 1.09 年估值 GFR 为 20 ml/min 或更低。移植后平均 1.60 年的死亡率为 35%[197]，这进一步支持了该队列患者考虑及时肝移植的必要性。另一种选择是为这些患者同时进行肝肾移植。

◆ 结论

肝硬化失代偿期患者肾功能障碍的存在一直被认为是预后不良的一个指标。我们对病理生理学的理解的进步导致更多的治疗选择和更好的疗效。IAC 提出的肝硬化肾功能不全分类的最新改变，经过验证，可能会使患有轻度肾功能不全的患者接受治疗。令人兴奋的新进展包括使用生物标志物诊断 AKI 和预测预后。我们还设想生物标记物可以预测肾功能不全的发生风险，因此可以采取预防措施将肾功能不全降至最低，从而改善这些患者的总体预后。

总 结

最新进展

- 肝硬化肾功能不全是一组异质性疾病，其共同特征是肾功能下降。这可能与结构性肾损伤、影响肾循环的血流动力学异常或两者组合有关。肾功能不全的过程可以是慢性的，急性的，或慢加亚急性的。

- 该领域的主要变化是修订肝硬化肾衰竭的定义，采用肾病学的命名法用于肝硬化。肝硬化肾衰竭现在被分类为 AKI，CKD，CKD 基础上 AKI。

- 炎症在肝硬化肾功能不全的发病机制中起着重要作用。

- 越来越多地使用各种生物标志物来帮助确定肝硬化肾功能不全的原因。

- 已经认识到肾功能的微小变化可能对肝硬化失代偿期患者的预后产生负面影响。

- 肝硬化失代偿期患者 AKI 进展至肾功能不全的晚期阶段可加速其死亡。

- 越来越多现的医生正在治疗早期肾功能不全的 AKI 患者，有可能改善患者的预后。

- 特利加压素等全身性血管收缩药在逆转肝硬化失代偿期肾功能不全方面优于米多君等口服血管收缩药。

关键知识缺口

- 各种生物标志物在识别有发生 AKI 风险的肝硬化患者中的作用。

- 识别损伤机制和跟踪肾功能不全进展的生物标志物。

- 更好地理解炎症导致肾损害的机制。

未来发展方向

- 验证研究结果可用时，可能会修改拟议的 AKI IAC 诊断标准。

- 对肾功能不全，特别是对患有严重肾功能不全的患者（如 HRS）进行普遍有效的治疗。

- 针对肝衰竭和 HRS 患者单独进行肝移植和肝肾联合移植的指南的完善。

- 防止肝硬化患者出现与糖尿病等并发症相关的 CKD，从而减轻这些患者肾功能不全的负担。

第 18 章　肝硬化心肺并发症
Cardiopulmonary Complications of Cirrhosis

Moises i. Nevah，Asha c. Kuruvilla，Michael b. Fallon　著

谭善忠　译，郑以山、钟艳丹、朱传东　校

● 缩略语　ABBREVIATIONS

BNP	brain natriuretic peptide	脑利钠肽
CBDL	common bile duct ligation	胆总管结扎
CCM	cirrhotic cardiomyopathy	肝硬化心肌病
HO-1	heme oxygenase-1	血红素加氧酶 -1
HPS	hepatopulmonary syndrome	肝肺综合征
iNOS	inducible nitric oxide synthase	诱导型一氧化氮合酶
mPAP	mean pulmonary artery pressure	肺动脉平均压
PAH	pulmonary arterial hypertension	肺动脉高压
POPH	portopulmonary hypertension	门静脉性肺动脉高压
TDI	tissue Doppler imaging	组织多普勒显像
TIPS	transjugular intrahepatic portosystemic shunt	经颈静脉肝内门体静脉分流术
TNF-α	tumor necrosis factor α	肿瘤坏死因子 α

直到 20 世纪 60 年代，因为高动力循环使心输出量增加会有心脏收缩功能正常的表象，肝硬化对心脏功能的影响在很大程度上被忽略。然而，在 1969 年，两项开创性研究反驳了这一普遍观点，研究发现心脏对生理和药理学挑战的反应减弱，这种现象最初归因于轻度或潜在酒精性心肌病的存在[1,2]。在随后的 20 年中，一些研究证实存在心脏功能受损，但直到 20 世纪 80 年代末，心脏反应减弱才归因于肝硬化本身，而不是酒精有关的损伤[3-8]。肝硬化心肌病（CCM）这一术语被用来描述基线心室收缩力正常或增加，但心脏的应激反应减弱的现象。可能的应激包括药物制剂、运动、突然的血管内容量变化，以及经颈静脉肝内门体静脉分流术（TIPSs）和肝移植[9-13]。

一、肝硬化心肌病的定义和诊断

目前还没有针对 CCM 的特定、广泛接受的诊断标准。2005 年蒙特利尔世界胃肠病学大会工作组制定了 CCM 标准，包括：①收缩功能障碍。

对应激或刺激（运动、药物、感染或手术）的心脏反应减弱，尽管基线心输出量和心肌收缩力增加。②舒张功能障碍。年龄校正 E / A 比值（早期 [E] 和晚期 [A] 心室充盈速度之比）小于 1.0，等容舒张时间延长（> 80ms）或减速时间延长（> 200ms）。③支持标准。电生理异常，异常变时性反应，校正后 QT 间期延长（QTc 间期），心肌质量增加，机电不同步和（或）心脏血清学标志物水平异常 [脑利钠肽（BNP）和（或）肌钙蛋白 I]。然而，并非所有研究者和研究都使用相同的标准组合来进行诊断。因此，临床医生必须依靠综合测试来评估前面描述的特征。

最常见的检查包括心电图，有或无组织多普勒显像（TDI）的超声心动图和血清学标记物。

（一）心电图

十二导联心电图检测到 QTc 间期延长，这是 CCM 患者中观察到的最常见的传导异常。据报道，30% ～ 60% 的肝硬化患者存在 QTc 间期延长[14-17]。

QTc 间期延长的患者存在广泛变异部分反映了多种不同方法可用于校正心率 QT 间期[18]。

（二）超声心动图

超声心动图评估实时心脏功能，可以检测心脏收缩和舒张功能障碍。尽管研究表明，肝硬化患者心室壁顺应性降低，心房增大，但肝硬化患者的基线射血分数与对照组相似[19-21]。在心衰的非肝硬化患者中，舒张功能障碍通常发生在收缩功能障碍之前。这一发现和概念似乎同样适用于肝硬化患者。大多数评估肝硬化患者舒张功能的研究显示，静息时左心室僵硬，肥大[22]。在患有舒张功能障碍的肝硬化患者中，左心室功能指标 E/A 比率总是降低。舒张功能障碍是否是应激状态下收缩功能障碍的前兆尚不清楚。

（三）组织多普勒显像

TDI 利用多普勒效应通过一个或多个心跳阶段测定心肌速度。它正在发展成为一种有用的超声心动图工具，用于定量评估左心室收缩和舒张功能，并可能提高舒张功能障碍的监测。与 TDA 正常的肝硬化患者相比，TDI 异常的肝硬化患者腹水更多，白蛋白水平更低，BNP 水平更高，QTc 间期更长[23,24]。

（四）应激试验

超声心动图和放射性核素灌注应激试验可以检测刺激反应时心脏收缩功能的障碍。肝硬化患者对应激反应受损已得到重视，尤其是肝硬化腹水和更晚期的肝病患者。然而，这些测试尚未标准化用于 CCM 的诊断[25,26]。

（五）血清学标志物

已发现 BNP 和 pro-BNP 水平在肝硬化患者中升高，并且似乎与肝病的严重程度，舒张功能障碍和 QTc 间期延长有关[27,28]。这些生物标志物是否特异性反映心脏功能障碍，或是否可能由与终末期肝病容量过载导致的心腔扩张引起尚未确定[28]。尽管如此，有报道表明 BNP 水平升高可

能与肝移植前和肝移植后的结果有关。需要进一步的研究来验证这些发现[28,29]。

二、自然史和流行病学

由于在无应激状态时患者常无症状和诊断试验的不确定性，因此难以判断 CCM 的实际患病率。多达 50% 的肝移植患者在肝移植后出现心功能不全的迹象，早期的一项报告发现，多达 7% 的患者在术后死于心力衰竭。然而，CCM 与这些结果之间的直接关系尚未建立[30,31]。有数据支持左心室功能障碍的程度与门静脉高压和肝脏合成功能障碍的严重程度相关[3,24,32]。这一关系似乎与其他终末器官（包括脑、肾和肠道以及整体高动力循环）的关系相似。患有 CCM 的患者随着肝功能恶化，心室对运动或其他应激收缩反应逐渐减弱，并且 QT 间期延长加剧。此外，当肝功能改善时，循环变化与肝衰竭之间的关系也存在。在酒精性肝病的患者中，戒酒可改善肝功能和高动力循环指数[25]。在移植前有 CMM 证据的患者中，戒酒同样也可以改善肝功能和高动力循环指数[35]。

三、肝硬化心肌病的发病机制

大多数关于 CCM 机制的数据来自对胆总管结扎（CBDL）模型的评估[34-36]。研究主要集中在心肌细胞膜改变、一氧化氮和一氧化碳信号以及炎症介质的改变（图 18-1）。

（一）心肌细胞膜改变

继 CBDL 后发现了膜 β- 肾上腺素能受体系统、心肌收缩力的主要调节因子和膜 Ca^{2+} 和 K^+ 通道功能的变化。β- 肾上腺素能受体密度和下游信号传导通道减少，并且由于肝硬化胆固醇水平升高，膜流动性改变进一步抑制了 β- 肾上腺素能受体密度和下游信号传导通道，这些事件降低了心肌收缩性[34-41]。此外，膜 L 型钙通道蛋白表达也降低，这会削弱 Ca^{2+} 流入细胞并降低细胞内 Ca^{2+} 浓度，从而进一步降低心肌收缩性[41,42]。最

后，在 CBdl 之后发现的两种类型的膜 K⁺ 电流减少，即 Ca²⁺ 非依赖性瞬态外向 K⁺ 电流和持续延迟整流电流 [43]。膜 K⁺ 电流的减弱可能延长动作电位，从而延长 QT 间期。这些可以解释 CCM 中 QT 间期延长的原因。

（二）一氧化氮和一氧化碳的变化

三种亚型一氧化氮合酶（NOS）中的任何一种可以使全身或心脏局部一氧化氮过量生成，在心脏收缩功能障碍中可能发挥作用 [44-46]。CBdl 动物心肌细胞发现诱导型 NOS 的过度表达而其他亚型（内皮或神经元 NOS）不存在。此外，分离的左心室乳头肌中 NOS 的抑制改善了心脏功能 [44-46]。

在 CBDL 后，除了一氧化氮生成的改变之外，心脏中血红素加氧酶 1 的表达（负责产生一氧化碳的酶）也增加 [47]。此外，血红素加氧酶抑制药（锌原卟啉 IX）的治疗可恢复左心室乳头肌的收缩反应 [47]。一氧化氮和一氧化碳合成改变在 CCM 中的确切机制和作用需要进一步研究。

（三）炎症介质：肿瘤坏死因子 α 信号和内源性大麻素

肝脏炎症和细菌易位导致循环肿瘤坏死因子 α（TNF-α）水平和信号传导增加。TNF-α 反过来通过核因子 κB（NFκB）的活化诱导 NOS 表达和活化。CBDL 心脏中核因子 κB 水平增加，核因子 κB 拮抗药可以改善分离心肌细胞的功能 [48]。因此，TNF-α 可能通过增加 NO 来源的 NOS 而损害心脏功能。CBDL 后，TNF-α 也可能通过心脏浸润的单核细胞，增加的内源性大麻素合成起介导作用 [49-51]。用特定的大麻素 1 受体治疗可以改善心肌的收缩性 [50-53]。

四、临床特征

在没有生理或诱导压力的情况下，CCM 的临床特征可能是不明显的或不存在的。尽管病例报告和系列研究描述了 TIPS 和移植后的心脏功能障碍，但是这些病例是否反映了 CCM 的特征尚不明确。然而，研究发现，腹水患者的心输出量降低会增加患肝肾综合征的风险。此外，舒张功能障碍会影响 TIPS 后的利尿效果，也可能对生存率产生不利影响 [54-58]。

五、肝硬化心肌病的治疗

由于缺乏明确的 CCM 诊断标准，目前还没有具体的治疗建议。此外，很少有人对该综合征的任何表现进行治疗性研究 [59-62]。对于心电图上 QTc 间期延长和（或）超声心动图舒张功能障碍的患者，应更多注意肝硬化中常用的特殊药物（抗抑郁药、抗生素、抗真菌药等），这些药物可以延长 QTc 间隔时间。在一些应激情况（心脏手术、TIPS、感染、出血等）下可能有更高心脏功能障碍倾向的这一部分患者，需要对心脏症状保持格外警惕。出现心力衰竭迹象的患者应考虑治疗，治疗原则与充血性心力衰竭的非肝硬化患者相似。基于肝硬化患者相对的血管舒张状态、低血压和灌注不足加重的风险，进行减轻心脏负荷应慎重进行。

有限的人体研究数据表明，肝硬化慢性醛固酮阻断呈现出与非肝硬化性心力衰竭患者的左心室功能的改善有关。常规螺内酯治疗肝硬化腹水是否对心功能有益，尚未有研究 [59,63]。

肝移植对 CCM 的作用尚未完全确定。一项小型单中心研究发现，肝移植后 CCM 的症状得到缓解。然而，其他研究表明，移植前舒张功能障碍与移植后不良预后有关 [64]。

六、肝病的肺血管并发症

呼吸道症状和气体交换异常在慢性肝病患者中很常见，可继发于包括心肺疾病的各种原因（表 18-1）。然而，在过去的 20 年中，出现了慢性肝病和（或）门静脉高压患者特有的肺部并发症：肝肺综合征（HPS）和门静脉性肺动脉高压（POPH）。本节将重点介绍肝病特有肺血管并发症的流行病学、临床特征和治疗（图 18-2）。

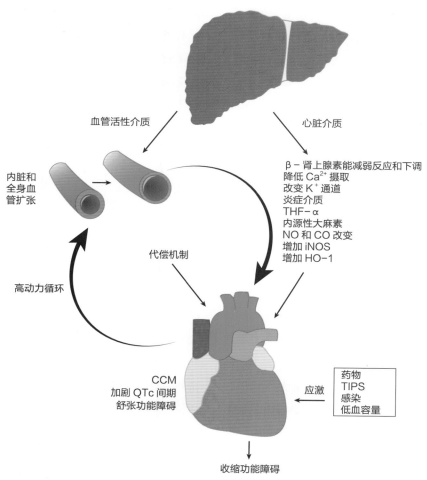

▲ 图 18-1　肝硬化性心肌病的发病变化

CCM. 肝硬化性心肌病；HO-1. 血红素加氧酶 1；iNOS. 诱导型一氧化氮合酶；QTc. 校正 QT；TIPS. 经颈静脉肝内门体分流术；TNF-α. 肿瘤坏死因子 α

（一）肝病肺功能异常的疾病谱

呼吸困难、气体交换异常和肺功能检查结果异常在肝硬化患者中很常见。表 18-1 列出了肝病肺部异常的常见原因。无论有没有肝脏疾病，慢性阻塞性肺病和充血性心力衰竭都是常见的肺部并发症。在肝硬化和门静脉高压患者中，腹水和（或）肝性胸腔积液的存在可能导致肺功能限制。此外，与晚期肝病相关的肌萎缩也可能引起呼吸困难。在一小部分患者中，特定肝脏疾病与独特的肺实质异常有关，包括原发性胆汁性胆管炎相关的肺肉芽肿或纤维化肺泡炎和 α1- 抗胰蛋白酶缺乏症相关的全小叶肺气肿。最后，HPS 中的肺泡微血管改变和 POPH 中阻力血管的血管收缩和重塑，这两种独特的肺血管并发症可能发生在 20% ～ 30% 的患者[65-69]，和 5% ～ 10% 被评

估需肝移植的肝病患者[70-74]。

1. 肝肺综合征

（1）定义：HPS 由肝病和（或）门静脉高压亚组患者病情进展所致的肺泡微血管扩张和（或）血管生成引起。该综合征的三个表现：肝功能不全或门静脉高压，正常吸氧下肺泡动脉氧梯度增加以及肺内血管扩张（IPVD）[75,76]。尽管肺功能障碍与肝病之间的关联已经被认识超过 100 年[77]，当时出现了 IPVD 影响患者的气体交换异常的概念，但是直到 1977 年才使用了肝肺综合征（HPS）这一术语[78]。现已经认识到，多达 40% ～ 60% 的肝硬化患者可检测到 IPVD[79-81]，并且高达 30% 的患者会发生氧合受损，导致严重的功能限制[66-68]。早期定义强调需排除内源性心肺疾病或肝性胸腔积液以诊断 HPS[82]。而现在

已经明确 HPS 在其他心肺异常的情况下也可发生[75,83]，并且可能对这些患者的气体交换异常有显著的影响。

HPS 的严重程度根据低氧血症的程度分级为轻度（$PaO_2 \geqslant 80mmHg$），中度（PaO_2 60～80mmHg），重度（PaO_2 50～60 mmHg），和极重度（$PaO_2 < 50$ mmHg）。

表 18-1 慢性肝病的肺部异常

内源性心肺疾病
慢性阻塞性肺疾病
间质性肺病
充血性心力衰竭
肺炎
哮喘
与肝病有关
与特定肝脏疾病相关
全小叶肺气肿（α_1- 抗胰蛋白酶缺乏症）
纤维化肺泡炎、肺肉芽肿（原发性胆汁性胆管炎）
与肝硬化和（或）门静脉高压症的并发症有关
腹水
肝性胸腔积液
肌肉萎缩／衰弱
具体表现为肺血管异常
肝肺综合征
肺动脉高压

（2）流行病学：HPS 最常见于肝硬化和门静脉高压患者中。但也可在非肝硬化门静脉高压（肝前门静脉高压，结节再生性增生，先天性肝纤维化和肝静脉流出阻塞）[84-86]和肝功能不全且未确诊的门静脉高压（急性和慢性肝炎）患者中被发现[87-89]。有两例个案报道显示在转移性类癌和肝功能正常但没有门静脉高压的患者中出现肺内分流和HPS[90]，提示肿瘤来源的血管活性物质可能触发 IPVD。最后，在患有先天性心血管异常的儿童中发现了类似于 HPS 的综合征，该综合

征导致肝静脉向肺部血流减少[91-94]。这些观察结果支持肝脏中产生或代谢的因子可调节血管张力和（或）血管生成。一项对肝移植候选者的回顾性分析显示，与酒精性肝硬化患者相比，病毒性肝硬化患者的 HPS 患病率更高[95]。然而，基于先前的多中心研究，没有确凿的证据表明肝硬化的原因会增加 HPS 发生的风险[67]。此外，关于 HPS 的严重程度是否与肝脏合成功能障碍的程度相关存在一些争议[66,80,81,96,97]，尽管最大的前瞻性多中心数据库也没有揭示两者之间的关联[67]。近来一项 1988—2006 年在加拿大器官采购和移植网络肝脏数据库中对肝移植候选人进行的回顾性队列分析发现，海拔高度与 HPS 之间存在负相关，这增加了在较高海拔的较低环境氧水平可能抵消肺泡微血管舒张并减轻 HPS 的可能性[98]。

（3）发病机制：对 HPS 发病机制的理解主要来源于大鼠 CBDL 模型，该模型支持血管扩张[65]和血管生成作为 IPVD 和 HPS 的致病机制[76,99]。在 CBDL 后，一系列介质包括胆管衍生的内皮素 1 和循环 TNF-α[100-102]到达肺微血管并引起改变。这些变化包括内皮素 B 受体驱动内皮细胞内 NOS 活性和一氧化氮生成增加[100,101,103-107]以及 CX3CL1 趋化因子系统的激活，导致微血管系统中单核细胞黏附[108]。单核细胞反过来产生血红素加氧酶衍生的一氧化碳[108]和诱导型 NOS 衍生的一氧化氮和血管内皮生长因子[76]，有助于血管舒张和血管生成[108-110]。因此，抑制 TNF-α、内皮素 B 受体阻断、血红素加氧酶和 CX3CL1 抑制，以及抗血管生成都能减轻实验性的 HPS[111-113]。在人体中，与未患 IPVD 的个体相比，IPVD 患者的门静脉内皮素 1 水平较高，活检显示与胆管增生程度相关[114]。此外，与有肝硬化而无 HPS 对照组相比，与血管生成相关基因变异在有 HPS 的患者中更常见[115]。最后，反映血红素加氧酶衍生的一氧化碳产生的循环碳氧血红蛋白水平在 HPS 患者中升高[116]。这些观察结果表明，CBdl 模型中的结果可能与人类疾病有关（图 18-2）。

（4）临床特征：大多数 HPS 患者要么无症状，要么出现隐匿性呼吸困难（表 18-2）。典型的直

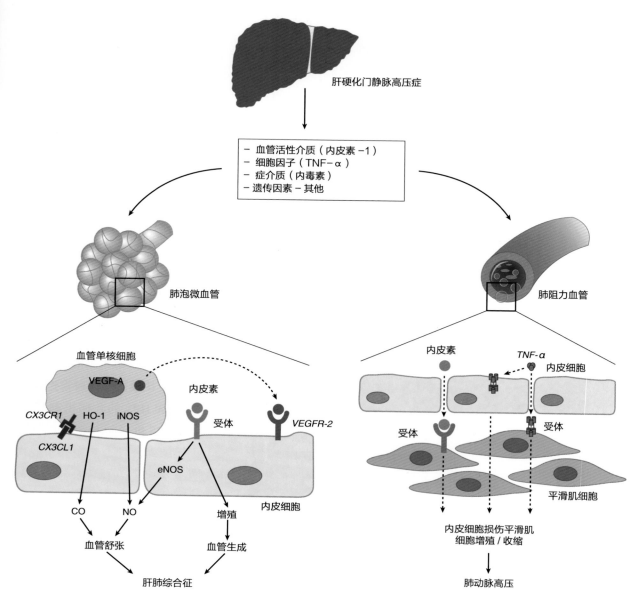

▲ 图 18-2　肝肺综合征和门静脉性肺动脉高压的发病机制

肝损伤和（或）门静脉高压影响血管活性介质和细胞因子的产生和释放,并调节血管剪切应力。在实验性肝肺综合征中,当肝脏中产生的内皮素 1 释放到循环中并通过增加的 B 型内皮素受体刺激肺血管内皮细胞一氧化氮合酶（eNOS）衍生的一氧化氮时, 导致肺血管舒张（ETB）。巨噬细胞也在血管腔中积聚并从诱导型一氧化氮合酶（iNOS）和来自血红素加氧酶 1（HO-1）的一氧化碳产生一氧化氮,促进血管舒张。此外, 血管内巨噬细胞还产生血管内皮生长因子 A（VEGF-A）,可能有助于肝肺综合征中的血管生成。在 POPH, 类似事件, 可能由遗传因素和炎症反应修饰, 可引起内皮损伤, 导致平滑肌增殖和血管重塑。TNF-α. 肿瘤坏死因子 α; VEGFR-2. 血管内皮生长因子受体 2

立性呼吸困难和低氧血症加重（直立性缺氧）已在 HPS 中描述, 这是由于肺基底部血管扩张的优势, 以及患者直立时流经这些区域的血流增加所致[117]。然而, 这些症状并不常见, 诊断价值也很有限[80,118]。其他一些临床症状包括蜘蛛痣、杵状指和发绀, 在 HPS 患者中常有发现, 但也不能作为诊断指标进行前瞻性评估。此外, 由于肝硬化患者呼吸系统症状很常见, 并且可能与身体状况不佳、吸烟、腹水和（或）本身肺部疾病共存, 因此可能会延迟 HPS 的诊断, 只有在严重的动脉低氧血症发生后才能确定 HPS。最后, 睡眠时间氧饱和度降低似乎也常见于 HPS 患者, 低氧血症可能会在晚上加重[119]。

　　胸部 X 线摄影和肺功能测试经常用来评估呼吸困难。在 HPS 中, 肺下叶间质改变在 HPS 的胸部影像检查结果中最常见, 这可能与肺纤维

表 18-2　肝肺综合征与肺动脉高压的特点

肝肺综合征	肺动脉高压
主要特征	
肺内血管扩张和（或）血管生成 患有肝脏合成功能障碍和（或）门静脉高压症 存在于 15% ～ 30% 的肝硬化患者中 肝移植一般有疗效	肺内血管收缩和动脉重塑 发展门静脉高压症 存在于 2% ～ 10% 的晚期肝病患者中 肝移植仅在有限和特定病例中有益；经常是禁忌的
症状	
可能是无症状的 呼吸困难 平卧呼吸	通常无症状 呼吸困难（最常见） 胸痛 昏厥
体征	
蜘蛛痣 杵状指 发绀	颈静脉扩张 亢进 P_2 三尖瓣反流杂音 全身水肿
动脉血气	
扩大 $AaPO_2$ 常见 低氧血症	扩大 $AaPO_2$ 不常见
肺功能测试	
减少 DLCO	正常
胸部射线照相术	
正常或基底的间质改变	正常或突出的肺动脉 / 右侧心腔

$AaPO_2$. 肺泡 - 动脉氧梯度；DLCO. 扩散肺部一氧化碳的能力；P_2. 肺部第二声；PA. 肺动脉

化容易混淆[66]。肺功能检查通常显示 HPS 有良好的肺呼吸量和肺容量。然而，肺部对一氧化碳的弥散能力通常显著降低，并且有助于诊断。不幸的是，在缺乏 HPS 的情况下，肝硬化患者的肺部对一氧化碳的弥散能力也常常降低，并且尚未确定降低值的诊断效用[120,121]。

（5）诊断：慢性肝病和（或）门静脉高压患者的 HPS 需要很高的怀疑指数来确诊。追求诊断标准可能受许多因素的影响，包括特定体征和症状的存在和（或）先天性心肺疾病的风险因素以及肝移植的考虑。具体而言，评估适用于所有患有呼吸困难和（或）有杵状指或发绀的患者。对于具有特定危险因素（吸烟和其他心血管危险因素，职业暴露、与先天性肺病相关的肝脏疾病）的患者，评估先天性心肺疾病的存在和严重程度

至关重要。在考虑进行肝移植的患者中，无论是否存在症状，评估都是合适的，也具有成本效益[122]，鉴于这些疾病的存在可能影响治疗和移植候选资格和优先权，因此诊断和鉴别 HPS 和 POPH 尤其重要。

HPS 的诊断依赖于在适当的临床环境中记录 IPVD 引起的动脉气体交换异常。图 18-3 概述了肝移植候选者中 HPS 的评估。气体交换异常通常通过动脉血气测量来检测，并被定义为肺泡 - 动脉氧梯度变宽（年龄＜ 64 岁时，$AaPO_2 >$ 15mmHg 或年龄＞ 64 岁时，$AaPO_2 > $ 20mmHg）伴有或不伴有低氧血症（$PaO_2 < 70$ mmHg）。HPS 的概念包含轻度气体交换异常可检测到"早期"疾病，这可能是重要的，因为研究发现，HPS 肝硬化患者的死亡率高于非 HPS 肝硬化患

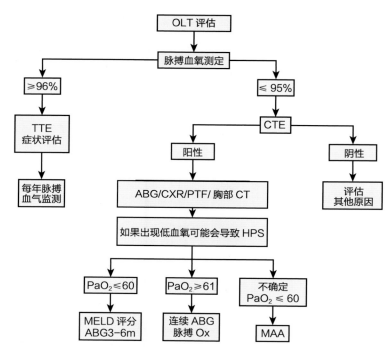

▲ 图 18-3　肝肺综合征患者肝移植前评估概述

ABG. 动脉血气；CT. 计算机断层扫描；CTE. 对比经胸超声心动图；CXR. 胸部 X 线片；HPS. 肝肺综合征；MAA.[99m]Tc 标记的大聚集白蛋白扫描；MELD. 终末期肝病模型；OLT. 原位肝移植；PaO$_2$. 动脉血氧分压；PFT. 肺功能检查；TTE. 经胸超声心动图；Ox. 血氧饱和度测定

者，即使气体交换异常程度较轻[67,81]。由于在下肺区血管舒张占优势，因此患者在坐位时获得的动脉血气可以提高 HPS 动脉缺氧的检出。 脉搏血氧测定是一种非侵入性筛查方式，可间接测量血氧饱和度，并可筛查动脉低氧血症。在标准化方案中，脉搏 SpO$_2$ 阈值为 96% 或更低，对于检测 HPS 患者以及在制定标准的方案时 PaO$_2$ 小于 70mmHg 的患者具有高灵敏度（100%）和特异性（88%）。然而，常规临床脉搏血氧饱和度测量在检测低氧血症中的应用尚未完全确定[123,124]。

IPVD 可通过造影超声心动图、肺灌注扫描、肺血管造影和高分辨率胸部 CT 来检测。二维经胸超声心动图是最敏感和最常用的筛查技术。由于在超声心动图上可以看到微气泡，因此通常使用搅拌盐水用作造影剂（图 18-4）。在左心室中观察到静脉内注射的微气泡（超过三个心动周期）时，就会出现 IPVD 阳性测试[79,125,126]。在心脏左侧注射造影剂立即可见表明存在心内分流。与经胸超声心动图相比，经食管超声心动图可提高检测 IPVD 的灵敏度，但其具有侵入性且更昂贵[79,125,126]。超声心动图还可以评估心脏功

能并估计肺动脉收缩压，并且可用于心功能不全和 POPH 患者的筛查。多达 40%～60% 的肝硬化患者和正常动脉血气超声心动图不同，提示轻度 IPVD 不足以改变气体交换在肝硬化患者中很常见[79-81]。同样，在伴有肺功能障碍（胸腔积液，慢性阻塞性肺病）的低氧血症患者超声心动图本身的阳性结果并不能确定 HPS 是导致气体交换异常的原因，因为可能是 IPVD 或潜在的肺过程不全所致。在这些患者中，其他检测如放射性核素肺灌注扫描检查可能是有用的。

利用 [99m]Tc 标记的巨聚白蛋白（[99m]Tc-MAA）颗粒进行放射性核素肺灌注扫描是检测 IPVD 的另一种方法（图 18-5）。在该试验中，静脉注射大小为 20μm 的巨聚白蛋白颗粒。通常，所有颗粒都被捕获在肺微血管系统中。在 HPS 中，一些颗粒通过异常毛细血管逸出并停留在下游毛细血管床中。采用标准化方法对肺和脑进行定量成像，可以计算分流分数[79,99,127]。[99m]Tc-MAA 扫描比超声心动图造影有一个显著的优势：阳性扫描（分流分数＞6%）表明 HPS 的存在足以导致缺氧的 HPS，即使在共存的内源性肺病

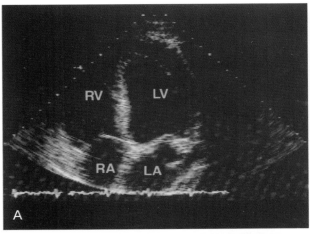

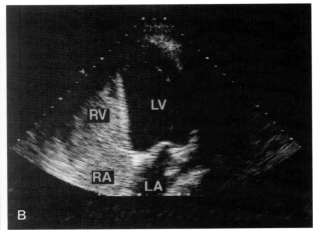

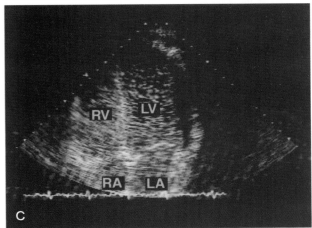

▲ 图 18-4　检测肺内血管扩张对比超声心动图

A. 给予生理盐水造影剂之前心脏的胸腔四腔视图；B. 造影剂给药后立即进行四室观察，证明在将生理盐水注入前眶静脉后立即在右心房（RA）和右心室（RV）中存在回声微泡；C. 在心脏右侧可视化后的三个心动周期，由于肝肺综合征患者的肺内血管舒张，在左心房（LA）和左心室（LV）中观察到回声微泡。心内分流导致微气泡从右腔室立即通向左腔室而没有三个周期的延迟，可以使用该技术予以排除

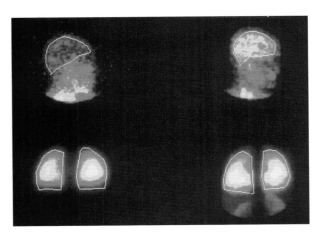

▲ 图 18-5　^{99m}Tc 标记的大聚集白蛋白扫描检测和定量肝肺综合征的肺内分流

左：正常 ^{99m}Tc 标记的大聚集白蛋白（^{99m}Tc-MAA）扫描，在肺和大脑周围绘制目标区域。在没有肺内血管舒张的情况下，很少有静脉内施用的标记白蛋白通过肺并且大脑中的信号强度低。通过肺相对信号强度与脑相对信号强度的比较来量化分流。右图：肝肺综合征异常 ^{99m}Tc-MAA 扫描表明显著的脑摄取，是由于标记的白蛋白通过扩张的肺微血管系统（改编自 Abrams GA, et al. Use of macroaggregated albumin lung perfusion scan to diagnose hepatopulmonary syndrome: a new approach. *Gastroenterology* 1998；114:305-310.）

的情况下 [79,127]。此外，它可用于量化肺内分流，并有助于前瞻性的跟踪疾病的进展和（或）解决。然而，作为筛查试验，^{99m}Tc-MAA 扫描在检测 IPVD 时不如传统超声心动图敏感，不能评估心脏功能或心内分流，也不能评估肺动脉压力。

肺血管造影是一种侵入性和不敏感的诊断方式，用于检测 HPS 中的 IPVD，并不能用作一种有用的筛查方法。已报道了两种类型的血管造影表现：1 型，动脉期肺泡血管的弥漫性海绵状；2 型，小的离散动静脉交通支。大多数 HPS 患者即使在低氧血症严重时也有正常的血管造影或 1 型发现。因此，血管造影在 HPS 的诊断和治疗作用非常有限 [128,129]。

高分辨率胸部 CT 可能是一种侵入性较小的放射学方法，用于检测 HPS 中扩张的肺血管和肺内分流 [90,130,131]。但是，该技术尚未经过正式评估，其敏感性和特异性尚不清楚。

（6）治疗：尚无现成的药物可用于治疗

HPS。生长抑素[132]、阿米三嗪、吲哚美辛[69]、吸入（雾化）NG-硝基-L-精氨酸甲酯[133,134]、阿司匹林[135]和血浆置换，所有这些方法都被尝试但无明显益处[66,99]。大蒜提取物的三个病例报告[136-138]、一个开放标签试验[139]、两个随机对照试验[140,141]发现一部分患者的氧合改善。在一项试验中，服用至少6个月的大蒜粉使得40%的患者 PaO_2 升高超过 10 mmHg[140]。己酮可可碱是一种磷酸酯酶抑制药，已知具有轻度 TNF-α 和一氧化氮抑制特性，可能改善实验性 HPS 的氧合作用[107,142]，然而两项小型探索性人体试验的结果相互矛盾[143,144]，其中一个不良反应常见[143]。有一例用诺氟沙星治疗 HPS 缓解的报道[145]；然而，一项旨在抑制细菌易位和 TNF-α 产生的诺氟沙星的小型随机试验未发现诺氟沙星治疗可以缓解 HPS[146]。这些研究结果提示开展随机多中心临床试验的以确定基于潜在致病机制治疗选择的必要性。

数个病例报告和一个病例系列研究评估了 TIPS 对肝硬化患者 HPS 的影响[147-150]。描述了关于氧合作用相互矛盾的结果，并且对是否行 TIPS 不能提出明确的建议。一些研究小组认为，对于因其他适应证而被考虑进行 TIPS 的 HPS 患者，不建议 TIPS 治疗[151]。

（7）预后和自然史：HPS 的自然史的特征尚未完全确定，但其存对生活质量和生存率产生不利影响[67]。随着时间的推移，大多数患者似乎出现了渐进性 IPVD 和气体交换恶化，并且自发改善是罕见的。HPS 患者的死亡率高，与无肝硬化患者相比显著升高[67,97,152]。另外，许多中重度 HPS 患者的肝脏合成功能相对较好，因此 HPS 独立地导致不良后果的可能性是存在的[67,96,152]。

目前，肝移植是 HPS 患者唯一有效的治疗方法[99,153]。一项对 24 例 HPS 患者的早期前瞻性研究发现，在严重 HPS 患者中肝移植术后死亡率显著增加，部分原因是发现 HPS 患者独特的术后并发症。仅有围术期 $PaO_2 \leq 50mmHg$，或合并大颗粒白蛋白大于或等于20%，是术后死亡的最强预测因子[154,155]。随后几个报告证实了这些结果[97,152,154,156-159]。在发现严重 HPS 患者预后较差的基础上，HPS 和 PaO_2 小于 60mmHg 的患者可作为终末期肝病模型（MELD）特殊人群，加快肝移植并改善预后[158,160]。最近，多个单中心报告发现高度选择（严格条件限制）重度 HPS 患者的结果非常好，与接受其他适应证移植的患者相似[157,161]。此外，最近对移植受体科学登记处的分析发现，除 HPS 外，作为 MELD 特例进行肝移植的患者在肝移植后的死亡率比以前发现的低（$PaO_2 < 45mmHg$）[162]。综上所述，这些研究强调了需要更准确地定义 HPS 影响肝移植结果的机制。

2. 门静脉性肺动脉高压

（1）概念：门静脉性肺动脉高压（POPH）由世界卫生组织和欧洲呼吸学会特别工作组[163]定义为静息时平均肺动脉压（mPAP）超过 25mmHg，或运动时超过 30mmHg；门静脉高压时出现平均肺毛细血管楔压小于 15mmHg，肺血管阻力（PVR）升高（$> 240dyn \cdot s/cm^5$）[65,75,164]。POPH 属于改良世界卫生组织分类 1.4.3 组（Dana Point 2008）[165,166]。门静脉高压的存在可能表现为血小板减少，脾大和门静脉分流，并可通过血流动力学测量证实[65]。肝硬化本身对于 POPH 的发展不是必需的，因为一些肝前性门静脉高压也可能与 POPH 有关[165,167,168]。

POPH 的诊断具有独特的挑战，因为经常出现与门静脉高压相关的高动力循环[169]和容量过载，这可能在肺血管阻力增加的情况下增加 mPAPs。MPAP 升高且肺血管阻力正常的患者无肺动脉高压（PAH）。一些研究小组主张使用肺动脉梯度作为一种方法确定在这种情况下，肺动脉压力升高是否伴随肺血管阻力增加（肺动脉梯度 = mPAP- 肺毛细血管楔压，$> 12mmHg$，与肺血管阻力增加一致）[70]。POPH 的严重程度按 mPAP 升高分为轻度（mPAP 在 25～35mmHg 之间），中度（mPAP 在 35～45mmHg 之间）和重度（mPAP > 45mmHg）。中度和重度 POPH 患者（mPAP > 35mmHg）有较高的手术死亡率，并以药物治疗为目标[75,164,170]。

（2）流行病学：PAH 与门静脉高压之间的罕见联系最初在 1951 年被描述[171]。Yoshida 等在 1993 年首次使用术语"门肺高压（POPH）"[172]。在过去的几十年中，门静脉高压已被公认为 PAH 的常见继发病因。POPH 在肝硬化和门静脉高压患者中最常见[71]，但在没有肝硬化的门静脉高压患者中也可观察到，表明门静脉高压是诱发因素[65]。根据最大规模的门静脉高压患者前瞻性研究（$n = 507$），POPH 的患病率为 2%[173]。其他研究，包括肝脏移植中心的 REVEAL 登记，发现 POPH 的患病率为 5% ～ 10%[70-74]。尽管门静脉高压患者尚无明确的 POPH 临床预测因素，但美国多中心研究发现，女性自身免疫性肝炎患者发生 POPH 的风险增加，丙型肝炎患者的风险降低[174]。POPH 的患病率和严重程度似乎与肝脏合成功能障碍的程度或门静脉高压的严重程度无关[174]。虽然主要见于成人，但 POPH 也可见于儿童年龄组[175]。

（3）发病机制：POPH 的肺部异常发生在阻力动脉血管中，类似于原发性肺动脉高压（图 18-2）。这些异常包括内侧肥厚、内膜增厚、丛状动脉病和原位血栓形成[176,177]。对 POPH 的潜在机制仍未完全了解，尚未建立动物模型。迄今为止，所有 POPH 患者都有门静脉高压，这表明门静脉压升高的一些后果对于肺动脉高压的发生至关重要。因此，据推测，高动力循环状态[169]导致血管剪切应力增加和导致血管活性物质产生或代谢发生改变的门体分流，从而导致血管性物质的变化[65]。

许多特异性内皮循环因子（前列环素，血栓素，内皮素 1）[178-180]和调节血管增殖反应（转化生长因子 β 受体超家族）的基因遗传多态性，如同有助于 PAH 一样可能有助于 POPH 的产生，其中，内皮素 1 系统研究得最好，其中一项研究显示 POPH 患者内皮素 1 水平升高，而没有 POPH 的肝硬化患者则相反[178,179]。血浆游离血清素水平升高和血清素处理的遗传多态性患者易患 PAH，但最近的一篇文章表明，这些因子的存在与发生 POPH 的风险无关[181,182]。同样，编码

骨形态发生蛋白受体 II 型的基因突变会导致某些形式的 PAH，但在 POPH 尚未见报道[183]。

实际上只有一小部分门静脉高压患者发生 POPH，由此可以设想，潜在的遗传易感性可能发挥了作用。一项关于各种单核苷酸多态性的研究发现，编码雌激素受体 1 和芳香酶的基因的遗传变异与 POPH 的风险有关，而与性别无关[184]。其他研究发现，POPH 在男性比女性更常见[174,185]。雌激素信号在 POPH 中的确切作用尚未明确，这仍然是一个令人感兴趣的研究方向[186,187]。

（4）临床表现：POPH 的症状是非特异性的，许多患者无症状[74]。与 HPS 一样，最常见的症状是运动时的呼吸困难。随着疾病的进展，可能会出现渐进性疲劳、休息时呼吸困难、外周性水肿、晕厥和胸痛[139]。水肿，晕厥和胸痛不是 HPS 的特征（表 18-2）。在体格检查中，颈静脉压力升高、第二心音肺动脉瓣亢进、三尖瓣反流引起的收缩期杂音和下肢水肿是肺高压的常见体征，但在 POPH 中发生率尚未确定。肺动脉高压患者心电图异常也可以出现在 POPH 患者中，包括右心房扩大、右心室肥大、右轴偏离和（或）右束支传导阻滞。影像学检查结果通常是轻微的，但在晚期病例中，可以看到主肺动脉突出或以右心腔为主的心脏肥大。气体交换异常一般较轻，没 HPS 严重，可能会出现 $AaPO_2$ 升高伴有轻度低氧血症和低碳酸血症，尤其严重疾病患者[65,188]。

当确诊 POPH 时，应考虑肝硬化和门静脉高压患者呼吸困难的其他原因，包括原发肺病、功能失调、肌肉萎缩、腹水、肝源性胸腔积液和 HPS。此外，肺压升高和（或）右侧心力衰竭的其他原因，如左心室功能障碍、容量超负荷和慢性阻塞性肺病，与 POPH 有相似的临床特征。

一项回顾性研究记录了中度至重度 POPH 患者的夜间氧饱和度降低与肺功能或睡眠呼吸暂停无关，表明需要在中度至重度 POPH 患者中进行过夜筛查和供氧[189]。

（5）诊断：因为 POPH 患者可能无症状，各种临床特征（全身性高血压，亢进肺部第二声，心电图和胸部 X 线异常）的诊断价值很低[190]，

诊断需要高度慎重。一般而言，未接受肝移植评估患者，在没有其他心肺疾病的情况下，存在相应的症状和体征，需要做 POPH 的筛查。所有接受肝移植评估的患者，无论体征或症状如何，都需要进行筛查，因为 POPH 的存在可能会影响移植候选资格[191-193]。

虽然多普勒经胸超声心动图是检测 POPH 的最佳非侵入性筛查手段，但右侧心脏导管检查仍然是诊断的金标准[190,194]（图 18-6）。如果超声心动图与静脉造影剂注射相结合，则可以同时完成患者的 HPS 和 POPH 筛查。肺动脉高压的存在表明估计肺动脉收缩压（通过测量三尖瓣反流射流的速度得出）增高，肺动脉瓣关闭不全，右心房扩大和（或）右心室肥大或扩张。一些研究评估了肺动脉收缩压测量在 POPH 诊断中的应用价值[74,164,170,190,195,196]。然而，肺动脉收缩压的精确检查方法在研究中并未标准化，影响了超声心动图筛查的操作规范。从实际情况来看，肺动脉收缩压超过 40～45mmHg，尤其还存在右心房和（或）

右心室异常，应启动进一步的评估。超声心动图假阳性最常见的原因是由于肝硬化的高动力循环状态和体积超负荷引起的肺静脉压升高[74]。

超声心动图检查有提示性结果的患者应进行右侧心导管检查以确认 mPAP 升高并排除肺静脉高压。应该直接测量肺动脉压、肺毛细血管楔压和心输出量以及计算全身和肺血管阻力。为了预测对血管扩张剂长期治疗的有利反应，在确诊的 POPH 患者可以对多种血管扩张药 [最常见的是一氧化氮和（或）依前列醇]的反应进行观察。然而，血管扩张剂试验在 POPH 管理中的价值尚未被确定。

（6）治疗：POPH 的医学治疗主要基于对原发性肺动脉高压患者的研究以及临床经验。血管扩张剂是治疗的主要方法，可以逆转与 POPH 相关的血管收缩，但似乎不会影响纤维化和增殖性重塑的变化。由于心脏抑制，肺血流动力学恶化和运动能力下降的潜在风险，POPH 患者使用 β-肾上腺素能受体阻滞药存在争议[197]。因此，静

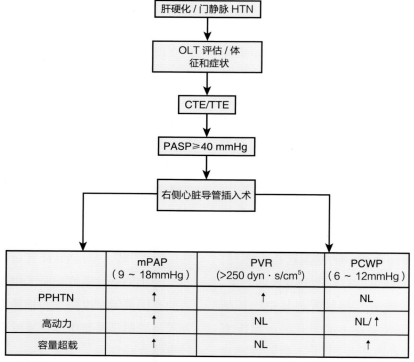

	mPAP （9～18mmHg）	PVR （>250 dyn·s/cm⁵）	PCWP （6～12mmHg）
PPHTN	↑	↑	NL
高动力	↑	NL	NL/↑
容量超载	↑	NL	↑

▲ 图 18-6　肺动脉高压的诊断方法

高动态和体积超负荷之间的差异是高动态的心脏指数升高。CTE. 对比经胸超声心动图；HTN. 高血压；mPAP. 平均肺动脉压；NL. 正常；OLT. 原位肝移植；PASP. 肺动脉收缩压；PCWP. 肺毛细血管楔压；PPHTN. 门静脉性肺动脉高压；PVR. 肺血管阻力；TTE. 经胸超声心动图

脉曲张预防可能需要内镜治疗。

一般而言，TIPS 在中度至重度 POPH 中是禁忌的。TIPS 是否是控制良好的 POPH 的有效疗法尚未被研究[70,198,199]。通常需要使用利尿药来控制肝硬化和门静脉高压的液体潴留，并且这一需求在 POPH 右侧心力衰竭时可能显著增加。应特别谨慎的使用利尿药，因为血管内容量减少可能通过降低右心室前负荷来严重减少心输出量。不建议口服抗凝治疗，因为存在血小板减少症、凝血障碍和静脉曲张，会导致出血的风险增加。对于 POPH、PAH 的常用的三种主要的血管舒张剂是前列环素，内皮素受体拮抗药和磷酸二酯酶 5 抑制药。

前列环素（依前列醇）是一种有效的血管扩张剂和血小板聚集抑制药，可以改善原发性肺动脉高压患者临床症状表现、提高患者存活率，并可用作肺移植过度阶段的桥梁。尽管尚未在 POPH 中进行随机对照试验，但有关使用连续前列环素注射的若干研究和病例报告表明，其可改善肺血流动力学并缓解症状[200,201]。但是，注射过程复杂且麻烦，有报道出现充血性脾大和血小板减少症。因此，这种疗法通常用于非常严重的 POPH 的治疗。其他前列环素类似物如曲前列环素（皮下注射）和伊洛前列素（吸入）更易于给药，也可用于改善 POPH 的肺血流动力学[202-204]。

波生坦[202,203]（双内皮素受体 A 型和内皮素受体 B 型拮抗药）和安立生坦（选择性内皮素受体 A 型受体拮抗药）都是内皮素受体拮抗药，已用于治疗 POPH。安立生坦具有较低的肝毒性[205]和更好的疗效，受到青睐[206,207]。

磷酸二酯酶 5 抑制药如西地那非[208-214]和长效他达拉非[215]和伐地那非[216]已用于治疗POPH，它们可单独使用，也可以与其他药物联合使用[202,217]。

最近批准用于治疗原发性肺动脉高压的药物如利昔单抗（可溶性鸟苷酸环化酶刺激药）[218,219]和马西坦（口服双内皮素受体拮抗药）[220]可能对 POPH 患者有用。

（7）肝移植：肝移植治疗 POPH 的疗效仍存在争议。根据回顾性分析和临床经验，严重POPH（mPAP > 50 mmHg）是移植的禁忌证，因为围术期死亡率为 100% 且肺动脉高压不可逆[191]。中度 POPH（mPAP 35～50mmHg，肺血管阻力为 250dyn·s/cm⁵）的患者估计死亡率为 50%。轻度 POPH 患者（mPAP < 35 mmHg）肝移植术后围术期心肺死亡率几乎没有增加，但尚未报道长期预后。有系列病例报告指出中重度POPH 患者，在肝移植术后有良好的短期预后，这些患者肝移植与药物治疗联合使用，肺动脉压力改善至低于 35 mmHg[170,200,221-223]。然而，POPH 患者的病情改善从而可以进行肝脏移植的比例以及 POPH 在这种情况下的逆转率尚不清楚。根据现有数据，目前的建议是 mPAP < 35mmHg 的患者考虑移植，mPAP 为 35～45mmHg 的患者移植前使用血管扩张剂治疗，mPAP > 45 mmHg患者单独使用血管扩张剂治疗[224]。

指南为 mPAP 降低至 35mmHg 持续 3 个月的患者提供移植外的治疗方法[193,225]，即如果肺血管阻力改善且右心室功能正常，则接受药物治疗[225]。Goldberg 等[192]基于他们自己的发现指出，与肝硬化患者和无 POPH 患者相比，POPH 患者的等待人数更多和移植后死亡率更高，建议修订目前 MELD 评分在 POPH 中的特殊政策。虽然一系列病例报告显示肺 - 肝联合移植或心 - 肺 - 肝联合移植成功，但器官供应有限和技术上的挑战限制了此类方法用于 POPH 的可行性。

（8）预后与自然史：POPH 可能因进行性右心室功能障碍和肺心病的发展，以及肝硬化的并发症而复杂化。PAH 的存活与右侧心脏功能障碍的严重程度相关，通过右侧心脏压力的升高程度和心输出量的下降程度来评估。POPH 存活率似乎比 PAH 更差，并且与肝硬化的存在和严重程度相关。这些观察结果可能是由于右侧心脏压力升高导致门静脉高压恶化。中度至重度 POPH患者围术期死亡率显著增加，这种情况可以排除肝移植治疗[170,226]。与原发性肺动脉高压患者的生存数据相比，POPH 患者的生存数据似乎存在争议。然而，报告显示 1 年和 5 年死亡率分别在

15% ～ 50% 和 50% ～ 70% 之间，中位生存期为 2 年 [190,191,227]。没有研究表明 POPH 的药物治疗可提高生存率，药物治疗和肝移植联合有可能改善预后。

（二）肝肺综合征与肺动脉高压并存

在回顾性医疗记录的基础上，Fussner 等 [228] 发现，IPVD 经常在 POPH 中被记录，并与存活率下降相关，这表明两种病症之间可能存在病理生理学重叠。 最近的病例报告还强调了 HPS 与 POPH 之间存在某种程度的共存或可能的转变 [194,229-232]。然而，流行病学仍有待确定。

◆ 结论

终末期肝病可能因潜在的严重心肺并发症（包括 CCM，HPS 和 POPH）的发展而复杂化。 CCM 的病理生理学尚未完全确定，但其特征在于传导异常、收缩和舒张功能障碍，随着肝病的发展，这种功能障碍似乎恶化。 CCM 对肾功能不全和明显收缩功能障碍的影响尚不清楚，有关其对患者预后的影响存在争议。 CCM 治疗知识有限，因为其具体的概念不统一。肝移植可能是一种潜在的治疗方法。

HPS 和 POPH 的致病机制仍在不断发展。这两种情况都是血管活性物质导致 HPS 血管舒张和血管生成以及 POPH 肺阻力血管内膜肥大的结果。 HPS 和 POPH 患者愈后较差，且医学疗法有限。 HPS 的肝移植通常是有效的，而在 POPH 中，肝移植对肺动脉高压的影响存在不确定性。

总 结

最新进展

● 不论肝病的病因如何，CCM 可能发生肝硬化患者中，并影响移植前后的结果。CCM 的检测，病因和治疗仍然是积极研究的领域。

● 由于肺气体交换区域的血管舒张和血管生成，无论其病因如何，HPS 发生在高达 30% 的肝硬化患者中。虽然目前的以 MELD 评分的特殊政策可能需要修改，但肝移植可以逆转 HPS。

● POPH 的药物治疗越来越有效，预后受到肝脏疾病严重程度的影响。肝移植可以在一些患者中逆转 POPH，并可能延长生存期。然而，最佳的移植适应证尚未明确制定。POPH 的形成与女性、雌激素信号传导和肝病的原因有关，尽管其精确的病理生理机制尚不明确。

关键知识缺口与未来发展方向

● 确定 CCM 的标准化诊断标准，并确定对并发症和结果的影响。

● 将病理生理机制从实验性 HPS 转化为人类 HPS，并开发有效的医学疗法。

● 确定 HPS 肝移植的适当时机。

● 描述 POPH 的病理生理机制，并描述药物的治疗效果。

● 确定哪些 POPH 患者将通过肝移植逆转和（或）提高生存率。

第 19 章 肝脏疾病的止血和造血系统
The Hemostatic and Hematopoietic System in Liver Disease

Nicolas M. Intagliata, Stephen H. Caldwell 著

谭善忠 译，王华利、钟艳丹、叶伟 校

● 缩 略 语 ABBREVIATIONS

ADP	adenosine diphosphate	腺苷二磷酸
AT	antithrombin	抗凝血酶
DDAVP	desmopressin	去氨加压素
EPO	erythropoietin	促红细胞生成素
FFP	fresh frozen plasma	新鲜冷冻血浆
GAVE	gastric antral vascular ectasia	胃窦血管扩张
G-CSF	granulocyte stimulating factor	粒细胞刺激因子
INR	international normalized ratio	国际标准化比率
LMWH	low molecular weight heparin	低分子肝素
PCC	prothrombin complex concentrate	凝血酶原复合物
PSC	primary sclerosing cholangitis	原发性硬化性胆管炎
PT	prothrombin time	凝血酶原时间
PVT	portal vein thrombosis	门静脉血栓
ROTEM	rotational thromboelastometry	旋转血栓弹力图
r Ⅶ a	activated recombinant factor Ⅶ	活化重组因子Ⅶ
TAFI	thrombin activated fibrinolysis inhibitor	凝血酶激活纤溶抑制药
TEG	thromboelastography	血栓弹力图
TF	tissue factor	组织因子
TGA	thrombin generation assay	凝血酶生成试验
TM	thrombomodulin	血栓调节蛋白
tPA	tissue plasminogen activator	组织纤溶酶原激活物
TPO	thrombopoietin	促血小板生成素
UFH	unfractionated heparin	普通肝素
VKA	vitamin K antagonist	维生素 K 拮抗药
VTE	venous thromboembolism	静脉血栓栓塞
vWF	von Willebrand factor	血管性血友病因子

近年来我们对肝病患者凝血和造血系统的认识有了长足的发展[1,2]。肝脏对于胎儿早期的造血起着不可或缺的作用，在整个生命周期中影响凝血功能的几乎所有凝血因子也主要来源于肝脏。肝脏疾病时凝血系统和造血系统的转化是复杂的，机制尚不完全清楚。但随着对慢性肝病认知的发展，对这些系统认识也发生了深刻的变化。

近来临床医生推测肝硬化患者处于低凝状态，这与患者凝血因子生成不足和血小板减少防止血栓形成有关[3]。该观点仍有争议,这与凝血功能（例如 INR）和出血风险的常规标志物异常有关。现有研究发现，慢性肝病患者的凝血系统存在再平衡现象。患者无论是处于低凝还是高凝状态，对这一平衡的破坏均可能出现临床事件。

肝病和门静脉高压患者通常也表现有造血紊乱，包括白细胞减少、贫血和血小板减少[4-7]。临床医生经常面对这些异常情况，主要担心患者发生出血[8]。肝硬化患者可能发生比较严重的出血，但出血后会趋向促凝状态，这已被更先进的实验室检测手段和临床观察所证实[9-12]，尽管这些患者存在 INR 异常和血小板降低[13-15]。事实上，通过调控这些系统来纠正凝血障碍通常是徒劳的，并且会增加由于容积增加[16-18]和不适当的凝血[19,20]而进一步增加出血的可能性。在此，我们将回顾临床上肝病患者造血和凝血系统遇到的异常情况，重点关注主要临床事件——出血和血栓形成。

一、止血系统：肝脏疾病的正常生理和病理生理

凝血系统维持稳态，持续修复血管损伤部位，形成凝块并随后进行内皮重构。重要的是，该系统依赖于同时进行的反调节系统，以防止未检测到的血凝播散。止血系统的主要成分包括血小板、血管内皮细胞、可溶性凝血和纤溶系统的蛋白成分。此外，其他成分包括单核细胞、红细胞、细胞碎片衍生的微泡和其他直接导致止血和血栓形成的有效物质。

当血管内皮受损时，组织因子（TF）暴露在磷脂膜上，触发凝血级联，血小板栓子形成从而开始原发性止血过程（图 19-1）。血小板通过与内皮细胞和血小板糖蛋白 II b/ III a 受体结合的血管性血友病因子（vWF）黏附到内皮损伤部位，从而导致血小板的活化和脱粒，如腺苷二磷酸（ADP）等效应物的释放。其余的血小板趋化到损伤部位，血小板栓子开始形成。值得注意的是，血小板栓子可能是暂时的，需要激活凝血级联来形成稳定的血凝块。

损伤部位活化血小板的磷脂表面通过暴露的 TF 和因子VII（VII）相互作用使得凝血级联发生的同时，暴露的 TF 和因子VII（VII）可以转化为一种活化的外源性酶复合物（TF-VIIa），从而产生继发性止血反应。这个复合物继续激活因子IX（IXa）和X（Xa）。一旦激活，Xa 与它的辅因子V（Va）结合，形成凝血酶原复合物（Xa～Va）。血小板在脂膜中表达 Va 的结合位点，凝血酶原复合物结合凝血酶原（factor II）后将其转化为活性形式（IIa）。随后，IIa 将纤维蛋白原（factor I）裂解成纤维蛋白，然后将纤维蛋白交联，为血小板栓子形成提供必要的支撑，血栓开始形成。这个过程最初是由少量的凝血酶（IIa）启动，并反馈给阴离子细胞表面的外源性（TF-VIIa）和内源性（IXa～VIIIa）酶复合物，通过凝血酶进一步强化信号。循环中单核细胞和单核细胞产生的微粒子为循环中 TF 提供了另一个重要场所，有助于止血[21,22]。同时，随着纤维蛋白的产生和凝块的再生，血栓调节蛋白、蛋白 C 和 S、抗凝血酶（AT）和纤溶系统起到了阻碍这个循环和平衡凝血形成的作用（图 19-1）。

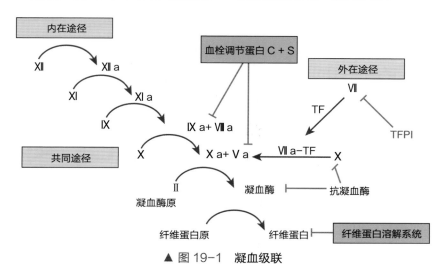

▲ 图 19-1 凝血级联

血栓调节蛋白（TM）是内皮细胞膜上的一种表面蛋白，能够结合并灭活凝血酶，而TM-凝血酶复合物可激活蛋白C。抗凝蛋白C和S能够灭活并降解Ⅴa和Ⅷa，调控凝血级联反应的平衡。尽管抗凝系统会阻碍循环，但一旦损伤部位的内皮功能恢复，纤溶系统就会逆转形成的血栓。在纤维蛋白存在的情况下，组织纤溶酶原激活剂（tPA）酶活性显著增加，与纤溶蛋白原相互作用。纤溶蛋白原转化为纤溶蛋白，从而降解纤维蛋白。这一系统被α-2抗纤溶酶和凝血酶激活纤溶抑制药（TAFI）抑制。TAFI在内皮细胞中与TM结合，以减弱纤维蛋白溶解。

肝硬化患者凝血和抗凝系统相关的蛋白合成能力受损（图19-2）。传统的临床止血和凝血措施仅能在体外模拟但不能复制体内系统。肝硬化患者由于肝源性凝血因子合成不足，凝血酶原时间（PT）和源于PT的INR往往升高。尽管INR可以评估华法林的抗凝效果，但是，它只能检测促凝因子而不能反映共存的抗凝因子缺乏。因此，它并不是评估肝硬化凝血网络的好的标志物[23]。Tripodi等采用凝血酶生成分析（TGA）方法证明肝硬化患者尽管INR异常，但凝血酶合成能力正常[24]，其他研究者也发现尽管肝硬化患者凝血异常，但凝血酶的合成维持在正常水平，甚至是增加的[10,25]。肝硬化时，肝脏蛋白C的生成减少，内皮细胞Ⅷ蛋白生成增加，这是重新平衡凝血系统的主要代偿机制[9,26]。此外，Lisman等发现，与健康对照组相比，肝硬化患者vWF的升高可增加血小板黏附和聚集[27]。总之，这些研究揭示了肝硬化患者凝血系统再平衡状态的重要机制；而这种平衡的维持处在一个更不稳定和脆弱

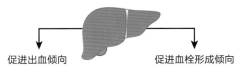

▲ 图 19-2　肝脏疾病凝血因子再平衡

促进出血倾向	促进血栓形成倾向
↓凝血因子（Ⅰ，Ⅱ，Ⅴ，Ⅶ，Ⅸ，Ⅹ，Ⅺ，ⅩⅢ）	↑Ⅷ，vWF
↓血小板	↓蛋白C和S，抗凝血酶
↓TAFI，↓α-2抗纤溶酶，↑tPA	↑TF+微粒
	↓纤溶酶原

TAFI. 凝血酶激活纤溶抑制药；Ⅷ. 凝血因子Ⅷ；vWF. 血管性血友病因子；TF. 组织因子；tPA. 组织纤溶酶原激活剂

的状态下，外源性因素如感染或肾衰竭可导致出血或血栓形成[28]。

另一方面，肝内凝血系统的激活可能直接导致慢性肝病和纤维化的进展。Wanless等注意到移植肝脏的肝和门静脉存在微血栓，推测肝脏相对缺血可以促进肝纤维化的发展[29-31]。这一过程被称为实质消退，或许是肝脏疾病中纤维化发生的一个潜在病理机制。除了微血栓、缺血和坏死之外，星状细胞也可能受到血栓介导的机制刺激而产生更多的纤维化[32]。为了证明这一新观点，临床研究验证了患有遗传性血栓性疾病（如factor Ⅴ-Leiden突变）的肝病人群进展成晚期纤维化的风险更高[33-35]。一项最新的前瞻性临床研究显示，低分子肝素（LMWH）预防性治疗肝硬化可减少肝脏失代偿和死亡发生率，证实了血栓与肝纤维化的临床相关性[36]。此外，抗凝药物治疗肝脏疾病的动物模型，如达比加群（凝血酶抑制药）[37,38]和LMWH[39,40]显示，凝血因子促进纤维化的发生，这可能是机体慢性疾病状态下损伤愈合反应的一部分。抑制肝内凝血可能阻碍了肝病纤维化的进展。

二、肝硬化出血

1. 流行病学

失代偿性肝硬化患者常发生出血，其机制多种多样，可导致较显著的发病率和死亡率[41,42]。最令人恐惧的典型出血事件可能是与门静脉高压有关的静脉曲张出血（第16章）。静脉曲张出血在晚期肝病中很常见，每年发生率为5%～15%[41,43]。错误地纠正凝血障碍（如INR的升高）可能会导致过度输血，从而加重门静脉高压相关出血[16,17,44,45]。由于这种关系，静脉曲张出血指南建议在门静脉高压中谨慎输血，以避免静脉侧支扩张和充血[46]。肝硬化患者术前静脉切开放血术降低肝移植术前门静脉压力可减少患者的输血需求，也支持这样的观点，血管扩张容积或血管收缩会加重门静脉高压，这在很大程度上导致肝硬化出血[47]。

肝病患者常见的其他出血原因包括自发性黏

膜出血或侵入性手术后出血（如血管通路、组织活检或穿刺）。出血的机制通常难以阐明，而且可能是多因素的，包括肾衰竭、感染（肝素类物质的释放），及高纤溶作用，其特征是黏膜表面渗出，或静脉导管等穿刺部位延时出血。

一般而言，出血时纤维蛋白分解超过纤维蛋白形成，就会发生高纤维蛋白溶解。尽管临床上很难用现有的手段进行检测，但失代偿性肝硬化患者中早有报道，这也是肝病中最早观察到的血液学异常之一[48-51]。肝硬化高纤蛋白溶解的病因可能包括 tPA[52-54] 水平升高和（或）α2- 抗纤溶蛋白[55] 和 TAFI[56,57] 水平降低。Lisman 等研究表明，尽管 TAFI 水平较低，肝硬化患者显示出与健康对照组相似的凝块溶解时间[58]。另一方面，更广泛且具有说服力的研究发现，大多数肝硬化患者纤维蛋白溶解能力明显增强[59]。临床上显著的高纤维蛋白溶解在失代偿患者身上出现

的概率为 5% ～ 10%[60]。用于诊断高纤蛋白溶解的试验包括 α2- 抗纤溶蛋白水平、优球蛋白溶解时间以及血栓形成和溶解的整体测量，如 TEG 和 ROTEM（血栓弹力图和旋转血栓弹力图，表 19-1）。然而，目前对肝硬化患者高纤维蛋白溶解的认识受到缺乏基本检测标准共识的限制。但是，特定的可用的抗纤溶治疗需要在临床背景下仔细考虑。据估计，在 20 ～ 30min 的反应时间内，总体上凝块形成和溶解试验的最大幅度可下降 10% 或更大，表明存在明显的凝块溶解，尽管这一结论仍需要前瞻性研究的验证。

2. 治疗

多种方法可以预防和治疗肝硬化患者出血（表 19-2），但这些方法仍需要前瞻性研究的验证[61]。历史上临床医生使用最广泛的预防和治疗措施是输注新鲜冷冻血浆（FFP）[42]。FFP 从捐献的血液离心后获得，包含所有凝血因子。

表 19-1　出血的治疗方法

治 疗	组 分	作用机制	优 点	缺 点
冷沉淀	纤维蛋白原VIII、XIII、纤连蛋白、vWF	因子替代	容量小，有效替代纤维蛋白原	输液反应的风险
新鲜冰冻血浆	所有凝血因子	因子替代	广泛可用，含所有因子	无效，需要量大，静脉充血和输血反应的风险
凝血酶原复合物	II、VII、IX、X、蛋白 C + S	因子替代	浓缩，限于肝病研究	应用不广泛，昂贵，血栓形成的风险
重组VII a	VII	因子替代	浓缩，用于肝病研究	昂贵，疗效不明确，血栓形成风险
血小板	捐献者汇集的血小板	初级止血的开始，凝血级联的增殖和凝血酶生成的增加	提供凝血级联的基本组成部分	输血反应的风险
维生素 K	口服或静脉注射配方	促进 II、VII、IX、X、蛋白 C + S 的合成	价格便宜，可用	疗效不明确，过敏反应
去氨加压素	鼻内或静脉注射制剂	增加 VIII + vWF 的产生，增强血小板黏附	可用，相对安全，用于肝病研究	效果不明确，反复使用会发生快速耐受
抗纤维蛋白溶解剂氨基己酸氨甲环酸	IV配方加载剂量，可局部使用	破坏纤溶酶原 / 纤溶酶和纤维蛋白之间的相互作用	用于肝病研究，局部用于黏膜渗出（例如牙科拔牙）也有效	有血栓形成的风险，肝病缺乏充分研究，缺乏纤溶亢进的标志物 / 测试

IV . 静脉注射；vWF. 血管性血友病因子

（引自 Intagliata NM, Caldwell SH. Management of disordered hemostasis and coagulation in patients with cirrhosis. *Clin Liver Dis* 2014；3:114-117.）

不幸的是，使用 FFP 纠正 INR 适得其反，也没有客观证据支持上述理论。多项研究表明，在肝病患者中使用 FFP 进行预防或治疗出血是无效和无依据的，以改变 INR 为治疗目标的情况下尤其如此[18,62,63]。除了缺乏与肝病出血风险的关系外，INR 最初是用来衡量维生素 K 拮抗药（VKAs）的作用的，在肝硬化患者实验室检测差异很大，而检测结果取决于实验室试剂[64]。不能将 VKA 疗法的结果推断肝硬化的结局，这是由凝血活酶的 ISI（国际敏感指数）推导而来的，VKA 治疗可使 INR 正常，而不代表肝硬化好转这些都被证明是明显不同的。

冷沉淀中含有浓缩纤维蛋白原、Ⅷ、vWF 和纤维连接蛋白。肝硬化患者可能有纤维蛋白原水平下降或者纤维蛋白原异常[65]。肝病患者的目标纤维蛋白原水平没有明确的指导意见。然而，基于保留凝血酶产物的考虑，当进行高风险的手术或活动性出血时（视临床情况而定），我们建议使用冷沉淀维持 120mg/dl 以上的水平[2]。

血小板在原发性和继发性止血中起关键作用。肝硬化患者经常有血小板减少症，在出血期或手术前输注血小板是很常见的[5,66]。一项接受肝脏活组织检查的多中心研究发现，血小板计数低于 60 000/mm^3 的患者发生出血并发症的风险

表 19-2　血栓形成的治疗方法

治　疗	给药途径	作用机制	优　点	缺　点
普通肝素	IV 或 SQ 注射	增强 AT，灭活凝血酶，因子 Xa	清晰的监测参数，可用于肾功能不全患者	用于预防，每日 3 次，SQ，效果不明确，在肝硬化未得到很好的研究
LMWH • 依诺肝素 • 达肝素 • 那屈肝素	SQ 注射	增强 AT，灭活凝血酶，因子 Xa	肝硬化研究最广泛的抗凝血药	受肾功能不全影响，SQ 途径可引起并发症，患者不耐受和依从性问题
维生素 K 拮抗药 • 华法林	口服	抑制维生素 K 环氧化物还原酶复合物，减少因子 Ⅱ、Ⅶ、Ⅸ、X、蛋白 C＋S 的合成	价格便宜，在肝硬化患者有研究，可用解毒剂逆转	在肝硬化患者中难以使用 INR 进行监测，需要经常监测
因子 Xa 抑制药 • 磺达肝癸 • 利伐沙班 • 阿哌沙班 • 爱多沙班	 SQ 口服 口服 口服	直接抑制 Xa	口服	在肝硬化患者中无研究，剂量参数、监测参数和疗效不明确
直接凝血酶抑制药 • 达比加群	口服	直接抑制凝血酶，阻止凝血酶介导效果	口服	在肝硬化患者中无研究，剂量参数、监测参数和疗效不明确
阿司匹林	口服	不可逆地抑制血小板聚集	在肝硬化研究不多	可导致液体潴留和肾功能障碍，在血小板减少症/血小板增多症中疗效不明确
IVC 过滤器	n/a	机械预防栓塞事件	可预防肺栓塞	在肝硬化，血栓形成患者中无研究，可影响将来移植，疗效不明确
直接溶栓	n/a	局部输注 tPA	对内脏血栓形成的选择病例有用	PVT 患者可能需要随后进一步抗凝和（或）TIPS

AT. 抗凝血酶；IV. 静脉注射；IVC. 下腔静脉；LMWH. 低分子量肝素；n/a. 不适用；PVT. 门静脉血栓形成；SQ. 皮下；TIPS. 经颈静脉肝内门体分流术；tPA. 组织型纤溶酶原激活剂；INR. 国际标准化比率因子；n/a. 无可用数据

（引自 Intagliata NM, Caldwell SH. Management of disordered hemostasis and coagulation in patients with cirrhosis. *Clin Liver Dis* 2014；3:114-117.）

更高[67]。另一项回顾性研究发现，不管是否有预防性的血小板输入，血小板少于 75 000/mm³ 的患者程序性出血更常见[5]。这些临床数据与 Tripodi 等的观察结果一致，肝硬化伴血小板严重减少的患者表现出较低的凝血酶生成潜能[68]。体外研究发现，血小板浓度在 56 000/mm³ 或更高的肝硬化患者，凝血酶合成能力维持在健康者正常范围内较低的水平。因此，目前术前预防指南推荐血小板计数低于 50 000/mm³ 到 60 000/ mm³ 的患者在经皮肝脏穿刺活检前考虑输入血小板[69]。除了血小板减少症外，肝硬化患者可能存在血小板的质量缺陷，但难以检测，而且文献中数据也不一致[66,70,71]。此外，正如前面提到的，vWF 升高是一个平衡因素。

肝病出血患者其他治疗药物包括凝血酶原复合物（PCCs），重组因子Ⅶ（rⅦa）、去氨加压素类似物（DDAVP）和抗纤维蛋白溶解化合物。平衡的 PCC 制剂包含浓缩因子Ⅱ、Ⅶ、Ⅸ、Ⅹ和蛋白 C 和 S。虽然费用昂贵，但由于低容量和平衡（在促凝和抗凝之间的）的重组因子，在某些情况下，这种治疗在肝病患者具有潜在价值。大部分研究通过检测肝硬化患者凝血参数的变化来评估 PCCs 的临床疗效，其作用尚不确定[72-75]。然而，一项评估肝硬化出血患者 PCCs 临床疗效的研究显示，PCCs 是暂时减轻患者出血的一种有效的治疗方法[72]。由于该药物有固有血栓形成的风险且临床经验有限，在考虑使用时应谨慎。

急性食管静脉曲张出血患者使用 rⅦa，尽管 INR 有所改善，但其出血或死亡率并没有明显降低[76,77]。同样，一项急性肝衰竭需要行颅内压力监测的患者预防性使用 rⅦa 的研究表明，该治疗可以有效地恢复凝血酶原时间[78]。但最近一项采用血栓弹力图（TEG）的研究显示，急性肝衰竭患者尽管 INR 升高，但其本身并不是低凝状态，这些患者是否需要预防性地使用 rⅦa 值得商榷[79]。与 PCC 类似，临床医生在使用 rⅦa 干预止血系统时，必须考虑诱发血栓形成的风险[80]。

去氨加压素（DDAVP）也被用于肝硬化患者的出血治疗。DDAVP 最初用于 von Willebrand 疾病和血友病患者，可通过增加Ⅷ和 vWF 水平来减少肝硬化患者的出血[81-86]。Stanca 等研究表明，肝硬化患者拔牙前，给予 DDAVP 与输注血制品一样有效[86]。值得注意的是，两组患者出血的概率都不高，提示需要进行类似的安慰剂对照研究。也有一些研究比较了 DDAVP 和安慰剂在肝硬化患者中的止血效果，提示 DDAVP 并没有改善作用[85,87]。

抗纤维蛋白溶解药物对有高纤维蛋白溶解临床征象的肝病患者是相对安全且潜在有效的[88]。但在服用此类药物时，使用全血凝血指标，如 ROTEM 或 TEG 来评估疗效，其有效性仍需要进一步评估。

综上所述，在肝病患者中出血是一种常见且令人恐惧的事件。关于有效预防措施，目前尚没有统一规范。临床和医院使用的常规检测并不能准确的预测这些患者的出血风险。临床医生应尽量减少 FFP 的使用，在使用其他药物预防出血或支持治疗时应谨慎。更重要的是，对止血系统的外源性操作能够打破平衡，导致血栓形成。因此，在使用治疗药物时应谨慎，尤其是在没有疗效和安全性证据支持的情况下。

三、肝硬化患者的血栓形成

1. 流行病学

肝硬化患者有发生非内脏静脉血栓栓塞（VTE）的风险[13-15,89]。内脏血栓形成的风险，如门静脉血栓形成（PVT），多年来被广泛认知（第 45 章）。尽管 PVT 在肝硬化中的临床意义仍有争议，但最近一项前瞻性随机研究表明，预防剂量的普通肝素不仅降低了 PVT 发生的风险，而且降低了肝脏失代偿和死亡的风险[36]。这一发现引起了很多学者对肝病抗凝的兴趣，并促进了对肝硬化和门静脉高压临床进展潜在重要病理生理机制的认识。

关于非内脏血栓的形成（周围性 VTE），Northup 等研究表明，肝硬化患者有发生 VTE 的风险，并不因为慢性肝病和相关的异常 INR 有自身抗凝作用[13]。多项研究已经表明，住院和非住院的不同肝脏疾病患者均存在这种风险[14,15,89-93]。

2. 治疗

已经开展了肝硬化患者的多个药物治疗方案的研究（表19-3）。预防VTE是所有患者的理想选择，但由于肝病再平衡凝血障碍的复杂性，所以实现这一目标极具挑战性。一项大型队列研究对接受普通肝素或LMWH预防性治疗的肝硬化住院患者进行观察，结果显示患者是安全的，出血率低（2.5%）[94]。其他一些研究也证实内科肝硬化患者[95]和外科肝硬化患者[96]预防性使用LMWH，同样都显示较低的出血率。在一组代偿良好的门诊肝硬化患者队列中，每日普通肝素治疗导致并发症的发生率较低，且无出血报道[36]。然而，目前还没有关于血栓预防在肝硬化患者中的指南，尽管该治疗显示是安全的。专家建议，如果没有禁忌证，常规的治疗是可行的[2,97]。

研究肝硬化患者抗凝治疗有效性和安全性的大多数研究都涉及使用LMWH或华法林治疗门静脉血栓[95,98-101]。由于VTE的形成是一个相对少见的事件，因此很难积累大量前瞻性治疗VTE的患者。迄今为止最大的一项研究表明，使用LMWH和（或）VKA治疗PVT患者具有一定疗效，

且并发症发生率低[99]。出血风险与暴露于VKA（非LMWH）和血小板计数低于50 000/mm³有关。另一方面，一项小型回顾性研究评估了与治疗性LMWH或VKA相关的出血事件，发现出血很常见[91]。但最近的一项大型多中心研究表明，肝硬化患者治疗血栓时的出血与抗凝无关[102]。公布数据的不确定性可能反映了与肝硬化相关的凝血障碍的复杂性，以及对该障碍认识的最新进展。新型靶向口服药（因子Xa抑制药）在代偿性肝硬化患者中的应用仅限于小样本报道，还需进一步研究[103-105]。

综上所述，我们需要进一步的研究来确定肝病患者VTE安全有效的预防和治疗方法。对系统的干预可能促进未预料的血栓形成，需要对抗凝治疗进行评估。有趣的是，微血栓形成过程也可能是肝病临床进展的基础。肝循环中的微血栓在肝硬化（实质消失）的纤维化和器官萎缩方面似乎起着重要的作用。随着新的直接作用口服药物的问世，未来的治疗研究应该集中在这些有前途的药物对肝硬化患者的安全性和有效性上，作为预防器官萎缩和进行性门静脉高压的一种手段。

表19-3 疑似纤溶亢进的实验室检测

实验室检测	稳定肝硬化的变化	纤溶亢进时的变化
纤维蛋白原	通常在正常参考范围内或附近稳定	显著降低通常低于100 mg/dl
α₂- 抗纤溶酶	在肝硬化减少	进一步减少但临界幅度仍然不确定
纤维蛋白原降解产物和d- 二聚体	由于清除减少，晚期肝硬化常增加	难以解释，在肝硬化由基线增加，不是非常有用
优球蛋白凝块溶解时间	一种有点麻烦的凝块溶解试验，通常在稳定的肝硬化中是正常的	在纤溶亢进时减少但在临床上通常不易获得
血小板水平	减少	通常稳定，但多种因素的影响使得血小板水平不易稳定
因子Ⅷ	通常会升高（内皮衍生因子）	持续升高可有助区分纤溶亢进和叠加的DIC
TEG 和 ROTEM	血栓形成和溶解的全面检测方法，有助于评估凝血功能障碍	已发表的经验仍然有限，但有趣的是，30min时最大幅度减少10%或更多，表明纤维蛋白明显减少

*. 肝硬化纤溶亢进或过早血栓溶解在许多方面仍然是一个争论的话题，但由于抗纤维蛋白溶解剂的可能疗效，需要特别考虑肝硬化相关出血（见正文）；DIC. 弥散性血管内凝血；ROTEM. 旋转血栓弹力测定法；TEG. 血栓弹性描记术

（四）肝病造血系统的其他异常

在人类胚胎最初三个月的末期，肝脏是造血的主要部位。随着时间的推移，胎儿骨髓逐步成为出生后造血的主要部位[106]。生长因子刺激祖细胞分化成包括白细胞、红细胞和血小板在内的终末细胞系。血小板生成素（TPO）主要由肝细胞产生，刺激血小板的分化和成熟。另一种生长因子，促红细胞生成素（EPO）由肾脏产生，促进红细胞的产生和成熟。

1. 红细胞

红细胞是由骨髓中的祖细胞产生，部分是由肾脏来源的 EPO 刺激产生[106]。红细胞缺乏细胞核，平均寿命约为 120 天。正常情况下，红细胞丢失率与产生率相符。然而，贫血在肝病患者中很常见，它由多种机制引起，通常是同时发生的，包括出血、红细胞在脾内滞留和破坏、营养不良、产生不足和药物影响。

小细胞性贫血，如缺铁，可由失血或营养缺乏引起。胃窦血管扩张（GAVE）和门静脉高压性胃病的患者可能会因胃肠失血而出现严重的复发性缺铁性贫血。原发性硬化性胆管炎（PSC）和并发炎性肠病的患者也可能特别容易出现缺铁性贫血。肝硬化患者的营养不良可能引起营养缺乏，导致贫血。肝病患者出现大细胞贫血的两个常见原因，钴胺素（维生素 B_{12}）和叶酸缺乏[107]。这两种维生素都储存在肝脏中，依赖于完整的肠肝循环和胃肠道吸收。此外，酒精对导致酒精性肝病贫血的骨髓和红细胞有直接的毒性作用[108]。

多年来，在肝病患者中观察到由棘刺红细胞症引起的溶血，其预后较差[109-111]。棘刺红细胞，或棘红细胞是具有畸形的脂质膜的红细胞，含有大量向外不规则的针状物质（图 19-3）。这些膜畸形是由于细胞膜中胆固醇与磷脂比值异常引起的，这使得细胞容易溶血和受脾脏破坏[112-114]。脾功能亢进，常见于门静脉高压和肝硬化，可引起红细胞在脾内滞留和异常红细胞破坏，导致血管外溶血。Zieve 综合征的特点是在酒精性肝炎患者中出现严重溶血性贫血，导致黄疸和血脂异常[115]。Wilson's 病也可表现为明显的急性溶血性贫血[116]。

许多常见的治疗肝病的药物也可能导致贫血。治疗慢性丙型肝炎的利巴韦林可引起明显的溶血性贫血。接受肝移植或自身免疫性肝炎治疗的患者可能有与免疫抑制药物相关的严重贫血。

2. 血小板

血小板是止血系统的重要组成部分，在肝硬化和门静脉高压中，血小板的数量和质量缺陷很常见。大约四分之三的慢性肝病患者有血小板减少（血小板计数 < 150 000/mm³），其中 13% 的患者有中度血小板减少（血小板计数介于 50 000/mm³ 和 75 000/mm³ 之间）[117]。巨核细胞是大的有核细胞，存在于骨髓中，负责血小板的生成。TPO 被认为是诱导多能干细胞分化为巨核细胞的主要信号，然后产生血小板。血小板的平均寿命约为 10 天，在健康人群中，三分之一的循环血小板储存于脾脏中。然而，在门静脉高压患者中，脾脏可存储大部分血小板，血小板在脾脏滞留导致血小板减少[118]。血小板脂质组成的变化，其机制可能类似于棘刺红细胞症，可影响血小板的活性，但尚未被广泛研究[119-121]。

此外，肝病患者 TPO 生成显著减少，这可能导致血小板生成不足[122]。艾曲波帕，是一种 TPO 受体激动剂，它可以增加肝硬化患者的血小板水平，由于可能与 PTV 有关，因而使用时必须谨慎[20]。与红细胞一样，异常的脂质代谢可以延伸到血小板的膜上而导致凝血障碍[123-124]。

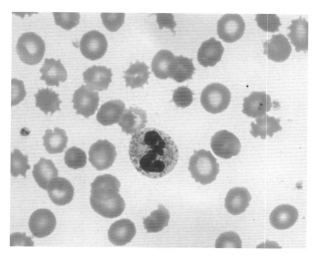

▲ 图 19-3　酒精性肝硬化伴棘形红细胞症患者的外周血涂片

可见多个具有针状外膜的棘形红细胞

肝病患者必须考虑血小板减少的其他原因。丙型肝炎病毒感染是免疫性血小板减少性紫癜发生的一个已知危险因素[125]。药物作用引起的血小板减少，如有报道称，肝硬化患者接受普通肝素（UFH）或 LMWH 治疗时，肝素可诱导血小板减少，因此需要综合一系列疑似表现才能做出诊断[94,101]。

3. 白细胞

肝硬化和门静脉高压患者经常伴有脾脏吞噬引起的白细胞减少[4]。白细胞的谱系分类包括髓样细胞（单核细胞、巨噬细胞、中性粒细胞、嗜碱性细胞和嗜酸性细胞）和淋巴细胞。这些细胞来自骨髓，其功能各不相同，会损害先天性和获得性免疫系统。粒细胞集落刺激因子（G-CSF）是一种糖蛋白，刺激骨髓产生并释放中性粒细胞进入血液。

库普弗细胞是存在于肝脏中的巨噬细胞，占人体巨噬细胞的大部分（80%），在免疫监控中发挥着重要作用[126]。这些细胞在肝硬化时被激活，在许多肝病的病理生理学中起着重要作用[127,128]。肝硬化患者也表现出单核细胞和中性粒细胞的功能异常[129,130]。有趣的是，最近的研究数据表明，G-CSF治疗可以提高酒精性肝炎患者的存活率[131]。G-CSF是通过激活中性粒细胞还是激活肝祖细胞起作用仍有待确定[132]。过去，采用干扰素治疗丙型肝炎是引起中性粒细胞减少的常见原因。现在无干扰素治疗丙型肝炎的时代，干扰素很少使用。用于自身免疫性肝炎和移植后免疫抑制的药物同样可以抑制白细胞的生成，有时甚至是严重抑制。

◆ 结论

近年来，我们对止血和造血系统在肝病病理学和治疗中作用的认识有了很大的提高。肝脏在这些系统的正常功能中起着核心作用，即使在疾病状态下，它也具有维持体内平衡的非凡能力。目前研究显示，通过重新平衡的止血系统，晚期肝病患者可以通过多种机制发生出血或形成病理性血栓。目前我们预测这些事件的能力是有限的。进一步的研究对于优化这一具有挑战性领域的治疗至关重要。研究的重点包括如何改善出血和不恰当凝血风险评估的方法，以指导对肝病患者进行更适当的干预。

总　结

最新进展

- 肝硬化的止血机制是脆弱的，但可通过获得性蛋白 C 缺失和 factor Ⅷ和 von Willebrand 因子的升高重新平衡。

- INR，用于维生素 K 拮抗药的指标，对于肝硬化患者的凝血功能的评价极差，使用任意的截断值完全缺乏科学依据。

- 与血浆一样，扩容会加重门静脉压力，并导致门静脉高压出血。

- 肝硬化患者的纤维蛋白溶解能力（凝块破裂）往往会增加，有时会导致高纤维蛋白溶解，从而导致出血。

- 同时存在肾衰竭和（或）感染可显著改变肝硬化的止血平衡，在评估出血风险时必须考虑。

- 外周性 DVT 或门静脉血栓形成（PVT）明显提示高凝状态。肝脏内凝血级联的激活也可能导致疾病进展和器官萎缩。

关键知识缺口与未来发展方向

- 如何最好地检测止血途径的各个环节，以评估出血风险，指导有效干预，避免不良干预

- 全血的总体检测分析，如 TEG 和 ROTEM 可以提供丰富的信息，但在此背景下的应用仍在不断发展，仍需不断探讨。

- 肝硬化中研究较少具潜在作用的因子：factor Ⅷ缺陷，纤维蛋白原降解产物增加，以及纤维蛋白原异常形式，又称纤维蛋白原异常血症。

- 当出血问题占主导地位时，如何最好地利用促凝治疗，如广泛使用的抗纤维蛋白溶解剂。

- 在控制不良的出血情况下，控制肾衰竭或感染能在多大程度上促进止血

- 在稳定的肝硬化中，抗凝治疗在阻止 PVT 及疾病进展中的作用。

第 20 章　急性肝衰竭
Acute Liver Failure

Constantine J. Karvellas，R. Todd Stravitz　著

熊清芳　译，郑以山、谭善忠、叶伟、鲍鹤玫　校

● 缩略语 ABBREVIATIONS

ALF	acute liver failure	急性肝衰竭
APAP	acetaminophen	对乙酰氨基酚
BCAA	branched-chain amino acid	支链氨基酸
CPP	cerebral perfusion pressure	脑灌注压
GABA	γ-aminobutyric acid	γ- 氨基丁酸
CRRT	continuous renal replacement therapy	持续肾脏替代治疗
CVP	central venous pressure	中心静脉压
HAV	hepatitis A virus	甲型肝炎病毒
HBV	hepatitis B virus	乙型肝炎病毒
HCV	hepatitis C virus	丙型肝炎病毒
HDV	hepatitis D virus	丁型肝炎病毒
HEV	hepatitis E virus	戊型肝炎病毒
ICP	intracranial pressure	颅内压
INR	international normalized ratio	国际标准化比值
MAP	mean arterial pressure	平均动脉压
MOSF	multiorgan system failure	多器官系统衰竭
NAC	N-acetylcysteine	N- 乙酰半胱氨酸
OLT	orthotopic liver transplantation	原位肝移植
SIRS	systemic inflammatory response syndrome	全身炎症反应综合征

急性肝衰竭（ALF）是以黄疸、凝血功能障碍和意识改变为特征的人类最严重的综合征之一，除非进行原位肝移植（OLT），否则会导致多器官系统衰竭（MOSF）和 40% ～ 95% 患者死亡。幸运的是 ALF 并不常见，美国每年约 2000 例左右；由于 ALF 罕见、多变以及进展快，ALF 的优化管理仍未得到完全解决。1946 年 Lucke 和 Mallory[1] 第一次分三个阶段描述 ALF：前驱 / 前期阶段，伴随黄疸出现的中间阶段，伴随肝性脑病的终末阶段，他们和之后的作者都认为黄疸至肝性脑病间隔阶段有着重要的病因学和预后信息。因此，有些研究小组按两个症状之间的间隔时间对 ALF 患者进行了分类。最常见的是在 8 周内出现肝性脑病定义为"暴发性肝衰竭"。随后国王学院（King's College）研究小组把 8 ～ 24 周出现肝性脑病命名为"亚急性暴发性肝衰竭"（也称为迟发性肝衰竭）[2]。亚急性肝衰竭的特点是出现慢性肝病体征的可能性更大，如腹水和肾衰竭，而脑水肿的发生率低，但死亡率却高于暴发性肝衰竭（表 20-1）。

为了更好地预测 ALF 患者的病程、并发症以及预后，O' Grady[3] 等最近提出将 ALF 分为超急性（黄疸到肝性脑病间隔 < 7 天）、急性（间隔 8 ～ 28 天）和亚急性（间隔 > 28 天）肝衰竭。伦敦国王学院肝衰竭研究小组回顾性分析 538 例肝衰竭患者，发现这种分类具有一定的随意性[4]。对乙酰氨基酚（APAP）导致肝衰竭患者大多 7 天内出现肝性脑病，明确病因的超急性期肝衰竭

（表 20-2），患者的自发生存率相对较好（图 20-1）。相反，不明原因肝损伤引起的亚急性肝衰竭存活率极低（约 14%）[5]。甲型病毒性肝炎和乙型病毒性肝炎引起的急性肝衰竭通常为超急性过程，而特质性药物引起肝衰竭则是一个相对缓慢的过程，存活率与肝性脑病出现的时间成反比 [3]。

ALF 的定义为在肝衰竭前应无肝脏疾病。然而也有一些患者发生在已有慢性肝病基础上，如急性 Wilson 病和自身免疫性肝炎。虽然纯粹主义者并不认为亚临床肝病发生急性失代偿是真正的 ALF，但为了便于管理也归类于 ALF。

表 20-1　按传统分类的急性肝衰竭的并发症

特　点	暴发性肝衰竭	亚急性肝衰竭
黄疸后肝性脑病出现时间	<8 周	8 ～ 24 周
病人年龄（岁）	25	45
腹水（%）	7	62
肾衰竭（%）	35	62
脑水肿（%）	67	9
慢性肝病	罕见	少见

引自 Gimson AE, et al. Late onset hepatic failure: clinical, serological and histological features. *Hepatology*, 1986；6（2）：288-294.

一、病因与流行病学

明确 ALF 的病因对于给予恰当的解毒剂、更好地评估预后，从而确定是否需要肝移植至关重要。病毒感染、药物的超敏反应、毒素、代谢异常、血管的损伤均可引起 ALF。自 1997 年以来在美国急性肝衰竭多中心研究小组登记的病例中，APAP 过量所致占近 45%，不确定 / 原因不明和药物超敏反应引起位列第二和第三，均占 13% ～ 15%（图 20-2）。在全球范围内，乙型肝炎病毒仍然是导致 ALF 最常见的病因。地理位置不同病因也不同。在发展中国家，肝炎病毒（甲型、乙型和戊型）是 ALF 的主要病因，而在英国和美国，APAP 是 ALF 最常见的病因 [6]。在西方国家，仍有很大一部分 ALF 病因不清 [7]，尽管进行了广泛的血清学和聚合酶链式反应检测，

表 20-2　基于黄疸和肝性脑病出现时间间隔及与病因关系的急性肝衰竭的分类

	超急性肝衰竭	急性肝衰竭	亚急性肝衰竭
时间间隔	0-7 天	8-28 天	>28 天
例数	391	89	59
病因			
对乙酰氨基酚（%）	100	0	0
甲型病毒性肝炎（%）	55	31	14
乙型病毒性肝炎（%）	63	29	8
非甲，非乙型病毒性肝炎（%）	14	39	48
药物（特质性，%）	35	53	12
存活率（%）	35	7	14

引自 O'Grady JG, et al. Acute liver failure: redefining the syndromes. Lancet 1993；342（8866）：273-275；and Williams R. Classification and clinical syndromes of acute liver failure. In: Lee WM, Williams R, editors. *Acute liver failure.* Cambridge, United Kingdom: Cambridge University Press, 1997: 1-9.

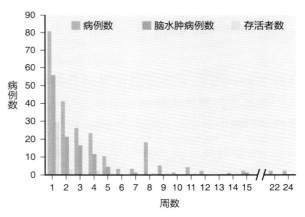

▲ 图 20-1　根据黄疸与肝性脑病出现的间隔周数，228 例非 APAP 诱发的急性肝衰竭患者的临床结果
（引自 O'Grady JG, et al. Acute liver failure: redefining the syndromes. *Lancet* 1993；342 [8866]: 273-275.）

仍有 70% 以上的亚急性肝衰竭病因不明。在结核病流行区，异烟肼是引起 ALF 的最常见药物原因之一 [8]。

在过去的 10 年中，西方国家 ALF 病因的种类保持相对恒定，但具体病因的相对比率变化

很快，预计 ALF 的总发病率将下降[9]。甲型肝炎和乙型肝炎疫苗的广泛接种降低了这些病因的 ALF。一种新的 APAP 蛋白加合物测定方法，可以检测超过 1 周的 APAP 引起的肝细胞损伤的生化证据，这无疑将减少因长期摄入和无法检测到血清 APAP 水平而被认为是不明原因的 ALF[10]。自身免疫性 ALF 在不明原因病例中占相当大的比例，随着组织学标准的改进，对它的认识越来越多，可进一步减少不明原因的病例数。

（一）嗜肝病毒

普遍公认的嗜肝病毒，包括甲型肝炎病毒（HAV）、乙型肝炎病毒（HBV）、丙型肝炎病毒（HCV）、丁型肝炎病毒（HDV）和戊型肝炎病毒（HEV），均可引起 ALF，但急性感染后 ALF 的发生率、临床过程和预后明显不同（表 20-4）。

1. 甲型肝炎

急性甲型肝炎病毒感染仍然是引起 ALF 的一个重要的原因，全球各地均可见，但在美国不常见。急性甲型肝炎病毒感染后 ALF 的发生率在 0.01% ～ 0.1% 之间，特别是老年患者、流行区或来自流行区的病人[11]。甲型肝炎相关 ALF 的诊断依据是甲型肝炎 IgM 抗体阳性，可见于 95% 的病例；其余 5% 疑似急性甲型肝炎病例需反复检测 IgM 抗体[12]。在 ALF 病例中甲型肝炎 IgM 抗体阳性率为 2% ～ 6%，尽管欧洲西北部可高达 20% ～ 31%[13,14]。急性甲型肝炎通常引起超急性暴发性肝衰竭，很少为亚急性暴发性肝衰竭[3,5]。与乙型肝炎或不明原因 ALF 病人相比，甲型肝炎相关 ALF 患者的自发生存率较

表 20-3　急性肝衰竭病因的地理分布

国　家	APAP（%）	HBV（%）	HAV（%）	药物（%）	不明原因（%）	其他（%）
英国	73	2	2	2	8	9
法国	2	32	4	17	18	27
丹麦	19	31	2	17	15	13
阿根廷	0	22	8	14	25	31
日本	0	18	3	0	71	8
印度	0	31	2	5	0	62

APAP. 对乙酰氨基酚；HAV. 甲型肝炎病毒；HBV. 乙型肝炎病毒

引自 Lee WM. Acute liver failure in the United States. *Semin Liver Dis* 2003；23: 217-226.

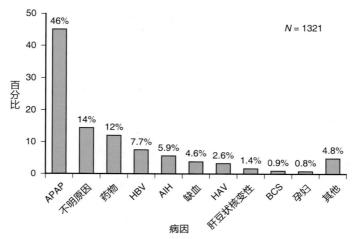

▲ 图 20-2　1997-2015 年间在美国急性肝衰竭研究组登记的急性肝衰竭病因

AIH. 自身免疫性肝炎；APAP. 对乙酰氨基酚；BCS.Budd-Chiari 综合征；HAV. 甲型肝炎病毒；HBV. 乙型肝炎病毒（数据引自 W.M. Lee, Acute Liver Failure Study Group.）

表 20-4　嗜肝病毒引起的急性肝衰竭：临床和诊断指标的比较

	HAV	HBV	HCV	HDV	HEV
急性感染发生 ALF 的风险	0.01% ～ 0.1%	1.0%	非常罕见	Co1% ～ 10%，super 5% ～ 20%	孕妇，20%
ALF 的危险因素	HBV，HCV，>40 岁，IVDA，饮酒	女性，HCV	HBV	慢性 HBV	孕妇
临床过程	超急性	超急性 / 急性	亚急性	急性	急性
ALF 自发生存率	40% ～ 60%	15% ～ 39%	—	31% ～ 45%	—
诊断指标	IgM 抗 -HAV	IgM 抗 -HBc，HBsAg，HBV DNA	抗 -HCV，HCV RNA	IgM 抗 -HDV；Co，IgM；抗 -HBc	IgM 抗 -HEV

ALF. 急性肝衰竭；Co. 乙型肝炎病毒与丁型肝炎病毒共同感染；HAV. 甲型肝炎病毒；HBc. 乙型肝炎核心；HBsAg. 乙肝表面抗原；HBV. 乙型肝炎病毒；HCV. 丙型肝炎病毒；HDV. 丁型肝炎病毒；HEV. 戊型肝炎病毒；IVDA. 静脉药物滥用；super. 慢性乙型肝炎病毒重叠丁型肝炎病毒感染；IgM. 免疫球蛋白 M

高（40 ～ 60%）[15]。随着卫生条件的改善感染，HAV 发生的年龄推迟，而死亡率随着年龄的增加而增加，在欧洲某些地区 HAV 在 ALF 所占比例增加。大于 40 岁、同性恋或静脉注射药物滥用史，合并慢性乙型肝炎或丙型肝炎，或酒精性肝病的患者更易进展为 ALF[16,17]。这些结果提示 HBV 和 HCV 感染或酒精性肝病患者对 HAV 有强烈的免疫作用。肝移植治疗 HAV 相关的 ALF 很少出现移植物中的肝炎复发[18]，提示肝移植患者应使用 HAV 免疫球蛋白。

2. 乙型肝炎

急性乙型肝炎病毒感染后发生 ALF 的绝对风险约为 1%[19]。女性和老年患者发生 ALF 的风险更大[20]。最近来自美国的系列报告显示，乙肝病毒导致的 ALF 明显减少，仅占 10%，其原因为成功的疫苗接种计划[6]。在乙型肝炎病毒流行地区，慢性乙型肝炎病毒携带者重叠丙型肝炎病毒、丁型肝炎病毒或隐匿性病毒的感染是 ALF 的最常见病因[21]。乙型肝炎表面抗原携带增加了包括 δ 病毒在内的其他病毒重叠感染后发生 ALF 的风险，特别是在乙型肝炎病毒流行的地区[22]。总体自发生存率较低（15% ～ 36%）[6,20]。

乙型肝炎病毒相关 ALF 常因强烈免疫反应迅速清除病毒导致其诊断较为困难[23]。血清乙型肝炎表面抗原、乙型肝炎 e 抗原和 HBV-DNA 可能检测不到[24]。30% ～ 50% 的 ALF 患者在发病的几天之内可清除乙肝表面抗原，故通常依靠检测感染的间接血清学证据（乙肝核心抗体 IgM 和（或）乙肝表面抗体）来确诊[25]。隐匿性 HBV 感染在不明原因 ALF 中的作用尚不清楚。在慢性乙型肝炎病毒感染者中，偶尔会在停用免疫抑制或化疗后发生 ALF[26]。据推测，这类患者的免疫抑制可能增加乙肝病毒复制和肝细胞感染，从而在恢复免疫力后出现大规模免疫介导的细胞毒性反应引起肝细胞大量坏死。

3. 丁型肝炎

丁型肝炎病毒（δ 病毒）是一种外源性 RNA 病毒，需伴随乙型肝炎病毒感染才能完成其复制周期。丁型肝炎病毒和乙型肝炎病毒通过肠道外方式感染，与乙型肝炎病毒同时感染（协同感染）或慢性乙型肝炎病毒重复感染（重叠感染）；这两种感染形式经常导致 ALF。虽然协同和重叠感染将乙型肝炎发生 ALF 的风险增加 2 ～ 5 倍，重叠感染（乙型肝炎病毒复制完整情况下）的风险最高，急性死亡率分别是 1% ～ 10% 和 5% ～ 20%[19,27,28]。矛盾的是，丁型肝炎病毒和乙型肝炎病毒协同感染的死亡率低于乙型肝炎病毒单独感染，其可能是病毒相互干扰复制[24,28]。在地中海和中东地区 HBV 相关 ALF 中丁肝病毒抗体阳性率最高，但在世界范围内呈下降趋势。在美国静脉注射毒品滥用者最常见（高达 34%），据报道是重型 HDV 肝炎和 ALF 的高发人群[19,28]。

在美国急性肝衰竭研究小组登记的 2300 例 ALF 中，只有 5 例 HDV 和 HBV 协同或重叠感染。

4. 丙型肝炎

单独的丙型肝炎病毒感染是否会引起 ALF 仍有争议。来自西方国家研究中心的大多数系列报告均显示 HCV 单独引起 ALF 的病例罕见或无[29]。相反，日本的研究发现丙型肝炎病毒的标记物（抗体和（或）RNA）阳性率在非 -A 型和非 -B 型 ALF 中高达 50%[30,31]。HCV 重叠其他病毒感染对 ALF 发生可能起着辅助作用[17,21,32]，但要证明 HCV 在 ALF 病例中的致病性，仍需要有强有力的证据，如 ALF 发生前血清学呈阴性，发病后血清学转换和（或）丙肝病毒 RNA 的自发清除。很少有报道严格符合这些标准。

5. 戊型肝炎

HEV 是一种单链 RNA 病毒，为肠道传播的流行性肝炎的病原体。HEV 感染几乎全都发生在发展中国家，很少发生在西方国家（通常来自流行区的移民或旅行者）[33,34]。戊型肝炎病毒的流行区域包括北非和南亚的部分地区，HEV 是除 HBV 外 ALF 的另一个常见的原因[8,33]。年轻人和孕妇在急性 HEV 感染后似乎特别容易发生 ALF，而孕妇通常在妊娠晚期发生[34]。在这种情况下，总死亡率接近 20%。

6. 非甲 - 非戊型肝炎病毒

其他研究试图证明非甲 - 非戊型肝炎病毒是不明原因 ALF 的病因。可能的病原体包括囊膜病毒、副粘病毒、人乳头瘤病毒 6、GB 病毒 C、输血传播病毒和庚型肝炎病毒。大多数研究否认了这些病毒在非甲 - 非戊型肝炎病毒相关 ALF 中的作用，因为标记物在一般人群中同样常见，没有一例能严格地满足 Koch 假设。

（二）系统性病毒感染

所有疱疹病毒家族成员均证实可引起 ALF，通常发生在新生儿和免疫力低下的成人，包括移植后患者。水痘 - 带状疱疹病毒感染引起 ALF 的临床表现通常包括水疱性皮疹，比腹部症状出现晚。单纯疱疹病毒肝炎同样也可作为播散性感染的一部分，表现包括黏膜与皮肤的疱疹，ALF，弥散性血管内凝血，甚至死亡[35]。其他研究发现其缺乏全身性症状（发热除外）[36]。少数报道称，其他疱疹病毒感染（人类疱疹病毒 6，EB 病毒和巨细胞病毒）引起 ALF 仍有争议。疱疹病毒引起 ALF 的诊断通常是检测血清学抗体和血液 DNA；肝活检标本嗜酸性粒细胞核内包涵体的出现也有助于诊断。主张在明确诊断前立即静脉注射阿昔洛韦[36]。其他系统性病毒感染，如腺病毒、柯萨奇 B 组病毒和出血热病毒（埃博拉病毒、黄热病毒、拉沙病毒、登革热病毒），在适宜的地理环境下罕见地引起 ALF。

（三）药物性急性肝衰竭

在发达国家药物性 ALF 占 10% ～ 20%，如果包括 APAP 则比例更高。近 1000 种药物可引起肝损伤，其中许多可引起 ALF[37,38]。可能是药物内在或特质性的毒素导致 ALF。内在肝毒素如 APAP 以剂量依赖性和可预测的方式导致 ALF，而特质性的肝毒素很少以剂量依赖的方式导致 ALF[37]（表 20-5）。

药物引起的 ALF 可通过肝脏活检组织的主要病理损伤来归类[39]（表 20-6）。大多数药物导致肝细胞坏死，但有些药物会导致线粒体损伤和微泡性脂肪变，而另一些则损伤末端肝小静脉内皮细胞，导致静脉阻塞疾病 / 窦性阻塞综合征（SOS）。由特质性药物反应引起 ALF 的临床过程

表 20-5　固有与特异质性药物肝毒性致急性肝衰竭的特点

急性肝衰竭特点	固有性肝毒性	特异质性肝毒性
剂量依赖	是	否
发生率	高	低
潜伏期	固定，经常几天	多变，经常几周
临床过程	超急性	亚急性
无肝移植的生存率	相对高	低

改编自 Zimmerman HJ, editor. Hepatotoxicity: the adverse effects of drugs and other chemicals on the liver, 2nd ed. Philadelphia: Lippincott Williams & Wilkins, 1999: 427-456.

通常为亚急性，如果不行肝移植则死亡率高。除
ALF 外，引起微泡性脂肪变性的药物（如非阿尿
甘）还会引起进行性乳酸酸中毒，药物引起肝静
脉阻塞的疾病则表现为急性右上腹疼痛，肝大和
腹水。年龄、性别、营养状况、伴随疾病、其他
药物、饮酒和药物代谢性肝酶的基因多态性（主
要是细胞色素 P_{450}）都是特质性药物引起 ALF 的
危险因素 [15,39]。增效剂会增加服用某些药物后发
生 ALF 的风险，这类增效剂通常为合并使用的
另一种药物（如利福平、甲氧苄啶可分别提高异
烟肼和磺胺甲噁唑的肝毒性作用）[15,40]。

特质性药物反应导致 ALF 较少（大约 1/10 000
处方药）或很少（大约 1/50 000 处方药）。最常
见的药物包括非甾体类消炎药物、抗生素（特
别是磺胺类药、异烟肼和利福平）、抗惊厥药物
尤其是苯妥英钠 [41,42]。在欧洲，由于可卡因和摇
头丸（3，4- 甲基二氧甲基安非他明）等软性毒
品导致的 ALF 发病率似乎在增加 [43]。在美国近
10% 的药物性肝损伤病例是保健品所致 [42]。

对乙酰氨基酚

扑热息痛（对乙酰氨基酚，APAP）是一种治
疗窗窄的固有性肝毒素。当使用推荐量（< 4g/d）
时，APAP 很少会引起肝毒性。但在英国 APAP
过量仍然是 ALF 最常见的原因，近期市场上采取
限制购买药物片数方式使其发生率有所下降 [44]。
在美国 APAP 亦是引起 ALF 最常见的原因，占
45% ～ 50%，这一现状最终迫使食品和药品管
理局改变标签要求，并考虑更换包装按处方药
售卖 [45]。美国约一半 APAP 过量摄入为有意，
用于自杀；另一半则是疼痛综合征的患者无意中
过量服用 [45]。无意过量服用的患者更多是摄入
多种 APAP，并且通常在较长的时间内与麻醉剂
合用。相比之下，有意服用 APAP 过量的患者
多有抑郁史，而且一次性服用的 APAP 剂量更
高（表 20-7）。

APAP 引起的超急性肝衰竭与其他原因造成
的 ALF 有明显不同的实验室异常模式（表 20-8）[3]。
转氨酶水平在服药后的 12 ～ 24h 内上升，与其
他原因导致 ALF 相比，天门冬氨酸转氨酶峰值

表 20-6　根据主要病理表现分类的急性肝衰竭
药物的部分列表

病理损害 / 药物	急性肝衰竭的发生率	增效剂
肝细胞坏死		
对乙酰氨基酚	剂量依赖	乙醇、异烟肼、巴比妥类
麻醉药：氟烷	少见	
抗癫痫药		
苯妥英钠	少见	
卡马西平	罕见	
抗生素		
阿莫西林		克拉维酸
异烟肼	少见	利福平
呋喃妥因		
酮康唑	罕见	
氧氟沙星	罕见	
磺胺类药物	少见	甲氧苄啶
降压药		
甲基多巴		
肼苯哒嗪		
拉贝洛尔	罕见	
烟酸（缓释）	罕见	
非甾体抗炎药		
双氯芬酸	少见	
溴芬酸	少见	
小泡性脂肪变性		
胺碘酮	少见	
非阿尿苷		
四环素		
丙戊酸钠	少见	
静脉闭塞性病		
硫唑嘌呤		
白消安		
环磷酰胺		
达卡巴嗪		
巯鸟嘌呤		

ALF. 急性肝衰竭
改编自 Sze G, Kaplowitz N. Drug hepatotoxicity as a cause of
acute liver failure. In: Lee WM, Williams R, editors.
Acute liver failure. 1st ed. Cambridge, United Kingdom:
Cam¬bridge University Press, 1997: 19-31; and Lee WM.
Acute liver failure. *N Engl J Med* 1993; 329: 1862-1872.

通常高于丙氨酸氨基转移酶[6]。且在摄入3天后转氨酶和凝血酶原时间达高峰，如果病人自然康复，则转氨酶迅速降低（天门冬氨酸转氨酶的下降速度比丙氨酸氨基转移酶快），胆红素的峰值低于其他原因引起的ALF。自然存活率比其他原因的ALF更高，肝移植的比例较低。肝穿刺病理活检显示中央小叶（3区）坏死，无炎症表现[46]。通常在摄入过量APAP 24～72h

内发生急性肾小管坏死引起的肾衰竭[47,48]；发生率高达70%以上，高于其他病因。引起肾衰竭的机制很多，主要是APAP代谢产物的直接肾毒性所致[48,49]。

1973年Mitchell等[50]在动物实验中证明了APAP过量肝损伤的机制及其解毒剂N-乙酰半胱氨酸（NAC）的药用机制。在无毒条件下，80%的APAP葡萄糖醛酸化和硫酸化，并通过尿液排出（图20-3）。一小部分（＜5%）被细胞色素P_{450}（最主要是细胞色素P_{450} 2E1）氧化为活性中间体N-乙酰-对苯醌亚（NAPQI）。NAPQI与谷胱甘肽s-转移酶催化的还原型谷胱甘肽反应结合，从而使NAPQI失去毒性。然而，当NAPQI量超过谷胱甘肽的量时，前者共价结合肝细胞蛋白引发肝细胞坏死。

理论上增加NAPQI产量量或减少谷胱甘肽供给的制剂可增加APAP的肝毒性。高剂量的APAP会使参与耦合的酶饱和，从而增加氧化途径的底物量。乙醇和某些药物（如异烟肼、苯巴比妥类）诱导细胞色素P_{450}的活性，从而增加了NAPQI的数量；由乙醇引起的APAP毒性的增加可能主要来自诱导细胞色素P_{450} 2E1[51]。与此相反，禁食和营养不良如长期酗酒，减少了谷胱甘肽的合成，理论上耗尽肝细胞对NAPQI解

表20-7 253例有意与无意过量服用对乙酰氨基酚急性肝衰竭患者的特点

特　点	有意的（n=122）	无意的（n=131）	P
女性（%）	74	73	NS
总APAP量（g）	25	20	NS
APAP剂量/天（g）	25	7.5	0.001
ALT（平均IU/L）	5326	3129	0.001
肝性脑病≥3级(%)	39	55	0.026
抑郁症病史（%）	45	24	0.001
APAP-麻醉剂合用	18	63	0.001
多种APAP混用	5	38	0.001

ALT.丙氨酸氨基转移酶；APAP.对乙酰氨基酚；NS.无意义

引自 Larson AM, et al. Acetaminophen-induced acute liver failure: results of a United States multicenter, prospective study. Hepatology 2005；42（6）：1364-1372.

表20-8 1998-2008年美国急性肝衰竭研究小组登记的1321例ALF的临床和实验室特征

变　量	APAP（n=605）	药物（n=156）	不明原因（n=180）	HAV/HBV（n=34/102）	总共（n=244）
性别（%女性）	75	68	57	44/43	73
年龄（岁）	36	46	38	49/42	42
黄疸-肝性脑病间隔时间（天,中间值）	0	9	9	3/6.5	7
肝性脑病3/4级（%）	51	37	49	53/53	41
ALT峰值（U/L）	4016	626	846	2275/1702	668
总胆红素（mg/dl，中间值）	4.5	20.4	22.4	12.3/18.5	15.7
肝移植（%）	9	44	44	29/44	31
自发生存率（%）	64	27	25	56/26	37
总体生存率（%）	73	68	66	82/64	64

ALT.丙氨酸氨基转移酶；APAP.对乙酰氨基酚；HAV.甲型肝炎病毒；HBV.乙型肝炎病毒

（引自 courtesy of W.M. Lee, U.S. Acute Liver Failure Study Group.）

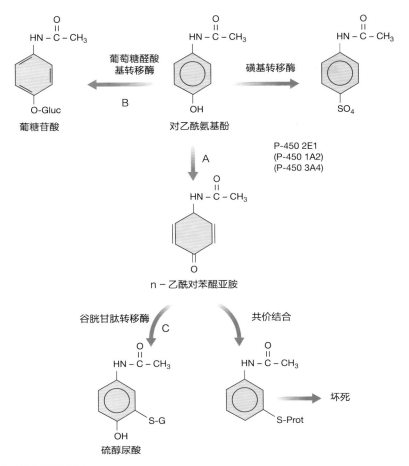

▲ 图 20-3　对乙酰氨基酚代谢途径

A 通路，大剂量的对乙酰氨基酚和细胞色素 P- 450 2E1 的诱导物（乙醇、异烟肼、苯巴比妥、苯妥英）增强了对乙酰氨基酚（APAP）毒性代谢产物 n - 乙酰对苯醌亚胺（NAPQI）的形成。减少葡萄糖醛酸苷酸的条件（禁食，营养不良）也可能增强 A 通路。禁食和葡萄糖醛酸基转移酶缺乏（Gilbert 综合征）抑制。B 通路，导致 A 通路增加。C 通路是 NAPQI 解毒的主要途径，被空腹、营养不良、乙醇摄入等耗尽肝细胞的谷胱甘肽（GSH）的条件所抑制。抑制通路 C 导致 NAPQI 与肝细胞蛋白共价结合增加，从而导致肝细胞坏死。

毒的能力。对于有自杀倾向的患者，最低 7 ~ 8g 的 APAP 是似乎是诱发肝细胞坏死的必要条件；15g 则通常会导致肝中毒，而 20g 以上则会导致 ALF[45,52]。长期饮酒增加 APAP 的肝毒性，治疗剂量也会发生肝损伤 [46,53,54]。服用 APAP 治疗慢性疼痛后出现急性肝损伤的酒精中毒患者中，40% 每日摄入少于 4g（推荐剂量），60% 每日摄入少于 6g，这些剂量通常是无毒的 [46]。值得注意的是，上述增加 APAP 肝毒性的危险因素很大程度上是基于回顾性数据，并受到了质疑 [55]。

（四）生物毒素

在欧洲每年有 50 ~ 100 例因摄入鹅膏菌属（A.phalloides、A.Verna 和 A.virosa）的蘑菇导致

ALF 而死亡，但在美国很少发生（通常在加利福尼亚和太平洋西北地区），在 1900 年至 1994 年期间死亡不到 100 例 [56]。三种中等大小的蘑菇（50g）含有足以引起 ALF 的 α- 鹅膏菌素及毒蕈素；毒素具有热稳定性，不会因烹饪而减少。肠胃炎（腹痛、恶心、呕吐、腹泻）症状出现在肝功能异常前，肾衰竭和胰腺炎也常见。从食源性蜡样芽孢杆菌中分离出的线粒体毒素也是引起 ALF 的原因，其中肝脏尸检显示为小泡性脂肪变性 [57]。据报道，草药引起的 ALF 越来越多 [58]，所有的 ALF 患者都应仔细询问是否有服用中药史。

（五）代谢异常引起的急性肝衰竭

急性 Wilson 病是一种罕见的毛细胆管铜转

运缺陷常染色体隐性遗传疾病，约占美国急性肝衰竭研究组登记病例的3%，是典型的难以诊断的疾病。急性 Wilson 病通常发生在 20 岁以前，并伴有 Coombs 阴性的溶血性贫血（肝细胞坏死释放出大量铜破坏红细胞细胞膜所致），低尿酸血症和低血清碱性磷酸酶伴高胆红素血症（主要为非结合胆红素）。血清铜蓝蛋白低对急性 Wilson 病的诊断不敏感；相反，血清铜高是敏感的指标，但并非特异性[59]。最具诊断价值的是碱性磷酸酶与总胆红素的比值（译者注：计算比值是碱性磷酸酶的单位是 IU/L，总胆红素的单位是 mg/dl），准确率达 100%，在一个小型数列中得出阈值< 2[60]，而在一个大型数列中得出阈值< 4 且准确性接近 100%[56]。怀疑急性 Wilson 病引起 ALF 时应立即进行肝脏移植的评估，因为该病很少自发恢复[59,61]。

Reye 综合征是一种肝细胞线粒体代谢紊乱，在美国已成为 ALF 的一个极为罕见的病因，1994 至 1997 年期间每年向疾病控制和预防中心报告的病例不超过两例[62]。Reye 综合征通常出现在有流感病毒的前驱症状以及水杨酸服用史的儿童，随后出现肝性脑病、脑水肿，死亡率高。肝活检显示微泡性脂肪变性伴有小坏死的特征，说明线粒体损伤，与氨的尿素循环和脂肪酸的 β 氧化障碍有关[63]。在新生儿或儿童中，ALF 的其他代谢原因包括半乳糖血症、果糖血症、酪氨酸血症、α_1- 抗胰蛋白酶缺乏症和尼曼 - 皮克病 II 型[64,65]。

孕妇 ALF 是怀孕这一特定状态或非特异性病因（如病毒或药物）所致。妊娠急性脂肪肝是发生在妊娠晚期的肝细胞线粒体代谢紊乱。通常可通过迅速分娩来降低母亲和胎儿的高死亡率[67]。研究将妊娠急性脂肪肝和 HELLP 综合征（以溶血、肝酶升高、血小板减少为特点）归因于母体和胎儿线粒体长链 3- 羟基酰辅酶 A 脱氢酶的共同缺陷[68]。无法像妊娠期急性脂肪肝那样通过分娩来降低与子痫前期相关的 HELLP 综合征的死亡率，已有一系列因此而行移植的报道[69]。

（六）自身免疫性急性肝衰竭

据报道 5% 的自身免疫性肝炎可发展为 ALF；美国急性肝衰竭研究小组注册的病例中，约有 5% 的 ALF 病例归因于自身免疫性。然而传统意义上自身免疫性肝炎的定义和自身免疫性 ALF 是否代表同一疾病尚不清楚。对自身免疫性 ALF 发生率的评估主要是基于临床和血清学指标，而不是基于组织学特征。对不明原因 ALF 的肝脏标本进行分析时发现，在美国急性肝衰竭研究小组注册的 ALF 患者中，APAP 所致位列第二（19%），约一半的患者有自身免疫性肝炎的组织学特征[70]。与自身免疫性肝炎的界面炎相比，自身免疫性 ALF 的组织学特征是中央静脉炎，通常伴有大量的浆细胞浸润[70,71]。皮质激素的早期使用是否改善了自身免疫性 ALF 的预后尚未证实；最近对美国急性肝衰竭研究小组中心登记的非随机的自身免疫性 ALF 患者的回顾性分析未发现其有任何益处[73]。

（七）缺血性急性肝衰竭

急性肝静脉血栓形成和 Budd-Chiari 综合征可表现为 ALF。这类患者可无肝大、触痛、腹水等慢性肝静脉血栓形成的典型表现。病理上肝脏表现为广泛的出血性梗死。在脓毒症或手术后，或严重的心力衰竭患者中，循环衰竭即所谓的肝脏休克导致肝脏长期缺血也可能发展成 ALF。镰状细胞性贫血患者严重的肝内镰状细胞性贫血也会导致缺血 ALF，骨髓移植准备时进行全身化疗后出现静脉闭塞性疾病（肝窦阻塞综合征）也是如此。早期肝移植的受者中，肝动脉或门静脉的血栓形成可导致 ALF。但癫痫持续状态患者很少因缺血性肝损伤出现 ALF[74,75]。

（八）肝脏弥漫性恶性肿瘤浸润

少数恶性肿瘤肝转移导致大量肝细胞坏死，最常见的为乳腺癌和淋巴瘤[76]。其他还包括黑色素瘤、胃癌、小细胞肺癌、胰腺癌和白血病[77]。如果肿瘤呈弥漫性窦内扩散，肝脏 CT 扫描可能不表现节状。肝脏的病理检查通常也呈肿瘤细胞弥漫性浸润而不是结节聚集。

二、急性肝衰竭综合征的发病机制

（一）急性损伤的早期表现

根据 ALF 的病因不同，该病可能出现在没有任何预兆的情况下，也可能在发病前出现前驱症状。在疾病的早期，患者常表现为非特异性的胃部和上腹部疼痛、食欲不振、恶心，但明显的肝区疼痛提示急性 Budd-Chiari 综合征[78]。除急性 Budd-Chiari 综合征外，肝脏大小一般正常或较小，并伴血清天门冬氨酸氨基转移酶和丙氨酸氨基转移酶重度升高，碱性磷酸酶中度升高。

（二）肝衰竭

1. 肝胆排泄功能障碍

肝胆排泄功能明显受损导致高胆红素血症和黄疸。胆红素的毛细胆管排泄是胆红素排泄的限速步骤，ALF 可引起高结合胆红素血症。如果合并溶血，则会加重高胆红素血症，这可能是与 ALF 的病因有关的氧化应激所致，也可能是 ALF 本身引起。如 Wilson 病所致 ALF 患者常伴有溶血性贫血[79]，有明显的高胆红素血症。

2. 毒物代谢功能障碍

肝脏能代谢许多潜在有毒的内源性底物，ALF 时这些底物堆积，其中最具临床意义的是氨。ALF 患者血氨含量升高的主要原因是肝脏无法通过尿素循环将氨转化为尿素，并与肝性脑病和颅内高压的发病有关[80]。ALF 时血氨的主要来源是肠道，其次肾脏，而肌肉则能将氨解毒为谷氨酰胺（图 20-4）。

ALF 时药物代谢也受到严重影响。大多数药物一定程度上在肝脏代谢，ALF 时它们的生物半衰期会延长。改变药物及其代谢产物的其他原因包括分布容积、血管内蛋白结合的改变和肾衰竭。药物动力学的改变增加了药物毒性，加重肝脏损伤[81]。因此，ALF 时所有药物的使用都必须从必要性、剂量和毒性方面仔细考虑。

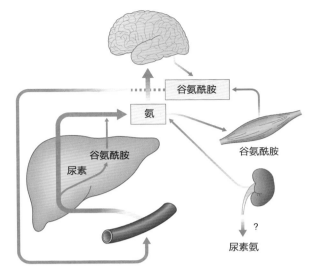

▲ 图 20-4　急性肝衰竭时氨和谷氨酰胺的来源及代谢转归

氨的主要来源是肠道，在正常情况下，经肝脏中的尿素（主要途径）和谷氨酰胺（次要途径）合成清除。急性肝衰竭时肝细胞功能不全将导致周围组织中氨的积累，特别是大脑和肌肉组织，主要通过谷氨酸合成谷氨酰胺进行解毒。反过来，释放到血液中的谷氨酰胺或被肠道吸收释放出氨，或被肾脏清除。急性肝衰竭时谷氨酰胺的肾排泄能力受到肾功能障碍的影响，而肾功能障碍常伴有急性肝衰竭（引自 Vaquero J, et al. Pathogenesis of hepatic encephalopathy in acute liver failure. *Semin Liver Dis* 2003; 23: 259-269.）

表 20-9　急性肝衰竭的代谢结果

糖类代谢
• 低血糖
• 减少糖原储存
• 减少糖原异生
• 高血糖（通常较轻）
• 胰岛素抵抗
脂质代谢
• 增加血浆游离脂肪酸水平
• 增加外周脂肪分解
• 减少脂肪生成
• 改变动脉血酮体比例
• 改变线粒体氧化还原电位
蛋白质代谢
• 增加蛋白质分解
• 升高血浆氨基酸水平
• 支链氨基酸水平相对降低

3. 代谢功能障碍

ALF 的代谢异常包括糖类、脂肪和蛋白质代谢（表 20-9）。因糖原存储减少、糖原动员能力下降和肝内糖异生减少引起的自发性低血糖常使 ALF 复杂化。血清游离脂肪酸浓度升高，导致乙酰乙酸与 3-β- 羟基丁酸比值（动脉血酮体比）降低，这可能是肝性脑病的发病机制之一。还会因蛋白质（包括肌肉蛋白）分解代谢增加出现负氮平衡[82-85]。

4. 肝脏生物合成功能障碍

肝脏与临床最相关的两个合成产物是白蛋白和凝血因子。白蛋白的半衰期为 15 ～ 20 天；故血清浓度较晚才降低。作为 ALF 定义的一部分，凝血酶原时间的国际标准化比率（INR）普遍升高，但其在预测出血倾向的意义尚未得到证实。ALF 患者肝内因子［因子 II（凝血酶原）、V、VII、IX 和 X］合成的血浆活性降低，肝脏合成的纤溶酶相关蛋白和抗凝血相关蛋白（蛋白 C/S 和抗凝血酶）[86,87] 水平也同步降低，从而导致"止血再平衡"[88]。INR、活性 V 因子和 VII 因子（半衰期最短）可作为不行肝移植的自然存活或死亡的重要预后指标[4,89]。

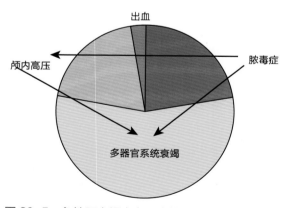

▲ 图 20-5　急性肝衰竭患者死亡的近因

通过重症监护和广泛使用原位肝移植，过去 25 年美国急性肝衰竭的总死亡率从超过 80% 下降至 33%。同期死因也发生了变化，出血死亡率从 25% 降至 5% 以下，而颅内高压 / 脑干疝的死亡率从 25% 下降至 20%。目前，急性肝衰竭患者最常见的死亡原因是多器官系统衰竭，常由脓毒症引起，多器官系统衰竭可增加出血及颅内高压的风险（改编自 Stravitz RT, Kramer DJ. Management of acute liver failure. *Nat Rev Gastroenterol Hepatol*, 2009；6[9]: 542–553.）

（三）急性肝衰竭对肝外系统的影响

原发性肝损伤后常继发由促炎性细胞因子和微循环功能障碍导致周围组织氧合不足所介导的肝外器官系统衰竭。随着一个器官系统的功能下降，其他器官系统发生多米诺效应，常由脓毒症导致加剧。MOSF 是近年来最常见的死亡原因（图 20-5）。

（四）微循环障碍

ALF 外周组织氧合受损的发病机制包括肺氧合、动脉血氧运输以及微循环氧摄取障碍（表 20-10）。肺不张、容量负荷过度、肺炎或急性呼吸窘迫综合征可导致肺氧合减少。而酸碱和通气

表 20-10　急性肝衰竭组织呼吸障碍的发病机制

- 肺内血液氧合功能受损
  - 通气减少［气道功能失调（如黏液栓塞）］
  - 换气功能受损
  - 通气血流比例失衡
- 改变血氧运输和输送能力
  - 血红蛋白浓度降低
  - 血红蛋白的氧结合 - 解离特性的改变
  - 增加结合
    - 低碳酸血症
    - 碱中毒
    - 降低红细胞 2, 3- 二磷酸甘油酸水平
  - 增加解离
    - 酸中毒
    - 高碳酸血症
    - 由于贫血和低氧血症导致红细胞 2, 3- 二磷酸甘油酸水平升高
- 含氧血液输送到组织能力的改变
  - 心输出量减少（晚期 ALF）
  - 区域血管阻力的变化
  - 外周动静脉分流的开放
- 组织缺氧
  - 通过外周围微循环时间的变化
  - 病理性氧依赖

ALF. 急性肝衰竭

障碍以及 2，3- 二磷酸甘油酸水平增多导致心输出量减少和血红蛋白氧解离曲线右移，故血氧向外周组织的输送减少。ALF 时微循环血管扩张导致周围组织的灌注减少。血管活性因子如一氧化氮和肿瘤坏死因子是导致微循环功能障碍的原因之一，由于与组织毛细血管的接触时间短，从而形成了阻止氧传递的功能性屏障 [90-92]。

三、心血管并发症

ALF 患者最初的心血管特征是心输出量增加和全身血管阻力降低的高血流动力学状态。外周小动脉扩张、周围组织毛细血管再通以及动静脉分流导致全身性血管阻力降低，主要是由于一氧化氮活性增加所致。同时由于心动过速和心搏量增加，心输出量常增加到 7 ～ 10L/min。在早期 ALF 中，中心静脉压（CVP）通常较低，反映了中心血容量的减少，但静脉输液和肾衰竭的发展通常导致高血容量 [94]。同样，ALF 早期平均动脉压（MAP）通过增加心排血量来维持，一旦血管内容量不足、心律失常或心肌收缩无力那么心输出量则会下降。ALF 的晚期主要表现为周围血管扩张，心排血量下降，最终血流动力学衰竭。

四、肺并发症

ALF 最初的肺部表现为中枢性换气过度伴呼吸性碱中毒。随着颅内压（ICP）升高，通气过度进一步加重，严重的通气过度可能会导致呼吸骤停。最初 ALF 患者的氧合作用相对较好，但随着肺内换气 - 灌注不足，容积超负荷，左心室功能衰竭、肺内的动静脉分流，肺毛细血管通透性增加以及肺炎，低氧血症逐渐加重 [94]。肺水肿时肺毛细血管楔压正常提示急性呼吸窘迫综合征，也是全身炎症反应综合征（SIRS）的肺部表现 [95,96]。

五、肾功能损害和电解质紊乱

40% ～ 80% 的 ALF 可发生急性肾衰竭（AKI），在 APAP 诱导的 ALF 中比率更高 [97,98]。ALF 时 AKI 的四大病因是有效血容量耗竭、急

表 20-11 急性肝衰竭时急性肾损伤的机制

- 肾前性氮质血症：
  - 胃肠道丢失增加（胃肠道出血、鼻胃管引流、乳果糖所致腹泻）
  - 血浆代用品使用不足
- 急性肾小管坏死：
  - 容量衰竭
  - 医源性（氨基糖苷、非甾体抗炎药）
  - 肝毒素诱导（对乙酰氨基酚、毒伞蕈毒素、复方磺胺甲噁唑）
- 败血症相关：
  - 肾灌注减少
  - 皮质坏死
  - 尿路感染
- 急性肝衰竭所致功能性肾衰竭（肝肾综合征）

性肾小管坏死、脓毒症和与肝硬化肝肾综合征相似的功能性肾衰竭（表 20-11）[48,97]。肾前性氮质血症通常是因全身性血管明显扩张，消化道出血、乳果糖治疗不当导致液体过度流失以及补液不足所致。长期严重的低血容量，或使用非甾体类抗炎药物或氨基糖苷类药物，可导致急性肾小管坏死，发生率为 22% 至 50% [47]。脓毒症可加重周围血管扩张，并可因循环衰竭而导致肾衰竭，或通过弥漫性血管内凝血障碍造成弥漫性肾皮质坏死。ALF 时功能性肾衰竭的病理生理机制类似于肝硬化合并肝肾综合征 [48]。ALF 并发 AKI 患者除非接受肝移植治疗否则预后极差，但随着肝功能恢复和行肝移植，也可出现自发性肾功能恢复 [99]。

ALF 常伴随有严重的液体和电解质紊乱。早期发生水潴留，引起稀释性低钠血症，可导致脑水肿 [100]，需立即纠正。一般来说，低钠血症与肝衰竭的严重程度成正比。胃肠道丢失，利尿药和碱中毒可导致低钾和低钠血症。低磷血症也很常见，是葡萄糖输注后磷酸盐从细胞外转移到细胞内的结果，也可能是再生肝细胞在 ATP 合成时消耗所致 [101]。然而尿量过少的肾衰竭患者通常发生高钾和高磷血症。最后，低钙血症会因大量枸橼酸血制品的输入复杂化。

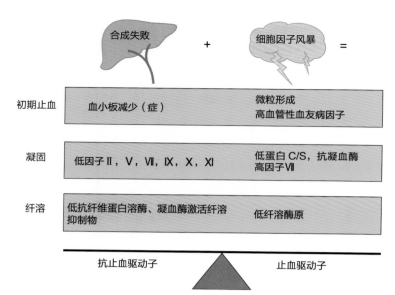

	合成失败	+	细胞因子风暴	=
初期止血	血小板减少（症）		微粒形成 高血管性血友病因子	
凝固	低因子 Ⅱ，Ⅴ，Ⅶ，Ⅸ，Ⅹ，Ⅺ		低蛋白 C/S，抗凝血酶 高因子Ⅷ	
纤溶	低抗纤维蛋白溶酶、凝血酶激活纤溶抑制物		低纤溶酶原	

抗止血驱动子 　　　　　　　　止血驱动子

▲ 图 20-6 急性肝衰竭止血再平衡模型

尽管国际标准化比值延长，血小板减少，但左侧显示的三个止血阶段（初期止血、凝血和纤溶）仍普遍保持平衡或更倾向高凝状态。原发性肝合成衰竭的补偿机制似乎是由细胞因子风暴触发，驱动内皮细胞和血小板的活化。血小板减少也因此通过产生止血微粒、活化内皮细胞、提高血管性血友病因子水平和增加血小板黏附和聚集得以弥补。肝源性促凝因子的缺乏可通过抗凝蛋白 C、S 和抗凝血酶（AT）的缺乏以及内皮细胞释放因子Ⅷ的增加而得到再平衡，这可能弥补了低水平的 Ⅴ 和 Ⅵ 因子作用。最后，急性肝衰竭患者的纤溶功能明显受损，体外通常不存在血凝块溶解，这也可能与肝源性调节蛋白水平降低和内皮细胞源性调节蛋白水平升高有关。

六、血液学障碍

凝血功能异常（图 20-6）是 ALF 定义的一部分，但 INR 延长不能准确评估出血的风险。促凝血和抗凝血肝源性蛋白水平在 ALF 中平行下降，类似于肝硬化[102]。其他代偿机制也存在，如在大多数患者中通过血栓弹性成像评估的全身性止血正常或呈高凝[88]，凝血酶的平均水平与健康对照组相同[102]。Ⅷ因子和血管性血友病因子的水平远高于正常人，反映内皮损伤 / 活化，分别弥补促凝血因子和定量 / 定性血小板不足。因此临床自发性的大出血罕见（约 5%），并很少致人死亡[103]。ALF 病人最常见的出血部位是黏膜（毛细血管型），如胃、肺或泌尿系统，而失血量达到需要输入红细胞并不常见。肝脏结构塌陷导致 ALF 时出现门静脉高压静脉曲张[104]，但静脉曲张出血未见。

ALF 通常伴随血小板减少，主要是消耗增加而不是产生减少，促血小板生成素浓度与血小板计数不成正比[105]，血小板计数的减少与 SIRS 和 MOSF 的严重程度成正比，而 SIRS 和 MOSF 的

特点是血小板激活和清除[106]。血小板激活与高促凝血微粒的形成有关，这些微粒本身可能有助于重新平衡止血，并可能和 MOSF 发病有关。微粒相关组织因子的活性是衡量高凝状态的一个指标，其在 ALF 患者的血浆中比任何其他高凝状态疾病的浓度都要高[107]。

最后，异常纤溶反应也伴随着 ALF，并有助于止血再平衡。肝源性纤溶酶蛋白水平的降低被内皮源性纤溶酶蛋白水平的增高所抵消；对于抗纤溶蛋白也观察到类似的平衡[87]。许多患者的纤溶反应减少到体外没有血凝块溶解的程度。总而言之，ALF 的全身止血通常保持正常或血液高凝，尽管在各个阶段均有异常，但机制复杂且不完全明确。一般来说，重新平衡的止血状态会被一个适当的触发因素如感染所打乱（图 20-6）[79]。

七、宿主免疫系统崩溃

ALF 患者的免疫防御异常大大增加了感染易感性，这是 MOSF、颅内高压和死亡的触发因素（表 20-12）。80% 以上的 ALF 患者在患病期间有

细菌感染的证据[108,109]。治疗危重病人的过程会破坏天然宿主屏障。对抗菌药物异常防御进一步增加感染的可能，如补体浓度降低，细菌的调理素作用受损，中性粒细胞趋化和超氧化物生成减少。临床上，肺炎、败血症和尿路感染是 ALF 患者最常见的感染[108,109]。ALF 的感染并发症通常发生在 SIRS 的后期，可能是代偿性抗炎反应综合征过度的结果[110]。

八、胃肠道并发症

在 ALF 早期经常出现恶心和呕吐症状，而在晚期可出现肠梗阻。肠梗阻的原因很多，包括电解质和酸碱平衡紊乱，败血症以及因控制烦躁而使用麻醉药品。尽管 1/3 的 ALF 患者胰蛋白酶水平升高，但很少发生有临床意义的胰腺炎[111]。黏膜受损也可发生胃肠道出血，特别是在血小板减少、弥漫性血管内凝血和败血症的情况下。肝静脉压力梯度升高，静脉曲张和腹水出现在 ALF

晚期，但明显的静脉曲张出血少见[104]。

九、神经系统并发症

根据定义，ALF 患者肝脏损伤后出现神经功能障碍，但在几个重要方面与肝硬化患者不同。癫痫发作和躁动经常使 ALF 的肝性脑病复杂化，但很少发生在肝硬化患者。最重要的是 ALF 患者可出现脑水肿和颅内压增高，肝硬化患者一般不会发生[112,113]。

十、肝性脑病

ALF 的肝性脑病的生化基础尚不完全清楚，但肯定涉及内源性或肠源性毒素在中枢神经系统内的积累，进而改变能量平衡和神经传递（表20-13 和表 20-14）[80]。在肝性脑病的发病机制中，已被证实的循环神经毒素包括氨和内源性苯二氮䓬类受体激动剂。血氨在 ALF 肝性脑病的发病中起着最重要的作用（图 20-7），ALF 患者普遍存在高血清和脑氨浓度，以及大脑里氨解毒的主

表 20-12　急性肝衰竭感染的促进因素

- 对抗感染天然屏障的破坏
  - 皮肤：静脉输液
  - 气道
  - 咽部和胃内容物吸入
- 插管
  - 尿路：留置导尿管
  - 颅内：ICP 监测
  - 胃肠道：水肿和出血性黏膜易位增加
- 定植菌
  - 皮肤和咽部：医院菌群
  - 胃：抗酸治疗
  - 结肠：抗生素使用
- 受损的机体防御
  - 补体水平降低
  - 中性粒细胞趋化性的减弱
  - 对细菌的调理素作用受损
  - 中性粒细胞产生超氧化物离子的能力降低
  - 网状内皮细胞清除细菌和细菌产物的能力降低

ICP. 颅内压

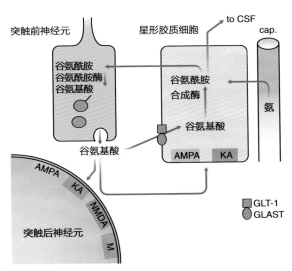

▲ 图 20-7　氨与急性肝衰竭肝性脑病的关系

本图展示了肝性脑病发生过程中大脑神经元和星形胶质细胞中动脉血氨水平与谷氨酸能神经传递的关系。AMPA.α- 氨基 -3- 羟基 -5- 甲基 -4- 异噁唑丙酸受体；cap. 毛细管；CSF. 脑脊液；GLAST. 谷氨酸转运体；GLT-1. 谷氨酸转运体 1；KA.Kainate 受体；M. 代谢型受体；NMDA. 门冬氨酸受体（引自 Butterworth RF. Hepatic encephalopathy: disorder of multiple neurotransmitter systems. In: Record C, Mardini H, editors. *Advances in hepatic encephalopathy and metabolism in liver disease.* Newcastle upon Tyne,United Kingdom: Ipswich, 1997.）

表 20-13　急性肝衰竭肝性脑病的临床分级

等级	症　状	体　征	脑电图
1	认知障碍，注意力集中时间短，睡眠模式改变	震颤、肢体失用症，扑翼样震颤	对称慢波
2	烦躁、嗜睡癫痫发作	扑翼样震颤、反射亢进	对称慢波、三相波
3	熟睡状态，能被疼痛刺激唤醒，醒后意识不清	反射亢进	三相波
4	昏迷，不可唤醒	巴宾斯基，踝关节阵挛，去大脑强直	δ 波（很慢）活动

（引自 Conn HO. Quantifying the severity of hepatic encephalopathy. In: Conn HO, Bircher J, editors. *Hepatic encephalopathy: syndromes and therapies*. Medi-Ed Press, 1994.）

表 20-14　急性肝衰竭的肝性脑病的机制

- 循环神经毒素
  - 氨
  - 肠源性假神经递质（如奥克巴胺）
  - γ - 氨基丁酸
  - 内源性 GABA 受体激动药
  - 其他：硫醇、脂肪酸、其他
  - 氨基酸失衡（芳香族与支链）
- 大脑神经传递改变
  - 激活 GABA 受体复合物（抑制性）
  - 谷氨酸耗尽（兴奋性）
- 改变大脑能量平衡

GABA. γ - 氨基丁酸

要代谢产物谷氨酰胺的浓度增高[80,114]。氨的循环浓度与神经功能障碍并无相关性，但对评估脑水肿的发生风险很有帮助。ALF 患者氨主要来源于肠道，来源于细菌对尿素和氨基酸的代谢，以及肠道黏膜对谷氨酰胺作为能量来源的利用（图20-4）。

ALF 患者肝性脑病的公认机制：大脑代谢和神经递质的改变引起脑内神经毒素的积累；虽然早期的研究支持脑能量平衡改变在 ALF 脑病中的作用，但最近的研究得出相反的结论；改变能量平衡可能是一个结果，而不是一个主要的机制。对 ALF 影响最重的两个神经递质是 γ- 氨基丁酸（GABA）和谷氨酸。GABA 受体复合体是苯二氮䓬类的作用位点，抑制神经传递。在 ALF 患者血清中发现 GABA 受体的循环内源性配体水平增加，而氨增加了这种配体对该受体的亲和力。

脑内 GABA 的失活下降也可能是 GABA 活性增加的原因之一。与抑制 GABA 活性系统增强相反，细胞内谷氨酸的浓度是哺乳动物大脑主要的兴奋神经递质[80,114]。谷氨酸浓度的降低可能是由于解毒星形胶质细胞中的氨导致消耗增加而不是合成减少（图 20-7）。

十一、颅内高血压和脑水肿

成人颅骨是一个低顺应性的硬性室。脑血容量增加（脑充血）、脑脊液水平降低、脑肿胀（水肿）迅速导致颅内压增高，ALF 导致自身调节受损，脑血流的正常反应在 MAP 变化过程中保持不变。此外，局部血流变化会导致某些区域高灌注和其他区域低灌注，从而导致脑缺血[115]。最初，颅内压增高是因严重的充血，使得位于皮质的星形胶质细胞渗透肿胀和脑水肿。星形胶质细胞肿胀是脑容量增加的主要原因，这不仅是因为它们在数量上是大脑的主要细胞类型之一，而且也是因为它们作为血脑屏障的主要组成部分来调节大脑容量。星形胶质细胞肿胀是细胞内渗透压增加（细胞毒性水肿）所致，这与谷氨酰胺积累有关，而谷氨酰胺则是通过谷氨酰胺合成酶在谷氨酸中加入氨而产生[116,117]。神经元通常通过增加无机离子和内源性有机渗透物（如肌醇）的输出来适应细胞内渗透压和细胞体积的增加（图 20-8）[118]。利用星形胶质细胞输出内源性渗透物来补偿谷氨酰胺的积累，这也解释了为什么超急性肝衰竭患者经常发生脑水肿，而亚急性肝衰竭患者则相对较少：前者似乎没有时间进行代偿[119]。

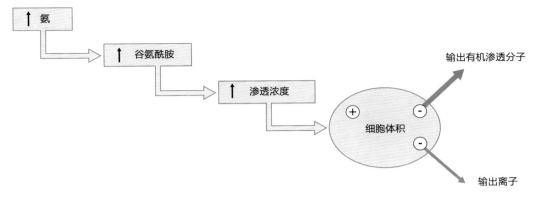

▲ 图 20-8　星形胶质细胞肿胀在急性肝衰竭脑水肿发病机制中的作用

细胞肿胀和补偿机制。脑内的氨由谷氨酸酰胺化成谷氨酰胺解毒，这是一种由谷氨酰胺合成酶催化的反应。谷氨酰胺是一种具有渗透活性的溶质，它能增加星形胶质细胞的体积。细胞体积可通过两种机制来缓解：输出离子（次要途径）或输出有机渗透分子（主要途径）

表 20-15　急性肝衰竭的初步评估

病史	体格检查		
药物	生命特征	总、直接胆红素、碱性磷酸酶、γ- 谷氨酰基转肽酶、AST、ALT	1，2，4
娱乐性毒品	肝脏大小	白蛋白	1，4
前驱症状	精神状态	碱性磷酸酶	1
旅游史	皮疹 / 口咽病变（单纯疱疹病毒）	电解液，包括钠、钾、氯、总二氧化碳、磷、钙、镁	3
饮酒史		血尿素氮、肌酐	1，2，3，4
病史，包括精神病史	慢性肝病的特征	血浆渗透压	3
营养品		铜蓝蛋白和血清铜	1
蘑菇		乳酸（动脉）	2，3
怀孕		氨（动脉）	2

实验室检查	依据	β-hCG（可能怀孕女性）	1
血清学	1，4	甲胎蛋白	2
甲型肝炎（血清 IgM 阳性）		动脉血气的 pH	2，3
乙型肝炎表面抗原和抗体，核心抗体（IgM 阳性）		凝血	2，3
丙型肝炎抗体和定量 RNA PCR		PT/INR，PTT	
丁型肝炎（乙型肝炎表面抗原阳性）		V 和 Ⅶ因子	
EBV（及 EBV 定量 DNA PCR，具有较高的检测指数）		血栓弹力图	
		血型与血交叉	
CMV（若高度怀疑 CMV DNA PCR）		尿液检查	
单纯疱疹病毒		尿液分析	2
抗核抗体		尿钠和肌酐计算尿钠的排出量	2
抗平滑肌抗体		24 小时尿铜	1
艾滋病毒抗体		微生物学	
白细胞计数和分类，血红蛋白、血小板计数	2，3，4	血和尿培养	2
血生化		影像学	
		胸部 X 线	2
		肝脏多普勒超声检查	1，3
		超声心动图	

1. 确定原因；2. 评估严重性；3. 确定并发症；4. 需原位肝移植；ALT. 丙氨酸氨基转移酶；AST. 天门冬氨酸氨基转移酶；CMV: 巨细胞病毒；EBV.EB 病毒；hCG. 人绒毛膜促性腺激素；INR. 国际标准化比率；PCR. 聚合酶链反应；PT. 凝血酶原时间；PTT. 部分凝血活酶时间

十二、急性肝衰竭的管理

（一）综合管理

1. 初步评估和分诊

每一个急性肝细胞坏死的病人都有可能进展为 ALF。一旦患者精神状态开始恶化，就可能失去获得能够指导治疗的重要信息的机会，包括对救命解毒药的使用（表 20-15）。因此，在与医疗小组的初次接触中，应仔细询问服药史，包括处方药物、草药、非处方药物和毒品。必须考虑到诸如饮酒、营养不良和药物相互作用等混杂因素。虽然根据定义，ALF 发生于既往无肝脏疾病基础上，但慢性肝病最初可表现为急性重型肝炎，包括自身免疫性肝炎、Wilson 病，以及潜在慢性肝病重叠病毒感染等。因此病史还应包括慢性肝病的症状、体征和危险因素等。还应该询问旅行史，以免忽略 ALF 的某些外来病因。最后详细地询问精神病史可提供暗中摄入肝毒性物质的线索，尤其是 APAP。

初步的实验室检查应包括评估生理功能障碍的程度、死亡和肝移植的风险。凝血酶原时间延长超过 4 ~ 5 秒的病人应入院观察；在出现严重凝血功能障碍的情况下，临床医生不能被正常的精神状态所迷惑。此外，精神状态改变、血流动力学障碍、肾功能不全、氧合减少、酸中毒或低血糖的患者应送入重症监护室，并与最近的肝移植中心联系肝移植。

是否进行肝移植仍是 ALF 患者初步评估最重要的环节[49]。除非有禁忌证，否则应对 2 级或以上脑病患者进行评估。在轻度脑病患者中，重度的凝血障碍（凝血酶原时间 > 50 秒）或酸中毒（pH < 7.3）也应尽早考虑列入肝移植名单。老年、特质性药物引起 ALF 和亚急性肝衰竭患者应在疾病早期考虑到自发生存率低这一特点。

2. 肝损伤的治疗

（1）N- 乙酰半胱氨酸在对乙酰氨基酚过量中的治疗作用：在特定情况下，使用解毒剂可以减少肝损伤和逆转 ALF。NAC 仍是治疗 APAP 过量的首选药物（表 20-16），理论上可以通过

表 20-16 急性肝衰竭的综合治疗

- 针对病因的治疗
  - 对乙酰氨基酚：NAC
  - 鹅膏菌：NAC、青霉素和水飞蓟宾（？）
  - 四氯化碳：NAC
  - 单纯疱疹：阿昔洛韦
  - 乙型肝炎：拉米夫定（？）
  - 拉沙热，黄热病：利巴韦林
  - 自身免疫性肝炎：激素（？）
  - Wilson 病：高剂量青霉胺；血浆置换
  - 钩端螺旋体病（韦尔病）：青霉素或多西环素
- 液体和电解质紊乱的处理
  - 低钠血症
  - 低钾血症和高钾血症
  - 低钙和低镁血症
  - 低血浆渗透压
- 酸碱失衡的处理
  - 呼吸性酸中毒和严重呼吸性碱中毒
  - 代谢性酸中毒，阴离子间隙增加
- 营养
  - 能量目标：35 ~ 40kcal/（kg·d）
  - 蛋白质：40g/d，必要时

NAC. 乙酰半胱氨酸

保护肝脏免受其他毒素的影响，如四氯化碳或三氯乙炔产生自由基引起的肝毒性[120,121]。NAC 治疗 APAP 过量可补充谷胱甘肽，从而解毒 NAPQI[122]。此外，NAC 还能改善 ALF 的氧气输送和消耗[123]。根据初步血浆 APAP 浓度与摄入后时间的关系图，可以估计个体的 APAP 肝毒性风险（图 20-9）[124]。位于经验推导的治疗线以上区域的病人肝坏死风险很高，应接受 NAC 治疗。在中等危险区以下，患者肝坏死风险较低，不需要 NAC 治疗。然而，必须意识到使用列线图可能存在的潜在缺陷[55]，特别是误食时间的评估，以及意外摄入 APAP 的个体连续几天的毒性。NAC 列线图只对那些丙氨酸氨基转移酶正常的患者有用；而丙氨酸氨基转移酶升高且有 APAP 服用史的病人，无论血浆 APAP 水平如何都应接受 NAC 治疗。未来可通过检测 APAP- 蛋白质加

合物来决定是否使用 NAC，这些加合物的半衰期比 APAP 的长[125]。

无论 APAP 最初的血浓度多少，NAC 的

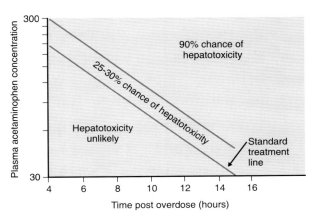

▲ 图 20-9　Nomogram depicting the risk of hepatotoxicity from acetaminophen according to plasma acetaminophen concentration and time after ingestion.

A standard treatment line for administration of N-acetyl cysteine was derived empirically. Patients with plots above the standard treatment line have significant risk of hepatotoxicity and should receive N-acetylcysteine immediately; patients with plots below the line have a low risk of hepatotoxicity and do not require N-acetylcysteine. Such nomograms should be interpreted with caution, however (see the text). (From Makin A, Williams R. Acetaminophen-induced acute liver failure. In: Lee WM, Williams R, editors. Acute liver failure. 1st ed. Cambridge, United Kingdom: Cambridge University Press, 1997: 32-42.)

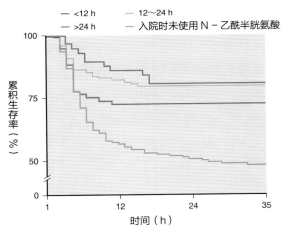

▲ 图 20-10　对乙酰氨基酚过量患者的生存时间取决于他们接受 N－乙酰半胱氨酸治疗的时间

值得注意的是，国王学院医院（King's College Hospital）的研究发现尽管使用 N－乙酰半胱氨酸（NAC）的时间超过了 24h，这些肝衰竭患者的存活率明显高于未接受 NAC 治疗的患者（*P* < 0.0001）[引自 Makin AJ, et al. A 7-year experience of severe acetaminophen-induced hepatotoxicity [1987-1993]. Gastroenterology 1995；109:1907-1916.]

早期用药（在服用超剂量 APAP 后 8h 内），都能将肝毒性降至最低[121,126]。然而 NAC 用药不再有效的时间仍然有争议，一些研究证实在摄入后 24 ～ 36h 用药有效[127,128]。相反 APAP 过量引起 ALF 的死亡率最高的是那些转院前未接受 NAC 治疗的患者（图 20-10）[127]。根据这些观察结果，建议对是否超过 NAC 使用时间、APAP 摄入剂量或血浆浓度有任何疑问时均使用 NAC，因为使用这种解毒剂的害处远低于不使用这种解毒剂的后果[52]。在美国，口服 NAC 的剂量通常为 140mg/kg，接着每 4h 服用 70mg/kg，共 17 次。对于不能耐受口服药物的病人，最近已批准静脉注射 NAC，剂量相同，共 48h[129]。NAC 应在玻璃瓶中用 5% 葡萄糖按 1 ∶ 5 稀释，效果相同[129,130]。与口服相比静脉注射 NAC 过敏反应较小，抗组胺药物就能处理。肝性脑病 1 级以上、不能忍受口服制剂的腐烂气味或肠梗阻的病人首选静脉用药[131]。即使检测不到 APAP，也不应过早停止 NAC 治疗；建议肝性脑病消失和 INR < 1.5 为停止使用标准[131]。

（2）N- 乙酰半胱氨酸治疗非对乙酰氨基酚性急性肝衰竭：根据治疗 APAP 过量所致 ALF 患者的经验，最近已完成三项 NAC 治疗非 APAP 相关 ALF 的试验，其中只有一项是随机对照研究。美国急性肝衰竭研究小组证实，与安慰剂相比，静脉注射 NAC 可提高自发性（非移植性）存活率，但仅限于 1 级或 2 级肝性脑病患者[132]。怀疑蘑菇中毒者，如果是近期食入（进食 30min 至数小时内）应先用果胶和木炭治疗，以降低条蕈毒素负荷[56]。虽然缺乏数据支持也提倡使用 NAC。

（3）其他特殊疗法（其他特殊原因治疗）：青霉素（每日 300 000 ～ 1 000 000U/kg，或每日静脉注射 250mg/kg）和水飞蓟宾（每日静脉注射 20 ～ 50mg/kg）已作为一种特定的解毒药，用于那些因毒蕈中毒而导致肝损伤的患者[133,134]。这些药物可以阻断毒素的肠 - 肝循环，也可以竞争肝细胞膜的跨膜转运[36]。但此原因引起的 ALF 罕见，该治疗方法的益处还未得到证实。使

用皮质醇治疗自身免疫性 ALF 仍存在争议，但在肝性脑病的早期值得考虑[72]。严重急性乙型肝炎进行的随机对照试验未发现抑制 HBV 复制的核苷/核苷酸类药物能改善严重急性乙型肝炎的预后[135]。单纯疱疹病毒肝炎应在急性肝损伤早期甚至在病毒学证实之前，使用阿昔洛韦治疗[36]。

（二）液体、电解质和酸碱失衡的管理

ALF 患者经常出现液体和电解质紊乱。低钠血症反映游离水过量，通常是医源性的。需在有或无葡萄糖情况下静脉输注等渗液体如 0.9% 的盐水（钠 155 mmol/l）。血钠目标浓度为 145～155 mmol/l，这能降低脑水肿的发生率。与在慢性肝衰竭和低钠血症患者中使用相比，高渗性盐水的合理使用可能有助于纠正低钠血症，且与脑桥脱髓鞘无关。一旦发生肾衰竭，严重的低钠血症最好结合肾脏替代疗法治疗。

低钾性碱中毒发生在 ALF 的早期，而晚期则以高钾酸中毒为主。前者需要静脉补钾，而后者则需要血液透析。ALF 的患者也经常发生低磷血症，可能是由于葡萄糖的输入和呼吸性碱中毒使得磷酸盐进入细胞内。低磷血症可导致精神状态恶化和呼吸衰竭，因此应该通过静脉补充来纠正[136]。在肾衰竭和酸中毒的情况下出现明显的高磷血症则需肾脏替代治疗。反复输注枸橼酸血制品所致的低钙血症可引起手足抽搐或心律失常[137]。低钙血症和低镁血症可同时出现并干扰低钾血症的纠正；这些异常均应通过静脉注射替代品加以纠正。

（三）营养管理

ALF 是一种以负氮平衡、肌肉萎缩和氨基酸尿为特征的分解代谢状态[138]。虽然营养支持在 ALF 中的临床价值还没有得到仔细研究，但蛋白质-卡路里营养不良会对免疫系统产生不利影响，从而增加感染的风险，不利于伤口的愈合，这表明饱食可能会降低感染的风险，改善肝移植的预后。肠内营养是危重病人营养支持的首选途径。

最初应使用大约 40g/d 的蛋白质。并且剂量应根据代谢状态的评估加以调整[139]。许多研究表明，支链氨基酸（BCAAs）的水平降低可导致肝性脑病，从而为经肠道或肠外补充 BCAAs 奠定了基础。尽管许多研究已经评估了 BCAAs 治疗肝硬化病人肝性脑病的作用，但疗效仍无定论。因此不提倡在 ALF 中常规口服或输入 BCAAs。ALF 的患者最初的热量目标是 35～40 kcal/d，最好是通过肠道补充[140]。容量超负荷的 ALF 患者可通过使用安全性高的脂肪乳来满足热量的需求。低血糖是 ALF 常见且可能致命的并发症，应每 2～3h 监测指尖血糖，并静脉注射 10% 的葡萄糖以维持血糖高于 80mg/dl 的水平。

（四）急性肝衰竭特殊并发症的预防与处理

1. 出血

轻至中度凝血功能障碍和无出血的病人不需要特别的干预[86]。服用维生素 K 可确保维生素 K 缺乏症不会出血。通常不提倡对严重无症状的凝血功能障碍患者使用新鲜冰冻血浆，因为很少有数据证明有防止出血的作用，过度输注新鲜冰冻血浆可能导致容量超负荷，以及很少却确定的风险——输血相关急性肺损伤，同时会掩盖凝血酶原时间的变化所反映的预后信息[141]。更常见的临床情况是 ALF 的病人需进行侵入性的操作，如中心静脉导管放置或 ICP 监测仪。尚未制定在手术前纠正 INR 和血小板计数以减少出血风险的指南，但一致提倡术前分别达到 1.5 和 50 000/mm³ 的目标[131]。弥漫性血管内凝血通常不需要特殊的干预，除非严重且伴有出血[103]；有限的研究表明肝素可用于治疗 ALF 患者的弥漫性血管内凝血，但潜在的出血风险限制了该药物的使用。ALF 病人的胃肠道出血通常是由于胃浅表的糜烂和应激性溃疡所致，应通过使用 H_2 受体拮抗药或质子泵抑制药来预防。

2. 心血管紊乱

ALF 有明显的全身血流动力学紊乱，主要是由于毛细血管前括约肌张力降低而导致全身动

脉血管扩张，类似于脓毒症。低血压的 ALF 患者的容量状态难以进行评估。在使用血管加压素之前，应以 CVP 变化为指导进行生理盐水输注。对液体复苏无效的低血压患者，应滴注血管加压素，使得 MAP 大于 75 mmHg 和脑灌注压（CPP）为 60 ~ 80 mmHg。肝病患者在 α- 肾上腺素能药物的作用下较少表现出血管收缩[142]。虽然多巴胺和去甲肾上腺素可同时增加肝血流量与心脏输出量[143]但后者 β- 肾上腺素介导如心动过速有关的不良反应更少，血管收缩反应却相同，故常为首选。如果左心室功能严重衰竭，可考虑用多巴酚丁胺，但可能增加动脉血管扩张和加重低血压。血管加压素和它的类似物增强了去甲肾上腺素的血管收缩效应，降低去甲肾上腺素的使用率，增加 ALF 病人的 ICP 的潜力使其成为次选[144]。长期低血压的 ALF 患者使用血管加压素时，应评估肾上腺功能，ALF 患者肾上腺功能不全与疾病的严重程度成正比[145]。

如果心脏充盈压为最佳状态，去甲肾上腺素的剂量根据 MAP 调整至保持 CPP > 60mmHg。对于没有 ICP 监测仪的患者，可以假定 20mmHg 的 ICP 对应的目标 MAP 为不低于 80mmHg。若去甲肾上腺素剂量过大或出现心律失常等不良反应，可加用 0.04 U/mind 固定剂量的加压素，以便下调去甲肾上腺素剂量。肾上腺功能不全可通过负荷剂量的氢化可的松（为 200 ~ 300mg/d，分次）来纠正。

3. 肺部并发症和通气支持

在治疗 ALF 的病人时，气管插管的时机非常关键。气管插管的适应证包括呼吸道保护，提供呼吸支持，以及颅内高压的治疗。一个难以量化的表现是极端的焦虑，这可能会加剧颅内高压。在达到 3 级脑病后，应采用气管插管来保证气道安全。应采用快速插管顺序技术，注意避免加重颅内高压或脑灌注不足，包括吸氧排痰、预防高碳酸血症和低血压。对于神经肌肉阻断剂，非去极化剂顺式阿曲库铵可能优于去极化剂琥珀胆碱，后者可引起肌肉收缩，进而增加 ICP。顺式阿曲库铵的代谢（由霍夫曼消除）也不受肾和肝功能的影响，并在用药后 40 ~ 60min 重新评

估神经系统。初始呼吸机设置应选择实现最小肺损伤的低潮气量（6ml/kg，理想体重）恒定分钟通气量。动脉二氧化碳分压（$PaCO_2$）是 ALF 患者颅内压 ICP 的重要决定因素[146]，气管插管后 $PaCO_2$ 的起始目标值为 35mmHg，这使得随后的过度通气可以在不影响脑血流的情况下解决 ICP 中短暂的峰值[147]。$PaCO_2$ 可在放置 ICP 监测仪后通过调整每分钟通气量来将其调定到合适的 ICP 值。急性肺损伤和急性呼吸窘迫综合征发生在大约三分之一的 ALF 患者身上，并可导致死亡。出现急性肺损伤和急性呼吸窘迫综合征导致无通气强增加和 $PaCO_2$ 升高，从而导致脑血管扩张和 ICP 的增

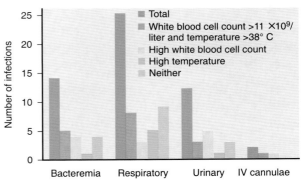

▲ 图 20-11 Clinical indicators of infection in patients with acute liver failure

IV, Intravenous. (From Rolando N, et al. Management of infection in acute liver failure. In: Lee WM, Williams R, editors. Acute liver failure. Cambridge, United Kingdom: Cambridge University Press, 1997: 158-171.)

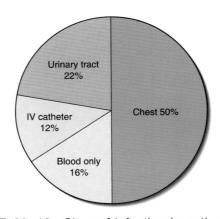

▲ 图 20-12 Sites of infection in patients with acute liver failure

IV, Intravenous. (From Rolando N, et al. Management of infection in acute liver failure. In: Lee WM, Williams R, editors. Acute liver failure. Cambridge, United Kingdom: Cambridge University Press, 1997: 158-171.)

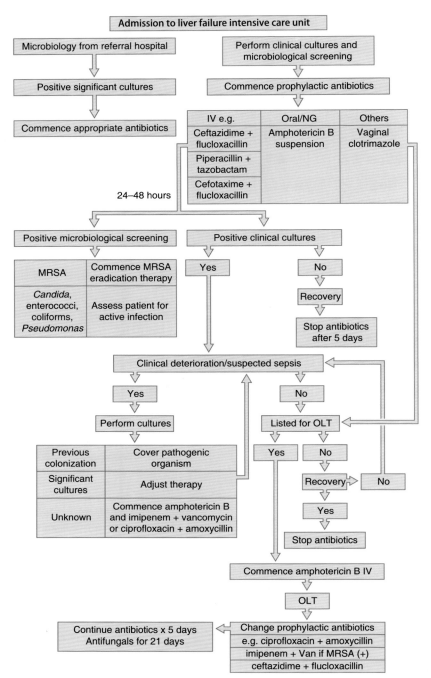

▲ 图 20-13　Algorithm for the prevention and treatment of infection in patients with acute liver failure

IV, Intravenous, intravenously; MRSA, methicillin-resistant Staphylococcus aureus; NG, nasogastric; OLT, orthotopic liver transplantation; Van, vancomycin. (From Rolando N, et al. Management of infection in acute liver failure. In: Lee WM, Williams R, editors. Acute liver failure. Cambridge, United Kingdom: Cambridge University Press, 1997: 158-171.)

加。不应通过增加潮气量来降低 PaCO$_2$，因为肺损伤恶化的不良后果超过了高碳酸血症，从而升高 ICP。急性肺损伤和急性呼吸窘迫综合征引起的低氧血症应通过复张（短暂升高平均气道压以扩张膨胀不全的肺）和呼气末端正压调整以优化顺应性，减轻静脉回流的减少和心输出量的降低。

4. 预防和管理感染

　　脓毒症发生率高且临床表现不典型，因此仍然是导致 ALF 患者死亡的主要原因之一（图 20-11）。在 ALF 的最初几天内，通常 50% ～ 80% 的患者出现菌血症 [108,109]。与其他接受 OLT 治疗的患者相比，ALF 的患者特别容易细菌感染 [148]。

ALF 病患者最常见的感染是肺炎，其次是全身菌血症和尿路感染（图 20-12）。其中，肺炎占感染病例的一半，都伴有胸部 X 片的异常。

因此，预防感染是 ALF 医疗管理的一个重要目标，应严格执行避免微生物院内传染的一般准则（图 20-13）。是否应该监测具有潜在传染性的定植微生物仍具有争议。一些权威人士主张，在 ALF 早期应每天进行血液和尿液培养，以获得抗生素敏感性，以防将来感染[108,109]。对美国急性肝衰竭研究组登记的 1551 例 ALF 患者进行了大规模的回顾性分析，600 例患者（39%）预防性使用抗生素，951 例没有[149]。预防性使用抗菌药物并不能降低 ALF 21 天内的血流感染发生率或死亡率。鉴于对照研究结果的不确定性，现有共识仅推荐在合并多器官功能障碍、高级别肝性脑病或 AKI，或等待肝移植的情况下预防使用抗菌药物（超广谱 β- 内酰胺），ICU 住院天数超过 5 天出现或仍有败血症应使用抗真菌药物。

一旦怀疑或已明确感染，无论是否有监测培养结果均经验性地给予抗生素覆盖，并在明确了微生物及其抗生素敏感性后进行调整。出现对抗生素无效的高热、严重的白细胞增多和急性肾衰竭的患者，应怀疑真菌感染。在这种情况下，应使用两性霉素、氟康唑或卡泊芬净。也提倡用粒细胞刺激因子来改善 ALF 患者的中性粒细胞功能[150]。

5. 急性肾损伤的治疗

AKI 的出现是预后不良的一个标志，严重影响 ALF 患者的液体、电解质、血流动力学和呼吸机的治疗。AKI 的治疗应根据潜在的原因（表 20-10）。一旦出现少尿，就应考虑持续的肾脏替代疗法（CRRT）。与间歇的血液透析滤过相比，CRRT 可以减少低血压、快速脱水以及改变血浆渗透压，从而减少脑水肿的风险[151]。由于血浆尿素水平的迅速下降可能会加剧 CRRT 前低渗患者的脑水肿，因此在 CRRT 之前应对血浆渗透浓度进行评估，这些患者可在 CRRT 治疗前用使用甘露醇，以提高血浆渗透浓度。

6. 多器官系统衰竭

与 ALF 相关的微循环障碍导致 MOSF，其特征为非心源性肺水肿、AKI、消化道出血、肠梗阻和酸中毒。虽然脓毒症通常导致这一系列事件的发生，但即使在没有感染的情况下，SIRS 通常也会进展。回顾性分析 887 例 ALF 患者[96]，40% 的无脓毒症患者发生 SIRS 和 MOSF。SIRS 和 MOSF 的发生预示着颅内高压的加重和死亡。

7. 肝性脑病，脑水肿，颅内高压

肝性脑病可发生在有或无脑水肿的情况下（表 20-17），通常难以鉴别这两种情况，即使是在 ICP 明显升高的患者中[152]。完全的神经功能恢复通常是在自发或肝移植肝功能正常后。然而脑水肿、颅内高血压、低灌注引起动脉低血压等

表 20-17　急性肝衰竭脑水肿的处理

- 调节脑血流的方法
  - 将床头抬高 20°～ 30°
  - 正确的容量负荷
  - 保持平均动脉压在 50 ～ 60mmHg
  - 过度通气使二氧化碳分压保持在 35 ～ 40mmHg
- 纠正导致颅内压增加的因素
  - 尽量减少头部转向
  - 避免双侧颈内静脉插管
  - 完善呼气末正压通气
  - 气管插管前呼吸道使用利多卡因
  - 插管和镇静（异丙酚）治疗躁动：必要时可使麻痹
  - 治疗低血压
  - 监测和治疗癫痫
  - 纠正低氧血症
- 直接措施
  - 纠正低渗
  - 甘露醇（0.5 ～ 1g/kg，静脉给药，单次剂量）
  - 诱导高钠血症至血钠浓度 150 ～ 155mmol/L
  - 肝移植
- 挽救措施
  - 低体温
  - 吲哚美辛
  - 肝切除术

所致严重的脑缺血，可导致永久性神经功能障碍。因此治疗颅内高压的目的不仅是预防脑疝，而且有利于神经恢复。ALF 患者发生脑水肿的危险因素包括超急性发病（比亚急性肝衰竭风险更大）[76]、血氨浓度大于 150 ～ 200mol/l、高级别肝性脑病（3 级或 4 级），但血氨浓度与 ICP 之间不成线性关系[116]。需使用药和肾脏替代疗法、合并感染和（或）SIRS 也预示着肝性脑病和脑水肿的进展[96,153]。

颅内高压最初是由脑充血引起，随后是由脑水肿引起。监测脑血流量、耗氧量和 ICP 可优化围术期的内科治疗。但专业技术无法得到广泛的应用，而非侵入性措施又不能完全监测。CT 对颅内高压不敏感，只能显示病程较晚时的脑水肿。

ICP 监测提供了更多的数据来指导治疗。然而目前还不清楚整体存活率的获益是否超过手术的风险[154]。长期（2h）颅内高压（ICP ＞ 25mmHg）或低 CPP（脑灌注压力 =MAP−ICP ＜ 40mmHg）提示脑灌注不足，预示着神经功能恢复差，可能对 OLT 禁忌证[154]。有 ICP 监测比无监测的患者干预措施更频繁。临床上明显的颅内出血的风险为 5%，与监视器的侵入性和可靠性成正比[155]。此外，临床终点没有标准化，治疗也没有程序化。

颅内高压的内科治疗需要优化上述心肺参数，包括对进展为三级或四级脑病的患者进行气管插管。肝性脑病合并高血氨可通过乳果糖通便或盐水灌肠和抗生素（利福昔明）治疗[156]。乳果糖口服或通过胃或空肠管给药可能导致肠道积气，使得移植手术复杂化。应采取简单的措施来防止不必要的 ICP 上升。其中包括头部抬高 30 度的半卧位，避免双侧颈静脉插管。自发性过度通气导致低碳酸血症，可通过促进脑血管收缩，控制充血和降低 ICP 而起保护作用。应该积极治疗发热。常伴随 ALF 的自发性低体温可降低颅内压和恢复脑自动调节，不应纠正。血清钠浓度应维持在 145 ～ 155mmol/L（见下文）。

尽管采取了这些预防措施，颅内高压进展仍需紧急治疗。一线治疗包括使用甘露醇增加血液渗透压（0.5 ～ 1g/kg 体重），药理作用为从肿胀的星形胶质细胞中吸取水分回到血管内。然而，需要注意的是甘露醇治疗 ALF 脑水肿是基于非随机研究且只有少数患者的经验[157,158]。此外，甘露醇不能恢复重度颅内高压（40 ～ 60mmHg）患者的 ICP 到可接受的低水平（40 ～ 60mmHg），ICP 的初步改善通常会减弱，需要多次注射，这可能导致高渗状态（＞ 320mosm/L）。甘露醇会短暂地增加循环血容量，增加 CVP 以及 ICP。在肾衰竭患者中，这可能导致 ICP 的反常增加。增加 CRRT 的超滤可以保持血管内容量，并防止 CVP 的提高。甘露醇给药可能会使 ALF 病人过渡到 OLT，但不能提供病因治疗（确定性治疗、针对性治疗、决定性治疗）。与其他以脑水肿为特征的疾病类似，ALF 患者也提倡使用高渗生理盐水[159]，目前还没有研究证实其有效性。然而在正常 ICP 的 ALF 患者中，采用高渗盐水（钠浓度 145 ～ 155meq/l）预防性高钠血症，比使用正常钠浓度（135 ～ 145meq/l）能有效地防止颅内高压的发展[160]。在移植手术中，ICP 接受过甘露醇和（或）高渗盐水充分控制的患者在切除原肝或植入移植肝再灌注时仍然容易发生脑疝；这种风险在术后早期一直存在。因此，应继续监测包括 ICP 在内的脑血流动力学，直到肝功能稳定为止[161]。患者应逐步停用治疗颅内高压的措施，以防止反弹。

ALF 患者如果中断颅内高压的渗透治疗，并且不立即行 OLT，通常会死于脑疝。在这些条件下考虑的挽救措施包括用丙泊酚[162] 或巴比妥酸盐[163]、静脉注射吲哚美辛和治疗性低体温诱导更深层次的镇静。只有体温过低在少数患者中以非随机方式（与正常体温相比较）被系统地研究[164]。治疗性低体温（中心温度 32 ～ 35℃）对顽固性颅内高压患者可能会降低 ICP，恢复脑血管血流的自动调节，并将 ALF 的患者过渡到 OLT。然而在对美国急性肝衰竭肝衰竭研究小组登记病例进行回顾性分析，97 例治疗性体温过低患者与 1135 例对照组比较，治疗性低体温的 21 天生存率无持续改善，除了年轻的（＜ 26 岁）APAP 引起的 ALF 患者[165]。

ALF 患者的癫痫活动增加了脑血流和 ICP，导致脑水肿；如果是持续性（癫痫持续状态），会加重神经元损伤。在 ALF 患者中，癫痫往往无抽搐表现，只能通过脑电图才能检测到。有研究在两组 ALF 和高等级肝性脑病的随机对照人群中探索了苯妥英钠的预防作用[166,167]。不幸的是，对于苯妥英钠在预防癫痫和脑水肿或改善预后方面的效果，研究得出了不同的结论。

8. 保肝和促进肝再生方法

ALF 治疗成功与否取决于肝损伤的停止和受损肝脏的再生，这是 ALF 治疗的精髓。已采用了许多可能的方式来实现这些目标，但所有这些都未能证实有持续的效果。其中包括胰岛素和胰高血糖素，糖皮质激素，人体的交叉循环，体外肝脏灌流，换血疗法，前列腺素输入，以及体外肝脏支持（活性炭血液灌流，分子吸附剂再循环系统 MARS，分次血浆置换和吸附）[168]。大量血浆置换改善脑血流动力学，并与 ALF 患者的自发生存率相关[169]。FULMAR 研究评估 MARS 治疗 ALF 的疗效，尽管总体疗效差，但是对于 APAP 肝毒性引起的 ALF 可能有效[168]。

9. 原位肝移植

肝移植仍然是严重 ALF 患者的最终治疗方法，明显改善了三级或四级脑病患者的短期和长期生存，特别是非 APAP 诱导 ALF 患者[170]。APAP 过量相关 ALF 通常通过早期使用 NAC 和精心重症监护而自行缓解，在美国约 10% APAP 相关 ALF 接受 OLT 治疗，与之相比，其他原因的 ALF 30% ～ 50% 接受 OLT 治疗[171]。此外，也由于 APAP 诱导 ALF 患者经常对 OLT 有心理障碍，如药物滥用和有自杀行为史[45]。那些接受了 OLT 治疗的患者的预后与非 APAP 诱导 ALF 和肝硬化患者相似[172]。总之，在美国约 5% 的 OLT 是为 ALF 进行的，而 25% ～ 30% 的 ALF 患者接受 OLT 治疗[173]。ALF 病人在切实可行的情况下移送到移植中心才有可能成功。目前如何识别出内科治疗死亡率高而移植存活率高的病人，仍是一个挑战（见题为"预后评估：何时开始原位肝移植评估"的一节）。同样重要的是决

定什么时候可不进行肝移植。对神经系统恢复差的患者，如 ICP 持续增加超过 40mmHg 或 CPP 下降小于 40mmHg 的患者，即使在技术上成功了，也可能无法从肝移植中获益。败血症或晚期多器官衰竭也是肝移植的禁忌证。

根据美国器官共享联合网络的规则，OLT 等待列表上的 ALF 病人享受"一级优先"，即 ALF 患者的 OLT 优先于所有肝硬化患者。"一级优先"的标准包括：不接受移植则预期寿命少于 7 天，8 周内出现肝性脑病，重症监护治疗，以及无先前存在的肝病。客观标准包括年满 18 岁以上，并至少有以下情况之一：依赖呼吸机、接受肾脏替代治疗或 INR 大于 2.0。将"一级优先"的病人名单也扩大到其他可能有肝脏来源的地域，因此等候时间通常较短（平均 2 ～ 4 天）[168]。然而"一级优先"患者在等待肝移植时仍比肝硬化患者的死亡率高。

ALF 患者在进行移植时所面临的挑战与肝硬化患者明显不同。在门静脉高压相对较少的情况下，尽管凝血参数异常，出血并非严重问题，术前凝血程度不能预测肝移植术的预后[174]。ALF 患者 OLT 之后通常死于 MOSF，但相当大的一部分，在手术中或移植后 24h 内发生脑疝。ALF 患者 OLT 术后移植器官失功能的主要原因是病人死亡，但在这个人群中，原发性功能丧失似乎比肝硬化患者肝移植后更常见[174]。ALF 患者 OLT 术后长期生存率一般低于肝硬化患者，但仍然是可喜的（3 年为 70% ～ 75%）。与肝硬化患者相比，大部分死亡发生在移植后的第一个月，与急性肝损伤的严重程度有关。

许多肝移植中心报告，移植后的平均存活率约为 65%，与内科治疗相比仍有利[170,175-177]。在一项规模最大的研究中，对 100 例 ALF 患者进行静态和动态变量评估，作为肝移植预后的预测因子。在与 APAP 无关的 ALF 患者（n=79），病因是一个重要的生存预测因子。在动态变量中，血清肌酐水平的升高预示预后不佳，三级或四级脑病也是如此（一级或二级的存活率为 80%，三级或四级的存活率为 56%）。肝移植后的生存率

也因次选器官（脂肪肝、ABO 不相容肝）的使用而降低[176]。儿童肝移植的预后与成人相似[61]。虽然世界范围内有关成人对成人活体供体肝移植的经验有限，但这种手术在 ALF 患者中偶尔使用，其结果与使用尸体供体移植的结果相似[179]。不能广泛使用的主要原因是评估一个潜在的供体通常需要几天的时间。辅助肝移植将供肝（全肝或部分肝）异位植入原生肝，可在原生肝再生时提供支持，也在 ALF 患者中进行了探索[180]。在自体肝再生后停止免疫抑制治疗可引起供肝的排斥和萎缩，从而避免了长期使用免疫抑制药。

10. 预后评估：何时开始原位肝移植评价

ALF 患者有三种结局：自发性恢复、肝移植或死亡。截至 2015 年 10 月，在美国急性肝衰竭研究小组登记的 2200 多名患者，约 43% 的患者自发性恢复，24% 接受了肝移植（其中 14% 死亡），33% 未接受移植而死亡。无论有没有肝移植，所有主要病因的总体存活率都随着时间的推移而稳步提高，目前在美国急性肝衰竭研究小组登记的总体生存率为 65%。预测哪些 ALF 病人可以通过内科治疗自发恢复，哪些病人不行肝移植就会死亡，这仍然是一个关键的问题。尽管肝移植为 ALF 提供了生存的希望，但需要终生免疫抑制治疗，手术死亡率高达 30%，并需要使用稀缺资源[181]。故对 ALF 患者的普遍肝移植并不被认可。所有病因的 ALF 患者死亡率与肝性脑病的级别成正比（三级或四级脑病的死亡率＞ 80%），但即便是最严重的肝性脑病，偶尔也会出现自发恢复[182]，因此需要更准确的判断预后的预测因子。

几个小组提出了选择肝移植病人的准则（表20-18）。最广为接受的是 1989 年 O'Grady[4]等提出的，并称之为国王学院标准。O'Grady等对 1973—1985 年进行内科治疗的 588 名 ALF病人进行回顾性分析，通过多变量分析发现APAP 过量和其他原因 ALF 患者预后不良的变量，并将这些变量在 1986—1987 年间的 175 名患者进行验证。对于 APAP 过量的患者，入院时酸中毒（动脉 pH ＜ 7.30）或合并有凝血时间峰

值超过 100 秒，血清肌酐浓度大于 3.4mg/dl，3级或 4 级肝性脑病，不行肝移植则预示死亡率高。达到其中一项标准，预测死亡率达 77%。在非APAP 原因的组中，在入院时获得的 3 个静态变量（病因、年龄和出现脑病＞ 7 天）和在肝衰竭发展过程中的两个动态变量（胆红素峰值和凝血酶原时间）预测预后不良。凝血酶原时间大于 100 秒；或凝血酶原时间小于 100 秒且伴有三条中任何一条：小于 10 岁或大于 40 岁，非 -A非 -B 病毒或特殊药物的引起，黄疸到出现脑病的发展时间＞ 7 天；或凝血酶原时间大于 50 秒且胆红素浓度大于 17.4 g/dl（原著笔误，应为mg/dl—译者注），预示死亡率超过 96%。国王学院标准的预测准确性已得到证实[183-185]，但在其他研究中，未能达到国王学院标准并不能预测不行肝移植的存活率[186]，在美国急性肝衰竭研究小组的注册表中，国王学院标准的敏感性只有 12%（预测死亡率）。因此，其他指标被制定，以提高国王学院标准的预测准确性（见表 20-18）。急性生理和慢性健康评估 II 评分大于 15可以高度预测 APAP 过量患者的死亡或肝移植的必要性，尽管如此，凝血酶原时间和胆红素水平两项最重要的肝坏死指标并未被纳入该评分[187]。凝血指标在评估预后方面也有重要作用。凝血酶时间升高的程度，特别是在 APAP摄入后持续上升 4 天，预示不行移植死亡率达93%[141]。因子 V 是一种肝脏来源的凝血因子，其半衰期较短（12 ～ 24h），比凝血酶时间能更准确地预测肝移植的必要性，在 APAP 引起的ALF 中升高更明显[20,181]。基于 HBV 相关 ALF的经验，因子 V 水平的克利希标准在对病毒性ALF 患者的前瞻性研究中得到了改进。三级或四级肝性脑病患者中，如果 30 岁以下因子 V水平低于 20%，或 30 岁以上因子 V 水平低于30%，预示死亡率非常高（90%），需要进行肝移植[188]。在随后两组非 APAP 的 ALF 患者的研究中，因子 V 水平几乎和其他预后指标一样好，但因子 V 水平不能够预测 APAP 诱导 ALF患者的预后[184,189]。与因子 V 相反，因子Ⅷ的

表 20-18　预测急性肝衰竭死亡率和需要肝移植的标准

检　查	ALF 病因	肝移植标准	出　处
国王学院标准（King's College Criteria）	对乙酰氨基酚	动脉 pH <7.30 或以下情况：① PT>100s（INR>6.5）；②肌酐 >3.4 mg/dL；③ 3/4 级脑病	O'Grady 等 [4]
	非对乙酰氨基酚	PT >100 s（INR >6.5）或以下任何三种：① NANB/ 毒品 / 氟烷所致；②出现脑病 >7 天；③年龄小于 10 岁或 >40 岁；④ PT >50 s；⑤胆红素 >17.4 mg/dl	
V 因子（Clichy 标准）	病毒	年龄 <30 岁；V 因子 <20%；或任何年龄；V 因子 <30%，3/4 级脑病	Bernuau 等 [20, 188]
肝脏活检	混合的	肝细胞坏死 > 70%	Donaldson 等 [192]
动脉血磷	对乙酰氨基酚	>1.2 mmol/L	Schmidt and Dalhoff [101]
血清乳酸	对乙酰氨基酚	>3.5 mmol/L	Bernal 等 [190]
APACHE Ⅱ 评分	对乙酰氨基酚	分数 >15	Mitchell 等 [187]

APACHE. 急性生理学与慢性健康状况评估系统；INR. 国际标准化比值；NANB. 非甲非乙型肝炎；PT. 凝血酶原时间；ALF. 急性肝衰竭

水平在 ALF 患者中通常延长，反映了 SIRS 过程中内皮细胞激活的程度。因子Ⅷ与因子 V 的比值小于 30 预示较高的自发生存率 [89]。该研究还发现，APAP 引起的 ALF 在住院的前 3 天内，当因子 V 浓度水平无法恢复时，低浓度因子 V 预测死亡率高（图 20-14）。

其他现有的实验室参数也似乎具有预测价值。在一个多变量的回顾性分析组中，100 多名 APAP 相关 ALF 患者中，动脉乳酸浓度为预测死亡的指标（死亡者为 8.5mmol/L，而存活者为 1.4mmol/L）[190]。在随后进行的一项前瞻性研究中，扩容前动脉乳酸浓度阈值为 3.5mmol/L 则预示 APAP 相关 ALF 的早期死亡的敏感性为 67%，特异性为 95%。使用血清磷浓度也可以预测预后标准 [101]。APAP 相关 ALF 患者在服药后 48h 至 72 小时血磷浓度死亡者明显高于幸存者（平均 2.65 mmol/L vs. 0.68 mmol/L），而 1.2 mmol/L 阈值对死亡的预测有 89% 的灵敏性和 100% 的特异性。

肝活检在确定 ALF 预后方面的作用仍存在争议。一项早期的研究提倡使用肝细胞坏死来预测预后，但发现凝血参数也反映了再生的可能，活检并不能提供许多患者的预后信息 [191]。

尽管抽样误差引起了偏差，但随后的一项研究表明，肝细胞坏死超过 70% 的患者预后较差 [192]；然而其他研究并没有发现坏死程度可以预测预后 [193,194]。

其他的预后指标包括血清 α- 甲胎蛋白水平，这是肝再生的一个标志，在自发恢复的病人中往往更高 [195]。入院第 1 天至第 3 天期间 α- 甲胎蛋白水平动态上升可能比入院时的水平更能预测自

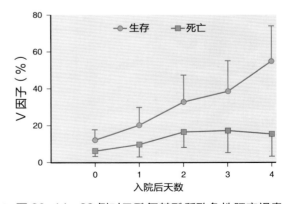

▲ 图 20-14　22 例对乙酰氨基酚所致急性肝衰竭患者 V 因子水平的连续变化与不同预后的关系

存活患者入院后 4 天内 V 因子水平恢复到正常范围（60% 到 150%），而死亡患者没有显著恢复（引自 Pereira L, et al. Coagulation factor V and Ⅷ /V ratio as predictors of outcome in paracetamol induced fulminant hepatic failure: relation to other prognostic indicators. Gut 1992；33:98-102.）

发性恢复；在美国急性肝衰竭研究小组的研究中，71%α- 甲胎蛋白水平升高的患者在不行移植的情况下存活了下来，而 80% 不上升的患者则死亡或需要移植。肝细胞大量坏死后，由肝脏合成并释放到血液循环中的血浆蛋白 Gc 球蛋白（一种由肝脏合成的血浆蛋白，在肝细胞坏死后被释放到血液循环中）水平也与预后相关，但该测定方法繁琐且不能广泛应用。

总 结

最新进展

- 近年来前瞻性和回顾性研究均未发现治疗性低体温对 ALF 患者的存活有益处，APAP 诱导的年轻 ALF 患者可能是例外。
- 无论何种病因的 ALF，对患者进行 ICP 监测可能都没有存活方面的获益。
- 最近的大型回顾性研究均没有提示 ALF 患者能够从预防性使用抗生素中获益。
- ALF 患者的出血倾向被夸大了；大多数情况下，ALF 患者的整体止血是重新平衡的。
- 过去的几十年，ALF 患者的死因发生了变化，死于 MOSF 的比例较高，死于脑水肿和颅内高压的比例较低。

关键知识缺口

- ALF 患者预后的评估方法仍然不够准确，无法避免对那些能通过再生而存活的患者进行肝移植。
- 准确、无创的评估 ALF 患者 ICP 的方法仍不明确。

未来发展方向

- 通过大量血浆置换进行体外肝脏支持理论上仍是有前途的方法，但迄今取得的结果令人失望。
- 促进 ALF 肝再生的技术需要基础科学的进步。
- ALF 患者 MOSF 的发病机制也需要深入研究。

第 21 章　慢加急性肝衰竭

Acute-on-Chronic Liver Failure

Douglas A. Simonetto, Sumeet K. Asrani, Patrlck S. Kamath　著

单晓航　译，王华利、叶伟、谭善忠　校

● 缩略语 ABBREVIATIONS

ACLF	acute-on-chronic liver failure	慢加急性肝衰竭
ALF	acute liver failure	急性肝衰竭
HCC	hepatocellular carcinoma	肝细胞癌
INR	international normalized ratio	国际标准化比值
LT	liver transplantation	肝移植
MELD	model for end-stage liver disease	终末期肝病模型
SLK	simultaneous liver-kidney transplantation	肝肾联合移植

肝硬化传统上分为两个阶段：代偿期肝硬化和肝硬化失代偿期。在肝硬化代偿期，患者死亡的主要原因是心血管疾病、中风以及肝外肿瘤，然而，大部分的代偿期肝硬化患者都会进展为失代偿期，失代偿期的特点为黄疸、腹水、静脉曲张破裂出血或者肝性脑病。肝硬化还有更精确的分级方法，分为四个阶段：第一阶段为代偿期肝硬化不伴有腹水和静脉曲张；第二阶段为代偿期肝硬化有静脉曲张但并未出血，且没有腹水；第三阶段为有腹水但没有静脉曲张破裂出血；第四阶段为静脉曲张破裂出血伴或不伴有腹水。感染是肝硬化患者死亡的独立危险因素，因此，有建议将伴有败血症的肝硬化作为肝硬化的第五个阶段[1]。

最近，慢加急性肝衰竭（ACLF）这个概念被提出，认为是慢性肝病自然进程的终末阶段。多器官衰竭及高死亡率是 ACLF 诊断的关键。的确，代偿期肝硬化患者甚至是没有肝硬化的慢性肝病患者也有可能发展至多器官衰竭，死亡风险高。慢加急性肝衰竭是在慢性肝病基础上，发生一个已确认或未确认的突发事件，并且迅速进展至以高死亡率为特征的多器官功能衰竭[2-4]。ACLF 是一个快速发展的领域，本章讨论了 ACLF 的定义和病理生理学、相关肝外器官功能障碍、预后指标、预测模型和潜在疗法。

一、定义

为了更好地定义 ACLF，界定那些突然出现失代偿表现并进展至肝外器官衰竭，短期内死亡风险增加的慢性肝病或者肝硬化患者至关重要。ACLF 死亡风险大大高于肝硬化的自然发展进程[5]。代偿期肝硬化患者的死亡风险是普通人群的 5 倍（危险比 4.7；95% CI 4.4 ～ 5.0）；肝硬化失代偿期患者的死亡风险是普通人群的 10 倍（危险比 9.7；95% CI 8.9 ～ 10.6）[6]。在最近一项基于丹麦酒精性肝硬化患者的研究中，代偿性肝硬化患者的中位 1 年生存率为 83 %，失代偿性肝硬化患者的中位 1 年生存率为 36 % ～ 80 %[7]。此外，感染相关 ACLF 患者的中位生存期只有大约 35 天[8]。在最近的一项研究中[11]，患有 ACLF 的肝硬化患者 90 天死亡率为 34 %，而慢性肝硬化失代偿期患者的 90 天死亡率为 1.9 %。

目前有许多关于 ACLF 的定义，欧洲肝脏研究协会 - 美国肝脏疾病研究协会（EASL - AASLD）联合会议也给出了 ACLF 的临时定义[3]。ACLF 的特点是免疫麻痹，类似于严重脓毒症中的改变[9]。

患有 ACLF 的患者也可能与急性肝衰竭（ALF）有共同的临床特征。然而，ALF 发生在没有潜在慢性肝病的患者中，其特征是在症状出现后 8 周内出现凝血功能障碍和脑病[10]。此外，ACLF 和 ALF 都可能与脑水肿有关，这在没有 ACLF 的肝硬化失代偿期中是不存在的。

亚太地区、欧洲和北美的多中心研究分别对 ACLF 做出了定义[5,11-14]。亚太肝脏研究协会（APASL）将 ACLF 定义为"在既往诊断或未诊断的慢性肝病患者中发生的急性肝脏损伤，表现为黄疸（胆红素 > 5mg/dl）和凝血功能障碍（INR > 1.5），4 周内并发腹水和（或）脑病"。乙型肝炎复发和非酒精性脂肪性肝病基础上重叠戊型肝炎病毒感染是该地区 ACLF 的重要原因，但是很大一部分病例仍然是由酒精性肝炎引起的。欧洲肝脏研究协会-慢性肝衰竭研究协会（EASL-CLIF）联合将 ACLF 定义为肝或肝外器官衰竭，其 28 天死亡率超过 15%。ACLF 进一步划分为三个等级。一级进一步细分为：①肾衰竭患者，这是唯一的衰竭器官；②患有肾功能不全（1.5 ~ 1.9mg/dl）和（或）轻度至中度肝性脑病以及肝、凝血、循环或呼吸系统任一器官衰竭的患者；③伴有肾功能不全的肝性脑病患者（1.5 ~ 1.9mg/dl）。二级包括两个或更多器官衰竭的患者，三级包括三个或更多器官衰竭的患者。在一级、二级和三级 ACLF 中，28 天死亡率分别为 22 %、32 % 和 77 %[11,15]。需要强调的是，在 EASL-CLIF 研究中，大多数受试者在酒精性肝病的背景下出现 ACLF，病毒性或药物性肝炎诱发的较少，44 % 的病例无诱因。细菌感染的流行率很高。未肝移植的患者，总体来看 34 % 的患者在 28 天左右死亡，51 % 在 90 天左右死亡。

北美终末期肝病研究协会（NACSELD）最近检查了败血症感染相关 ACLF 的存活情况。休克（心力衰竭）、3 级或 4 级肝性脑病（脑衰竭）、需要透析（肾衰竭）或需要机械通气（肺衰竭）中任一种都被定义为器官衰竭。脓毒症引起的 ACLF 定义为在肝衰竭的情况下出现两个或更多器官衰竭。超过一半的患者（总共 507 名患者）患有丙型肝炎，16 % 的人有院内感染。30 天死亡率随着肝外器官衰竭的数量增加而增加：一、二、三和四个肝外器官衰竭 30 天死亡率分别为 27 %、49 %、64 % 和 77 %。

EASL-CLIF 和 NACSELD 对单个器官衰竭有不同的定义。在 ACLF 的三个等级中，诱发因素和器官衰竭之间的间隔，对肝外器官衰竭尤其是感染的强调，以及慢性的定义是不同的。为了补充定义，一个代表世界胃肠病学组织的工作组提出了以下定义：ACLF 是一种诊断或未诊断肝硬化的慢性肝病患者的综合征，其特征是急性肝功能失代偿导致肝衰竭（黄疸和 INR[国际标准化比率]的延长），以及一个或多个肝外器官衰竭，器官衰竭与发病后 28 天至 3 个月内的死亡率增加相关[5]。该提案还对 ACLF 进行分类，分类依据是 ACLF 是否发生在慢性肝病但没有肝硬化的患者中（A 型，例如乙型肝炎的重新激活）；或是发生在代偿性肝硬化患者中（B 型，例如肝硬化患者的急性酒精性肝炎）；或者在肝硬化失代偿期患者中（C 型，例如有腹水病史的患者发生感染）[2-4]（图 21-1）。目前这些定义并不是最佳的，因为在器官衰竭开始后才做出诊断，这对于实施有效的干预来说可能为时已晚。

二、诱发因素

不同地区和不同基础肝病的诱发因素也各不相同[2-4]。在非硬化性慢性肝病中，诱发因素是一种较大的肝损伤，例如东方常见的慢性乙型肝炎再活动或者重叠急性甲型肝炎或戊型肝炎感染[16]，西方常见的非酒精性脂肪肝基础上重叠药物诱导的肝损伤。在代偿性肝硬化中，诱发事件主要是肝源性，如酒精性肝炎或药物性肝炎。在肝硬化失代偿期中，肝外事件如感染可能是诱发因素，尽管在大量人群中没有可识别的诱发因素发生。

来自美国退伍军人事务部的数据表明，患有慢性肝病或糖尿病的患者重叠肝炎病毒感染时更容易出现肝衰竭[17]。尽管这些患者可能有 ACLF，但只有在肝活检时才能区分 ACLF 和 ALF。此外，美国的药物性肝损伤网络表明，

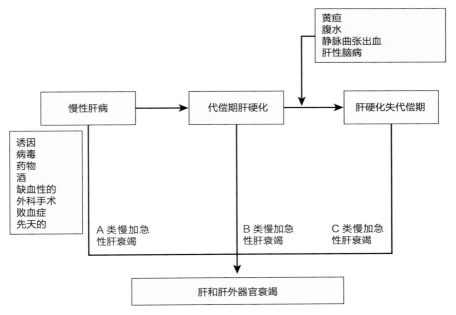

▲ 图 21-1 拟议的 ACLF 类型

ACLF. 慢加急性肝衰竭（引自 Jalan R, et al. Towardan improved definition of acute-on-chronic liver failure. Gastroenterology 2014；147:4-10.）

药物性肝损伤更有可能导致糖尿病患者的肝衰竭[18]。这表明在非酒精性脂肪肝上叠加药物性肝损伤可能是西方 ACLF 的一个重要原因。

尽管酒精性肝炎、药物性肝炎和感染导致 ACLF 在西方更为常见，但它们也是东方 ACLF 的主要原因。鉴于大约一半的肝硬化患者入院时有感染或脓毒症的证据，另外 25 % 的患者发生院内感染，这些患者住院死亡率很高，我们可以得出结论：感染在 ACLF 的自然史中起着压倒性作用。肝外诱因如细菌感染患者和肝脏本身疾病作为诱因（如病毒性肝炎）患者的长期存活也有差异（1 年死亡率 63.9 %vs.74.6 %）[13]。

三、流行

鉴于 ACLF 的定义不同，ACLF 的流行程度很难评估，但在住院肝硬化患者中，这一比例从 12 % ～ 40 %。在欧洲多中心研究中，流行率为 31 %[11]。在 NACSELD 队列研究中，感染相关 ACLF 的流行率为 24.4 %（ > 2 个器官衰竭）[14]。在欧洲基于人群的肝硬化队列研究（2001—2010 年）中，感染相关 ACLF 的流行率为 24 %[19]。在意大利的单中心前瞻性全国初始队列研究中，

观察到 12 % 的住院肝硬化患者存在 ACLF[20]。

四、自然史

在来自欧洲中心（n = 338 ）的数据中，大约 50 % 的 ACLF 患者得到了治愈或改善，20 % 患者临床病情恶化，30 % 患者病情稳定或波动。一级 ACLF 患者的治愈率最高,恶化程度最低（治愈率为 54.5 % ）。3 级 ACLF 预后最差（治愈率 16 % ）。40 % 的患者在 48h 内可以评估病情是改善、解决或恶化,15 % 的人在 3 ～ 7 天内可以评估，另外 15 % 的人在 8 ～ 28 天内可以评估。

感染相关 ACLF 患者的死亡率可能高达 50%[19,21]，这取决于肝外器官衰竭的数量[14]。大约一半的肝硬化患者住院是由于感染，实际上，还有 20 % ～ 40 % 的患者发生院内感染[1,22]。肝硬化住院患者中最常见的感染是尿路感染和自发性细菌性腹膜炎[14]。

五、经济负担

关于 ACLF 成本的数据有限，因为在肝硬化住院患者中，很难准确区分患有 ACLF 的受试者和患有非 ACLF 相关失代偿性肝病的受试者。在

一项美国全国住院样本（NIS）的估计中，使用 NACSELD 对 ACLF 的定义，该定义为两个以上肝外器官衰竭，每名 ACLF 患者住院的平均费用是非 ACLF 肝硬化患者的两倍（ACLF 患者为 32，000 美元，而非 ACLF 肝硬化患者为 16，000 美元）[23]。此外，在过去 20 年中，ACLF 患者的死亡率似乎没有显著下降，全国样本中的死亡率接近 50%。

六、病理生理学

类似于脓毒症，可以使用 PIRO 系统描述 ACLF 的病理生理学，即易感性（潜在肝病）、损伤（诱发因素）、对损伤的反应和器官衰竭[2-4,24]（图 21-2）。易感性是指潜在肝病和并发症的严重程度。损伤是指肝脏损伤，如酒精性肝炎、重叠病毒性或药物性肝炎、缺血和手术，或肝外诱因，如感染。与非 ACLF 患者相比，ACLF 患者中可

识别的细菌感染的流行率更高[11]。然而，大约 40% 的患者中可能没有可识别的诱发因素[11]。对损伤的炎症反应是器官衰竭的主要驱动因素之一。炎症替代标记物 C 反应蛋白（CRP）[25] 和白细胞计数升高与预后不佳相关。代偿性抗炎反应的作用在确定医院感染和较高死亡率的风险中很重要，但仍需要进一步研究[26]（图 21-3）。衰竭的器官越多（肝、心肺、肾等）预后越差。

炎症可以是无菌性的或者继发于细菌感染。肝细胞损伤可能是由酒精、手术、对乙酰氨基酚或缺血 / 再灌注引起的无菌炎症反应造成的。无菌炎症最初是由损伤相关分子模式（DAMPs）或危险信号分子引起的，这些分子模式引发并维持免疫反应。细胞死亡细胞内物质释出后生成 DAMPs。识别 DAMPs 的细胞受体包括 RAGE、TLR、Mincle、TREM-1 和核苷酸结合寡聚结构域样受体（NLRs）[27]。这些受体的激活促进黏

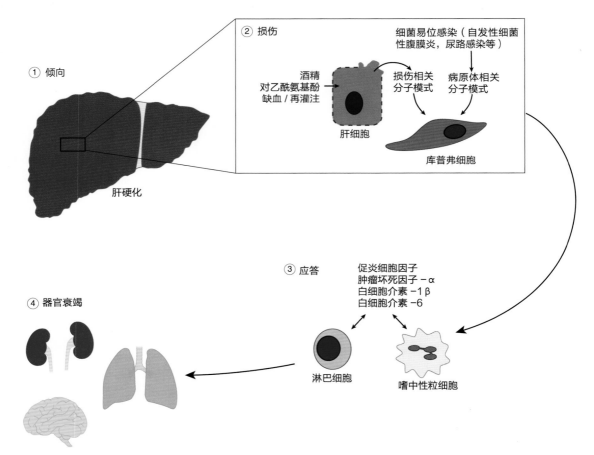

▲ 图 21-2　ACLF 的病理生理学（使用 PIRO 系统）

ACLF. 慢加急性肝衰竭；PIRO. 易感性、损伤、对伤害的反应和器官衰竭（改编自 Asrani SK, et al. Acute-on-chronic liver failure. Clin Gastroenterol Hepatol 13:2128-2139, 2015.）

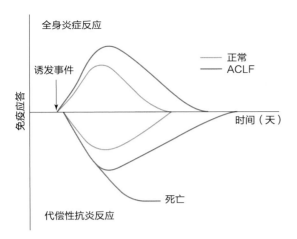

▲ 图 21-3　ACLF 中的炎症（全身炎症反应）和抗炎（代偿性抗炎反应）反应

ACLF. 慢加急性肝衰竭

附蛋白的表达和促炎细胞因子（如白细胞介素 1B[IL-1B]、IL-18）和生长因子的释放，从而维持炎症反应[28]。一项小规模研究发现 ACLF 患者血清中高迁移率族盒染色体蛋白 1（HMGB1）水平升高，HMGB1 是一种重要的肝细胞来源的 DAMPs[29]，但是 ACLF 患者中 DAMPs 的作用还需要进一步研究。

　　肝脏通常对病原体和相关抗原有重要的防御作用。肝巨噬细胞、库普弗细胞和肝窦内皮细胞是抵御肠道源性毒素和细菌的一线防御机制。库普弗细胞具有强烈的吞噬活性[30]，活化后释放促炎细胞因子（IL-1、IL-6、IL-17、IL-18、肿瘤坏死因子 α[TNF-α]），诱导白细胞的招募和氧化应激，并活化补体。库普弗细胞和肝窦内皮细胞通过表达 MHCI 类和 II 类分子也具有抗原呈递活性。

　　在 ACLF 患者中，表达受体酪氨酸激酶（MERTK）的单核细胞和巨噬细胞的数量增加，从而抑制固有免疫应答[31]。肝硬化中，有一些机制导致了库普弗细胞的活性受到抑制。肝窦纤维化，门体分流形成，受损的肝脏补体蛋白合成功能，以及可溶性模式识别受体在抑制库普弗细胞活性中发挥协同作用。循环免疫细胞功能也受到损害[32]。与严重脓毒症患者一样，ACLF 具有明显的细胞免疫抑制，表现为脂多糖（LPS）刺激后 TNF-α 的生成及单核细胞 HLADR 的表

达均减少[33,34]。这些效应在 ACLF 患者中比代偿性肝硬化患者中更明显[9]。肝硬化外周血单核细胞（PBMCs）体外暴露于 LPS 后，免疫麻痹相关基因的表达增加。此外，与健康对照相比，LPS 刺激下的肝硬化 PBMCs 表现出更高的促炎细胞因子表达和趋化因子释放[35]。调节性 T 细胞的增加和髓样树突细胞的功能下降与 HBV 相关 ACLF 患者的不良预后相关[36,37]。

　　用粒细胞集落刺激因子（G-CSF）或 G-CSF 和促红细胞生成素的组合治疗 ACLF 可提高患者生存率并降低并发症风险，包括降低败血症风险[38,39]。这种现象与循环和肝内髓细胞和浆细胞树突和 T 细胞的增加有关。

　　与无菌炎症相反，感染相关炎症是由病原体相关分子模式（PAMPs）驱动的[40,41]。更合适的术语可能是微生物相关分子模式或 MAMPs。炎症反应的严重程度由宿主因素决定，如肝病的严重程度，并发症如肥胖和心肺疾病，以及微生物的毒性和负荷。PAMPs 被宿主细胞的模式识别受体识别。这些受体可能位于细胞表面（toll 样受体 [TLRs] 和 C 型凝集素受体 [CLRs]）、内体或者细胞质中（视黄酸诱导基因 1 样受体[RLS] 和核苷酸结合寡聚结构域样受体 [NLRs]）[26]。由此产生的过度炎症导致组织损伤和细胞死亡，从而导致 PAMPs 释放。PAMPs 反过来被 TLRs 和 NLRs 识别，使炎症和细胞损伤持续存在。

　　因此，目前的证据提示患者体内早期免疫介导的炎症反应可限制细胞损伤程度。

（一）肝外器官衰竭

　　系统性炎症反应或 SIRS 在临床上是通过符合以下两个或更多标准来识别的：①体温超过 38°C（100.4°F）或低于 36°C（96.8°F）；②心率超过每分钟 90 次；③呼吸速率超过每分钟 20 次，或者动脉二氧化碳分压低于 32mmHg；④异常白细胞计数（> 12 000/L 或 < 4000/L 或 > 10% 未成熟［带］形成）。然而，这种炎症反应之后是由神经内分泌轴介导的代偿性炎症反应综合征、免疫细胞功能受损和促炎基因转录抑制。代

偿性抗炎反应最初导致免疫功能低下，随后导致免疫瘫痪，这使得患者容易发生院内感染、器官衰竭，最终导致死亡。

器官衰竭主要由器官灌注减少和细胞水肿导致的组织低氧血症造成[42]。血管通透性的增加和线粒体功能障碍是器官损伤的关键因素。在微循环中，通过激活组织因子和中性粒细胞胞外杀菌网络（NET）介导微血管血栓增加。血栓调节蛋白、活化蛋白C（APC）、抗凝血酶和纤溶活性的降低都有助于血栓的传播。低血压、血管扩张和红细胞变形性降低导致组织灌注不足。PAR1是炎症和血栓形成之间的主要介质，介导一系列变化，导致血管内皮钙黏蛋白减少，破坏细胞紧密连接。屏障功能丧失导致毛细血管渗漏和组织水肿。感染介导的线粒体功能破坏与器官灌注减少和细胞水肿协同作用共同导致器官功能障碍（图21-4）。

多系统器官衰竭的存在将ACLF与肝硬化失代偿期区分开来。衰竭器官的数量具有重要的预后价值[11]。各种器官功能障碍的临床表现随之而来。

（二）肾衰竭

肾衰竭ACLF患者的28天死亡率高达18.6%[11]。该研究中的肾衰竭定义为血清肌酐大于1.5mg/dl或需要肾脏替代治疗[43,44]。30%～40%肝硬化患者的急性肾损伤（AKI）是由细菌感染引起的，在一项研究中3个月生存率仅为31%[45]。急性肾损伤网络（AKIN）提出的急性肾衰竭定义考虑了48h内血清肌酐的绝对变化或尿量的变化[46]，最近被证实可判断住院肝硬化患者的预后[47-50]，这套AKIN标准尚未被纳入ACLF的定义中，但可能具有更高的预测准确性。

肝硬化中AKI最常见的原因包括容量反应性肾前性氮质血症、急性肾小管坏死和肝肾综合征（HRS）[51]。ACLF中这些原因的相对比例尚不清楚。特利加压素是一种内脏血管收缩药，能显著改善HRS患者的肾功能和总生存率[52]。患有ACLF和脓毒血症相关HRS的患者对特利加压素反应低。这表明ACLF中的肾损害除了与内脏血管舒张相关的肾低灌注有关外，还与其他因素有关[53]。此外，ACLF中对特利加压素的反应可能不仅仅与肾损害程度有关，其他因素也可能起作用[54]。

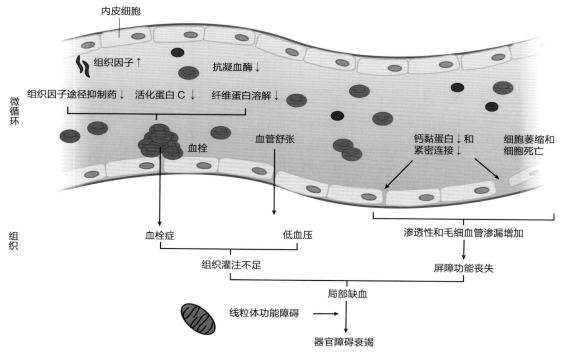

▲ 图 21-4　ACLF 肝外器官功能障碍的机制

ACLF. 慢加急性肝衰竭（引自 Angus DC，van der Poll T.Severe sepsis and septicshoc k.N Engl JMed 2013；369:840-851.）

系统性炎症可能是 ACLF 中 AKI 的原因之一。白蛋白在 SBP 治疗中对肾的保护功能支持炎症在 ACLF 相关 AKI 中发挥作用[43]。除了肾衰竭，低钠血症在肝硬化中具有重要的预后价值[55]。与无低钠血症的 ACLF 患者相比，存在低钠血症的 ACLF 患者 3 个月生存率更低（分别为 35.8% 和 58.7%）[56]。

（三）肝性脑病

肝性脑病（HE）是肝硬化的常见并发症，发生在 ACLF 中能够显著增加住院死亡率[57-59]。肝性脑病可以是 ALF、肝硬化失代偿期和 ACLF 的一种表现，但在不同情况下预后不同。肝性脑病是无潜在肝病患者出现严重肝损伤 ALF 的特征表现。孤立性肝性脑病可发生在肝硬化患者中，不出现任何肝外器官功能障碍，这类患者的预后通常很好，即使是那些需要 ICU 入院和机械通气的患者[60]。此外，当肝性脑病发生在 ACLF 中时，则预后不良[61]。ACLF 的全身炎症特征可能引起了患者的肝性脑病[62]。

与 ACLF 相关的肝性脑病可能与脑水肿和颅内压升高相关，颅内压升高与 ALF 中发生的情况类似，而在没有 ACLF 的情况下，肝性脑病与脑水肿无关[3,63-65]。动物研究表明，急性脑水肿是高氨血症与全身性和神经炎症的结果[66]。低钠血症也被认为是脑水肿的重要危险因素[67,68]。

（四）心血管功能障碍

ACLF 患者平均动脉压和全身血管阻力降低，肝静脉压梯度（HVPG）显著增加。这些血流动力学变化随着急性发作的缓解而改善[69]。系统性炎症可能是 ACLF 中观察到的急性血管变化的原因，类似于脓毒性休克。

循环促炎细胞因子的增加促进了外周血管扩张[70,71]和肝内阻力的增加[72]。因为 ACLF 患者肾上腺功能不全，血清皮质醇水平低[73]，他们对血管收缩药的外周反应性降低[73,74]。用分子吸附再循环系统（MARS）治疗可改善 ACLF 的血流动力学[75,76]，但这种改善只是暂时的，并没有观察到生存的变化[77]。在低血压的情况下，

ACLF 患者如何选择强心药尚不清楚[78]。

脓毒症模型中的心肌细胞收缩缺陷，但是这种损伤的机制尚不清楚。患脓毒症的人和动物血浆中含有丰富的心肌收缩抑制细胞因子 IL-1β，IL-6 和 TNFα。这些细胞因子通过与 G 蛋白耦合受体在心肌细胞相互作用抑制心肌收缩力[79]。

（五）呼吸衰竭

动脉氧分压（PaO_2）/ 吸入气中的氧浓度分数（FiO_2）的比例小于 200mmHg 定义为急性呼吸窘迫综合征（ARDS），而该值在 200 ～ 300mmHg 之间的急性肺损伤患者可以从氧疗中获益。肺部感染占肝硬化患者所有感染的 14% ～ 48%[80]。ACLF 患者的呼吸衰竭通常由肺部感染引起。有机械通气适应证的患者肺部感染的风险更高，这些适应证包括静脉曲张出血和（或）肝性脑病期间的气道保护。在 ACLF 中，机械通气的需求是一个预后很差的指标，1 年死亡率为 89%。长期通气（＞ 9 天）以及从 ICU 出院时总胆红素升高与高死亡率相关[81]。

（六）凝血功能障碍

ACLF 导致促凝和抗凝因子的降低。尽管在肝硬化中，这种平衡倾向于促凝状态，但不清楚在 ACLF 中是否存在更大的凝血或出血风险。延长凝血酶原时间和低血小板计数是肝硬化的常见特征，因此肝硬化通常被误认为仅与增加的出血风险相关。抗凝血因子如蛋白 C 和纤溶减少，可能导致凝血风险增加[82]。例如，住院肝硬化患者的深静脉血栓形成风险增加[83]。实际上，抗生素的使用与静脉曲张再出血风险降低相关[84]。感染中的血小板功能障碍，特别是与 AKI 相关时，也可能导致出血风险[85]。

七、预后模型

有几种预测模型可以用来量化 ACLF 的预后。终末期肝病（MELD）评分模型、Maddrey 修正因素功能模型（MDF）和 Lille 模型最常用于预测急性酒精性肝炎的早期死亡率[86-89]。MDF 和

MELD 评分用于未治疗时，Lille 评分用于治疗 1 周后。类固醇治疗一周后 Lille 评分大于 0.45 与预后不良相关，并提示需要停止类固醇治疗。最近的数据表明，未治疗时的 MELD 评分和治疗 1 周后的 Lille 评分的组合是确定酒精性肝炎预后的最佳模型[90]。MELD 评分、年龄和美国麻醉学会分类的组合最准确地预测了接受手术肝硬化患者的短期生存率，手术是 ACLF 的常见诱因[91]。

Child-Turcotte-Pugh（CTP）和 MELD[92] 评分系统都不能直接评估心肺损害和脑水肿。理解这个缺陷很重要，因为在没有心肺功能障碍或脑水肿的情况下，不会发生几小时或几天内的死亡。将炎症和心肺器官功能障碍考虑进去的 ACLF 评分系统在这一人群中可能有更好的预测价值。EASL-CLIF 联合提出了一个改进的连续器官衰竭评估（SOFA）评分，包括了与慢性肝病相关的因素，称为 CLIF-SOFA 评分[11]。

CLIF-SOFA 量表评估六个器官系统（肝、肾、脑、凝血、循环和肺）的功能。每个器官系统从零（正常）到 4（最严重异常）来评分。因此，总分可以在 0 ～ 24 之间。CLIF-SOFA 评分的目的是将血清胆红素大于 12.0mg/dl 定义为肝衰竭；将血清肌酐大于 2.0mg/dl 或需要肾脏替代治疗定义为肾衰竭。尽管血清肌酐升高的程度代表了明显的肾功能不全，但它在死亡率预测中具有高度特异性。采用 AKIN 定义 AKI 可能会导致灵敏度增加，但会降低特异性。West-Haven 分类中的 Ⅲ 级或 Ⅳ 级肝性脑病定义了脑衰竭。凝血功能衰竭的定义是 INR 大于 2.5 和（或）血小板计数为 20×10^9/L 或更少。循环衰竭的定义是需要使用血管升压剂治疗的小于 90mmHg 的动脉收缩血压。呼吸衰竭定义是 PaO_2/FiO_2 小于 200mmHg 或脉搏血氧饱和度 /FiO_2 比值小于 200。这些呼吸参数代表 ARDS。最近的一项包括 971 名肝硬化患者的回顾性研究表明，SOFA 和 CLIF-SOFA 在预测患者生存率方面具有相似的能力，其受试者操作曲线（AUROC）下面积大于 MELD 和急性生理学和慢性健康评估（APACHE）Ⅱ 评分[93]。

对 CLIF-SOFA 评分的修改提出了两个新的临界点（CLIF-COFs），以区分与 28 天死亡率相关的三个严重程度类别。在预测 28 天死亡率方面，CLIF-C 的表现与最初的 CLIF-SOFA 评分相似。在预测独立 ACLF 队列中的死亡率方面，包括年龄、白细胞计数的 CLIF-C 的数学模型被证明优于 MELD 和 MELD-Na[94]。最后，最近对临床过程中 ACLF 的严重程度进行了动态评估。与初始 / 入院评估相比，第 3 天至第 7 天的 ACLF 评分更能预测严重程度。早期病情严重（基于 ACLF 分级）的患者死亡率较高（42 ～ 92%）[95]。

与这些复杂的模型形成对比的是，Bajaj 等使用来自 NACSELD 小组的数据表明，仅仅器官衰竭数量的增加就能准确预测感染相关 ACLF 患者的短期死亡率。因此，这些评分的首要主题是，不管潜在肝病的严重程度如何，多器官衰竭的存在决定了结果。目前还不清楚器官衰竭评分是真正的预后指标（即允许早期识别并能改善结果）还是仅仅是反映预后（即它们描述了死亡过程）。

八、潜在的预后生物标志物

目前，只有少数研究探讨了诊断 ACLF 的潜在生物标志物。最近的一项研究评估了因 ACLF 住院的酒精性肝硬化患者的代谢概况。与代偿性或失代偿肝硬化相比，ACLF 的信号（包括乳酸、丙酮酸、酮体、谷氨酰胺、苯丙氨酸、酪氨酸和肌酐）增多[96]。在乙型肝炎病毒相关的 ACLF 患者中进行分析，鉴定了 38 种特征性血清代谢物，其中 17 种具有预后价值[97]。与慢性肝炎和正常对照相比，乙肝病毒相关 ACLF 中 TNF-α 和干扰素 -γ 表达上调[98]。这并不奇怪，因为 SIRS 在 ACLF 的病理生理学中扮演着重要的角色。鉴于细菌易位在 ACLF 发病中的重要性，最近的一项研究评估了肠道菌群失调情况，证明相对大量的巴氏杆菌可作为死亡的独立预测因子[99]。

九、ACLF 的管理

（一）一般措施

ACLF 的管理首先要处理导致肝衰竭的病

因，其次，还要限制全身损伤、减轻炎症反应并为随后的器官衰竭提供支持性治疗（表 21-1）。对患有 ACLF 的受试者进行适当的重症监护管理是治疗的关键[2]。不幸的是，没有可以早期识别 ACLF 的工具。白蛋白和静脉注射抗生素可能能够降低 ACLF 患者肾功能不全风险，但仍需要进一步证明。显然，在感染情况下低血压后 1 小时内适当使用抗生素是至关重要的，因为延迟使用抗生素 6h 会使死亡率增加 8 倍[100]。

ACLF 的管理可能首先需要处理病情加重的诱因。在急性酒精性肝炎的情况下，尽管使用泼尼松龙至关重要，但在最近的研究中，其益处受到了严重质疑[101]。ACLF 患者的高感染率和泼尼松龙的使用之间的相互作用尚不清楚。此外，类固醇疗法即使被证实可以降低死亡率，也仅在 28 天时才明显可见，死亡率的长期降低与戒酒有关[101]。胃肠道出血患者预防性使用抗生素的可以降低感染风险。与乙型肝炎再激活相关的 ACLF 患者抗病毒治疗可提高生存率[102]。在印度的一项单中心研究中，患有慢性乙型肝炎自发再激活但无法肝移植的 ACLF 受试者被随机分配至接受替诺福韦或安慰剂治疗组，接受替诺福韦治疗的患者三个月生存率

高于安慰剂组（57% vs. 15%）。Meta 分析还表明，与未接受核苷（酸）类似物治疗的受试者相比，接受核苷（酸）类似物治疗的 HBV 相关 ACLF 的受试者 3 个月死亡率明显降低（45% vs. 73%，$P < 0.01$），再激活发生率也显著降低（1.8% vs. 18%，$P < 0.01$）[103]。

（二）肝脏支持设备

肝辅助装置的作用尚不清楚[104]。一个非生物分子吸附再循环系统（MARS）被用于治疗 ACLF。在包括 180 名 ACLF 患者的 RELIEF 多中心研究中[77]。患者被随机分为接受 MARS 治疗和标准药物治疗，或者只接受标准药物治疗。治疗耐受性良好，但在治疗 28 天后未观察到存活益处（接受联合 MARS 治疗及单纯标准药物治疗的受试者 28 天死亡率为 41% vs. 40%）[77]。在另一个非生物装置 Promethus 的研究中，使用部分血浆分离吸收和透析，ACLF 患者未观察到存活益处（接受该装置治疗及标准治疗的受试者死亡率为 34% vs. 37%）。只有 I 型肝肾综合征患者和 MELD 评分大于 30 的患者才有生存益处。生物人工体外肝辅助装置 ELAD 目前正在 ACLF 患者中进行测试（http://clinicaltrials.gov/show/NCT01471028）。

表 21-1 ACLF 的评估和治疗

	评 估		干 预
倾向	严重性、病因	MELD 分数、CTP 分数	
损伤	诱发事件	病毒性肝炎 酒精 药品 感染	乙型肝炎的早期抗病毒药物 泼尼松？ 早期抗生素 包括医源性感染
应答	炎症 免疫衰竭		粒细胞集落刺激因子 白蛋白的作用
器官衰竭	衰竭的器官数目 心肺的 预后评分	肾衰竭 重症监护 连续器官衰竭评估、急性生理学和慢性健康评估、慢性肝衰竭	早期肾替代疗法 目标导向疗法 选定患者的人工肝治疗 肝移植

ACLF. 慢加急性肝衰竭；MELD. 末期肝病模型；CTP. Child-Turcotte-Pugh 分数

（三）潜在的肝再生疗法

在 ACLF 的所有治疗方式中，G-CSF 和促红细胞生成素的联合使用与失代偿性肝硬化患者生存率的显著改善有关，这些患者中大多数满足 ACLF 的定义标准。在一小组 ACLF 患者和随后的一较大组失代偿性肝硬化患者中，G-CSF 能够发挥肝再生启动子的作用[39,105]。在后面的单中心安慰剂对照随机试验中，G-CSF 和促红细胞生成素 - 达贝泊 α 联合使用改善了患者一年存活率（68.6% vs. 26.9%；$P < 0.01$），降低了随访中的感染性休克率（6.9%vs.38.5%，$P < 0.01$）。

（四）肝移植

鉴于肝功能急性恶化，在排除感染后，早期识别出 ACLF 并对其进行肝移植紧急评估很重要。目前，没有为患有 ACLF 的人分配紧急状态，也不清楚 ALF 标准是否应该适用于 ACLF 患者。目前还不清楚用于 ALF 的国王大学医院标准是否也适用于 ACLF。最近一项基于美国的研究表明，基于 MELD 的分配系统适用于 ACLF 患者的器官分配[106]。由于多器官衰竭的存在，ACLF 患者通常具有较高的 MELD 分数。MELD 评分高（> 35）的患者具有更高的死亡率[107]。然而，ACLF 患者可能存在脑水肿、颅内出血、活动性感染和血流动力学不稳定，这些是肝移植的相对禁忌证[12]。

最近的数据显示，高度选择的酒精性肝炎患者在肝移植后可能会有不错的转归[108]，在包括急性酒精性肝炎 ACLF 在内的单中心欧洲队列中，（平均 MELD 评分为 28，144 名受试者），超过 50% 的患者观察到感染[109]，这部分患者的总死亡率为 54%；在 1.5 年的中位随访中，没有做肝移植的只有 10 人存活。在选定的用于评估肝移植的患者中（94/144），列出了 71 人，33 人接受了肝移植。在这 33 名接受 LT 的患者中，1 年和 5 年生存率分别为 87% 和 82%，与非 ACLF 患者的生存率相当。与脓毒症或需要机械通气的受试者相比，肾功能更好、CRP 更低的受试者更

容易获得肝移植。bahirwani 等在 2002—2006 年间，在美国一家大型移植中心调查了患有 ACLF 的受试者（50% 的丙型肝炎）。ACLF 被定义为在肝移植前 4 周内 MELD 评分上升 5 分[106]。与其他人群相比，ACLF 患者肝移植后死亡或肾衰竭没有显著差异。ACLF 不是肝移植后死亡的预测因子，但是当同时进行肝肾移植（SLKT）时，它是一个重要的预测因子。在中国最近的另一项单中心研究中（100 名患者，2004—2012 年，平均 MELD32），移植后 1 年和 5 年生存率分别为 76.8% 和 74.1%[110]。目前尚没有研究对 ACLF 患者和通过 MELD 评分匹配的疾病严重程度相符的慢性失代偿期患者进行比较。

活体供体肝移植的作用也已经被评估用于治疗因乙型肝炎病毒感染重新激活而导致 ACLF 的患者[111-113]。一项单中心研究比较了患有 ALF、肝硬化、乙型肝炎重新激活导致的 ACLF 和其他原因导致的 ACLF 的受试者的转归，146 名 ACLF 患者中的大多数接受了活体肝移植，但 46 名患者接受了死亡供体肝移植。乙型肝炎复发导致的 ACLF 患者的 5 年生存率为 93%，其他原因导致 ACLF 患者的 5 年生存率为 90%，其他原因导致的肝硬化患者的 5 年生存率为 79%，ALF 患者为 91%。总体来说，乙型肝炎在所有病因中所占比例过高，感染的存在并不是肝移植的禁忌证[111]。

中国的一项死亡供体移植研究评估了肝肾联合移植在 ACLF 合并肾功能不全患者中的作用（133 例患者，2001—2009）[114]。没有肾功能不全患者的 5 年存活率为 72%，而接受肝肾联合移植患者为 82%。但是，患有肝肾综合征并接受肝移植的乙型肝炎 ACLF 患者的 5 年存活率仅为 56%。

◆ 结论

ACLF 是一个越来越被认可与高死亡率相关的疾病。炎症和器官衰竭的发病机制以及最佳管理是跨地区深入研究的主题。在精准定义和治疗 ACLF 之前，需要更多的数据。

总 结

最新进展

- ACLF 是一种以慢性肝病患者肝衰竭（凝血障碍和黄疸）合并一个或多个肝外器官衰竭为特征的综合征。

- ACLF 在住院肝硬化患者中的患病率为 12% ～ 40%。

- 使用 PIRO 系统可以描述 ACLF 的病理生理学，即易感性（肝病基础）、损伤（诱发因素）、对损伤（炎症）的反应和器官衰竭。

- ACLF 的常见诱发因素包括慢性肝病患者乙肝再活动或重叠感染急性病毒性肝炎如戊型肝炎，酒精性肝炎，药物性肝炎，细菌感染，大手术或消化道出血。

- 多系统器官衰竭的存在将 ACLF 与肝硬化失代偿期区分开来。衰竭器官的数量具有重要的预后意义。

- ACLF 的管理包括处理诱发因素和对随后器官衰竭的支持性治疗。生物人工肝支持系统和研究性肝再生疗法可能有一定的作用。

- ACLF 患者受益于 LT，不会增加移植后并发症的风险。MELD 评分可能是确定该组 LT 器官分配优先级的合适系统。

关键知识缺口

- 不同定义的协调

- ACLF 区域和全球的经济成本和负担

- 预测模型是预测性的，而不是反映 ACLF

- 早期干预与无效治疗的风险分层

- 无创标记在识别高危患者中的作用

- 前瞻性收集样本以建立生物库

- 发展 ACLF 的动物模型

- 进一步研究炎症和 ACLF 的发展

- 重症监护治疗的标准化方案

- 针对肝再生的 ACLF 辅助治疗：例如 G-CSF 的作用

- 药物开发

- 明确肝支持装置和肝移植的作用

第四部分

特定肝脏疾病 (Specific Diseases)

第 22 章　酒精性肝病的流行病学和发病机制
Epidemiology and Pathogenesis of Alcoholic Liver Disease

Bin Gao，Samir Zakhri　著

陈伟　译，黄悦、李晶　校

● 缩略语　ABBREVIATIONS

2-AG	2-arachidonoylglycerol	2- 花生四烯酰甘油
ACC	acetyl-CoA carboxylase	乙酰辅酶 A 羧化酶
ADH	alcohol dehydrogenase	乙醇脱氢酶
AH	alcoholic hepatitis	酒精性肝炎
ALD	alcoholic liver disease	酒精性肝病
ALDH	aldehyde dehydrogenase	乙醛脱氢酶
ALT	alanine aminotransferase	丙氨酸氨基转移酶
AMPK	AMP-activated protein kinase	AMP 活化蛋白激酶
AP-1	activator protein-1 transcription factor	激活蛋白 -1
ASH	alcoholic steatohepatitis	酒精性脂肪性肝炎
AST	aspartate aminotransferase	天门冬氨酸氨基转移酶
BAC	blood alcohol concentration	血液酒精浓度
C1qa	subcomponent of complement C1	补体 C1 亚基
C3	complement component 3	补体 3
CCL	chemokine (C-C motif) ligand	趋化因子 (C-C 基序) 配体
CPT1	carnitine palmitoyltransferase I	肉毒碱棕榈酰转移酶 1
CYP2E1	cytochrome P_{450} 2E1	细胞色素 P_{450} 同工酶 2E1
CXCL	C-X-C motif chemokine	C-X-C 模式趋化因子
DC	dendritic cells	树突状细胞
EGR1	early growth response 1	早期生长反应因子 1
ER	endoplasmic reticulum	内质网
FFA	free fatty acids	游离脂肪酸
GGT	γ-glutamyi transferase	γ- 谷氨酰基转移酶
GRO-α	growth-regulated alpha protein	生长调节蛋白 α
HCC	hepatocellular carcinoma	肝细胞癌
HCV	hepatitis C virus	丙型肝炎
HFD	high-fat diet	高脂饮食
HIF-3	hypoxia inducible factor-3	低氧诱导因子 3
HSC	hepatic stellate cell	肝星状细胞
IL	interleukin	白介素
IM	infiltrating macrophage	浸润的巨噬细胞
iNOS	inducible nitric oxide synthase	诱导型一氧化氮合酶
IRF3	interferon regulatory factor 3	干扰素调节因子 3
JNK	c-Jun N-terminal kinases	C-Jun 氨基末端激酶
LPS	lipopolysaccharide	脂多糖
MAA	malondialdehyde-acetaldehyde adduct	丙二醛 - 乙醛加合物

NAD^+	oxidized nicotinamide adenine dinucleotide	氧化型烟酰胺腺嘌呤二核苷酸
NADH	reduced nicotinamide adenine dinucleotide	还原型烟酰胺腺嘌呤二核苷酸
$NADP^+$	oxidized nicotinamide adenine dinucleotide phosphate	氧化型烟酰胺腺嘌呤二核苷酸磷酸
NADPH	reduced nicotinamide adenine dinucleotide phosphate	还原型烟酰胺腺嘌呤二核苷酸磷酸
NASH	nonalcoholic steatohepatitis	非酒精性脂肪性肝炎
NF-κB	nuclear factor kappa B	核因子 κB
NK	natural killer	自然杀伤细胞
NKT	natural killer T	自然杀伤 T 细胞
PDGF	platelet-derived growth factor	血小板源生长因子
PKCε	protein kinase C-epsilon	蛋白激酶 C-ε
PMM	polymorphonuclear monocyte	多形核单核细胞
PNPLA3	patatin-like phospholipase domain–containing protein 3	patatin 样磷脂酶域包含蛋白 3
PPAR	peroxisome proliferator–activated receptor	过氧化物酶体增殖物激活受体
ROS	reactive oxygen species	活性氧簇
SIRT-1	sirtuin 1 (mammalian ortholog of silent information regulator Sir2)	去乙酰化酶 1（哺乳动物源沉默信息调节因子 Sir2）
SREBP	sterol regulatory element–binding protein	固醇调节元件结合蛋白
STAT3	signal transducer and activator of transcription	信号传导和转录激活因子 3
TGF	transforming growth factor	转化生长因子
TLR4	toll-like receptor 4	toll 样受体 4
TNF	tumor necrosis factor	肿瘤坏死因子
TRAIL	TNF-related apoptosis-inducing ligand	TNF 相关凋亡诱导配体
TRIF	TIR-domain-containing adapter-inducing interferon-β	β- 干扰素 TIR 结构域衔接蛋白

自古以来酒精饮品在许多民族的文化中被广泛使用。有些饮酒行为涉及象征文化和宗教的特定场合，这也有效地限制了其潜在的有害后果，但个人饮酒行为的多样，往往决定了健康或疾病状态。大多数成年人把在社交场合饮酒，摄入适量的酒精作为健康生活方式的一部分，这不会对饮酒者或社会造成伤害。在美国的饮食指南中，适量饮酒的定义是女性每天最多喝 1 杯，男性每天最多喝 2 杯，其通常不会造成肝脏损害 [1]（译者注：一杯约相当于摄入酒精 12g）。相比之下，过量无节制的饮酒会造成个人健康问题，对社会造成危害。在肝脏方面，长期大量饮酒往往会导致持续的酒精性肝病（ALD），其特征是一系列组织学病变，从大多数过度饮酒者均会出现的脂肪肝（脂肪变性）到发生率大约 35% 的脂肪性肝炎和纤维化，以及大约 10% 最终进展为肝硬化 [2]。在肝硬化患者中，1% ～ 2% 的人发展为肝细胞癌（HCC）[3]。酒精性肝病的进展和自然病程取决于饮酒的方式 [4]，以及遗传和环境等多方面的因素，还有是否存在其他合并情况，如病毒感染、肥胖和遗传代谢性疾病，饮食和药物治疗也很重要 [2,5]。此外，酒精性肝炎（一种严重的酒精性肝病）可发生在既往有慢性酒精性肝病且近期有过量饮酒史的患者中，该病死亡率较高 [6-10]。在 40% 的存活病例中，与酒精性肝炎相关的坏死炎症过程快速进展为纤维化和肝硬化 [6]。本章讨论了酒精性肝病的流行病学，同时重点讨论酒精性肝病的发病机制。

一、酒精性肝病的流行病学

几个世纪以来，饮酒与肝脏损伤之间的关系一直广为人知，30% ～ 40% 的酗酒者会出现严重的肝脏损伤 [11]。肝硬化和肝癌被认为是终末期肝病（ESLD），死亡率很高。肝硬化的发病率和患病率在不同地区差异很大，很大程度上取决于病因。例如，在发达国家，酒精滥用、非酒精性脂肪性肝炎和丙肝病毒（HCV）感染是肝硬化的主要病因[1]。不同的是，在中国和亚洲乙肝病毒被认为是主要病因[12]。在 2001 年，肝硬化分别是发达国家和发展中国家成年人第 6 和第 9 个最常见的死亡原因，在发展中国家约有 32 万人死于肝硬化。根据世界卫生组织的数据，每年约有 60 万人死于在亚洲流行的乙肝病毒的急性或慢性感染[13]。在全球范围内，HBV 或 HCV 引起的肝硬化分别占 30% 和 27%；同样，HBV 或 HCV 引起的 HCC 分别占 53% 和 25%[13]。仅在欧盟，每年因肝硬化和 HCC 死亡的人数分别约为 170 000 和 47 000 人[14]。2002 年美国约有 46 700 人死于肝硬化和肝癌[13]，而中国每年约有 38.3 万人死于肝癌[12]。

流行病学研究表明，酒精摄入量与肝硬化风险之间存在剂量 - 反应关系。据估计在法国，饮酒量少于 80g（5.7 杯酒）/d 和超过 160g（11.4 杯酒）/d 的人肝硬化死亡率（1925—1964 年间）分别为 0.014% 和 0.357%[15]。最近，Dionysos 研究评估酒精性肝硬化在意大利北部一般人群中的患病率，研究显示那些摄入酒精量大于或等于 30g/d 的个体肝硬化的发病率（2.2%）高于禁酒者（0.08%）[16]，而那些摄入酒精量超过 120g/d（＞ 8.5 杯酒 /d）的个体肝硬化发病率为 13.5%。1998 年发表的一项 Meta 分析显示，每天摄入超过 25 克会增加肝硬化的相对风险[17]。据估计，2010 年全球有 1.4 万名女性和 6.6 万名男性死于饮酒导致的 HCC[18]。近年来，世界上大多数国家肝硬化死亡率下降，其原因是酒精摄入量和乙型、丙型肝炎病毒感染在减少[19]。在丹麦，2006—2011 年期间，由于人均酒精摄入量的下降，总体酒精性肝病的发病率从每百万人口每年 343 例下降到每百万人口每年 311 例[20]。与此相反，在匈牙利和其他东欧国家以及爱尔兰和苏格兰，人均酒精摄入量高的同时，肝硬化死亡率显著增加，其中苏格兰男性和女性的肝硬化死亡率分别达到 42.2 /（10 万人•年）和 20 /（10 万人•

年）[21]。在中国，在过去的 20 年里，ALD 患者的数量以惊人的速度增长，并且已经成为慢性肝病的主要病因[12]。

二、乙醇代谢

摄入的乙醇（酒精）主要在胃肠道被吸收，吸收的速度受摄入酒精的量、摄入酒精的速度和饮食状态的影响。与食物一起摄入的酒精吸收速度通常比空腹摄入酒精时慢，导致血液酒精浓度（BAC）上升较慢。BAC 还受到体重、性别和与酒精代谢有关的非性别遗传因素的影响，以及该个体是否为习惯性饮酒者。只有 2% ～ 10% 的酒精通过肺部、汗水和肾脏被排出体外；剩下的 90% 主要通过肝脏内的氧化途径进行代谢，极少部分在肝脏外组织（如胰腺）中通过非氧化途径进行代谢[22-24]。酒精代谢产生 7.1kcal/g，是人体首选的能量来源。

肝脏的氧化代谢主要通过胞质乙醇脱氢酶（ADH，存在多种同工酶）产生乙醛，乙醛是一种高度活性的分子，可导致肝脏损伤（图 22-1）。这种氧化伴随着 NAD（烟酰胺腺嘌呤二核苷酸）减少转化为 NADH，从而在肝细胞中产生高度还原性的胞质环境。细胞色素 P_{450} 同工酶 CYP2E1 主要存在于内质网中，它也参与肝脏中的乙醇氧化为乙醛的过程，特别是在慢性乙醇摄入中。CYP2E1 被慢性乙醇摄入所诱导，血酒精浓度升高时，在酒精代谢成乙醛过程中起着重要作用。此外，在 ADH 活性低的其他组织中也可能发生 CYP2E1 依赖性乙醇氧化反应。CYP2E1 氧化酒精也会产生高活性氧（ROS），包括羟乙基、超氧阴离子和羟自由基。低氧和从肠道漏出的脂多糖会加剧活性氧的生成，从而激活库普弗细胞。另一种酶过氧化氢酶位于过氧化物酶体中，它能在过氧化氢（H_2O_2）生成系统中氧化乙醇（图 22-1）。过氧化氢酶氧化酒精是酒精氧化的一个次要途径[23,24]。

氧化途径产生乙醛主要通过线粒体乙醛脱氢酶（ALDH2）快速代谢、形成乙酸和 NADH（图 22-1）。乙酸进入循环，最终为大脑、心脏和

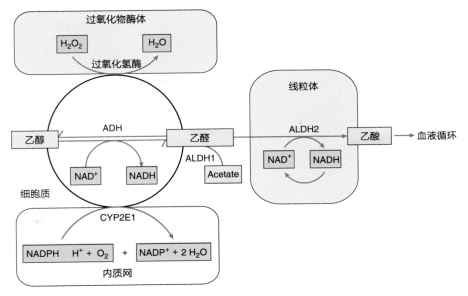

▲ 图 22-1　乙醇代谢

酒精主要在肝脏（肝细胞）中进行氧化代谢。胞质 ADH 是将乙醇转化为乙醛的主要酶；而线粒体 ALDH2 是将乙醛转化为乙酸的主要酶。ADH. 乙醇脱氢酶；ALDH2. 乙醛脱氢酶 2；CYP2E1. 细胞色素 P₄₅₀ 同工酶 2E1；NAD^+. 氧化型烟酰胺腺嘌呤二核苷酸；NADH. 还原型烟酰胺腺嘌呤二核苷酸；$NADP^+$. 氧化型烟酰胺腺嘌呤二核苷酸磷酸；NADPH. 还原型烟酰胺腺嘌呤二核苷酸磷酸

骨骼肌的能量来源。线粒体 NADH 被电子传递链氧化，从而进一步增加了 ROS 的生成。此外，长期饮酒会消耗谷胱甘肽，失去了谷胱甘肽保护机体抵抗 ROS 的作用，从而使肝细胞对氧化应激更敏感[23-25]。

　　ADH 参与的乙醇代谢过程引起的胞质中 NADH 的增加，导致肝脏正常代谢底物的广泛易位，脂肪和蛋白质的氧化减少，糖类的代谢几乎完全停止，最终导致低血糖[23,24]。该过程也会导致酮症酸中毒，与酗酒者慢性营养不良导致酮体（主要为 β- 羟基丁酸）的产生相关。大量饮酒会增加三酰甘油的合成，从而导致脂肪肝和高三酰甘油血症，并可能加剧糖尿病性高三酰甘油血症。$NADH / NAD^+$ 比率的增加导致 α- 甘油磷酸增加，利于肝脏三酰甘油积累和抑制线粒体脂肪酸的 β- 氧化[26]。此外，NADH 的增加会增加 17-β- 羟基 / 17- 酮类固醇的比率，从而影响可能在乙醇介导的肝损伤中发挥作用的基因的表达[23,24]。此外，酒精代谢会减少维 A 酸的形成和影响上皮细胞的分化，增加 5- 羟色胺醇的含量。

　　与酒精代谢酶有关的基因表现出功能多态性和种族差异，从而改变了乙醇代谢的速度，并与成瘾、器官损伤和癌症的易感性有关[27,28]。乙醇代谢相关基因多态性最显著的是 ALDH2*2 等位基因，其活性远低于野生型 ALDH2*1[29]。ALDH2 是一种四聚体，能将乙醛代谢成乙酸，而一个有缺陷的亚基足以使整个酶失去活性。拥有无活性的 ALDH2*1/2*2 杂合子和无活性的 ALDH2*2/2*2 纯合子的个体其 ALDH2 的活性分别降低了 90% 和 99%[29]。30% ～ 40% 的东亚人群携带 ALDH2*2 等位基因，这些人在饮酒后表现出高水平乙醛血症，以及乙醛介导的"脸红综合征"，包括面部潮红、心悸、嗜睡和其他不愉快的症状[30,31]。然而，许多携带无活性的 ALDH2*1/2*2 杂合子的个体仍然大量饮酒并表现出高水平的乙醛血症，但即使只摄入适量酒精亦如此。例如，一项研究报告称，那些携带无活性的 ALDH2*1/2*2 杂合子的个体，即使只摄入少量的乙醇（0.1 g/kg），他们的血乙醛峰值水平也会高于那些携带有活性的 ALDH2*1/2*1 纯合子、并且摄入适量的乙醇（0.8 g/kg）的个体[31]。虽然在体外乙醛已被证明对肝细胞有毒性[32]，但在 ALD 中无活性 ALDH2 相关乙醛积累的在体内的确切作用尚不清楚。最近的一项研究表明，

在使用乙醇或四氯化碳后，ALDH2 缺陷的小鼠肝脏脂肪变性程度较低，血清 ALT 水平较低，但肝脏炎症和纤维化程度更高[33]。从机制上看，乙醇喂养的 ALDH2 缺陷小鼠表现出乙醛和丙二醛 - 乙醛加合物（MAA）积累，炎症相关的肝脏白细胞介素 6（IL-6）增加，其下游信号传导和转录激活因子 3（STAT3）激活。活化的 STAT3 随后促进酒精性肝脏炎症和纤维化。IL-6/STAT3 的活化也在改善肝脏脂肪变性和肝细胞损伤中起到代偿作用，使乙醇喂养后 ALDH2 缺陷小鼠血清 ALT 水平降低。因此，ALDH2 缺陷的个体在中度或重度饮酒后可能没有明显的脂肪肝或血 ALT 水平升高，但他们可能有肝脏炎症和纤维化，应该密切监测。

三、酒精性脂肪肝

酒精性脂肪肝（脂肪变性）是酗酒的最早表现，在约 90% 的研究对象中出现；然而，大约 35% 的脂肪变性患者进展为脂肪性肝炎（以炎症和多形核细胞浸润、肝细胞损伤和形成 Mallory-Denk 体为特征），大约 10% 的患者发展为肝硬化[34]。脂肪变性无症状，且在停止饮酒后通常是可逆的，但肝硬化有很高的并发症风险，包括腹水、肝性脑病、静脉曲张性出血、细菌感染和肾衰竭。据报道，脂肪变性患者的长期生存率低于对照组[35]。

虽然肝脂肪变性被认为是酗酒的一种相对无害的并发情况，但这种临床症状也会发生在明显代谢缺陷的情况下，如肥胖、代谢综合征和 2 型糖尿病。因此，脂肪变性本身代表了代谢压力，这可能是发展为更严重的肝脏疾病的危险因素。肝内和肝外因素都与酒精诱导的脂肪变性有关[36,37]。

肝脏是乙醇代谢的主要部位，过度饮酒可通过代谢压力和 NADH 增加导致脂肪变性[36,37]。此外，以下肝内酒精作用会导致脂肪变性（图 22-2）：①抑制线粒体脂肪酸 β- 氧化；②促进肝脏从循环中摄取游离脂肪酸；③增加自身脂肪酸和三酰甘油的合成；④异常脂蛋白的合成

和分泌[36,37]。乙醇介导的脂肪变性因蛋氨酸循环缺陷而进一步恶化，导致谷胱甘肽合成减少，而谷胱甘肽是对抗氧化应激的主要防线。此外，慢性乙醇摄入会导致调节肝脏脂质稳态的转录因子的显著变化（图 22-2）[36,37]，包括：①过氧化物酶体增殖物激活受体（PPAR）-α 的活性的降低、抑制包括脂质分解代谢、过氧化物酶体的和线粒体的脂肪酸氧化；②固醇调节元件结合蛋白（SREBP）-1c 和 SREBP-2 活性增加，从而增强脂质合成途径；③去乙酰化酶 sirtuin（SIRT）-1 的抑制，这是由于在乙醇氧化过程中肝脏 NAD 氧化还原状态的变化；④ AMP 活化蛋白激酶（AMPK）的抑制，导致脂质合成增加、脂肪酸 β-氧化减少。

许多肝外因素会影响肝脏脂质代谢过程，包括循环激素、细胞因子、营养等，而这些因素的合成和分泌受到慢性大量酒精摄入的影响（图 22-2）[36,37]。虽然库普弗细胞、内皮细胞或星状细胞释放的细胞因子是肝内因子，但其他因子如胰岛素、脂联素和瘦素（从脂肪组织分泌）以及通过下丘脑或其他大脑结构发挥作用的应激激素和饱足因子则由远处组织释放[36-38]。

四、酒精性脂肪性肝炎

20%～40% 患有脂肪肝的酗酒者会出现肝脏炎症，即酒精性脂肪性肝炎（ASH）。包括中性粒细胞、活化的库普弗细胞、浸润的巨噬细胞（IMs）、T 细胞和自然杀伤 T（NKT）细胞等，多种炎症细胞参与此过程，并在 ALD 的发病机制中起着复杂的作用（图 22-3）。

（一）中性粒细胞的浸润

100 多年前就有报道称酗酒的患者其硬化的肝脏中存在多形核细胞浸润[39]，1961 年首次提出酒精性肝炎（肝炎指肝脏炎症）一词[40]。中性粒细胞的浸润是酒精性脂肪性肝炎的一个标志，并被认为通过释放活性氧簇和蛋白酶来诱导肝细胞损伤[41]。然而，中性粒细胞通过清除坏死的细胞碎片和分泌生长因子在促进肝脏修复中也发

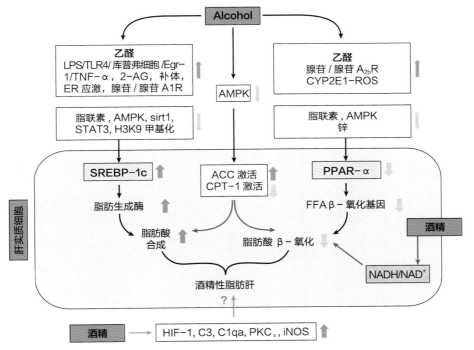

▲ 图 22-2　酒精性脂肪肝的形成机制

酒精的摄入通过激活多种因素上调了 SREBP-1c 的表达、下调了 PPAR-α 的表达，从而分别导致脂肪酸合成增加、肝脏脂肪 β- 氧化受到抑制，最终导致肝脏脂肪变性。酒精的暴露也会造成 AMPK 活性降低继而影响 ACC 的活性，但会增强 CPT-1 的活性，从而导致脂肪酸合成增加，脂肪酸 β- 氧化减少。酒精的摄入还会增加 NADH/NAD$^+$ 的比例，从而抑制线粒体 β- 氧化。最后，酒精的摄入也会影响很多因子（如 HIF-1、C3、C1qa、PKC$_ε$ 和 iNOS）继而促进脂肪变性的发展，但其背后的机制仍不十分清楚。2-AG. 2- 花生四烯酰甘油；ACC. 乙酰辅酶 A 羧化酶；AMPK. AMP 活化蛋白激酶；CPT-1. 肉毒碱棕榈酰转移酶Ⅰ；CYP2E1. 细胞色素 P$_{450}$ 同工酶 2E1；Egr-1. 早期生长反应因子 1；ER. 内质网；FFA. 游离脂肪酸；LPS. 脂多糖；NAD$^+$. 氧化型烟酰胺腺嘌呤二核苷酸；NADH. 还原型烟酰胺腺嘌呤二核苷酸；PPAR. 过氧化物酶体增殖物激活受体；ROS. 活性氧簇；SREBP. 固醇调节元件结合蛋白；TLR4. toll 样受体 4；TNF-α. 肿瘤坏死因子 α

挥着重要作用[41,42]。最近的一项研究表明，多形核细胞浸润与酒精性肝炎患者预后有较好的相关性[43]。多形核细胞的这种有益作用是通过促进肝脏再生和抑制细菌感染产生。在过去的 20 年里，在 ALD 中发现了多种关于肝脏中性粒细胞浸润的机制。第一，过量饮酒会诱导肠道细菌过度生长和菌群失调，提高肠道通透性，从而使得肝脏中细菌产物增加[44]。此外，大量饮酒会导致肝细胞受损，释放出细胞碎片和核酸。这些细菌来源和受损的肝细胞来源炎症介质可以诱导中性粒细胞的激活。第二，大量趋化因子、趋化因子受体和黏附分子显著增加，可能导致酒精性肝炎患者中性粒细胞的肝脏浸润[45]。第三，在动物模型中，慢性乙醇喂养诱导低水平的肝中性粒细胞浸润；而慢性乙醇喂养同时增加急性乙醇灌胃会导致明显的中性粒细胞浸润，从而导致肝损伤[46-48]。这些发现表明慢性乙醇喂养的小鼠急性强喂大量

酒精后可引起肝脏中性粒细胞浸润和肝损伤。利用这种慢性乙醇喂养加急性酒精灌胃的模型，研究人员已经确定了几种导致肝中性粒细胞浸润的因素。这些因素包括肝脏 E- 选择素[46] 的升高和 NKT 细胞的激活[49-51]。

（二）库普弗细胞激活和巨噬细胞浸润

肝脏含有大量的固有巨噬细胞（即库普弗细胞）。许多来自 ALD 动物模型的早期研究表明，肠道来源的内毒素可以激活库普弗细胞，后者产生 ROS 和促炎症介质诱导肝损伤[52,53]。最近的一项研究表明，慢性乙醇喂养可以激活库普弗细胞，继而招募了浸润巨噬细胞（IMs）[54]。这些 IMs 有两个亚群：Ly6C^{high} IMs 显示促炎和组织损伤表型；而 Ly6C^{low} IMs 表现出抗炎和组织保护表型[54]。凋亡肝细胞被吞噬后，促炎症的 Ly6C^{high} IMs 转变为抗炎和组织保护的 Ly6C^{low} IMs。急性

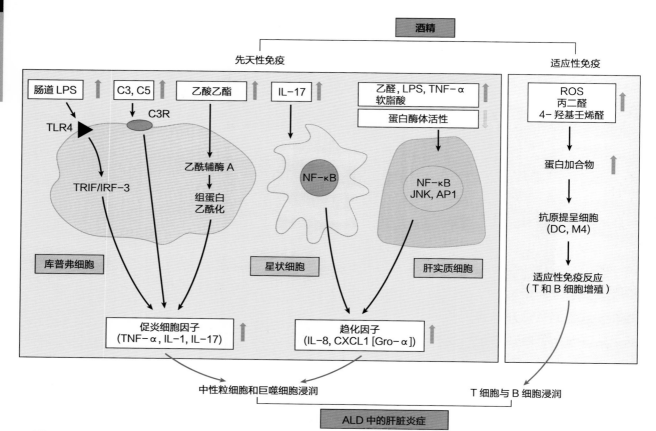

▲ 图 22-3　ALD 中的炎症机制

过量饮酒通过激活先天性免疫和适应性免疫诱导肝脏炎症。对于先天性免疫的激活，饮酒可以上调多种因子诱导库普弗细胞、肝脏星状细胞和肝细胞的激活，产生细胞因子和趋化因子，诱导中性粒细胞和巨噬细胞的实质浸润，这是 ALD 的一个显著特征。酒精暴露也会降低蛋白酶体活性，继而引起肝细胞 IL-8 表达升高。对于激活适应性免疫，饮酒会诱导活性氧簇和生成许多蛋白加合物，这些蛋白加合物可能作为抗原激活适应性免疫应答，导致肝内 T 细胞和 B 细胞的积累。ALD. 酒精性肝病；AP-1. 激活蛋白 -1；CXCL. CXC 模式趋化因子；Gro-α. 生长调节蛋白 α；IL. 白介素；JNK. C-Jun 氨基末端激酶；LPS. 脂多糖；NF-κB. 核因子 -κB；TLR4. toll 样受体 4；TNF-α. 肿瘤坏死因子 α；TRIF/IRF-3. β- 干扰素 TIR 结构域衔接蛋白 / 白介素调节因子 -3

乙醇灌胃或脂多糖（LPS）注射后慢性乙醇喂养小鼠的 Ly6C^high 和 Ly6C^low 的比例升高，这与持续的肝脏炎症和肝损伤有关 [54]。因此，IMs 不仅能促进肝损伤，也可以促进肝修复，在 ALD 的发病机制中起着复杂的作用。

（三）自然杀伤 T 细胞的激活

NKT 细胞是一组表达 NK 细胞和 T 细胞受体（TCR）标志物的淋巴细胞，能够识别由非经典的主要组织相容性复合体 I 类样分子 CD1d 递呈的糖脂质抗原。NKT 细胞作为先天性免疫和适应性免疫之间的桥梁，在宿主防御病原体感染和肿瘤转化中发挥重要作用 [55]。在肝脏中，NKT 细胞丰富，它们与肝脏损伤、炎症和纤维化的发病机制有关 [56,57]。一些近期的研究显示在慢性乙

醇喂养加急性酒精灌胃模型酒精暴露后 NKT 细胞被激活，并在急慢性肝损伤的情况下导致肝损伤和炎症 [49-51]。激活的 NKT 细胞不仅直接杀伤肝细胞，而且通过产生各种炎症介质促进肝中性粒细胞浸润，导致酒精性肝损伤 [49-51]。

（四）适应性免疫激活

抗脂质过氧化加合物的循环抗体，以及酒精性肝炎患者肝脏中 T 细胞数量增加，均提示在 ALD 中适应性免疫被激活 [58-60]。过量饮酒会引起氧化应激，继而产生丙二醛、4- 羟基壬烯醛等脂质过氧化产物。这些产物形成的蛋白质加合物可以作为抗原诱导活化适应性免疫 [58-60]。然而，适应性免疫是如何作用于 ALD 发病机制的，目前还不清楚。

（五）炎症介质（细胞因子和趋化因子）

大量的炎症介质，在酒精性脂肪性肝炎（ASH）明显升高[45]，其可能通过叠加或协同作用，通过作用于各种类型的肝脏炎症细胞、非实质细胞和实质细胞，在 ASH 患者中诱导肝脏炎症反应[61]。早期的研究表明，动物模型中肿瘤坏死因子（TNF）-α 在诱导酒精性肝损伤中扮演重要的角色，其激活 LPS- 库普弗细胞 -TNF-α 轴是酒精性肝脏疾病（ALD）发病的最具特征性的机制[52]。然而，抗 TNF-α 治疗酒精性肝炎（AH）患者没有任何获益，这表明 TNF-α 并不是促进 AH 发展的唯一要素[62]。在过去的 20 年里，动物模型证实许多其他的炎症介质也在诱导酒精性肝损伤和炎症方面起着重要作用。这些介质包括补体、LPS、IL-1、IL-8、IL-17、骨桥蛋白、游离脂肪酸、趋化因子（C-C 基序）配体（CCL）2、C-X-C 基序趋化因子（CXCL）1 等[61,63]。其中一些因子（如 IL-1）有可能作为治疗 AH 的临床试验的治疗靶点，相关研究尚在进行中[7]。

五、酒精性肝炎

酒精性脂肪性肝炎（ASH）是一种基于肝脏组织学的病理诊断，其特征是脂肪变性、中性粒细胞浸润、肝细胞气球样变、Mallory-Denk 透明包涵体、小叶周围纤维化（译者注：原文指"铁丝六角型网"状纤维化）；酒精性肝炎（AH）是一种基于临床症状的诊断，包括急性起病的黄疸、肝大、发热、中性粒细胞增多和 AST/ALT 比值大于 2[6]。AH 是慢加急性肝脏损伤，常发生在慢性酒精性肝脏疾病的饮酒患者中[64]。AH 可以发生在处于 ALD 任何阶段的患者中，而肝硬化的患者短期死亡率很高。

AH 患者在肝脏组织学上很可能出现 ASH，但引起 AH 突然发生的因素在很大程度上仍不清楚。因为大多数 AH 患者都有在长期饮酒史基础上再加近期过量饮酒，急性过量饮酒很可能是触发 AH 一个重要因素。最近动物模型的研究进一步证实了这一观点，该研究表明，急性灌服乙醇会显著增加慢性乙醇喂养小鼠的肝脏炎症和损害[46,48,65]。

六、酒精性肝纤维化和肝硬化

过量饮酒会导致慢性肝损伤，继而进展为肝纤维化和肝硬化，这在美国约占肝硬化病例的 48%[66]。酒精摄入也是加重病毒性肝炎和非酒精性脂肪肝患者肝纤维化和肝硬化的主要协同因素。

肝纤维化的特征是胶原蛋白和其他细胞外基质蛋白的过度积累，是对几乎任何类型的慢性肝损伤（包括 ALD）都有损伤 - 愈合反应[67,68]。虽然已经证明有几种细胞类型可以产生细胞外基质蛋白，但活化的肝星状细胞（HSCs）被认为是产生这些蛋白的主要细胞类型[69]。在过去的 30 年里，肝纤维化领域的研究人员在理解肝星状细胞活化方面取得了重大进展，已经发现了多种促进肝星状细胞激活和增殖的因素[70]。在这些因素中，转化生长因子（TGF）-β 可能是最有效的刺激肝星状细胞活化的因素；而血小板源生长因子（PDGF）-β 是促进肝星状细胞增殖的最有力的因素[70]。许多其他生长因子（如 EGF、HGF、CTGF），细胞因子（如 IL- 6、TNF-α），趋化因子（如 CXCL1、MCP-1）和脂肪因子（如瘦素）被证明可以诱导肝星状细胞的激活和增殖，从而促进肝纤维化发生[67]。这些因素极有可能共同促进由各种病因引起的肝脏纤维化的发生和发展（图 22-4）[71]，包括 ALD、病毒性肝炎和 NASH。此外，酒精代谢产物乙醛及其副产物（如丙二醛、4- 羟基壬烯醛、丙二醛 - 乙醛等加合物）也可直接诱导肝星状细胞活化，促进肝纤维化[32,33,72]。此外，长期饮酒会导致肠道细菌过度生长和菌群失调，进而导致肝脏内毒素和其他细菌源性产物水平升高。这些产物可以激活肝星状细胞，加速肝脏纤维化[73,74]。最后，过量饮酒会阻断多种抗纤维化途径，从而加剧肝纤维化。具有抗纤维化作用的一个重要的细胞类型是自然杀伤（NK）细胞，其在抑制肝脏纤维化的发生过程中扮演重要的角色，它能杀伤激活的肝星状细胞或者产生 IFN-γ 导致肝星状细胞死亡和细胞周期停滞[75,76]。过度的酒精摄入会显著损害 NK 细胞的抗纤维化功能，进而加剧肝纤维化的发生[77]。

七、酒精性肝癌

与任何其他病因引起的肝硬化相似，酒精性肝硬化也是肝细胞癌（HCC）的主要危险因素。已经发现了多种促进肝硬化，包括酒精性肝硬化进展为 HCC 的机制。这些机制包括端粒缩短（导致染色体不稳定）、肿瘤抑制基因缺失、致癌通路激活、肝细胞增殖障碍、肝星状细胞激活和炎症[78]。此外，乙醇代谢物乙醛是一种具有致突变特性的致癌物质，可直接促进 HCC 的发生发展。酒精摄入能诱导肝脏表达 CYP2E1，CYP2E1 可将食品和饮料中的多种原癌化合物转化为致癌物质，从而诱发肝癌。最后，过量饮酒与免疫抑制

有关，可以消除对 HCC 形成的免疫监视作用。尽管在 ALD 中存在这些 HCC 发生的独特的机制，但是酒精性肝硬化的肝癌发病率低于病毒相关肝硬化[79]，与病毒性肝炎的炎症水平更高，一些病毒蛋白（如 HBX、HCV 核心蛋白）具有致癌特性有关。

八、酒精性肝脏疾病的危险因素

虽然超过 90% 的酗酒者会出现脂肪肝，但只有 20% ～ 40% 的人会进展成更严重的疾病，如 ASH，只有 10% 的人会发展成肝硬化，这表明其他因素会影响 ALD 的发生和发展。到目前为止，女性、肥胖、酗酒和吸烟已被确定为导致 ALD 发生的危险因素。女性更易患 ALD 的原因与体脂率更高及雌激素有关。肥胖和过量饮酒在患者和动物模型中已被证明通过诱导内质网对细胞应激的反应、巨噬细胞激活、脂联素抵抗和

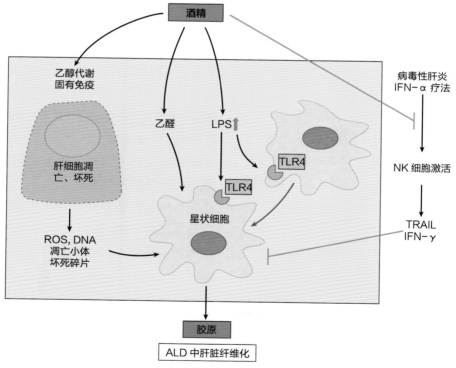

▲ 图 22-4　ALD 中肝脏纤维化的机制

酒精摄入会导致肝细胞损伤，进而释放出多种介质，进而诱发肝星状细胞活化。乙醛可直接作用于肝星状细胞，上调这些细胞胶原蛋白表达。此外，酒精摄入能导致肝脏 LPS 水平升高。LPS 可以直接通过上调 TGF-β 信号来促进肝星状细胞激活，或间接通过库普弗细胞来促进肝星状细胞的活化。最后，NK 细胞可以在病毒性肝炎或 IFN-α 疗法中激活。激活的 NK 细胞在抑制肝脏纤维化过程中扮演重要角色，它能通过释放 TRAIL 杀伤肝星状细胞或者释放 IFN-γ 抑制 SC 的增殖和活化。酒精摄入能够抑制 NK 细胞和 IFN-γ 的抗纤维化作用，因而促进纤维化的发生。ALD. 酒精性肝脏疾病；IFN. 干扰素；LPS. 脂多糖；NK. 自然杀伤细胞；ROS. 活性氧簇；TGF. 转化生长因子；TLR4. toll 样受体 4；TRAIL. TNF 相关凋亡诱导配体

CXCL1 升高加速肝损伤[80,81]。近期的一项研究报告称，在短期或长期喂食高脂饮食（HFD）的情况下，单次经口大量摄入酒精就可能引发急性脂肪性肝炎，提示肥胖 / 超重患者偶尔酗酒与脂肪性肝炎相关[81]。严重的 AH 经常发生在既往存在慢性 ALD、近期暴饮的患者中，这表明暴饮或不规律的饮酒方式是发生 AH 的危险因素[64]。遗传因素可以影响对于 ALD 发生的易感性，且许多基因多态性参与了 ALD 的发生。这些多态性包括 TNF-α、IL-1β、IL-1R 拮抗剂、IL-2、IL-6、IL-10、toll 样受体 4（TLR4）、IRAK-M、超氧化物歧化酶、谷胱甘肽 S 转移酶融合蛋白（两个强有力的抗氧化酶）和 patatin 样磷脂酶域包含蛋白 3（PNPLA3）[82-89]。其中，PNPLA3 148M 变异可能是唯一经过验证和可复制的 ALD 遗传风险因子[87-89]；而其他的基因变异并没有被最终证明对 ALD 的发病机制有影响。PNPLA3（又称 Adiponutrin）对三酰基甘油、二酰基甘油和单酰基甘油这三种主要的酰基甘油水解活性最大。最近的研究表明，PNPLA3 148M 变异催化活性降低，但可能具有促进肝细胞脂滴形成和三酰甘油积累的功能[90]。目前，PNPLA3 148M 诱导脂肪变性的机制尚不清楚。

此外，由于只有大约 10% 的重度酗酒者出现肝硬化，很明显，这种疾病的表型是由遗传缺陷和影响这些基因转录能力的修饰作用决定的（表观遗传学）。表观遗传变化（如 DNA 甲基化或组蛋白修饰）改变了转录因子的可及性。转录谱的成功建立和维持在很大程度上取决于表观遗传修饰、相互作用蛋白、非编码 RNA、染色体间和染色体内的相互作用。酒精对任何一种调节成分的干扰都可能对肝脏产生深远的影响。长期饮酒会影响基因表达的表观遗传调控，从而调控许多基因的表达，并参与 ALD 的发病机制[91]。

九、酒精性肝病的动物模型

在过去的 40 年中，许多实验模型被用于理解 ALD 发病机制，并取得了一定的研究结果[92-96]。虽然目前还没有实验模型可以概括 ALD 所有的疾病谱，但这些动物模型让我们更好地了解酒精诱导肝损伤的细胞和分子机制，并识别了许多治疗 ALD 的潜在靶点（表 22-1）。

（一）慢性乙醇喂养

在过去的 30 年里，啮齿类动物中最广泛使用的酒精性肝损伤模型是 4 ～ 6 周的含有乙醇的 Lieber-DeCarli 液体饮食诱导[97]。但由于动物天生厌恶酒精，该模型不能达到较高的血液酒精浓度，只会导致轻度肝损伤、脂肪变性、低度肝炎症而无肝纤维化[98-100]。最近，研究人员开发了一种管饲喂养模型，它不仅能产生高水平的血液酒精含量，还能控制每只啮齿动物相同的热量摄入[93,101]。胃内灌注模型可引起明显的脂肪变性、局灶性坏死、炎性病灶、血清 ALT 升高和轻度纤维化[53,93,101,102]。虽然胃内灌注模型已被用于更严重酒精性肝损伤的研究，但由于其技术难度大、护理要求高、设备昂贵等原因，并没有得到广泛的应用[93]。

（二）二次打击模型

流行病学和临床研究的数据表明，许多辅助因素促进严重的酒精性肝病的发生[103]。目前认为酒精摄入可以导致脂肪肝，而需要其他辅助因素才能进展成为脂肪性肝炎和纤维化[103]。为了模拟这些情况，研究人员开发了"二次打击"的酒精喂养模型以诱导更严重的肝损伤[103]。各种二次打击方式被用于联合酒精喂养，其包括营养调控（如高脂饮食、高胆固醇饮食）、药物（如伴刀豆球蛋白 A 或四氯化碳）、激素、细胞色素 P_{450} 诱导剂、toll 样受体配体、基因操作（转基因超表达或基因敲除）及病毒感染（见综述[103]及相关引用）。二次打击模型已经被用于研究酒精性肝纤维化和炎症，然而，在解释二次打击模型获取的数据时应保持谨慎，因为可能很难区分是乙醇的作用还是二次打击所介导的作用。

（三）慢性加急性乙醇喂养

酒精性肝炎（AH）患者通常有慢性饮酒史以

表 22-1 酒精性肝病常用的动物模型

模　型	特　征	机　制	参考文献
急性乙醇摄入模型	• 血清 ALT、AST 轻度升高 • 肝脏低水平炎症，肝巨噬细胞减少 • 操作简单	• 肝脏细胞线粒体损伤，导致氧化应激和内质网应激反应	[128]
慢性乙醇喂养	• 血清 ALT、AST 轻度升高 • 肝脏低水平炎症，肝巨噬细胞增加 • 操作简单	• 肠道通透性增加，通过 LPS-TLR4 的活化来激活库普弗细胞 • 肝脏细胞线粒体功能受损，诱导氧化应激	[97]
慢性乙醇灌胃	• 血清 ALT、AST 中度升高 • 肝脏低水平炎症，肝巨噬细胞增加 • 操作困难	• 与慢性乙醇喂养机制相似	[93]
"二次打击"或者"多次打击"模型	• 血清 ALT、AST 中重度升高，肝脏炎症取决于二次打击 • 操作简单	• 慢性乙醇喂养可以增加肝脏对于二次或者多次打击所致损伤和炎症的易感性	[103]
慢性加急性乙醇喂养模型	• 血清 ALT、AST 中重度升高 • 中重度肝脏炎症，中性粒细胞显著增加 • 操作简单	• 损伤肝细胞的线粒体功能，诱导氧化应激 • 增加肝脏中性粒细胞浸润，继而诱导肝脏损伤	[46，48，94]
高胆固醇和高脂饮食、慢性加急性乙醇喂养的混合模型	• 血清 ALT、AST 显著升高 • 肝脏重度炎症，中性粒细胞升高 • 轻度肝脏纤维化 • 操作困难	• 损伤肝细胞的线粒体功能，诱导氧化应激 • 增加肝脏中性粒细胞和巨噬细胞浸润，继而诱导肝脏损伤	[47]
高脂饮食加急性乙醇摄入	• 血清 ALT、AST 显著升高 • 肝脏重度炎症，中性粒细胞升高 • 轻度肝脏纤维化 • 操作简单	• 损伤肝细胞的线粒体功能 • 促进肝脏中性粒细胞浸润，诱导急性脂肪性肝炎	[81]

ALT. 丙氨酸氨基转移酶；AST. 天门冬氨酸氨基转移酶；LPS. 脂多糖；TLR4.toll 样受体 4
改编自 Mathews S, et al. Animals models of gastrointestinal and liver diseases. Animal models of alcohol-induced liver disease: pathophysiology，translational relevance，and challenges. *Am J Physiol Gastrointest Liver Physiol* 2014；306:G819-G823

及近期的过量饮酒史。为了模拟 AH 患者的饮酒模式，研究人员最近开发了一种慢性加急性乙醇喂养模型，相比于随意慢性乙醇喂养，该模型可以诱导更高水平的脂肪变性、血清 ALT 和肝脏炎症[48,94,104]。肝脏中性粒细胞浸润是 AH 的一个标志，在慢性加急性乙醇喂养后明显升高，并促进肝损伤[48,104]。由于其易于使用，且可以诱导严重的肝损伤，慢性加急性乙醇喂养现已广泛应用于 ALD 的研究。近期，一种慢性加急性乙醇喂养的混合模型被开发，该模型在对小鼠慢性喂养高脂、高胆固醇和乙醇饮食的同时予酒精灌胃[47]。该模型可诱导更严重的脂肪变性、肝损伤、炎症和轻度

纤维化，模拟了重度 AH 的一些特征。同样，该模型受限于其技术复杂性[47]。自由饮食诱导的慢性加急性乙醇喂养模型和混合模型也许代表了疾病的不同阶段，可被用于 ASH 不同阶段的研究。

（四）高脂饮食（HFD）和乙醇喂养

肥胖可能是最常见的伴随因素之一，与饮酒一起导致酒精性肝损伤[38]。部分动物研究探讨了 HFD 喂养和酒精摄入在肝损伤中的相互作用。Xu 等开发一种胃内同时过量喂食 HFD 和酒精的模型，结果导致血清 ALT 显著升高，严重脂肪性肝炎伴细胞周围纤维化。使用这个模型，作者

确定了几种酒精和 HFD 饮食导致脂肪性肝炎的发病机制。这些机制包括诱导内质网对细胞应激反应、激活巨噬细胞和脂联素抵抗。该模型对于研究肥胖和过量饮酒对脂肪性肝炎和纤维化的协同作用非常有效。这种模式的缺点是动物照护要求高和设备昂贵。

近期一项研究报道了一种 HFD 喂养联合单次急性乙醇摄入的简单模型，该模型也能诱导血清 ALT 显著升高以及严重的脂肪性肝炎 [81]。虽然该模型不能代表慢性 ASH，但是在研究肥胖个体急性摄入大量酒精所致的急性 ASH 非常有效。通过这个模型，研究者们发现急性酒精摄入会导致肝脏或者血清游离脂肪酸升高，继而上调肝脏 CXCL1 表达，促进肝脏中性粒细胞进入以及脂肪性肝炎。

十、共病情况

ALD 的结局不仅取决于饮酒的程度和持续时间，还会受到 HBV、HCV 或 HIV 感染、肥胖或血色素沉着病等共患病的影响，以及受其他危险因素可能的相互作用影响。病毒感染、肥胖和大量饮酒有一些共同特征或机制，当它们共存时，会加剧酒精对肝脏的损害 [38]。这些相互作用的分子基础主要为氧化应激、CYP2E1 诱导、脂肪合成和动员增加、肠道细菌过度生长、游离脂肪酸、ER 应激以及先天性免疫和适应性免疫的激活等方面 [38,105]。慢性重度酗酒者与高剂量的对乙酰氨基酚联合使用也会对肝脏造成严重损害。肝毒性主要由其代谢产物 N- 乙酰对苯醌亚胺（NAPQI）引起。NAPQI 可以耗尽肝脏的抗氧化剂谷胱甘肽，直接损害肝细胞，导致肝衰竭。

十一、治疗靶点

大多数酒精性脂肪肝和酒精性脂肪性肝炎早期患者在戒酒后可以恢复。终末期酒精性肝硬化和终末期肝细胞癌的管理和治疗与其他病因类似。由于严重的 AH 短期死亡率很高，且目前的治疗效果不佳，迫切需要寻找新的治疗靶点来治疗这种灾难性的疾病。

炎症一直被认为是 AH 的主要特征之一，与预后不良有关。因而，炎症已经作为严重 AH 的治疗靶点进行了探索 [6,61]。糖皮质激素如泼尼松龙具有广泛的抗炎作用，在过去的 40 年中被用于治疗 AH；然而，疗效一直存在争议 [6,106-109]。泼尼松龙可以降低严重 AH 患者的短期死亡率，但是不能改善其长期生存率 [6,106-109]。泼尼松龙也会增加细菌性感染的风险 [6,106-109]。尽管研究结果存在争议，由于缺乏有效的药物，美国肝病研究协会（AASLD）和欧洲肝病研究协会（EASL）针对 ALD 的指南仍然推荐使用类固醇激素治疗严重的 AH。

在过去的 20 年里，通过对动物模型和人类 AH 患者活检标本的研究已经发现了许多导致 ALD 发病的炎症介质 [61]。在这些介质中，肠道菌群 -LPS-TNF-α 通路已经作为严重 AH 的治疗靶点进行了广泛的探索 [61]。调节肠道菌群的益生菌和 TNF-α 拮抗剂已经在 AH 患者中试用，富含抗 LPS 抗体的超免疫牛初乳目前已经被用于严重 AH 患者的临床试验 [7]。几个开放的探索性研究报道，益生菌治疗可以改善轻症 AH 患者的血清 ALT、AST、γ- 谷酰基转移酶（GGT）、乳酸脱氢酶、和总胆红素水平 [110]，但对于重症患者生存率的影响尚未明确 [62]。最近几项研究对 AH 患者活检样本进行芯片分析，发现一组趋化因子、趋化因子受体和黏附分子在 AH 患者的肝脏中明显上调 [45,111]。其中的一些（如趋化因子的 CXC 家族，包括 IL-8 和 Gro-α）被认为与 AH 患者的生存时间、中性粒细胞浸润和疾病严重程度相关 [45,111]。抑制这些炎症介质可以作为严重 AH 的一种治疗策略。此外，许多炎症介质已被证实在小鼠 ALD 发病机制中发挥作用 [61]，但它们在人类 ALD 中的作用仍需在今后的临床研究中得到证实。

到目前为止，各种各样的炎症介质已被证实在人类 AH 中明显升高，这些介质很可能以协同或叠加的方式促进肝脏炎症。因而，只靶向某一个炎症介质可能并不能有效地控制 AH 患者的炎症 [112]。因此，尽管其不良反应显著（如增加细菌感染风险），但全身免疫抑制药物泼尼松龙或其他类固醇激素可能将继续用于治疗抑制严重 AH 患者的全身和肝脏炎症。事实上，在 https://clinicaltrials.gov 网站注册的一些临床试验中，泼尼松龙目前被列为严重 AH 的标准治疗药物[113]。低剂量类固醇激素和特异性促炎介质抑制药的联合使用可以减少类固醇激素治疗的不良反应。

除了炎症，肝细胞损伤和受损肝细胞再生可能是 AH 预后不良的另一个主要原因[114-116]。在啮齿类动物中，已经证实过量饮酒对肝脏再生有抑制作用[117]。大量肝脏祖细胞增殖/胆管反应经常出现，并且与肝脏病变的严重程度和严重 AH 患者的短期死亡率呈正相关[114-116]。由于肝细胞增殖受阻时肝脏祖细胞会扩增，这一发现间接表明 AH 患者的肝脏再生能力受损，因此，预防肝细胞损伤和促进肝细胞再生的药物应该可以用于治疗严重 AH。IL-22 是最近发现的由免疫细胞产生的细胞因子，但免疫细胞不表达 IL-22 受体，因此免疫细胞对 IL-22 的刺激没有反应。相反，上皮细胞（如肝细胞和肝祖细胞）表达高水平的 IL-22 受体。IL-22 已被证明可以保护肝细胞免受损害，并促进肝细胞和肝祖细胞增殖[118,119]。此外，IL-22 还通过诱导肝星状细胞衰老抑制肝纤维化[120,121]。总之，与类固醇激素联合使用时，IL-22 是治疗严重 AH 的理想靶点。

迄今为止，已经确定了许多针对肝纤维化的治疗靶点，部分候选靶点已在临床试验中进行了测试，而其他靶点则在 https://clinicaltrials.gov 上进行了注册[71,122,123]。虽然大多数确定的抗纤维化治疗靶点也适用于 ALD 患者，但遗憾的是，由于这些患者常常还有酒精成瘾及其他并发症 ALD 患者很少被纳入这些试验中，[71]。更多肝纤维化的 ALD 患者应被纳入临床抗纤维化试验。

肝硬化和 AH 是肝脏移植的主要适应证。然而，这些病人常常受到慢性酒精滥用所致的多系统影响，如营养不良、维生素缺乏、周围和中枢神经系统异常、肾病、肌肉萎缩[124]，在评估前需要戒酒 6 个月以防止酗酒患者肝移植后复饮[125]。

◆ 结论

几千年来，酒精一直是人类生存的一部分。虽然大多数人饮酒是有节制的，对他们的自身健康或其他人没有危害，但有些人会在长期饮酒的基础上酗酒。尽管肝脏是一个具有再生能力较强的器官，大量饮酒会对肝脏造成损害，导致从脂肪变性到肝硬化甚至肝细胞癌等一系列广泛的肝脏损伤表现。在过去的几十年中，人们在理解涉及 ALD 的发生和发展相关的关键分子事件方面取得了重大进展。但目前还没有专门的治疗 ALD 的药物。治疗 ALD 的药物发展滞后的一个原因可能与酗酒患者在许多临床试验中被排除在外有关。目前随着病毒性肝炎治疗取得了巨大进展，由于肥胖会加剧 ALD，在肥胖流行的情况下，我们更应该努力寻找治疗 ALD 的方法。此外，由于严重的 AH 患者死亡率很高，应将努力集中在患者的短期预后和生物标志物识别上，以便根据疾病严重程度和对治疗的反应对患者进行分层管理[126]。使用抗炎药物、抗生素和益生菌以及 IL-22 等新方法治疗 ALD 的疗效是令人鼓舞的，且应该与酗酒的治疗齐头并进。此外，应根据 ALD 所涉及的已知的和新的分子靶点和通路来定制治疗药物，扩大个性化医疗时代可用药物的种类。此外，迫切需要 ALD 的动物模型来模拟患者发生的情况。

无论 ALD 的严重程度如何，患者必须戒酒以促进康复。由于 ALD 常在疾病晚期才被诊断出来，因此迫切需要使用瞬态弹性成像或生化标记物对酗酒者进行持续筛查，以发现早期的 ALD。

目前，肝移植仍然是肝硬化和 AH 患者的最佳选择；然而，一些复杂的因素如移植后饮酒复发必须加以解决。最近的研究表明，对患者的筛查可以发现最有可能饮酒复发的患者，且有针对性的干预可以防止他们复发[127]。

总 结

最新进展

- 发现了多种促进酒精性脂肪肝发生发展的肝内外因素。

- 已证实了多种炎症介质（趋化因子和细胞因子）和几种类型的炎症细胞（NKT细胞和浸润性巨噬细胞）在ALD可以促进肝脏炎症。

- 肠道细菌过度生长和菌群失调被认为是导致ALD发病的重要机制。

- PNPLA3 148M变异体已被证实是ALD的一个遗传风险因素。

- 已经开发了多种新的ALD模型，包括慢性加急性过量乙醇喂养、高脂肪加急性过量乙醇喂养、高脂肪高胆固醇和乙醇喂养混合。

- 已经确定了几个新的治疗靶点，其中一些靶点目前正在临床前和临床研究中。

关键知识缺口

- 为什么大约只有20%的酗酒患者出现肝硬化和肝细胞性肝癌的原因仍然未知。基因、表观遗传学和其他如饮食、吸烟等因素在ALD的发病中的作用需要进一步阐明。

- 许多遗传变异被认为与发生ALD的易感性有关，但除了PNPLA3突变外，很少有遗传变异被证实。

- 目前的试验模型无法复制ALD所有的疾病谱。

- 在ALD，特别是AH中，炎性细胞（如浸润巨噬细胞、中性粒细胞、NKT细胞）在调节肝损伤和修复中的作用尚不完全清楚。

- 饮酒导致肠道细菌过度生长和菌群失调的机制，以及这些肠道因素是如何导致ALD发病的仅部分了解。

- 适应性免疫在ALD发病机制中的作用尚不清楚。

- 在ALD中肝细胞再生能力受损，但其机制尚不完全清楚。

未来发展方向

- 开发更好的ALD模型能够复制所有的疾病谱。

- 探索ALD中肝脏炎症和肝细胞增生受损的机制。

- 开发针对各种类型的ALD的特定靶向药物。

第 23 章　酒精性肝脏疾病的自然史和辅助因素
Natural History and Cofactors of Alcoholic Liver Disease

Suthat Liangpunsakul, David W. Crabb　著

陈伟　译，黄悦、李晶　校

● 缩略语　ABBREVIATIONS

ADH	alcohol dehydrogenase	乙醇脱氢酶
AH	alcoholic hepatitis	酒精性肝炎
AHHS	Alcoholic Hepatitis Histologic Score	酒精性肝炎组织学评分
ALD	alcoholic liver disease	酒精性肝脏疾病
ALDH	aldehyde dehydrogenase	乙醛脱氢酶
ALT	alanine aminotransferase	丙氨酸氨基转移酶
AST	aspartate aminotransferase	天门冬氨酸氨基转移酶
ANI	alcoholic liver disease/nonalcoholic fatty liver disease index	酒精性肝病 / 非酒精性脂肪性肝病指数
CYP2E1	cytochrome P_{450} 2E1	细胞色素 P_{450} 2E1
IL-10	interleukin-10	白介素 -10
MELD	Model for End-Stage Liver Disease	终末期肝病模型
NAFLD	nonalcoholic fatty liver disease	非酒精性脂肪性肝病
OR	odds ratio	比值比
PNPLA3	patatin-like phospholipase domain–containing protein3	patatin 样磷脂酶域内含蛋白 3
ROS	reactive oxygen species	活性氧簇
TLR4	toll-like receptor 4	toll 样受体 4
TNF-α	tumor necrotic factor α	肿瘤坏死因子 α

酒精性肝病（ALD）代表了在长期过量饮酒个体中出现的一系列临床疾病和病理变化。患者可能因肝脏脂肪变性出现轻微的异常，或者在酒精性肝炎（AH）或者肝硬化患者中出现与炎症相关的更加严重的肝病症状和体征[1]。

尽管饮酒与肝病之间的关系已经明确，但严重的酒精相关疾病只在少数过度饮酒的人群中出现。个体间对酒精毒性反应敏感性差异的原因在其他章节进行了讨论（详见 Gao 和 Bataller 进行的综述[2]）。这些因素包括酒精摄入的方式、性别、环境因素（如饮食）和基因背景，接下来我们将会详细讨论。

一、酒精摄入的方式、剂量和类型以及酒精性肝病的风险

各国酒精性肝硬化死亡率与人均酒精消费量密切相关[3,4]。然而，由于数据收集总是涉及大量广泛的假设和粗略的估计，仔细研究 ALD 的发展 / 自然史与饮酒量之间的关系几乎是不可能的[5]。法国的早期研究表明，长期每天摄入 80g或更多与肝硬化风险增加有关，但随后对损害阈值的估计低于这一水平，尤其是对妇女而言[6,7]。一项著名的研究调查了意大利北部两个社区的全体居民的饮酒习惯和饮食习惯，很好地证明了剂量的影响[8]。该研究表明每天饮酒量与患肝病和肝硬化的风险呈线性相关。在丹麦一项以人口为基础的大型前瞻性研究中，6152 名有酗酒史的参与者（年龄 15—83 岁）接受了详细的调查，内容包括饮酒频率、饮酒方式、持续时间和饮酒类型。与普通人群相比，男性和女性的酒精性肝硬化死亡率分别提高了 27 倍和 35 倍[9]。然而该

研究发现每日饮酒量与酒精性肝硬化引起的死亡不存在显著相关，因为无论是男性还是女性，每日饮酒量超过 5 杯（＞ 60g 酒精 /d）并不增加酒精性肝硬化相关的死亡风险[9]。在另一项研究中，对 13285 名参与者进行了 12 年的跟踪调查，以确定自我报告的酒精摄入量与未来患肝病的风险之间的联系[10]。如果每周饮酒量在 1 到 6 杯之间，没有明显的肝损伤风险；然而，饮酒量超过这个水平（女性每周饮酒 7 ～ 13 杯，男性每周饮酒 14 ～ 27 杯）会导致 ALD 的相对风险显著增加[10]。在任何的酒精摄入量水平，与男性相比，女性患与酒精相关肝病的相对风险明显更高。然而，总体而言男性酒精性肝硬化的发生率（每年 0.2%）高于女性（每年 0.03%）[10]。除了饮酒量，研究还表明 ALD 的风险也可能单独取决于酒的类型和饮酒的方式。喝红葡萄酒的人比喝其他酒精饮料的人患 ALD 的风险更低[11]。然而，这究竟是由于红酒本身的影响，还是由于混淆了保护性生活方式的因素，目前还不得而知。与就餐时饮酒和周末饮酒相比，在非就餐时间饮酒和每天饮酒似乎会增加患病风险。事实上，狂饮（过量，太快）和长期过量饮酒（过量，经常）是 ALD 风险的重要决定因素[8,12]。虽然有报道称酒精摄入量与肝损伤程度之间存在剂量效应关系，但没有明确的酒精摄入量阈值可以预测 ALD，而且目前尚不清楚是否有明确的酒精摄入安全剂量[13]。

（一）性别

人们早就认识到妇女更容易受到酒精摄入的危害，且酒精摄入安全剂量更低[14]。传统的解释是因为她们体内酒精的分布容积低，从而女性每摄入单位酒精后血液中的酒精浓度更高[14]。然而，最近的证据表明，雌激素通过内毒素增加肠道通透性，并相应地上调库普弗细胞的内毒素受体，从而增加肿瘤坏死因子的产生，导致 ALD 的风险增加[15]。

（二）饮食因素和酒精性肝病的风险

饮食类型已被证明是 ALD 风险的潜在决定因素[16]。多不饱和脂肪和铁含量高、糖类含量低的饮食模式增加了 Tsukamoto-French 啮齿动物 ALD 模型的肝脏炎症程度[16]。在乙醇代谢过程中，游离铁有利于肝脏中活性氧（ROS）的生成，多不饱和脂肪含量高、糖类含量低的饮食会诱导细胞色素 P_{450} 2E1（CYP2E1），膜磷脂中的多不饱和脂肪是脂质过氧化的底物[16]。在人体中肝铁超载与大量饮酒有关，且可能导致肝损伤。饮酒的这种影响与血色素沉着症等位基因的存在无关[17]，被认为是由于氧化应激降低了铁调素信使 RNA 和蛋白质的表达[18]。这进而导致肠二价金属转运蛋白 1 和细胞铁输出蛋白铁运蛋白的表达增加[18]。与不喝酒的个体相比，大量饮酒的个体其铁蛋白和铁饱和度更高，而铁调素水平更低[19]。

两项研究表明在酗酒者中肥胖及其相关的 2 型糖尿病会增加所有阶段 ALD 的发生率[20, 21]。这些研究表明，与非酒精性脂肪性肝炎相关的因素也会增加 ALD 的风险（推测可能是通过脂肪变性和氧化应激的协同增加）。尽管运动已被证明可以减轻非酒精性脂肪肝（NAFLD）[22]，但关于运动对酒精性脂肪肝的影响，目前尚无发表的数据。

最后，最近的流行病学证据也表明，喝咖啡可能对 ALD 的发展具有保护作用[23]。

（三）酒精性肝病的遗传危险因素

很明显，性别和饮食可能会影响 ALD 的易感性，但这些因素不足以解释过度饮酒者肝损伤程度的显著差异性，这表明非性别相关的遗传因素对 ALD 易感性有显著影响。对双胞胎研究表明酒精相关肝损伤的易感性在很大程度上是由遗传决定的[24]。遗传易感性的证据来自一项退伍军人事务部关于双胞胎的研究，该研究表明酒精性肝硬化的共患率在同卵双胞胎中比在异卵双胞胎中高 3 倍[25]。这种酒精性肝硬化的共患率差异（同卵双胞胎 16.9，异卵双胞胎 5.3）并不能完全用酗酒的一致率差异来解释（同卵双胞胎 26.7，异卵双胞胎 12.2）[24]。研究表明酗酒和酒精性肝硬化的易感性基因独立影响了酒精性肝病的发生，并为酗酒所致器官特异性并发症的遗传易感性提供了证据。此外，研究还发现，酒精依赖的易感性基因会影响酒精性肝硬化的遗传风险，在酗酒者中大约 50% 的 ALD 表型变异由基因修饰引起[24]。最后，其他关于遗传因素对疾病风险的间接证据来自于 ALD 的死亡率具有广泛的种族差异，而这并不能完全用酒精滥用程度的差异来解释[26,27]。西班牙裔的 ALD 死亡风险似乎特别高[27]。迄今为止虽尚无关于 ALD 的种族相关研究发表，但有报道称部分候选基因中的等位基因变异与 ALD 风险的差异有关，下文将对此进行讨论。

1. 影响酒精代谢的基因

编码乙醇脱氢酶（ADH）和乙醛脱氢酶 2（ALDH2）的基因其等位基因变异体可分别产生乙醇代谢酶和乙醛代谢酶，其活性具有个体差异。遗传变异可以影响酒精依赖的流行程度，改变对肝脏损害的敏感性[12]。由于将乙醇代谢成乙醛的能力不同，活性较高的 ADH1B*2 和 ADH1C*1 等位基因的携带个体由于更高的乙醛暴露程度而更容易发生酒精性肝损伤[28]，但是部分研究结果并不支持上述结论，可能与被研究的人群存在种族差异有关，需要指出的是 ADH1B*2 在高加索人中罕见。一项针对 876 名高加索人的大型研究未能发现 ADH1C 变异体与酒精性肝硬化之间存在密切联系[29]。日本的一项队列研究表明，相比于 ADH1B*1 等位基因，在男性饮酒者中 ADH1B*2 等位基因的存在与更高的肝硬化患病风险相关（尽管 ADH1B*2 等位基因本身对酒精中毒具有保护作用）[30]。

关于 ADH1B*3 等位基因在酒精代谢中的作用知之甚少。该等位基因存在于非洲裔美国人、非洲裔特立尼达人[31] 和美国本土土著印第安人身中[32]。从这些相对小型的研究来看，具有这种等位基因的个体在一定程度上增加了酒精代谢率[33]，降低了酒精依赖或滥用的风险[31,32]，但其携带者大量饮酒，可能有更高的酒精性肝损伤风险[31]。ALDH2*2 变异是造成酶活性降低的主要类型，最终可引起饮酒后乙醛蓄积[34]。乙醛是一种与肝脏损伤有关的活性分子[35]，也是导致亚洲红脸反应的原因[34]。ALDH2*2 等位基因对酒精中毒[29] 和与酒精相关的器官疾病有很强的保护作用[34]。

在啮齿类动物中，ALDH2 缺乏的小鼠不易出现酒精诱导的脂肪变性但却容易发生炎症和纤维化，后者主要通过丙二醛 - 乙醛加合物介导的在库普弗细胞中 IL-6 的旁分泌激活[36]。ALDH2*2 相关的 ALD 易感性未在酗酒者中证实[30]。除了 ADH，酒精还可以被 CYP2E1 代谢。CYP2E1 是一种可诱导酶，持续酒精摄入后其活性可增加 20 倍[37]。在人类 CYP2E1 基因中有几个多态性位点[37]，在连锁不平衡中有两个突变，导致 c1 和 c2 等位基因升高。与 CYP2E1*5（c2）等位基因相关的信使 RNA、蛋白质和酶活性约为 c1 等位基因的 10 倍，从而可能导致肝脏暴露于更高程度的乙醛和 ROS[38]。一项研究发现，对于 c2 等位基因为杂合型的 ALD 患者，其一生累计酒精摄入量几乎是纯合野生型等位基因 ALD 患者的一半[39]，这表明 c2 等位基因会增加对酒精的敏感性。部分研究致力于寻找 CYP2E1 基因启动子区域多态性与 ALD 之间的联系，然而并没有在任何人群中获得一致的结果[40]。总之，已经有足够的证据表明酒精代谢酶基因的多态性与酒精中毒 / 酒精依赖风险有关；也有越来越多的证据表明，在饮酒过量的患者中，活性较高的 ADH1B 等位基因（*2 和 *3）与 ALD 风险增加有关。

2. 细胞因子相关基因及内毒素受体

目前已知细胞因子和内毒素参与了 ALD 的发病[1]，这些基因的变异可能解释了 ALD 的遗传易感性。CD14 与 toll 样受体 4（TLR4）共同监测门静脉血流中的细菌脂多糖[41,42]。一个 C/T 多态性存在于 CD14 启动子区域的 159 位点，而 TT 基因型与可溶性和膜 CD14 分子的水平升高相关[43]。一项针对 442 名可获得确切酒精摄入量的男性的研究发现，T 等位基因与进展期 ALD 有关：即与酒精性肝炎相关（OR 2.48；$P=0.018$），尤其与肝硬化相关（OR 3.45；$P=0.004$），但这种相关性不包括脂肪肝、门静脉周围纤维化或桥接纤维化[44]。CT 基因型携带者罹患肝硬化的总的年龄调整风险为 3.08（*P*= 0.01），而纯合子 TT 基因型携带者的这种风险为 4.17（*P*= 0.005）[44]。这些结果表明 T 等位基因会增加酒精性肝损害的风险。TT 纯合子具有进展为肝硬化的高风险[44]。然而，在另一项关于 CD14 共受体 TLR4 多态性的研究中，在 TLR4 基因中，ALD 与 Asp299Gly 多态性并没有关联[45]。

细胞因子的遗传变异与 ALD 之间最有说服力的联系是白细胞介素 -10（IL-10）的启动子区域多态性[46]。在 IL-10 启动子区域的 627 位点，变异体 C/A 多态性与 IL-10 分泌减少和报告基因转录有关[46]。在 287 位重度饮酒并且活检证实存在进展期 ALD 的患者、107 位重度饮酒但活检证实未存在肝病或脂肪变性的患者和 227 健康志愿者中检测 IL-10 启动子区域 627 位点替换的等位基因频率。在多态性位点，50% 的进展期 ALD 患者至少有一个 A 等位基因，而对照组的这一比例为 33%（*P* < 0.0001），没有或仅有轻度疾病的饮酒者这一比例为 34%（*P*=0.017）。这个研究显示 A 等位基因和 ALD 存在很强的相关性[46]。最后，有研究结果显示肿瘤坏死因子 α（TNF-α）启动子 238 位点的罕见的多态性可能与 ALD 存在联系，该研究在 150 位活检证实存在 ALD 的患者和 145 位健康志愿者中进行。与对照组相比，在 ALD 患者中该等位基因增多，其中酒精性肝硬化的 OR 值为 3.5，酒精性肝炎的 OR 值为 4[47]。

3.NPNLA3 和酒精性肝病

含有 patatin 样磷脂酶结构域的基因 3（PNPLA3）位于 22 号染色体的长臂上。其产物 PNPLA3，又称脂联素，是不依赖于钙的磷脂酶 A2 家族的一种由 481 个氨基酸组成的蛋白，主要在人肝脏中表达[48,49]。它具有三酰甘油脂肪酶活性和酰基甘油转乙酰酶活性，其表达对能量动员和脂滴蓄积过程高度敏感[50]。达拉斯心脏研究（Dallas Heart Study）对西班牙裔、非洲裔和欧洲裔美国人的非同义单核苷酸多态性的全基因

组筛选发现，PNPLA3（rs738409 [M148I]）中的一种变异体与肝脂肪含量（通过质子磁共振波谱测量）之间有很强的相关性[51]。然而，这种多态性对蛋白质功能的影响尚不清楚。Tian 等[52] 在有重度酗酒史的 Mestizo 人群（欧洲和印第安混血祖先）中使用 17 个 PNPLA3 变异体和 306 个祖先信息单核苷酸多态性套组研究其与临床诊断肝病的联系。研究发现 PNPLA3 rs738409 与酒精性肝硬化之间存在显著相关（未调整的 OR 2.25；*P*=1.7*10^-10）[52]，这一发现也被祖先调整分析所证实[52]。PNPLA3 在 ALD 发病机制中的作用也在一个德国的队列研究中得到证实[49]。在该研究中，PNPLA3 rs738409（G/G）携带者代表了一个遗传定义的高危患者亚群，这些患者易临床隐性进展为显性 ALD。总的来说，26.6% 的早期发展成进展期 ALD 的人群归因风险是由于存在这种风险等位基因[49]。最近一项 Meta 分析也显示 PNPLA3 的 rs738409 变异体与酒精性肝硬化明显相关[53]。

4. 氧化应激相关基因

超氧化物歧化酶 2 和谷胱甘肽 s- 转移酶是抗氧化应激蛋白，在 ALD 发病机制中可能具有保护作用[54,55]。这些基因的多态性与 ALD 风险之间的关系目前尚不确切，结论也互有矛盾[56-61]。

二、酒精性肝病的自然史

为了便于指导，将酒精性肝病（ALD）的自然史分为酒精性脂肪肝、酒精性肝炎（AH）和肝硬化三种主要类型，并讨论其各自临床、实验室检查和病理特征。在临床实践中，酒精性肝损伤的这些阶段的诊断和鉴别是困难的，因为这些阶段可能以任何组合形式共同出现在同一患者中。体格检查对诊断 ALD 的作用是有限的，其结果从正常到肝功能失代偿或肝硬化均可能出现。

（一）酒精性脂肪肝

酒精性脂肪肝（脂肪变性）在过度酒精摄入（2 ～ 3 周每日持续酒精摄入达 120g ～ 150g）的

个体中几乎普遍存在。在大多数情况下会出现大泡性脂肪变性，它最初位于 3 区，在严重的情况下位于整个肝脏[5]。这种情况是可逆的：戒酒 4 周即可以缓解[62]。临床上极少诊断为酒精性脂肪肝的原因在于，大部分患者没有症状而未就医。然而，对于肝酶升高的酗酒者，如果肝脏超声或者 CT 提示脂肪性改变，医生应怀疑其患有酒精性脂肪肝。实验室异常通常是轻度的，黄疸少见。血清天门冬氨酸氨基转移酶（AST）和丙氨酸氨基转移酶（ALT）水平可能升高，但通常低于 300U/L。

在过去肝脏活检仅提示脂肪变性的患者被认为预后良好。然而，这些患者中的一部分在 10 年内可以进展为纤维化或者肝硬化，特别是继续饮酒者[63]。脂肪变性的严重程度、女性及存在巨线粒体是疾病进展的独立预测因子[63]。酒精性脂肪变性可能并不像之前认为的那样预后良性。

（二）酒精性肝炎

酒精性肝炎（AH）是 ALD 最严重的表现形式，且具有更高的死亡率[64]。每年大约 10%～20% 的 AH 患者可能进展为肝硬化，而高达 70% 的 AH 患者最终进展为肝硬化[5]。戒酒对于恢复至关重要，10% 的 AH 患者肝损伤可以逆转[5]，而继续饮酒者常常进展为肝硬化。

目前尚无公认的 AH 诊断定义。通常情况下，病人会出现发热、黄疸和肝功能失代偿的症状，如腹水和肝性脑病[65]。体格检查常提示蛋白质热量营养不良的征象[66]。在所有患者中血清 AST 和 ALT 水平升高，AST/ALT 比值通常大于 2[65]。在 AH 中常见的组织学表现为气球样变性、灶性肝细胞坏死和中性粒细胞浸润[67]。对于诊断和评估 AH 的严重程度，肝脏活检的必要性尚有争议[68]。这些患者常常合并其他疾病，例如凝血功能异常或者腹水，因而存在经皮肝脏活检禁忌，需要经颈静脉途径获得活检标本[68]。在美国，此技术通常仅用于病因诊断不明确时，而不用于分期或评估疾病的严重程度[69]。在组织学上，目

前尚未有一个经过充分验证的组织学评分系统来预测 AH 患者的生存。然而，Altamirano 等[70] 最近使用半定量评分系统，酒精性肝炎组织学评分（AHHS）来预测患者短期 90d 的死亡率。这个评分系统也在另一组 205 名患者身上得到验证，这些患者来自美国和欧洲的 5 个学术中心。人们结合了 4 个组织学特征并予以加权最终形成该评分：纤维化（0～3 分），胆红素淤积（0～2 分），多形态核细胞浸润（0～2），巨线粒体（0～2），共 9 分。纤维化程度和胆红素淤积与更高的短期死亡率呈正相关。此外，轻度多形核细胞浸润和缺乏巨线粒体与这些患者预后较差有关。AHHS 评分低（0～3 分）、中（4～5 分）和高（6～9 分）的患者的短期死亡率分别为 3%、19% 和 51%[70]。AHHS 预测短期死亡率的能力不亚于经过充分验证的、无创的 AH 评分系统，如终末期肝病（MELD）评分模型。另外，活检和 AHHS 的优势在于它能够为 MELD 评分低的 AH 患者提供额外的预后信息。在该研究中，MELD 评分低于 21 的患者在 90d 内的总死亡率为 20.5%。以 5 分为截点，AHHS 可以分为两个亚组，其 90d 存活率不同（94%vs.72%）。这一观察结果很重要，提示 AHHS 能从开始时被认为死亡风险较低的患者分层、鉴别出死亡风险较高的患者[68]。这项研究首次使用组织学评分系统来预测 AH 患者的预后，而在其他研究者对这种方法进行评估之前，肝活检评估 AHHS 并不是一种标准方法[68]。然而，使用这种评分系统可能对 MELD 评分低于 21 的患者有用，这些患者以往被认为具有较低的死亡风险，因此不需要接受治疗[68]。

考虑到肝脏活检临床应用的局限性，有几个临床评分系统可以预测 AH 患者的死亡风险。Maddrey 判别函数（Maddrey discriminant function）作为一个临床参数被广泛用于预测 30d 死亡率，并鉴别可能从皮质醇治疗中获益的患者亚群[71]。MELD 使用血清肌酐水平、血清胆红素水平和国际标准化比值（用于凝血酶原时间），可以准确预测 AH 患者的 30d 和 90d 死亡率[72,73]。Lille 模型包括胆红素水平的变化以及其他三种基

线变量——肌酐水平、白蛋白水平和凝血酶原时间——来预测 AH 中患者的死亡率[74]。接受糖皮质激素治疗 1 周后 Lille 评分超过 0.45 的患者其 6 个月时死亡率为 75%[74]。

（三）酒精性肝硬化

15%～20% 过度酒精摄入的患者最终会进展为肝硬化[75]。值得注意的是出现临床肝功能失代偿的酒精性肝硬化患者实际上可能存在急性 AH。最近的一项研究表明，在 121 名临床诊断且活检证实为 AH 的患者中，有 99 人（82%）具有桥接纤维化／肝硬化的组织学特征[70]。酒精性肝硬化患者的临床表现与其他类型肝硬化患者相似[65]。病人在体检时可能有慢性肝病的特征。肝代偿能力良好的肝硬化患者肝功能可能正常，肝功能异常则反映失代偿患者的肝细胞损伤和生物合成功能障碍[65]。治疗中必须戒酒，因为它已经被证明可以阻止疾病的进展，并且对一些病人来说减小肝脏移植的需求[76]。

三、影响酒精性肝病自然史的重要因素

（一）丙型肝炎

丙型肝炎（HCV）抗体阳性率在无肝病的饮酒患者中为 0%～14%，在所有饮酒患者中为 11%～35%，在慢性肝病的饮酒患者中为 18%～51%[77]。合并丙肝病毒感染的酗酒患者会加速肝脏炎症进展为纤维化、肝硬化和肝细胞肝癌[78,79]。酒精滥用和丙型肝炎病毒共同导致的协同性肝损伤有多种机制。在大量饮酒摄入的情况下，HCV 感染的肝细胞凋亡增加[80]。由 HCV 感染或酒精滥用所致细胞死亡而引起的损伤相关分子模式会促进先天性免疫系统的激活，从而导致肝损伤[78,81]。此外，新发现的证据还表明酒精可以通过诱导 miR-122 调节 HCV 复制[78]。丙肝病毒和酒精在促进一些细胞因子的产生中也有协同效应，如 TGF-β 和 TNF-α，可加速纤维化过程从而导致肝硬化[82]。在临床实践中，应建议丙型肝炎患者避免饮酒。

（二）乙型肝炎

与丙型肝炎不同，乙型肝炎和酗酒之间的相互作用以及对肝病的发展的影响还没有得到很好的研究。少数研究表明乙肝病毒感染会损害 ALD 住院患者的生存，影响肝细胞癌的发生发展[83,84]；然而，另一项研究的结果则相反[85]。

（三）肥胖和非酒精性脂肪性肝病

不断上升的肥胖率导致非酒精性脂肪性肝病（NAFLD）发病率的增加[86]。当我们处理肥胖个体酒精摄入时需考虑两个重要的临床因素。首先，我们能否区分脂肪变性／脂肪性肝炎的病因——也就是说，它是继发于酒精摄入还是继发于潜在的 NAFLD？其次，对于 NAFLD 患者的饮酒建议是什么？在临床实践中，虽然有时很难确定脂肪变性／脂肪性肝炎是否与酒精摄入或 NAFLD 有关，但这很重要[87]。这种区别可能会影响患者的治疗和肝脏移植的候选资格[87]。如果患者有不可靠的饮酒史且没有得到家人的独立证实，情况会更糟[88]。为了解决这个问题，常规的血液测试可以帮助我们做出诊断。ALD/NAFLD 指数（ANI）是根据以下变量计算得出的：平均红细胞容积、AST/ALT 比值、BMI 和性别。在鉴别酒精性脂肪肝和非酒精性脂肪肝方面它是非常准确的[87]，当 ANI 值大于 0 时，更加倾向于诊断为酒精性脂肪肝，而 ANI 值小于 0 时，更加倾向于诊断为非酒精性脂肪肝[87]。

由于 NAFLD 患者常常合并了肥胖、2 型糖尿病、高血压和血脂异常等疾病[86]，因此这些患者比非 NAFLD 患者更容易发生动脉粥样硬化和心血管疾病风险增高也就不足为奇了[89]。事实上，心血管疾病是 NAFLD 患者最常见的死亡原因[89]。虽然过量饮酒对健康有很多不利影响[12]，但适量饮酒对心血管的好处是毋庸置疑的[90]。与不喝酒的人相比，每天饮用一杯酒精饮料的人全因死亡率降低了 20%，心血管疾病相关死亡率降低了 30%～40%[90]。来自欧洲的一项研究还显示，每

天饮用 3 ~ 5 杯的葡萄酒可以预防心血管和脑血管事件的发生[91]，这种获益并没有在啤酒或白酒中观察到，这表明在该研究中葡萄酒的非酒精成分起到这些保护作用[91]。这些数据提出了一个两难的问题：即心血管疾病风险升高的 NAFLD 患者是否应该饮酒[92]。在临床实践中，NAFLD 患者通常被建议完全避免饮酒，因为酒精可能加速潜在的疾病进程。虽然没有前瞻性数据支持这一担忧，但一些横向研究表明饮酒的肥胖个体其肝脏脂肪变性的患病率更高[92]。Dionysos 研究表明，过度饮酒的肥胖个体（一生中累积饮酒量超过 100kg 以及每天酒精摄入量超过 60g）明显更容易患肝脂肪变性[93]。一项大型的基于人群的流行病学研究表明，与不饮酒的超重和肥胖人群相比，饮酒的超重和肥胖人群 ALT 异常的发生率更高[94]。肥胖与酒精共同作用导致肝脏损伤的具体机制尚不清楚。由于这两种情况都可以单独诱导肝脏 CYP2E1，因此它们可能共同作用导致更大程度的 CYP2E1 诱导，从而导致 ROS 的形成增加[92,94]。肥胖和酒精都可能导致促炎细胞因子的产生，而后者可以通过引起肝细胞炎症反应和改变肝内脂质代谢而加重肝损伤[92,95]。最后，尚不清楚为什么一些肥胖的 NAFLD 患者仅有脂肪变性，而另一些患者则表现为脂肪性肝炎，而饮酒在这两种情况下可能有不同的影响。仍然有太多的问题没有得到解答，在有更多的研究出现之前，我们应该建议我们的 NAFLD 患者限制或避免饮酒[92]。

（四）对乙酰氨基酚和其他药物的毒性

众所周知，大量饮酒是由对乙酰氨基酚引起的急性肝损伤的危险因素，其继发于谷胱甘肽储存耗尽和 CYP2E1 的诱导[96]。在酗酒患者中，其他可通过该细胞色素作用代谢成有毒中间产物的药物[97,98]均有导致急慢性肝病的潜质；然而，目前尚没有证据显示 ALD 的传统类型是由酒精摄入和药物使用共同引起的。

（五）阻塞性睡眠呼吸暂停

与单纯肥胖者相比，阻塞性睡眠呼吸暂停（OSA）患者可以出现肝酶升高[99]，内脏脂肪增多和胰岛素抵抗[100,101]。OSA 与非酒精性脂肪性肝炎和进展期肝脏疾病相关[102]。酒精摄入可以显著增加 OSA 的发生率[103]。临床前模型显示酒精可以增加肝脏对缺氧的敏感性[104]，间歇性缺氧可以加剧饮食诱导的肥胖小鼠的肝脏损伤[105]。此外，酒精的一般镇静剂作用会增加呼吸暂停的持续时间，从而恶化已存在的 OSA[106]。然而，OSA 对 ALD 的自然史和进展的影响尚未进行研究。

◆ 结论

酒精性肝病（ALD）是从酒精性脂肪变性和酒精性肝炎（AH）到肝硬化的肝脏疾病的一个疾病谱。即使是大多数过度饮酒的人也不会发展为 ALD，这表明除了饮酒的数量和频率之外，还有其他因素参与了发病过程。关于多个基因多态性与 ALD 发展之间关系的研究提示了多位点参与其中，而 PNPLA3 的 rs738409 变异体已在多个研究中被证实与酒精性肝硬化有关[48-52,107]。虽然我们对 ALD 的发病机制和影响其自然史的因素的认识有了很大的进展，但是还没有发现对于 ALD 患者的有效治疗。公共卫生方面的努力如筛查、简要干预和转诊治疗及关于饮酒的益处和风险教育，应该可以减少危险饮酒的流行和肝病的发生。如果能采取额外措施来帮助患有肝病的患者戒酒或显著减少其酒精摄入量，则可能会有显著的获益[5]。

总　结

最新进展

- 酒精性肝病（ALD）是从酒精性脂肪变性和酒精性肝炎（AH）到肝硬化的肝脏疾病的一种连续性肝脏疾病。它们可同时发生。

- 大部分过度饮酒者不会发展成为 ALD。我们对此不甚了解。

- 在重度饮酒者中，多种因素例如酒精摄入的方式、性别、饮食、肥胖和遗传背景似乎都可以影响 ALD 的进展。

- 据报道几种基因的等位基因变异体与罹患 ALD 风险差异有关。迄今为止，一些研究表明 PNPLA3 的 rs738409（I148M）变异体与酒精性肝硬化有关。

- 公共卫生方面的努力如筛查、简要干预和转诊治疗及关于饮酒的益处和风险的教育，应该可以减少危险饮酒的流行和肝脏疾病的发生。

关键知识缺口

- 虽然我们对 ALD 的发病机制和影响其自然史的因素的认识有了很大的进展，但对于 ALD 患者、特别是酒精性肝炎（AH）患者目前尚缺乏有效的治疗方式。

未来发展方向

- 未来的研究还应集中在有效的干预措施上，帮助已患肝病的患者戒酒或减少酒精摄入，防止再次酗酒。

第 24 章　酒精性肝病的预防和治疗
Prevention and Management of Alcoholic Liver Disease

Ashwani K. Singal，Vijay H. Shah　著

陆超　译，万星勇、李晶　校

● 缩略语 ABBREVIATIONS

ALD	alcoholic liver disease	酒精性肝病
AH	alcoholic hepatitis	酒精性肝炎
AUDIT	Alcohol Use Disorder Identification Test	酒精使用障碍识别测试
G-CSF	granulocyte colony stimulating factor	粒细胞集落刺激因子
HCV	hepatitis C virus	丙型肝炎病毒
mDF	modified discriminant function	修正的判别函数
MELD	Model for End-Stage Liver Disease	终末期肝病模型
NIAAA	National Institute of Alcoholism and Alcohol Abuse	国家酒精中毒和酒精滥用研究所
STOPAH	Steroids or Pentoxifylline for Alcoholic Hepatitis	类固醇或己酮可可碱治疗酒精性肝炎
PTX	pentoxifylline	己酮可可碱
TNF	tumor necrosis factor	肿瘤坏死因子

一、酒精性肝病的预防

众所周知，酒精会直接导致肝损伤[1]。饮酒的持续时间和饮酒量是导致个体易患酒精性肝病（ALD）的最重要因素[2]。国家酒精中毒和酒精滥用研究所（NIAAA）将超过安全限度的有害饮酒定义为男性每天饮酒超过 4 杯或每周饮酒超过 14 杯，女性每天饮酒超过 3 杯或每周饮酒超过 7 杯[3]。一项包含 15 个观察性研究的 Meta 分析表明，平均饮酒 50g/d 或更多，持续 5 ～ 10 年，患 ALD 的风险呈指数增长[2]。显然，预防 ALD 最有效的策略应该是减少人群的酒精消费。南欧酒精消费政策的有效实施使得与 ALD 相关死亡率出现降低的趋势。相比之下，这在酒精销售政策没有得到有效实施的东欧和北欧部分地区，如爱尔兰和英国，没有观察到下降趋势[4]。

（一）一级预防

一级预防是指减少接触酒精（ALD 的致病因子）的措施。酒精行业持续增长；互联网及游说在酒精生产、营销、广告、分销、销售以及国际贸易方面的影响导致在发达国家及发展中国家的酒精消费量均不断增加[5]。尽管大量有关于酒精消费行为的机制和药理学研究正在进行，依然迫切需要在联邦、国家和州的层次实施具有成本效益的政策措施（表 24-1）。

（二）二级预防

筛选酒精消费量

该策略旨在识别暴露于风险因素的个体并实施预防 ALD 发展措施的行为。NIAAA 的一项大型调查显示，美国约有 25% 的人饮酒超过安全限值[6]。医护人员应对饮酒者进行酒精消费复筛查。在任何时间自我报告饮酒的人，问他们一个问题，例如在过去的一年中，有多少次饮酒超过五杯（男性）/ 四杯（女性）或更多这种情况发生多少次，这是一个有效的方法。大多数重度饮酒者在过去一年的某个时间点都有这种饮酒行为[6]。CAGE（表 24-2）和 AUDIT 问卷通常用于正式筛查。关于 AUDIT 问卷的 10 个问题，每个

表 24-1　减少酒精消费的策略和政策

- 减少生产和销售
  - 关于酒精有害影响的健康意识运动
  - 监管生产和酒精制造业
  - 需要获得酒精销售许可证
  - 规范酒精销售的时间和天数
- 营销和广告的监管
  - 禁止酒精生产商和制造商赞助社交活动
  - 禁止在媒体和公共场所营销和宣传酒精
  - "酒精使用对健康有害"，瓶子上写上与烟盒上的相似的口号
  - 增加酒精销售税
  - 在国际机场的免税商店禁止酒精作为商品
  - 禁止酒精作为礼物送给朋友和同事
- 实施法律变革
  - 增加购买酒精的最低年龄
  - 降低饮酒的血液酒精限定和增加酒驾罚款
  - 增加随机呼气测试检查点
  - 对酒精相关犯罪的处罚更严厉
  - 吊销执照直至醉酒驾驶员完成酒精治疗
  - 禁止在公共场所饮酒，与烟草使用相同
- 治疗酗酒
  - 简短的咨询面诊
  - 行为疗法
  - 康复计划
  - 酗酒者匿名
  - 药物选择

问题的评分从 0 到 4，男性评分超过 6 分，女性评分超过 4 分，表明其很可能是重度饮酒者[7]。获得有关 AUDIT 调查问卷的准确信息的最佳方法是让患者填写表格。

识别存在风险的饮酒者并提供给他如下的机会。

（1）为偶尔的重度饮酒者提供简短的咨询服务。

（2）让患者参考有关经常重度饮酒者停止饮酒策略（参见"酒精戒断"）。

（3）评估患者因饮酒导致的任何身体问题，如 ALD、慢性胰腺炎、心肌病和神经病变。

（4）评估心理社会问题，如工作表现、婚姻和家庭问题、抑郁、焦虑和其他物质使用障碍。

（5）促进健康生活方式，如安全驾驶，戒烟和运动。

随机研究表明，为这些人提供简短的咨询服务是有益的和具有成本效益的，这可以减少饮酒量，改善身心健康，减少住院和急诊就诊，减少机动车事故数量[8, 9]。

表 24-2　CAGE 问卷

- 你有没有觉得你需要减少饮酒？
- 有人批评你喝酒让你烦恼吗？
- 你有没有对喝酒感到内疚？
- 你有没有觉得早上需要喝一杯（一睁眼）来稳定你的神经或摆脱宿醉？

（三）三级预防

这种预防模式是指在既往 ALD 患者中维持戒断和预防再犯的策略。不幸的是，在患有 ALD 的患者中，在初始临床表现出现时经常诊断出患有肝硬化或其并发症或严重酒精性肝炎（AH）这类晚期肝脏疾病[10]。在筛选饮酒人群过程中对确定的重度饮酒者中实施肝病治疗策略变得至关重要。然而，鉴于大约 25% 的美国人在某些时间点有着高于安全限度的酒精消费，这种方法的成本效益仍有待确定[6]。

二、酒精性肝病的治疗

ALD 的疾病谱包括从脂肪变性和脂肪性肝炎到肝硬化及其并发症。25% ~ 30% 的 ALD 患者发展为 AH 的独特综合征，表现为急慢性肝衰竭，在出现后 1 个月可能导致 40% ~ 50% 的高死亡率[11-13]。在过去的 30 年中，整个 ALD 谱系的死亡率显著下降。从全美住院患者样本数据库中发现，住院病死率从 2002 年的约 10% 下降到 2010 年的 5.8%[14]，而在另一项研究中，1998 至 2007 年，住院病死率每年下降约 7%[15]。类似地，酒精性肝硬化患者存活率也在改善。如在一项使用国家人口生命统计数据的研究中，年龄

和性别修正后与 ALD 相关的死亡发生率从 1980 年的 6.9/10 万人减少到 2003 年的 4.4/10 万人[16]。虽然美国和世界许多地区的酒精消费量在同一时期也有所下降，但死亡率的降低超过了消费量的减少[17]。这可能反映了 ALD 患者及其并发症治疗的改善。本节描述了 AH 和酒精性肝硬化的诊断和各种治疗策略，重点介绍了皮质醇治疗，己酮可可碱（PTX）治疗和肝移植治疗严重 AH 的现状。我们还将描述针对 AH 发病机制中的新靶点的新兴药物疗法，由 NIAAA 赞助的各种美国研究联盟正在对其进行评估。

（一）酒精性肝炎的诊断

AH 在长期和频繁酒精摄入的患者中表现为慢加急性肝衰竭，应与失代偿性 ALD 区分。支持这种诊断的临床特征有以下几个。

（1）最近发生黄疸（血清胆红素水平＞ 3mg/dl）。

（2）长期饮酒史，直至疾病发作前至少 3～4 周。

（3）血清氨基转移酶水平大于 50U/L 但小于 400U/L，血清天门冬氨酸氨基转移酶与丙氨酸氨基转移酶比值大于 1.5：1。

（4）频繁出现全身炎症反应综合征的特征，如发热、白细胞增多、心动过速和呼吸急促（表 24-3）。[11,13,18]

白细胞和血小板计数可能有助于提高临床诊断的准确性[19]。临床诊断不确定且伴有其他肝毒素或肝脏疾病的患者应进行肝活检以确诊 AH[18,20,21]。由于这些患者经常患有凝血功能障碍，通常使用经颈静脉途径来获得肝组织[22]。支持 AH 诊断的组织学表现包括大泡性脂肪变性、中性粒细胞浸润、肝细胞气球样变和 Mallory-Denk 小体。更严重的情况可表现为肝内胆汁淤积（肝细胞、胆小管或胆管性）和三区周围损伤伴有细胞周围纤维化或小叶周围纤维化（译者注：原文指"铁丝六角型网"状纤维化）（图 24-1）[18,22]。肝活检也可用于预测 AH 的疾病严重程度和用于获得 AH 纤维化分期、小叶中性粒细胞浸润程度、

胆汁淤积的位置和巨大线粒体存在的结果（表 24-4）[21,23]。应进行超声检查以排除胆管阻塞和肝细胞癌。对患者进行详细评估至关重要，包括评估并发症、肝病伴随症状、感染和（或）败血症（表 24-3）。

（二）评估疾病严重程度

确诊 AH 后，应评估疾病严重程度，以确定严重发作的 AH 患者并对这些患者进行特异性治

表 24-3 患有失代偿性酒精性肝病和酒精性肝炎诊断的患者的初步检查

- 记录酒精作为肝病的原因
  - 关于最后饮酒日期、数量、持续时间的详细酒精史
  - 排除其他肝脏疾病
  - 评估潜在引起肝损伤的药物清单
- 酒精性肝炎的诊断
  - 长期和活跃的重度酒精消耗，直到疾病发作前 3 周
  - 最近发生黄疸，胆红素水平 >3mg/dl
  - 血清氨基转移酶水平 >50U/L 但 <400U/L，AST/ALT 比 >1.5：1
  - 超声检查排除胆道梗阻和胆管炎
  - 肝活检有不确定的诊断或同时伴有肝毒素/肝病
- 评估其他合并症和并发症
  - 肝病并发症（腹水、肝性脑病和静脉曲张出血）
  - 营养不良
  - 酒精戒断
  - 心肌病
  - 胰腺炎
  - 急性肾损伤和肝肾综合征
- 感染检查*
  - 任何皮肤来源、SBP、肺炎、肾盂肾炎的体格检查
  - 血液培养，包括真菌培养，当有高度怀疑指数时
  - 尿液分析和培养
  - 腹水检查和培养
  - 艰难梭菌感染的粪检

*. 如果在住院期间感染发作以及在过去 3 个月内住院或来自养老院的患者，请考虑医源性感染
ALT. 丙氨酸氨基转移酶；AST. 天门冬氨酸氨基转移酶；SBP. 自发性细菌性腹膜炎

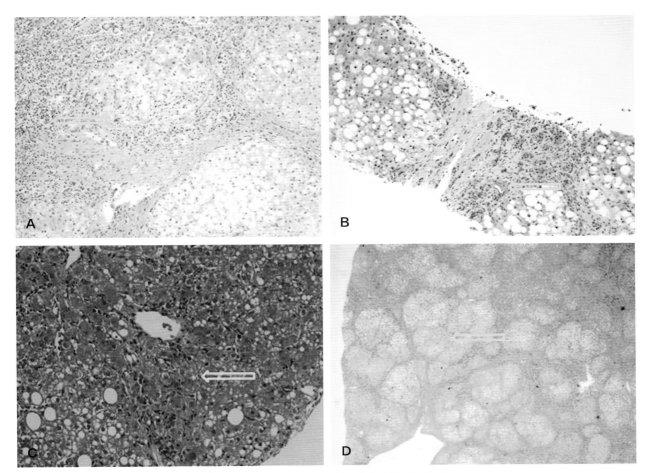

▲ 图 24-1　肝内胆汁淤积及三区周围损伤伴有细胞周围纤维化或小叶周围纤维化

A. 酒精性肝炎的肝脏组织学发现，大泡性脂肪变性和中性粒细胞浸润（箭）；B. 肝细胞内、胆管和小管内的胆汁淤积（箭）；C. 周围纤维化和小叶周围纤维化模式；D. 失代偿的酒精性肝病患者可能仅表现出潜在的肝硬化而没有明确的酒精性肝炎

疗。目前有许多评分系统可用于对 AH 患者的疾病严重程度进行分层（表 24-4）。

1. 修正的判别函数评分

最初由 Maddrey 等[24] 在 1989 年描述为判别函数指数，随后通过延长凝血酶原时间超过对照值而不是使用绝对值来修改该评分：4.6×［凝血酶原时间（以 s 计）－对照值］＋血清胆红素浓度（单位为 mg/dl）[25]。修正的判别函数（mDF）评分 ≥ 32 分的患者被归类为具有严重的 AH 且考虑皮质醇治疗[20]。但该评分的使用受到限制，因为被鉴定为具有较轻微发作且未考虑皮质醇治疗的患者在 28d 内死亡的风险约为 7%[26]。

2. 终末期肝病评分模型

终末期肝病模型评分（MELD）在世界范围内用于为等待肝移植的患者分配肝脏[27]。许多研究已经显示 MELD 评分在预测 AH 患者预后中的效用，评分 ≥ 20 的患者被认为具有严重的 AH[28-30]。可以使用血清胆红素浓度、国际标准化比值和血清肌酸酐浓度，通过 http://www.mayoclinic.org/meld/mayomodel7.html 网站，在上面计算得分。在另一项研究，有腹水的 AH 患者，用血清钠浓度修饰的 MELD 并不优于 MELD[31]。

3. Child-Turcotte-Pugh 评分

使用三个客观（血清胆红素浓度、血清白蛋白浓度和凝血酶原时间）和两个主观（肝性脑病和腹水）变量进行评分，并对患者进行分类，A 级总分为 5 ～ 6 分，B 级为 7 ～ 9 分，C 级为 > 9 分（表 24-4）[32]。Child-Turcotte-Pugh 评分未被广泛用于评估 AH 的严重程度。

4. Glasgow 酒精性肝炎评分

在 5 到 12 分的范围内，Glasgow 酒精性肝炎评分为 9 或更高，可以准确预测严重 AH 患者

表 24-4　评分系统关于酒精性肝炎发作的严重程度的分层

评分系统	严重疾病	优　势	局　限
mDF	≥ 32	简单且广泛用于起始治疗	实验室凝血酶原时间的变化不能指导治疗，以及轻度酒精性肝炎的潜在不准确性
MELD	≥ 21	使用国际标准化比值，广泛使用	关于严重疾病临界值的新兴共识，并未在临床试验中广泛使用
CTP*	≥ 7	简单且广泛使用	包括两个主观变量，并没有广泛使用
GAHS†	≥ 9	简单	未在英国境外验证
Lille	≥ 0.45	在许多法国研究中得到验证	法国境外未经验证，复杂的公式，并不能指导起始治疗
ABIC	≥ 9	简单	没有经过验证，也没有关于指导治疗的数据
AHHS§	≥ 5	精确	未经验证和需要进行侵入性的肝脏活检检查

*. 血清胆红素浓度评分 1～3 分：小于 2，2～3，大于 3；凝血酶原时间评分 1～3 分：与对照相比小于 4s，4～6s，超过 6s；血清白蛋白浓度评分 1～3 分：大于 3.5，2.8～3.5，小于 2.8；腹水得分 1～3 分：无，轻微，重度；和脑病的评分 1～3 分：无，Ⅰ级或Ⅱ级，Ⅲ级或Ⅳ级。总分 5～15 分。

†. 年龄分为 1 或 2 分：小于 50 岁或 50 岁及以上；白细胞计数评分为 1 或 2 分：小于 15 或 15 及更高；血尿素氮浓度评分为 1 或 2 分：小于 14 或 14 及更高；血清胆红素浓度评分 1～3 分：小于 7.3，7.3～14.6，大于 14.6；国际标准化值评分 1～3 分：小于 1.5，1.5～2.0，大于 2.0。总分 5～12 分。

§. 桥接纤维化或肝硬化评分为 3，否则为 0，中性粒细胞浸润评分为 2，评分为 0，胆红素抑制评分为 0～2：无肝细胞或肝细胞 0，导管或小管 1，小管 / 导管和肝细胞 2；巨大线粒体如果不存在则评分为 2，如果存在则评分为 0。总分 0～9 分。ABIC. 年龄、胆红素浓度、国际标准化比值及肌酐浓度；AHHS. 酒精性肝炎组织学评分；CTP.Child-Turcotte Pugh；GAHS. 格拉斯哥酒精性肝炎评分；mDF. 修正判别函数；MELD. 终末期肝病模型

28d 和 84d 的存活率（表 24-4）[33]，并预测对皮质醇治疗的反应[34]。尽管已有近十年的应用，但这一评分并未广泛应用于常规临床实践中。

5. 年龄、胆红素浓度、国际标准化比率、肌酐浓度

使用 6.71 和 9.0 两个值作为该评分的分界值，AH 患者可归类为在 90 天和 1 年时具有低、中、高死亡风险[35]。

6. Lille 评分

来自含有 320 名活检标本证实的严重 AH 患者的前瞻性研究得出，Lille 评分确定 AH 患者在治疗 1 周时对皮质醇治疗无反应（表 24-4）。尽管对于指导起始治疗没有用，但该评分有助于指导治疗已用皮质醇治疗 1 周以上的患者。Lille 评分大于 0.45 的患者可能无法从皮质醇中获得进一步的益处，建议停止治疗[36]。可以在网站 http://www.lillemodel.com/score.asp 上计算得分，使用患者的年龄，皮质醇治疗第 0 天和第 7 天的血清胆红素浓度，第 0 天的血清肌酐浓度，第 0 天的血清白蛋白浓度和第 0 天的凝血酶原时间进行计算得分。该网站允许人们以 μmol/L 和 mg/dl 输入胆红素和肌酐值。在同一中心的另一项研究中，Lille 评分可进一步预测高、中、低死亡风险，评分小于 0.16、0.16～0.56 或大于 0.56，在 6 个月时存活率分别为 87%、70% 和 21%[32]。

7. 评分系统的比较

许多研究比较了 MELD 与 mDF 评分[28-30,37,38]，MELD 与 CPT 评分[39]，格拉斯哥 AH 评分与 mDF 评分[33,34]。比较研究显示关于哪个评分系统更好的数据存在矛盾，可能是由于研究人群的异质性或不同研究中估计存活时间的不同。解释这些差异的一些其他潜在因素包括 AH 诊断中使用肝脏活检、潜在肝硬化的存在、纳入和排除标准，以及 AH 的特定治疗的使用。所有评分系统都有一些限制，并且不存在理想评分（表 24-4）。目前，在常规实践中 mDF 评分≥ 32 分，MELD 评分≥ 20 分用于初始治疗，并且 Lille 评分用于指导治疗反应[20,40]。最近，联合使用起始 MELD 评分和皮质醇治疗 1 周时的 Lille 评分的动态模型比预测 AH 结果的单独评分系统效果更好[41]。

8. 肝脏组织学

在一项前瞻性活检证实的 AH 患者队列研究中，纤维化分期、中性粒细胞浸润、胆红素类型和巨大线粒体出现可以独立预测第 90 天时 AH 患者的存活率（表 24-4）[21]。总分在 0 ～ 9 之间，AH 组织学评分可以准确地将患者分为在第 90 天时具有低、中、高风险的死亡率[21]。

9. 新兴评分系统

中性粒细胞增多、门静脉血流变化、肝静脉压力梯度、血氨水平、器官衰竭评分、细胞因子水平、活检时脂肪变性程度和 AH 组织学评分与皮质醇的疗效和反应相关[23,42-47]。数据也体现在线粒体生物能量学和氧化暴发的缺陷上，从外周血中分离的单核细胞中 NADPH 氧化酶水平降低，预测疾病严重程度和对皮质醇的反应[48,49]。

（三）治疗重症酒精性肝炎

患有严重 AH 的患者由于进行性肝衰竭而具有短期死亡的高风险。已经进行了许多药物的治疗尝试（表 24-5）。

1. 皮质醇

自从在 AH 治疗的随机对照研究中评估这些药物以来，这些药物在 AH 的管理中仍然存在争议[50]。

（1）皮质醇在酒精性肝炎治疗中的疗效：在过去的 40 年中，14 项随机对照研究评估了皮质醇在 AH 治疗中的应用。其中，12 项研究将皮质醇与安慰剂进行了比较，5 项研究发现生存获益[24,50-53]，6 项研究发现无益[54-59]，最近报道的类固醇或己酮可可碱用于酒精性肝炎（STOPAH）研究发现获益趋势[60]。一项比较皮质醇与营养补充剂的研究显示，第 28 天时存活率相似，泼尼松龙组的死亡率高于肠内营养组[61]。在另一项研究中，与抗氧化混合剂相比，皮质醇在第 30 天时显示生存获益（70%vs.54%，$P = 0.05$）[62]。皮质醇在研究中的疗效差异可能是由于研究纳入 / 排除标准的变化，例如潜在肝硬化的比例，活检证实的 AH 的比例及疾病严重程度的变化等[24,25,50,52,53,55-62]。在 STOPAH 研究中，纳入有轻

表 24-5　酒精性肝炎管理中的特殊治疗选择

- ■ 具有潜在疗效的疗法
  - ▲ 特定的药物治疗
    - • 皮质醇
    - • 己酮可可碱
    - • N- 乙酰半胱氨酸
  - ▲ 一般管理
    - • 酒精戒断管理
    - • 肝硬化并发症的管理
  - ▲ 营养补充
    - • 肠内
    - • 肠外
  - ▲ 肝移植
  - ▲ 戒酒
    - • 行为疗法
    - • 药物治疗：阿坎酸、双硫仑、巴氯芬、加巴喷丁、舍曲林、纳曲酮、美他多辛
- ■ 没有疗效的疗法
  - ▲ 肿瘤坏死因子 α 抑制药
  - ▲ 抗氧化鸡尾酒
  - ▲ 维生素 E
  - ▲ 胰岛素和胰高血糖素
  - ▲ 合成代谢类固醇
  - ▲ 丙硫氧嘧啶
  - ▲ 分子吸附再循环系统透析
- ■ 新兴疗法
  - ▲ 针对肠 - 肝轴的药物
    - • 抗生素、益生菌
    - • 脂多糖的 lgG 抗体
    - • 褪黑激素
    - • 锌
    - • 奥贝胆酸
    - • 微小 RNA
  - ▲ 靶向炎症级联的药物
    - • 恩利卡生（泛 caspase 抑制药）
    - • 阿那白滞素（白细胞介素 -1 受体拮抗剂）
    - • 麦考酚酯
  - ▲ 针对氧化应激或代谢的药物
    - • 美他多辛
    - • N- 乙酰半胱氨酸
  - ▲ 增强肝再生的药物
    - • 粒细胞集落刺激因子
    - • 促红细胞生成素
    - • 白细胞介素 -22

度 AH 的患者，安慰剂组的总体 28d 死亡率仅为 16%[60]，这远低于既往报道的未治疗的重症 AH 患者 28d 死亡率[11,22,63]。此外，参加 STOPAH 研究的大多数患者被招募时临床诊断为 AH，而失代偿性酒精性肝硬化患者也可能诊断为 AH[60]。

在一项 Meta 分析中，汇总分析了来自五个最大随机对照研究的 418 名患者（221 名皮质醇治疗患者）的数据[25,51,53,61,62]，皮质醇在第 28 天时提供约 50% 的存活获益（80%vs.66%，$P < 0.0001$）[63]。在另一项所纳入均是随机对照研究的 Meta 分析中，尽管存在异质性数据，但皮质醇的使用也与严重 AH 患者亚组的生存获益相关[64]。

（2）皮质醇激素治疗酒精性肝炎的现状：目前的指南建议，在没有禁忌证的前提下，严重的 AH 患者［mDF 评分≥ 32 和（或）肝性脑病的存在］应使用也皮质醇治疗[20,40]。但是，这些指南没有考虑最近报道的 STOPAH 研究的结果。采用 2×2 因子设计，本研究在英国从 65 个中心招募了 1103 例重度 AH 患者（平均年龄 49 岁，男性 63%，肝性脑病 27%，脓毒症 10%，平均 mDF 评分 63，平均 MELD 评分 21）[60]。排除活动性感染 / 败血症，胃肠道出血，肾衰竭和黄疸超过 3 个月的患者[60]。对 1053 名患者的分析显示，与安慰剂相比，泼尼松龙在 28d 时出现死亡率受益的趋势（13.8%vs.18%，$P= 0.06$）。此外，多因素变量分析包括患者人口统计学、AH 严重程度、肝病并发症和治疗受到控制后的数据，发现泼尼松龙治疗在第 28 天时死亡率降低了 40%。28d 死亡率的其他预测因素是患者的年龄、疾病严重程度、肾功能和肝性脑病[60]。

最近报道了一篇 AH 药物治疗的网络 Meta 分析[64a]，数据来自 22 项随机研究的 2621 个 AH 患者，也包括 STOPAH 研究。有中等质量证据证实单独使用皮质醇降低短期死亡率（30d），0.54（范围 0.39 ～ 0.73），联合己酮可可碱，0.53（范围 0.36 ～ 0.78）或与 N- 乙酰半胱氨酸合用，0.15（范围 0.05 ～ 0.39）。目前，考虑到缺乏其他有效选择，有或没有 N- 乙酰半胱氨酸的泼尼松龙可考虑用于严重的 AH 患者（图 24-1）。

（3）机制：皮质醇具有抗炎作用并抑制 T 细胞免疫[65]。炎症是 AH 发病机制中的主要成分（图 24-2），伴随着肿瘤坏死因子（TNF）-α 和其他细胞因子水平升高[66-68]。皮质醇可以降低肝静脉血和肝细胞膜上可溶性细胞间黏附分子 1 的水平，降低肝静脉和外周血中 TNF-α 的水平，并增加小叶的中性粒细胞浸润[69]。在另一项研究中，皮质醇诱导中性粒细胞活化，随后炎症前细胞因子白细胞介素 -8 水平降低，抗炎细胞因子白细胞介素 -10 水平升高[70]。

（4）皮质醇的实践应用：以每天 40mg 的剂量口服使用泼尼松龙优于泼尼松，因为其治疗功效不需要在肝脏中代谢。对于无法口服的患者，可以每日静脉注射甲泼尼龙 32 mg[12,32]。对治疗的反应用治疗后 1 周的 Lille 评分或血清胆红素水平的变化进行评价，Lille 评分大于 0.45，定义为对皮质醇无应答[36]，建议在这些患者中停止进一步治疗，因为不能进一步获益且有增加不良反应的风险，特别是严重的细菌和真菌感染[20,36,60,71-74]。可以在相应评分的基础上进一步指导超过 1 周的持续皮质醇治疗，分为完全（Lille 评分＜ 0.16）、部分（Lille 评分 0.16 ～ 0.56）或无效（Lille 评分＞ 0.56）反应，建议在无效应答者中停止治疗，并在 Lille 评分在 0.46 和 0.56 之间的患者中小心延续[63]。在应答者中，皮质醇的给药总持续时间为 28d。

仅在 40% ～ 50% 的患者中观察到对皮质醇的疗效反应[11,12,32,63,75]。其机制仍不清楚，推测是由于淋巴细胞对皮质醇的固有敏感性介导。在一项体外研究中，对皮质醇无应答与皮质醇诱导的淋巴细胞增殖抑制相关，抑制率低于 60% 被定义为对皮质醇的耐药性[76]。在 34 例 AH 患者的一项研究中，无应答者的 AH 组织学评分高于皮质醇的应答者［8.1±1.1vs.5.4±0.9，$P= 0.003$］[77]。

尽管对于严重的 AH 患者而言，皮质醇是唯一可用的潜在有益的药理学选择，皮质醇在临床实践中仍不作为常规使用。针对执业胃肠病学家

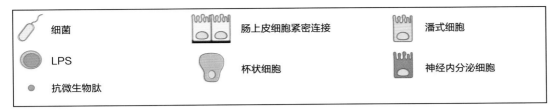

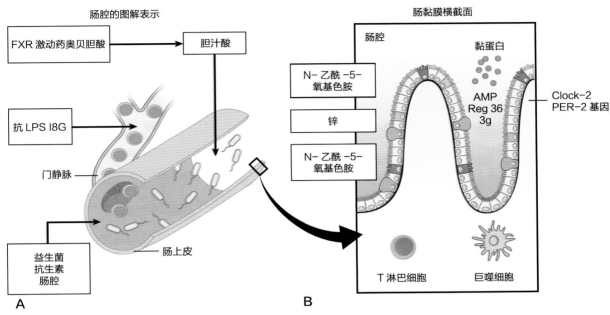

图例：
- 细菌
- LPS
- 抗微生物肽
- 肠上皮细胞紧密连接
- 杯状细胞
- 潘式细胞
- 神经内分泌细胞

肠腔的图解表示

FXR 激动药奥贝胆酸 → 胆汁酸

抗 LPS I8G

门静脉

益生菌
抗生素
肠腔

肠上皮

A

肠黏膜横截面

肠腔

黏蛋白

N- 乙酰 -5- 氧基色胺

锌

N- 乙酰 -5- 氧基色胺

AMP
Reg 36
3g

Clock-2
PER-2 基因

T 淋巴细胞

巨噬细胞

B

▲ 图 24-2　针对肠肝轴的治疗药物干预

A. 肠腔；B. 肠黏膜的横截面；Clock-2. 昼夜节律运动输出周期障碍；FXR. 法尼基衍生物 X 受体；LPS. 脂多糖；PER-2. 昼夜节律蛋白 2（引自 Singal AK and Shah VH. Alcoholism clinical experimental research. Semin Liver Dis 2016；36:56-68.）

和肝病学家的调查显示，只有 25%/45% 受访者常规使用皮质醇治疗严重的 AH 患者[78,79]。另一项使用匿名电子医疗记录对患者水平数据进行的回顾性分析显示，只有 8%～9% 的 AH 患者使用皮质醇[80]。这种实践模式的可能原因以及现实世界中皮质醇的有限使用是担心皮质醇的不良反应和不可预测的反应。在获得更新、更有效和更安全的药理学选择之前，仍然需要可以用于临床实践并且可以准确地预测在对皮质醇应答时呈递的生物标记物[12,48,67]。

（5）皮质醇治疗的禁忌证：活动性感染或败血症是 AH 患者最常见的问题。先天性免疫功能紊乱和瘫痪伴外周中性粒细胞的吞噬活性降低，可能诱发严重 AH 患者的感染或脓毒症[81,82]。20%～25% 的 AH 患者在出现表现时可能有感染[74,83,84]。在一项研究中，最后有 16%～20% 的 AH 患者因感染死亡[85]。治疗这些患者时医生应该考虑到非典型病原体感染的概率增加，例

如真菌感染、肺孢子虫、艰难梭菌感染和多药耐药性细菌感染[73,84,86-88]。应该询问详细的病史，并且应该进行全面的临床评估，重点是感染谱，蜂窝织炎和肺炎等感染。在确定抗生素治疗开始之前，应该进行严格的传染性检查（血培养、尿液分析、尿培养、腹水检查和培养、胸部 X 线检查）。临床医生在面对最近或频繁住院的患者，疗养院的患者以及最近经常接受多种抗生素治疗的患者，应该高度怀疑其多重耐药菌感染的可能。

有细菌感染的患者可在用抗生素适当控制感染后用皮质醇治疗。在一项前瞻性研究中，63 名患有严重 AH 的患者，在入院时存在细菌感染，在感染控制后给予皮质醇治疗。这些患者的结局与接受皮质醇治疗的未感染患者相似[83]。在另一项前瞻性研究中，与未感染患者相比，入院时感染并未导致感染患者的死亡率增高[74]。然而，住院期间出现的细菌感染可以导致不良结果。因此，所有 AH 患者在入院时都应进行传染性检查，

以排除感染的存在，并将其与住院期间发生的感染区分开来。

皮质醇治疗的其他禁忌证是活动性胃肠道出血和未控制的糖尿病[72,89]。大约 1/3 的严重 AH 患者发生急性肾损伤，对其生存有负面影响[90,91]。大约 7% 的患者出现肝肾综合征，这是这些患者死亡的主要原因之一。急性肾损伤或肝肾综合征患者对皮质醇治疗反应不佳，通常建议在开始皮质醇治疗前首先恢复其肾功能。在一项研究中，肝肾综合征的 AH 患者仅有 17% 的存活率，而没有肝肾综合征的患者为 68%[92]。在该研究中，特利加压素首先用于治疗肝肾综合征，并且仅在逆转该并发症后才给予患者皮质醇。没有逆转肝肾综合征的患者均未存活。相比之下，超过 80% 的肝肾综合征逆转和随后使用皮质醇反应的患者存活[92]。对于伴有急性胰腺炎的严重 AH 患者，可开始使用泼尼松龙治疗，但需要更多关于此问题的数据[93]。丙型肝炎病毒（HCV）感染的存在可能潜在地恶化 AH 患者的结果[15,94-96]。当以高剂量或长时间使用时，皮质醇可以增加 HCV 复制[96,97]。没有研究检测在同时伴有 HCV 感染的严重 AH 患者中使用皮质醇的安全性，因为传统上这些患者已被排除在随机对照研究之外[20,40,71]。

（6）接受皮质醇治疗患者合并感染：皮质醇损害个体的免疫状态，并且可以发展出叠加感染是一个显著的问题[65]。尽管接受激素治疗的患者中的感染通常发生在对类固醇的无应答者中，但大约 10% 的类固醇反应者也可能发生感染[83]。因此，如果患者在治疗 1 周时仍然没有反应，不仅建议停止使用这些药物，而且对应答患者潜在感染的低阈值进行密切和适当的传染病检查。由于临床试验没有建立感染监测方案，因此缺乏皮质醇治疗患者的确切感染率。10 项对基础没有感染的严重 AH 患者（n = 512，257 例接受皮质醇治疗）的随机研究组成的 Meta 分析中，发现20% 的患者在随访中发生感染，使用和不使用皮质醇治疗的患者之间没有差异[20%vs.19%，0.82（范围为 0.5 ～ 1.37）][73]。在一项对 162 名

AH 患者进行的前瞻性研究中，79 名接受激素治疗的患者住院期间感染频率高于 83 名未接受这些药物治疗的患者（52%vs.36%，P= 0.043）[74]。尽管在 STOPAH 研究中，547 名皮质醇治疗患者的感染率高于未接受皮质醇治疗的 545 名患者（13.5%vs.7.9%，P= 0.003），但感染死亡率在两组中没有差异，研究中 24% 的死亡是由感染引起的[60]。包括 STOPAH 研究在内的根据比较皮质醇和安慰剂的 12 项随机研究的汇总数据显示，皮质醇的使用与感染风险无显著相关：0.98（范围为 0.49 ～ 1.94）。然而,在对 1062 名患者（528名接受皮质醇）的汇总分析中，发现激素增加了真菌感染的风险，总共有 9 例发生真菌感染，其中 8 名患者接受激素治疗（P= 0.02）[98]。在另一项前瞻性研究中，对 94 名重症 AH 患者进行为期 3 个月随访，15 名患者发生侵袭性曲霉病，其中 13 例发生在接受皮质醇治疗的患者中[99]。

住院期间感染和接受激素治疗的患者感染会加重严重 AH 患者的预后。这对于对皮质醇治疗有反应的患者具有更重要的意义[74,83]。医院获得性多重耐药细菌，真菌（系统性念珠菌血症、侵袭性曲霉菌病和肺孢子虫病）和艰难梭菌感染导致更高的死亡率、发病率和就诊率[84,86,87,99-101]。在一项前瞻性研究中，15 例严重 AH 患者的侵袭性曲霉菌病与患者临床状态缺乏改善相关，在没有肝移植的情况下，没有患者存活，相比之下，没有此真菌感染的 79 名患者中有 53% 的无移植存活率[99]。目前对精确生物标志物如降钙素原等，特别是对于非典型生物和真菌具有早期诊断感染的潜力而传统方法需要长时间培养来诊断，而这有可能延迟诊断[74]。目前正在进行研究预防性抗生素使用作为严重 AH 患者皮质醇的辅助治疗的效用的研究[13,22,66,67]。

2. 己酮可可碱

磷酸二酯酶抑制药 PTX 可抑制 TNF-α 活性，这是 AH 发病机制中的主要细胞因子之一[68,102]。已有随机双盲对照试验中评估 PTX 在严重 AH 患者中的疗效和安全性。该研究招募了 101 名患者，49 名用 PTX 治疗（400mg，每日 3 次），

其余 52 名接受安慰剂处理。研究持续时间为 28d，PTX 对减少死亡率有益（46%vs.25%，*P*= 0.037）[103]。PTX 特别适用于降低肝肾综合征的死亡率（50%vs.92%，*P*= 0.009）[103]。在该研究中，尽管发现 TNF-α 水平与存活相关，但 PTX 对 TNF-α 水平没有影响[103]。自该研究以来，其他四项随机研究评估了 AH 治疗中 PTX 的作用，一项研究提示可以减少死亡率（*P*= 0.09）[104]，其他三项研究则未观察到此现象[105-107]。在汇集这五项研究（*n*= 336）的 Cochrane Meta 分析中，PTX 减少了 36% 的总死亡率并降低了 60% 的肝肾综合征死亡率[108]。然而，没有足够的证据确认 PTX 对 AH 治疗有效，这五项研究中有四项是以摘要形式发表，并具有潜在偏倚[108]。

在两项随机对照研究中，进行了 PTX（400mg 每日 3 次）和皮质醇（泼尼松龙每日 40m）的直接比较。纳入 68 例患者（每组 34 例）的一项研究中，PTX 优于泼尼松龙治疗 28d 的死亡率（15%vs.35%，*P*= 0.04）[109]。该研究还显示，PTX 有一定的肾脏保护作用，泼尼松龙组中有 6 例因肝肾综合征死亡，而 PTX 组没有死于此并发症者。在另一项研究中，两种药物在生存获益方面没有差异[110]。

由于皮质醇和 PTX 通过不同的机制起作用，部分临床试验评估了 PTX 作为皮质醇无反应者的补救选择或作为皮质醇治疗的辅助用药。在一项研究中，在治疗 1 周后，将 28 名皮质醇无反应的患者转换为每日 3 次 400mg 的 PTX 治疗。在这些患者中，与继续接受皮质醇治疗的 58 名匹配无反应者相比，28d 存活率更高（64%vs.69%，*P* > 0.05）[75]。当用作皮质醇治疗的辅助用药时，PTX 治疗并无明显作用[111,112]。在一项来自欧洲的大型多中心随机研究中，270 名经活检证实的 AH 患者被随机分组接受泼尼松龙和 PTX（*n* = 133）或泼尼松龙和安慰剂组（*n* = 137）。在 6 个月结束时，两组生存率无差别（69.9%vs.69.2%，*P*= 0.91）。然而，与其他研究一样，本研究提示 PTX 在降低肝肾综合征发生率方面有益（8.4%vs.15.3%，*P*= 0.07）。在对重度 AH 患者进行的 10 项研究（*n* = 884）的 Meta 分析中，PTX 未能改善 1 个月的生存（0.58，0.31 ~ 1.07，*P*= 0.06），但有效减少了 53% 的肝肾综合征发生率（0.47，0.26 ~ 0.86）[113]。PTX 对肾脏保护作用的确切机制尚不清楚。

己酮可可碱治疗酒精性肝炎的现状：PTX 仍然是基于中心方案的替代性一线选择，皮质醇禁用时也是如此。它也被认为是皮质醇无反应者的二线选择[20,32,40]。然而，有争议的 PTX 疗效数据质疑其在严重 AH 治疗中的作用[108,113]。为了探讨 PTX 在严重 AH 治疗中的地位，在 2011 年开展了 STOPAH 研究，预计入组 1200 名患者（每组 300 名：泼尼松龙 - 安慰剂、PTX- 安慰剂、泼尼松龙 -PTX 和安慰剂 - 安慰剂）。通过对总共 1103 名随机患者中的 1053 名患者（各组分别纳入 266，258，260 和 269 名患者）的分析，接受 PTX 的 518 名患者和未接受 PTX 的 535 名患者（16%vs.16%，*P*= 0.69）进行对比，PTX 在改善 28d 生存率方面并无优势[60]。同样，在治疗 3 个月或 1 年时，在死亡率方面，PTX 治疗没有获益。在 22 项研究的网络 Meta 分析中，有一些低质量证据表明 PTX 在降低 28d 死亡率的有益效果为 0.70（范围为 0.50 ~ 0.97）[64a]。在这项汇总分析中，PTX 起到了肾脏保护作用，降低了急性肾损伤的发生率[64a]。尽管有关 PTX 在 AH 治疗中缺乏效用，但由于其显著的安全性，PTX 仍然偶尔用于临床实践。在保护肝肾综合征方面 PTX 具有潜在功效，目前缺乏其他更安全有效的选择。

3.TNF-α 抑制药

AH 患者 TNF-α 浓度升高，TNF-α 是 AH 发病机制中的重要细胞因子[68]。根据开放性研究中的临床前疗效和获益[115-118]，开展了随机临床试验以研究抗 TNF 药物在严重 AH 治疗中的疗效和安全性[119-121]。一项安慰剂对照的随机研究中，20 例经活检证实的严重 AH 患者，与接受安慰剂输注的类固醇治疗的患者相比，单次英夫利昔单抗输注（5mg/kg）联合皮质醇治疗有利于降低 28d 的 mDF 评分[119]。然而，在使用 10mg/kg 的英夫利昔单抗连续 3 次输注的其他随机安慰剂对照研究中未观察到这种获益。此外，由于与接受安慰剂的患者相比，英夫利昔单抗治疗的患者在开始治疗后2个月内有着更高死亡和发生严重感染的风险，试验因此提前终止[120]。后一项研究中[120]英夫利昔单抗数据与既往研究有所不同，可能与英夫利昔单抗数据剂量更高，纳入患者病情更重有关。另一项纳入48例严重AH的双盲安慰剂对照研究评估了另一种抗TNF药物——依那西普的作用。与英夫利昔单抗相比，依那西普与安慰剂相比，6个月死亡率更高（58%vs.23%；$P=0.017$），严重感染率更高（35%vs.9%；$P=0.04$）[121]。抗TNF制剂不仅抑制TNF的炎症作用，也抑制其对肝再生的有益作用，这可能解释了这两种抗TNF药物引起更多感染和死亡发生的原因[122]。基于这些数据，不建议将抗TNF药物用于治疗AH患者。

4. 抗氧化剂

在AH患者中，氧化应激标志物的水平经常升高[123]。在早期研究中使用抗氧化剂混合物和维生素E并未发现对AH患者有益[62,124,125]。在最近报道的一项研究中，在174例严重AH患者的多中心随机对照研究中，使用每天输注N-乙酰半胱氨酸作为4周泼尼松龙疗法的辅助用药。与单用泼尼松龙相比，N-乙酰半胱氨酸联合泼尼松龙可提高1个月生存率（92%vs.76%，$P=0.006$），该组与肝肾综合征相关的死亡率较低（9%vs.22%，$P=0.02$）[126]。在3个月或6个月时，两组的生存率相似。比较各种药物的网络Meta分析支持使用N-乙酰半胱氨酸和泼尼松龙联合治疗严重的AH[64a]。

5. 肝脏促细胞分裂剂和生长因子

AH患者的存活与肝再生能力相关，可通过增殖细胞核抗原的肝组织染色来评估[127]。在一项研究中，来自AH移植受者的外植体与来自酒精性肝硬化患者和正常肝脏碎片的外植体相比，参与肝再生（TNF-α和IL-6）的细胞因子水平以及肝细胞增殖的标志物降低[128]。虽然肝脏祖细胞在AH中含量不低，但它们成熟分化为胆管细胞和胆囊细胞而不是成熟的肝细胞[128]。根据

大鼠部分肝切除模型的临床前疗效，胰岛素和胰高血糖素治疗可能成为AH患者的潜在疗法[17]。在一项研究中使用该法治疗者存在显著的生存获益[129]，但随后的两项更大规模的研究则无法复制这一结果，其中一项研究中低血糖发生率很高[130,131]。有研究根据合成代谢激素促进肝细胞再生的功效，评估睾酮或氧雄龙治疗严重AH的作用，但在所有三项随机研究中均提示此方法无任何益处[132]。

6. 丙基硫尿嘧啶

小叶中心缺氧和三区肝损伤是ALD的特征[133]。乙醇导致小叶中心缺氧的代谢亢进状态，抗甲状腺药物丙硫氧嘧啶可使动物模型中这一现象逆转[133]。临床中可观察到，这一治疗虽然有临床和生化改善，但对患者的生存没有影响[134,135]。

7. 白蛋白透析及混杂疗法

在一项随机对照研究中，使用分子吸附剂循环系统进行体外白蛋白透析，这一治疗可以降低血清胆红素和肌酐水平，升高血小板计数并减轻肝性脑病。但是并无生存获益[136]。该治疗安全、无不良反应[136]，对于等待肝移植的病人的过渡治疗可能有益。从血液中选择性去除骨髓细胞的Adacolumn粒细胞分离术和肝细胞更新的策略将是这些患者的潜在的治疗方案[137,138]。

（四）一般管理措施

1. 酒精戒断管理

由于患者入院前长期饮酒，AH患者在住院后2～4d内有发生戒断反应的风险。可以表现为失眠、烦躁、恶心、呕吐、震颤和焦虑，应该尽早识别。极少数情况下，患者可能出现强直-阵挛性癫痫发作并进入震颤性谵妄，伴有幻觉、定向障碍、心律失常、高血压、发热、躁动和大汗[139]。震颤性谵妄患者应在重症监护室接受治疗，出现心律失常或感染时可使死亡率接近5%。苯二氮䓬类药物可用于预防戒断，其半衰期短，优于劳拉西泮和奥沙西泮。在苯二氮䓬类药物之后，苯巴比妥和异丙酚是二线治疗药物[139]。

2. 肝硬化并发症的处理

约 60% ～ 100% 的 AH 患者常患有潜在的肝硬化[11,13,74,91,140]。肝硬化及其并发症的处理与任何其他肝硬化相似（参见"治疗酒精性肝硬化"一节和表 24-6）。进行性肝损伤或由感染、胃肠道出血等叠加并发症引起的慢加急性肝衰竭是这些患者死亡的主要原因[46]。1 周内对皮质醇无反应，不符合肝移植资格且有 4 个或更多器官衰竭的患者生存期通常都达不到 3 ～ 6 个月。继续对这些患者进行进一步强化治疗可能是徒劳的，可以考虑采取姑息措施[141]。

（五）营养不良的管理

住院的 AH 患者中存在不同程度的营养不良，对预后有负面影响[140,142,143]。一项纳入 AH住院男性退伍军人的观察性研究期间显示摄入量低于 1000 kcal/d 者有超过 80% 的住院死亡率，如果每日口服卡路里摄入量超过 3000 kcal 则住院期间死亡率为 0%[142]。主观全面营养评价法是评估患者营养状况的简单工具。获得详细的病史以收集信息关于体重（当前体重和过去 6 个月的范围）、口服摄入和胃肠道症状、一般外观（脂肪丢失、肌肉萎缩、水肿和腹水）和肝病并发症（脑病、感染和肾功能不全）[144]。体重变化最不可靠，因为这些患者可能因液体潴留而混淆[144]。严重营养不良（主观全面营养评价评分为 2 或 3分）或无法满足自身热量需求的患者应接受营养补充。

1. 肠内补充

五项随机对照研究显示，肠内补充营养可改善营养状况，但没有生存获益[145-149]。在另一项随机研究中，与皮质醇治疗相比，肠内营养有助于预防感染死亡，并增加 1 年生存获益[61]。在最近报道的 136 例经活检证实的严重 AH 患者的随机对照研究中，强化肠内营养作为甲泼尼龙治疗的辅助治疗无效，与对照组相比，6 个月时存活率相似（56%vs.48%，P= 0.41）[149]。此外，肠内营养不易完成，49% 的患者饲管过早停用，且出现了五个与肠内补充有关的严重不良

表 24-6　酒精性肝硬化管理的一般措施

■ 代偿性酒精性肝硬化的管理

　▲ 戒酒

　▲ 接种疫苗

　　• 甲型肝炎疫苗，如果抗 HAVIgG 阴性

　　• 乙型肝炎疫苗，如果乙型肝炎表面抗原抗体阴性

　　• 每年接种流感疫苗

　　• 每 5 年进行一次肺炎球菌疫苗接种

　▲ 健康生活方式咨询

　　• 健康的饮食和运动

　　• 筛查和建议戒烟、戒毒

　　• 穿鞋以避免受伤和感染

　　• 在日常工作中避免受伤，如剃须和行走

　　• 安全驾驶 *

　▲ 静脉曲张的筛查和监测

　▲ 肝细胞癌的筛查和监测

　▲ 筛查和评估伴随的医疗状态（营养不良、HCV感染、心肌病、慢性胰腺炎、神经病）

　▲ 筛查精神病并发症（抑郁、焦虑、其他物质使用障碍）

　▲ 药物治疗

　　• 抗氧化剂

　　• 丙硫尿嘧啶

　　• 秋水仙碱

　▲ 营养摄入

　　• 肠内
　　• 肠外

　▲ 肝移植

■ 失代偿性酒精性肝硬化的管理

　▲ 所有提及的针对代偿性肝硬化的措施

　▲ 肝硬化并发症的处理

　　• 腹水

　　• 静脉曲张及破裂出血

　　• 肝性脑病

　　• 肝肾综合征

　　• 脾功能亢进和全血细胞减少症

　▲ 肝移植

*. 应建议患者不要开车，尤其是那些患有肝性脑病的患者

事件。然而，与热量摄入量较高相比，每日热量摄入量低于 21.5 kcal/kg 的亚组患者死亡率更高（66%vs.33%，$P < 0.001$）。

2. 肠外补充

基于对 35 名 AH 患者进行肠外氨基酸补充试验研究的令人鼓舞的结果[150]，与标准饮食相比，补充 70～85g 氨基酸的标准饮食可提高患者存活率（100%vs.76%；$P= 0.02$）[151]。然而，这项肠外营养的生存益处并不能在其他五项使用肠外营养的研究中重复[152-156]。在本研究中，肠外营养提高了轻度至中度 AH 的患者可能的存活率[151]。但是，所有这些研究都改善了患者的营养状况和肝功能。

根据这些数据，建议评估住院 AH 患者的营养状况，并监测每日卡路里摄入量。每日经口摄入量低于 1000～1200 kcal 的患者应考虑进行营养补充。具有经济、安全和较低感染风险的肠道途径是首选途径。饲管可以安全地放置在没有活动性出血的食管静脉曲张患者中，或者在未经历近期内镜下静脉曲张套扎的患者中[157]。只要患者的卡路里摄入量不足以满足日常需求，就应继续进行肠内营养。

（六）酒精戒断

ALD 和 AH 患者需要处理两种疾病，一种是肝衰竭，另一种是酒精中毒。药物治疗，包括皮质醇在内，仅取得短期死亡率获益。例如，在 STOPAH 研究中，在 3 个月和 1 年时分别有约 30% 和 57% 的死亡率，泼尼松龙治疗在 3 个月及 1 年时没有影响结果 [（0.97，0.73～1.28，$P= 0.81$）] 和（0.99，0.74～1.33，$P= 0.97$）][60]。酒精戒断仍然是长期生存的最重要决定因素[60,64a,158,159]。在 AH 发作后经常发生再次酗酒，在 AH 发作恢复后多达 70% 的患者可能发生再次酗酒[126]。在最近报道的 STOPAH 研究中，只有 45% 的幸存者在 3 个月时，37% 幸存者在 1 年时仍然戒酒。与戒酒者相比，再次酗酒患者 1 年死亡率高 3 倍。即使是轻度饮酒（男性每天饮酒少于 2 杯，女性每天饮酒少于 1 杯），再饮酒者在 1 年时死亡的

可能性比完全禁酒的患者高 2 倍。

AH 的复发是再次酗酒者的一个问题，并且据报道在从初始发作恢复期间或之后约 2/3 的患者会发生[158]。复发性 AH 在女性中更为常见，比初始发作具有更长时间的病程，5 年生存率仅为约 32%[158,159]。鉴于缺乏可靠的模型预测再次酗酒率，最初的 AH 事件中存活的患者应由戒酒小组评估，以评估他们的饮酒行为并实施预防再犯的策略。在一项研究中，AH 住院期间的精神病转诊和咨询有助于提高戒酒率[127]。行为疗法、药物制剂或两者的组合是实现和保持戒断的可用方法。

1. 行为疗法

认知 - 行为疗法、动机强化、12 步法、夫妻疗法和社区强化都是有效的，其核心目标是以同情的方式激励个体改变饮酒行为[160]。治疗期，每次持续约 45min，由执业护士进行效果显著。一些患病或患有严重酒精依赖的患者可能需要在转入门诊治疗之前接受专门的康复计划。此外，匿名戒酒者协会等团体可以在长期管理中发挥重要作用。有志愿持续戒酒者可以通过访问网站 http://www.aa.org 获得满足其要求的合适方案。

2. 药物治疗

AH 患者一旦出院就有再饮酒的风险，应考虑用药物方案[11,12]。在所有可用于戒酒的药物中（表 24-4），巴氯芬和美他多辛是唯一在 ALD 患者中安全有效的药物，包括 AH 患者。巴氯芬是一种 γ- 氨基丁酸激动药，有助于减少饮酒欲和焦虑，有效达到戒酒。在 42 例酒精性肝硬化患者的随机安慰剂对照研究中，与安慰剂组（$n = 12$）相比，巴氯芬治疗（$n = 30$）提高了戒酒率（71%vs.29%，$P= 0.0001$）累计戒酒持续时间也更久（63±5d vs. 31±6d，$P= 0.001$），但两组具有相似的患者流失率（14%vs.31%，$P= 0.12$）[160a]。在另一项开放性研究中，100 名酒精依赖患者（65 名患有肝硬化）接受巴氯芬平均剂量为 40mg /d 的治疗。大约 77% 的患者报告每日饮酒量低于基线值的 50%。该治疗与饮酒标志物（AST、GGT 和 MCV）和肝功能（胆红

素、白蛋白和凝血酶原时间）的改善相关，且没有任何主要不良反应[160b]。在 35 名 AH 患者中，巴氯芬使用中位时间约为 6 个月，结果 34 名患者（97%）安全地戒酒[160c]。巴氯芬治疗的初始剂量为 5mg，每日 3 次。根据患者的耐受性，将剂量缓慢增加至最多 15mg 每日 3 次。目前尚无随机对照研究来评估巴氯芬在 AH 患者中的疗效和安全性。美他多辛具有抗氧化作用，有益于改善酒精戒断。在随机开放性研究中，135 名 AH 患者接受泼尼松、己酮可可碱、泼尼松联合美他多辛、PTX 联合美他多辛治疗。接受泼尼松或 PTX 与美他多辛联合治疗的患者在 3 个月和 6 个月时，与单独服用任何一种药物的患者相比，存活率显著提高（分别是 50% ～ 70%vs. 20% ～ 33% 和 50%vs.20%）[161]。接受美他多辛治疗的患者也保持较好的戒酒率（75%vs.59%，$P= 0.02$）。

（七）新型药物治疗

在讨论新型药物治疗和新的治疗靶点之前，了解 AH 的发病机制非常重要。AH 的发病机制的详细描述见第 22 章。尽管动物模型已出现了 50 余年，这些模型中没有一个可模拟具有多器官衰竭和高短期死亡率的 AH 典型人类表型[162]。AH 的动物模型有助于确定潜在治疗靶点的新通路[12,67,162]。在过去几年中，积极的研究催生了大量的临床试验，以期有更有效和更安全的药物来治疗严重的 AH。这些治疗目标和正在进行的临床试验主要通过以下几种途径影响 AH 的进展。

（1）肠肝轴。

（2）炎症级联和细胞因子信号传导。

（3）氧化应激。

（4）肝细胞凋亡与肝再生[11,12,32]。

1. 肠肝轴

长期饮酒导致的肠胃蠕动和胃酸含量的降低常常导致小肠细菌过度生长和微生物群失调（生态失调），其中放线菌和厚壁菌为优势型[163,164]。此外，肠黏膜的潘氏细胞受长期饮酒影响，抗菌肽（Reg3b 和 Reg3g）分泌减少，从而使小肠细菌过度生长（图 24-2）[165,166]。这是在 AH 管理中使用益生菌和抗生素的理论支持。根据 ALD 小鼠模型的临床前疗效[167-169]，已开展了益生菌用于治疗 AH 患者的小型随机安慰剂对照研究，结果显示患者肠道菌群恢复，丙氨酸氨基转移酶和脂多糖水平降低[170,171]。目前 NIAAA 正在进行的关于使用鼠李糖乳杆菌 GG 治疗中重度 AH 的临床试验，结果尚未公布[13]。在最近的一项随机研究中，与安慰剂相比，每天预防性使用 400mg 的诺氟沙星改善了 119 名 AH 患者的 3 个月生存率[172]。在 NIAAA 联盟之外，有四项正在进行的随机试验，使用了多种抗生素 - 环丙沙星，阿莫西林和克拉维酸的组合，或利福昔明作为辅助用药联合皮质醇治疗 AH（图 24-2）[173-176]。由于肠道渗漏和酗酒者发生 ALD 后肠道通透性增加，细菌及其内毒素与脂多糖在门静脉循环中迁移（图 24-2）[177,178,179]。NIAAA 已开展了临床试验评估超免疫牛初乳（IMM 124-E）的 IgG 抗体对脂多糖的安全性和有效性[12,13]。ALD 中的锌缺乏增加肠道通透性并促进细胞凋亡和内质网应激[180,181,182]。NIAAA 正在进行临床试验，评估重症 AH 患者中锌作为 PTX 和 IL-1 受体拮抗剂治疗的辅助用药的疗效（图 24-2）[12]。中枢昼夜节律和褪黑激素水平介导并维持肠道通透性[183]。酒精通过消耗上调昼夜节律运动输出周期 kaput 基因（CLOCK）和胃肠黏膜周期生物钟 2（PER2）基因增加肠道通透性并降低褪黑激素水平[184]。是褪黑激素替代疗法和 microRNA 阻断 CLOCK 和 PER2 基因的作用的理论基础[185]（图 24-2）。

2. 炎症级联

炎症级联开始于肝库普弗细胞上的 TOLR-4 的激活，可识别易位细菌脂多糖上的病原体相关分子模式[66]，并开始产生炎性体（IL-1β 前体和 caspase 1 的复合物），并通过 IL-1 受体以自分泌方式上调炎症和细胞因子信号传导[186-188]，内源细胞因子 IL-1 受体拮抗剂调节 IL-1β 的作用[186]。基于 IL-1 受体拮抗剂（阿那白滞素）在 AH 小鼠模型中的临床前结果[187]，NIAAA 已经开展相关研究评估其在 AH 患者中的作用[12]。IL-8 参与向肝脏募集嗜中性粒细胞及其活化。在 AH 的小鼠模型中，pepducins 抑制 IL-8 受体使 AH 得到改善，肝功能和存活率均获益[189]。IL-8 受体似乎是一个有吸引力的治疗靶点，需要更多的临床试验来探索这一靶点。miRNA 是具有沉默基因表达能力的小非编码 RNA 片段，是治疗 AH 的潜在治疗靶点（图 24-2）[190]。miRNA 中的 miR-155、miR-122 和 miR-34 具有介导炎症或肠道通透性的特性，长期摄入酒精可调节其表达。miR-155 通过抑制性细胞因子途径来介导炎症，酒精暴露可使其表达上调[191]。类似地，miR-34 参与了乙醇介导的肝细胞凋亡[192]。相比之下，miR-122 是一种保护性 miRNA，它保持肠道通透性和细胞增殖，酒精暴露时，其表达下调[192]。法尼醇 X 受体是在肝脏和小肠中表达的核受体，并控制脂质和胆汁酸代谢[193]。法尼醇 X 受体活性在 ALD 中被抑制，介导炎症和 AH 发生[194,195]。根据 WAY-362450（一种用于治疗 AH 的法尼醇 X 受体激动剂）的临床前疗效[194]，有一项正在进行的临床试验评估一种法尼醇 X 受体激动药治疗中重度 AH 的有效性和安全性（图 24-2）[196]。

3. 氧化应激

与单独使用泼尼松龙或 PTX 治疗相比，美他多辛是一种抗氧化剂，作为泼尼松龙或 PTX 治疗的辅助用药，提高了 AH 患者 3 个月和 6 个月时的生存率[161]。但很难评估其抗氧化作用，这种药物还可以改善患者实现和维持戒酒。

4. 肝细胞凋亡与肝再生

Emricasan 是一种泛 caspase 抑制药，抑制诱导肝细胞凋亡的 caspase 8，并抑制 caspase 1，caspase 1 介导炎症小体的产生并启动炎症级联反应。Emricasan 曾在 NIAAA 转化研究和酒精性肝炎治疗联盟内开展了其对于 AH 治疗的研究。然而，由于这些患者的药物生物利用度问题，在招募 5 名患者后不得不停止该临床试验[13,22]。在具有高 MELD 评分的患者中重新开始使用该药物进行临床试验之前，需要进行剂量梯度研究以探索安全有效的剂量。

包括 AH 在内的任何肝损伤中的肝再生对确定患者的预后起着至关重要的作用[197,198]。肝细胞、肝脏祖细胞和骨髓来源的干细胞包括性粒细胞，决定了肝再生能力[199]。许多研究表明，肝组织中的中性粒细胞高度提示更好的存活率[21,23,200]。基于此原理，在随机安慰剂对照研究中探讨了粒细胞集落刺激因子（G-CSF）的作用。在一项研究中，G-CSF 用于治疗 47 例肝硬化失代偿期患者（27 例 AH），用药组肝肾综合征（19%vs.71%，$P=0.002$）和败血症（14%vs.41%，$P=0.04$）发生率降低，存活率提高（70%vs.29%，$P=0.001$）[201]。这些结果与外周中性粒细胞计数增加（$P<0.0001$）和肝脏中 CD34 细胞（造血干细胞标志物）增加百分比有关（45%vs.27%，$P=0.01$）。在对 46 名严重 AH 患者的另一项开放性试验研究中报告了类似的结果。与标准药物治疗相比，G-CSF 使用后第 90 天时与外周血 CD34 阳性细胞比例增加，与疾病严重程度降低和患者生存率提高有关（78%vs.30%，$P=0.001$）[202]。在来自同一中心的另一项研究中，G-CSF 和促红细胞生成素的联合用药改善了 12 个月的存活率并减少脓毒症相关并发症的发生率[203]。除了改善肝再生外，生长因子是否也有助于改善中性粒细胞功能，这仍然是一个有待检验的假设[204]。是否应常规使用 G-CSF 治疗严重 AH 仍需进行更大规模的随机安慰剂对照研究来评估。

一些细胞因子如 IL-10 和 IL-22 在细胞增殖和肝再生分化中起关键作用（图 24-2）。重组 IL-22 在 AH 小鼠模型中有效且安全，并且一项观察性研究显示产生 IL-22 的 T 细胞数量与患者存活率直接相关，已有临床试验拟使用 IL-22 作为皮质醇或抗 TNF 药物治疗的辅助用药[205]。

（八）肝移植治疗酒精性肝炎

1. 围绕酒精性肝炎肝脏移植的争议

AH 患者中考虑肝移植的原因是，这些患者的短期死亡率很高，其中部分患者不能等待 6 个月的戒酒。在美国和欧洲，90%～95% 的肝脏移植是在已故捐献者的情况下进行的[206-208]，因此普通公众有权对如何使用这些器官提出疑虑。

鉴于供体肝脏短缺，这引发了关于为何种肝病患者提供肝脏移植的争论，而 AH 不是肝移植的常规接受指征。如果大多数肝脏移植手术与许多亚洲国家的肝脏捐赠者一样[209,210]，或者如果没有供体器官短缺，这种争论可能永远不会发生。特别是在 ALD 公众舆论，尤其是美国的公众舆论认为，饮酒者的肝病是他 / 她自己的责任，是他 / 她自己的行为的结果，不应该获得捐献的肝脏[211]。乙型肝炎、丙型肝炎、非酒精性脂肪性肝病和对乙酰氨基酚过量等患者行为导致的其他肝脏疾病被认为是肝移植的可接受的适应证[212]。在美国肝移植中心负责的一项调查中，评估了 AH 患者肝移植的方法和实践。除了社会文化障碍外，移植团队对中心方案缺乏共识是 AH 患者肝移植的主要障碍[213]。

2. 六个月戒酒规则

世界各地的肝脏移植中心需要至少 6 个月的戒酒才考虑为患有 ALD 的患者进行肝移植[206]。实施该规则是为了让患有肝病的患者从酗酒的急性效应中恢复[214]。然而，此标准后来被用作肝移植后再饮酒的预测因子。6 个月规则预测能力仍存在争议。在评估再次酗酒预测因子的 22 项研究的系统评价中，6 个月的戒酒可以在评估该变量的 11 项研究中仅有 2 项准确预测再饮酒。在系统评价中更强的再次酗酒的预测因素是社会稳定性和支持（7 项研究中的 6 项）、先前存在的精神病并发症（5 项研究中的 3 项）、多重药物使用（5 项研究中的 3 项）、康复尝试失败（3 项研究中的 2 项）、肝移植年龄较小（3 项研究中的 2 项）、酗酒家族史（4 项研究中的 3 项）[215]。在另一项研究中，根据饮酒的程度（持续时间和数量）以及先前的酒精中毒康复治疗的数量，将高风险酒精中毒复发评分（0 ～ 6）与 6 个月的戒酒预测再犯后进行比较。研究结果显示，这一评分能比 6 个月的移植前戒酒更准确地预测再次酗酒[216]。

3. 早期肝移植治疗酒精性肝炎的有效疗效

到目前为止，AH 患者肝脏移植的最佳数据来自法国，当他们质疑 6 个月规则并对 26 名重症 AH 患者进行移植时，指出的无应答皮质醇（中位数 Lille 评分 0.88）的中位时间是 13d[217]。在这项前瞻性病例对照多中心研究中，26 名接受早期肝移植的 AH 患者与 26 名进行皮质醇激素治疗（年龄、性别、mDF 评分和 Lille 评分相匹配）并与无应答者且未接受肝移植的患者进行比较。研究结果显示肝移植有获益，患者 6 个月时存活率提高（77%vs.23%，$P < 0.001$），这类肝移植病人的存活率超过对照 6 倍。这种获益在移植后 2 年内得以维持[217]。一项分析美国国家移植数据库的研究中报告了类似的结论。在该研究中，55 名接受肝移植的 AH 患者（中位等待时间约为 2 个月）与 165 名相匹配的因酒精性肝硬化接受肝移植的患者（年龄、性别、种族、移植年份、MELD 评分和捐献者风险指数）进行了比较（中位等待时间约为 5 个月）。该研究显示，AH 患者与酒精性肝硬化患者的 5 年预后相似，肝移植存活率（75%vs.73%，$P= 0.97$）和患者存活率（80%vs.78%，$P= 0.90$）[218] 相似。其他研究也表明，移植物 AH 的组织学发现不影响肝移植后的预后[218-220]。在另一项调查美国 101 个肝移植中心的研究中，治疗反应率约为 45%，11 个不同的中心对 AH 进行了 45 次移植[213]。中位等待时间约为 4 周，肝移植术后 1 年和 5 年患者存活率分别为 93% 和 87%[213]。在另一项最近报道的单中心研究中，94 例患者中有 9 例（9.6%）患有严重的 AH 且对皮质醇无反应的患者进行了早期肝移植。与匹配的对照组相比，肝移植后 6 个月生存率提高（89%vs.11%，$P < 0.001$），随访 2 年以上时这种益处持续维持[221]。

在法国的研究中，26 名移植患者中的 3 名（12%）发生了再次酗酒，其中 2 名患者大约 2 年后出现，第 3 名患者 3 年后出现再酗酒[217]。其中一名患者为严重酗酒，另外两名患者为轻度饮酒。在使用联合网络器官共享数据库的数据库研究中，尽管由于缺乏肝脏移植受者的饮酒信息而无法评估再次饮酒率，但 AH 患者肝脏移植受者死亡率均未被证实与酒精有关[218]。

同样，在肝移植中心的报告中，45 名患者中的 8 名（18%）出现移植后再饮酒[213]。在最近报告的单中心研究中，9 名患者中只有 1 名（11%）报告在肝移植后约 2 年出现再饮酒[221]。这些数据类似于报告酒精性肝硬化接受移植患者的年再饮酒率[222]。

4. 选择标准和供体库的影响

在法国的研究中，AH 患者的选择基于以下几个标准。

（1）严重的 AH 作为第一次失代偿事件。

（2）对皮质醇无反应（Lille 评分 > 0.45）。

（3）出色的家庭支持。

（4）没有合并的精神病并发症。

（5）患者和家人就终身戒酒达成协议[217]。

患者的选择是一个严格的过程，需要就优秀的社会心理支持达成共识，包括主要团队（医师、主治医师和护士）、戒酒专家、肝病专家、外科医生和麻醉师。在最近报告的调查中，只有 50% 的中心遵循法国研究中使用的所有 5 个标准。然而，所有在 AH 进行肝脏移植的中心都同意需要优秀的心理社会支持和类固醇治疗无应答作为重症 AH 患者肝移植考虑的标准[213]。欧洲正在进行一项开放性研究来验证 AH 肝移植病例选择的标准[13]。如果在精心挑选的患者中使用这些标准，则只有约 1.5% ～ 3% 的供体库用于肝移植肝移植治疗使 AH 患者生存获益，使其在壮年避免了死亡高风险[3,213,217,221]。符合肝移植资格的患者将与名单上的其他患者竞争性匹配供体，他们并未被列为 1A 状态或获得特权。鉴于器官短缺，活体肝移植是一种有吸引力的选择，一些亚洲国家的大多数肝脏移植都是通过活体捐献者进行的。但是，潜在强制捐献，特别是对女性配偶，也是一个需要面对的问题。在 AH 中比较尸源和活体捐献者的有限数据显示了类似的结局[223]。为了降低再次饮酒的风险，无论使用何种捐赠者，都应使用严格的选择标准[224]。

5. 酒精性肝炎肝移植的障碍

据美国肝移植中心报告，AH 中肝移植的主要障碍和挑战是团队内部对中心协议和社会文化问题缺乏共识。其他常见的障碍是器官短缺，对再饮酒的关注，缺乏社会支持性及缺乏保险[213]。令人惊讶的是，在 AH 患者中进行肝移植的 33 个中心中有 11 个中心未报告移植过程中遇到任何障碍或质疑[213]。虽然肝移植为选择的 AH 患者提供了明显的生存获益，但其 1 年生存率仍然低于肝硬化肝移植后 1 年 90% ～ 95% 的存活率[212,217]。此外，该研究中 6 例死亡中有 5 例与手术后 2 周内感染有关，其中 4 例死于侵袭性曲霉病[212]。严重的 AH 患者仍然存在真菌感染和侵袭性曲霉病的风险[98,99]。需要更大的多中心前瞻性研究为制定 AH 患者选择免疫抑制、抗生素和抗真菌预防以及肝移植后随访的统一方案提供证据。提高移植治疗有效率的认识将有助于消除观念壁垒，并可能改变公众对 AH 患者肝移植的看法和认知[225-228]。

（九）酒精性肝炎轻度发作的治疗

目前对轻度发作的管理主要是一般治疗，其包括戒酒、肝硬化并发症的管理和营养补充。酒精导致的轻度脂肪性肝炎的真实患病率尚不清楚，因为酗酒者通常不会在因 AH 住院或患有肝硬化及其并发症前就诊[10]。

三、酒精性肝硬化的治疗

（一）酒精戒断和监测

通过仔细的病史记录和饮酒标记物的测量来监测患者的戒酒至关重要[229]。自我报告的饮酒量应该与家人和朋友确认，患者通常会隐瞒。一项研究中，在患者自我报告的 82 名酒精性肝硬化患者中 18 名无机动车酒驾记录[230]，但在患者自我报告中没有发现。甲醇水平的测量可以检测前几个小时内的酒精消耗，并且准确度优于乙醇水平测量[231]。在肝脏生化测试中，γ- 谷氨酰基转移酶浓度比氨基转移酶浓度具有更好的灵敏度。然而，其在肝硬化患者中的特异性较差[229]。中度至重度长期饮酒会降低转铁蛋白的糖类含量。糖类缺乏时的转铁蛋白浓度和 γ- 谷氨酰基转移酶浓度的组合具有 75% ～ 90% 的灵敏度。然而，糖类缺乏时转铁蛋白水平可能受疾病严重程度和吸烟的影响[232]。

使用乙醇葡萄糖醛酸等代谢产物的新型生物标志物潜力巨大[233]。尿乙基葡糖苷酸试验的高灵敏度限制了其用于检测再次饮酒者的有效性，含酒精的药物和洗手液的使用可能导致假阳性结果[234]。将尿乙基葡糖苷酸浓度界值增加至 0.5 mg/L 可提高其准确度，阴性预测值为 99%，阳性预测值为 89%[234]。尿乙基葡糖苷酸试验的局限性在于尿路感染患者时呈假阴性结果及其仅可提示前 4 ～ 5d 内的酒精消耗的能力[229]。乙基葡糖苷酸在体毛中停留的时间更长，在头发样本中测量可以检测饮酒长达 1 个月前的酒精饮用[235]。尿乙基葡糖苷酸测试是商业化的且可以用于常规临床检测以监督患者戒酒。然而，头发乙基葡糖苷酸和其他标记物如磷脂酰乙醇，5- 色氨酸和脂肪酸乙酯正在临床研究中进行评估，尚不能用于常规临床使用[233]。

（二）肝硬化的治疗及其并发症

与其他肝硬化相似，肝硬化并发症的治疗，包括食管静脉曲张和出血、腹水、肝性脑病和肝肾综合征。酒精摄入是病毒感染（包括 HCV 感染）的危险因素[236]。此外，HCV 时纤维化加速并增加了严重肝病和并发症的风险[236]。ALD 患者应进行适当的 HCV 筛查，如果存在 HCV 感染，应予以治疗。就像其他肝硬化患者一样，酒精性肝硬化患者应检查其对这些病毒的基础免疫力后接种甲型肝炎和乙型肝炎疫苗，给予健康的生活方式咨询，注意安全使用药物并监测肝细胞癌和静脉曲张（表 24-6）。肝硬化患者的药物使用将在第 56 章中介绍。应建议患者避免使用非甾体类抗炎药，并应告知其使用对乙酰氨基酚的风险（即每日剂量不应超过 3g）。

1. 药物治疗

（1）抗氧化剂：ALD 和肝硬化患者的氧化应激标志物水平升高[237]。在一项随机安慰剂对照研究中，失代偿性酒精性肝硬化患者中使用维生素 E（500mg α- 生育酚）1 年对肝功能、住院率或患者存活率没有有益影响[238]。磷脂酰胆碱是细胞膜的重要组成部分，可能受到酒精性肝硬化中氧化应激增加的影响。膳食补充磷脂酰胆碱有一定益处，这在酒精性肝硬化患者的随机安慰剂对照研究中得到了证实。但活检证实的酒精性肝硬化的 789 名退伍军人口服 2 年的磷脂酰胆碱（4.5g/d）对于减少纤维化进展一期无获益（23%vs.20%；P= 0.32）。磷脂酰胆碱的益处可能受两组饮酒量不同的影响，研究中未对其进行定量分析。

（2）丙硫氧嘧啶：与 AH 患者不同，丙硫氧嘧啶在 310 名酒精性肝硬化患者的随机安慰剂对照试验中显示提高生存率[239]。在 2 年治疗结束时，治疗组的死亡率低于整组中的安慰剂组（13%vs.25%，$P < 0.05$）和严重疾病患者（25%vs.55%，P= 0.03）。丙硫氧嘧啶使生存获益提高了 62%，在研究期间尿中高酒精水平的持续饮酒患者中未发现这种情况[239]。目前，丙硫氧嘧啶不推荐用于酒精性肝硬化患者。没有进行进一步的研究评估这种看似有益的药物治疗酒精性肝硬化的疗效。

（3）秋水仙碱：由于其在实验研究中有抗纤维化作用[240]，在 100 名肝硬化患者（45%患有酒精性肝硬化）的随机对照研究中检测了秋水仙碱的作用[241]。通过长达 14 年的随访，与安慰剂相比，秋水仙碱在 5 年时显示出生存获益（75%vs.34%，$P < 0.001$）。在治疗结束时活检的 44 名患者（30 名用秋水仙碱治疗）中，秋水仙碱治疗的 9 名患者中观察到纤维化减少，但在没有经过治疗的患者中未发现[241]。然而，秋水仙碱的这种益处在进一步的研究中并没有类似表现[242-244]。根据这一证据，目前不建议将秋水仙碱用于酒精性肝硬化患者的治疗。

2. 营养管理

在 20% ～ 60% 的酒精性肝硬化患者中观察到营养不良[143,245]。流行率随着疾病严重程度、饮酒量和较低个体社会经济地位而增加[246-248]。营养不良与肝硬化并发症的进展加快、死亡率增加和住院时间延长有关，与肝移植后更多地使用医疗资源治疗酒精性肝硬化相关[249,250]。对患者营养不良的评估与 AH 描述的类似。肌肉减少症是营养状况和生存的准确预测因子。在 CT 扫描中测量 L_4 椎骨水平的腰肌区域，以评估患者的肌肉减少症。除了评估酒精性肝硬化患者的营养状况的准确性以外，它的优点是其客观性和可重复性[251]。

应建议肝硬化患者少食多餐，建议避免禁食超过 12h，并鼓励他们睡前加餐。除非患者不耐受蛋白质并存在肝性脑病的风险或现存肝性脑病，不应限制蛋白质摄入量[143,252,253]。应检查维生素水平，如果有缺陷应予以补充[143]。不能通过饮食满足日常需要的患者应该接受补充药物治疗。

3. 肠内营养补充

五项随机对照研究评估了肠内营养补充治疗在酒精性肝硬化患者的作用。与标准饮食相比，肠内补充剂改善了一项研究中的住院患者存活率[254]，但在其他四项研究中没有获益[255-258]。在所有这些研究中，肠内营养补充改善了患者的肝功能和营养状况。肝硬化患者的支链氨基酸水平降低，如缬氨酸、亮氨酸、异亮氨酸，而芳香族氨基酸水平升高，后者可以穿过血脑屏障，导致肝性脑病[259]。在随机研究中，有一项研究补充支链氨基酸减轻了肝性脑病[260]，但其并不影响生存率[260-262]。在所有这些研究中，短暂的干预可能是缺乏对生存有益影响的原因。后来，在一项针对 174 名酒精性肝硬化患者的随机对照研究中，补充支链氨基酸与改善肝功能和营养状况，降低住院率和提高生存率相关[263]。由于缺乏进一步的研究，以及患者对支链氨基酸的耐受性差，限制了它们在临床实践中的常规使用[143]。

目前，没有随机研究评估肠外补充剂对酒精性肝硬化患者的作用。

（三）酒精性肝硬化肝脏移植

肝移植是肝硬化和终末期肝病患者的最终治疗方法。在丙型肝炎和非酒精性脂肪性肝病之后，酒精性肝硬化是肝移植的第 3 种最常见的适应证。用于酒精相关性肝硬化的肝移植占美国所有肝移植的约 20% ～ 25%[212,264]。尽管 ALD 肝移植后获得了出色的效果，但与其他肝脏疾病相比，医生仍然拒绝将 ALD 患者转诊进行肝移植评估[265]。

患有酒精性肝硬化的肝移植候选者与非酒精性肝硬化患者进行的评估过程相同，需要多学科团队讨论。对于酒精性肝硬化患者，需要考虑一些具体问题，如以下各节概述。

1. 饮酒及依赖

详细的病史和评估对于确定肝移植后有再次饮酒风险的个体非常重要。患有饮酒问题的患者（在工作时间饮酒、早上需要饮酒、戒断症状、康复治疗失败）或与酒精有关的问题（酒驾、与酒精有关的犯罪、工作或在家中与酒精有关的问题，如失业或离婚）应该在进行肝移植之前进行康复治疗。应该记录最后一次饮酒的日期，大多数移植中心需要至少 6 个月的戒断才能将患者列为可进行肝脏移植候选者（6 个月规则）[20,214,266]。

2. 评估并发症

长期饮酒会影响其他器官，包括伴随心肌病、慢性胰腺炎、Wernicke 脑病、酒精相关性痴呆、周围神经病变和上消化道恶性肿瘤的进展。这些并发症的存在都可能影响移植候选资格，应彻底进行筛查[267]。例如，Wernicke 脑病或痴呆患者可能会被误诊为肝性脑病。由酒精引起的周围神经病变可能影响机体功能状态，这在肝移植后可能也无法恢复。在精心挑选等待肝移植的 ALD 患者中，营养不良的存在不会显著影响移植后的生存，但与更多的医疗资源使用相关，住院时间将延长[250]。

3. 社会心理评估

移植量表的心理社会评估是一种常用于评估个人心理社会状况的工具[268]。建议具有高度再饮酒风险的患者在移植前接受康复治疗（图 24-3）。在一项随机对照研究中，动机强化治疗（$n = 46$）优于常规治疗（$n = 45$），其可以减少移植前的饮酒量[269]。该研究受限于患者坚持治疗的依从性，常若患者病情太重就无法接受治疗[269]。

这些患者可能被认为是移植的一类特殊人群，移植后应该进行康复治疗（图 24-3）。

4. 移植后再饮酒

接受过 ALD 移植的患者应继续接受肝移植后饮酒监测（参见"酒精戒断"一节）[206]。10%～60% 的接受 ALD 移植手术的患者自我报告中有再饮酒[270-272]。接受移植手术的非酒精性肝病患者在移植前报告大量饮酒的，也有再饮酒的可能。在一项针对肝移植前报告大量饮酒的移植接受者的研究中，接受 ALD 移植的患者和非 ALD 原因接受移植的患者的再犯率相似（25%vs.28%，P= 0.56）[273]。再饮酒在某些研究中定义为任何饮酒量而其他研究中则定义为大量饮酒，这可能解释了不同研究中再饮酒率的差异。在一项针对 ALD 肝移植术后报告重度饮酒患者的研究中，50% 患者在肝移植的 2～5 年内再饮酒，25% 患者在肝移植的前 2 年内再饮，25% 患者在肝移植 5 年后再饮。超过 80% 的再饮是间歇性饮酒，其余为持续饮酒[273]。在另一项描述

再饮的研究中，饮酒模式在肝移植后 2 年内均匀分布，移植后持续饮酒下降，以及肝移植 3 年后继续持续饮酒[274]。在汇总了 50 项研究数据的 Meta 分析中，任何饮酒量和重度再饮的再饮率分别为每年 5.7% 和每年 2.5%[275]。

5. 移植和患者预后

酒精性肝硬化的患者肝移植后存活率优于 HCV 肝硬化和肝细胞癌移植后的患者存活率，与其他肝病移植后相似[212,264]。这些患者与已经接受移植的其他肝病患者类似，在移植后生活质量得到改善，有了正常的生活方式[276,277]。与酒精性肝硬化患者相比，HCV 阳性饮酒者的预后差，可能是与移植前 HCV 感染治疗相关[278-280]。此外，由于注册表的数据无法呈现病例的准确特征，与可以访问医疗记录以获取准确病例特征的单中心研究形成对比[280]。

与戒酒患者相比，有害饮酒的再饮者，存活率更差，5～10 年生存率为 45%～68%vs. 75%～86%[281-283]。虽然肝脏相关死亡率为

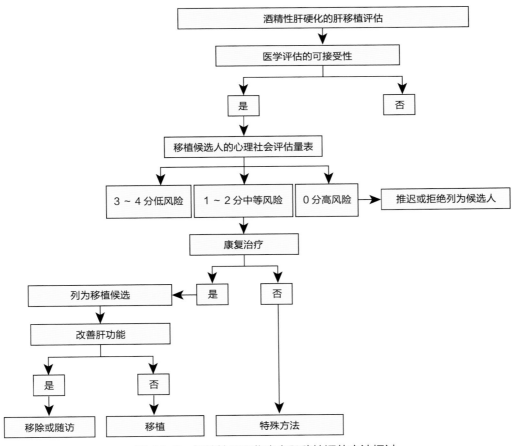

▲ 图 24-3　酒精性肝硬化患者肝移植评估方法探讨

6%～88%[229]，心血管事件和新生恶性肿瘤是重度再饮患者长期随访中患者死亡的更重要原因[264,278,284,285]。与慢性免疫抑制相关的代谢综合征的进展增加了心血管事件的风险[285]。在酒精性肝硬化肝移植术后的第一年幸存者中，新生恶性肿瘤占死亡人数的30%～40%。与非酒精性肝硬化移植受者相比，ALD移植受者的新发恶性风险大约高出2倍[284,286]。在所有恶性肿瘤中，皮肤癌最常见，其次是移植后淋巴组织增生性疾病和实体器官癌，特别是上呼吸道和消化道的癌症[284,287-289]。除了慢性免疫抑制之外，酒精性肝硬化肝移植后的新生恶性肿瘤的发生可能机制是抑制DNA甲基化及乙醛和吸烟的致癌作用[290-292]。应建议患者使用防晒霜，由皮肤科和耳鼻喉科医生进行每年评估，并禁止使用烟草和酒精。在肝移植之前或之后并不推荐对头颈部肿瘤进行特定的移植前筛查[206,293]。

移植后肝硬化在0%～50%的再饮酒者中出现[229]。肝移植后头两年内的重度再饮酒对肝移植的影响大于之后再饮酒[294]。在一项研究中，大约5%的ALD移植受者发生移植肝肝硬化。在该研究中大约1/3的重度再犯患者在肝移植后约5年内和再饮后约4年内发生移植肝肝硬化[295]。肝移植术后10年，重度再饮患者的移植肝肝硬化累积概率约为54%[296]。与没有移植肝肝硬化的患者相比，复发性酒精性肝硬化患者在肝移植后10年和15年的生存率较差（70%vs.50%和41%vs.21%，$P < 0.001$）[295]。

◆ 结论

ALD是慢性肝病的常见原因。饮酒是诱发个体ALD发展的最重要因素之一。需要采取减少饮酒量的战略来预防这种疾病，以减少社会的经济负担。AH是与短期高死亡率相关的临床综合征。对于失代偿性ALD患者，需要高度怀疑，以便早期诊断和治疗这种潜在的致命疾病。应向经口摄入量显著减少的患者提供营养支持，优先选择肠内营养。患有严重AH发作的患者应使用特定药物制剂进行特定治疗。根据STOPAH研究的结果，皮质醇的疗效及PTX的疗效缺乏证据，对于严重AH的治疗，开发有效且更安全的药物治疗方案的需求日益增加（图24-4）。在入选的AH患者中有关肝移植有益效果的初步数据令人鼓舞，但需要更多的前瞻性多中心研究数据作为制定AH肝移植入选标准和这些患者移植后管理的基础。尽管酒精被认为是肝毒性物质已超过50年，但仍有很多未知领域，未来研究的潜力仍很大（表24-7）。随着对ALD的兴趣和研究支持的增加，我们希望能很快得到许多未解决问题的答案，这将有助于减轻疾病负担并改善患者的预后。

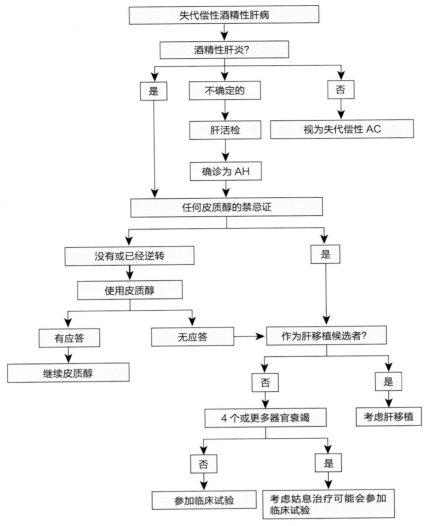

▲ 图24-4　对失代偿性酒精性肝硬化（AC）和酒精性肝炎（AH）患者的管理方法

表24-7　预防和治疗酒精性肝病的未知需求和未来研究领域

■ 预防和戒酒 　▲ 基于人群的酒精性肝病患病率研究 　▲ 降低酒精消耗的具有成本效益的措施和策略 　▲ 与戒酒中心的合作研究并以长期预后为终点 　▲ 可靠和准确的模型预测再犯饮酒 　▲ 酒精性肝炎患者戒酒药物的有效性和安全性研究 　▲ 用于临床的生物标志物可长期预测饮酒 　▲ 关于决定对戒酒反应的遗传和其他因素的鉴定 ■ 药物治疗 　▲ 与人类酒精性肝炎表型密切相似的酒精性肝炎动 　　物模型 　▲ 己酮可可碱治疗酒精性肝炎肾衰竭患者的随机研究 　▲ 无创的简单和准确的生物标志物预测对皮质醇的 　　反应	▲ 酒精性肝炎的更安全有效的靶点和药物治疗 　▲ 用于改善纤维化减少的长期预后作为终点的药物 　▲ 酒精性肝炎合并丙型肝炎患者治疗的随机研究 　▲ 丙型肝炎合并酒精性肝炎患者治疗指南 ■ 肝移植 　▲ 关于酒精性肝炎肝移植的大型多中心前瞻性研 　　究数据 　▲ 用于选择酒精性肝炎肝移植患者的统一方案 　▲ 移植期间的免疫抑制和抗生素预防方案 　▲ 用于早期诊断真菌感染的非侵入性生物标志物 　　的研究 　▲ 移植前后恶性肿瘤监测的成本效益方案 　▲ 确定遗传和其他因素预测再犯者中复发性移植 　　物相关疾病 　▲ 克服酒精性肝炎肝移植障碍的策略

第 25 章　非酒精性脂肪性肝病的发病机制
Pathogenesis of Nonalcoholic Fatty Liver Disease

Mariana Verdelho Machado, Anna Mae Diehl　著

张益群　译，俞静华、李晶　校

● 缩 略 语　ABBREVIATIONS

apoB	apolipoprotein B	脂蛋白 B
AS160	Akt substrate 160-kDa protein	底物 160-kDa 蛋白
ASC	apoptosis-associated specklike CARD domain-containing protein	凋亡相关污点样 CARD 结构域包含蛋白
ATF	activating transcription factor	活化转录因子
ATG	autophagy-related gene	自噬相关基因
Bad	Bcl2-associated agonist of cell death	相关细胞死亡受体
BIP	binding Ig protein	结合 Ig 蛋白
CD	cluster of differentiation	分化簇
CHOP	C/EBO homologous protein	同源蛋白
ChREBP	carbohydrate-responsive element-binding protein	糖类反应元件结合蛋白
CRTC2	cAMP response element-binding protein（CREB）-regulated transcription coactivator 2	cAMP 反应元件结合蛋白 (CREB)- 调节转录共激活物 2
CTGF	connective tissue growth factor	结缔组织生长因子
DAMP	damage-associated molecular pattern	损伤相关分子
DR5	death receptor 5	死亡受体 5
eIF2α	eukaryotic initiation factor 2α	原核起始因子 2α
ER	endoplasmic reticulum	内质网
ERAD	ER-associated protein degradation	相关蛋白降解
ERK	extracellular signal–related kinase	细胞外信号相关激酶
IL	interleukin	白细胞介素
GADD153	growth arrest-and DNA damage-inducible gene 153	生长抑制和 DNA 损伤诱导基因 153
GRP78	glucose-regulated protein 78 kDa	葡萄糖调节蛋白 78 kDa
Gsk3b	glycogen synthase kinase 3b	糖原合成激酶 3b
HSC	hepatic stellate cell	肝星状细胞
IR	insulin resistance	胰岛素抵抗
IRE−1α	inositol requiring enzyme 1α	肌醇需求酶 1α
IRS	insulin receptor substrate	胰岛素受体底物
JNK	c-Jun N-terminal kinase	c-Jun N- 端激酶
Keap−1	Kelchlike ECH-associated protein 1	Kelchlike ECH 相关蛋白 1
LC3	microtubule-associated protein 1 light chain 3	微管相关蛋白 1 轻链 3
LPC	lysophosphatidyl choline	溶血磷脂酰胆碱
LPS	lipopolysaccharide	脂多糖
MOMP	mitochondrial outer membrane permeabilization	线粒体外膜透化
mTORC	mammalian target of rapamycin complex	哺乳动物雷帕霉素复合物靶点
MTP	microsomal triglyceride transfer protein	微粒体三酰甘油转移蛋白

NAFLD	nonalcoholic fatty liver disease	非酒精性脂肪性肝病
NASH	nonalcoholic steatohepatitis	非酒精性脂肪性肝炎
NEFA	nonesterified fatty acid	不饱和脂肪酸
NLR	NOD-like receptor	NOD 样受体
NO•	nitric oxide radical	一氧化氮自由基
NqO1	NAD(P)H:quinone oxidoreductase 1	NAD(P)H：苯醌氧化还原酶 1
Nrf2	nuclear erythroid-derived 2-related factor 2	核红细胞来源 2 相关因子 2
$O_2^{\bullet-}$	superoxide anion	$^{\bullet-}$超氧化物阴离子
•OH	hydroxyl radical	羟基
ONOO$^-$	peroxynitrite	$^-$过氧亚硝酸盐
PAMP	pathogen-associated molecular pattern	病原相关分子模式
PDE3B	phosphodiesterase 3	磷酸二酯酶 3
PDGF	platelet-derived growth factor	血小板来源生长因子
PEMT	phosphatidylethanolamine N-methyltransferase	磷脂酰乙醇胺 N 甲基转移酶
PERK	protein kinase R-like ER kinase	蛋白激酶 R 样 ER 激酶
PI3K	phosphatidylinositide-3-kinase	磷脂酰肌醇 -3- 激酶
PPAR	peroxisome proliferator-activated receptor	过氧化物媒体增殖子活化受体
RIP	receptor-interacting protein	受体作用蛋白
ROS	reactive oxygen species	活性氧簇
SCD−1	steroyl-coenzyme desaturase 1	硬质酰辅酶 A 去饱和酶 1
SERCA	sarco/ER calcium ATPase	sarco/ER 钙 ATP 酶
SOD	superoxide dismutase	超氧化物歧化酶
SREBP	sterol regulatory element-binding protein	固醇调节元件结合蛋白
T2DM	type 2 diabetes mellitus	2 型糖尿病
TGF−β	transforming growth factor β	转化生长因子 β
TIR	toll/interleukin 1 receptor	toll/ 白介素 1 受体
TLR	toll-like receptor	toll 样受体
TNF−α	tumor necrosis factor α	肿瘤坏死因子 α
TRAIL	TNF-related apoptosis-inducing ligand	TNF- 相关凋亡诱导受体
TRB3	tribbles homolog 3	毛球同系物 3
UCP	uncoupling protein	解偶联蛋白
ULK−1	uncoordinated 59-like kinase 1 complex	非协调 59- 样激酶 1 复合物
UPR	unfolded protein response	未折叠蛋白反应
VLDL	very low-density lipoprotein	极低密度脂蛋白
XBP−1	X-box binding protein 1	X-box 结合蛋白 1

非酒精性脂肪性肝病（NAFLD）是指除酒精因素外的肝脏病理性脂肪沉积（也被称为脂肪变性）。正常人肝脏也可有少量脂肪沉积，但当 5% 以上的肝细胞发生脂肪沉积时则认为是病理性的[1,2]。在 NAFLD 的大分类下有多种疾病，它们的转归也有很大差异。当只有脂肪变性而无其他表现时，疾病又被称作单纯脂肪变性（simple steatosis），或孤立性脂肪变性（isolated

steatosis）[3,4]。传统意义上，认为孤立性脂肪变性是一种良性的、非进展性的疾病状态。而非酒精性脂肪肝（NASH）指的是伴有炎症反应和细胞损伤的脂肪变性，表现为肝细胞气球样变性和（或）细胞死亡。非酒精性脂肪肝有可能进展为肝硬化或发生其他相关并发症。

经典的理论认为 NAFLD 病情转归的这种两极分化可能反映了脂肪变性的肝脏细胞能否承

受二重打击或其对于二重打击的敏感性的个体差异。多年以来，这些概念被称为双重打击学说[5]。依据这种 NAFLD 发病机制模型，肝脏必须承受两次损害才能完成向 NAFLD 转化的完整过程。第一重损害导致脂肪变性，这导致肝脏对第二重损害敏感，最终导致炎症、细胞死亡和纤维化。很多研究性论文支持这个有趣的概念，研究表明啮齿动物在肥胖的情况下或肝脏输出脂质功能受损时会发生肝脏脂肪变性，继而对内毒素和肿瘤坏死因子 α（TNF-α）导致的肝脏损伤极其敏感，很快就会演变为脂肪肝[6,7]。当时假说普遍认为脂肪变性的肝脏细胞对于第二重促进炎症反应的"打击"呈现一种不正常的敏感，这影响了肝脏细胞的存活能力。后续的研究表明脂肪变性的肝脏细胞表现出多种应激反应（如氧化应激和内脂肪应激），这或许削弱了他们对额外损害的耐受能力[8]。

近来这些概念受到了质疑，因为虽然配对活检研究表明一些脂肪变性发展成了脂肪肝，但在患者群体中并不能证明脂肪变性一定会导致 NAFLD[9-12]。鉴于 NAFLD 的组织学诊断标准还存有争议，且不同观察者的判断存在差异，故上述问题仍有待解决。此外，即使是一份高质量的肝脏活检样本也只能包含全肝体积的 1/50000，而 NAFLD 的程度在整个肝实质内却存在不均质性。所以潜在的取样误差也影响了配对肝脏活检的结果[13]。

在 NAFLD 发病机制中脂肪变性本身所扮演的角色也存在争议。在动物模型中的研究揭示了并不是所有的脂肪都有相似的病理行为。现在认为 TG（这种脂质在孤立性脂肪变性的肝细胞中囤积）是"好油脂"，能够防止毒性脂肪堆积。故而另一种解释 NAFLD 的发病机制的理论认为肝脏细胞中无毒性的 TG（导致脂肪变性）和毒性脂肪一同堆积，而毒性脂肪（并不是 TG）导致了 NAFLD[14]。基于这个理论，孤立性脂肪变性和 NAFLD 被认为是两种相互独立的疾病，最终殊途同归[15]。但这个理论存在的一个问题是它并不能解释为什么绝大多数患有孤立性脂

肪性肝病的患者自始至终都没有发展成进展性肝病。而另一方面，基于双重打击学说，现在并没有排除"第二次打击"对 TG 负载的肝细胞致死的可能性，至少是对部分负载细胞致死，因为它们促进了毒性脂肪的沉积。事实上，正如之前提到的，越来越清楚的是脂肪变性的肝细胞需要面对多种挑战（如氧化应激、内质网应激、扰动自噬和失去控制的细胞凋亡信号通路），这可能限制了它们对后续叠加的生存威胁（也被称为第二重打击，如毒性脂肪）的耐受能力。毕竟，就像本文最初已经说明的，NAFLD 发展的双重打击学说并没有尝试去解释第一重打击（即脂肪变性）的病理基础。后来发现炎症可以加速和促进脂肪变性。而且一些情况（如胰岛素抵抗）可以同时促进脂肪变性和炎症反应。基于上述情况，NAFLD 的发病机制和疾病进展很可能反映了潜在肝毒性因素的暴露和肝脏对这些打击的代偿间的博弈。为了在一种打击下存活而必需的适应性改变可能无意中增加了对后续某些打击的易感性。肝细胞是否死亡取决于其是否能够适应第一种肝毒性打击或是否会暴露于现在已变得致命的后续打击。从这个角度来看，肝脏脂肪变性本身就是一个肝毒性应激的早期生物学标志。当为应对初次打击所产生的适应性改变不足以维持肝细胞生存时，很快发展成 NAFLD。因为脂肪变性较 NAFLD 更为普遍，肝细胞功能的弹性让它们能够在大多数导致脂肪变性的打击下适应并存活。然而这样的适应是需要付出代价的，"适应"了的肝细胞（以内部囤积中性脂质为标志）变得对其他一些损害更加易感，而这些损害（如缺血再灌注损伤、TNF-α）往往能够被未脂肪变性的肝细胞（即未受打击的细胞）所耐受。在这种环境中，暴露于第二重打击是启动非酒精性脂肪肝所必需的。

NAFLD 的预后也存在差异。这种疾病可能多年一直保持稳定，也可能进展为肝硬化，或退回到孤立性脂肪变性。这些不同的预后被认为是肝毒性打击因素暴露时间和强度以及死亡肝细胞

被替换（即再生）的能力上差别的一种体现。当伤害性打击退去且所有死亡肝细胞都有效再生后，NAFLD 即痊愈。如果再生和死亡肝细胞大致相等则疾病趋于稳定，而当再生不足以跟上细胞死亡的步伐时，疾病则进展。就像潜在的肝毒性损伤和肝脏适应该损伤的能力，再生的效率在不同个体中存在区别，在某个特定个体中随着时间的变化再生效率亦不同，因为再生能力本身就受到动态过程的影响（如年龄和整体健康）。事实上，NAFLD 现在被认为是一种系统性疾病的一部分，其包含一系列代谢动力障碍，而脂肪组织在其中扮演着核心角色。这样，NAFLD 就是一种病态脂肪组织的生物标记[16]。但是在一些 NAFLD 患者中，肝脏的病理的自我更新过程与脂肪组织病理[17]或肝脏脂肪含量减少无关[18]。最近关于人类 NAFLD 的自然历史研究探究了这个疾病令人困惑的表象下的深层机制。在 NAFLD 患者中，肝纤维化严重程度被认为是唯一能够独立预测肝病临床结局（如因肝病死亡、进行肝移植或肝脏特异性疾病）的组织学指标。反过来，只有两个变量能够用来预测肝纤维化严重程度，即患者年龄及肝脏受损严重程度。所以 NAFLD 相关性肝损伤最终反映的是威胁肝细胞生存的力量与保护它们的力量间的平衡，以及在肝细胞因生存机制被压垮而死亡后个体的肝细胞再生能力。

这一章综述了造成脂肪变性、NAFLD 和 NAFLD 相关性肝纤维化或肝硬化的机制。了解了病理生理机制对临床上更好地控制这种疾病和给予更好的治疗是极其重要的。自从 35 年前 NAFLD 首次被描述开始，我们取得了很多进展[19]，但是知识上的断点仍妨碍了我们研发出针对 NAFLD/NASH 有效的治疗方法。

一、肝脂肪变性

肝脏脂肪变性和肝脂质沉积这两个词常被混淆使用。但是虽然 TG 是肝脏细胞中囤积最多的脂质，其他的脂质也可以在肝脏中囤积，如游离脂肪酸、DAG、游离胆固醇、胆固醇酯、神经

酰胺和磷脂[20]。在 TG 囤积的基础上，这些其他种类的脂质浓度上的差异提示了"单纯"肝脏脂肪变性其实是一个异质性疾病。可用的游离脂肪酸决定了 TG 的合成量。在非酒精性脂肪性肝病中，到达肝脏的游离脂肪酸有三个主要来源：60% 来自于循环中非酯化的脂肪酸，15% 来自门静脉血流中的由食物脂肪合成的乳糜微粒脂蛋白，25% 来自肝脏脂质从头合成[21]（图 25-1）。脂肪组织是脂肪肝中囤积脂质的主要来源。故而在 NAFLD 发病机制方面，一种以脂质为中心的理论在逐渐取代以往的以肝脏为中心的理论。循环血中非酯化脂肪酸通过一种无调控的方式进入肝细胞，血浆中 FFA 的浓度决定了后续肝脏的摄取。饥饿状态下 80% 血浆游离脂肪酸来源于脂肪组织，进食后因为食物中脂肪的存在，这一比例下降为 60%[21]。功能紊乱的（病态的）脂肪组织会将脂肪"转移"到肝脏中。在两种条件下脂肪组织会向外释放 NEFAs：其一是脂肪组织本身的疾病而导致其不能正常的储存能量（如发生脂肪代谢障碍时）；其二是营养过剩，超过了脂肪组织自然的存储能力而导致脂肪组织的病态活动[23]。胰岛素抵抗增加了脂肪组织 NEFAs 向循环中的释放。减少了的胰岛素信号不能抑制脂肪库中的激素敏感性脂肪酶，从而增加了外周储存的 TG 向血中释放脂肪酸。而且胰岛素抵抗通过减少脂肪组织对糖类的摄取，导致甘油 -3- 磷酸被耗竭，而它是 TG 生成过程中脂肪酸再利用过程中一个必要的因子[22]。

NAFLD 中肝脂肪的第二个来源是脂质从头合成。在一个健康的体型偏瘦的受试者体内，肝脏从头合成的脂质占饥饿时肝脏脂质总量的 5%，这一比例在餐后随着脂质合成的原料增加而有所上升。在患有 NAFLD 的高胰岛素血症的病人体内，饥饿状态下的肝脏脂质从头合成较前者升高三倍[24]，但是餐后却没有继续上升。这提示了胰岛素抵抗状态下脂质合成酶在饥饿状态下的活性已经达到上限。胰岛素抵抗相关的脂质合成酶激活可以用高胰岛素血症和高血糖来解释。胰岛素上调固醇调节原件结合蛋白（sterol regulatory

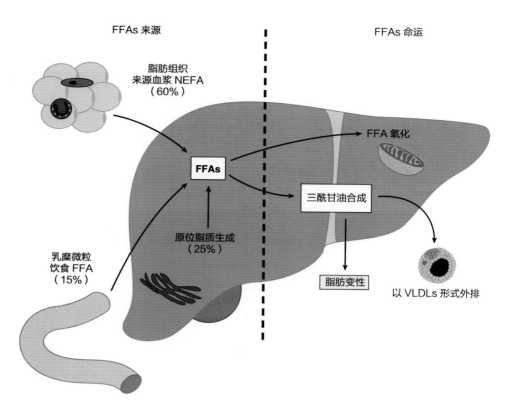

▲ 图 25-1　导致肝细胞脂肪变性的机制

肝脏异位脂肪囤积是脂质、游离脂肪酸（FFAs）流入增加或排出减少所导致的。肝脏中 FFAs 的三大来源是：血浆中非酯化脂肪酸（NEFAs）、肝内脂质从头合成和饮食摄入 FFAs。血浆中非酯化脂肪酸最主要的来源是脂肪组织，当脂肪细胞负载的脂肪超过其载荷或脂肪组织本身存在疾病时会发生脂类分解，如脂肪代谢障碍中发生的情况。肝脏通过氧化或分泌极低密度脂蛋白来消耗脂肪。脂肪酸氧化过程主要发生在线粒体中，但在营养过剩的情况下其他细胞器如过氧化物酶体也能发挥降解脂肪的作用。过量的脂肪也可以囤积在肝细胞中，如脂质颗粒中的三酰甘油，这样就会造成脂肪变性

element–binding protein，SREBP-1c）和过氧化物酶体增殖激活受体 γ（peroxisome proliferator–activated receptor gamma，PPAR-γ），它们是促进多数脂质合成酶的主要转录因子[25]。糖类反应原件结合蛋白（carbohydrate-responsive element-binding protein，ChREBP），其为另一个直接上调脂质合成基因表达的转录因子[26]。高血糖也能通过一些直接机制促进脂质合成，包括诱导丙酮酸激酶表达与后续糖酵解，从而提供了脂质合成的前体[27]。脂质从头合成不只是通过增加脂质合成来促进脂肪变性，还可以通过促进丙二酸辅酶 A 这种能够阻碍线粒体摄取与降解脂肪酸的因子的富集，来抑制脂肪酸氧化[28]。

脂肪的第三个来源是饮食。当摄入高脂饮食后，这一来源与血脂的相关性增加[21]。所以，用高脂饮食饲喂小鼠是一种广为使用的 NAFLD 动物模型造模方法，即使摄入的食物总热量相同

时也奏效[29]。

肝脏脂肪变性是由于肝脏脂肪产出或摄取量与消耗量不平衡所导致的。肝脏中脂肪酸最终的命运有以下三种：①氧化降解（主要在线粒体中，少部分在过氧化物酶体中）；②用于合成 TG 并储存于细胞内脂滴中；③以极低密度脂蛋白形式运送出肝。

肝脏通过增加线粒体 β 氧化和线粒体数量来适应过量脂肪酸的涌入[30-32]。这种适应不仅仅体现为这种对脂肪酸涌入的直接反应，还有因肝 IR 和 PPAR-α（能够促进脂肪合成酶基因转录）活化水平增加所导致的脂肪因子的活化，这些脂肪因子包括瘦素、成纤维细胞生长因子 21 和白细胞介素 6[33]。值得注意的是，TNF-α 抑制 PPAR-α 的表达[34]，导致严重肝病中 PPAR-α 的下降[35]，这可能限制了 NAFLD 进展过程中线粒体的代偿能力。线粒体是高度特异性的细胞器，

她们的功能是从原料中高效的获取能量。所以从这一角度分析脂肪肝中增加了的脂肪酸氧化水平可能会增加肝脏 ATP 的产生。但是在 NAFLD 患者中，肝脏 ATP 存储量并没有上升[36]，且肝脏 ATP 含量在 NAFLD/NASH 动物模型中是减少的[37,38]。并且在 NASH 中，线粒体对瞬时能量不足的反应能力是受损的，这增加了肝脏对缺血性损伤的易感程度。解释原料氧化供 ATP 效率下降的一个机制是上调了线粒体解偶联蛋白（uncoupling proteins，UCPs）。UCP-2 在多种的动物模型中均有上调[29,37,39,40]。其在 NASH 患者中也会上调，上调水平与炎症反应和纤维化的严重程度相关[41,42]。UCPs 是存在于线粒体内膜上的蛋白。它们促进蛋白质从线粒体膜外向膜内泄漏。这使得本该驱动电子沿着线粒体电子转运链转移的质子动力势被浪费了，从而减少了供给氧分子的电子，影响了过氧化物阴离子的形成和 ADP 磷酸化生成 ATP 的过程[43]。UCP-2 在健康细胞中的表达水平很低，现在看来它最主要的角色是限制线粒体产生过氧化物阴离子［一种强大的活性氧化簇（reactive oxidant species，ROS）］来保护细胞不受线粒体呼吸作用所可能带来的氧化损伤。UCP-2 表达被游离脂肪酸上调[44]。游离脂肪酸囤积也刺激了线粒体 β 氧化，从而产生更多的 ROS 和氧化应激。氧化应激的某种产物，如 4-hydroxynononeal，能够增加 UCP-2 的活性。UCP 活性增加保护了细胞不受脂肪酸诱导的氧化应激反应的损伤[45]。但是高水平的 UCP-2 活性也有一个潜在的劣势，因为可能导致高水平的蛋白泄漏继而使底物氧化（即电子转移）从 ADP 磷酸化中解偶联，从而限制 ATP 合成，能量便随热量流失了。这可能解释了为什么在啮齿动物肥胖诱导的胰岛素抵抗和 NASH 模型中，UCP-2 表达在脂肪变性的肝脏细胞中有增加。这可能也解释了为什么这些肝脏细胞对一系列影响 ATP 合成的应激都呈现出易感性[46]（图 25-2）。总体的数据提示，虽然脂肪酸降解下降可能导致氧化磷酸化（即能量产生）水平下降，但是脂肪变性并不是脂肪酸降解下降的后果。事实上，在

NAFLD 中，线粒体脂肪酸氧化增加[47-50]而编码线粒体呼吸链组分的基因转录没有增加时，氧化还原链可能也会被干扰[33]，导致线粒体疲劳[51]，这在后面会讲到。脂肪酸来源的乙酰辅酶 A 还可以被用于产生酮体。酮体生成为肝外组织提供了一个糖类不足时的备用的能量来源，如饥饿时，但也帮助了肝脏细胞处理能量过剩[52]。事实上，酮体生成缺陷的小鼠在高脂饮食条件下不仅产生了更多的脂肪变性，还出现了更严重的肝脏损伤。那些小鼠表现出脂质从头合成和糖异生水平的增加[52]。有趣的是，高胰岛素血症抑制酮体生成，所以高胰岛素血症的 NAFLD 患者处于一种相对酮体生成不足状态[52]。

因为脂肪酸堆积后丙二酰辅酶 A 增加，抑制了脂肪酸通过脂质水平敏感性肉毒碱穿梭系统（肉毒碱棕榈酰转移酶）[51]进入线粒体基质，所以这时线粒体适应能力也会下降。为了克服线粒体降解脂肪酸的减少，脂肪酸被重分布到其他细胞器中降解。在 NAFLD 中，出现了过氧化物酶体脂肪酸降解这一补偿机制[31]。肝脂肪变性的患者表现出肝脏过氧化物酶体增殖和增大[53]。过氧化物酶体脂质降解有一个优势，即允许无限量的脂质进入细胞器。但是对比线粒体，过氧化物酶体在从脂肪酸降解中提取能量的效率较低。过氧化物酶体脂肪酸氧化的另一个缺点是会产生过氧化氢，这会扰乱氧化还原平衡。健康的过氧化物酶体的抗氧化酶是足够的，过氧化物酶体通过 PPAR-α 配体完成脂肪酸氧化来保护小鼠不患 NAFLD/NASH。相反的是，线粒体功能缺陷的动物模型可以自发发生脂肪性肝炎和肝细胞癌[54]。

肝脏也可以通过外排 VLDL 的形式肃清过量的脂肪。VLDL 微粒由一个 TG、胆固醇酯构成的核心和周边的磷脂、脂蛋白 B（apolipoprotein B，apoB）组成[55]。ApoB 在内质网腔和高尔基体中被微粒体三酰甘油转移蛋白（microsomal triglyceride transfer proteins，MTPs）所脂化[56]。完全脂化对于 apoB 从腔中流动和分泌入血浆中是必要的。不完全的脂化引导 apoB 进行泛素化

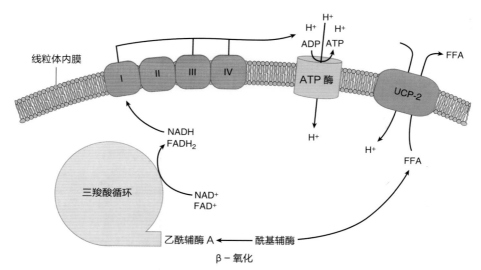

▲ 图 25-2　线粒体氧化磷酸化

当脂肪酸以酰基辅酶 A 的形式到达线粒体时，它们进行 β- 氧化，作为乙酰辅酶 A 的来源进入三羧酸循环，在这个循环中 NAD+/FAD+ 被还原生成 NADH 和 FADH₂。NADH 和 FADH₂ 向磷酸化呼吸提供电子，用于氧依赖的 ATP 生成。电子传递链由线粒体内膜上的四种酶复合体构成：Ⅰ.NADH- 辅酶 Q 氧化还原酶；Ⅱ. 琥珀酸 -Q 氧化还原酶；Ⅲ.Q- 细胞色素 c 氧化还原酶；Ⅳ. 细胞色素 c 氧化酶。电子流穿过复合体，当它们到达复合体Ⅳ时，细胞色素 c 氧化酶将两个电子传递给 O₂ 分子，与 2H+ 结合后生成 H₂O。电子传递与质子（H+）从线粒体基质向膜间隙的活动相关联，产生了电化学梯度。当需要能量时，H+ 重新进入线粒体基质，H+ 运动所产生的能量用于将 ADP 转化为 ATP。在肝脂肪变性中，当线粒体被能源过载时，它们变为超极化状态。线粒体超极化增加了移动电子的载体的半衰期，此时电子传递不完整，氧气分子部分被还原生成活性氧。非偶联蛋白（uncoupling proteins, UCPs）是线粒体内膜上的蛋白，功能是介导 H+ 漏出和使解偶联亚基在 ATP 生成过程中氧化。UCPs 增强了脂肪酸氧化，促进了 NAD+/FAD+ 循环。在脂肪酸以酰基辅酶 A 形式涌入、清除 CoASH（β 氧化和 Krebs 柠檬酸循环的限速辅酶）、脂肪酸流出，这一循环中 CoASH 被消耗，而 UCPs 存留下来。此外，UCPs 通过去除游离脂肪酸，阻碍了线粒体生成脂质过氧化阴离子，保护线粒体不进一步受损伤。
ADP. 二磷腺苷；ATP. 三磷腺苷；FAD. 黄素腺嘌呤二核苷酸；FADH. 还原 FAD；FFA. 游离脂肪酸；NAD. 烟酰胺腺嘌呤二核苷酸；NADH. 还原 NAD

于蛋白酶体降解[57]。在胰岛素抵抗状态，包括 NAFLD，有证据表明 VLDL 分泌增加，这可能是通过上调 MTP 实现的，还有 apoB 降解减少[58,59]，即使有报道 apoB mRNA 表达也有减少[60,61]。但是，一些与 NAFLD/NASH 相关的基因疾病病因是 VLDL 分泌缺乏。β 脂蛋白缺乏是一种罕见的基因疾病，其中 MTP 基因突变，导致 NASH 和肝硬化，与婴儿脂肪代谢异常、棘红细胞增多症、低胆固醇血相关[62]。

家族性低 β 脂蛋白血症是一种包括产生截断 apoB 和 VLDL 分泌受损的基因疾病。其结果是患者会发生严重的肝脏脂肪变性和 NASH，而与是否发生肥胖和胰岛素抵抗（IR）无关[63]。家族性低 β 脂蛋白血症在人群中的发病率在 1/1000～1/500 之间[64]，当遇到患有 NASH 而胆固醇水平低（即总胆固醇低于 150mg/dl，HDL-C 低于 50mg/dl）的患者时医生应该想到

这个疾病[65]。扰乱磷脂卵磷脂稳态也限制了 VLDL 的装配和分泌。卵磷脂可以通过两种途径合成：胆碱加入磷酯酰丝氨酸复合物中，或通过磷脂酰乙醇胺 N- 甲基转移酶（PEMT）三序甲基化磷脂酰乙醇胺[66]。胆碱缺乏常见于西方国家，通过影响肝脏脂质外排促进肝脏脂肪变性。胆碱不足的原因可以是食物胆碱摄入不足，约 90% 的美国人都存在这种情况[67]。而且，肥胖相关性菌群失调能够促进肠道中胆碱降解[68]。胆碱不足与 PEMT 多样性功能缺失协同增加 NAFLD 风险[66]。

值得注意的是，单不饱和脂肪酸更倾向于加入 TG 中。这样饱和脂肪酸必须先在脂肪酸去饱和酶（steroyl-coenzyme desaturase 1，SCD-1）的作用下去饱和[69]。在人 NAFLD 中有报道 SCD-1 和 TG 合成有适应性增加[20]。SCD-1 在不同的啮齿动物 NAFLD 模型中可发挥不同的作

用[29,69]。当用 NASH 诱导饮食饲喂时，SCD-1 缺陷小鼠会发生较少的脂肪变性，但是肝脏损伤却更重，因为堆积了更多的毒性饱和脂肪酸[70]，这一点后面会详细讨论。

二、非酒精性脂肪肝疾病：一种脂肪疾病

把脂肪组织仅仅当作内源性脂肪仓库的概念已经过时了。我们知道脂肪组织是一种复杂的可塑的器官，它们可以适应多种不同的条件，如能源不足和能源过剩。这样，脂肪组织控制整个机体的能量水平。脂肪组织有很重要的内分泌功能，可以分泌很多脂肪因子来调节多种生理过程，如对胰岛素的敏感性、食欲、免疫和生殖的调节[71]。

脂肪病（Adiposopathy）是一种新的概念，它指的是能量平衡和久坐不动的生活方式导致易感人群的脂肪组织功能紊乱[24]。脂肪细胞在长期营养过剩的条件下出现适应性肥大，换言之，出现病理性的细胞体积增大[72]。与健康的脂肪细胞相比，肥大的脂肪细胞分解脂肪的能力增强[73]。这导致 NEFA 把储存的脂肪外排到循环系统中，从而导致它们在其他器官如肝脏、心脏、肌肉、胰腺和肾脏中异位沉积[23]。异位 NEFA 堆积增加了代谢压力。相应的，脂肪细胞的体积与 2 型糖尿病、心血管疾病和 NAFLD 的发生密切相关[74-76]。增大的细胞体积同时也给脂肪细胞本身以压力，细胞膜胆固醇的浓度减少，导致胰岛素抵抗且贮存脂肪的能力下降[77]。细胞增大还促进细胞骨架降解，进一步影响胰岛素信号通路[78]。而且，大脂肪细胞激素敏感性脂肪酶、瘦素和 β 肾上腺素能受体表达上调[79]。这些基因表达上的变化由大脂肪细胞与细胞间基质的沟通交流所控制。这个过程是通过由整合素 β1 信号通路驱使细胞外信号相关激酶（extracellular signal–related kinase，ERK1-2）通路激活来调节脂肪细胞代谢[79]。例如，上调 β 肾上腺素能受体使体积增大的脂肪细胞对饥饿时儿茶酚胺诱导的脂肪分解敏感[80]。

其他病理过程在脂肪存储过多的时候也会发生。比如，脂肪细胞中脂肪酸堆积增加通过使线粒体产生活性氧[81,83]、NADPH 氧化酶激活和抗氧化酶下调促进氧化应激[84,85]。反过来，氧化应激进一步降低了胰岛素的敏感性[83,86]、脂肪因子生成失去调节[84]、诱导炎症反应[85,87]。炎症加速了这种氧化应激，形成恶性循环[88,89]。肥胖也促进了脂肪组织的内质网应激[90-94]。内质网应激通过 c-Jun 氮末端激酶（c-Jun N-terminal kinase，JNK）通路非依赖性丝氨酸磷酸化胰岛素受体底物 1（insulin receptor substrate 1，IRS-1）加剧了 IR[90]。在脂肪疾病中的另一个重要角色是缺氧。多种不同机制都在脂肪细胞缺氧中起作用，包括血管生成速度不能满足脂肪细胞团扩张的速度、过大的脂肪细胞压迫周围血管从而减少了血流，因氧化应激而导致血管扩张物质一氧化氮不足[95,96]。脂肪组织增生还诱导了细胞外基质重构，并导致基质中 VI 型胶原增多。后者减弱了细胞外基质的可塑性，从而限制脂肪向周围扩张和容纳增大的脂肪细胞。这使脂肪组织受到的应激更为持久，加剧了代谢调节紊乱[97]。导致脂肪组织纤维化的机制仍然不完全明了，缺氧诱导能引起缺氧诱导性因子 1α 增多，继而增加多种促纤维生成因子转录，如结缔组织生长因子（connective tissue growth factor，CTGF）和金属蛋白酶 1 的组织抑制因子等可能[98,99]。转化生长因子 β（transforming growth factor β，TGF-β）是一种促纤维生成因子，机械刺激后可上调[100,101]，在脂肪细胞膜被脂滴扩张时激活[97]。有证据显示肥胖时脂肪细胞 TGF-β 表达量增加[102]。

所有这些细胞应激因素都可能使脂肪细胞最终死亡。这是相对抽象的概念，因为我们认为肥胖就是脂肪组织的扩张。但是，细胞死亡是肥胖中一个重要和经常出现的现象。事实上，脂肪细胞死亡在肥胖动物模型中增加了 30 倍[103]。高脂饮食喂养 16 周的小鼠体内，内脏脂肪组织中 80% 脂肪细胞死亡[104]。缺氧[105]、内质网应激[92]和氧化应激或组织蛋白酶（脂肪酸可使溶酶体透化，释放组织蛋白酶）导致的线粒体功能异常促进了细胞死亡[106-110]，脂肪酸介导的途

径参与造成线粒体功能异常。脂肪细胞死亡减少了脂肪从循环中摄取 NEFA，增加了脂肪仓库向循环中释放 NEFA 和其他毒性产物。另外，死亡过程中的脂肪细胞开启局部的炎症反应，招募巨噬细胞[111,112]来去除细胞碎片，及破损细胞释放的脂肪。在肥胖者的脂肪组织中 90% 巨噬细胞都存在于死亡的脂肪细胞周围，形成一圈花环样的结构。聚集的巨噬细胞为促进炎症反应的 M_1 表型细胞，能够增强炎症状态，使 IR 和代谢调节紊乱加重。事实上，巨噬细胞聚集和花环样结构与 IR、系统血管内皮细胞功能异常、肝脏脂肪变性和 NASH 相关[104,113-116]。

最后，病态的脂肪组织内分泌特性也有所改变，脂联素分泌减少[117,118]，IR 诱导物增加、促炎物质、致动脉粥样硬化细胞因子（如瘦素[119]、纤溶酶原激活物抑制物 1[120]、TNF-α[121-123]、IL-6[124]、单核细胞趋化蛋白 1[125]、和血管紧张肽原[126]）的分泌增加。

脂联素是一种主要由脂肪细胞生成的细胞因子。肥胖或脂肪组织扩张的时候脂联素的表达下降[127-130]。低水平脂联素与 2 型糖尿病相关[131-133]。重要的是，脂联素与 NAFLD、NASH 和纤维化的严重程度呈负相关[134-139]。在 NAFLD 动物模型中，脂联素在脂肪变性和脂肪性肝炎中起保护作用[140-143]。事实上，脂联素具有胰岛素增敏、抗炎和抗纤维化的功能[144]。它能通过其对全身代谢、改善线粒体功能和减少活性氧的生成来保护细胞减少脂肪变性[145-147]。脂联素是一种 PPAR-α 受体激动剂，会增加脂肪酸 β 氧化[148]。它通过促进胰岛素 IRS-1 和 Akt 下游活化因子的酪氨酸磷酸化来增强胰岛素敏感性，并拮抗这些蛋白的抑制性丝氨酸磷酸化[149]。脂联素增加抗炎 IL-10 的表达，通过减少 TNF-α 表达和拮抗它的作用来抑制促炎 TNF-α[150]。它还通过减少 NF-κB 活化[151]和通过增加 IL-1 受体拮抗剂来拮抗 IL-1 作用来调节库普弗细胞的细胞因子表达[152]。此外，脂联素通过减少 TGF-α[141]生成和对肝星状细胞（hepatic stellate cells，HSC）的直接作用，阻碍它们向肌成纤维细胞转分化，来抑制纤维生成[153,154]。

瘦素是 NAFLD 病理机制中另一种重要的脂肪因子。它作为食欲最主要的调节因子，作用于下丘脑并强有力的抑制食欲[66]。很多肥胖 / NAFLD 模型通过瘦素信号通路遗传缺陷构造。带有瘦素缺陷的小鼠会出现暴食、病态肥胖、严重胰岛素抵抗和严重肝脏脂肪变性。除调节食物摄入外，瘦素还有很多其他抗脂肪变性的功能，如减少糖异生和脂质从头合成、增加肝脏脂肪酸氧化[155]。因此，瘦素缺陷小鼠会出现严重的脂肪变性就不足为奇了。有趣的是，即使有轻度的 NASH 或是在用其他促进肝脏纤维化的损害方式来处理后，瘦素缺陷小鼠也不产生纤维化[156]。瘦素通过其对肝星状细胞的直接作用促进肝脏纤维化。它阻止了肝星状细胞凋亡，促进肝星状细胞增生，刺激肝星状细胞转分化为肌成纤维细胞[157-160]。瘦素也能够调节身体脂肪分布、胰岛素活性（减少胰岛素产生和分泌[161]，增加胰岛素敏感性[162,163]）、产热和免疫反应[164]。瘦素是由脂肪细胞产生的，所以肥胖患者体内的瘦素水平较高。但是高瘦素血症诱导部分瘦素抵抗，抑制了它在中枢神经系统的抑制食欲作用，但是很多其他外周的功能还保留，如促纤维化[165-168]。瘦素在人 NAFLD 中普遍增加，一些研究（不是全部研究）表明瘦素水平和肝脂肪变性、炎症和纤维化正相关[136,139,169-185]。

一些其他脂肪因子可能在 NAFLD 发生发展中也很重要，如抵抗素[175,186-191]、内脂素[192-195]和视网醇结合蛋白 4[196-200]。但是他们的功能和角色仍较有争议。

综上，能量过剩会导致脂肪组织肥大。因为供脂肪细胞增大的空间有限，它们会产生应激和程序性细胞死亡，这启动了重要的炎症反应。炎症反应的增加促进了脂肪组织的胰岛素抵抗、脂肪因子生成的调节紊乱、将游离脂肪酸外排到循环系统。接下来脂肪来源的游离脂肪酸会异位沉积在其他器官中，这与增加的促炎细胞因子共同诱导了肌肉和肝脏的胰岛素抵抗，最终导致了 NAFLD、心血管疾病和肾脏疾病（图 25-3）。

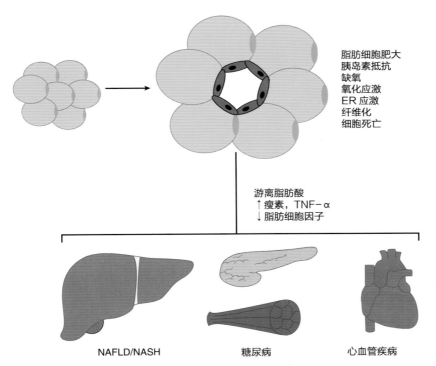

▲ 图 25-3　脂肪疾病、代谢综合征、心血管疾病和 NAFLD 的常见病因

过载的脂肪细胞产生反应性肥大，这是适应性反应。因为脂肪细胞扩大的范围有限，脂肪细胞肥大使细胞承受多种应激，如氧化应激、缺氧和内质网应激。脂肪组织逐渐出现胰岛素抵抗和基质重构，进一步影响它的生理功能。最终内脏脂肪垫中的脂肪细胞走向程序性死亡，开启了重要的炎症反应。这使胰岛素抵抗进一步恶化，导致脂肪因子失去调节，向循环系统中排出脂肪酸。脂肪酸可以异位沉积在其他器官中，这与增加的促炎细胞因子共同诱导了肌肉和肝脏中的胰岛素抵抗及 NAFLD、心血管疾病和肾脏疾病。ER. 内质网；FA. 脂肪酸；NAFLD. 非酒精性脂肪性肝病；NASH. 非酒精性脂肪性肝炎；TNF-α. 肿瘤坏死因子 α

三、非酒精性脂肪性肝病和胰岛素抵抗：鸡和蛋的理论

　　NAFLD 与 IR 和 2 型胰岛素（type 2 diabetes mellitus，T_2DM）有强相关性。事实上，在 T_2DM 患者中 NAFLD 的发病率比正常人群高 2～3 倍[201]，而在 NAFLD 患者中 T_2DM 的发病率比正常人群高 5～9 倍[202]。IR 和 T_2DM 会增加患 NASH、进展性肝脏纤维化、肝硬化和肝细胞癌的风险[203,204]。相反的，同时患有 NAFLD 和 T_2DM 的患者会产生更差的 T_2DM 相关性后果，如更差的血糖控制水平[205]、更高发的肾脏病变和眼部并发症风险[206]。此外，NAFLD 患者，尤其是 NASH 患者，还有更高的 T_2DM 发病风险[207]。统计数据提示 T_2DM 和 NAFLD 之间有因果关系，反之亦然。这个概念在 NAFLD 领域得到了公认，但是一些证据还是对 IR/T_2DM 在 NAFLD 发生发展中的作用提出了质疑。首先，IR 和 T_2DM 都不是 NAFLD 发生中所必需的，因

为 NAFLD 的全部疾病变化（包括肝硬化）都能在无 IR 和糖尿病的人群中发生。而且，拥有快速进展 / 纤维化表型的 NASH 啮齿动物模型（如蛋氨酸胆碱缺乏饮食模型[29]和同源性磷酸酶张力蛋白[208,209]或脂酰辅酶 A 氧化酶[210,211]基因缺陷 NASH 模型）也不会发生 IR 或肥胖。相反的，长期用高脂饮食饲喂可以诱导出 IR，但仅仅产生非常轻微的脂肪性肝炎，且几乎没有纤维化[29]。此外，对于 NAFLD 患者是否应该用促进肝脏组织学改善的治疗或用促进糖代谢的治疗，这两种策略存在不一致。事实上，大多数胰岛素增敏剂临床试验均不能对肝脏纤维化产生明显的改善[212]。这是一个很重要的阴性结果，因为纤维化是 NAFLD 患者预后的最佳因素。另一方面，一个能够改善肝脏纤维化的制剂奥贝胆酸却能够使 IR 加重[213]。

　　最广为接受的 NAFLD 模型假说认为 IR 起源于过载的脂肪组织[214]，因激素敏感性脂肪酶

不受抑制，故促进了脂解作用，增加了游离脂肪酸的释放[215]。脂肪组织功能紊乱造成的异位脂肪沉积、扰乱的脂肪因子谱和促炎状态接下来促进了肌肉和肝脏的 IR。在肝脏中，IR 和高胰岛素血症促进了脂肪变性。在肝脏中，胰岛素启动的信号通路正常会抑制糖异生和脂肪酸氧化并促进糖酵解和脂质从头合成，而对胰岛素的抵抗选择性地阻碍了肝脏糖代谢中胰岛素的作用，胰岛素的脂肪生成作用被保留。即使一些假说尝试去进一步解释这种矛盾，胰岛素控制糖和脂代谢的敏感性的差异仍然不明了[216-221]。IR 促进高胰岛素血症来弥补胰岛素敏感性的下降[222]。高胰岛素血症增加了脂质从头合成，并加重了 IR[223]。

胰岛素与他的受体结合，在酪氨酸残基1158、1163 和 β 亚基的 1164 位诱导二聚作用和自我磷酸化。胰岛素受体招募和磷酸化一些底物，包括 IRS-1/2，它接下来激活磷酸肌醇 -3- 激酶（phosphatidylinositide-3-kinase，PI3K/Akt）和 Ras/ MAPKs 信号级联反应（图 25-4）[223]。前面的信号级联反应使胰岛素调节代谢和促进存活的作用得以实现，而后者参与了有丝分裂发生和细胞生长。就 PI3K/Akt 信号通路而言，PI3K产生第二信使磷脂酰肌醇（3、4、5）- 三磷酸盐，进一步活化 3- 磷酸肌醇依赖性蛋白激酶 1（3-phosphoinositide-dependent protein kinases 1，PDK-1）和 PDK-2，二者反过来分别通过酪氨酸 308 和丝氨酸 473 残基磷酸化来激活蛋白激酶Akt（也被称作蛋白激酶 B）[223]。这个通路导致SREBP-1c 表达和活化，促进脂质和胆固醇合成，抑制促进糖异生的叉头转录因子 Foxo1，致使糖异生被抑制。Akt 使 Foxo1 磷酸化，促进 Foxo1从细胞核向细胞质移动，在细胞质中它进一步被泛素化并被降解，这样就限制了 Foxo1 介导的基因转录。Akt 磷酸化多个其他下游靶点，包括糖原合成激酶 3b，从而去除它对糖原合成的抑制效应，促进糖原合成。Akt 也抑制结节硬化复合物 1-2（tuberous sclerosis complex 1-2），它进一步促进雷帕霉素靶蛋白复合物（mammalian target of rapamycin complex，mTORC）活化。AKT 还

可以磷酸化以下成分。

● Akt 底物 160-kDa 蛋白导致 Glut4 转位并增加糖类摄入。

● Bcl2- 相关性细胞死亡激动剂，抑制细胞凋亡。

● 磷酸二酯酶 -3，使 cAMP 降解进而抑制 cAMP 反应原件结合蛋白（response element-binding protein，CREB）- 调节转录共活化因子 2，它是一种 CREB 共活化因子促进肝脏糖异生。

值得注意的是，mTORC1 是一种根据能量水平控制细胞生长和代谢的高度保守的蛋白激酶，它能促进蛋白质合成和 SREBP-1c- 依赖性脂肪合成，而抑制自噬[223]。

肝脏脂肪变性也可以诱导 IR。但是 IR 并不总是伴随肝脏脂肪变性发生，提示它的产生可能取决于肝脏堆积的脂肪的种类[224]。例如，与 TG相比，DAG、神经酰胺和饱和脂肪酸可能是 IR 更有利的诱导因素[225,226]。脂质能够直接干扰胰岛素受体，抑制胰岛素信号通路。饱和或不饱和脂肪酸产生 DAG 激活蛋白酶 Cε，后者可以反过来直接结合和抑制胰岛素受体激酶活性，抑制 IRS-1/2 酪氨酸磷酸化[227-230]。或者，饱和脂肪酸可以通过激活 toll 样受体 -4（toll-like receptor 4，TLR-4）和后续上调神经酰胺生成来诱导 IR。神经酰胺诱导蛋白磷酸酶 2A 活化，可以在 Akt 磷酸化水平直接抑制胰岛素通路[226,231]。

肝脏炎症 /NASH 可以进一步使 IR 加重。炎症可以诱导 IR 这一概念形成于 100 多年前，那时已经发现水杨酸类有抗糖尿病的作用[232,233]。最近发现，水杨酸类的代谢保护机制与其抑制NF-κB 通路活性有关[234,235]。很多炎症因子（如TNF-α、IF-1、一些 TLR）可以激活 NF-κB，后者在 NASH 中是一个重要的转录因子[41,236,237]。在经典的 NF-κB 通路中，活化的 IKK2 磷酸化NF-κB 抑制药 IkBα，并使其走向泛素化和降解。这将 NF-κB 从 IkB 中释放出来，使 NF-κB进入细胞核，并促进多种促炎基因的转录[224]。NF-κB 通路通过多种机制引起 IR。IKK2 诱导IRS1-2 的丝氨酸磷酸化，从而阻止了酪氨酸磷酸

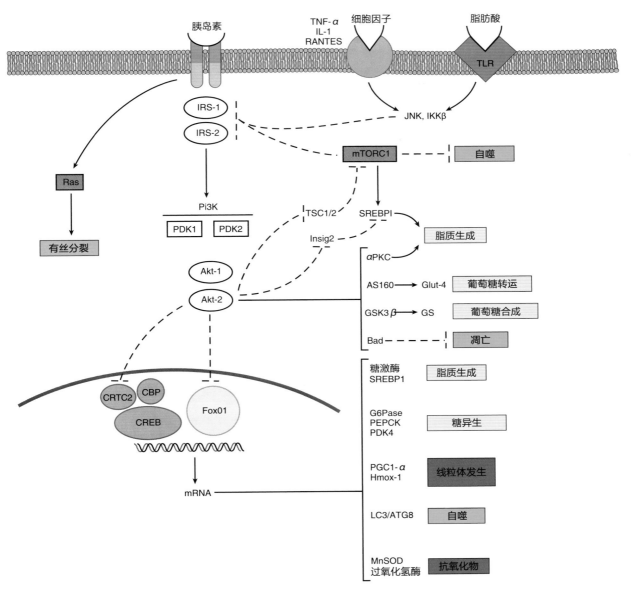

▲ 图 25-4　胰岛素信号通路

胰岛素与受体结合导致 β- 亚基中酪氨酸残基的二聚体化和自我磷酸化。胰岛素受体从招募和磷酸化胰岛素受体底物（IRS）-1/2 中的酪氨酸底物，导致下游磷酸酰肌醇 -3- 激酶（PI3K）/Akt 和 Ras/MAPKs 信号级联反应激活。PI3K 产生第二信使磷脂酰肌醇 -3, 4, 5- 三磷酸，激活 3- 磷酸肌醇依赖的蛋白激酶 1（phosphoinositide-dependent protein kinase 1，PDK-1）和 PDK2，反过来通过顺序磷酸化激活蛋白激酶 Akt（也被称作蛋白激酶 B）。这个通路通过废除 Insig 2 的抑制作用导致生脂转录因子 SREBP-1c 表达和激活。Akt 也抑制 Foxo1 叉头转录因子，有调节糖异生、脂质生成及其他功能。Akt 磷酸化一些其他下游靶点，包括 Gsk3b，能够去掉它对糖原生成的抑制作用并促进糖原生成；AS160 通过促使 Glut4 转位从而增加糖类摄取；Bad 抑制凋亡；磷酸二酯酶 -3（phosphodiesterase-3，PDE3B），cAMP 降解并抑制一种 CREB 供激活物 CRTC2 从而增加肝脏糖异生。Akt 也抑制结节性硬化复合物 1-2，后者促进 mTORC 激活。αPKC：非典型蛋白激酶 C；AS160.Akt 底物 160kDa 蛋白；ATG8. 自噬相关基因 8；Bad. 细胞死亡 Bcl2 相关配体；CREB.cAMP 反应性原件结合蛋白；CBP.CREB 结合蛋白；CRTC2.CREB 调节因子 2；Fox01. 叉头 / 翅膀六聚体转录因子 O 子类 1；G6Pase. 葡萄糖 -6- 磷酸酶；Glut. 葡萄糖转运体；GS. 糖原合成；Gsk3. 糖原合成激酶 3；Homx-1. 血红素氧化酶 1；IKKβ.NF-κB 激酶抑制药；IL-1. 白细胞介素 1；Insig2. 胰岛素诱导基因 2；IRS. 胰岛素受体底物；JNK.c-Jun 氮端激酶；LC3（MAP1L3A）. 微管相关蛋白 1A/1B 轻链 3；MnSOD. 锰超氧化物歧化酶；mTORC. 哺乳动物雷帕霉素复合物靶点；PDK4 丙酮酸脱氢激酶 4；PEPCK. 磷酸丙酮酸碳氧激酶；PGC1-α. 过氧化物酶体增殖物激活受体 γ 辅激活子 1α；Pi3K. 磷脂酰肌醇 -3- 激酶；RANTES. 激活调节，正常 T 细胞表达分泌；SREBP1. 固醇调节元件结合蛋白；TLR.toll 样受体；TNF-α. 肿瘤坏死因子 α；TSC1/2. 结节硬化复合体 1/2

化和后续的 IRS 激活[238-241]。细胞因子还可以激活 JNK 并诱导 IRS 丝氨酸磷酸化[242]。IR 本身可以通过消除胰岛素对 Foxo1 的抑制作用来促进炎症或使炎症反应更持久。事实上 IR 相关的 Foxo-1 重激活增加了促炎细胞因子的表达[243,244]。IR 和高胰岛素血症还有促纤维化作用。胰岛素对肝星状细胞的直接作用是抑制凋亡，而促进肝星状细胞增生和向活性肌成纤维细胞转分化[245,246]。

综上，外周 IR 引发 NAFLD。肥胖引起的炎症环境可进一步导致肝 IR 和高胰岛素血症，进一步使肝脂肪变性恶化。脂质毒性诱发的肝损伤反过来使炎症反应恶化。IR 和高胰岛素血症加重肝损伤、炎症反应和纤维生成，形成了异位脂肪堆积和 IR 之间的恶性循环。

四、氧化应激：脂肪燃烧

氧化应激是自由基生成和抗氧化保护间的失衡状态。氧化应激可能导致组织损伤[247]。自由基是含有非配对电子的化学物质，非配对电子能够增加原始分子的化学活性。氧气是主要的自由基来源，因为它们易于接受电子并产生 ROS。自由基是不稳定的分子，能够与 DNA、脂质、蛋白和糖类反应[248]。自由基攻击 DNA 碱基可以将鸟嘌呤转化为 8- 氢氧鸟嘌呤并导致单链和双链破坏与蛋白 /DNA 交联[249-251]。蛋白氧化使蛋白更易于被降解[252]。脂质被自由基攻击后产生脂质过氧化产物。自由基攻击脂肪酸，从甲基（CH_2）中去掉一个氢原子，在碳原子上（·CH）产生一个非配对的电子，使分子结构改变，生成共轭二烯。共轭二烯与氧气结合产生氢过氧自由基，能够攻击其他甲基团并引发链式反应，直到消耗掉所有底物或受到抗氧化剂如维生素 E 的干扰。脂质过氧化产物的半衰期长于 ROS，并能够扩散到细胞外间隙中去攻击远处细胞，放大了氧化应激效果[248]。脂质过氧化严重干扰了细胞功能。通过损伤细胞膜，导致流动性改变，增加通透性，降低细胞膜电位，最终导致细胞膜破裂[247]。肝脏中氧化应激还有其他严重的后果。例如，通过诱导 TNF-α、IL-6 和 IL-1 形成促炎状态。同时，

脂质过氧化产生 4- 羟基壬烯醛，其是一种中性粒细胞趋化物质[55]。此外，氧化应激引发了 ER 应激、凋亡和纤维生成[253]。脂质过氧化物增强巨噬细胞促纤维化细胞因子 TGF-β 表达[254]，直接促进细胞存活和肝星状细胞向肌成纤维细胞转分化[255-260]。

动物模型清晰地表明 NASH 过程中存在氧化应激，并揭示了其在 NAFLD/NASH 发病中的作用[29,261-263]。以人类为对象的研究数据也支持 NAFLD 中存在氧化应激 / 脂质过氧化，NASH 中二者水平更高，这使我们确定氧化应激水平和 IR 严重程度、脂肪变性、炎症反应和纤维化呈正相关[264-275]。细胞中抗氧化水平则有较大差异[267-269,271,274-277]。这可能反映了一种时间相关性现象，在初期抗氧化系统可上调并拮抗氧自由基的增加，但是最终会被耗竭，且使抗氧化剂存储量减少。先天抗氧化系统缺陷的患者对 NAFLD 更易感，且疾病易进展，但是超氧化物歧化酶 -2 功能缺失多态性与 NASH 相关[278,279]。

最常见的自由基是羟基自由基（·OH）、超氧化物阴离子（O_2·-）、过氧化氢（H_2O_2）、氮氧自由基（NO-）和过氧亚硝基（ONOO-）。OH 是已知的最强的氧化剂，而 O_2· - 本身是一种弱的氧化剂，但它是 ·OH 和 H_2O_2 重要的来源[247]。H_2O_2 是一种弱的氧化剂，但它能自由通过细胞膜，并通过 Fenton 反应将金属离子转变为羟基自由基。

ROS 主要来源有：线粒体功能异常、ER 应激、微粒体和过氧化物酶体氧化。在 NAFLD 中，脂肪酸过度涌入并在线粒体中进行 β 氧化，这一过程为 ROS 提供了主要的来源。线粒体 β 氧化增加使肥胖个体线粒体中呼吸速率升高，即使没有患有 NASH，意味着线粒体有一定的适应性。这个反应在 NASH 患者中则消失了，表现为线粒体体积增大而线粒体呼吸速率却降低[275]。在正常状态下，线粒体呼吸链中的多数电子都能顺利抵达最终的复合体中，细胞色素 c 氧化酶（复合体 IV），而氧气被 4 个电子还原，参与生成水分子。一小群电子不会到达最终的复合体，它们在早一些的反应复合物（复合物 I、NADH 脱氢酶、复

合物Ⅲ、泛素 - 细胞色素 c 还原酶）中将氧气部分还原（用一个电子）成 $O_2\bullet-$（见图 25-2）[33,43,253]。过剩的脂肪酸进行 β 氧化，促进线粒体的超极化，故而延长了可移动电子载体的半衰期并使 ROS 中的氧原子部分还原[43]。UCPs 通过减少线粒体超极化来保护 ROS 不被还原[280]。但是在两个 NASH 动物模型中（瘦素缺陷型 ob/ob 肥胖小鼠和高脂饮食饲喂小鼠），UCP-2 功能不全并不能使脂肪变性或肝脏损伤恶化[281]，提示肝脏脂肪变性中有很多其他机制来代偿脂肪酸代谢过程中过量 ROS 所带来的损伤。有趣的是，在正常肝脏中，UCP-2 只在库普弗细胞中表达，而在肝细胞中不表达。但是，在 NAFLD/NASH 中，UCP-2 在肝细胞中表达上调，而在库普弗细胞中表达下调。UCP-2 在肝细胞中的表达很可能能够减少肝细胞内源性的 ROS 生成，但库普弗细胞中减少的 UCP-2 会上调这些肝脏定居免疫细胞的 ROS 和 ROS 诱导细胞因子（如 TNF-α）的产生[37,280]。TNF-α 和 ROS 相关脂质过氧化进一步抑制了线粒体呼吸，损伤线粒体 DNA，使细胞色素 c 减少，促进线粒体功能紊乱，增加肝脏 ROS 的净生成量[253]。

细胞具有酶促和非酶促抗氧化防御机制。如前文所述，超氧化物歧化酶（SOD-1，一种含锌或铜的细胞溶质酶；SOD-2，一种含镁的线粒体酶）将 $O_2\bullet$ 转化为 H_2O_2。H_2O_2 进一步被谷胱甘肽过氧化酶或过氧化氢酶解毒。至于非酶促的抗氧化剂，脂溶性维生素 E（α- 生育酚）存在于细胞膜上，是一种有效的过氧化物自由基清除抗氧化剂，能够干扰脂质过氧化的链式反应[247,282]。这一过程生成生育酚自由基，它不仅反应活性更低，还能被维生素 C 轻易逆转为维生素 E[247]。维生素 E 不能对酶诱导的氧化作用产生保护作用，这些酶包括细胞色素 c 氧化酶或温和氧化剂等[282]。值得注意的是，在以 NASH 患者为对象的大规模随机对照实验中，维生素 E 处理能够提高氨基转移酶和肝脏组织学表现[212]。

一个重要的抗氧化系统是转录因子核红细胞衍生 2- 相关因子（nuclear erythroid–derived 2–related factor 2，Nrf2），它能够调节 100 多种基因的表达[283]。在正常情况下，Nrf2 在细胞质中存在于由 Kelchlike ECH- 相关蛋白 1（Kelchlike ECH-associated protein 1，Keap-1）和 Cullin 3- 碱基 E3 连接酶构成的复合物中，能够促进 Nrf2 的泛素化和后续在蛋白酶体中的降解[283]。ROS 破坏了这种潜伏复合物，使 Nrf2 能够向细胞核中转位，便于其与一段被称作抗氧化反应原件的常见 DNA 序列结合[284]，促进细胞保护基因（如血红蛋白氧化酶 -1）、谷胱甘肽系统相关基因［如 NAD（P）H：醌类氧化还原酶 -1（NQO1）］和其他基因的转录[285]。人类 NAFLD 患者和动物 NASH 模型中 Nrf2 通路激活[274,286]。此外，Nrf2 缺陷的小鼠表现出先天对氧化应激和 NASH 更易感，而 Keap1 缺陷小鼠的 Nrf2 通路活性高于正常小鼠，这对肝脏疾病有保护作用[285-292]。相似的，用 Nrf2 配体处理野生型小鼠对高脂饮食诱发 NASH 和纤维化有保护作用[289,293]。关于 Nrf2 的后续研究可能为 NASH 患者治疗提供一种新的方法。

铁与氧化应激相关。因此，对铁在 NASH 发病中的作用的研究和将铁作为 NAFLD/NASH 治疗中潜在靶点的研究在全世界广泛进行。一些以人类为对象的研究提示铁过载与 NASH 和纤维化的严重程度相关，而另一些则不支持这一观点。这些矛盾的发现可能是因为肝脏铁水平的定量方式不同所致。在多个不同研究中，铁蛋白含量是相关性最好的参数，而 Perl 染色和肝指数含量是相关性居中的参数，转铁蛋白饱和度（表示全身铁过载）表现出的相关性最弱[294-306]。值得指出的是，一些研究表明铁蛋白水平并不能精确地预测出铁过载的程度。因为铁蛋白表达由 IL-1 和 TNF-α 诱导[308] 上升的铁蛋白水平可能只是反映出坏死炎症反应活性[302,307,308]，最近一个 ^1H 磁共振研究用磁共振的方法分析了肝脏铁含量，表明铁蛋白与脂肪变性的程度呈强烈正相关[309]。一个以 153 名 NASH 相关肝硬化患者（其中 1/3 为肝细胞癌患者）为研究对象的队列研究表明，铁过载更常发生在肝细胞癌患者中[310]。在肝脏中，铁能够在肝细胞中堆积（遗传性血色病的典型表现），能够在库普弗/窦细胞（网状内皮系统）中堆积，或二者中均有[311]。两个大型 NAFLD 患者肝活检研究中，Perl 染色示 1/3 患者有铁沉着，表明铁以上述三种形式沉积。有趣的是，肝细胞染色与胰岛素抵抗有关，网状内皮系统染色与 NASH 和纤维化进展相关，可能反映出脂质毒性所致的免疫反应[312,313]。但是，在另一个研究中只发现了肝细胞染色与纤维化相关[314]。最后，针对 HFE 基因突变和 NAFLD/NASH 严重程度的研究得出了不一致的结论。这可能与被研究人群的基因异质性（在地中海人群中突变很常见，日本人中则很罕见[315]）和转诊偏倚（三级护理 vs. 一级护理）有关。*

以饮食诱导 NASH 动物模型为对象的研究表明，铁超载导致肝组织学表现恶化，尤其是纤维化[319,320]。已知 IR/T$_2$DM 与铁超载相关（至少与铁蛋白水平相关），铁蛋白水平高能够预测个体有较高 IR/T$_2$DM 风险[321,322]。铁能够通过产生自由基来增加氧化应激并诱导 IR[323-326]。它影响肝脏提取和代谢胰岛素，促进了高胰岛素血症的发生[327,328]。反之亦然，即高胰岛素血症通过促进转铁蛋白受体重分布于细胞膜上来增加铁摄取[329]。铁能够通过增加 Fenton 反应产生的自由基，促进氧化应激，加速 NAFLD 中的肝脏损伤。NAFLD 动物模型[319,330-332]和患者[272,300,313]中均显示出铁相关氧化应激。虽然铁对纤维化有明确作用，但其对肝星状细胞的直接作用还是不甚明了[333]。然而，公认的是铁能够作用于库普弗细胞[334]，增加其促纤维化因子的产生，如 TGF-β，后者通过旁分泌促进肌成纤维肝星状细胞的聚集[335]。

多种铁聚集机制已被提出。大量肉类和含铁量大食物的不健康饮食可以提供过量的铁元素[336]。铁超载也与无效红细胞生成相关。事实上，有 β 血友病基因携带的 NAFLD 患者产生中等或严重纤维化的风险较非携带者增加 2.5 倍[337]。网状内皮系统内截留的红细胞为铁沉积提供了另一个来源[338]。在饮食诱导 NASH 动物

模型和 NASH 患者中，高脂、高胆固醇饮食使红细胞脆性增加，导致磷脂酰丝氨酸在红细胞外膜上的外露。这种红细胞能够刺激库普弗细胞表面的磷脂酰丝氨酸结合蛋白，使库普弗细胞吞噬红细胞。铁超载也可能是肝脏铜消耗的一个结果，因为铜是调动贮存铁进行代谢所必需的[339]。α$_1$-抗胰蛋白酶突变也导致铁积累，并重新分布到网状内皮系统[340]。

一些小型实验通过使用铁螯合剂或放血疗法研究了铁去除对 NASH 的影响[272,341-352]。多数研究，但不是所有研究，表明铁清除对胰岛素敏感性、葡萄糖代谢和转氨酶有促进作用。少数研究对比了处理前后的肝脏活检组织，表明脂肪变性有明显的改善，但是对 NASH 或纤维化却没有明显作用[350,351]。综上，因为尚缺乏有力、随机、安慰剂对照的研究，铁清除对 NASH 的作用还存在以下重要的问题有待解决。

● 在一些 NASH 患者中，铁清除是否能够改善肝脏的组织学表现？

● 哪些患者是放血疗法的最佳候选对象？

● 在铁清除的目标达成后，是否应该继续放血疗法维持治疗？

● 如果需要，时间间隔如何确定？

五、脂质毒性：丑陋的"野兽"

肝脏脂肪变性中沉积的主要脂质是 TG。所以，脂肪变性的严重程度是通过肝脏中 TG 的含量来评价的，而 TG 的累积会加重代谢综合征且和心血管风险有关[353-357]。但是，TG 本身并不能对肝脏产生毒性。相反的是，TG 聚集仿佛能起到一种保护作用，因为其能够通过占位来减少那些真正有毒的脂肪在肝脏的聚集。从动物模型中得到的数据完美地支持了这一理论。基因修饰的 MTP 缺陷的小鼠不能够外排 TG，会产生中性 TG 堆积和肝脏脂肪变性，但是不会产生 NASH[358]。通过饮食诱导产生 NASH 的野生型小鼠，抑制其 TG 生物合成的最后一个步骤（在乙酰辅酶 A 水

---

*. 引自参考文献[295][296][299][302][303][314-318]。

平：DAG 酰基转移酶，DGAT）会减少肝脏 TG 含量，但是肝脏游离脂肪酸会增加[359,360]。即使肝脏脂肪变性程度更轻，这些小鼠的脂质过氧化、凋亡、肝损伤和纤维化也更严重[360]。如果 TG 对肝脏没有毒性，那哪些脂质有毒性（表25-1）？

脂肪酸，尤其是饱和脂肪酸，被认为是主要的肝脏毒性脂质。体外培养肝脏细胞中加入饱和脂肪酸只能产生少量脂滴堆积，但是凋亡增加，活性显著下降，而用单不饱和脂肪酸培养的细胞会诱导大量的脂质堆积，但是对细胞活性却没有影响[70]。因为 TG 生物合成更倾向于通过酯化单不饱和脂肪酸来实现，饱和脂肪酸必须先被SCD-1 处理生成不饱和脂肪酸才能够被转化为TG[69]。SCD-1 缺陷的啮齿动物会产生更少的脂

肪变性，但是当暴露于 NASH 诱导性饮食条件下，细胞会有更多饱和脂肪酸堆积并发生更严重的肝细胞损伤与纤维化[70]。而且，蛋氨酸 - 胆碱缺陷饮食可以严重抑制 SCD-1，在各种 NASH 诱导饮食中这种饮食能够在啮齿动物中诱导出最严重的肝脏损伤和纤维化[29]。饱和脂肪酸通过增加 ROS 产生和生成毒性脂质［如神经酰胺和溶血磷脂酰胆碱（lysophosphatidyl choline，LPC）］来诱导凋亡。

神经酰胺是在 ER 中通过鞘氨醇和一个 FA 缩合聚合生成的，通常这个 FA 是棕榈酰辅酶 A[361]。它们通过在线粒体表面形成通道，增加其通透性，使原本定位于膜间隙中的促凋亡蛋白外流，起始细胞凋亡[362-364]。神经酰胺代谢基因的表达与 NAFLD 患者肝脏脂肪相关[365]；胞质神经酰

表 25-1　促进脂毒性的脂质

脂质种类	在 NAFLD/NASH 中的作用	作用机制
三酰甘油（TG）	• NASH 动物模型中，抑制三酰甘油生成可以使肝脏疾病恶化[70,360] • 单纯脂肪变性和 NASH 患者的三酰甘油水平没有明显差异[20]	• 中性脂质作为一种缓冲剂防止了毒性脂质的聚集 • 在 IR 中的作用是有争议的[628]
脂肪酸（FA）	• 没有证据表明 NASH 较单纯脂肪变性有更高的 FA 水平[20] • NAFLD（甚至是 NASH）患者饮食中摄入更多饱和脂肪酸而不是多不饱和脂肪酸[59,376,377,629,630] • 饮食动物模型中，严重 NASH 者较轻度 NASH 者肝脏中有更高的 FFA 水平[29]	• 饱和 FA 通过产生二酰甘油[227-230]和神经酰胺诱导 R[226,231] • 饱和 FA 通过增加氧化应激和 LPC[370]和神经酰胺产生促进了凋亡[361]
溶血磷脂酰胆碱（LPC）	• 与单纯脂肪变性患者相比，NASH 患者有更高的血浆 LPC 水平[368]	• LPC 通过抑制线粒体磷脂、心磷脂[370]合成，和募集促凋亡 Bid 来促进凋亡[372]
神经酰胺	• 与单纯脂肪变性患者相比，T₂DM 患者和病态肥胖患者血浆中神经酰胺水平更高[366,367]，NASH 患者也是一样[368] • 在一个 NASH 动物模型中，抑制神经酰胺合成促进了肝脏脂肪变性，凋亡和纤维化[369]	• 神经酰胺促进 IR[226,231]。神经酰胺促进凋亡[362,364]
二酰甘油	• 与单纯脂肪变性患者相比，NASH 患者有更低的肝脏二酰甘油水平[20] • 在一个小鼠 NASH 模型中，即使肝脏二酰甘油水平下降，库普弗细胞中二酰甘油水平增加，细胞也表现出更多促炎特征[374]	• 二酰甘油促进 IR[227-230] • 二酰甘油可能通过影响蛋白激酶 C 活化来调节炎症反应[373]
胆固醇	• 在人类研究中，与单纯脂肪变性患者相比 NASH 患者胆固醇水平上升[20,375] • NASH 患者比单纯脂肪变性患者有更高的食物胆固醇摄入[59,376] • 饮食动物模型中，额外的胆固醇补充使肝病更加严重[378-381]	• 在小鼠模型中，库普弗细胞和肝星状细胞中胆固醇堆积分别表现出更强的促炎和促纤维化表型[374,382] • 胆固醇结晶能够激活炎性体[384,385]

FA. 脂肪酸；FFA. 游离脂肪酸；IR. 胰岛素抵抗；LPC. 溶血磷脂酰胆碱；NAFLD. 非酒精性脂肪性肝病；NASH. 非酒精性脂肪性肝炎；T₂DM.2 型糖尿病

胺水平在糖尿病和病态肥胖的患者中均有升高，这两个人群均有较高的 NAFLD 发病风险[366,367]，NASH 患者胞质中神经酰胺水平也较高[368]。在一项动物研究中，抑制神经酰胺生物合成减少了肝脏脂肪变性、凋亡和纤维化[369]。

LPC 是另一种毒性脂质，在饱和脂肪酸堆积时生成。饱和脂肪酸棕榈酸通过激活磷脂酶 A2 增加 LPC 水平[370]。LPC 抑制心磷脂的合成，而后者是一种重要的线粒体磷脂，能够通过结合细胞色素 C 维持线粒体膜稳定性[371]。当心磷脂水平下降，细胞色素 C 就恢复自由，能够转位至线粒体外，促进凋亡[371]。LPC 也募集促凋亡因子 Bid[372]。与单纯脂肪变性患者相比，NASH 患者有更高的血清 LPC 水平[368]。

二酰甘油（DAG）是另一种可能促进肝细胞毒性的脂质。DAG 能够诱导 IR。可能通过激活蛋白激酶 C 而在炎症反应中起作用[373]。但是，实际上与单纯脂肪变性患者相比，NASH 患者肝脏 DAG 含量较低[20]。肝脏 DAG 净含量在小鼠 NASH 模型中也有下降。然而，除了这些，库普弗细胞二酰甘油含量却有增加，并与细胞促炎表型有关[374]。

胆固醇已经被认定为 NASH 发生发展的罪魁祸首。人类研究表明，与单纯脂肪变性患者相比，NASH 患者肝脏游离胆固醇的含量较高[20,375]。饮食胆固醇摄入也与 NAFLD、NASH 和肝细胞癌风险升高有关[59,376,377]。而且，饮食补充胆固醇能够使 NASH 动物模型的肝病加重[378-381]。在这些动物模型中，库普弗细胞中胆固醇聚集与促炎状态有关[374]。肝星状细胞中胆固醇堆积被认为能够通过下调 TGF-β 假受体 BAMBI 促进促纤维化相关表达[382]。胆固醇还能通过肝毒性促进肝脏疾病。它能够调节膜通透性和流动性。即使细胞膜耐受了高胆固醇浓度，ER 和线粒体膜还是容易受到胆固醇浓度上升的影响。胆固醇聚集使这些细胞器功能紊乱，导致肝细胞 ER 应激、凋亡和坏死[383]。胆固醇还能形成结晶。最近发现，在 NASH 患者和小鼠中存在这些结晶的聚集，但是在单纯脂肪变性中则没有[384]。胆固醇结晶能

够通过吞噬溶酶体损伤途径激活库普弗细胞中的炎症小体[385]。

最后，在 NASH 动物模型中，氧化的脂蛋白促进了肝脏损伤[386,387]。氧化的 LDL 模仿病原体相关表位并被库普弗细胞吞噬，后者形成一种泡沫外观。因为氧化 LDL 很难被降解，它们在溶酶体中聚集，最终导致溶酶体膜破裂，激活炎症小体，促进促炎状态形成[387,388]。

综上，除了直接观察外我们还有很多其他的方式能够探测脂肪肝中的脂质。临床上，我们倾向于将精力集中到 TG 上，因为肝脏 TG 含量容易通过影像学技术（如超声检查和 ^{1}H 磁共振）来测定，或运用组化检查来测定肝脏切片上脂滴的表面积。但是，TG 本身并不能造成肝脏损伤。所以将肝脏 TG 当作一种潜在异常脂质代谢存在的标志物更为合适。事实上，TG 本身是细胞保护分子，因为它们存储在细胞内，防止了毒性代谢活跃脂质的聚集。所以以后对 NAFLD 的治疗策略可能会从减少肝脏脂肪含量转变到增加内源性脂滴，减少不需要的有害脂质。

六、内质网应激：天生弯曲的树伸不直

内质网（ER）对于维持细胞稳态是一种重要的细胞器，因为它是蛋白质合成中重要的质检环节。蛋白质在内质网中进行翻译后修饰，只有正确折叠的蛋白质才能被允许离开这一细胞器[389]。ER 还是钙存储、脂质合成和细胞膜生物合成，以及药物经 P$_{450}$ 酶代谢的主要部位[390]。所以，大量蛋白合成、变异异常折叠蛋白、氧化应激、异常钙信号传导和葡萄糖剥夺可能影响内质网功能[390]。脂肪变性能够改变 ER 脂肪组成，增加 sarco/ER 钙 ATP 酶（sarco/ER calcUm ATPase，SERCA），导致内质网应激[391]。脂肪酸和胆固醇能够协同诱导内质网应激，其机制可能是改变了内质网膜的卵磷脂/磷脂酰乙醇胺比例，进而影响了 SERCA[392-395]。当内质网功能受到影响后，内质网会引起一种名为未折叠蛋白反应（unfolded protein response，UPR）的适应

性反应^[389]。UPR 通过抑制翻译和促进内质网相关蛋白降解（一种被称为 ERAD 的过程）、上调分子伴侣来增加 ER 折叠能力，从而减少错误折叠蛋白对内质网造成的负担^[390]。

UPR 中主要的分子伴侣是一个 78kDa 的糖调节蛋白（glucose-regulated protein 78 kDa, GRP78），也叫作免疫球蛋白结合蛋白（binding Ig protein，BIP）（图 25-5）。在正常情况下，GRP78 与三个 ER 跨膜受体结合并阻止其活化，这三个跨膜受体是：蛋白激酶 R 样 ER 激酶（protein kinase R– like ER kinase，PERK），活化转录因子 -6α［activating transcription factor (ATF) -6α］，肌醇需求酶 -1α（inositol requiring enzyme 1α，IRE-1α）。当内质网应激出现时，BIP 与未折叠蛋白结合，释放跨膜受体，从而允许其信号通路激活。ATF-6α 是一个促进内质网分子伴侣（如 GRP78）和 ERAD 基因合成的转录因子。IRE-1α 介导了 X- 盒结合蛋白 1（X-box binding protein 1，XBP-1）的接合，它的接合形式也接到了 ER 伴侣和 ERAD 的转录。最后，PERK 磷酸化并激活真核起始因子（eukaryotic initiation factor，eIF2α），导致整体蛋白合成的减少。同时，eIF2α 上调 ATF-4 表达，ATF-4 是一种转录因子，它除了能够促进 ER 伴侣和 ERAD 转录，还能增加 C/EBO 同源蛋白的表达（CHOP，也称为生长停滞和 DNA 损伤诱导基因 153，GADD153），能够将 ER 应激和诱导凋亡过程联系起来。CHOP 是很多促凋亡基因的转录因子，包括死亡受体 5、BH3-only 蛋白和骨架同源蛋白 3（tribbles homolog 3）^[390]。CHOP 还能通过促进 GADD34 表达，使 eIF2α 去磷酸化，从而启动一个负反馈环。在 ER 应激的情况下，钙代谢受损导致线粒体内钙超载，通过 IRE-1α 募集 TRAF2 因子，增加 JNK 通路活性，从而引发凋亡^[389]。

ER 应激还能导致其他不利的后果。通过诱导胰岛素抵抗促进脂肪变性（通过激活 JNK 通路和 PERK 介导的 Foxo 活化）^[90,396,397]，增加脂质合成（通过诱导包括 SREBP-1c 在内的多种脂

质合成基因）^[391,398-400] 和影响 VLDL 合成和输出^[394,401]。ER 应激也通过诱导氧化应激^[402] 和激活 NF-κB/JNK 通路促进炎症反应^[389]。

ER 应激可能在 NAFLD/NASH 病理过程中起着关键的作用。在人类 NAFLD 中，ER 应激水平增加，但是可能不能够激活 UPR 恢复通路，因为在 NASH 相关的 eIF2α 和 GPR78 上调中并不伴有 ATF4 或 GADD34 的升高，而且实际上结合状态的 XBP-1 水平是降低的^[93,403]。多种 NASH 动物模型均显示出了相似的 ER 功能受损^[404-406]。UPR 反应受损或 ER 应激过强的啮齿动物，在 NASH 诱导饮食后通常会发生更严重的肝脏损伤^[90,407-409]。相反的，没有 ER 应激反应的小鼠却能够幸免于高脂饮食诱导的肝脏疾病^[407,410,411]。但是，不是所有的动物研究都表明 ER 应激在 NASH 中是有害的，所以 ER 应激反应和代偿机制是非常复杂的^[412-414]。

综上，错误折叠蛋白的堆积、脂质毒性和氧化应激启动内质网应激。为了重建内质网稳态，需要 UPR 反应。但是，当内质网应激变成慢性乃至达到不可挽回的阶段，这个原本是适应性反应的机制则会加重脂肪变性和炎症反应，并且促进细胞死亡，这些都能够促进 NASH 进展。

七、自噬：衔尾蛇管家

自噬（autophage）一词的来源是希腊语中的"吃自己"，它是一个细胞分解代谢程序，在其中溶酶体通路起着管家的作用，能够去除或降解受损的细胞器和蛋白，或者在营养不足时获取能量^[415-417]。在肝脏中，每小时有 1% ～ 5% 的细胞蛋白通过自噬进行循环^[418]。自噬能够控制脂质吞噬^[419]、caspase-8 降解^[420] 和清除损伤细胞^[421,422]，从而在调节脂质稳态、细胞死亡和肿瘤发生中起着重要作用。

在传统的形态，即巨自噬中，降解的结构是由一个孤立的膜（吞噬球）包围的结构包围自噬体。然后与溶酶体融合，形成一个自噬溶酶体（图 25-6）。自噬受到自噬相关基因（autophagy-related genes，ATGs）调节。在营养

非酒精性脂肪性肝病的发病机制

Pathogenesis of Nonalcoholic Fatty Liver Disease

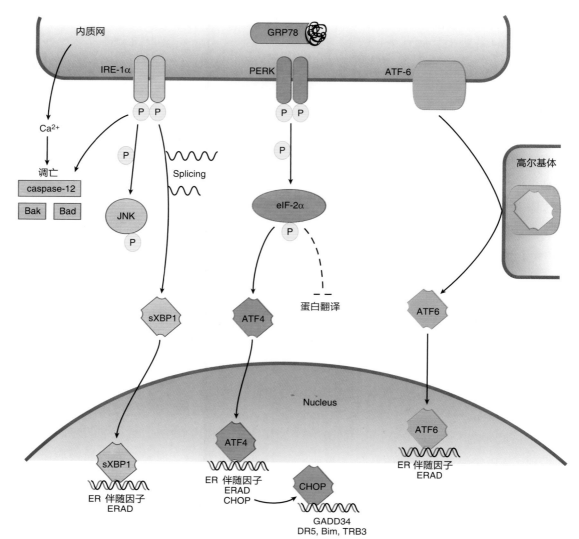

▲ 图 25-5　内质网（ER）应激信号通路

在 ER 应激中，伴侣 GRP78 与未折叠蛋白结合，释放 3 种跨膜受体：IRE-1α、PERK 和 ATG-6α，并允许他们的信号通路激活。IRE-1α 形成二聚体并且自身磷酸化，接到了转录因子 XBP-1 的接合，向核内转位，促进 ER 伴侣和 ERAD 成分转录。IRE-1α 还能活化 JNK 通路，从而促进炎症反应；促进凋亡复合物，激活 caspase-12 和促凋亡蛋白 Bak 和 Bad。PERK 形成二聚体，磷酸化激活 eIF2α。eIF2α 介导全体蛋白合成减少，促进转录因子 ATF-4 表达。ATF-4 除了促进 ER 伴侣和 ERAD 转录外，还能上调 CHOP 表达。CHOP 是一种转录因子，能够通过促进 GADD34 表达，使 eIF2α 去磷酸化并抑制其激活，起始负反馈环路。CHOP 也能增加多种促凋亡基因转录，如 DR5、Bim 和 TRB3。最后，ATF-6α 是一种转录因子，需要翻译后在高尔基体清除，促进 ER 伴侣（如 GRP78）和 ERAD 基因的合成。ER 释放钙也能促进凋亡。ATG-6α. 活化转录因子 -6α；Bad. 细胞死亡 Bcl-2 相关配体；DR5. 死亡受体 5；eIF-2α. 真核起始因子；ERAD.ER 相关蛋白降解；GADD34. 生长停滞和 DNA 损伤诱导基因 34；GRP78.78 kDa 糖调节蛋白；RE-1α. 肌醇需求酶 -1α；JNK.c-Jun N 端激酶；PERK. 蛋白酶 R 样内质网激酶；SXBP-1. 接合 X 盒结合蛋白 1；TRB3. 架同源蛋白 3；XBP-1.X 盒结合蛋白 1

充足的时候，mTORC1 与非协调 59 样激酶 1 复合体（uncoordinated 59-like kinase 1 complex，ULK1）结合，ULK1 为酵母菌自噬起始物 ATG1 激酶在哺乳动物中的同源物。在营养不足的时候，mTORC1 与 ULK1 解离，使 ULK1 能够募集 ATG13 和 AGT17，并在脂质膜上形成一个 3 类磷脂酰肌醇 vsp34 和 beclin-1（也称作 ATG 6）。Beclin-1 磷酸化并激活 VPS34 激酶，促进磷脂酰肌醇 3- 磷酸的生成。这些导致了吞噬球的产生以及蛋白和脂质的募集，形成了自噬体的核心并使其增大[415,416,423]。这一步骤受两个泛素样共轭体系控制，复合物 ATG12 至 ATG15 和微管相关蛋白 1 轻链 3（LC3，也叫作 ATG8）。

LC3 常用于评估自噬，接下来我们进一步讨论一下这个分子。ATG4 切割 LC3 使其变为 LC3- I。如果自噬活跃，LC3- I 就通过 ATG7

和 ATG3 与脂质磷脂酰乙醇胺结合，形成 LC3-Ⅱ。LC3-Ⅱ与自噬小体膜有关，促进其延长和闭合。最后 LC3-Ⅱ 在自噬小体和溶酶体融合之后降解。LC3-Ⅰ 与 LC3-Ⅱ 的比例和 LC3-Ⅱ 含量随时间的改变可以作为自噬活性的标志。LC3-Ⅱ 累积还是评价自噬或溶酶体降解过程效率不佳的一个标志物。

　　NAFLD 中自噬所起到的作用仍然富有争议。因为此过程涉及的通路复杂且随机，用于评价通路活性的指标难以确定，造成研究困难。最广为接受的理论是，自噬启动受阻，或无效的自噬过程，能够促进 NAFLD 发生和进展。体外研究中，FA 处理后或用缺乏蛋氨酸胆碱培养基培养的肝脏细胞的自噬受到抑制，脂解作用受损造成脂质堆积。肝脏脂质堆积反过来更抑制了自噬[419]。在动物模型中，遗传或饮食诱导的肥胖能够导致

严重的自噬作用下调[424-426]。其中机制包括高胰岛素血症（削弱 mTORC1 的抑制作用）和胞膜脂质构成改变（膜融合能力对于形成自噬溶酶体小体是必要的）[427]。在肥胖动物模型中，抑制自噬能够加重 IR 和肝脏脂肪变性，修复自噬则会使 IR 和脂肪变性情况得到改善[424]。

　　小鼠 NASH 模型和人类 NAFLD/NASH 患者体内都发现了自噬不足的情况[428-432]。自噬在 NAFLD/NASH 中可能具有的积极作用包括其对脂肪变性和胰岛素敏感性的改善，对氧化应激损伤、TNF 介导损伤和炎症损伤的保护作用[416]。自噬在不同细胞中对纤维生成的作用可能是不同的[433]。在体外激活时，肝星状细胞自噬潮增加[434]。在肝星状细胞向肌成纤维细胞转分化时，自噬能够减少其脂质堆积，而选择性抑制肝星状细胞会限制肝星状细胞的激活[434-436]，这在体外研究和

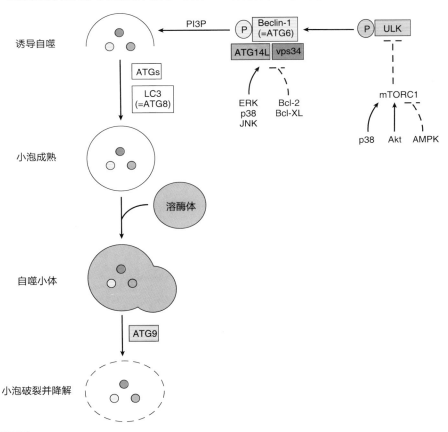

▲ 图 25-6　自噬通路

自噬起始于 ULK-1 对 ATG13 和 AGT17 的募集。进一步在脂质膜上形成Ⅲ类磷脂酰肌醇 3 激酶 vsp34 和 beclin-1（也称作 ATG6）复合物。Beclin-1 磷酸化激活 VPS34 激酶，从而产生磷脂酰肌醇 3- 磷酸。这形成了吞噬球：一个由独立包膜包裹的具有降解功能的独立结构。两个泛素样共轭体系，复合物 ATG12 至 ATG15 和 LC3（也称作 ATG8），能够形成吞噬小体的核心并促进其扩张，最终形成自噬小体。接下来与溶酶体融合并形成自噬溶酶体，降解和消化吞噬目标。mTORC-1 与 ULK-1 结合，抑制自噬。mTORC-1 的功能受胰岛素信号通路中 Akt、p38 和 AMPK 调节。ATG. 自噬相关基因；LC3. 微管相关蛋白 1 轻链 3；mTORC1. 雷帕霉素靶蛋白复合物 -1；ULK-1. 非协调 59 样激酶 1 复合体

一些纤维化动物模型中均得到了证实。所以在肝星状细胞中抑制自噬作用具有抗纤维化作用。但是，选择性抑制巨噬细胞 / 库普弗细胞则会通过诱导这些细胞获得促炎表型，产生旁分泌的促纤维化因子，激活肝星状细胞，从而促进纤维化[433]。而且，干细胞失去自噬介导的细胞保护机制能够通过促进肝脏损伤而刺激纤维化。

综上，自噬是一个防御策略，细胞通过"吃"自己的细胞器和蛋白质来循环利用营养和能量，也清除了裂解的细胞成分，使其不至于干扰细胞正常的功能。自噬活动像是一个能量传感器，所以不难理解异位脂肪堆积（一种能量过剩的表现）能够抑制这一反应。自噬受到抑制 / 无效会加重异位脂肪堆积，促进细胞损伤和 NASH 的进展。

八、无菌性炎症：当脂肪来挑衅

NASH 诊断中一个必要条件是慢性小叶脂肪浸润。固有免疫系统在 NASH 发病机制中起着重要作用，研究最多的是巨噬细胞 / 库普弗细胞。在 NASH 患者中，库普弗细胞会获得一种泡沫状的促炎症表型，与动脉粥样硬化斑块中的泡沫细胞同源。这些活化的库普弗细胞在死亡细胞周围重排，在病态脂肪组织中形成一种花环样的结构[374,384]。在 NASH 动物模型中，选择性清除库普弗细胞对脂肪变性、IR、肝脏损伤和纤维化都能起到保护作用[437-444]。

对 NAFLD/NASH 发病机制中的自然杀伤 T 细胞（NKT 细胞）作用也有广泛的研究。NKT 细胞是 T 细胞中一个特殊的谱系，具有 NK 细胞的部分特征，能够识别分化抗原簇 1d（CD1d）提呈的糖脂，而 CD1d 在肝脏细胞中有高水平表达。NKT 细胞在 NAFLD/NASH 中有双向作用。在单纯脂肪变性肝脏中存在 NKT 减少的情况，而 NASH 则伴有肝脏 NKT 细胞堆积。脂肪变性的肝脏中 NKT 细胞减少是由于肝细胞膜 CD1d 表达下降，这是脂肪变性诱导的 ER 应激的后果[445,446]。脂肪肝中 NKT 凋亡增加，这也造成了 NKT 细胞减少[447-450]。NKT 细胞能够产生抗炎细胞因子，所以 NKT 细胞数量下降使

肝脏中免疫细胞整体的功能向促炎方向偏斜，加重脂肪变性和 IR[451-454]。损伤修复反应在 NASH 中激活（如 hedgehog），向肝脏募集 NKT 细胞，它们聚集后能够通过产生 IL-13 和其他促纤维化细胞因子促进纤维生成[455-459]。

我们对 NASH 发病机制中其他淋巴细胞的作用知之甚少[29,374,460,461]。调节性 T 细胞在脂肪变性相关氧化应激引起的凋亡中是很易受伤的，一些证据表明在 NASH 中调节性 T 细胞数量有所下降[462]。NASH 中残余 T 细胞也更倾向于向促炎症的 Th$_1$ 和 Th$_{17}$ 表型转化[463,464] 是什么左右了 NASH 中的免疫反应？微生物和受损细胞提示了我们引发炎症反应的机制：病原体相关分子和损伤相关分子（PAMPs 和 DAMPs）能够激活免疫系统中的细胞模式识别受体。而且，多种脂质能够激活免疫系统，因为它们模仿了微生物抗原。肠道中微生物来源的物质通过门静脉系统到达肝脏。因为细菌的过度生长、小肠通透性增加、肥胖、高脂饮食和 NAFL/NASH 等原因，肠肝血流增加[465-473]。因此，NAFLD（尤其是 NASH）中肝脏暴露于更多的内毒素 / 脂多糖（LPS），这是革兰阴性菌外膜的一个成分[471,473,474]，损伤同时增加的还有损伤相关分子（DAMPs），这些损伤物质由损伤和死亡中的肝脏细胞释放，细胞外因子被因细胞损伤而释放的胞内酶降解也可以产生损伤物质[475]。常见的 DAMP 有高迁移性组框 1、热休克蛋白和透明质酸[476]。

PAMPs 和 DAMPs 与模式识别受体相互作用。TLR 是一类重要的模式识别受体。人体内至少有 11 种 TLR。它们有相同的结构，都有三个功能结构域：细胞外富含亮氨酸的重复结构域，被认为在配体结合中起作用；跨膜结构域决定受体是固定于细胞膜上（TLR-1、2、4、5、6）还是在细胞内膜结构上（TLR-3、7、8、9），细胞内尾巴包含保守的 toll/ 白介素 -1 受体（TIR）结构域，允许信号传导[477]。在与配体结合后，TLR 形成 TIR-TIR 二聚体复合物，募集衔接受体，如 MyD88（是除了 TLR3 外所有 TLR 的衔接配体）和 TRIF（TLR3 和 4 的衔接配体）。这个通路导

致有丝分裂激活蛋白激酶和转录因子如 NF-κB、AP-1（通过 JNK）和干扰素反应因子的激活[477]。每种 TLR 都与一个特定的配体相结合，如其可与以下几种配体结合。

- TLR-4 结合 LPS 和 HMGB1。
- TLR-2 结合肽聚糖和酵母聚糖和其他细菌、真菌、寄生虫和病毒产物。
- TLR-5 结合鞭毛蛋白，细菌鞭毛的一个成分。
- TLR-9 识别细菌 DNA（非甲基化 2′-脱氧核糖核酸-胞嘧啶/磷酸/鸟嘌呤核苷，CpG-DNA 模体）但是也能被凋亡哺乳动物的 DNA 激活[476,478]。

值得注意的是，TLR-4 不能与 LPS 直接结合，需要共同受体 CD14 和 MD-2 存在。TLR-4 在库普弗细胞、肝星状细胞和肝细胞上表达；TLR-2 和 TLR-9 在库普弗细胞和肝星状细胞上表达；TLR-5 表达于小肠树突状抗原提呈细胞上[476]。LPS 诱导库普弗细胞产生促炎表型，通过激活库普弗细胞分泌促纤维生成因子［血小板衍生生长因子（platelet-derived growth factor，PDGF）］、金属蛋白酶和 TGF-β 来促进纤维生成，通过直接激活肝星状细胞来抑制 TGF-β 假受体 BAMBI 生成[479]。饱和脂肪酸还能激活 TLR-4 和 TLR-2[480-485]，很多研究报道了脂肪酸能激活 TLR-4 从而促进肥胖和代谢综合征[483,486-490]。还有大量的证据表明 TLR-4 在 NASH 发病机制中的作用，不同动物模型都证实 TLR-4 活化在肝脏脂肪变性、炎症和纤维化中的作用[437,471,488,491,492]。在 NASH 患者体内，外周血循环 TLR-2- 和 TLR-4- 阳性细胞增加[473]。NAFLD 与 TLR-4 基因多样性有关[493]。TLR-2 的作用是有争议的，因为在高脂饮食和胆碱酯酶 L-氨基酸受限的模型中 TLR-2 激活促进 NASH 和纤维化，但是在蛋氨酸-胆碱缺乏饮食模型中则起到保护作用[494-498]。这种不同的结果可能反映了不同饮食诱导的肠道菌群存在差异[478]。一些证据提示 TLR-9 在 NASH 发生中具有一定作用[499]，但是关于 TLR-5 的作用则存在争议。一个研究小组报道 TLR-5 缺陷小鼠的肠道菌群和引起肥胖、代谢综合征和

NAFLD 的菌群相同[500]。但是，这些结果在其他品系小鼠中却不能重复[501]。

其他模式识别受体包括 NOD 样受体（NOD-like receptors，NLRs）。NLR 激活炎症小体。炎症小体是一个多蛋白复合物，存在于细胞质，促进 caspase-1 活化并引发炎症反应。炎症小体激活需要两个信号，第一个信号（来自 TLRs 或其他受体）导致 NF-κB- 依赖的 pro-IL-1β 和 pro-IL-18 转录上调；第二个信号（在小颗粒、ATP、ROX 和其他配体的作用下由 NLRs 起始）导致炎症小体激活复合物形成，此复合物包括 NLRs、procaspase-1 和凋亡相关污点样 CARD 结构域包含蛋白。活化的炎症小体能降解 procaspase-1 来生成活化成熟的 caspase-1。成熟的 caspase-1 反过来降解 pro-IL-1 和 pro-IL-18 而产生这些细胞因子活化的促炎形式，并降解 IL-33（一种驱动 T 和抗炎反应的细胞因子）来阻止其活化[475,502]。所以炎症小体激活促进了促炎细胞因子的产生，且抑制抗炎细胞因子的产生。NASH 动物模型表明了炎症小体（尤其是 NLRP3）[503-507] 和 IL-5 信号通路在 NASH 发病机制中的关键作用[439,499,503,508-511]。

IL-1β 信号通路促进肝细胞脂肪变性，使肝细胞衰老并发生 TNF-α 诱导的细胞死亡[439,499,512]。它还可以促进纤维生成，增加库普弗细胞产生旁分泌因子激活肝星状细胞并直接刺激肝星状细胞胶原生成同时下调 BAMBI[499]。

综上，肥胖造成了一种有利于炎症介质作用于肝脏并促进 NASH 的环境。肥胖相关促炎信号从脂肪组织到达肝脏，影响肠道菌群，激活肝脏固有免疫系统，产生原位炎症反应。这会损伤肝细胞并使它们拉响宿主防御警报，释放能够进一步加重炎症的信号。极度活跃的炎症反应反过来促进纤维生成反应，加重肝脏的净损伤。

九、肠道菌群紊乱：不速之客

肠道中存在大约 1.5kg 的微生物，它们与宿主共存[513]。肥胖和代谢综合征改变了肠道菌群的组成和功能，进而造成肠道菌群生态失调。最

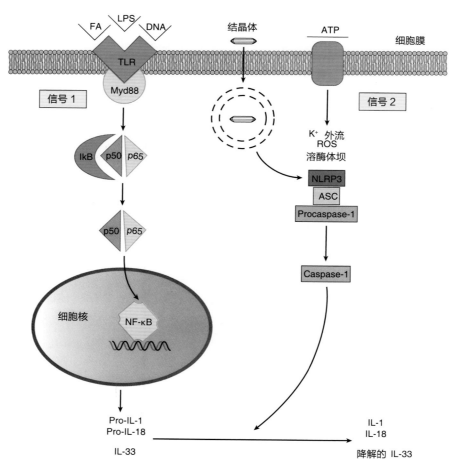

▲ 图 25-7　炎症通路

激活炎症小体需要两个信号。第一个信号来自于 TLR 或其他受体活化，导致 pro-IL-1β 和 pro-IL-18 的 NF-κB 依赖转录上调。NLR 受到结晶体、ATP、ROS 和其他配体的作用时，形成 NLRs、酶原 -1 和 ASCs，此即为第二个信号。活化的炎症小体能够清除 caspase-1。Caspase-1 活化后，能够反过来清除 pro-IL-1 和 pro-IL-18 和 IL-33。ASC. 凋亡相关污点样 CARD 结构域蛋白；IL. 白介素；NLR.NOD 样受体；NF-κB. 核因子 kappaB；TLR.toll 样受体

开始是在无菌小鼠实验中发现了肠道微生态在体重控制和全身代谢中的重要性，实验表明无菌小鼠对遗传性和饮食性肥胖有抵抗力[514,515]。有趣的是，将正常小鼠粪便菌群接种到成年无菌小鼠肠道内后则可以发生饮食性肥胖[514]。第二个突破性进展是发现肥胖与特定的肠道细菌有关。接种肥胖供着来源的盲肠菌群的无菌小鼠较接种体瘦供者来源盲肠菌群的无菌小鼠的体重增长更多[516,517]。近期的一个人类研究确定了肠道菌群紊乱在肥胖相关疾病中的重要作用，体瘦供者的肠道菌群能够改善代谢综合征受者的胰岛素抵抗，而自身肠道微生物接种则不会[518]。肥胖与特定的微生物群模式有关，即多样性下降，拟杆菌门细菌比例减少，厚壁菌门增多[519-522]。肠道菌群通过改善如下通路调节体重[513]。

（1）通过将摄入的糖类降解为短链脂肪酸来增加从食物中获取能量的效率，每天吸收的短链脂肪酸占总摄入卡路里的 10%[523]，也促进单糖吸收，而单糖能够激活 ChREBP 从而促进脂质生成[524]。

（2）通过刺激黏膜血流和营养吸收影响肠道炎症反应[525]。

（3）减少脂蛋白脂肪酶抑制药 Fiaf（也叫促血管生成素样因子Ⅳ），增加脂肪细胞摄取 FA，促进脂肪组织体积增大[515]。

（4）抑制 GLP-1，一种能减弱食欲的肽[526]。

（5）修饰结合胆汁酸，从而影响胆汁酸的饮食脂肪乳化作用[527]。

有趣的是，高脂高糖饮食能够影响微生物菌群种类，使其向肥胖人群的菌群模式转变[528-533]。

NAFLD 和 NASH 与细菌过度生长和肠道菌群组成有关。即使结果不稳定，NAFLD 中的微生态与肥胖相关的微生态模式更接近，与体瘦者的肠道菌群则存在明显不同[534-537]。一个近期的研究表明有肠道炎症小体基因缺陷的小鼠肠道免疫反应更激烈且肠道菌群也存在异常。当用 NASH 诱导饮食饲喂小鼠时，它们较食用同种食物的野生型小鼠发生肝脏损伤更为严重。野生型小鼠与 NASH 易感品系共同饲养时，对 NASH 诱导饮食更加敏感。通过抗生素治疗，这种 NASH 易感性会消失，提示饮食性 NASH 的易感是由肠道菌群所介导[506]。有多种不同的机制可能能够解释肠道菌群改变对 NASH 的促进效应。最可能的机制包括微生态对全身代谢／能量稳态的作用、增加潜在的肝脏毒性细菌产物（如 LPS 和乙醇）[465,538]和改变胆碱代谢。一些细菌通过降解食物中的胆碱并生成毒性代谢产物加重 NAFLD/NASH[68,539]。肠道菌群还能改变胆汁酸种类。肥胖相关菌群能够促进脱氧胆酸的积累，它是一种毒性胆汁酸，能够诱导肝细胞凋亡并促进肝星状细胞老化，从而上调促肝癌生成相关通路[543]。

综上，高脂饮食和肥胖能够改变宿主的肠道菌群。产生的肠道菌群紊乱又能够加重肥胖并促进肥胖相关性肝病（NAFLD/NASH）。改善这种菌群紊乱的策略，如抗生素和益生菌，在 NAFLD/NASH 动物模型中表现出可喜的效果[544-552]。研究评估了益生菌对 NASH 患者的疗效，但是收效甚微而且不同益生菌的疗效异质性很大。最重要的是，治疗前和治疗后配对活检数据不足，造成很难分析干预措施对肝脏组织学的改变效果。因为缺乏足够的证据，导致了我们无法在常规临床实践中使用抗生素、益生菌和（或）粪菌移植来治疗 NAFLD/NASH[553-558]。

十、细胞死亡：求救的呼喊

NASH 诊断的必要因素是存在肝细胞损伤（典型的表现是静脉旁肝细胞气球样变）和（或）出现细胞死亡。之前已经讨论过多种毒性过程，脂质直接的毒性、氧化应激、ER 应激和免疫细胞对肝细胞的攻击，这些都能够造成 NASH 中肝细胞损伤并导致细胞死亡。细胞凋亡、坏死或坏死凋亡（necroptosis）都是细胞死亡的形式[559]。

凋亡是程序性细胞死亡的一种形式，不健康的细胞通过严格控制的形式"自杀"，防止了细胞内容物大量泄漏到细胞外损伤周围组织或造成严重炎症反应[559-561]。凋亡可以由外因引发［如 TNF-α、Fas 配体、TNF 相关凋亡诱导配体（TNF-related apoptosis-inducing ligand, TRAIL）］。这些外部因子与死亡受体结合，促进了启动子 caspase（即 caspase-8）的活化。内因（如 ER 应激、氧化应激和 DNA 损伤）也能够激活凋亡，这是通过造成线粒体外膜通透性增加（mitochondrial outer membrane permeabilization, MOMP）、释放细胞色素 c 和激活启动子 caspase（caspase-9）来实现的。两条通路的最后一步都是效应 caspase（caspases-3/7）的激活[560]。NASH 动物模型提示内源和外源凋亡通路都有激活[562]。TRAIL 或 caspase-3 缺陷能够保护小鼠不患饮食性 NASH[563,564]。caspase-8 去除后的效果根据靶细胞种类不同而不同：敲除成熟肝脏细胞 caspase-8 在 NASH 中起保护作用[565]，而在不成熟细胞中敲除则会加重损伤[566]。最近，发现 caspase-2 在 NAFLD 和 NASH 中有作用。在内源因素（如饱和脂肪酸）的通路中，caspase-2 能激活 MOMP 的上游反应。敲除 caspase-2 对小鼠饮食性 NAFLD/NASH 有保护作用[567]。以人为对象的研究也支持了凋亡在 NASH 中的作用[41,568,569]。

凋亡在 NASH 肝脏纤维化中是一个强劲的驱动因素。遗传性凋亡上调动物在 NASH 诱导性饮食条件下会发生更多纤维化，而凋亡抑制的动物纤维化较少[236,563,565,567,570-572]。相似的是，当用凋亡抑制药处理野生型小鼠后能够防止 NASH 相关性纤维化，使疾病好转[509,573-575]。凋亡通过多种机制促进纤维化：包裹有凋亡小体的肝星状细胞会发生纤维化[576-578]；吞噬了凋亡小体的库普弗细胞增加促炎和促纤维生成介质的旁分泌并作用于肝星状细胞[579]；正在凋亡的细胞还被动性地释放 DAMPs 且活跃的产生可溶性因子（如hedgehog 配体、PDGF 和 IL-33），这些都能够引发修复反应，诱导肝星状细胞的活化[567,580,581]。

NASH 中的坏死也能导致肝脏细胞死亡。坏死指的是在 ATP 缺乏且细胞损伤不可遏制时发生的非程序性细胞死亡。坏死会导致细胞迅速水肿、细胞器和胞膜破裂、大量释放细胞内容物。所以，坏死会引发强烈的炎症反应[559,561]。最近发现了一种新的细胞死亡形式，即坏死凋亡（necroptosis）。坏死凋亡是一种程序性的坏死，和凋亡有着相同的机制，但是会发生细胞水肿和内容物泄漏[559,566]。在死亡受体激活后，受体作用蛋白 1（receptor-interacting protein 1，RIP1）和 RIP3 这两种激酶活性决定了细胞发生凋亡还是坏死凋亡。如果 caspase-8 是非活化状态，RIP1 和 RIP3 就不会被降解，而是形成能够启动坏死凋亡的复合物（也称为坏死小体）。一个有趣的研究展示了人类 NASH 和蛋氨酸胆碱缺乏饮食小鼠 NASH 模型中坏死凋亡增加的证据。通过去除 RIP3 而减少坏死凋亡小体，在小鼠 NASH 和纤维化中能起到保护作用[566]。

总之，脂质毒性能够通过不同的病理过程导致肝脏中内皮细胞的死亡，包括凋亡这种相对在控制中的细胞死亡，坏死这种不可控的细胞死亡，或坏死样的可控死亡，即坏死凋亡。慢性细胞死亡是 NASH 病理过程中一个转折点，因为它拉响了多种再生（损伤修复）反应的起始警报。这些修复反应在肝脏损伤恢复中是必不可少的，但是修复必须是精心安排的和谐过程，因为不受调节的修复反应能够加重肝脏损伤。比如死亡中的细胞会向肝星状细胞发出信息促进基质重构来局限损伤因素，但是如果这些信号持续存在则会引发纤维化的进展。免疫系统在清除死亡细胞的过程中也有短暂的激活，但是过度活化的免疫反应会加重炎症/组织损伤和纤维生成。最后，为修复死亡细胞而被募集的前体细胞能释放促炎和促纤维化信号，加重损伤。当前体细胞成熟形成小间隔时，未分化

肝脏上皮细胞仍过度扩张（组织学上表现为小管反应）[582]，这可能加重肝脏损伤[583]且增加肝细胞癌风险（图 25-8）[584-586]。

十一、纤维化：修复如初还是形成瘢痕

纤维化过程和肝硬化是再生/修复过程缺陷的结果。慢性肝损伤中损伤因素持续存在，损伤引发损伤修复反应，但是修复不足以补充死亡细胞，所以不能够终止损伤[587]。纤维发生是胶原、纤维连接蛋白和不同的氨基葡聚糖（即瘢痕）在细胞外基质中的异常堆积。正常组织结构的瘢痕改变[588] 最终都会导致硬化。在慢性肝损伤中细胞外基质主要是由肌成纤维细胞产生的。肌成纤维细胞在正常肝脏中很罕见，但是在慢性损伤的肝脏中则增多。NASH 疾病中增加的肌成纤维细胞主要来自于休眠肝星状细胞、肝脏驻留周细胞的转分化。肝脏驻留周细胞是在窦周间隙周围呈线性排列的细胞[589]。其他肌成纤维细胞来源还有门静脉成纤维细胞、循环血纤维细胞和骨髓来源细胞。

肝星状细胞活化后开始复制，并在多种因素作用下成为肌成纤维细胞（即有纤维再生能力），这些因素包括促纤维生成细胞因子（如 TGF-β[590]、PDGF[591,592]、CTGF[593,594]、IL-13[457,595]、和骨桥蛋白[596,597]）；形态因子（如 Hedgehog[598-601] 和 Wnt[602,603]），脂肪因子（如瘦素[160,604]和抵抗素[605]）和血管活性物质（如凝血酶[606,607]、血管紧张素 Ⅱ[608,609]和内皮缩血管肽-1[591,610]）（表 25-2）。

在 NAFLD 中研究最多的纤维发生因子是Hedgehog。Hedgehog 是一种在组织发生过程中调节组织结构的形态因子。在健康成人肝脏中，Hedgehog 配体基本检测不到。但是在所有肝损伤中，包括 NASH 中，其表达均上调[611]。在NAFLD 中，很多种细胞都能产生 Hedgehog 配体。NAFLD 中损伤和气球样变性的肝细胞是Hedgehog 的主要来源[567,580,612]。气球样变性的肝细胞表达 Hedgehog 与纤维化严重程度呈正相关。Hedgehog 配体的来源还包括反应性胆管细

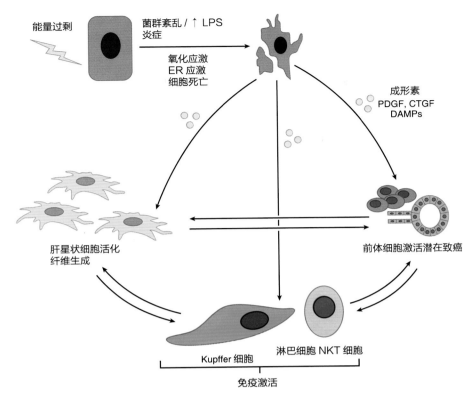

▲ 图 25-8　肝脏细胞死亡和损伤修复反应

能量过剩导致脂肪在肝脏细胞中堆积，促进氧化应激反应，内质网（ER）应激和细胞死亡。炎症状态加重肝细胞损伤，众多因素中肠道菌群紊乱和脂多糖（LPS）增加是最常见的炎症原因。损伤和死亡的肝细胞释放损伤相关的一组分子（DAMPs）和形态因子（如 Hedgehog 和 Wnt），它们能够作用于免疫系统，增加星状细胞和前体细胞的炎症反应，激活它们，并引起纤维生成和肝癌发生相关通路的激活。一旦这一过程开始了，再生 / 修复反应便因为不同细胞间的相互作用而持续存在了。CTGF. 结缔组织生长因子；NKT. 自然杀伤 T 细胞；PDGF. 血小板来源生长因子

胞、免疫细胞（如库普弗细胞和 NKT 细胞）和肝星状细胞本身[613]。损伤的肝脏中很多细胞都是 Hedgehog 反应性的（即在自分泌和（或）旁分泌的 Hedgehog 配体作用下都能够激活细胞内信号转导），例如，Hedgehog 信号刺激导管 / 前体细胞增殖和分泌促炎和促纤维化细胞因子[614]。免疫细胞如 NKT 细胞在 Hedgehog 配体作用下表现为活性增强，并产生纤维生成因子（如 IL-13 和骨桥蛋白）。Hedgehog 信号通路促进巨噬细胞 / 库普弗细胞向 M2 极化，进一步促进了局部纤维生成因子的产生，在肝脏内形成了一种相对的免疫耐受环境。窦内皮细胞的 Hedgehog 反应为刺激血管重构和肝窦毛细血管化[615,616]。肝星状细胞的 Hedgehog 反应使生存能力和增殖能力更强，变为肌成纤维细胞[598,600,617]。所以，Hedgehog 的作用像是一个音乐大师，为肝脏损伤引发的不同的损伤修复反应编排和谐的乐曲，这对损伤肝脏

的再生是必要的[615,616]。但是，Hedgehog 反应本身必须被严格控制，因为如果放任不管，它所调节的反应也会成为导致肝硬化和肝细胞癌的主要病理机制。与这一概念相符合的是，施加具有肝毒性干预手段会减弱 NASH 患者和 NASH 模型动物体内 Hedgehog 的活性[567,618]。而且，动物研究表明，抑制慢性肝损伤中过度活跃的 Hedgehog 通路活性，对脂肪性肝炎和纤维化有促进作用[619]。上述发现提示了先天 Hedgehog 通路过度活跃，或当损伤平息后 Hedgehog 通路不能及时关闭，可能是一些 NAFLD 患者较其他人更容易发生进展性纤维化 / 肝硬化的原因。如果后续研究证实了这一点，那么说明肝硬化易感性可能与其他损伤 - 修复 / 再生通路遗传调节紊乱有关。事实上，一个最近的报告表明啮齿动物模型中肝硬化易感性是可以遗传的，并受表观遗传学调控[620]。

表 25-2　非酒精性脂肪性肝病中的成纤维通路

因　子	细胞来源	NAFLD 临床前期和临床证据
TGF-β	• 库普弗细胞 • 肝细胞 • 胆管细胞 • 肝星状细胞	• NASH 患者肝脏中 mRNA 表达量增加 [631] • NASH 患者血清中水平增加，在部分研究中与纤维化相关 [632-634] • 小鼠 NASH 模型中，药理学抑制减少了肌成纤维细胞活化 [635]
Headgehog（Hh）	• 损伤肝细胞 • 祖细胞 • 胆管细胞 • 肝星状细胞 • 库普弗细胞 • NKT 细胞	• 在人类和小鼠中，Hh 配体和 Hh- 反应性细胞在 NASH 中增加，与纤维化程度有关 [597, 612] • Hh 通路基因过度激活促进了 NASH 小鼠模型的纤维化 [636] • NASH 小鼠模型中，药理学抑制 Hh 促进了纤维化 [619]
Wnt	• 肝细胞 • 内皮细胞 • 库普弗细胞 • 胆管细胞 • 肝星状细胞	• 严重 NASH 患者较轻度 NASH 患者体内 Wnt 通路 mRNA 表达水平更高 [637]
瘦素	受体： • 肝细胞 • 肝星状细胞 • 库普弗细胞 • 内皮细胞	• 在动物 NASH 模型中，瘦素缺陷促进肝脏脂肪变性，但是对纤维化产生抵抗 [156] • 多数研究中表明血清瘦素水平与肝纤维化相关 [136, 139, 169-185]
抵抗素	• 脂肪细胞 • 库普弗细胞	• 在一些研究中，NASH 患者体内血清水平增加，与纤维化相关 [175, 186-188, 193]
PDGF	• 胆管细胞 • 血小板 • 库普弗细胞	• 严重与轻度 NASH 患者对比，肝 mRNA 表达水平增加 [637]
CTGF	• 胆管细胞 • 肝星状细胞	• 人 NASH 中肝脏 mRNA 表达增加 [631] • 人 NAFLD 中血清水平增加，与纤维化程度相关 [638]
IL-13	• NKT 细胞 • 库普弗细胞	• NASH 患者，而非单纯脂肪变性患者，肝卫星细胞的高亲和 IL-13 受体（IL13Ra2）表达量增加 [639] • 一个 NASH 大鼠模型经 IL13R- 靶向细胞毒处理后，纤维化和肝损伤程度均下降 [639]
骨桥蛋白	• 胆管细胞 • 库普弗细胞 • NKT 细胞 • 肝星状细胞	• 骨桥蛋白缺陷对饮食诱导 NASH 小鼠模型有保护作用 [597, 640] • 在一些研究中，NASH 患者血清水平增加，与纤维化相关 [456, 641]
FXR	• 肝细胞 • 胆管细胞 • 肝星状细胞	• 在人 NASH 患者肝脏中 FXR 表达减少，与 NAS 分数负相关 [642] • FXR 配体处理改善小鼠 NASH 模型组织学表现 [642] • FXR 配体处理 NASH 患者能够改善肝脏组织学表现，包括纤维化 [213]
血管紧张素Ⅱ	受体 • 内皮细胞 • 库普弗细胞 • 肝星状细胞	• 在不同 NASH 动物模型中，血管紧张素Ⅱ拮抗剂处理均可使纤维化进程减慢 [643-653]

CTGF. 结缔组织生长因子；FXR. 法尼酯衍生物 X 受体；Hh. 刺猬；IL-13. 白介素 -13；NAFLD. 非酒精性脂肪性肝病；NASH. 非酒精性脂肪性肝炎；PDGF. 血小板来源生长因子；TGF-β. 转化生长因子 -β

◆ 结论

非酒精性脂肪性肝病（nonalcoholic fatty liver disease，NAFLD）是一种系统性肝脏疾病，其根本原因是脂肪组织不足以处理能量过剩。病态的脂肪组织促进了一种系统炎症反应，不仅限制了脂肪细胞内脂质的堆积还促进了其他器官中的脂质沉积，包括肝脏。肝细胞内脂质堆积导致肝脏脂肪变性（NAFLD）。某些脂肪的过量对肝脏有脂毒性。与其他损伤因素共同作用，如细胞因子/脂肪因子介导损伤、微生物来源物质，脂毒性可以诱导肝细胞损伤和死亡。非酒精性脂肪性肝炎（nonalcoholic steatohepatitis，NASH）反映出死亡肝细胞增多和越来越多的细胞加入损伤修复反应中的过程。当脂毒性慢性损伤肝脏时，NASH 需要长期的修复反应，这可能导致肝纤维化。如果损伤消退后修复反应仍继续，或因损伤持续存在而修复反应不能停止，纤维化则会进展[587]。肝纤维化严重程度是 NASH 患者发生肝衰竭（即因肝病死亡或需要进行肝移植）唯一的独立预测因素[621,622]，这证明修复是 NAFLD 肝脏转归的最主要决定因素。即使各种肝脏疾病中毒性损伤种类不同，慢性肝病中的再生/修复反应是没有本质差别的[623]。再生反应调节的遗传或个体差异可能能够解释为什么只有 10%～20% NASH 患者发生进展性纤维化[624]，而且为什么这个比例在不同类型的肝病中相对一致[625-627]。理解促进损伤修复反应的机制、中止这些过程的机制，能够帮助我们找到治疗 NASH 患者的策略，并且帮助确定进展性肝病的高危患者，这样我们能够在肝脏损伤过于严重前进行预防性干预。

总　结

最新进展

- 在疾病初期，非酒精性脂肪性肝病（NAFLD）是能量过剩诱导的脂肪疾病的肝脏表现。

- 单纯脂肪变性是一种非进展性疾病，脂毒性可导致肝脏损伤、非酒精性脂肪性肝炎（NASH），可能进展为肝纤维化和肝硬化。

- 不同脂质对引发脂毒性有不同的作用。在临床，医生只注重肝脏 TG 含量，而三酰甘油可能在能量过剩状态下起保护作用，存在于细胞内脂滴中缓冲毒性脂质积累。

- 脂毒性能够通过不同途径损伤肝脏，如氧化应激、ER 应激、扰动自噬、无菌炎症和细胞死亡通路调节紊乱。

- 最近认识到在 NAFLD/NASH 发病机制中肠轴（和食物引起的肠道菌群紊乱）、脂肪组织和肝脏的重要作用。

- 个体对肝脏损伤有效再生能力决定了肝纤维化和肝硬化的发生，而损伤修复能力受损导致瘢痕形成。

关键知识缺口

- 即使近些年已经破解了多种脂质的很多脂质毒性潜能，但是医生还是缺乏一个便捷的工具来了解肝脏堆积脂质的种类，如脂肪酸（尤其是饱和脂肪酸）、游离胆固醇和神经酰胺。在未来，治疗的目标可能从减少肝脏脂肪变性转变为改变囤积脂质的种类，即将毒性脂质囤积变为内源性 TG 囤积。

未来发展方向

- 肝内内源性 TG 囤积是否能够作为一个全身代谢和心血管健康的标志物，现在仍不清楚，又或许它本身是一个有害的代谢产物，需要进行治疗干预。

- 进展性肝脏纤维化和肝硬化是损伤修复的一个最终结果，与瘢痕形成有相似之处。加深对损伤修复反应的了解能够帮助我们早期和精确预测哪些患者有发生进展性肝病的风险。

- 即使目前认为在肥胖相关性 NAFLD/NASH 的发病机制中，肠道微生态特别是菌群紊乱是一个关键因素，但是因为我们知识上的不足，现在并不能通过干预肠道菌群来进行有效的治疗。

- NAFLD 的治疗目前效率极差。现在治疗主要针对肝脏损伤的干预，重在进行生活方式干预，而这是很难达到的。未来的干预手段可能把更多的重心放在损伤修复反应的调节上，这种治疗可能对所有慢性肝病都有效。

第 26 章 非酒精性脂肪性肝病的流行病学、自然病程和评估

Epidemiology, Natural History, and Evaluation of Nonalcoholic Fatty Liver Disease

Quentin M. Anstee，Christopher P. Day　著

严天连　译，姚昕、李晶　校

● 缩略语 ABBREVIATIONS

ALT	alanine aminotransferase	丙氨酸氨基转移酶
AST	aspartate aminotransferase	天门冬氨酸氨基转移酶
BMI	body mass index	体重指数
CRN	Clinical Research Network	临床研究网络
CT	computed tomography	计算机断层扫描
ER	endoplasmic reticulum	内质网
GGT	γ-glutamyl transferase	γ- 谷氨酰基转移酶
HCC	hepatocellular carcinoma	肝细胞癌
IL-6	interleukin-6	白细胞介素 -6
IR	insulin resistance	胰岛素抵抗
KLF6	Krüppel-like factor-6	Krüppel 样因子 6
MRI	magnetic resonance imaging	磁共振成像
NAFL	nonalcoholic fatty liver	非酒精性脂肪肝
NAFLD	nonalcoholic fatty liver disease	非酒精性脂肪性肝病
NAS	NAFLD activity score	NAFLD 活动评分
NASH	nonalcoholic steatohepatitis	非酒精性脂肪性肝炎
OSA	obstructive sleep apnea	阻塞性睡眠呼吸暂停
PPAR	peroxisome proliferator–activated receptor	过氧化物酶体增殖物激活受体
T_2DM	type 2 diabetes mellitus	2 型糖尿病
TGF-β	transforming growth factor-β	转化生长因子 -β
TIMP	tissue inhibitor of metalloproteinase	组织金属蛋白酶抑制药
TNF-α	tumor necrosis factor-α	肿瘤坏死因子 -α
TLR	toll-like receptor	toll 样受体

非酒精性脂肪性肝病（NAFLD）是北美和欧洲人群肝酶持续升高的最常见原因，并迅速成为终末期肝病的常见病因。顾名思义，NAFLD 是在没有过量饮酒的状态下发生的：女性 20g/d，男性 30g/d 的统一阈值被用于将其区别于酒精相关的肝病。NAFLD 的特点是肝脏脂质积聚过多，而这与使得心血管风险增加且共同组成代谢综合征的多种慢性状态，包括中心性肥胖、胰岛素抵抗（IR）/2 型糖尿病（T_2DM）、高血压和血脂异常等有关（图 26-1）[1]。NAFLD 是终末期肝病的主要病因之一，并且正在逐步超越饮酒成为肝移植的一个潜在病因。美国器官共享网络数据库的数据显示，自 2004 年以来，因患有 NAFLD 等待肝移植的人数几乎增长了两倍[2]。此外，NAFLD 也是心血管疾病和中风发生发展的独立危险因素[1]。

NAFLD 包括一系列肝脏疾病谱并构成两种主要的疾病状态（表 26-1）：非酒精性脂肪肝（NAFL；脂肪变性），指肝细胞三酰甘油积累超过 5%；非酒精性脂肪性肝炎（NASH），指伴有肝脏炎症的脂变。这一系列疾病阶段可能发展为肝纤维化、肝硬化，甚至是肝细胞癌（HCC）。由于久坐的生活方式和富含脂肪和糖类的饮食摄入增多，肥胖在发达国家非常普遍，NAFLD 的发病率也因此急剧上升，使得 NAFLD 成为慢性肝病的一个主要原因。虽然 NAFLD 通常被认为是一种现代化的疾病，但在英文医学文献中首次使用脂肪肝一词发生在 1836 年，由英国泰恩岛上纽卡斯尔的一位医师，Tomas Addison 提出，这位医师以其名字命名的艾迪生病（Addison disease）而为人熟知[3]。事实上，这个初步的描述可能是酒精相关的肝脏疾病而不是 NAFLD。然而，脂肪肝、糖尿病和肥胖之间的联系在 19 世纪 80 年代后期建立，而 Connor 于 1938 年报道了糖尿病患者脂肪肝疾病与肝硬化之间的病因联系[4]。近年来，非酒精性脂肪性肝炎（NASH）一词是 Ludwig 在 1980 年创造的，用以描述了一些慢性、进行性脂肪肝患者的肝脏损伤的组织学特征。表 26-2 总结了更多在已发表文献中可能出现的常用术语。

本章探讨了 NAFLD 的流行病学、自然病程和临床评估。

一、流行病学

（一）患病率

由于不同研究人群间种族、饮食模式以及检测疾病方法的敏感度和特异度差异所导致的估计误差，NAFLD 在世界范围内的真实患病率尚不清楚。质子磁共振波谱（^{1}H-MRS）是最为精确的测量肝脂积聚的无创技术之一，而 NAFLD 被定义为肝内三酰甘油含量大于 5.56%。达拉斯心脏研究使用这个 ^{1}H-MRS 标准对来自北美普通人群中的 2349 名美国成年人进行了抽样调查，发现 NAFLD 在跨种族人群中的患病率大约为 31%

表 26-1 国际糖尿病联合会（2005 年）代谢综合征的诊断标准

中心性肥胖：欧洲人、撒哈拉以南非洲人和中东人男性腰围 > 94cm，女性 > 80cm，其他人种有各自的修订数值。在美国，仍普遍使用较高的成人治疗框架 III 值，即男性 > 102cm，女性 > 88cm

加上以下两个或多个标准
- 血糖 ≥ 100mg/dl（5.6mmol/L）或正在治疗糖尿病
- 血压 ≥ 130/85 mmHg 或药物治疗
- 三酰甘油水平 ≥ 150mg/dl（1.7 mmol/L）或药物治疗
- 男性 HDL-C 水平 < 40mg/dl（1.03mmol/L），女性 < 50mg/dl（1.29mmol/L）或药物治疗

表 26-2 术语和定义

术 语	定 义
非酒精性脂肪肝病	非酒精性脂肪性肝病指肝脏存在过多的脂肪堆积，且没有过量饮酒。定义为肝脏脂肪堆积 > 5%。这一总体诊断可分为两种状态：非酒精性脂肪肝和非酒精性脂肪性肝炎
非酒精性脂肪肝 / 单纯性脂肪肝	肝脏脂肪堆积 > 5%，且无炎症、细胞损伤和纤维化等组织学证据。
非酒精性脂肪性肝炎；脂肪性肝炎	肝脏脂肪堆积 > 5%，加上坏死性炎症和肝细胞气球样变的组织学特征（有或无纤维化证据）。
原发性非酒精性脂肪性肝病	即与肥胖、胰岛素抵抗和代谢综合征相关的典型非酒精性脂肪性肝病。这代表了在日常临床实践中所遇到的绝大多数非酒精性脂肪肝。该术语很少使用
继发性非酒精性脂肪性肝病	用以描述除典型代谢综合相关疾病外的非酒精性脂肪肝的病因。如药物或毒素引起的脂肪肝和罕见的遗传性代谢紊乱

（45% 的西班牙裔、33% 的白人、24% 的黑种人）[6,7]。这一数据略高于最近的一项 Meta 分析显示的结果，该研究纳入了来自 45 项国际研究的逾 850 万人，并估计 NAFLD 影响了全球近 25% 的成年人[8]。在这项 Meta 分析中，不同大洲间的患病率不同，但美国和欧洲的患病率大致相似（分别为 24.1% 和 23.7%），中东、南美洲和亚洲的发病率较高（分别为 31.8%、31.5% 和 27.4%），非洲的发病率较低（13.5%）。研究还表明，NAFLD 的患病率存在性别差异（白种人男

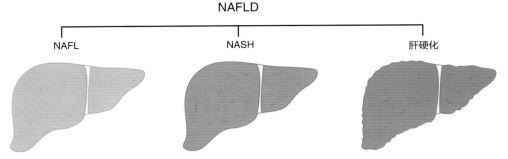

▲ 图 26-1　非酒精性脂肪性肝病谱的关键阶段

非酒精性脂肪性肝病（NAFLD）是一系列肝病谱。包括非酒精性脂肪肝（NAFL；脂肪变性），指肝细胞三酰甘油积累超过 5%，以及非酒精性脂肪性肝炎（NASH），指脂肪变性伴有肝脏炎症。疾病可能发展为肝硬化

性为 42%，白种人女性为 24%）。

对 NASH 患病率的估计更为困难，因为其确定需要肝脏活检，因此可能存在更多的选择偏倚和确认偏倚。在确认健康的前瞻性活肝供者的组织学研究的基础上，NASH 在美国和欧洲人口的患病率估计分别为 3%～16%[9,10]，和 6%～15%[9,11,12]。在以上提及的 Meta 分析中，7%～30% 没有明确肝脏活检指征的具有组织学特征的 NAFLD 患者通过活检证实有 NASH，据此估计 NASH 的全球患病率在 1.5%～6.5% 之间[8]。

在已知有代谢综合征危险因素的人群中，NAFLD 的患病率显著增加。可作为佐证的是，在一个未经选择的欧洲人群样本中，91% 的肥胖者［体重指数（BMI）≥30kg/m²]、67% 的超重者（体重指数为 25～30 kg/m²）和 25% 的正常体重者患有 NAFLD[13,14]。而在减肥手术队列中，NAFLD 的患病率为 73%～97%，而 NASH 则出现在 25%～33% 的病例中[15,16]。40%～70% 的 T₂DM 患者存在 NAFLD[14,17~20]。

相较于大多数肝病的患病率维持稳定，NAFLD 的患病率却在增加，这给医疗资源带来了更大的负担。

（二）NAFLD 的病因和相关情况

在日常的临床实践中，绝大多数的 NAFLD 发生在肥胖的背景下，并且其特征是作为病理生理标志的潜在 IR。汇总的数据显示，NAFLD 患者中有 43%（在 NASH 患者中上升至 71%）有多种心血管危险因素，并因此符合代谢综合征的诊断标准[8]。

在 NAFLD 和 NASH 患者中，T₂DM 的患病率分别为 23% 和 44%，血脂异常的患病率分别为 69% 和 72%，而高血压的患病率分别为 39% 和 68%[8]。NAFLD 与 T₂DM 之间的关系具有复杂性和双向性：NAFLD 是 T₂DM 发展的最佳生理背景，且 T₂DM 的存在有利于其进展至 NASH、肝硬化和 HCC。研究一致认为糖尿病与 NAFLD 患者的 NASH 和纤维化进展期密切相关。由于 T₂DM 与进展期 NAFLD 之间的联系，我们应对 T₂DM 患者进行更严密的监督[1]。

NAFLD 还与其他多种可导致更严重侵袭性疾病进展的状况相关，包括以下几种。

• 多囊卵巢综合征，一种常见的内分泌疾病，在绝经前女性中的发病率为 5%～8%，且与 IR 的增高有关。多项研究表明，NAFLD 在多囊卵巢综合征患者中的发生率较高，比如北美的一项研究报道，55% 的多囊卵巢综合征女性患有 NAFLD，然而其中接近 40% 的女性并没有超重[21]。

• 阻塞性睡眠呼吸暂停（OSA）约占人口的 4%；然而，其患病率在肥胖患者中上升至 35%～45%。OSA 患者慢性间歇性缺氧的反复发作被认为是肝脏损伤和炎症的原因之一。几项研究证实 OSA 与 NAFLD 之间存在相关，最近的证据也表明 OSA 是纤维化进展的独立危险因素之一[22]。

• 小肠细菌过度生长，这在糖尿病患者中经常发生，并被认为由于肝脏通过门静脉暴露于细菌内毒素而增加疾病进展的风险。

如表 26-2 所示，继发性肝脏脂肪变性和脂肪性肝炎可归因于大量获得性暴露，以及一些罕见的单基因遗传性疾病；概述见表 26-3。

二、NAFLD 的自然史

肥胖和 IR 在一般人群中普遍存在，因此相当一部分人群存在进展性 NAFLD 的风险。然而，存在一个重要的悖论：尽管大多数具有代谢综合征特征的人都会发展为脂肪变性，这解释了为什么 NAFLD 在普通人群中非常普遍，但只有少数人会发展为以肝纤维化、肝硬化或肝癌为特征的晚期肝病，并经历肝脏相关的死亡（图 26-2）[1]。在实践中，NAFLD 患者中肝脏相关的死亡率低于 5%，其中肝脏疾病成为继心血管疾病和肝外恶性肿瘤之后的第三位常见死亡原因[23]。

（一）NAFLD 进展至肝纤维化和肝硬化

关于 NAFLD 的自然史和预后仍有很多问题尚未阐明。然而，近年来出现的数据提供了有关疾病进展的新见解，并挑战了长期以来的观念，即单纯脂肪变性（NAFL）是一种良性疾病，几乎没有临床后遗症的风险，而 NASH 是唯一与预后相关的疾病形式。这些数据来源于如下两种类型的研究。

● 连续肝脏活检研究，该研究审查了在几年内多次接受肝活检的患者的组织学病情进展情况。这提供了关于 NAFL 和 NASH 如何进一步发展的详细信息，以及纤维化进展的比例。

● 纵向随访研究，通过追踪诊断明确的患者队列，报告疾病的临床过程，并确定疾病的终点或临床相关结果如肝脏移植等的预后和风险。

在连续活检研究方面，对 11 项小型研究进行的系统回顾和 Meta 分析纳入了 411 例具有组织学特征的 NAFLD 患者（150 例为脂肪变性，261 例为 NASH），提供了超过 2145 人年的随访。证实 NAFLD 中肝纤维化的动态特性，随访

表 26-3 肝脏脂肪变性和脂肪性肝炎的病因

获得性代谢和（或）营养障碍
代谢综合征（肥胖、胰岛素抵抗 / 2 型糖尿病）*
饥饿和恶病质
蛋白质营养不良（夸休可尔症、神经性厌食症）
膳食胆碱缺乏症
全肠外营养
妊娠急性脂肪肝
HELLP 综合征
药物
胺碘酮
阿司匹林
氯喹
皮质醇
甲氨蝶呤
NSAIDs（萘普生、布洛芬、酮洛芬）
HAART 中使用的核苷类似物（齐多夫定、去羟肌苷、扎西他滨、Faluridine 等）
雌激素
他莫昔芬
四环素
丙戊酸
毒素
伞形毒蕈蘑菇中毒
蜡状芽孢杆菌催吐毒素
四氯化碳
乙醇
石油化学产品
毒性休克综合征
重金属
罕见的单基因疾病
无 β 脂蛋白血症
Alpers 病
胆固醇酯储存病
家族性合并高脂血症
家族性低二倍体蛋白血症
糖原贮积病
脂肪酸 β- 氧化的遗传缺陷
卵磷脂 - 胆固醇酰基转移酶缺乏症
脂肪代谢障碍
溶酶体酸性脂肪酶缺乏症（Wolman 病）
鸟氨酸转氨甲酰酶缺乏
威尔逊病
感染和免疫状况
慢性丙型肝炎（基因型 3）
空肠旁路术后细菌过度生长
乳糜泻
雷诺综合征

*. 引起原发性非酒精性脂肪肝的病因
HAART. 高效抗逆转录病毒疗法

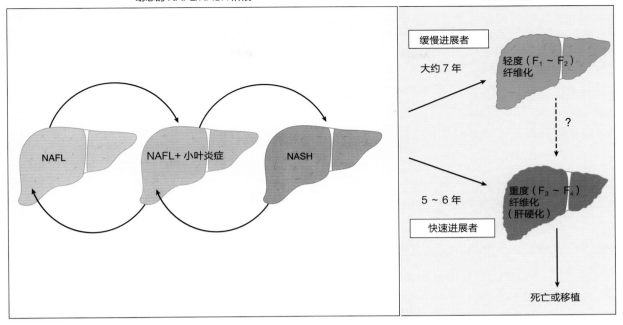

▲ 图 26-2　　非酒精性脂肪性肝病的动态模型

在非酒精性脂肪（NAFLD）患者中，疾病的早期动态阶段，肝脏实质在非酒精性脂肪肝（NAFL）和非酒精性脂肪性肝炎（NASH）之间周期循环。在进展为肝脏纤维化的患者中，80% 的病程进展缓慢，一般不超过轻度纤维化（$F_0 \sim F_2$），但约 20% 表现出快速纤维化进展，在数年内发展为重度纤维化和肝硬化（$F_3 \sim F_4$）

期间 34% 的 NAFLD 患者肝纤维化进展，43% 的患者肝纤维化程度稳定，其余 23% 的患者肝纤维化出现一定程度的减轻[24]。在该 Meta 分析中，基线时无纤维化证据的 NAFL 患者，其平均肝纤维化进展率为 0.07 期 / 年。NASH 患者出现较快的纤维化发展，为 0.14 期 / 年。这相当于 NAFL 患者其肝纤维化每 14 年进展一个阶段，而在 NASH 患者中为每 7 年进展一个阶段。重要的是，无论指标活检显示 NAFL 或 NASH，大约 20% 的患者表现为快速的纤维化进展，从 0 期进展到 3/4 期（快速进展者），而其余 80% 的患者很少或没有纤维化进展（缓慢进展者）。一项独立的大型单中心研究也支持这些结果[25]。在 108 例 NAFLD 患者的队列中平均间隔 6.6 年进行再次肝活检，42% 的患者出现肝纤维化进展，40% 保持稳定，另有 18% 其肝纤维化减轻。在随访活检时，所有出现进展性肝纤维化的患者同时出现了 NASH，强调了脂肪性肝炎在疾病进展中的生物学重要性。重要的是，在对基线活检证实为 NAFL 和 NASH 的患者进行比较时，没有发现纤维化进展的比例上有显著的差异（分别为 37%

和 43%），再次表明区别 NAFL 和 NASH 对预后的价值有限。两次活检的间隔时间内 2 型糖尿病的发展与疾病进展密切相关，提供了疾病进展的临床预测指标：进行随访肝脏活检时 80% 有纤维化进展的 NAFL 患者存在 T2DM，而未进展者为 25%[25]。

几项大型纵向队列研究检测了患有各阶段 NAFLD（包括组织学上符合 NAFL、NASH 和所有阶段的肝纤维化）的患者，以确定疾病的结果，包括肝移植和死亡[26,27]。与对照人群样本相比，229 名具有组织学特征的欧洲 NAFLD 患者在 26 年的平均随访时间内，全因死亡率增加了 29%，相当于 5400 人年[27]。当考虑终点的不同时，NAFLD 的存在使得心血管疾病的风险增加了 1.29 倍，肝硬化的风险增加了 3.2 倍，HCC 的风险增加了 6.5 倍[27]。然而，在多因素分析中，与总体长期死亡率、心血管疾病或肝硬化相关的唯一组织学特征是纤维化的存在。在第二项基于 619 名患者（7799 人年）的研究中，即使在肝纤维化的最早期阶段，移植或与肝脏相关死亡的长期风险也明显增加，并且随着纤维化程度加剧逐步增加、预示着更糟糕的预后[26]。在中位随访12.6 年时，与没有任何纤维化的个体（F_0 期）相比，在纳入时呈现轻度纤维化（F_1 和 F_2 期）的患者其移植或死亡的风险增加了 11.2 倍，而晚期肝纤维化 / 肝硬化（F_3 和 F_4 期）的患者其风险增加了 85.8 倍[26]。这些结果再次表明，NAFLD患者的长期预后最好以肝纤维化阶段（即肝纤维化的存在）为指示，而不是活检所示的 NAFL 或NASH。

许多其他研究也表明以肝活检中纤维化的存在和严重程度作为判断长期预后的组织学决定因素，比 NAFL 和 NASH 的预后差异更有价值，这主要是由于 NASH 患者与 NAFL 患者相比更有可能出现纤维化，而不是由于脂肪性肝炎本身引起的任何其他的不良反应。一项研究对 118例经活检证实的 NAFLD 患者进行了平均 21 年的随访，发现 NAFL 患者和 NASH 患者［按照NASH 临床研究网络（CRN）评分系统进行分类］在全因或肝脏相关死亡率方面没有差异[28]。相比之下，死亡的患者更有可能存在任何阶段的纤维化，尤其是非幸存者更经常出现 F_2 或更高的纤维化分期。在一项对 209 名 NAFLD 患者进行的平均 12 年随访的研究中，NASH 仅在纤维化纳入其定义时与肝脏相关的死亡率相关。在分析个体的组织学特征时，只有 F_3/F_4 期与肝相关死亡率独立相关，其风险比为 5.68 倍[29]。研究表明，NAFLD 的纤维化程度的无创性评分系统，包括NAFLD 纤维化评分，是预测肝相关事件、移植和死亡的可行方法，为纤维化预后提供了更多证据[30,31]。

综合这些研究（图 26-2），我们可以看到肝脏的 NAFL 和 NASH 状态之间似乎存在着活跃的双向转变。在获取肝活检时，部分 NAFL 患者会继续发展为 NASH，而如果他们是易感的，则会发展为晚期纤维化并对肝脏产生不良后果；另一部分 NASH 患者可能会恢复至 NAFL。因此，在初始组织学检查中 NASH 的存在与否仅仅提供了很少的总体预后信息，尽管我们认为在没有任何炎症的情况下，轻 / 中度脂肪变性的

患者疾病进展风险最低的。此外，纤维化进展在大多数 NAFLD 患者中进展缓慢，从 F_0 期到F_1 期大约需要 8 年的时间。然而，有一个亚组的 NAFLD 患者是快速进展者，其纤维化可以在 2～6 年内发展到 F_3 或 F_4 期。鉴于有证据表明 NAFL 和 NASH 发生纤维化进展的比例类似，NASH 患者中出现的较高的纤维化分期可能只是更长的病程所导致的，且 NASH 通常是在脂肪变性后发展起来的。支持这一看法的是，在最近的研究中，NASH 患者比 NAFL 患者年龄大 9 岁，44% 的 NAFL 患者在平均随访 8 年后出现 NASH[25]。

（二）NAFLD 和肝细胞肝癌的风险

尽管全世界范围内大多数 HCC 病例与慢性病毒性肝炎有关，但发达国家 50% 以上的病例发生在非病毒感染患者中[32,33]。HCC 在NAFLD 中的患病率估计约为 0.5%，而在 NASH患者中约为 2.8%[33]。一项北美的人群研究表明，NAFLD 是 HCC 最常见的病因。接受调查的 4406 例 HCC 患者中有 58.5% 存在 NAFLD，其次是糖尿病，占所有患者的 35.8%[34]。这一关联在只有单一的 HCC 危险因素的患者中仍然存在，这表明 NAFLD 与 HCC 之间的联系并不仅仅是通过协同促进另一种肝病[34]。很少有出版物提供关于 NAFLD 或 NASH 进展为 HCC 的有力信息；然而，对现有数据的 Meta 分析表明，NAFLD 患者的 HCC 年发病率为 0.44/1000 人年，而在 NASH 患者中上升至 5.29/1000 人年[8]。虽然这些发病率低于在乙型或丙型病毒性肝炎中观察到的 HCC 发病率，但 NAFLD 在人群中的高发病率意味着 NAFLD 或 NASH 相关的 HCC 患者的数量将持续上升。

肝硬化存在于大约 80% 的 HCC 患者中[35]；然而，几项小的队列研究和大量的病例报告描述了非肝硬化 NASH 患者中的 HCC。这种情况发生至何种程度并没有得到很好的证实，因此需要进一步的前瞻性研究数据来确定在 NAFLD 不伴进展性纤维化的情况下 HCC 的发生率[33,36]。

三、NAFLD 进展的影响因素

正如已经讨论过的那样，NAFLD 是一种以疾病严重程度和结果在患者间差异巨大为特征的疾病[24,25]。这些差异反映了内在因素和外部因素之间复杂的相互作用。我们最好将 NAFLD 看作一种复杂的疾病特质，环境因素（如饮食成分、肠道菌群）作用于由易感的多基因背景组成的复杂而微妙的个体间变异，进而导致疾病表型，并最终决定疾病的发生率[37]。虽然全世界 NAFLD 流行率在过去的十年里迅速上升，这为佐证 NAFLD 是由饮食和生活方式引起的提供了强有力的证据，但很显然，遗传因素对决定个人如何应对卡路里过量的挑战，以及由此产生的代谢压力，有着至关重要的作用。

（一）NALFD 的环境因素

许多环境因素被认为是疾病活动的重要影响因素。其中包括肠道微生物群，高脂肪和（或）果糖或低抗氧化剂饮食，均为 NAFLD 的致病因素[38]。也有证据表明，NAFLD 的存在使肝脏对其他有害过程（如饮酒）更易感。在苏格兰的一项 9559 名男性的队列研究中，肥胖和饮酒之间的相互作用比起直接饮酒或每周饮用超过 150g 乙醇所致的肥胖，其肝脏相关死亡的相对风险增加了 5.58 倍[39]。因此，在某些个体中（双重病因的脂肪肝病），NAFLD 与酒精相关的肝病之间的区分很容易因为这些明显互斥的因素共同存在而变得模糊不清。类似地，NAFLD 与其他肝脏疾病的病因（如丙型病毒性肝炎[40, 41]或血色素沉着[42]）共存会加速肝纤维化的进展。另一个识别因素是 OSA 的存在[43-45]。

（二）NAFLD 的基因因素

来自家族聚集和双胞胎研究的证据支持 NAFLD 具有显著的遗传成分[46-48]。同卵双生子之间脂肪变性和肝纤维化的一致性比异卵双生子之间的一致性更强，估计多样性具有 50% 的遗传因素[49,50]。人种也影响了对 NAFLD 的易感性，

西班牙裔比白种人或黑种人更容易发展为疾病进展期[6,7,51-53]。

多项研究表明，许多基因中的单核苷酸多态性是影响 NAFLD 发展和随后纤维化进展的因素。然而，没有一个单一的基因足以决定结果。对于 NAFLD 这类复杂疾病的易感性是由多个相对常见的遗传变异的共同影响决定的，每个变异体对于总体疾病风险的贡献是很小的[54]。基因修饰可以通过候选基因的研究来识别，具体方法是测试关于功能角色的先验假设，并进行全基因组范围的关联研究，其中取样整个基因组变异以检测既往发病机制中没有涉及的修饰基因。与 NAFLD 严重程度相关的基因可依据功能分为四大类：胰岛素敏感性修饰；影响肝脏三酰甘油积累的脂质处理和代谢修饰；进展至 NASH（氧化应激、内毒素反应或细胞因子 / 脂肪因子）的修饰；纤维化发展的修饰[37]。表 26-4 概述了与 NAFLD 相关的被选基因。在与 NAFLD 相关的众多基因中，目前仅少数基因被独立验证并被认为是有确切意义的。其中，在全基因组相关研究中发现的两个基因脱颖而出，引起了特别关注。分别是含 patatin 样磷脂酶域 3（PNPLA3）和跨膜蛋白 6 超家族成员 2（TM6SF2）。

受到广泛关注的 PNPLA 3 编码一种 481 个氨基酸的蛋白质，称为脂肪营养蛋白（adiponutrin），其结构类似于主要脂肪组织三酰甘油水解酶[55]。通过全基因组关联研究首次与 NAFLD 相联系[55]，已广泛验证 PNPLA 3（rs738409）中的非同义单核苷酸多态性导致了 148 号密码子上异亮氨酸 - 蛋氨酸氨基酸转变。携带编码的脂肪营养蛋白 I 148M 变异体与肝脂肪含量增加、更严重的 NASH 以及大约 1.5 倍的晚期肝纤维化或肝硬化风险持续相关[56,57]。含一项 Meta 分析的多项研究指出，脂肪营养蛋白 I 148M 变异体也与 NAFLD 相关的 HCC 的风险增加有关。一项队列研究通过比较 NAFLD-HCC 与具有组织学特征的 NAFLD 清楚地证明了其风险增加独立于年龄、性别、糖尿病、体重指数，以及肝硬化等混杂因素[58]。结果表明，每携带一个编码脂肪营

表 26-4　经过独立验证的与 NAFLD 相关的被选基因

基　因	蛋　白	研究细节和评论
葡萄糖代谢和胰岛素抵抗		
ENPP1；IRS1	外显子核苷酸焦磷酸酶 / 磷酸二酯酶家族成员 1；胰岛素受体底物 1	ENPP1 和 IRS1 的功能变异能抑制胰岛素受体信号传导，促进胰岛素抵抗。这些也与 NAFLD 纤维化增加有关
GCKR	葡萄糖激酶调节蛋白	GCKR SNPs 与 NAFL 和 NAFLD 纤维化增加有关
PPARG	过氧化物酶体增殖物激活受体 γ	SNP 功能丧失会影响胰岛素敏感。涉及与 NAFLD 有关联的证据还存在矛盾
脂代谢		
SLC27A5	长链酰基辅酶 A 合成酶	在组织学证实的 NAFLD 患者中，BMI 对脂肪变性程度的影响因 SLC27A5 的基因型而不同
FADS1	脂肪酸脱氢酶 1	与肝脏中脂肪酸脱氢酶 1 表达降低有关的等位基因与肝脏脂质积聚增加有关
LPIN1	脂质 1	其变异与代谢综合征的多种成分有关，也与儿童（而非成人）的肝纤维化有关
PNPLA3	含 Patatin 样磷脂酶结构域 3	一直以来认为非同义的 617 C > G 核苷酸转换突变 SNP（rs 738409，编码 I 148M）与脂肪变性、脂肪性肝炎、肝纤维化和 HCC 风险有关；然而，其功能仍不完全清楚
TM6SF2	跨膜 6 超家族 2	TM6SF2 rs58542926 次要等位基因与脂肪变性、脂肪性肝炎和 NAFLD 纤维化加重有关。主要等位基因与血脂异常和 CVD 风险更高有关
NR1I2	核受体亚家族 1 组 I 成员 2（亦称孕烷 X 受体）	NR1I 2 编码调节肝脏解毒和脂质代谢的转录因子。两个 SNPs 与 NAFLD 相关，并预测疾病的严重程度
PPARA	过氧化物酶体增殖物激活受体 α	过氧化物酶体增殖物激活受体 α 是脂肪酸的分子传感器。它通过增加脂肪酸氧化限制肝脏脂质蓄积。SNPs 与 NAFLD 风险相关
PEMT	磷脂酰乙醇胺 N- 甲基转移酶	两项研究报告了其与 NAFLD 的联系。
MBOAT7	含 7 的膜结合 O- 酰基转移酶结构域	该基因最初发现与 ARLD 纤维化有关，最近与 NAFLD 纤维化相关联
APOC3	载脂蛋白 C- III	证据互相冲突。一项小规模的研究有阳性发现，但在超过 4000 人中的后续研究未证实与 NAFLD 相关
MTTP	微粒体三酰甘油转运蛋白大亚基	微粒体三酰甘油转运蛋白大亚基介导肝 VLDL 的合成和分泌。其功能缺失的突变导致家族性脂蛋白血症，其特点是严重的肝脏 NAFLD
脂肪性肝炎的危险因素（氧化应激、内毒素反应、细胞因子）		
HFE	遗传性血色素沉着蛋白	肝脏铁的积累促进氧化应激。已发表有关 NAFLD 严重程度的关联的冲突数据
GCLC；GCLM	谷氨酸 - 半胱氨酸连接酶催化单元；谷氨酸半胱氨酸连接酶调节单元	谷氨酸半胱氨酸连接酶是谷胱甘肽合成的限速步骤。与 NAFL 相比，SNPs 与 NASH 风险相关性更大
SOD2	超氧化物歧化酶（Mn）、线粒体	日本和欧洲队列发现 SNP 的携带与 NAFLD 的晚期肝纤维化有关
CD14	单核细胞分化抗原 CD14	CD14 是一种能增强 TLR4 内毒素信号的脂多糖受体。增加 CD14 表达的 SNPs 与 NAFLD 有关

基　因	蛋　白	研究细节和评论
TNF	肿瘤坏死因子	肿瘤坏死因子（TNF）启动子 SNP 与 NASH 有关，提示肿瘤坏死因子（TNF）启动子在从脂肪变性向脂肪性肝炎转变过程中起主要作用
IL-6	白细胞介素 -6	IL-6 启动子区域 SNP 与 NASH 相关
IFNL4	干扰素 λ4	一项包含 488 例 NAFLD 的病例队列研究提示，IFNL4 的 SNP 是病因独立的纤维化的一个强有力的预测因子
成纤维分子		
AGTR1	1 型血管紧张素 II 受体	有两项研究将 SNPs 与 NASH 活性和纤维化分期相联系
KLF6	Krüppel 样因子 6	在三个不同的欧洲队列中，SNP 与轻度 NAFLD 相关的肝纤维化有关

ARLD. 酒精相关性肝病；CVD. 心血管疾病，HCC. 肝细胞癌；NAFL. 非酒精性脂肪肝；NAFLD. 非酒精性脂肪性肝病；NASH. 非酒精性脂肪性肝炎；SNP. 单核苷酸多态性；TLR 4.toll 样受体 4

养蛋白 I 148M 变异体的次要等位基因，赋予了 NAFLD 患者转变为 HCC 的独立风险增加，而纯合子使得 HCC 的风险增加 5 倍[59]。脂肪营养蛋白的确切生理作用仍未完全阐明。过量表达肝细胞中的野生型或 I 148M 变异的转基因小鼠模型的数据表明，脂肪营养蛋白通过增加脂肪酸和三酰甘油的形成、减少三酰甘油水解，以及三酰甘油长链多不饱和脂肪酸的相对耗竭等参与脂滴中三酰甘油的重塑[60]。

TM6SF2 基因作为 NAFLD 的调节因子的作用直到最近才有报道；然而，与 PNPLA3 类似，非同义的 TM6SF2（rs58542926）E167K 变异被有力地证明与肝脂肪含量增加、更严重的 NASH 和更高程度的纤维化有关[61-63]。每携带一个编码 E167K 变异都使得发展为更严重肝纤维化的风险增加两倍，其作用独立于包括年龄、糖尿病、肥胖或 PNPLA3 基因型等的混杂因素[62]。目前，我们对 TM6SF2 基因产物的功能性作用知之甚少，尽管认为其是一种定位于细胞内质网（ER）和 ER-Golgi 中间区的脂质转运体。携带次要等位基因与 NAFLD 相关，而携带较常见的主要等位基因则与血脂异常（血清 LDL 胆固醇和三酰甘油水平升高），以及心肌梗死 / 心血管疾病的风险增加有关[63,64]。我们将这一观察描述为 TM6SF2 捕获 22 范式，这意味着在 IR 和代谢应激的背景下，TM6SF2 起决定代谢综合征相关终末器官损害和临床结局的作用：以增加动脉粥样硬化和心血管疾病的风险为代价来保护肝脏，反之亦然（图 26-3）[65]。

基因变异的影响是否具有在个体水平上确定疾病结果的能力尚不清楚，因此，是否值得将基因型测试纳入未来的分层医学方法仍需在大型前瞻性研究中加以验证。

四、NAFLD 的临床特征

（一）症状

直接询问时，多达 1/3 的 NAFLD 患者可能会报告包括不适或疲劳症状[66]。有些患者因脂肪性肝大扩张肝包膜而出现轻度右上腹部不适；然而，NAFLD 通常是无症状的。由于 NAFLD 相关的症状是轻微和非特异性的，在疾病的早期患者很少自发就诊。因此，通常 NAFLD 发现于偶然的影像学检查，或者无特定原因或常规体检中的肝脏生化血检的轻度指标异常。NAFLD 患者经常在疾病晚期就诊，在诊断时有 25% ～ 33% 的患者已有进展期纤维化或肝硬化[67]。这些患者可能会出现肝硬化和门静脉高压的并发症，如静脉曲张出血或 HCC。

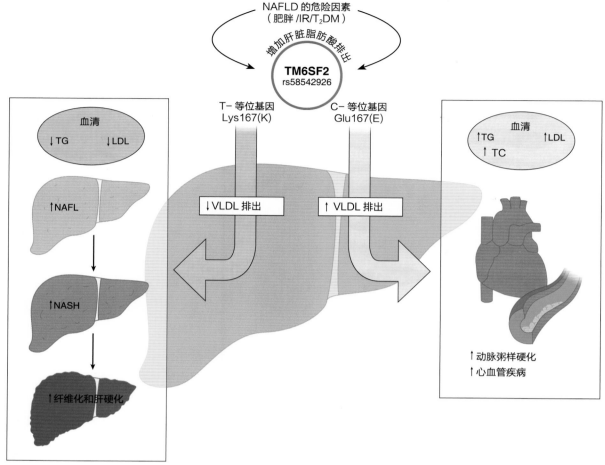

▲ 图 26-3　*TM6SF2* catch-22 假设

TM6SF2 基因可能为代谢综合征结局的一个主要调节因子。不常见的次要等位基因携带者在肝脏中保留脂质，因此发展为进展的非酒精性脂肪性肝病（NAFLD），并增加肝硬化的风险，而携带更常见形式的变异则会优先从肝脏排出脂质，因此有更大心血管疾病和中风的风险。IR. 胰岛素抵抗；NAFL. 非酒精性脂肪肝；NASH. 酒精性脂肪性肝炎；T_2DM.2 型糖尿病；TG. 三酰甘油

（二）体征

没有明确的体征来诊断 NAFLD 或者区分 NAFL 和 NASH。中心性肥胖是最常见的检查发现，在 50% 以上的患者中存在[8,68]。应记录身高和体重，并测量臀 / 腰围。可注意肝大，但腹部肥胖可能妨碍检查。在没有晚期疾病的情况下，黄疸、蜘蛛痣和腹水等与慢性肝病相关的典型特征并不明显，临床检查往往不具特异性。

（三）常规的实验室检查异常

NAFLD 患者的典型生化异常表现为血清丙氨酸氨基转移酶（ALT）、天门冬氨酸氨基转移酶（AST）和 γ- 谷氨酰基转移酶（GGT）水平的升高。这些指标的升高是轻度的，通常低于正常

上限的两倍。虽然许多 NAFLD 病例首次发现是由于轻度的转移酶升高，但是这些常规的生化检查敏感性不高，即使存在活动性 NASH 并伴有进展期纤维化，仍有大约 80% 的患者的 ALT 水平在正常范围内（男性＜ 40 U/L，女性＜ 31 U/L）[69]。因此，转移酶的绝对值与组织学疾病的严重程度无关，也无助于 NAFLD 个体风险的分层。在 NAFLD 患者中，AST/ALT 比值小于 1 是个特征，但随着肝脏纤维化的进展和肝硬化的发展，ALT 水平下降而 AST 水平升高，使得这一比值发生逆转（AST/ALT 比值＞ 1）。

NAFLD 患者可能出现血糖升高（总体上，23% 患有 T_2DM），约 70% 将出现血脂异常（高三酰甘油血症、低 HDL 胆固醇水平或者两者兼而有

26

第
26
章

非
酒
精
性
脂
肪
性
肝
病
的
流
行
病
学
、
自
然
病
程
和
评
估
Epidemiology, Natural History, and Evaluation of Nonalcoholic Fatty Liver Disease

之）[8]。其他可能出现的实验室异常结果包括以下几个方面。

● GGT 水平的非特异性升高或同时存在轻度的碱性磷酸酶水平升高。

● 20% ～ 30% 的患者出现低滴度的抗核抗体阳性，通常 ≤ 1 : 160，和（或）抗平滑肌抗体滴度 ≤ 1 : 40；然而，IgG 水平通常在正常范围内。

● 铁蛋白水平升高也很常见；然而，这是一种急性时相反应，与铁超载无关（转铁蛋白饱和度正常，即 < 45%）。

由于这些异常指标的存在可能被错误地归因于酗酒、自身免疫性肝炎和血色素沉着等，这将会导致诊断的不准确性[70]。铁蛋白水平升高和 IgA 水平升高提示存在进展期纤维化，但不作为诊断指标[71,72]。如果 NAFLD 的诊断不确定，肝脏活检仍然是诊断的金标准，同时活检也是诊断 NASH 以及纤维化分期的金标准。

（四）NAFLD 的组织病理学特征

NAFLD 的组织病理学特征可分为三个类型：脂肪变性、脂肪性肝炎和肝纤维化（26-4）[73,74]。值得注意的是，这些在成人和儿童之间具有微妙的不同[74,75]。此处将描述 NAFLD 在成人中常见的组织病理学特征。

1. 脂肪变性

脂肪变性是肝细胞内脂滴的积聚，当其发生于 5% 以上的肝细胞时，定义为病理性的。脂肪变性在成人初期表现为腺泡区 3（小叶中心）分布[73]。根据形态学分类，大泡型指当大脂滴取代细胞核和细胞器并使之移位至细胞外围，

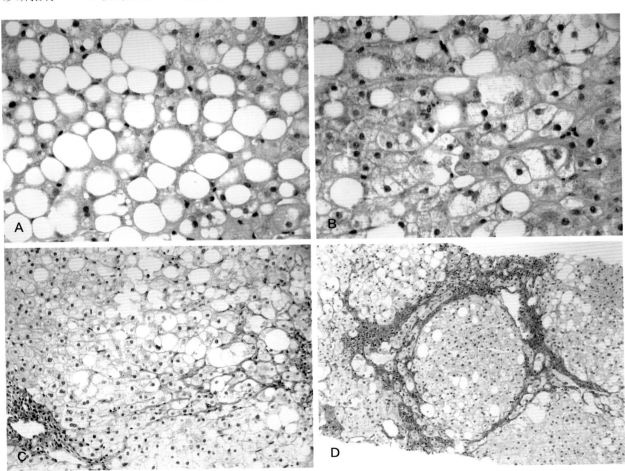

▲ 图 26-4　非酒精性脂肪性肝病的组织学特征

A. 大泡型脂肪变性（中等功效的苏木精和伊红染色）；B. 非酒精性脂肪性肝炎特征性的气球样变肝细胞，但肝细胞没有纤维化的证据；C. 非酒精性脂肪性肝炎与早期（阶段 1b）的窦周纤维化；D. 非酒精性脂肪肝疾病相关的肝硬化，伴有清晰的纤维化带形成结节

微泡型指多个小脂滴堆积使细胞质形成泡沫状而不使得细胞核移位[74]。混合型脂肪变性（两种脂肪变性共存时）在 NAFLD 中普遍存在，但在代谢综合征相关的 NAFLD 中未见单纯的微泡型脂肪变性。微泡型脂肪变性也发生在酒精相关的肝病和其他疾病中，因此，如果观测到其存在，会对 NAFLD 的诊断产生疑问。脂肪变性程度随着肝硬化的发展而下降，因此 NAFLD 的诊断被晚期肝病的诊断所掩盖。事实上，我们认为 NAFLD 是 30%～75% 的隐源性肝硬化病例的可能原因。

2. 脂肪性肝炎

脂肪变性常伴有包括淋巴细胞（主要是 T 细胞）、少量的浆细胞和单核细胞在内的慢性单核细胞炎症浸润。轻度慢性或混合性门静脉炎症也可能出现。然而，人们普遍认为肝细胞气球样变的存在除了代表脂肪变性和炎症以外，也是诊断 NASH 所需的条件[73,76]。肝细胞气球样变的形态学特征是微妙的，并且在其解释过程中受到观察者内和观察者间变异的影响，这使诊断变得复杂[73]。气球样变的肝细胞是增大（细胞直径 > 30μm）、圆形的，胞质呈浅染。肝细胞气球样变的原因尚未阐明。然而，我们认为氧化应激、ER 应激、水肿和脂滴引起的微管损伤和中间层细胞骨架丢失促使了气球样变的原因[74]。其他可能被观测到但不是诊断 NASH 所必需的形态学特征包括 Mallory-Denk 小体、门静脉周围肝细胞糖原化核、腺泡脂肪肉芽肿、巨型线粒体、凋亡肝细胞和细胞周围纤维化[73,74]。

3. 纤维化

NAFLD 与颇具特征的纤维化有关。最初，早期纤维化表现为静脉周围分布，这也可能与网状结构中的细胞周围纤维化有关。这种纤维化沉积的分布一般局限于活跃的肝细胞损伤和气球样变的肝细胞的区域，但我们认为，当它作为应对既往损伤的结果时，可以孤立地观察到这一分布。静脉周围纤维化可伴发门静脉和门静脉周围纤维化。随着疾病的进展，中央 - 中央的、中央 - 门静脉和门静脉 - 门静脉间隔形成了桥接纤维化，并导致以小结节为主的肝硬化[73]。

（五）临床实践中 NAFLD 的严重程度分级和分期

通过肝活检可直接检查肝实质，以评估炎症性疾病的活动度（疾病分级）和由纤维化向肝硬化的进展（纤维化分期）。然而，活组织检查会受到取样误差的影响，因为在某一时间点采集的样本量小于肝脏总体积的 1/50000，且 NAFLD 的病变有时并不均匀分布于整个肝实质[77]。还应注意的是，准确的诊断可能受到病理学家的经验所致的观察者相关偏倚的影响，尤其是在识别肝细胞气球样变等特征和坏死炎症分级。

为了减少这些问题，取得足够样本需要的最低要求是活检的中心长度至少为 15mm，且活检针直径至少为 16 基准直径[78]，并且应该使用一个经过界定和验证的评分系统来帮助标准化活检评分系统。目前已经提出了两种有效且广泛采用的 NAFLD 半定量组织学评分系统（表 26-5）。

最优的分期系统应易于应用，具有高度的重复性，有良好的观察者内和观察者间的一致性，并与长期临床终点相关联。由美国国立卫生研究院提出的 NASH CRN 提出的组织学分级和分期系统，将脂肪变性、炎症和肝细胞气球样变的评估结合在一起，产生了一项 NAFLD 活动评分（NAS），为 0～8 分不等，还有一个单独的纤维化评分，为 0～4 分不等[79]。普遍得到认可的是 NAS3 或 3 分以下很少表现为 NASH，而 NAS 为 5 分或更高与脂肪性肝炎的存在密切相关，这使得 NAS 成为临床试验中颇有价值的研究工具。然而，NAS 不适合在个体患者层面上解释肝脏活检的结果并诊断或排除 NASH。事实上，在常规临床实践中应用 NAS 评估预后仍有争议[29,80]。

为了解决这些缺陷，并满足在常规临床实践中可用于疾病分类的可靠和可重复的组织学评分的需要，开发了一种称为脂肪变性 - 活动 - 纤维化（SAF）的评分方法[81]。在类似于 NAS 的半定量评分技术的基础上，分别评估脂肪变性、活动性和纤维化，然后应用一种简单的算法（图

表 26-5　使用 NAFLD 活动评分和脂肪变性 – 活动 – 纤维化评分报告 NAFLD 肝脏活检的比较

组织学特征	分类	定义	组织学特征	分类	定义
脂肪变性	0	< 5%	脂肪变性	0	< 5%
	1	5% ~ 33%		1	5% ~ 33%
	2	34% ~ 66%		2	34% ~ 66%
	3	> 66%		3	> 66%
	+			= 脂肪变性评分（S 0 ~ 3）	
肝细胞气球样变	0	无	肝细胞气球样变	0	无
	1	少量		1	具有淡染细胞质的圆形肝细胞簇
	2	大量		2	同 1 级，并具有增大的肝细胞（> 2 倍正常值）
	+			+	
炎症	0	无	炎症	0	无
	1	每 20 倍视野 1 ~ 2 个病灶		1	每 20 倍视野 < 2 个病灶
	2	每 20 倍视野 2 ~ 4 个病灶		2	每 20 倍视野 > 2 个病灶
	3	每 20 倍视野 > 4 个病灶			
	= NAFLD 活动性评分（0 ~ 8）			= 活动性评分（A 0 ~ 4）	
纤维化	0	无纤维化	纤维化	0	无纤维化
	1a	区域 3 轻度窦周纤维化		1a	区域 3 轻度窦周纤维化
	1b	区域 3 中度窦周纤维化		1b	区域 3 中度窦周纤维化
	1c	仅外周 / 门静脉纤维化		1c	仅外周 / 门静脉纤维化
	2	区域 3 合并外周 / 门静脉纤维化		2	区域 3 合并外周 / 门静脉纤维化
	3	桥接纤维化		3	桥接纤维化
	4	硬化		4	硬化
	= 纤维化评分（F_0 ~ F_4）			= 纤维化评分（F_0 ~ F_4）	

表头（NASH CRN NAFLD 活动评分 | SAF 评分）

CRN. 临床研究网络；NAFLD. 非酒精性脂肪肝；NASH. 非酒精性脂肪性肝炎；SAF. 脂肪变 - 活动 - 纤维化。引自 Dyson JK, et al. Non-alcoholic fatty liver disease: non-invasive investigation and risk stratifcation. *J Clin Pathol* 2013；66:1033-1045.

26-5）将肝活检分为三种诊断类别：正常、NAFL 或 NASH。与 NAS 不同的是，SAF 方法将脂肪变性的衡量与细胞损伤指标（气球样变和小叶炎症）分开，因此能更好地区分 NASH 和更为良性的肝脏疾病，而 NAS 评分结果与活检中出现的脂肪变性强烈相关（表 26-5）。

五、NAFLD 的评估

美国肝病研究协会诊断 NAFLD 的实践指南所要求的主要特征是：①影像学或组织学检查所确认的肝脏脂肪变性的存在；②排除肝脏脂肪变性的其他原因（表 26-3），尤其是显著的酒精摄入；③排除慢性肝病的任何其他共存原因[68]。此

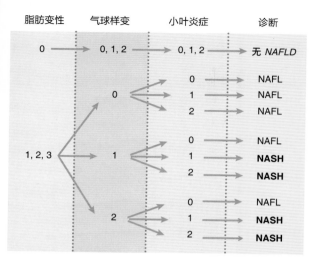

▲ 图 26-5　脂肪变性－活动－纤维化（SAF）评分算法

对脂肪变性、气球样变和小叶炎症进行半定量评分，并基于肝脏活组织检查观察到的特定的组织病理学特征进行归因。然后如图所示依次组合它们，将疾病分类为非酒精性脂肪肝（NAFL）或非酒精性脂肪性肝炎（NASH）。NAFLD. 非酒精性脂肪性肝病

外，对拟诊为 NAFLD 的患者的评估还应包括疾病活动度（即 NAFL 和 NASH）和肝纤维化的分期，并评估患者是否存在 IR 及其严重程度，以及是否存在代谢综合征的并发症。NAFLD 的诊断、分期和长期随访使得其评估变得更加复杂，因为没有用于诊断 NAFLD 的单一的血液测试或成像方式可以用来准确地界定疾病的严重性和监测对治疗的反应[70]。

（一）NAFLD 的诊断途径

　　由于没有特有的症状或体征，临床工作者认识到那些有代谢综合征特征的个体具有患 NAFLD 的风险是至关重要的。此外，存在的特征越多，患者具有潜在 NAFLD 的可能性就越高，且越有可能出现 NASH 并发展为进展期肝纤维化[15]。公认的进展期 NAFLD 和晚期纤维化的独立危险因素包括年龄在 45 岁以上、糖尿病（或 IR 的严重程度）、肥胖（BMI > 30 kg/m²）和高血压（表 26-6）[82]。

　　肝脏脂肪变性有许多原因，因此鉴别诊断非常之多（表 26-3），但在实践中，主要需要鉴别的是与代谢综合征相关的 NAFLD 和酒精相关的肝病。临床上主要根据详细的病史做出判定，最

表 26-6　NAFLD 的常见危险因素

危险因素	效　应
年龄	45 岁以上患者 NAFLD 和进展期纤维化的风险增加
代谢综合征（肥胖、胰岛素抵抗 / 2 型糖尿病、血脂异常和高血压）	大多数代谢综合征患者（70%～90%）有 NAFLD。一个人所具有的代谢综合征的特征越多，NASH 出现的可能性就越高，并增加进展期纤维化的风险
性别	男性＞女性
种族	疾病严重程度在西班牙裔中最高，在白人中居中，在黑人中较低
饮食因素	高胆固醇、高饱和脂肪酸、高果糖而低糖类的饮食增加了风险。咖啡因可能有保护作用
阻塞性睡眠呼吸暂停	NASH 和进展期纤维化的风险增加
基因因素	其中，包括 PNPLA3 和 TM6SF2 在内的基因变异与更严重的脂肪变性、NASH 和更晚期的肝纤维化有关。PNPLA3 也与 NAFLD 相关 HCC 的风险增加有关

HCC. 肝细胞癌；NAFLD. 非酒精性脂肪性肝病；NASH. 非酒精性脂肪性肝炎。

好可以得到家庭成员的证实，以确保脂肪性肝病不是由过度饮酒所致。在诊断 NAFLD 时，女性的日酒精消耗量必须少于 20g，男性必须少于 30g[68]。并且，也应确认处方药、非法药物使用和传统 / 草药治疗等的药物病史并不是导致疾病的原因。

　　一旦排除过量饮酒和包括药物使用在内的其他混杂环境因素，对拟诊 NAFLD 患者进行调查的目的是排除其他肝脏疾病，并确认存在肝脏脂质积累。这一点是非常重要的，因为其他常见的肝病可与 NAFLD 共存。还应进行针对慢性病毒性肝炎（乙型肝炎病毒表面抗原和丙型肝炎病毒血清学试验）、自身免疫性肝病（抗核抗体、抗线粒体抗体、抗平滑肌和抗肝 - 肾微粒体 1 型抗体、免疫球蛋白），以及其他可治疗的代谢性疾病（血色素沉着症、Wilson 病、腹腔疾病、α₁-抗胰蛋白酶缺陷）的实验室测试。

　　NAFLD 的存在可使用放射学或组织学确

认。各种成像方式，包括超声、计算机断层扫描（CT）和磁共振成像（MRI）都能很容易地检测到脂肪变性的存在；然而，不同方法之间的敏感性和特异性差异很大。超声检查在常规的临床实践中是可行的，是检测肝脏脂质积聚的一种经济有效的手段，其表现为肝脏回声增强[83,84]。但超声高度依赖操作者[85]，当肝细胞脂肪变性比例小于30%时敏感性有限[86]，且超声是一种定性而非定量的检查。替代方法包括CT、MRI和^{1}H-MRS，这三种方法对诊断程度较低的脂肪变性具有更高的敏感性，但其是资源密集型的，在常规实践中应用并不广泛。MRI和^{1}H-MRS是脂肪变性最准确的无创测量方法，能够提供定量信息，并可监测肝脏脂质含量的变化[85]，目前已经提出了数种不同的技术，各自有其优缺点。研究表明，这些方法测量的脂肪变性与组织学评估之间存在密切的关系[87]；然而，这点并未得到一致的证实[88]。已经提出了一些评估肝脏脂肪变性程度的专有技术。最为广泛有效的是FibroScan（Echosens，Paris）控制衰减参数。然而，大多数只在少数患者中进行研究，因此仍停留在实验阶段，需要在大样本队列中验证其与组织学的相关性。目前，尚未证明有公认可信的常规的影像学方法可以准确地区分NAFL和NASH，也没有能够区分未达到肝硬化标准的轻度和中度的纤维化分期。

（二）非酒精性脂肪肝病的危险分层和分期

在确诊非酒精性脂肪肝病后应启动有针对性的调查，以预测个体的危险分层，并确定那些疾病进展风险最大的患者和相关发病率。参考自然病程的依据，肝纤维化是最有力的预后指标[26]，通过准确地鉴定肝纤维化分期来实现危险分层是最优的。同时，应寻找心血管疾病危险因素的存在，如发现这些因素，则应予以治疗。

虽然有其缺点，但诊断NAFLD的金标准仍然是肝活检，因为它是唯一能同时诊断NAFLD、评估炎症程度、准确判断肝纤维化程度以有助于预后判断的检查方法。由于这些原因，肝活检在NAFLD的诊断途径中仍有重要作用。然而，这是一种经常引起不适的侵入性操作，尽管它通常是安全的，但活检仍有1%～3%的主要并发症风险和大约0.01%的死亡率[78]。肝活检的侵入性、成本和在人群中可能需要调查的庞大人数是主要的限制因素，这使得活检不太可能作为除外专科护理之外的广泛应用的预后工具。因此，我们需要采用更为实用的、非侵入性策略进行疾病分期，而肝活检用以那些需要临床相关的额外信息或临床试验的患者[89]。

已提出商业以及非商业的非侵入性技术，包括血清学测试和成像技术，可用于预测肝纤维化的分期。肝纤维化的血清学标志物可分为间接标志物和直接标志物，前者如肝功能改变而非胶原转换（AST/ALT比值和血小板水平），后者则与纤维化形成和细胞外基质转换有关[90]。其包括NAFLD纤维化评分和FIB-4评分等简单评分，以及增强肝脏纤维化（ELF）、试验等专业方法。表26-7总结了常用的所选测试的性能。

NAFLD纤维化评分基于对北美和欧洲探索的联合分析，采用常规测量参数（年龄、T_2DM的存在、BMI、AST/ALT比值、白蛋白水平和血小板计数）计算，这些参数与进展期纤维化的存在独立相关。如果应用下限（< −1.455），则可有效排除晚期纤维化（阴性预测值为93%），而大于上线阈值以上（> 0.676）的值可预测进展期纤维的存在（阳性预测值90%）[91]。纤维化-4（FIB-4）评分使用许多相同的参数，是检测晚期纤维化的最佳无创工具之一，略优于NAFLD纤维化评分。低于1.3的数值对F_3期至F_4期的纤维化有90%的阴性预测值，而大于2.67的值则有80%的阳性预测值，这在大型的二级护理NAFLD队列研究中验证，仅1/4的患者不能分类，因其得分为1.3～2.67[92]。在一个经活检证实的NAFLD的大队列中进行了头对头的比较，其结果归纳于表26-8[93]。一般来说，简单的框架具有较强的阴性预测值，因此可以可靠地排除晚期纤维化，但阳性预测值较低（27%～79%）[93]。增强肝脏

表26-7 非酒精性脂肪肝纤维化严重程度的备选无创试验及预后评分

试验类型	试 验	公 式	灵敏度和特异度
简单框架	APRI	APRI=AST（U/L）/AST ULN（U/L）/血小板计数（×10⁹/L）×100	高风险（APRI > 1）：敏感性0.27，特异性0.89，PPV 0.37，NPV 0.84
	NFS。预测进展期纤维化（F₃-F₄）	NFS= − 1.675+0.037× 年龄（岁）+0.094×BMI（kg/m²）+1.13×IFG或糖尿病（有 =1，无 =0）+ 0.99×AST/ALT 比值 − 0.013 × 血小板计数（×10⁹/L）− 0.66 × 白蛋白（g/dl）	高风险（NFS > 0.676）：敏感性0.51，特异性0.98，PPV 0.90，NPV 0.85 不确定性风险（NFS − 1.455 ～ 0.676）低风险（NFS < − 1.455）：敏感性0.82，特异性0.77，PPV 0.56，NPV 0.93
	FIB-4 评分。预测进展期纤维化（F₃-F₄）	FIB-4 评分 = 年龄（岁）×AST（U/L）/血小板计数（×10⁹/L）× √ ALT（U/L）	高风险（FIB-4 评分 > 2.67）：敏感性0.33，特异性0.98，PPV 0.80，NPV 0.83 不确定风险（FIB-4 评分 1.30 ～ 2.67）低风险（FIB-4 评分 < 1.30）：敏感性0.74，特异性0.71，PPV 0.43，NPV 0.90
商业纤维化标记物框架	ELF 试验。预测进展期纤维化（F₃-F₄）	ELF 评 分 = − 7.412 + [ln（HA）×0.681]+[ln（P Ⅲ NP）× 0.775]+[ln（TIMP-1）×0.494]	高风险（ELF 评分 > 0.3576）：敏感性0.80，特异性0.90，PPV0.71，NPV0.94 低风险（ELF 评分 < 0.3576）
	Fibro 试验。排除进展期纤维化（F₃-F₄）	专利算法包括总胆红素，GGT，α₂-巨球蛋白，载脂蛋白A1和结合珠蛋白，校正年龄和性别。	低风险（Fibro 试验评分 < 0.30）：敏感性0.77，特异性0.77，NPV 0.90
放射学技术	FibroScan。预测进展期纤维化（F₃-F₄）	基于超声的瞬态弹性成像测量弹性横波在肝脏中传播的速度，以评估肝脏的硬度。根据体型有三种探针（S，M 和 XL）可供选择。严重肥胖可能会影响测试的准确性。	高 风 险（M > 9.6 kPa；XL > 9.3 kPa）：M/XL 敏感性0.75/0.57，特异性0.92/0.90，PPV 0.72/0.71，NPV 0.93/0.84 不确定风险（M 7.9 ～ 9.6；XL 7.2 ～ 9.3）低 风 险（M < 7.9 kPa；XL < 7.2 kPa）：M/XL 敏感性0.91/0.78，特异性0.75/0.78，PPV 0.52/0.60，NPV 0.97/0.89

简单的评分如非酒精性脂肪肝活动评分（NAS）和FIB-4 评分是基于常规可获取的血液测试和人体计量学的结果。相反，商业测试依赖于非标准指标［透明质酸（HA）、Ⅲ型前胶原氨基端前肽（P Ⅲ NP）和金属蛋白酶组织抑制药 1（TIMP-1）］的测定，而 FibroScan 则需要特殊的设备

ALT. 丙氨酸氨基转移酶，APRI. 天门冬氨酸氨基转移酶与血小板的比值指数；AST. 天门冬氨酸氨基转移酶；ELF. 增强肝脏纤维；FIB-4. 纤维化 -4；GGT.γ- 谷氨酰基转移酶；IFG. 空腹血糖受损；NPV. 阴性预测值；PPV. 阳性预测值；ULN. 正常值上限

表26-8 用于识别晚期纤维化的可选简单框架的头对头比较

评 分	AUROC（95% CI）	临界值	Se（%）	Sp（%）	PPV（%）	NPV（%）
AAR	0.83（0.74 ～ 0.91）	0.8	74	78	44	93
		1.0	52	90	55	89
APRI	0.67（0.54 ～ 0.8）	1	27	89	37	84
FIB-4 评分	0.86（0.78 ～ 0.94）	1.30	85	65	36	95
NAFLD 纤维化评分	0.81（0.71 ～ 0.91）	-1.455	78	58	30	92
		0.676	33	98	79	86

AAR. 天门冬氨酸氨基转移酶与丙氨酸氨基转移酶比值；APRI. 天门冬氨酸氨基转移酶与血小板比值指数；AUROC. 受试者操作特征曲线下面积；CI. 置信区间；FIB-4. 纤维化 -4；NAFLD. 非酒精性脂肪性肝病；NPV. 阴性预测值；PPV. 阳性预测值；Se. 敏感性；Sp. 特异性

引自 McPherson S, et al. Simple non-invasive fibrosis scoring systems can reliably exclude advanced fibrosis in patients with non-alcoholic fatty liver disease. *Gut* 2010；59：1265-1269.

纤维（ELF）试验是一种基于基质转换的标记物商业化框架[94]。它包括基质金属蛋白酶组织抑制药1、透明质酸和前胶原氨基末端肽，其准确性与NAFLD纤维化评分相当或略优于NAFLD纤维化评分。已证明NAFLD的纤维化评分和ELF测试可以预测长期疾病结局和死亡率[30,31]。

肝实质纤维化降低了组织弹性，因此肝脏弹性可以作为肝纤维化严重程度的代表来测量肝纤维化度。这是一种快速发展的领域，已发展出多种弹性成像技术。其中一种已被广泛采用的技术（FibroScan）是利用超声瞬时弹性成像技术来测量肝脏弹性，方法是对传输到肝脏的低频振动的横波速度进行量化[95]。在NAFLD中，这种技术在用于检测F_2级、F_3级或更高级别纤维化的工作特性曲线下面积分别为0.84和0.93[96]。虽然肥胖会干扰准确性并在一些患者中干扰可靠读数的获得，但肝脏弹性测量低值似乎可以可靠地排除进展期纤维化。有望的替代品正逐步出现，比如声辐射力脉冲成像和磁共振弹性成像。

一般情况下，无创检查的特异性较低、阳性预测值较低，但阴性预测值较高，这意味着他们能够准确地排除晚期肝病（$F_3 \sim F_4$期纤维化）并具有较高的可信度。虽然这限制了他们作为一个激进诊断的效用，但作为风险分层的分期过程的一部分，他们仍有效用。在日常的临床实践中，已经提出了几种评估NAFLD患者的方法和风险分层的方法，这些算法可以应用于初级和二级护理[97-99]。对所有患者依次应用一项或多项无创检测以控制假阳性率，并为那些最有可能存在严重潜在疾病的患者保留肝活检的使用。图26-6中提供了一个例子。不同方法的相对优点尚未进行前瞻性评价，并都在敏感性和特异性之间存在着牵制。一般说来，这些措施允许低风险患者在初级保健中接受保守治疗，并提供生活方式建议和风险因素控制。高危患者需要转诊和肝活检来确定疾病的分期。如果该算法不能被有效执行，或者如果临床上仍存在较多疑问，则建议转至专科医生进行评估。

总 结

最新进展

- 最近的自然史研究表明，NAFL和NASH具有类似的进展到晚期肝病的风险。
- 已经确定了一些疾病风险的遗传因素，包括PNPLA 3和TM6SF2。
- 使用非侵入性检测来检测风险最高的显著潜在肝脏疾病的患者，可以有效地进行风险分层，以选择患者进行肝活检和专家管理。

关键知识缺口

- 关于NAFL、NASH和NAFLD在一般人群中的流行情况的详细人口水平信息。
- 关于疾病自然史和NAFLD长期预后的可靠数据。

未来发展方向

- 确定决定NAFLD进展和疾病结局的个体差异的因素。
- 开发和强有力地验证临床相关、经济和病人可以接受的无创技术，以区分NAFL和NASH，并准确地对肝脏纤维化分期，从而确定具有肝脏相关并发症最大风险的人群。

非酒精性脂肪性肝病的流行病学、自然病程和评估

Epidemiology, Natural History, and Evaluation of Nonalcoholic Fatty Liver Disease

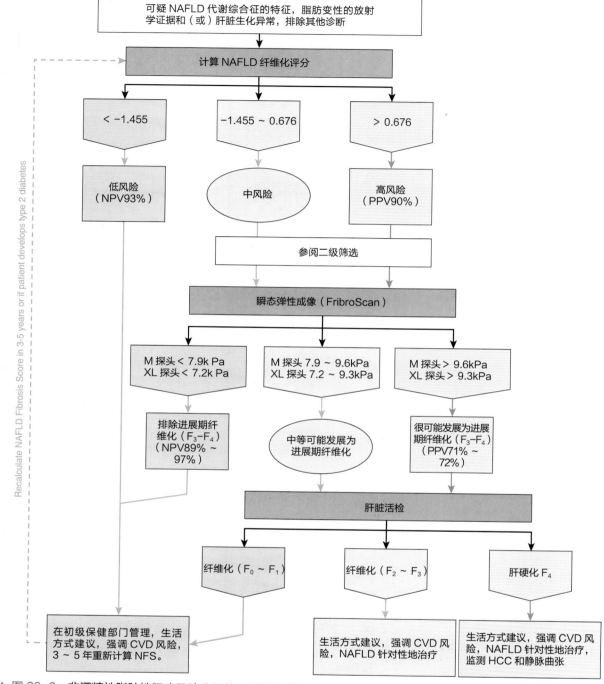

Recalculate NAFLD Fibrosis Score in 3-5 years or if patient develops type 2 diabetes

▲ 图 26-6　非酒精性脂肪性肝病风险分层的无创诊断算法

该算法代表了依次应用高阴性预测值（NPV）的测试来进行风险分层的实际途径，使得肝活检被保留用于高度选择的进展期纤维化 / 肝硬化高危人群的患者。纤维化 -4（FIB-4）评分或经验证的商业纤维化框架可替代不同形态的非酒精性脂肪肝疾病（NAFLD）纤维化得分或一阶段扫描纤维化。F_0、F_1、F_2、F_3 和 F_4 指纤维化的病理阶段。CVD. 心血管疾病；HCC. 肝细胞癌；NFS.NAFLD 纤维化评分；PPV. 阳性预测值

第 27 章　非酒精性脂肪性肝病和代谢综合征的管理
Management of Nonalcoholic Fatty Liver Disease and Metabolic Syndrome

Stephen A. Harrison, Mark M. Pence, Amy N. Stratton, Dawn M. Torres　著

陈伟　译，黄悦，李晶　校

● 缩略语 ABBREVIATIONS

ALT	alanine aminotransferase	丙氨酸氨基转移酶
DM	diabetes mellitus	糖尿病
IR	insulin resistance	胰岛素抵抗
MS	metabolic syndrome	代谢综合征
NAFLD	nonalcoholic fatty liver disease	非酒精性脂肪性肝病
NAS	NAFLD activity score	NAFLD 活动评分
NASH	nonalcoholic steatohepatitis	非酒精性脂肪性肝炎
PUFA	polyunsaturated fatty acid	多不饱和脂肪酸
UCDA	ursodeoxycholic acid	熊脱氧胆酸

非酒精性脂肪性肝病（NAFLD）是世界范围内慢性肝病的主要病因，常与代谢综合征（MS）的其他特征有关，其定义为通过光学显微镜观察到超过 5% 的肝细胞发生大泡性脂肪变性，NAFLD 包括从孤立的脂肪肝到非酒精性脂肪性肝炎（NASH）、合并肝硬化甚至肝细胞癌的一系列疾病[1]。非 -NASH NAFLD 酒精性脂肪性肝病，定义为未达到 NASH 的诊断标准（缺乏肝细胞膨胀）的肝脏脂肪变性，约占所有 NAFLD 病例的 80%，通常与血清转氨酶水平的缓慢升高有关，也与肝硬化的相对进展缓慢的临床过程有关。相反，NASH 的特征是坏死性炎症、肝细胞损伤和肿胀，伴或不伴纤维化，随着时间的推移可能发展为肝硬化[2]。最近的证据表明 NAFLD 的疾病谱远比非 NASH 非酒精性脂肪性肝病和 NASH 复杂，但这种分类方式目前在确定预后方面仍然很重要。NAFLD 患者的最佳治疗方案尚未确定，但 MS 相关情况的治疗以及生活方式改变的重要性是肯定的。目前正在研究改善肝脏脂肪变性、坏死性炎症或纤维化的药物疗法，并可能很快在治疗中发挥作用。目前可及的和处于研究阶段的治疗方法将在本章中进行讨论。

一、共患疾病

非酒精性脂肪性肝病（NAFLD）与代谢综合征（MS）之间的关系已经被充分证实，拥有多种 MS 组成疾病的患者存在更大的 NASH 患病风险。MS 的定义是一个个体拥有以下几种情况中的三种：①腹型肥胖；②血清 TG 水平升高；③高密度脂蛋白（HDL）水平低；④血压升高（高血压）；⑤空腹血糖升高[3]。在全球范围内肥胖的发病率正在上升，在美国估计有 1/3（7 860 万）的成年人患有肥胖症，而全世界估计有 5 亿成年人患有肥胖症[4,5]。同样，糖尿病（DM）的诊断率也有所增加，2012 年美国的糖尿病患病率为 9.3%（2910 万），另有 810 万人被认为患有糖尿病但尚未确诊。肥胖和糖尿病作为 MS 的组成部分都预示着心血管疾病的风险增加，而 NAFLD 作为 MS 的肝脏表现，也与心血管疾病的风险增加有关[6]。据报道糖尿病患者合并 NAFLD、NASH

和进展期纤维化的比例分别高达 87%、69% 和 50%[7-9]，这些比例均显著高于普通人群。

在病态肥胖患者中 NAFLD 的比例很高。一项针对减肥手术患者的研究报告指出，NAFLD 和 NASH 的患病率分别高达 91% 和 31%[10]。其他与 NAFLD 相关的共患疾病包括阻塞性睡眠呼吸暂停、甲状腺功能减退和维生素 D 缺乏[11]。在 2011 年 Barchetta 等[12] 证实与其他相同性别和年龄的健康人群相比，NAFLD 患者的维生素 D 缺乏比率升高。众所周知，甲状腺功能减退与糖尿病、肥胖症和代谢综合征有关[13]，而最近的证据表明甲状腺功能减退和 NAFLD 之间存在联系[14]。其他研究表明亚临床甲状腺功能减退是 NAFLD 的危险因素，因为它容易导致患病个体出现高三酰甘油血症和胰岛素抵抗（IR）[15]。目前尚不清楚治疗甲状腺功能减退或维生素 D 缺乏是否会改变 NAFLD 的病情，但由于它们易于治疗，因此这是一个有吸引力的治疗靶点。

二、治疗

NAFLD 的主要治疗方法仍然是生活方式的改变，包括饮食和锻炼，最终目标是持续减轻体重和改善代谢参数，通过降低 BMI 和腰围可以改善血糖控制、IR 和高脂血症 / 高三酰甘油血症。减肥手术和药物治疗也被认为是可行的治疗手段，它们可以改善代谢参数和肝脏组织学特征［证据是 NAFLD 活性评分（NAS）、脂肪变性和小叶炎症的改善］，并最终改善这种难以治疗的疾病的临床结果。

（一）生活方式的调整

仅饮食调整就已被证明在 NAFLD 的治疗中有益，但短期的获益并没有被证明可以转化为持续的体重减轻。体重减轻是大多数生活方式调整计划的最终目标，持续的体重减轻与肝组织学特征的改善和实验室参数包括血清 ALT、AST、空腹血糖、空腹胰岛素、TG 和游离脂肪酸水平降低有关。一项严格实施的前瞻性随机研究纳入 31 例 NASH 患者，结果表明通过饮食和锻炼进行强化生活方式调整可以使体重减少 9.3%，而对照组仅为 0.2%，并且可以显著改善 NASH 的肝脏坏死性炎症[16]。

随后，一项更大型的前瞻性研究纳入了 293 例经活检证实的 NASH 患者，这些患者进行了 52 周的生活方式调整，结果证实了减轻体重可在肝脏组织学方面的获益。所有减掉 10% 及以上体重的人其 NASH 减少，其中 90% 的人 NASH 得到缓解，45% 的人纤维化消退[17]。不幸的是，只有 30% 的患者体重减轻超过 5%，在 82% 的患者中，即使是体重减轻 5% 也可以使 NAS 减少 2%。这表明适度的体重减轻，虽然很难达到，但可改善大多数人的 NAFLD。

其他研究也显示 NAFLD 患者体重减轻有组织学获益[18,19]，对 8 项随机对照试验（RCT）的 Meta 分析表明，体重减轻 5% 或以上可减轻肝脏脂肪变性，体重减轻 7% 或以上可减少 NAS[20]。总的来说，这些研究表明，持续体重减轻（体重减轻 5%～10%）对于治疗 NASH 是有效的，但需要注意的是，所有这些试验都涉及强化干预和长期随访。令人沮丧的是，即使是在进行密切随访的临床试验的情况下，只有少数个体（在最大的研究中为 30%）在随访的一年中成功减掉了 5%～10% 的体重。目前缺乏非酒精性脂肪肝患者持续减重可行性的长期研究数据，但多个大型研究表明多年持续减重是一个难以实现的目标，只有大约 20% 的个体能够保持显著的长期减重，即在 5 年时间里减轻体重 5kg 以上[21]。尽管持续减重困难，近期的临床证据显示门诊接触的次数可以帮助就诊者体重减轻，而频繁的门诊就诊似乎与成功地减重相关[22]。

尽管减重通常是多数关于生活方式调整临床试验的目标，低糖类或低脂饮食伴或不伴有热量限制也作为可选的研究方法正在进行研究中。一项小型研究表明，NAFLD 患者每日热量和糖类摄入量的减少增加了肝胰岛素敏感性，降低了肝内三酰甘油浓度[23]。一项比较减少脂肪饮食和减少糖类饮食的较长研究，使用光谱测量肝内脂质含量，结果表明两组肝内脂质含量的减少类似[24]。

这些研究和其他研究表明，总体的热量摄入减少而不是低糖类或低脂肪饮食可以改善肝脏组织学特征。

除了净热量摄入，特殊的主要营养成分也可能是重要的，例如高饱和脂肪酸饮食已被证明是脂肪肝的独立危险因素[25]。相反，多不饱和脂肪酸（PUFA）和单不饱和脂肪酸含量高的饮食与NAFLD的减少有关。地中海饮食富含单不饱和脂肪酸，已被证明可以减少心血管疾病，并与2型糖尿病肥胖者的IR减少和丙氨酸氨基转移酶（ALT）水平降低有关[26]。Ryan等[27]最近的一项研究表明，坚持地中海饮食6周后胰岛素敏感性增加，肝脏脂肪变性减少。类似的，Kontogianni等2014年的一项研究表明，坚持地中海饮食的个体NAFLD的严重程度有所下降[28]。虽然这些数据令人鼓舞，但还需要进一步的研究来确定地中海饮食是否能减少肝纤维化或改善NAFLD患者的预后。

PUFA在NAFLD人群中也显示出潜在益处，2012年的一项Meta分析显示补充PUFA可显著降低肝脏脂肪变性[29]。这也得到了一项双盲随机安慰剂对照试验结果的支持，该研究显示每天补充3g的ω3鱼油可以减少肝脂肪变性，但不能减少NAS[30]。地中海饮食或PUFA补充疗法在被推荐为初始NAFLD治疗前，除了其可以单纯改善脂肪变性外还需要进一步的证据支持。

摄入果糖与应激反应激酶的激活有关，后者会导致肝脏炎症、凋亡、纤维化和肝胰岛素信号下调[31]。动物模型和人类模型均显示果糖摄入与NAFLD和NASH相关，这使我们认识到，限制果糖摄入可能是常规治疗方法的有益补充。尽管目前缺乏前瞻性治疗试验，但减少高果糖含量的玉米糖浆摄入被认为是有益的，因为大量研究表明果糖摄入量与NASH之间存在关联[32, 33]。另外，一些作者认为过量卡路里的摄入而不是果糖导致了NAFLD[34]，目前推荐的是在总热量摄入减少的前提下限制NAFLD患者膳食中果糖的摄入量。

含有咖啡因的咖啡是一种独特的膳食补充剂，与NASH患者的肝脏纤维化改善[35]以及NAFLD和病毒性肝炎患者的肝细胞癌发病率降低40%有关[36]。目前还不清楚在含有咖啡因的滴滤咖啡中存在哪些特有的成分具有明显的抗炎、抗氧化和抗纤维化特性，因为这些获益与不含咖啡因的咖啡、茶或浓缩咖啡无关[37-39]。在缺乏前瞻性数据的情况下，合理的做法是鼓励NAFLD患者每天饮用一到两杯含咖啡因的滴滤咖啡，作为其他调整生活方式的补充。

（二）锻炼

全球范围内体育锻炼的减少促进了肥胖和NAFLD的发生率增加，包括体育运动单独或者联合饮食调整在内的干预措施是符合逻辑的治疗途径，因为锻炼被认为可以减低IR、改善NAFLD相关的代谢参数（改善口服糖耐量试验、空腹血糖以及通过降低脂肪生成和肝内脂质浓度增加胰岛素敏感性）[40,41]。Keating等的一项综述和Meta分析显示，无论能否降低体重，仅锻炼即可降低肝内脂肪含量[41]。随后的一项为期6个月的RCT研究纳入活检确诊的NAFLD患者，评估4种生活方式的影响：标准饮食、适度运动、低脂饮食联合适度运动和中等脂肪饮食联合低糖类饮食[42]。尽管该研究受限于患者总人数少，所有调整了生活方式的受试者均有肝脏组织学获益，且四种生活方式互无优劣。使用不依赖于减重的阻力训练项目也有获益，即使8周的对抗训练也可使IR以及肝脏脂肪变性改善[43]。我们需要更多的RCT研究帮助制定改善NASH组织学特征的最佳运动方案，但目前已有充足的证据支持将运动作为任何NAFLD治疗方案的组成部分。

（三）减肥手术

减肥手术是一种适用于那些保守治疗方法失败的病态肥胖患者的治疗手段。减肥手术所致的体重减轻可以降低DM[44]、心血管疾病的发生率，减低总体死亡率[45]。除了持续减重外，减肥手术还能使NAFLD患者的肝脂肪变性、炎症和纤维化程度降低 80%[46]。最近一项前瞻性研究证实了这一发现，该研究显示在减肥手术后 1 年 85% 的患者 NASH 得到缓解。纤维化的减轻主要限于术前轻度纤维化的患者，而进展期纤维化（$F_3 \sim F_4$ 期）患者只有极少获益[47]。其他研究表明通过减肥手术可以在不同程度上减轻 NAFLD，通过系统回顾和 Meta 分析得出的结论显示在大多数患者中减肥手术可以减轻或完全缓解肝脏脂肪变性和脂肪性肝炎[48]。值得注意的是，2010 年 Cochrane 数据库回顾得出结论，由于缺乏 RCT 研究和无偏倚数据，减肥手术治疗 NASH 的获益是有限的[49]。同样，考虑到其干预手段的侵袭性以及成本和风险，2012 年美国胃肠病协会、美国肝病研究协会和美国胃肠病学会的指南警告将减肥手术用于一线治疗 NAFLD[50]。目前的共识是减肥手术仅限于存在共患病的肥胖 NASH 患者，且这些共患病也可从该手术中获益。

（四）放血疗法

代谢异常铁超载综合征是在脂肪肝中常见的高铁蛋白血症和肝铁沉积。放血疗法为逆转 NAFLD 合并高铁蛋白血症患者的肝脏损伤提供了一种潜在的替代方法。受控的铁消耗最初被认为可以增加胰岛素敏感性、降低 ALT 水平、改善肝脏组织学特征，尽管这些研究的结果受限于缺乏随机对照[51-53]。只有两项 RCT 研究评估放血疗法治疗 NAFLD 的疗效。Valenti 等发现静脉穿刺放血可以减少肝脂肪变性，但不能减少坏死性炎症或肝细胞肿胀[54]。第二项研究由 Adams 等进行，结果显示放血疗法术后脂肪变性或 IR 并没有改善，但该研究缺乏后续的组织学评估[53]。需要更多的 RCT 研究支持放血疗法作为治疗 NAFLD 的标准手段。

（五）药物治疗

尽管正在努力开发药物治疗 NAFLD 和 NASH，但目前还没有美国食品和药物管理局（FDA）批准的治疗药物。许多药物的初步数据充满希望，但疗效最终令人失望，而其他药物仍

在积极研究中。

（六）胰岛素敏感药物

NAFLD 的合理治疗靶点是改善胰岛素抵抗（IR）的药物，而这类药物至今仍是研究最多的。治疗 IR 的药物二甲双胍是一种双胍类的降糖药物，它可以降低肝血糖水平、提高胰岛素敏感性，也被假设可以改善肝功能、预防 NAFLD。有关二甲双胍治疗 NAFLD 的大量研究，无论规模大小和质量高低，无论是生化终点还是组织学终点，这些研究的结果均令人失望。两项关于二甲双胍治疗 NAFLD 的 Meta 分析显示仅接受二甲双胍治疗的 NASH 患者其肝脏组织学病变无改善[55,56]。疗效的缺乏似乎也适用于儿童，在儿童 NAFLD 治疗临床试验（TONIC）中，接受二甲双胍的治疗并不能改善肝脏组织学特征或转氨酶水平[57]。有初步证据支持二甲双胍在预防肝细胞癌中的作用，需要进一步研究评估二甲双胍在这方面的作用[58,59]。

噻唑烷二酮（TZD）作为过氧化物酶体增殖激活受体激动药，通过减少肝脏脂肪和炎症的数量及增加胰岛素敏感性，在治疗 NASH 方面显示出希望。TZD 被 Caldwell 等在 2001 年首次用于 NASH 的治疗研究[60]，在该研究中曲列他酮可以改善 NAFLD 患者血清转氨酶水平。随后设计精良的大型临床研究表明，其他 TZD 药物（如吡格列酮和罗格列酮）也可以改善肝脏脂肪变性和坏死性炎症，但在纤维化程度改善方面作用不一[61-63]。一项 Meta 分析也证实 TZD 可以改善肝脏坏死性炎症和脂肪变性，只能延缓但不能改善纤维化[64,65]。体重增加、心肌缺血、骨质减少以及加重充血性心力衰竭的黑框警告使得该药难以被推荐长期用于仅患有 NASH 的患者的治疗。在合并糖尿病的 NASH 患者中应用吡格列酮改善血糖控制是合理的。

二肽基肽酶 4（DPP4）是一种膜肽酶，可导致胰高血糖素样肽 1 失活，从而导致肝脂肪变性和 IR[66]。二肽基肽酶 4 抑制药和胰高血糖素样肽 1 类似物已被研发成为治疗糖尿病的新方法[67]。

利拉鲁肽是美国食品和药品管理局批准的用于治疗肥胖症的药物，一项 2 期临床试验显示在糖尿病患者中该药可以降低 ALT 水平，可能还会改善脂肪变性[68]。近期一项来自英国四个中心的小型 2 期临床试验比较了 26 例利拉鲁肽患者和 26 例安慰剂患者，发现利拉鲁肽组与安慰剂组相比在组织学上有所改善。需要更大型的以组织学为研究终点的 RCT 研究来证实这种获益[69]。

（七）抗氧化剂

靶向活性氧簇生成、以减少氧化应激为目标的药物被归类为抗氧化剂，是 NAFLD 患者的另一个潜在治疗靶点。维生素 E、维生素 C 和甜菜碱均在 NAFLD 人群中进行了研究，迄今为止证据最充分的是维生素 E。与安慰剂甚至吡格列酮治疗相比，先导研究以及更大型的 RCT 研究均显示维生素 E 治疗的获益，尤其是在脂肪变性和坏死性炎症方面[65]。一般来说，维生素 E 对改善纤维化没有裨益，而且在前文提到的比较二甲双胍、维生素 E 和安慰剂效用的儿科研究中，维生素 E 并没有显示疗效。由于维生素 E 在心血管健康、全因死亡率和前列腺癌方面的副作用，大多数临床试验中使用的大剂量维生素 E（600 ～ 1000U/d，平均剂量为 800U/d）在推广使用时受到限制[66]。糖尿病人群患心血管疾病风险似乎显著升高，这可能解释了美国胃肠病学协会、美国肝病研究协会和美国胃肠病学学会指南中关于合并糖尿病的 NAFLD 患者须谨慎服用维生素 E 的推荐。

（八）细胞保护剂

用于预防细胞凋亡和抑制炎症级联的药物也正在研究中，但研究的结果不一致。熊脱氧胆酸（UDCA）在一项大型 RCT 研究中被证实疗效并不优于安慰剂，尽管一项 Meta 分析显示适度的获益，但是该 Meta 分析使用了一组不同方法、剂量和结果的异质性研究[70]。美国胃肠病学协会、美国肝病研究协会和美国胃肠病学学会的指南中不建议使用 UDCA。另外，关于

己酮可可碱的进一步研究正在进行中，来自设计良好的 RCT 研究的汇总数据显示，与安慰剂相比，接受己酮可可碱治疗的 NASH 患者可有中度的组织学获益[71]。

（九）他汀

用于降低血清低密度脂蛋白胆固醇和总胆固醇的药物也在 NAFLD 人群中进行了疗效评估。使用 3- 羟基 -3- 甲基戊二酰辅酶 A 还原酶抑制药（他汀类药物）进行的先导试验显示出了中度的组织学获益，而后期更大型的研究则使用血清转氨酶作为组织学的不完美替代物[72]。依泽麦布也有有限的数据。在这个关键时刻，用这些药物治疗 NAFLD 患者的高脂血症是合理的，但不推荐使用这些药物仅治疗 NAFLD。

（十）减肥药物

奥利司他是胰脂肪酶的抑制药，可以抑制脂肪在肠道吸收。它已经作为 NASH 的一种治疗方法进行了研究，并且已证明只有在持续减重超过 9% 的情况下才有效[73]。在过去的两年里，美国食品药品管理局批准了其他几种减肥药物，包括 Lorcaserin 和 Phentermine-topiramate，这些药物尚未在 NAFLD 人群中开展研究。

（十一）新的治疗措施

在动物研究中血管紧张素受体阻滞剂已被证明具有抗纤维化的特性，且在充血性心力衰竭和肾病等多种疾病中被证明有效，这使得人们相当乐观地认为血管紧张素受体阻滞剂也将对 NASH 起作用。不幸的是，除了一些动物试验和一项临床前研究，其他研究结果均令人失望[74]。

考虑到胆汁酸代谢在脂质和肝脏稳态中具有重要的作用，以胆汁酸代谢为靶点的药物是一种令人兴奋的新型治疗靶点[75]。近期的一项大型 RCT 研究显示法尼酯 X 受体激动药奥贝胆酸被证明可以改善 NASH 的组织学特征[76]。由于中期分析显示的益处，该研究提前终止，但鉴于瘙痒和 LDL-C 水平升高等一些问题，需要更长

期的疗效和安全性数据。一项更大型的 3 期研究（REGENERATE 试验）正在进行中，它将明确奥贝胆酸的心血管疾病风险，并提供更长期的预后数据。REGENERATE 试验的随访时间为 18 个月到 5 年，该试验结果将决定其治疗 NASH 的前景。

许多其他的药物正在大型多中心 RCT 中进行研究，这些 RCT 研究靶向多种通路，包括抗纤维化药物（Simtuzumab）以及抗炎和抗代谢药物（Elafibranor，Aramchol，Cenicriviroc）。这些研究时长至少为 1 年，其中许多研究包括 5 年的研究终点，以便有效地确定它们是否在没有明显不良反应的情况下获益。

近期发表的一项大型国际 RCT 研究显示，两种剂量的 Elafibranor 和安慰剂对照，结果差强人意：在纤维化没有恶化的情况下，并

不能达到 NASH 的完全缓解[77]。但进一步分析显示，与安慰剂组相比，接受高剂量（每日 120mg）Elafibranor 治疗的患者 NASH 缓解率更高（19%vs.12%，*P*= 0.045），且耐受性好，不良反应小。

◆ 结论

肥胖的流行导致代谢综合征（MS）的流行率增加，作为 MS 的肝脏表现 NAFLD 的比率随之升高。目前的治疗包括对所有 NAFLD 患者任何相关的 MS 疾病的治疗，包括高脂血症、糖尿病和肥胖症。NAFLD 和 NASH 治疗的主要方法仍然是通过减少热量摄入和增加锻炼等多种方法改变生活方式（图 27-1）。每天饮用 2 ～ 3 杯含咖啡因的滴滤咖啡可能是有益的。虽然许多药物

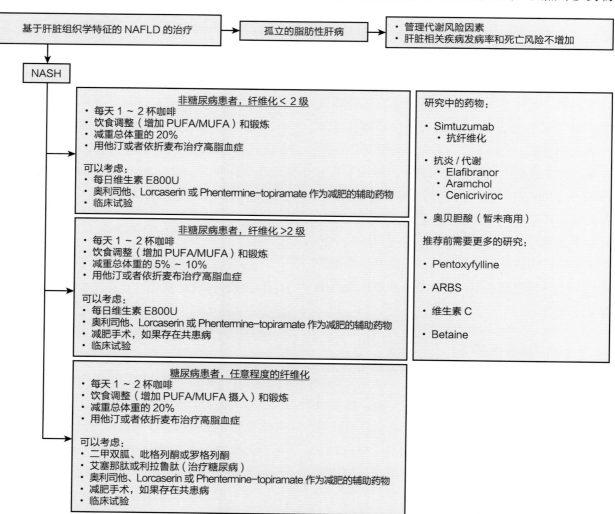

▲ 图 27-1　基于肝脏组织学特征的非酒精性脂肪性肝脏疾病（NAFLD）的治疗
ARBS. 血管紧张素 II 受体阻滞药；MUFA . 单不饱和脂肪酸；NASH. 非酒精性脂肪性肝炎；PUFA. 多不饱和脂肪酸

被研究用于治疗那些最有可能进展为 NASH 的病人，但可及的选择仍相当有限。维生素 E 可以考虑用于非糖尿病患者，而吡格列酮可以用于没有合并心血管疾病的糖尿病患者。处于研究阶段新的药物见下图（图 27-2），在接下来的 2～3 年中，针对这个常见的肝脏疾病可能有更多的治疗选择。

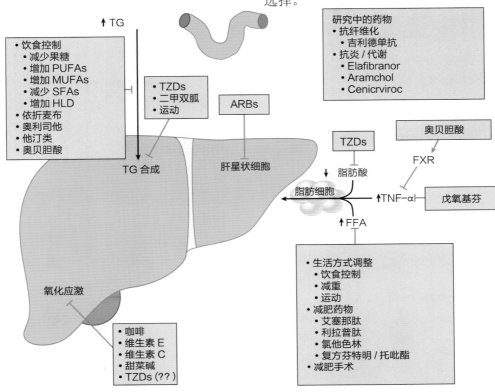

▲ 图 27-2　非酒精性脂肪性肝炎的治疗

ARBS. 血管紧张素 Ⅱ 受体阻滞药；FFA. 游离脂肪酸；FXR .Farnesoid X 受体；HLD. 高密度脂蛋白；MUFAs. 单不饱和脂肪酸；PUFAs. 多不饱和脂肪酸；SFAs. 饱和脂肪酸；TNF-α. 肿瘤坏死因子 -α；TZDs. 噻唑烷二酮类

总　结

最新进展

- NAFLD 的主要治疗方法仍然是生活方式的改变，体重减轻 5%～10% 可改善 NAFLD 的组织病理学特征，减重越多，改善就越显著。

- 一到两杯含咖啡因的滴滤式咖啡可以作为调整生活方式治疗 NAFLD 的补充。

- TZD 对 NASH 有益，但有明显的不良反应，包括体重增加、潜在的充血性心力衰竭加重和骨质疏松症，这些都限制了其在临床中的应用。

- 抗氧化剂如维生素 E，在非糖尿病患者中可能是安全的，且也有一定的获益。虽然指南建议在这些患者中使用高剂量维生素 E（800 U/d）治疗，但我们建议低剂量（400 U/d）。

- 对于有并发症的 NASH 患者减肥手术仍不失是一项有效的治疗手段。

关键知识缺口

- 特定的主要营养成分如饮食中富含 PUFA 或限制果糖摄入量，在作为 NAFLD 的潜在治疗手段前需要进一步的研究。

- 治疗 NAFLD 的最佳运动方案尚未确定，需要大的 RCT 研究来明确最有效的运动时间和类型。

- 二肽基肽酶 4 抑制药和胰高血糖素样肽 1 类似物已经在 NASH 治疗中显示出初步的益处，但还需要进一步的研究来证实其有效性。
- 新批准的减肥药物如 Lorcaserin 和 Phentermine-topiramate，在 NASH 中的疗效还有待研究。

未来发展方向

- 奥贝胆酸是一种 Farnesoid X 受体激动药，在 NASH 中已显示出初步疗效，是一种主要的候选药物。目前正在进行研究以确定奥贝胆酸对脂质谱的影响是否具有临床意义，以及是否会限制这种治疗药物在 NASH 中的应用。
- 其他多种药物也在研究中，包括抗纤维化药物（Simtuzumab）以及抗炎和代谢药物（Elafibranor，Aramchol，Cenicriviroc），相关大型 RCT 研究的结果备受期待。

第 28 章　丙型肝炎的病毒学及发病机制
Virology and Pathogenesis of Hepatitis C

Lydia Tang, Eric G. Meissner, Shyamasundaran Kottilil　著

纪冬、刘庆艳　译，纪冬　校

● 缩略语　ABBREVIATIONS

DAA	directly acting antiviral agent	直接作用抗病毒药物
HCV	hepatitis C virus	丙型肝炎病毒
IFN	interferon	干扰素
IL	interleukin	白介素
ISG	interferon-stimulated gene	干扰素刺激基因
NK	natural killer	自然杀伤细胞
RANTES	regulated upon activation, normally T cell expressed, and presumably secreted	调节激活正常 T 细胞表达分泌因子
RdRp	RNA-dependent RNA polymerase	RNA 依赖的 RNA 聚合酶
TRAIL	tumor necrosis factor–related apoptosis-inducing ligand	肿瘤坏死因子相关凋亡诱导配体
Treg	T-regulatory cell	调节性细胞

丙型肝炎病毒（hepatitis C virus，HCV）感染是慢性肝炎、肝硬化和肝癌的主要病因之一，全球约 1.85 亿人感染该病毒，其中大部分人未得到诊断及治疗[1,2]。由于目前没有保护性疫苗，感染后自发清除或接受治疗者易再感染。慢性 HCV 感染（包括肝癌）而未接受治疗的患者数量预期在未来 10 年内仍会增加[3]。随着 HCV 治疗的新进展，直接作用抗病毒药物（Directly Acting Antiviral Agents，DAAs）的发展及其在临床的应用已经改变了发达国家抗丙肝病毒的治疗模式，但目前 DAAs 尚未在全世界广泛使用。该章节将概述 HCV 病毒学和发病机制。

一、概述

　　HCV 于 1989 年被首次证实为散发性、非甲非乙型肝炎病毒，是输血后最常见的感染，1975 年报道了第一例临床病例[4,5]。尽管 HCV 不易在体外传播，在过去的 26 年里，通过运用异源表达系统[6]、应用于黑猩猩的功能性感染性互补 DNA 克隆[7]、复制子系统[8]、功能表达性 HCV 糖蛋白的逆转录病毒假颗粒[9]及全细胞培养[10-12]，相关研究取得了显著进步。

　　HCV 属于黄病毒科（flaviviridae）丙型肝炎病毒属（hepacivirus）[10]。HCV 的基因组结构及多聚蛋白合成过程见图 28-1。HCV 基因组为单股正链 RNA，全长约 9.4kb，基因组包括带有内部核糖体进入位点的 5' 非编码区、编码结构蛋白和非结构蛋白的开放阅读框（Open Reading Frame，ORF）和 3' 非编码区[13]。结构蛋白包括核心蛋白、包膜糖蛋白 E1、E2 和 P7 蛋白。非结构蛋白包括 NS2-3 和 NS3-4A 蛋白酶、NS3 RNA 解旋酶、NS4B 和 NS5A 蛋白和 NS5B RNA 依赖性 RNA 聚合酶（RNA-dependent RNA polymerase，RdRp）。感染性病毒与低密度、极低密度的脂蛋白以及宿主载脂蛋白 B、C_1 和 E 有关[13-15]。HCV 感染是一个高度动态的过程，HCV 在血清中的半衰期大约不到 1h，感染的肝细胞半衰期大约为 1 周，在一个被感染的人体中，每天复制和清除多达 10[12] 个病毒颗粒[16,17]，高复制活性和病毒 RdRp 缺乏校对功能是 HCV 遗

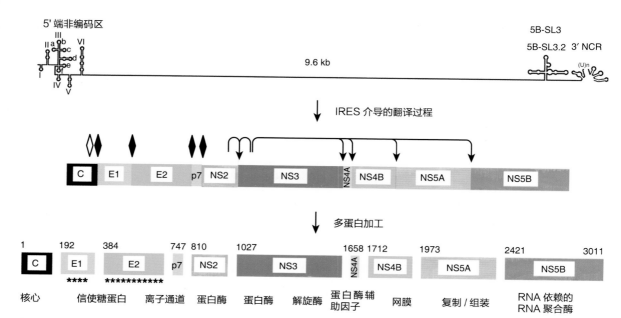

▲ 图 28-1 丙型肝炎病毒的组织遗传学与蛋白加工

图片上端所示为大小 9.6kb 的 RNA 链。5' 和 3' 非编码区（NCR）和核心基因中的简化 RNA 二级结构，以及 NS5B 茎 - 环 3 顺式作用复制元件（5B-SL3）。内部核糖体进入位点 IRES 介导的翻译产生聚蛋白前体，其被加工成成熟的结构蛋白和非结构蛋白。每种蛋白质上方显示氨基酸编号（HCV H 品系；基因型 1a；GenBank 登录号 AF009606）。实心菱形表示内质网信号肽酶的切割；空心菱形表示通过信号肽酶进一步对核心蛋白进行 C 末端加工；箭表示 HCV NS2-3 和 NS3-4A 蛋白酶的切割；E1 和 E2 区域中的星号表示包膜蛋白的糖基化。图中简单示出多蛋白加工过程中的共翻译和翻译后步骤

传高变异的基础。HCV 分为不同的基因型和亚型[18]，7 种不同基因型核苷酸序列中的差异为 30%～35%，每个亚型在基因型后加英文字母（a，b 等），不同亚型核苷酸序列中差异大约为 20%。基因型分布有显著的地区性差异，且不同基因型对干扰素联合 DAAs 或 DAAs 单独治疗的应答也不同。

二、模型系统

能够在 Huh-7 细胞（人肝细胞癌细胞系）中自主复制的选择性双顺反子亚基因组 HCV RNA 复制子的出现为 HCV 的研究提供了新途径（图 28-2）[8]。该模型的建立实现了 HCV RNA 的体外研究、HCV RNA 元件和蛋白质的基因剖析，以及病毒复制复合物的生物化学和超结构特征，并且促进了 DAAs 的发现和研发，以及体外抗病毒活性的研究[13]。此外，它也已被用于研究病毒和宿主细胞组分之间的相互作用。研究发现一种来源于日本罕见的急性重型肝炎病例的基因 2a 型病毒株，并命名为 JFH-1（Japanese Fulminant Hepatitis 1，日本急性重型肝炎 1），在细胞中培养能够复制和释放感染性病毒颗粒，这一发现取得了重大突破，随后 H77 基因 1a 型分离成功[19]，这些研究促进了对 HCV 病毒生命周期的探索[12,20]。源自细胞培养物的 HCV 颗粒在黑猩猩和嵌合人肝脏的免疫缺陷小鼠体内具有传染性[12,21]，源自这些动物模型的病毒利用 Huh-7 细胞系进行体外培养也具有传染性[21]。这为研究病毒生命周期，包括病毒进入、基因组包装、病毒体装配、成熟和释放奠定了基础。由于原始 HCV 分离株在组织培养中复制能力较差，目前如何建立模拟肝脏自然环境的体内和体外模型仍然存在挑战[22]。

人肝细胞重建的免疫缺陷小鼠的成功感染促进了用于研究 HCV 复制的小动物模型的不断发展[23-25]。丙型肝炎患者血清接种导致人肝细胞移植小鼠持续性 HCV 高水平病毒血症，病毒滴度水平与受感染人类相似（图 28-3）[23]。该模型已被成功地用于研究具有特定突变的 HCV 基因组的体内表型、部分病毒发病机制、病毒的中和以及探究新的抗病毒策略[21,26-28]。表 28-1 总结了当前的模型系统以及每个模型的优点和局限性。

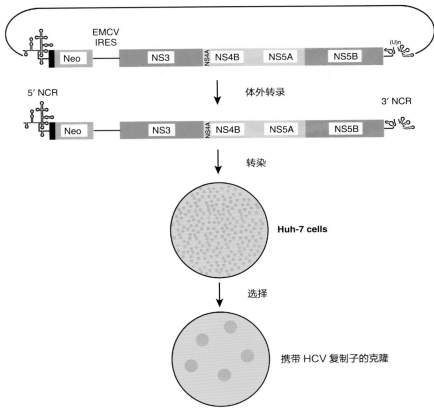

▲ 图 28-2　丙型亚基因组肝炎病毒复制原型

在体外用携带 HCV 5' 非编码区（NCR）的质粒进行 RNA 转录，该质粒含有内部核糖体进入位点（IRES）、新霉素（Neo）抗性、来自脑心肌炎病毒（EMCV）的异源 IRES、HCV 非结构区域（NS3 至 NS5B）和 HCV 3' NCR。随后用 Huh-7 人肝癌细胞系进行 RNA 转染，接着利用 G418 筛选能够自主复制的 HCV RNA 亚基因组

表 28-1　模型概述

	描　述	优　点	局限性
亚基因组复制子	双顺反子 RNA 构建体，体外细胞系转染模型	可以对生命周期中的非结构蛋白进行研究，这对 DAA 发育至关重要（NS3-4A、NS5A 和 NS5B），适用于所有 HCV 基因型的研究，能够自主复制	缺乏结构蛋白，无感染性病毒释放，未概括整个 HCV 生命周期
HCV 假型颗粒	表达 HCV E1 / E2 的 HIV / MLV 缺陷型逆转录病毒颗粒，可进行体外复制	可进行 HCV 进入，附着因子，受体等相关研究	无传染性颗粒，缺乏非结构性 HCV 蛋白，不能进行 HCV 整个生命周期的研究
细胞源性 HCV	JFH1 基因型 2a，临床分离株，在细胞系中体外复制	可以研究整个 HCV 生命周期，包括进入、复制、装配和出口，可研究在人源化小鼠模型和黑猩猩中的传染性，可探究基因嵌合体	仅单一的临床分离，可研究的问题与临床分离株有关
原代人肝细胞、诱导多能干细胞、人胚胎干细胞	体外，非永生化细胞培养模型，支持各种复制水平和感染细胞频率	先天免疫信号通路完整，可以研究整个 HCV 生命周期	复制和感染水平欠佳，原始临床分离株复制不良
黑猩猩、人源化小鼠模型	体内感染模型，具有多个 HCV 进入因子或嵌合的人肝脏和（或）免疫系统的遗传表达的小鼠模型	体内感染模型，支持整个 HCV 生命周期并适合纵向研究，提供 HCV 基因组遗传调节的研究	模拟人类疾病和研究结果的普遍性存在质疑

DAA. 直接作用抗病毒药物；HCV. 丙型肝炎病毒

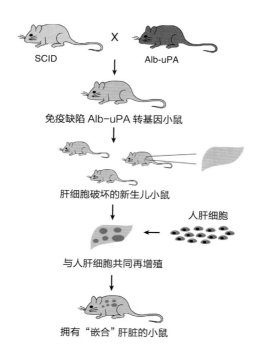

▲ 图 28-3　丙型肝炎病毒复制的动物模型

Alb-uPA 转基因小鼠 . 转基因小鼠产生白蛋白（Alb）启动子驱动的尿激酶型纤溶酶原（uPA）活化因子，导致肝细胞破坏并允许人肝细胞部分再增殖；SCID. 合并严重的免疫缺陷

三、病毒蛋白的结构和功能

　　HCV 的结构蛋白、功能蛋白见图 28-4 和图 28-5。

（一）HCV 结构蛋白

1. 核心蛋白

　　由 HCV 开放阅读框编码的第一个结构蛋白是核心蛋白，其形成病毒核衣壳。病毒成熟核心是由两个结构域组成的二聚体 α 螺旋膜蛋白质[29]。核心与脂滴的结合以及与 NS5A 的相互作用在病毒组装中起着重要作用[30-33]，同时也可能影响脂质代谢，促进肝脏脂肪变性的发展，在 HCV 基因 3 型感染的患者中更为明显[34,35]。

2. 包膜糖蛋白

　　包膜蛋白 E1 和 E2 糖化后形成非共价异二聚体，形成病毒包膜的基本成分。E1 和 E2 通过 C 末端跨膜结构域锚定在内质网膜上，也参与蛋白质的异二聚化和内质网驻留[36]。最近通过晶体结构分析，对 E1 和 E2 的结构和功能有了新的认识[37-39]，E1 和 E2 的基因有显著的变异性，在 E2 的 N- 末端结构域中，含有大约 28 个氨基酸的高变区（HVR），被称为高变区 1，在 HCV 分离株中变异率高达 80%[40]。

3. p7

　　p7 是一种有 63 个氨基酸的疏水性多肽，在体外 RNA 复制不是必需的，但对体外感染性 HCV 的组装和释放至关重要[41,42]，可能通过与 NS5B 的相互作用来调节病毒体鞘脂含量[43]。P7 虽然不参与构成成熟病毒粒子，但其对 HCV 体内感染后的分泌功能有重要作用[44,45]。

（二）HCV 的非结构蛋白

1. NS2-3 蛋白酶

　　NS2-NS3 连接处的多蛋白前体切割是由 NS2 编码的半胱氨酸蛋白酶完成的，NS3 的 N 末端可使蛋白酶活性显著增强[46]。NS2-3 蛋白酶本身对于 RNA 复制并不是必要的，但在该连接处的切割是必需的[47,48]。NS2 在具有感染性的 HCV 病毒组装中起重要作用[41,49-52]，但与其蛋白酶活性无关，可能是与其他结构、非结构性病毒蛋白的一系列相互作用有关[51]。

2. NS3-4A 蛋白酶复合物

　　NS3 是一种多功能蛋白，已被证明是可行的抗病毒干预靶点[53-55]。NS3 的 N 末端和共因子 NS4A 构成丝氨酸蛋白酶 NS3-4A。NS3-4A 可以裂解并灭活某些细胞蛋白，包括天然免疫过程中的两种关键衔接蛋白—线粒体抗病毒信号蛋白（MAVS，也称为 CARDIF 或 IPS-1）和 Toll 样白细胞介素 1 受体衔接分子［toll-interleukin（IL）-1 receptor domain-containing adaptor molecule，TICAM1］诱导 IFN-β，也称为 TRIF[58]、T 细胞蛋白酪氨酸磷酸酶[59]，从而促进病毒复制、生存和病理生理的进展。NS3-4A 的低底物特异性使得 NS3-4A 靶向治疗的发展具有挑战性。然而，在 NS3-4A 介导的裂解后，来自 N 端片段的产物仍然与活性部位结合，从而阻断了酶活性。这一特点已被用于开发有效的直接作用抗病毒药物（DAAs）[13]。

3. NS4B

　　NS4B 是一种完整的膜蛋白，可诱导细胞膜

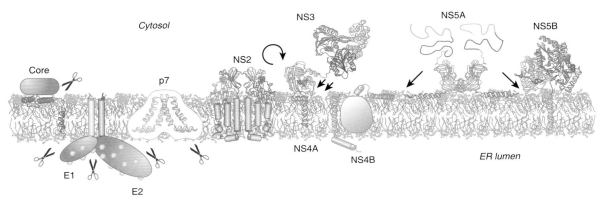

▲ 图 28-4　丙型肝炎病毒蛋白结构与细胞膜关联 [13, 271-273]

剪刀代表在内质网（ER）信号肽酶位点进行切割；在细胞质侧，通过信号肽肽酶（SPP）处理核心蛋白。环状箭表示 NS2-3 蛋白酶的切割。黑色箭表示 NS3-4A 蛋白酶的加工。已知的蛋白质结构显示为带状图。这些结构和双层膜以相同的比例显示。蛋白质或未加工的蛋白片段用相近尺寸的彩色球形或圆柱形表示。从左到右表示如下：①核心蛋白（红色）包含疏水环（D2 结构域）连接的两个亲水亲脂性的 α 螺旋和通过 SPP 切割的 E1 信号肽（紫色）。②与 C 末端跨膜结构域相关的 E1-E2 糖蛋白异二聚体（黄色斑点表示包膜蛋白的糖基化）。③ P7 离子通道的电子显微结构内的两个 P7 单体略去表示。④ NS2 催化结构域（蓝色和品红色的二聚体亚基；蛋白质数据库条目 2HD0 [276]）连接到它们的 N- 末端膜结构域，由三个假定的跨膜区段组成（蛋白质数据库条目 2JY0 [50]）。活性位点残基 His143、谷氨酸 163 和 Cys184 用球体表示。⑤与中心蛋白酶活化相关 NS3 丝氨酸蛋白酶结构域（蓝）和 NS4A 的 N 末端跨膜结构域（紫色）。红色球代表 NS3 丝氨酸蛋白酶（His 57、Asp 81 和 Ser 139）的催化三联体。NS3 解旋酶结构域 Ⅰ、Ⅱ 和 Ⅲ 分别以银色、红色和蓝色显示。NS3 的这种结构（衍生自蛋白质数据库条目 1CU1）表明，当后者通过其两亲性 α 螺旋 11-21（绿色）与膜结合时，解旋酶结构域不再能与 NS3 蛋白酶结构域相互作用。NS4A 的膜结构域（生物磁共振数据库条目 15580 [271]）。⑥ NS4B 与 N- 末端部分，包括两个两亲性 α 螺旋，能够穿过双层膜（蛋白质数据库条目 2KDR [278]），中心部分具有多个跨膜片段，C- 末端胞质部分有一个高度保守的 α 螺旋和能够与膜平面相互作用的两亲性 α 螺旋（蛋白质数据库条目 2JXF [279]）。⑦ NS5A 结构域 Ⅰ 二聚体（蛋白质数据库条目 1ZH1 [280]；以红色和冰蓝色显示的亚基），及本质上未折叠的结构域 Ⅱ 和 Ⅲ [281-283]。N- 末端的两亲性 α 螺旋的细胞膜内的锚（蛋白质数据库条目 1R7E3 [284]；红色和蓝色显示螺旋）在相对于所述磷脂膜位置被画出（Tellinghuisen 等 [280]）。⑧ NS5B RNA 依赖性 RNA 聚合酶（RdRp）催化结构域（蛋白质数据库条目 1GX6 [285]）与通过其 C- 末端的跨膜区段与细胞膜相连（F. Penin 等，未发表）。催化结构域的手指、手掌和拇指结构域分别以蓝色、红色和绿色显示。RdRp 的催化位点位于胞质结构域的中心，RNA 模板结合裂位于沿着拇指 β 环（橙色）和 C- 末端 545 ～ 562 段（银色）的垂直右侧，连接着胞质结构域和跨膜段（洋红）。该膜被表示为 1- 棕榈酰 -2- 油酰 -3- 锡 - 甘油 -3- 磷酸胆碱的刺激模型（POPC）双层膜（引自 D.P.Tieleman, http://moose.bio.ucalgary.ca/）。磷脂的极性头部和疏水性尾部（棒状结构）分别显示为浅黄色和浅灰色。通过 POPC 双层膜的分子动力学模拟，推导出 NS5A 平面膜螺旋在膜界面的位置及 NS5B 跨膜区的位置 [引自 Penin F, Brass V, et al. Structure and function of the membrane anchor domain of the hepatitis C virus nonstructural protein 5A. J Biol Chem 2004; 279(39):40835-40843]。初步确定了 NS3-4A 膜段和核内两亲性 α 螺旋的位置。本图根据视觉分子动力学（http://www. ks.uiu.edu/Reals/VMd/）存入的蛋白质数据库中的结构坐标生成的，应用 POV-Ray 绘制（http://www.povray.org/）

形成特殊的网络结构，成为 HCV 复制复合物的支架 [60,61]。另外，NS4B 具有核苷三磷酸酶活性 [62]，可能参与 HCV 病毒体的组装 [63]。

4. NS5A

NS5A 是一种膜相关的磷蛋白，在调节病毒 RNA 复制和感染性颗粒的组装中起重要作用 [33,64,65]。NS5A 抑制药已经成为一种有效的药物，能够阻止复制复合体调节病毒复制的能力以及病毒颗粒的组装和释放 [13,66]。

5. NS5B

HCV 的复制是以 RNA 基因组为模板合成互补的负链 RNA，然后以这一负链模板合成基因组正链 RNA。负责这两个步骤的酶是具有高度保守的活性位点的 NS5B RdRp。NS5B RdRp 具有广泛的特征，形似右手，有拇指、手掌和手指域 [67-69]。已证实 NS5B 是抗病毒治疗的主要靶点 [13]。

四、病毒及其生命周期

HCV 的趋向性受限，其主要靶细胞是人肝细胞。已有研究报道了 B 细胞、树突细胞和其他细胞类型的感染，但仍然存在争议。HCV 的生命周期有以下几个步骤。

（1）颗粒与入胞因子复合体结合并进入宿主细胞。

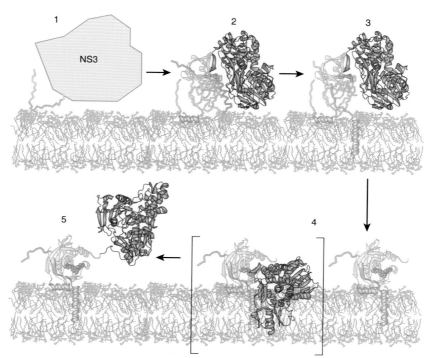

▲ 图 28-5   丙型肝炎病毒 NS3-4a 膜关联与组织结构的动态模型

NS3 的翻译发生在膜上（步骤 1）。NS3 的 N 末端的两亲性 α 螺旋在与膜界面相互作用时发生折叠，丝氨酸蛋白酶和解旋酶结构域进行折叠（步骤 2）。在 NS3 / NS4A 位点处理后，NS4A 的疏水性 N- 末端区段插入膜中（步骤 3）。完整的折叠及与膜的结合将丝氨酸蛋白酶位置严格锁定细胞膜固定位置（步骤 4）。同时，解旋酶结构域必须通过连接两个结构域的连接子区段的旋转而远离丝氨酸蛋白酶结构域（步骤 5）。有关视频动画，请参阅 http://ibcpdb.ibcp.fr/scripts/ibcpresources.php?lang=fr &evene=Videos（引自 Brass V, et al. Structural determinants for membrane association and dynamic organization of the hepatitis C virus NS3-4A complex. Proc Natl Acad Sci U S A 2008;105:14545-14550, with permission）

（2）病毒 RNA 在细胞质内翻译。

（3）内部核糖体进入位点介导的翻译和细胞、病毒蛋白酶介导的多蛋白加工。

（4）RNA 复制。

（5）包装和组装。

（6）病毒成熟与释放（如图 28-6 所示）。

引发感染的第一步是 HCV 进入细胞。这是一个复杂的、多步骤的过程（图 28-7）。病毒通过网格蛋白介导的内吞作用进入细胞，通过胞内体、低 pH 小室和内体膜进行融合[70]。多个宿主细胞表面分子，包括 CD81[71]、清道夫受体 -B I[72]、紧密连接蛋白 claudin 1[73] 和闭锁蛋白[74]，都已被证实是 HCV 进入细胞所必需的[75]。迄今为止，这四个因子对 HCV 入胞是十分必要的，另外低密度脂蛋白受体[76, 77] 和糖胺聚糖可以作为附着因子，收集 HCV 颗粒以便联合受体的进一步靶向结合。也有研究称 HCV 可以通过细胞 - 细胞间的直接传播，在非随机簇中感染肝细胞，且依

赖于宿主细胞的载脂蛋白，这可能有助于病毒逃避抗体的攻击，继而导致病毒持续存在[78-82]。

通过受体介导入胞后，HCV 颗粒在酸性内涵体内经过 pH 依赖性膜融合，将其 RNA 基因组释

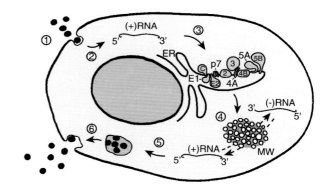

▲ 图 28-6   HCV 病毒的生命周期

病毒结合和内化（步骤①），细胞质释放和脱壳（步骤②），内部核糖体位点（IRES）介导的翻译和多蛋白加工（步骤③），RNA 复制（步骤④），组装（步骤⑤），病毒成熟与释放（步骤⑥）。丙型肝炎病毒内质网（ER）膜上的结构和非结构蛋白如图所示，病毒在特定的膜状网（MW）上完成复制。IRES 介导的翻译和多蛋白加工、膜状网的形成和 RNA 复制可能以紧密耦联的方式进行，图为简单示意

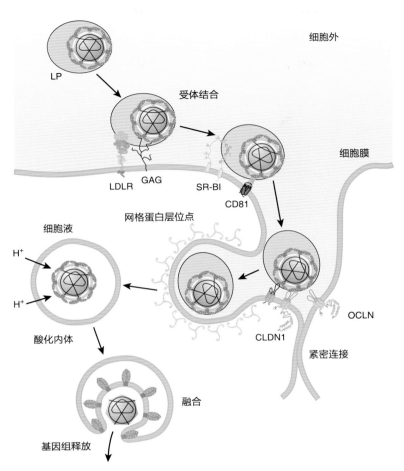

▲ 图 28-7　丙型肝炎病毒进入胞内

循环中具有传染性的丙型肝炎病毒颗粒与极低密度脂蛋白（LP）结合并形成脂肪病毒颗粒。病毒结合到细胞表面，可能通过糖胺聚糖（GAG），低密度脂蛋白受体（LDLR），清道夫受体类 B 型 I（SR-B I），四次跨膜蛋白 CD81，紧密连接蛋白 1（CLDN1），和闭合蛋白（OCLN）进入细胞。内体使融合的丙型肝炎病毒糖蛋白膜酸化，导致基因组的释放

放到细胞质中。复制和翻译后加工可能发生在与核周膜紧密接触、由 HCV 非结构蛋白和宿主细胞复制复合物细胞蛋白构成的网状膜中，形成一个由病毒蛋白、复制的 RNA 和改变的细胞膜组成的膜相关复制复合体，这是迄今为止所研究的所有正链 RNA 病毒的独有特征（图 28-8）[83,84]。病毒 RNA 复制发生在这些网状结构中，其中 NS5B RdRp 以正链 RNA 为模板合成负链 RNA，从而完成病毒基因组的复制。随后正链 RNA 被翻译成新的病毒蛋白，作为进一步复制 RNA 的模板，或组装在具有感染性的病毒颗粒中。脂滴上的 HCV 核心可以促进病毒 RNA 进入新生病毒颗粒中[85]。脂滴和极低密度脂蛋白在 HCV 病毒的组装和释放中起着重要作用[30-32,86,87]。证据表明 NS5A 可能在翻译、复制和组装之间起分子开关

的作用[64,88,89]，可能通过将病毒 RNA 束缚到膜上[90]和（或）给脂滴上复制复合物和病毒装配位点之间提供物理连接。

其他宿主因子也参与 HCV 复制，在体外环孢素 A 抑制病毒 RNA 的蓄积，从而使环孢素 B 成为 HCV 体外复制的关键因素[91]。环孢素 A 通过与 NS5A 和 NS2 的相互作用，在病毒 RNA 复制和组装中也起着重要作用[92-94]。另外微小 RNA122（miR-122）也是 HCV 复制所必需的，并且能够促进 HCV 复制。研究表明在黑猩猩和人体内抑制 miR-122 可以抑制病毒复制[95-99]。理论上 HCV 生命周期的每一步都是潜在的抗病毒干预靶点[100]。以 NS3、NS5A 和 NS5B 为靶点的口服 DAAs 具有很好的疗效和耐受性，这使得注射类药物不再受到关注。DAAs 和当前的治

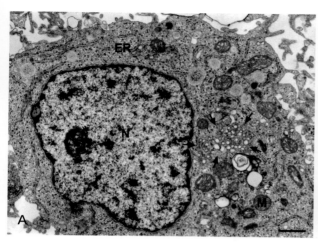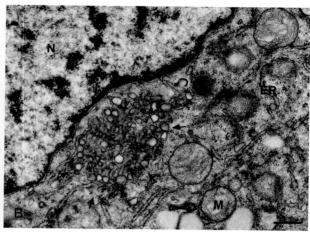

▲ 图 28-8　丙型肝炎病毒复制复合物 [61]

A. 低倍镜下观察 HuH-7 细胞中丙型肝炎病毒亚基因组的复制子，在核旁区域发现了一种独特的膜改变，称为膜状网（箭所示），注意这种特异性膜改变的外观性质和其他未改变的细胞器，标尺，1μm；B. 高倍镜下的网状膜（箭），膜基质中富含小囊泡，注意网状膜与粗面内质网（ER）的密切关联，标尺，500nm；在含有亚基因组复制子的 HuH-7 细胞中含有全部的 HCV 非结构蛋白和新生病毒 RNA，代表了 HCV RNA 复制复合物。M. 线粒体；N. 核

疗策略将在第 30 章中进行讨论。

五、丙型肝炎病毒感染的发病机制

（一）先天和适应性免疫的作用

HCV 和宿主免疫之间的平衡和相互作用是病毒感染和疾病进展的决定因素。HCV 没有直接细胞毒性，并且形成了免疫逃避机制，从而能够持续存在且不会引起急性重型肝损伤。本质上，与发病机制有关的宿主反应是由宿主、环境和病毒等多种因素决定的，慢性感染的发生可能是宿主同时对 HCV 的先天和适应性免疫应答功能障碍所致。

（二）急性 HCV 病毒感染

1. 概述

IFN 介导的先天免疫应答作为抵抗大多数入侵病原体的第一道防线起着重要作用。任何暴露于 HCV 的细胞，包括抗原呈递细胞，如巨噬细胞和树突状细胞，都可以通过受体倡导模式识别病毒组分，继而产生 I 型和 III 型 IFN（图 28-9）。有活性的内源性 IFN 可诱导感染及邻近 T 细胞抗病毒状态，以促进先天和适应性免疫中细胞组分的活化和调节。在急性 HCV 感染的情况下，IFN 产生和触发转录信号级联反应，导致数百种 IFN 刺激基因的上调（ISGs），其中一些具有明确的抗病毒功能，一些功能尚不明确 [101-103]。ISGs 的蛋白质产物也可以直接抑制病毒感染，并调节 I 型和 III 型 IFN 信号通路的传导。HCV 被多种细胞模式识别受体识别，例如维 A 酸诱导基因 I（RIG-I）、黑色素瘤分化相关基因 5（MDA5）、蛋白激酶 R（PKR）、toll 样受体 3（TLR3）、toll 样受体 7（TLR7），HCV 蛋白从多方面阻断或抑制 ISGs 抗病毒的机制，从而破坏细胞内 IFN 介导的信号级联反应 [104-106]。人类急性感染 HCV 后通常无症状，因此难以研究。一项针对针刺暴露后出现急性 HCV 感染的医护人员的研究使得早期感染后的病毒及免疫反应相关研究得以进行 [107]。研究发现 HCV 先进行快速复制，随后病毒量进入稳定期，部分原因可能是由于 IFN 对其的干扰。利用黑猩猩动物模型，在急性感染的早期对其肝脏基因表达进行分析，也得到了证实：与 I 型、III 型 IFN 相关的 ISGs 基因表达显著上调 [108-110]。在急性感染的晚期，随着肝内 HCV- 特异性 T 细胞数量的增加、HCV 复制的减少，II 型 IFN（IFN-γ）逐渐占优势。在大多数慢性感染者中，在最初病毒量的快速增加和平台期后，病毒量逐渐减少但并未完全清除，这表明宿主免疫能够发挥一定作用，但不足以完全清除病毒。

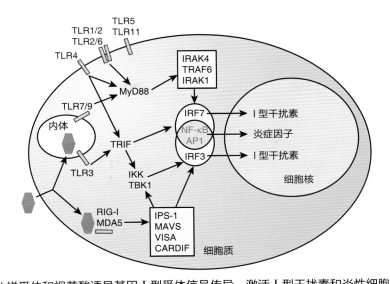

▲ 图 28-9　通过 toll 样受体和视黄酸诱导基因 I 型受体信号传导，激活 I 型干扰素和炎性细胞因子转录

细胞表面 toll 样受体（TLR），胞内 TLR 和细胞质维 A 酸诱导基因 I（RIG- I）样受体［RIG-I，黑色素瘤分化相关基因 5（MDA5）］激活干扰素（IFN）调节因子 3（IRF3）/ IFN 调节因子 7（IRF7）途径，诱导 I 型 IFN 产生，激活核因子 κB（NF-κB）/ AP1 途径分泌炎症细胞因子。丙型肝炎病毒 NS3-4A 蛋白酶可切割 IFN-β 启动子刺激物 1（IPS-1）和诱导 IFN-β 产生的白细胞介素 -1 受体结构域（TRIF），从而抑制 TLR3 和 RIG-I 途径。CARDIF. 诱导 IFN-β 的 CARD 适配子；MAVS. 线粒体抗病毒信号蛋白；VISA. 病毒诱导的信号适配器（引自 Kawai T, Akira S. TLR signaling. Semin Immunol 2007；19:24-32 和 Garcia-Sastre A, Biron CA. Type 1 interferons and the virus-host relationship:a lesson in detente. Science 2006；312:879-882）

急性感染期产生的 IFN 应答也能够激活自然杀伤（NK）细胞—肝脏中主要的天然免疫细胞，包括 CD56[bright] 和 CD56[dim] 两个亚群[111]。NK 细胞有细胞溶解［如肿瘤坏死因子相关凋亡诱导配体（TRAIL）的表达］和非细胞溶解效应（如 IFN-γ 的分泌）。一项遗传研究确定在慢性 HCV 感染患者中检测到了具有抗性的抑制性受体 KIR2dl3 及其配体 HLA-C，这一研究结果也说明 NK 细胞在调节 HCV 感染过程中发挥重要作用[112]。研究发现 HIV 阳性感染患者的外周血单核细胞中 NK 细胞分泌 IFN-γ 显著减少，可能与 CD4 T 细胞介导的 NK 细胞分泌 IFN-γ 刺激失调和 IL-2 应答受损有关[113]。此外，已证实在 HIV 和急性 HCV 感染的患者中，CD3 [+] CD56 [+] NK 样 T 细胞的抗 HCV 活性减低[114]。

自 2009 年以来，已经认识到宿主 IL28B 的 SNPs 基因型与急性 HCV 感染的清除有关，基于 IFN 的治疗疗效以及再感染后的病毒清除密切相关[115,116-119]。IL28B 后来被重新命名为 IFNL3，推测这种遗传等位基因差异的出现发生在非洲以外的人类迁移之前[120]。该基因型的表观学表现在改变 IFNL3 信使 RNA 的稳定性及生成新型 IFNL4 蛋白的能力[121,122]。这种内源性 IFN 系统在进化到两栖动物水平的过程中是保守的[123,124]，可能已经进化成上皮表面感染的一种保护机制[125]。最近发现 IFNL3/IFNL4 基因型与 NK-Cell 受体功能、TRAIL 上调和细胞因子生成有关，这可能与急性感染时 HCV 自发性清除的概率有关[126]。

2. 体液免疫

感染 HCV 7 ～ 8 周可以检测到 HCV 的抗体应答[127]，并产生多个针对 HCV 蛋白；然而，大多数蛋白没有抗病毒作用，且与病毒的清除无关[128]。由 HCV 引起的一小部分抗体是中和抗体，并通过作用于病毒包膜糖蛋白发挥抗病毒活性及阻止病毒进入肝细胞。早期利用黑猩猩模型研究发现，与缺乏 HCV 抗体的免疫球蛋白相比，富含 HCV 特异性抗体的免疫球蛋白延长了急性 HCV 的潜伏期，但并不影响 HCV 感染的自然病程[129]。一项研究表明，在急性感染早期中和抗体的迅速产生与 HCV 病毒清除有关[130]。研究的一个主要领域集中在体外广泛中和抗体的来源、发展和维

持。识别出体内能够促进广泛中和抗体的生成和存在的因子对有效疫苗的研发至关重要[131]。

3. 细胞免疫

在急性感染的晚期，可以在外周血和肝脏中检测到 HCV 特异性 CD4[+] 和 CD8[+] T 细胞。有几项研究表明，针对 HCV 蛋白有一种高效的、多特异性的增殖性 CD4[+] T 细胞反应与急性 HCV 感染的转归有关[132-135]，而与其他细胞反应无关[136]。功能性 CD4 细胞反应在以下观察结果的作用中进一步得到了支持：静脉注射药物且感染了 HCV 随后又感染了 HIV 的患者，CD4[+] T 细胞计数低于 350/ml 患者中和抗体反应的滴度和宽度显著下降[137]。抗原呈递细胞在肝脏免疫环境中表达的抑制性细胞因子和共刺激配体可能影响急性感染中 CD4[+] T 细胞活化的程度[138,139]。

HCV 特异性 CD8[+] T 细胞可针对多种病毒蛋白以及 Ⅰ 型 HLA 分子限制性表位进行应答[128]。在感染 HCV 的黑猩猩中，早期、多特异性的肝内 CD8 溶细胞性 T 细胞应答与 HCV 清除相关[140]。此外，预先进行 HCV 免疫接种的黑猩猩中，再次感染 HCV 会因 HCV 免疫而引起的 CD8 T 细胞耗竭而使病毒血症延长，直至先前耗竭的 CD8 T 细胞恢复[141]（图 28-10，B）。另一项研究显示，肝脏中广泛存在的、特异性的 IFN-γ 诱

的 CD8 和 CD4 T 细胞反应也与病毒控制有关[142]。这些研究结果表明在控制 HCV 病毒血症过程中，CD8 T 细胞与 CD4 T 细胞发挥协同作用。类似地，T-box 21 的 CD8 T 细胞特异性表达（转录因子，也称为 T-bet）与急性感染的自发消退相关，相对于进展至慢性感染时观察到的较低 T-box 21 表达。类似地，CD8 T 细胞特异性表达的 T-box 21（转录因子，也称为 T-bet）与急性感染的自发消退相关，T-box 21 低表达时易进展为慢性感染[143]。在 HCV 感染的患者中，CD8 T 细胞在急性感染期具有高度活化的表型，但不能发挥抗原特异性效应，如 IFN-γ 分泌、增殖或脱颗粒，这种表型被称为"耗竭"[144-146]。无论随后的病毒学结果如何，这种功能障碍似乎都会发生。在随后病毒清除的患者中，CD8 T 细胞功能障碍得以恢复，因为在功能性 CD4 T 细胞应答存在下，HCV 特异性 CD8 T 细胞分化成熟为保护性 CD127[+] 记忆细胞[146]。

宿主 IFNL3 和 IFNL4 基因型参与调节急性感染期间抗病毒反应，这可能影响病毒清除概率[126,147]。

（三）慢性 HCV 感染

1. 病毒持续存在的免疫基础

尽管存在上述免疫应答，但血液中 HCV 持

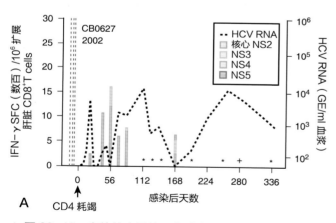

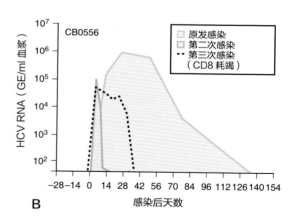

▲ 图 28-10　在抗体介导的 T 细胞耗竭后丙型肝炎病毒再次攻击先前 HCV 免疫的黑猩猩模型的过程

A. 在黑猩猩 CB0627 中 CD4 耗竭和 HCV 再接种后病毒血症（虚线）和肝内 HCV 特异性 CD8T 细胞应答（堆积条形图）的过程，尽管检测到抗病毒 CD8 T 细胞应答，但 CD4 耗竭仍导致持续感染；B. 黑猩猩 CB0556 中三次单独接种病毒的血清动力学。在原发感染（橙色阴影）中，病毒血症可持续到第 140 天，而第二次感染，第 28 天之前即迅速终止。在与 CD8 耗竭相关的第三次感染期间（虚线），病毒血症可持续至 CD8 T 细胞恢复（持续时间比第二次感染长两倍），约第 42 天（引自 Grakoui A, et al. HCV persistence and immune evasion in the absence of memory T cell help. Science 2003; 302:659-662 和 Shoukry NH, et al. Memory CD8+ cells are required for protection from persistent hepatitis C virus infection. *J Exp Med* 2003；197:1645-1655.）

续存在，会进展为慢性 HCV 感染，即感染后持续 1 年以上的病毒血症。慢性感染的进展可以被认为是先天和适应性免疫应答无效，其主要特征是高水平抗原持续的免疫激活下肝内产生免疫耐受，这对病毒清除是无效的，但可以导致肝损伤并促进肝硬化的进展。慢性期丙肝病毒的病毒载量通常低于早期急性阶段。NK 细胞在肝脏中以较低的频率存在并且具有不同的表型及功能[148-150]。很多患者与 IFN-γ 信号传导相关的 ISG 表达减少，而由 Ⅰ 型和（或）Ⅲ 型 IFN 信号传导介导的 ISG 表达占优势[151]。尽管肝内 ISG 表达在慢性 HCV 疾病中有重要的调节作用，慢性 HCV 相关疾病中肝内 ISG 表达显著上调[152]，却并不能产生抗病毒的作用[153]，即使在有效感染的肝细胞中也是如此，因为慢性感染很少会自发地消退。事实上，肝内 ISG 表达升高与外源性 IFN-α、IFN-λ 基因型治疗反应性降低及持续病毒学应答的发生率降低有关[154-157]。由于 IFN-α 治疗而不能进一步诱导肝内 ISG 的转录也与黑猩猩中不能有效抑制 HCV 病毒有关[158]。人类体外用 IFN-α_{2b} 刺激长期感染 HCV 患者的外周血单核细胞诱导的 ISG 上调程度显著低于健康对照组[159]。这些结果表明慢性 HCV 感染的肝脏与急性感染的肝脏处于两种完全不同的免疫环境。

最近肝活检的相关证据表明，慢性 HCV 感染中诱导 ISG 表达的主要因子可能是 Ⅲ 型 IFN 而不是 Ⅰ 型 IFN[156,160-164]。IFN-λ 基因型产生 IFNL4 蛋白的能力以及 IFNL 的分泌可能影响个体对慢性感染的炎症反应[156,165]。研究发现在急性感染中 Ⅰ 型 IFN 应答期间干扰素 λ 受体 1（IFNLR1）的上调可能增加 Ⅲ 型 IFN 信号通路的敏感性，而 Ⅰ 型 IFN 信号的负调节因子如 USP18，可降低或限制慢性感染时细胞对内源性/外源性 Ⅰ 型 IFN 的敏感性[166-169]。已经有学者提出，在诱导 HCV 病毒清除的治疗期间下调 Ⅲ 型 IFN 应答以恢复对 Ⅰ 型 IFN 的敏感性可以促进抗 HCV 特异适应性免疫功能的恢复[161,170,171]。利巴韦林作为基于 IFN/无 IFN 的 DAA 方案的一分子，可以通过表观遗传修饰提高对外源和内源 IFN 的敏感性[172,173]。

2. 慢性 HCV 感染的细胞反应

HCV 特异性 T 细胞也存在于慢性 HCV 感染的患者中，但存在水平较低（频率及反应性），并且与急性感染相比针对 HCV 的表位也较少。一般来说，在慢性 HCV 感染的患者中，只有不到 1/3 的人可以检测到 HCV 特异性 CD4 增殖性 T 细胞应答，而在自发的 HCV 清除者中特异性 CD4 增殖性 T 细胞应答检测率可达到 90%[174]。CD4 增殖性 T 细胞反应与病毒血症之间的关系如图 28-11 所示。慢性感染中的 T 细胞反应通常针对已经被控制的病毒体，而作用于血液循环中的病毒的 T 细胞则通过下面讨论的多种免疫调节机制而发挥作用[175]。病毒清除与各种 Ⅱ 类 HLA 型之间的相关性也表明了 HCV 感染中 CD4 T 细胞发挥的潜在作用[176]。CD4 T 细胞在 HCV 病毒清除过程中发挥的关键作用在 HCV 免疫的黑猩猩中也得到了证实：在 CD 4 耗竭后再接种时，尽管诱导了 HCV 特异性 CD8 T 细胞应答，但仍会形成慢性感染[177]。在 HCV 感染的患者中，HCV 特异性 CD4 T 细胞在肝脏和外周血中都可以检测到[178]。已有相关研究提到了分区免疫（肝脏和外周）的作用，最近的一项研究表明，与外周血相比，肝脏中衰竭表型的 CD4 和 CD8 T 细胞数量明显增加[179]。这表明对外周免疫的评估可能低估了肝内 HCV 复制对免疫细胞，特别是 CD4$^+$ T 细胞的影响。

3. 免疫调节

越来越多的证据表明，免疫调节性 T 细胞和细胞因子有助于 HCV 的发病机制。首先，慢性 HCV 感染的患者血液循环中 CD4$^+$ CD25$^+$ 调节性 T 细胞（Tregs）的频率增加[180-184]。其次，分选的 CD25$^+$ Tregs 具有抑制作用，在体外它们的消耗可增强 HCV 特异性 T 细胞的功能[180-184]。再次，根据 FoxP3（通常被认为是 Treg 标志性的转录因子）的表达、表型，功能和基因水平[185]，来自 HCV 感染患者的 CD25$^+$ Tregs 与健康志愿者中观察到的 Tregs 无明显区别，这与 HCV 增加 FoxP3$^+$ Tregs 数量的观点一致。图 28-12 详细

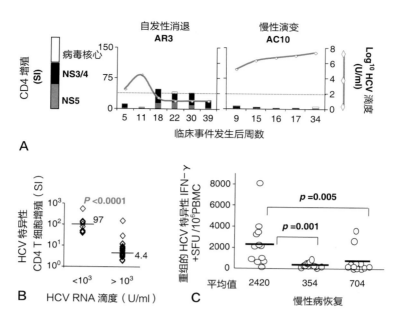

A

B

C

▲ 图 28-11　CD4 增殖 T 细胞反应与病毒血症之间的反向关系

丙型肝炎病毒核心、诱导的 CD4 T 细胞应答，两例具有自发性消退的急性丙型肝炎患者中丙型肝炎病毒（HCV）核心、NS3-4A 和 NS5 诱导的 CD4 增殖性 T 细胞（条形图）相对于 HCV RNA（红线图）的急性（AR3）和慢性演变过程（AC10）；B. 对于急性丙型肝炎患者，HCV RNA 滴度小于 1000 U／ml 时 HCV 特异性 CD4 增殖性 T 细胞反应强于 HCV RNA 滴度大于 1000 U／ml 时；C. 横断面分析中，HCV 特异性 T 细胞干扰素 -γ（IFN-γ）反应在 HCV 清除患者中明显强于慢性 HCV 感染患者。PBMC. 外周血单核细胞；SFU. 斑点形成单位；SI. 刺激指数（A 和 B 引自 Kaplan DE，et al. Discordant role of CD4 T-cell response relative to neutralizing antibody and CD8 T-cell responses in acute hepatitis C. Gastroenterology 2007；132:654-666；C 引自 Sugimoto K，et al. Suppression of HCV-specifc T cells without differential hierarchy demonstrated ex-vivo in persistent HCV infection；Hepatology 2003；38:1437-1448.）

概述了慢性 HCV 病毒感染的潜在调控机制。

HCV 特异性 FoxP3[+] 和抑制性 CD4 和 CD8 Tregs 在 HCV 感染的患者中能够不断扩增[185,186]，据此可推测 HCV 特异性 FoxP3[+] Tregs 可以在抗原抑制状态的病毒感染期间被诱导。在 HCV 感染的肝脏中能够检测到 FoxP3[+] Tregs[187]，表明它们可以在病毒复制部位发挥免疫调节作用。HCV 基因产物可在巨噬细胞和单核细胞中诱导产生 IL-10，形成利于诱导 1 型 Treg 细胞的细胞环境[190]。长期慢性 HCV 感染的患者 HCV 特异性 IL-10[+] 1 型 Treg 应答[191, 192] 和血清 IL-10 水平上调，并随着抗病毒治疗而逐渐降低[193]。HCV 特异性 IL10[+] CD8 1 型 Tregs 参与感染部位的免疫调节，HCV 感染患者肝脏中其显示出 IL-10 依赖性的 T 细胞抑制[194]。已经在慢性丙型肝炎患者中检测到具有分泌转化生长因子 β（TGF-β）和 IL-10 功能的 HCV 特异性 CD4 T 细胞[195]，TGF-β 可以增强 HCV 特异性 CD8 T 细胞的细胞毒性[196]。HCV 急性感染时 1 型 Treg

反应可能发挥双重作用：一方面使病毒持续存在，另一方面抑制慢性肝炎的进展。与此相一致，外源性 IL-10 治疗可以减轻肝纤维化而提高 HCV 病毒水平[197,198]。在 HCV 根除 4 年后，肝内 CD4[+] Tregs 细胞仍持续存在，表明慢性 HCV 感

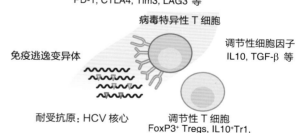

▲ 图 28-12　慢性丙型肝炎病毒（HCV）感染中病毒特异性 T 细胞潜在的调节机制

CTLA4. 细胞毒性 T 淋巴细胞相关蛋白 4；FoxP3. 叉头框因子 P3；HBeAg. 乙肝病毒 e 抗原；IL-10. 白细胞介素 -10；LAG3. 淋巴细胞活化基因 3；PD-1. 程序性细胞死亡 1；TGF-β. 转化生长因子 β；TH3. 3 型 T 辅助细胞；TIM3. T 细胞免疫球蛋白和含有结构域 3 的黏蛋白分子；TR1.1 型调节性 T 细胞；Tregs. 调节性 T 细胞

染可能在病毒清除后很长时间内影响免疫力[199]。

4. 细胞毒性 T 细胞

在慢性感染患者中，HCV 特异性 CD8$^+$ T 细胞在外周血中的水平较低，但在肝脏中富集[64,166]，多种免疫抑制和调节机制致使 HCV 特异性 CD8$^+$ T 细胞功能障碍持续存在[61-65,165,200]。在慢性 HCV 感染中，免疫系统持续暴露于病毒抗原，程序性细胞死亡 1、细胞毒性 T 淋巴细胞相关蛋白 4、T 细胞免疫球蛋白和含黏蛋白构域的分子 3 及 NK 细胞受体 2B4（CD244）是与 T 细胞耗竭相关的免疫表型，也是 T 细胞功能障碍的标志物。在慢性 HCV 感染的患者中，外周循环中 HCV 特异性 CD8$^+$ T 细胞标志物的表达增加与其功能障碍直接相关[201-207]。不同组织中表达水平不同，肝脏中表达较多[203,206]。在体外通过阻断抑制性受体，不同患者 CD8$^+$ T 细胞应答恢复的程度存在显著差异，突出了生物靶向被认为是抗病毒效应时的考虑因素。不同患者间 CD8$^+$ T 细胞应答的程度存在明显差异，在体外阻断抑制性受体可以恢复多功能抗原特异性，提示生物靶点也是抗病毒治疗时需考虑的效应因素[208]。最后，HCV 特异性 CD8$^+$ T 细胞的表型分析表明，除了在效应记忆细胞中观察到的功能性衰竭之外，具有幼稚样表型的细胞启动障碍可能是慢性感染中整体 CD8$^+$ 反应不良的另一个机制[209]。

研究证实基于 DAA，无 IFN 疗法成功治疗的患者 HCV 特异性 CD8$^+$ T 细胞功能恢复，而复发的患者则没有[210]。综上所述，这些结果表明，即使在基于 IFN 的治疗之后，最初观察到不可逆的 T 细胞功能障碍可能是由于 IFN 处理对淋巴细胞的直接抑制作用，而不是与持续的病毒复制和抗原暴露有关。T 细胞功能衰竭和 HCV 病毒持续存在的机制仍需要进一步研究；尽管 CD4$^+$ T 细胞功能不足会致使病毒持续存在，但 T 细胞衰竭和病毒逃逸机制被认为起着主导作用。

（四）病毒免疫逃逸突变

正如已经讨论过的，HCV 包膜的中和抗体反应可通过持续选择抗体逃逸变体来逃避[128,211,212]。

同样，HCV 也很容易通过选择急性感染中的免疫逃逸变异来逃避病毒 - 特异性 CD8T 细胞，而在免疫选择压力降低的慢性感染中，这种现象并不常见[214,215]。

在黑猩猩中，当 HCV 阳性接种物用含有抗 -HCV 的血浆中和时，HCV 感染可以被阻止[216]。正如一项详细的研究结果显示的那样，HCV 病毒似乎通过突变不断地从中和抗体反应中逃脱，该研究监测了慢性 HCV 感染患者 26 年间的抗体反应和 HCV 病毒序列的变异[212]。一种可能的逃逸机制是抵抗中和抗体的多态现象：可抵抗中和抗体的免疫逃逸病毒株可在体外通过 HCV 包膜糖蛋白的广谱单克隆抗体而筛选出来[217]。就在最近，通过运用基于从感染 HCV 基因 1a 型和 1b 型患者的血浆中分离出来的 E1 和 E2 克隆而制备出的 HCV 假颗粒系统，研究者可以在体外鉴定出接触和非接触性的针对 E2 耐受的多种广谱中和性的 HCV 单克隆抗体[218]。总之，研究表明，在 HCV 感染期间确实会产生具有中和能力的抗体反应。然而，由于抗体逃逸变异，使其在自然转归期间变得无效。因此，需要广泛中和抗体[219] 以预防高风险人群中感染或作为被动免疫（如早期感染，在 HCV 感染患者的肝移植期间）。

（五）丙型肝炎病毒疫苗的研发

疫苗开发是一项重要的挑战，具有重大现实意义，尤其是对于病毒高度流行地区或高危人群来说，疫苗能够预防感染。表 28-2 总结了用于疫苗开发的策略及其局限性。基于 T 细胞在 HCV 清除中的作用，认为研制 HCV 疫苗的有效方式是诱导活跃的 CD4 和 CD8$^+$ T 细胞应答。在研究黑猩猩预防性疫苗的研究中，佐剂重组包膜糖蛋白疫苗能够保护多达 80% 的接种过疫苗的黑猩猩在接受同源或异源病毒的挑战时免受慢性感染[220-222]。在基于 T 细胞[223] 和基于疫苗病毒[224] 的方法之后，与对照黑猩猩组相比，病毒延迟反应（降低病毒载量峰值，延迟病毒血症发作或更快速的病毒清除）也具有保护作用。然

表 28-2　疫苗研发概述

疫苗发展战略	描　述	局限性
重组包膜糖蛋白	编码 HCV 病毒蛋白的基因克隆到酵母中，用纯化的重组蛋白进行 HCV 疫苗生产 在啮齿动物[293]、黑猩猩[294] 和健康人类志愿者[295,296] 中进行异源 HCV 基因型的交叉中和抗体反应试验	由于高复制率，频繁发生的突变导致了在同一个患者体内存在多个准种。中和抗体识别的靶位点包膜蛋白 E1 和 E2 的基因变异性最大。有限的细胞免疫反应，表位仅限于结构蛋白，包膜糖蛋白具有跨膜结构域并保留在细胞内部区域。提取和纯化较困难，且不适用于疫苗接种目的的大规模工业开发[297]
细胞源性	细胞源性的 HCV 被纯化、灭活、作为抗原用于 HCV 疫苗，在小鼠中免疫诱导产生针对 1a、1b和 2a 的交叉中和抗体疫苗株[298]	仅限于基因型 1a、1b 和 2a
类病毒颗粒	含有 HCV 结构的重组 HCV 样颗粒蛋白质（核心、E1 和 E2）在昆虫细胞中产生，这些颗粒与 HCV 病毒非常相似；可在小鼠、狒狒和黑猩猩诱导体液和细胞免疫反应[299] 逆转录病毒衍生的类病毒颗粒疫苗已被证明能够诱导高滴度的抗 E2 和抗 E1 抗体，并能够中和小鼠和猕猴体内的抗体[300]	表位仅限于结构蛋白 动物逆转录病毒颗粒不能用于人类预防性疫苗的研发 疫苗大规模生产面临挑战
合成肽	病毒肽辅以佐剂，基于 NS5a、NS4b 和核心蛋白的准疫苗诱导小鼠体液和细胞免疫应答[301]	免疫原性仅限于几个表位
质粒 DNA	能诱导病毒特异性免疫反应的裸质粒 DNA 分子小鼠和猕猴对非结构蛋白（NS3、NS4A、NS5a和 NS5b）有很强的体液和细胞免疫反应[302-304]	免疫原性受到低水平抗原呈递的限制[305] 免疫学效应在人类研究中是短暂的[306]
病毒载体	腺病毒，修饰的无复制型痘苗病毒安卡拉，α 病毒或副黏病毒等病毒载体能够表达外源抗原在动物模型中诱导细胞免疫应答[307, 308]	在人类中的研究经验有限，不清楚先前存在的人类腺病毒免疫是否限制了人类的免疫原性，对免疫功能低下患者影响未知
树突状细胞相关	树突状细胞负载 HCV 蛋白并在体外受到刺激，以引发初始幼稚 T 细胞和（或）刺激现有的 HCV 特异性细胞免疫 在体外和小鼠中出现广泛免疫反应[309, 310]	无人类研究数据

HCV. 丙型肝炎病毒

而，人类的预防性和治疗性疫苗开发都受到若干挑战的限制，包括：① HCV 病毒的多样性（包膜蛋白 E1 和 E2 是前面所述病毒中和抗体反应中两种最易变的蛋白质）；②宿主 HCV 特异性免疫受损导致任何疫苗的免疫原性较弱；③病毒拥有多种潜在的免疫逃逸机制。对慢性 HCV 感染患者的治疗性疫苗试验结果显示 T 细胞应答反应增强，但并不足以彻底清除病毒[225,226]。

（六）HCV 感染肝损伤的机制

1. 概述

在急性丙型肝炎中，病毒控制是由细胞和非细胞病理机制共同介导的，这些机制又主要是由 CD8 T 细胞和 NK 细胞介导。在慢性感染中，病毒和宿主免疫之间的平衡更为复杂。HCV 已适应肝脏环境（受感染细胞数目增多、免疫逃逸突变、抑制细胞抗病毒途径、潜在的肝外储库），从某种意义上说，免疫系统已认识到感染的时效性，并可能已经开发了防止过度损伤的机制，同时保持对病毒的一定控制。病毒和宿主免疫反应之间的平衡（宿主遗传和环境因素）将最终决定肝病的病程。

2. 病毒介导的损伤

持久存在的病毒（如丙肝病毒）通常是非细

胞介导的病理过程，因为病毒持续存在需要一个可寄生的宿主。在 T 细胞被激活和募集之前，实验模型黑猩猩感染中的 HCV 复制不伴有肝损伤的生物化学或组织学证据。此外，免疫抑制（如类固醇治疗）会在没有肝损伤的情况下，HCV 复制增加[227,228]。

肝脏中的 HCV 表达与部分[229,231]但不是所有 HCV 转基因小鼠和嵌合小鼠的肝损伤、脂肪变性和肝癌发生有关[232-234]。一些研究显示 HCV 通过 TRAIL 介导的途径促进感染细胞的凋亡[235,236]，而另一些研究显示 HCV 抑制细胞因子介导的细胞凋亡[237,238]。此外，HIV、HCV 共感染患者[239,240]和接受 HCV 感染肝脏移植的患者肝病进展速度更快[241-243]，这表明可能存在病毒介导的损伤，尽管在这些情况下不能排除免疫状态改变的影响。总的来说，这些发现增加了丙型肝炎病毒在某些情况下（特别是在免疫控制不良的情况下）具有致细胞病变潜力的可能性。

3. 免疫介导的肝损伤

（1）T 细胞介导的损伤：CD8 细胞毒性活性有穿孔素和 FAS 死亡两种途径。CD8 细胞活性对肝细胞的损伤主要表现为急性感染时 CD8 细胞浸润肝实质，致使天冬氨酸氨基转移酶与丙氨酸氨基转移酶水平长时间升高，并诱导抗 HCV 特异性 CD8+ T 细胞应答[244]。如图 28-13 所示（以乙型肝炎病毒为例），CD8 诱导的肝损伤可以通

过趋化因子、中性粒细胞（和中性粒细胞产生的基质金属蛋白酶）和诱导其他免疫细胞（如 NK 细胞、NK T 细胞和 T/B 细胞、巨噬细胞、单核细胞和树突细胞）募集的血小板而不断扩大[245]。尽管细胞溶解性 T 淋巴细胞（及募集的炎症细胞）能够导致肝细胞损伤，但它们也分泌能够治愈感染病毒的肝细胞的抗病毒细胞因子（如 IFN-γ），最终导致病毒清除而不引起暴发性肝衰竭。

（2）趋化因子在免疫细胞募集到肝脏中的作用：趋化因子参与白细胞的迁移和炎症反应。在 HCV 中，病毒基因产物（如病毒核心，NS5A）和抗病毒细胞因子（如 IFN-γ）可以诱导趋化因子的产生，例如在 T 细胞激活时调节表达并分泌的 RANTES、CCL5、CXCL10（IFN 诱导蛋白 10）和 IFN-γ 诱导肝细胞和窦内皮细胞分泌的单核因子[246,247]。因此，与未感染的肝脏相比，募集到感染 HCV 的肝脏中的 T 细胞趋化因子受体 CXCR3 和 CCR5 的表达明显增加。此外，HCV 感染患者中 CXCL10 的表达与肝脏炎症和纤维化的标志物水平相关[248,249]。同样，血清中 HCV 持续存在和 IFN-α 治疗抗性与 CXCL8（也称为 IL-8 或中性粒细胞化学因子）的水平升高相关，其可通过 NS5A 依赖机制，由 HCV 感染的肝细胞及其他细胞分泌[250]。多种其他趋化因子，包括 CXCR3、CCR5 配体、CCL17 和 CCL22，也与慢性 HCV 感染期间的淋巴细胞的迁移有关[251]。

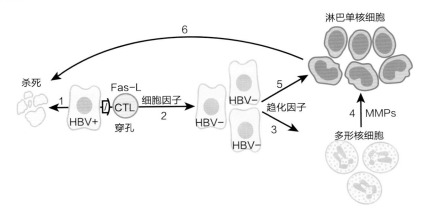

▲ 图 28-13 细胞毒性 T 淋巴细胞诱导的肝病和病毒清除机制
抗原识别后，病毒特异性细胞毒性 T 淋巴细胞（CTLs）通过 Fas-L 和穿孔素介导的途径杀死少量肝细胞，并产生抗病毒细胞因子，在更多细胞中抑制乙型肝炎病毒的复制。这些细胞因子可以激活肝实质和非实质细胞以产生趋化因子，将抗原非特异性多形核细胞募集到各器官中。除化学诱导外，这些细胞产生的基质金属蛋白酶（MMPs）可能也有助于抗原非特异性免疫细胞（如自然杀伤细胞、T 细胞、巨噬细胞）向肝脏的迁移及促进由 CTL 引发的肝脏疾病的进展（引自 Guidotti LG，Chisari FV. Immunobiology and pathogenesis of viral hepatitis. Annu Rev Pathol 2006；1:23-61.）

（3）自然杀伤细胞和肝损伤：肝炎的发生与NK细胞的活化和TRAIL的表达增加有关[252]。在小鼠肝炎模型中已经证实了TRAIL在肝细胞死亡和炎症中的关键作用[253]。IL-8或IFN-α刺激后的肝源性HepG2细胞TRAIL表达增加，更易于TRAIL诱导细胞死亡[252]。早期NK活化标志物CD69的表达与慢性HCV感染中血清丙氨酸氨基转移酶升高和HCVRNA增加有关[148]。此外，HCV感染患者中的活化NK细胞显示出向胞内而非胞外抗病毒活性的极化[254]。IFN-α可以上调TRAIL表达（体内和体外），在体外也能够促进细胞向杀伤功能极化[254]。最后，NK细胞亚群（CD56^{bright}）上TRAIL表达的上调与病毒含量下降有关[255]。这些研究结果表明，在HCV感染中，NK细胞可能参与肝脏疾病活动和病毒控制。

肝细胞在慢性HCV感染中产生的IFNL4蛋白在体外模型中已被证明可以减少细胞增殖并诱导细胞死亡，提示可能有另外的宿主基因依赖机制会加重肝细胞损伤[256]。

4. 纤维化进展

所有慢性HCV感染的患者均会有不同程度的纤维化，并且纤维化程度难以预测。许多疾病都能够加速肝硬化的进展，这些疾病大都是慢性炎性疾病，如酗酒、糖尿病和肥胖[3,257-259]。瑞士丙型肝炎队列研究中最近的一项分析表明，感染的年龄、性别、感染途径及HCV基因型影响纤维化进展，而酒精、糖尿病、艾滋病毒合并感染则对纤维化进展没有影响，这与先前的研究结果：酒精和艾滋病加速纤维化进展结论相反[259,261]。

在HCV单一感染和HIV/HCV合并感染的许多研究中观察到，非黑人患者进展为终末期肝病的可能性高于黑人患者[262,263]。许多研究已经证实了宿主遗传学对纤维化进展的影响，瑞士丙型肝炎队列研究发现与TULP1、PNPLA3、MERTK和rs910049（在MHC区域）相关的SNP能够加速纤维化进展[260,264]。更多的研究表明，IFNL3/IFNL4基因与纤维化进展相关，提示宿主先天免疫在调节HCV引起的慢性肝病的纤维化方面有潜在的作用[265-270]。

◆ 结论

丙型肝炎病毒可以触发一些先天和（或）适应性免疫反应，从而决定感染的过程。尽管现有模型系统存在局限性，但我们对感染期间宿主-病毒之间相互作用的研究取得了巨大进展。HCV具有先天免疫逃逸机制，适应性免疫反应最终介导病毒清除和保护作用。CD4 T细胞是调节整体适应性免疫反应的必需细胞，而CD8 T细胞则是调节肝损伤和病毒清除的关键因子。在慢性感染期间，抗病毒T细胞功能耗尽，病毒控制能力受损，此过程可能也会促使炎症细胞在肝脏募集，增加肝脏损伤。最终，这些相互作用有助于纤维化和肝癌的发生。随着DAA治疗的出现，持续病毒学应答的效率显著提高，并且在没有基于IFN的治疗的情况下，监测HCV清除后宿主免疫变化的能力也提高了。

总　结

最新进展

- 阐明 HCV 生命周期的每个步骤，确定了抗病毒治疗的几个靶点。

- 最近研发针对 NS3-4A、NS5A 和 NS5B 的多种口服 DAAs，具有良好的疗效和耐受性，抗病毒治疗已从基于聚乙二醇 IFN 方案转变为无 IFN 的口服 DAAs 方案。

- 越来越多的证据表明急性和慢性感染的发病机制中，HCV 可以抑制宿主的先天免疫和适应性免疫。

- 新的证据重新引起了人们对 HCV 感染进程中体液免疫和广泛中和抗体作用的兴趣。在疫苗研究发中，如何鉴定出辅助产生以及维持体内广谱中和抗体的因子是备受关注的领域。

关键知识缺口

- 由于原代 HCV 分离株在组织培养中的复制能力差，目前的挑战仍然是如何进一步开发模拟肝脏自然环境的体内和体外模型。

- 尽管可以获得高效的抗病毒治疗，但疫苗开发对高流行地区和高危人群仍然非常重要和迫切。然而，人类预防性和治疗性疫苗开发都受到若干挑战的限制，包括病毒复制的高度多样性和受损的宿主 HCV 特异性免疫，导致任何疫苗的免疫原性较弱。

未来发展方向

- 随着 DAA 治疗的出现，大多数接受这种治疗的患者将被治愈。同时也为我们提供了探索与阐明疾病预后相关的免疫机制的机会。

第 29 章　丙型肝炎的流行病学、自然史和诊断
Epidemiology, Natural History, and Diagnosis of Hepatitis C

Johnw. Ward，Deborah Holtzman　著

黄昂　译，纪冬、Aaron Ge　校

● 缩略语　ABBREVIATIONS

ALT	alanine aminotransferase	丙氨酸氨基转移酶
CDC	Centers for Disease Control and Prevention	疾病预防控制中心
EIA	enzyme immunoassay	酶免疫分析
GBD	globa lburden of disease	全球疾病负担
HBV	hepatitis B virus	乙型肝炎病毒
HCC	hepatocellular carcinoma	肝细胞癌
HCV	hepatitis C virus	丙型肝炎病毒
HIV	human immunodeficiency virus	人类免疫缺陷病毒
IL28B	interleukin-28B（one of the λ or type Ⅲ interferons），a genomic region that has been identified to be associated with response to interferon and ribavirin therapy	白细胞介素 -28B（λ 或Ⅲ型干扰素之一），已被鉴定为与干扰素和利巴韦林治疗应答相关的基因组区域
MSM	men who have sex with men	男男性接触者
NANB	non-Anon-B	非 A 非 B
NS	nonstructural	非结构性
NAT	nucleic acid testing	核酸检测
NHANES	National Health and Nutrition Examination Survey	全国健康与营养检查调查
PCR	polymerase chain reaction	聚合酶链反应
PWID	persons who inject drugs	注射吸毒者
RIBA	recombinant immunoblot assay	重组免疫印迹试验
STD	sexually transmitted disease	性传播疾病
SVR	sustained virologic response	持续病毒学应答
TTI	transfusion-transmissible infection	输血传播感染

一、丙型肝炎病毒的发现

来自于 20 世纪 60—70 年代接受输血的人群研究使我们首次认识到这一病毒。这些研究发现，某些急性肝炎病例的潜伏期与乙型肝炎和甲型肝炎不同；这种肝炎的临床症状较轻[1]。此外，在 1967 年发现乙型肝炎病毒（HBV）和 1973 年发现甲型肝炎病毒后，受血者的血清检测证实许多肝炎病例无上述病毒感染[2-5]。1974 年年初，这种疾病被简称为丙型肝炎[5]；然而，正式的说法应叫作非甲非乙型（NANB）肝炎，因为并不能确定这些疾病是由一种或多种病原引起的[6]。对

1980 年以前进行的输血相关 NANB 肝炎病例的研究发现，其发病率为 7% ～ 17%[5,7,8]，提供了该种肝炎具有传染性的新证据。随着献血时筛查 HBsAg，乙肝发病率下降，但受血者仍然存在相当大（7% ～ 10%）的感染风险[8,9]。例如，加拿大多伦多 576 名受血患者中 53 名（9%）输血后发生 NANB 肝炎[10]。在美国，从 20 世纪 70 年代到 80 年代初，每年发生 20 万～ 30 万例输血相关 NANB 肝炎[8,9]。NANB 肝炎也常见于器官移植受者、血液透析患者、血友病患者和其他血液制品接受者[11-17]。

后来的研究发现，NANB 肝炎不仅可通过医疗机构的血液和血液制品传播，还可通过社区环境传播，特别是注射药物的使用，进一步扩大了传播范围。对注射吸毒者（PWID）进行急性肝炎研究发现，大约 1/4 的急性肝炎病例是 NANB 肝炎[18,19]，公共卫生监测的数据也有类似的结果。1979—1980 年在巴尔的摩经血清学诊断证实为肝炎的 295 名患者中，42% 患有 NANB 肝炎，接近急性乙型肝炎 48% 的比例[20]；这些 NANB 肝炎病例中有 11% 与输血有关，42% 与肠外药物使用有关，15% 与其他患者有身体接触。美国四个县的疾病控制和预防中心（CDC）进行的监测发现，虽然具有相似的暴露风险，但 NANB 肝炎（20%～26%）导致的急性肝炎病例比例略低[21]。因此，尽管缺乏确认病原体的数据，流行病学研究和公共卫生监测成功确定了 NANB 肝炎的主要传播途径和相关风险。

到 1978 年，几组研究人员成功地通过输注肝炎患者的血液对黑猩猩进行感染，证明该疾病是由传染因子引起的[7,22]。20 世纪 80 年代进行的研究证明，NANB 肝炎颗粒是脂质包裹的直径为 30～60nm 的小 RNA 或 DNA 病毒[7,23-25]。Chiron 公司的 MichaelHoughton 及其同事和 CDC 的 DanielBradley 等通过超速离心高病毒滴度黑猩猩血清进行 RNA 和 DNA 的提取鉴定[7,23-25]。从该材料中产生互补 DNA 并插入克隆载体中用于病毒复制和蛋白质合成。基于来自 NANB 肝炎患者的血清，用免疫测定法筛选表达的蛋白质，从而检测克隆产生的蛋白质的抗体。在筛选的数百万个样品中发现了一个单阳性克隆[7]。这项工作发表于 1989 年[26]。当应用于美国国立卫生研究院和疾病预防控制中心的家系样本时，测定显示 70%～90% 的 NANB 肝炎病例与该病毒有关[26]。1980 年，对整个病毒基因组进行了测序，将 NANB 肝炎改名为丙型肝炎病毒（HCV）。该病毒在结构和分子上与黄病毒科中的病毒密切相关，并被归类为其中的单独属[7]。

HCV 的发现为 HCV 感染检测的血清学和分子检测方法铺平了道路，加强了 HCV 感染和疾病的流行病学研究，对预防 HCV 传播的筛查措施，诊断临床 HCV 感染，监测 HCV 相关疾病患者及对患者的治疗反应观察均有改进。HCV 的鉴定激励了对病毒复制的研究和寻找抗病毒疗法。几十年后，这些抗病毒疗法已成为降低 HCV 相关发病率和死亡率以及预防 HCV 传播的有力工具，开创了 HCV 感染治疗的新时代。随着病毒的发现，预防 HCV 传播和疾病发生的手段（如精确实验室诊断和 HCV 治愈措施）已经得到极大的发展。自 1989 年以来，对 HCV 流行病学的理解以及预防、检测和治疗的工具已经发展成为医学研究方向：全球控制和消除潜在的致命的慢性 HCV 病毒感染（图 29-1）。

二、丙型肝炎病毒的传播

HCV 是一种血源性病原体，经（破损的 - 译者注）皮肤暴露于血液的传播效率最高。虽然已经在感染者的唾液、精液、人类乳汁和其他体液中检测到 HCV，但这些体液不是有效的传播媒介[27]。HCV 不能自发地穿透完整的皮肤，也没有虫媒或空气传播的证据[28]。黏膜暴露于污染血液时也会导致 HCV 传播，但这种途径效率低于经皮肤暴露。HCV 的传播通常通过输入 HCV 污染的血液或血液制品、组织或器官移植，医疗环境中的职业或其他暴露以及共用受污染的针头 / 注射器或其他药物注射设备来进行。虽然不常见，但 HCV 可以通过涉及血液暴露的其他传播途径感染，如性接触、围生期母婴传播和纹刺。

（一）使用受污染的血液或血液制品

在美国，在 1987 年血浆产品热处理成为常规操作及 1992 年实施献血者 HCV 普遍筛查之前，血制品是许多 HCV 感染的来源。多次输注未经筛查的血液及血制品的受者的 HCV 发病率达到 95%[29-32]。这种传播途径在 1945—1965 年出生的人口中占相当大的比例（即"婴儿潮一代"），估计这部分人占目前 300 万美国 HCV 感染中的大部分[33]。在大多数发达国家也出现了同样的流行病学模式。然而，在没有常规筛查 HCV 的

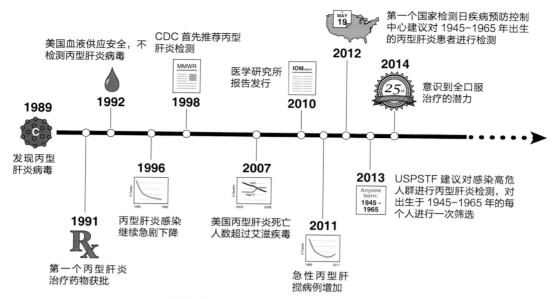

▲ 图 29-1　丙型肝炎病毒：发现 25 年后

献血者的国家，输血仍然是 HCV 的重要传播方式。世界卫生组织（世卫组织）2008 年对 164 个国家的血液安全调查报告数据显示，39 个国家的献血者并未对包括 HCV 在内的输血传播感染（TTI）进行常规检测[34]。

此外，在资源有限的地区（中等收入和低收入国家），献血中 TTI 的中位患病率要高于发达国家（高收入国家）。该调查还发现，因为资源有限，与前几年相比，在 23 个国家中，自愿无偿献血减少了 10% 以上（与家庭 / 替代和有偿捐赠相比，这种做法可以降低 TTI 感染的风险）。针对使用具有较低灵敏度和较差质量控制流程研究提示，无法获得适当的 HCV 筛查设备和试剂也会影响检测 HCV 的能力，这在资源有限的地区更应受到关注[35-37]。

（二）医护人员的职业传播

医务人员中 HCV 的职业传播并不常见。发达国家已经有 HCV 血清学转换的病例记载，职业传播通常来自意外针刺，尽管报告的血清阳性率很低，约 1% ~ 2% 的医务人员有发生针刺后的职业传播[38,39]。英国最近的一项研究分析了 1997—2007 年的监测数据并发现医务工作者的 HCV 传播相关的血清转换率为 1.8% ~ 2.2%[40]。与欧洲以前研究[38] 类似，研究人员发现，刺伤

深度是一个重要感染相关因素。深刺伤与 HCV 血清转换独立相关。

（三）医疗保健设置

在许多资源有限的国家，HCV 在医疗机构中的传播很常见，不安全注射是全球 HCV 传播的主要原因[41-44]。由于在 20 世纪 60 年代和 70 年代消灭血吸虫病的计划中重复使用注射器[45]，埃及成为世界上最大的 HCV 感染流行国家。在医疗环境中实行感染控制和安全注射的发达国家医院内 HCV 传播很少发生[39,44,46,47]。然而，即使在发达国家，也可能发生感染控制和安全注射实践的失误，这一情况在非医院的医疗环境中较为显著，在全球范围内已经确认了几次相关的 HCV 感染暴发。在许多国家，血液透析中心是 HCV 传播的重要环境。最近的研究提示，血液透析患者的 HCV 感染估计值在 9% ~ 31% 之间，发展中国家报告的流行率最高[48-50]。2002 年，美国血液透析患者的 HCV 感染率为 7.8%[51]，更新的调查数据有待完善。1998—2008 年间，美国疾病预防控制中心确诊的 16 例 HCV 传播，其中 6 例发生在血液透析中心，其余涉及其他医疗机构，如私人医生办公室、内镜检查和疼痛治疗诊所[52]。美国暴发的疫情归因于感染控制不到位，包括注射器重复使用导致后来用于其

他患者的药瓶受到污染和在污染环境中制备注射剂。从 2008—2014 年，疾病控制和预防中心又发现了 22 次 HCV 感染，其中 11 次发生在血液透析时[53]。与以前的疫情类似，大多数疫情涉及重复使用注射器，尽管其中两起疫情是由 HCV 感染的医护人员注射药物所致。其中最大的一起涉及 8 个州 16 个医院的数十名患者。

（四）静脉吸毒

静脉吸毒可以传播 HCV。一旦通过共用受污染的针头或注射器或其他注射相关设备（如消毒锅、棉球和注射用水）将病毒引入注射吸毒的大群体，病毒就会迅速传播[54-62]。注射吸毒者的 HCV 感染率更高，感染传播的风险也更大。

在全球范围内，估计有 67% 的注射吸毒者（PWID）或 1000 万人感染了 HCV[63]。在美国和其他发达国家，注射吸毒是主要的传播方式，占新发 HCV 感染的大多数[47,64]。在发展中国家，注射吸毒也是 HCV 传播的主要方式，特别是在经济转型国家。来自欧洲联盟 / 欧洲自由贸易联盟以外的世界卫生组织欧洲区域国家研究数据显示，PWIDs 中 HCV 抗体阳性（抗 -HCV）的平均流行率为 46%[65]。来自 77 个国家的另一项数据研究提示，26 个国家的 PWIDs 抗 -HCV 流行率估计为 60% ～ 80%，12 个国家为 80% 以上[63]。与美国一样，中国和俄罗斯的 PWIDs 人口最多，这些人群的 HCV 流行率估计分别为 73.4%、67.0% 和 72.5%。最近的一项系统评价发现，在所有检测到的 HCV 相关危险因素中，注射吸毒与全球 HCV 感染的关联性最强[45]。进一步研究对非法药物使用造成的全球疾病负担进行了评估，作为丙型肝炎的危险因素，注射吸毒使用量估计为 502 000 例残疾调整生命年（DALYs）[66]。

（五）性传播

性接触被认为是 HCV 传播的潜在途径，尽管这种风险程度的证据结论不一，并因研究设计和研究人群而异。一般人群中 HCV 感染的流行病学不支持性接触作为主要传播途径。在对 1995—2009 年期间发表的文章进行的回顾中，研究人员发现没有证据支持常规关系中异性恋伴侣的性传播，但确实发现多性伴侣的人群感染风险增加（尽管这种风险无法与可能的注射吸毒区分开），同时感染艾滋病毒或其他性传播疾病（STDs）的妇女和艾滋病毒感染的男男性接触者（MSM）的风险增加[67]。最近的研究结果支持专一的异性恋伴侣人群中 HCV 的性传播风险极低[68]。感染风险最高的是男男性接触者[69-76]。这些研究发现 HCV 的性传播最有可能发生在艾滋病病毒感染的男男性接触者中，他们从事高风险的性行为，同时使用非注射的麻醉性毒品，有多个性伴侣或有康复期溃疡性 STDs[76,77]。这些研究结果支持黏膜暴露在 HCV 传播中的作用，多个性伴侣、粗暴性行为及溃疡性 STDs 可引起黏膜损伤，并且在没有注射毒品的情况下促进 HCV 的性传播。

（六）垂直传播

HCV 从受感染的母亲到她的新生儿的垂直传播已经得到了相当多的研究，并且是发达国家婴儿（和儿童）接触的最常见来源。某些因素增加了母婴传播 HCV 的风险[78-88]。最近对 109 项研究的数据进行的系统回顾和 Meta 分析发现，在 HIV 阴性的 HCV 抗体阳性和 HCV-RNA 阳性妇女中，母婴传播 HCV 的风险为 5.8%。母亲艾滋病毒的共感染使这种风险增加到 10.8%[78]。母亲的病毒血症水平也与 HCV 感染的风险有关：HCV-RNA 阴性母亲的婴儿很少发生垂直传播[78-80]，而病毒携带量约为 5 U/ml 或更大的母亲所生的婴儿有 14% 的感染风险[82,83]。分娩时羊膜破裂等其他因素与垂直传播的风险相关。一项高质量的系统性文献综述[84]提示：在分娩过程中羊膜长时间破裂（≥ 6 小时）后 HCV 传播风险增加 9 倍[85]。宫内胎儿监测也存在增加感染的风险[85,86]而母乳喂养[79,85,87]和分娩方式（即阴道与剖宫产）都没有增加风险[79,83,85,87,88]。

（七）其他暴露

文身和穿刺等都可以传播 HCV。由于用于文身和穿刺的器械可能会与受污染的血液接触，因此在没有一次性器械或适当消毒情况下，可传播 HCV 等血源性感染。 全球系统评价和 Meta 分析发现文身与 HCV 感染之间存在关联[89]；在非 PWID 亚组中观察到更强的关联。虽然荷兰的一项研究显示，多个文身和（或）穿刺的人群与 HCV 抗体阳性之间没有关系，但应考虑到该国总人口中 HCV 感染的流行率很低[90]。最近进行了一项全球文献综述，仍提示文身有引起 HCV 传播的风险[91]，该报道亦评估了不同整体 HCV 感染风险水平的人群（即一般人群、献血者、因犯和退伍军人）分别文身可能感染 HCV 的风险。通过在专业环境（由卫生当局许可和监管）或非专业环境（未经许可且可能是非无菌的，由朋友、在家或在监狱中）进行文身的数据提示，在专业环境中进行这些手术时，文身与 HCV 传播风险之间没有关联，但是当非专业、不受监管的环境（如在监狱或由朋友）进行文身时，风险增加，特别是在风险群体。

（八）其他人口

无家可归人群是一个全球性问题。 因为无家可归的人群通常很少或根本没有医疗保健，他们遇到的许多健康问题，包括 HCV 感染在内，往往不受控制并得不到治疗。 最近在两项研究中检查了美国无家可归者中 HCV 感染的流行情况。 一项研究估计，22% ～ 52% 的无家可归者感染了 HCV[92]。另一项研究报告无家可归者的 HCV 血清阳性率为 32.1%（7.5% ～ 52.5%）[93]。针对无家可归者中的结核病、HCV 感染和艾滋病毒进行的系统评价和 Meta 分析纳入了 43 项全球无家可归者人口调查数据[94]。其中 12 项研究包括 HCV 感染数据提示其在该人群的流行率为 3.9% ～ 36.2%，汇总患病率为 20.3%，高于这些国家的一般人群，这提示需要专门针对无家可归人群的预防计划。12 项研究中有 4 项收集了风险因素数据；4 项研究均发现注射吸毒与 HCV 感染率呈正相关，4 项研究中有 2 项提示分享吸毒用具与 HCV 感染有正相关关系，并且与之前的

监禁史有正相关关系。

监狱人群 HCV 感染率报道不一。 两项针对无家可归人群的美国研究也调查了监狱人群中 HCV 感染的流行情况。 在其中一项研究中，收监者中 HCV 感染率为 23.1% ～ 41.2%[92]，而另一项研究显示患病率为 23.1%（范围为 7.5% ～ 44.0%）[93]；这两项研究的估计值大大高于一般研究中美国人口的估计患病率[95]。最近在系统评价和 Meta 分析[96]评估了监狱和其他封闭环境中 HCV 感染的全球发病率和流行率。 一般被拘留者人群和有注射吸毒史的被拘留者中 HCV 感染率分别为 26% 和 64%，在中亚和澳大拉西亚（包括澳大利亚、新西兰及太平洋西南岛屿）最高。除注射吸毒（监狱中的主要传播途径[97]）外，文身还可能导致监狱人群中传播 HCV 的风险增加[98,99]。

三、急性丙型肝炎的自然史

急性 HCV 感染通常是轻度或亚临床疾病，通常与无症状或轻度流感症状相关，包括食欲不振、恶心和乏力。 少数患者因临床表现为黄疸和肝损伤的其他表现而就医[7-9]。急性重型肝炎很少见于急性 HCV 感染[100-102]。

使用抗 HCV 检测和 HCV 核酸检测（NAT）进行 HCV 感染的实验室鉴定（图 29-2）。 感染后，通过核酸检测（NAT）在 2 ～ 14d 内可在血液中检测到 HCV。 急性感染的特征是低水平病毒血症期，随后 HCV RNA 水平大幅增加（8 ～ 10d）；暴露于病毒后 45 ～ 68d 达到高病毒血症[103]。 随着时间的推移，由于病毒清除率不同，病毒载量波动并开始下降[104]。急性期间血清转氨酶水平升高，感染后约 2 个月 ALT 水平明显升高[104]；对于自发清除病毒的人群 ALT 水平通常最高。HCV 特异性抗体在感染后 30 ～ 60d 内下降。

急性 HCV 感染后，人体会自发清除病毒或发生慢性 HCV 感染，其中某些因素会影响急性 HCV 感染的结果[105-107]。感染后 2 ～ 4 个月，HCV-RNA 水平开始出现差别。在新近感染 HCV 并自发清除病毒的人中，25% ～ 30% 将在

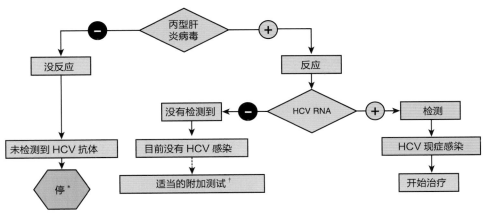

▲ 图 29-2　用于鉴定当前丙型肝炎病毒（HCV）感染的推荐测试序列

* 对于可能在过去 6 个月内接触过 HCV 的人，建议进行 HCV RNA 检测或 HCV 抗体的后续检测。 对于免疫功能低下的人，可以考虑检测 HCV RNA；† 为了区分过去的、已解决的 HCV 感染与 HCV 抗体的生物学假阳性，可以考虑用另一种 HCV 抗体测定进行测试。 如果怀疑受试者在过去 6 个月内患有 HCV 暴露或有 HCV 疾病的临床证据，或者如果担心测试样本的处理或储存，则重复进行 HCV RNA 检测［引自 CDC. Testing for HCV infection: An update of guidance for clinicians and laboratorians. *MMWR*. 2013；62（18）.］

感染后约 4 个月内清除，感染后 1 年内 HCV 的清除率超过 80%[107]。与自发清除差异相关的因素包括性别、感染后症状的严重程度和感染者的 IL28B 基因型[106]。在一项研究中，女性清除 HCV 感染的可能性是男性的两倍（42%vs.20%）。疾病进展者，特别是出现黄疸的患者，比感染后未出现症状的人更容易清除 HCV（31%vs.18%）[105]。具有 IL28B CC 基因型的患者清除 HCV 的可能性比其他患者高两倍。与 CT 和 TT 基因型患者相比，IL28B CC 基因型患者清除丙型肝炎病毒的可能性要高出两倍以上[106]。在女性中，IL28B CC 基因型和 HCV 1 基因型感染者的病毒清除率最高[107]。种族、感染时的年龄和艾滋病毒状况等与病毒清除率无关。

丙型肝炎病毒感染的发生率

1. 全球

由于许多原因，很难估计全球 HCV 感染的发病率。 首先，许多国家没有监测系统或调查收集急性 HCV 感染病例的数据。 由于大多数感染者在感染的急性期无症状，即使在有能力收集常规流行病学数据的国家中，发病率也难以量化，因此，很少有新近感染者接受检测并寻求医疗照护。 没有良好的发病率数据，研究人员依靠流行率数据来估计发病率，尽管这些估计值受到其他

相关因素（如血清转换）的影响，这些因素在进行这些计算时可能会或可能不会被考虑[42]。 一些研究（通常使用世界卫生组织报告的流行率数据[108]）报告称，每年约有 350 万例（300 万～400 万）新感染[45,109]，这是根据全球 1.7 亿的估计慢性 HCV 感染者的流行率得出的。

2. 美国

在美国，1982 年建立了急性丙型肝炎的常规报告系统（1995 年之前，急性丙型肝炎被报告为急性非甲非乙型肝炎）。 丙型肝炎病毒感染率在 1992 上升到最高点，每 10 万人 2.4 例。 到 2005 年，这一比率明显下降，下降至每 10 万人 0.2 例[110,111]（图 29-3）。 这种下降很可能是因为 1992 年实施了对献血者的 HCV 筛查，这实际上消除了接受血液和血液制品的人感染的风险，以及在同一时期实施的国家预防艾滋病毒的努力。 美国马里兰州巴尔的摩进行的多中心研究的结果以及对注射吸毒者的研究结果支持了艾滋病风险降低计划与注射吸毒者中 HCV 感染事件减少之间的相关性[112]。 到 2005 年，纽约市 HCV 感染新病例报告的数量趋于平稳[113]。 然而，从 2010—2013 年，发病率从每 100 万人中的 3 例上升到每 100 万人中的 7 例，增加了约 2.5 倍[64]。 这些变化反映了丙型肝炎病毒感染的新趋势。 感染主要发生在白人，男女发生的概率基本相同且

主要发生在 30 岁或 30 岁以下人群中[114]。这种新的人口统计模式与 20 世纪 80 年代和 90 年代相反，当时男性，非裔美国人和 40—49 岁的人群的感染率最高[115]。尽管注射吸毒是这些时间段内的主要途径。美国发生的另一个重要的人口变化是急性 HCV 感染的发病人群从该市的城市向郊区和农村地区转移。这种转变在密西西比河以东的农村和阿巴拉契亚县（图 29-4）[114]。

四、慢性丙型肝炎的自然史

如前所述，最近感染 HCV 的人中，约有 27% 发生自发感染清除[105]，80% 在获得 HCV 后 1 年内达到病毒清除[107]。然而，大多数新感染者发展成为慢性 HCV 感染，其特征是在已知暴露日期后 6 个月或更晚仍可检测到 HCV RNA[116]。对于大多数被诊断患有 HCV 的人，无法确定感染日期，并且通常缺乏连续 HCV 检测以证明 HCV 血清转换和病毒持久性。因此，为了指导临床决策和公共卫生干预措施，HCV 感染最好在持续感染和感染已消除相对比的背景下进行描述（图 29-5）。

几乎所有与 HCV 相关的发病率和死亡率都是由慢性 HCV 感染引起的肝脏炎症和可导致肝硬化和肝细胞癌的纤维化引起的。肝外表现增加了疾病的负担（图 29-6）。与急性感染相似，慢性丙型肝炎病毒感染在感染的最初几十年中通常很少或没有临床表现。然而，诸如疲劳和抑郁之类的系统性疾病降低了许多 HCV 感染患者的生活质量指数。难以辨别这些症状是由 HCV 还是并发症（如药物滥用和精神健康问题）引起，但在成功进行 HCV 治疗后症状可以得到改善[117-122]。尽管在 HCV 感染的第一个 10 年中有

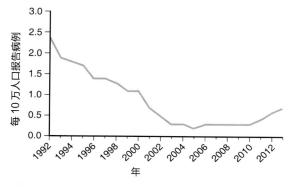

▲ 图 29-3 1992—2013 年美国急性丙型肝炎的发病率

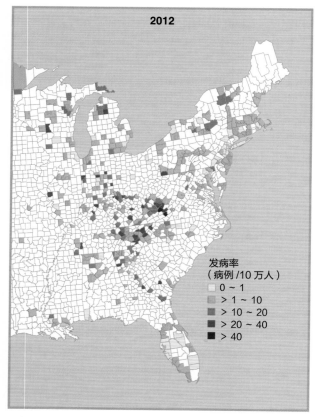

▲ 图 29-4 美国 2006 年和 2012 年选定的急性 HCV 感染报告

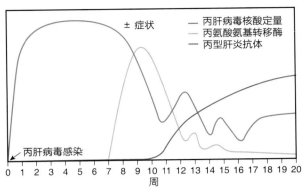

▲ 图 29-5　HCV 感染的血清学标志物

报道 HCV 相关的死亡率，9% ～ 51% 的 HCV 感染者将在 10 ～ 35 年的慢性感染后发展为肝硬化[116,123-129]。对于所有研究来说，20 和 30 年预测的肝硬化累计概率分别为 16%（95% 置信区间为 14% ～ 19%）和 41%（36% ～ 45%）。肝硬化患者每年发生肝细胞癌（HCC）的风险为 1% ～ 5%[116,130,131]，在进展至失代偿期肝硬化后的一年内发生肝细胞癌（HCC）的风险上升至 15% ～ 20%[132]。

　　HIV、HBV、酒精和脂肪变性可加速疾病进展。由于 HCV 感染直到疾病晚期才出现明显的临床症状，这使得确定具体感染时间较为困难，准确评估肝炎的自然病程是一个具有挑战性的问题。不同研究方法（前瞻性与回顾性），招募条件设置（基于诊所和社区）以及人群特征，对 HCV 相关疾病进展的估计差异很大。从 HCV 感染者的前瞻性研究中获得的数据通常显示出比回顾性研究中的疾病进展率更低的疾病进展率。例如，一项前瞻性研究显示，在怀孕期间使用过受污染的抗 D 免疫球蛋白后感染 HCV 的年轻女性随访 18 ～ 20 年，发现经组织学证实的肝硬化和桥接纤维化的发生率分别为 1% ～ 2% 和 2% ～ 10%[133]。相比之

下，对 HCV 感染者 20 ～ 30 年的回顾性研究显示肝硬化发病率为 17% ～ 55%，HCC 发病率为 1% ～ 23%[133]，肝脏相关死亡率为 1% ～ 23%[126,129,134]。虽然前瞻性研究可以得出有关丙型肝炎自然病史数据，可以确定接触时间和确切的 HCV 感染时间，但它们通常受到暴露类型和相对较短的随访期的限制。与前瞻性研究相比，回顾性研究可以产生更长的观察期，但受限于估计感染时间、寻找促进疾病进展的因素，以及在临床环境中的患者中抽取研究对象时可能存在选择偏差。

　　尽管受特定研究方法相关的限制，但数据在记录至少三种与慢性 HCV 感染相关的特征方面是一致的。

　　（1）随着 HCV 感染的长度，疾病进展的风险增加。

　　（2）疾病的进展是非线性的，并且可以在疾病持续时间延长后加速。

　　（3）HCV 相关发病率和死亡率的风险受某些患者特征和辅助因子的影响（表 29-1）。

　　肝纤维化的严重程度与慢性感染的持续时间直接相关，从感染到肝硬化的中位持续时间为 30 年（28 ～ 32 年）[135]。疾病的进展似乎随着年龄的增长而加速[132,135]。HCV 感染 20 ～ 30 年后，

表 29-1　促进 HCV 相关肝病进展的因素

- 男性
- 感染时年龄较大
- 感染持续时间
- 使用酒精
- 胰岛素抵抗性糖尿病
- 脂肪变性
- HIV 感染和其他免疫抑制状态

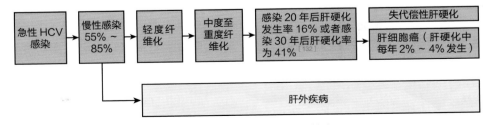

▲ 图 29-6　HCV 感染的自然史

HIV、HBV. 酒精和脂肪变性可加速疾病的进程

肝硬化的风险从 16% 增加到 41%[132]。除 HCV 感染的持续时间外，感染时的性别和年龄会增加纤维化进展的风险。 男性的肝脏纤维化率高于女性的 10 倍且与年龄无关[136]。在对 3 项前瞻性和回顾性研究的 2235 名参与者的分析中，男性比女性每年纤维化进展率高 39%[135]。

疾病进展风险增加的还有 HCV 感染时年龄较大的人：与年龄在 41—50 岁之间的人相比，50 岁或以上感染者的肝纤维化率每年增加 67%[132,135]；在初始 HCV 感染时，风险随年龄逐渐增加。在接受污染的抗 D 免疫球蛋白后，对年轻（平均年龄 24 岁）接触 HCV 的妇女的研究揭示了感染时间、男性以及感染时的年龄的影响。 感染 35 年后，在 718 名女性的整个队列中仅检出 9% 的肝硬化临床症状；这项研究包括 149 位在治疗后获得持续病毒学应答（SVR）（HCV 感染治愈的标志）的女性[128]。一项针对爱尔兰 374 名类似女性的研究发现，其进展率相似，并证明纤维化阶段可能随着时间的推移而减轻[137]。

其他增加纤维化进展风险的因素包括肥胖、胰岛素抵抗、2 型糖尿病和饮酒[116,132,135]。多项研究表明，过量饮酒会加速 HCV 疾病的进展[135,138-142]；在一项研究中，对于每日饮酒量大于 50g 的人，纤维化率增加 34%[135]，与那些饮用低于此量的 HCV 感染者相比。 脂肪变性加重是一种独立的辅助因子，与纤维化加重密切相关[143-147]；至少有一项研究发现 HCV 基因 3 型的感染有助于这种关联[143]。酒精使用与脂肪变性有关，这表明这些疾病辅助因子之间存在相互作用。尽管在患有疾病进展的其他辅助因子的人的研究中已经显示出更严重的脂肪变性和更高的纤维化进展之间的关联[128]，但是脂肪变性似乎在从晚期纤维化进展为肝硬化或保持肝硬化的患者中减轻[148]。

接受免疫抑制治疗，某些宿主遗传因素以及 HBV 或 HIV 的合并感染也会影响 HCV 相关的疾病进展[116,132,135]。与单独感染 HCV 的人相比，HCV 和 HIV 合并感染者出现有症状的肝病，肝硬化，肝衰竭加速发展。最近，来自超过 18 000

名患者的队列数据证实，HCV/HIV 合并感染组的肝脏相关死亡率比 HIV 单一感染组高 9 倍[152]。HCV 感染几乎不影响艾滋病相关疾病[153]。

许多肝外表现归因于 HCV[117,154-157]（表 29-2）。然而，支持 HCV 与特定表现的因果关系的流行病学证据的强度各不相同。与 HCV 有致病关联的有力证据包括混合性冷球蛋白血症、非霍奇金淋巴瘤、Ⅱ 型糖尿病和胰岛素抵抗、心血管疾病、肾脏疾病以及影响生活质量的一般全身症状（如疲劳和认知缺损）[118-120,158-226]。

在 HCV 相关的冷球蛋白血症中，含有 HCV 颗粒的免疫复合物沉积在毛细血管、小静脉或小动脉的壁中，引起小血管炎症。在感染 HCV 的患者中，40% 患有循环冷球蛋白，5%～25% 患有血管炎[227]。在一项 Meta 分析中，混合性冷球蛋白血症的风险比非 HCV 感染患者高 12 倍[156]。混合性冷球蛋白血症的血管炎并发症有所不同，从轻微症状（如紫癜和关节痛）到更严重的中枢神经、肺和肾系统受累。HCV 治疗和病毒的成功清除会使 HCV 相关混合性冷球蛋白血症及其相关的肝外表现的消退或改善[162]。HCV 感染者患非霍奇金淋巴瘤风险增加 2～5 倍[164-171]。非霍奇金淋巴瘤发病率在已清除 HCV 感染者中较低，证实 HCV 是该肿瘤的致病因素[168]。

HCV 感染还与胰岛素抵抗和糖尿病增加有关[229,230]。美国国家健康调查数据分析显示，对于 40 岁或 40 岁以上的成年人，HCV 感染者患糖尿病的可能性是未感染 HCV 的 3 倍多[177]。在中国台湾地区，对一个乡镇居民的纵向研究发现，HCV 感染者的累积糖尿病发病率（14.5%）高于未感染者（8.5%）[230]。HCV 感染者肝脏脂肪变性（肝脏脂肪积聚）的风险增加，反映了病毒蛋白质参与脂质代谢、宿主（如肥胖）和其他（如药理学）因素[231,232]。在 HCV 感染者中，同时患有糖尿病与肝脏脂肪变性增加了肝细胞癌的风险（RR 2.81）[233]。1991—2008 年台湾对 1095 名抗 HCV 阳性者的研究表明此类患者患有循环和肾脏疾病的死亡风险增加[234]。研究还表明 HCV 患者患心血管疾病的风险增加，特别

表 29-2　与 HCV 感染和影响 HCV 治疗的相关肝外表现

HCV 相关的肝外表现	流行病学相关 *	HCV 治疗对表现的影响
混合性冷球蛋白血症[158-163]	强相关	HCV 治疗预防或改善疾病进展的证据
非霍奇金淋巴瘤[164-174]		
糖尿病（2 型糖尿病和胰岛素抵抗[175-186]）		
心血管疾病[187-194]		
疲劳[119-121, 195-197]		
认知障碍[118, 198-200]		
降低与健康相关的生活质量[120, 201-204]		
肾脏疾病[205-212]		
干燥综合征[213-216]	弱到中度关联	没有证据
迟发性卟啉病[217, 218]		
扁平苔藓[219-222]		
类风湿性关节炎[223]	极少关联	没有证据
特发性肺纤维化[224]		
自身免疫性甲状腺炎[225]		
自身免疫性血细胞减少症[216, 226]		

*. 该关联的强度基于研究的数量、研究对象的数量以及支持 HCV 感染与所研究的肝外表现之间的关联性的一致程度

是颈动脉粥样硬化[187-194,234]。在 7 个台湾乡镇进行的社区前瞻性研究发现慢性 HCV 感染是脑血管死亡的独立预测因子，死亡风险与 HCV RNA 水平相关[234]。台湾进行的回顾性队列研究表明，当患者接受 HCV 治疗并实现病毒清除，其发生中风的风险降低[189,190]。

无论有无并发症、HCV 感染阶段或肝病分期如何，HCV 感染者的生活质量都会降低[117]。疲劳和认知障碍是 HCV 感染者的常见症状[118-120,195-200,202]，它们会降低生活质量[120,201-204]。超过 50% 的 HCV 感染者报告有疲劳症状，其严重程度与 HCV RNA 水平无关。有研究提示，疲劳症状在 50 岁以上的人中最常见[196]。HCV 感染者也可能出现认知功能下降。在英国进行的一项研究发现，与对照组相比，感染 HCV 的患者精神集中和记忆能力均有所降低，包括已经清除 HCV 感染的人（即那些检测抗 HCV 阳性和 HCV RNA 阴性的人）；注射毒品史不能解释观察到的认知功能差异[198]。HCV 治疗可改善与 HCV 感染相关的症状，改善感染患者的生活质量。

其他皮肤病、眼病和自身免疫疾病与 HCV 感染有关。 在患有卟啉症的患者中，基于通过 PCR 的核酸测试，约 50% 患者存在 HCV 感染；与对照组相比，HCV 感染者患病风险较高，且研究显示，地理位置不同，风险会不同[217]。对涉及 2197 名患者的 6 项研究进行的 Meta 分析发现，优势比（OR）波动范围很大，数值范围为 1.42～7.43，所有研究总的 OR 值为 4.47[216]。与 HCV 感染相关的另一皮肤病变 - 扁平苔藓的患病率在不同地区也不同，其发病率可能与其他相关因素（如遗传差异）的差异相关[221,222]。需要更多的证据来证实这些疾病与 HCV 的相关性及针对 HCV 治疗对临床预后的影响。这些数据对于更新治疗指南和提高评估抗病毒治疗 HCV 感染的成本 - 获益模型的精确度有很大价值。

在晚期肝病患者中，实现 SVR 可降低 HCV 相关发病率和死亡率的风险。 与没有 SVR 的患者相比，SVR 患者全因死亡率降低 74%，肝衰竭降低 93%，肝脏相关死亡率和移植率降低 93%[235]。12 项研究的汇总分析结果显示，SVR

后 HCC 的发病率可下降 76%，无应答者每人每年 HCC 发病率 1.67%，达到 SVR 后降至每人每年 0.33%[236]。尽管实现 SVR 降低了患 HCC 的风险，晚期纤维化或肝硬化的风险并未消除。晚期纤维化或肝硬化患者可在达到 SVR 后 8～10 年后发生 HCC，这提示我们在病毒清除后仍需对晚期肝病患者进行 HCC 持续监测[235,237]。

五、儿童丙型肝炎病毒

与成人相似，婴儿和儿童可能因接触受 HCV 感染的血液和血液制品而受到感染，医疗环境中的感染控制不佳以及接触 HCV 感染的家庭成员是其感染的重要原因[29,85,238]。感染 HCV 的母亲所产的婴儿出生时即有可能获得 HCV 感染（见垂直传播）。

在儿童时期感染 HCV 的人群中，55%～81% 会发生慢性 HCV 感染[32,81,239-241]。病毒血症可能是间歇性的，15% 通过 NAT 检测 HCV RNA 阳性的儿童，初次 HCV RNA 的检测呈阴性[81]。通常，出生时通过围生期途径感染并且自发清除 HCV 的儿童在 15 个月内出现这种情况[81,86]。然而，长达 6～10 年针对 RNA HCV 阳性的儿童观察研究数据表明，在这段时间内，围生期感染 HCV 的儿童中有 6%～14% 会自发清除病毒[86,239,242]；有研究提示，HCV 基因 3 型是自发性病毒清除的阳性预测因子[242]。

虽然有婴儿期急性 HCV 感染后肝衰竭的个案报道[243]，但围生期暴露婴儿的急性感染症状较通常轻微，其中只有约 10% 的儿童发现肝大（最常见的表现）[81]。肝大与转氨酶升高和 PCR 检测 HCV 阳性有一定的相关性，感染艾滋病毒的婴儿更容易出现 HCV 感染的临床症状。

在其他健康的儿童中，丙型肝炎通常不会导致严重的肝损伤。虽然这种疾病有可能导致肝硬化、肝衰竭和肝细胞癌，但这些结果在儿童期很少见。在 332 名患有多种传播途径所致的持续性 HCV 感染儿童中，随访 10 年期间有 6 名（1.8%）进展至失代偿性肝硬化[242]。其他研究发现了类似的风险，4%～12% 的 HCV 感染儿

童发生桥接纤维化，0%～3% 的 HCV 感染儿童在 10～13 年内发生肝硬化[244-247]。接受过受污染血液制品的儿童中，只有不到 3% 的人在感染 HCV 感染 20～35 年后患有肝硬化[32,248]。

部分并发症可以影响儿童 HCV 相关性肝病的风险。HCV 感染的 B 型地中海贫血儿童患肝病的风险更高，患有 B 型地中海贫血时 10%～30% 的 HCV 感染儿童会进展至肝硬化[249]。在一项针对 138 名血友病和 HCV 感染者的研究提示，纳入研究的患者 HCV 感染时间平均为 28 年，其中共有 19 例（14%）患者患有肝硬化，2 例患有 HCC[250]。慢性 HCV 感染进展为晚期纤维化与肥胖、脂肪变性和病程有关[244]。当儿童进入青春期后期时，感染和疾病进展可加速，反映感染持续时间和可能接触某些造成疾病进展的因素（如酒精）[243,246]。两名 HCV 感染青少年的 HCC 报告显示，感染 HCV 的儿童的疾病进展可能相对较快[251]。接触 HCV 的儿童需要接受检测以检测 HCV RNA，然后确认自发清除或持续存在 HCV 感染，针对慢性 HCV 感染给予适当的抗 HCV 治疗。

（一）丙型肝炎病毒的流行病学

2005 年，世界卫生组织估计世界人口的 2.8%（约 1.84 亿人）抗 HCV 抗体阳性，提示其既往或现症 HCV 感染[109]，相对于 1990 年估计的 1.22 亿的 HCV 感染人群显著增加（图 29-7）。根据世界卫生组织的估计，这些人中有 75%～85%（即 1.3 亿～1.5 亿人）可能患有 HCV 感染[108]。在全球区域的 WHO 分析中，HCV 患病率在亚洲中部和东部以及北非最高（＞3.5%）。中等情况位于（1.5%～3.5%）南亚、东南亚、撒哈拉以南非洲、拉丁美洲、加勒比海、大洋洲、澳大拉西亚以及中部、东部和西部的欧洲。亚太地区、拉丁美洲热带地区和北美洲最低（＜1.5%）[109]。2/3 的 HCV 感染者生活在四个地区：东亚（包括中国）、南亚（包括巴基斯坦、印度）、东南亚（包括泰国）和北非（包括埃及）。但是，这些区域内的国家和国家内部的国家之间存在相当大的差异。在所

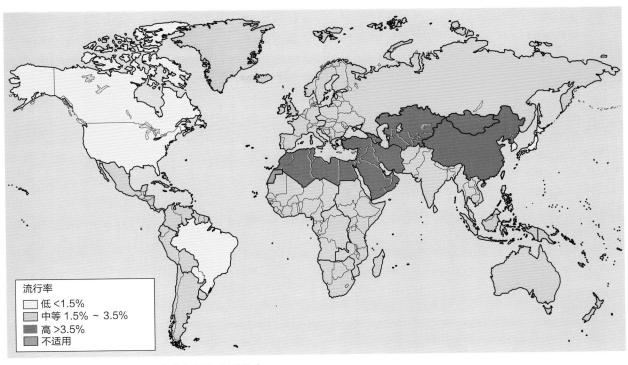

▲ 图 29-7 2005 年 HCV 疾病负担和全球分布

估计值来自 1997—2007 年发表的 232 项研究数据的 Meta 分析，以及截至 2010 年的 NHANES 数据。利用区域人口年龄权重来计算点患病率

有地区，HCV 感染率随年龄或出生队列而变化，老年人中观察到的患病率最高（> 50 岁）。

尽管世卫组织和其他机构为统计全球 HCV 感染率作了很大努力，但由于多种原因目前对其感染现状统计仍存在误差。许多国家缺乏一般人口的流行率数据，在缺乏国家层面数据的情况下，根据区域数据、专家意见、献血者登记处的数据可能无法全面反映一个国家普通人口的疾病感染率情况[65,109,252-257]。其次，许多国家数据更新较慢，限制了我们了解随着时间的推移的 HCV 感染率变化。按年龄和出生队列流行率差异显示，许多国家在实施预防措施后的 HCV 发病率下降（来自 HCV 血液的筛查）[95,252,253]。世界卫生组织的估计值是基于一个假设，即国家特定的 HCV 感染流行率数据适用于整个儿童和成人群体。同样有问题的是，使用测量抗 HCV 抗体阳性率的调查而不是通过 NAT 检测 HCV 的存在，这限制了区分既往和现症感染 HCV 的可能[252,253,258]。估计有 1.15 亿人（全球 1.6% 的人）存在 HCV 感染，其中现症感染患者约 8000 万（1.1%）[253]。HCV 感染的真正全球流行率被认为在这一公布的估计

范围内[108,109,253]。

除埃及外，北非国家 HCV 感染率较低，为 0.3% ～ 1.2%[259]。然而，这些国家的区域流行率受埃及 HCV 感染负担的影响。2008 年埃及人口与健康调查（DHS）估计，15—59 岁的埃及人口中有 10% 存在现症 HCV 感染，但 2015 年国土安全部的初步统计表明，该年龄组人群的丙型肝炎患病率已降至 7%。如前所述，高流行率归因于在血吸虫病控制运动期间发生的 HCV 暴露，直到血吸虫病的口服药物问世前，20 世纪初至 20 世纪 80 年代的血吸虫控制过程中使用了大量的静脉抗血吸虫治疗[260,261]。在正规和非正规临床护理环境中接触 HCV 是持续传播的主要原因，导致每年约 150 000 例新发感染[262]。

抗 HCV 抗体流行率高的亚洲地区包括蒙古（10.8%）、巴基斯坦（6.7%）和台湾（4.4%）[253]。与埃及相似，医疗环境暴露是 HCV 传播的主要模式。另一个抗 HCV 抗体阳性率高的国家是格鲁吉亚（6.7%），其中感染归因于注射吸毒和不安全的医疗保健[263]。虽然流行率相对较低，但在中国和印度这种人口密集的国家分别约有 1500

万和 700 万 HCV 感染者[253]。

在撒哈拉以南非洲，估计有 2.65% 的人口感染 HCV[258]；不同人群和地区之间的流行率有差异（图 29-8）。抗 HCV 抗体流行率在中非国家（6.9%）最高，其次是西非（3.7%）和东南非洲（0.67%）。尼日利亚是非洲最大的国家，也是该地区 HCV 感染率最高的国家之一（8.4%），其次是加蓬和喀麦隆[253,258]。加纳的研究提示该国不同地区 HCV 感染率的差异很大，反映了该国在 HCV 相关的风险暴露的差异[264]。尽管存在这些风险，非洲 HCV RNA 阳性率的报告比其他地区约低 50%。较低的 HCV RNA 阳性率提示急性感染后 HCV 的自发清除，源自非洲的 HCV 基因型的群体具有有效的免疫应答和感染的清除。当然也可能提示样本采集、运输和当地 HCV NAT 质量的欠缺可能影响了 HCV NAT 检测的可靠性[258]。

在欧洲、北欧和西欧国家除葡萄牙（1.8%）、希腊（1.9%）和意大利（2.0%）外，HCV 患病率最低（<1.5%）。中东欧国家 HCV 患病率最高，其中俄罗斯（4.1%）、乌克兰（3.6%）和罗马尼亚（3.2%）的 HCV 感染负担最大[253,254]。在美洲，大多数国家的 HCV 感染率低于 1.5%。巴西的患病率估计为 1.6%[253]。

基于现有数据的模型表明，大多数国家的 HCV 感染率正在下降[95,256,265]。反映了自病毒发现以来 HCV 感染预防的改善以及 HCV 感染和其他原因引起的死亡率的改善，这些因素减少了 HCV 感染人群的规模[95,254,256]。与这一趋势相吻

合的是，中老年人感染丙型肝炎的患病率通常最高，这些人已经感染丙型肝炎多年，与丙型肝炎相关的疾病和死亡率也在增加[95,253,255,264,266]。例如在埃及，40 岁或 40 岁以上的人群患病率最高，该人群 HCV 感染率高达 25%[267]。

尽管整体 HCV 感染率下降，但全球范围内，由于长期存活的 HCV 感染者（即几十年）数量较多，HCV 相关疾病和死亡率正在增加；HCV 相关发病率和死亡率增加的国家包括欧洲（如德国和法国）、美洲（如美国和巴西）和亚洲（如印度）[95,253,254,266,268]。在大多数欧洲和南美国家以及其他地区的某些国家（如美国[269]、日本、蒙古、巴基斯坦等[270]），HCV 是导致 HCC 的主要原因。实际上，欧洲、美国和其他国家的 HCC 发病率正在升高[271]。HCV 相关死亡率也在增加。1990—2013 年报告的 HCV 归因死亡人数增加了 84%，从 381 000 增加到 705 000（表 29-3[272,273]）。虽然健康模型证明通过更广泛的 HCV 检测、护理和治疗可以减少 HCV 相关的发病率和死亡率，但[268,274,275] 增加的发病率和死亡率趋势并未反映出 HCV 诊断和治疗的改善。中低收入国家中只有一小部分（不到 1/3）的人得以诊断，除少数国家外（如澳大利亚、荷兰和法国），仅有不到 50% 的感染患者得到诊断，只有 10% 的人得到医疗机构的治疗[33,95,252-254,276]。

在美国，2003—2010 年 NHANES（仅包括非机构化的美国平民人口）的数据显示，HCV 感染的估计流行率为 1.0%，相当于 270 万慢性感染者（置信区间为 220 万～320 万人）。这一

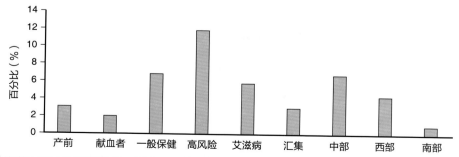

▲ 图 29-8 非洲的 HCV 血清阳性率、风险、环境和地区

对 2002—2014 年 33 个国家的 213 项研究进行 Meta 分析（n = 1 198 167 人）[数据引自 Rao VB, Johari N, du Cros P et al. Hepatitis C seroprevalence and HIV co-infection in sub-Saharan Africa: a systematic review and meta-analysis. *Lancet Infect Dis* 2015；15（7）：819-824.]

表 29-3　2013 年全球传染病死亡的十大主要原因

传染病	死亡人数
下呼吸道感染	265 万
艾滋病毒 / 艾滋病	134 万
结核病	129 万
腹泻	126 万
疟疾	855 000
丙型肝炎	705 000
乙型肝炎	686 000
脑膜炎	304 000
梅毒	137 000
麻疹	96 000

引自 GBD 2013 Mortality and Causes of Death Collaborators. Global，regional，and national age-sex specific all-cause and cause-specific mortality for 240 causes of death，1990-2013：a systematic analysis for the Global Burden of Disease *Study*. *Lancet* 2013：385：117-171

调查可能低估了美国真正的感染负担，因为这项调查不包括被监禁的人群，无家可归者和已知增加 HCV 感染风险的其他人群[95]。尽管在统计误差范围内，相对于 1999—2002 年 NHANES 数据进行的类似分析，最近的数据中显示 HCV 感染人数少了约 50 万人[115]。最近一项系统性审查对这些排除因素进行了评估，即 100 万不属于 NHANES 抽样框架中代表人群，且 HCV 抗体阳性的 HCV 感染者（人数范围为 40 万～ 180 万），包括 505 000 名被监禁者、222 000 名无家可归者、123 000 名印第安人保留地居住者、75 000 住院患者[93]。

NHANES 数据提供了美国 HCV 感染者的流行病学特征。与未感染过 HCV 的人相比，慢性 HCV 感染者的更可能的流行病学特征是：40—59 岁、男性、非西班牙裔黑人人种 / 种族，并且在美国出生。与之前的 NHANES 分析一样，1992 年之前注射吸毒和接受输血仍然是 HCV 感染的重要危险因素。然而，目前只有大约一半的 20—59 岁患有 HCV 感染的人报告至少有这些风险因素中的一种，这表明患者不愿报告风险病史

或暗示 HCV 传播（如医疗保健暴露）可能在患者不知道的情况下发生。

尚无针对婴儿、儿童或特别是青少年 HCV 感染患病率的统计，但它无疑远远低于美国普通人群中 1.0% 的患病率[95]。然而，具有某些 HCV 感染高危因素，如注射吸毒的青少年人群 HCV 流行率高于一般儿科人群。在一项对新入狱的青少年的调查中，2% 存在 HCV 感染证据，其中 95% 曾注射吸毒[277]。

在这些特定风险人群和一般人群中，中年和老年人的 HCV 感染率通常最高，这一观察结果已成为美国 HCV 筛查建议的基础（图 29-9）[278,279]在 1945—1965 年出生的人中，估计患病率为 2.6%（95%CI 为 2.1%～ 3.2%），相当于估计有 216 万人（95%CI 为 170 万～ 261 万人）患有 HCV 感染。根据这些最新估计，出生队列中的人群抗 HCV 阳性的可能性是其他成人的 6 倍[95]。在这一群体中，美国黑人的 HCV 感染率（6.4%）是白人的两倍。在出生队列中，除了不成比例的慢性感染率之外，出生时就有 HCV 感染的人群具有更高的 HCV 相关发病率和死亡率。2001—2010 年，HCV 相关的住院患者就诊率增加了 60% 以上，婴儿潮一代患者占这些就诊人数的 71%[280]。此外，HCV 感染的婴儿潮一代患者的 HCV 相关死亡率[269]最高。2015 年，估计有 100 万 HCV 感染者（95%CI 为 875 000 ～ 1 245 000）符合美国立即抗病毒治疗的最高标准，其中大多数（81%；95%CI 为 73%～ 87%）出生于 1945—1965 年[278,281]。

1999—2007 年，HCV 的死亡率增加了 50% 以上，死亡人数达到了 15 106 人，超过了艾滋

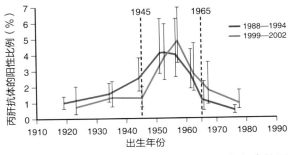

▲ 图 29-9　按出生年份分列的 HCV 患病率（美国，1988—1994 年流调结果和 1999—2002 年流调结果）

病病毒死亡人数（图 29-10）。 2013 年，HCV 相关死亡人数持续上升，达到 19 368 人（每 10 万人 5.03 人）。这些数据中记录的死亡人数几乎占所有 HCV 相关死亡人数的相当部分。 一项研究显示，只有不到 20% 的 HCV 感染死者在其死亡证明上列出了 HCV，尽管 75% 或更多的人有严重肝病的死前证据[282]。在重要记录中，HCV 被列为死亡原因的死者平均比没有感染的死者早 22 ～ 23 年死亡[283]。

（二）丙型肝炎病毒基因型

丙型肝炎病毒可分为七种基因型，其中大多数含有多种亚型[284,285]。在这 7 种基因型中，有 67 种确证的亚型。此外，20 个亚型已被暂时确认，还有 22 个亚型已被识别，但仍未确定[286,287]。每个丙型肝炎病毒株用数字（基因型）和小写字母（亚型）进行鉴定。

具有不同基因型的 HCV 病毒株之间的平均核苷酸差异为 30% ～ 35%[286]，亚型为 15%[287]。HCV 基因型的差异发生于 500 ～ 2000 年前[288]。因此，在一个特定的地理区域发现属于同一基因型的高度分化病毒株时，表明在该地区存在一个特定的地方性 HCV 基因型数百年或数千年之久[289]。例如，证据指向 HCV 基因 2 型在西非发源，然后成为地区优势病毒型[290-292]。其

他在地理上聚类的 HCV 基因型包括中非[293]和中东的基因 1 型和基因 4 型，巴基斯坦的基因 3 型[294]和东亚的基因 6 型[295]；大多数感染最近发现的 HCV 基因 7 型的患者居住在刚果民主共和国[296]（图 29-11）。 自 20 世纪中叶以来，某些亚型（如 1a、1b 和 3a）由于通过输血、不安全的注射和其他医疗程序传播以及在注射吸毒者之间共用注射设备而在全球范围内传播。 这些地理上不同的病毒株导致西方国家绝大多数的感染[289,297]。

为了统计 HCV 基因型的分布，有研究分析了 1989—2013 年期间发表的基因型检测结果，评估了全球疾病负担（GBD）项目的总体 HCV 流行率[286,298]。该分析显示基因 1 型是世界上最常见的 HCV 感染类型：117 个国家报告的基因型信息中 85 个国家报告由该基因型引起的感染。在全球范围内，基因 1 型估计有 8340 万（46.2%）感染者，亚型 1a 和 1b 分别占感染的 31% 和 68%。 基因 3 型是仅次于上述两种类型的 HCV 感染类型，估计有 5430 万例现症感染人群（全世界 30% 的 HCV 感染患者），其中约 3/4 发生在南亚人群中。

基因 2、4、6 型是全世界大部分 HCV 感染的其他基因型，分别估计为 1650 万（9.1%）、1500 万（8.3%）、980 万（5.4%）；基因 5 型是相对最少的 HCV 感染类型（140 万，或小于所有病例的 1%），其中大多数发生在撒哈拉以南非洲南部和东部。HCV 基因 2 型在西非和南美洲部分地区常见，由于非洲和美洲之间 HCV 谱系变化的分子时钟估计与跨大西洋奴隶贸易相关的人口迁移时间表吻合，该地区的 HCV 基因型反映了这一历史事件[291]。

自 19 世纪中期以来，HCV 基因 4 型的多个谱系已从中非输出到北非。其一是亚型 4a，它是埃及的主要 HCV 基因型[293]，主要由于在抗血吸虫病公共卫生运动中使用的不安全注射[260,261]。基因 4 型感染已在其他非洲国家被分离，包括喀麦隆和加蓬，亚型 4d 目前在许多国家的一些注射吸毒人群中普遍存在，特别

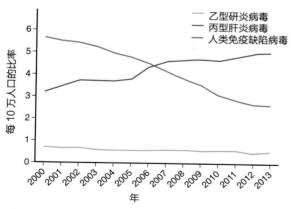

▲ 图 29-10　美国 2000—2013 年因乙型肝炎和丙型肝炎病毒以及人类免疫缺陷病毒感染被列为年死因的年度调整死亡率

引自 Ly KN, et al. The increasing burden of mortality from viral hepatitis in the United States between 1999 and 2007. *Ann Intern Med* 2012；156:271-278.

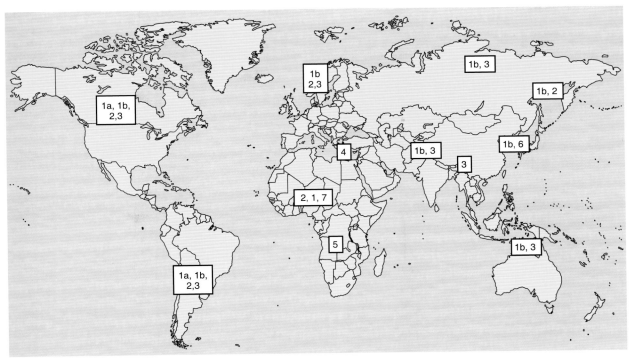

▲ 图 29-11 　各地区的 HCV 基因型和亚基因型

是在西欧[301]。

在美国，来自大型卫生系统和商业实验室的数据显示大约 70% 的 HCV 感染为基因 1 型，主要是亚型 1a（60%）和 1b（40%）[302,303]。基因 2、3、4 型分别占美国 HCV 感染的 13%、12%、1%[303]。感染 HCV 基因 3 型的人通常比其他类型的 HCV 感染者更年轻，表明这种基因型在 PWID 中的循环[303-305]；按基因型划分的 HCV 感染分布在美国不同地域有很大差异，在某些地区高达 10% 的感染属于某种特定的病毒基因型[302,303]。

（三）诊断

有几种类型的检测方法可用于区分既往或现症 HCV 感染，包括基于实验室的和即时医学血清 HCV 抗体（抗 -HCV）检测、病毒核酸检测（采用各种信号方法或靶向扩增以检测病毒复制的证据）以及基于血清学的 HCV 核心抗原检测（表 29-4）。抗 HCV 试验只提示可能存在当前或过去感染，但无法区分两者，而病毒核酸和核心抗原试验提供了现症 HCV 感染的证据。

（四）抗丙型肝炎病毒筛查分析

在发现 HCV 后不久，含有病毒免疫显性表位的重组蛋白和合成肽被用作免疫诊断试验中的抗原，导致开发商业上可用的酶免疫试验以筛选抗 HCV 免疫球蛋白 G 抗体作为 HCV 感染的证据[306,307]。第一代 HCV 筛选试验基于酵母表达的重组蛋白，该蛋白含有来自 HCV 基因组 NS4 区（C100-3 表位）的表位。

丙肝筛查首次用于血库筛查，这些检测将使输血后相关 HCV（当时称为非甲非乙型肝炎）减少 80%[7,308]。

1992 年，这些检测被更高性能的第二代检测所取代，这些检测采用了额外的抗原，包括来自 HCV 核心和 NS3 区域的抗原；第二代检测技术将感染和抗体检测之间的平均"窗口期"从 16 周缩短至 10 周，灵敏度从 92% 提高到 95%[307,309-311]。第三代检测，1996 年获得许可，包括重新配置的核心和 NS3 蛋白质和添加 NS5 蛋白[306,312,313]使窗口期进一步缩短平均 2 周时间[312-314]，且第三代检测法能发现第二代检测法阴性人群中仍有半数的丙型肝炎病毒感染[309]。第三代检测的敏

表 29-4　抗 -HCV 检测的性能特征

分析名称	生产厂家	灵敏度（%）	特异性（%）	实验场所	优　点	缺　点
VITROS 抗 HCV 测定	奥托临床诊断	99.5	98.2	实验室	自动化的；高通量的；成本有效的；与实验室信息系统的接口；可用的信号 cutoff 比率的读取	包括静脉切开和血清 / 血浆分离；需要训练有素的工作人员；较大的样本量；专用设备；低通量设置昂贵
ADVIA 半人马分析	西门子	97.5	99.9			
ARCHITECT 抗 HCV	雅培诊断	99.1	99.6			
抗 -HCV 免疫测定（COBAS E411 免疫分析仪）	罗氏诊断	99.4	97.2			
抗 -HCV 免疫测定（COBAS E601 免疫分析仪）	罗氏诊断	99.6	97.1			
ECRISE 抗 -HCV 免疫分析（基于模块化分析 E170）	罗氏诊断	99.6	96.9			
OraQuick 丙型肝炎病毒抗体快速检测（静脉血）	奥拉休尔技术	99.5	99.0	实验室；现场	CLIA 豁免检验；即时检验；较小的样本量；无须静脉切开和预分析；结果在 30min 内可用	低通量；结果只是定性的；每次测试的成本高于实验室系统；需要第二次采血以确定当前的丙型肝炎病毒感染状况
OraQuick 丙型肝炎病毒抗体快速检测（指血）	奥拉休尔技术	97.9	98.5			

感性和特异性是分别为 97% 和 99%[306,312,313]。抗 HCV 检测现在也可用作即时检测[33,315,316]，其表现出与基于实验室检测相当的性能[33,317]。HIV 患者中抗 -HCV 检测的敏感性较低[318,319]。

（五）确认测试

历史上，在反应性抗 HCV 血清学或即时检验筛选试验之后进行第二次验证性抗体试验。1993 年，FDA 批准了重组免疫印迹试验（RIBA）作为确证试验；下一代测试于 1999 年获得许可。RIBA 是一种条带分析，包括与免疫诊断分析中使用的相同抗原以及人类超氧化物歧化酶，以检测非特异性抗体[310]。RIBA 测试建议用于检测具有抗 HCV 检测反应性的人，特别是那些 HCV 感染风险低的人[320]。如果至少有两种抗原是反应性的，并且没有检测到非特异性抗体，则 RIBA 检测被认为是阳性[306,310]。RIBA 的测试有局限性。该测定是"劳动密集型"的，比其他类型的测试成本更高，并且仅检测到抗体。这些障碍限制 RIBA 测试用于确认 HCV 感染状态。近年来，RIBA 测试变得非常难以施行。2013 年，

RIBA HCV 免疫印迹分析条带（初始 HCV 抗体检测后使用的补充试验）在美国已经停止且不再使用[321,322]。

（六）目前丙型肝炎病毒感染的检测

2013 年，疾病和控制预防中心建议对 HCV 抗体进行所有反应性筛查试验，然后对 HCV 进行 NAT 检测（图 29-2）[322]。该建议改变了 HCV 检测的重点，从确认 HCV 抗体（过去或现在 HCV 感染的非特异性标志物）到 HCV 感染的检测。有效的 HCV 治疗增加了检测当前 HCV 感染并将感染者与护理和治疗联系起来的益处。

HCV RNA 的检测是确认 HCV 感染诊断和监测治疗期间及随访病毒载量的金标准[322]。HCV RNA 检测的定性和定量 PCR 检测已被批准用于临床，商业上可用于定量 HCV 的 PCR 检测的下限为 12 ～ 43U/ml[323]。HCV NAT 可在感染过程的早期检测到急性 HCV 感染，甚至在患者发生 HCV 抗体之前。虽然从病毒血症到检测 HCV 抗体的典型窗口期为 7 ～ 8 周（在某些情况下延长至 13 周[324]），但 NAT 可在 HCV 暴露

后3～5天检测到血清或血浆中的 HCV RNA[306]。对于 HCV 感染者，定量测量病毒载量，帮助指导治疗方案的选择和治疗反应的确定。在治疗结束后12～24周内未检测到 HCV 的人被认为已达到 SVR 或感染治愈[325]。

HCV NAT 的替代方案是 HCV 核心抗原测试。该 HCV "核心" 或核衣壳蛋白是长度为191个氨基酸的磷蛋白[306]。已经开发出用于单独或与抗 HCV 组合检测 HCV 核心抗原的测定法[326]。HCV 核心抗原测试有非常多的优点。首先，这些测试基于血清学，相比需要样品处理、扩增和检测的多步复杂测定的分子测定简单。此外，已显示 HCV 核心抗原检测在献血者检测中具有99%的特异性，在检测急性感染后血清转化患者的 HCV RNA 阳性 / 抗体阴性标本时具有超过97%的灵敏度[327]。

雅培公司的 CE 标记 HCV 核心抗原检测是目前在欧洲和日本唯一使用的商业检测；目前尚未在美国上市。在血浆供体的一项研究中，来自血清转化前期的供体和已经血清转化的供体[328]中雅培检测法可以检测到100%和89%的 HCV 阳性率，与以前的研究相似，针对 HCV RNA 水平大于3000 U / ml 的样本的敏感性大于90%，HCV RNA 水平小于3000 U / ml 的样本的敏感性大于20%。

因为大多数感染 HCV 的人都有很高病毒载量，HCV 核心抗原检测提供了 HCV NAT 的可行替代方案，特别是在资源受限的环境中。

（七）筛查预防丙型肝炎病毒相关的传播和疾病

基于 HCV 感染风险和疾病负担，建议对特定人群进行 HCV 检测（表29-5）。HCV 检测的目的有两个：降低传播风险（即一级预防），降低已经感染 HCV 的人（即二级预防）的发病率和死亡率。预防 HCV 传播的策略包括筛查血液和其他组织的供体以保护接受者免于暴露和检测具有 HCV 传播风险行为的人（如注射吸毒剂）；检测之后，将 HCV 感染者转诊至推荐的预防、

护理和治疗服务。除了预防新感染外，HCV 检测以及适当的护理和治疗可以大大降低全因死亡率、肝细胞癌和肝脏相关死亡风险[235,268,329,330]。现有数据表明 HCV 治疗诱导病毒清除还降低了达到 SVR 的患者的医疗费用[330]。因此，HCV 检测的完整公共健康益处是通过完成 HCV 检测的级联来实现的，该检测从 HCV 检测和诊断开始，然后将 HCV 感染者与具有足够专业知识的医护人员联系起来，并在最终使得 HCV 感染者接受推荐的护理和治疗。遗憾的是，在美国只有大约一半的抗 -HCV 检测呈阳性的患者进行了确认 HCV RNA 检测以检测当前的 HCV 感染[321,331-333]。只有较小比例的感染者成功进入医疗过程、得到高效的治疗并获得治愈。

在美国，HCV 的第一个建议测试于1998年作为综合预防策略的一部分发布[320]。在这些建议中，建议对 HCV 传播风险高的人进行 HCV 检测，包括那些曾经注射过毒品、曾经接受慢性血液透析、1992年7月之前接受过输血或器官移植或接受1987年以前制作的凝血因子浓缩物的人群。同样推荐用于筛查的是近期接触过 HCV 的人（如职业暴露后的医护人员 HCV 感染的孩子、母亲）；患有其他疾病的人，包括肝脏炎症的证据（即丙氨酸氨基转移酶水平升高）和艾滋病毒

表29-5　CDC 和 USPSTF HCV 检测建议

为1945—1965年间出生的具有重大风险因素的人提供一次性丙型肝炎病毒检测筛查：
- 过去或现在注射吸毒

筛选具有以下其他风险因素的人：
- 在1992年6月之前输血 / 器官移植
- 输注1987年之前制作的血液制品
- 曾经慢性血液透析
- 丙型肝炎病毒感染母亲所生的婴儿
- 鼻内用药
- 不受管制的文身
- 监禁的历史

筛选具有以下医学适应证的人：
- ALT 持续升高
- HIV 感染

感染者。

基于风险的策略在个体风险明显的环境（如药物治疗设置）中最有效，或者可以整合到目标人群的治疗计划中（如 HIV）。 在许多情况下，基于风险的 HCV 检测策略取得了有限的成功，反映了临床医生对 HCV 检测和治疗的益处、HCV 检测过程的复杂性（通常需要患者多次就诊）和检测成本的态度[332,334-336]。临床医生和患者不愿讨论病情也可能导致错过测试机会：在全国健康调查中被确定为患有 HCV 感染的人中，只有 50% 报告有 HCV 风险感染，其余部分不能或不愿意披露这些风险信息[33,95]。由于 HCV 检测策略存在这些局限性，至少有 50% 的 HCV 感染者不知道自己的感染状况；某些人群的比例可能更高[33,95,278]。

为了克服这些限制，2012 年 CDC 推荐对1945—1965 年出生的所有人进行一次性 HCV 检测[278]；次年，美国预防服务工作组（USPSTF）也建议对该队列进行一次性 HCV 检测[279]。除了筛查危险行为的困难以及大部分 HCV 感染者没有报告风险，支持该建议的理由包括其他几个证据：首先，1945—1965 年出生的人群中抗 HCV 的流行率在这些修订建议公布时为 3.25%，是其他成年人的 5 倍[33,278]。这种不成比例的流行反映了之前 HCV 感染的高发率和大部分人的长期感染。在 1945—1965 年出生队列中，男性患病率是女性的 2 倍，男性中，非感染性黑人（8%）的 HCV感染率最高，其次是非西班牙裔白人（4%）和墨西哥裔美国人（3%）[33,278]。CDC 的 2012 年建议也是针对美国 HCV 相关发病率和死亡率上升而制定的，其中大部分增加发生在出生队列中[278,332,337]。如果没有 HCV 检测、护理和治疗的扩展，HCV 发病率和死亡率的增加预计将持续到2030 年[256,338,339]。

CDC 2012 年的健康经济模型显示，与推荐的护理和治疗相关的 HCV 感染的出生队列，在每个质量调整生命年（QALY）的 17 000 美元到66 000 美元范围内具有成本效益，与其他临床预防服务相当[275,340-342]。自 2012 年的测试指南发

布以来，所有口服 HCV 药物的治疗率高于之前的治疗，增加了 HCV 检测的益处。 最近的一项研究估计，与所有口服药物的护理和治疗相关联的出生队列 HCV 检测的全面实施可以预防321 000 例 HCV 相关死亡，每个 QALY 获得的成本为 31 000 ～ 35 000 美元[343]。HCV 全面实施的成本测试与护理的联系较为紧密，主要是由于 HCV 药物的市场价格所致[343-346]。

除了提高对以前未被发现的感染者的 HCV感染状况的了解之外，CDC 的 HCV 检测指南的实施已经增加了对不同环境中患病率的了解，特别是在出生队列人口。

疾病预防控制中心在 2012—2013 年支持的示范项目实施了 HCV 出生队列测试的建议，报告了 29 068 名受试者的抗 HCV 流行率为 10%。 例如，基于出生队列的检测发现，在分别为低收入人群服务的急诊科和社区卫生服务中心测试的出生队列的抗 HCV 流行率分别为 11% 和 13%[347,348]。除了出生队列，CDC 继续建议根据暴露风险和医学指征进行 HCV 检测；美国预防服务工作组（USPSTF）还建议对所有被监禁的人以及在持牌机构之外接受文身的人进行 HCV 检测[279]。其他在老年人群中患病率高的国家正在考虑类似的 HCV 检测综合策略[349-351]。结合基于风险和出生队列的测试策略是一种更具包容性的 HCV 检测方法，可以识别出比单独使用任何一种方法更大比例的 HCV 感染者[352]。最终，在考虑针对美国的未来 HCV 检测建议时，可以制定一个健康经济案例来测试所有成年人[353]。

任何 HCV 检测策略的成功取决于检测试剂盒和检测程序的质量。 研究表明，所有抗 HCV阳性的标本立即行 HCV RNA 检测，这样比再次就诊时再取标本更为可行[354]。同样，HCV 治疗级联的改进需要实施经过验证的护理模型，如ECHO 项目，一个基于远程医疗的学术临床专家和初级保健医生的知识网络[355]。HCV 药物进步改善了 HCV 护理的连续性和患者的治疗效果。新型全口服药物的安全性得到改善，消除了许多与禁忌证相关的障碍，较低的药丸数量和较短的

治疗过程增加了患者的接受度和依从性；使用这些新药物治疗完成后，高治愈率可减少治疗失败的次数。 鉴于这些变化，HCV 感染患者的护理和治疗可由初级保健医生和中层提供者进行管理，并根据肝病专家和其他治疗专家的需要进行咨询。 反过来，专家需求的减少增加了患者完成 HCV 连续治疗的机会。

（八）初级预防

由于目前没有针对丙型肝炎的疫苗，一级预防工作必须依靠降低人群暴露于病毒环境的风险（表 29-6）。 在发展中国家或资源有限的国家，预防策略需要包括在医疗环境中普遍筛查捐献的血液和促进安全注射实践（即减少不安全的注射），以及预防 PWID 感染的策略。 在资源有限的地区，使用具有较低灵敏度和缺乏质量控制措施以确保血液安全的特定测试分析也需要注意[35,36]。

在发达国家，预防措施需要关注选定的医疗保健和社区环境，最重要的是 PWIDs。 在医疗保健环境中防止感染的首要任务是遵守感染控制程序，包括良好的手部卫生、使用手套、安全处理和处理尖锐物和废物、清洁和消毒表面和仪器及医护人员培训。

注射吸毒者的重要一级预防措施包括全面的减低伤害方案，重点是获得安全注射设备，阿片类药物替代疗法和健康教育。 已经进行了许多研究以了解参与各种类型的减低危害项目和 HCV 血清转换之间的关系[356,357]或注射毒品的人减少注射相关风险行为[358]。 这些研究发现，单独或联合参与这些计划（如阿片类药物替代疗法和注射器/针头交换）与较低的 HCV 感染发生率或风险行为的降低相关。 在 PWIDs 中预防 HCV 感染的干预措施的全球系统评价和 Meta 分析进一步支持了许多这些努力的结果[359]。 包括多种策略的干预措施（如减少或消除药物注射、通过注射器安全注射/针刺交换和行为改变咨询）结合被证明是最有效的，将血清转换的风险降低了75%。 但需要进行实地试验，以证明这些干预措施付诸实施后的结果。

HCV 疗法为预防传播提供了额外的干预措施[360-364]。 几个模型的数据表明，PWIDs 的HCV 治疗可使 HCV 感染的患病率和发病率显著降低。 例如，在爱丁堡，30% 的 PWIDs 患有慢性 HCV 感染，HCV 治疗率增加 1 倍（每年每1000 个 PWIDs 15 个或慢性 HCV 感染 PWIDs 的5%）可以减少慢性 HCV 感染的流行率和发病率。HCV 治疗对发展中国家的传播也有影响[363]。 治疗干预早开始，在目标人群中 HCV 感染率增加之前，提供足够的安全注射设备以及戒毒服务，同时提供治疗[360]。 此时，HCV 治疗对 HCV 传播的影响最大。

◆ 结论

丙型肝炎曾经被定义为"由排除其他急性肝

表 29-6　原发性和继发性丙型肝炎预防措施

一级预防措施

献血的普遍筛查，检测血浆、器官和组织供体，在医疗保健环境中实施，维护和遵守通用感染控制程序
- 良好的手部卫生
- 使用手套
- 安全处理和处理尖锐物和废物
- 安全注射实践
- 清洁和消毒表面和仪器
- 医护人员的培训

PWIDs 的降低风险咨询和减少危害项目
- 行为改变咨询
- 阿片类药物替代疗法
- 注射器服务程序，包括针头/注射器交换
- 药物治疗（减少或消除药物注射）

避免其他可能暴露于受污染的血液或体液（如在不受管制的环境中文身及某些性行为）
治疗措施以治愈 HCV 感染并消除传播风险

二级预防活动

对已知 HCV 感染风险的人（如 1945—1965 年出生的美国成年人）按照地区或国家政策或指南的建议进行检测和咨询
- 咨询疾病的风险和肝脏保护措施（如简短的酒精调查）

与 HCV 感染人员的治疗联系
- 疾病辅助因子的医疗管理（如酒精使用、艾滋病毒、肥胖、甲型肝炎疫苗接种）
- 监测肝癌（如评估肝病的阶段）转诊至治疗
- 抑制病毒复制和治愈感染

病原因"所致的肝脏疾病，被认为几乎没有临床后果。现在已经认识到，丙型肝炎是由 HCV 引起的，HCV 是一种主要通过肠胃外暴露传播的多种基因型的病毒，是美国和全球肝硬化和原发性肝癌的主要原因。HCV 感染的潜伏期很长，几十年前感染 HCV 的人的发病率和死亡率都在上升。捐赠血液的 HCV 筛查，注射药物的危害减少和医疗保健环境中的感染控制在预防传播方面非常有效；但是，这些措施的实施仍然不完整，世界许多地方的发病率仍持续升高。许多国家，特别是撒哈拉以南非洲地区缺乏检测新感染或估计 HCV 疾病负担的数据。

HCV 治愈时代的到来增加了克服这些挑战的紧迫性。新的抗病毒治疗是安全和高效的（见第 30 章），能够清除体内病毒，并大大降低绝大多数治愈患者的肝病风险。这些新疗法及其创造的预防机会促使一些国家更新其 HCV 检测政策，少数国家制定了国家丙型肝炎预防计划和规划。然而，为了体现治愈性治疗的益处，HCV 治疗的级联必须随着 HCV 感染者的数量的显著增加而改善，所有 HCV 感染者知道他们的感染能获得治疗。随着预防的改善和更大的检测，护理和治疗能力，HCV 传播和疾病可以显著减少，使国家和世界走上消除丙型肝炎的道路[365]。

总　结

最新进展

- 新的信息记录了美国和其他国家 HCV 感染发病率和 HCV 相关发病率和死亡率的增加。
- 改进的 HCV 检测技术和政策，将 HCV 检测扩展到新的人群。
- 丙型肝炎治疗完成后，丙型肝炎后发病率、死亡率和传播降低。
- 模型的结果显示了丙型肝炎病毒检测的有利成本和效益以及与护理和治疗的联系。

关键知识缺口

- 许多国家缺乏可靠的流行病学数据来追踪 HCV 传播和疾病。
- 大多数感染 HCV 的人都没有意识到他们的感染，也不关心他们自己有无感染。
- 缺乏测试技术，治疗模型和经济实惠的抗病毒药物治疗来提高资源有限环境中 HCV 诊断，临床管理和治疗的质量。

- 缺乏数据来指导使用 HCV 疗法和其他干预措施来预防 HCV 传播。
- 限制难以接触人群的 HCV 感染风险增加的策略有限。

未来发展方向

- 改善各国的证据基础，以追踪传播、疾病负担以及 HCV 检测，治疗和其他干预措施对发病率和患病率的影响。
- 增加诊断和转诊到护理和治疗。
- 开发新的测试技术和护理模型，扩大难以接触的人群中 HCV 检测和治疗的可及性。
- 建立全球和国家内部伙伴关系，以加强预防和控制 HCV 感染的能力。
- 制定在美国和全球消除 HCV 作为公共卫生威胁的目标。

第 30 章　丙型肝炎的治疗
Treatment of Hepatitis C

Andrew J. Muir　著

黄昂、刘庆艳、纪冬　译，纪冬　校

● 缩略语　ABBREVIATIONS

AASLD	American Association for the Study of Liver Diseases	美国肝病研究协会
AUC	area under the curve	曲线下面积
CKD	chronic kidney disease	慢性肾病
CYP3A	cytochrome P_{450} 3A	细胞色素 P_{450} 3A
DAA	direct-acting antiviral	直接作用抗病毒药物
DNA	deoxyribonucleic acid	脱氧核糖核酸
DRESS	drug reaction, eosinophilia, systemic symptoms	药物反应，嗜酸性粒细胞增多，全身症状
ESRD	end-stage renal disease	终末期肾病
GFR	glomerular filtration rate	肾小球滤过率
HCC	hepatocellular carcinoma	肝细胞癌
HCV	hepatitis C virus	丙型肝炎病毒
HIV	human immunodeficiency virus	人类免疫缺陷病毒
IDSA	Infectious Diseases Society of America	美国传染病学会
IL–28B	interleukin-28B	白细胞介素 -28B
P–gp	P-glycoprotein	P- 糖蛋白
Peg–IFN	pegylated interferon	聚乙二醇干扰素
PRO	patient-reported outcomes	患者报告的结果
RAV	resistance-associated variant	耐药相关突变株
RBV	ribavirin	利巴韦林
RNA	ribonucleic acid	核糖核酸
SVR	sustained virologic response	持续病毒学应答
SVR12	sustained virologic response 12 weeks after end of treatment	在治疗结束后 12 周持续病毒学应答
SVR24	sustained virologic response 24 weeks after end of treatment	在治疗结束后 24 周持续病毒学应答

　　自 2010 年以来，丙型肝炎病毒（HCV）感染的治疗发生了巨大的变化，达到了这一时期内很少有人预料到的高峰。经过 20 年基于干扰素 -α 的治疗后，许多 HCV 感染患者有机会接受全口服，耐受良好且高效的治疗（图 30-1）。已经开发了许多直接作用抗病毒（DAA）药物，并且联合使用。这些药物的安全性使得能够接受治疗的患者群体得到了扩大。世界各地不同的药物提供了多种治疗方案，继续研究开发中的新药物以增加效力并缩短疗程为主要目的。

一、丙型肝炎病毒治疗的进展

　　20 多年来，HCV 感染的治疗基于增强或支持干扰素 -α 的固有免疫应答。干扰素 -α 在功效和不良事件谱中的局限性导致 DAA 化合物的发展。如图所示，图 30-2 已经开发出能够靶向

HCV 生命周期中特定酶的药剂[1]。病毒进入细胞并且脱壳后，病毒核糖核酸（RNA）被翻译成多蛋白，然后被切割成核心蛋白、包膜蛋白、七种非结构蛋白质。HCV 蛋白酶是 NS3 和 NS4A 辅因子的复合物，第一代 DAA 试剂靶向这种酶。然后形成复制复合物，其由 NS3，NS4A，NS4B，NS5A 和 NS5B RNA 依赖性 RNA 聚合酶组成。进而发生病毒复制，进行病毒组装并从肝细胞中释放。还开发了基于 NS5A 和 NS5B RNA 依赖性 RNA 聚合酶的 DAA 药物。早期研究确定 DAA 单药治疗导致治疗失败和耐药性的发展，这些化合物最初与聚乙二醇干扰素 -α 和利巴韦林（RBV）联合使用（图 30-1）。成功的后续方法将多种 DAA 药物组合在一起，有时也需要 RBV。其他 DAA 化合物正在开发中，但预计将遵循该方法。

概述于图 30-1。表 30-1 总结了不同 DAA 类的关键属性，以及表 30-2 总结了临床实践中 DAA 方案的关键属性。

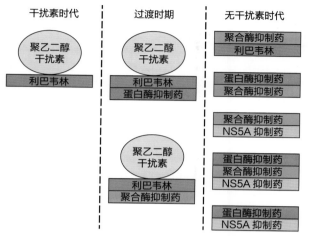

▲ 图 30-1　丙型肝炎病毒治疗的进展

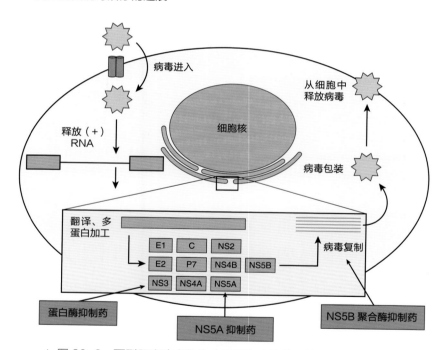

▲ 图 30-2　丙型肝炎病毒的生命周期和直接作用抗病毒药物的靶点

表 30-1　直接作用抗病毒药属性

	蛋白酶抑制药	NS5B 聚合酶抑制药		NS5A 抑制药
		核苷抑制药	非核苷抑制药	
效力	高	中等	中等	高
基因型覆盖	多种基因型	泛基因型	有限的基因型	多种基因型
耐药屏障	低至中	高	低	低至中
药物相互作用	许多	少数	中等	中等

表 30-2　2015 丙型肝炎病毒治疗方案

	聚乙二醇干扰素+索磷布韦+利巴韦林	索磷布韦+利巴韦林	西咪匹韦+索磷布韦	雷迪帕韦+索磷布韦	奥比帕利/帕立瑞韦/利托那韦+达沙布韦+利巴韦林	达卡他韦+索磷布韦
FDA 批准年份	2013	2013	2013	2014	2014	2015
FDA 适应证	HCV 和 HIV/HCV 基因型 2,3	HCV 和 HIV/HCV 基因型 2,3	HCV 基因型 1	HCV 基因型 1	HCV 基因型 1 和 4（不含达沙布韦）	基因型 3
AASLD/IDSA 指导指示						
初次治疗	基因型 3 替代选项对于基因型 4、5、6	基因型 2,4 替代选择对于基因型 3	基因型 1	基因型 1,4,5,6	基因型 1 基因型 4（不含达沙布韦）	基因型 1,2,3 替
既往已治疗	基因型 3,4, 替代选择对于基因型 2、5、6	基因型 2,3,4	基因型 1	基因型 1,4,5,6	基因型 1 基因型 4（不含达沙布韦）	基因型 1,2,3 经
蛋白酶抑制药失败	不推荐	不推荐	不推荐	推荐	不推荐	推荐
索磷布韦+利巴韦林（±聚乙二醇化干扰素）	基因型 2,3			基因型 1		基因型 2,3 失
利巴韦林	是	是	可选的	可选 12 周 肝硬化方案	基因型 1a 或 4	可选 1 和 3 但是推荐用于 基因型 3 肝硬化
服药负担	1+利巴韦林	1+利巴韦林	2±利巴韦林	1	1a：4+利巴韦林 2 1b：4 4：2+利巴韦林	2
频率	每天 2 次	每天 2 次	每天 1 次（如果 RBV 每天 2 次）	每天 1 次（如果 RBV 每天 2 次）	每天 2 次	每天 1 次
持续时间	12 周	12～24 周	12～24 周	8～24 周	12～24 周	12～24 周
食物效应	无	无	不要空腹	无	不要空腹	无

	聚乙二醇干扰素+索磷布韦+利巴韦林	索磷布韦+利巴韦林	西咪匹韦+索磷布韦	雷迪帕韦+索磷布韦	奥比帕利/帕立瑞韦/利托那韦+达沙布韦	达卡他韦+索磷布韦
肾功能不全	不推荐 假 如 GFR<30ml/min 或 ESRD	不推荐 假 如 GFR<30 ml/min 或 ESRD	西咪匹韦：轻度、中度或严重肾功能损害。索磷布韦：不推荐 假 如 GFR<30ml/min 或 ESRD	不推荐假如 GFR<30 ml/min 或 ESRD	轻度、中度或重度肾功能损害时无须剂量调整。如果使用，请参阅RBV包装说明书	索磷布韦：不推荐 假 如 GFR<30ml/min 或 ESRD
肝功能损害	聚乙二醇干扰素不常规推荐用于Child-Pugh B, C	没有剂量调整需要	西咪匹韦：Child-Pugh A 无须剂量调整；Child-Pugh B不推荐使用；Child-PughC不推荐使用	没有剂量调整需要对于Child-Pugh A, B, C	Child-Pugh A 无须剂量调整；Child-Pugh B 不推荐使用；Child-PughC 不推荐使用	没有剂量调整需要对于Child-Pugh A, B, C
药物相互作用	胺碘酮 P-gp诱导药（包括圣约翰草、利福平）抗惊厥药替拉那韦	胺碘酮 P-gp诱导药（包括圣约翰草、利福平）抗惊厥药替拉那韦	西咪匹韦：中等或强烈的CYP3A诱导药或抑制药	胺碘酮 P-gp诱导药（包括圣约翰草、利福平）抗惊厥药，含替诺福韦的HIV治疗方案，替拉那韦 PPI剂量相当于奥美拉唑20mg或更少	CYP3A, UGT1A1, BCRP, OATP1B1 或 OATP1B3 的底物 在治疗前停用含乙炔雌二醇的药物 他克莫司和环孢素水平升高 HIV抗逆转录病毒药物	CYP3A4 和 P-gp 的强诱导药（包括圣约翰草、利福平）抗惊厥药 达卡他韦 用HIV抗逆转录病毒药物调整剂量
怀孕	B类 由于RBV致畸性而禁忌	B类 由于RBV致畸性而禁忌	西咪匹韦：C类 索磷布韦：B类 RBV禁忌	B类	B类 RBV禁忌	待定

AASLD. 美国肝病研究协会; ESRD. 终末期肾病; FDA. 美国食品药品管理局; GFR. 肾小球滤过率; HCV. 丙型肝炎病毒; HIV. 人类免疫缺陷病毒; IDSA. 美国传染病学会; PPI. 质子泵抑制药

（一）干扰素 -α

作为固有抗病毒免疫反应的一个组成部分，干扰素 -α 在 1989 年鉴定出 HCV 之前用于治疗"非甲非乙型肝炎"[2]。添加 RBV 可以改善应答。干扰素的聚乙二醇化可以延长半衰期[3]。上述治疗方案较低的应答率和不良反应推动可以 DAA 化合物的发展。

（二）利巴韦林

这种鸟苷类似物最初被批准用于治疗呼吸道合胞病毒感染，但对一些 RNA 和 DNA 病毒也具有广泛的活性[4]。虽然作为单一药物无效，但 RBV 确实改善了干扰素 -α 的应答率。RBV 在 HCV 感染中的作用机制仍然难以确定。已经探索的潜在机制包括对 HCV RNA 依赖性 RNA 聚合酶的一定程度的直接抗病毒作用，肌苷一磷酸脱氢酶的抑制，病毒 RNA 聚合酶诱导核苷酸的错误掺入（导致较不适合或致死的变体），以及免疫调节作用促进了 Th_2 细胞转变为更具抗病毒的 Th_1 细胞[5]。

虽然机制尚不清楚，但无干扰素 DAA 方案的应答率在添加 RBV 后也得到了明显的改善。由于其通过肾脏清除，易出现溶血性贫血以及潜在的致畸风险，目前的研究也致力于开发无 RBV 的方案。

（三）蛋白酶抑制药

这些药物抑制 HCVNS3/4A 丝氨酸蛋白酶，一些药物阻断 NS3 催化位点，而其他药物破坏 NS3 / NS4A 相互作用[6]。第一代蛋白酶抑制药博赛普韦和特拉普韦具有抗 HCV 基因 1 型的活性，并于 2011 年与聚乙二醇干扰素 -α 和 RBV 联合治疗方案得到了批准。虽然这些药物使持续病毒学应答（SVR）率提高到 70% 以上，但这些药物的使用具有挑战性，耐药发生率高，每日给药 2～3 次，贫血风险增加，药物相互作用增多以及影响 CYP 3A4/5 酶的功能[7,8]。特拉普韦存在严重皮疹的风险，包括药物反应、嗜酸性

粒细胞增多症和 Stevens-Johnson 综合征[9]。有报道称肝硬化患者接受博赛普韦和特拉普韦联合聚乙二醇干扰素 -α 和 RBV 治疗后发病率和死亡率增加。在 674 名患者的法国队列的初始报告中，40% 患者经历了严重的不良反应，6.4% 死于或出现严重并发症（严重感染或肝功能失代偿）[10]。下一代蛋白酶抑制药包括西咪匹韦、阿那匹韦、帕立瑞韦、格佐普韦。这些药物具有更广泛的基因型覆盖范围及更有利的不良反应特征和给药方案。它们仍然具有相对较低的耐药突变屏障，并且不建议使用一种蛋白酶抑制药治疗失败的患者接受另一种蛋白酶抑制药治疗。在美国和欧洲的使用聚乙二醇干扰素 -α 和 RBV 的西米普韦研究中，NS3/4A 蛋白酶中的 Q80K 突变存在于约 30% 的基因 1a 型患者的基线中，且与较低的应答率相关[11]。对于接受西咪匹韦的基因 1a 型患者需要考虑检测这个位点的变异。这些第二代蛋白酶抑制药已经发展成为基因 1 型、基因 4 型、基因 6 型的强效无干扰素组合[12-15]。下一代蛋白酶抑制药的持续研究的目的在于寻求对于泛基因型的覆盖。

（四）聚合酶抑制药

NS5B 是病毒复制所需的 RNA 依赖性 RNA 聚合酶。聚合酶抑制药靶向 NS5B 聚合酶，分为核苷 / 核苷酸类似物和非核苷类药物。核苷酸抑制药在肝细胞内磷酸化为核苷三磷酸，然后与核苷酸竞争并导致病毒复制期间的链终止。核苷酸聚合酶抑制药是具有高耐药突变屏障性和泛基因型活性的有吸引力的类别[6]。然而，索磷布韦是迄今为止唯一成功开发的核苷酸聚合酶抑制药，其他药物由于其毒性已经停止使用[16]。索磷布韦联合 RBV 是基因 2 型和基因 3 型的一线药物，与雷迪帕韦联合治疗方案也是基因 1 型、基因 4 型、基因 6 型的一线方案[17-19]。非核苷聚合酶抑制药与称为拇指结构域 1 和 2 以及棕榈结构域 1 和 2 的四个变构位点之一结合，具有低至中等的抗耐药突变屏障并且是基因型特异性的。

达沙布韦是 2014 年批准的第一种非核苷聚合酶抑制药，与奥比帕利和利托那韦、帕立瑞韦联合治疗基因 1 型患者[14]。

（五）NS5A 抑制药

虽然这些化合物的确切作用机制尚不清楚，但 NS5A 抑制药对病毒复制和组装有影响[20]。它们具有中等的耐药屏障，基线耐药相关变异体（RAVs）可能影响治疗反应，但这是正在进行的研究课题。该类对所有基因型都有效，但并非所有第一代药物都能充分发挥泛基因型抗病毒的作用。达卡他韦是 2014 年在日本批准的第一种 NS5A 抑制药，结合蛋白酶抑制药阿舒瑞韦用于基因 1b 型的治疗[12]。达卡他韦随后在欧洲和美国被批准用于与索磷布韦的联合治疗。其他几种 NS5A 抑制药与其他 DAA 化合物一起开发固定剂量组合方案：索磷布韦和雷迪帕韦的复合制剂、帕立瑞韦 / 利托那韦 / 奥比帕利的复合制剂和格佐普韦和依巴司韦的复合制剂[14,15]。在第一代 NS5A 抑制药中，只有达卡他韦可以描述为泛基因型，与索磷布韦的联合使用可以治疗基因 3 型 HCV 感染者，可以代替最初的索磷布韦联合利巴韦林的方案。开发中的 NS5A 抑制药（如维帕他韦）追求的是在保持有效率高的情况下的泛基因型治疗。

二、丙型肝炎病毒治疗的目标

在回顾 HCV 文献中的临床试验时，接受的治疗终点是持续病毒学应答（SVR），其最初定义为治疗结束后 24 周检测不到 HCV RNA。如果患者在治疗结束后 12 周检测不到 HCV RNA，则其复发非常罕见，因此 SVR12 也成为可接受的终点[21]。SVR 被确定为持久应答且允许临床医生对患者使用治愈一词。在一项针对 1243 名 HCV 患者和 100 名患有人类免疫缺陷病毒（HIV）和 HCV 的患者的队列研究中，其中 9 次试验中 SVR 的平均随访时间为 3.9 年（范围为 0.8 ～ 7.1 年），HCV RNA 在 0.9% 患者中再次呈阳性[22]。接受 HCV 治疗的患者有再感染的风险，病毒测序证实已经发生了再感染，而不是晚期复发[23]。

HCV 感染影响患者的发病率和死亡率，特别是随着肝硬化的发展和门静脉高压症和肝细胞癌（HCC）的并发症。因此，只有改变 HCV 感染的自然史，才能从患者体内去除病毒。来自欧洲和加拿大的五家医院的一项重要研究评估了晚期纤维化或肝硬化患者的这一问题。该队列包括 530 名伴有和不伴有 SVR 的患者，其均接受含干扰素的治疗方案。患者的中位随访时间为 8.4 年。图 30-3 结果显示，实现 SVR 的患者肝脏相关死亡率和 HCC 显著降低[24]。该研究还发现，全因死亡率的 10 年累计发生率在没有 SVR 的患者中为 26%，而在 SVR 患者中为 8.9%。类似的分析检查了美国退伍军人事务医疗中心常规临床实践中 HCV 治疗的影响。

该研究队列包括 12166 名基因 1 型、2904 名基因 2 型和 1794 名基因 3 型患者，应用含干扰素的方案治疗，中位随访时间为 3.8 年。多变量生存模型确定 SVR 与每种基因型的死亡风险降低相关［基因 1 型风险比（0.70）$P<0.0001$；基因 2 型风险比（0.64）$P=0.006$；基因 3 型风险比（0.51）$P=0.0002$］。因此，在不同人群中进行的多项研究证明了肝脏相关结局和全因死亡率的根除 HCV 感染的益处。

除了临床结果，患者报告的结果（PRO）已经用 HCV 治疗进行了研究。在仅使用干扰素的治疗方案时，患者必须平衡不良事件的风险和健康相关的生活质量受损以及治疗成功的获益。系统评价确定无干扰素方案在患者体验方面优于含有干扰素的方案，早在治疗 2 周后改善 PRO 评分[26]。由于更少不良事件，这些方案导致较低的停药率，并使更多患者有机会获得 SVR[27]。需要进行长期研究以了解 HCV 治疗和 SVR 对 PRO 测量的影响，特别是对于 HCV 并发症风险低的早期疾病患者。

三、抗病毒治疗条件和预处理评估

在考虑患者接受 HCV 治疗时（表 30-3），

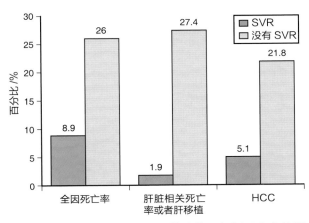

▲ 图 30-3 持续的病毒学应答改善了包括死亡率的所有结果

HCC. 肝细胞癌；SVR. 持续病毒性应答

需要考虑三个重要的信息来指导所有患者的治疗计划：基因型、既往治疗史和肝病阶段。HCV 基因型将影响 DAA 药物的特定选择。先前的治疗史将决定 DAA 的选择和治疗的持续时间。一些可用的方案含有蛋白酶抑制药（西咪匹韦、帕立瑞韦、阿舒瑞韦、格佐普韦）。再次暴露于蛋白酶抑制药时存在 RAV 发展的风险，并且之前用这些药物之一或早期蛋白酶抑制药之一（如博赛普韦或特拉普韦）治疗应选择不含蛋白酶抑制药的方案。

对核苷酸聚合酶抑制药索磷布韦的抗性变体的开发非常罕见，并且与病毒适应性显著降低相关[28]。使用含有索磷布韦的方案再次成功治疗了索磷布韦失败的患者。随着 NS5A 抑制药等新药在临床实践中的出现，先前治疗的影响和抵抗风险对于理解非常重要。尚不清楚含有 NS5A 抑制药的方案的失败是否会影响对未来含 NS5A 的治疗方案的反应。肝病的阶段也影响治疗选择和持续时间。在最初的相遇时，临床医生会询问有关门静脉高压症（腹水、胃食管静脉曲张和肝性脑病）或 HCC 的并发症，然后在体检时寻找门静脉高压的耻辱感，包括腹水，脾肿大，男子女性型乳房和蜘蛛血管瘤。如果患者没有肝硬化或门静脉高压症的体征或症状，应进行纤维化评估。

虽然过去常规进行肝脏活检，但 HCV 患者已可以考虑进行纤维化非侵入性检查的广泛研究[29]。一般来说，这些非侵入性试验将患者很好地分为早期纤维化（F_0-F_1）和显著纤维化（F_2-F_4）或肝硬化（F_4）[30]。试验不能将组织学的清晰度区分为一个阶段，如果患者具有显著的炎症活性，结果可能会错误地升高，但它们具有较高的操作性和患者可接受性。无创测试选项包括血清学方面和放射学测试。使用超声和 MRI 评估肝硬度的弹性成像的技术在世界许多地方都可用[31]。血清学测试包括血清标记物的商业测定（如 Fibrospect，Prometheus Laboratories，San Diego，CA；FibroTest/FibroSure，LabCorp，Burlington，NC；Hepascore，Quest，San Juan Capistrano，CA）和通过常规实验室测试得到的公式。天门冬氨酸氨基转移酶与血小板比率（APRI）仅使用这两种检验结果，FIB-4 还需要年龄和丙氨酸氨基转移酶[32,33]。在线计算器和应用程序可用于这些测试。

如果患者有并发症，则在选择治疗时需要考虑这些因素。当所有方案都含有干扰素 -α 时，临床医生需要充分评估接受抗病毒治疗的指征。干扰素 -α 具有已知的并发症和禁忌证，这些列于表 30-3。利巴韦林通过肾脏被清除，因此对透析患有慢性肾病（CKD）和终末期肾病（ESRD）的患者的剂量需要慎重对待[34]。利巴韦林引起溶血性贫血，当与干扰素 -α 合用时，骨髓抑制加剧了溶血性贫血。因此，患有血红蛋白病的患者和因贫血而加剧的心脏或肺部疾病的患者不适合用于含利巴韦林的方案。利巴韦林是一种已知的致畸因子，在受孕或怀孕期间的女性或其男性伴侣中不应使用。应该向所有有生育潜力的妇女和男子提供有关两种有效避孕形式的咨询，并且妇女需要每月进行一次妊娠试验。DAA 药物是一类仍在逐步开发的药物，期望它们被更广泛的人群良好耐受。索磷布韦目前被用于许多患者的治疗中，由于活性代谢产物的积聚，晚期 CKD 和 ESRD 患者没有推荐剂量[35]。需要考虑所有患者的药物 - 药物相互作用，除了包装说明书中提供的信息外，还可以使用各种在线工具和应用程序。

对潜在药物 - 药物相互作用的审查应包括草

表 30-3　丙型肝炎病毒治疗清单

指　标	注　释
HCV 病毒载量	确认感染 指导某些治疗方案的持续时间
HCV 基因型	指南方案选择
既往 HCV 治疗史	先前的干扰素或 DAA 治疗指导后续 DAA 方案的选择
肝病阶段	指导某些治疗方案的持续时间 病史和体检排除肝硬化失代偿期 在代偿期的患者中，选择包括血清标志物、弹性成像和肝脏活组织检查
HIV 病毒状况	考虑到与 HIV 抗逆转录病毒药物的药物相互作用，在 HCV 治疗前需要很好地控制 HIV
药物相互作用	DAAs 在包装说明书中包含特定的药物 - 药物相互作用，并且可在在线应用中获得。 当前的主要问题包括许多治疗方案对 HIV 病毒抗逆转录病毒治疗方案的影响，以及使用索磷布韦与胺碘酮联用引起的心动过缓 必须审查草药制剂的使用，因为与圣约翰草和奶蓟的药物相互作用
干扰素可用性	含有干扰素的治疗方案禁忌用于精神疾病、肝硬化失代偿期、除肝脏以外的实体器官移植、自身免疫疾病及严重的内科疾病
利巴韦林可用性	怀孕的患者不应该服用利巴韦林。利巴韦林是一种致畸因子，需要两种形式的避孕措施。对于 GFR 降低，基线血红蛋白低或并发症包括血红蛋白病、心脏病或肺病的患者，应考虑耐受溶血性贫血的能力
肾功能，包括 eGFR	利巴韦林通过肾脏清除，应在 CKD 患者中谨慎或避免给药。 索磷布韦通过肾脏清除，如果患者 GFR<30ml / min 或需要透析，则不应使用。 所有新的 DAA 都需要审查肾清除率和给药建议
怀孕状况	孕妇及其男性伴侣和试图怀孕的人应延后治疗
并发症	请参阅干扰素和利巴韦林可用性 癫痫症需要谨慎和审查药物 与药物之间的相互作用
附着	患者必须做好准备并坚持每日服用药物，以最大限度地提高治疗成功率并避免耐药
其他实验室测试	铁研究（如果应用利巴韦林） 凝血酶原时间 乙型肝炎表面抗原 促甲状腺素（如果是干扰素）

CKD. 慢性肾脏疾病；DAA. 直接作用抗病毒药；GFR. 肾小球滤过率；HCV. 丙型肝炎病毒；HIV. 人类免疫缺陷病毒

药制剂；例如，圣约翰草减少了多种 DAA 的暴露剂量，而奶蓟增加了对西咪匹韦的暴露剂量。关键药物是细胞色素 P_{450} 3A（CYP3A）和细胞色素 P_{450} 的底物 P- 糖蛋白（P-gp）转运蛋白。需要审查 HIV 药物，并可能影响 HCV 治疗选择。雷迪帕韦 / 索磷布韦导致替诺福韦水平升高，这是艾滋病毒治疗中常见的一种药物。利托那韦是奥比帕利 / 帕立瑞韦 / 达沙布韦方案的一个组成部分，不推荐使用增强的 HIV 蛋白酶抑制药。对于所有潜在的药物 - 药物相互作用，临床医生需要确定是否可以保留或转换药物，或者是否应该选择另一种 HCV 治疗方案。在确定新的相互作用的情况下，使用更新的或在线工具对于这些药物考虑将是非常重要的。在索磷布韦获批后，胺碘酮治疗的患者使用后已有心动过缓和水肿的病例报道。 因此不再推荐使用这一组合[36]。

四、丙型肝炎病毒治疗方案

近年来，HCV 治疗领域发生了巨大的变化。第一代蛋白酶抑制药博赛普韦和特拉普韦于 2011

年进入临床实践，到 2014 年不再使用[7,8]。它们被无干扰素方案取代，效果更好，不良反应更少。到 2014 年，基因 1 型感染的无干扰素组合方案可用，并且预计在未来 2 年内将有多种其他方案进入临床实践。因此，对具体治疗建议的任何讨论都是这个快速变化领域的快照。

为帮助临床医生快速了解 HCV 治疗的变化，成立了美国肝病研究协会（AASLD）和美国传染病学会（IDSA）成员联合委员会，定期召开会议并提供最新信息。反映最新研究的指导，包括新药和方案的进入。

截至 2015 年撰写本文时，表 30-4 总结了基因 1 型的当前治疗建议，表 30-5 中的基因型为 2-6[37]。

（一）基因 1 型方案

1. 雷迪帕韦和索磷布韦

方案将 NS5A 抑制药雷迪帕韦与核苷酸聚合酶抑制药索磷布韦以固定剂量组合片剂结合。使用雷迪帕韦和索磷布韦的主要研究结果包括在图 30-4 内。ION 研究是该方案的大型 3 期临床试验。初治患者的研究方案是 ION-1 和 ION-3。ION-1 招募了 865 名患有代偿性肝病（包括肝硬化）的基因 1 型患者[18]。他们被随机分为固定剂量组合片剂，每天一次，连续 12 周或 24 周，接受和不接受 RBV 治疗的雷迪帕韦和索磷布韦。这些组中的 12 周 SVR 率为 97%～99%，在检查代偿性肝硬化或基因 1a 型与基因 1b 型存在的亚组分析中没有观察到差异。该研究得出结论，在没有利巴韦林的情况下，雷迪帕韦和索磷布韦治疗 12 周对初治患者有效。ION-3 研究评估了治疗初期基因 1 型无肝硬化患者的短期治疗[38]。研究将 647 例患者随机分为雷迪帕韦和索磷布韦治疗 8 周，雷迪帕韦和索磷布韦加利巴韦林治疗 8 周，或者用雷迪帕韦和索磷布韦治疗 12 周。

表 30-4　美国肝病 / 传染病学会关于基因 1 型治疗的建议

	雷迪帕韦 / 索磷布韦	奥比帕利 / 帕立瑞韦 / 利托那韦 + 达沙布韦	西咪匹韦 + 索磷布韦	达卡他韦 + 索磷布韦
初治				
基因 1a 型，无肝硬化	12 周	RBV12 周	12 周	12 周
	12 周	RBV24 周	24 周 ±RBV	24 周 ±RBV
	12 周	12 周	12 周	12 周
	12 周	12 周	24 周 ±RBV	24 周 ±RBV
既往治疗失败（聚乙二醇干扰素 -α+RBV）				
基因 1a 型，无肝硬化	12 周	RBV 12 周	12 周	12 周
基因 1a 型，肝硬化	24 周或 RBV12 周	RBV 24 周	24 周 ±RBV	24 周 ±RBV
基因 1b 型，无肝硬化	12 周	12 周	12 周	12 周
基因 1b 型，肝硬化	24 周或 RBV12 周	12 周	24 周 ±RBV	24 周 ±RBV
既往治疗失败（聚乙二醇干扰素 -α+RBV+ 蛋白酶抑制药）				
基因 1a/1b 型，无肝硬化	12 周	不建议	不建议	12 周
基因 1a/1b 型，肝硬化	24 周或 RBV12 周	不建议	不建议	24 周 ±RBV
既往治疗失败（索磷布韦 +RBV 失败 ± 聚乙二醇干扰素）				
基因 1a/1b 型，无肝硬化	RBV12 周			
基因 1a/1b 型，肝硬化	RBV24 周			

RBV. 利巴韦林

表 30-5　2015 美国肝病 / 传染病学会关于基因型 2-6 治疗的建议

基因型和治疗史	聚乙二醇干扰素 + 索磷布韦 +RBV	索磷布韦 + RBV	雷迪帕韦 + 索磷布韦	奥比帕利 / 帕立瑞韦 / 利托那韦	达卡他韦 + 索磷布韦
基因 2 型，初治		推荐 12 周 肝硬化：16 周			推荐 12 周
基因 2 型，既往治疗	替代 12 周	推荐 16～24 周			
基因 2 型，索磷布韦失败	推荐 12 周				推荐 24 周 ± RBV
基因 3 型，初治	推荐 12 周	替代 24 周			推荐 12 周 肝硬化：24 周 ±RBV
基因 3 型，既往治疗	推荐 12 周				推荐 12 周 肝硬化：24 周 + RBV
基因 4 型，初治	替代 12 周	推荐 24 周	推荐 12 周	推荐 12 周	
基因 4 型，既往治疗	推荐 12 周	推荐 24 周	推荐 12 周	推荐 12 周	
基因 5 型，初治	替代 12 周		推荐 12 周		
基因 5 型，既往治疗	替代 12 周		推荐 12 周		
基因 6 型，初治	替代 12 周		推荐 12 周		
基因 6 型，既往治疗	替代 12 周		推荐 12 周		

RBV. 利巴韦林

12 周 SVR 率在三个治疗组中为 93% ～ 95% 不等，这些方案被确定为非劣效者方案。美国食品和药物管理局（FDA）对 ION-3 的分析发现，在 HCV RNA 大于 600 万 U / ml 和 2%（2/123）的如果低于此阈值的患者中，8 周方案的复发率为 10%（9/92）[39]。根据该分析，FDA 建议仅考虑基因 1 型应用 8 周治疗方案，且初治患者无肝硬化和 HCV RNA 低于 600 万 U/ml。 ION-2 研究评估了该方案在基因 1 型中有治疗经历的代偿性肝病（包括肝硬化）患者中的应用[40]。患者先前接受聚乙二醇干扰素 -α 和利巴韦林治疗失败。重要的是，这些现有的治疗方案可能包括蛋白酶抑制药。研究招募了 440 名随机接受雷迪帕韦和索磷布韦每日一次 12 周的患者，雷迪帕韦和索磷布韦加利巴韦林每日一次，持续 12 周，雷迪帕韦和索磷布韦每日一次，持续 24 周，或雷迪帕韦和索磷布韦加利巴韦林每日一次，持续 24 周。在使用和未使用利巴韦林的 12 周组中 12 周 SVR 率分别为 94% 和 96%，在 24 周组中均

为 99%。12 周组治疗反应较低的原因是肝硬化伴 SVR 的患者 86%（19/22）没有使用利巴韦林，82%（18/22）的患者使用了利巴韦林治疗。在肝硬化患者中，24 周组的 SVR 率为 100%。研究结果建议经治的肝硬化患者提供 24 周的治疗。

然而，SIRUS 研究提供了肝硬化患者的替代方案。研究通过聚乙二醇干扰素 -α、利巴韦林和蛋白酶抑制药方案评估代偿性肝硬化和治疗失败的患者[41]。患者随机分为雷迪帕韦和索磷布韦治疗 24 周，或使用雷迪帕韦、索磷布韦和利巴韦林治疗 12 周。 随机分组的 155 例患者中，24 周无利巴韦林组 SVR12 为 96%，12 周合用利巴韦林组有效率为 97%。 对于符合利巴韦林治疗条件的患者，12 周治疗方案可显著缩短治疗时间。

2. 帕立瑞韦 / 利托那韦、奥比帕利和达沙布韦

该方案将蛋白酶抑制药帕立瑞韦（由利托那韦加强）和 NS5A 抑制药奥比帕利组合在一个片剂中，每天 1 次，另外每天 2 次给予非核苷抑制药达

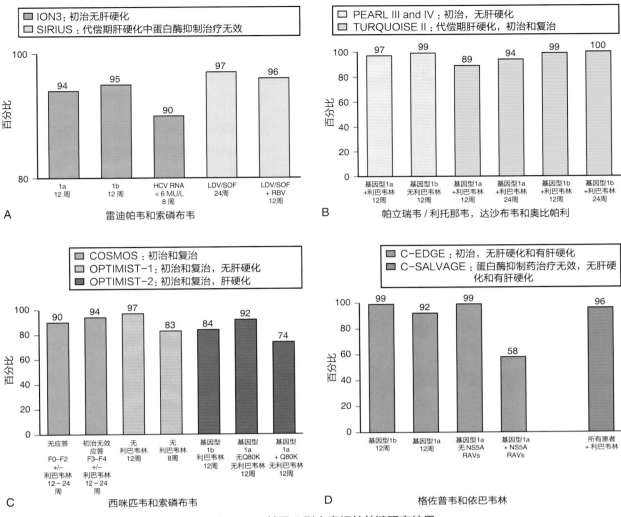

▲ 图 30-4　基因 1 型方案相关关键研究结果

沙布韦的单独片剂。 使用帕立瑞韦 / 利托那韦，奥比帕利和达沙布韦进行的主要研究结果显示在图 30-4。一项大型的第三阶段计划支持该方案的批准。SAPPHIRE-I 和 SAPPHIRE- Ⅱ 研究评估了利巴韦林治疗方案，并确定了初治和再次治疗患者安慰剂对照试验方案的安全性和有效性[42,43]。

PEARL 研究评估了利巴韦林在基因 1a 型和基因 1b 型患者中的作用。 PEARL- Ⅲ 招募了419 名未接受肝硬化治疗的基因 1b 型治疗初治患者，随机分为利巴韦林和无利巴韦林治疗 12 周的患者[14]。使用和不使用利巴韦林组 12 周SVR 率 分 别 为 99.5% 和 99.0%。PEARL-IV 研究是 305 例基因 1a 型初治患者的类似研究，但使用和不使用利巴韦林组 12 周 SVR 率分别为97% 和 90%[14]。PEARL- Ⅱ 研究纳入 179 例无

肝硬化治疗的患者至 12 周使用和不使用利巴韦林的治疗方案。在没有使用利巴韦林患者组中，12 周 SVR 率为 100%，在使用利巴韦林患者组中为 96%[44]。PEARL 研究最终支持基因 1a 型非肝硬化患者对利巴韦林的需求以及基因 1b 型非肝硬化患者不使用利巴韦林方案的适用性。TURQUOISE- Ⅱ 研究是对 380 名患有代偿性或Child-Pugh A 级肝硬化的患者进行的一项大型试验[45]。既有初治患者又有既往治疗的患者入选。将患者随机分组至 12 或 24 周。 所有患者均接受了利巴韦林，因此本研究未解决 RBV 在基因1b 型肝硬化患者中的作用。 正如预期的那样，贫血患者对 RBV 治疗方案耐受性良好。 总体而言，治疗 12 周 SVR 率为 92%（191/208），治疗24 周 SVR 率为 96%（165/172）。

3. 西咪匹韦和索磷布韦

蛋白酶抑制药西咪匹韦（SMV）和核苷酸聚合酶抑制药索磷布韦（sofosbuvir，SOF）最初分别与聚乙二醇干扰素-α（PEG-IFN-α）和利巴韦林（Ribavirin，RBV）联合批准，但临床医生根据 COSMOS 试验的结果采用了 SOF 和 SOF 联合用药。此后该方案才获得 FDA 批准。COSMOS 试验首先纳入了 80 名早期纤维化无效应答者的初始队列，第二组队列纳入 87 名患有纤维化或肝硬化的患者，这些患者均是初次接受治疗或早期治疗无有效应答[13]，患者随机分为治疗 12 周或 24 周，有或没有 RBV。在队列 1 中 90%（72/80）患者中达到 SVR，在队列 2 中 94%（82/87）达到 SVR。受样本量较少的限制未进行亚群分析，但 SVR 率并未受纤维化阶段、历史治疗、基因亚型或 Q80K 多态性的明显影响。对这两个队列进行汇总分析，表明并没有从 RBV 中获益。 接受 12 周无 RBV 治疗的肝硬化患者人数仅为 7 例，其中 6 例（86%）达到 SVR。所有 10 例肝硬化患者接受 RBV 治疗 24 周，均达到 SVR。FDA 建议对肝硬化患者进行 24 周治疗[47]。在西咪匹韦和 SOF 联合获得批准后，2015 年报告了 OPTIMIST 研究。OPTIMIST-1 研究纳入了 310 名基因 1 型、既往治疗或未治疗的无肝硬化患者，进行 8 或 12 周的西咪匹韦和 SOF 联合治疗（无 RBV）[48]。总体而言，持续治疗 12 周 SVR 率为 97%（150/155），持续治疗 8 周 SVR 率达 83%（128/155）。持续 8 周失败的主要原因是复发。对于基因 1b 型，SVR 在 12 周时达到 97%（38/39），8 周时达到 92%（36/39）。基因 1a 型的 SVR 率较低，8 周为 79%（92/116），12 周为 97%（112/116）。持续 8 周治疗中，基于存在 Q80K 突变缺失的 SVR（73%，36/49）低于无 Q80K 突变缺失（84%，56/47）组。该研究得出结论：没有肝硬化的患者需要 12 周的西咪匹韦和 SOF 联合治疗。OPTIMIST-2 是针对未经治疗和经验治疗的肝硬化失代偿期患者的单臂研究，接受 12 周的西咪匹韦和 SOF 治疗（无 RBV）[49]。SVR 率为 83%（86/103），复发是失败的最常见

原因。基因 1b 型患者有 84%（26/31）实现了 SVR。同样，Q80K 多态性也影响基因 1a 型的结果。若无 Q80K 基因突变，SVR 率为 74%（25/34），反之则为 92%（35/38）。该研究表明，12 周的治疗对于肝硬化患者来说并不充分，并且还提出了需要加用 RBV 来提高 SVR。西咪匹韦和 SOF 相关重要研究的结果列于图 30-4 中。

4. 格佐普韦与依巴韦林

每日一次的 NS3/4A 蛋白酶抑制药格佐普韦和 NS5A 抑制药依巴韦林的联合用药目前正在试验阶段。 有关格佐普韦和依巴韦林的关键研究结果见图 30-4。2 期 C-WORTHY 研究评估了这种治疗方案未治疗或既往治疗的 HCV 患者（$n=159$）及 HIV-HCV 重叠感染（$n=59$）的疗效。无肝硬化的患者在有或没有 RBV 的情况下治疗 8 或 12 周。在没有 RBV 的情况下治疗 12 周，SVR 率（SVR12）在 HCV 患者中为 98%（33/34），在 HIV-HCV 双重感染患者中为 87%（26/30）。合用 RBV 的 8 周治疗中仅包括基因 1a 型 HCV 患者，并且 SVR12 为 80%（24/30）——远低于 RBV 治疗 12 周的 95%（72/76）[50]。C-WORTHY 还纳入了未治疗的肝硬化患者和既往治疗无效的肝硬化或无肝硬化患者。这些患者治疗时间为 12 或 18 周，结果显示在有或没有 RBV 的两个持续治疗时间中 SVR 率均高达 90% ～ 100%。对于接受无 RBV12 周治疗的患者，初治肝硬化患者的 SVR12 率为 97%（28/29），而既往治疗无效患者的 SVR12 率为 91%（30/33）[51]。C-EDGE 初治研究评估了该方案在 421 名基因 1 型，基因 4 型和基因 6 型感染患者中的疗效[15]。针对基因 1 型患者，基因 1a 型患者中 SVR 为 92%（144/157），基因 1b 型患者中 SVR 为 99%（129/131）。复发是病毒学失败的最常见原因。接受治疗前，在 19 名基因 1a 型患者中鉴定出了 NS5A RAV，SVR 为 58%（11/19）；而在不具有 NS5A RAV 的患者中 SVR 获得率为 99%（133/135）。本研究有助于探究 NS5A 耐药对治疗疗效的影响以及治疗前耐药性测试的作用。另一项重要的研究 C-SALVAGE，旨在探索 NS3 蛋白酶抑制药治疗

失败患者的预后。患者接受格佐普韦、依巴韦林和 RBV 治疗 12 周。治疗前，44%（34/78）患者鉴定了 NS3 RAV。SVR12 达到 96%（76/79）。子集分析显示基因 1a 型的 SVR12 率为 93%（28/30），如果无 RAV 则为 100%（43/43），以 NS3 RAV 为基线则为 91%（31/34），以 NS5A RAVs 基线为 75%（6/8），以 NS3 和 RAVs 为基线则为 67%（4/6），肝硬化患者为 94%（32/34）[52]。这些研究表明格佐普韦和依巴韦林将成为另一种有效的 HCV 治疗方案。

（二）基因 2 型方案

索磷布韦和利巴韦林

SOF 和基于体重的 RBV 方案是初治和既往治疗过的基因 2 型患者的一线治疗方案。支持这种治疗方案的研究是 FISSION，POSITRON 和 FUSION。FISSION 研究将初治患者随机分为 PEG-IFN-α 联合 RBV 治疗 24 周，或者 SOF 联合 RBV 治疗 12 周。对于基因 2 型，与 PEG-IFN-α 联合 RBV（SVR 78%，52/67）相比，这种持续时间较短的 SOF 和 RBV 方案更有效（SVR 97%，68/70）[17]。POSITRON 研究纳入了干扰素不耐受、干扰素不规范或不愿用干扰素的患者，随机为 SOF 和基于体重的 RBV 组或安慰剂组。安慰剂组对照设计治疗方案安全且耐受良好，基因 2 型患者的 SVR 率为 93%（101/109）[53]。FUSION 研究纳入了基于干扰素治疗方案失败的患者，并随机将其分为 SOF 和 RBV 治疗 12 周或 16 周组，在所有基因 2 型患者中，治疗 12 周的 SVR 为 86.1%（31/36）；治疗 16 周为 93.8%（30/32）。进一步分析显示，在非肝硬化患者中的治疗效果非常好：12 周为 96%（25 / 26）或 16 周为 100%（23 / 23）。在少数肝硬化患者中，治疗 12 周的 SVR 为 60.0%（6/10）；治疗 16 周为 77.8%（7/9）[53]。目前缺乏基因 2 型肝硬化患者的相关数据，但考虑肝硬化患者预后较差，建议肝硬化初治患者的治疗时间延长至 16 周[37]。对于肝硬化患者另一个建议是联合 PEG-IFN-α 治疗。LONESTAR-2 研究是一项为期 12 周的、关

于 PEG-IFN-α、RBV 和 SOF 的开放单中心研究。基因 2 型患者中 SVR12 达到 96%（22/23），其中包含肝硬化患者 14 人，SVR12 为 93%（13/14）[54]。BOSON 研究还对比评估了 PEG-IFN-α，RBV 和 SOF 治疗 12 周与沙布司韦和 RBV 治疗 16 周或 24 周疗效差异。对基因 2 型患者，仅纳入了既往治疗过的肝硬化患者。干扰素组 SVR 率为 94%（15/16）；为 SOF 和 RBV 治疗 16 周和 24 周的 SVR 率分别为 87%（13/15）和 100%（17/17）[55]。虽然更长的 SOF 和 RBV 治疗疗程需要更多的数据，但这些研究表明，若干扰素应用规范，使用 PEG-IFN-α、RBV 和 SOF 联合治疗肝硬化患者是合理的。若对肝硬化患者进行治疗，BOSON 研究建议将基因 2 型患者的 SOF 和 RBV 的治疗延长至 24 周。有关基因 2 型患者既往治疗的主要研究详见图 30-5。

（三）基因 3 型方案

在干扰素时代，基因 2 型和 3 型具有相似的疗效，因此通常在治疗研究中配对。而对于无干扰素的 DAAs 方案，不同基因型疗效明显不同。在基因 3 型的患者中，SOF 需要联合干扰素或 NS5A 药物达拉他韦来达到较高的 SVR 率，但肝硬化患者的预后仍然低于该类患者预期的 90% 阈值，此情况也出现在其他基因型肝硬化患者中。有关基因 3 型患者经验治疗的主要研究详见图 30-6。

1. 索磷布韦和利巴韦林

在 SOF 和 RBV 的研究中，对基因 3 型的早期治疗中遇到了一些挑战。FISSION 研究提示，初治患者使用 PEG-IFN-α 和 RBV 治疗 24 周时 SVR 率为 66%（110/176），而使用 SOF 和 RBV 治疗 12 周时 SVR 率为 56%（102/183）[17]。POSITRON 研究纳入了对干扰素不耐受、不规范或不愿使用的患者，结果表明在基因 3 型患者中，SOF 联合基于体重的 RBV 治疗 12 周 SVR 为 61%（60/98）[53]。肝硬化患者中的 SVR 仅为 21%（3/14）。关于 SOF 和 RBV 对既往治疗过的患者疗效的 FUSION 研究提示，治疗持续时

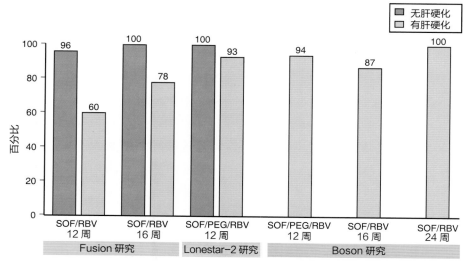

▲ 图 30-5　SVR12 用于治疗基因 2 型患者
PEG. 聚乙二醇干扰素 -α；RBV. 利巴韦林；SOF. 索非利韦

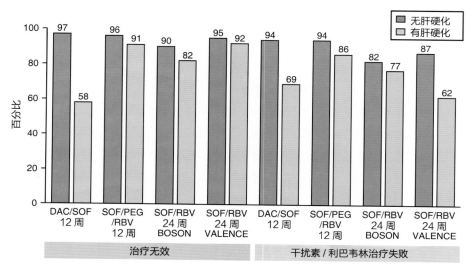

▲ 图 30-6　SVR12 用于治疗基因 3 型患者
DAC. 达卡他韦；PEG. 聚乙二醇干扰素 -α；RBV. 利巴韦林；SOF. 索非利韦

间很关键，治疗 16 周 SVR 为 62%（39/63），而治疗 12 周时仅为 30%（19/64）。基因 3 型肝硬化患者治疗持续 16 周的 SVR 率为 61%（14/23），持续 12 周仅为 19%（5/26）[53]。这些早期研究结果导致 VALENCE 研究在患者入组后将基因 3 型患者的治疗延长至 24 周。SOF 和 RBV 联合治疗 24 周的总体 SVR 为 85%（213/250）。肝硬化是影响疗效的关键因素，非肝硬化患者的 SVR 率为 91%，而肝硬化患者为 68%。在本研究中经治的肝硬化患者 SVR 仍不令人满意，仅为 62%（29/47），但其他亚组在延长治疗时间后获得了良好的反应[56]。

VALENCE 的结果表明，目前推荐使用 SOF 和 RBV 联合治疗 24 周可作为基因 3 型初治患者的替代选择[37]。由于治疗持续时间较长且肝硬化的 SVR 率低，已经对该方案联合 PEG-IFN-α 进行了探索。LONESTAR-2 研究评估了接受 PEG-IFN-α、RBV 和 SOF 在基因 3 型患者中的治疗疗效，治疗 12 周后，肝硬化患者的 SVR 率为 83%（10/12），无肝硬化者为 82%（10/12）[54]。BOSON 研究在一项大型研究中评估了 PEG-IFN-α、RBV 和 SOF 治疗 12 周的疗效，而该研究的另外两组评估了 SOF 和 RBV 治疗 16 周或 24 周的疗效。干扰素、

RBV 和 SOF 联合治疗的 SVR 率最高，若无肝硬化则为 95%（117/123），伴肝硬化则为 88%（51/58）[55]。基于这些结果，干扰素 -α、RBV 和 SOF 联合治疗 12 周成为基因 3 型患者及符合基于干扰素的治疗方案初治或既往治疗患者的一线选择方案[37]。

2. 达拉他韦和索磷布韦

NS5A 抑制药达拉他韦（Daclatasvir，DCV）和 NS5B 抑制药 SOF 联合方案在基因 1 型、2 型、3 型中显示出非常好的疗效[57]。因此，该方案用于基因 1 型、基因 2 型、基因 3 型得到 AASLD / IDSA 的认可，但美国最初批准的是用于基因 3 型的感染。该方案还提供了一种无 RBV 的方案，使合并有并发症的患者不会有贫血的风险。ALLY-3 研究评估了该方案在 101 名初治基因 3 型患者和 51 名经治基因 3 型患者中的疗效，所有患者每天口服 DCV 60 mg 和 SOF 400 mg，持续 12 周。初治患者 SVR12 率为 90%(91/101)，经治患者 SVR12 率为 86%（44/51）。无肝硬化患者中，初治患者 SVR 率为 97%（73/75），经治患者 SVR12 率为 94%（32/34）。 在有肝硬化患者中的 SVR 较低：初治患者为 58%（11/19），经治患者为 69%（9/13）[58]。基于这些结果，DCV 和 SOF 联合治疗 12 周目前是非肝硬化基因 3 型患者的一线选择，包括初治和 PEG-IFN-α、RBV 治疗失败的患者。肝硬化患者的有效应答率较低，因此建议将 DCV 和 SOF 的治疗时间延长至 24 周。尽管未进行随机试验研究，但目前的指南建议经治患者加用 RBV，并建议初治患者考虑加用 RBV[37]。

（四）基因 4 型方案

对于基因 4 型，许多关于 DAA 方案的研究结果都提示其是有效的，并且均达到了高 SVR 率。几种无干扰素方案在基因 4 型患者中似乎都能获得较好的疗效。由于美国和欧洲基因 4 型的流行率较低，因此必须使用小规模研究来指导治疗决策。

1. SOF、PEG-IFN-α 和 RBV

NEUTRINO 研究是支持最初批准 SOF、PEG-IFN-α 和 RBV 联合 12 周治疗基因 4 型患者的研究之一，在接受治疗的 28 名患者中，27 名（96%）达到了 SVR，对于有 PEG-IFN-α 和 RBV 治疗适应证的患者，这是一种有效的治疗方案。

2. SOF 和 RBV

对基因 4 型患者推荐使用 SOF 和 RBV 联合治疗 24 周。美国在埃及进行的小样本研究，比较了治疗 12 周与 24 周，SVR 率分别为 79%（11/14）和 100%（14/14）[19]。在埃及进行的一项更大规模的研究也对比了 12 周与 24 周不同疗程的差异，研究结果表明治疗 12 周 SVR 率为 77%（40/52），24 周 SVR 为 90%（46/51）。

3. SOF 和雷迪帕韦

两项小样本开放式单臂设计研究评估了基因 4 型患者中 SOF 与雷迪帕韦（LDV）联合治疗 12 周的情况，美国的 SYNERGY 研究中 SVR12 率为 95%（20/21）[60]。法国研究纳入了初治及经治患者各 22 例，初治患者 SVR12 率为 96%（21/22），经治患者 SVR12 率为 91%（20/22）。所有 10 例肝硬化患者均达到 SVR。该方案的优势是为基因 4 型患者提供一个无 RBV 的选择。

4. 帕立瑞韦 / 利托那韦和奥比他韦

与基因 1 型不同的是，对于基因 4 型患者，利托那韦、帕立瑞韦和奥比他韦治疗方案不需要联合非核苷聚合酶抑制药达沙布韦。PEARL-I 研究纳入 86 名初治基因 4 型患者，随机分为帕立瑞韦 / 利托那韦、奥比他韦和 RBV 组及帕立瑞韦 / 利托那韦、奥比他韦组。联合 RBV 组 SVR12 率为 100%（42/42），无 RBV 组为 91%（40/44），因此建议将 RBV 纳入该方案[62]。

（五）基因 5 型和基因 6 型方案

由于基因 5 型和基因 6 型在美国和欧洲的流行率较低，他们并未成为 HCV 治疗发展计划的重点。例如，NEUTRINO 研究纳入 1 名基因 5 型患者和 6 名基因 6 型患者，应用 PEG-IFN-α、RBV 和 SOF 联合治疗。所有患者均达到了 SVR[17]。某些 DAAs（包括 SOF 和 DCV）具有泛基因型活性，是可行的选择。最近在基因 5 型患者中评估了 SOF 和 LDV 联合治疗 12 周方案，SVR12 率为 95%（39/41）[61]。C-EDGE 研究纳入基因 6 型患者，应用 NS3 / 4A 蛋白酶抑制药 grazoprevir 和 NS5A 抑制药 elbasvir 联合方案，SVR 达到 80%（8/10）[15]。未来国际研究中针对泛基因型的研究设计方向希望能够扩大样本量。

五、丙型肝炎病毒治疗前后的监测

虽然监测的项目和频率的具体情况由不同的方案决定，但所有具体方案的实施都需要遵守系统的方法。治疗前教育、患者亲属或朋友参与治疗计划、治疗初期医务人员电话跟踪以及在第 4 周至诊所随访都被认为可以促进坚持治疗。可能有人认为没有 RBV 的无干扰素治疗方案发生不良事件风险极低，没有必要进行实验室监测。而另一种观点，包括 AASLD / IDSA 委员会，建议在第 4 周进行血常规、生化和 HCV RNA 等检验，根据检验结果调整治疗方案[37]。对于接受 RBV 或 IFN-α 治疗的患者，应考虑在治疗前 2 周进行实验室检查。对于应用 RBV 治疗患者，建议定期监测血红蛋白，必要时可减少 RBV 用量（表 30-6）。RBV 具有致畸风险，因此在治疗期间和治疗结束后 6 个月内均需要避孕，并定期监测妊娠试验。若使用 PEG-IFN-α，则需要在治疗第 1 周至第 2 周检测血细胞计数，治疗时每 4 周监测一次。表 30-7 列出了关于两种干扰素的一系列建议[63,64]。应用 PEG-IFN-α 时还需密切监测常见的不良反应，包括严重的类流感症状和各种神经精神系统症状：抑郁、焦虑和失眠等。这些不良反应可以通过减少剂量来改善，若减量后无明显改善，严重时需停用。

使用无干扰素方案可降低对 HCV RNA 的监测要求。推荐在第 4 周检测 HCVRNA 主要是为了监测患者依从性。许多患者在此时 HCV RNA 检测不到，但低水平 HCV RNA 并不意味着治疗是有效的。对于第 4 周可检测到 HCV RNA 的患者，AASLD-IDSA 建议在第 6 周重复检测 HCV RNA，若 HCV RNA 水平增加 10 倍，建议停止

表 30-6　肾功能正常的贫血患者使用利巴韦林的剂量调节

	利巴韦林剂量 *
无心脏疾病	
血红蛋白 < 10 g/dl	总剂量减少至 600mg
血红蛋白 <8.5 g/dl	停用
伴随心脏疾病	
1 月内血红蛋白下降 >2 g/dl	总剂量减少至 600mg
血红蛋白 <12 g / dl，无论 4 周内是否减量	停用

*. 初始利巴韦林剂量以体重为基础：<75kg 每日分割剂量为 1000mg，≥ 75kg 每日分割剂量为 1200mg

治疗[37]。还建议在治疗结束后 12 周检测 HCV RNA 水平，以确定 SVR12。许多临床医生还在治疗结束时及治疗后 24 周监测 HCV RNA 水平，以评估 SVR24。由于关于复发的报道很少，除非肝酶异常或患者有持续不适症状，否则不建议持续监测 HCV RNA 水平，从而增加了患者再次感染的风险。一般实验室项目和 HCV RNA 监测信息详见表 30-8。

直接抗病毒药物的耐药问题

尽管抗 HCV 治疗有了进步，但 HCV 药物耐药性对 HCV 治疗的影响仍然存在很多问题和挑战。对第一代蛋白酶抑制药特拉正韦进行的广泛研究表明，由于耐药性，单药治疗无效[65]。特拉正韦能够抑制野生型病毒和具有较低抗体水平的病毒突变株，但可以筛选出耐药突变株。PEG-IFN-α、RBV 与特拉正韦联合可以清除任何对特拉正韦有耐药突变的病毒株。在大多数未达到 SVR 的患者中能够检测到耐药突变株，但治疗后它们的水平随时间逐渐下降[66]。不同靶点 DAAs 药物的联合应用，可以对抗耐药突变。不同基因型和亚型间的变耐药突变基因屏障是不同的[67]，对于目前的药物，基因 1a 型的耐药性比 1b 型更常见。表 30-9 列出了 DAAs 耐药相关突变（RAVs）的详情。SOF 的一个主要优势是具有高耐药基因屏障。一名基因 2 型患者在第 4

表 30-7 血液学结果对聚乙二醇干扰素 -α 剂量的调整

实验室值	聚乙二醇干扰素 α-2α 每周 180μg	聚乙二醇干扰素 α-2α 每周 1.5μg/kg
血红蛋白		
< 10 g/dl		减少 50%
中性粒细胞绝对计数		
< 750/mm³	每周减少至 135μg	首次减少：1.0μg/kg 第二次减少：0.5μg/kg
< 500/mm³	中止治疗直到 > 1000/mm³，重新调整剂量 90μg 并监测	终止治疗
血小板		
< 50 000/mm³	减少至每周 90μg	第一次减少：1.0μg/kg 第二次减少：0.5μg/kg
< 25 000/mm³	终止治疗	终止治疗

表 30-8 HCV 治疗期间和治疗后的实验室监测指标

实验室检查项目	频 率	评 价
全血细胞计数	治疗 4 周后	使用干扰素和（或）RBV 方案可以增加检测次数，治疗 1～2 周后可考虑复查，然后每 4 周检测一次。
肝功能	治疗 4 周后，根据临床症状决定	应密切监测任何肝功异常指标。 **AASLD / IDSA** 建议 如果 ALT 增加 10 倍或不同程度增加伴有虚弱、恶心、呕吐等，胆红素、碱性磷酸酶或 PT-INR 升高，则停止治疗
肌酐，计算 GFR	治疗 4 周后，根据临床症状决定	—
HCV RNA 定量	治疗 4 周后、治疗 12 周后及治疗结束后；在治疗结束时和治疗结束后 24 周可以考虑进行检测。	指南建议坚持服药。不建议在第 4 周基于 HCV RNA 结果的停止用药。AASLD/IDSA 建议如果在第 4 周检测到 HCVRNA 阳性，在第 6 周复测，并且若 HCV RNA 增加 10 倍则停止治疗。
促甲状腺素	如果方案含有聚乙二醇干扰素 -α，则每 12 周一次	—
妊娠试验	建议每月检测 1 次，至治疗结束后 6 个月	应监测是否遵守两种避孕方式

AASLD. 美国肝病研究协会；ALT. 丙氨酸氨基转移酶；HCV. 丙型肝炎病毒；IDSA. 美国传染病学会；PT-INR. 凝血酶原国际化标准比值；RBV. 利巴韦林

周复发，进行 S282T 替代治疗，临床未观察到耐药性[68]。治疗失败的患者也成功地接受了另一种含有 SOF 的方案[69]。正如前面所讨论的，OPTIMIST 研究中 Q80K 变异与 SOF 的治疗失败有关[48,49]。C-EDGE 研究还强调了 NS5A 抑制药耐药性对 Grazoprevir 和 Elbasvir 方案的潜在重要影响[15]。随着 NS5A 抑制药在临床应用的扩大，这些治疗方案的耐药性和治疗失败的影响需进一步明确。

六、特殊人群

（一）肝硬化失代偿期

尽管 HCV 治疗在代偿性肝硬化患者中是安全和有效的，但在以干扰素为基础的治疗方案中代，肝硬化失代偿性的治疗尤其具有挑战性。治

表 30-9　直接抗丙肝病毒药物耐药基因变异

DAA 分类及代表	基因 1a 型	基因 1b 型	基因 2 型	基因 3 型	基因 4 型
NS3 / 4A 蛋白酶抑制药					
博赛普韦	V36M，T54S，R155K	T54A/S，V55A，A156S，V170A			
特拉普韦	V36M，R155K	V36A，T54A，A156S			
西咪匹韦	Q80K，R155K，D168E/V	Q80R，D168E/V			
阿舒瑞韦	R155K，D168E	D168E/V/Y			
帕利瑞韦	D168A/V/Y	Y56H，D168V			D168V
格佐普韦	Q80K，D168A	T54S，V170			
NS5A 抑制药					
达拉他韦	M28T，Q30E/H/R，L31M，H58D，Y93H/N	L31M/V，Y93H			Q30H/S
雷迪帕韦	Q30E/R，L31M，Y93C/H/N	Y93H			
奥比他韦	M28T，Q30R	Y93H			L28V
艾尔巴韦	M28V/A/G，Q30H/L/R，L31M，Y93H	L31F，Y93H			
NS5B 聚合酶抑制药					
索磷布韦			S282T		
达沙布韦	M414T，S556G	S556G			

DAA. 直接抗病毒药物

疗的基本原理是观察肝硬化的病程是否会随着肝纤维化的减轻或门静脉高压的降低而改变，与抗 HBV 治疗一致[70]。早期在丙型肝炎肝硬化失代偿期患者中使用干扰素 -α 的经验导致严重不良事件和危及生命的并发症的发生率高[71]，随后，对肝硬化失代偿期患者给予起始剂量较低的干扰素 -α 和 RBV，如果耐受良好则增加。这种低加速剂量方案 (LADR) 更安全，SVR 与非基因 1 型感染和 Child-Pugh A 级肝硬化相关[72]，直到无干扰素时代 HCV 失代偿性肝硬化的治疗才再次向前发展。

无干扰素时代为肝硬化失代偿期的治疗带来了新的活力。在 SOLA-1 研究中，Child-Pugh B 级和 C 级患者被随机分成 12 或 24 周的 SOF/LDV 和 RBV。对 Child-Pugh B 级患者，治疗 12 周 SVR 为 87%（26/30）、24 周为 89%（24/27）。

Child-Pugh C 级，12 周 SVR 为 86%（19/22）、24 周为 87%（20/23）。就安全性而言，只有 4% 的肝硬化失代偿期患者由于不良事件而停止治疗[73]。本队列计划进行长期随访，以帮助了解门静脉高压症和肝硬化的进程，并确定可预期的改善程度。虽然有希望一些失代偿期的丙型肝炎肝硬化患者能够改善和避免肝移植，但丙型肝炎治疗在等待肝移植的患者中的时机和作用目前尚不确定，需要进一步研究。

在选择 DAAs 药物时，必须考虑肝清除率。NS5A 药物在肝硬化失代偿期患者中已经得到很好的耐受，SOF/LDV 以及 SOV/DCV 的组合在肝功受损时不需要调整剂量[39,74]。由于增加的暴露和肝损害的不良事件的风险，蛋白酶抑制药 SMV 在 Child Pugh B 级和 C 级肝硬化患者中不被 AASLD/IDSA 推荐使用。奥比他韦、帕利瑞韦、利托那韦和达沙布韦的方案突出了肝硬化失代偿性患者治疗的复杂性，蛋白酶抑制药帕利瑞韦曲线下面积（AUC）值在 Child-Pugh B 级增加62%，在 Child-Pugh C 级增加945%。Dasabuvir 的 AUC 值在 Child-Pugh B 级减少16%，在 Child-Pugh C 级增加325%。因此，此方案不推荐用于 Child-Pugh B 级患者，说明书中明确 Child-Pugh C 级为禁忌证[75]。

（二）肝移植术后

HCV 再感染在肝移植后普遍存在，并具有加速纤维化和早期移植物衰竭的风险[76,77]。肝移植后的 HCV 治疗在第53章进行详细描述。在这类人群中，基于干扰素的方案效果较差，耐受性差，因此这种情况下不被推荐[78,37]。无干扰素方案在肝移植受者中得到了很好的耐受，并取得了较好的疗效。如果抗 HCV 方案中包含蛋白酶抑制药，则要重点考虑其与免疫抑制药，包括环孢素、他克莫司、依维莫司和西罗莫司等药物的相互作用。在一项前瞻性、多中心的研究中，采用 SOF 联合 RBV 治疗24周，RBV 初始剂量为400mg/d，耐受性好则增加剂量。结果显示 SVR12 为70%（28/40），未达到 SVR 的原因是病情复发[79]。SOF 联合 SMV 的方案也用于移植后基因1型患者的治疗，两个回顾性研究报道了 SVR12 分别为90%和93%[80,81]。CORAL-1 研究评价了奥比他韦、帕利瑞韦、利托那韦和达沙布韦联合 RBV 治疗24周的效果，34例基因型1型的移植后患者，33例（97%）获得了 SVR12。该方案耐受性良好，无早期停药的发生，有5例患者需要促红细胞生成素治疗贫血[82]。SOLAR-1 研究评估了 SOF/LDV 联合 RBV 的治疗基因1型和4型的肝移植后患者，包括无肝硬化、代偿性肝硬化、失代偿性肝硬化和纤维淤胆型肝炎的受者，随机分为治疗12周或24周。代偿性肝病患者接受基于体重的 RBV 治疗，肝硬化失代偿期患者初始剂量为600mg，如果耐受则增加剂量。非肝硬化患者和代偿性肝硬化患者的 SVR12 率分别为96%和98%，与疗程无关。对于 Child-Pugh B 级肝硬化患者，治疗12周和24周的 SVR12 分别为85%（22/26）和88%（23/26）。该研究纳入了少量的 Child-Pugh C 级肝硬化患者，12周 SVR12 率为60%（3/5），24周为75%（3/4）。纤维淤胆型肝炎的6例患者均获得了 SVR12，其中4例仅接受12周的治疗。这种方案不需要调整免疫抑制，也可很好耐受。

（三）HIV-HCV 重叠感染

在第37章中讨论了 HIV-HCV 重叠感染，本文对此进行简要回顾。即使对 HIV 进行有效的治疗，HIV-HCV 重叠感染的患者与 HCV 单感染的患者相比也增加了发生肝硬化并发症的风险[83]。因此，强烈建议对 HIV-HCV 重叠感染患者进行 HCV 治疗。

而以干扰素为基础的方案疗效差[84,85]，从第一代蛋白酶抑制药 boceprevir 和 telaprevir 开始，HIV-HCV 重叠感染患者的 SVR 率与 HCV 单感染相似[86,87]。由于类似的结果，SOF 在首次获得批准治疗丙型肝炎病毒感染时，对于 HIV-HCV 的重叠感染也同时获批，是 SOF 的重要里程碑[36]。在一项开放标签的非随机试验中，基因2型或3型的初治 HIV-HCV 患者接受 SOF（400mg）联合 RBV 治疗12周，基因1型以及基因2型或3型的经治患者接受 SOF（400mg）联合 RBV 治疗24周。结果显示初治患者中，基因1型的 SVR12 为76%（87/114），基因2型达到了88%（23/26），基因3型为67%（28/42）；而经治患者中，基因2型为92%（22/24），基因3型为94%（16/17）。在 HCV 治疗中没有观察到对 HIV 疾病的有害影响[88]。随后的一项研究评估了 SOF/LDV 初治、无肝硬化、基因1型的 HIV-HCV 重叠感染患者的效果，在50例患者中，49例（98%）达到 SVR12[89]。TURQUOISE-I 观察奥比他韦、帕利瑞韦/利托那韦、达沙布韦联合 RBV 方案的效果，纳入了基因1型的 HCV-HIV 重叠感染的初治及经治患者，也包括了肝硬化患者，随机分为12周或24周治疗组，SVR12 分别为94%（29/31）和91%（29/32）。5例未获得 SVR12，2

例复发，2 例考虑为 HCV 再感染，1 例患者退出。该方案耐受性良好，在治疗过程中没有 HIV RNA 突破[90]。

将 HIV-HCV 患者指定为特殊人群在很大程度上是由于以干扰素为基础的方案疗效不佳，此方案在 HIV-HCV 重叠感染和 HCV 单独感染患者中表现出相似的结果。目前对 HIV-HCV 患者治疗的主要难题是选择与 HIV 方案相容的 HCV 方案。由于可以增加替诺福韦血药浓度和潜在的肾功能损害，当给予 SOF/LDV 治疗时，埃法韦仑、恩曲他滨、替诺福韦富马酸二丙酯方案需要密切监测。对于用 SOF/LDV 的治疗方案，服用含有替诺福韦和利托那韦增强的 HIV 蛋白酶抑制药方案的患者需要考虑另一种 HIV 方案[39]。由于通过 CYP 3A 代谢，SMV 不应与某些非核苷类逆转录酶一起给药，包括艾非韦仑及 HIV 蛋白酶抑制药[47]。奥比他韦、帕利瑞韦 / 利托那韦和达沙布韦不能与阿扎那韦 / 利托那韦、达诺韦 / 利托那韦、洛匹那韦 / 利托那韦或 rilpivirine 共同使用[75]。总的来说这些方案确实为患者提供了多个有效根除 HIV-HCV 重叠感染患者中 HCV 的选择。

（四）肾脏疾病

如果患者有肾脏疾病和 HCV 感染共存，必须考虑多种因素。患者可能患有与 HCV 感染有关的肾脏疾病，包括膜增生性肾小球肾炎和冷球蛋白血症[91]。治疗潜在的 HCV 感染可改善肾功能。无论肾脏疾病是否与 HCV 感染有关，肾功能不全的程度会影响药物的选择。由于 RBV 通过肾脏代谢，所以肾小球滤过率（GFR）降低会导致不良事件风险的增加，而溶血性贫血的风险最大。对于 GFR 为 30 ~ 50 ml/min 的患者，推荐的 RBV 剂量为每隔一天 400 mg 和 200 mg 相互交替。对于 GFR 小于 30 ml/min 或血液透析的患者，推荐的 RBV 初始剂量为每天 200mg。对于这类人群，无 RBV 将是首选方案。SOF 主要在肾脏代谢，在 GFR 小于 30ml/min 的患者或透析患者中尚未确定剂量。与肾功能正常的人相比，如果 GFR 小于 30ml/min，GS-331007（SOF

的体内代谢产物）的 AUC 升高 451%，而终末期肾病则升高 1280%[36]。因此，SOF 可安全用于 GFR 高于 30ml/min 的患者，但不能推荐给 GFR 小于 30 ml/min 或终末期的肾病患者。奥比他韦、帕利瑞韦、利托那韦和达沙布韦的治疗方案可用于所有程度的肾损害患者。在开放标记 RUBY-1 研究中，对 GFR 小于 30ml/min 的非肝硬化基因 1 型患者采用了该方案，基因 1a 型患者每天给予 RBV 200 mg，基因 1b 型患者不给予 RBV。20 例接受治疗的患者中，18 例（90%）达到 SVR12，1 例在治疗后死亡（无关联），1 例复发。9 名患者因贫血而中断了 RBV 治疗，4 名患者需要促红细胞生成素[92]。在一项纳入了 235 例患者的大样本、安慰剂对照的随机试验中，122 例接受了格佐普韦和依巴布韦的无 RBV 方案，有 6 例患者未完成研究，包括 1 例非相关死亡，以及脱落或退出。结果显示治疗组中，95%（115/122）达到 SVR12。该方案为 CKD 患者提供了耐受性好、无 RBV 的治疗。

（五）非洲裔美国人

非裔美国人的 HCV 感染率高于美国其他种族和人群，几乎占所有感染的 25%[94]。对于非裔美国人，PEG-IFN-α 和 RBV 的应答率较低[95,96]。对 HCV 治疗中的种族差异的观察导致白细胞介素 -28（IL-28 b）基因型的发现，这种多态性与干扰素应答有关，并且不利的等位基因在非洲人后裔中更常见[97]。SPRINT-2 研究包括 159 名非裔美国人的队列，用 PEG-IFN-α 和 RBV 治疗的 SVR24 率为 23%（12/52），相比非非裔美国人的有效率更低。第一批无干扰素治疗项目招募了数量不多的非裔美国人，研究发现非裔美国人的 SVR 率不再比非非裔美国人低。使用 SOF/LDV 的 3 期临床研究 ION 汇总分析中显示，在 308 名非裔美国患者中 SVR12 率为 95%，在 1644 名非非裔美国患者中为 97%[98]。这些发现极大地鼓舞了非裔美籍患者，但这些研究包括的肝硬化患者较少，不能推断肝硬化患者的有效率。鉴于非洲裔美国人中 HCV 的高流行率，有必要对这一群体中的新方案进行研究，以指导临床医生和患者。

（六）急性丙型病毒性肝炎

传统上，急性 HCV 感染的治疗方法是给予自行清除感染的机会。此前的一系列研究表明，20%～30% 的患者可自发清除感染[99]。最初还发现 IL28B 基因型可预测急性 HCV 感染的自发清除[100]。随后的研究还发现，HLA Ⅱ类也与自发清除相关，15% 的自发清除为 DQB1*03:01[101]。一项由九个前瞻性队列组成的国际合作对 632 例患者进行了研究，发现中位清除时间为 16.5 周，其中 34%、67% 和 83% 在 3、6 和 12 个月清除[102]。这些研究推荐 HCV 急性感染 6 个月后可开始抗 HCV 治疗。在患者或临床医生认为急性感染需要治疗的情况下，12～16 周是监测 HCV 自发清除的合理时限。以前的研究显示与慢性感染相比，采用干扰素方案治疗急性感染具有更高的应答率。一项 Meta 分析显示，如果在诊断后 12 周内开始使用干扰素治疗，SVR24 率为 82%，相比之下，在 12～24 周之间开始治疗的 SVR 率为 67%，而在 24 周后开始治疗的 SVR 率为 62%[103]。然而由于 DAAs 对慢性 HCV 感染的有效性高，治疗时限不再是主要问题。暴露后的预防目前还没有用于 DAA 方案，并且目前没有被推荐。

◆ 结论

HCV 抗病毒治疗的发展是显著的，丙型肝炎已经从一个治疗效果欠佳且受益甚少的疾病，发展到具有良好耐受性和高有效性，可被治愈的疾病。正在进行的研究项目寻求开发无 RBV、持续时间短但仍具有高效性的泛基因方案，注册研究也将有助于了解抗病毒治疗对晚期疾病患者的影响，以及这些药物改变病程以降低肝病的发病率和死亡率的能力。

总　结

最新进展

- 大多数 HCV 感染患者可采用全口服、耐受良好和高效的 DAAs 疗法。
- 对于以前具有挑战性的患者群体，包括非裔美国人、HIV-HCV 重叠感染、肝硬化和肝移植后患者，目前治疗效果极好。

关键知识缺口

- 对于基因 3 型感染患者的结果仍然不令人满意。
- 对肝硬化失代偿期患者，病毒根除对自然病程的影响尚不清楚。

未来发展方向

- 正在进行的研究方案寻求开发无 RBV 且持续时间短但仍具有高效性的泛基因型方案。

第 31 章　乙型肝炎的病毒学和发病机制
Virology and Pathogenesis of Hepatitis B

Antonio Bertoletti, Julie Lucifora, Fabien Zoulim　著

赵雪珂、邹高亮　译，赵雪珂　校

● 缩略语　ABBREVIATIONS

ALT	alanine aminotransferase	丙氨酸氨基转移酶
cccDNA	covalently closed circular DNA	共价闭合环状 DNA
HBeAg	hepatitis B e antigen	乙肝病毒 e 抗原
HBV	hepatitis B virus	乙肝病毒
HCC	hepatocellular carcinoma	肝细胞癌
HCV	hepatitis C virus	丙肝病毒
IFN	interferon	干扰素
LT	lymphotoxin	淋巴毒素
NTCP	sodium-taurocholate cotransporting polypeptide	钠离子 - 牛磺胆酸共转运蛋白
NK	natural killer	自然杀伤细胞
pgRNA	pregenomic RNA	前基因组 RNA
rcDNA	relaxed circular DNA	松弛环状 DNA

乙肝病毒（HBV）与人类有着非常长远且紧密的联系。根据在中生代鸟类中嗜肝 DNA 病毒的发现[1]估计，HBV 至少已存在于 40000 年前的早期人类[2]，与人类进化共存。作为成功进化的可感染人类的病毒，HBV 的现况如下：1/3 的人口与病毒有过接触，并有 2 亿～ 3 亿人被慢性感染。然而，这种关系并非对人类没有影响，因为大约 20% 病毒复制活跃的人会进展为不同程度的肝脏炎症（慢性肝炎），这些炎症最终会导致肝硬化或肝癌。了解 HBV 生物学行为的基本步骤，及宿主的免疫系统如何与 HBV 相互作用，以及这种相互作用如何导致病理性后果或潜在的功能治愈是本章的重点。

一、乙型肝炎病毒：宿主和模型系统

　　HBV 是一种小的包膜 DNA 病毒，属于嗜肝 DNA 病毒家族。人类已使用各种模型（表 31-1 和表 31-2）来阐述 HBV 复制周期，鉴定新的抗病毒靶标，研究 HBV 发病机制，以及评估新疗法的功效。人类肝细胞是 HBV 的天然靶细胞，这些细胞可以从肝脏中切除分离，并在体外培养的短期内保持对 HBV 的易感性[3]。然而，新鲜人肝切除术的可操作性及个体的质量和差异限制了其使用。树鼩的原代肝细胞同样对 HBV 易感[4]，但是饲养这些动物的困难以及缺乏用于功能研究的树鼩特异性试剂限制了其使用。作为原代细胞培养的替代，人肝癌细胞系 Huh7 和 HepG2 用于 HBV 的体外实验多年。这些细胞允许 HBV 复制和病毒颗粒组装，但由于缺乏 HBV 受体的表达，它们不易被感染。作为肝脏祖细胞的 HepaRG 细胞也可用于体外研究，因为它们在经过培养分化后变得对 HBV 易感[5]。然而，其感染率很低，并且培养过程中从未观察到病毒传播。最近，随着其可作为乙肝病毒 / 丁肝病毒受体的钠离子 - 牛磺胆酸共转运蛋白（NTCP）的发现[6,7]，已经获得表达 NTCP 的 HepG2 和 Huh7 细胞系，且对 HBV 易感。然而，它们允许病毒传播的能力

仍有待证实，同样的，由于其转化性质，它们用于病毒 - 宿主细胞相互作用研究的相关性也需要进一步确定（表 31-1）。最后，最近的研究表明，原代人肝细胞或诱导多能干细胞与基质细胞的微模式共培养分化成肝细胞样细胞，它们和成纤维细胞持续延长 HBV 感染时间[8]。

尽管细胞培养模型对于阐述病毒生命周期的特定方面非常有价值，但体内模型是研究 HBV 发病机制和新的抗病毒策略（包括免疫疗法）所必需的（表 31-2）。HBV 具有极窄的宿主范围，因为它仅感染类人猿，包括黑猩猩。后者已被用于解释急性 HBV 感染期间宿主反应的关键性研究[9,10]，但不再适用于实验研究。因此，与人类具有 93% 的序列同一性的猕猴常被应用于毒理学，被认为是研究病毒性肝炎的可替代模型[11]。

还有各种 HBV 相关病毒，如鸭 HBV[12] 和土拨鼠肝炎病毒，它们是研究 HBV 感染的宝贵模型（表 32-2）[13]。小鼠天然不易感染 HBV，但它们可以人源化以在体内研究 HBV 感染。已有多种模型用于生成人肝嵌合（HuHEP）小鼠。这些小鼠既表现为肝细胞进行性退化，又表现为免疫缺陷，因而容许人肝细胞的植入。以 HBV 接种 HuHEP 小鼠导致生产性感染，并且这些小鼠已被用于概念验证研究，来评估新型抗病毒策略的功效[14,15]。为了在有功能的人体免疫系统的背景下评估病毒发病机制并测试免疫疗法，我们创建了携带人源化免疫系统和人肝细胞的双人源小鼠[16]，并用于最初的病原学研究[17]。然而，这些小鼠对于人类慢性病毒性肝炎的关键方面的重要性，需要得到充分评估。最后，通过使用低剂量的腺病毒[18]、

表 31-1 体外研究乙型肝炎病毒感染的人体细胞

	转型	可用性	变化性	感染率	cccDNA 水平	HBV 传播	先天免疫	感染的维持
原代人肝细胞	−	+	+++	20% ～ 100%	1 ～ 2 拷贝 / 胞核	−	+++	2 ～ 3 周
HepaRG 细胞	−	+++	++	5% ～ 20%	0.2 ～ 0.5 拷贝 / 胞核	−	+++	＞ 6 个月
HepG2 / HuH7 细胞	+	+++	+	0%	1 ～ 2 拷贝 / 胞核	−	−	
NTCP-HepG2 细胞	+	+++	+	50% ～ 100%	1 ～ 5 拷贝 / 胞核	−	−	10 ～ 15d

表 31-2 乙型肝炎病毒研究的主要动物模型

	黑猩猩	猕猴	树鼩	HuHep 小鼠	HIS-HuHep 小鼠	Ad-HBV 或 AAV-HBV 小鼠	鸭	土拨鼠
病毒	HBV	HBV	HBV	HBV	HBV	HBV	DHBV	WHV
条目	+	?	+	+	+	−	+	+
cccDNA 的建立	+	?	+	+	+	−	+	+
慢性感染	−/+	?	−	−	?	+	+	+
HCC 的发展	−	?	?	?	?	?	−	+
适应性免疫应答	+	?	?	−	+	+	+	+
HBV 耐受性	−	?	?	−	+	+	+	+
抗病毒药物测试	+	?	+	+	+	+	+	+
免疫疗法测试	+	?	?	−	+	+	−/+	−/+

AAV. 腺相关病毒；Ad. 腺病毒；cccDNA. 共价闭合环状 DNA；DHBV. 鸭乙型肝炎病毒；HBV. 乙型肝炎病毒；HCC. 肝细胞癌；WHV. 土拨鼠肝炎病毒；-. 阴性；+. 阳性；?. 未知；-/+. 不确定

腺相关病毒介导[19]的基因转移或 HBV 基因组的高压水枪法转染[20、21]，已经建立了慢性 HBV 感染的其他免疫活性小鼠模型。因为 HBV 的产生是由不同的病毒介导或通过转染强制生成的，这些小鼠不会重现 HBV 感染的生理步骤，但可以用来回答特定的免疫病理学问题。

二、乙型肝炎病毒的生物学特性

（一）乙型肝炎病毒结构、基因组和蛋白质

HBV 颗粒，又称 Dane 颗粒，直径约为 42nm 的球形脂质结构（图 31-1）。病毒的内壳，是由 120 个核心蛋白二聚体组装成的二十面体核壳组成。核壳由含有三种病毒包膜蛋白的膜所覆盖——大（L）、中（M）、小（S），它们与宿主的脂质一同在出芽到内质网的过程中获得。三种表面蛋白通常被定义为乙肝病毒表面抗原。它们由自己的起始密码子翻译而来，但共享相同的 C-末端氨基酸，称为 S 结构域。因此，与 S 蛋白相比，M 蛋白含有称为前 -S_2 的额外结构域，L 蛋白含有两个额外结构域：前 -S_2 和前 -S_1。核衣壳含有单拷贝的 HBV 基因组，它是由 3.2kb 的部分双链松弛环状 DNA（rcDNA）分子组成。该 rcDNA 与完整链的 5' 末端的病毒聚合酶共价连接，也称为病毒负链 DNA。除了 Dane 颗粒外，HBV 感染还导致亚病毒颗粒的分泌，这种亚病毒颗粒由具有丝状或球状的空病毒包膜和空病毒颗粒组成，包含外壳和内衣壳但不含病毒基因组[22]。亚病毒颗粒大量产生并入血（超过 Dane 颗粒的 100 ～ 100000 倍以上）。它们被认

为通过吸附病毒中和抗体来促进病毒在宿主中的传播和持续存在。HBV 聚合酶是一种多功能蛋白，在病毒复制中起着重要作用。它分为四个独立的结构域，从 N 末端开始：TP 结构域，为逆转录引发所必不可少的；RT 结构域，含有 DNA 聚合所必需的聚合酶活性位点；核糖核酸酶 H 结构域，负责在负链 DNA 合成过程中降解前基因组 RNA（pgRNA）模板；以及间隔区，四个结构域中保守性最低的，并且对于酶的所有已知功能都是可有可无的[23]。除聚合酶和结构蛋白外，HBV 基因组还编码三种非结构蛋白。分泌的乙型肝炎 e 抗原（HBeAg）被认为具有免疫调节功能[24]，而 X 蛋白（HBx）至少对启动和维持 HBV 转录至关重要[25]（图 31-1）。此外，乙肝病毒剪接蛋白的表达是 HBV 信使 RNA 剪接的结果，其在病毒诱导的发病机制中的作用仍有待进一步研究[26]。

（二）HBV 的生物周期

HBV 进入肝细胞被认为是一个多步骤的过程。Dane 颗粒通过硫酸肝素蛋白多糖被捕获在肝细胞表面[27]，然后可以与它们的高亲和力受体 NTCP 结合，继而病毒被摄入细胞[6,7]（图 31-2，①）。表面蛋白的蛋白酶剪切发生在内涵体小室内，通过暴露病毒颗粒表面的一些易位序列，导致构象变化。高密度易位序列允许内含体从核衣壳逃逸进入细胞质[28]（图 31-2，②）。然后将裸核衣壳导向细胞核，HBV 基因组易位至细胞核[29]。在此过程中，rcDNA 基因组被转化为共价闭合环状 DNA（cccDNA）（图 31-2，③），用于病毒转录的模板（图 31-2，④）。3.5kb pgRNA 充当信

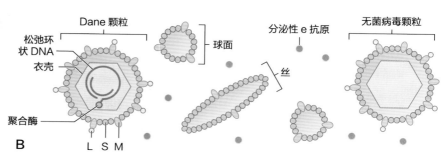

主要 HBV 蛋白	
s	小表面蛋白
M	中表面蛋白
L	大表面蛋白
HBc	核心蛋白
HBeAg	分泌型 e 抗原
pol	聚合酶
HBx	X 蛋白（非分泌型）

▲ 图 31-1　乙型肝炎病毒（HBV）的蛋白、开放阅读框和（各种）不同颗粒

使 RNA，用于合成聚合酶和核心蛋白（图 31-2，⑤）。另外，它还被用作逆转录的模板[30]。2.4 / 2.1-kb 亚基因组 RNA 编码三种分泌性病毒包膜蛋白（图 31-2，⑥）。pgRNA 与病毒聚合酶包裹在一起（图 31-2，⑦），并在细胞质中的核衣壳内逆转录成新的 rcDNA（图 31-2，⑧）。含有线性双链 DNA 的核衣壳得以形成（图 31-2），这可能有助于 HBV 基因组整合到宿主基因组中[31]（图 31-2）。然后将成熟的核衣壳导向分泌途径以进行包封（图 31-2，⑨）。或者，核衣壳可以重定向到细胞核以建立 cccDNA 库[32]（图 31-2）。

（三）乙型肝炎病毒的侵入

通过 HBV 进入的有效数据提出相对简单的模型，即硫酸肝素蛋白多糖作为低亲和受体，用于病毒在人肝细胞表面对接[27]，而 NTCP 作

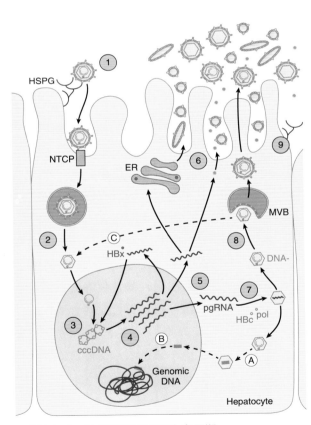

▲ 图 31-2　乙型肝炎病毒的生命周期

在正文中描述了步骤 1 到 9 和 A 到 C，cccDNA. 共价闭合环状 DNA；ER. 内质网；HBc. 乙肝病毒核心；HBx. 乙肝病毒 X；HSPG. 硫酸乙酰肝素蛋白多糖；MVB. 多泡体；NTCP. 牛磺胆酸钠协同转运多肽，pgRNA. 前基因组 RNA；pol. 聚合酶；Hepatocyte. 肝细胞；GenomicDNA. 基因组 DNA

为高亲和力的肝细胞特异性受体[6,7]。L 蛋白在 HBV 感染过程中起主要作用。跨越前 S$_1$ 结构域的合成肽和针对该结构域的抗体强烈抑制 HBV 与 HepG$_2$ 细胞的结合[33,34]。Mapping 实验显示，包含 L 蛋白的 2 ～ 48 位氨基酸的结构域介导病毒与肝细胞的附着，而 S 蛋白似乎参与其他步骤[35]。此外，在翻译过程中与 L 蛋白的甘氨酸 2 共价连接的豆蔻酸残基似乎决定了 HBV 的感染性[36]。体内外实验表明，由 L 蛋白 N 末端部分的酰化氨基酸组成的多肽，可特异性抑制 HBV 感染[35,37,38]，并且这些多肽的原型（Myrcludex B）正用于慢性乙型肝炎治疗的临床评估。该多肽也被用作诱饵以降低乙肝病毒 / 丁肝病毒受体 NTCP。同时，S 蛋白中的抗原环（不是 L 蛋白中的）通过介导与硫酸肝素蛋白多糖的附着而对感染性是必不可少的[39-41]。

（四）乙型肝炎病毒衣壳向胞核运动并释放基因组

很可能是由于（病毒）进入过程中的缺陷，因而在体外感染模型建立的效率相当低，脂质转染试验已经被用于研究核衣壳从内体区室释放到细胞质后的行为。已得到证实的是：（病毒）衣壳通过活性微管依赖性机制转运至细胞核[29]。依靠细胞质内的磷酸化，衣壳通过结构变化，导致核心蛋白的 C 末端中越来越多的核定位信号的暴露[42,43]。核定位信号的暴露增加了与输入蛋白 α/β 蛋白相互作用并与核孔复合物结合的可能性[42]。得到进一步证实的是，通过利用透性化细胞，核衣壳以完整的形式通过核空复合体进入"核篮"，它们可以与核孔蛋白相互作用[43]。成熟衣壳（含有双链 DNA，因此不如未成熟衣壳的 RNA 稳定）在核质内分解和释放 HBV 基因组[44]。

（五）共价闭合环状 DNA 的形成

尽管 cccDNA 是肝脏中 HBV 感染持续存在的原因，但对其形成和调节机制知之甚少。它完全由 rcDNA（来自传入的病毒体或来自新生成的核衣壳）通过多步宿主活动产生，包括以

下几步：①去除与 rcDNA 的负链共价连接的聚合酶蛋白；②去除与 rcDNA 的正链共价连接的 RNA 引物；③产生一个单位长度的双链 DNA；④连接两条链的末端。最近的一项研究揭示了聚合酶从 rcDNA 中去除的机制。已被证实，酪氨酰 -DNA 磷酸二酯酶 2 可以在体外特异性切割酪氨酰 -DNA 键并从真正的 HBV rcDNA 中释放出 P 蛋白[45]。然而，在 HepG₂-NTCP 细胞中［由聚集的规则间隔短回文重复（CRISPR）/ 基于 Cas9 的方法设计］，酪氨酰 -DNA 磷酸二酯酶 2 被敲除但仍然易受 HBV 感染[46]，表明酪氨酰 -DNA 磷酸二酯酶 2 对于细胞中 cccDNA 的形成是非必需的，并且 DNA 修复机制中的其他酶也可能参与其中。一旦形成，cccDNA 作为微型染色体在感染细胞的细胞核中持续存在[47]，病毒信使 RNA 由细胞 RNA 聚合酶 II 转录。许多转录因子，染色质修饰酶和病毒蛋白（即乙型肝炎核心和 HBx）被鉴定为 cccDNA 的表观遗传调节因子[25,48,49]。

（六）衣壳的形成、成熟和分泌

一旦合成，pgRNA 将与病毒聚合酶包装在一起。HBV 衣壳自发地从细胞质中存在的许多核心二聚体拷贝中自行组装。三聚体核的形成和随后的延伸反应通过一次加入一个二聚体亚基而发生，直至完成[50]。将 pgRNA 特异性包装到衣壳中涉及三个组分：病毒聚合酶、核心蛋白的核酸结合域和 pgRNA 的 5' 区域中的 ε 茎环[51-54]。无论磷酸化状态如何，核心蛋白二聚体都能以高水平的协同作用结合并包裹 pgRNA 和异源 RNA 分子[55]。这有力地表明病毒聚合酶可能是 pgRNA 特异性包装所需的因子。核衣壳的成熟包括依靠逆转录酶活性合成负 DNA 链，然后依靠 RNA 酶 H 活性降解 pgRNA 和依靠 DNA 聚合酶活性合成正 DNA 链。病毒聚合酶确保所有这些酶的活性。已得到证实的是：HBV 出芽严格依赖于 L 蛋白[56]。当 L 蛋白和核衣壳之间的比例不是最佳时，后者优先再循环到细胞核以扩增 cccDNA 分子库[32]。L 蛋白与衣壳的相互作用对于 HBV

装配也是至关重要的，因为它可以被与核心蛋白相互作用的肽破坏[57]。基于在不同研究中获得的数据，已经提出 HBV 病毒像出芽一样钻入晚期包涵体或多囊体并通过外来体途径离开细胞（参见 Patient 等的综述[58]）。病毒包膜内胆固醇的存在对于 HBV 进入肝细胞至关重要。在胆固醇合成抑制药存在下由细胞培养产生的 HBV 的感染性严重受损，而从细胞膜中提取的胆固醇对 HBV 感染没有影响，排除了脂筏的作用[59]。值得注意的是，在向细胞核运输时，病毒核心蛋白可能具有核功能，包括对 cccDNA 活性的表观遗传调节和对干扰素（IFN）刺激下基因表达的抑制，这些可能对于慢性感染的建立至关重要[60,61]。

这种对 HBV 生命周期特殊步骤的进一步理解，推动了抗慢性 HBV 感染的新抗病毒策略的发展，该策略将补充或取代目前批准的，在 HBV 感染治愈方面具有局限性的聚乙二醇化 IFN-α 和核苷 / 核苷酸类似物治疗[62]。乙型肝炎核心蛋白在病毒生命周期中发挥的核心作用（当衣壳化的 HBV 基因组被导入细胞核时，核心蛋白对于 HBV 基因组包装、逆转录、细胞内运输和慢性感染的维持至关重要）导致了核心蛋白质组装调节剂家族的发展。苯丙烯酰胺衍生物干扰 HBV RNA 包装，导致空衣壳形成，并减少细胞内未成熟衣壳、成熟病毒颗粒和细胞内 cccDNA 库的数量，而不影响乙型肝炎核心抗原水平[63,64]。通过依赖蛋白酶体途径的降解[65]和促进异常颗粒的组装，杂芳基二氢嘧啶可降低 HBV DNA 和乙型肝炎核心抗原的水平。苯基丙烯酰胺衍生物和杂芳基二氢嘧啶均可抑制对目前聚合酶抑制药具有抗性的病毒变异型[66]，并且正在进入早期临床开发阶段[67]。由于 cccDNA 负责病毒持久性（即使在治疗下），靶向 cccDNA 的形成和（或）稳定性被认为是实现 HBV 感染治愈的最佳选择。目前正在设计 DNA 裂解酶，包括归巢核酸内切酶或大范围核酸酶、锌指核酸酶、TAL 效应物核酸酶和特异性靶向 cccDNA 的 Cas9 蛋白[68-71]。这些新的抗病毒策略与新分子（即 toll 样受体激动剂）或方法（治疗性疫苗，T 细胞工程）相结合，以增强先天或获得性免疫，构成广泛和令人兴奋的治疗方法新集合，有可能从根本上改变慢性乙型肝炎患者的治疗方式[62,72]。

（七）乙型肝炎病毒基因组可变性

病毒聚合酶具有因缺乏校对活性相关的自发错误率，导致在每个复制周期产生病毒基因组突变体。HBV 的系统发育分析可以鉴定 10 种病毒基因型（来自 A to J）[73]。这种病毒也作为病毒准种随着时间的推移而循环，这取决于天然或治疗所产生的选择压力。病毒突变体可以在 cccDNA 中存档，并且可以根据选择压力和治疗史重新选择。一种给定突变体的选中概率，取决于它在同其他病毒株竞争时在肝脏中的传播能力，因为它在给定的环境中具有复制优势（即病毒适应性）[74]。例如，在感染的自然史中经常观察到所谓的前核心突变，即在前核区域中的终止密码子突变，或基本核心启动子突变，并且认为选择发生在从 HBeAg 阳性期向 HBeAg 阴性期转变期间[75]。其他的临床病毒变异体在 S 区具有突变，可能让其能从 HBV 免疫球蛋白或疫苗诱导的抗体中逃逸，或让其病毒聚合酶基因突变[75]。抵抗性屏障的第一代核苷/核苷酸类似物（拉米夫定、阿德福韦、替比夫定）的应用，导致了耐药变异体的出现，伴随大量患者中的聚合酶基因突变，从而削弱了抗病毒药物治疗的获益[74]。在这些突变体中，部分突变体被证实可诱导重叠包膜基因的突变，导致疫苗逃逸突变体的产生[76]。使用这些突变体的连续治疗导致多个耐药突变体出现[74]。随着具有更高抗耐药的药物的开发，临床情况显著改善。例如，恩替卡韦的耐药需要在同一病毒基因组中有多个病毒聚合酶基因的突变，这解释了它对未接受过治疗的患者的高抗耐药性。然而，由于恩替卡韦与拉米夫定共有部分耐药性突变，恩替卡韦对拉米夫定治疗失败的患者的抗耐药性变低。替诺福韦在初治和复治的患者中都具有很高的耐药性。替诺福韦治疗与病毒准种复杂性和多样性的降低有关。尽管一些阿德福韦抗药突变体可能会降低对替诺福韦的敏

感性，但（我们）并未观察到这种抗药突变体的选择[77]。

三、乙型肝炎病毒感染的免疫发病机制

尽管 HBV 已被证明通过对 NTCP 受体的竞争来改变肝细胞脂质代谢，但它是一种非直接致细胞病变的病毒[78]。因此，针对 HBV 的宿主免疫应答不仅负责对病毒控制，而且也引起肝脏炎症的发展，而肝脏炎症可导致肝硬化和肝细胞癌（HCC）的发展。

（一）乙型肝炎病毒控制的免疫学特征

HBV 感染得到有效控制的特点是，诱导出针对不同 HBV 蛋白的辅助性和细胞毒性 T 细胞并持续存在，以及产生针对前 S_1 区和乙型肝炎表面蛋白决定区的特异性中和抗体（图 31-2）[79]。尽管关于中和乙型肝炎表面抗体（即产生 B 细胞）频率的信息非常有限[80]，但是与病毒控制相关的 T 细胞反应已被作为其特点得到广泛认可。它由 $CD4^+$ 和 $CD8^+$ T 细胞组成，根据不同的 HBV 蛋白而不同，可分泌 Th_1 细胞因子[81]、进行增殖并裂解 HBV 感染的肝细胞[82-84]。成年人在通过经皮或性传播获得急性 HBV 感染后，可有效诱导 T 细胞反应，而出生时或儿童期引起急性肝炎临床表现的感染则非常罕见。宿主遗传谱和 HBV 感染的基因型不同影响 T 细胞的精细特异性，但不影响整体 T 细胞数量和功能，这在得到控制的患者中是强有力的，但不利于慢性乙型肝炎患者[85]。重要的是，经过急性 HBV 感染的患者在其余生中获得了保护性免疫[86]，但偶尔可以检测到一定量的 HBV DNA[87]（图 31-3）。因此成功的 HBV 免疫是保护性的而不是杀灭性的，并且 cccDNA 在痊愈患者的少数肝细胞中以微染色体的形式存在[87]。

与其他病毒感染相比，急性 HBV 感染具有特殊的病毒学和免疫学特征。感染后，大多数病毒立即进入对数繁殖阶段［如丙型肝炎病毒

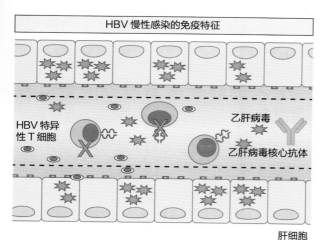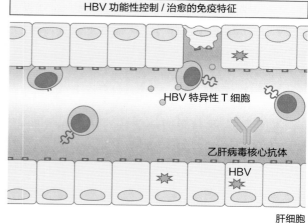

▲ 图 31-3　在慢性或得到控制的乙肝病毒（HBV）感染中，乙型肝炎病毒特异性适应性免疫应答的特征

（HCV）、人类免疫缺陷病毒、人类巨细胞病毒、流感病毒、登革热病毒]，而 HBV 的特征是病毒复制和传播的延迟扩增（图 31-4）。在其他病毒中，病毒复制的对数期与发热症状有关，但急性 HBV 感染主要是无症状的。这是因为在大多数病毒感染中，存在迅速和强烈的 I 型（IFN-α/β）先天免疫反应，其与促炎性细胞因子（IL-1β、IL-6、TNF-α）的产生相关，这些因子在急性乙肝病毒感染的早期阶段，在极低的水平即可检测到[88,89]。这种在症状和细胞因子产生方面的差异，反映了 HBV 逃避先天免疫应答的真实能力。在观察 HBV 和 HCV 感染的黑猩猩的精液时，清楚地发现 HBV 感染后 IFN 相关基因诱导的有限性，与在 HCV 感染中观察到的快速上调相反[10]。不论在急性 HBV 感染期间，还是在慢性再激活期间[90]，以及在慢性感染土拨鼠肝炎病毒的土拨鼠肝脏中[91]，观察到缺乏对于已知 IFN-α 刺激后基因的诱导。

HBV 未能引发强烈的 IFN-α 介导的先天反应的原因仍有争议。最初，I 型 IFN 反应的缺陷，被解释为 HBV 完美逃避先天识别的一种能力[92]，可能与 RNA-DNA 宿主感应受体，无法检测到细胞质中，被屏蔽在病毒衣壳内的 HBV 新转录基因组有关。然而，在用人肝细胞[93]或细胞培养[94]重建的小鼠中获得的证据，已经使这一观点受到质疑，表明 HBV 可以被先天免疫感知。此外，最近得到证实，细胞质感觉分子视黄酸诱导基因 I[95]可检测 HBV pgRNA，并触发Ⅲ型 IFN

（IFN-λ）反应。尽管如此，到目前为止参与评估的所有实验系统中，IFN-α/β/λ 基因激活在任何情况下都保持最小[8,93,95]。

已经研究了 HBV 可以主动抑制先天免疫激活，但所知有限。如前所述，在体外和体内与正常人肝细胞建立可靠且稳健的感染系统的实际困难，已经延缓了该领域的研究。例如，在使用 HBV 转染的细胞中，HBV 聚合酶或 HBx 可干扰由细胞质中感觉分子（视黄酸诱导基因 I，解旋酶）[96,97]介导的信号传导的能力，这已有报道，但还需要在一种 HBV 自然感染系统中得到证实。同时，HBV 衣壳蛋白可以抑制 IFN-α 反应[61]的可能性被提出。

急性病毒感染后的抗病毒先天免疫不仅包括 I 型 IFN 系统的激活；免疫系统的其他组成部分，如自然杀伤（NK）和 NK T 细胞，都参与其中。重要的是，尽管 HBV 不能引发高水平 I 型 IFN

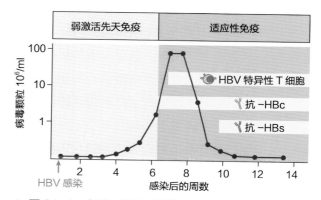

▲ 图 31-4　急性 HBV 感染期间先天免疫激活、乙型肝炎病毒（HBV）特异性抗体和 T 细胞反应的出现均与 HBV 复制的动力学有关

的产生，但是在用 HBV / 土拨鼠肝炎病毒急性感染的黑猩猩和土拨鼠的数据中清楚地显示，先于 HBV 特异性 T 细胞可检测之前，可产生强有力的 IFN-γ，并且与 HBV 的复制和抗原水平显著下降相关[9,38]。NK 细胞可以介导如此大量的 IFN-γ 产生的可能性已经提出：在急性肝炎患者中，NK 细胞活化和增加的 NK 细胞频率已被探明[99,100]。最近在小鼠卓有成效的研究工作中，也提出了 NK T 细胞参与 HBV 的初步检测[101]。在该模型中，CD1 限制性 NK T 细胞被 HBV 复制诱导的自身脂质激活。然而，在该小鼠模型中的 HBV 复制是由腺病毒载体介导的，并且 CD1 限制性 NK T 细胞大量存在于小鼠肝脏中，但在人肝脏中并不存在，取而代之的是不同的先天细胞，例如 NK bright 和黏膜相关的 invariant T 细胞[102]。CD1 限制性 NK T 细胞活化是否成功控制 HBV 感染（这种观点）仍然需要在自然感染中确立。

（二）乙型肝炎病毒复制的免疫介导抑制

宿主 - 病毒相互作用的一个重要方面是免疫反应如何减少 HBV 复制。尽管针对包膜蛋白的抗体可以阻断肝细胞的 HBV 感染，但是功能上有效的 CD8 T 细胞对感染细胞的裂解是减少其数量的关键[103]。然而，因为肝脏是生命中必不可少的器官，所以有许多机制可以减少 NK 细胞或细胞毒性 T 细胞（颗粒酶 B）对肝细胞的直接裂解[104]。此外，对急性 HBV 感染期间 HBV 病毒载量下降的分析清楚地表明，大部分 HBV 复制可被细胞因子介导的免疫机制抑制，而不需要肝细胞溶解[9]。

IFN-α 抑制 HBV 复制，并且通过诱导与 HBV cccDNA 结合的组蛋白的表观遗传变化，和通过加速有复制能力 HBV 核衣壳的衰变，来实现这种抗病毒效果[105]。在非常高的剂量下，IFN-α 还显示出，可通过激活载脂蛋白 B 信使 RNA 编辑酶催化亚基 3A（一种胞苷脱氨酶）诱导 cccDNA 的直接降解[106]。然而，类似于急性 HBV 感染期间 IFN-α 的活化减少，对 HBV 感染

的肝细胞，IFN-α 抗病毒效力较弱。尽管高剂量的 IFN-α 能够在体外抑制 HBV 复制，然而低剂量的 IFN-α 似乎促进了 HBV 复制[107]，并且慢性 HBV 感染患者的 IFN-α 治疗的抗病毒效力远低于慢性 HCV 感染患者。在 HCV 感染的患者中，IFN-α 治疗在最初的 48 小时内导致 HCV 病毒血症急剧下降[108]，而在 HBV 感染的患者中，HBV DNA 水平仅在治疗开始后 3 ～ 4 周下降[109]，需要数月才能达到最大值，并且似乎主要是由 IFN-α 激活 NK 细胞的能力所介导的[110]。

其他细胞因子，如 IL-1β 和 IL-6，具有直接的抗病毒作用[111]，但最有效的似乎是 IFN-γ 和 TNF-α[112,113]。这些细胞因子主要与功能性的、有效的 HBV 特异性 T 细胞反应相关，并且 NK 细胞和 NK T 细胞也释放这些细胞因子。例如，这不仅在 HBV 转基因小鼠的开创性工作中得到证实[114]，而且也表现在用 toll 样受体激动药[115] 治疗的 HBV 感染的黑猩猩中，这些受体激动药不仅可以刺激 IFN-α 相关反应，还可以刺激可能由肝内 NK 细胞产生的 IFN-γ 相关反应。在抑制 HBV 复制中重要的另一种先天免疫途径是由淋巴毒素（LT）-β 受体介导的[106]。最近的研究表明，LT-α/β 细胞内途径的激活诱导了核脱氨酶的激活，使得 cccDNA 不稳定并导致肝内 HBV DNA 水平显著下降。LT-β 受体激动药在低剂量下起作用并诱导使 cccDNA 不稳定的胞嘧啶脱氨酶（载脂蛋白 B 信使 RNA 编辑酶催化亚基 3A）的持续活化。LT-β 受体的生理配体是 TNF- 超家族配体的两个成员，在活化的 T、B 和 NK 细胞的亚群上表达。一种是由单分子 LT-α 和两分子 LT-β 形成的异源三聚体 LTα1β2，其通过诱导细胞上 LT-β 受体的简单二聚化来激活 LT-β 受体信号传导[116]。另一种 LT-β 受体配体称为 LIGHT，在未成熟的树突状细胞和活化的 T 细胞中表达，可以可溶性形式与 LT-β 受体结合，并且同肝脏炎症反应一样，已经显示出在适应性免疫的建立中发挥作用[117]。尽管 LT-β 受体途径对于 HBV 控制具有重要性，但关于自然 HBV 感染期间其活化状态的信息仍然缺乏。到目前为止，唯一可获得

的信息来自慢性 HBV 感染者的研究，其中 LT-α 和 LT-β 的表达水平显示出上调并与 HCC 发展相关 [118]。

关于细胞因子对 HBV 复制的抗病毒作用的注意事项是需要重视的。证明细胞因子抑制 HBV 复制能力的大多数实验证据来自缺乏慢性炎症事件的实验系统。然而，已知在患有慢性嗜肝 DNA 病毒感染的患者和土拨鼠中，抑制细胞因子信号传导 3（细胞因子信号传导的负 α 调节剂）的肝内水平增加 [91,119]。抑制细胞因子信号传导 3（HCV 感染患者中弱 IFN-α 反应的预测因子 [120]）也可能影响 IFN-α 和其他细胞因子在慢性 HBV 感染患者中的抗病毒效力。慢性 HBV 感染的肝内环境也富含 IL-10 [121]、转化生长因子 β [122] 和精氨酸酶 [123]，所有这些因素都会损害 T 细胞功能，还会影响 NK 细胞功能 [124]。因此，可以在以慢性炎症事件为特征的肝微环境中调节先天性和适应性免疫的不同组分活化的影响。

（三）年龄对乙型肝炎病毒介导的肝炎发病机制的影响

慢性 HBV 感染发生在未能产生有效的抗病毒免疫反应的人群中，并且这种无效的应答反应的原因可能是多因素的。HLA Ⅱ 类遗传谱 [125-127] 和病毒的初始剂量 [128] 影响着对先天性和适应性机制协同激活的诱导。然而，HBV 慢性化的主要原因，特别是在亚洲，其中 2/3 的慢性乙型肝炎现存患者，是由于母婴传播 [129]。

HBV 被认为利用新生儿免疫系统的不成熟来建立持续性感染，估计有 90% 的新生儿在垂直或围生期传播后发生慢性化 [130]。婴儿或幼儿的 HBV 感染很少引起如成年期所见的临床表现上的急性肝炎，他们的特征是 HBV 复制水平高，肝脏炎症发生率低，即传统上定义为免疫耐受期的感染阶段 [131]，表明婴儿如果在出生时感染，就无法引发 HBV 特异性 T 细胞和 B 细胞反应。这在人类中很难研究，因此它主要由实验动物模型（即 HBV 转基因动物）的数据支持，这些

数据表明存在免疫缺陷，这些缺陷会损害新生动物的 HBV 特异性 T 细胞和 B 细胞反应的启动 [132,133]。然而，揭示出生时 HBV 暴露婴儿免疫学特征的新数据揭示了更复杂的情况 [134]。首先，新生儿免疫系统存在缺陷的概念受到了挑战。在胎儿早期生命中免疫激活是明显的 [135,136]，但新生儿的免疫系统不太能够引发促炎反应，这可能是进化的适应，以避免子宫内危险的免疫反应 [137]。事实上，对天然 HBV 感染产生的数据进行更好的分析后发现，部分出生时接触 HBV 的新生儿发生 HBV 特异性 T 细胞反应。例如，在 HBV 阳性母亲所生的乙型肝炎表面抗原阴性儿童中进行的两项独立研究表明了核心蛋白和聚合酶特异性 T 细胞的存在 [138,139]。HBV 阳性母亲的新生儿也被证明具有正常的树突细胞功能 [140]。此外，对暴露于 HBV 的新生儿的先天免疫细胞的分析表明，HBV 暴露实际上有益于单核细胞和 NK 细胞的成熟水平，导致训练有素的免疫力，至少在体外，更能抵抗细菌感染 [134]。这些数据表明了 HBV 的感染或出生时暴露不能有效引发 HBV 特异性 T 细胞反应的情况（由于大多数 HBV 特异性 T 细胞可能的克隆缺失，因此易于导致 HBV 持续存在）。尽管如此，它会导致先天免疫成熟增加，这可能为儿童控制细菌感染提供进化优势。HBV 不会诱发一般状态的免疫缺陷，这一证据正质疑慢性 HBV 感染初始阶段（可能持续到成年期），即作为疾病的免疫耐受阶段的传统定位。

传统意义上，已经基于 HBV DNA 和丙氨酸氨基转移酶（ALT）水平以及 HBeAg 的存在 / 不存在来定义慢性 HBV 感染的不同阶段。最初的免疫耐受期，临床表现为高水平的病毒复制、HBeAg 阳性和正常的 ALT 值，随之是所谓的免疫活性 / 清除期，通常见于成人，其特征是 HBV 复制水平的波动，ALT 水平升高和肝脏活检的坏死性炎症。然后在这些阶段之后进行免疫控制阶段，其特征表现为 HBeAg 转为阴性、HBV DNA 水平降低和 ALT 水平正常化。然而，这些临床和病毒学阶段的免疫学变化是否有真正而直接的

表现尚有争议。例如，据报道聚乙二醇化 IFN-α 和聚乙二醇化 IFN-α 加核苷 / 核苷酸类似物治疗的效果在免疫耐受儿童中优于成人[141, 142]，最近的数据显示，免疫耐受的年轻患者，与那些带有慢性活动性乙型肝炎[143] 和有活跃的 IFN 特征[144] 的年长患者相比，其有更好的 HBV 特异的 T 细胞反应。

关于 HBV 感染的免疫耐受或免疫激活阶段的经典定义问题，源于考虑将 ALT 值作为 HBV 特异性 T 细胞应答的生物标志物。由于 HBV 不直接致细胞病变，HBV 特异性 CD8 T 细胞通过识别和杀死 HBV 感染的肝细胞来控制 HBV 复制[103]，因此这种解释具有一定的逻辑性。然而，尽管这一假设在急性 HBV 感染阶段是可接受的，其高 ALT 值暂时与 HBV 特异性 T 细胞的频率增加相关[145]，但在慢性 HBV 感染期间获得的数据挑战了这一观点。在腺病毒感染的小鼠中发生针对肝细胞的 T 细胞免疫，而血清 ALT 水平没有改变[146]，并且 HBV 特异性 T 细胞的过继转移可导致 HBV 复制的显著抑制从而不增加 ALT 水平[112]，表明有效的免疫介导的 HBV 清除，以通过细胞因子介导的非细胞病变效应发生。最后，在慢性乙型肝炎患者中，循环中的以及肝内的 HBV 特异性 T 细胞的数量，与血清 ALT 水平反映的生化活性水平不成比例[147]。这是因为肝脏中强烈的炎症事件与粒细胞、单核细胞和非抗原特异性 T 细胞的肝内募集相关[148,149]，并且随着免疫调节细胞（如髓样抑制细胞）的数量减少，不仅能够抑制 HBV- 特异性 T 细胞，还能抑制非 HBV 特异性 T 细胞[150]。

因此，儿童和慢性乙型肝炎患者中存在高 HBV 复制和低 ALT 水平的状态。相反，检测到成人肝脏炎症反应的增加，可反映与衰老相关的免疫反应质量（而不是数量）的生理变化[137]。在目前定义为免疫耐受的 HBV 感染的初始阶段，少数和功能受损的 HBV 特异性 T 细胞可能与成人类似，试图通过由细胞因子介导的控制和杀死 HBV 感染的肝细胞来控制 HBV 感染。然而，由于新生儿 / 年轻患者的促炎反应减少以及对旁观细胞因子介导的激活有反应的 T 细胞数量有限[151]，HBV 特异性 T 细胞可能无法触发非特异性炎症反应。相反，慢性乙型肝炎的所谓免疫激活 / 清除期，其特征是血清 ALT 水平升高，其不同不是依靠 HBV 特异性 T 细胞的数量或功能[143]，而仅仅是因为，由于与年龄相关的促炎免疫[137]、记忆 / 活化的 T 细胞池的增加以及这些患者中存在的不同数量的骨髓抑制细胞[152]，从而引起更高倾向的炎症反应。

我们尚需生成更多数据以确定图 31-5 中总结提出的病原体模型是否正确，但是对于患者治疗的实际意义可能由此而产生[153,154]。首先，如果患有慢性 HBV 感染的年轻患者表现出比成人患者更保守的 HBV 特异性免疫反应，但不会引发强烈的促炎反应，那么旨在提高 HBV 特异性免疫力的治疗（疫苗治疗、检查点抑制药）更有可能获得成功，并且损害较小。其次，需要将成人慢性 HBV 感染作为炎症而非病毒性疾病进行考虑和评估[155]。

（四）乙型肝炎病毒感染期间的肝损伤发病机制

在急性 HBV 感染期间，当大多数肝细胞被 HBV 感染，并且针对不同 HBV 抗原的特异性的 CD8 T 细胞克隆扩增并且发挥功效时，肝细胞损伤就被启动，它主要由 T 细胞的直接识别和 HBV 感染肝细胞的裂解引起。HBV 特异性 T 细胞可在具有自限性感染的患者中定量检测，但在病毒持续性患者中无法检测[81-84,156]，同证明这个过程一样，HBV 感染的黑猩猩[103] 的 depletion studies 和使用 HBV 转基因[112] 或 HBV 流体动力学转染的小鼠模型[157] 进行的研究清楚地说明了 T 细胞在该过程中的重要性。最近，CD8 T 细胞与其感染靶标相互作用的复杂体内成像，说明了 HBV 特异性 CD8 T 细胞检测到 HBV 呈递肝细胞并与之相互作用的能力，不需要外渗，而是通过肝窦的开窗内皮屏障中细胞绒毛的伸出来实现[158]。靶细胞和 CD8 T 细胞之间的这种直接相互作用是肝脏所特有的，因为在肝脏中，不存在可物理地分

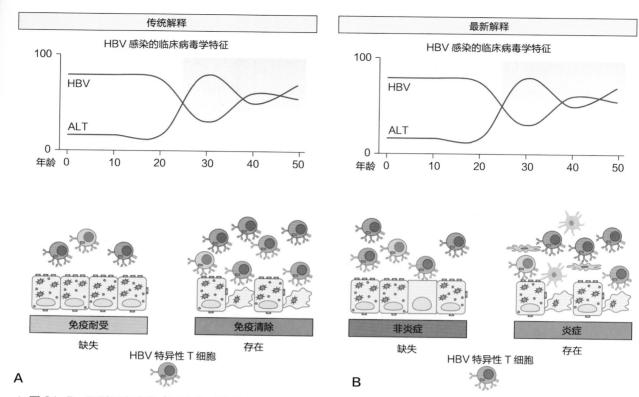

▲ 图31-5 乙型肝炎病毒（HBV）感染的免疫耐受和免疫活动性肝炎阶段的免疫反应

传统认识（A）假设HBV特异性T细胞在免疫耐受期缺乏，而存在于以波动着的丙氨酸氨基转移酶（ALT）和HBV DNA的水平为特征的免疫清除期。新提出的认识（B）假设HBV特异性T细胞的水平是恒定的，但炎症反应在免疫清除期优先触发

离循环免疫细胞和实质细胞的经典连续内皮细胞层和基底膜[159]。此外，尽管人们对肝脏中效应CD8 T细胞特异性交通的机制知之甚少，但已经揭示了血小板在肝内病毒特异性CD8 T细胞的肝内募集和对接中的关键作用[159]。

重要的是，慢性肝脏炎症的过程，改变了HBV感染的肝细胞被T细胞识别的确定和线性过程。肝脏解剖结构的改变由细胞因子（即IL-10）[121]、酶（精氨酸酶）[160]或免疫细胞（调节性T细胞、NK细胞和髓样抑制细胞）[150,161-163]介导的几种非相互排斥的抑制机制的存在，发挥抑制T细胞抗病毒功效的作用。例如，肝纤维化的实验诱导导致肝内皮开窗的解剖学崩溃，阻断了独立渗出T细胞对表达HBV的肝细胞的识别[158]。其他细胞类型，如炎性单核细胞/巨噬细胞，在肝实质中变得丰富，并形成淋巴样聚集体，如果它们被适当激活[164]，这对于增强病毒特异性T细胞反应非常重要，但也可以分泌促炎性细胞因子，导致直接肝损伤，并增

加精氨酸酶或其他抑制性细胞因子如IL-10的含量[165]。HBV特异性T细胞（CD8 T细胞和CD4 T细胞）[147,166]的功能和存在，已经受到由肝细胞中持续存在HBV抗原引起的衰竭现象的影响[167-169]，也可以通过直接杀死部分耗尽HBV特异性T细胞的NK细胞来抑制[163]，或是通过骨髓抑制细胞进一步剥夺了T细胞生存所必需的氨基酸来抑制[150]。抑制性受体如程序性死亡配体1可以在活化的单核细胞或HBV感染的肝细胞中上调[170]，进一步抑制程序性死亡1阳性的HBV特异性T细胞。所有这些现象都有助于造成一种情况，在这种情况中，慢性病毒感染期间的肝损伤主要不是由少数和耗尽的HBV特异性CD 8T细胞介导，而是由免疫细胞（单核细胞、非HBV特异性T细胞、NK细胞）的非抗原特异性激活所介导（图31-5）。在长期感染HBV的患者中，无论肝脏炎症程度如何，肝内HBV特异性CD8 T细胞的绝对数量仍然相似[147]，而肝脏损伤与抗原非特异性CD8 T细

胞的大量肝脏浸润有关[147]。在 HBV 转基因小鼠[148]进行的研究表明，HBV 特异性 T 细胞可能始动引发肝损伤，但在 CHB 患者的慢性肝炎发作期间上调的趋化因子（CXCL9、CXCL10）的产生增加[90]，引发了非 HBV 特异性 T 细胞和炎性单核细胞的募集。重要的是，髓样抑制细胞被证实可具有抑制 HBV 特异性 T 细胞和旁观 T 细胞的功能，并且它们的存在量与肝脏炎症的控制直接相关[150]。因此，慢性 HBV 感染的晚期阶段应该主要是一种炎症性疾病[155]。HBV 转基因小鼠的最新数据清楚地表明，通过抗血小板治疗抑制肝内肝细胞毒性 T 细胞活性可预防 HCC[171]。

◆ 结论

了解 HBV 生物学和相关的免疫发病机制对于我们对疾病结果和患者治疗的理解至关重要。继续与最相关的生物模型和患者样本合作，对于确定慢性 HBV 感染的病理生物学的那些方面是至关重要的，而这些方面提供了对成功控制和根除 HBV 感染的见解。对 HBV 生物学知识的进一步理解及新分子（核衣壳抑制药、小干扰 RNA、CRISPR / Cas9）或免疫（toll 样受体激动药、疫苗、T 细胞工程）工具的开发已经扩展了我们的治疗策略，并且对于我们努力实现治愈 HBV 感染的目标至关重要。

第 32 章 乙型肝炎的流行病学、诊断和自然史
Epidemiology, Diagnosis, and Natural History of Hepatitis B

Monica A. Konerman, Anna S. Lok 著

赵雪珂、朱紫馨 译，赵雪珂 校

● 缩略语 ABBREVIATIONS

AFP	α-fetoprotein	α- 甲胎蛋白
ALT	alanine aminotransferase	丙氨酸氨基转移酶
anti-HBc	hepatitis B core antibody	乙型肝炎核心抗体
anti-HBe	hepatitis B e antibody	乙型肝炎 e 抗体
anti-HBs	hepatitis B surface antibody	乙型肝炎表面抗体
APRI	AST to platelet ratio index	天门冬氨酸氨基转移酶与血小板比值指数
AST	aspartate aminotransferase	天冬氨酸氨基转移酶
GGT	γ-glutamyl transpeptidase	γ- 谷氨酰基转肽酶
GN	glomerulonephritis	肾小球肾炎
HBcAg	hepatitis B core antigen	乙型肝炎核心抗原
HBeAg	hepatitis B e antigen	乙型肝炎 e 抗原
HBsAg	hepatitis B surface antigen	乙型肝炎表面抗原
HBV	hepatitis B virus	乙型肝炎病毒
HCC	hepatocellular carcinoma	肝细胞癌
HCV	hepatitis C virus	丙型肝炎病毒
HDV	hepatitis D virus	丁型肝炎病毒
HIV	human immunodeficiency virus	人类免疫缺陷病毒
NAT	nucleic acid testing	核酸检测
PCR	polymerase chain reaction	聚合酶链反应

乙型肝炎病毒（HBV）感染对公众健康产生着巨大影响，全球约有 2.5 亿人患有慢性乙型肝炎[1]。在肝硬化和肝细胞癌（HCC）中超过一半的病例是由 HBV 感染而导致的。HBV 的慢性感染病程主要特征为病毒复制和肝损伤的迁延，并且疾病进展受多种因素的影响，其中包括宿主、病毒和环境特征，约 15%～40% 的患者因肝脏相关疾病死亡[2]。HBV 感染的血清学标志—乙型肝炎表面抗原（HBsAg）的发现，彻底改变了HBV 感染的临床诊断。分子生物学的进展提供了广泛的测试方法来量化 HBV 病毒载量，确定HBV 基因型并能检测病毒变异。从而筛查 HBV感染高危人群，选择人群接种疫苗，为慢性乙肝的治疗打下基础，进一步减轻疾病负担。

一、流行病学

（一）疾病的负担

HBV 感染是一个全球性的健康问题。据估计，全球每年有 2.5 亿人慢性感染，每年有 600 000 人死于慢性 HBV 感染及其并发症[1]。约 75% 的慢性 HBV 感染者居住在亚洲、太平洋岛屿、撒哈拉以南的非洲地区、亚马逊流域和欧洲东部。在美国，估计有 73 万～ 220 万居民患有 HBV慢性感染[3-4]。在全球范围内，HBV 慢性感染是导致肝细胞癌的最常见原因，占所有病例的50%～ 55%[5]。慢性 HBV 感染的流行率在不同地区有所不同，从 0.1% 到 20% 不等（图 32-1）。低流行区（＜ 2%）包括美国、加拿大、西欧、

澳大利亚和新西兰，乙型肝炎表面抗原（HBsAg）携带率为 0.1% ～ 2%。中等流行地区（2% ～ 8%）包括东欧国家、地中海国家、日本、印度和新加坡。中国过去一直被认为是流行率高的国家，但最近的研究表明，HBsAg 携带率已下降至 7.2%，中国现已成为中等流行国家[6]。在高流行地区（＞ 8%），如东南亚和撒哈拉以南非洲地区，HBsAg 携带率可高达 20%。总结过去和当前的数据来看，HBV 在美国的总体患病率约为 5%，而在亚洲东南部地区及非洲某些地区 HBV 患病率接近 100%[1,6]。在流行率低的地区，HBV 感染的终生风险估计低于 20%，中等流行地区为 20% ～ 60%，高度流行地区为 60% ～ 80%。

（二）流行病学的改变

在西方，乙型肝炎病毒感染的发病率稳步下降，但急性感染的情况却不容乐观，高流行地区因感染者移民导致的慢性感染患病率呈现下降趋势[3,7]。最近的研究发现，在北美地区 82% 慢性 HBV 感染者出生于外国，尤其亚洲居多，其次为非洲[8]。实施大规模的新生儿乙肝疫苗接种后，少年儿童 HBV 患病率显著降低[9,10]。

然而，截至 2013 年的数据显示，约 6% 的联合国成员国尚未实施乙肝免疫接种计划，全球疫苗接种率估计约为 65%[11]。HBV 相关发病率和死亡率的显著下降是实施有效的抗病毒治疗的成果[12]。在美国，慢性乙肝感染个体的死亡率自 1994 年以来稳步下降至 2004 年的 0.6 / 10 万，肝移植（肝癌除外）的适应证从 2000 年到 2006 年下降了 37%[13,14]。

（三）传播方式

HBV 比人类免疫缺陷病毒（HIV）或丙型肝炎病毒（HCV）更容易传播。HBV 感染的主要传播模式在低、中、高流行区域各不相同。在低流行地区，感染主要发生在成人，主要通过注射吸毒和无保护性行为传播。在中度流行地区，感染主要发生在儿童早期，通过密切的家庭接触和经皮接触传播。高流行区域的主要传播方式是围生期传播和婴幼儿期的水平传播。亚洲人围生期传播的原因可能归因于亚洲适龄妊娠女性中乙型肝炎 e 抗原（HBeAg）的高阳性率。传播方式

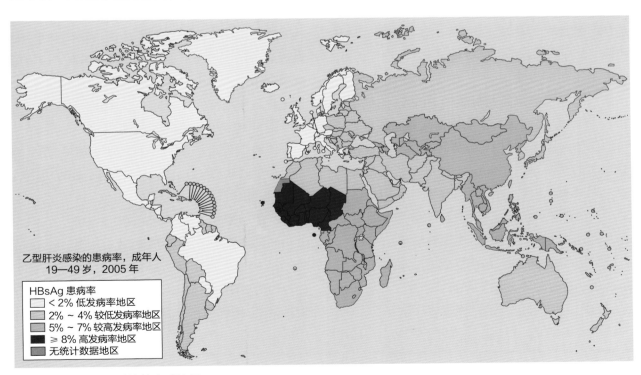

乙型肝炎感染的患病率，成年人
19—49 岁，2005 年

HBsAg 患病率
- □ ＜ 2% 低发病率地区
- ▨ 2% ～ 4% 较低发病率地区
- ▦ 5% ～ 7% 较高发病率地区
- ■ ≥ 8% 高发病率地区
- ▩ 无统计数据地区

▲ 图 32-1　HBV 感染的全球流行

改编自 Ott JJ et al. Global epidemiology of hepatitis B virus infection: new estimates of age-specific HBsAg seroprevalence and endemicity. Vaccine 2012;30:2212-2219.

和传播时间的变化在临床上是相互关联的，进展为慢性感染的风险与感染时的年龄成反比。围生期感染率为90%，婴幼儿则增加为25%～50%，成年期间感染的发生率仅为1%～2%。

1. 性传播

性传播仍然是发达国家HBV传播的主要方式。在美国，成人中的异性传播率为39%，男男性接触者中的传播占HBV感染的24%[16]。HBV DNA存在于大多数体液中，但研究表明只有存在于血液和精液中的病毒具有传染性。拥有多个性伴侣，患有性传播疾病或高危性行为的人群HBV感染的风险大大增加。通过对性伴侣进行疫苗接种以及在有多个伴侣的个体中进行安全性行为的宣教，也可以预防传播。

2. 经皮传播

经皮肤的血液或体液传播在HBV的传播中占主要途径。在美国，注射吸毒占新发HBV感染的16%[16]。重复使用受污染的锐器进行文身，针灸和耳洞穿刺也会产生经皮传播的感染风险。在流行地区，儿童之间的水平传播可能是由于密切的身体接触造成的，导致病毒在轻微的皮肤破裂和黏膜中转移。由于HBV在人体外定植时间可长达7d，因此可能会通过受污染的环境表面和日常用品（如牙刷、剃须刀、餐具或玩具）进行传播。

3. 围生期传播

母婴传播的风险与母亲的HBeAg阳性率和HBV DNA状态有关。在实施新生儿普遍接种疫苗的国家，围生期HBV感染传播很少见。在没有预防的情况下，HBeAg阳性母亲所生婴儿的围生期传播风险在85%～90%之间，HBeAg阴性母亲所生婴儿的围生期传播风险为30%[15]。母体血清HBV DNA水平高低也影响传播的风险[17]。在妊娠晚期实施抗病毒治疗以减少母体内HBV病毒载量，可有效降低围生期传播率[18,19]。母婴传播可发生在生产时——胎儿输血或在通过产道期间接触母体血液，而宫内传播并不常见。传播也可能在出生后通过亲密的母婴接触传播。而正是这一感染时机的研究合理解释了新生儿被动免疫的高效率。剖宫产未被证明可以消除围生期感染的风险，所以此种分娩方式并不推荐产妇常规使用[20]。虽然母乳中可以检测到HBsAg，但尚未有证据表明HBV感染可通过母乳喂养传播[21]。羊膜穿刺术期间也被证实传播的风险很低。

4. 医疗保健相关

乙型肝炎病毒是医疗预防中最常见的血源性传播病毒。目前，输血引起的HBV感染很少见。在美国，HBsAg和乙型肝炎核心抗体（抗-HBc）均用于献血者筛查。输血相关性乙型肝炎的风险来自HBsAg和抗-HBc检测呈阴性的献血者，估计此情况约有63 000例[22]。在一些国家，献血者也接受HBV DNA筛查。运用添加核酸测试（NAT）项目可筛选出具有HBV传播风险的少数供体。NAT已在包括美国的一些国家实施。2009年至2011年期间在美国进行的一项对1280万次捐赠的研究发现，加入minipool核酸测试可将输血后乙型肝炎的残留风险从1∶592 000和1∶754 000之间降低到1∶765 000和1∶1 006 000之间。此成效与人类免疫缺陷病毒或丙型肝炎病毒可控风险相当[23]。成本效益和通过增加NAT改善血液安全性的总体影响取决于研究国家中HBV感染的流行程度。

HBV感染的另一个与医疗相关的风险因素是血液透析。血液透析患者可能通过输血、透析机或设备污染及透析中人的水平传播而感染。改进血透设备和疫苗的使用持续降低了美国血液透析患者中HBV感染的发生率[24,25]。在欧洲，包括美国，所有血液透析患者通常接种双剂量HBV疫苗。每年监测乙型肝炎表面抗体（抗-HBs）滴度，如果抗-HBs滴度降至低于10 mU/ml，则给予加强剂[26]。接受实体器官移植的患者是另一个HBV感染高风险的人群。器官捐献者需接受HBsAg筛查。抗HBc筛查在器官供体中的作用是不确定的，因为可能存在假阳性结果和来自HBsAg阴性但抗-HBc阳性的供体器官。而HBsAg阴性，抗HBc阳性者捐赠器官的禁用，可能导致高达5%低流行地区和超过50%高流行地区捐赠者的减少。HBsAg阴性且抗HBc阳性供体的传播可能性非常低，对于非肝脏器官（如肾脏）及角膜等无血管组织的接受者而言可忽略不计，但肝脏受者的传播率则可能高达 80%[27]。传染风险与接受者的抗 HBs 状态有关[28]。预先采取抗病毒措施可显著降低 HBV 感染肝移植受者的传播率[29,30]。抗病毒预防在非肝移植中的作用目前尚未明确，但有些指南建议进行长达 1 年的抗病毒治疗。

医疗行为相关的 HBV 感染可以从患者到医护人员，也可以从医护人员到患者，但后者被认为很少发生。这些环境中的感染通常通过污染的仪器或偶然的针刺伤事件发生。在许多国家，所有进行侵入性手术的医务人员都需要提供免疫证明。美国疾病控制和预防中心（CDC）建议遵守预防传染病传播的标准预防措施，筛查感染风险增加的医疗服务提供者和进行 HBV 感染职业暴露的人员，若血清抗体为阴性，则进行疫苗的接种。对于慢性 HBV 感染的医务人员，疾病预防控制中心建议就预防传播的措施提供咨询，为高水平 HBV DNA 患者提供抗病毒治疗，并定期监测以确保 HBV DNA 水平得到抑制[31]。如若接触，应确定 HBsAg 效价，并评估暴露个体的疫苗接种和乙型肝炎表面抗体（抗 -HBs）状态。全面评估到的信息将指导对乙型肝炎病毒免疫球蛋白和（或）HBV 疫苗接种的需求。

二、诊断

（一）筛选建议

应根据个体危险因素或出生国家的 HBV 感染率对 HBV 感染者进行筛查（表 32-1）[32,33]。孕妇和接受免疫抑制治疗的人也应接受 HBV 感染筛查。筛查应包括 HBsAg、抗 -HBs 和总抗 -HBc 血清学检测的组合，以区分感染者和免疫者，并识别那些未接触过的群体，以便他们接种疫苗。急性或慢性肝病患者和 HIV 阳性患者也应常规接受乙型肝炎检测。

（二）乙型肝炎表面抗原和乙型肝炎表面抗体

乙型肝炎感染的诊断基于血清学和临床评估

表 32-1　乙型肝炎病毒筛查建议

个人风险因素
美国出生的未接种过疫苗父母出生在 HBV 高流行地区（≥ 8%）的婴儿
HBsAg 阳性者的家庭以及与其发生性接触者
有多个性伴侣或性传播疾病史的人
与男性发生性关系的男子
慢性 AST 或 ALT 升高的个体 感染 HCV 或 HIV 的个体
肾透析患者孕妇
需要免疫抑制治疗的人
接触过血液体液的人可能需要进行暴露后预防
地理风险因素 *
亚洲：所有国家
南太平洋群岛：所有国家
中东：除塞浦路斯和以色列以外的所有国家 东欧除匈牙利外的所有国家
南美洲：厄瓜多尔、圭亚那、苏南里、委内瑞拉、玻利维亚、巴西、哥伦比亚和秘鲁的亚马逊地区
中美洲：危地马拉和洪都拉斯
加勒比海地区：安提瓜和布尔布达、多米尼加、格拉纳达、海地、牙买加、圣基茨、尼维斯、圣卢西亚，特克斯和凯科斯群岛
北极地区：阿拉斯加、加拿大和格陵兰的土著居民

*. 包括出生在 HBV 患病率高（HBsAg 流行率 8%）或中度（HBsAg 流行率 2% ～ 7%）HBV 患病率的国家。这包括来自这些地区的移民和收养儿童。如果在第一代中发现 HBsAg 阳性者，则应测试后续世代。
ALT. 丙氨酸氨基转移酶；AST. 天冬氨酸氨基转移酶；HBsAg. 乙型肝炎表面抗原；HBV. 乙型肝炎病毒；HCV. 丙型肝炎病毒；HIV. 人类免疫缺陷病毒

相结合的方式（图 32-2 和表 32-2）。 HBsAg 是 HBV 感染的血清学标志。在 HBV 感染后的 1 ～ 10 周可以检测到，并且其出现可以早于临床症状和氨基转移酶升高。HBV 感染已清除的人群通常在 4 ～ 6 个月 HBsAg 检测为阴性。持续超过 6 个月的 HBsAg（+）意味着慢性感染。

大约 10% ～ 25% 的慢性 HBV 患者感染有 HBsAg 和抗 HBs 共存[34,35]。其基础机制尚不清楚，但大多数情况似乎都与多种 HBV 血清型亚型共存相关。从而导致了这些抗体无法中和病毒。并且应该监测 HBsAg 和抗 HBs 的人群，拟定出

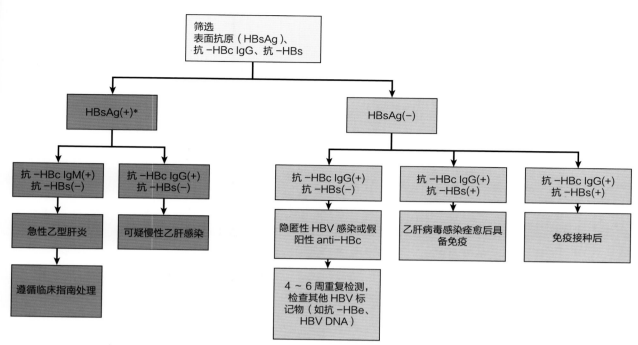

▲ 图 32-2 诊断病毒感染病毒乙型肝炎

* 获得肝脏疾病组合检查指标：HBeAg、抗 -HBe、HBV DNA

表 32-2 乙型肝炎病毒感染的诊断

	HBsAg	HBeAg	抗 HBc IgM	抗 HBc IgG	抗 HBs	抗 HBe	HBV DNA	解　释
急性感染	+	+	+	−	−	−	+++	早期阶段
	−	−	+	±		+	+	窗口期
	−	−	+	+	+	+	±	恢复阶段
慢性感染	+	+	−	+			+++	HBeAg 阳性的慢性肝炎或免疫耐受期
	+	−	−	+			±	非活动性携带状态
	+	−	−	+	−	+	++	HBeAg 阴性的慢性肝炎
	+	±	±	+		±	++	慢性肝炎加重

抗 -HBc. 乙型肝炎核心抗体；抗 -HBs. 乙型肝炎表面抗体；HBeAg. 乙型肝炎 e 抗原；HBsAg. 乙型肝炎表面抗原；HBV. 乙型肝炎病毒

与仅 HBsAg（+）患者不同的管理措施。

（三）乙型肝炎核心抗原和乙型肝炎核心抗体

血清中无法检测到乙型肝炎核心抗原（HBcAg），但核心抗体可被检测到。在急性感染期间，抗 -HBc 主要是 IgM 类。抗 HBc IgM 是急性 HBV 感染的指标，可能是窗口期（HBsAg 消失和抗 HBs 出现之间的时间）唯一的标志物。其通常出现在 HBsAg 检测的 1 个月内，通常持续 4 ~ 12 个月[36]。随着急性感染恢复，抗 -HBc IgM 滴度降低，抗 -HBc IgG 滴度增加。抗 -HBc IgM 在慢性 HBV 感染患者中可以呈持续低滴度，并且滴度可以在慢性乙型肝炎恶化期间增加。抗 -HBc IgG 与抗 -HBs 同时存在于从 HBV 感染中恢复的人群中，与 HBsAg 同时存在于慢

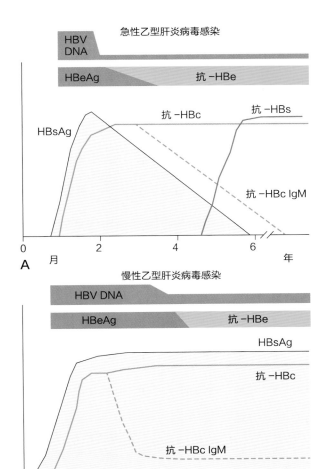

▲ 图 32-3　急性（A）和慢性（B）HBV 感染的血清学

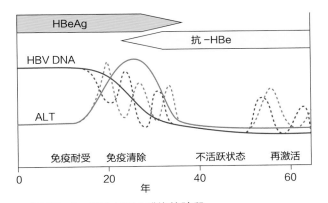

▲ 图 32-4　慢性 HBV 感染的阶段

改编自 Yim HJ and Lok AS. Natural history of chronic hepatitis B virus infection: what we knew in 1981 and what we know in 2005. *Hepatology* 2006;43:S173-A181.

性感染者中。当 HBsAg 滴度降至检测水平以下时，或抗 HBs 滴度降至不可检测水平或长期慢性 HBV 感染时，抗 HBc 可能在急性乙型肝炎恢复后数年内单独存在。在 HBV 感染高风险的人群或来自流行国家的人群中，分离出的抗 -HBc

的存在通常是低水平（或隐匿）HBV 感染的指标。具有分离的抗 -HBc 的人群在免疫抑制时可能经历 HBV 再激活。

（四）乙型肝炎 e 抗原和乙型肝炎 e 抗体

乙型肝炎 e 抗原（HBeAg）是由前核蛋白加工而成的分泌蛋白。它是 HBV 复制和具有传染性的标志。它的存在通常与 HBV DNA 的高载量有关。在急性 HBV 感染期间，出现 HBsAg 后不久则可出现 HBeAg。在从 HBV 感染中恢复的人群中，HBeAg 到乙型肝炎 e 抗体（抗 HBe）血清型过程先于 HBsAg 至抗 HBs 血清型转换。在急性 HBV 感染恢复后，抗 -HBe 可持续多年。而在慢性感染者中，HBeAg 可持续数年至数十年。从 HBeAg 到抗 HBe 的血清转换通常与血清 HBV DNA 水平的降低和临床症状的缓解有关，但有一些抗 -HBe 的患者的血清 HBV DNA 仍然呈高载量并有相关活动性肝病。这类患者通常存在前核心或核心启动子 HBV 变异，可减弱 HBeAg 产生的效应[37,38]。

（五）乙型肝炎病毒 DNA

血清中的乙型肝炎病毒 DNA 是病毒血症和感染性的标志物。目前运用聚合酶链反应（PCR）测定具有高灵敏度，检测下限为 20U/ml，线性范围高达 $8\log_{10}U/ml \sim 9\log_{10}U/ml$。使用 PCR 实验，在急性感染中 HBV DNA 可在 HBsAg 出现前 2 ~ 3 周被检测出。从急性感染中恢复伴随着血清 HBV DNA 的急速下降，但 HBs DNA 在 HBsAg 血清学转换后仍可存在多年[39]。HBV DNA 水平在慢性 HBV 感染过程中波动，因此单一结果尚不能准确反映个人的 HBV 复制状态。测量血清中的 HBV DNA 水平有助于确定慢性感染的阶段，指导治疗方案，监测患者对治疗的应答，并预测临床发生相关肝病并发症的风险。HBV DNA 检测可以确定 HBsAg 阴性患者的肝病原因，特别是急性肝衰竭和原因不明的肝炎患者。

（六）乙型肝炎病毒基因分型

乙型肝炎病毒分为 10 种基因型（A-J），每个基因位置的变化都影响患病率[40]。HBV 基因型可以进一步细分为亚基因型。HBV 感染也可以分为不同的血清型（adr，adw，ayr，ayw）。相关的数据证实，亚洲国家基因 B 型、C 型的研究占主导地位。这些研究表明基因 C 型是 HBeAg 血清学转换延迟和 HCC 更高的风险因素[40-43]。HBV 基因型与对干扰素治疗的反应相关，基因 A 型经治疗后的 HBeAg 和 HBsAg 转阴率较其他基因型高。然而，HBV 基因型之间没有对核苷酸类似物反应的差异性对比[44,45]。检测 HBV 基因型在常规临床实践中不是必需的，除了 HBeAg 阳性患者是干扰素治疗的潜在候选者。基因 A 型的存在可能会增加使用干扰素治疗的证据。

（七）肝活检和肝纤维化的无创评估

肝活检不是诊断 HBV 感染所必需的手段。肝活检的使用通常在于解决处于灰色地带的慢性 HBV 感染的患者［HBV DNA 水平达 2000～20 000 U/ml 和丙氨酸氨基转移酶（ALT）高于正常 1～2 倍］是否需要治疗的问题。各种非侵入性方法已经在评估肝纤维化方面得到验证。主要方法包括实验室测试和弹性成像。表 32-3 展示了检测晚期纤维化（≥ F₂）或肝硬化的各项检测的灵敏度和特异性的汇总值。

实验室方法包括基于常规可用测试的指标，如天冬氨酸氨基转移酶（AST）与血小板比率指数（APRI）和纤维化 -4 评分（FIB-4）及测量纤维发生和其他测试的指数。Coltivst［AP-HP（巴黎协助）]和 Hepascore（Quest Diagnostics，麦迪逊，新泽西州）等营业机构。弹性成像是一种成像技术，可在施加力后评估软组织的组织变形或弹性。振动控制的瞬态弹性成像［Fibroscan（EchoSens，Paris）]是临床实践中最常用的方法。它是一种定量的一维超声技术，使用振动通过组织产生的

表 32-3 无创性操作评估肝纤维化的方法比较

非侵入性测试	指 标	纤维化进展期（≥ F₂)%（范围）		肝硬化 (F₄) %（范围）	
		灵敏度	特异性	灵敏度	特异性
APRI[142]	AST、血小板	最低值* 78(71～84)	最低值* 60（50～69）	最低值* 65(55～73)	最低值* 75(70～80)
		最高值* 36(28～45)	最高值* 92（90～95）	最高值* 35(22～49)	最高值* 89(81～94)
FIB-4[143]	年龄 AST、ALT、血小板	最低值† 63(50～71)	最低值† 56（14～80）	最低值† 87(79～92)	最低值† 65(51～73)
		最高值† 17（NA）	最高值† 98（NA）	最高值† 64(38～77)	最高值† 85(75～98)
纤维试验‡[142]	GGT、触珠蛋白，胆红素，A₁载脂蛋白、α₂巨球蛋白	68(59～76)	84（75～90）	88(78～94)	73(66～79)
Hepascore§[144]	年龄、性别、胆红素、GGT、α₂巨球蛋白、透明质酸	42（NA）	84（NA）	56（NA）	92（NA）
Fibroscan‖[142]	瞬态弹性成像	76(71～80)	82（75～87）	86(81～90)	87(83～90)

对于每一项测试，都需要确定一个结果来优化灵敏度和特异度。下面详细介绍了每种非侵入性检测方法

* 晚期纤维化低阈值 0.5 和高阈值 1.5；肝硬化低阈值 1.0 和高阈值 2.0

† 晚期纤维化低阈值 1.45 和高阈值 3.25；肝硬化低分界点 0.84～1.05，高分界点 1.625～2.65

‡ 晚期纤维化 0.58～0.75；肝硬化 0.32～0.48

§ 晚期纤维化 0.5；肝硬化 0.84

‖ 晚期纤维化 :7～8.5 kPa；肝硬化 > 11 - 14 kPa

ALT. 丙氨酸氨基转移酶；APRI.AST 与血小板比值指数；AST. 天门冬氨酸氨基转移酶；FIB-4. 纤维化 -4 评分；GGT. γ - 谷氨酰基转移酶

剪切波并评估运动产生的刚度评估[46]。声辐射力脉冲成像（ARFI）是使用来自超声波的声辐射力的另一种方式，通过评估移位的组织数量来创建组织刚度的二维图。相比之下，磁共振弹性成像（MRE）通过使用机械振动器测量速度产生的组织刚度构成定量三维图。

尽管这些非侵入性测试可以作为评估纤维化阶段的有用辅助手段，但它们受到影响测试组分或其他方面的限制，例如，在急性肝炎期高 AST 和 ALT 导致高 APRI 和纤维化假性增高阶段的结果产生。类似地，肝脏僵硬可以通过炎症增加，并且在高水平 ALT 患者中，Fibroscan 评估的肝弹性成像和纤维化阶段可能假性增高[47]。此外，HBV 治疗的适应证不仅取决于肝纤维化所处的阶段，还取决于炎症程度和病毒载量。最后，还应认识到肝脏组织学可在病程中发生改变，抗病毒治疗的开展或自发性 HBeAg 转阴而持续抑制 HBV 复制的患者，其炎症和纤维化可减少甚至肝硬化得以逆转。然而，在乙型肝炎急性加重期，肝脏组织学可出行迅速恶化。

三、自然史

（一）急性感染

1. 临床表现

急性 HBV 感染的潜伏期为 1 ～ 4 个月，若患者暴露于大量的 HBV 病毒下则潜伏期可能缩短。在前驱期，血清病样综合征，表现为发热、皮疹，和关节痛等疾病进程。接下来出现包括腹部不适、厌食、恶心、呕吐、低烧、肌痛和疲劳等症状。有些病人可能会经历轻度至中度右上象限或上腹部疼痛[48]。大约 70% 的患者为亚临床或无症状肝炎。只有 30% 有黄疸型肝炎[49]。不到 1% 急性乙型肝炎患者可发展为急性肝衰竭[50]。症状性肝炎在新生儿中很少见，并且在 4 岁以下儿童发生急性感染的比例不到 10%。体检最常见的症状包括低热、黄疸、肝大。5% ～ 15% 的患者会出现脾大。临床症状和黄疸通常会在 1 ～ 3 个月后消失，但有些患者即使在 ALT 水平恢复正常后，

仍持续性存在容易疲劳的症状。

2. 实验室研究结果

急性乙型肝炎患者 HBsAg 和抗 HBc IgM 检测呈阳性。在早期阶段，HBeAg 和 HBV DNA 也会存在。在疾病过程中出现较晚的患者，可能已经从 HBeAg 血清转化为具有不可检测的 HBV DNA 的抗 -HBe，并且在某些情况下可能已经变为 HBsAg 阴性，但仍保持抗 -HBc IgM 阳性。实验室检查显示 AST 和 ALT 显著升高（通常＞ 1000 U/L），ALT 通常高于 AST。AST 和 ALT 的峰值水平反映了肝细胞损伤的程度，但这些水平与预后无关。胆红素水平可能会增加，也可能不会增加。在黄疸型肝炎患者中，胆红素水平的变化通常滞后于 ALT 水平的变化。国际标准化比值（INR）升高是最佳预后指标。在从急性感染中恢复的患者中，ALT 水平通常在 1 ～ 4 个月后恢复正常。ALT 水平升高持续超过 6 个月表明疾病转为慢性过程。急性 HBV 感染的恢复期表现为 HBsAg 阴性和抗 HBs 阳性。

3. 结果和预测因子

感染时的年龄和宿主的免疫状态是决定从急性 HBV 感染到慢性 HBV 感染的最重要因素。慢性感染在具有免疫活性成人中的发病率不到 5%，但在婴儿期间感染率则高达 95%[15,51]。在从急性感染中恢复的患者中，HBV DNA 可以在肝脏中检测到，有时也可持续存在于血清中多年，尽管存在抗 HBs 和 HBV 特异性细胞毒性 T 细胞，研究表明在急性感染后很少发生完全根除 HBV 的情况[52,53]。这一研究解释了为什么血清学患者可能存在 HBsAg 再次出现和 HBV 复制再激活的情况。在接受免疫抑制治疗的 HBV 感染者恢复期，不到 1% 的急性乙型肝炎患者会发生充血性乙型肝炎。研究表明，过度严格的免疫治疗会导致肝细胞大量坏死。在此过程发生时，HBV DNA 通常很低甚至检测不到。HBV 导致的急性肝衰竭在过去 10 年中有所下降，但 HBV 仍然是急性肝衰竭最常见的病毒原因[54,55]。暴发性急性乙型肝炎与慢性乙型肝炎严重恶化之间的鉴别在以前是很困难的。对于慢性 HBV 感染，未进行肝移植的暴发性乙型

肝炎的自发存活率约为 20%，而进行肝移植后的 5 年存活率估计约为 85%[56]。

（二）慢性感染

1. 临床表现

在低或中等患病率的地区，大约 30% ～ 50% 的慢性 HBV 感染病例之前有急性肝炎病史，绝大多数慢性乙型肝炎患者是在围生期被感染的。在高流行地区患者常缺乏急性或症状性肝炎病史，大多数慢性 HBV 感染患者在出现晚期肝硬化前无症状。此外，可出现非特异性症状，如疲劳或轻度右上腹或上腹痛。即使在患有代偿性肝硬化的患者中，体检时也常常被忽略。部分患有慢性 HBV 感染者会经历重症肝炎的急性自发性发作，并且在极少数情况下会发展为肝功能失代偿和死亡。

2. 肝外表现

肝外表现在 1% ～ 10% 的慢性 HBV 感染患者中发生，并且可能在肝脏疾病没有临床症状的情况下发生[57]。而这一表现通常认为是由循环免疫复合物介导的，特别是在高水平 HBV 复制的情况下。大约 10% ～ 50% 的结节性多动脉炎患者会出现 HBsAg 阳性[58,59]。研究表明含有 HBV 抗原和抗体的循环免疫复合物会引发大、中、小血管的损伤。血管炎可能影响多个器官，包括心血管、肾脏、胃肠道、肌肉骨骼、神经系统和皮肤系统。临床表现复杂多变，循环免疫复合物的数目与血管炎的严重程度和肝病的严重程度之间没有明显的关联。尽管联合使用皮质醇、免疫抑制药物和血浆置换治疗，但死亡率仍然很高：5 年内为 20% ～ 45%。最近的研究表明可运用干扰素和核苷酸类似物单独或联合治疗，也可运用血浆置换等方式。乙型肝炎病毒相关的肾小球肾炎很少见，最常见于儿童。现已报道了多种形式的肾小球肾炎、包括系膜、膜增生性、局灶增生性、微小病变和 IgA 肾病，肾病综合征为最主要的形式。HBV 相关性肾小球肾炎的诊断通常通过血清学证据来确定 HBV 的慢性感染，肾活检可检测到肾小球肾炎的存在，以及肾小球基底膜

中乙型肝炎表面、核心和（或）e 抗原免疫复合物的存在及运用系膜上免疫组织化学进行诊断。患有 HBV 相关肾小球肾炎的患者肝病程度往往较轻微。30% ～ 60% 的 HBV 相关膜性肾小球肾炎患儿出现自发缓解，这通常与 HBeAg 血清学转换有关[60]。皮质醇在治疗上并无太大疗效，常加强 HBV 复制。据报道干扰素在小型临床试验中可诱导 HBV 相关性肾病的缓解，但在亚洲人和成人中反应尚不确切[61]。在过去的 10 年中，HBV 相关的多动脉炎和肾小球肾炎的发病率有所下降。这与 HBV 感染发病率整体下降和抗病毒治疗的广泛使用密切相关[62]。

3. 实验室研究结果

慢性 HBV 感染患者 HBsAg 和抗 HBc IgG 常呈现阳性。在慢性 HBV 感染的早期阶段，也会出现 HBeAg 阳性和 HBV DNA 呈高载量。ALT 的水平可以是正常或升高的。在急性发作期间，ALT 水平可能高达 1000 U/L，并可伴有胆红素水平升高和急性肝炎临床症状（图 32-5）。在典型的乙型肝炎的急性加重期，抗 -HBc IgM 滴度增加。在急性发作期间，甲胎蛋白（AFP）水平可升高至 1000 ng/ml，并且与 ALT 水平平行[63]。此时，可评估血小板减低程度预测患者发展为肝硬化的潜在风险。

4. 慢性感染的阶段

慢性 HBV 感染的自然病程的特征是 HBV 复制水平和相关肝病活动的波动。慢性 HBV 感染的临床过程一般分为四个阶段（图 32-5）：免疫耐受、免疫清除（HBeAg 阳性慢性肝炎或经典慢性乙型肝炎）、低或非复制（无活性载体阶段）和再激活（HBeAg 阴性慢性肝炎）阶段。

患者可以从一个阶段进展到下一阶段，但不是每个患者都需经历每个阶段并发生恢复到先前的阶段。

5. 免疫耐受期

免疫耐受期的特征在于 HBeAg 呈阳性，血清 HBV DNA 呈高载量（10^6 ～ 10^{12}U/ml）及 ALT 正常水平。患者通常是无症状的年轻亚洲人，他们在围生期或幼儿期期间感染 HBV。以前的

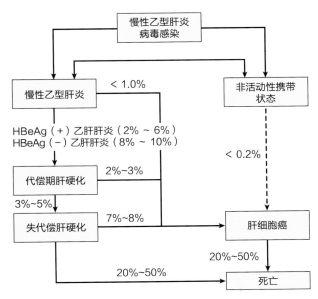

▲ 图 32-5　慢性 HBV 感染的结果
估计在慢性 HBV 感染过程中不同临床状态的年进展率（%）
改编自 Yim HJ and Lok AS. Natural history of chronic hepatitis B virus infection: what we knew in 1981 and what we know in 2005. *Hepatology* 2006;43:S173-A181 [102]；及 Fattovich et al. Hepatocellular carcinoma in cirrhosis: incidence and risk factors. *Gastroenterology* 2004;127 (Suppl 1):S35-S50 [145]。

研究表明，这一阶段的患者对 HBV 无免疫应答或应答极其微弱 [64]。基于最近的研究结果，免疫耐受的概念受到了挑战，即在这个阶段对 HBV 的免疫反应虽然强度较低，与免疫活跃阶段相比并没有实质性的差异。研究表明，免疫耐受和免疫活性阶段之间的差异在于炎症反应的强度而非免疫反应的强度 [65]。这些结果可能改变免疫耐受期患者治疗方案的选择。免疫耐受阶段通常持续 10 ～ 30 年，在此期间自发性 HBeAg 血清学转换率极低（前 3 年为 2%，感染 20 年后仅为 15%）[66,67]。而围生期患者感染，90% 的 5 岁以下 HBeAg 阳性儿童和 80% 的青少年常不发生血清学转换 [68,69]。因此，高流行率国家许多生育年龄的女性 HBeAg 阳性，病毒载量高，常导致围生期 HBV 感染的高发病率。

大多数免疫耐受期患者肝脏活检显示肝脏损伤小，短期随访提示预后良好，特别是在 40 岁以前接受治疗且 HBeAg 转阴的患者 [70]。中国台湾的一项研究发现 40 岁以前接受治疗且发生 HBeAg 血清学转换的患者，其肝硬化发病率不到 4%，40 岁以后接受治疗且发生 HBeAg 血清

学转换的患者，其肝硬化发病率为 28%[71]。台湾的另一项研究发现，只有 5% 的患者进展为肝硬化，随访后无一例肝癌的发生 [72]。

6. 免疫清除期（HBeAg 阳性慢性肝炎）

在围生期获得性 HBV 感染的患者中，从免疫耐受阶段到免疫清除阶段的转变通常发生在 2—4 岁儿童中。尚未研究明确从免疫耐受过渡到免疫清除阶段的机制。大多数患儿或成人发现时已处于免疫清除阶段。免疫清除期的特征是 HBeAg 呈阳性，血清 HBV DNA 水平高或波动，ALT 持续或间歇性升高，肝活检提示活动性炎症。ALT 的异常通常在血清 HBV DNA 水平升高之后发生 [73]。ALT 的升高被认为是因免疫介导的肝细胞病毒感染裂解和 HBcAg 从细胞核到细胞质定位的分布变化导致的 [74]。与此同时，抗 -HBc IgM 和甲胎蛋白水平可以升高到峰值，导致急性乙型肝炎的误诊和对肝癌发生的隐忧 [63]。在少数患者（占总体 2.5%）中，特别是潜在肝硬化的患者中，急性加重可导致肝功能失代偿，但很少会因肝衰竭而死亡 [75]。一般来说，男性急性发作率常常高于女性，并可能导致肝衰竭。男性 HBV 相关性肝硬化和 HCC 发病率较高 [76,77]。

免疫清除阶段的总持续时间从几个月到几十年不等。免疫清除阶段的一个重要结果是 HBeAg 血清学转阴。HBeAg 血清学转换通常不伴有 ALT 异常。在免疫清除阶段，自发性 HBeAg 血清转换率每年增加 10% ～ 20%[67,68]。对成人 HBV 感染患者的研究表明，10 年内血清转换率为 70%[78]。与 HBeAg 血清转换相关的因素包括高龄、ALT 增高、种族和 HBV 基因型（B ＞ C）[67-79]。高 ALT 水平被认为是强烈的宿主免疫反应表现，与其自发性及与治疗相关的 HBeAg 血清学转阴有很强的相关性，而早期血清学转换与更好的总体预后相关。一项针对 HBeAg 血清转换时无肝硬化或肝细胞癌的 483 例患者的研究发现，HBeAg 阴性肝炎、肝硬化和 HCC 的 15 年累积风险分别为 31.2%、3.7% 和 2.1%。对于那些在 30 岁之前发生血清转化的患者，以及那些在 40 岁以后发生血清转化的患者分别为 66.7%、42.9% 和

7.7%[80]。

7. 非活动性携带期

在成功免疫清除的患者中，HBeAg 血清转换发生，HBV DNA 被抑制到低水平或无法检测到，血清 ALT 水平正常化。组织学坏死性炎症减少，纤维化可能消退。这些患者被认为处于非活动状态；然而，由于慢性 HBV 感染的波动过程，区分非活动性携带者和 HBeAg 阴性慢性乙型肝炎感染者可能很困难。根据至少 3 个正常 ALT 水平和 2 ~ 3 个 HBV DNA 水平低于 2000 U/ml，在 12 个月的观察期内，患者应仅被归类为非活动性携带阶段。最近的研究表明，HBsAg 水平的定量可以帮助区分非活动性携带阶段和 HBeAg 阴性慢性肝炎，特别是如果 HBV DNA 和 ALT 结果仅在一个时间点可用[81]。HBsAg 水平低于 1000U/ml、HBV DNA 水平低于 2000U/ml 且 ALT 正常的患者中，患者处于非活动性携带期的可能性确实增加。

非活动性携带期可能会无限期地持续存在。停留在该阶段的患者具有良好的预后，特别是如果他们在前一免疫清除期间具有最小的肝损伤。HBsAg 阳性献血者（几乎所有 HBeAg 阴性且基线时 ALT 正常）和未感染对照者之间在 30 年期间具有相似的存活率证明了这一点[82]。然而，一些患者的 HBe Ag 将恢复到阳性，而另一些患者将进展为 HBeAg 阴性的慢性肝炎。区分 HBeAg 阴性患者是非活动性携带者还是 HBeAg 阴性慢性肝炎病程波动的患者是很重要的，因为预后不同。在一项对 4376 例 HBeAg 阴性患者进行的研究中，ALT 低于正常上限（ULN）的两倍，随访中位数为 13.4 年，患者 ALT 水平持续小于 1×ULN，1×ULN ~ 2×ULN 和大于 2×ULN[83]，其发生肝脏相关死亡率分别为 0%、0.3% 和 1.3%。但是，非活动载体仍然存在 HCC 风险。一项针对台湾 20 069 名受试者的研究，包括 1932 名非活动性 HBsAg 携带者平均随访 13.1 年，发现 HCC 和肝脏相关死亡的年发病率分别为 0.06% 和 0.04%，相比之下，在 HBsAg 阴性携带者中，HCC 和肝脏相关死亡的年发病率均

为 0.02%[84]。

8. 再激活期（HBeAg 阴性慢性肝炎）

20% ~ 30% 的 HBeAg 阴性患者将继续保持中等水平的 HBV 复制（HBV DNA 水平高达 108 ~ 109 U / ml），活动性肝病表现为间歇性升高的 ALT 和肝脏活检炎症[85,86]。这些患者有残留的野生型 HBV 或 HBV 变异体 [前核心和（或）核心启动子]，可以消除或下调 HBeAg 的产生[38,87]。这个阶段的标志是它的波动过程。一项针对 217 例 HBeAg 阴性患者的研究发现 ALT 的年发病率为 4.3%，累计 5 年和 10 年发病率分别为 11% 和 47%[77]。男性，年龄大于 30 岁的患者，HBV DNA 水平较高，存在前核心变异与 ALT 发病风险增加有关[76,88]。

尽管大多数患者在非活动性携带状态下经过不同时间达到此阶段，但一些患者直接从 HBeAg 阳性慢性肝炎进展为 HBeAg 阴性慢性肝炎。HBeAg 阴性慢性肝炎阶段的患者年龄较大，并且患有更晚期的肝病，因为这代表了慢性 HBV 感染过程的后期阶段。HBeAg 状态波动的患者往往有较高的肝硬化风险及其相关并发症。在一项研究中，283 名中国患者在自发性 HBeAg 血清学转换后，中位随访 8.6 年，发现 67% 有持续缓解，4% 有 HBeAg 逆转，24% 患有 HBeAg 阴性的慢性肝炎。肝硬化发病率为 8%，HCC 发病率为 2%，HBeAg 血清学转换后发生肝硬化的风险更高[89]。

9. 自发的 HBsAg 清除

在 HBeAg 血清转化成功后，一些患者继续进行 HBsAg 血清培养。HBsAg 清除后通常无法检测到血清 HBV DNA、ALT 正常化、肝脏组织学得到改善。然而，在一些患者中可能检测到低水平的 HBV DNA，在肝脏中比在血清中更明显[90]。大多数检测到 HBV DNA 的人都有野生型病毒。很少发现 HBV 变异与 S_1 前缺失有关，而 S_1 前缺失与 HBsAg 合成的减少有关。也很少发现 HBV 变异在 HBsAg 检测中改变 S 抗原表位导致假阴性结果[91]。根据患者的年龄、HBV DNA 水平和感染时间的长短，HBsAg 血清清除率在 0.1% 到

2% 之间变化[92,93]。随着时间的推移，HBsAg 清除的累积概率会增加。台湾的一项研究报告称，HBsAg 在 10 年后清除率为 8%，25 年后增加到 45%[92]。另一项主要针对未检测到 HBV DNA 水平的 HBeAg 阴性患者的研究报告显示，5 年和 8 年的 HBsAg 清除率分别为 26% 和 51%[94]。

HBsAg 血清清除率是一个评估预后的良好指标[90,95]。如果没有其他原因导致肝损伤或与丙肝病毒或 J 型肝炎病毒（HDV）合并的其他原因的情况下，进展为肝硬化和肝硬化并发症的风险很低，但是 HCC 的风险仍然存在，特别是在那些已经发展到肝硬化的人或者在 HBsAg 清除的时候超过 50 岁的人[96]。对 2946 例 HBsAg 阳性，抗 HCV 阴性的结核患者进行随访研究发现，随访期间 HBeAg、HBV DNA、HBsAg 血清暴露后发生 HCC 的危险比（95% 置信区间）分别为 0.63（0.38 ～ 1.05）、0.24（0.11 ～ 0.57）和 0.18（0.09 ～ 0.38），分别在研究开始时根据年龄、性别和 ALT 水平进行调整[97]。

10. 潜在 / 隐匿性 HBV 感染

隐匿性 HBV 感染被定义为在血清 HBsAg 阴性的情况下检测到 HBV DNA[98]。在大多数情况下，HBV DNA 可在肝脏中被检测到，但是 HBV DNA 无法在血清中检测到，或者呈低浓度。在 HBV 感染流行的国家，在既往 HBV 感染的血清学标记（存在抗 HBc）的个人，以及感染 HIV 或 HCV 的个人中，隐性 HBV 感染的发生率更高[99,100]。隐匿性 HBV 感染在肝硬化患者或肝癌患者中更为常见。这些患者中有许多人可能患有慢性乙肝病毒感染数十年，导致肝损伤，但当肝硬化或肝癌被诊断时，HBsAg 往往已不能被检测到。

（三）临床结果和影响因素

1. 肝硬化和失代偿性肝硬化

据估计，从慢性肝炎到肝硬化的 5 年进展率为 12% ～ 20%[101]。据估计，HBeAg 阳性患者从慢性肝炎到肝硬化的年进展率为 2% ～ 5%，HBeAg 阴性患者为 3% ～ 10%[101]。HBeAg 阴性患者的高发病率与患者年龄较大及处于肝病晚期有关。据报道，与肝硬化进展速度加快有关的因素包括：宿主（老年、男性、肥胖）、病毒（持续高水平的 HBV 复制，HBV 基因型 C > B）、与其他病毒（HCV、HDV、HIV）及环境因素（酒精）共感染（表 32-4）[101,102]。据估计，从代偿到失代偿性肝硬化的 5 年进展率是 20% ～ 23%[101]。从代偿性肝硬化到肝失代偿性肝硬化的年进展率估计为 3% ～ 5%[101]。在未接受治疗的患者中，复发性肝硬化发展后的存活率最初是有利的（5 年时为 85%），但在失代偿发作后 1 年时显著降低至 55% ～ 70%，5 年时降低至 14% ～ 35%[101,103-105]。在核苷酸 / 肽类似物的时代，即使在已经失代偿的肝硬化患者中，进展率和生存率也有显著提高。

2. 肝细胞癌

据估计，非肝硬化患者的年发展率为 0.5% ～ 1.0%，肝硬化患者的年发展率为 2% ～ 3%。值得注意的是，尽管肝细胞癌在肝硬化患者中更为常见，但与 HBV 相关 HCC 的 30% ～ 50% 发生在没有肝硬化的情况下。乙肝病毒携带者患肝癌的风险增加了 100 倍以上。据估计，从代偿型肝硬化到 HCC 的 5 年的进展率是 6% ～ 15%[101]。宿主、病毒和环境因素在 HCC 发展中发挥不同的作用（表 32-4）[101,102,106,107]。除了与肝硬化发展相关的因素外，种族、糖尿病、肥胖、核心启动子变异、吸烟和黄曲霉毒素也被报道与 HCC 的发展有关。已经开发了几个预测模型来评估 HCC 的风险（表 32-5）[108-112]。这些模型来源于亚洲患者的数据，这些患者大多是在围生期感染 HBV 基因 B 型或 C 型。而此模型是否于成年期获得 HBV 感染或感染其他 HBV 基因型的患者尚不清楚。抗病毒治疗已经被证明可以减少但不能消除 HCC 的风险，这些模型在预测维持核苷 / 核苷酸类似物治疗的 HCC 患者中的准确性仍然有待验证[113]。

3. 自然历史改变的特殊群体

（1）与其他病毒共同感染：由于共同的传播方式，乙肝病毒和其他肠道传播病毒的共同感染是普遍存在的。在高流行地区，10% ～ 20%

表 32-4 与肝硬化和肝细胞癌风险增加相关的因素

病　毒	主　体	环　境
持续高 HBV DNA 水平	男性	酗酒
持续存在的 HBeAg	老年	吸烟史[*]
高表面抗原水平	亚洲人种	黄曲霉毒素[*]
基因型 C>B	家族病史	
核心基因启动子突变[*]	肝硬化[*]	
同时感染 HIV、HCV	肥胖[*]	
和 HDV	糖尿病[*]	

[*].HCC 特有的危险因素

HCV. 丙型肝炎病毒；HDV. 丁型肝炎病毒；UIV. 人类免疫缺陷病毒

表 32-5 肝细胞癌的发展模型

预测模型（研究）	模型中的变量
REACH-B[111]	年龄、性别、HBV DNA 水平、ALT、HBeAg
REACH-B Ⅱ[109]	年龄、性别、HBV DNA 水平、ALT、HBeAg、HBV 基因型、HBsAg 水平、HCC 家族史
CUHK[110]	年龄、HBV DNA 水平、肝硬化、白蛋白等
GAG-HCC[112]	年龄、性别、HBV DNA 水平、核心启动子突变、肝硬化

CUHK. 模型 . 经由香港中文大学制定；GAG-HCC 模型 . 由患者年龄、性别、HBV DNA、核心启动子突变和肝硬化等综合因素评估；REACH-B 模型 . 用于评估慢性乙型肝炎患者罹患肝细胞癌的风险

的慢性乙型肝炎患者并发 HCV[114,115]。总体而言，HCV 合并感染与发病率和死亡率的增加有关，与单感染患者相比，其死亡率增加了 2～3 倍[116,117]。虽然与丙型肝炎病毒合并感染会增加疾病活动性和纤维化进展，但一般观察到这两种病毒的复制水平呈反比关系。在慢性乙型肝炎患者中，合并急性丙型肝炎导致 HBV DNA 水平下降，HBsAg 血清转换率增加[118,119]。类似地，慢性丙肝病毒感染患者的急性乙型肝炎也会导致 HCV RNA 水平下降[120]。在慢性乙型肝炎和丙型肝炎合并感染期间，丙型肝炎通常是占主导地位的病毒，乙肝病毒的相关性被抑制。在成功根除慢性丙型肝炎病毒感染后，乙肝病毒复制可能会增加[121]。

丁型肝炎病毒（HDV）是一种亚型病毒，其生命周期依赖于乙型肝炎病毒。急性 HBV 和 HDV 合并感染往往会导致更严重的临床症状，并增加肝炎暴发的风险[122]。慢性 HBV 患者的 HDV 重复感染通常伴有 HBV 复制的抑制，但加速了肝硬化的进展并增加了 HCC 风险[123,124]。

艾滋病毒感染患者的 HBV 感染率也很高，从西方国家的 6%～10% 到 HBV 流行国家的 10%～25% 不等。同时感染 HBV 和 HIV 的患者往往具有较高的血清 HBV DNA 水平、较低的 ALT 水平、HBeAg 阳性和较低的自发性及与治疗相关的 HBeAg 血清转换率[125,126]。这会导致更快速的疾病进展和不利的结果。几项研究表明，与 HIV 或 HBV 单感染的患者相比，合并感染 HIV 和 HBV 的患者与肝脏相关的死亡率更高：在 HBV-HIV 合并感染病例中，每 1000 人死亡人数为 14.2 人，而仅 HIV 感染者每 1000 人死亡人数为 1.7 人，仅 HBV 感染者每 1000 人死亡人数为 0.8 人[127]。与 HIV 感染相关的免疫抑制可能导致乙肝病毒复制的再激活和肝病进展的加速。另一方面，在接受积极抗逆转录病毒治疗的患者中也报道了乙型肝炎的暴发和肝衰竭导致的死亡。恶化与免疫重建和随后针对受感染肝细胞的免疫介导损伤有关[127,128]。当改变抗逆转录病毒治疗方案并停用具有 HBV 抗病毒活性的药物时，也会出现 HBV 病毒复发的症状[129]。在抗逆转录病毒治疗的乙肝病毒合并感染患者中，与肝脏相关的总体死亡率较高[130,131]。

（2）免疫抑制患者：乙肝病毒再激活可能发生在慢性或既往 HBV 感染（HBsAg 阳性或 HBsAg 阴性且抗 HBc 阳性）接受免疫抑制或抗癌治疗的患者，并可能导致肝脏失代偿和死亡[132,133]。再激活的风险与免疫抑制的强度和患者的病毒特征有关（HBsAg 阳性患者的 HBV DNA 高于 HBsAg 阴性、抗 HBc 阳性患者，并且 HBV DNA > 104U/ml）。抗 CD20 治疗和骨髓清除治疗联合造血干细胞移植具有最高的再活化风险[134]。HBV 的再激活可以通过广泛的药物进程加速，包括皮质激素、实体器官移植的抗排斥疗法及抗

肿瘤坏死因子等生物制剂，而且类制剂还在不断增加[134]。HBV 再激活的特征: HBV DNA 水平升高或以前检测不到 HBV DNA 或 HBsAg 反向血清转换（从 HBsAg 阴性转换为 HBsAg 阳性）[135,136]。大多数患者无症状，但有些患者会出现 ALT 升高及黄疸（高达 20%）、肝硬化失代偿（4%）和死亡（4%）[133]。

慢性肾衰竭患者血液透析有增加 HBV 感染的风险。透析患者通常 HBeAg 阳性，血清 HBV DNA 阳性，但无症状，ALT 水平正常，并且肝脏活检损伤最小[137]。肾移植后的临床病程不同，慢性肝炎加重更频繁，肝硬化进展迅速，而且因肝癌和肝衰竭发生死亡的风险增加[138,139]。预防性抗病毒治疗已被证明可以防止乙肝病毒的再活化，并改善肾移植受者的临床症状[140,141]。美国移植协会和美国移植外科医生协会推荐肾移植受者的临床实践指南如下：所有 HBsAg 阳性的肾移植受者都需要接受抗病毒预防，而 HBsAg 阴性的患者，其抗 -HBs 滴度小于 10 U/L，则需接受 HBV 加强剂量的疫苗注射。

◆ 结论

乙型肝炎病毒感染仍然是一个重大的公共卫生事件，尽管有灵敏和特定的检测方法及公共卫生举措来筛查和进行高危人群的疫苗接种。HBV 感染的流行在高流行地区因个体居住地改变使得感染继续传播。慢性 HBV 感染的自然史是可变的，许多模型已经被提出用于预测慢性 HBV 感染。多种模型若一旦验证，将指导患者进行合适抗病毒治疗，并确定监测的频率和强度。尽管可以获得安全有效的疫苗，乙肝病毒感染治疗的负担仍然很重，继续筛查高危人群，全面实施新生儿疫苗接种，并将感染者与医护联系起来，对于实现消灭乙肝病毒的最终目标有着深远的意义。

第 33 章　乙型肝炎的治疗
Treatment of Hepatitis B

Harry L.A. Janssen, Jurrien Reijnders, Milan Sonneveld　著

赵雪珂、欧阳秋月　译，赵雪珂　校

● 缩略语　ABBREVIATIONS

ALT	alanine aminotransferase	丙氨酸氨基转移酶
anti–HBc	hepatitis B core antibody	乙型肝炎病毒核心抗体
anti–HBs	hepatitis B surface antibody	乙型肝炎病毒表面抗体
Cas9	clustered regularly interspaced short palindromic repeats–associated 9	成簇规律间隔短回文重复序列及其关联蛋白 9
CHB	chronic hepatitis B	慢性乙型肝炎
CRISPR	clustered regularly interspaced short palindromic repeats	成簇规律间隔短回文重复序列
HBeAg	hepatitis B e antigen	乙型肝炎病毒 e 抗原
HBsAg	hepatitis B surface antigen	乙型肝炎病毒表面抗原
HBV	hepatitis B virus	乙型肝炎病毒
HCC	hepatocellular carcinoma	肝细胞癌
HIV	human immunodeficiency virus	人类免疫缺陷病毒
IFN	interferon	干扰素
NUC	nucleoside/nucleotide analog	核苷 / 核苷酸类似物
PEG–IFN	pegylated interferon	聚乙二醇干扰素
TDF	tenofovir disoproxil fumarate	替诺福韦地索普苷延胡索酸

乙型肝炎病毒（HBV）感染是一重大的公共卫生问题。大约有 3.5 亿人是乙肝病毒的长期携带者，并且每年有 50 万～ 120 万人死于慢性肝病的远期后遗症，如肝硬化和肝细胞癌（HCC）[1]。

乙肝疫苗在 20 世纪 70 年代被开发出来[2]，这使得乙肝成为一种可预防的疾病。为了消除慢性乙型肝炎（CHB），世界卫生组织在 1992 年通过了一项决议，建议全球接种乙肝疫苗。乙肝疫苗的广泛使用显著降低了乙肝病毒感染的发病率和死亡率，几乎所有婴儿都接种疫苗的地区都在预防肝细胞癌[3]。在全球范围内，疫苗接种覆盖率从 1992 年的 3% 增加到 2013 年的 81%[4]。尽管如此，新的乙肝病毒感染仍在发生，部分原因是由于普通人群缺乏对传播方式的认知，对高危人群也没有进行免疫接种，以及对世界上一些偏远地区提供乙肝疫苗存在困难[5]。

近 30 年来，CHB 的抗病毒治疗经历了革命性的变化，首先是常规干扰素（IFN），然后是聚乙二醇干扰素（PEG-IFN），最近，又出现了核苷 / 核苷酸类似物（NUCs）。目前，7 种抗病毒药物（拉米夫定、阿德福韦、恩替卡韦、替必夫定、替诺福韦、标准 IFN 和 PEG-IFN）可用于 CHB 的治疗，并被证明可以延缓肝硬化的发展，降低肝癌的发病率和提高长期生存率[6,7]。

一、治疗指征

目前批准的治疗方案无法根除 HBV 感染。此外，它们价格昂贵，而且鉴于抗病毒药物的耐药性，目前尚不清楚它们是否能安全有效地维持病毒的抑制作用并长达数十年。因此，评估感染的阶段和肝脏疾病进展的风险对于确定哪些患者可能受益于抗病毒治疗至关重要。

（一）自然史

1. 慢性 HBV 感染的分期

慢性 HBV 感染的自然过程包括四个阶段，但并非所有患者都经历所有阶段（图 33-1）。

在感染的免疫耐受（高复制载体）阶段，存在乙型肝炎表面抗原（HBsAg）和乙型肝炎 e 抗原（HBeAg），血清 HBV DNA 水平大于 10^7 U/ml，血清转氨酶水平正常，并且肝脏组织学上没有或很少有坏死性炎症。在围生期获得性 HBV 感染的患者中，这一阶段可能持续 10 ~ 40 年[8,9]。相比之下，在青少年或成年期感染 HBV 的患者中，免疫耐受期较短或缺失。第二阶段是免疫激活阶段。它的特点是 HBsAg 和 HBeAg 的存在，高或波动的血清 HBV DNA 水平，转氨酶水平的持续性或间歇性升高，以及肝脏组织学的活动性坏死性炎症。在这个阶段，HBeAg 的自发和持续血清转换以每年大约 10% 的概率出现，据估计高达 65% 的患者实现了自发的 HBeAg 血清清除[9-11]。通常，在这一重要事件之前会有突发的氨基转移酶升高，反映免疫介导的受感染肝细胞的溶解。然而，此时也可能只出现血清 HBV DNA 水平的短暂下降，而不会有 HBeAg 清除[12-15]。突发氨基转移酶升高的概率和严重程度与肝硬化和肝癌进展的风险增加有关。HBeAg 血清转换后的阶段称为免疫控制阶段或无活性携带状态。其特点是 HBeAg 阴性、乙肝 e 抗体（抗 HBe）阳性、持续正常的氨基转移酶水平及低血清 HBV DNA 水平。对于那些仍处于这一阶段的患者的预后非常好。在西方国家，HBsAg 的血清转换率每年为 1% ~ 2%，在亚洲则为 0.05% ~ 0.8%[9,16-18]。在自发的 HBeAg 血清转换后，大约 60% 的患者会有持续缓解，并且发生肝硬化和肝癌的风险较低。然而，高达 17% 的患者会发生 HBeAg 血清逆转，15% ~ 24% 的患者会出现 HBeAg 阴性的慢性肝炎[9,19]。第四阶段，即 HBeAg 阴性的慢性肝炎阶段，其特点是 HBeAg 阴性、抗 HBe 阳性、血清 HBV DNA 水平和转氨酶水平升高以及肝组织学活动性坏死性炎症。大多数患者在前核或核心启动子区域存在 HBV 变异。最常见的前核突变是 G1896A，它会在前核区产生一个提前终止密码子，从而影响 HBeAg 合成[20,21]。HBeAg 阴性的慢性肝炎患者通常年龄较大，但肝病更严重，与 HBeAg 阳性的慢性肝炎患者相比，其血清 HBV DNA 水平更低[9]。

2. 进展到肝硬化和肝细胞癌

HBeAg 阳性的慢性肝炎患者进展为肝硬化的概率为 1.3% ~ 3.8%，而 HBeAg 阴性的慢性肝炎患者进展为肝硬化的概率为 2.8% ~ 9.7%[9]。HBeAg 阴性的慢性患者中肝硬化的高发生率与高龄有关，并可能与感染时间长有关。与肝硬

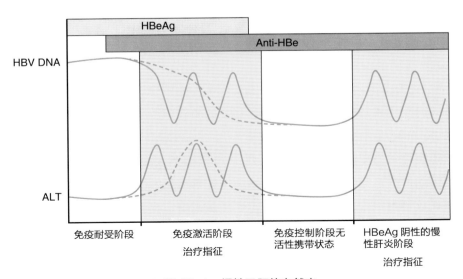

▲ 图 33-1 慢性乙肝的自然史

ALT. 丙氨酸氨基转移酶；anti-HBe. 乙型肝炎 e 抗体；HBeAg. 乙型肝炎 e 抗原；HBV. 乙肝病毒

化进展速度相关的因素包括高龄、男性、高血清 HBV DNA 水平、HBeAg 阳性、丙型肝炎病毒、丁型肝炎病毒 或人类免疫缺陷病毒（HIV）、酒精滥用、HBV 基因型（C＞B）。在未经治疗的患者中，病毒血症的水平和发生肝癌的风险之间似乎有直接的联系；随访时发现患者的 HBV DNA 水平越高，发生 HCC 的风险越高[22]。肝硬化患者的失代偿发生率每年为 3%[9]。非肝硬化的不活跃携带者每年的肝癌发病率约为 0.21%，无肝硬化但有活动性肝炎的患者为 0.6%，肝硬化患者为 3%～4%[9]。亚洲和非洲人口的发病率甚至更高。然而，大约 30% 的乙肝相关性肝癌发生在非肝硬化肝病患者中。肝癌和肝衰竭是肝病死亡的主要原因。在新确诊的 CHB 患者中，5 年生存率为 99%～100%[9]。代偿型肝硬化患者 5 年生存率为 86%。一旦到达失代偿期，在缺乏抗病毒治疗的情况下，预后非常差，5 年生存率仅为 14%～28%[23]。

（二）治疗指征

开始治疗的主要指征是出现严重肝损伤时 HBV DNA 水平升高，表现为丙氨酸氨基转移酶（ALT）水平升高，或组织学上的坏死性炎症活动和（或）纤维化[24,25]。一般来说，这意味着处于免疫激活期或再激活期的患者是抗病毒治疗的候选者，而免疫耐受期或非活性期的患者不需要抗病毒治疗，可以严密监测。健康成年人的 ALT 的正常值为 30 U/L 或更低，男性为 19 U/L 或更低[25]。定义免疫激活期的 HBV DNA 水平［＞2000 U/ml（欧洲肝脏研究协会）或 20000 U/ml（美国肝病研究协会）用于乙肝 HBeAg 阳性患者，2000 U/ml 用于乙肝 HBeAg 阴性患者］是基于临床试验和长期随访研究的历史数据。大样本队列研究显示，HBV DNA 水平超过 2000 U/ml 的成年人，进展为肝硬化和肝细胞癌的风险增加[22]。尽管如此，一些患者目前处于 HBV DNA 和 ALT 治疗与观察标准的灰色地带，应予以高度重视。由于 CHB 是一种动态疾病，具有免疫活动周期和静止期，纵向评估对于正确确定感染阶段和肝

脏疾病阶段至关重要。肝活检对那些没有明确的治疗指征的患者是有帮助的。

（三）初步评估

初步评估应包括病史、体格检查，特别注意酒精使用情况、HBV 感染及 HCC 家族史（表 33-1）。实验室检测包括评估肝病的活动性和功能，乙肝病毒复制的标记物，以及丙型肝炎病毒、丁型肝炎病毒和 HIV 共同感染的检测。疾病阶段的非侵入性评估不仅包括腹部超声检查，还有天门冬氨酸氨基转移酶、血小板比率指数、纤维蛋白 -4 评分、纤维试验和瞬态弹性成像。肝活检仅对特定的患者是必要的（图 33-2）。

二、终止治疗

由于 HBV 在细胞核内的共价闭合环状 DNA 中持续存在并与宿主 DNA 整合，可能无法用现有药物从宿主肝细胞中彻底根除 HBV[26]。因此，治疗的主要目的是减缓、停止甚至逆转肝脏炎症向纤维化（失代偿性）肝硬化或肝癌的进展。因为这些事件大部分在感染几十年后才会发生，所以可用不同的替代终点来评估 CHB 的治疗效果[25]。经常使用的终止治疗的指征是血清中 HBeAg 转阴，不论是否有抗 HBe（血清反应）的出现，ALT 水平恢复到正常范围（生化反应），HBV DNA 水平降低到低或无法检测的水平（病毒学反应）以及肝脏组织学特征的改善。疾病完全缓解的定义是血清中 HBsAg 阴性，同时有乙肝表面抗体（anti-HBs）的出现，因为乙肝表面抗体的阳性状态与预后良好相关，在免疫能力强的患者中，复发率非常低[27,28]。

PEG-IFN 和 NUCs 的抗病毒作用方式不同。PEG-IFN 是一种免疫调节剂，也有适度的直接抗病毒作用，而 NUCs 抑制病毒聚合酶活性，从而阻碍病毒复制，而不能接影响宿主对病毒的免疫反应[29]。这些差异反映在对治疗反应进行分类的定义中。由于 PEG-IFN 治疗的目的是诱导疾病的非治疗性持续缓解，因此对 PEG-IFN 的治疗反应在治疗停止后的 6～12 个月进行评估，与在

表 33-1　乙肝表面抗原阳性患者的初步评价

	病史 / 体检	常规实验室检测	血清学 / 病毒学	成像 / 阶段研究
所有病人	肝硬化的症状 / 体征 酒精 / 代谢性危险因素 HCC 的家族史	CBC、AST 水平、ALT 水平、GGT、总胆红素水平、碱性磷酸酶水平、白蛋白水平、INR	HBeAg/ 抗 -HBe HBV DNA 定量 抗 -HAV 以确定需要接种疫苗	腹部超声检查 无创纤维化评估（瞬态弹性成像，APRI，FIB-4 评分，或纤维试验）
选择的病人		排除慢性肝病的其他原因的检查	HBV 基因型，定量 HBsAg 共感染 (抗 -HDV、抗 -HCV、抗 -HIV)	肝活组织检查

ALT. 丙氨酸氨基转移酶；anti-HAV. 甲型肝炎病毒抗体；anti-HBe. 乙肝 e 抗体；anti-HCV. 丙型肝炎病毒抗体；anti-HDV. 丁型肝炎病毒抗体；APRI. 天门冬氨酸氨基转移酶与血小板比值指数；AST. 天门冬氨酸氨基转移酶；CBC. 全血细胞计数；FIB-4. 纤维化－ 4 评分；GGT.γ- 谷氨酰基转肽酶；HBeAg. 乙型肝炎 e 抗原；HCC. 肝细胞癌；INR. 国际标准化比值

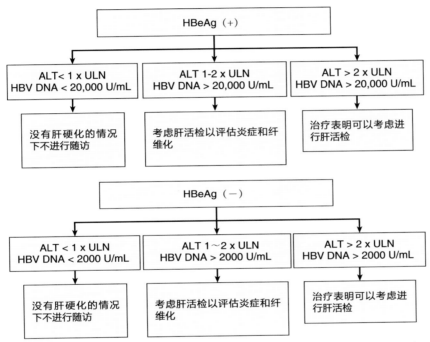

▲ 图 33-2　（乙肝）治疗和肝活检的适应证（基于美国肝病研究协会指南）

ALT. 丙氨酸氨基转移酶；HBeAg. 乙型肝炎 e 抗原；HBV. 乙型肝炎病毒；ULN. 正常上限

NUC 治疗期间使用的病毒抑制的治疗评估相反。

PEG-IFN 治疗的最终目标是清除 HBsAg，但这只在少数患者中实现。因此，临床指南根据血清学和病毒学特征定义了 PEG-IFN 对长期非治疗持续性疾病缓解的反应。在 HBeAg 阳性患者中，对 PEG-IFN 的反应定义为治疗 6 个月后 HBeAg 转阴（或血清转换）与低水平 HBV DNA（＜ 2000 U/ml）共同出现[24]。在 HBeAg 阴性的 CHB 患者中，HBV DNA 水平低于 2000 U/ml，再结合治疗 6～12 个月后 ALT 水平正常化，以外作为对 PEG-IFN 反应的定义。在以 IFN 为基础的治疗后，非治疗

期病毒持续抑制的实现与随后 HBsAg 血清清除率的增加和良好的预后相关[7,28,30]。

与 PEG-IFN 治疗相比，在治疗过程中完全的病毒抑制是核素治疗的重要组成部分，因为持续的病毒复制与产生抗病毒耐药性的高风险先关，特别是对耐药性屏障较低的药物。在 NUC 治疗期间，HBV DNA 模式可能会受到影响，特别是对耐药阈值较低的药物。HBV 对 NUCs 的 DNA 反应通常被归类为无应答（3 个月后下降＜ 1 个对数），部分应答（下降＞ 1 个对数，但至少 6 个月后仍可检测到 HBV DNA），或完全病毒应

答（无法检测到 HBV DNA）[24]。耐药的发展通常通过病毒学突破来表现，定义为在依附的患者中 HBV DNA 水平高于最低点 1 个对数。对恩替卡韦或替诺福韦二丙福马酸酯（TDF）部分反应的临床相关性通常是有限的，因为大多数患者通过长期治疗将无法检测到 HBV DNA[31]。在 NUC 治疗期间，血清反应的重要性，尤其是 HBeAg 血清转换，仍有待确定，在 NUC 治疗过程中 HBeAg 血清转换的成功并不总是意味着 NUC 治疗患者的免疫控制，因为 HBeAg 血清清除和 HBeAg 阴性 CHB 的进展经常在 PEG-IFN 治疗或疾病自然史期间发生[32]。因此，在接受治疗的患者中，只有 HBsAg 清除或血清转换是最确定的免疫控制。

三、核苷 / 核苷酸类似物

（一）介绍

核素疗法的发现为 PEG-IFN 提供了一种安全、有效和耐受良好的替代方案。一般来说，

NUCs 的靶点是 HBV 的逆转录酶，是病毒复制的有效抑制药。在细胞内磷酸化之后，它们就像天然的核苷酸一样，竞争进入病毒 DNA 链。由于它们缺乏羟基，不可能与相邻的核苷酸形成共价键，因此它们阻止了链的进一步伸长[33]（图 33-3）。目前的国际治疗指南建议 TDF 或恩替卡韦作为一线治疗方案[24,25]。不同种类 NUCs 的特征见表 33-2。

图 33-4 和图 33-5 对 HBeAg 阳性和 HBeAg 阴性的患者给出治疗 1 年后不同 NUCs 和 PEG-IFN 检测不到 HBV DNA 的概率。如果长期治疗，超过 90% 的接受 TDF 或恩替卡韦治疗的患者会出现病毒学抑制。

（二）替诺福韦

替诺福韦属于非环类磷酸核苷酸类似物。它的抗病毒活性在 1993 年首次被描述，并且仅限于逆转录病毒和肝炎病毒[34]。TDF 于 2001 被许可用于艾滋病毒感染的治疗，并随之成为许多抗艾滋病方案的重要组成部分。几项研究首次描述

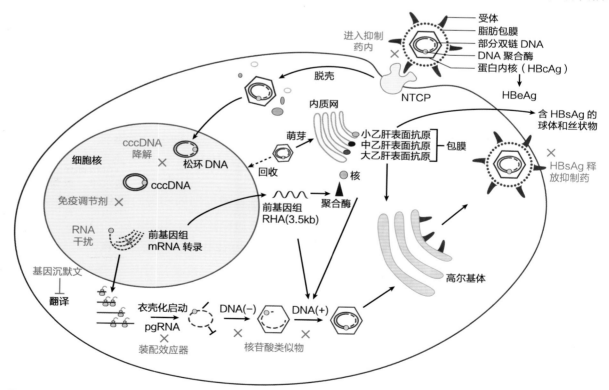

▲ 图 33-3　HBV 生命周期及核苷 / 核苷酸类似物和其他药物的治疗靶点

cccDNA. 共价闭合环状 DNA；dsDNA. 双链 DNA；ER. 内质网；HBcAg. 乙型肝炎核心抗原；HBeAg. 乙型肝炎 e 抗原；HBsAg. 乙型肝炎表面抗原；mRNA. 信使 RNA；NTCP. 牛磺胆酸钠协同转运多肽；pgRNA. 前基因组 RNA

表 33-2 已批准的 CHB 治疗方案的特点

药物	药物分类	成人剂量*	妊娠安全级别	潜在的不良反应†	耐药性突变	治疗监测#
聚乙二醇干扰素-α2a	干扰素	每周 180μg	C	类似感冒症状、疲劳、情绪障碍、血球减少，自身免疫性疾病	无	CBC（每月1次至每3个月1次）TSH（每3个月1次）临床监测自身免疫性、缺血性、神经精神病学和感染性并发症
拉米夫定	L-核苷	每天 100mg	C	胰腺炎乳酸酸中毒	rtM204V/I ± rtL180M± rtV173L rtA181T/V	如有症状则监测淀粉酶水平，如有临床顾虑则监测乳酸水平
替比夫定	L-核苷	每天 600mg	B	肌酸激酶水平升高、肌病、周围神经病变、乳酸酸中毒	rtM204V/I ± rtL180M± rtV173L rtA181T/V	有症状时监测肌酸激酶水平，并做临床评估，如有临床顾虑，则监测乳酸水平
恩替卡韦	D-环戊烷	每天 0.5～1mg	C	乳酸酸中毒	rtM204V/I + rtL180M+ rtI169T/ rtT184/ rtS202/ rtM250V/I/ rtI163V/ rtA186T	如有临床顾虑，则监测乳酸水平
阿德福韦	无环膦酸酯	每天 10mg	C	急性肾衰竭、Fanconi 综合征、肾源性的尿崩症、乳酸酸中毒	rtN236T rtA181T/V	如果存在肾损害风险，那么每年至少监测1次肌酐清除率、血清磷酸盐水平、尿葡萄糖水平和蛋白质水平 考虑在基线和治疗期间对有骨折史或有骨质减少风险的患者进行骨密度研究 如有临床顾虑，则监测乳酸水平
替诺福韦	无环磷酸酯	每天 300mg	B	肾病、Fanconi 综合征、骨软化、乳酸酸中毒		如果存在肾损害风险，那么每年至少监测一次肌酐清除率、血清磷酸盐水平、尿葡萄糖水平和蛋白质水平 考虑在基线和治疗期间对有骨折史或有骨质减少风险的患者进行骨密度研究 如有临床顾虑，则监测乳酸水平

* 肾功能不全的患者需要调整剂量

† 药品说明

如果使用过拉米夫定或替比夫定并有失代偿性肝硬化，那么成人的恩替卡韦用量为每天 1mg

CBC. 完整的血细胞计数；TSH. 促甲状腺激素

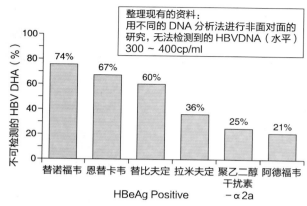

▲ 图 33-4　乙型肝炎 e 抗原（HBeAg）阳性的慢性乙炎患者在单纯型核苷 / 核苷酸治疗 1 年后检测不出血清 HBV（HBV）DNA 的概率

cp. 拷贝数

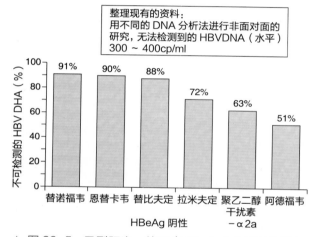

▲ 图 33-5　乙型肝炎 e 抗原（HBeAg）阴性的慢性乙肝患者在单纯型核苷 / 核苷酸治疗 1 年后检测不出血清中乙型肝炎病毒（HBV）DNA 的概率

cp. 拷贝数

了 TDF 在 HBV 治疗中的疗效，主要包括合并感染 HBV 和 HIV-1 的患者，以及部分接受拉米夫定联合治疗的患者[35,36]。它在 2008 年被许可用于 CHB 的治疗。

1. 临床反应

　　TDF 在 CHB 中的卓越疗效已在两期随机临床试验和长期随访研究中确定，其中 HBeAg 阳性和 HBeAg 阴性的 CHB 患者采用 TDF 或阿德福韦单药治疗[37]。48 周后，所有符合条件的患者被转至 公开标记的 TDF 单药治疗长达 7 年。在 48 周的治疗后，76% 的 HBeAg 阳性病人血液中无法检测到 HBV DNA（＜ 400 拷贝 / 毫升）。在 HBeAg 阴性的患者中，93% 的患者在 48 周时

发现 HBV DNA 水平低于每毫升 400 个拷贝。在所有接受治疗的 7 岁患者中，99% 的患者中检测不到 HBV DNA（HBV DNA 水平＜ 69 U/ml），80% 的患者血清 ALT 水平正常化，在 HBeAg 阳性患者中，55% 和 12% 的患者表现为 HBeAg 和 HBsAg 阴性。在 HBeAg 阴性的患者中，只有 0.3% 的患者达到 HBsAg 的丢失。此外，对 5 年 TDF 治疗后进行肝活检的患者的亚组分析显示，54% 的患者纤维化程度有所减轻。在基线的肝硬化患者中，74% 的患者不再患有肝硬化[38]。

　　TDF 在有核苷 / 核苷酸治疗史的 HBV 患者中也有明显的疗效。在一项针对耐拉米夫定 HBV 患者的随机临床试验中，这些患者要么单独接受 TDF 治疗，要么接受恩曲他滨联合 TDF 治疗，89% 的 TDF 组患者和 86% 的恩曲他滨 -TDF 组患者在治疗第 96 周时，HBV DNA 水平低于 69 U/ml[39]。另一项随机试验显示，TDF 对耐阿德福韦病毒的 HBV 患者也非常有效[40]。在对恩替卡韦耐药 HBV 感染者中，TDF 单药治疗 48 周后的病毒学应答可与 TDF 和恩替卡韦联合治疗的效果相媲美[41]。此外，TDF 在单纯型核苷 / 核苷酸和已经核苷 / 核苷酸治疗的 HBV 患者中的有效性已在一些现实临床实践的大型队列研究中得到证实[42,43]。

2. 耐药性

　　尽管进行了广泛的耐药性监测，但到目前为止还没有发现 CHB 患者对 TDF 存在耐药性[44,45]。在接受替诺福韦治疗的两名 HIV 和 HBV 共同感染患者中，除了对拉米夫定耐药（rtL180M 和 rtM204V）外，还发现了所谓的耐药突变 A194T，然而，突变病毒对 TDF 易感性的降低在其他研究中尚未得到证实[46,47]。一些队列研究表明，TDF 在基因型阿德福韦耐药性患者中的疗效下降。体外研究显示，rtN236T HBV 突变体的易感性也有小幅度的下降[47-49]，再加上明显的高剂量，TDF 能够有效抑制阿德福韦耐药患者的病毒复制[40,50]。

3. 安全性

　　TDF 也是最广泛使用的抗逆转录病毒药物，

关于 TDF 安全性的信息来自于它在 HBV 感染患者和 HIV 感染患者中的使用。TDF 通常能被很好地耐受，几乎没有不良反应。人们一直担心 TDF 对肾脏毒性的风险[51]。肾脏近端小管是毒性的主要靶点。在多达 20% 的患者中可观察到轻度和亚临床近端小管功能障碍（定义为持续存在以下 2 种或 2 种以上：糖尿、高氨基酸尿症、高磷酸盐尿症、高尿酸血症、尿 β2- 微球蛋白升高）[52]。导致范科尼综合征或急性肾损伤的严重病例的发生率可能低于 1%[53]。大型观察性队列研究报道，接触 TDF 与罹患慢性肾病的相关性虽小但可显著增加其发展的风险（估计肾小球滤过率 < 60 ml/min）[54,55]。在 10000 名接受 TDF 治疗的患者中，0.6% 的患者血清肌酐水平增加到 2mg/dl 以上[53]。肾功能的大幅度下降发生在前 3 个月，随后，其清除率是稳定的[36,56]。在 III 期注册试验的长期随访研究中，437 例经 TDF 治疗的 HBV 患者的血清肌酐水平没有明显下降，1.7% 的患者血清肌酐水平高于基线水平 0.5 mg/dl 以上[45]。一些研究表明，血清肌酐水平的变化是由近端小管肌酐分泌受损所致，而不是肾小球滤过率的真正改变[57]。停止使用 TDF 治疗可使范科尼综合征患者完全康复，并且肾功能得到显著改善[58,59]。骨密度的降低也与 TDF 有关，最可能的原因是近端小管中磷酸盐的吸收减少，导致尿磷酸盐的消耗[60]。在 III 期注册试验的长期随访研究中，没有观察到骨密度的显著变化[45]。在一项大规模的队列研究中，与核苷类似物相比，接触核苷酸类似物增加了髋部骨折的风险，然而在大约 5 年的中位随访中，总的骨折风险低于 1%[61]。建议对有肾损害风险的患者，应至少每年监测肌酐清除率、血清磷酸盐水平、尿葡萄糖水平和蛋白水平。对于有骨折史或有骨质减少风险的患者，应在基线和治疗期间考虑进行骨密度研究（表 33-2）。

替诺福韦阿拉夫灵酰胺是最近开发的一种 TDF 的前体药物，用于抵抗血浆中的快速代谢（与第一代 TDF 前体药物一样），从而更有效地将活性药物（TDF 二磷酸盐）传递给已感染的肝细胞。

替诺福韦阿拉芬特被认为具有类似于 TDF 的疗效。小剂量给药（10 倍低剂量）和缺乏全身效应可能导致较小的肾和骨毒性。最近正在进行的临床试验表明，与 TDF 相比，它在病毒抑制方面没有劣势[62]。

（三）恩替卡韦

恩替卡韦是环戊基鸟嘌呤核苷类似物，是 HBV 复制的高选择性抑制药。2006 年获发治疗 CHB 的牌照，虽然最初认为恩替卡韦没有抗 HIV 活性，但在接受恩替卡韦治疗的 HIV 和 HBV 共同感染者中发现了 HIV RNA 水平下降。在一名患者中，甚至选择了耐拉米夫定的 M184V 艾滋病毒变体[63]。因此，恩替卡韦不应作为同时感染 HIV 和 HBV 的病毒血症患者的单一治疗。

1. 临床反应

恩替卡韦对单纯型核苷 HBeAg 阳性 HBV 患者的疗效在一个大型的 III 期随机临床试验中得到了证实，在该试验中，患者被随机分为两组，接受恩替卡韦，每日 0.5mg，或拉米夫定，每天 100mg，持续 48 周[64]。恩替卡韦被证明在病毒学、生化和组织学结果方面优于拉米夫定。在这些 HBeAg 阳性的患者中，67% 患者的血清中无法检测到 HBV DNA（血清 HBV DNA 水平小于 300copy/ml）。21% 和 68% 的患者分别实现了 HBeAg 血清转换和 ALT 正常化。一组患者连续接受恩替卡韦治疗长达 5 年。从第 3 年开始，所有患者都接受每日 1mg 的治疗。在第 5 年，94% 的患者保持着血清中无法检测到 HBV DNA。在 23% 和 1.4% 的患者中分别观察到 HBeAg 血清转换和 HBsAg 缺失[65]。在选定的 40 例 HBeAg 阳性患者的亚组中，配对的肝活检显示 5 年后炎症和纤维化评分降低[66]。在 HBeAg 阴性患者中进行了类似的随机临床试验。90% 的患者在治疗一年后都能检测出 HBV DNA[67]。由于大多数患者停止了治疗，无法进行适当的长期随访研究。然而，一些现实生活中的研究证实了恩替卡韦的有效性和安全性，其反应率与临床试验中看到的相似[31,68]。

一项大型的随机临床试验表明，即使每天服用恩替卡韦 1mg，也不是治疗拉米夫定 - 难治性 HBV 的合适方案因为其存在重叠的耐药性[69]。在治疗的头几年里，多达 25% 的拉米夫定耐药的患者将发展成耐恩替卡韦的突变体[70,71]。体外研究[49]和临床实践的小病例队列[72,73]显示，恩替卡韦对具有阿德福韦耐药突变的 HBV 变异株的敏感性没有降低。

2. 耐药性

在单纯型核苷酸的患者中，恩替卡韦具有很好的耐药性。经过 5 年的治疗，在近 1% 的患者中观察到对恩替卡韦的耐药性[74]。恩替卡韦耐药的发展是通过双击机制实现的。已经对拉米夫定具有耐药性的 HBV 变体需要进行额外的替换，并且通常与经典的 rtM204V 和 rtL180M 突变相结合。额外的更改应该包括至少一个 rtI169、rtT184、rtS202 或 rtM250。最近，rtI163V 和 rtA186T 被鉴定为对恩替卡韦具有耐药性的附加突变[75]。在拉米夫定 - 难治性患者中观察到耐药屏障降低，由于拉米夫定耐药替代物的存在，导致了患者在没有或有病毒暴发的情况下发生基因型恩替卡韦耐药的 5 年累积概率分别为 51% 和 43%[74]。

3. 安全性

恩替卡韦能被很好地耐受。一个 HBV 晚期肝病患者病例组描述了肝硬化患者乳酸酸中毒风险增加，以及终末期肝病模型评分高于 18 分[76]。然而，这一观察结果在其他研究中尚未得到证实，尽管应该注意到的是，在探讨恩替卡韦在晚期肝病中的应用的试验中，并未出现乳酸酸中毒的前瞻性监测[77]。

（四）拉米夫定

拉米夫定是第一个被批准用于治疗慢性 HBV 感染的核苷类似物，并且多年来一直是唯一可用的口服抗乙肝病毒药。然而，它的一个主要的限制是耐药性低，这导致大约 80% 的患者在经过 5 年的治疗后产生耐药性[78]。拉米夫定还可在妊娠晚期的短期内用于降低病毒载量，以防止病毒垂直传播，并可在无法检测到病毒载量的 HBV 携带者中进行免疫抑制，以防 HBV 再激活。在这些情况下，由于治疗时间有限或存在低水平病毒，产生的耐药风险被认为较低，拉米夫定单药治疗是可以接受的，特别在没有其他具有类似安全性的药物的情况下[24]。

（五）阿德福韦

阿德福韦酯是一种类似于 TDF 结构的核苷酸类似物，是第二种经批准用于治疗慢性 HBV 感染的口服药物。由于肾毒性是高剂量的主要不良反应，因此所规定的使用剂量大约比 TDF 低 30 倍，这可能是它在体内效力低的原因。在一些临床随机试验中，阿德福韦的效果被证明不如 TDF 和恩替卡韦[37,79,80]。此外，在对 HBeAg 阴性 HBV 患者的长期随访研究中，阿德福韦耐药突变 rtN236T 和 rtA181V 的累积概率从第 1 年的 0 增加到第 2 年、3 年、4 年和 5 年的 3%、11%、18% 和 29%[81]。

（六）替比夫定

替比夫定是一种胸腺嘧啶类似物，对 HBV 有效，但在体外对包括 HIV 在内的其他病毒是无效的。目前还没有关于在 HIV 和 HBV 共同感染的患者中使用替比夫定的大型研究[82,83]。它在 2007 年被批准用于治疗 CHB。在两项随机临床试验中，与拉米夫定和阿德福韦的单药治疗相比，每天服用 600mg 的替必夫定具有更高的抗病毒活性[84,85]。然而，由于高耐药率，替比夫定单一治疗的作用有限。rtM204I 突变与对替比夫定的耐药性和对拉米夫定的交叉耐药性有关。经过 2 年的治疗，HBeAg 阳性和 HBeAg 阴性患者的耐药率分别为 25% 和 11%[86]。尽管替比夫定的使用与肾功能的改善有关，但在考虑对 CHB 患者进行一线治疗时，这一发现的临床意义目前尚不清楚[87]。

（七）临床终点

慢性肝病临床并发症的预防已在几项高质

量的研究中得到证实，但主要针对晚期肝病患者。在一项关键的随机临床试验中，拉米夫定降低了 CHB 晚期纤维化和肝硬化患者肝相关并发症的风险。合并终点的发生率降低 55%（定义为在儿童 - 普格评分中至少有 2 分的增加，自发性细菌性腹膜炎伴脓毒症、肾功能不全、胃或食管静脉曲张出血、HCC 的发展或与肝病相关的死亡）在经过 3 年的治疗后得以实现。HCC 的发生率也降低了大约 50%[6]。在一项大型的观察研究中，与拉米夫定治疗相比，恩替卡韦治疗降低了与 HBV 相关的死亡和肝移植的风险[88]。儿童 - 普格评分和终末期肝病模型评分的减少已经在 TDF 和恩替卡韦（治疗）的失代偿性肝脏疾病患者中显示[77]。此外，在对大多数患者进行了 5 年持续的 TDF 治疗后，发现了纤维化和肝硬化均有消退[38]。然而，在使用 TDF 或恩替卡韦的长期病毒抑制中，HCC 的风险并没有完全消除。在一些亚洲研究中，恩替卡韦将肝硬化患者的 HCC 的发病率降低了约 30%，但与拉米夫定等较老的药物相比，其优势尚未得到证实[88-91]。而且，在白种人中没有报道明确的治疗效果[92]。目前 HCC 的年风险估计为 0.01%～1.4%，没有肝硬化和 0.9%～5.4% 的肝硬化患者在接受抗病毒抑制治疗[93]。因此，对 HCC 的监测仍然是治疗 HBV 感染者的重要手段，这些患者通过 NUC 疗法获得长期缓解。特别是对亚洲人来说，已经开发出了几个有效的风险分数（REACH-B，CU-HCC，GAG-HCC）来识别那些特别受益于 HCC 监测的患者[94-96]。

（八）核苷 / 核苷酸类似物治疗的一般管理问题

1. 核苷 / 核苷酸类似物治疗的持续时间是有限的吗？

需要长期的，也许是无限期的治疗是 NUCs 治疗的一个主要缺点。在 HBeAg 阳性的 CHB 患者中，目前的国际指导方针表明，使用 NUCs 进行一定时间的治疗是一个合理的选择，并且建议在 HBeAg 血清转换和额外 12 个月的整合治疗之后可以停止治疗[24,25]（图 33-6）。最初的研究主要是在西方国家进行的，据报道，在 NUC 治疗期间实现的 HBeAg 血清转换在 80%～90% 的病例中是持久的[97]。随后的研究主要在亚洲国家进行，结果令人失望，病毒复发率高达 70%[98,99]。在 HBeAg 阳性患者中，停止 NUC 抗病毒治疗的患者与 HBeAg 血清转换后继续抗病毒治疗的患者相比，无法获得有关肝癌、肝硬化或失代偿的高质量临床研究报告结果，因此无法得出明确结论。目前大多数指南都建议，没有肝硬化的 HBeAg 阳性的 CHB 个体在经历 HBeAg 血清转换，和至少 12 个月有持续正常的 ALT 水平和血清中无法检测到血清 HBV DNA 的巩固期之后可以停止治疗。这些患者应该密切关注 HBV 的再激活。在肝硬化患者中，不应考虑中止治疗，因为病毒复发的发生，可能会出现临床失代偿的风险。

在 HBeAg 阴性的 CHB 患者中，通过时间 NUC 治疗后，在持续非治疗反应上发表的研究结果是令人失望的[100-102]。在一项亚洲研究中，恩替卡韦治疗在 95 例 HBeAg 阴性患者的 HBV DNA 无法检测至少 12 个月后停止。在随访的 1 年内，58% 的患者出现病毒学复发（HBV DNA 水平 ＞ 2000 U/ml）[103]。在另一项来自亚洲的前瞻性研究中，停药后随访 1 年或恩替卡韦治疗（平均治疗时间：3 年）后复发的比例估计为 91%[104]。相反，在一项前瞻性队列研究中，对欧洲的 33 例 HBeAg 阴性的 CHB 患者进行了研究，这些患者在接受阿德福韦单药治疗 4～5 年，病毒性完全被抑制后停止治疗，所有患者在停止

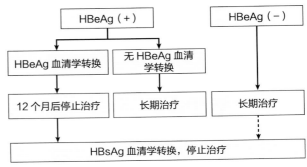

▲ 图 33-6　乙型肝炎 e 抗原（HBeAg）阳性和 HBeAg 阴性乙肝患者核苷 / 核苷酸类似物的治疗算法

治疗后很快再次出现血清 HBV DNA，但在更长时间的随访中，33 例患者中有 18 例（55%）获得持续效应（HBV DNA 水平持续 < 2000 U/ml，并且 ALT 水平 < 40 U/L），其中 72% 最终出现 HBsAg 丢失[105]。在欧洲和亚洲的研究中，治疗中止前，HBV DNA 无法检测的持续时间是否是导致这两个研究结果差异的原因尚不清楚。需要进一步的研究，在此之前，NUC 治疗可能只能在 HBsAg 丢失后的 HBeAg 阴性患者中停止，这是一个很少实现的终点。

另一种避免终身使用 NUC 治疗的可能的策略是在 NUC 应答器中增加 PEG-IFN 治疗，以诱导持续的治疗效应。一些临床试验在 HBeAg 阳性和 HBeAg 阴性患者中研究了这种方法[16,106]。即使添加了 PEG-IFN，NUC 治疗也只能在一小部分患者中停止。因此，在获得更明确的结果之前，不应在临床实践中使用这种策略。

2. 抗病毒药物耐药的预防

如前所述，很大一部分 CHB 患者可能需要长期治疗。在晚期纤维化和肝硬化患者中进行的一项关键的随机临床试验表明，与安慰剂相比，拉米夫定治疗对疾病进展有好处。然而，这种抗病毒治疗的有益效果在拉米夫定治疗的患者中明显减弱，这些患者产生了抗病毒的耐药性[6]。因此，耐药性是治疗失败的最重要因素。因此，在不产生抗病毒药物耐药性的情况下维持长期反应是预防乙肝相关肝病并发症的关键。图 33-7 显示了单纯型核苷的 CHB 患者不同 NUCs 的耐药

的累积年发生率。TDF 和恩替卡韦具有最佳的耐药性概率，这是指南推荐作为首选的 NUCs 的关键因素之一[24,25]。

抗病毒药物耐药性反映了病毒对药物抑制作用的敏感性降低。它是治疗中的适应性突变过程的结果。抗病毒药耐药的第一个表现就是病毒学突破。与先前无法检测到 HBV DNA 水平（< 10 U/ml）的接受 NUC 治疗的患者的 HBV DNA 水平最低点或 HBV DNA 水平 100 U/ml 或更高相比，这是由 HBV DNA 水平增加超过 $1 \log_{10}$ 来定义的。在耐药的情况下，通常也会出现生化异常，其特征是 ALT 水平升高。

我们应该考虑几个关键的概念来防止药物耐药的发生。第一，应该避免不必要的治疗，这意味着只有患有晚期或活跃的肝病患者才应该接受治疗。第二，如果需要开始治疗，只能使用具有高耐药遗传屏障的强效抗病毒药物。遗传屏障可以被认为是一种病毒突变和逃避药物选择性作用的阈值概率。它被定义为产生耐药性所需的突变数量[33]。而且，完全抑制病毒复制几乎不可能产生耐药性。一些研究表明，初步的病毒应答与 HBV 患者长期较低的抗病毒药物耐药率有关[107]。因此，应采用有效的抗病毒治疗，以迅速和彻底抑制病毒的复制。TDF 和恩替卡韦是目前最有效的抗病毒药物。第三，治疗依从性对于维持病毒复制的最大抑制是重要的。在药物压力下，未坚持治疗可能导致病毒持续低水平复制，这最终会导致耐药 HBV 突变体的选择，特别是使用低效

	第1年	第2年	第3年	第4年	第5年	第6年	第7年
LAM	23%	46%	55%	71%	80%	–	–
ADV*	0%	3%	11%	18%	29%	–	–
LdT†	5%	25%	–	–	–	–	–
TDF‡	0%	0%‡	0%‡	0%‡	0%‡	0%‡	0%‡
ETV§	<1%	<1%	1.2%	1.2%	1.2%	1.2%	–

▲ 图 33-7　未经核苷酸治疗的慢性乙型肝炎患者耐药的累积年发生率

ADV. 阿德福韦；ETV. 恩替卡韦；HBV. 乙肝病毒；LAM. 拉米夫定；LdT. 替比夫定；TDF. 富马酸替诺福韦酯
*. 单纯的 HBeAg（—）；†. 单纯的 HBeAg（+）；‡.HBV DNA ≥ 400 lopies/ml 的患者，在 72 周时可在 TDF 中加入 FTC；
§. 耐药性的累计概率

的抗病毒药物。研究表明，在使用高遗传屏障的强效 NUC 进行单药治疗时，大多数病毒学突破都与未坚持治疗有关，而不是与抗病毒药物耐药性的发展有关。

总的来说，抗病毒药物耐药性已不再是发达国家使用恩替卡韦和 TDF 的主要问题。然而，许多 CHB 患者无法获得这些高效的抗病毒药物，因为大多数 CHB 患者生活在资源有限的地区。成本的原因可能导致选择次优的抗病毒药物，如拉米夫定，这种药物通常只能在有限的时间内使用。此外，患者的依从性受到破坏，这不仅是因为不是所有患者都能得到长期 NUC 治疗的全额补偿，而且还因为在疾病早期没有临床症状。因此，在乙肝流行的地区，抗病毒药物耐药性仍然是一个问题。在 2015 年，世界卫生组织发布了一份关于乙型肝炎管理的专家共识文件，也适用于资源有限的国家[108]。在资源有限的国家，恩替卡韦或 TDF 仍是首选，而作为国家抗逆转录病毒治疗项目的一部分，TDF 往往成本较低。如果由于成本限制，无法进行频繁的 HBV DNA 监测，那么诊断抗病毒耐药可能是一个临床挑战，因为 ALT 水平的增加通常出现较晚。这再次强调了使用具有高耐药屏障的药物的重要性。

四、聚乙二醇干扰素

（一）乙型肝炎 e 抗原阳性患者的疗效

在亚洲和欧洲进行的使用 PEG-IFN-α2a 或 PEG-IFN-α2b 治疗的两个大型随机试验中，大约 25% 的患者在为期 1 年的治疗结束后出现了 HBeAg 血清转换[109,110]。在停止治疗半年后，这个比率上升到 29% ～ 32% 以上。4% ～ 6% 的患者在治疗 6 个月后，HBsAg 随抗 HBs 的出现而转阴[109,110]。在三个大型试验的 Meta 分析中，23% 的患者在治疗 6 个月后达到了 HBeAg 清除且 HBV DNA 水平低于 2000 U/ml[111]。在欧洲的一项试验中，一个关于 172 名患者接受 PEG-IFN-α2b 治疗的同时有或没有使用拉米夫定的代

表性队列参加了后续的随访研究。在治疗 6 个月后出现 HBeAg 丢失的患者中，81% 的患者在治疗 3 年后出现 HBeAg 持续阴性，并且在这些患者中有 30% 的患者出现 HBsAg 丢失[112]。与 PEG-IFN 单药治疗相比，PEG-IFN 联合拉米夫定治疗并不会有更好的反应效果。最近的一项研究调查了 PEG-IFN + TDF 联合治疗的使用情况，发现联合治疗后 HBsAg 清除率较高，但由于治疗后 HBsAg 血清逆转，通过治疗后的随访发现这种差异并未持续[113]。由于 HBeAg 血清转换和治疗后 HBV DNA 的低水平等停止治疗指征，也不是通过频繁地联合治疗来实现的，目前还没有迹象表明可采用全新的 PEG-IFN + NUC 联合治疗[25,114]。

（二）乙型肝炎 e 抗原阴性患者的疗效

在 HBeAg 阴性的 CHB 的 PEG-IFN 注册试验中，主要治疗终点是在治疗后随访 24 周，HBV DNA 水平在治疗后持续抑制至每毫升 2 万拷贝以下，并且 ALT 水平正常化；在 PEG-IFN 单药治疗组中，36% 的患者达到了这种治疗结果[115]。在另一项研究，主要是 HBV 基因 D 型的患者接受 48 周的 PEG-IFN-α2a 治疗，治疗后随访 24 周发现，反应率[HBV DNA 水平＜ 10 000 拷贝 / 毫升（2000 U/ml），并且 ALT 水平正常] 为 16% ～ 20%[116]。HBeAg 阴性疾病的长期病毒学缓解（定义为 HBV DNA 水平持续低于 2000 U/ml）在大约 25% 的接受治疗的患者中实现[117]。PEG-IFN 联合拉米夫定的治疗与 PEG-IFN 单药治疗相比，并没有更高的反应率[115]。如在 HBeAg 阳性的患者中，使用 PEG-IFN + TDF 联合治疗导致 HBsAg 清除率稍高，但当患者没有接受治疗时，这种差异并不持续[113]。因此，PEG-IFN 和 NUCs 的新联合治疗目前在 HBeAg 阴性的 CHB 的治疗中没有作用[25,114]。

（三）聚乙二醇干扰素治疗的患者的选择

由于 PEG-IFN 疗法的持续反应率仍然有限，

因此在临床实践中，治疗成功率最高的患者的基线选择对 PEG-IFN 的最佳应用至关重要。最近的研究表明，PEG-IFN 治疗的患者的选择可能受到宿主和病毒学因素的影响。重要的是，PEG-IFN 疗法在如失代偿性肝病、精神疾病、自身免疫性疾病和已知的恶性肿瘤等疾病的患者中是禁用的。

1. 乙型肝炎 e 抗原阳性患者

大型试验的事后分析表明，在 HBV 基因 A 型或 HBV 基因 B 型的患者，以及基线 ALT 水平较高的患者中，PEG-IFN 治疗的反应率较高[109,110]。当两项研究的数据被汇集并重新分析（n = 721）时，这些发现得到了证实[118]。老年、女性和低血清 HBV DNA 水平也与持续反应的可能性增加有关（表 33-3）[118]。以前的 IFN 治疗是基因 A 型或基因 D 型患者无应答的重要预测因子。

使用 HBV 基因型和基线 ALT 以及 HBV DNA 水平，有可能确定有较高反应可能性的患者（定义为在治疗 6 个月后随着 HBV DNA 水平 < 2000 U/ml，HBeAg 丢失）超过 30%[118]。然而，在个体层面上仍然存在相当大的不确定性，需要更多的反应预测因子来优化患者的选择。最近的研究表明，宿主因素，包括 IL-28B 附近的遗传多态性和 γ- 干扰素诱导蛋白 10 的血清水平，以及一些病毒突变可能在预测 PEG-IFN 反应方

表 33-3　α- 聚乙二醇干扰素治疗反应的基线预测因子

HBeAg 阳性患者	HBeAg 阴性患者
A/B 基因型	高 ALT 水平
高 ALT 水平	低 HBVDNA
低 HBV DNA	年轻
老年	女性
女性	低 HBsAg
低 HBsAg	
低 HBeAg	

基线参数与 1 年的 α- 聚乙二醇干扰素治疗的高反应率有关。如果没有报告阈值水平，则与连续量表反应相关的变量被指定为更高或更低。

ALT. 丙氨酸氨基转移酶；HBeAg. 乙型肝炎 e 抗原；HBsAg. 乙型肝炎表面抗原；HBV. 乙肝病毒

面起作用，但它们在临床决策中的作用仍有争议[21,119,120]。在预测对 PEG-IFN 的反应的基线上，HBeAg 水平的作用似乎有限[121]。

2. 乙型肝炎 e 抗原阴性患者

目前，关于 PEG-IFN 反应的基线预测因子的数据仅限于 HBeAg 阴性的个体。在一项Ⅲ期研究的事后分析中，年轻、女性、较高的基线 ALT 水平、较低的基线 HBV DNA 水平以及基因 C 型被发现与获得持续反应的更高概率有关（表 33-3）[122]。到目前为止，其他研究还没有证实这些数据[116,123]。有限的数据表明了 HBsAg 水平的基线量化作用，但是临床上还没有报告有用的阈值。

（四）治疗反应预测

1. 乙型肝炎 e 抗原阳性患者

最重要的 PEG-IFN 治疗反应预测因子是血清 HBsAg 水平[111]。在 HBeAg 阳性患者中，HBV 基因型对治疗 HBsAg 水平的影响较大，因此需要考虑 HBV 基因型特异性终止规则。对于感染 HBV 基因 A 型或 HBV 基因 D 型的患者，如果在第 12 周时 HBsAg 水平没有下降，则应考虑停止治疗，而如果 HBV 基因 B 型或 HBV 基因 C 型患者的 HBsAg 水平大于 20 000U/ml，那么极不可能有治疗反应[111]。在第 24 周，所有 HBsAg 水平大于 20 000U/ml 的患者均提示停止 PEG-IFN 治疗，不管 HBV 基因型如何（图 33-8）。除了在停药规则方面的应用外，HBsAg 水平也可用于识别有很高反应概率的患者，所有主要的基因型中，HBsAg 的低水平（≤ 1500U/ml）在第 12 周或 24 周与治疗成功概率的增加有关[111]。除了 HBsAg 的水平外，早期的研究主要集中在使用治疗中的 HBV DNA，和 HBeAg 水平用于对 PEG-IFN 反应的治疗预测。然而，基于使用足够结果的研究得出的有临床意义的阈值尚未被报道[121,124]。

2. 乙型肝炎 e 抗原阴性患者

考虑到 PEG-IFN 1 年疗程的反应率有限，且缺乏验证反应的基线预测因子，因此对 PEG-IFN

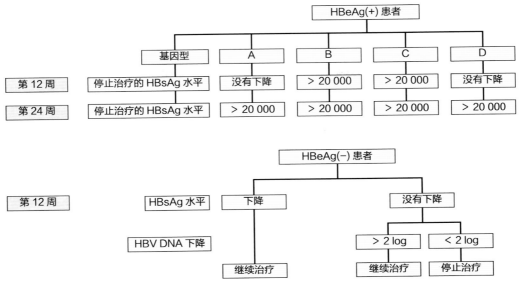

▲ 图 33-8　聚乙二醇干扰素治疗乙型肝炎 e 抗原（HBeAg）阳性和 HBeAg 阴性患者的停药规则
HBsAg. 乙型肝炎表面抗原；HBV. 乙肝病毒

治疗的 HBeAg 阴性患者，病毒复制的治疗监测更为重要。与在 HBeAg 阳性患者中观察到的数据类似，那些在治疗过程中达到 HBsAg 水平显著下降的 HBeAg 阴性患者的反应率也很高[123,125,126]。在一项欧洲随机临床试验中，研究对象主要是基因 D 型患者，HBsAg 和 HBV DNA 水平的联合检测可以在治疗的第 12 周对 PEG-IFN 的无应答进行可靠的预测。当患者在第 12 周时 HBsAg 水平没有下降，而且也没能达到 HBV DNA 水平下降超过 2 logU/ml，他们便没有机会得到持续的应答（在治疗后的 6 个月，HBV DNA 水平 < 2000 U/ml 并且 ALT 水平正常化）。这一规则的应用与百分之百的阴性预测值有关，研究表明，在 20% 的患者中，使用这个停药规则[123] 的 PEG-IFN 疗法可以在第 12 周停止[123]（图 33-8）。这些发现随后在两个大型独立试验中得到验证。

（五）提高对聚乙二醇干扰素的反应率：持续时间和联合治疗

目前，PEG-IFN 在大多数国家注册为一种皮下注射，每周 1 次，持续 48 周。最近的研究表明，至少在 HBeAg 阳性患者中，PEG-IFN 治疗的持续时间的缩短或 PEG-IFN 剂量的降低也与反应率降低有关[127,128]。目前，关于在 48 周内延长 PEG-IFN 治疗的效果的数据有限；在一项研究中，

把 HBeAg 阴性的 HBV 基因 D 型患者的 PEG-IFN 治疗延长至 96 周，显著提高了反应率[129]。

考虑到对 48 周的 PEG-IFN 治疗的反应率有限，我们已经采取了各种策略来提高反应率。因为 PEG-IFN 和 NUCs 有不同的作用方式，联合治疗可能会提高反应率。在几项随机试验中，对 PEG-IFN 与拉米夫定、阿德福韦或 TDF 的新联合治疗进行了评估。所有这些研究都表明，尽管联合治疗能提高病毒抑制的治疗率，但这种优势在治疗中止后无法持续[109,110,115,130]。目前的研究正在评估在长期的核苷 / 核苷酸类似物治疗中通过添加 PEG-IFN 治疗将平衡向免疫控制倾斜的可能性。

（六）安全性

PEG-IFN 治疗有相当大的不良反应（表 33-4）。最常报道的是流感综合征、肌痛、头痛、疲劳及注射部位的局部反应[109,110,115]。可能会出现肝炎暴发，从而导致肝脏疾病的失代偿，因此，在失代偿性肝硬化患者中，PEG-IFN 治疗是禁用的[131,132]。PEG-IFN 的治疗也与轻度的骨髓抑制有关，但是 PEG-IFN 诱发的嗜中性粒细胞减少症和血小板减少症通常通过减少剂量可得到很好的控制，并且很少会导致临床重大感染或 CHB 人群的出血[133]。两年的 PEG-IFN 治疗可能具有

表 33-4 聚乙二醇干扰素治疗的禁忌证

失代偿肝硬化
严重的精神疾病
重型肝炎活动如 ALT > 10 ULN
中性白细胞减少症（中性粒细胞计数 < 1000/mm³）
甲状腺疾病
恶性肿瘤
血小板减少（血小板计数 < 90 000 /mm³）
较低的预测反应概率
当前或最近使用替比夫定

ALT. 丙氨酸氨基转移酶；ULN. 正常值上限的倍数

表 33-5 核苷（酸）类似物的抗病毒药物耐药的治疗选择方案

抗病毒药物的耐药	转换策略	添加策略：两种无交叉耐药的药物
耐拉米夫定	替诺福韦	继续使用拉米夫定；加入替诺福韦（或恩曲他滨-替诺福韦）
耐替比夫定	替诺福韦	继续使用替比夫定；加入替诺福韦（或恩曲他滨-替诺福韦）
耐阿德福韦	恩替卡韦	继续使用阿德福韦；加入恩替卡韦
耐恩替卡韦	替诺福韦	继续使用恩替卡韦；加入替诺福韦（或恩曲他滨-替诺福韦）
多药耐药	替诺福韦	联合使用替诺福韦和恩替卡韦

与 1 年治疗相似的安全状况[129]。由于神经病变的高风险，PEG-IFN 和替比夫定联合治疗的使用是禁止的[134]。

（七）治疗期间的监测

目前的指南建议，在 NUC 治疗期间，应该每 3 个月进行一次 HBV DNA 水平的监测，直到 HBV DNA 无法检测到，然后每 3 ~ 6 个月来检测持续的病毒血症或病毒学突破[24,25]。NUC 治疗的安全性方面的额外监测在表 33-2 中详细说明。

不管是 TDF 或是恩替卡韦的单药治疗，持续的病毒血症被定义为在经过 96 周的治疗后，HBV 水平下降和（或）未能达到无法检测 HBV DNA 的一个稳定状态。这大约在 20% ~ 30% 的 HBeAg 阳性患者以及 10% 的使用 TDF 或恩替卡韦单药治疗的 HBeAg 阴性 HBV 患者中出现[31,37,45]。劝告患者遵从药物治疗依从性是很重要的。尽管如此，大多数患者还是会通过持续的 TDF 或恩替卡韦治疗来达到 HBV DNA 无法检测的水平，而且没有必要改变治疗方法[25]。

在 TDF 和恩替卡韦的时代，抗病毒药物耐药性很少见，而且大多数病毒学的突破都与不遵从医嘱有关。尽管如此，每一个经历过病毒学突破的，用 NUCs 治疗的患者都应该接受药物耐药性的测试。在耐药的情况下，应改变治疗方法。人们可以转而使用另一种抗病毒的单一疗法，这种疗法具有耐药的高屏障，或者添加一种缺乏交叉抗性的抗病毒药物。表 33-5 展示了抗病毒药物耐药性管理的选择。

五、新的治疗方法

目前的治疗很少会达到功能性治愈，被定义为在 CHB 中，因为无法破坏共价闭合环状 DNA 和无效的宿主免疫反应，即 HBsAg 丢失。针对乙肝病毒生命周期不同阶段的几种抗病毒药物目前处于开发的早期阶段。这些包括 HBV 进入抑制药[135]，针对现有的共价闭合环状 DNA 池的药物，如淋巴毒素 β 受体激动药或者是由成簇规律间隔短回文重复序列（CRISPR）和 Cas9 核酸酶构成的 CRISPR-Cas9 系统，它使用一个具有序列特异性的目标 RNA 为保守区域，在特定的位点上裂解 DNA[136]。其他的方法使用小分子干扰 RNA 来结合和灭活宿主或病毒的信使 RNA 阻止蛋白质翻译[137]，通过破坏核衣壳和（或）阻断 RNA 包装[138]，以及 HBsAg 释放抑制药[139]（图 33-3）来破坏 HBV 生命周期的组装抑制药。改善宿主的免疫反应是另一种策略，但到目前为止，在 CHB 患者中只有 IFN-α 被证明是有效的。不同类型的 IFN、PEG-IFN-λ 的临床研究都没有得到满意的结果[140]。其他的以细胞因子为基础的治疗正在被评估。toll 样受体激动药可能表现出更多的希望，尽管它们的使用可能受到限制，因为有类似于 IFN 的不良反应[141]。对治疗性的疫苗接种也有持续的兴趣；然而，研究表明，迄今为止的反应相对较弱，而且这种策略的挑战依然存在[142]。这些新化合物可能需要联合使用来实现 CHB 的功能性治愈。也许只有开发新的 NUCs，才能在未来几年内影响乙肝病毒的日常临床实践。替诺福韦艾拉酚胺是一种新的替诺福韦前体药物，已被批准用于治疗 HIV 感染，并且预计很快就会被批准用于治疗 HBV 感染。替诺福韦艾拉酚胺比 TDF 更有效地为肝细胞提供活性药物，并且降低了引起骨骼和肾脏不良反应的风险[143]。

六、特殊人群 CHB 的管理

（一）人类免疫缺陷病毒合并感染

由于 HIV 和 HBV 有相似的传播途径，HBV 共感染在 HIV 患者中很常见。总体而言，HIV-HBV 共感染的流行率估计为 5%～10%，但在不同的地理区域内，这一比例存在很大差异。被观察到患病率最高的地区是在撒哈拉以南的非洲和亚洲，它的主要传播途径是围生期传播。在发达国家，HIV-HBV 共感染的存在在男性同性恋和注射吸毒者之间最为常见[144]。所有艾滋病毒患者都应接受乙肝病毒检测，反之亦然。没有慢性乙肝的或对乙肝病毒免疫的 HIV 患者需要接种疫苗。然而，艾滋病毒感染患者的乙肝疫苗接种的免疫原性的大小和持续时间明显低于艾滋病毒血清型成年人[145]。在 HIV 患者中，HBV 共感染对全因死亡率和艾滋病事件有显著影响[146,147]。与 HBV 的单病原性感染相比，HIV 共感染也加速了肝脏疾病的进展，而且成功的抗逆转录病毒疗法减缓了肝脏纤维化的进展并降低了肝脏疾病相关死亡率[148]。因此，指南建议在 HBV 共感染患者中尽早开始艾滋病毒治疗，并且大多数建议在所有与 HBV 和艾滋病毒合并感染的患者中启动抗逆转录病毒治疗，而不考虑 CD4 细胞计数或乙肝治疗的需要[149,150]。并且大多数建议在所有感染 HBV 和 HIV 的患者中启动抗逆转录病毒治疗，而不管 CD4 细胞计数或是否需要乙肝治疗。治疗方案应该包括两种积极对抗 HBV 的药物，最好是 TDF 和恩曲他滨（或拉米夫定）。由于大多数积极抗 HBV 的药物也可以积极抗 HIV，如果只治疗 HBV 感染，就可以在接受治疗者中诱导耐药型 HIV 变异。在那些不想开始抗逆转录病毒治疗的患者中，可能会考虑 PEG-IFN 疗法，但报告的反应率低于 HBV 单感染患者[151]。长期随访研究表明，包括 TDF 和恩曲他滨（或拉米夫定）在内的治疗方案是有效的，在一项研究中，88% 的患者在 56 个月的随访中达到了检测不到的 HBV DNA 水平；大多数患者通过 36 个月就已达到无法检测的 HBV DNA 水平[36]。

（二）急性乙型肝炎

在大多数发达国家，已报告急性乙型肝炎发病率有所下降[152]。健康成人的清除率被认为至少达 90%，在患有黄疸的病人中，清除率要高得多。然而，急性乙型肝炎仍然是导致死亡的原因：1%～2% 的人会有暴发性的病程[153]，这可能导致急性肝衰竭并需要肝移植。据报道，住院病人的死亡率更高[154]。急性乙型肝炎的治疗主要是支持治疗。现有的研究表明了抗病毒疗法的好处。在已执行的唯一的随机临床试验中（在一个不能选择肝脏移植的国家），急性乙型肝炎和血清胆红素水平高于 5mg/dl 的患者被随机分配到拉米夫定或安慰剂治疗。尽管拉米夫定导致了 HBV DNA 水平的进一步下降，但与安慰剂相比，它并没有引起显著的生化和临床改善[155]。然而，有几个病例支持使用拉米夫定，并且表明与没有接受抗病毒治疗的历史对照组相比，暴发性乙型肝炎患者的死亡率较低[156]。显然，对于被列入肝移植名单的患者，应该实施 NUC 治疗，以防止移植后 HBV 复发。

（三）怀孕

对 HBV 感染的有生育能力的妇女的治疗需要给患者定制特定的方法[157]。它主要是关于评估怀孕期间抗病毒治疗的预期收益和风险，这需要考虑母亲和胎儿的健康。一般来说，CHB 不会影响妊娠结局[158]。反之亦然，尽管大约有 1/3 的病人有轻微的产后肝炎发作，但对于大多数没有进展性肝病的 CHB 患者来说，怀孕并不会有额外的不利影响[159,160]。抗病毒治疗的适应证与那些没有生育能力的人一样。然而，对于只患有轻度肝病的患者，治疗可能会推迟到妊娠期结束。此外，PEG-IFN 治疗也可以在怀孕前考虑，因为它的持续时间有限。对于进展期肝病患者以及那些不适合使用 PEG-IFN 治疗的患者，应该开始使用 NUC 进行抗病毒治疗。主要在艾滋病毒感染患者中进行的观察性研究表明，拉米夫定或 TDF 在所有妊娠 3 个月期间都是安全的，并且与重大出生缺陷无关[161]。因此，在有晚期 HBV 相关肝病的育龄妇女中，TDF 治疗是一线选择，而且在妊娠期间无须停止。母乳喂养似乎也是安全的，尽管低水平的 TDF 可以在母乳中测量出[162]。妊娠期间禁用 PFG-IFN。

妊娠期间抗病毒治疗的另一个适应证是降低围生期 HBV 传播的风险（图 33-9）。全球大约一半的慢性乙肝感染是由垂直传播引起的。在 HBV 流行地区，在没有对婴儿进行 HBV 预防的情况下，由 HBeAg 阳性母亲所生的婴儿有 70% ～ 90% 会发生围生期传播。此外，90% 的婴儿在出生时就感染了 CHB[163]。因此，所有孕妇都应进行乙肝病毒筛查。在出生后 12h 内使用乙肝免疫球蛋白并且积极接种疫苗，可以使乙肝病毒的传播率从 90% 以上降至 10% 以下[164]。然而，在高病毒血症母亲（> 107 U/ml）所生的孩子中，传播风险仍然保持在 10% 左右[165-167]。用 NUCs 进行预防性治疗可以进一步降低这个亚组的风险，正如在几个观察性研究中所证明的那样，在妊娠晚期可使用拉米夫定、替比夫定或 TDF[165,168-170]。因此，在所有感染 HBV 的孕妇中，妊娠第 28 ～ 32 周应检测血清 HBV DNA 水平，如果 HBV 病毒载量在 200 000 U/ml 以上，则应启动抗病毒治疗[25]。在没有任何治疗指征的母亲分娩后可以停止治疗。最后，已证实羊膜穿刺术后也可传播，但风险似乎很低[172]。目前还没有足够有力的研究报告推荐常规剖宫产以降低围生期传播的风险[173]。

（四）免疫抑制

HBV 的再激活可能发生在化疗过程中，并被描述为用于治疗自身免疫疾病和移植后的多种免疫抑制药[174]。HBV 再激活的确切机制尚不清楚。然而，我们知道，即使是在乙肝康复的患者[乙肝核心抗体（抗 HBc）阳性、HBsAg 阴性]，肝脏中也可以检测到少量 HBV DNA。因此，如果免疫抑制治疗开始后免疫控制丧失，HBV 有可能再激活。再激活的定义是病毒复制的突然增加，通常随后是血清转氨酶水平升高，并且有时出现黄疸。再激活甚至会导致急性肝衰竭和死亡，而

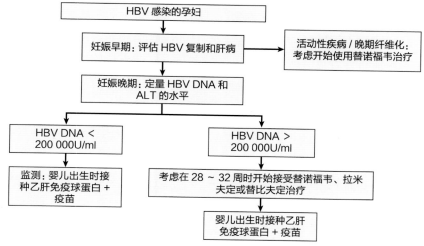

▲ 图 33-9　妊娠期乙肝病毒（HBV）的管理算法

HBV 再激活患者的总死亡率高达 20%[175]。对于不同类型的免疫抑制药和基线 HBsAg 及抗 HBc 状态，再激活的风险不同。大约 50% 的乙肝阳性患者会再次激活乙肝病毒，但是乙肝病毒再激活很少发生在乙肝康复的患者（抗 HBc 阳性、HBsAg 阴性）身上[176]。造血干细胞移植和抗 CD20 的单克隆抗体与再激活的高风险有关，即使在乙肝康复的患者中也是如此[177,171]。2013 年，美国食品药品监督管理局发布了一份药品安全报告，其中包括了一些建议，旨在通过使用利妥昔单抗和奥法木单抗来降低乙肝病毒再激活的风险。相比之下，在使用弱免疫抑制药治疗的患者中，HBV 的再激活很难被观察到，如硫唑嘌呤或甲氨蝶呤，在抗肿瘤坏死因子治疗的患者中含量低到中等[174]。所有患者在开始免疫抑制治疗前都应该进行 HBV 筛查。对于 HBsAg 阳性的患者，应该开始使用 NUC 进行抗病毒治疗并持续至免疫抑制治疗完成后至少 6 ～ 12 个月[24,178,179]，（图 33-10）。一篇系统性综述表明，在接受化疗的 HBsAg 阳性患者中，拉米夫定的预防性治疗可使再激活和继发性肝炎减少 80% ～ 100%，并可消除与乙肝相关的肝衰竭[176]。恩替卡韦进一步降低了 HBV 再激活的风险[171]。只有在使用传统免疫抑制药（硫唑嘌呤、6- 巯基嘌呤、甲氨蝶呤）或皮质醇少于 1 周的乙肝患者中，监测才是首选策略。对于乙肝康复患者的建议尚不明确，但美国胃肠病学协会最近出台的一项关于这一课题的指南，支持在造血干细胞移植或使用抗 CD20 抗

体进行治疗的情况下进行预防性抗病毒治疗[180]。在正接受包括抗 CD20 药物在内的化疗的 HBsAg 阴性、抗 HBc 阳性患者中进行的一项随机临床试验中，恩替卡韦的预防性治疗导致再激活率降低（18%vs.2%）[181]。在使用蒽环衍生物或中等剂量皮质醇（> 10mg 泼尼松或等量泼尼松 / 日）治疗 4 周以上的乙型肝炎康复患者中，也应考虑采取抗病毒预防措施[180]。

七、疫苗接种

接种疫苗是预防急性乙型肝炎和 CHB 的最有效手段。在 HBV 以澳大利亚抗原的形式被发现后不久，抗 HBs 抗体的出现表明 HBV 感染的康复。随后不久，HBsAg 暴露作为诱导免疫反应的手段出现。20 世纪 80 年代使用的早期疫苗使用的是从 HBV 载体中纯化的 HBsAg。对这些产品安全性的担忧促使重组 HBV 疫苗在随后几年得到开发[182]。疫苗诱导的抗 HBs 效价被认为在浓度超过 10 mU/ml 时具有保护作用，并且 3 次接种后，95% ～ 100% 的免疫接种人员都能达到这个效果[183]。随着时间的推移，抗 HBs 的效价随着疫苗接种的减少而下降，而且相当多的人（高达 50%）的抗 HBs 水平在接种 15 年后很低或无法检测到。这一发现的临床意义仍不确定，因为经过 20 年的疫苗接种后随访，突破性感染极为罕见[184]。因此，目前不建议对增强剂进行管理。

广泛接种疫苗的临床疗效最容易通过减少 HBV 感染后遗症的发生率来量化，如 HCC。台湾在 1984 年开始普及疫苗接种计划[185]，在实施 10 年后，接种疫苗的 6—14 岁儿童的 HCC 发病率从 10 万分之 0.70 下降到 10 万分之 0.36。通过长达 20 年的随访，这种风险的降低是可以持续的[186]。在高流行地区进行的各种研究证实了乙肝疫苗的临床疗效[187]。

许多国家已经采取了普遍的疫苗接种策略，尽管有些国家不愿这样做（图 33-11）。被强烈建议接种疫苗的特定亚组是 HBV 感染的高风险组；例如，通过性接触或注射吸毒，但也有家庭接触的 CHB 患者、生活在长期护理机构的认知障碍

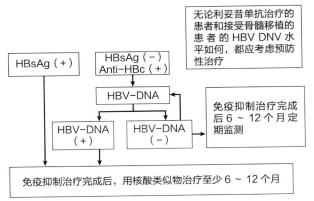

▲ 图 33-10　免疫抑制或化疗患者的治疗建议
Anti-HBc. 乙肝核心抗体；HBsAg. 乙肝表面抗原；HBV. 乙肝病毒

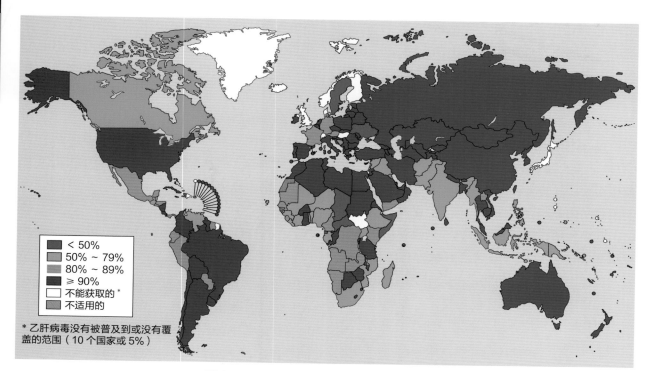

■	< 50%
▨	50% ~ 79%
▧	80% ~ 89%
■	≥ 90%
□	不能获取的 *
▨	不适用的

* 乙肝病毒没有被普及到或没有覆盖的范围（10 个国家或 5%）

▲ 图 33-11　2014 年的全球乙肝疫苗接种覆盖率

患者、职业接触的高危人群、血液透析患者及那些前往流行地区的人群。对于有（急性）HBV感染后遗症的高危患者，（肝病患者、免疫抑制患者、HIV 感染患者）也建议接种疫苗。

◆ 结论

疫苗接种是预防 CHB 的最有效手段，应按照 1992 年世界卫生组织的建议采取全球疫苗接种计划。高效的口服抗病毒治疗（即 TDF 或恩替卡韦）可用于治疗 CHB。几乎所有治疗过的病人都能完全抑制病毒，这就导致了纤维化和肝硬化的消退，减少了慢性肝病的并发症，如 HCC。然而，在大多数患者中，长期治疗是必需的。通过使用基线和治疗预测因子，可以确定一小部分患者仍然受益于 PEG-IFN 的治疗。未来的治疗目标将越来越集中于 HBsAg 丢失，它仍然被认为是表明 CHB 功能性治愈的最佳终点，而无须

进一步的抗病毒治疗。也许只有开发新治疗药物才能在这个问题上取得实质性进展。在 HIV 和 HBV 的共感染患者中，建议及早启动高度活跃的抗逆转录病毒疗法，因为它具有良好的长期效果。急性乙型肝炎主要还是采取支持性治疗，抗病毒治疗的作用在大多数情况下是不确定的。在怀孕期间，如果有需要，可以安全地使用 TDF，在资源受限的环境中，如果 TDF 不可用，可以考虑拉米夫定或替比夫定。对新生儿进行主动和被动免疫，并在妊娠晚期对高病毒血症母亲进行预防性抗病毒治疗，大大降低了垂直传播率。一般来说，在免疫抑制疗法或化疗开始前，所有患者都应接受乙肝病毒筛查，而在大多数 HBsAg 阳性患者中，TDF 或恩替卡韦单一疗法应开始预防HBV 再激活。即使是已经从乙型肝炎、抗 CD20和造血干细胞移植中恢复的患者也可能导致 HBV再激活，并且应该开始预防性抗病毒治疗。

总　结

最新进展

- 高效口服抗病毒治疗（即泰诺福韦或恩替卡韦）可用于治疗 CHB。
- 几乎所有接受治疗的患者都能实现完全的病毒抑制，导致纤维化和肝硬化的消退，减少慢性肝病的并发症。

关键知识缺口

- 抗病毒治疗对处于免疫耐受期的 CHB 患者和 HBV 水平较低且 ALT 水平轻度升高的患者的风险 - 收益。

- 使用 NUCs 实现 HBeAg 血清转换后的持续的治疗后缓解。
- CHB 患者使用 NUC 治疗的长期疗效和安全性。
- 如何在 CHB 患者中实现功能性治愈。

未来发展方向

- 使乙肝疫苗的使用在全球得到更好的覆盖。
- 消除慢性乙型肝炎的诊断。
- 探讨清除共价闭合环状 DNA 的新治疗策略，实现功能性治愈。

第 34 章　丁型肝炎
Hepatitis D

Theo Heller, Christopher Koh, Jeffrey S. Glenn　著

杨斌、程家敏、徐溪研　译，杨斌　校

● 缩 略 语　ABBREVIATIONS

ALT	alanine aminotransferase	丙氨酸氨基转移酶
HBsAg	hepatitis B surface antigen	乙肝表面抗原
HBV	hepatitis B virus	乙型肝炎病毒
HCC	hepatocellular carcinoma	肝细胞癌
HCV	hepatitis C virus	丙型肝炎病毒
HDV	hepatitis delta virus	丁型肝炎病毒

丁型肝炎病毒（HDV）是 δ 病毒属的唯一一成员，全世界有 1500 万～ 2000 万人感染。HDV 是一种人类病原体，只存在于 HBV 感染者中，HDV 感染既可以表现为急性感染也可以表现为慢性感染。它是一种缺陷性 RNA 病毒，依靠乙型肝炎表面抗原进行病毒组装和传播。目前，美国 FDA 没有批准任何针对 HDV 治疗的办法。虽然丁型肝炎罕见，但是由于其疾病进展最快、最有可能导致肝硬化，使其被视为人类病毒性肝炎中最重的一种。

一、历史回顾

HDV 发现于 20 世纪 70 年代，当时在一位 HBV 肝炎重症患者的肝组织中 [1]，发现一种新的核抗原称为 δ 抗原，最初认为 δ 抗原是乙型肝炎的一种新型抗原，但在随后的黑猩猩试验中，确定 δ 抗原是一种独特的病原体结构成分，其生命周期依赖 HBV[2,3]，关于 HDV 起源至今没有准确的说法 [4]。

自 HDV 发现以来，在世界范围内，各年龄段均已发现 HDV 感染者。虽然通过提高认识、检测和报告水平，获得的数据有所改善，但关于世界范围内 HDV 病毒流行率的数据仍然有限，且大多数研究报告是关于乙型肝炎表面抗原阳性患者中抗 -HDV 阳性的血清流行率（图 34-1）。目前，有 1500 万～ 2000 万人感染 HDV，但是由于缺乏系统的筛查，尤其是在免疫缺陷患者中缺乏 HDV 感染以及 HDV-RNA 检测的辨别手段，难以排除既往感染 HDV，虽 HDV RNA 消失但抗体仍然呈阳性者，因此难以准确估计 HDV 感染人数。此外，因疾病病情严重可迅速进展至肝硬化，使更多患者死于 HDV 感染，最终造成 HDV 疾病发病率低于预期。

二、病毒学

HDV 病毒颗粒直径大约 36nm，内有一条 1.7kb 大小的环状闭合负链 RNA[3, 5, 6]。目前 HDV 分八种基因型（图 34-1）[7]，在八种基因型之间，异质性可达 40%。基因 1 型在世界范围内广泛分布，主要分布于北美、欧洲和中东地区；基因 2 型主要分布在亚洲、东南亚和俄罗斯；基因 3 型主要分布在中美洲和南美；基因 4 型则分布在日本和中国台湾；基因 5 型至 8 型主要分布在非洲。

δ 抗原是目前已知的唯一一种 HDV 编码的蛋白，它分为大小两种亚型。基因组与 δ 抗原形成一种复合物，这种 RNA 蛋白复合物外有脂质包膜，脂质包膜中嵌入了 HBsAg 蛋白。脂质包

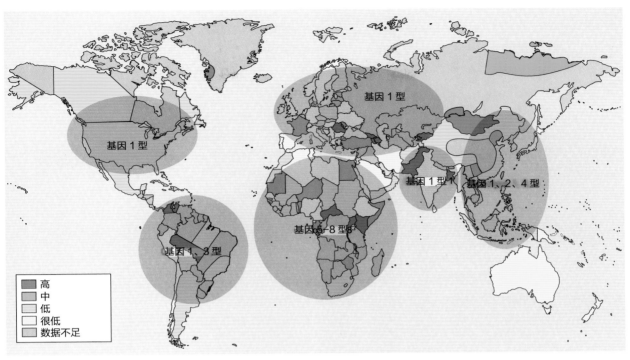

▲ 图 34-1　世界范围内丁型肝炎病毒感染流行率及基因型分布图

膜中的 HBsAg 蛋白与乙型肝炎病毒的 HBsAg 蛋白一样分为三种亚型（小、中、大即 pre-S1），其 N 端的十四烷基对于病毒进入宿主是非常重要的[8]。HDV 不能编码自己的膜蛋白，必须利用 HBV 的包膜蛋白（图 34-2），形象地说 HDV 就像是 HBV 的寄生虫一样。HDV 形成包膜蛋白以及感染均依赖 HBV，这就从分子水平解释了为什么 HDV 感染只发生在 HBV 感染的情况下。这就导致不同于 HBV 感染，HBV 与 HDV 联合感染导致临床疾病更严重，具体内容我们将在后文中阐述。最近研究表明，在肝脏胆汁酸吸收中起重要作用的钠离子 - 牛磺胆酸共转运蛋白是 HBV 和 HDV 进入细胞的关键受体[9]。当病毒颗粒脱壳之后，病毒基因组进入宿主肝脏细胞核进行病毒复制（图 34-3），期间完全由 RNA 直接复制 RNA，而不需要 DNA 中介或者染色体整合的过程。RNA 依赖的 RNA 复制机制被称为双滚环复制模型[10]，其中进入的负链基因组作为宿主细胞编码 RNA 聚合酶的模板[11]，继而产生正链线性多聚体，或抗基因链 RNA。后者通过抗基因 RNA 中编码的核酶进行特异性位点切割，形成线状的单体抗基因链[12]。

单体抗基因链聚合形成的环状抗基因 RNA，被作为复制基因组 RNA 线性多聚体的模板，然后通过核酶的切割活性转化为线性的基因组单体。再次形成一条基因组单体，进而组成后代基因组进行包装。此外，一段小抗基因转录体还能作为合成 δ 抗原的信使 RNA[13]。在 HDV 基因组复制期间，腺苷脱氨酶 RNA1（ADAR1）[14] 催化 RNA 进行编辑，在编辑的过程中有可能导致 δ 抗原终止密码子发生突变。因此，δ 抗原的翻译进行到下一个下游终止密码子，由此造成在小 δ 抗原（195 个氨基酸，约 24 kDa）C- 端额外加入了 19 个氨基酸，产生了由 214 个氨基酸约 27 kDa 的大 δ 抗原。虽然大小 δ 抗原的大组成的部分序列相同，且可以形成寡聚体化以及包装，但这两种 δ 抗原的活性功能大不相同。小 δ 抗原能促进基因组复制，而大 δ 抗原则是反向显性抑制基因复制转录[15-17]。

由于只有大 δ 抗原能够与 HBsAg 相互作用并启动病毒颗粒包装和形成[10,18]。因此，RNA 编辑事件是病毒生命周期中的一个关键性调节开关，标志着基因组复制的结束，病毒包装形成的开始[19]（图 34-4）。

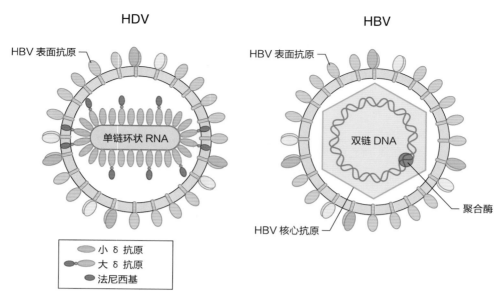

▲ 图 34-2　乙型肝炎病毒（HBV）和丁型肝炎病毒（HDV）的结构描述

HDV 利用 HBV 的包膜蛋白。HDV 有一个编码一个蛋白质的单链环状 RNA 基因组编码 δ 抗原，它以两种形式存在：小和大（由法尼西基修饰）。含有 HBV 表面抗原蛋白的脂质包膜包绕这些元素。这些 HBV 表面抗原蛋白是与 HBV 共有的唯一成分，因为后者由完全不同的基因组结构和内部病毒粒子成分组成

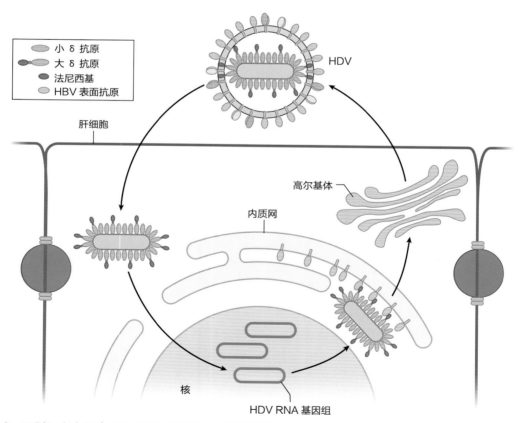

▲ 图 34-3　丁型肝炎病毒（HDV）进入肝细胞及其复制周期

HDV 可以通过与乙型肝炎病毒（HBV）相同的受体进入肝细胞。脱壳之后，HDV 基因组进入细胞核，基因组复制完全通过 RNA 中间产物（即没有 DNA 中间产物或整合事件）发生。新复制的后代基因组与大小 δ 抗原相关。在内质网水平上，大 δ 抗原法尼西基化介导了与 HBV 表面抗原的相互作用和组装。新生的病毒体芽进入内质网，并通过分泌途径离开细胞

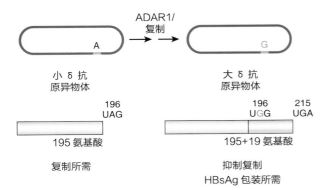

▲ 图 34-4　丙型肝炎病毒基因组复制期间 RNA 编辑事件

氨基酸、ADAR1、腺苷脱氨酶作用于 RNA 1、HBsAg、乙型肝炎表面抗原

颗粒组装依赖于大 δ 抗原末端的特异性脂质修饰位点。这涉及 cxx 盒氨基酸序列（其中 c 是半胱氨酸，x 是大 δ 抗原 C 末端的最后三种氨基酸之一），经宿主法尼西基转移酶催化半胱氨酸添加异戊二烯酯法尼酰基形成共价[19]。

正如后文所述，迄今为止，针对 HDV 生命周期中肉豆蔻酰化和异戊二烯化的治疗已经不再是最先进的治疗方案。有多种 δ 抗原的转录后修饰手段已经被揭示，包括磷酸化、SUMO 蛋白修饰、甲基化和乙酰化[20]。这些转录后修饰方法、RNA 依赖的 RNA 复制、RNA 编辑、核酶裂解和 RNA 连接活性，均是未来抗病毒治疗的潜在靶点。

三、丁型肝炎病毒的实验研究模型

人类是 HDV 的天然宿主，HDV 可以感染乙肝病毒感染的黑猩猩，也可以感染 HBV 或土拨鼠肝炎病毒感染的北美土拨鼠[21,22]。在后一种情况，HDV 基因组、δ 抗原与土拨鼠肝炎病毒表面抗原可形成蛋白假体。由于这些模型来源于高度近亲繁殖已经不断增加的注释物种（如小鼠）导致这些模型缺乏明确的遗传背景。δ 抗原的转基因小鼠被应用于研究与这些蛋白相关的发病机制[23]，表达 HDV 基因的转基因小鼠也被应用于研究组织向性与基因复制的关系[24]。转基因小鼠被转染带有 HDV 基因组的 HBV 后，被用于体内

试验评价异戊二烯化抑制药的疗效[25]。肝脏人源化的小鼠被应用于研究 HDV 接种诱导的感染[26]，并评估病毒进入抑制药物的疗效[27]。虽然在基因免疫缺陷小鼠发生肝毒性损伤随后移植原代人肝细胞的这个模型中，出现病毒血症较高，但由于人源化小鼠缺乏有效的获得性免疫系统，因此限制了能解答的问题类型。最近对牛磺胆酸钠转运多肽转基因小鼠的研究证明：在无 HBV 感染的条件下，HDV 也可以感染小鼠；模型中 HDV 无法扩散可能与先天免疫系统有关[28]。

四、丁型肝炎病毒流行病学

在世界范围内，估计 1500 万到 2000 万人感染 HDV，HDV 感染被定义为个别地区的流行病。高流行率的地区包括中部非洲（15%～50%）[29-31]、西非地区（17%～30%）[32,33]、地中海盆地（27%）[34]、中东（伊朗，7.8%）[35]；最新的一项调查报告称北亚（蒙古 > 26% 和学龄儿童 > 6%[36,37]，尽管最近的调查显示发病率为 60%）[38]；南美洲亚马逊河流域（13.5%～29%）[39,40]，东欧包括罗马尼亚（20.4%）[41]；俄罗斯部分地区（21.8%）[42]；东南亚部分地区包括越南（15.4%）[43]。据报道在意大利发现 HDV 后，1980 年至 1990 年间南欧 HDV 流行率超过 20%。此后，因一次性针头和注射器的使用，社会经济因素的改善，乙肝疫苗接种计划的实施，以及慢性病患者的死亡，导致 HDV 流行率显著下降[44-47]。但是近年来随着来自高流行区人群的移徙，欧洲的 HDV 流行率有所上升：德国、法国和英国的流行率均上升[48-50]。20 世纪 80 年代中期，HDV 在中国台湾的发病率高达 24%，但在 10 年之内，下降至 4%。下降的原因与广泛使用一次性针头和注射器，以及教育人们采取措施预防不安全性行为有关[51]。20 世纪 90 年代在日本冲绳伊拉布群岛的发病率与此相似，和年轻患者相比，老年患者的发病率有所上升，提示随着时间的推移，传染率下降[52,53]。

在美国，有关 HDV 患病率的数据十分匮乏。研究表明：在加利福尼亚北部地区的 HBV 感染患者中，HDV 的发病率为 8%（只有 42% 的 HBsAg

阳性成年人检测 HDV）[54]。退伍军人健康管理局将 HDV 检测列为次要检测（只有 8.5% 的 HBsAg 阳性的成人检测 HDV）。在退伍军人乙肝病毒感染者 HDV 抗体阳性率为 3.4%[55]。在马里兰州巴尔的摩，使用注射毒品者中，约 50% 的乙肝病毒感染者感染了 HDV[56]。这表明，HBV 感染亚组患者存在感染 HDV 的高风险。来自流行地区的移民依旧是发达国家人群感染 HDV 的一个重要危险因素。

在人类，HDV 的传播途径与 HBV 相同，且流行病学模式也相似。垂直传播是最常见的传播方式，在发达国家注射毒品仍是 HDV 传播的最重要危险因素 [56,57]。异性恋者和男性同性恋者可发生性传播。垂直传播和新生儿传播很少见，主要发生在医疗服务较差的地区。在这些地区，阻断 HBV 垂直传播的疫苗接种计划往往是不充分的 [58]。

HDV 传播有两种途径：一种是与急性 HBV 同时感染即共感染，另一种是在慢性 HBV 感染的基础上合并 HDV 感染即重叠感染（图 34-5 和图 34-6）[59]。在黑猩猩模型中，潜伏期的长短取决于 HDV 接种物的滴度，1ml HDV 接种物从 10^0 稀释到 10^{-11}，在接种后 14～35d，肝脏中可检测到 HDV 抗原 [60]。在黑猩猩实验中，每剂量接种物中只需含有 10 个 HDV 基因组即可满足传染需要 [61]。未暴露过的患者同时感染 HBV 和 HDV 能够导致急性乙型肝炎和急性丁型肝炎。在临床中，共感染可导致严重的急性肝炎并伴随急性肝衰竭的风险（2%～20%）[62]。

HBV 和 HDV 共感染很少转为慢性，在成人慢性转换率不到 5%[59]。

当 HDV 传染携带 HBsAg 患者时（HBsAg 阳性提示已感染 HBV），HBV 和 HDV 重叠感染比共感染更常见（图 34-5 和图 34-6）。临床上，当患者 HDV 重叠感染伴有血清转氨酶水平显著升高时，会误认为是慢性乙型肝炎发作。重叠感染可导致急性肝衰竭和严重的慢性活动性肝炎，后者常发展为肝硬化。这种方式会使大部分患者

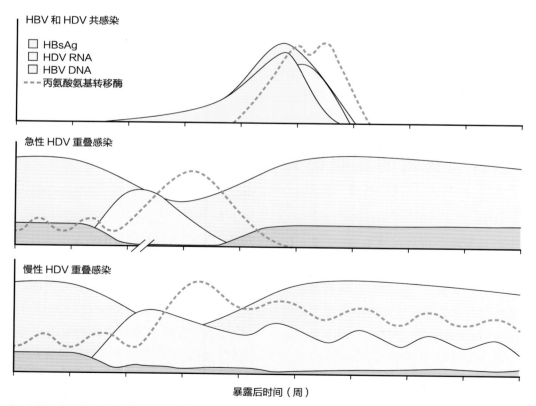

▲ 图 34-5　HBV 和 HDV 共感染及重叠感染

HBV 和 HDV 急性共感染（上），急性 HDV 和 HBV 重叠感染 HDV 清除（中），急性 HDV 感染导致慢性 HDV 和 HBV 感染（下）

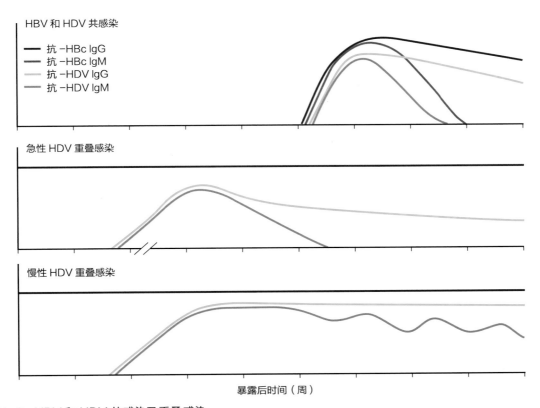

▲ 图 34-6　HBV 和 HDV 共感染及重叠感染

乙型肝炎病毒（HBV）和丁型肝炎病毒（HDV）共感染（上），急性 HDV 和 HBV 重叠感染 HDV 清除（中），以及急性 HDV 感染导致慢性 HDV 和 HBV 重叠感染（下）

（95%）发展为慢性 HDV 感染[59]。

　　HDV 单一感染是否产生毒力一直存在着争议。肝移植术后不久，在移植的肝脏中发现了 HDV 感染的证据即检测到了 HDV 抗原。据报道，这种明显分离的 HDV 病毒血症更有可能是由于某些 HBV 诊断试验的敏感性有限所致[63]。相反，在 HDV 单一感染的人源化小鼠模型中，在 HBV 清除前，在肝内 HDV 可以持续 6 周[64]。此外，在 HBV 无感染的情况下，HDV 可以在北美土拨鼠肝内持续 1 个月[65]，而在黑猩猩肝内可以持续 1 周[63,64]。

五、诊断和诊断试验

　　有免疫能力个体具备以下感染危险因素时应怀疑 HDV 感染，包括注射吸毒史、高危性行为、来自流行地区的移民以及一级亲属已有感染者。急性 HDV 感染可诱导人类先天性和获得性免疫反应，从而产生免疫球蛋白 M 和免疫球蛋白 G[66]。虽然可以通过酶联免疫吸附试验或放射免疫试验检测血清中 HDV 抗原，但作为一种诊断试验，其作用有限。这是因为在暴露 1 ～ 2 周后，血清中就难以检测到 HDV 抗原，在慢性感染的个体中也只能偶尔检测到 HDV 抗原（取决于检测结果）[61,67,68]。

　　此外，全球缺乏可用的检测 HDV 抗原试验，使 HDV 抗体试验成为诊断 HDV 的标准初筛试验（表 34-1）。在 HDV 抗体阳性的患者中，很难区分急性和慢性感染，但鉴于急性和慢性感染所导致的不同结果，这一区分尤为重要。与急性 HBV 感染相似，急性 HDV 感染可导致重型肝炎，丙氨酸氨基转移酶（ALT）和天门冬氨酸氨基转移酶水平（AST）显著升高，这有助于区分 HDV 急性和慢性感染。因为在暴露 1 ～ 3 周后，可以检测到免疫球蛋白 M，所以 HDV 免疫球蛋白 M 可能有助于反应慢性感染的疾病活动情况。然而，由于生物标志物和抗体检测往往不能区别是急性还是慢性感染，因此仔细回顾患者病史，包括潜在危险因素，往往是最好的区别方法。

表 34-1　戊型肝炎病毒诊断试验

诊断试验	作用机制	阳性结果的临床意义	评论
HDV 血清抗原	检测血清中 HDV 抗原	显示急性和慢性 HDV 感染	作 FDA 批准的检测，很少进行
抗 -HDV IgM 抗体	检测血清中抗 HDV IgM 抗体	显示急性和持续的活动性 HDV 感染	当 HDV RNA 不可用时，用作活动性的标尺
抗 -HDV IgG 抗体	检测血清中抗 HDV IgG 抗体	显示既往感染过 HDV 或现在正在感染 HDV	
HDV RNA 定性	检测血清中 HDV RNA	显示活动性 HDV 感染	
病毒核酸定量	检测并量化血清中 HDV RNA	显示活动性 HDV 感染	作 FDA 批准的化验
HDV 基因分型	血清中 HDV 基因型的测定	表示 HDV 基因 1-8 型	需要 HDV RNA 才能进行
HDV 抗原 免疫组织化学 染色	肝结构 HDV 抗原染色抗体	显示活动性 HDV 感染	可在几个中心获得

HDV. 丁型肝炎病毒；IgG. 免疫球蛋白 G；IgM. 免疫球蛋白 M

最初的定性检测血清中 HDV-RNA 依靠分子杂交试验，检测限值为每毫升 104 ～ 106 个基因组[69-71]。反转录聚合酶链反应（reverse-transcription-PCR）方法已取代分子杂交试验检测方法，并且提高了灵敏度，其检测下限为每毫升 10 个基因组[72-74]。近期世界卫生组织制定的血清 HDV RNA 定量标准主要适用于基因 1 型感染。虽然基因型 高度多样性（如基因 6-8 型）对 HDV RNA 的检测和量化带来一些挑战，但是全基因检测仍然是有用的[75]。直到最近，由于缺乏标准化，不同实验室之间检测结果的比较一直是一个挑战。在美国，由于缺乏经批准的 HDV RNA 商业检测，HDV-RNA 检测应用受阻。目前相关检测方法正在开发，应该很快就可以应用于临床。因为 HDV 抗原在肝细胞核中表达，免疫组织化学检测成为另一种可检测 HDV 的方法（图 34-7）。虽然检测的灵敏度不稳定，但免疫组织化学检测仍有助于在复杂病例中检测到 HDV[76]。由于血清学检查方便可用，免疫组织化学检测并不常用。

六、丁型肝炎病毒感染的临床特点和自然史

如前所述，急性 HDV 感染可通过共感染或

重叠感染发生（图 34-5 和图 34-6）。一个人在同一暴露期间同时感染 HBV 和 HDV，就会发生急性共感染。临床病程与急性 HBV 感染相似，但

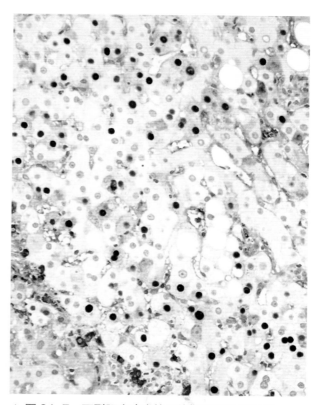

▲ 图 34-7　丁型肝炎病毒抗原染色的显微镜下图
感染了丁型肝炎病毒的肝细胞细胞核染成褐色，而未感染的细胞核则呈紫色
（图片由 David E.Kleiner 提供）

可能出现更严重的疾病，急性肝衰竭的风险也会增加[77]。需要注意的是，在HDV开始传播之前，在急性共感染期间首先建立HBV感染。因此，在临床急性共感染可能出现一个双相过程，即两个ALT峰值相距数周[77,78]。急性HBV和HDV感染的诊断依据是检测急性HBV感染标记物、血清中的HDV抗原、HDV免疫球蛋白M及HDV RNA（如有）（表34-1）[59]。大多数患者在HBV和HDV急性共感染期间康复，不到5%的患者转为慢性。

当一个人在HBV感染（HBsAg阳性）的情况下感染了HDV，就会发生急性HDV重叠感染。在已知HBV感染患者中，急性HDV感染可能被误认为是乙肝病毒的暴发。如果没有考虑HDV的重叠感染，对于那些不知道自己病毒性肝炎状况的人来说，最初的临床诊断可能会被误认为是急性乙型肝炎。急性HDV重叠感染的临床过程可能比HBV和HDV共感染更为严重，更易发生急性肝衰竭[79]。诊断急性HDV重叠感染时需检测HBV标记物，结果阳性提示HBV感染，同时检测血清中的HDV抗原、HDV免疫球蛋白M和（或）HDV RNA（如有）（表34-1）。在大多数情况下，急性HDV重叠感染进展为慢性病程。类似于其他病毒性肝炎感染，HDV慢性感染被定义为病毒持续感染超过6个月。

众所周知，HDV慢性感染会导致比HBV慢性感染更为严重的肝病[80]。研究表明，HDV感染所致纤维化进展率要高于HBV或HCV感染，且在5～10年内约80%的HDV慢性患者进展为肝硬化[81,82]。肝细胞癌（HCC）可能是丁型肝炎肝硬化的一种并发症，据报道其风险比HBV感染要高出3倍（表34-2）[50,82-88]。丁型肝炎肝硬化患者的肝功能失代偿发生率是乙型肝炎肝硬化患者的2倍[89,90]。常见死亡原因是肝功能失代偿和肝细胞癌[89,90]。尽管其他因素也会影响HDV患者预后，但是病毒的基因分型对于患者预后不良发挥重要作用，其中基因1型比基因2型毒力更强[91]。在某些特殊人群中（如HBV、HCV和HDV三重感染者或HBV和HDV、HIV

和HDV二重感染者），关于HDV感染的数据很少。在欧洲两项关于HBV/HCV和HDV基因1型感染患者的小型研究中，发现HDV相对HBV和HCV呈主导作用[81,92]。然而，以HDV基因2型为主的亚洲地区，则发现HCV相对HBV和HDV呈主导作用[93]。这些差异可能与不同的地理区域（欧洲和亚洲）、宿主免疫状态、活动性HDV感染状况以及各自的病毒基因类型有关。与HIV和HBV感染患者相比，接受抗逆转录病毒治疗的HIV、HBV和HDV三重感染患者具有较高的死亡率和肝失代偿发生率[94]，同时HIV、HBV和HDV三重感染患者肝炎暴发、肝硬化、失代偿和死亡的风险也会增加了[95]。

七、监测

目前，美国、欧洲和亚洲的主要肝脏专业协会都没有关于监测HDV感染所致肝脏疾病的专家指导意见。尽管HDV感染更为严重，但鉴于HDV感染与HBV感染之间的相互依赖性，HBV感染的监测似乎是恰当的。肝功能检查包括每3～6个月进行一次血清学检测，定量检测HBV DNA及肝脏相关酶，纤维化晚期患者的肝功能检查，包括白蛋白水平、胆红素水平、凝血酶原时间和血小板计数。虽然HDV RNA定量检测并不容易，也不能用于临床决策，但HBV DNA的检测可用于临床。在HDV感染患者中，HBV DNA水平仍然升高，提示HBV和HDV对肝脏存在持续性损伤[96]。

尽管HDV感染患者罕见病毒自发性清除，但是发生HDV清除的病人应继续监测，确保HDV持续清除。此外，HDV清除时患者若已经存在肝硬化，则需要持续进行HCC监测。

组织学研究显示：与HBV感染相比，HDV感染患者的炎症程度更重，转氨酶水平更高。因此，传统的无创性纤维化生物标记物，如天门冬氨酸氨基转移酶与血小板比值指数或纤维化-4b的检测结果并不可靠[97]。虽然瞬态弹性成像技术批准用于肝病分期，但将此技术应用于HDV患者并没有进行过评估，且肝脏炎症程度是否会影

表 34-2　丁型肝炎患者的细胞癌：观察性研究 的数据

研究	研究的起源	研究说明	HBV 单感染患者	抗 -HDV 阳性的乙型肝炎病毒感染患者	HCC 和 HDV 的相关性分析
Cross 等 [50]	英国	回顾性，单时间点，诊断为 HBV 感染 6 年期间	880	82	HBV 单独感染患者中 HCC 的风险为 7.8%，与之相比，HBV 和 HDV 混合感染患者的风险为 9.7%
Ji 等 [84]	瑞典	12 年肝癌的登记研究和诊断	8 510	327	HDV 感染患者发生 HCC 的风险增加（标准化发病率为 6.11%，95% CI 为 2.77 ~ 11.65）当 HBV 单项感染患者作为参考人群
Toukcn 等 [85]	约旦	HBsAg 阳性患者队列随访 8 年	195	20	肝癌患者中 HDV 感染率较高（67%，10/15）。HCC 和 抗 -HDV 阳性者比抗 -HDV 阴性者平均早 10 年发生 HCC（P<0.05）
Tricho poulos 等 [86]	希腊	9 年病例对照研究	117	9	10% 的肝癌患者（87 例）HDV 阳性，而无 HCC 的患者则为 0%
Verme 等 [87]	意大利	2 年期间内进行的队列研究	14	9	HDV 感染患者发生 HCC 的年龄明显小于无 HDV 感染的肝硬化患者（P=0.002）。
Tamura 等 [88]	日本	18 年内平均随访 121 个月的 HBsAg 阳性患者队列	1 058	69	每年里，抗 -HDV 阳性的患者中 1000 人有 7.84 人进展为 HCC，而抗 -HDV 阴性的患者中 1000 人有 2.73 人进展为 HCV
Fattovich 等 [82]	西欧	代偿性肝硬化患者随访的纵向研究，随访中位时间 6.6 年	161	39	与抗 -HDV 阴性者相比，抗 -HDV 阳性患者发生 HCC 的风险增加 3.2 倍
Kushner 等 [55]	美国	退伍军人健康管理中慢性乙型肝炎患者 HDV 阳性相关因素及检测情况的回顾性研究	25 603	73	HDV– 抗体阳性的患者中肝癌发病率比 HDV 抗体 – 阴性的患者高 2.9 倍（P=0.002）。HDV 感染与 HCC 独立相关（OR2.1，95% CI 为 1.1 ~ 3.9）

CI. 置信区间；HBsAg. 乙型肝炎表面抗原；HBV. 乙型肝炎病毒；HCC. 肝细胞癌；HDV. 丁型肝炎病毒；OR. 比值

响瞬态弹性成像结果目前仍然不清楚。因此，对于肝病临床症状有进展性的患者如血小板计数下降、天门冬氨酸转氨酶水平高于丙氨酸氨基转移酶水平或影像学提示肝硬化，肝活检可以提供肝纤维化分期的相关信息。患者出现快速进展性纤维化是干扰素治疗的适应证。由于，干扰素的疗效有限（如后文所述），因此在开始治疗之前，有必要与患者就治疗的风险和获益进行彻底的讨论。

鉴于 HDV 感染患者 HCC 的发生率是 HBV 单独感染的 3 倍，因此应进行 HCC 监测 [50,82,83,98]。

当前在缺乏 HDV 指南的情况下，HCC 监测应遵循 HBV 感染的建议 [99]。

八、预防和治疗

（一）预防丁型肝炎病毒的传播

乙肝疫苗可以预防丁型肝炎。目前，没有针对 HDV 的疫苗，而且鉴于 HBV 疫苗接种可以预防 HDV，因此不需要研发一种针对 HDV 的新疫苗。随着 HBV 接种范围扩大，HDV 易感人口将会减少。然而，普遍接种乙肝疫苗并不是近期目标，因此预防感染的战略仍然很重要。移民和持续的地缘政治动荡将促进人口流动和 HDV 在全球的传播。因此必须让所有 HBV 感染者了解感染 HDV 的风险和预防 HDV 传播的方法。

（二）治疗终点的定义

很难对治疗的持续反应作出明确定义。这主要是由于 HBV 和 HDV 之间复杂的相互作用，高 HDV 病毒滴度，检验方法缺乏标准化以及技术发展程度所致[100]。既往临床研究应用 ALT 水平正常化和检测不到 HDV RNA 的联合终点来定义应答。与 HBV 治疗一样，尽管 HBsAg 血清学转换很少发生，但是 HBsAg 消失伴血清转换是持续应答的更好标志。因此，治疗结束应答的定义仍在完善中。考虑到目前 HDV 治疗的高复发率，功能性治愈是否等同于血清中检测不到 HDV RNA，伴或不伴有 HBsAg 丢失、血清转换为抗体，这一点尤其重要。然而，随着技术的改进标准化，可以帮助我们更准确地区分根除与抑制复发可能[101,102]。最后，还应预防疾病进展、肝硬化、肝癌以及肝脏相关死亡的并发症。

（三）单一干扰素疗法

目前尚无令人满意的治疗 HDV 方案，FDA 也没有批准任何治疗方案。专家指南建议使用聚乙二醇干扰素治疗 HDV[103,104]。早期聚乙二醇干扰素治疗研究：干扰素高剂量组（每周 3 次，每次 9×10^6U）和干扰素低剂量组（每周 3 次，每次 3×10^6U）分别治疗 1 年与未治疗组的疗效比较[105]；完全缓解定义为 ALT 正常和 HDV-RNA-PCR 阴性，高剂量治疗组患者的完全缓解率到达 50%，低剂量治疗组患者的完全缓解率到达 21%，未接受任何治疗患者组的完全缓解率为 0%。治疗后随访 48 周，没有患者出现持续的病毒学应答。对同一群患者进行治疗后 14 年的长期随访研究，以评估长期疗效及肝脏相关的临床结果包括死亡、肝癌、肝移植、静脉曲张出血、肝性脑病和腹水。研究提示：高剂量组的生存率显著高于低剂量组（$P=0.019$）或未接受低剂量

治疗组（$P=0.003$），但低剂量组与对照组之间无显著性差异。伴随着聚乙二醇干扰素在临床的应用及其在其他病毒性肝炎感染中疗效已获证实，随后对聚乙二醇干扰素 -α2b［每周 $1.5\mu g/$（kg）］治疗慢性丁型肝炎患者 1 年的疗效进行了研究[106]。14 例患者中有 8 例（57%）在治疗 1 年后检测不到 HDV RNA，两名患者在治疗后复发，最终研究结束时病毒始终呈阴性的概率为 43%，治疗后随访中位数是 16 个月（6～42 个月）。研究说明：应用聚乙二醇干扰素治疗慢性 HDV 感染的疗效至少与标准干扰素一样。在另一项评估疗效研究中：一组患者予以聚乙二醇干扰素和利巴韦林联合治疗 48 周继续聚乙二醇干扰素单药治疗 24 周，另一组患者予以聚乙二醇干扰素单药治疗 72 周，治疗后持续随访 24 周[107]。虽然这项研究表明利巴韦林在治疗 HDV 感染方面无效，但聚乙二醇干扰素 -α2b 治疗 72 周后，34% 的患者在治疗结束时出现低水平或检测不到 HDV RNA，21% 的患者在随访结束时检测不到 HDV-RNA。一项聚乙二醇干扰素 -α2a 长期治疗 5 年，剂量增加到每周 $360\mu g$ 的研究提示：25%（12 人中的 3 人）患者达到完全病毒学应答（HDV 病毒学应答及 HBsAg 血清转换）[108,109]。有报道显示：1 位患者在接受干扰素 α 治疗 12 年后，出现完全病毒学应答（检测不到 HDV-RNA 及 HBsAg 血清转换）[110]。新的证据表明：尽管聚乙二醇干扰素治疗持续的时间不同，但治疗 24 周时 HDV-RNA 水平可预测治疗 1 年后的疗效[111]。

（四）核苷 / 核苷酸类似物

有几项研究表明，用慢性乙型肝炎核苷 / 核苷酸类似物单药治疗慢性丁型肝炎疗效不佳[96,112,113]。这是意料之中的，因为这些药物针对的是 HBV 聚合酶，而 HDV 复制不需要此酶。此外，这些药物不能显著降低 HBsAg 水平，而 HBsAg 是 HDV 唯一利用的 HBV 因素。然而纵向研究证实 HBV 和 HDV 之间复杂的相互作用与随时间波动的各种 HBV 和 HDV 病毒模式有关，这表明在高 HBV 病毒状态下，HBV 会导致进行性

肝损伤[114,115]。因此，建议 HBV-DNA 高于 2000U/ml 的 HDV 感染者服用核苷 / 核苷酸类似物[104]。

一项大型多中心随机临床试验即 Hep-Net/国际丁型肝炎干预试验，评估了聚乙二醇干扰素 - α 2a 联合或不联合阿德福韦以及阿德福韦单药治疗的疗效，其治疗截点是治疗 48 周时血清中检测不到 HDV-RNA 且 ALT 正常[116]。治疗结束时，聚乙二醇干扰素和阿德福韦联合治疗组 23% 的患者和聚乙二醇干扰素单药治疗组 24% 的患者血清中检测不到 HDV-RNA，而阿德福韦单药治疗的患者均未达到治疗终点。随访结束时（治疗后 6 个月），聚乙二醇干扰素联合阿德福韦治疗组 26% 的患者和聚乙二醇干扰素单药治疗组 31% 的患者检测不到 HDV- RNA。在 72 周，聚乙二醇干扰素联合阿德福韦治疗组两名患者 HBsAg 消失发生血清转换[116]。在一项后续的研究中（Hep-Net/ 国际丁型肝炎干预试验 2），聚乙二醇干扰素联合替诺福韦或安慰剂治疗 96 周，治疗结束时聚乙二醇干扰素联合替诺福韦组 47% 的患者检测不到 HDV-RNA，而安慰剂组为 30%（P=0.1，差异无统计学意义）[117,118]。在检测不到 HDV-RNA 的患者中，聚乙二醇干扰素联合替诺福韦组 3 名患者 HBsAg 消失，安慰剂组 5 名患者 HBsAg 消失。聚乙二醇干扰素联合替诺福韦组超过 1/3 患者治疗后复发。

（五）慢性丁型肝炎病毒感染的管理原则

尽管专家指南推荐慢性 HDV 感染使用聚乙二醇干扰素，但缺乏关于何时开始治疗及治疗持续时间的具体策略[103,104]。其原因是多方面的，包括 HDV-RNA 定量分析缺乏标准化和广泛的可用性，针对双病毒感染缺乏明确的治疗终点及对聚乙二醇干扰素治疗的应答率较低。

尽管该领域迫切需要改进治疗方案（见下文），但拟议中的治疗策略包括应用聚乙二醇干扰素治疗 48 周（图 34-8）。在血清中能检测到 HDV-RNA（定性或定量）的患者应进行组织学分期检测。无纤维化至轻微纤维化（Metavir 评分 0 ~ 1）ALT 正常的患者无须治疗监测。无纤维化至轻微纤维化（Metavir 评分 0 ~ 1）ALT 水平异常以及轻度纤维至中度纤维化（Metavir 评分 2 ~ 3）的患者推荐使用聚乙二醇干扰素治疗 48 周。肝硬化代偿期患者（Metavir 评分 4）

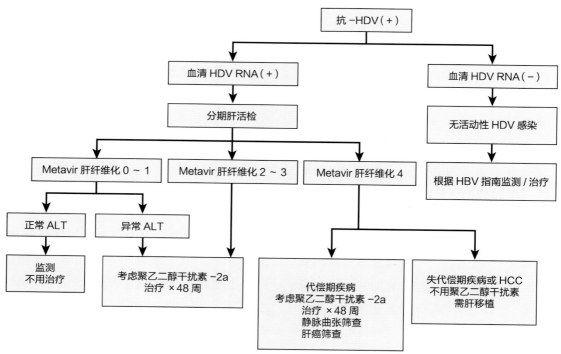

▲ 图 34-8　慢性丁型肝炎病毒（HDV）现有管理策略的研究
ALT. 丙氨酸氨基转移酶；HBV. 乙型肝炎病毒；HCC. 肝癌

表 34-3 丁型肝炎病毒感染治疗新研究

药品分类	药品名称	作用机制	临床试验分期	研究描述
胸腺衍生肽	胸腺素 α₁、胸腺体液因子 γ₂	诱导淋巴细胞成熟、增强 T 细胞功能、促进免疫缺陷修复的免疫调节剂	2 期	作为单一疗法研究[121,122]
人钠-牛黄胆酸盐共转运多肽	Myrcludex B	一种合成的肉豆蔻酸化肽,用于模拟 HDV L 蛋白的 N 端。以达到干扰 HBV 和 HDV 进入的目的	2 期	与聚乙二醇干扰素-α2a 联合研究[141]
核酸聚合物	REP 2139-Ca	抑制 HBV 亚病毒颗粒的组装和释放,并能降低血清 HBsAg 水平	2 期	与聚乙二醇干扰素-α2a 联合研究[128]
糖基化抑制	Lonafarnib, EBP-994	法尼血基转移酶抑制药干扰 HDV 大抗原与 HBsAg 相互作用并形成分泌颗粒的能力	2 期	作为单一疗法研究[133]、与聚乙二醇-α2a 联合研究与利托那韦联合联究[142]

推荐聚乙二醇干扰素治疗,并根据专家指南对静脉曲张和肝癌进行常规筛查[119,120]。对于肝硬化失代偿期患者(Metavir 评分 4),考虑到干扰素可能导致肝衰竭,故不推荐干扰素治疗,应对其进行肝移植评估。推荐 HDV 感染患者最好前往一个具有该疾病专业知识、经验的中心进行长期管理。

(六)新药疗法

随着技术的进步和对 HDV 分子病毒学的了解以及传统疗法的应答不良,研究人员一直在寻找抗病毒治疗的替代靶点(表 34-3)。最初的研究集中于宿主的免疫调节;然而,目前许多新的研究靶点是针对宿主或病毒机制,并且与抑制病毒进入或复制有关。

胸腺衍生肽具有免疫调节作用。胸腺衍生肽治疗 HDV 感染涉及两项小的实验性研究。其中一项研究予以胸腺素 α₁ 治疗,剂量 900μg/m²,每周 2 次,持续治疗 6 个月。结果显示:5 名患者中 1 名出现 HDV-RNA 转阴。在另一项研究中予以胸腺体液因子 γ₂,每日剂量 40μg,治疗 15d,然后每周予以 2 次,持续 22 周。结果显示:11 名患者中 3 人检测不到 HDV-RNA,但是在这 3 名患者中随后有 2 人病毒复发[122]。目前,这类药物的发展状况尚不清楚。

人牛磺胆酸钠共转运多肽是 HBV 和 HDV 的特异性受体,是 HDV 的潜在治疗靶点[123]。

Myrcludex B 是一种合成的肉豆蔻酰化肽,竞争性模拟 HBV L 蛋白的 N 末端,是一种抑制乙肝病毒感染进入的抑制药,在动物模型中表现出抗 HDV 作用[124]。2A 期研究初步结果表明,单用 Myrcludex B 治疗 24 周后,HDV-RNA 基线水平至少下降了 $1 \log_{10}$[125]。

核酸聚合物是磷酸化的寡核苷酸,可以抑制多种感染因子活性,但作用机制不明。在鸭乙型肝炎模型中核酸聚合物可以降低 HBsAg 定量和 HBV-DNA 水平[126,127]。鉴于 HDV 对 HBsAg 的依赖性,目前正在进行的体外和人类研究初步报告显示,核酸聚合物应用于慢性 HDV 感染治疗很有意义[128,129]。异戊二烯化是一种转录后脂质修饰方式,涉及向蛋白质中共价添加异戊二烯基,在 HDV 的生命周期中起着重要作用[130,131]。异戊二烯化抑制药能够抑制 HBsAg 与大 δ 抗原相互作用,抑制大 δ 抗原形成分泌颗粒的能力[131]。在体外及 HDV 复制的小鼠体内模型给予戊烯化抑制药治疗获得了成功[25,131,132]。在一项已完成的 2a 期剂量递增研究中,戊烯化抑制药 Lonafarnib 治疗 28d 后,低剂量组和高剂量组的血清 HDV-RNA 平均降低了 0.75 log U/ml 和 1.5 log U/ml[133]。在高剂量组中,所有患者仅 4 周后 HDV-RNA 下降就超过 $1 \log_{10}$。而在 Hep-Net/ 国际丁型肝炎干预试验 2 中,只有 79% 的患者在治疗 48 周时才达到这个目标[134]。

（七）肝移植

HDV 感染患者出现急性暴发性衰竭、终末期肝病或发展为小肝癌时，肝移植是一种选择。最近对欧洲肝移植注册数据库 20 多年的肝移植数据研究显示：与 HBV 或 HCV 单独感染或 HBV 和 HCV 共感染的患者相比，HDV 感染的患者因进展为失代偿或 HCC 在年龄较小时就接受了肝移植[135]。文献表明：与 HBV 和 HCV 感染者相比，HDV 感染者的移植后肝脏功能较好且患者的存活率更高[135,136]。除了预防常见的移植后排异反应和移植器官功能障碍外，HDV 患者的另一个主要目标是预防移植后再感染。肝移植后 HDV 再感染既往很常见，至少 50% 的病例发生过 HDV 再感染[63]。但是自移植后预防措施实施以来，移植后再感染就很罕见了[137]。目前因慢性 HDV 感染者体内 HBV 病毒载量相当低，所以移植前不需针对 HBV 给予核苷/核苷酸类似物进行抗病毒治疗。移植后乙肝免疫球蛋白联合抗乙肝病毒药物治疗是预防 HBV 复发的金标准[138-140]。

总 结

最新进展

- HDV 大 δ 抗原的法尼酰化对 HDV 的形态发生是必要的，法尼酰转移酶抑制药已经从理论上证明了临床的疗效。
- 靶向阻断针对进入以及产生 HBsAg 的策略也正在探索中。

关键知识缺口

- HDV 筛查仍不理想。

- 最佳治疗方案有待进一步制定。

未来发展方向

- 更好地了解 HDV 分子病毒学为抗病毒治疗提供新的靶点。
- 开发中的新型药物为更好的治疗效果提供了希望。

第 35 章　甲型肝炎
Hepatitis A

Syed-Mohammed Jafr I，Stuart C. Gordo　著

杨斌　译，陈艳、左石　校

● 缩略语　ABBREVIATIONS

HAV	hepatitis A virus	甲型肝炎病毒
IgG	immunoglobulin G	免疫球蛋白 G
IgM	immunoglobulin M	免疫球蛋白 M

甲型肝炎病毒（HAV）是一种无包膜的、小的单链 RNA 病毒，属于小 RNA 病毒科，通过在肝细胞内复制，可以在人体内产生有症状或无症状的感染。甲型肝炎通过诱发免疫反应，引起肝脏炎症并影响肝功能。甲型肝炎会引发急性、自限性的感染，伴有发热、恶心、腹痛和黄疸等症状。感染后机体免疫系统可产生针对该病毒的保护作用[1]。

甲型肝炎通过粪口途径传播。传染条件包括卫生条件差、与受感染的人发生性接触或同居、摄入被污染的食物或饮料[2]。在发达国家，接种甲型肝炎疫苗使急性甲型肝炎感染率急剧下降[3]。在流行地区，甲型肝炎可能会产生巨大的社会经济损失[4]。在 0.2% 的活动性病例中，HAV 感染导致急性肝衰竭和死亡，而且这种风险随着年龄的增长和慢性肝病的存在而增加[5]。在美国，自从 1997 年开始实行 HAV 疫苗接种以来，HAV 感染率下降了 90% 以上。尽管如此，目前仍有近一半的急性病毒性肝炎病例是甲型肝炎[6]。美国每年发生 20 000 多例甲型肝炎，全世界每年大约有 150 万例病例[7]。检测血清抗 HAV 免疫球蛋白 M（IgM）可诊断甲型肝炎，在暴露 5 ～ 10d 后可检测到抗 HAV-IgM，感染后 6 个月逐渐消失。抗 -HAV 免疫球蛋白（IgG）在感染早期即出现，一般持续终生[2]。

一、分子病毒学

1973 年通过免疫电镜发现了一种病毒样抗原，可能是引发急性感染性肝炎的一种病原体[8]。尽管这种病毒有人类独特的基因型，但以前只在灵长类动物中发现过。甲型肝炎病毒以前被称为肠病毒 72 型，它是肝病毒属中唯一物种。HAV 由一个大而多样的正链 RNA 组成，属于小 RNA 病毒科[8,9]。因结构、生命周期及嗜肝脏性等特点，使 HAV 在小 RNA 病毒科中独一无二。它原始的衣壳结构与能够感染昆虫的小 RNA 型病毒有关[10]，在蝙蝠和鼩鼱中也发现了 HAV 进化前起源的存在痕迹[11]。HAV 是一种无包膜的二十面对称体颗粒，直径为 27 纳米。它通过粪 - 口途径感染宿主，以裸颗粒的形式在粪便排泄中，利用宿主细胞膜形成包膜继而在血液中循环[12]。RNA 基因组为单股正链，大小为 7.5kb。其独特特征包括能够进入核糖体内部的结构位点、VP4 衣壳蛋白由于缺乏 N 端肉豆蔻酰化被截短、VP1 的 C 端存在 PX 扩展、VP2 后部结构域参与包膜形成及在 3Dpol 序列中存在顺式作用复制元件（图 35-1）[13]。HAV 基因组包括一个短的 3' 非编码区，其末端位于一个多聚腺苷酸区，一个由 734 个碱基组成 5' 非编码区，以及一个单独负责编码多肽（由 2227 个氨基酸组成）的长开放阅读区[9]。HAV 毒株受时间或地点变化影响很小[13]。对不同地理位置 HAV 毒株基因组特征分析后，结果显示变化很小[14]。利用 VP1-2a 结合区的短片段对毒株进行分类，以不同株间核苷酸变异超过 15% 为依据，鉴定出 7 种基因型，亚

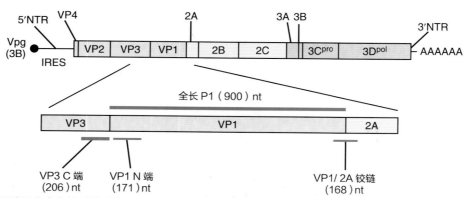

▲ 图 35-1　甲型肝炎病毒的遗传分析和分子流行病学研究的病毒基因组区域

IRES. 内部核糖体进入位点；nt. 核苷酸；NTR. 未翻译区（引自 Cristina J，Costa-Mattioli M. Genetic variability and molecular evolution of hepatitis A virus. Virus Res 2007；127：151-157.）

基因型间核苷酸变异为 7.5%～15%[15]。通过对 VP1-2a 结合处和 VP1 基因分析，发现了人类中存在四种基因型（Ⅰ、Ⅱ、Ⅲ、Ⅳ），每个基因型有两种亚型（A 和 B），而在灵长类动物中有 3 种其他基因型（Ⅴ、Ⅵ、Ⅶ）（图 35-2）[15, 16]。全长 VP1 基因测序显示：一个独特的 45 个核苷酸缺失突变致使位于 VP1 区域的 15 个氨基酸缺失，形成的突变抗原用于抵消逃逸突变。这项分析显示，在核苷酸（23.5%）和氨基酸（10.5%）水平存在高度遗传多样性。大多数患者感染的是 1 型病毒，而且在同一患者体内可能存在 1a 和 1b 两种亚型[17]。考虑到 VP1 模式是非同义替代的，因此只有一个主要的血清型是稳定的[16,18]。

在感染早期，HAV 通过肝窦间隙到达肝细胞基底表面[19]。病毒附着在 HAV-CR-1 上，HAV-CR-1 是一种有助于病毒进入细胞的黏液样糖蛋白细胞受体。去唾液酸糖蛋白受体通过结合和纳入 HAV 特异性 IgA 分子来调节感染[20]。细胞表面分子、T 细胞免疫球蛋白和黏蛋白 1[21] 是 HAV 的受体。

与其他已知的小 RNA 病毒相比，HAV 具有细微但关键的结构差异（图 35-1）[22]。HAV 结构介于典型的小 RNA 病毒和昆虫类小 RNA 病毒之间。小 RNA 病毒诱导宿主细胞内膜重组，从而允许基因组复制。多聚蛋白由三部分组成，分别是 P1、P2 和 P3。P1 编码衣壳蛋白（VP1-VP4），P2 和 P3 编码酶、辅蛋白和病毒复制过程中多聚蛋白加工所需的前体（2A 到 2C，3A 到 3D）[23]。

病毒蛋白酶 3Cpro 的存在，使得肝病毒多聚蛋白的加工发生在 2A 和 2B 之间。这种病毒蛋白酶相对于肠道病毒 3C 区域蛋白酶，其 P4 和 P2' 位置底物对于氨基酸的选择完全不同[24-27]。HAV3C 区域的蛋白酶在 gln836 和 ala837 之间分为 2A-2B，比肠道病毒连接处多 144 个残基，形成短的 2A 蛋白（71～73 个氨基酸）和更长的 2B 蛋白（251 个氨基酸长）[27-30]。膜靶向蛋白 2B、2C 及其前体 2BC 和蛋白 3A 主要参与膜重塑，并且他们具有能够整合到宿主膜双层内的序列[31-33]。在感染过程中它们重新排列靶膜，并将 RNA 复制复合物与这些结合[34]。2B 蛋白纤维状聚集使 HAV 复制所需的病毒和细胞成分聚集在一起。鉴于 HAV 病毒的低表达，这种招募确保了新合成的病毒因子能够聚集在病毒复制和装配场所[35]。

HAV 有一个 N 端交换域，产生类似于同源 VP1 和 VP3 蛋白的 VP2。因此与现在的昆虫小 RNA 病毒相似，HAV 保留了原始小 RNA 病毒的功能和结构特征。由于 HAV 随后进化出了有效进入细胞的机制，使其表现出当今哺乳动物小 RNA 病毒的特征，即生长多样性。HAV 与其他小 RNA 病毒不同，它不能关闭宿主蛋白合成，在组织培养中生长不良，对密码子的选择高度去优化。病毒颗粒是由 67 个残基 VP1 的 C 端延伸形成的，因此 VP1 与病毒颗粒组装有关（这种 VP1 的延长模式称为 VP1-2A 或 PX）[36]。含有 C 端延伸的颗粒将自身置于宿主膜内，形成病毒包裹[37]。宿主蛋白酶切割 C 端延伸部分，生成成熟的衣

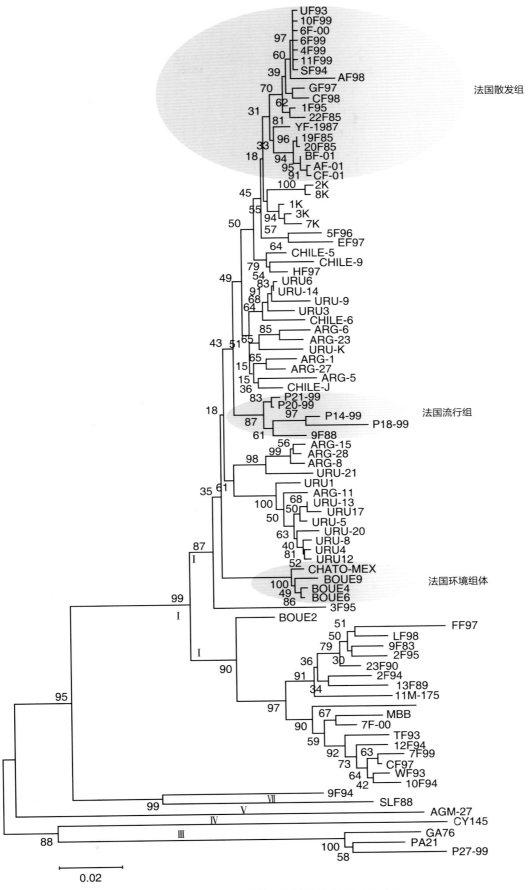

法国散发组

法国流行组

法国环境组体

▲ 图 35-2　完整 VP1 区的系统发育分析

壳[36,38]。HAV 中的 VP4 非常小（约 23 个残基），在病毒颗粒中可能不存 VP4[39]。

二、发病机制

HAV 经粪便排出。HAV 可通过受污染的水、性接触（尤其是与男同性恋者）、个人接触（如家庭接触或在日托中心）和使用非法药物等途径传播[40]。全球约有 55% 的病例没有可识别的风险因素[41]。个人保护措施包括避免进食不健康、受到污染的水或食物。烹饪食物和煮沸水 1min 以上或加热至 85℃至灭活甲肝病毒。

HAV 导致的肝炎发生在促炎性环境中，是巨噬细胞、淋巴细胞激活后联合导致的肝实质损伤[42]。HAV 感染导致细胞免疫级联反应，通过激活细胞溶解性 T 细胞损伤肝细胞[43]。在 HAV 患者的肝脏组织标本中含有 CD8+T 细胞，这些细胞通过 HLA1 类限定的模式溶解感染的细胞[44]。活化 T 细胞分泌 γ- 干扰素可能导致感染肝细胞表面的 HLA I 类决定簇上调[45]。暴发性炎症反应伴随着肝库普弗细胞从而分泌促炎介质，包括白细胞介素 -1、肿瘤坏死因子 α 和白细胞介素 -6[46]。自然杀伤细胞和淋巴因子激活的杀伤细胞相关免疫机制进一步加重肝细胞损伤[47]。肝细胞凋亡、氧自由基生成增加以及炎症和凝血瀑布的激活可导致肝坏死，伴随着急性重型肝炎和多器官衰竭的潜在风险[48]。

三、流行病学

全世界每年报告约有 150 万 HAV 临床感染病例，实际感染率可能高出 10 倍[49-51]。考虑到 HAV 流行疫区持续接触到不清洁饮用水，世界卫生组织估计，1990—2005 年，全球急性甲型肝炎的发病人数从 1.15 亿上升到 1.19 亿[52,53]。甲型肝炎引起的死亡人数从 30283 例增加到 35245 例，由于与社会经济水平、安全饮用水等因素密切相关，发病率波动在 15% ～ 100%。随着收入的增加和饮用清洁水，甲型肝炎的发病率降低（图 35-3）[54]。

在发展中国家的一些地区，如印度、非洲、中东和南美洲的部分地区，甲型肝炎病毒感染是常见病（图 35-3）。大多数感染发生在儿童早期且无症状。高流行率地区个体血清抗体阳性率是发达国家 6 倍。这种早期接触减少了接种疫苗的需要[55,56]。有症状感染的报告相对较少，而且暴

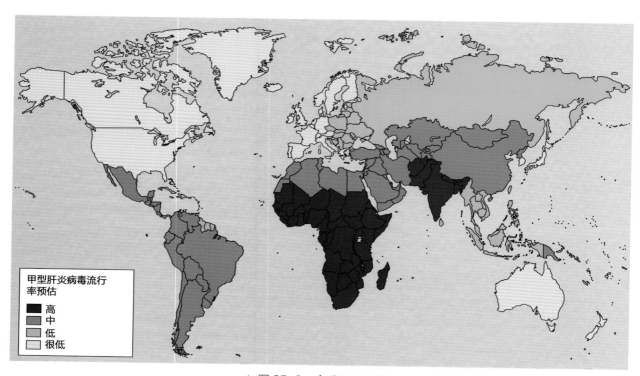

▲ 图 35-3 **全球 HAV 分布**

甲型肝炎病毒流行率预估
■ 高
■ 中
■ 低
□ 很低

发不常见。在包括东南亚、中国和东欧在内的中等流行地区，一些社区出现了疫情暴发[57]。甲型肝炎在发达地区比较少见，如西欧、北美、斯堪的纳维亚、日本和澳大利亚，且感染一般发生在特定环境中，主要与旅行有关[58-60]。

　　在大多数发达国家，人们普遍缺乏对甲型肝炎的接触和免疫。血清阳性率在儿童中低于5%，到20岁时约为20%[55,56]。大多数急性甲型肝炎病毒感染是由于前往流行地区、食用受污染的贝类以及接触急性甲型肝炎病毒感染者所致[61]。每个月旅行的1000人中，有20人暴露在恶劣的卫生条件下，通过饮酒和饮食会增加感染风险[62]。在全球范围内，与旅行相关疾病发病率最高的地区是东非、中东和印度次大陆。0—14岁的儿童占这些病例的88%[63]。特别是在美国，大约85%与旅行相关的甲型肝炎病例与到中美洲、墨西哥或南美的旅行有关[64]。在美国，HAV感染在特定种族/族裔呈现差异性分布（包括美洲印第安人、阿拉斯加本地人和拉美裔患者）。在儿童广泛接种疫苗之前，抗HAV血清阳性率最高的是墨西哥裔美国人（81.9%），其次是黑人成年人（50%），白人非西班牙裔成人的患病率最低（29.0%）[65]。在接种疫苗后，种族/族裔群体之间的差异几乎完全消除，美洲原住民和西班牙裔患者中的甲型肝炎发病率分别下降了98.8%和86.4%，达到每年每10万人中有0.8例和每10万人中有2.8例发病。非西班牙裔白人、黑人和亚洲人的发病率分别下降了78.3%、80.5%和63.0%，分别为每100万人中有15例、每100万人中有15例和每100万人中有17例发病（图35-4）[65]。

　　随着传染病预防教育的推广，前往发展中国家未接种疫苗的旅行者感染甲型肝炎的风险已从每月每1000人中3人降至每月每10万人中有6～30人[62]。美国甲型肝炎发病率持续下降（图35-4）。对HAV无免疫力的个体前往甲型肝炎流行国家仍有感染的危险。旅行时间、生活条件和目的国甲型肝炎发病率等因素会增加感染风险[66]。尽管在世界其他地区，贝类是甲型肝炎暴发的常见源头，但最近在美国仍没有贝类作为甲型肝炎暴发源头的报告[67]。对居住在农村地区或到农村地区旅游的个体来说，那些长途旅行到偏远地区或在恶劣卫生条件下吃喝的个体出现急性HAV感染的风险最高[68]。Heudorf等的一项研究表明[69]，旅游者与商务旅行者的甲型肝炎发病率无显著差异。Mikati[70]等对149名旅行者［70名免疫功能低下的旅行者（47%）］进行了一项研究发现：免疫能力强的旅行者急性感染的风险与免疫受损的旅行者相当。

四、临床病程

　　有症状的病例中甲型肝炎病毒感染表现为急性起病。潜伏期28d（范围为15～50d）后出现

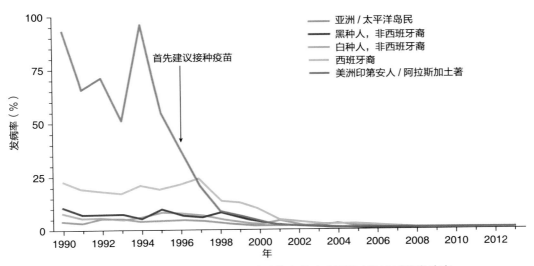

▲ 图 35-4　1990—2013 年，按种族和族裔分列的 HAV 感染发病率

前驱症状如呕吐、厌食、发热和右上腹痛等（图 35-5）[71,72]。在这些早期症状出现一周后，患者可能会突然出现更严重的发热、不适、食欲不振、恶心、腹部不适和黄疸（表 35-1），这些症状可能持续数周至数月（中位数为 8 周）[73,74]。体格检查可见脾肿大、肝大、皮疹、淋巴结病和关节炎[75]。

甲型肝炎病毒感染的严重程度与年龄密切相关。在 6 岁以下甲型肝炎病毒感染儿童中，50% 以上患儿通常没有症状，其余患儿症状也较轻[76]。在短暂的感染期内幼儿仍然是感染源，粪 - 口是主要传播途径[77]。对于年龄较大的儿童和成人而言，感染症状更明显，70% 以上的患者出现黄疸[78]，可出现肝大和脾肿大。感染高峰出现在初发症状出现前 2 周和之后至少 1 周。临床症状出现反复时，感染高峰可能持续更长时间。急性感染通常持续不到 2 个月，中位数为 2 周。尽管出现疾病复发或急性肝衰竭病程延长，但 HAV 感染不存在慢性期或慢性排泄病毒。

已有个案报道和病例系列中谈及甲肝恢复期延长、复发性肝炎和迁延性胆源性肝炎[79]。在多个病例中，患者恢复前，症状和肝酶水平升高时间可持续 3 个多月[79,81]，这些病程的延长似乎与 HAV 清除延迟有关。Cappola 等[82] 报道了 1 例两 HAV 亚型（1a 和 1b）合并感染的急性甲型肝炎伴严重胆汁淤积症的病例，该患者是 23 岁男性，进食了半熟的贝类，随后血清胆红素水平逐

渐升高，在病后第 74 天达到峰值（总胆红素水平为 65.5 mg/dl）。

肝组织活检显示：扩张的胆小管形成玫瑰花结样，小管内可见胆汁淤积和胆栓，肝细胞内可见胆汁淤积。在第 183 天，HAV-RNA 水平逐渐降低到检测不到，但在第 218 天，该患者病情复发，又可

表 35-1　甲型肝炎患者最常见症状

症　状	发生概率（%）
黄疸	40 ～ 80
尿色变深	68 ～ 94
疲劳、倦怠	52 ～ 91
食欲减退，厌食	42 ～ 90
腹痛 / 腹部不适	37 ～ 65
白陶土样大便	52 ～ 58
恶心和呕吐	26 ～ 87
发热或寒战	32 ～ 73
头痛	26 ～ 73
关节痛	11 ～ 40
肌痛	15 ～ 52
腹泻	16 ～ 25
喉咙痛	0 ～ 20

引自 Koff RS. Clinical manifestations and diagnosis of hepatitis A virus infection. Vaccine 1992；10（Suppl 1）：S15-S17.

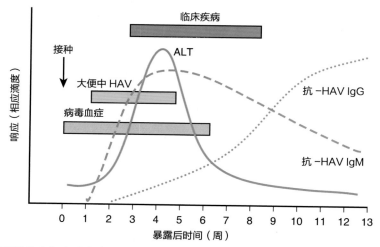

▲ 图 35-5　急性甲型肝炎临床和实验室表现时间表

ALT. 丙氨酸氨基转移酶；HAV. 甲型肝炎病毒；IgG. 免疫球蛋白 G；IgM. 免疫球蛋白 M（引自 Margolis HS，et al. Appearance of immune complexes during experimental hepatitis A infection in chimpanzees. *J Med Virol* 1988；26：315-326.）

检测到 HAV-RNA（病毒载量 $4.7×10^4$ cps/ml）。18 天后，再次检测不到 HAV～RNA，在之后的 3 年随访中仍然检测不到。实验室检测显示：在第 35 天和第 132 天同时检测到亚基因型 1a 和 1b 型，在第 183 天只检测到 1a 亚型，在第 218 天只检测到 1b 亚型。

甲型肝炎给各国和社区带来的负担仍然与平均感染年龄密切相关。在甲型肝炎高流行国家，几乎所有儿童都在很小的时候受到过 HAV 感染，通常是无症状的。一个国家平均感染年龄的上升，伴随着甲型肝炎发病率的下降。随着有症状的甲型肝炎发病率的增加，甲型肝炎的严重程度和每例患者的花费普遍增加。这可能导致与 HAV 相关的医疗保健总成本增加[83,84]，其中包括由于数周的住院、失学或误工而导致的生产力损失。甲型肝炎的暴发也可能干扰国际商业活动。

在急性 HAV 感染患者中以下并发症是较少见的，如心包炎、肾衰竭、血小板减少、急性胰腺炎、再生障碍性贫血、自身免疫性溶血性贫血、吉兰 - 巴雷综合征和血管炎 / 关节炎[85,86]。甲型肝炎可导致急性肝衰竭但罕见死亡，其相关死亡风险随年龄增长而增加[87]。在接种疫苗之前，在美国每年大约 100 人死于甲型肝炎导致的急性肝衰竭[87]。死亡风险伴随潜在的肝脏疾病（如乙型肝炎或丙型肝炎）或多亚基因型 HAV 共感染而增加[89,90]。

总的来说，甲型肝炎病死率为 0.3%，其导致的肝衰竭的发生率从 15 岁以下儿童的 0.1% 到 50 岁以上成人的 2.7% 不等[91,92]。伴有慢性肝脏疾病患者（如慢性病毒性肝炎）病死率也很高[93]。据估计，10% ～ 15% 的 HAV 感染患者在急性病程后 6 个月内会出现病情复发[76]。此时，伴随着病情复发病毒会再次排出并传播。HAV 带来的急性肝损伤会导致之前健康的肝脏功能迅速恶化，进展为肝衰竭，诱发凝血障碍、黄疸和肝性脑病[94]。HAV 引起的肝衰竭是一种超急性病程，在发生黄疸的 7d 内出现肝性脑病。在美国每年约 2000 例急性肝衰竭患者中，甲型肝炎占 3.1%[95,96]。与自限性急性肝炎患者的基因组相比，急性肝衰竭患者 HAV 基因组 5′非翻译区中心部分更少发生核苷酸替换[97,98]。

有慢性肝脏疾病的甲型肝炎患者的肝衰竭更为严重。Vento 等在 1990 年 6 月至 1997 年 7 月对 432 例慢性丙型肝炎患者与 191 例急性甲型患者进行了前瞻性随访[99]。17 例丙型肝炎患者的血清抗 HAV-IgM 和大便 HAV-RNA 检测结果证实存在甲型肝炎和丙型肝炎重叠感染。有 8 例在急性甲型肝炎恢复后接受随访，其 HCV-RNA 在急性甲型肝炎期间受到抑制，但在急性甲型肝炎恢复后，再次检测出乙肝病毒。在 17 例患者中，7 例（41%）出现急性肝衰竭，其中 6 名患者经对症治疗后仍死于大面积肝坏死，甲型肝炎和丙型肝炎重叠感染的总死亡率为 35%。7 例急性肝衰竭患者中有 4 例患者的抗无唾液酸糖蛋白受体抗体、抗核抗体和抗平滑肌抗体滴度急剧升高，血清丙种球蛋白升高。这表明甲型肝炎可触发自身免疫机制，进而加重甲型肝炎的肝损伤。另外 3 名急性肝衰竭患者同时感染了另一种病毒（G 型肝炎病毒）。目前尚不清楚 G 型肝炎是否是这些暴发性病例的一个相关因素。在其余 10 名患者中也有 2 人感染 G 型肝炎病毒，其病程简单且症状较轻。

五、诊断

甲型肝炎最初临床表现类似于其他急性病毒性肝炎和胃肠道或发热疾病。鉴别诊断包括药物、毒素、寄生虫或细菌感染、自身免疫性肝炎及其他病毒性肝炎[100]。有症状的患者实验室检测可见总胆红素和直接胆红素、血清转氨酶和碱性磷酸酶水平显著升高。在病毒性肝炎中，丙氨酸氨基转移酶水平通常高于天门冬氨酸氨基转移酶水平，两者范围被动在 500 ～ 5000 U/L[100]。转氨酶升高要早于胆红素升高，且与临床疾病发病时间一致。

甲型肝炎诊断依赖于实验室检查（图 35-6）和临床症状。

在丙氨酸氨基转移酶上升而又无法检测到抗 HAV-IgG 时，甲肝病毒会在粪便中排出。因此，

HAV 在症状出现之前就已经开始传播。有典型症状伴有抗 HAV-IgM 阳性并排除其他原因后，即可确诊为甲型肝炎。HAV-IgM 出现在整个症状表现期，并且在症状结束后仍会持续存在 4 ~ 6个月。有接触生农产品、未煮熟的食物、未经消毒的饮用水或其他甲型肝炎病毒感染者等病史会增加临床可疑性。

通过检测抗 HAV-IgM 鉴别急性甲型肝炎和其他肝病，敏感性和特异性均高于 95%[101]。在HAV 暴露 5 ~ 10d 后即可检测到抗 HAV-IgM，但感染后 4 ~ 6 个月因抗 HAV-IgM 水平较低，一般检测不到。最近接种过甲型肝炎疫苗者也可检测到抗 HAV-IgM[102]。抗 HAV-IgM 检测存在假阳性，可以通过抗 HAV-IgM 阳性而抗 -HAV总抗体阴性来鉴别（图 35-7）[103]。假阳性结果更常见于女性和老年患者，对有急性肝炎症状和体征的患者应重视[103]。在疾病开始时检测到抗 HAV-IgG，在急性症状消失后仍然呈阳性则是既往感染的标志[104]。肝衰竭时检测 HAV-RNA 会产生假阴性，因此该检测方法没有广泛应用[105]。唾液检测抗 HAV-IgM 和抗 HAV-IgG的浓度低于血液。因为唾液中的 IgM 可能比血清中的 IgM 持续时间更长，如果怀疑感染比病程更晚，则可采用此方法[106]。与血清样本不同，唾液中的总抗 HAV 水平随着时间降低，但在患病后 180d 内仍可以检测到。临床发病后，唾液

中的 HAV-RNA 平均持续 60d[107]。在简单的急性甲型肝炎病例中很少进行肝组织活检，但已有活检报告可见：门静脉周围炎症和坏死[108]，区域内可有肝细胞气球状变性和凋亡。胆汁淤积合并门静脉和门静脉周围浆细胞的增多在甲型肝炎更有特异性，但临床诊断需要实验结果确认。界面性肝炎可能与小叶中心肝细胞的部分保留有关（图 35-8）。严重肝炎可出现桥接坏死。

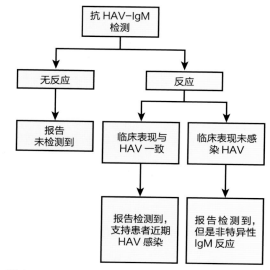

▲ 图 35-7 甲型肝炎病毒（HAV）免疫球蛋白 M（IgM）分析解释策略

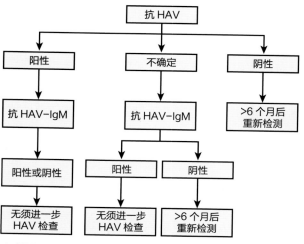

▲ 图 35-6 疑似甲型肝炎的诊断策略

HAV. 甲型肝炎病毒；IgM. 免疫球蛋白 M

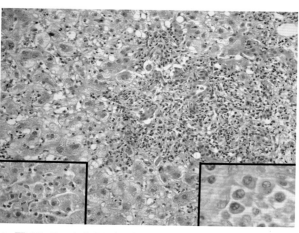

▲ 图 35-8 来自甲型肝炎患者的肝组织活检标本，显示大量门静脉炎症伴界面性肝炎，以及广泛分布的肝细胞膨胀、凋亡、胆汁淤积和小叶排列

左下角插图显示了高倍的凋亡肝细胞，周围是增生的库普弗细胞。右下角插图显示门静脉浸润的浆细胞（Zachary Goodman 提供）

六、急性感染的治疗

对症支持性护理是治疗甲型肝炎的关键。对于症状轻微患者，建议休息和对症治疗恶心、呕吐和腹泻。在发热和黄疸消退之前，患者不应返回工作或学校，以免传染给他人。应建议患者避免饮酒，尽量维持正常饮食[109]。85% 急性甲型肝炎患者在 3～6 个月内症状完全恢复[110]。出现肝脏合成功能障碍迹象的患者，比如：大多数典型表现为国际标准化比值升高或出现任何肝性脑病的证据时，必须住院并转移到肝移植中心，进行对症支持治疗及护理的同时完善肝移植评估。N- 乙酰半胱氨酸已广泛用于治疗各种原因引起的急性肝损伤，包括病毒性肝炎。Lee 等研究表明[111]，在非对乙酰氨基酚肝衰竭伴轻度意识混乱的非移植患者早期给予 N- 乙酰半胱氨酸治疗生存率有所提高。因此，所有肝衰竭病例均应输注 N- 乙酰半胱氨酸，并应持续应用至移植、意识混乱缓解或国际标准化比值低于 1.5[112]。患有甲型肝炎的孕妇妊娠并发症（包括早产）的发生率增加，必须密切监测[113]。

七、预防

（一）暴露前措施

甲型肝炎仍然是与旅行相关的最常见的传染病之一，通过被动免疫或主动免疫预防甲型肝炎是最重要的预防措施[114]。前往甲型肝炎流行区旅行的患者，除非有直接禁忌证，否则应接种疫苗。甲型肝炎免疫球蛋白在短期内能有效发挥预防作用。

防止甲型肝炎的其他方法包括告知旅行人员关于食品和水方面的预防措施。向前往高感染地区的患者，特别是来自免疫率较低地区的患者，提供预防性教育是至关重要的。加热食物到 85℃以上 1min，使用 1∶100 的家用漂白剂洗手，并避免接触未煮过的食物，这样可减少甲型肝炎的传播[114]。

甲型肝炎免疫球蛋白提供被动免疫，用于暴露前的短期预防（和潜在暴露后预防）。免疫球蛋白保护时间的长短取决于剂量。免疫球蛋白的推荐剂量为 0.02 ml/kg，在 80%～90% 的患者中的保护期长达 5 个月[115,116]。肌肉注射纯化免疫球蛋白很少产生不良反应。由于免疫球蛋白是一种血液制品，理论上可能导致血液传播疾病，但没有报告说传播传染病。

（二）疫苗接种

血清阳性反应率是决定是否需要甲型肝炎疫苗的关键。在高流行率国家，不建议常规接种疫苗，因为大多数幼儿在无症状感染后不久就会获得免疫力[117]。在中度流行的国家，所有儿童接种疫苗可保护青少年的健康。尽管相对于受影响人口而言，所需公共卫生资源的成本和数量可能很高[118]。在低流行率国家，建议对高风险人群接种疫苗，而普通人群不用接种。

甲型肝炎疫苗最初于 1996 年获得许可，1999 年美国开始有针对性地接种甲型肝炎疫苗。最初免疫重点是高风险群体和生活在高发病率社区的儿童，由于接种了疫苗，1990—2007 年，甲型肝炎病例数急剧下降（图 35-4）。2006 年，由于在典型的甲型肝炎高发区域外出现了甲型肝炎病例，疾病控制和预防中心建议所有 12～23 个月内儿童接种疫苗[1]。在美国，甲型肝炎病例数从 2007 年的 2979 例下降到 2011 年的 1398 例[119]。目前，23 个月以上未接种疫苗的儿童应接受常规免疫接种（表 35-2）[120]。对于 12 个月以下的婴儿，获得的母体抗体会干扰甲型肝炎疫苗的免疫反应[121]。在这些情况下，如果需要暴露前预防，甲型肝炎免疫球蛋白仍然是一种选择。对于 40 岁以下的健康国际旅客，无论其预定出发日期是何时，都应推荐接种疫苗。对于年龄较大或体弱的成人，甲型肝炎的临床表现往往更为严重，但接种疫苗的效果尚不清楚。老年人、免疫受损人群、慢性肝病或其他慢性疾病患者若旅游时间在 2 周之内，可以在接种疫苗的基础上加用免疫球蛋白[118]。计划从流行地区收养儿童的个人应接受免疫（表 35-2）[123]。

在美国，现有的疫苗为吸附在氢氧化铝上的灭活甲型肝炎病毒（表 35-3）[124,125]，而在中国

表 35-2　美国甲型肝炎疫苗接种人群推荐

病　人	推荐人群
12—23 个月的孩子	儿童常规免疫程序；未按年龄接种疫苗的儿童应在 2 岁时接种疫苗
2—18 岁的儿童	如果在 2 岁前没有按常规接种计划进行接种
国际旅客	前往加拿大、西欧、日本、澳大利亚或新西兰之外地区的所有旅客
计划与国际收养人密切接触	包括未接种的同屋居住者或者常规的临时保姆，当接触来自于中、高度甲肝流行疫区 12 个月及以上年龄段的国际被收养者时
男男性行为者	青少年人群应结合其社会经历予以考虑
违禁药物、毒品使用者	青少年人群应结合其社会经历予以考虑
慢性肝病患者	由于增加了在慢性肝损伤基础上的急性肝损伤风险
接受凝血因子浓缩物的个人	由于增加了临床暴露风险
在临床 / 研究环境中从事与甲型肝炎相关工作的个人	由于增加了临床暴露风险

表 35-3　甲型肝炎疫苗介绍

疫苗	公司	配　方	年龄（yr）	剂量	接种时间
甲型肝炎病毒灭活疫苗					
Havrix Junior	葛兰素史克	0.5 ml（甲型肝炎病毒灭活抗原 720ELISA 单位）	2—16	2	0、6—12 个月
Havrix1440	葛兰素史克	1 ml（甲型肝炎病毒灭活抗原 1440ELISA 单位）	>16	2	0、6—12 个月
Avaxim	赛诺菲巴斯德	0.5 ml（甲型肝炎病毒灭活抗原 160ELISA 单位）	>2	2	0、6—12 个月
VAQTA Pediatric	默克	0.5 ml（甲型肝炎病毒灭活蛋白 25 单位）	1—18	2	0、6—18 个月
VAQTA	默克	1 ml（甲型肝炎病毒灭活蛋白 50 单位）	>18	2	0、6—18 个月
甲型肝炎 - 乙型肝炎联合疫苗					
Twinrix Junior	葛兰素史克	0.5 ml（甲肝抗原 360ELISA 单位与 10μg 重组乙型肝炎表面抗原蛋白）	1—16	3	0、1、6 个月
Twinrix720/20	葛兰素史克	1.0 ml（甲肝抗原 720ELISA 单位与 20μg 重组乙型肝炎表面抗原蛋白）	1—16	3	0、6、12 个月
Twinrix720/20	葛兰素史克	1.0 ml（甲肝抗原 720ELISA 单位与 20μg 重组乙型肝炎表面抗原蛋白）	>16	3～4	0、1、6 月或加速进度至第 0、7、21—30 天，12 个月后再加强一次
甲肝 - 伤寒联合疫苗					
Vivaxim	赛诺菲巴斯德	1.0 ml（甲肝抗原 160 ELISA 单位）	>16	2	0、6～36 个月

ELISA. 酶联免疫吸附试验

数据引自 Wu D，Guo CY.Epidemiology and prevention of hepatitis A in travelers. J Travel Med 2013 20（6）：394-399，2013；Nothdurft HD，Dietrich M，Zuckerman JN，et al. A new accelerated vaccination schedule for rapid protection against hepatitis A and B. *Vaccine* 20（7-8）：1157-1162，2002.

使用的是活疫苗。疫苗接种包括两计，首剂至少可提供 12 个月的保护性抗 HAV 滴度，而下一剂则可延长保护持续时间。目前，在美国，有两种甲型肝炎单抗原疫苗 HAVRIX（葛兰素史克，布伦特福德，英国）和 VAQTA（默克公司，肯尼沃斯，新泽西州）获得许可，在 0 天接种首剂后，6 ～ 36 个月后接种第二剂疫苗。联合疫苗包括伤寒和甲型肝炎疫苗（Vivaxim;法国，里昂，赛诺菲巴斯德）和乙型肝炎疫苗（Twinrix Junior，Twinrix；葛兰素史克，里克森萨特，比利时）。甲肝 - 乙肝联合疫苗一般由三计组成（0 个月、1 个月和 6 个月）。联合疫苗的免疫原性与单价甲型肝炎疫苗的免疫原性相当。甲型肝炎疫苗应在三角肌肌肉内注射[126]。接种可引起的不良反应包括注射部位疼痛（15% ～ 19%）、头痛（14% ～ 16%）和全身疲劳（5%）[127]。目前，未见严重不良事件与甲型肝炎疫苗接种有关。

需使用甲肝 -2 肝联合疫苗的候选人包括使用非法药物者、男男性行为者、有职业暴露风险的个体（包括保健）、患有慢性肝病和凝血因子紊乱的个体[128]。因重叠感染有导致严重肝坏死的风险，所以慢性丙型肝炎患者应接种抗甲型肝炎疫苗[99]。慢性肝病患者或高危人群（包括慢性肝炎患者或有注射药物史的患者、男同性恋者、前往流行地区的旅行者和血友病患者）必须接种甲型肝炎疫苗[129]。应根据血清学检查和该地区的乙型肝炎流行率或因性行为、使用非法药物和其他高风险行为而增加接触乙型肝炎病毒的风险来选择接种单价疫苗或甲型肝炎联合疫苗[130]。

免疫功能正常的患者在接受两剂 1 个月后都能获得免疫力[131]。艾滋病毒感染患者，接种后应答率较低。一项研究显示，79.3% 的艾滋病毒患者与 100% 的非艾滋病毒感染患者在接种疫苗后 7 年内保持对甲型肝炎病毒的保护性[132]。

艾滋病毒感染患者接种后抗体浓度中位数（113.0mU/ml）低于非艾滋病毒感染患者（253.5mU/ml）。慢性肝病患者对疫苗接种的应答率也较低，为 75% ～ 78%[133,128]。一些临床研究

的血清学结果证明疫苗接种产生的保护性抗体可以长期存在[134]。Hammit 等[135] 对 128 名接受灭活甲型肝炎疫苗的成人进行了检查，其中 96% 的参与者在第二次给药后 9 年内具有抗甲型肝炎病毒的保护性抗体。对免疫球蛋白原性数据的随访表明，两剂疫苗接种后，95% 以上患者的抗体持续时间可达 25 年[136-141]。基于抗体分泌细胞可以在骨髓中长期存活，所以抗体持续终身是可能的。

前往加拿大、西欧、澳大利亚、新西兰及日本以外地区的美国居民应接受免疫接种。对于紧急前往甲型肝炎流行区的旅行者，有一个快速的疫苗接种计划（0d、7d 和 21d），12 个月后增加一剂接种以保持长期免疫[127]。对于 40 岁以下的大多数健康人，出发前注射一剂单价甲型肝炎疫苗可以提供足够的保护。接种后血清转换率随时间逐渐增加，2 周后为 80%，1 个月后为 99%。由于疫苗剂量较小，联合疫苗诱导产生可检测抗体需要较长时间。目前出现了接种疫苗后仍有甲型肝炎病毒感染的病例：一名年轻的成年患者在前往肯尼亚前 11 天接种了甲型肝炎疫苗，感染了急性甲型肝炎，症状较轻，恢复良好[142]。这种感染可能与接种时间和暴露时间间隔过短有关。甲型肝炎对免疫功能低下的患者、40 岁以上的患者、慢性肝病或其他慢性病患者更具生命威胁性。考虑到这些患者成功接种疫苗的可能性较低，或计划在 2 周内出发旅行的患者，可考虑同时接受免疫球蛋白注射（0.02 ml/kg）和疫苗接种[118,143]。单剂量免疫球蛋白（0.02ml/kg）可为 12 个月以下的婴儿或对疫苗过敏的患者提供长达 3 个月的保护。对于超过 3 个月的旅行，应使用 0.06ml/kg 的免疫球蛋白剂量，对于超过 5 个月的旅行，应重复注射[144]。

（三）暴露后预防

对于年龄在 12 个月至 40 岁之间的患者，近期未进行过免疫接种的甲型肝炎患者，单剂量单抗原疫苗接种是首选预防措施[118]，也可以使用

免疫球蛋白。疫苗或免疫球蛋白应在接触后 2 周内接种，因为超过 2 周后接种的有效性未知。若有疫苗禁忌证或患者年龄大于 40 岁、小于 1 岁、患有慢性肝病或免疫功能受损，建议使用免疫球蛋白（0.02 ml/kg）。

一项比较甲型肝炎疫苗和免疫球蛋白预防甲型肝炎的临床试验显示，年龄在 2 岁至 40 岁之间的患者在暴露于甲型肝炎病毒后 14 天内接种疫苗或免疫球蛋白[145]，在接受甲型肝炎疫苗组有 4.4% 发生感染而接受免疫球蛋白组有 3.3% 发生感染的（相对危险度为 1.35；95% 置信区间为 0.70～2.67），两者无显著差异。在没有暴露后预防措施的情况下，同屋居住者继发感染率为 15%～30%，其中儿童的感染率最高[146]。HAV 感染食物的搬运者发病率通常较低[114]。每种情况下的风险量级大小是决定是否使用免疫球蛋白或疫苗的关键因素。当在小学、中学或办公室环境中发生单一病例时，如果感染源不在环境中，或甲型肝炎患者入院时，接触甲型肝炎患者的个人通常不需要进行预防性接种[118]。

◆ 结论

据估计，每年有 150 万人通过粪 - 口途径感染甲型肝炎，导致自限性肝脏疾病。全球流行率在 15% 到 100% 之间，与社会经济发展水平密切相关。感染通常在幼儿中无症状，但在年龄较大的儿童或成人中可能更具破坏力。急性甲型肝炎的治疗主要是对症支持治疗。如果急性肝衰竭是由甲型肝炎引起的，治疗方法包括使用 N- 乙酰半胱氨酸和肝移植。病毒管理的关键是防止传染给高危人群，包括旅行者，特别是老年患者、慢性肝病患者、注射吸毒者和男性同性恋者。这种预防可以通过注意环境卫生和小心处理食物和水，以及对来自低流行性地区的有接触病毒风险的人进行疫苗接种或注射免疫球蛋白来实现。流行病学和成本效益分析是确定国家甲型肝炎免疫政策的关键。世界卫生组织继续强调要从经济学角度评估接种疫苗与改善卫生环境对于管理甲型肝炎的获益。因此，各国关于甲型肝炎预防和管理的卫生政策因本地的流行率和血清阳性率不同而有所不同。

总 结

最新进展

- 对甲型肝炎引起的急性肝衰竭的处理包括使用 N- 乙酰半胱氨酸，同时考虑肝移植。
- 强烈建议对 23 个月以上婴儿和高危患者接种疫苗。
- 广泛建议对免疫抑制状态患者、HIV 感染者和慢性肝病患者进行接种免疫。

关键知识缺口

- 仍需继续研究并更新甲肝疫苗获得性免疫力持续时间。

- 甲型肝炎的医学治疗仍然局限于支持疗法和 N- 乙酰半胱氨酸；除了器官移植，没有其他针对急性肝衰竭的治疗方法。

未来发展方向

- 改善急性肝衰竭的治疗方法以防止病患者死亡或减少重病患者对移植的需求。
- 改进疫苗接种流程，减少多次注射的需要。
- 提高慢性病患者或免疫功能受损患者的疫苗接种有效性。

第 36 章　戊型肝炎
Hepatitis E

Harry R. Dalton, Jacques Izopet, Richard Bendall　著

杨斌　译，程家敏　校

● 缩略语　ABBREVIATIONS

ALT	alanine aminotransferase	丙氨酸氨基转移酶
FHF	fulminant hepatic failure	暴发性肝衰竭
GBS	Guillain-Barré syndrome	吉兰 - 巴雷综合征
HEV	hepatitis E virus	戊型肝炎病毒
HIV	human immunodeficiency virus	人类免疫缺陷病毒
ORF	open reading frame	开放阅读框

多年来，人们认为戊型肝炎病毒（HEV）仅在发展中国家流行，而在发达国家，仅对返乡旅客具有临床意义。在过去的几年里，这种观点被证明是错误的，由于戊型肝炎在许多发达国家中出现流行。很大程度上说，由于戊型肝炎是一个由 HEV 基因 3 型（HEV3）和 HEV 基因 4 型（HEV4）引发的人畜共患病（猪是其主要传染源），因此人类感染是很常见的。所以戊型肝炎是一种全球性的感染，是全世界急性病毒性肝炎最常见的原因[1]。

一、戊型肝炎的历史

在 1980 年，印度暴发了水源传播的肝炎疫情，被误认为是由 HAV 引发的，一直到对 HAV 免疫的患者出现肝炎后，人们才意识到是一种不同的病原体，即后来被鉴定出来的 HEV[2,3]。3 年后，驻阿富汗苏联军队发生感染源不明的肝炎，后续研究通过他们的混合粪便提取物成功将肝炎（最初称之为流行性非甲非乙型肝炎或肠道传播的非甲非乙型肝炎）传染给志愿者[4]。在 1990 年，病毒基因组完成了克隆和测序，更名为戊型肝炎病毒[5]。

回顾过去，在 20 世纪上半叶或更早的时候，大多数发生在发展中国家水源传播的肝炎很可能是戊型肝炎，而不是甲型肝炎[6]。在 HEV 发现后的 20 多年里，人们认为 HEV 主要在亚洲、非洲和墨西哥等地流行，在那里它既会引起散发病例，也会造成累及成千上万病例的大暴发。当前，戊型肝炎也成为发达国家的一个健康问题[7]。

二、病毒学

（一）分类学

根据国际病毒分类委员会的规定，HEV 属于戊肝病毒科。由于在哺乳动物、鸟类和鱼类中发现几种基因型，故将戊肝病毒科划分为两个属，即正戊肝病毒属和鱼戊肝病毒属[8]。在正戊肝病毒属中，被命名的 4 种病毒包括感染哺乳动物的病毒（正戊肝病毒 A、正戊肝病毒 C 和正戊肝病毒 D）和感染禽类的病毒（正戊肝病毒 B）。正戊肝病毒 A 包括能够感染人类的 HEV 毒株，可分为 4 个主要基因型。HEV 基因 1 型（HEV 1）和 HEV 基因 2 型（HEV 2）仅发现于人类，而 HEV 基因 3 型和 HEV 基因 4 型则存在于在人类和许多其他哺乳动物（如家猪、野猪和鹿）。其他基因型，包括从家兔、野猪和骆驼体内分离出的毒株，也属于正戊肝病毒 A。感染人的所有 HEV 基因型都属于同一血清型。正戊肝病毒 B（感

染鸡）、正戊肝病毒 C（感染大鼠和雪貂）、正戊肝病毒 D（感染蝙蝠）及鱼戊肝病毒属（感染鳟鱼）所含病毒株不感染人类。

（二）结构与形态

HEV 是一种小的球形病毒，具有二十面体衣壳，拟包膜[9,10]。尽管病毒在粪便中排出到外界环境后是裸露的，但在血液中循环的病毒是被脂质包裹的。裸病毒颗粒直径约为 27～34nm，通过蔗糖密度梯度测量的密度为 $1.27g/cm^3$。相比之下，被脂质［准包膜 HEV（eHEV）］包裹的颗粒体积更大，密度为 $1.15g/cm^3$。在细胞培养系统中制备的病毒也有脂质包裹。宿主细胞膜来源的 eHEV 能够保护病毒避免抗体介导的杀伤，并在病毒进入细胞过程中发挥重要作用。

（三）基因组结构与蛋白质

HEV 基因组是一个约 7.2 kb 的单股正链 RNA。基因组由一个短的 5' 非编码区、三个开放阅读框（ORF）和一个短的 3' 非编码区组成，并且由一段腺苷终止（图 36-1）。

ORF1 编码一个大约 1700 个氨基酸长度的非结构蛋白，其中包含几个功能结构域[11]：包括一个负责给病毒基因组加帽的甲基转移酶/鸟苷转移酶、一个木瓜蛋白酶样半胱氨酸蛋白酶、一个宏结构域、一个暴露 RNA 5'-三磷酸酶的螺旋酶、核苷三磷酸酶和 RNA 退火活性，以及一个 RNA 依赖性 RNA 聚合酶。聚脯氨酸区域是指一个包含富含脯氨酸铰链的可变区，它位于蛋白酶和宏结构域（X 区域）之间。PPR 蛋白无序区，在体外和体内试验已鉴定出该区域中含有人类基因片段[12-16]。这一区域可能与病毒的适应性相关[12,17]。在急性 HEV 感染期，因免疫功能受损发展为慢性感染患者比感染后恢复的个体在聚脯氨酸区准种的异质性更强。

ORF2 编码病毒衣壳蛋白 660 个氨基酸，并通过二聚化形成衣壳[19]。每个单体包含一个壳结构域、一个中间结构域和一个突出结构域[20,21]。在组装过程中，病毒体大小的衣壳是一个 T=3 的二十面体衣壳，而重组后的 HEV 衣壳蛋白可以自行组装成 T=1 的病毒样颗粒，并保留了天然 HEV 病毒体的抗原性[22]。对于衣壳蛋白免疫学和结构的研究有助于戊型肝炎疫苗的研制[23,24]。编码中间和突出衣壳结构域区域的高度 HEV 准种异质性与免疫功能低下患者中 HEV 感染的慢性演变有关[25]。

ORF3 编码一个 133（对于 HEV3）或 114 个氨基酸的小蛋白，该蛋白参与病毒从细胞中释放。ORF3 蛋白通过 ORF3 Ser80 磷酸化的方式与衣壳蛋白相互作用[26]。ORF3 蛋白还含有一个能够与宿主内体复合物相互作用的 PSAP 模体，该模体对于运输 I 蛋白参与释放大量包膜病毒尤为重要[27,28]。

（四）戊型肝炎病毒生命周期

尽管最近细胞培养系统和动物模型有所进

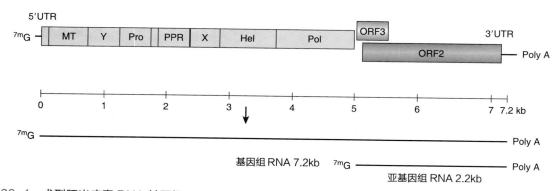

▲ 图 36-1　戊型肝炎病毒 RNA 基因组

5' 末端的 RNA 基因组是由 7- 甲基鸟苷（7mG）加帽的，3' 末端是多聚腺苷酸化（poly A）。开放式阅读框（ORF）1 编码非结构蛋白，包括甲基转移酶（MT）、半胱氨酸蛋白酶（P）、螺旋酶（Hel）和 RNA 聚合酶（Pol），以及三种功能未知的区域［Y 区，聚脯氨酸区（PPR）和 X 区］。UTR. 未翻译区

展[29,30]。但对 HEV 的生命周期的研究仍然十分有限（图 36-2）。HEV 颗粒通过肝素 - 硫酸蛋白多糖和其他潜在受体附着到肝细胞上，然后启动网格蛋白介导的细胞内吞过程[31]。热休克蛋白 90 和微管蛋白似乎参与了病毒早期的细胞内运输[32]，但病毒在何处、如何脱壳以及释放 RNA 尚不清楚。病毒 RNA 直接翻译成 ORF1 多聚蛋白。多聚蛋白是分裂成独立的功能单元还是作为单一的多结构域蛋白发挥作用，还有待进一步研究。通过病毒甲基转移酶、蛋白酶、螺旋酶和聚合酶的活化将基因组 RNA 复制成负链 RNA 中间产物，随后作为模板合成基因组和亚基因组的正链 RNA。亚基因组 RNA 翻译成 ORF2 和 ORF3蛋白[33]。基因组正链 RNA 包装成子代病毒体。ORF3 蛋白含有一个 PSAP 模体，是从感染细胞释放病毒体所必需的。肿瘤易感性基因 101 和空

泡分选蛋白 4a 及空泡分选蛋白 4b 都参与了这一过程[34]。HEV 可利用多泡小体途径释放病毒。当 HEV 颗粒与内囊泡一起从多泡小体通过细胞外泌体途径释放时，可获得一层膜[35]。

（五）遗传异质性

四个主要 HEV 基因型之间的核苷酸序列变异为 22% ～ 27%。这些基因型被分为以下几个亚基因型[36]：5 个 HEV1 亚基因型（1a、1b、1c、1d、1e），2 个 HEV2 亚基因型（2a 和 2b），10 个 HEV3 亚 基 因 型（3a、3b、3c、3e、3f、3g、3h、3i 和 3j），7 个 HEV4 亚基因型（4a、4b、4c、4d、4e、4f 和 4g）。在比较全长基因组序列的基础上，将 HEV3 变异分为两大类群即HEV3a、HEV3b、HEV3c、HEV3i、HEV3j 和HEV3e、HEV3f、HEV3g[37]。最近报道在兔和人身上都发现了与 HEV3 序列同源的兔病毒株[39]。最近发现：无论来自慢性感染患者[12,13]或细胞培养体系的 HEV-RNA 内[16]，均发现人类基因片段插入 HEV-RNA 的聚脯氨酸区（体内来源 HEV插入的是 S19 核糖体基因的一部分、酪氨酸转氨酶或 α- 胰蛋白酶抑制药，体外来源 HEV 插入的是 S17 核糖体基因的一部分）。有这些插入序列的毒株，体外复制能力更强。

三、流行病学

在世界范围内，由于 HEV 基因型分布的差异，戊型肝炎以两种不同的模式发生（图 36-3）。HEV1 在亚洲和非洲部分地区流行，仅限于人类，并且是水源传播的，经常引起大规模暴发。HEV2 有类似的流行病学特点，但在地理上更局限于非洲和拉丁美洲。HEV3 和 HEV4 是人畜共患的，它们影响许多哺乳动物，特别是猪。HEV3 的分布非常广泛，而 HEV4 在东亚地区最为常见。人畜共患病基因型通常导致偶发的戊型肝炎病例，而不是暴发[40]。鉴于不同病毒基因型的传播途径和地理分布的多样性，流行病学特点因基因型而异并不令人惊讶。已报道的戊型肝炎流行病学在很大程度上取决于检测方法及潜在的

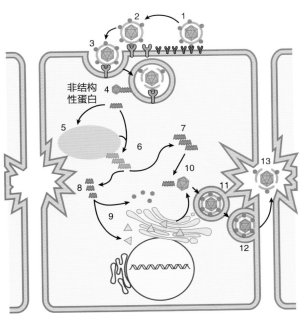

▲ 图 36-2　戊型肝炎病毒的生命周期

HEV 颗粒在肝细胞表面与蛋白多糖硫酸肝素结合（1），与未知的特异性受体相互作用（2），依赖网格蛋白内吞（3），病毒脱壳（4），释放 RNA 并在宿主细胞胞质中转化为非结构蛋白（5），病毒聚合酶复制正链基因组 RNA形成负链转录物（6），负 链 RNA 作为合成全长正链的模板（7），或者 2.2kb 亚基因组 RNA（8），正义单链RNA 翻译成开放阅读框 2（ORF2）（三角形）和开放阅读框 3（ORF3）（圆形）蛋白质（9），ORF2 蛋白穿过内质网，将病毒基因组 RNA 包裹起来，组装新的病毒（10），HEV 释放涉及外泌体途径和 ORF3（11），成熟病毒与ORF3 蛋白和脂类有关（12），它们被释放到胆道小管中，在那里由于胆汁盐的去垢作用而失去脂质（13）

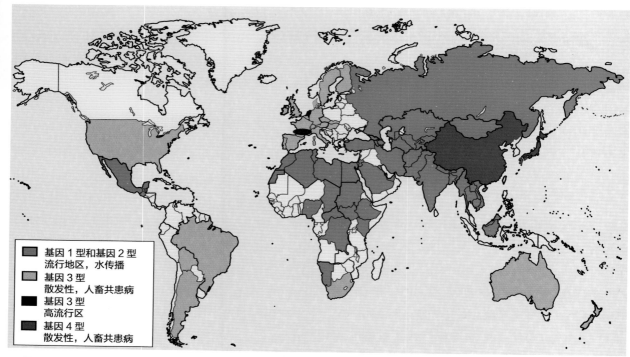

▲ 图 36-3　世界范围内戊型肝炎病毒感染的临床病例分布

在一些国家，包括南美国家，偶尔有关于戊型肝炎病毒 3 型感染的报告。空白的国家被视为数据不足的国家。最近，荷兰的发病率急剧上升，荷兰现在和法国西南部一样，是一个高度流行的地区

感染模式。在欠发达国家，由于缺乏医疗保健，检测花费过大，或者报告系统不够健全导致诊断用检测无法执行。在较发达的国家，临床医生缺乏认识或缺乏可用的检测方法，意味着报告的发病率低于实际。考虑到这些限制性因素，下面几节（表 36-1）介绍了不同地理区域的情况。

（一）经典型（流行性）戊型肝炎

在印度次大陆和中国，戊型肝炎是水源传播引起急性肝炎和黄疸大规模暴发的主要原因。在这些地区，HEV 持续存在低水平传播，当卫生设施崩溃时（如暴雨期间），人们通过饮用粪便污染的水出现 HEV 大暴发[40]。在短时间内，水源性传播使大量易感人群暴露和感染，导致大暴发，例如 1991 年坎普尔（印度）疫情，当时估计有 79 000 人受到影响[41]。因人与人之间传播不如经水传播有效，故在暴发期间，在戊型肝炎患者的家庭成员中很少发现继发性病例。在非洲，HEV1 和 HEV2 分布广泛，并可能出现分布地区的重叠。两种基因型有流离失所人群的暴发和偶发病例的报道，虽然经水传播是其

中许多病例的原因，有证据表明在乌干达暴发的一次大规模 HEV1 感染是由于同屋居住者间相互传播所致[42]。戊型肝炎暴发期间，报道显示印度有临床表现的发病率为 1% ～ 15%[43]，但是在其他地方观察到了更高的发病率：如在乌干达暴发期间，发病率为 30.5%[42]。暴发期间无症状感染病例的比例尚不清楚，但感染率远高于临床发病率。感染暴露后产生的免疫力决定了感染易感人群的比例，对于确定发病率上有很大作用。当抗体水平低于临界值时，会发生再感染[40]。在疫情暴发期间，年轻人尤其是男性更容易受到感染。例如，在坎普尔疫情期间[41]，81% 感染者的年龄在 10—39 岁，男女比为 1.73。严重的感染伴随高死亡率，这一点在孕妇和有基础肝病的患者中表现并不相符（见 "戊型肝炎病毒感染并发症"）。孕妇易感性是戊型肝炎的一个特征，也可能是其过去和现在暴发的原因[6]。在这些特殊群体之外，死亡率一般较低，但在弱势群体中，死亡率可能更高：苏丹疫情暴发过程中，流离失所人群的死亡率为 17.8%[44]。

表 36-1　戊型肝炎病毒 1 型、2 型与 3 型、4 型的比较

	HEV1 和 HEV2	HEV3 和 HV4
地域分配	亚洲（HEV1） 非洲（HEV1 和 HEV2）墨西哥（HEV2）	世界范围内，包括发达国家（HEV3）日本、中国、欧洲（HEV4）
感染源	只是人类病原体	人畜共患：主要宿主是猪；鹿、野猪、兔子和贝类是与人类感染有关的其他宿主血液制品
感染途径	通过感染的水源，经粪口途径	经口进食感染的猪肉 医源性胃肠外途径：人与人通过血液制品
通过血制品感染的概率	低	可能的
暴发	有	无
家庭内传播	可能	无
临床发病率	1∶2	<1∶10
影响人群分布	主要影响青年（男女比例为 2∶1）	主要影响老年男性（中位年龄 63 岁，男性与女性的比率为 3∶1）
慢性感染	没有	是的，在免疫力低下的患者中 在部分不治疗的患者中肝脏疾病迅速进展：10% 的感染者在几年内进展成肝硬化。通过改善免疫力和（或）3 个月的利巴韦林单药治疗，可以达到病毒清除
是否会发生戊肝病毒的第二次感染	会发生，但是记载不详	是的 关于 HEV3 的记载不详 在戊肝病毒 4 型中明确记录：在患有较轻肝炎的妇女中比在原发感染中出现的可能性更大
临床病程	大多数是自限性的肝炎	大多数是自限性肝炎
孕妇	死亡率 25%	未见死亡率上升
伴随基础肝病	死亡率上升	死亡率上升
神经后遗症	有，文献资料不足	有

HEV. 戊型肝炎病毒；HEV1. 戊型肝炎病毒 1 型；HEV2. 戊型肝炎病毒 2 型；HEV3. 戊型肝炎病毒 3 型；HEV4. 戊型肝炎病毒 4 型

（二）散发的（人畜共患的）戊型肝炎

自从 HEV 发现以来，戊型肝炎被认为是旅行者从疫区带回来的疾病，直到大约 15 年前，发达国家仍然认为 HEV 感染是一种不常见的输入性感染。在美国、日本、中国和欧洲，从近期无旅行史的肝炎患者体内检测到 HEV3 和 HEV4 病毒株才使人们清醒地认识到这些地区本地就可以感染 HEV[7]。

在同一时间同一区域内，能够从其他动物（包括野生和养殖的猪和鹿）检测到基因非常相似的毒株[45]。最近，在这些国家零售肉制品中也检测到了 HEV[46-49]。个别案例中，在与流行病学相关的食品和受感染人群中检测到相同的病毒株证明存在食源性传播[50]。涉及的食品包括生鹿肉、猪肝香肠、野猪肉[51] 和贝类。猪倌和兽医体内抗 HEV 抗体的比率较高，证明了在某些情况下，直接与动物接触能感染 HEV[52,53]。动物粪便造成的环境污染是另一个感染来源，无论是接触污染的水或粮食作物（图 36-4）。但是这两种感染途径基本都没有直接证据，而且在大多数情况下，感染源都是不确定的[50]。除了通过血液传播外，很少有人与人之间传播的证据。基于这些原因，人们认为 HEV3 和 HEV4 感染是源自人畜共患病。

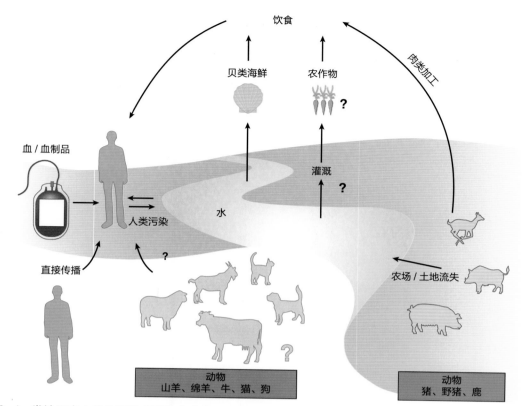

▲ 图 36-4　发达国家人兽共患性戊型肝炎病毒 3 型感染来源和途径
引自 Kamar N, Bendall R, Legrand-Abravanel F, et al. Hepatitis E. Lancet 2012；379：2477-2488. Copyright Elsevier.）

如前所述，在发达国家，几乎所有的戊型肝炎病例都是散发性的和人畜共患的。与流行地区的感染情况一样，男性 HEV 感染的频率比女性便高（男女比率＞3.1），但是感染者平均年龄（50 岁以上）[54,55] 远高于流行地区[40]。未见关于 HEV3 或 HEV4 感染孕妇死亡率更高的报告。在少数病例中，HEV 是通过血液在人们之间传播的，由于在许多国家的血液制品中检测到了 HEV-RNA 因此 HEV 作为输血相关性感染已被血制品接受者所明确证实（表 36-2[56-64] 和表 36-3[54,56,65-73]）。在英国，输血传播的 HEV 约占人类 HEV 感染总数的 1%[70]。

（三）血清流行病学

HEV 感染的血清学反应包括产生特异性 IgG 类抗体，这些抗体在急性感染后持续一段时间，防止再次感染。因此，这些抗体可作为既往感染的标志物，并估计人群累积感染率。许多流行病学研究已使用血清 HEV-IgG 阳性率来比较人群，并得出有关 HEV 的流行病学结论。

早期的研究认为，在没感染戊型肝炎的人群中检测到 HEV-IgG 是由抗体交叉反应引起的，但现在有很好的证据表明它反映的是既往感染。研究表明，HEV-IgG 血清阳性率反映了 HEV 传播的其他方式（表 36-2 和表 36-3）。比如，法国西南部 HEV-IgG 血清阳性率高（52%），献血者中的 HEV 感染的病毒血症率也高达 1/1411（阿奎坦 - 利莫赞和奥克塔尼地区的联合感染率）[58]；英格兰 HEV-IgG 血清阳性率中等（16%）[54]，病毒血症发病率中等（1/2848）[70]；苏格兰血清 HEV-IgG 阳性率和病毒血症率均较低（分别 4.7% 和 1/14520）[66]。

因为 HEV-IgG 检测试剂性能不同，难以对不同来源的血清阳性率进行比较[74]，因此使用不同检测方法对血清阳性率的估计有显著影响。在一项研究中，在对一个法国献血者群体进行两次商业化验时，HEV-IgG 血清阳性率的差异超过 3 倍（16.6%vs.52.5%）[60]。因此，只有使用相同的检测方法，才可以比较人群之间的血清阳性率。由于发现某些个体可能在 HEV 感染后无法产生

表 36-2　在高度流行发达国家献血者中戊型肝炎病毒血症和血清阳性率

国家 / 地区	HEV-RNA 阳性献血者	血清阳性率（%）	参考文献
荷兰	1：600 1：2671	27.0	Zaaijer[64] Slot 等[61]
南部 - 比利牛斯，法国西南地区*	1：1595	52.5	Gallian 等[58] Mansuy 等[60]
法国*	1：2218		Gallian 等[58]
德国	1：1200 1：4525	29.5	Vollmer 等[62] Baylis 等[56] Wenzel 等[63]
日本	1：1781		Fukuda 等[57]
中国†	1：1493	32.6	Guo 等[59]

高度流行定义为献血者中戊型肝炎病毒血症（HEV）的发病率大于 1/2500 和（或）血清阳性率大于 20%。血清学研究仅限于那些使用高度敏感和部分验证过的万泰抗 HEV-IgG 检验的人群，因为其他检验显示其敏感性非常低。除另有说明外，所有病例的 HEV RNA 均为 3 型。注意到荷兰最近记录的病毒血症发病率急剧增加，从 1/2671（2011 年）增至 1/600（2014 年）。这种增长的原因尚不清楚。

* 两个结果为分拆处理过的

† 在 HEV 病毒血症患者中，57% 为基因 1 型，43% 为基因 4 型

表 36-3　中 / 低度流行国家献血者中的戊型肝炎病毒血症和血清阳性率

国家 / 地区	HEV-RNA 阳性献血者	血清阳性率（%）	参考文献
英国	1：2848 1：7000	12.0* 16.0	Hewitt 等[70] Ijaz 等[71] Beale 等[65] Dalton 等[54]
瑞典	1：7986		Baylis 等[56]
奥地利	1：8416	13.5	Fischer 等[68]
美国	无 无*	16.0	Baylis 等[56] Xu 等[73]
苏格兰	1：14 520	4.7	Cleland 等[66]
澳大利亚	无†	6.0	Shrestha 等[72]
新西兰	NA	4.0	Dalton 等[67]
斐济	NA	2.0‡	Halliday 等[69]

中 / 低度流行定义为献血者中戊型肝炎病毒血症（HEV）的发病率小于 1/2500 和（或）血清阳性率小于 20%。血清学研究仅限于那些使用高度敏感和部分验证过的万泰抗 HEV-IgG 检验的人群，因为其他检验显示其敏感性非常低。所有病例均为 HEV3。

* 只有 1939 名捐献者接受了测试

† 仅检测了 3237 名捐献者

‡ 健康成人和儿童

NA. 不可用

足够数量的 IgG，以至于检测不到，以及在急性感染后 HEV-IgG 可检测到的时间窗口不确定，使情况进一步复杂化。

尽管存在上述局限性，血清学研究确实提供了一些关于当前和过去 HEV 感染的流行病学线索。在大多数流行国家，儿童 HEV 血清阳性率较低，青少年和青年成人 HEV 血清阳性率开始上升，这与前面描述的急性感染方式有关。在以 HEV3 为主的欧洲国家也有类似的情况，即使在成人发病率高的地区，儿童的发病率也很低[75]。这反映了不同年龄的暴露情况或易感性，但根本原因尚不清楚。在埃及，HEV-IgG 血清阳性率在儿童早期开始上升，这表明传播模式与其他流行地区不同[76]。如果不进一步验证血清 IgG 检测结果并随时间对 HEV-IgG 水平进行纵向研究，就不可能得出确切的结论。

（四）发病率

据估计，发展中国家每年有 2000 万人感染 HEV，引发了 300 多万临床病例和 7 万人死亡[1]。因为仅该统计中纳入的发展中国家数据有限，所以 HEV 的全球性风险被低估了。此外，计算出部分结论所依据的血清阳性率数据可能低于真正的血清阳性率。例如，孟加拉国最近的一项研究表明，使用敏感性 IgG 检测时，血清阳性率几乎翻了 2 倍[77]。

在发达国家，随着时间的推移，各国戊型肝病的发病率差异很大。据估计，英国的发病率为 0.2%[65]，荷兰为 1.1%[61]，法国南部为 2%～3%[78]。有证据表明，这些病例主要是当地人畜共患病感染，最近法国的研究数据显示 99% 法国病例是本地感染。上述发病率提示每年有数量更多的 HEV 感染人群。例如，在英国，每年大约有 10

万人被感染[70]，而实际上 2014 年实验室确诊的病例仅有 869 例[79]。发病率和有临床症状的病例诊断率之间的差异表明大多数病例是无症状的（图 36-5），部分有临床症状病例出现漏诊也是一个重要因素。

血清学研究表明，老年人的血清阳性率很高，但近几十年来感染率有所下降。对这些观察结果最有可能的解释是，戊型肝炎在 20 世纪 50 年代和 60 年代更为常见，表现出了一种群体效应[80]。然而，在过去几年中，一些国家的发病率有所增加。荷兰的发病率出现最显著增长，伴随着青年人血清阳性率的快速增长[81]，病毒血症献血者的数量从 2011—2012 年[61]的 1/2671 增长到 2014 年的 1/600[64]，但发病率显著增加的原因尚不清楚。目前荷兰和法国南部被认为是当地获得性戊型肝炎的高流行区（图 36-3）。

最近在英国，戊型肝炎的发病率也有所上升，这种上升伴随着病人体内分离的病毒株的变化。历史上，在英国，引起人类感染的 HEV-RNA 序列与英国猪的 HEV-RNA 序列具有很高的同源性。近年来，伴随着发病率的增加，在英国引起人类感染的 HEV-RNA 与欧洲大陆猪的 HEV 更为相似。对这一现象的解释尚不清楚，但它表明，最

近与人类食用猪肉相关的欧洲食品链出现了重大变化[82]。

（五）美国的戊型肝炎

不同于欧洲和其他发达国家记载的大量当地获得性戊型肝炎病例，美国病例少得惊人。2005—2012 年，美国疾病控制和预防中心对 154 人进行了 HEV 检测，只有 26 人结果阳性，其中 15 名患者没有旅行史，因此认为是在当地获得的感染[83]。由检验结果确诊的美国当地获得性戊型肝炎极其罕见，这就使人们怀疑在美国的 HEV 流行病学是否与其他发达国家不同，几乎可以肯定的回答：不是的。HEV 在美国猪群中很常见，在美国人食物链的猪肉产品中发现了存活的 HEV-RNA。1988-1994 年美国的血清阳性率为 21%[84]，尽管近年来血清阳性率有所下降，但发病率仅为 0.7%[85]。这些最近的数据显示，美国每年大约有 200 万人感染。与其他发达国家一样，戊型肝炎在美国也是以无症状感染为主。然而，几乎可以肯定的是，大多数有症状的病例都被漏诊了。主要原因有以下两点：第一，大多数美国医生都没有将 HEV 作为可能性诊断进行考虑；第二，目前在美国缺乏获得许可的 HEV 诊断检测。

四、急性戊型肝炎病毒感染

在发展中国家，戊型肝炎由 HEV1 和 HEV2 感染引起，主要影响青年人。感染一般是散发的，偶尔会暴发累及数百或数千人的大规模疫情。潜伏期约为 40d，感染后症状从隐性感染到急性重症肝炎，总死亡率约为 1%。临床体征和症状包括不适、厌食、腹痛及压痛、恶心、呕吐、发热和黄疸。肝炎的生化检测结果表现为血清肝酶水平升高和胆红素血症，一般在发病后 6 周内可恢复正常[40]。在发达国家，戊型肝炎的临床特征与 HEV 流行的发展中国家相似，除了少数以神经系统疾病为主要症状的患者，戊型肝炎与任何急性病毒性肝炎的临床特征基本相似（详见"戊型肝炎并发症"）。然而，两者之间也存在一些重

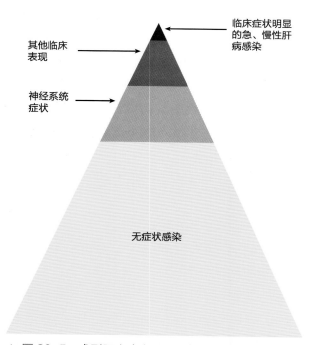

临床症状明显的急、慢性肝病感染

其他临床表现

神经系统症状

无症状感染

▲ 图 36-5　戊型肝炎病毒 3 型在发达国家的感染现状。在绝大多数病例中，感染是无症状的

要的差异（表 36-4；另见表 36-1），其中最明显的差别是发达国家的急性戊型肝炎通常无临床症状（图 36-5），而临床疾病主要出现于中老年男性 [54,55,87]。

五、慢性戊型肝炎病毒感染

免疫低下患者感染 HEV3 后可能发生慢性肝炎。慢性感染常见发生于接受实体器官移植的患者（成人和儿童）、人体免疫缺陷病毒（艾滋病毒）感染后 CD4$^+$T 细胞计数过低（＜ 250/mm^3）的患者以及接受化疗的血液病患者 [88]。

只有一项研究报道了 HEV4 的慢性感染。没有关于感染 HEV1 或 HEV2 的慢性戊型肝炎患者的报道 [89]。以前，慢性 HEV 感染定义为 HEV RNA 在血清和（或）粪便持续存在至少 6 个月 [90]。由于实体器官移植后的患者，在 HEV 感染后 3～6 个月内无法自发清除 HEV。现如今，HEV 慢性感染定义为感染后 HEV 持续复制至少 3 个月以上 [91]。需要注意的是，对于实体器官移植后伴有慢性 HEV 感染的患者，在不接受治疗的情况下，有 10% 的患者会在初次感染后几年（3～5 年）内进展为肝硬化 [90,92]。

在法国的实体器官移植患者人群中，通过对 HEV-RNA 的检测发现，HEV 感染的发病率为 0.9%～3.5% [78,93]。在这些人群中有近 60% 的患

表 36-4　由 HEV3 引起的急性戊型肝炎的症状

常　见	较常见	罕见的
黄疸（58%）	腹痛（26%）	神经系统症状（8%）*
不适 / 嗜睡（34%）	纳差（23%）	头痛（8%）
恶心 / 呕吐（29%）	肌痛（14%）发热（11%）体重下降（10%）	关节痛（7%）瘙痒（7%）其他症状（≤ 5%）†

数据来源于英格兰西南部的一系列医院，共纳入了 106 名当地获得性戊型肝炎患者。在这项研究中，9% 的患者没有任何症状，这严重低估了普通人群中无症状感染的发生率

* 相对于无神经系统疾病表现的患者，出现神经系统疾病的患者更年轻，且肝炎症状更轻微

† 背痛、腹泻、皮疹、肌肉无力

者会由急性 HEV 感染演变为慢性感染 [94]。慢性 HEV 感染的进展与 CD4$^+$T 细胞数偏低、HEV 特异性 T 细胞反应水平低下以及接受免疫抑制治疗相关 [88,95] 相对于环孢素、血小板计数偏低，他克莫司的使用也与 HEV 的持续性感染有关 [94]。有人建议使用霉酚酸可以防止 HEV 感染转化为慢性 [96]。此外，HEV 准种异质性增加、炎症反应减弱和血清趋化因子浓度高也与 HEV 持续感染有关 [25]。对于实体器官移植后血清 HEV 阳性的患者来说，如果抗 HEV-IgG 水平较低（＜ 7U/ml）就存在再次感染的可能，并有可能进一步演变成慢性肝炎 [93]。

六、戊型肝炎病毒感染的并发症

（一）肝脏并发症

在发展中国家，急性戊型肝炎的死亡率约为 1%。急性戊型肝炎主要死因包括导致急性肝衰竭的孕妇（死亡率 20%～25%），以及有慢性肝病的患者继发感染（死亡率高达 70%）[40,97]。来自发展中国家的许多研究表明，患有戊型肝炎的孕妇死亡率很高。这些孕妇通常死于妊娠第三个月的产科并发症，包括出血、子痫和相关的暴发性肝衰竭（FHF）[98]。死胎及存活婴儿的 HEV 垂直传播都很常见，同时这些存活婴儿的新生儿 HEV 发病率和死亡率都较高 [99]。仅有 HEV1 和 HEV2 的感染会导致妊娠期孕妇死亡率升高。尽管罕有相关文献记载，但临床上并未发现 HEV3 和 HEV4 感染导致孕妇死亡率升高 [100]，在其他肝炎病毒感染中也没有发现此类现象。感染 HEV 孕妇死亡率过高的原因至今不明，并且一直是争论的焦点。最近的研究表明，在感染 HEV 的女性中，孕妇的病毒载量高于未怀孕女性 [101,102]。妊娠的特点是孕妇对胎儿处于免疫耐受状态，T 细胞活性降低，前 20 周孕妇细胞因子产生减少，以 Th$_2$ 免疫应答为主，胎盘内免疫改变 - 下调抗原表达。随着孕酮、雌激素和人绒毛膜促性腺激素水平的上升，至少在一定程度上激素水平的显著变化驱动着母体免疫应答的改变。研究表明，

在戊型肝炎引发的孕妇 FHF 中，免疫应答和激素反应存在显著差异[103]。

在发达国家，HEV 感染死亡率在 3%～10%[54,87]。由于大多数无症状感染病例（占 HEV 感染病例 90% 以上）一般并没有被纳入基于医院的病例数据统计中，因此这些结果高估了实际人群中的死亡率。大多数死亡病例为有慢性基础肝病的老年男性，一般死于急性肝衰竭，没有慢性肝病的患者偶尔也会发生急性肝衰竭[104]。如前文所述，对于 HEV 慢性感染的移植后患者，如果不接受治疗，会有 10% 的患者在 3～5 年内进展为肝硬化。在这类患者中，慢性肝衰竭可能需要再次移植治疗，甚至一部分在再次移植前已经死亡。

（二）肝外并发症

许多肝外表现被认为与戊型肝炎有关（表 36-5）。无论在发达国家还是在发展中国家中，这些并发症在急性和慢性感染中均有报道。其中，最常见的两种并发症发生在肾脏和神经系统。

在急性和慢性 HEV 感染中，均需注意肾功能损伤[105,106]。与其他肝炎病毒一样，HEV 1 和 HEV 3 感染可引起肾小球疾病。目前已经发现了两种病理类型的 HEV 相关肾小球疾病：膜增生性肾小球肾炎和膜性肾小球肾炎，这些肾脏损伤多发生于免疫功能正常的肝、肾移植后患者[107]。

神经系统并发症是最常见的肝外表现，在一个病例系列报道中 8% 的戊型肝炎患者伴有神经系统并发症（表 36-4 和表 36-5）[87]。与没有神经症状的戊型肝炎患者比较，有戊型肝炎相关神经症状的个体更年轻。最常见的神经症状包括吉兰 - 巴雷综合征（GBS）、神经痛性肌萎缩和脑膜脑炎。最近，来自欧洲的 GBS 和神经痛性肌萎缩队列研究表明，5% 的 GBS 患者和 10% 的神经痛性肌萎缩患者在神经系统疾病发病时已有急性戊型肝炎（HEV3）[108]。

在这些患者中，肝炎本身症状很轻和（或）没有任何症状（少数患者肝功能检查是正常的），临床表现上以神经系统的症状和体征为主。HEV 相关的 GBS 患者有典型的 GBS 样病程表现，但

表 36-5 急慢性戊型肝炎肝外表现

系统	特征
神经病学	吉兰 - 巴雷综合征 * 神经痛肌萎缩 * 脑炎 * 多发性神经炎、肌炎 横断性脊髓炎 Bell 麻痹 前庭神经炎 周围神经病变
肾脏的	膜性肾小球肾炎 膜性增生性肾小球肾炎
血液学	血小板减少、淋巴细胞减少 单克隆免疫球蛋白冷球蛋白血症 再生障碍性贫血
其他	急性胰腺、炎关节炎、心肌炎 自身免疫性甲状腺炎

*. 最常见的戊型肝炎神经症状。除了吉兰 - 巴雷综合征，没有对照研究，因果关系有待确定

是缺乏临床及实验室的相关手段来提示该诊断。另一方面，HEV 相关的神经痛性肌萎缩常见于中年男性，并通常伴有典型的双上肢神经系统症状和体征。这与非 HEV 感染的神经性肌萎缩截然不同：这类神经损伤是单侧的，且通常作用于患者的优势臂。HEV 相关的神经痛性肌萎缩主要见于欧洲 HEV3 感染的患者。

HEV 相关神经损伤的机制尚不清楚，可能是免疫介导的，也可能是由于 HEV 嗜神经性引起。根据现有证据尚不能确定，HEV 是一种神经性病毒[109]。其他肝炎病毒，如丙型肝炎病毒，由于冷球蛋白血症、系统性血管炎或缺血的原因，与神经系统疾病相关，但没有证据表明 HEV 相关疾病与神经系统疾病相关联。戊型肝炎和神经系统之间是因果关系还是只是偶然联系？目前的证据偏向于 HEV 是神经系统疾病的始动因素有证据表明 HEV 可以直接侵入中枢神经系统，在中枢神经系统内进行病毒复制，并由起源于中枢神经系统准种区域化感染中枢神经系统。一项荷兰病例对照研究发现，201 例 GBS 患者（n=10）中的戊型肝炎病例明显多于 201 例对照组患者（IgM 临界值阳性，n=1）。在一例与慢性感染 HEV3 相关的周围神经病变中，当抗病毒成功消除体内病毒时，

神经症状也消失了。最后，该研究还认为当 35—60 岁男性患者以双侧肩痛为临床表现时，如果肝功能检查结果异常，高度提示戊型肝炎[109]。

七、诊断

（一）实验室检测

在 HEV 感染期间，实验室化验指标的变化遵循急性病毒感染的典型病程演变规律（图 36-6）。在 2～6 周的潜伏期后，可以在血液、粪便及身体其他部位检测到病毒。此时，血清转氨酶水平开始升高，通常在出现特定抗体时达到峰值。特异性 IgM 抗体最先出现，随后出现 IgG 抗体，IgG 抗体达峰后通常还能持续数年。一般在血清转氨酶水平水平达到峰值后的 1～2 周内，可以在血液和粪便中检测到病毒 RNA，随后病毒 RNA 就无法检测到了。在感染后的前 6 个月，低活性的 HEV-IgG 会被之后持续存在的高活性抗体所替代[40]。

这种病程演变规律决定了诊断检测方法的选择。幸运的是，所有四个 HEV 基因型都属于同一血清型，因此使用一个基因型产生的抗原就能够检测所有基因型对应的抗体[110]。当检验结果可靠时，在急性肝炎患者的血液中检测到 HEV 特异性 IgM 可以用于诊断。可用的商业试剂盒包括实验室使用的酶免疫分析和免疫印迹，以及即时检验使用的快速免疫层析试纸条。这些检测

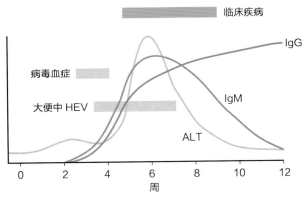

▲ 图 36-6　戊型肝炎病毒（HEV）感染后，随着时间变化，病毒存在的位置、生化结果和血清中免疫反应水平

ALT. 丙氨酸氨基转移酶

方法在实际应用中的表现存在差异：在一项比较研究中，它们的敏感性为 82%～90%，特异性为 99.5%～100%[111]。因此，如果仅使用 IgM 诊断戊型肝炎，实验室则应确保使用经过合理验证的检测方法。与所有血清学检测一样，考虑抗体交叉反应可能引起 HEV-IgM 假阳结果，许多实验室将通过另一项检测方式确认急性戊型肝炎的诊断。可以通过不同方法的 HEV-IgM 检测阳性、HEV 特异性 IgG 浓度升高或 HEV-RNA 检测阳性对戊肝进行确诊。急性戊型肝炎也可以通过检测血液中的病毒或更罕见的粪便中的病毒来诊断，通常是通过逆转录酶 PCR 检测病毒 RNA。也可以选择 HEV 抗原检测试剂盒，但它们还没有被普遍使用，而且比 PCR 的灵敏度要低。目前，已经研发了很多 PCR 检测方法；这些方法在性能特征上也有所不同，但实时 PCR 方法通常比巢式 PCR 更敏感[112]。由于免疫功能低下患者对于病毒感染表现为轻微的或者延迟的抗体反应，甚至可能是慢性病毒血症，因此，RNA 检测是这类人群的首选诊断方法。基于 PCR 技术可以对病毒进行定量[113,114]，因此可用于监测患者抗病毒治疗的反应（详见"治疗"部分）和流行病学调查的基因型、亚型和个别菌株的鉴定。

最近一项中国研究[115]对不同检测方法在散发性戊型肝炎的诊断效率进行了比较，发现 90% 的散发性戊型肝炎患者中检出 HEV-IgM，78% 的病例中检测到 HVE-RNA，57% 的病例中发现 HEV-IgG 滴度升高。在这个试验人群中，特异性 IgM 检测是最准确的检测方法，敏感性为 90.1%，特异性为 99.4%。HEV-IgM 使用的主要限制在于它对 HEV 再感染病例检测不敏感，因为这种患者只会产生活性更强的抗体，而不会产生 IgM。因此，理想的情况是，对疑似 HEV 感染的患者应使用上述所有方法进行检测，最大限度地降低漏诊的风险。

（二）鉴别诊断

1. 急性感染

在发展中国家，妊娠期急性肝衰竭最有可能

是由戊型肝炎引起的[116]。急性或亚急性肝衰竭可能发生在有基础肝病的患者身上，这些患者的死亡率很高（见上文）。

在发达国家，无论有无旅行史，肝病专科医生都应该降低对肝炎患者进行戊型肝炎病毒检测的门槛（表 36-6 和表 36-7）。临床医师在对患者完成 HEV 感染检测前，应谨慎诊断药物性肝损伤，尤其对于转氨酶升高的患者。英国和美国的研究表明，有部分误诊为药物性肝损伤的患者，

表 36-6 鉴别诊断

黄疸及血清 ALT 水平 >300U/L 的原因	急性戊型肝炎病毒感染 自身免疫性肝炎 血清阴性的肝炎 EBV 肝炎 急性乙型病毒性肝炎 甲型病毒性肝炎 急性丙型病毒性肝炎 CMV 肝炎
免疫抑制移植受者中 ALT 水平为 100～300U/L 的原因（发达国家）	慢性戊型肝炎 移植排斥反应药物性肝损伤 原发肝病复发 移植物抗宿主病 并发感染（脓毒症等）难治性 EBV 和 CMV 感染

ALT. 丙氨酸氨基转移酶；CMV. 巨细胞病毒；EBV. 人类疱疹病毒

图 36-7 考虑进行戊型肝炎病毒检测的患者

免疫状态	应该考虑接受 HEV 检测
免疫力正常	ALT 水平 >300U/L 药物性肝损伤 * 失代偿性慢性肝病 † 吉兰 - 巴雷综合征 † 神经痛性肌萎缩 † 原因不明的急性神经系统表现伴 ALT 水平上升的患者 ‡
免疫力低下（发达国家）	同上 ALT 水平持续异常 §

丙氨酸氨基转移酶（ALT）水平大于 300U/L 仅为指导。当有其他临床表现时，应检测 ALT 水平较低的患者。检测应包括血清学和 PCR 分析。对于免疫功能低下的患者，由于血清学检测结果不一定可靠，所以必须进行 PCR 检测
*. 对药物性肝损伤的诊断，如果不首先对患者进行戊型肝炎病毒（HEV）检测，结果不是完全可靠的（见正文）
†. 无论 ALT 结果如何，应在疾病发生时进行测试
‡. 如果丙氨酸氨基转移酶水平异常，应在发病时进行检测
§. 如果两次或两次以上的丙氨酸氨基转移酶（ALT）水平高于正常限值，则应对患者进行 HEV 检测

实际上是急性戊型肝炎[117,118]。最近英国、法国的一项研究表明，3% 的慢性肝病失代偿患者是由 HEV 导致的。对于这些人群来说，没有任何临床或实验室的线索指导诊断。因此，除非对所有患者进行常规 HEV 化验，否则将会出现漏诊[119]。

最后，在发达国家和发展中国家的一系列神经系统疾病（表 36-5 和表 36-7）中，也应考虑 HEV 感染的可能[109]。

2. 慢性感染

在发达国家，免疫抑制的慢性肝炎患者与急性肝炎患者一样需要接受检测。此外，丙氨酸氨基转移酶（ALT）水平持续升高的免疫抑制患者应检测 HEV，其中应包括逆转录酶 PCR 检测。在病毒流行水平较高的地区，对于移植后患者无论肝脏生化结果如何，应该每年常规通过 PCR 筛查 HEV。

八、治疗

（一）实体器官移植后患者的慢性戊型肝炎病毒感染

这种患者的一线治疗是减少免疫抑制治疗，特别是 T 细胞靶向的药物。仅此一项干预就可使约 1/3 的患者达到病毒清除[120]。体外研究表明，神经钙蛋白抑制药（他克莫司和环孢素）通过抑制亲环素 A 和 B 促进 HEV 复制，而尽管麦考酚酸作为肌苷 5'- 单磷酸脱氢酶抑制药能够抑制 HEV 的复制[121]。在体外试验中，雷帕霉素和依维莫司通过抑制雷帕霉素靶蛋白促进 HEV 复制，这揭示了磷脂酰肌醇 3 激酶 - 蛋白激酶 B- 雷帕霉素靶向蛋白通路发挥着限制细胞因子的作用[122]。体内数据表明，给予患者雷帕霉素靶向蛋白抑制药后血浆 HEV-RNA 浓度较高，但麦考酚酸对 HEV 复制无影响[123]。对于减少免疫抑制治疗无效的患者，需要进行抗病毒治疗。有两种药物用于抗病毒的单一疗法：聚乙二醇干扰素 α 和利巴韦林。研究中只有少数患者接受过干扰素 α 治疗：3 名肝移植受者接受了为期 3 个月的聚乙二醇干扰素 α 治疗（135μg/ 周），一名血液透

析患者曾接受过同种异体肾移植[88]。四名患者中有 3 名获得了持续的病毒学应答。12 个月的聚乙二醇干扰素治疗有效地治疗了肝移植后发生的慢性 HVE 感染[88]。然而，因为干扰素增加了器官排斥的风险，所以干扰素不是治疗肾、心脏或肺移植受者的理想疗法。

对肝移植患者和不能使用干扰素的患者，可以给予利巴韦林单药短程治疗。实际上小部分慢性 HEV 感染患者已通过 3 个月的利巴韦林（600 ～ 1000mg）治疗达到了病毒消除[124-128]。最近一项多中心回顾性研究确认了法国 13 个中心共 59 名患者的疗效，这些患者接受利巴韦林（8 mg/kg）治疗，平均疗程 3 个月（1 ～ 18 个月）。其中 78% 患者有持续的病毒学应答，即治疗结束后血浆中检测不到 HEV RNA 的时间至少持续 6 个月。当病毒学复发的患者接受利巴韦林长期复治时，病毒学响应率达到 85%。贫血是治疗中最常见的不良反应，需要短暂中断利巴韦林治疗、使用重组红细胞生成素或输血[129]。利巴韦林单药治疗偶尔会因多种原因而失败，包括由于附着性差或利巴韦林吸收不良引起的药理学因素。最近有报道称，接受利巴韦林治疗患者粪便中 HEV 的排出与治疗中断后 HEV 重新复制有关，这表明 HEV 没有从体内完全清除[130]。因此，在治疗期间监测粪便中的 HEV-RNA 有助于确定最佳疗程。最近的一项研究发现，两名感染的实体器官移植者体内检测到的病毒聚合酶（G1634R）突变与利巴韦林治疗失败有关[131]。这种突变不会使病毒对利巴韦林产生耐药性，但会增加病毒的复制并降低利巴韦林的疗效。目前尚不清楚在利巴韦林治疗开始时检测这种突变或者预测能够降低药物敏感性的病毒变种比例，是否有助于调整利巴韦林治疗的剂量和持续时间。最近的一项体外研究表明，利巴韦林的抗 HEV 活性至少部分依赖于由于宿主肌苷单磷酸脱氢酶被抑制而耗竭细胞内 GTP 池[132]。利巴韦林也可以诱导致命的突变产生（也就是说增加每个基因组的突变数量，直到新产生的变种太大而不能存活为止）[133]。利巴韦林作用的另一个可能机制是抑制真核细胞启动因子 4E，它是翻译启动复合物的组成部分。利巴韦林充当 7- 甲基鸟苷信使 RNA 帽的类似物。利巴韦林治疗失败可能是由于肌苷单磷酸脱氢酶、突变或真核起始因子 4e 的抑制不足所致。利巴韦林抗病毒活性也可能通过免疫调节实现。在这个体系中，利巴韦林增加 Th_1 反应，逆转调节性 T 细胞对 CD4 效应性 T 细胞抑制，或上调干扰素信号级联反应，从而调节干扰素刺激基因的表达[134,135]。总的来说，利巴韦林能够调节天然杀伤细胞产生干扰素 γ。因此，利巴韦林免疫调节反应的改变也可能导致治疗失败。

（二）人类免疫缺陷病毒感染患者的慢性戊型肝炎病毒感染

一项报道称，抗逆转录病毒治疗诱导的免疫重建导致 2 例慢性肝病患者的 HEV 清除[136,137]。而另一项研究中的 2 名患者，抗逆转录病毒治疗恢复的免疫力不足以清除体内的 HEV-RNA，还需要接受额外的治疗[138,139]。其中一名患者接受了 6 个月的聚乙二醇干扰素治疗，仍未清除 HEV[138]。随后接受 3 个月的聚乙二醇干扰素联合利巴韦林治疗，最终 HEV 快速清除。另一名患者接受的是利巴韦林单独治疗[139]。迄今为止，很少有艾滋病毒和丙型肝炎病毒混合感染者接受抗病毒治疗。曾有一名混合感染患者使用聚乙二醇干扰素单药治疗 6 个月，直到停止治疗后 27 周，仍未检测到 HEV-RNA[140]。另有一名患者使用利巴韦林单药治疗 3 个月[139]，两名患者使用利巴韦林单药治疗 6 个月[141]。除一名接受利巴韦林治疗 6 个月的患者外[141]，其他两名患者都获得了持续的病毒学应答。治疗结束时，这两位患者中血浆和粪便中的 HEV RNA 均为阴性，但停药 10 周后 HEV 出现复发。虽然不能排除再感染的可能，但没有进行系统发育分析来进一步佐证。

（三）血液病患者的慢性戊型肝炎病毒感染

一名患有毛细胞白血病和慢性 HEV 感染的患者成功地接受了为期 3 个月的聚乙二醇干扰素

治疗[142]。一名非霍奇金淋巴瘤患者接受了 3 个月的利妥昔单抗及干扰素治疗，患者临床症状有所改善，但治疗结束时仍能检测到 HEV-RNA[143]。一名患有慢性粒单核细胞白血病和慢性 HEV 感染的患者通过 3 个月的利巴韦林单药治疗清除了 HEV[144]。一名特发性 CD4$^+$T 淋巴细胞减少症伴 HEV 感染的患者成功接受了 3 个月的利巴韦林治疗[127]。最后，还有 1 例慢性淋巴细胞白血病伴戊型肝炎病毒感染的患者接受了 48 周的利巴韦林治疗后[145]，在患者血浆标本中没测到 HEV-RNA，而在其粪便标本中仍然存在 HEV。此外，患者在阿仑单抗治疗后，出现了短暂的 HEV 病毒血症，这表明长时间的病毒血症似乎与免疫抑制治疗的强度至少有部分关系。在慢性 HEV 感染的大多数血液病患者中，似乎利巴韦林单药治疗 3 个月即可以获得持续的病毒学应答，但这一结论需要在更多患者人群的队列研究中进一步证实，因为对于某些血液病患者，HEV 感染可导致血液病相关治疗的延迟甚至被取消，因此此类患者的 HEV 感染治疗十分重要[146]。

（四）急性戊型肝炎病毒感染

急性戊型肝炎通常不需要专门治疗，但一些患者可能伴有 FHF 高发风险，尤其是那些已经有慢性肝病的患者。利巴韦林治疗的急性重症戊型肝炎在一些病例中显示出了良好的效果。一位急性重症 HEV3 感染患者接受利巴韦林 1200mg/日连续治疗 21d 后[147]，血浆 HEV-RNA 浓度显著下降，肝脏生化指标迅速改善。另外还有两名感染 HEV 3 的慢性肝病患者接受了利巴韦林治疗[148]：第一次给予 200mg/ 日，持续 3 个月；第二次给予 1000mg/ 日，持续 10d。在这两次利巴韦林治疗后，患者均完全恢复。另 1 例 HIV 感染伴急性重症 HEV3 感染的患者给予利巴韦林治疗 3 个月后，HEV 清除的同时 ALT 逐渐恢复正常[149]。利巴韦林也能有效治疗 HEV1 感染。4 名伴有急性 HEV1 感染的慢性肝病患者，在接受利巴韦林 200～600mg/d 的治疗后成功清除病毒，平均疗程为 12 周[150]。

（五）肝外表现患者

除了典型的肝脏表现外，HEV 还能导致肝外疾病。如前所述，神经系统疾病是最常见的并发症。报道显示 1 名周围神经病变患者接受聚乙二醇干扰素加利巴韦林治疗 3 个月后，血浆中的 HEV 清除的同时神经症状消失[140]。另一份报道介绍了一例肝移植后患者，由于 HEV3 感染引起的 GBS 和重症坏死性肌炎[151]，患者接受利巴韦林治疗后 HEV 快速清除，神经和肌肉症状也迅速恢复。此外，还有一名慢性肝病患者出现急性戊型肝炎和急性肾衰竭需要进行肾脏替代治疗[148]，患者一共接受了 3 个月的利巴韦林治疗。利巴韦林治疗 1 个月后血浆中 HEV 就被清除，2 个月后患者停止透析。

九、戊型肝炎病毒与血液供应

由于 HEV 感染很常见，而且在 HEV 3 和 HEV 4 感染时，通常无临床表现，因此，在发达国家，HEV 已经进入人类供应的血液制品中并不令人惊讶，HEV 在血液中的概率让人震惊（表 36-2 和表 36-3）。由于目前没有对献血者进行 HEV 筛查，使用血液制品的部分患者正在被 HEV 感染。在英格兰东南部的一项回顾性研究中，发现 22.5 万名献血者中有 79 人为病毒血症[70]。随后有 60 名患者接受了 HEV 感染的血液制品，找到了其中 42 人纳入研究：有 18 名患者（42%）感染了 HEV；8 名免疫力正常的患者出现急性感染，但只有 1 名患者出现症状；10 名免疫力低下的患者出现感染，其中部分进展后的慢性感染患者需要进一步治疗。当血液制品中病毒载量很高时，输血者更容易感染 HEV；若血液制品中含有抗 HEV 抗体，患者感染的风险就会降低。献血者是否应进行 HEV 筛查是目前输血界的热点问题。

十、预防

在发展中国家，预防戊型肝炎的关键在于普

遍提供清洁的饮用水。尤其在卫生基础设施发生故障时（如在非洲难民营和地震等自然灾害后），这个问题就更加棘手。在中国研制出了安全有效的疫苗，该疫苗的安全性和有效性已经在一项100 000人参加的大型3期研究中得到证实[152]。但是该疫苗目前仅在中国使用，何时可以在其他国家得到推广目前仍不能确定。关于疫苗还有几个尚未解决的问题：包括它在怀孕期间的安全性和有效性，以及疫苗是否对所有基因型都有效。

在发达国家，预防地方获得性人畜共患病的问题更为棘手。其主要原因在于动物宿主过多，同时感染人类的途径也很多（图36-4）。可以参考的预防措施包括彻底煮熟含猪肉的食物、处理生猪肉时采取适当的保护和预防措施，以及对献血者进行HEV筛查以防止感染输血传播疾病。在免疫功能低下和慢性肝病患者等高危人群中，可以考虑接种疫苗。由于疫苗仅在中国使用，且其在高危人群中的保护性及安全性尚未确定，因此高危人群接种暂不可行。另一个可能的预防策略是对养殖猪进行疫苗接种，这是一项耗资巨大的举措，但其预防人类感染的效果也还是不确定的。

◆ 结论

在过去的15年里，我们对HEV的理解完全改变了。戊型肝炎是一种全球性疾病，是世界范围内急性病毒性肝炎最常见的病因，对人类造成极大的疾病负担。HEV可引起急性和慢性感染，并具有较高的肝脏发病率和相关死亡率。戊型肝炎的临床表型仍在揭示过程中，特别是在其神经系统表现方面。对于无论是否有旅行史的肝炎患者、肝功能化验持续异常的免疫功能抑制人群以及一部分神经系统症状的患者，都应考虑戊型肝炎的诊断。

总　结

最新进展

- 认识到HEV也可以在发达国家流行，在这些地区，它是由HEV3和HEV4引起的一种人畜共患病。
- 不断更新的流行病学数据表明发病率伴随不同国家以及不同时期一直在发生变化。
- 界定急性重症感染和慢性感染的高风险群体。
- 有效的治疗方法：慢性感染患者应给予利巴韦林治疗。
- 目前已有有关HEV感染后遗症的报道：在欧洲，有10%的臂丛神经炎和5%的吉兰-巴雷综合征与HEV感染相关。
- 目前只有中国有安全有效的疫苗。

关键知识缺口

- 对于HEV基础生理过程的了解并不透彻。

- 在大多数情况下，感染的途径和来源都无法确定，因此，国家之间和国家内部的发病率存在差异，而且发病率会随着时间发生变化。
- 确定HEV在美国的疾病负荷。
- 明确感染血液制品为输血者带来的风险，以及该结果对于献血者筛查的影响。
- 明确与戊肝相关的神经系统表现的机制。
- 孕妇的高死亡率与HEV1和HEV2感染有关，而与HEV3和HEV4的病理机制无关。
- 为利巴韦林治疗失败的病人寻找替代治疗。
- 确定疫苗对于HEV3以及高危人群的保护效益。

未来发展方向

- 有效的细胞培养模型将有助于提高对HEV基础生理的了解。
- 流行病学调查需要确定感染途径。

总 结

- 更好的血清学 / 分子学方法用于鉴别流行病的既往感染与现症感染。
- 在献血者病毒血症发病率较高的大部分国家，需要对献血者 / 血液制品进行 HEV 筛查。

- 在美国推出用于指导 HEV 诊断的化验。
- 确定戊型肝炎病毒感染的所有临床表现。
- 确定不同基因型感染对于临床表现差异的影响。
- 确定并实施 HEV 疫苗接种的策略。

第五部分

感染性疾病与肝脏 (Liver and Other Infections)

第 37 章　HIV 和肝脏
HIV and the Liver

Kenneth E. Sherman，Richard K. Sterling　著

梅骁乐　译，陈威巍、张敏娜　校

● 缩略语　ABBREVIATIONS

ALT	alanine aminotransferase	丙氨酸氨基转移酶
APRI	AST to platelet ratio index	AST/ 血小板比值
AST	aspartate aminotransferase	天门冬氨酸氨基转移酶
cART	combination antiretroviral therapy	联合抗逆转录病毒疗法
FIB-4	fibrosis 4 score	基于血清 4 个指标的肝纤维化指数
HA	hyaluronic acid	透明质酸
HAV	hepatitis A virus	甲型肝炎病毒
HBV	hepatitis B virus	乙型肝炎病毒
HCC	hepatocellular carcinoma	肝细胞癌
HCV	hepatitis C virus	丙型肝炎病毒
HDV	hepatitis D virus	丁型肝炎病毒
HEV	hepatitis E virus	戊型肝炎病毒
HIV	human immunodeficiency virus	人类免疫缺陷病毒
MRE	magnetic resonance elastography	磁共振弹性成像
NAFLD/NASH	nonalcoholic fatty liver disease/nonalcoholic steatohepatitis	非酒精性脂肪性肝病 / 非酒精性脂肪性肝炎
TE	transient elastography	瞬时弹性成像
TRAIL	TNF-related apoptosis-inducing ligand	TNF- 相关凋亡诱导配体

在人类免疫缺陷病毒（HIV）感染中，肝病是重要的发病和死亡原因。的确，肝病在西方国家的 HIV 感染者死亡原因中排在前三。肝病的病因多种多样，包括慢性病毒感染、非酒精性脂肪肝 / 脂肪性肝炎（NAFLD / NASH）和药物性肝损伤（表 37-1）。其原因是持续的免疫激活状态可能加速肝纤维化进程，也可能是 HIV 直接感染星状细胞导致的活化和过量的胶原沉积。此外，用于控制 HIV 复制的联合抗逆转录病毒疗法（cART）可直接或间接地诱发肝损伤。医务人员包括对 HIV 感染者提供诊疗服务的肝病专家，都应该熟悉这类患者病情的微妙变化，因为药物的相互作用及其对肝脏的影响可能会对常规实验室检验结果的判断和分析产生影响。

表 37-1　HIV 感染者的肝病

常见疾病
- 丙型病毒性肝炎
- 乙型病毒性肝炎
- 非酒精性脂肪肝
- 酒精性脂肪肝
- 药物性肝损伤

少见疾病
- 甲型病毒性肝炎
- 戊型病毒性肝炎
- EB 病毒感染
- 巨细胞病毒感染
- 真菌感染
- 寄生虫感染
- 巴尔通体感染
- 分枝杆菌感染
- 卡波西肉瘤
- AIDS 相关胆管病变

一、HIV 感染者肝病的流行病学

肝脏疾病作为影响 HIV 感染者发病和死亡的重要因素，直到 20 世纪 90 年代中后期才得到重视。高效抗逆转录病毒药物的使用改变了 HIV 相关死亡的流行病学，而之前 HIV 感染者的死亡多由于机会性感染。多项大型队列研究证明，肝脏病程对患者生存具有显著影响。法国 Mortavic 的研究追踪了 1995—2010 年间共 26 000 名感染 HIV 的患者。与 AIDS 相关的疾病占所记录死亡人数的 20%，其次是慢性肝病，占 13%[1]。一项关于抗 HIV 药物不良反应的队列研究（D:A:D）包含了 1999—2011 年全美、欧洲和澳大利亚的 308 719 名 HIV 感染患者，随访了 49 731 人。发现 HIV 感染患者的死因主要是 AIDS 相关疾病，其次是非 AIDS 相关的恶性肿瘤。由于 13% 的死亡是因肝病导致，使得肝病成为该队列中非 AIDS 相关死亡的第二大原因[2]。随着联合抗逆转录病毒疗法的出现，HIV 感染者的生存期延长，却也使肝病成为重症和死亡的主要病因[3,4]。这些研究结果为我们更深入地了解肝脏的慢性病毒感染、药物毒性和脂肪肝加速 HIV 感染患者的疾病进程开启了大门。肝脏疾病的流行病学并非一成不变，而是随着新的艾滋病治疗方式以及预防策略的改变而发展（图 37-1）。而今，血液供应作为丙型肝炎病毒（HCV）和 HIV 的传染源已被有效排除，而在 20 世纪 80 年代早期，血液供应则受到 HCV 和 HIV 的严重污染。在 20 世纪 90 年代末和 21 世纪初，发现 HIV 感染者在免疫重建或拉米夫定治疗的 HBV DNA 反弹期间，严重肝病的偶然性暴发是由于 HBV 病毒感染[5]。认识到此问题后，加上广泛使用替诺福韦作为 cART 主体药物，也减少了由 HBV 感染引起的严重肝病。Benhamou 等的开创性工作将 HCV 感染和 HIV/HCV 共感染与肝纤维化进展加速联系起来[6,7]。然而，十多年后，人们才认识到抑制 HIV 复制在控制 HCV 相关肝病进展方面也至关重要[8,9]。许多早期的抗逆转录病毒药物具有高度的肝毒性，但由于缺乏更安全的选择而不得不使用。总之，随着 HIV 治疗的进展，现在治疗 HIV 的药物很少甚至几乎没有内在肝毒性。

人们越来越认识到，新的疾病是影响肝病的重要原因。西方国家以前并未将戊型肝炎看作肝病的重要病因，但如今也正在认识到，HEV 在这些地区也是一种常见病因[10]。近期研究表明，HIV 感染者和其他免疫抑制人群可能发展为慢性 HEV 感染，这可能是进行性肝纤维化导致肝硬化的原因之一[11]。丁型肝炎虽然已经被充分认识，但在 HIV 感染者群体中的特征性表现尚未研究透彻[12]。抗逆转录病毒药物的长期使用在一定程度上影响了非酒精性脂肪肝病/非酒精性脂肪性肝炎（NAFLD/NASH）的脂肪再分配，因此人们逐渐认识到这也是 HIV 感染者进行性肝病的一个原因。

人口整体行为的变化也显著地影响着流行病学的变化。在感染 HIV 的男男性行为者（MSMs）中新发急性 HCV 感染率显著上升，这在一定程度上是由于高危性行为的增加[13]。这与 HIV 阳性者被 cART 疗法有效地控制了病毒，而相信自己可以不会因高危行为而感染 HIV 有关[14,15]。在过去几年中，美国东部的毒品使用方式出现了变化，出现了新兴的静脉注射式吸食海洛因[16]。这种吸毒方式的流行，在一些地区也导致了 HIV/HCV 共感染，成为年轻人的一种非都市流行病[17]。

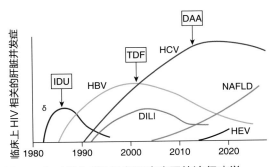

▲ 图 37-1　HIV 感染患者肝病病因的流行病学

DAA. 直接作用抗病毒药；DILI. 药物性肝损伤；HBV. 乙型肝炎病毒；HCV. 丙型肝炎病毒；HEV. 戊型肝炎病毒；IDU. 静脉吸毒者；NAFLD. 非酒精性脂肪性肝病；TDF. 替诺福韦（引自 AIDS Reviews，2013Jan-Mar；15: 25-31）

二、HIV 特有的肝病机制

非 HIV 感染者的肝损伤机制也适用于 HIV

感染者，但也有一些例外值得注意。例如，研究表明，在 HIV 感染者发生 HBV 感染的早期，CD4 计数低的患者肝损伤的风险也降低[18]。这反映了 HBV 感染相关性肝损伤的免疫学特点，且肝损伤可以因免疫功能不良而明显地减轻。总之，HIV 感染代表了一种独特的身体内环境，即具有额外的因素影响身体的正常免疫反应，导致临床病程的加重或减轻（图 37-2）。

在 HIV 感染后，肠道黏膜的紧密连接在早期就迅速丧失，这与肠相关淋巴组织（GALT）的严重丧失有关。这种改变导致肠道渗漏，进而使细菌及其残骸进入内脏循环[19]。最典型的就是内毒素的进入，尽管还可能有其他不太明确的细菌成分[20]。这些物质进入肝脏会导致库普弗细胞耗竭[21]。对这些产物的不完全清除导致了

广泛的免疫激活。同时，感染者机体既有 T 细胞介导的免疫应答的降低，又有固有免疫途径的激活，其可能导致与细胞因子微环境改变相关的肝纤维化。尽管抗逆转录病毒药物可以强烈抑制 HIV 并使外周血 CD4 计数增加，但肠道免疫功能很难恢复，持续的免疫激活成为 HIV 感染的特征。

HIV 主要在 CD4 和 T 细胞中感染和复制。它与 C-C 趋化因子受体 5（CCR5）和晚期感染中 CD4 和 T 高度表达的 CXC 受体 4（CXCR4）结合。然而，其他细胞类型，包括肝细胞和肝星状细胞，也表达这些受体。感染的 T 细胞不仅可产生病毒粒子，而且还产生大量的 gp120 蛋白，其可在 HIV 感染个体的血循环中发现。gp120 和 HIV 病毒粒子都能与肝细胞和星状细胞上的同源

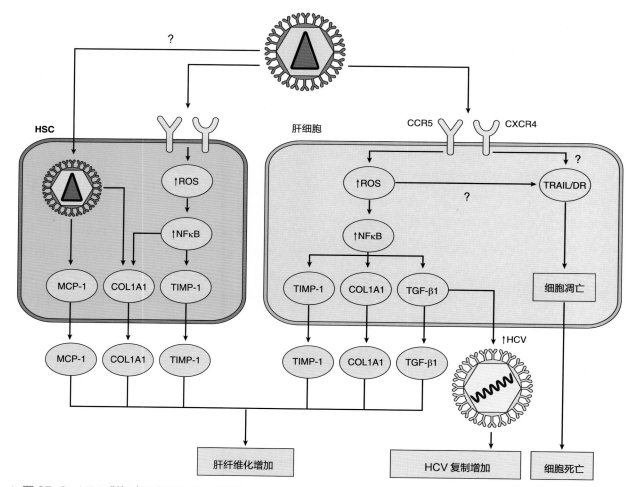

▲ 图 37-2　HIV 感染时肝病的机制，HIV 和肝细胞及肝星状细胞的相互作用引起肝纤维化

CCR5.C-C 趋化因子受体 5 型；COL1A1.1 型胶原蛋白；CXCR4.C-X-C 趋化因子受体 4 型；DR. 死亡受体；HSC. 肝星状细胞；MCP-1. 单核细胞趋化因子 1；ROS. 活性氧；TGF-β1. 转化生长因子 β-1；TIMP-1. 金属蛋白酶组织抑制药；TRAIL. TNF 相关凋亡诱导配体（引自 Nat Rev Gastroenterol Hepatol. 2014 Jun；11：362-371）

受体结合，激活各种固有免疫途径[22]。gp120 和 HIV 病毒粒子与肝细胞上 CXCR4 相互作用，上调 TRAIL（TNF 相关凋亡诱导配体）进而引起 JNK Ⅱ介导的细胞凋亡[23]。活性氧的增加可促进核因子 κB（NF-κB）介导的纤维化进程[24]。表面趋化因子受体的参与也增加转化生长因子 β-1（TGF-β1）的表达。这也许是 HCV 复制的驱动力[25]。

　　合适的 cART 可迅速降低大多数患者的 HIV 病毒载量。丙氨酸氨基转移酶（ALT）活性升高，特别是在 HCV 感染的 AIDS 患者中 ALT 的飙升，以往已作很多描述。尽管部分可能归因于药物毒性（见下文），但最近为阐明该机制的研究表明，HIV 抑制和固有免疫应答相关的干扰素刺激基因的下调之间存在复杂的相互作用。这导致 HCV 病毒复制增加，其在免疫重建的情况下伴随着细胞凋亡和短暂的 ALT 的升高。肝脏活检结果则与药物的肝毒性效应不一致，其实，活检显示了肝脏炎症的减轻[26]。ALT 的升高和 HCV 的再现倾向于在 48 周内消退，这似乎建立了一个新的调定点，在此之后血循环中的 HCV RNA 水平降低。

　　长期使用 cART 可能导致进行性肝损伤。与其他核苷/核苷酸类似物相比，去羟肌苷和司坦夫定均表现出了线粒体毒性风险的增加[27,28]。蛋白酶抑制药可能通过影响视黄酸结合蛋白而导致肝损伤。药物超敏反应可见于阿巴卡韦和奈韦拉平。除免疫介导的损伤过程外，肝细胞损伤往往是剂量依赖性的。因此，高剂量的利托那韦原则上具有肝毒性，但增强剂量通常是安全的[29]。下面将对药物相关性肝毒性进行更详细的阐述。

三、反映肝病严重程度的肝活检和无创标志物

　　准确判断是否有肝纤维化和肝纤维化程度对于慢性肝病患者的预后和治疗决策至关重要[30-32]。经皮肝活检仍然是评估肝纤维化的金标准，并且是诊断慢性肝病炎症和纤维化程度的重要手段[33,34]。肝活检还提供了可能影响疾病进展的

其他信息，如脂肪变性。然而，肝活检是侵入性检查，并发症的发生率为 1%～5%，死亡风险从 1/10 000～1/1000[35-37]。某些 HIV 感染/AIDS 患者的风险可能更高，因为更容易出现出血等风险（例如，肝紫癜病）。经颈静脉肝活检可作为一种选择[38]。由于肝脏活检的风险，已经出现能准确预测肝脏组织学改变的非侵入性检查和可替代标志物。包括单独或组合的简单实验室检查，例如血清天门冬氨酸氨基转移酶（AST）和丙氨酸氨基转移酶（ALT）、凝血酶原时间（PT）或国际标准化比率（INR）、白蛋白和胆红素。然而，因为大部分共感染的患者在肝活检时尽管有明显的组织学异常，ALT 却可能正常，尤其是 HIV 合并 HCV 患者[39-41]与 HCV 单一感染者相比[42,43]，单用血清转氨酶作为肝组织学损伤的评价往往并不准确。由于大多数关于肝脏疾病严重程度和纤维化的非侵入性评估的数据来自 HIV/HCV 共感染患者，而 HIV/HBV 和 HIV/NAFLD 患者的研究较少，下面我们将重点放在 HIV/HCV 共感染者。

　　考虑到肝脏活检的风险，以及 HIV 感染者和肝酶异常者，特别是 HIV/HCV 共感染人群肝纤维化评估的必要性，对共感染人群非侵入性纤维化标志物的评估方法越来越多[44,45]。已在 HCV 单一感染人群中验证的各种有效生化标志物和成像方式，还需进一步在 HIV/HCV 共感染患者中明确其局限性。

使用生化标志物评估无创纤维化

　　已经开发出几种模型来帮助区分 HIV/HCV 共感染、HIV/HBV 共感染和 HIV/NASH 合并患者的轻度、中度和重度肝纤维化。包括常规和非常规的实验室检查。常规实验室检查包括继发于肝损伤和纤维化的标志物如血清 AST、ALT 和白蛋白，以及间接标志物如血小板计数等。非常规检查往往更直观地检测胶原沉积或肝功能，包括肝脏代谢活动、细胞外基质重塑蛋白、胶原合成和降解产物以及参与基质降解的酶。这其中的许多算法最初是针对 HCV 单一感染人群设计的，

但在 HIV/HCV 共感染者中，纤维化标志物和纤维化程度之间的相关性以及这些方法的诊断性能是类似的[46]。由于大多数 HIV/HBV 共感染患者使用的 cART 包含抑制 HBV 的药物，这些模型在 HBV 共感染方面尚未得到充分研究，可能表现不佳。同样，对 NAFLD/HIV 患者的肝脏组织学研究也很少。表 37-2 显示了 HIV/HCV 共感染情况常用的非侵入性检测方法。包括 AST/ 血小板比值（APRI）、Forns 指数、基于血清 4 个指标的肝纤维化指数（FIB-4）和 HGM 指数。如果能证明是准确的，那么这些既经济又易得的从常规检查中就能建立的模型是最理想的。

1. APRI

APRI 是利用血清 AST 浓度和血小板计数值得到的公式。其值由公式 {（AST/ 正常上限）/ [血小板计数（10^9/L）×100]} 确定[47]。已发现 APRI 可准确预估 HCV[48,49] 患者和 HIV/HCV 共感染患者[50-52] 明显的纤维化（METAVIR 评分≥ F_2）。在 HIV/HCV 共感染患者的队列中，显示出明显纤维化的 AUROC 为 0.847 且 APRI ＞ 1.5 时的阳性预测值（PPV）为 100%；而在排除明显纤维化上，APRI ＜ 0.5 时具有 79% 的 PPV。然而，一些研究报道，APRI 在 HCV 单一感染者的纤维化准确分期中不能取代肝活检。其中一篇报道指出，APRI 无法正确分类 40% ～ 65% 的慢性丙型肝炎或 HBeAg 阴性慢性乙型肝炎患者[53]。这导致 APRI 在共感染人群中整体效用的不确定性。

2. Forns 指数

Forns 指数使用四种常见的临床 / 实验室数据：患者年龄，血清总胆固醇，血清 γ- 谷氨酰基转肽酶（GGT）和血小板计数[54]。该方法可用于区分轻度（F_0-F_1）纤维化患者和严重（F_2-F_4）纤维化患者（AUROC 0.81），但在区分 F_2-F_4 级间的患者时不够准确。此外，由于血清胆固醇水平不同，Forns 指数不能用于基因 3 型的患者。Forns 指数已经在一个 HIV/HCV 共感染队列中得到验证，共 357 名患者用 Forns 指数判断重度纤维化的 PPV 为 94%，相比较而言，用 APRI 判断 PPV 则为 87%。而判断肝硬化的阴性预测值（NPV）为 100%[55]。

3. FIB-4 指数

FIB-4 最初设计用于 HIV/HCV 共感染，它还利用常规实验室检查来区分 Ishak 纤维化分期 0 ～ 3 分（无至轻度 / 中度纤维化）与 4 ～ 6 分（晚期纤维化）[56]。基于多变量 logistic 回归分析，计算出了一个简单的指标：[年龄（年）× AST（U/L）]/{[血小板计数（10^9/L）]×[ALT（U/L）× 1/2]}。验证组中，当截断值＜ 1.45 时，排除晚期纤维化的 NPV 为 90%，灵敏度为 70%；当截断值＞ 3.25 时，PPV 为 65%，特异度为 97%。使用该指数可以正确地将 87% 的 FIB-4 值为 1.45 ～ 3.25 的患者进行分类，并且将 Ishak 0-3 分的患者从 Ishak 4 ～ 6 分的患者中区分出来的受试者曲线下面积为 0.76，灵敏度为 70%，特异度为 97%，从而使 71% 的患者避免了不必要的肝活检。（见表 37-2）

4. HGM 指数

HGM-1 指数是基于血小板计数、AST 和葡萄糖计算所得，而 HGM-2 指数则是基于血小板计数、INR、碱性磷酸酶（ALP）和 AST[57]。HGM-1 指数在估计组（EG）和验证组（VG）预测 HIV/HCV 共感染患者的显著纤维化（F≥ 2）和晚期纤维化（F ＞ 3）的 AUROCs 分别为 0.807 和 0.712。EG 和 VG 的 HGM-2 指数的 AUROC 分别为 0.844 和 0.815。VG 中排除 F≥ 2 的 HGM-1 指数的 NPV 为 54.5%，而鉴定 F ＞ 2 的 PPV 为 93.3%。VG 中排除 F≥ 3 的 HGM-2 指数的 NPV 为 92.3%，而鉴定 F ＞ 3 的 PPV 为 64.3%。随后发展出的 HGM-3，包括常规和非常规检验，涵盖血小板计数、碱性磷酸酶、肝生长因子、金属蛋白酶组织抑制物（TIMP-1）和透明质酸（HA）。用于鉴定 F≥ 3 的 HGM-3 的 AUROC 为 0.939，显著高于 HGM-2，FIB-4，APRI 和 Forns 指数的 AUROC 值[58]。

5. 利用特殊实验室检查建立的模型

已设计出一些非侵入性模型用于评估 HCV 和 HIV/HCV 共感染患者的肝纤维化程度如 HGM-3，其包括非常规的细胞外基质重塑标记物

表 37-2　HIV / HCV 共感染患者常见无创性评估重要纤维化的方法

方法	灵敏度	特异性	阳性预测值（%）	阴性预测值（%）	受试者曲线下面积	释
APRI[47-53]	41	95	88～100	64～80	0.85	简易，结果在范围末端最佳
Forn[54, 55]	94	51	40～94	96～100	0.81	包含非常规检查
FIB-4[56]	70	97	65	97	0.76	共感染中的简易方法，最好排除纤维化的情况下使用
Fibrosure/ Fibrotest[70]	87	59	63	85	0.87	需要特殊检测，假阳性结果见于炎症加重和胆红素增加的 cART 服药者
SHASTA[59]	88	72	74	76	0.83	
Elastography[63-67]	56	91	88	56	0.80	越来越多地使用，可以与 APRI / FIB-4 结合

检测，如血清Ⅲ型前胶原肽（PⅢP）、基质金属蛋白酶（MMP）、TIMP、HA 和 IV 型胶原（CL-4）单独或与血清生化和血清 HCV RNA 水平组合应用。

SHASTA 指数设计用于在共感染患者中区分轻度和晚期纤维化，包括 HA、白蛋白和 AST。其从 AST、ALT、血清白蛋白、总胆红素、几丁质酶样蛋白 YKL-40 和 HA 方面评估纤维化。该研究发现，肝纤维化≥ F_3 者在 HA 水平升高（> 86 ng/ml）的患者的比值比（OR）值为 27，而 HA 在 41～86 ng/ml 之间的患者的 OR 值为 5.5。这种关联性比血清白蛋白< 3.5 g/dl（OR，4.85）和血清 AST > 60IU（OR，5.91）时更大[59]。

Myers 等开发了一种非侵入性指数模型，包括年龄、性别、α2- 微球蛋白（A2M）、触珠蛋白、载脂蛋白 A1（ApoA1）和 GGT。其主要的结果指标是 METAVIR 评分为 F_2-F_4 的纤维化。通过多变量分析确定的最有价值的标志物是 A2M、Apo-A1、GGT 和性别。使用这个五标志物指数，得分 > 0.60 的 AUROC 为 0.856，PPV 为 86%，得分≤ 0.20 的 NPV 为 93%，因此得出结论，在保持准确度为 89% 的情况下，依据这些临界值可降低 55% 肝脏活检的必要性[60]。Larrousse 等也证明了 TIMP-1 和 HA 可以准确预测 HIV/HCV 共感染患者中的肝纤维化程度。在 119 个开始 HCV 抗病毒治疗前的共感染患者的队列中，由肝活检获得了 MMP-1，MMP-2，Ⅲ型前胶原氨基末端肽（PⅢNP）和 HA 的资料。在多变量分析中，TIMP-1 和 HA > 95μg/ dl 均显示与肝纤维化独立相关。使用 TIMP-1 和 HA 在区分轻度（F_0～F_1）和明显（F_2～F_4）肝纤维化时，AUROC 为 0.84，灵敏度为 72.9%，特异度为 83.1%[61]。

在一组共感染患者中也进行了生物标志物分析，其中 90% 患者采用了 cART 治疗，收集了 69 名接受肝活检的患者的 HA 和 TGF-β1 结果。随后进行的 AST、ALT 和 GGT 检测发现，这些指标在 81%，70% 和 60% 的患者中升高。血清 HA 显示与肝纤维化分期具有统计学相关性，其用于区分轻度（F_0～F_2）与晚期（F_3～F_4）纤维化时 AUROC 为 0.83，灵敏度和特异度分别为 87% 和 70%。然而，在此队列中 TGF-β1 不能预测肝纤维化[62]。

6. 弹性成像或其他影像学方法进行肝纤维化无创性评估

采用影像学技术进行肝纤维化无创评估的方法在共感染患者中也进行了评价，其包括超声和磁共振弹性成像以及单光子发射计算机断层扫描（SPECT）。然而，由于 HIV 感染者的磁共振弹性成像（MRE）和 SPECT 的数据有限[63]，这些方法将不予讨论。

7. 瞬时弹性成像

弹性成像或弹性测量法是一种测量肝组织平均硬度的非侵入性方法，而肝硬度被认为是纤维化严重程度的标志。

虽然这项技术是在非 HIV 感染人群中设计

出来，但也有一些在 HIV/HCV 共感染者中的研究。在一项包括 13 名 HIV/HCV 共感染，共 251 名患者的混合队列研究中，弹性成像显示 F ≥ 2，F ≥ 3 和 F = 4（肝硬化）纤维化的 AUROC 分别为 0.79,0.91 和 0.91[64]。在另一项评估 HCV 患者瞬时弹性成像的研究中（其中 72% 是 HIV 共感染），瞬时弹性成像用于检测明显纤维化（≥ F₂）和肝硬化的 AUROC 值为 0.87。用 9.3 kPa 和 12.3 kPa 作为明显纤维化和肝硬化的临界值，可将 79% ～ 83% 的参与者正确分类。然而，值得注意的是，在未感染 HIV 的患者中其准确率似乎高于 HIV 感染者[65]。Vergara 评估了 169 名 HIV/HCV 共感染者的弹性成像，显示其在预测明显纤维化的 AUROC 为 0.87，肝硬化的 AUROC 为 0.95[66]。Macias 等还评估了瞬时弹性成像在验证肝硬度上的临界值，以更好地区分共感染者中 F < 2 与 F ≥ 2 的纤维化程度。对于 F ≥ 2，临界值为 9.0kPa 时 PPV 为 87%；F < 2 时，临界值为 6.0kPa，NPV 为 90%。对于 F ≥ 2，肝硬度 ≤ 6.0kPa 的 NPV 为 100%；F=0 时肝硬度 ≥ 9.0kPa 的 NPV 为 100%[67]。在 HBV/HIV 共感染患者中也进行了瞬时弹性成像与肝活检的比较研究，结论是在 HBV/HIV 共感染者中，瞬时弹性成像具有同样的高效能[68]。

8. 组合和放射学模式

有研究也对血清肝纤维化指标组合和放射学模式进行了比较。在一项比较共感染患者肝脏硬度测量的研究中，利用瞬时弹性成像与血小板计数、AST/ALT、APRI 和 FIB-4 等进行评价，显示肝硬度在统计学上与肝纤维化分期显著相关。弹性成像诊断肝硬化的 AUROC 曲线显著高于血小板计数，AST/ALT 和 FIB-4[69]。在另一项 100 名共感染患者的肝纤维化研究中，瞬时弹性成像与血清评估模型（APRI，Forns，FIB-4 和 HGM-2）进行了比较。当瞬时弹性成像使用最佳临界值 [F ≤ 1（< 7 kPa），F ≥ 3（≥ 11kPa）和 F₄（≥ 14kPa）]，F ≤ 1 时，其 NPV 和 PPV 分别为 81% 和 70%，F ≥ 3 时分别为 96.3% 和 60%，F₄ 时为 100% 和 57%。他们得出结论，在 HIV/

HCV 共感染患者中，弹性成像能准确地预测肝纤维化并且优于的其他简单的非侵入性指标[70]。将瞬时弹性成像与 Fibrotest 比较，对明显肝纤维化（≥ F₂），二者具有类似的诊断准确性（AUROC 分别为 0.85 和 0.87），这比 APRI（AUROC 为 0.71）更好，且瞬时弹性成像对肝硬化具有最佳准确性（AUROC 0.94）[71]。在 Fibrovic 研究中，研究了 ANRS HCO2、Fibrotest（FT）、Hepascore（HS）、Fibrometer（FM）、SHASTA、APRI、Forns 和 FIB-4 在区分轻度至中度（F₂）与晚期纤维化（F₄）的准确性。对于 F₂，FT、HS 和 FM 的 AUROC 分别为 0.78、0.84 和 0.89。其他测试的准确度较低，只能够在 37% ～ 61% 的患者中正确地对纤维化进行分类。值得注意的是，FM、HS 和 FT 的组合并未显著提高每项测试的准确性[72]。

还有人评估了接受肝脏活检的 HIV/HCV 共感染患者的 4 项非侵入性指标（FIB-4、APRI、Forns 指数和血小板计数）。对于预测明显肝纤维化（F ≥ 2），APRI、Forn 指数和 FIB-4 的 AUROC 分别为 0.77、0.75 和 0.79，分别正确识别出 39%、25% 和 70% 的患者。对于预测严重纤维化（F ≥ 3），FIB-4 的 AUROC 为 0.77，其中 56% 的患者被正确识别出来。对于预测肝硬化（F₄），FIB-4、APRI 和血小板计数的 AUROC 分别为 0.80、0.79 和 0.78，分别正确识别出 59%、60% 和 76% 的患者。FIB-4、APRI、Forns 和血小板计数在肝纤维化和肝硬化分期方面没有显著差异，但可以避免高达 56% ～ 76% 患者进行肝脏活检[63]。

另一项研究评估了 APRI、Forns 和 FIB-4 单独或组合效能，结果发现这三项模型在识别 F₂/F₃ 肝纤维化上表现出相似的准确性。当三个模型均使用最小临界值来排除 ≥ F₃ 的纤维化时，测试的灵敏度为 79% ～ 84%，NPV 为 87% ～ 91%。当使用最大临界值来识别 ≥ F₃ 的肝纤维化时，特异度为 90% ～ 96%，PPV 为 63% ～ 73%。这表明这些模型能够准确地判断超过 50% 的共感染人群的肝纤维化程度[73]。这一点也得到了另一项研究的证实。这项研究并非验证，而是在真实条件下分析共感染者的 APRI 和 Forns 指数。在 120 名可获得活检肝组织长度 ≥ 15 mm 的患者队列中，APRI 的 PPV 为 85%，Forns 的 PPV 为 81%。当二者单独使用时，可以确定 22% 的患者能避免肝脏活检，且当二者联合使用时，这个数字增加到 30%[74]。最后，Shire 等在参与 ACTG 试验的 173 名 HIV/HCV 共感染患者队列中评估了几种非侵入性模型（FIB-4，AST / ALT，年龄 / 血小板，APRI 和 Bonacini 指数）的效能[75]。在所测试的模型中，FIB-4 表现最佳，判断 F_4 的特异度为 88%，F_3-F_4 的 NPV ＞ 85%。在这项研究中，作者还开发了一个新的序数回归模型，包括年龄、种族、胆红素、血小板、INR、CD4 计数，具有高准确度[75]。但鉴于该模型的复杂性，与 FIB-4 和 APRI 相比，其临床实用性仍然有限。

9. 非侵入性肝纤维化判断方法的实践

鉴于上一节中描述的多种选择，我们为 HIV/HCV 和 HIV/HBV 共感染者提供了一种简单的诊断方法（图 37-3）。如果初步评估显示 APRI 和 FIB-4 评分低，那么患者极不可能有明显纤维化，可以谨慎地进行随访。同样，如果 APRI 和 FIB-4 评分均升高，那么患者患有晚期肝纤维化的风险很高（F_{3-4}）。这些患者在接下来应进行其他检查，以排除与门静脉高压（如静脉曲张和肝细胞癌）相关的病症。对于那些 APRI 和 FIB-4 结果不一致或将结果落在上下限值之间的人，可以考虑肝弹性成像，对于那些弹性成像后仍未分类者，再考虑肝脏活检。对于有其他病因的患者，需要进行临床判断。AIDS 患者（CD4 ＜ 200 个细胞 /mm^3）可能需要活检才能确诊，因为肉芽肿进程（传染性和非特异性）可能需要组织学的诊断，而非侵入性方法的结果可能与患者实际情况不符。

10. HIV 感染患者的非侵入性标志物和远期预后

其他研究已经检验了非侵袭性生物标志物对肝脏相关并发症和死亡率的预测价值。其在有无 HCV 共感染的 HIV 患者中都检验了 APRI 对肝脏相关并发症的预测价值。共同感染患者 APRI 的基线值更高。APRI 基线的自然对数（lnAPRI）可预测肝脏并发症，这同样适用于 HCV 共感染的情况。虽未发现 cART 对肝脏并发症具有保护作用，但其与 APRI 的进展相关。由于 lnAPRI 在共感染人群中会随时间而变化，作者认为 APRI 可能有助于确定共感染人群的肝病纵向进展[76]。

另一项研究则将 APRI、FIB-4 以及细胞外基质代谢标志物 HA、YKL-40 与 Child-Turcotte-Pugh（CTP）和终末期肝病模型（MELD）评分作为肝脏相关死亡率预测因子进行了比较。该队列包括 303 名患者，其中 207 名患者为 HIV 阳性，平均随访为 3 年。肝脏相关死亡 33 例。用 AUROC 表示标志物预测 3 年死亡率的效力，结果为 HA 0.92，CPT 0.91，APRI 0.88，FIB-4 0.87，MELD 0.84。在多变量分析中，发现即使用 MELD 或 CPT 调整后，HA、APRI 和 FIB-4 也

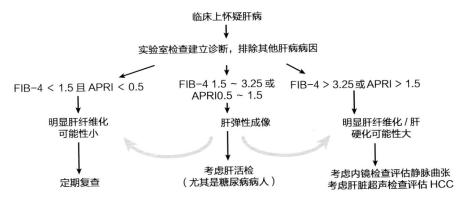

▲ 图 37-3　HIV/HCV 和 HIV/HBV 共感染者临床怀疑肝病的诊断步骤

APRI.AST/ 血小板比值；FIB-4. 基于血清 4 个指标的肝纤维化指数；HBV. 乙型肝炎病毒；HCV. 丙型肝炎病毒；HIV. 人类免疫缺陷病毒

都是死亡率的独立预测因子[77]。瞬时弹性成像也已被用于预测生存和肝脏失代偿[78,79]。

四、HIV 感染者的病毒性肝炎

（一）甲型肝炎

甲型肝炎病毒（HAV）主要通过粪 - 口传播，但消化道外的暴露也可导致急性感染。污染的饮用水和海鲜是感染的主要来源。在 MSMs 中，如果没有感染过或接种疫苗，传播感染的风险很高[80]。

HIV 患者急性 HAV 感染的临床表现与免疫功能正常的患者相似。然而，已有迁延病毒血症的病例报道。这与持续异常的 ALT 值有关[81]。研究中，与非 HIV 感染的对照（中位数 22 天）相比，15 名 HIV 阳性患者表现出显著长时间的病毒血症（中位数 53 天）[82]。因数据有限，尚未显示 HIV 感染者临床疾病严重程度与非 HIV 感染患者有差异[83]。

HIV 感染者的疫苗接种策略不如免疫功能正常人群那样有效（病毒感染免疫的一般指南见表 37-3）。在免疫功能正常的患者中，疫苗效力一般可达 95%。有研究将 282 名 HIV 感染患者分为两组比较疫苗免疫效果，一组采用标准时间和剂量（0 和 6 个月）给予标准 HAV 疫苗，另一组使用加速免疫时间（为第 0 天、第 7 天、第 21 天和第 6 个月）和半量抗原剂量[84]。总体而言，73.4% 的患者成功免疫。男性和合并 HCV 感染两个因素降低了疫苗的免疫效率。CD4/CD8 比值较高和后两剂疫苗的完全接种提高了免疫应答率。加速免疫时间没有提高应答率[84]。另外一项对 133 名 HIV 感染者进行的试验报道，CD4 大于 200 个细胞 /mm³ 的患者在第 9 个月（接受 0 和 6 个月标准两剂疫苗方案后）血清转换率为 68%，但 CD4 计数较低者仅为 9%[85]。

HIV 感染患者 HAV 疫苗的接种应在 CD4 下降之前。应在疫苗接种期间评估抗体产生的滴度，尤其是对 CD4 小于 200 细胞 / mm³ 的患者抗体滴度的评估更加重要。免疫重建后应考虑再次接种疫苗。如果预先测试发现感染概率很高，则需要在接种前进行 HAV 抗体筛查[86]。

表 37-3　HIV 感染者病毒性肝炎预防接种通用指南

病毒	适应证	推荐
HAV	HAV 暴露风险增加（如 IDUs，MSMs，血友病患者） 慢性肝病 HBV 或 HCV 共感染 没有有免疫力的证据	在 0 和 6 ～ 12 个月时，1 ml IM 甲型肝炎疫苗； 应在 1 个月时评估抗 HAV 抗体反应；当 CD4 计数 > 200 时，没有充分免疫者应重新接种
HBV	没有慢性乙肝 对 HBV 无免疫力（HBsAb < 10 U / ml）	在 0,1 个月和 6 个月时双倍剂量注射 HBV 疫苗（如 Engerix-B 疫苗，40μg/ml 而不是 20μg/ml）；4 倍剂量系列可以增加持续性 HBsAb 应在免疫后 1 个月进行评估；< 10 U/ml 的患者应使用加强剂（40μg/ml）再接种
HCV		无可用疫苗
HDV		HBV 疫苗可达到预防作用
HEV		全美无可用疫苗，尚无评估 HIV 感染患者疫苗效力的文章

IDUs. 静脉吸毒者；MSMs. 男男性接触者
详情见 http : //aidsinfo.nih.gov/contentfiles/lvguidelines/adult_oi.pdf

（二）乙型肝炎

由于共同的传播途径，HIV 阳性者的 HBV 感染很常见。在某些情况下，超过 2/3 的 HIV 感染者有过往 HBV 暴露标志[87]。目前全球约有 200 万～ 400 万人（约占 HIV 感染者的 10%）为 HIV/HBV 共感染者（图 37-4）[88]。然而，根据 HBV 在当地的流行情况和感染方式的不同，其流行程度差异很大（5% ～ 20%）。

全美所有的 HIV 感染患者中，大约有一半有 HBV 暴露史，HIV/HBV 共感染的患病率约为 8%，是全美一般人群的 20 倍[88]。在 1996—2007 年间 HIV 门诊研究（HOPS）中检测的超过

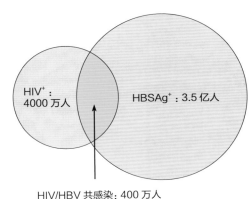

HIV/HBV 共感染: 400 万人

▲ 图 37-4 HIV 和 HBV 感染的全球患病率

4400 名 HIV 感染者，8.4% 的患者 HBsAg 阳性或有可检测到的 HBV DNA[89]。同样，多中心 AIDS 队列研究（MACS）2002 年报告了受检测的 2559 例 HIV 感染者中，8.3% 有 HBV 的共感染[90]。与注射吸毒者和异性恋者相比，MSM 的患病率最高。与女性相比，男性患病率更高；与西班牙裔人相比，非西班牙裔人患病率更高；与年轻或年长患者相比，35-44 岁的患者患病率更高[90]。

HIV 共感染对未治疗的 HBV 自然病史每个阶段都产生着负面影响，并加速 HBV 疾病的进展。HIV 共感染与 HBV 复制增加和 HBV DNA 水平升高有关[91]。HIV/HBV 共感染的个体比 HBV 单一感染者更容易传播病毒，自发清除病毒的可能性更小，并且进展到慢性的可能性比单一感染者高 6 倍[92,93]。这些个体更有可能失去保护性抗 -HBs 抗体并重新激活 HBV 感染，特别是当他们的 CD4 计数下降时[94-96]。HIV/HBV 共感染者即使其 ALT 水平低，其纤维化进展也加快，肝硬化也更常见[97]。尽管缺乏大型队列的数据，但 HIV/HBV 共感染者，特别是因高风险性行为感染的患者，HCC 风险也要高得多[98]。甚至，这些患者与 HBV 单一感染者相比，更有可能死于肝脏相关病因[4,90,99,100]。

另一方面，HBV 对 HIV 和 AIDS 自然病史的影响似乎并不显著[102-104]。在接受长期 cART 的患者中，HBV 状态并不影响药物对 HIV 抑制或 CD4 计数。在 cART 时代之前，与 HIV 感染相关的发病率和死亡率显著高于 HBV 感染并发症引起的发病率和死亡率。

所有感染 HIV 的人都应该通过血清学检测 HBV 共感染的证据，反之亦然。与 HIV 阴性者一样，HBV 的血清学初步筛查检测包括 HBsAg，HBsAb 和抗 HBc（总抗体或 IgG）。HBV 共感染通过检测血清中的 HBsAg 或 HBV DNA 来诊断。HBeAg 不一定能检测到，其对于慢性 HBV 的诊断不是必需，但是病毒复制重要的指标。无论如何，HBV DNA 水平都应独立于 HBeAg 状态而作为所有 HBsAg 阳性的患者病毒复制的标志物进行检测。HBV 基因分型在诊疗中并不重要，但可能有用[105,106]。

据报道，HIV 感染者可以有自发血清转换（即 HBsAb 消失和 HBsAg 再次出现），尤其可能在 CD4 计数非常低（< 200 个细胞 / mm^3）的情况下出现[94-96]。因此，HBsAb 阳性的 HIV 感染者，如果出现不明原因的肝功能异常，应重复进行 HBV 血清学检查以排除再次出现 HBV 感染。

在没有 HBsAb 或 HBeAb 的情况下，在 HIV 患者中检测到核心抗体（抗 HBc）并不罕见。虽然有可能产生假阳性结果，但 HIV 感染者分离出抗 HBc 抗体更可能代表过去的感染[107]。据报道，2% ～ 60% 以上的隐匿性 HBV 感染（在没有 HBsAg 的情况下血清或肝脏中存在 HBV DNA）的 HIV 感染者，通常存在抗 HBc[108-110]。这些患者的 ALT 和 HBV DNA 水平通常较低。虽然隐匿性 HBV 感染的临床意义尚不清楚，但可检测到 HBV DNA 的患者仍然存在患 HCC 风险。因此，如果临床上怀疑，在有抗 HBc 而 HBsAg 阴性情况下出现 ALT 水平升高，可查 HBV DNA 以明确诊断。

所有 HBV/HIV 感染者无论是否存在肝硬化，均应每 6 个月进行一次肝脏超声和（或）甲胎蛋白（AFP）血清学检查，以筛查 HCC[105,106]。建议患者完全戒酒。应询问患者肝病和 HCC 的家族史，因为有 HCC 家族史的患者发生 HCC 的风险较高。所有家庭成员和性接触者都应进行 HBV 血清标记物筛查，如果是阴性，应进行疫苗接种。

过去，决定对 HIV 共感染者治疗其慢性乙肝炎是基于对若干因素的认真考虑，包括潜在的肝脏疾病状态、抗病毒治疗反应的可能性、不良事件的风险以及用 cART 的需要。由于 HIV 感染可加速 HBV 相关性肝病的进展并产生不良后果，并且随着免疫缺陷的进展，对抗 HBV 治疗的反应可能会减弱，目前的标准治疗是建议所有共感染患者都接受 HBV 治疗。新的 HIV 治疗指南是基于发现任何 CD4 计数水平下抑制 HIV 的治疗都是有益的[111]。因此，大多数患者在决定治疗 HIV 的同时，必须同时考虑治疗 HBV，且使用对 HIV 和 HBV 均有效的药物（即核苷类似物）。这简化了曾经复杂且常常令人困惑的治疗配伍。表 37-4 总结了 HIV 感染者的抗病毒治疗指南。

HIV/HBV 感染者中抗 HBV 治疗的主要目标是通过持续抑制 HBV 复制到尽可能低的水平来预防肝脏相关并发症。理想的治疗终点是在完成时限治疗（功能性治愈时）后持续的 HBsAg 消失。如果未达到理想终点，或者在 HBeAg 阴性的情况下，下一个最理想的终点是持续的病毒学缓解（灵敏 PCR 法检测不到 HBV DNA）。然而，因为血清转换和再激活的可能性，即使在血清转换后也应该继续治疗。其他重要目标是尽量减少抗逆转录病毒药物的肝毒性，并避免干扰 HIV 治疗。

已批准多种抗病毒药物用于治疗 HBV 单一感染。其中两种药物（替诺福韦和拉米夫定）也具有显著的抗逆转录病毒活性，是许多抗逆转录病毒治疗方案的关键组成部分。恩替卡韦似乎对 HIV 具有较弱的抗病毒活性，如果用作单药治疗，将可能产生选择突变，影响随后的 HIV 治疗。因此，应该避免这种情况[112]。其他药物（干扰素 α，阿德福韦和替比夫定）几乎没有或仅有轻微的抗 HIV 作用。

在 HIV 背景下治疗 HBV 的优选方案是替诺福韦与恩曲他滨或拉米夫定（其也作为 cART 的核苷逆转录酶抑制药 [NRTI] 主体）以及第三种 HIV 药物的组合。如果有拉米夫定暴露史或耐药，则推荐使用替诺福韦加恩曲他滨[113]。这种组合的单一丸剂（特鲁瓦达）是大多数患者的优选。在不能使用替诺福韦的情况下（由于骨或肾毒性），可以用恩替卡韦替代，但恩替卡韦不应在 HIV 复制没有完全抑制的情况下使用。通常，在所有患者中都使用 1mg 剂量的恩替卡韦。由于肾毒性更小，替诺福韦艾拉酚胺可能会替代替诺福韦成为 HIV 治疗主体的一部分，但尚未报道其在 HIV/HBV 共感染患者的总体疗效。尽管聚乙二醇干扰素可用于治疗慢性 HBV 感染，但由于药物相关毒性高，通常不用于 HIV/HBV 共感染患者。

表 37-4　HIV 感染者的抗病毒治疗指南

病毒	推荐	开始时间
HAV	仅支持治疗	
HBV	一线治疗：选择 cART 方案时使用双活性药物 替诺福韦 替诺福韦 / 恩曲他滨 替诺福韦 / 拉米夫定 二线治疗：仅与 cART 一起使用 恩替卡韦 替比夫定 聚乙二醇干扰素	所有患者在开始 cART 时
HCV	见 HCV 指南（http：//www.hcvguidelines.com） 检查药物相互作用	先治 HIV 后治 HCV
HDV	NRTIs 和（或）聚乙二醇干扰素	慢性感染
HEV	利巴韦林	慢性感染

引自 http：//aidsinfo.nih.gov/contentfiles/lvguidelines/adult_oi.pdf.

所有接受抗 HBV 治疗的患者都应经常监测肝脏功能和 HBV DNA。血清 ALT 水平和 HBV DNA 应至少每 3 ～ 6 个月检测一次。对于 HBeAg 阳性的患者，应每 6 个月检测一次 HBeAg 和抗 -HBeAb，以监测血清转换情况。虽然不管 HBeAg 血清转换如何，都推荐 HIV/HBV 共感染者长期抗 HBV 治疗[113]，但有关其血清转换的信息可能有助于预测 HBsAg 转阴 / 血清转换和 HBV DNA 的抑制。对于 HBeAg 阴性的患者，不需要监测 HBeAg 或抗 HBeAb。建议每年检测 HBsAg 以评估 HBsAg 血清转换。然而，由于共感染的患者需要持续抑制 HIV，因此不建议改变或停止使用 cART[115]。HBsAg 定量（如果可做的话）已显示与肝脏 HBV DNA 水平相关，可能有助于监测抗 HBV 疗效，特别是那些从 HBeAg 血清转为抗 HBeAb 的患者[116]。

停用具有抗 HBV 活性的药物可导致 HBV 再激活，导致严重的肝细胞损伤[5]。应建议患者不要自行停药，并在 HBV 治疗中断期间密切观察。如果由于不耐受或缺乏疗效而需要对 cART 进行修改，则应继续使用替代的抗 HBV 药物以防止 HBV 再激活，即使这不是随后的抗 HIV 方案的一部分。

免疫重建可以在针对 HIV 的 cART 开始后发生。这通常发生在 cART 开始的 4 ～ 8 周内，其特征是 HIV RNA 水平迅速下降和 CD4 计数增加[117]。这可能导致 HBV 相关性肝病的恶化。一些专家建议在 cART 之前即开始抗 HBV 治疗，特别是如果 HBV DNA 水平非常高且 CD4 计数非常低的情况，但是尚没有数据支持这一观点。

HIV/HBV 共感染患者通常具有较高的 HBV DNA 基线水平[118]。因此，可能需要更长时间才能达到病毒学应答（延迟反应）。然而早期研究表明，服用基于替诺福韦的 cART 的大多数（约 90%）患者在治疗 3-5 年后 HBV DNA 可完全抑制至检测不到的水平[119,120]，而最近的大型多中心前瞻性研究表明，cART 联合替诺福韦，高达 50% 的 HIV/HBV 共感染的患者可能具有较低的 HBV DNA 水平（随访 2.8 年有 21%）[121]。这种应答不佳的确切原因尚不清楚。拉米夫定暴露史、治疗依从性差、HBV DNA 水平高、血清 HBeAg 阳性和 CD4 计数低等是 HBV DNA 不完全抑制相关的因素[122]。迄今为止，尚未报道过替诺福韦耐药导致应答不佳。

同样，HBeAg 血清转换和 HBsAg 转阴在 HBV/HIV 共感染患者中可能不像 HBV 单一感染那样多见。据报道，替诺福韦治疗超过 5 年的共感染者 HBeAg 血清转换和 HBsAg 转阴分别高达 15% ～ 57% 和 8% ～ 29%，大多数仅限于 CD4 计数高的 HBeAg 阳性患者，这表明免疫恢复在 HBV 清除的重要性[120,123,124]。

拉米夫定最易产生耐药，在 HIV/HBV 共感染的患者中，单药治疗 4 年出现耐药性突变高达 90%，这一比例远高于 HBV 单一感染患者[125]。可能是由于 HIV/HBV 共感染的患者血清 HBV DNA 水平更高。替比夫定治疗 2 年后的耐药性突变约为 20%，而阿德福韦治疗 5 年时约为 29%。恩替卡韦和替诺福韦最不易产生耐药。迄今为止，尚未证实体内对替诺福韦具有临床上显著的耐药性突变。替诺福韦的抗病毒功效似乎不受拉米夫定暴露史和拉米夫定耐药的影响。

虽然耐受性普遍良好，替诺福韦可能与肾小管功能异常有关，这包括 Fanconi 综合征和明显的肾衰竭[127-129]。在 HIV 感染者中，长期使用替诺福韦也与骨矿物流失，骨质减少和骨折风险增加有关[130-132]。具有双重抗 HIV/HBV 活性的新药如替诺福韦艾拉酚胺，有较低的长期毒性。

（三）丙型肝炎

与 HBV 同理，所有 HIV 患者都应接受 HCV 检测。HIV/HCV 共感染的发生率从 10% 的 HIV 性感染者到 80% 以上有注射吸毒史上的患者[133,134]。由于有效的治疗策略使得因 AIDS 死亡率下降，由于 HCV 感染而引起的肝脏疾病已成为 HIV/HCV 感染者死亡的主要原因[133]。HIV 的存在与 HCV RNA 的增加有关[136]。在 HIV 存在的情况下这类患者进展为慢性肝病的风险增加至 95%，并且肝细胞癌的死亡率高达 13%[137]。

早期研究表明，在 HIV/HCV 共感染者中，从肝病进展为肝硬化和终末期肝病的风险分别增加了两倍和六倍[137]。相反，即使在服用 cART 的情况下，HCV 的存在并不影响 HIV 感染者 AIDS 的疾病进展[143]。但最近的研究表明，在如今的 HIV 治疗时期，疾病进展可能与单 HCV 感染时相似[8,39,139]。有趣的是，HCV 预示了 cART 早期方案中肝毒性（使用 WHO / DAIDS 血清转氨酶异常的定义）的可能性要高出三倍，并且需要对肝脏测试异常进行密切监测[140,141]。然而，可能有一部分归因于 cART 肝毒性的转氨酶活性增加实际上与 HIV 抑制和随后的免疫清除相关[26]。（如前所述）

HCV 促进纤维化快速进展的机制越来越为人们所了解：除了该群体过量饮酒，HIV 感染者的 T 细胞失调和 HCV 的复制增加外，还有其他重要的机制。通过这些机制，HIV 加速了 HCV 的自然进程。HIV 与肠绒毛消失和 CD4 细胞耗竭有关，而后者又与肠道微生物产物易位的增加有关。在肠相关淋巴细胞群中，已经观察到 FoxP3 + 调节性 T 细胞群的改变与肝脏炎症相关[142]。这导致肝脏更易暴露于脂多糖（LPS）。游离的 LPS 通过与循环中的 LPS 结合蛋白、细胞表面分子 CD14（sCD14）和 toll 样受体 4（TLR-4）的相互作用与库普弗细胞结合，导致促炎和促纤维化细胞因子（包括 TNF-α，IL-1，IL-6 和 IL-12）上调[143,144]。第二，HCV 诱导肝细胞中 TGF-β1 的表达，这在 HIV 的情况下有所增强[25]。TGF-β1 是一种促纤维化细胞因子，其通过多种刺激途径加速共感染的免疫病理进展。第三，共感染加速肝细胞凋亡，导致进一步的炎症和纤维化[145]。第四，如果存在脂肪性肝炎，肝脏炎症不仅会加重，还会促进纤维化[146,147]。最后，还有证据表明 HIV 直接感染肝星状细胞，促进纤维基质的炎症和分泌[148]。总之，这些因素导致 HIV/HCV 共感染患者肝纤维化发生增加。

所有 HIV 感染者都应通过血清学检测（酶联免疫检测）筛查抗 -HCV，无论是否存在肝酶升高。然而，在 CD4 计数小于 100 个细胞 / mm³

的患者中可发生抗 HCV 抗体假阴性结果[149]。在 HCV 抗体阴性且 CD4 计数低的患者中，建议进行 HCV RNA 检测。在检测结果为阴性的患者中，只要患者持续存在感染风险（如高风险性活动和药物滥用），都应建议每年进行复查。对 HCV 抗体检测呈阴性的患者应告知感染 HCV 的危险因素。要警惕血清 ALT 意外升高的患者，如果先前 HCV 为阴性，也应进行检测。在 HCV 抗体阳性检测的患者中，也需要通过 HCV RNA 检测确认感染。具有可检测到的 HCV RNA 的患者如果考虑进行治疗，则需要对 HCV 进行基因分型。所有 HCV RNA 阳性患者都需要评估肝脏疾病的严重程度。

一旦启动有效的 cART 治疗即开始 HIV/HCV 共感染的管理。在某些情况下，可能必须改变 cART 方案以适应随后的 HCV 治疗。需要优先考虑 HIV 病毒的持续抑制。

HIV/HCV 共感染的治疗基于与 HCV 单一感染治疗相似的原则。鉴于 HIV 感染者中死于 HCV 的死亡率增加，大多数患者应考虑接受治疗。随着无干扰素治疗策略的反应性提高和不良反应降低，开始治疗的最重要的决定因素是当前 HCV 感染阶段（轻度与明显纤维化）、并发的存在与否、HIV 的控制情况以及依从性。若干实验数据显示共感染患者和单一感染患者对无干扰素方案具有相似的应答率和耐受性[150-153]。图 37-5 显示了直接作用抗病毒药物（DAA）治疗 HCV1 型患者的 SVR 接近 100% 的应答率。治疗方案的快速发展要求医护人员获得有关推荐治疗方案的最新信息，该信息可在 AASLD/IDSA HCV 治疗指南（http：//www.hcvguidelines.org）中找到。然而，由于 HCV DAA 药物与 cART 药物之间可能存在药物相互作用，因此必须与患者的 HIV 管理者协调好共感染患者的治疗。某些情况下，如没有纤维化、治疗的其他禁忌证或对依从性的担忧，可以推迟治疗[154]。

一些大型队列研究已经描述了 HIV 共感染者 HCV 治愈的长期益处。Berenguer 等对大量根治 HCV 后患者进行了中位数约 5 年的随访发现，

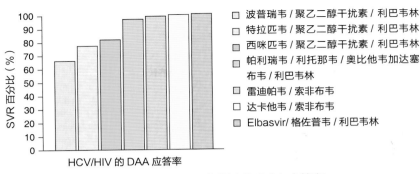

▲ 图 37-5　2011 年至今的 DAA 应答率

柱显示新 HCV 治疗方案持续病毒应答（SVR）百分比

与那些没有达到持续病毒学应答（SVR）的 HIV/HCV 共感染患者相比，达到 SVR 的患者总体死亡率以及肝脏相关事件发生率有所下降[155]。在加拿大共感染队列研究中，死亡率和生活质量似乎都受到实现 SVR 的积极影响[156]。然而，在许多人群中（至少在早期 DAA 时代）较低的 DAA 药物使用似乎影响了观察到的远期疗效[157]。

对于那些出现肝硬化并发症（小肝细胞癌或肝功能失代偿）的患者，可以而且应该考虑进行肝移植。虽然总生存率不佳，但仔细挑选的患者和捐赠者会使得移植效果接近没有 HIV 的 HCV 感染患者[158]。随着更有效的 HCV 治疗的出现，希望这将不再是个问题。与慢性乙肝一样，应就性传播和家庭传播、减少酒精使用、避免使用可能对肝脏产生不良影响的其他肝毒性或感染性药物等问题向患者提供咨询。

（四）丁型肝炎

丁型肝炎病毒，也称为 δ 肝炎病毒，是一种 RNA 病毒，需要 HBV 才能完成其复制过程。据报道，1992—2012 年期间居住在台湾的 HIV 感染者中 HDV 感染的发病率不断增加。这项研究的数据表明，HDV 的血清学转换可能与梅毒有关，这表明性传播可能比以往认知风险更大。筛查的缺乏也可能限制了 HDV 患病率的信息。在几内亚比绍，25% 的 HIV/HBV 感染患者发现了以前未被认识到的 HDV 感染，44.5% 的人在血清中检测到 HDV RNA[160]。在 EuroSIDA 队列中，422 例 HBV/HIV 共感染患者的亚组研究显示 14.5% 血清抗 HDV 阳性，87% 血清中含有 HDV RNA[161]。在美国队列中，2%HIV/HBV 感染患者存在 HDV 抗体，但未报告 HDV RNA[162]。

关于 HDV 在 HIV 感染者中的临床转归的数据很有限。有报道称，与 HIV 单一感染的对照组相比，HDV 共感染的肝脏失代偿的风险比为 7.5（1.84 ～ 30.8）倍[163]。在台湾，HDV 与转氨酶变化风险增加有关，但似乎没有影响 HIV 进展或对 cART 的反应[164]。

在 HIV/HBV 共感染的患者中推荐使用含有核苷酸类逆转录酶抑制药替诺福韦作为 cART 主体治疗 HIV。因此有机会评估这些方案对 HDV 共感染的影响。Boyd 等分析了单独使用替诺福韦或使用替诺福韦 / 干扰素（$n = 4$）治疗的 13 名三联感染患者的分析。随访患者的中位时间为 31.6 个月。两组均注意到 HDV RNA 水平下降，但只有两名患者的 HDV RNA 被完全抑制，低于 1000 拷贝 / ml，两者均同时接受干扰素治疗。[165] Sheldon 等描述了 16 名 HDV/HIV/HBV 共感染患者相似的反应比例。其中 12 名 HDV RNA 和 ALT 降低，3 名 HDV RNA 清除[12]。鉴于 HIV/HBV 患者治疗 HDV 的数据不足，干扰素仍是能够耐受其治疗的患者的可行选择。

（五）戊型肝炎

戊型肝炎病毒是一种小单链 RNA 病毒，可引起急性肝炎和免疫抑制宿主的慢性肝炎。该病毒主要通过粪 - 口途径经受污染的水传播，HEV 基因 3 型人畜共患病的传染源是猪肉产品和包括鹿在内的其他野生动物[166-168]。

据估计，每年感染戊型肝炎者多达 2000 万人，其中 10% ～ 20% 呈急性病程表现，临床上难以与甲型肝炎感染区分开来[169]。在世界某些地区（如印度），怀孕期间感染戊肝会导致高死亡率，但在埃及和其他国家没有观察到这种情况[170,171]。这一现象背后的机制尚不清楚，尽管抗体的流行病学调查证明第一次暴露年龄的差异可能是一个因素。虽然大多数患者会很快清除病毒，但免疫抑制患者（包括 HIV 感染者）容易受到病毒清除障碍和慢性感染的影响。已有报道在 HIV 感染患者和长期免疫抑制的实体器官移植患者体内因快速进展的肝纤维化而导致肝衰竭的情况。

急性 HEV 感染没有治疗方案，因为戊肝通常是自限性的。诊断慢性感染需要检测 HEV RNA，这种方法并不普及，但对持续不明原因的肝酶异常的 HIV 感染患者，检查项目应该包括戊肝在内。有限的研究数据表明，干扰素或利巴韦林可用于清除慢性 HEV 感染[173-175]。对多个移植中心的数据进行回顾性研究表明，在利巴韦林治疗 3 个月后发现，尽管有患者复发，相对而言仍有大部分患者清除了病毒[175]。HEV 是一种可使用疫苗预防的疾病，但尚无关于 HIV 感染者疫苗效果的数据[176-178]。

（六）EB 病毒（EBV）

在没有 HIV 感染的情况下，传染性单核细胞增多症累及肝脏的比例在老年人中估计为 30%，而年轻人中则为 10%[179]。大多数患者表现为血清转氨酶轻度升高，胆红素升高。急性重型肝衰竭可能发生在免疫功能正常的患者[180]、HIV 感染者[181]和补体缺乏者，其结果可能是致命的[182]。因为急性 HIV 感染可能与急性 EBV 感染（发热、淋巴结不适、轻度肝酶异常）具有相似的临床表现，因此 HIV 感染也应该包含在这些患者的鉴别诊断中[183]。这一发病机制可能不是直接感染肝细胞或细胞毒性，更可能与肝细胞上表达的病毒抗原的免疫反应有关。诊断主要通过血清检测到 EBV 抗体阳性和 PCR 检测到血清 EBV DNA。EBV 感染是自限性疾病，大多数

初始治疗是支持性的，尽管有几例病例报告显示使用更昔洛韦成功地治疗了肝移植后免疫抑制患者的 EBV 急性重型肝炎及免疫功能正常的严重 EBV 肝炎患者[184]。

（七）巨细胞病毒（CMV）

CMV 是与 HIV 常见的共感染，特别是在严重免疫抑制的情况下。据报道，某些研究中患者尸检的肝脏受累率高达 44%。大多数临床上的显性感染是先前潜伏感染的再激活。尽管肝脏受累通常在临床上是无症状的，但在播散性 / 全身性受累的情况下可能发生严重疾病。CMV 肝炎的典型特征如图 37-6 所示。血清学和培养是诊断的主要依据。超声成像研究显示肝脏回声改变，而腹部 CT 显示多个低密度影。更昔洛韦和相关的抗病毒药物是免疫功能低下，尤其是弥漫性病变患者的主要治疗方法，其疗效取决于疾病的严重程度。

（八）真菌感染

尽管在现在 cART 时代并不常见，影响肝脏的真菌感染包括隐球菌、组织胞浆菌、球孢子菌和念珠菌，每年有高达 100 万人死亡，占所有 AIDS 相关死亡的 50%[186]。真菌累及肝脏通常发生在 CD4 计数低（< 100 个细胞 / mm³）且为

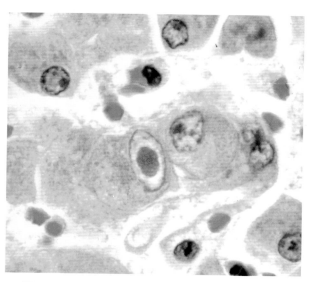

▲ 图 37-6　巨细胞病毒感染的肝细胞具有被晕环包围的特征性核包涵体

播散性疾病的情况下。 Shibuya 等回顾性分析了 162 例 HIV 感染者的数据发现，肝脏被广泛性隐球菌病累及者占 66.7%[187]。Lamps 等对 36 例累及肝脏的组织胞浆菌病患者进行回顾性分析发现，47% 的患者肝脏肿大，但只有 17% 的患者在病理学上有非常明显肝脏病变[188]。图 37-7 显示了肝组织胞浆菌病的典型组织学发现。

（九）寄生虫感染

虽然 HIV 感染的免疫抑制宿主易受各种寄生虫感染，但有一些值得特别注意。肺孢子虫感染在 CD4 计数小于 100 个细胞 / mm³ 的患者中相对常见。虽然病变主要在肺部，但多达 1/3 可能伴有肝脏受累[189]。肺外受累与先前使用雾化喷他脒或口服氨苯砜治疗有关。肝脏影像学可能显示低密度改变，活检显示斑片状颗粒坏死而无明显炎症。经常可观察到嗜酸性粒细胞浸润（图 37-8）。治疗使用复方磺胺甲噁唑或静脉用喷他脒。

微孢子虫感染，如隐孢子虫和等孢子球虫，也常见于 AIDS 患者。肝脏受累并不罕见，表现为组织细胞内含有寄生虫的汇管区肉芽肿。其中最常见的是肠微孢子虫，尽管其他一些物种也可能在 HIV 感染患者中引起疾病。微孢子虫病和等孢子球虫病（图 37-9）通常表现为腹泻和体重减轻的胃肠症状[190]。然而，两种疾病也可表现胆管炎的症状[191]。Bouche 等描述了 15 例感染

HIV 患者的胆管炎，其中隐孢子虫为最常见的病原，等孢子球虫次之。用硝唑尼特治疗可能是有效的，但尚未报道过高效治疗方法。甲氧苄啶 - 磺胺甲噁唑通常用于肠等孢子球虫的感染。此外，推荐抗逆转录病毒疗法将 CD4 计数增加至大于 100 个细胞 /mm³。

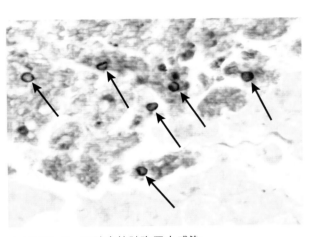

▲ 图 37-8　肝脏中的肺孢子虫感染
该播散性感染患者的组织坏死区域中存在着直径 4μm 至 7μm，在六胺银染色中染成黑色的微生物囊肿（箭）

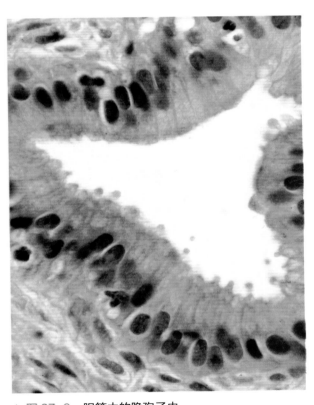

▲ 图 37-9　胆管中的隐孢子虫
附着于胆管上皮细胞的腔侧的小圆形结构是该微生物的滋养体形式，其直径为 2 ～ 2.5μm

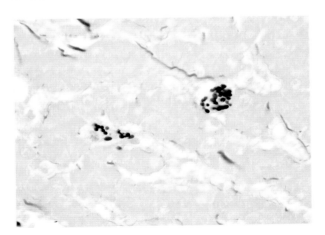

▲ 图 37-7　肝脏组织胞浆菌病
在两个库普弗细胞中可以看到在六胺银染色中直径 3 ～ 4μm 染成黑色的小酵母簇

（十）细菌感染

AIDS 患者易感染汉赛巴尔通体（Bartonella henselae），这是一种革兰阴性杆菌，在免疫功能正常的患者中也会导致猫抓热。顾名思义，它通常因猫的咬伤或划伤而传播。HIV 感染者及他们猫的基因序列检测结果支持这一说法[193]。在免疫抑制的 HIV 感染者中，感染导致了以肝内多发充血腔为特征的肝紫癜病（图 37-10，A）。这些与肝窦损伤和中央静脉的动脉瘤扩张进展有关，可能还会观察到肝实质内的局灶性坏死。在Warthin Starry 染色上可以看到致病微生物（参见图 37-10，B）。一项病例对照研究表明，患有肝紫癜病的 AIDS 患者有 CD4 计数低（中位数为21 个细胞 /mm³）、发热、淋巴结不适、肝脾肿大和碱性磷酸酶升高的表现[194]。红霉素、多西环素或利福平的治疗有一定疗效。

（十一）肉芽肿过程

肝脏肉芽肿在 HIV 感染者中很常见，可能与分枝杆菌感染、药物和非特异性肉芽肿过程有关。多达 25% 的 HIV 合并肺结核和大多数肝外结核感染者中可以观察到肉芽肿[195]。最近的一项系统评价覆盖了 618 名肝结核患者的数据，其中也包括 HIV 感染者，显示 80% 的患者有肝大，

67% 有发热，60% 有腹痛，58% 有体重减轻。碱性磷酸酶和 GGT 是最常见的肝酶异常。虽常能观察到干酪性肉芽肿，但不是每例病例都如此[196]。HIV 改变了肝结核的病理生理学。免疫功能低下的 HIV 感染患者不仅结核再激活和传播的风险增加，而且其肺外结核的表现往往更为严重[176]。一般采用四联药物治疗方案。

鸟分枝杆菌复合体（MAC）也是 HIV 感染者的肉芽肿的常见病原。该表现与肝结核很相似，但肝大的报道较少（图 37-11）。在启动 cART 之前，未治疗的 HIV 感染者中常可见累及肝脏的播散性 MAC。治疗基于两种或三种药物治疗方案。通常，患者用克拉霉素和乙胺丁醇治疗。一些专家增加了利福布汀。如果尚未开始 cART 治疗，则应在 2 周内开始。当患者完成 12 个月的治疗并且没有 MAC 疾病的迹象，并且 CD4 计数持续超过 100 个细胞 /mm³ 时，可以停止治疗[86]。一些AIDS 患者中可以观察到非特异性肉芽肿。

（十二）非酒精性脂肪性肝病

即使没有病毒性肝炎，肝酶异常也是很常见的，40% ～ 60% 的 HIV 感染患者接受 cART 治疗也会出现这种情况[140,198,199]。鉴于普通人群中非酒精性脂肪性肝病（NAFLD）的患病率，大多数 HIV 感染者也被认为患有 NAFLD[200,201]。在无

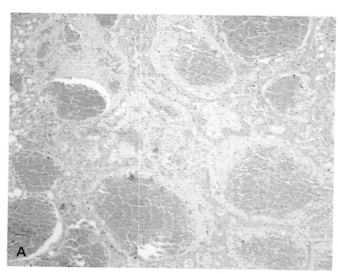

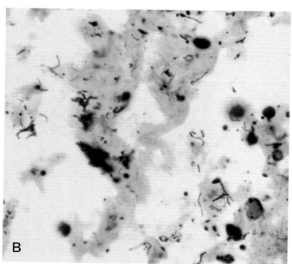

▲ 图 37-10 A HIV 中的肝紫癜病

A.HIV 感染者的细菌性血管瘤病模拟了的肝紫癜病的形态，导致充血的囊肿看起来像肝紫癜病；B. 汉赛巴尔通体（WarthinStarry 银染色）。导致紫癜样病变的细菌性血管瘤的汉赛巴尔通体细菌表现为 Warthin-Starry 银色色的黑色染色杆菌

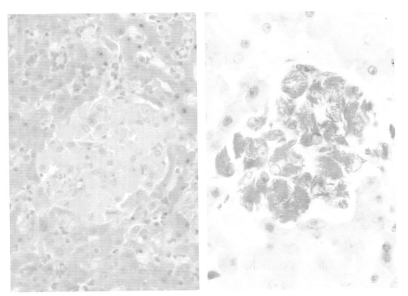

▲ 图 37-11　肝脏中的鸟分枝杆菌复合体（MAC）

饮酒和 HIV 感染的患者中，NAFLD 通常与肥胖、糖尿病、高血压和血脂异常（所谓的代谢综合征）有关[202,203]。在美国，HIV 患者与其他人群一样，糖尿病和肥胖症相关的并发症发病率正在增加[202,203]。与 NAFLD/NASH 发展相关的危险因素如图 37-12 所示。一些研究调查了 HIV 感染者的脂肪变性患病率。在一项 HIV 阳性患者转诊到代谢门诊的研究中，CT 成像发现，225 例患者中37% 的患者肝脾影符合肝脏脂肪变性的表现[204]。与未感染 HIV 的对照组相比，HIV 感染患者肝脏脂肪变性相关的因素包括：血清 ALT/AST 升高、

男性、腰围增加和长期服用 NRTI。在一组接受超声检查的 830 名 HIV 感染患者的研究中，13% 的患者发现了超声（US）评估的严重脂肪变性（＞30%），并伴有较高的 BMI、酒精摄入、脂肪增生、血糖升高和 HIV RNA 水平升高[205]。相反，在另一项超声检查的216 例无 HCV 的 HIV 阳性患者中，31% 有脂肪变性，这与腰围增加、三酰甘油升高和 HDL 水平降低有关，但与 HIV 水平或 HIV 药物无关[206]。其他研究则利用超声、CT 或连续减弱参数（作为瞬时弹性成像的辅助手段）来评估脂肪变性，在 HIV 感染者中观察到了 15% ～ 53%

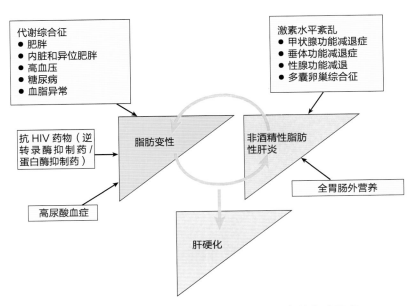

▲ 图 37-12　HIV 感染者非酒精性脂肪性肝病（NAFLD）的危险因素

的患病率[207-209]。

无 HCV 或酒精影响的 HIV 患者的肝脏组织学研究很少。在 30 名没有酒精或病毒性肝炎且肝酶升高的 HIV 感染者的研究中，有 22 例（73%）出现组织学异常，其中 18 例出现脂肪变性（9 例严重），这 18 例中又有 16 例（53%）组织学符合 NASH[210]。NASH 的存在与胰岛素抵抗有关。另一项针对无病毒性肝炎、酒精或糖尿病情况下肝酶升高的 HIV 感染者的小型研究显示，14 名患者中脂肪变性超过 5% 的患者占 65%，组织学特征诊断为 NASH 的占 26%[211]。这些研究表明，肝脏脂肪变性是 HIV 感染者的重要肝病。图 37-13 说明了 HIV 感染患者中 NAFLD 可能的发病机制。尽管尚未在 HIV 感染群体中正式研究，但 NAFLD 患者，特别是 NASH 患者心血管疾病的发病率、全因死亡率和心血管疾病死亡率均增加[212,213]。由于共感染人群中 NAFLD 的重大负担，识别这种疾病变得非常重要，因为这些患者心血管事件、肝纤维化和肝硬化进展风险增加。无 HIV 感染者与 HIV 患者同样，肝脏脂肪变性也与 PNPLA3（rs738409）多态性有关[209]。

与许多肝脏疾病一样，肝活检是诊断的标准，但临床医生正在采用其他非侵入性手段来帮助诊断 NAFLD。肝脏 US 或腹部 CT 扫描是灵敏的 NAFLD 诊断方法，在脂肪变性超过 30% 的患者中结果最为一致[214]。其他非侵入性 NAFLD 诊断方法是计算肝脏脂肪评分和评估 HIV 患者

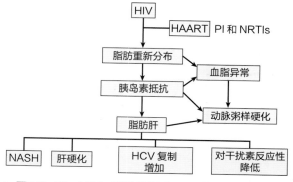

▲ 图 37-13　HIV- 脂肪代谢障碍 - 血脂异常 - 脂肪肝综合征的发病机制

NASH. 非酒精性脂肪性肝炎；NRTIs. 核酸逆转录酶抑制剂；PI. 蛋白酶抑制药；HAART. 高效抗逆转录病毒疗法

的脂质积聚产物[202,215]。另一项灵敏度为 84% 的非侵入性 NAFLD 检测方法是脂肪肝指数。它结合了体重指数、腰围、三酰甘油和 GGT 的指标，但尚未作为 HIV 患者的独立诊断方法[216]。

目前，尚无关于 HIV 患者中 NASH 的治疗干预措施的研究。一旦 NAFLD 的诊断确定，旨在控制基础代谢和其他风险因素的治疗策略就会使患者获益。在 cART 治疗方案中使用较老的核苷类似物（如去羟肌苷，司坦夫定）的患者，以及那些使用蛋白酶抑制药的患者，如果可能，可能从替代方案中获益，这种方案不太可能引起脂肪代谢改变［如整合酶抑制药替诺福韦、阿巴卡韦和（或）拉米夫定］。然而，这一概念尚未有正规的临床试验确证。实际上，并非所有研究都表明 NAFLD 与使用 NRTIs 之间存在关联[217]。由于 HIV 感染人群中的 NASH 近年来才逐渐被认识，目前尚没有关于改变 cART 方案带来的影响的研究。尽管如此，那些使用较老的核苷逆转录酶抑制药和与胰岛素抵抗相关的蛋白酶抑制药的患者，只要能维持对艾滋病毒的抑制，就可以改用一种对肝脏更"友好"的 cART 疗法。虽然联合使用维生素 E 或吡格列酮的疗法已经被证明可以减轻 NAFLD 患者的肝纤维化，但仍需要进一步的研究来验证这种疗法在 HIV 患者中的情况[218]。一旦进展至肝硬化，只要患者没有禁忌证，就应考虑肝移植。

（十三）肝毒性药物以及药物间相互作用

管理 HIV 感染者的临床医生需要了解该人群中药物性肝损伤（DILI）的临床重要性、现有文献的局限性、风险因素、机制以及管理[219]。在对肝酶升高进行解读时必须考虑到这种情况通常与使用 cART 有关但没有临床意义的情况。例如，一些蛋白酶抑制药作为尿苷二磷酸 - 葡萄糖醛酸基转移酶（UGT）1A1 抑制药，这种酶可以通过葡萄糖醛酸化途径将脂溶性小分子物质（例如类固醇、胆红素、激素和药物等）转化为水溶性代谢产物，UGT1A1 酶的遗传变异与高胆红素血症

有关[220-222]。与之类似的是，茚地那韦和阿扎那韦这两种蛋白酶抑制药会抑制 UGT1A1 酶活性，这可能与临床上出现类似于 Gilbert 综合征的胆红素明显升高有关[223-225]。这些胆红素升高可能主要对于患者面色有影响，但是无法据此推断出患者有重大肝脏疾病。与此相反，肝脏合成功能明显受损的患者合并直接胆红素（结合胆红素）升高以及转氨酶升高时会有肝脏相关死亡的风险。

较早的研究表明，肝脏生化指标的升高是常见的，并且发生在 40% ~ 60% 接受 cART 治疗的患者上[198,199,226]。这远远高于一般人群中的预期（8%）[227]，可能是由于当时用于 cART 的药物造成的，抑或是其他因素如酒精使用等。表 37-5 总结了 HIV 的 cART 治疗药物类别及其相对肝毒性风险。抗逆转录病毒药物的 DILI 原因可分为四大类：直接药物毒性、超敏反应、线粒体毒性和免疫重建（表 37-6）。

DILI 在 HIV 患者中的两个严重后果是停止必需的 cART 治疗和肝脏相关的发病率和死亡率[228]。由于肝毒性而停用抗逆转录病毒药物也会导致严重的免疫抑制和 AIDS 相关机会性感染的风险。HIV 感染患者 DILI 表现轻者为无症状的转氨酶升高，重至肝衰竭甚至死亡。在对 755 名开始使用 cART 的 HIV 感染者进行的研究中，临床结果被分为"一般肝毒性"[转氨酶超过正常上限（ULN）的 5 倍或基线的 2.5 倍]和严重的肝毒性（ULN 的 10 倍或基线的 5 倍）。26 例

表 37-5　治疗 HIV 的药物和它们的肝毒性风险

种类	药物	肝脏安全性
核苷类逆转录酶抑制药（NRTI）	去羟肌苷（ddI）	注意
	司坦夫定（d4T）	注意
	齐多夫定（AZT）	中等
	阿巴卡韦（ABV）	安全*
	拉米夫定（LAM）	安全
	恩曲他滨（FTC）	安全
	替诺福韦（TDF）/替诺福韦阿芬那酰胺（TAF）	安全
非核苷逆转录酶抑制药（NNRTI）	奈韦拉平（NVP）	注意
	依非韦伦（EFV）	安全
	依曲韦林	安全
	地拉夫定	安全
	Rilpiverine	安全
蛋白酶抑制药（PI）	利托那韦（全量，RTV）	注意†
	替拉那韦（TPV）	注意
	膦沙那韦（AMP）	安全
	地瑞那韦（DRV）	安全
	阿扎那韦（ATV）	安全
	茚地那韦（IDV）	安全
	洛匹那韦（LPV）	安全
	沙奎那韦（SQV）	安全
	奈非那韦（NFV）	安全
进入抑制药	恩夫韦肽（T-20）	安全
整合酶抑制药	雷特格韦（RAL）度鲁特韦埃替拉韦	安全*
CCR5 拮抗剂	马拉维罗（MVC）	安全*

*. 可能发生过敏反应
†. 全剂量不是在用于增加 PIs 时
CCR5. 趋化因子受体 5

表 37-6　抗逆转录病毒药物 DILI 的机制

机制	类型	特点	发生时间
特异反应或内在毒性	NVP	内在的剂量依赖性	因药物不同而异
超敏反应	NVP* > ABV*	常与皮疹有关	通常在 8 周内
线粒体毒性	ddI > d4T > AZT > ABV = TDF = LAM = FTC	乳酸酸中毒	长时间暴露后会发生
免疫重建	所有药物	CD4 计数低和慢性乙型肝炎患者更常见	通常在最初的几个月内
脂肪变性	NRTI、PI 类药物	代谢综合征、脂肪代谢障碍	通常在长时间暴露后

*. 随着某些多态性出现而增加毒性
ABV. 阿巴卡韦；AZT. 齐多夫定；d4T. 司坦夫定；ddI. 去羟肌苷；FTC. 恩曲他滨；LAM. 拉米夫定；NRTI. 核苷类逆转录酶抑制药；NVP. 奈韦拉平；PI. 蛋白酶抑制药；TDF. 替诺福韦

（3.4%）患者出现严重肝毒性，导致停药结果[229]。此外，其中 7 例患者在 ALT 高峰发生后的 3 ～ 25 天进展为肝衰竭。在近 3000 名使用 cART 的大型 AIDS 临床试验患者中，最常见的 4 级不良事件是肝脏相关的（每 100 人年中有 2.6 人）[230]。这些数据和其他多项研究表明，肝毒性可导致 HIV 感染者严重的发病率和死亡率。

欧洲的研究也有类似的发现。在瑞士 HIV 队列研究人群中，560 名患者中有 35 名（6.3%）发生 4 级肝酶升高，其中 6 名（17.1%）有症状，12 名（34%）停用 cART[231]。在多变量分析中，4 级肝损伤的独立危险因素是基线 ALT 水平较高（风险比 [HR]，每 10 U 增加 1.05）、慢性 HBV 感染（HR：9.2）、慢性 HCV 感染（HR：5.0）、未经 NRTI 治疗使用一线强效 cART 联合治疗方案的患者（HR：2.8）、最近开始服用奈韦拉平（HR：9.6）或利托那韦（HR：4.9）治疗和女性（HR：2.8）。此外，在长期与 HBV 共感染的患者中，停止使用拉米夫定与 4 级肝酶升高的发展相关（HR：6.8）。值得注意的是，在 Wit 等的研究中，使用低剂量基于利托那韦的 cART（即每天两次少于 200mg）与任何 4 级肝毒性病例无关。此外，在一项比较洛匹那韦治疗与低剂量利托那韦和奈非那韦比较的随机对照试验中，只有 4.5% 的洛匹那韦 / 利托那韦受者发生 AST 或 ALT 水平大于 ULN 的 5 倍，这与在那些没用利托那韦的奈非那韦（5.2%）使用者中观察到的发生率相似[232]。其他研究也支持这些发现[226]。这一发现很重要，因为目前的 AIDS 治疗指南基于利托那韦具有良好的药代动力学特征和有效性，推荐使用低剂量的利托那韦增强蛋白酶抑制药。

较新的蛋白酶抑制药也可能有类似的风险。FDA 批准替拉那韦与低剂量利托那韦加强联合使用，用于经过治疗而对第一代 PIs 耐药的 HIV 患者。在 Ⅱ 和 Ⅲ 期替拉那韦 / 利托那韦临床试验（N=1299）中，11.1% 接受 500 mg/200 mg 每日两次替拉那韦 / 利托那韦的患者在治疗 96 周后出现 3/4 级 ALT/AST 升高[233]。在 3/4 级 ALT 和（或）AST 升高风险的多变量 Cox 回归模型分析中，替拉那

韦（HR，2.8；$P < 0.05$）、HBV/HCV 共感染（HR，2.0；$P < 0.05$）、ALT 和（或）AST 基线高（HR，2.1；$P < 0.10$）、基线 CD4 计数大于 200 个细胞/mm³（HR，1.5；$P < 0.10$）是独立相关因素[233]。因此在目前可用的蛋白酶抑制药中，全剂量利托那韦以及替拉那韦与利托那韦的加强与严重的 DILI 发生率显著相关，而其他蛋白酶抑制药治疗方案在大多数情况下也有相似的 DILI 发生率。与一般人群相比，HIV 患者超敏反应的发生率更常见[234]。其症状包括发热、皮疹、疲劳、恶心、呕吐、腹泻、腹痛和嗜酸性粒细胞增多。超敏反应必须立即诊断，因为它们可导致严重至危及生命的疾病。已有甲氧苄啶 - 磺胺甲噁唑、阿巴卡韦、奈韦拉平、阿扎那韦、恩夫韦肽、福沙那韦和马拉维罗超敏反应的报道，通常与遗传调控的药物代谢过程有关[235]。

线粒体在能量产生和脂肪及葡萄糖代谢中非常重要，并且是活性氧的主要来源。用于治疗 HIV 的 NRTI 可通过抑制线粒体 DNA 聚合酶 -γ 而造成线粒体毒性，线粒体 DNA 聚合酶 -γ 负责线粒体 DNA 的复制。线粒体功能的显著降低可导致氧化磷酸化降低，乳酸产生继而增加[236,237]。氧化受损也可导致脂肪酸氧化减少。游离脂肪酸随后积聚并被代谢成三酰甘油。这些过量的甘油三酸酯存在于肝脏中，引起肝脏脂肪变性[238]。幸运的是，在 2010 年的指南中，未接受治疗患者的一线 NRTI 包括替诺福韦和恩曲他滨或拉米夫定，与线粒体毒性相关性较低（http://www.aidsinfo.nih.gov/guidelines/）。HIV/HCV 共感染患者的线粒体毒性风险增加[239,240]，部分原因是慢性感染中 HCV 核心蛋白的额外氧化应激[241-243]。在聚乙二醇干扰素联合利巴韦林的 HIV/HCV 治疗试验中，大约有 3% 的患者检查出线粒体毒性[244,245]。在 113 例共感染患者的前瞻性分析中，Laguno 等在使用聚乙二醇干扰素和利巴韦林治疗的 HIV/HCV 共感染 cART 治疗患者中，有 12% 的患者发现了线粒体毒性的证据，尽管大多数患者无症状[246]。联合干扰素 / 利巴韦林治疗的 HIV 感染患者线粒体毒性的主要危险因素之一是去羟

肌苷的合并用药[28,247]。利巴韦林单磷酸盐抑制IMPDH，是去羟肌苷的主要磷酸供体[248]。这种抑制作用增加了去甲肌苷三磷酸的细胞内浓度和乳酸酸中毒发生的可能性。因此，去羟肌苷不应与利巴韦林治疗共同给药。临床上，线粒体毒性表现为恶心、呕吐和腹痛，可进展为严重的酸中毒。除乳酸水平升高外，胰酶和肝酶也常常升高，且 AST/ALT > 1。线粒体毒性相关最常见的NRTI 是去羟肌苷和司坦夫定，医疗资源丰富的国家现在很少使用。这些药物也可能与非肝硬化性门静脉高压的发生有关[249,250]。虽然损伤的机制尚不清楚，但已有研究表明特定的基因多态性可能导致肝门静脉硬化的发展，这种血管病变可导致无明显肝硬化的门静脉高压及其后遗症的发生[251-254]。如图 37-14 所示。

免疫缺陷晚期时才启动 cART 治疗的 HIV 感染者，更易发展为免疫重建障碍[255-257]。免疫重建与病原体特异性免疫应答的恢复有关，但也可能导致发病率明显增加并对生活质量产生负面影响[258]。在 CD4 计数很低的情况下才启动 cART治疗的患者中，有多达 40% 的人在免疫重建后会发生炎症反应[259,260]。免疫重建综合征的发病机制尚不清楚，但可能与 cART 诱导 CD4+ 和 CD8+T 细胞免疫功能恢复使得病毒的潜伏感染再激活有关[261]。cART 诱导的免疫学改变，与

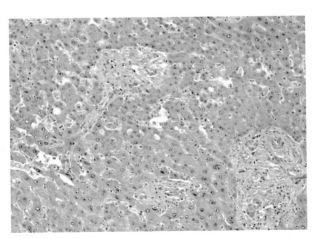

▲ 图 37-14 显微镜照片下的经典闭塞性门静脉病变（之前称为肝门静脉硬化），其显示的三个门静脉都是致密纤维化并表现出静脉硬化（闭塞的门静脉）。此外，其中一个脉管区可见突出的门静脉分支及肝窦扩张。（纽约州西奈山伊坎医学院的 M. Isabel Fiel，M.D 提供）

Th₁/Th₂ 平衡向主要为 Th₁ 的细胞因子环境变化有关，这可能导致了炎症的加重[260]。已有几种病原体相关免疫重建综合征的报道，并且 HBV或 HCV 共感染的患者具有该综合征发生的特定风险。在一项对 352 名启动 cART 治疗的患者的研究中，有 81 名（23%）肝酶升高。这一观察结果在 HBV 和（或）HCV 共感染患者中更常见，共感染者和 HIV 单一感染患者相比肝酶升高的比例为 51 ∶ 14。此研究中免疫重建综合征的另一个风险因素为 CD4 细胞计数的绝对增高[262]。

HIV 患者通常需要治疗并发症（如真菌性肺孢子虫肺炎、疱疹、巨细胞病毒感染、肺结核和高脂血症），其药物也有与 cART 无关的肝毒性（表37-7）[263]。抗结核药物（异烟肼、利福平和吡嗪酰胺）可导致直接的肝毒性和免疫介导的肝坏死[264,265]。已有研究调查了合并 HCV 或 HBV 的HIV 感染者抗结核治疗的肝毒性风险。在一项研究中，与合并其他病毒感染的结核病患者相比，HCV/HIV 感染患者 DILI 风险增加了 14.4 倍。然而，也有研究称，共感染患者的抗结核治疗在肝毒性方面相对安全[267]。

图 37-15 概述了 cART 相关肝毒性的管理。除了排除 HCV、HBV 和酒精性肝病外，那些肝酶仅轻至中度增加（< 5 倍 ULN 或基线增加 < 3.5倍）而没有超敏症状或体征的患者需要密切观察，但只要没有急性肝衰竭症状（PT/INR 或胆红素升高）、线粒体毒性或超敏反应的证据，cART 就可以继续而不必停用。在那些有这些临床特征或有 3 级或 4 级 DILI（肝酶增加 > 5 倍或 > 3.5 倍基线值）的患者，应立即停止 cART 且接受密切随访。如果停用 cART 后肝酶改善，可以在密切监测下启动另一种 cART 方案。若肝酶仍未改善，应考虑肝脏活检。重新启动 cART 时，选用其他方案可能需要咨询经验丰富的 HIV 专业医护人员。

（十四）HIV 相关的肝脏恶性肿瘤

在 AIDS 的患者中，某些可能影响肝脏的恶性肿瘤更为常见，包括非霍奇金淋巴瘤（NHL）和卡波西肉瘤。越来越多的证据表明，HIV 患者

表 37-7 HIV 感染者的非抗 HIV 用药常与 DILI 有关

药物种类	举 例	肝毒性
抗真菌药物	酮康唑	AST 和 ALT 增加； 细胞色素 P_{450} 抑制药可能增加 PI 水平
大环内酯类抗生素	红霉素	ALP 增加； 细胞色素 P_{450} 抑制药可能增加 PI 水平
抗结核药物	异烟肼 利福平 吡嗪酰胺	AST 和 ALT 增加
抗肺孢子虫药物	甲氧苄啶 - 磺胺甲噁唑	AST，ALT 和 ALP 可增加
抗疱疹病毒和巨细胞病毒药物	阿昔洛韦	少有 AST、ALT 和胆红素升高
降脂药	他汀类药物	AST 和 ALT 可增加
合成类固醇	诺龙	ALP，胆红素增加

ALP. 碱性磷酸酶；ALT. 丙氨酸氨基转移酶；AST. 天冬氨酸氨基转移酶；PI. 蛋白酶抑制药

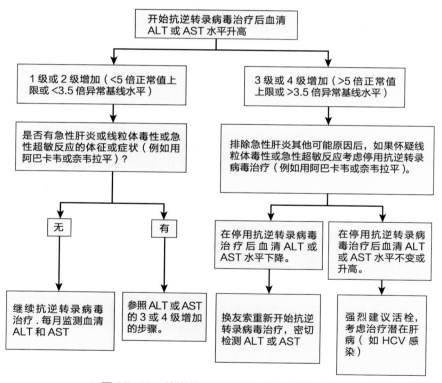

▲ 图 37-15 抗逆转录病毒药物 DILI 的临床管理

发生肝细胞癌（HCC）的风险更高，但并非所有研究都证实了这一观察结果[268-270]。和无 HIV 感染者相比，非霍奇金淋巴瘤在 HIV 感染者中更常见。实际上，NHL 是一种 AIDS 典型的恶性肿瘤。全美由 AIDS 引起的额外风险的病例比预期的无 HIV 感染的病例增加了 8 倍多[271]。在 HCV 感染患者中，这一风险也有所增加，目前尚没有足够的数据来梳理 HIV 感染人群中每个人的相对贡献，这些人通常也有很高的 HCV 感染率。一项 Meta 分析在总结了 15 项研究后得出的结论是，大约 10% 的病例可归因于 HCV[272]，而当混合性冷球蛋白血症存在时，其风险增加 35 倍[273]。原发于肝脏的 NHL 罕见，占所有 NHL 病例的 1%，但 10% 的 NHL 病例肝脏受累[274]。通常，如果累及肝脏，碱性磷酸酶水平会升高。病变在超声或 CT 上的表现可能为局限的肿块或弥漫性浸润性疾病。总体而言，1996—2003 年与 2003—2010 年相比，HIV 感染者 NHL 发病率有所下降。这可能与 cART 的普及和 HIV 感染人口统计数据的变化有关[275]。Kaposi 肉瘤现在是一种相对罕见的、HIV 相关的、CD4 耗竭时的并发症。尽管其在胃肠道中更为常见，但偶尔在肝脏中也能观察到肿块（图 37-16）。患者常表现为腹痛、肝大和碱性磷酸酶的升高。

关于 HIV 感染与未感染的 HCC 风险比较的数据较复杂。一些研究显示，与非 HIV 感染的对照组相比，HIV 感染者患 HCC 年龄较早，但这可能是由于 HCV 共感染者的肝硬化开始早，从而为 HCC 发生提供了有利条件。这种 HCC 与早期肝硬化的关联得到 VA 临床病例注册处的数据支持，低 CD4 计数也是 HCC 诊断的预测因子[276]。在法国 Mortavic 注册中，调查了 1995 － 2010 年间肝脏相关的死亡的病因，其中 HCV 感染者的死亡占到 80%，50% 的肝脏相关死亡归因于 HCC[1]。HIV 感染者的 HCC 监测策略同 HBV 和 HCV 相关性肝硬化者。

（十五）AIDS 胆管病

AIDS 胆管病是 AIDS 患者的非致命性肝病[192,277]。据报道，多达 1/4 的 HIV 感染者会受到该病的影响，但这是在有效的 cART 出现之前[278]。在 cART 上市后，发病率开始下降。

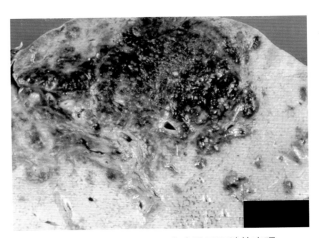

▲ 图 37-16　Kaposi 肉瘤累及肝脏的表现

确切的发病机制尚不清楚，但机会性感染如隐孢子虫、巨细胞病毒、微孢子虫、贾第虫、鸟分枝杆菌、环孢子虫，甚至是等孢子虫与之都有明显的关联，提示这种胆管病可能是一种感染相关的硬化性胆管炎[280-282]。它常见于 CD4 细胞计数低于 100/mm³ 的患者[192]。通常表现为胆道疼痛，即右上腹部和（或）上腹部疼痛，但也可为恶心、腹泻、体重减轻和黄疸。血生化研究显示 ALP 和 GGT 水平轻至中度升高。ERCP 是最好的诊断工具，因其最具特异性且具有镜下括约肌切开术治疗干预的额外优势。与 ERCP 用于诊断类似，胆道超声检查用于初筛更简单更便宜。基于阳性或阴性的筛查结果，可进一步安排如 MRCP 或诊断性 ERCP 的确诊检查。治疗包括 ERCP 下括约肌切开术。ERCP 已被证明可缓解症状但对死亡率和肝酶的改善无影响，而且该病可能会继续发展[283-285]。

（十六）HIV 感染者的肝移植

当 HIV 感染者有肝硬化并发症时，肝移植是可行的治疗选择。美国和欧洲的多中心试验和单中心试验都支持 HIV 感染的晚期肝病患者中肝移植的作用。对于因 HBV 移植的患者，在移植物和患者生存方面的效果都非常好，第一年的存活率超过了 90%。而在 HCV 感染者中观察到的移植物 / 患者存活率稍低。然而，事后分析表明，不良结局与一些有限的可控因素相关，包括供者年龄、单一器官移植和多器官移植，以及移植中心的经验[158,286-288]。结局还会受免疫因素的影响，如 sCD14 和 IL-10[289]。排斥反应也可以异常强烈，因此适当的免疫抑制是至关重要的。实际上，来自一个国际队列的汇总数据表明，HIV 感染者中 19% 的再次移植是由于移植初期的排斥反应[290]。此外，机会性感染和肿瘤的风险并没有因肝移植后的免疫抑制而增加，尽管有报道肛门上皮内肿瘤的进展与人乳头瘤病毒感染相关[291]。肝移植后仍可维持 HIV 的病毒控制，尽管必须考虑和管理好蛋白酶抑制药和神经钙蛋白抑制药之间的药物相互作用。虽然在全面口服 DAA 时代的移植结局新数据尚未发布，但第一代使用 DAA/聚乙二醇干扰素 / 利巴韦林治疗方案确实证明了 HCV SVR 可与移植前的数据相比较。

◆ 结论

肝病仍然是 HIV 感染者发病率和死亡率的重要原因。早期控制 HIV 是减轻肝脏并发症进展重要的第一步，但在可预见的未来，病毒、代谢和毒性因素的综合作用使 HIV 感染者的肝损伤不可小觑。管理 HIV 感染者的肝病专家和胃肠病专家必须熟悉常见的抗逆转录病毒药物并且在治疗过程中（如治疗 HCV 等）必须考虑独特的药物间相互作用。随着对病毒共感染的改进治疗成为现实，人们将越来越关注 NAFLD/NASH 的发生，认为这是 HIV 感染者长期发病和生存的关键因素。HIV 感染者的医护人员间的协作管理方法将有利于对这一重要患者群体的护理，并有助于延长生存时间。

总 结

最新进展

- HCV 病毒感染的治疗方面取得了重大进展。以前，HIV 共感染与治疗应答率低有关，但随着新型直接作用抗病毒药物的应用，这一问题几乎消失。此外，这些药物已经变得更易耐受，并且药物间相互作用虽未消除但也已经减少。此外，现已证实完全抑制性 HIV 治疗将降低肝纤维化率，并且是所有 HIV 感染者管理中的关键一步。

关键知识缺口

- 许多抗逆转录病毒药物的长期影响尚不清楚。终生暴露于多种核苷类似物和 HIV 蛋白酶抑制药可能导致脂肪代谢和肝纤维化改变，但尚无研究证实改变 cART 方案有明显的益处。
- 新认识到的病原（如戊型肝炎）导致的一些 HIV 感染者慢性纤维化快速进展的意义尚不清楚。同样，隐匿性 HBV 感染可能在 HIV 感染者中经常发生，其可能导致 HCC 发病率增加。常见药物的滥用对 HIV 感染者的影响也未可知，但已有观点认为其增加进行性纤维化的风险。
- 有数据表明 HIV 感染者肝功能失代偿发生率可能高于非感染者，但其原因可能是在数据缺乏情况下的推测。

未来发展方向

- 需要通过应用细致的药物特异性而非种类特异性的药代动力学（pK）分析来解释 HIV 感染情况下可能发生了改变的药物间相互作用。
- HBV 感染的功能性治愈很少，对 HIV 感染患者有效的 HBV 疫苗接种策略仍有待确定。
- HIV 感染者急需减轻或消除肝纤维化的药物，因为肝纤维化是进展期肝病多种致病因素中风险最高的因素之一。

致谢

我们要感谢医学博士 Zachary Goodman 和医学博士 M. Isabel Fiel 对本章所用肝脏病理插图的慷慨贡献。

第 38 章　系统性病毒感染相关的肝脏疾病
Liver Disease Associated With Systemic Viral Infection

Alina M. Allen，Jayant A. Talwalkar　著

梅骁乐　译，陈威巍、张敏娜　校

● 缩略语　ABBREVIATIONS

AIDS	acquired immunodeficiency syndrome	获得性免疫缺陷征综合征
ALT	alanine aminotransferase	丙氨酸氨基转移酶
AST	aspartate aminotransferase	天门冬氨酸氨基转移酶
CMV	cytomegalovirus	巨细胞病毒
DHF	dengue hemorrhagic fever	登革期出血热
DSS	dengue shock syndrome	登革期休克综合征
EBV	Epstein-Barr virus	EB 病毒
ELISA	enzyme-linked immunosorbent assay	酶联免疫吸附试验
HAART	highly active antiretroviral therapy	高效抗逆转录病毒疗法
HHV	human herpesvirus	人类疱疹病毒
HIV	human immunodeficiency virus	人类免疫缺陷病毒
HSV	herpes simplex virus	单纯疱疹病毒
IgG	immunoglobulin G	免疫球蛋白 G
IgM	immunoglobulin M	免疫球蛋白 M
PTLD	posttransplant lymphoproliferative disease	移植后淋巴组织增生性疾病
RT-PCR	reverse transcription polymerase chain reaction	逆转录 - 聚合酶链反应
SARS	severe acute respiratory syndrome	严重急性呼吸综合征
VZV	varicella-zoster virus	水痘 - 带状疱疹病毒

当机体发生主要针对其他组织的病毒感染时，肝脏作为系统性感染的一部分也会受到影响。非嗜肝病毒感染累及肝脏的程度，可以轻至只有肝脏生化的轻度异常，重到暴发性肝衰竭。在大多数感染中，肝脏炎症是因为对病毒抗原的免疫应答而不是病毒直接感染肝脏的结果。在本章中，我们将回顾与免疫功能低下的宿主发生机会性病毒感染、常见的系统性病毒感染和病毒性出血热相关的肝脏疾病。

一、机会性病毒感染

表 38-1 总结了宿主机会性病毒感染的情况。

（一）Epstein-Barr 病毒

Epstein-Barr 病毒（EBV）通过飞沫传播并潜伏在静息记忆 B 细胞中[1]。原发性 EBV 感染影响 90% 的人群并表现为典型的发热、咽痛和淋巴结肿大三联征，又称传染性单核细胞增多症。腹痛、恶心和腹泻等胃肠道表现轻微。EBV 常引起轻度自限性肝炎，表现为血清氨基转移酶 2 ～ 3 倍的升高以及肝脾肿大。高达 65% 的病例中有胆汁淤积的生化表现[2]，但黄疸少见（5% ～ 10% 的病例）[3]，胆管消失综合征散发[4]。严重肝炎或急性肝衰竭而需要急诊肝移植的情况罕见（全美约 0.21% 的急性肝衰竭病例），但病死率高[5]。值得注意的是，这些患者年轻（小于 30 岁）并

且免疫功能正常[5-7]。EBV 感染引起临床症状显著的肝损害可发生在免疫抑制患者，如人类免疫缺陷病毒（HIV）感染患者、移植受者或服用免疫抑制药物的炎性肠病患者中[8,9]。可能与 EBV 感染有关的慢性肝炎也有报道[10]。一些自身免疫性[11]或肉芽肿性肝炎[12]也与 EBV 感染有关。尽管 EBV 具有明确的潜在致癌性，但除淋巴上皮瘤样肝细胞癌[13]和淋巴上皮瘤样胆管癌外[14]，尚无有力的证据表明 EBV 与肝癌的发生相关。肝移植后的 EBV 感染少见（3%）但其并发症不可小觑，因为并发症可导致移植后淋巴组织增生性疾病（PTLD）。由于 90% 的成人 EBV 血清反应阳性，移植后活动性感染的主要病理生理机制是 EBV 再激活[15]。高剂量类固醇治疗排斥反应是 PTLD 的重要原因[16]。

尽管 EBV 肝炎患者的肝脏活检标本具有广泛的组织学特征，但主要表现是汇管区中重度的淋巴细胞浸润伴散在的活动灶。当存在大量非典型淋巴细胞时，应考虑排除肝脾 T 细胞淋巴瘤。EBV 肝炎的一个更典型的特征是单排串珠状肝窦淋巴细胞浸润[17]（图 38-1）。此外，尽管机制未明，大多数情况下还可以看到不同程度的胆管损伤。可见小上皮样肉芽肿、胆道组织病理学特

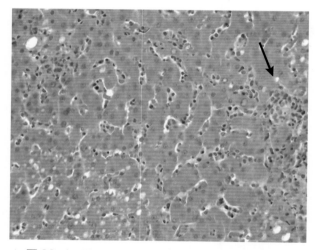

▲ 图 38-1　Epstein-Barr 病毒性肝炎的特征性肝窦淋巴细胞浸润

肝小叶中可见微小肉芽肿（箭）（原始放大倍数 ×400）（引自 Suh N，et al. Epstein-Barr virus hepatitis:diagnostic value of in situ hybridization, polymerase chain reaction, and immunohistochemistry on liver biopsy from immunocompetent patients.Am J Surg Pathol 2007；31：1403-1409）

点加上生化上的淤胆表现，这些可能导致原发性胆汁性胆管炎的错误诊断。EBV 肝炎的诊断需要有高度嫌疑和辅助检查的确认，比如原位杂交和聚合酶链反应（PCR）。EBV 潜伏膜蛋白的免疫组化染色在 EBV 诊断中无效[17]。

因为肝脏组织的 EBV PCR 阳性或原位杂交不能区分 EBV 相关感染与循环中偶尔出现的 EBV 阳性的淋巴细胞，所以在组织病理学改变的背景下，对 EBV 血清学阳性（针对病毒衣壳抗原和核抗原的 IgM 和 IgG）和肝酶水平改变的解释就非常重要。

EBV 感染以支持治疗为主，因为感染多在 2～4 周内自行消退。皮质醇和阿昔洛韦并没有临床益处[18]。EBV 相关急性肝衰竭的肝移植是有效的[5]。PTLD 的初始治疗包括减少免疫抑制药的使用，如果没有观察到任何反应，则采用抗 CD20 单克隆抗体（利妥昔单抗）等附加疗法。

（二）巨细胞病毒

巨细胞病毒（CMV）是一种普遍存在的疱疹病毒，调查结果显示，人群感染率达 40%～100%[20]。免疫功能正常的个体原发 CMV 感染最常见表现为无症状疾病或良性传染性单核细胞增多症样综合征，后者占约 10% 的病例。患者也可以表现为亚临床自限性的血清转氨酶升高[21]。已有如门静脉血栓形成和布加综合征等的罕见血栓性并发症的报道。[22] CMV 感染组织学检查结果是非特异性的，包括门管区单核细胞浸润、肝细胞有丝分裂活性增加以及极轻程度的肝细胞坏死[23]。免疫过氧化物酶法检出典型的 CMV 核内含物和 CMV 抗原的情况少见。CMV 是免疫功能正常者发热待查并表现急性肉芽肿性肝炎的原因[24,25]。

当 CMV 感染发生在免疫功能低下的患者中，如肝移植受者、HIV 感染或恶性肿瘤的患者，可导致发病率和死亡率升高。肝移植后感染者是重要人群之一，因为 CMV 是影响肝移植结局最常见的病毒。在这些患者中，CMV 感染表现为发热、中性粒细胞减少症 / 血小板减少症以及常见的终末器官疾病，如肺炎、视网膜炎、中枢神经

表 38-1　免疫功能低下宿主机会性病毒感染总结

病毒	原发感染的临床表现	免疫功能低下状态的表现	肝病的特征	诊断	治疗
EBV	发热，咽痛，淋巴结肿大（传染性单核细胞增多症）；自限性肝炎	重症肝炎；PTLD	单列形式的串珠状肝窦淋巴细胞浸润	原位杂交和 PCR	支持治疗；PTLD：减少免疫抑制药的使用，利妥昔单抗
CMV	单核细胞增多症症状（10%）	发热，中性粒细胞减少/血小板减少，终末器官疾病（肝炎，肺炎，视网膜炎，中枢神经系统疾病）；AIDS 胆管病	门管区单核细胞浸润	定量 PCR 检测，组织病理学，CMV 特异性免疫染色	更昔洛韦或缬更昔洛韦；减少免疫抑制药的使用
HSV	口腔（HSV 1）或生殖器（HSV 2）疱疹病变	急性重型肝炎	HE 染色可见肝细胞坏死，核内包涵体	通过 PCR 和组织病理学检测 HSV DNA	阿昔洛韦
VZV	广泛性皮疹（水痘）	肝炎，皮肤病变	肝细胞坏死，核内包涵体 HE 染色检测	PCR 和组织病理学	阿昔洛韦
HHV 6 和 HHV 7	幼儿急疹（HHV 6）；玫瑰糠疹（HHV 7）	发热、肝炎、肺炎、脑病、血细胞减少	未知	PCR 或病毒衣壳 - 小瓶培养	更昔洛韦，膦甲酸，西多福韦
HHV 8	发热，淋巴结肿大，皮疹	卡波西肉瘤，体腔淋巴瘤和多系统的 Castleman 病	纺锤形细胞被白细胞浸润及异常增生的小血管围绕	通过 PCR 检测血清或组织中病毒 DNA	HIV 感染者用 HAART；移植者的移植后免疫抑制减量或免疫抑制药换为 mTOR 抑制药（西罗莫司，依维莫司）
腺病毒	咽炎，结膜炎	肝炎	肝小叶坏死灶周围伴单核细胞浸润	免疫组化染色或病毒培养	西多福韦

AIDS. 获得性免疫缺陷综合征；CMV. 巨细胞病毒；EBV. Epstein-Barr 病毒；HAART. 高效抗逆转录病毒疗法；H&E. 苏木精伊红染色；HHV. 人类疱疹病毒；HIV. 人类免疫缺陷病毒；HSV. 单纯疱疹病毒；mTOR. 哺乳动物雷帕霉素靶蛋白；PCR. 聚合酶链反应；PTLD. 移植后淋巴组织增生性疾病；VZV. 水痘 - 带状疱疹病毒

系统疾病或肝炎。CMV 高风险者接受肝移植后发生的感染（有 CMV 复制的证据，无论是否有症状）和疾病（可归因于 CMV 感染的症状和体征）与死亡和移植物功能丧失的风险显著增加相关[26,27]。CMV 感染与同种异体移植排斥风险之间存在相互影响的双向关系[26,28]。

CMV 与隐孢子菌同样是获得性免疫缺陷综合征（AIDS）胆管病变的重要病原体。最常见的胆管造影结果是肝外胆管远端狭窄伴肝内胆管的弥漫不规则（图 38-2）[29,30]。

免疫功能正常者原发性 CMV 感染的诊断通常采用血清学方法，检测 CMV 特异性免疫球蛋白（IgM）或 CMV 特异性 IgG 是否四倍升高。血清学检测在免疫功能低下者诊断 CMV 疾病是无效的，应使用定量 PCR、组织病理学以及活检组织的 CMV 特异性免疫染色检测。

CMV 疾病的标准治疗包括更昔洛韦的静脉用药或更昔洛韦的口服用药，并且在有条件的情况下，减少免疫抑制药的使用。预防性抗病毒或早期治疗在预防中度风险的 CMV 血清阳性肝移植受者的 CMV 疾病方面同样有效，但预防性抗病毒在预防高危患者 CMV 疾病（CMV 血清阴

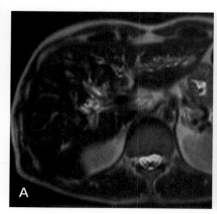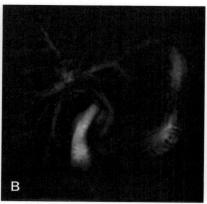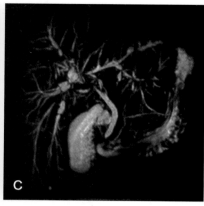

▲ 图 38-2　HIV 相关的胆管病变

MRI（图 A）显示主要位于左叶的不规则肝内胆管扩张；MRCP（图 B 和图 C）显示肝内胆管树的节段多发狭窄和囊状扩张交替；肝总管狭窄、模糊不清，而胆总管出现轻微扩张，伴末端逐渐变细（乳头状狭窄）（引自 Tonolini M，Bianco R. HIV-related/AIDS cholangiopathy: pictorial review with emphasis on MRCP findings and differential diagnosis.*Clin Imaging* 2013；37：219-226）

性者接受来自 CMV 血清阳性供体的同种异体移植肝）时比早期治疗更有效[31]。

（三）单纯疱疹病毒

单纯疱疹病毒（HSV）感染较常见，表现为特征性口腔（HSV 1）或生殖器（HSV 2）水疱病变，偶伴有发热和不适。病毒在神经节神经元中以潜伏状态持续存在，并可在免疫抑制或应激时再激活。

肝脏很少受累，但可能与 80% 的死亡相关[32]。与 CMV 感染的轻症不同，HSV 肝炎表现为暴发性疾病，若不及时治疗通常是致命的[33]。它最常见于免疫抑制情况下，如移植后、恶性肿瘤、HIV 感染和新生儿期，免疫正常宿主中也时有报道[34]。临床表现包括发热、腹痛、白细胞减少和凝血功能障碍。30% 的病例发生典型的水疱病变，因此，诊断不应该依赖于症状[33]。

在抗病毒预防成为常规前，HSV 肝炎多在实体器官移植后 20d 出现（早于 CMV 疾病），并且与大多数病例的播散性感染有关[35,36]。血清转氨酶水平可升高至正常值范围的 10 ～ 100 倍。在没有及时诊断和治疗的情况下，其病程可迅速进展为多器官衰竭、弥漫性血管内凝血和死亡。肝脏表现为肿大和坏死。显微镜检查显示局灶性或弥漫性肝细胞坏死，HE 染色可见特征性的核内包涵体（图 38-3）。

HSV 感染的诊断应通过 PCR 检测血清 HSV DNA 快速确定。血清学的作用有限，因为 IgM 的存在可能在病程早期或病情严重的情况下呈假阴性[37]。肝脏活检应在疾病早期进行。

肝移植在 HSV 急性重型肝炎中的作用存在争议。肝脏作为 HSV 大储存库去除后，会导致病毒 DNA 水平的显著下降，但在移植后免疫抑制的情况下可发生肝外疾病，尽管 HSV DNA 水平低或检测不到。肝移植术后 HSV 相关急性肝衰竭的死亡率为 55%[37]。尚不清楚死亡率是由于病毒的直接作用还是移植前发病或基础疾病导致个体易患 HSV 感染等间接因素导致。

继发于 HSV 疾病的暴发性肝衰竭是一种传染病紧急情况。由于快速进展至死亡或需要进行肝移植的可能，建议对出现原因不明的急性肝衰竭的患者进行经验性阿昔洛韦治疗，直至排除 HSV 肝炎。阿昔洛韦可使死亡或需要肝移植的风险降低 86%（优势比 0.14；95% CI 为 0.06 ～ 0.33）[32]。实体器官移植后常规使用阿昔洛韦预防，可使 HSV 感染的发生率显著下降。阿昔洛韦的耐药少见，但在免疫功能低下的个体中也有报道[38]。

（四）水痘 – 带状疱疹病毒

原发性水痘 - 带状疱疹病毒（VZV）感染约占全美人口的 1/3[39]，水痘表现为全身性皮疹。在感觉背根神经节中持续存在的病毒可再激活，带状疱疹表现为沿皮肤分布的痛性水疱疹。免疫

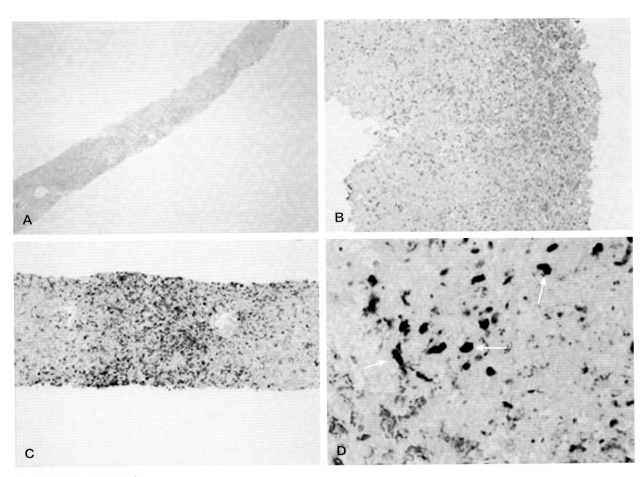

▲ 图 38-3　HSV 肝炎

A. 肝脏穿刺检查组织的低倍显微照片（HE 染色，×40）显示炎性细胞斑块破坏整个结构；B. 更高的放大倍数（HE 染色，×200）显示了严重坏死和出血的形态学特点；C. 用于检测 HSV 的免疫组织化学（×200）显示广泛染色的坏死肝细胞，弥散地分布在整个组织中；D. 检测 HSV 的免疫组织化学高倍放大（×400）重在 HSV 阳性细胞的特征性核内包涵体（箭）（引自 Pietrucha-Dilanchian P, et al. Fatal herpes simplex virus type 2 hepatitis in a heart transplant recipient: a case report and review of the literature. *Transplant Infect Dis* 2013；15：E87-E96）

功能低下者病毒再激活风险更高。内脏器官受累少见，但也可见于由于 HIV 感染或使用免疫抑制药物（移植后化疗）而导致免疫功能低下的患者[40-42]。病毒感染最终进展为皮肤病变，但其表现可能会延迟。肝脏组织学特征与 HSV 肝炎相似。诊断需通过血清 VZV PCR 确定。及时大剂量的静脉应用阿昔洛韦可改善疾病预后[43]。减毒活疫苗适用于预防水痘和带状疱疹，但在移植受者等免疫抑制个体中禁用[44]。

（五）人类疱疹病毒

人疱疹病毒（HHV）6 和 7 型是普遍存在的嗜淋巴细胞病毒，具有与 CMV 类似的遗传和生物学特性。它们是通过免疫调节和与其他病毒协同作用致病的。95% 的人群是在幼儿时期感染[45]。大多数原发感染是亚临床感染，但疾病可表现为发热和皮疹。HHV 6 引起幼儿急疹。HHV 7 与玫瑰糠疹有关。病毒在潜伏状态下持续存在并在免疫抑制期间重新激活，例如在器官移植后或与严重疾病相关的应激时[46,47]。

与 CMV 类似，HHV 6 母婴传播可导致新生儿和婴儿发生急性重型肝炎[48,49]。这也可能是大量不明原因急性肝衰竭病例的病原[50]。及时诊断和缬更昔洛韦的治疗可以避免肝移植的需要[51]。HHV 6 相关急性重型肝炎接受移植的患者中有半数在肝移植后出现对移植物或患者生存没有长期影响的 HHV 复发[52]。

移植后 HHV 6 和 HHV 7 感染的发生率分别

为 32%～48% 和 46%～57%[47]。HHV 6 感染通常在移植后 2～4 周发生。临床表现可分为直接临床表现，包括发热综合征、肺炎、肝炎、脑病和骨髓抑制，以及由触发免疫或其他疱疹病毒如 CMV 反式激活引起的间接影响。肝移植受者最常见的是由 HHV 6 和 HHV 7 引起的肝炎。肝脏检测值以混合模式升高[53]。HHV 6 也可能与肝脏同种异体移植排斥[54] 有关并可导致死亡率增加[55]。HHV 6 也与 HHV 7、CMV[56] 和侵袭性真菌感染的再激活有关[57]。

诊断最好采用 PCR 技术或病毒衣壳 - 小瓶培养确定。因为一般人群血清阳性率高、交叉反应以及免疫抑制宿主血清反应性降低，血清学检测的价值有限[58]。治疗用药同 CMV 感染相同，如更昔洛韦、膦甲酸和西多福韦。

HHV 8（卡波西肉瘤相关疱疹病毒）属于人类 γ 疱疹病毒，这类病毒还包括 EBV。同样地，HHV8 也在细胞增殖和恶性肿瘤的发展中起重要作用。HHV 8 是长波西肉瘤、体腔淋巴瘤和多系统 Castleman 病的病原体。HHV 8 的确切传播方式仍不清楚。潜在的传播方式包括唾液、性传播、血液传播和实体器官移植。全美 HHV 感染的流行程度尚不清楚，但最近的研究估计献血者中感染率为 30%[59]，而 HIV 血清阳性者的感染率则高达 56%[60]。卡波西肉瘤一般与 AIDS 相关，因为 AIDS 患者的患病率是其他免疫功能低下宿主的 300 倍。但人们逐渐认识到 HHV 8 感染也是实体器官移植的并发症（全美发病率为 0.4%）[61]，其中肝移植受者的发病率最高。[62] 卡波西肉瘤占移植后恶性肿瘤的 5.7%[63]。

HHV 8 原发感染通常表现为轻度发热、淋巴结肿大和皮疹，少见肝脏受累。但肝结节可能是卡波西肉瘤累及多器官或该病罕见的首发表现[64]。肉瘤表现包括皮肤和内脏器官上存在的特征性暗红色结节。显微镜下特征为白细胞浸润以及新生小血管异常增殖围绕纺锤形细胞[65]（图 38-4）。

Castleman 病是一种罕见的淋巴组织增生性疾病，表现为发热、脾肿大、肝大和多发淋巴结肿大。原发性渗出性淋巴瘤（体腔淋巴瘤）是 HHV 8 相关的 B 细胞淋巴瘤的特殊亚型，可累及腹膜、胸膜和心包。

诊断通过 PCR 检测血清或组织中的病毒 DNA 确定。在 HIV 感染的情况下，HHV8 相关疾病的治疗包括高效抗逆转录病毒疗法（HAART）的免疫功能重建。在 HHV 8 血清学检查阳性的移植受者或接受 HHV 8 血清学阳性供者器官的情况下，强烈建议在移植后监测 HHV 8 DNA[44]。这些卡波西肉瘤患者的治疗包括减少免疫抑制疗法或将免疫抑制药换为 mTOR 抑制药，如西罗莫司或依维莫司[66]。更昔洛韦、膦甲酸和西多福韦体外实验均有效，但临床研究显示仅缬更昔洛韦显示出靶向抗病毒治疗的益处[67]。对于体腔卡波西肉瘤或淋巴瘤的患者，化疗药物如阿霉素、柔红霉素、紫杉醇和利妥昔单抗具有一定的疗效[68-71]。

（六）腺病毒

腺病毒是儿童发热性疾病的常见病原体。最常见的表现形式是伴有咽炎和结膜炎的急性上呼吸道感染，肺炎和肠炎也时有发生。腺病毒性肝炎少见，但可发生于免疫功能低下的宿主中，特别是小儿肝移植受者。大约 2.5% 的小儿肝移植受者会患腺病毒性肝炎，这仅次于最常见的 CMV 感染。在超过 50 种血清型中，腺病毒 5 型与肝炎相关度最高。肝同种异体移植的传播似乎比病毒再激活更常见。组织学特征包括肝小叶坏死灶周围伴单核细胞浸润（图 38-5）。由于大片肝坏死，病死率高达 50%。免疫组织化学染色或病毒培养可确认诊断。最有效的直接抗病毒药物是西多福韦，但由于显著的肾毒性而使疗效受到限制[73]。

二、系统性病毒感染

表 38-2 总结了累及肝脏的系统性病毒感染。

（一）人类免疫缺陷病毒

HIV 感染者常见肝脏检查异常，这可以通过多种影响因素来解释，例如与嗜肝病毒（乙型和丙型肝炎病毒）、CMV、EBV 合并感染，机会

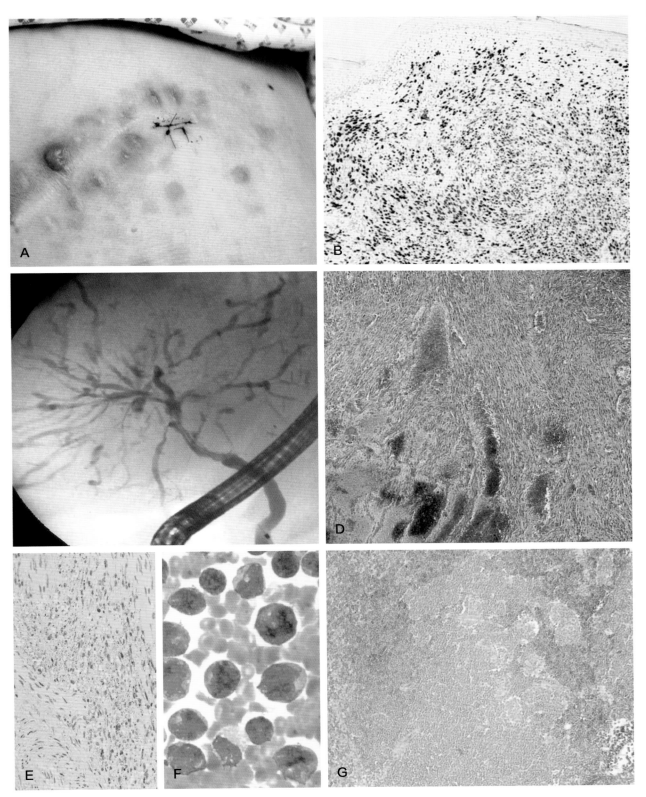

▲ 图 38-4　人疱疹病毒 8（HHV 8）相关表现

A. 肝移植后 4 周在手术瘢痕部位出现的皮肤卡波西肉瘤；B. 在 A 图患者的皮肤切片中检测到 HHV 8 潜伏相关的核抗原 1；C.ERCP 显示由于多灶性肝肿瘤浸润导致胆管压缩和部分阻塞（A 图患者）；D. 卡波西肉瘤典型的肝组织学可见丰富的梭形细胞和血管扩张（A 图患者）；E. 高倍镜视野下的肝脏卡波西肉瘤；F. 多系统 Castleman 病的肝周淋巴结。组织学显示许多不典型的滤泡样结构和异常血管；G. 感染 HIV 患者 HHV 8 相关体腔淋巴瘤的浆细胞样淋巴瘤细胞

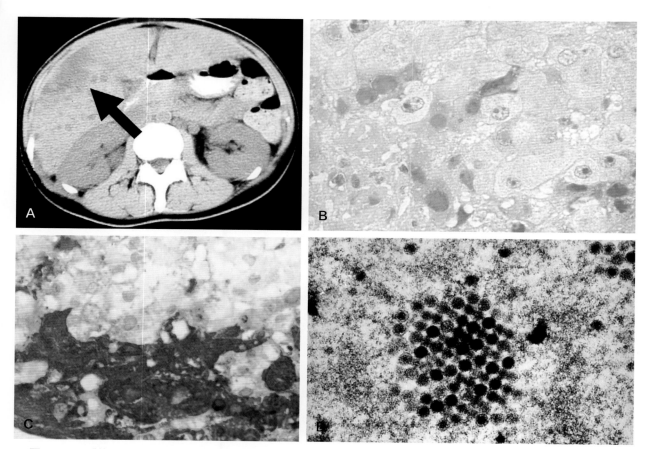

▲ 图 38-5　感染 HIV 妇女的暴发性腺病毒性肝炎

A.CT 显示肝脏中广泛的局灶性坏死（箭）；B. 含有腺病毒包涵体的坏死、增大的肝细胞；C. 免疫组织化学可见丰富的腺病毒抗原；D. 电子显微镜下可观察到的细胞内腺病毒病毒颗粒

表 38-2　累及肝脏的系统性病毒感染总结

病　毒	肝脏疾病表现	诊　断	治　疗
HIV	原发感染的自限性肝炎；高病毒复制期血清转氨酶严重升高；AIDS 胆管病	非特异性：伴有单核 / 淋巴细胞浸润的脂肪性肝炎	HAART；壶腹部括约肌切开术和胆管球囊扩张术治疗艾滋病胆管病变
流行性感冒病毒	肝脏检查结果异常	肝中央小叶坏死	支持治疗
SARS 冠状病毒	转氨酶升高	活跃的有丝分裂，中度淋巴细胞浸润和肝细胞凋亡	支持治疗
细小病毒 B19	从轻度肝炎到暴发性肝衰竭伴再生障碍性贫血	免疫功能正常宿主检测细小检测 IgM；免疫受损宿主中进行 PCR	慢性感染或再激活患者 IVIG；肝脏和骨髓移植
麻疹病毒	自限性肝炎；黄疸；慢性自身免疫性肝炎	检测 IgM；血液或分泌物进行 PCR	支持治疗

AIDS. 获得性免疫缺陷综合征；HAART. 高效抗逆转录病毒疗法；HIV. 人类免疫缺陷病毒；IgM. 免疫球蛋白 M；IVIG. 静脉注射免疫球蛋白；SARS. 严重急性呼吸综合征

性感染、酗酒和包括 HAART 在内的肝毒性药物暴露。原发性 HIV 感染很少表现为自限性肝炎，其症状包括腹痛、肝大和血清转氨酶升高[74,75]。重症肝炎更常见于儿童[76]。HIV 病毒可在肝脏、

肝细胞以及肝库普弗细胞中检测出。在低 CD4 计数的情况下，HIV 病毒的加速复制期间，血清转氨酶可无明显诱因地显著升高（＞正常上限的 5 倍）[78]。肝脏组织学表现为非特异性，但常见

的特征是伴有单核／淋巴细胞浸润的脂肪性肝炎。HAART 的免疫重建和 HIV 载量减少可使肝脏检查结果正常。

AIDS 胆管病是一种以晚期 AIDS 或 CD4 计数低的患者胆管异常为特征的罕见病。该疾病的特点是胆管造影异常，包括乳头狭窄、硬化性胆管炎、少伴胆管狭窄，以及血清学检查提示胆汁淤积。[79] 隐孢子虫、微孢子虫和 CMV 的机会性感染是最常见的病因，但不能解释所有情况。针对这些病原体的抗生素治疗并不能解决症状和解剖学异常，内镜下的壶腹部括约肌切开术和胆管狭窄球囊扩张术以及 HAART 是主要的治疗方法。

（二）流感病毒

胃肠道症状在患流感时很常见，但通常是轻度和自限性的，不需要进一步的检查。因此，肝脏检查异常的概率尚不清楚。东南亚暴发 H5N1 型禽流感感染期间，60% 的肺炎患者在病毒清除后肝功能检查结果改变[80]。有证据表明流感病毒可在肝脏中无病毒抗原的情况下触发 T 细胞介导的肝炎。因此，肝脏组织学检查结果是非特异性的。H5N1 暴发致死病例的尸检结果可见广泛的肝中央小叶坏死[82]。

（三）SARS 冠状病毒

严重急性呼吸综合征（SARS）冠状病毒是 2003 年远东和加拿大严重呼吸道疾病暴发的病原体。该病的病死率为 9%～12%。实验室检查异常包括乳酸脱氢酶水平升高（70%），淋巴细胞减少（50%～70%），血小板减少（50%）和低钙血症（60%）。初次就诊时，近 30% 的患者血清氨基转移酶水平轻度升高，76% 的患者在随后的病程和利巴韦林治疗中发现轻度升高[83]。尚未有相关暴发性肝衰竭的报道。在中度至显著肝脏检查异常的患者中，肝活检结果包括活跃的有丝分裂，中度淋巴细胞浸润和肝细胞凋亡[84]。逆转录 PCR（RT-PCR）可在肝组织中检测到 SARS 冠状病毒，但电镜下未见；因此，尚不清楚能否用病毒的直接毒性解释肝功能异常。目前尚无有

效的 SARS 治疗策略。抗病毒药物如利巴韦林和洛匹那韦／利托那韦曾因它们分别对 RNA 病毒和 HIV 病毒具有广谱活性而被用于治疗，但其临床疗效尚未得到证实。

（四）微小病毒 B19

微小病毒 B19 影响达 50% 的人口。临床表现轻微，包括发热、肌痛、关节痛和皮疹（传染性红斑）。严重的并发症包括再生障碍性贫血和关节病。微小病毒 B19 累及肝脏的表现轻者为肝脏生化异常，重至需要肝脏和骨髓移植的暴发性肝衰竭伴再生障碍性贫血[85-87]。妊娠期感染可因胎儿水肿导致流产，而这与重症肝炎有关[88]。慢性感染可见于免疫功能低下的宿主（移植后、AIDS、先天性免疫缺陷）。其缺乏典型的免疫介导症状，如皮疹和关节痛，而表现为难治性贫血和器官损害（肝炎、肺炎、心肌炎）[89]。由于未能累积抗体，基于微小病毒 B19 IgM 的血清学诊断可能在 29% 的病例中是阴性的。诊断依赖于 PCR 检测，最常用的治疗方法是静脉注射免疫球蛋白[89]。

（五）麻疹病毒

麻疹是副黏病毒科麻疹病毒属中的人类病毒。麻疹是一种在儿童时期感染的具有高度传染性的病毒，表现为特征性皮疹。其症状通常是轻微的，但肺炎和脑炎可使病程复杂化。常见短暂的肝酶升高[90]。80% 的麻疹成人患者存在肝脏表现，可能表现为黄疸[91]。肝脏生化检查可在 2～3 周内恢复正常。由于直接的病毒毒性，组织学变化表现为坏死的肝细胞和门静脉炎症[92]。麻疹病毒基因组的持续存在与慢性自身免疫性肝炎的发病有关[93]。诊断最常用方法是检测血清中的麻疹抗体 IgM，在皮疹出现后 3～30d 之间可查。皮疹出现 3d 后，可以通过 PCR 检测血液、呼吸道分泌物或尿液中的病毒 RNA。麻疹疫苗接种通常可获得长期免疫力。该疫苗是减毒活疫苗，因此孕妇和免疫受损患者是接种禁忌证。麻疹暴露的免疫功能低下患者，无论其免疫状况或疫苗接种情况如何，均应接受静脉注射免疫球蛋

白（400 mg / kg）的暴露后预防，治疗主要为支持性，儿童患者还应该服用维生素 A[94]。

（六）风疹病毒

风疹病毒属于披膜病毒科。风疹是一种表现为全身性皮疹的轻度感染性疾病，少伴中耳炎、脑炎或关节炎。除了 1966 年报道的一例新生儿巨细胞性肝炎外，风疹通常不会引起肝功能障碍[95]。

（七）肠道病毒

肠炎病毒科的肠道病毒通过粪 - 口途径传播，夏秋季流行。成员包括脊髓灰质炎病毒、柯萨奇 A 病毒、柯萨奇 B 病毒、埃可病毒等。埃可病毒 9 和 18 型与免疫功能低下成人的急性重型肝炎有关[96,97]。肝组织学显示门静脉的淋巴细胞炎性浸润和肝细胞的气球样变。继发于柯萨奇 B 组病毒感染的肝炎被认为是多系统疾病的一部分[98]。诊断包括血清学和 RNA 的 PCR 检测。治疗主要为支持性，尚无有效的疫苗接种。

三、病毒性出血热

表 38-3 总结了病毒性出血的情况。

（一）登革热

登革热是最常见的蚊媒传播病毒性感染性疾病。登革病毒属于黄病毒科，由四种血清型组成。埃及伊蚊是亚洲、非洲、中美洲和南美洲流行地区的传播媒介（图 38-6）。据估计，全世界每年有超过 3.9 亿人感染，其中 9600 万人临床症状明显。人们越来越清楚地认识到登革热是流行地区旅行者继疟疾后住院的常见病因[100]，每 10 000 名旅客中有 34 ～ 50 例患病，虽然人们认为该发病率远不止这一数字[101]。

大多数情况为无症状感染。出现症状时，登革热的临床特征不尽相同，大体可分为五种表现：①非特异性发热性疾病；②典型登革热；③登革出血热（DHF）；④DHF 伴登革休克综合征（DSS）；⑤其他不常见的综合征，如脑病和急性肝衰竭。一般于蚊虫叮咬后 3 ～ 6d 出现症状。潜伏期不超过 14d。

经典登革热表现为发热、皮疹、严重头痛、关节和肌肉疼痛（"骨折热"）和疲劳[102]。感染可在支持治疗下 5 ～ 7d 内自行消退，但康复期仍可持续数周的疲劳。少数情况下（旅行者中可高达 3%）可能发生严重疾病，如 DHF 和 DSS。广泛出血性疾病可能是由于二次感染不同类型的登革病毒，导致免疫记忆应答的增强。瘀点状出血和包括肝损伤的多器官损害，与高发病率有关。建议进行强化支持治疗，尤其是 DSS 患者，大量的毛细血管渗漏和低血容量性休克可导致高达 50% 的死亡率。

肝脏表现随登革热的临床严重程度而变化。在典型的登革热中，大多数患者可表现为轻度的肝大和肝酶水平升高［主要是天门冬氨酸氨基转移酶（AST）］[103]，这可归因于直接病毒损伤。登革病毒抗原可以在肝细胞、库普弗细胞和肝窦内皮细胞中分离到。在 DHF 和 DSS 中，高达 40% 的患者中可肝大。病毒直接损伤肝细胞和库普弗细胞

表 38-3　病毒性出血热肝脏疾病总结

病　　毒	传播媒介	人际传播	肝脏表现	死亡率	利巴韦林治疗	疫　苗
登革病毒	埃及伊蚊	无	转氨酶水平轻度升高，少见出血性肝损伤	低（DSS 高达 50%）	无	无
黄热病毒	白纹伊蚊	无	黄疸	极少数情况下可高达 50%	无	有（减毒活疫苗）
拉沙病毒	多乳鼠类啮齿动物	罕见（气溶胶传播）	轻至重度的转氨酶升高	1%	有	无
埃博拉病毒	蝙蝠	有	轻至重度的转氨酶升高	高达 72%	无	无

DSS. 登革休克综合征

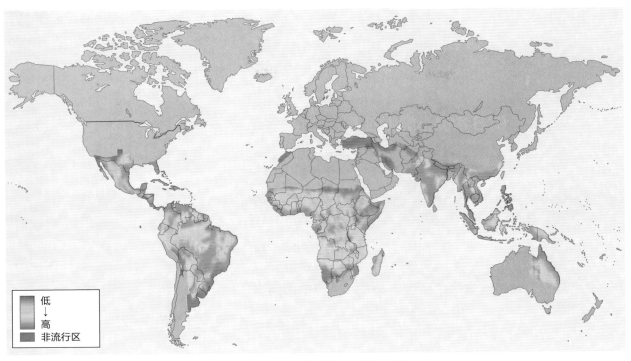

▲ 图 38-6　登革热感染风险的全球分布

的导致多灶性出血。尸检病理学评估显示肝细胞坏死不伴或伴轻度炎症。由于出血风险增加，应避免进行肝活检。

　　病毒培养、PCR 检测或血清学方法可确定诊断。但这些方法在灵敏度和可用度上存在局限性。因此，也可通过临床症状和特征性实验室检查（旅游史、热型、止血带试验阳性、血小板计数低和转氨酶水平升高）来进行诊断。由于尚无针对登革热病毒的疫苗，早期识别和积极的支持性治疗至关重要。

（二）黄热病

　　黄热病是蚊媒传播的高病死率病毒性出血热。未接种疫苗的旅客去撒哈拉以南的非洲和南美洲的热带地区有感染（1/1000）和死亡的（1/5000）风险[104]。2013 年在非洲共有约 13 万人感染，其中 7.8 万人死亡[105]。

　　黄热病是黄病毒科成员。主要传播媒介包括猴子和白昼叮咬的蚊子（非洲的伊蚊种类，南美的血蜱种类）。典型疾病的特征可分为三个阶段：感染期（3 ～ 4d）、缓解期（2d）和中毒期。各阶段均可有明显的、严重程度不同的肝脏受累。

感染期通常表现为发热和非特异性的流感样症状。可能存在中度肝大。黄疸出现前，疾病发作后 48 ～ 72h 内血清转氨酶水平开始上升。此期的肝酶异常程度可预测随后肝功能障碍的严重程度[106]。大多数患者进入缓解期并在 2d 内恢复。但也有 15% 的患者进入中毒期，并表现出反复发热、出血体质和多器官功能障碍。该期死亡率为 20% ～ 50%。肝损伤主要表现在转氨酶升高，可高达 2000 ～ 3000 U/L[106]。且转氨酶水平与疾病严重程度成正比。碱性磷酸酶正常或仅略微升高，而直接胆红素通常在 5 ～ 10 mg/dl，致死病例中水平较高[107]。肝小叶中央区肝细胞凋亡而中央静脉和门管区相邻的细胞完好是病毒直接损伤的结果[108]。（图 38-7）。尸检显示中央区肝细胞坏死伴轻度非特异性淋巴细胞浸润和嗜酸性粒细胞变性（Councilman 小体）[109]。在非致死性病例中，肝脏可完全恢复，无残余异常，但黄疸和肝酶升高可能需要数周或数月才能消退。通过血液中 IgM（ELISA 测定）或病毒（PCR 或培养测定）可证实诊断。由于高出血风险，不建议进行活检。

　　治疗是支持性的。利巴韦林具有抗黄热病毒的体外活性，但浓度超过临床安全标准[110]。自

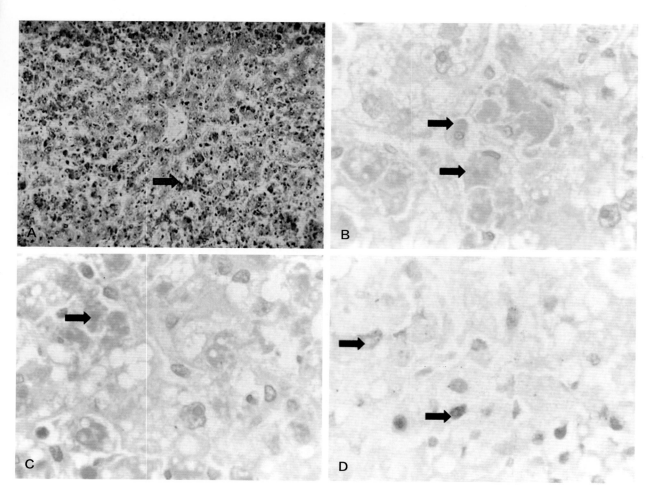

▲ 图 38-7　黄热病肝损伤的组织病理学

A. 免疫组化显示小叶肝细胞中病毒抗原的标记（×200）；B、C.HE 染色显示肝小叶中康氏小体的不同形态（×400）；D. 凋亡的免疫组化（ApopTag），显示肝细胞凋亡标记（×400）（引自 Quaresma J, et al. Reconsideration of histopathology and ultrastructural aspects of the human liver in yellow fever. Acta Trop 2005；94：116-127）

1936 年开始就有高效的减毒活疫苗可达到接近 100% 的血清转换率，应提供给流行地区的旅行者和当地人[111]。和所有活疫苗一样，该疫苗也禁止孕妇和免疫功能低下的个体接种。严重不良反应包括两种综合征，黄热病疫苗相关的神经性疾病（发病率为 0.8/10 万）和黄热病疫苗相关的内脏性疾病（发病率为 0.4/10 万）[112]。

（三）拉沙热

拉沙病毒（沙粒病毒科）每年在西非造成高达 30 万人的感染[113]，通过消化道或气溶胶接触了带毒的多乳鼠的体液而发生感染[114]。多数为轻症或无症状感染。5% ～ 10% 的病例会出现明显的临床表现，并且与 1% 的死亡率相关[115]。在 7 ～ 21d 的潜伏期后，出现与恶心、呕吐和腹泻相关的流感样症状。与血管通透性增加相关的其他症状包括胸膜和心包积液、面部水肿、黏膜表面出血等，是拉沙热的特征性表现[116]。8 ～ 10d 后开始恢复，但 20% 的病例感染可继续发展为肺水肿、脑病和休克。

拉沙热的肝脏损害可能存在明显的不同，并且通常是致命结局的关键特征[117]。拉沙肝炎是病毒直接损伤肝细胞的结果，表现为转氨酶水平升高，偶伴黄疸或凝血病。组织学特征可分为三个阶段：伴有细胞质变性的局灶性肝细胞坏死（< 20%）；随后是伴吞噬细胞浸润的 20% ～ 50% 肝细胞坏死峰值，最后是伴有肝细胞有丝分裂、坏死肝细胞少于 10% 的恢复期，提示肝脏再生[116]。

拉沙热的实验室诊断包括间接荧光染色、ELISA 和常规及实时荧光定量 RT-PCR 等方法检测病毒抗原、核酸或病毒特异性抗体。准确和及时诊断的挑战在于该病非特异性的临床表现、病毒株的遗传多样性以及缺乏商业诊断试剂[118,119]。

轻症感染的治疗为支持性治疗。对死亡风险高的患者（AST > 150 IU / L 和高病毒血症），静脉或口服利巴韦林有效。如果在病程早期给药，效果更好[120]。目前尚无有效的拉萨病毒疫苗。

（四）埃博拉病毒病

埃博拉病毒是一种单链 RNA 病毒，其和马尔堡病毒均属丝状病毒科。这两个病毒属是最致命的人类病原体。之前暴发于中非地区，直到 2014—2015 年西非首次暴发埃博拉病毒病（扎伊尔病毒种引起），这次疫情死亡人数超过了之前暴发的所有疫情[112,122]。截至 2015 年 6 月，已有 27 479 人感染埃博拉病毒，其中 11 222 例死亡[123]。

尽管病毒的自然宿主尚未明确，但至少确定蝙蝠是一个宿主。病毒可通过直接接触受感染动物的体液或埃博拉病毒病患者的血液、体液或皮肤传播。埃博拉病毒也可能通过接触受污染的表面或物体而传播。如果医疗工作者接触到医疗过程中产生的气溶胶，也可能面临患病的风险，尽管尚无人类气溶胶传播的病例报告[124]。

在 6 ～ 12d 的潜伏期后，可发生包括发热、呕吐和腹泻的症状，随后在某些病例中可出现弥漫性斑丘疹。虽然这一感染此前被归为出血热，但在最近的西非流行病中，只有 20% 的病例出现不明原因的出血。低血压、休克和死亡的主要原因为胃肠道液体流失。而肝病则是由病毒引起多灶性肝坏死的结果。转氨酶升高（AST 高于 ALT，提示伴有横纹肌溶解），碱性磷酸酶水平轻度升高但胆红素水平不升高是埃博拉病毒病的特征性生化表现[125]。

大多数急性感染可采用 RT-PCR 检测病毒 RNA 得以诊断。在症状出现后 3d 内可检测到病毒[126]。疑似病例和危险分级对于及时诊疗埃博拉病毒病至关重要。临床上只是支持治疗，因为尚无批准用于治疗埃博拉病毒病的药物，也没有批准的暴露后预防或疫苗接种[127]。

◆ 结论

肝脏疾病可能与机会性病毒感染、常见的系统性病毒感染或病毒性出血热有关。在大多数病毒感染中，肝脏炎症通常是对病毒抗原的免疫应答而不是病毒直接损伤的结果。在健康个体中，系统性病毒感染通常表现为肝脏生化的轻度异常。当感染发生在免疫受损的个体，例如肝移植受者、HIV 感染或恶性肿瘤患者时，可能出现死亡率和发病率增高，这也包括急性肝衰竭。重症肝炎的治疗包括在某些感染中使用直接抗病毒药、有条件时可适当减少免疫抑制药，或进行肝移植。无论患者免疫状态如何，病毒性出血热对患者的影响巨大，病毒损害机体并通过直接的嗜肝作用引起肝损伤。

总 结

最新进展

● 自 2014 年西非暴发了史上最大规模的埃博拉病毒病以来，包括疾控中心、世界卫生组织和政府机构在内的多个组织协调努力，以控制病毒的广泛传播。由于疾病筛查和快检方法的开发，以及有关旅行、隔离和消除污染以切断人际传播的进展，疫情已得到控制。2015 年 4 月在塞拉利昂研发出了一款埃博拉候选疫苗，目前正在进行 Ⅲ 期临床试验[124]。

未来发展方向

● 未来应继续努力建立和健全监测系统、诊断策略和国际基础设施，以应对埃博拉病毒病之类的现有或未来的健康威胁。由于近期流行的疾病的间接后果仍未完全显现，所以仍然需要继续收集和分析流行病学、基因组学和临床数据。同样，应继续优先开发具有高死亡率和高发病率的其他病毒（登革热病毒、拉沙病毒、黄热病毒）的疫苗和有效治疗药物。

第 39 章　寄生虫性肝疾病
Parasitic Liver Disease

Gamal Esmat, Naglaa Zayed, Tamer Mahmoud Elbaz　著

梅骁乐　译，陈威巍、张敏娜　校

● 缩略语 ABBREVIATIONS

ALA	amebic liver abscess	阿米巴肝脓肿
CAA	circulating anodic antigen	循环阳极抗原
CCA	circulating cathodic antigen	循环阴极抗原
CIE	counterimmunoelectrophoresis	对流免疫电泳
EDHS	Egypt demographic and health survey	埃及人口与健康调查
ELISA	enzyme-linked immunosorbent assay	酶联免疫吸附试验
ERCP	endoscopic retrograde cholangiopancreatography	内镜逆行胰胆管造影术
GASP	gut-associated schistosome proteoglycan	肠道相关的血吸虫蛋白多糖
HCV	hepatitis C virus	丙型肝炎病毒
HIV	human immunodeficiency virus	人类免疫缺陷病毒
IFA	indirect immunofluorescence assay	间接免疫荧光试验
IHA	indirect hemagglutination	间接血凝试验
PAIR	puncture, aspiration, injection, reaspiration	穿刺、抽吸、注射、再抽吸
PCR	polymerase chain reaction	聚合酶链式反应
PPF	periportal fibrosis	门静脉纤维化
PZQ	praziquantel	吡喹酮
Th1	T helper 1 cell	1 型辅助性 T 细胞
Th2	T helper 2 cell	2 型辅助性 T 细胞
WHO	World Health Organization	世界卫生组织

寄生虫病仍为全球发病和死亡的主要病因，有超过 30 亿人感染，特别是在发展中国家。因此，改善预防措施需要对公共卫生基础设施进行大量投资[1]。

肝寄生虫的种类繁多，在肝细胞、网状内皮细胞、门静脉系统和胆管中成熟和繁殖的种类也不尽相同。适应性好的寄生虫可以对正常宿主的免疫反应产生耐受并引起最小的急性损伤，因为它们要产生大量子代来感染其他宿主，而免疫异常或受损的宿主有可能出现严重的疾病[2]。寿命长的寄生虫，如蠕虫，更能显著降低宿主免疫，以保护自己免遭清除，并将宿主的严重病理反应降到最低[3]。感染肝脏和肝胆系统的蠕虫包括线虫类（蛔虫）、绦虫类（绦虫）和吸虫类（扁虫

或吸虫）[4]。这种感染通常为慢性感染，可引起潜伏感染或显性疾病，导致相当高的发病率，但宿主死亡风险很低[5]。这些感染造成的大多数发病和死亡是由宿主对幼虫或成虫的免疫反应引起的。寄生虫建立了许多策略和不同的分子机制来逃避宿主免疫，这些策略和分子机制除了有利于它们在宿主严酷的免疫环境内完成生命周期和传播外，还可以促进寄生虫的存留，并有利于其定植、生长和繁殖。机体对蠕虫类寄生虫保护性免疫的产生很大程度上依赖于 2 型 CD4$^+$ 辅助性 T 细胞（Th1）的细胞因子反应（图 39-1）[6]。蠕虫产生的物质似乎还是刺激免疫反应的固有佐剂，因为它们可以在没有任何额外佐剂的情况下促进宿主对自身和无关抗原强烈的 Th2 反应。树

突状细胞是感染和适应性免疫应答之间的主要连接者，其通过细胞因子的产生和某些表面分子的表达，在辅助性 T 细胞的调节中起着重要的作用[7]。此外，宿主 - 寄生虫相互作用包括蠕虫排泄 / 分泌产物与宿主 toll 样受体和凝集素之间的相互作用，以及蠕虫蛋白酶激活和招募天然免疫细胞的相互作用。抗寄生虫的 Th2 细胞因子适应性免疫反应的发展可能会抑制针对寄生虫的强烈免疫反应，从而使其长期存活并限制病理效应[8]。有趣的是，寄生虫感染和癌症都具有复杂的自然史和长期潜伏期，其间存在的大量外源性和内源性因素之间的相互作用掩盖了因果关系。虽然只有膀胱癌和胆管癌明确了是由埃及血吸虫和肝胆寄生虫（华支睾吸虫、泰国肝吸虫和猫肝吸虫）引起的，其他寄生虫也通过慢性炎症、宿主免疫系统的调节、增殖 - 抗增殖途径的破坏、基因组不稳定的诱导和恶性干细胞子代的刺激来促进转化[9]。肝寄生虫可能影响肝实质本身，如血吸虫病、包虫肝病或阿米巴病，或具有肝胆效应，并影响肝脏和胆道系统，例如肝片吸虫病、华支睾吸虫病和后睾吸虫病。

粪检、影像学和血清学检查是诊断的主要依据。然而，确定一个高的拟诊指数也是肝脏蠕虫病患者诊疗的关键步骤。研究人员和临床医生都

在推进化学预防和疫苗预防战略，以努力减少全球蠕虫感染引起的发病率和死亡率[4]。

一、血吸虫病

血吸虫病是由裂体吸虫属血吸虫引起的多因素疾病，涉及环境、行为、寄生、媒介和宿主等。它是世界范围内发病和死亡的重要原因[10]，也是仅次于疟疾的第二大寄生虫病。血吸虫的七个种类分布在不同的地理位置（表 39-1）[11]。全世界 74 个国家约有 2.3 亿～ 3 亿人感染血吸虫，其中亚洲、非洲和南美洲发病率较高[12-13]；每年死亡人数约为 28 万[14]。自古埃及以来，尼罗河一直是血吸虫病的中心。1980 年，估计 2 亿血吸虫病感染者中约 10% 是埃及人[15]。埃及主要流行两种血吸虫，一种是主要引起泌尿道疾病的埃及血吸虫，另一种是主要引起肠道和肝脏疾病的曼氏血吸虫。自 20 世纪 60 年代以来，曼氏血吸虫在尼罗河三角洲的患病率增加，而埃及血吸虫在埃及南部地区更为流行。这主要与埃及阿斯旺高坝建成后水流动力学的变化有关，但血吸虫病总体患病率并未随之变化[16]。

表 39-1　血吸虫及其地理分布

血吸虫	第一中间宿主	流行地区
几内亚线虫	福氏小泡螺	西非
间插血吸虫	小泡螺	非洲
埃及血吸虫	小泡螺	非洲、中东
日本血吸虫	钉螺	中国、东亚、菲律宾
马来血吸虫	未知	东南亚
曼氏血吸虫	双脐螺	非洲、南美洲、中东
湄公血吸虫	新拟钉螺	东南亚

当自由游动的尾蚴被螺类中间宿主排入淡水，并穿透皮肤进入人体，幼虫迁移到门静脉系统并在门静脉进行有性繁殖，成虫在此处驻留并产卵。虫卵从血管进入组织，包括肠道或膀胱黏膜，随粪便或尿液排出[17]。肝脏血吸虫病是由宿主肉芽肿细胞介导的对曼氏血吸虫可溶性虫卵抗原的免疫应答引起的，最终进展为不可逆的纤

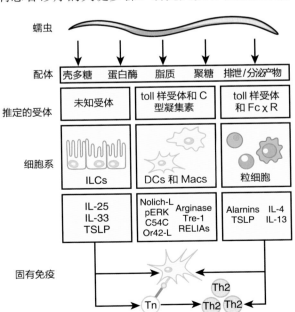

▲ 图 39-1　天然免疫细胞识别及对蠕虫衍生产物应答后 CD4+ Th2 细胞分化的协调

维化，并导致严重的门静脉高压[18]。虫卵在肝脏中存活约 3 周。主要引起 Th1 免疫反应，随后募集嗜酸性粒细胞和形成肉芽肿[19]。肉芽肿形成（图 39-2）是由 Th2 细胞因子如白细胞介素 -4（IL-4）和 IL-13 驱动的辅助性 T 细胞介导的迟发型超敏反应，而 IL-10、γ- 干扰素和调节性 T 细胞亚群可以限制血吸虫诱导的病理学效应。此外，还涉及多种细胞类型，如肝星状细胞、活化的巨噬细胞和调节性 T 细胞[10]。Th1 和 Th2 型细胞因子之间的平衡影响着病理程度和纤维化的发展[20]。肉芽肿内可检测到虫卵，随后形成明显的门静脉和周围纤维化，这在曼氏血吸虫和日本血吸虫感染中表现得最为典型。伴有重度曼氏血吸虫负荷的肝脏血吸虫病最终结局是严重的门静脉纤维化和巨大的纤维化门静脉管束，类似于穿过肝脏的陶管（称为 Symmers 管道系统纤维化）[21]。有趣的是，正常的肝脏结构和小叶结构都还存在，结节再生性增生则未见，因此纤维化可能是可逆的，至少部分是可逆的。

病毒性肝炎（乙肝病毒或丙肝病毒）的共感染非常常见，因为通常血吸虫病流行率高的地区慢性病毒性肝炎流行率也高。在血吸虫病感染人群，HCV 感染率从埃塞俄比亚的 1% 到埃及的 50% 不等[22]。曼氏血吸虫和埃及血吸虫是埃及的流行病，社区患病率通常在 15% ～ 45%[23]，世界范围内 HCV 的流行率在埃及最高，约有 800 万～ 1000 万人。其中约有 6800 万人接触过病毒，有 500 万～ 700 万人为活动性感染。大量接触 HCV 的一个重要原因是，20 ～ 50 年前广泛采用静脉注射酒石酸锑钾的血吸虫病控制计划，因而造成了大量的感染潜伏库[24]。2008 年，代表卫生部的埃及人口与健康调查（EDHS）显示，15% 的受访者血液中有 HCV 抗体，表明他们曾有 HCV 暴露史，而 10% 的受访者有活跃的 HCV 感染，这些老年人群的感染水平较高，主要是由于 20 世纪 60—80 年代期间曾接受血吸虫病治疗计划。已知血吸虫病和 HCV 是导致肝脏早期损害和加重的关联疾病[25]。肝脏是 HCV 复制和虫卵沉积的主要部位，其下调肝脏中的局部免疫应答[26]并抑制肝内对 HCV 的旁观者（协同）免疫应答。这也可能发生在非活动性血吸虫感染期间，由于虫卵停留在肝门静脉中，它们的可溶性抗原可能在相当长的时间内影响宿主细胞介导的免疫[27]。与 HCV 的共感染还可以产生独特的临床、病毒学和组织学模式，表现为高滴度的 HCV RNA 持续存在、肝活检标本中的坏死性炎症和纤维化评分较高、对干扰素治疗反应不良，并加速肝纤维化的进展[28]。最近的一项研究表明，血吸虫血清学阳性对纤维化分期没有影响，然而，即使采用抗血吸虫治疗，肝纤维化也与 HCV 治疗反应失败显著相关[29]。

（一）临床表现

血吸虫病的临床表现可经历急性、亚急性和慢性阶段。这些阶段与免疫反应相关。60% 的感染者可能有症状，但 10% 的患者疾病严重，需要医生诊疗[30]。该疾病的潜伏期为 4 ～ 6 周。早期阶段，在尾蚴皮肤穿透处可能出现斑丘疹。有一种可能致命的急性血吸虫病叫片山热，常见于传播率高的地区。主要表现为发热、寒战、头痛、关节痛、上腹痛、腹泻伴血黏液、体重减轻、淋巴结肿大和荨麻疹皮肤反应。肝脏和脾脏中度增大，尤见于日本血吸虫和曼氏血吸虫感染[31]。在慢性血吸虫病中，晚期肝病的特征是与门静脉纤维化和门静脉高压有关的体征和症状：食管和胃静脉曲张破裂出血伴脾大，同时肝细胞仍保留

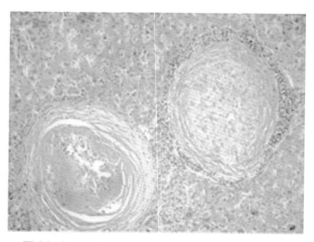

▲ 图 39-2　血吸虫病：具有层状壁和周围淋巴组织细胞炎性浸润（苏木精 – 伊红染色）的瘢痕性肉芽肿

合成功能，直至疾病末期。儿童血吸虫病严重感染则导致生长和发育迟缓。疾病的实验室检查特征可包括外周血嗜酸性粒细胞增多、贫血、低蛋白血症和高丙种球蛋白血症，以及由于脾脏隔离引起的全血细胞减少。有记载一种由沙门氏菌的慢性持续性感染引起的综合征与血吸虫感染有关。其特征为无症状的发热和菌血症、肝大、脾大、水肿和下肢瘀点瘀斑[32]。

（二）诊断

在大便或黏膜活检标本中鉴定血吸虫卵是诊断血吸虫感染、确定是否存在化疗适应证、血吸虫药物评估以及流行病学调查中最合适的方法[33]。单靠粪检不完全可靠，灵敏度在 50% ～ 80% 之间，这取决于患者的感染强度、检测样本中的虫卵数以及检验者仔细程度。此外，检查人员必须在最后一次已知的疫水接触后至少 2 个月才能检查虫卵，因为潜伏感染需要很长时间才能开始出现虫卵[34]。应检查多个（3 ～ 4 个）样本，并进行沉淀、过滤。由于血吸虫卵相对较重，离心法比盐浮法更好。Kato-Katz 技术是一种半定量粪便检查技术，是世界卫生组织（WHO）推荐用于肠道血吸虫病现场诊断的标准方法，通常被血吸虫专家推荐用于诊断和评估曼氏血吸虫感染。然而，越来越多人担心这种技术的诊断敏感性较低[35]。直肠活检被认为是最敏感的技术，且当轻度和部分治疗过的感染患者出现粪检阴性时有一定的价值。毛蚴孵化法是由中国的公共卫生工作者用以排除日本血吸虫感染的方法。首先，将粪便置于尼龙袋中放入蒸馏水中淘洗来聚集虫卵，经过一定时间的孵化，肉眼观察毛蚴的孵化情况来判断是否有感染[36]。

一些实验室指标可能与门静脉高压有关。在流行地区，血小板减少是判断肝脾血吸虫病良好的敏感指标，可用作此类患者的基本筛查工具。最近的一项研究表明，有肝脾血吸虫病患者与无肝脾血吸虫病患者的平均血小板计数存在显著差异。在血小板计数小于 143 000/mm³ 的 ROC 曲线上，各组的敏感性均超过 92%，而特异性在

44.4% ～ 75% 之间[37]。血清学检测有许多缺点，比如抗体在感染后阳转过晚，而在治愈后阴转又太迟，还会与其他感染（如片形吸虫病）有交叉反应，并且与感染强度无关。但是，当寄生虫学检查为阴性、在非流行情况下以及在流行病学调查中，特别在预期流行率较低的已根除血吸虫的地区，血清学检测是有用的[38]。间接红细胞凝集实验（IHA）和酶联免疫吸附实验（ELISA）是最常用的方法，但其他技术，包括补体结合试验、絮状凝结试验、间接荧光抗体检测和放射免疫测定等由于缺乏标准化、所使用的血吸虫抗原的种类和纯度不可控，导致这些方法的敏感性和特异性变化很大[39]。最近，一种新型乳胶微球免疫层析试验（dIIA）的快检试纸已用于检测人血清中的抗日本血吸虫抗体。dIIA 的敏感性和特异性极高（分别为 95.10% 和 94.91%）。该方法适用任何场景，有利于快速诊断和大规模现场应用[40]。

血吸虫抗原检测试验也可作为一种选择，因为可以检测寄生虫源性物质，因此与寄生虫负荷相关，且更能指示活动性感染。研究最深的抗原是成虫的分泌 - 排泄抗原，包括肠道相关抗原，又称循环阳极抗原（CAA）；肠道相关的血吸虫蛋白多糖（GASP），又称循环阴极抗原（CCA），还称为 M 抗原。另一种来源于曼氏血吸虫的可溶性虫卵循环抗原的 ELISA 方法，血清敏感性达 91%，尿液敏感性达 97%[41]。一种检测曼氏血吸虫感染患者尿液中 CCA 的试纸法敏感性为 92%，在化疗和疫苗接种计划等大规模干预措施效果监测方面具有重要价值。使用反向疫苗学技术，一个科研小组克隆并表达了重组形式的 Sm200 C- 末端（1069-1520）区域。该 ELISA 检测法是血吸虫病诊断的重要工具[42]。

此外，聚合酶链式反应（PCR）可以检测人血清和粪便中的曼氏血吸虫 DNA，由于粪便中虫卵数低至 2 ～ 4 个虫卵 /g 都可检测，且与其他蠕虫感染没有交叉反应，所以敏感性很高[43]。另一种新的诊断策略是根据血吸虫移行并到达血液后释放血吸虫 DNA 的理论基础而开发的。疾

病的任何阶段都可以通过 PCR 检测血浆中游离的寄生虫 DNA（CFPD）[44]。

血吸虫 miRNA 可能参与血吸虫病的病理过程。最近的研究表明，血吸虫特异性 miRNA（如 Bantam 和 miR-3479-3p）可用作血吸虫病诊断的生物标志物。此外，宿主对血吸虫感染的应答可产生异常的 miRNA，并且可能参与随后血吸虫病相关肝损伤的发病机制。迄今为止，miRBase（第 21 版）记录了日本血吸虫中 79 种成熟 miRNA 和曼氏血吸虫中 225 种成熟 miRNA[45]。

超声检查（US）是用于诊断肝门静脉周围纤维化（PPF）以及对其分级的成熟工具，PPF 是曼氏血吸虫感染的主要病理结果，也是诊断的标志[46]。US 典型的"牛眼"征，代表着由一个无回声的门静脉被纤维组织的回声区所包围[47]。血吸虫病肝脏超声 PPF 分级系统包括门静脉的厚度：Ⅰ级，3～5 mm；Ⅱ级，5～7mm；Ⅲ级，大于 7mm（图 39-3）[46]。该评分提供了一种简单、廉价、准确、无创的肝脾血吸虫病食管静脉曲张的筛查方法。该评分与先前的胃肠道出血[48]显著相关，因此可准确地反映血流动力学变化，并对患者临床状态有良好预测性。然而，在使用磁共振成像（MRI）来证实肝脏 PPF 的诊断时，US 发现的 PPF 受到了质疑[49]。US 诊断出的 PPF 的患者中，相当多的患者 MRI 却显示

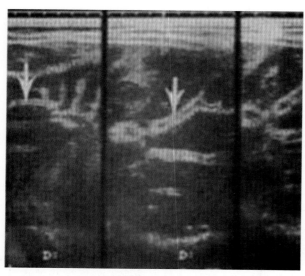

▲ 图 39-3　超声检查证实的肝脏的中度门静脉周围纤维化
箭所指为典型的病变

为门静脉脂肪浸润。因此，对肝脾曼氏血吸虫的更准确的诊断应当基于临床、US 和 MRI 三方获得的信息（只要条件允许）[50]。

影像学检测血吸虫病的另一个问题是，肝血吸虫病影响瞬时弹性成像（fibroscan）评估肝纤维化状态。在一项关于瞬时弹性成像在 HCV 感染患者中作用的研究中，血吸虫血清学阳性会导致肝活检（Metavir 评分）与弹性成像结果之间存在统计学上的显著差异。在纤维化 F_2 和 F_3 期影响更加明显。在纤维化 F_2 阶段，瞬时弹性成像检测的敏感性从血吸虫血清学阴性患者中的 64% 降至血吸虫血清学阳性患者的 30.8%。同样，检测 F_3 期的敏感性从 43.8% 下降到 21.4%[51]。

（三）治疗

血吸虫感染可以用廉价的药物来治愈，但生活在流行国家的居民通常会再次感染。第一个有效的治疗血吸虫病的方法是多次静脉注射酒石酸锑钾，此方法于 1918 年开始使用，并在超过 60 年的时间里一直是曼氏血吸虫和日本血吸虫感染的标准治疗方法[38]。目前正在使用三种有效的杀虫药物[52]：美曲膦酯（用于埃及血吸虫），奥沙尼喹（用于曼氏血吸虫）和吡喹酮（PZQ）（用于所有人感染血吸虫类型）。

1. 吡喹酮

吡喹酮是一种异喹啉化合物，用于人类血吸虫病的大规模治疗。它是一种安全、无毒的药物，单剂量口服以 40 mg/kg 给药，对所有人类感染的血吸虫都非常有效，治愈率为 80%～90%。PZQ 会使寄生虫的肌肉瞬间收缩，进而痉挛性麻痹，后被肝脏的吞噬作用清除；因此，宿主的免疫反应似乎与 PZQ 的作用方式密切相关[5]。轻微的不良反应主要包括腹部不适、腹绞痛、恶心、呕吐、头痛、头晕、瘙痒和短暂的皮疹等。不断出现的耐药危机使得数百万血吸虫病患者的健康受到严重影响，而这个危险正在巴西和肯尼亚出现。在过去十年中，治愈率有所下降，且塞内加尔已经出现耐药性的发展使其治愈率很低[54]。最近提出的一类新型化合物可以代表一种新的抗

血吸虫病药物的来源，这反映了学界对耐药性的关切[55]。PZQ另一问题在于它不能杀死3～12天的童虫。

2. 新药

Mirazid是一种草药，来源于埃及产的没药（纯化自没药树脂）。该药物被证实为安全的，没有严重的不良反应，但功效一直存在争议。一些研究显示对血吸虫病和片形吸虫病的治疗效果很好[56]，治愈率为91.7%，但另有研究则发现其治疗率比PZQ治疗率低得多[57]。因此Botros团队不建议使用mirazid作为控制血吸虫病的药物[58]。

蒿甲醚（一种抗疟药）能够杀死血吸虫，每2周给药一次还可以预防新的感染，但不应该在疟疾流行地区使用该药，以防止选择出耐青蒿素的恶性疟原虫[59]。在中国南方的日本血吸虫病流行区，蒿甲醚已被用于预防新的感染[60]，现发现其对其他人类血吸虫也具有活性，并且在杀死成虫方面与PZQ有协同作用。

（四）防控

2013年3月，美国过敏与传染病研究所和比尔与梅林达盖茨基金会召开了一次题为"血吸虫病消除战略和疫苗在实现全球健康目标方面的潜在作用"的会议。会议重点讨论了血吸虫病疫苗和其他手段在血吸虫病控制和消除策略的中的潜在作用。虽然目前的大规模药物管理（MDA）计划可以消除某些重点地区的血吸虫病，但全球控制和消除仍需要采取综合方法，联合其他不同的干预措施，如控制螺类数量、环境卫生改造（水、环境和个人卫生）以及未来更多的创新手段（如疫苗）[61,62]。

总的来说，血吸虫病的预防和控制计划应该是多方面的，即包括化疗、减少水接触和污染，控制螺类和接种疫苗[38]。目前已经开发出10多种具有强大潜力的重要抗原作为候选疫苗，然而，其中大多数都难以向前推进[63]。抗曼氏血吸虫的重组抗原疫苗仍然难以研制，部分原因是该寄生虫采用复杂的防御和攻击策略来对抗免疫攻击。最有希望的疫苗候选物是虫卵抗原和血吸虫膜抗原（Sm 23，SmTSP-2和Sm29）[64]。一种较新的嵌合形式（Sm-TSP-2 / 5B）疫苗显著降低了成虫和肝脏虫卵的负荷[65]。另一种最近发现的有希望的抗原是Sm14，这种蛋白质可以起到抗曼氏血吸虫的作用，是进一步临床试验的可行且稳定的候选疫苗[66]。曼氏血吸虫的外膜蛋白Sm29也有希望成为抗血吸虫病疫苗的抗原组分。但重组Sm29在大肠杆菌中表达为不溶性包涵体，需要高效的重折叠才能高效生产。最近的一项研究将Sm29重新折叠成高产（73%）的稳定可溶性结构蛋白。这种重折叠的抗原为免疫小鼠对抗曼氏血吸虫感染提供了保护作用[67]。成功的疫苗可能需要多种抗原混合而不是单一的重组蛋白[68]。

二、棘球蚴病（细粒棘球蚴和多房棘球蚴）

（一）简介

从公共卫生的角度来看，最重要的人畜共患的棘球绦虫病是由细粒棘球蚴及其相关种引起的，包括引起囊性棘球蚴病和多房棘球绦虫病。世界卫生组织在2008—2015年控制被忽视的热带病战略中，将棘球蚴病和囊尾蚴病，纳入被忽视的人畜共患病亚群[69]。不同地区的细粒棘球蚴存在不同的宿主亲缘关系。利用线粒体DNA序列进行分子研究已鉴定出细粒棘球蚴中10种不同的遗传类型（G1-G10）。绵羊株（G1）是全球流行株，也是最常见的与人类感染有关的种类[70]。

（二）免疫反应

Th1和Th2细胞因子联合反应对寄生虫的长期生长和存活至关重要。Th1细胞因子通过诱导慢性细胞浸润和形成寄生虫周围的肉芽肿、纤维化和坏死，从而促进寄生虫囊周围的初始细胞募集。Th2细胞因子则可能导致无效的免疫反应[71]。

人类是通过摄入终宿主犬科动物粪便中的虫卵而感染。虫卵孵化后成为缓慢生长的幼虫并穿透黏膜，导致在血液中播散[72]。肝脏是最常受影响的器官（60%），其次是肺部（30%）、肾、大脑、脾脏、骨骼、结肠系膜，以及可能的其他任何内脏[73]。肝右叶（80%）比左叶受影响更大，三分之一的病例为多发囊肿[74]。病理学上，棘球蚴囊肿是一种充满液体的结构，有三层分隔的充满液体的结构。由于寄生组织与肝实质之间没有明显的分离，因此囊肿的局限性小[75]。血管化不良和叠加的细菌感染常导致囊肿中心部分坏死。

（三）临床表现

与棘球蚴病相关的临床症状通常由于肿块效应、过敏反应或组织坏死/纤维化引起。初次感染后可能5～10年后才出现症状[76]。初次感染早期无症状，即使感染是在儿童期，也可保持多年无症状。临床表现因囊肿的部位、大小和状况而不同[72]。肝包虫病通常表现为肝大（右上腹有或没有可触及的肿块）、右上腹疼痛、恶心和呕吐。囊肿破裂后可能发生从轻微到致命的过敏反应。常见的并发症包括囊肿破裂入胆管的继发性胆管炎、胆道梗阻，或外在压迫、膈下脓肿形成以及腹膜破裂伴过敏[77]。高达40%的感染者可发展为囊肿化脓[78]。由于囊肿扩大，在门静脉或胆管阻塞的情况下，可发生节段性或小叶性肝萎缩[79]。

（四）诊断

通常在包囊完全成熟且长大，并在宿主中引起免疫反应的阶段进行诊断[80]。诊断以病史和临床检查为基础，同时联合影像学技术。因此，临床表现如占位性病变流行地区的居住史即提示囊性包虫病[81]。血清学检查（血液凝集、免疫电泳和酶免疫测定）阳性可证实影像学拟诊[73]。然而，在一些囊性棘球蚴病患者中并没有出现可检测到的免疫反应。肝囊肿比肺囊肿更容易引发免疫反应，然而，无论位置如何，血清学检测的敏感度与囊肿内棘球蚴抗原的隔离程度呈反比[83]。在血清学阴性的个体中，疑似

的病例可以通过经皮穿刺囊液中检出原头节或包虫膜来确证[84]。最近的进展集中于寻找更有效的诊断工具。2012年发表的一项成果开发了一种重组抗原，并采用2B2t-ELISA法测试，结果证明这是一种有前途的血清诊断候选方法。它具有较高的敏感性和特异性，可用于监测外科治疗患者的临床进展[85]。最近的另一项研究从细粒棘球蚴液体中制备抗原B并研发出IgG$_4$和IgG试纸。IgG$_4$试纸的诊断灵敏度为95%，特异性为100%。IgG试纸的灵敏度和特异性分别为100%和87.5%[86]。

影像学技术如腹部US、CT和MRI用来确定囊肿的位置、数目大小、形态和活力，还可了解胆管的状态，邻近或远端器官的受累情况，以及对所有深部病变的诊断[87,88]。胸部X线检查可以检测到肺部棘球蚴囊肿，CT对非典型病变更有帮助[81]。WHO已制定了一套US检测肝囊肿的标准化分类系统[89]。在362例埃及患者中，有558个囊肿报告了最常见的肝包虫病声像图，91%的囊肿为非复合无回声模式，其余的囊肿为玫瑰花形或蜂窝状[90]。

（五）治疗

曾认为手术是治疗棘球蚴囊肿的唯一选择，然而，苯并咪唑类药物化疗，采用囊肿穿刺、抽吸、化学药物注射和再抽吸（PAIR）治疗，越来越多地作为首选治疗手段，辅助甚至取代了手术治疗[88]。在可能的情况下，手术切除完整的包囊可能是去除包囊的最佳方法，并可避免内容物溢出带来的不良后果。阿苯达唑[10～15mg/（kg/d）]和甲苯咪唑[40～50mg/（kg/d）]均已显示疗效，但阿苯达唑疗效更优，可能是因为它的药代动力学特征，其有利于肠道吸收和穿透囊肿。小的（直径<7 mm）、孤立的囊肿被微小的外膜包围，治疗反应最好，而复杂囊肿具有多个腔室或子囊，或周围有厚的或钙化的外膜反应，相对难以治疗[84]。最近的一项系统性综述证实，囊肿的大小和分期是预测化疗反应最可能的因素[91]。另有研究探讨了阿苯达唑血浆和囊肿浓度的相关性

及其有效性。囊肿浓度越高，原头节运动性越低，破坏率越高。较高的血浆浓度与较低的疾病复发率相关。血浆浓度与囊肿浓度无关[92]。

另一种治疗肝包虫囊肿的方法是 PAIR 技术[93]。PAIR 适用于不能手术或拒绝手术且肝脏、腹腔、脾脏或肾脏有单个或多个囊肿的患者。难以穿刺或表面定位的肝囊肿和钙化病变是 PAIR 技术的禁忌证。PAIR 被证实是一种安全、有效且廉价的治疗方式。1 年后随访，US 显示囊肿萎缩率为 88%，重复超声检查显示，26% 的患者在随访 5 年后，所有残存和组织性病变（假实样）的大小持续下降[90]。作为一项重要的预防措施，驱虫药的覆盖对于减少继发性囊肿发生风险至关重要：阿苯达唑应在手术前 4 天给药，并在穿刺诊断为细粒棘球蚴病的病灶后持续至少 1 个月[94]。

防控措施方面，提高公众对这种疾病的认识和个人保护措施应该成为每个预防计划的一部分。对于接触啮齿动物的家犬来说，每月一次的驱虫计划非常重要[95]。

三、阿米巴病

（一）简介

阿米巴病是一种由肠道寄生原虫溶组织阿米巴引起的疾病，是继疟疾和血吸虫病后引起人类死亡的第三大寄生虫病。在全球范围内，每年可造成 40 000 ～ 100 000 人死亡[96,97]。其分布在世界各地，在几乎所有人类粪便与食物和水之间的屏障不足的国家都有发生。非洲、中美洲和南美洲以及印度的发病率和死亡率最高[96]。内阿米巴属包含许多种，其中一些溶组织阿米巴、迪丝帕内阿米巴、莫氏内阿米巴、波列基内阿米巴、结肠内阿米巴和哈氏内阿米巴可以存在于人的肠腔中。溶组织内阿米巴是唯一可以肯定与疾病密切相关的内阿米巴，其他的被认为是非致病性的[98]。迪丝帕内阿米巴是一种非侵袭性、非致病性、非抗原性的种，占阿米巴感染的 90%，而具有侵袭性和致病性的溶组织阿米巴可引起侵袭

性疾病，并且仍然是发展中国家的发病率和死亡率的重要原因[99]。两者虽在遗传学上截然不同，但在显微镜下难以区分[100]，然而分子技术的进步使上述内阿米巴种得到了清晰的鉴定。有趣的是，每四个无症状感染者大约有一例病例是由少数几株溶组织内阿米巴导致的，这可能是基于其遗传背景的不同[101]。最近的一项研究发现了足够的证据，证明迪丝帕内阿米巴是一种能诱导人体消化道和肝脏组织损伤的潜在病原[102]。

从受到粪便污染的食物或水中摄入包囊会引发感染，滋养体可以作为简单的寄宿体限于肠腔内并以细菌和细胞碎片为食。大量感染迪丝帕内阿米巴和一些溶组织内阿米巴的患者是无症状的，而只有相对较小比例的感染者患有阿米巴结肠炎。肠道入侵可能性取决于寄生虫的遗传[103]和免疫酶谱[104]，及其产生蛋白水解酶和抵抗补体介导的裂解能力。侵入门静脉循环的滋养体全身性地播散并到达肝脏，在肝脏引起肝阿米巴病及其独特的病变，即阿米巴肝脓肿（ALA）。在病变边缘的中性粒细胞被阿米巴溶解后释放介质，导致肝细胞死亡，并可以将损伤扩大到远处的肝细胞[105]。最终，小病变合并成更大的肝脏病变，已不适合称为 ALA。ALA 是指周围界限清楚的区域，完全不影响邻近肝实质。腔体内含有厚厚的几乎无菌的物质，颜色从乳白色到肮脏的棕色和红色，类似于凤尾鱼酱。阿米巴原虫很少出现在这种物质中。

（二）临床表现

1. 无症状患者

在大多数溶组织内阿米巴感染中，症状不明显或非常非常轻微，表现为非侵袭性疾病。无症状患者一般永远不会出现症状，他们可能会在短时间内排出包囊，直到清除感染。这些患者应该进行治疗，以消除病原并防止进一步传播[97]。

2. 有症状的患者

只有小部分感染了溶组织内阿米巴的人最终会出现临床疾病，最常见的表现是阿米巴结肠炎和 ALA[97]。

3. 阿米巴结肠炎

患者通常有几周的腹痛和腹泻病史（通常以粪便含血液、黏液和白细胞增多为特征）。发热的患者不到40%[97]。

4. 阿米巴肝脓肿

阿米巴肝脓肿是阿米巴病最常见的肠外表现。腹泻发作后数日或数月，甚至在无肠阿米巴病病史的情况下，可出现肝脓肿的临床表现。症状通常在最初感染后5个月内首次出现，然而，也可能出现延长的潜伏期[106]。肝脏病变通常是单发的，位于右叶，靠近包膜。临床症状包括发热（87%～100%的患者）、全身乏力、右上腹疼痛、无伴随性结肠炎（60%～70%的患者）、肝脏压痛和肝大[105]。如果脓肿压迫膈肌，可能存在咳嗽和呼吸困难，伴有右肺底部的浊音和啰音[107]。脓肿破裂会导致腹痛，并伴有腹肌抵抗和强直。黄疸很少见，与预后不良相关。

一些实验室检查的异常通常为非特异性的，包括无嗜酸性粒细胞升高的中度白细胞增多、正色素或低色素性轻度贫血、碱性磷酸酶水平升高、并且红细胞沉降率增加[108]。

（三）诊断

阿米巴病的诊断可以通过检测粪便中的溶组织内阿米巴或检测血清中抗寄生虫抗体来确诊[109]。在用铁苏木精或三色法染色的排泄物涂片中可以发现溶组织内阿米巴包囊和滋养体。由于机体的间歇性脱落，需要检查多个样本。显微镜的敏感度低，无法区分内阿米巴的种类，因此需要进一步检测才能做出正确诊断[110]。结肠镜检查和灵活的乙状结肠镜检查对临床上疑似感染、但在粪便样本中未检测出的急性结肠炎患者非常有用。刮取和活检标本检查滋养体比粪便标本的检查灵敏度更高[109]。培养技术可以检测到溶组织阿米巴，但是耗时、费力且经常一无所获，只有大约50%的灵敏度。据报道，使用针对溶组织阿米巴各种蛋白质的单克隆抗体检测粪便抗原作为一种重要的辅助手段，可提高灵敏度和特异度[110]。使用PCR技术的分子方法可以从粪便或ALA吸出的脓液中提取DNA进而扩增溶组织阿米巴基因，这种方法具有高度的敏感性和特异性[111,112]，并且可以可靠地区分非致病性和致病性内阿米巴种类。但是这些方法费用昂贵且需要高水平的专业知识[109]。环介导等温扩增（LAMP）技术检测溶组织阿米巴更简单、准确和适用。本试验对阿米巴肝脓肿的诊断具有特异性和敏感性高、一步扩增和快速直观等优点[113]。

血清学检查是特异性的，但敏感性各不相同。据报道，其对ALA[98]具有约100%的特异性，对侵袭性肠道疾病具有84%的特异性[96]。血清学检查在溶组织阿米巴感染不常见的地区对诊断有帮助，但是无法区分流行地区的现症和既往感染。当患者的粪便中未检出寄生虫时，检测抗体对ALA的诊断有帮助。现已开发出出许多不同的检测方法，例如IHA、乳胶凝集、免疫电泳、反向免疫电泳（CIE）、阿米巴凝胶扩散试验、免疫扩散、补体结合、间接免疫荧光测定（IFA）和ELISA。后者是实验室中用于研究无症状阿米巴病流行病学和症状性阿米巴病粪检后确诊最常用方法[29]。ELISA的敏感性接近95%，与其他非溶组织阿米巴无交叉反应。

ALA的诊断依赖于肝脏占位性病变的鉴别和阿米巴血清学阳性。最终确诊是基于吸出脓液中发现滋养体，这可以通过在患者粪便中的检出滋养体和包囊来进一步支持。对于有ALA临床表现和血清学阳性的患者，通常不需要进行囊肿抽吸诊断。肝功能检查不是很有辅助价值，可能是因为肝脏组织受到的影响较小[99]。碱性磷酸酶的中度升高，以及低蛋白血症和转氨酶水平轻度升高，均提示有大脓肿可能。影像学检查首选US和CT是，这两种方法都非常敏感，但对ALA不是绝对特异。US是最广泛使用的初始成像工具，因为其低成本、可及性和可在疾病的不同阶段进行快速检测。在US中，肝脏病变往往是圆形或椭圆形，具有明确的边缘的低回声区域。腹部CT是另一种有价值的成像方法，在发现肝脏病灶，尤其是小病灶时具有更高的分辨率和灵敏度有助于早期诊断[99]。在52例通过US和血清学检测诊断 ALA 的患者中，US 显示大多数脓肿为孤立的（81%）、位于右叶（71%）、圆形或椭圆形（78%）、囊性（57%），平均脓肿直径 9.2cm 且具有边界清楚的壁（53%）。所有患者均存活，并通过药物完全治愈。仅有 4 名患者行大脓肿引流术[114]。

（四）治疗

溶组织阿米巴的无症状携带者应该用肠道内抗阿米巴制剂治疗，以尽量减少疾病的传播和发展成侵袭性阿米巴的风险。阿米巴结肠炎应首先用硝基咪唑衍生物（甲硝唑，然后用肠道内制剂根除定植的寄生虫）治疗[97]。

大多数不复杂的 ALA 可以用组织内抗阿米巴药成功治疗，以根除肝脏中的侵袭性滋养体，然后是肠道内的抗阿米巴药，以根除无症状的寄生虫定植状态。甲硝唑以 500 ～ 750mg 的剂量每天三次口服 10 天，治愈率达 90%。也可选择类似的替硝唑，也属于耐受良好的硝基咪唑，可以每天给药一次，疗效至少与甲硝唑一样，临床治愈率大于 90%。已证实有效的肠内药物包括二氯尼特、双碘喹啉和巴龙霉素。如果第一个疗程未能根除肠道内阿米巴，可能需要在几周内进行第二疗程。甲硝唑治疗是无并发症 ALA 的标准治疗方法（复杂的肝脓肿包括左叶、多发或化脓性脓肿）。并不支持除甲硝唑外加治疗性抽吸以加速无并发症 ALA 的治疗[115]。48 ～ 72h 没有临床改善、由于破裂可能波及心包膜的左叶 ALA、脓肿周围的肝组织较薄（＜ 10 mm）、血清阴性脓肿[116]、有破裂危险的大脓肿、诊断不确定的患者可以进行脓肿抽液[117]。抗阿米巴药物的临床反应通常在 48 ～ 72h 内出现，而且应该相当迅速，特别是在流行地区。通过不同的研究来比较经皮导管引流（PCD）和经皮穿刺抽吸（PNA）治疗大肝脓肿的效果[118,119]，结果表明，PCD 更有效，因其临床缓解更快，肠外抗生素应用更少。在寻找治疗阿米巴肝脓肿失败的预后指标方面，最近的研究发现，40 名患者中 24 名药物治疗有效，而 14 名患者需要经皮引流，2 名患者接受了手术治疗。治疗失败主要与低白蛋白血

症、高血清碱性磷酸酶、脓肿体积大（超过 500 ml）和直径长（超过 10 cm）有关[120]。症状和体征消失后不需要 US 或 CT 随访，因为影像学的明显改善可能需要几个月到几年，并且与临床效果无关。因此，应使用临床标准而不是 US 来监测治疗效果，并建议在治疗结束后进行粪检的随访[116]。另外，囊肿引流手术仅限于有侵袭性阿米巴病并发症和非常严重或耐药患者[121]。

四、肝胆管寄生虫

胆道的寄生虫感染由人感染肝脏吸虫引起，除了人感染肝片吸虫（一种不知不觉中感染的牛吸虫）外，还有肝吸虫，即华支睾吸虫、麝猫后睾吸虫和猫后睾吸虫等。

（一）肝片吸虫病

肝片吸虫病是流行地区肝病的常见原因，由吸虫类的肝片吸虫引起，而巨片吸虫特别影响绵羊和奶牛。20 世纪 90 年代中期以前，它被认为是继发性的人畜共患病。在许多国家，人类的肝片吸虫病正在出现或重新出现，包括流行率和发病强度的增加和发病区域的扩大[122]。据估计，全世界有 240 万 ～ 1700 万人被感染[123]，9110 万人面临感染的风险[124]。

人类通常因食入污染的西洋菜或含有成囊前期幼虫的水而意外感染。在胃中，成囊前期幼虫被释放，逃逸到腹腔，接着穿透 Glisson 囊，最后进入肝实质。肝脏中，吸虫在肝实质中随机缓慢移动，直到它们到达较大的胆管并进入管腔[125]。迁移的幼虫和休眠的成虫对应于生命周期的两个临床期，即肝脏期和胆道期。肝脏期持续 2 至数个月[123]。

胆道期可能持续十年甚至更长时间。肝片吸虫病的发病机制是由于穿过肝实质的幼虫迁移和慢性炎症变化，如明显的局部炎症反应、肝细胞坏死、出血和脓肿形成，其次是胆道内的纤维化[126]。成虫及虫卵，除了导致慢性间歇性梗阻外，还会形成复发性胆结石的病灶，导致继发性胆汁性肝硬化和硬化性胆管炎[127]。早期研究表

明，肝片吸虫病与肝纤维化之间有很强的联系，这取决于感染的持续时间和感染负荷。损伤的发病机制可能是由于组织蛋白酶 L1 及其由寄生虫的蛋白水解活性介导的组织侵袭相关的胶原溶解功能。这些损伤导致 I 型胶原表达，最终导致肝纤维化[128]。

1. 临床表现

肝片吸虫感染具有两个不同的临床阶段，对应于其生命周期的迁移阶段（急性——肝脏期）以及最终栖居胆管（慢性——胆道期）阶段。在 50% 的病例中，最初为亚临床表现。急性的肝脏期开始于寄生虫暴露后 12 周内，特征为低热、轻度肝大、食欲缺乏、恶心和瘙痒。外周嗜酸性粒细胞增多常为轻至中度，但肝内幼虫迁移期间可变为显著增高。碱性磷酸酶和 γ- 谷氨酰基转肽酶升高是典型表现，只在明显的肝细胞坏死的情况下才可出现转氨酶水平偏高。在慢性的胆道期，患者可能无症状或以消化不良、右上腹部钝痛或腹泻等非特异性症状为主诉。患者可有典型的胆绞痛、胆管炎、上行性胆管炎、急性胰腺炎或胆管阻塞性胆囊炎。在感染的慢性期，外周嗜酸性粒细胞可能仅为轻微升高或无升高[128]。

2. 诊断

任何生活或到过流行地区的患者，且有摄入淡水植物或饮用未经处理的水，并伴有发热、右上腹疼痛、肝内囊性病变和外周血嗜酸性粒细胞绝对数增多，均应考虑诊断[125]。确诊实验是检测粪便、胆汁或十二指肠抽吸液中的虫卵。然而，轻度感染者体内产生虫卵并脱落的可能性较低，通常需要多个粪便标本和浓缩技术[127]。在具有典型临床表现和旅游史的患者中，粪检阴性不能排除肝片吸虫病。免疫诊断试验采用从皮肤到抗体抗原的所有可用技术，针对成虫的体壁和排泄 / 分泌抗原的检测分析是有帮助的[129]。基于 ELISA 方法的血清学诊断因其具有极高的敏感性（＞ 95%）和特异性（97% ～ 100%），在诊断中很大的辅助作用[127,130]。由于与其他蠕虫抗原的交叉反应，血清学检测在急性感染期间作用不大，可能会混淆结果的判断。然而，由于在粪便可检测到虫卵或血清可检测到抗体

之前 1 ～ 2 个月即出现症状，因此血清学试验是确认早期肝片吸虫病和胆道外侵犯的另一种方法。Fas2 ELISA 被证实比蛋白质印迹法和 Arc Ⅱ 更具特异性[129]。有效治疗后，血清学滴度下降，因此可用于监测对治疗的应答。

影像学技术也有助于确定诊断，特别是在慢性胆道期。肝脏 US 可能表现出胆管或胆囊中成虫的高回声病变。CT 或 MRI 上最常见的发现包括多个肝转移样病变，其位置、衰减和形状随时间而改变；位于包膜下的低密度病变；低密度、波状的、曲折的轨道样分支病变，范围从 2 到 10mm；或囊下血肿（图 39-4）[131]。内镜逆行胰胆管造影（ERCP）可用于确定肝外胆管内吸虫的位置[132]。怀疑急性肝片吸虫病的另一个线索是存在高丙种球蛋白血症。[131] 最终诊断标准是三氯苯达唑试验后 3 ～ 5 天内临床症状显著改善和嗜酸性粒细胞水平降低。

3. 治疗

与其他线虫感染相比，肝片吸虫病的治疗仍然存在很大问题，因其需要高剂量或多种具有明显不良反应的药物[133]。疾病两个阶段中，三氯苯达唑均为治疗人和家畜肝片吸虫感染的首选药物。急性期单剂量 10 mg/kg 的治愈率超过 90%，慢性期也有类似效果[134-136]。最常见的不良事件是死亡或垂死的寄生虫通过胆管引起的胆绞痛。

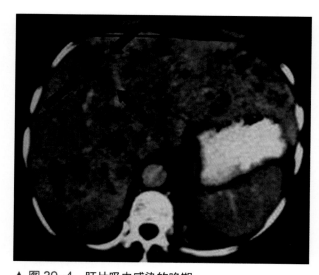

▲ 图 39-4　肝片吸虫感染的晚期

增强 CT 显示多种病变，包括结节状、血管周围、一些锯齿状（箭）轨迹以及包膜下的周围病变

三氯苯达唑治疗是有效的，但在家畜中正出现耐药性，可能对将来病人的治疗造成威胁[137]。疟疾治疗方案中使用的蒿甲醚曾作为治疗肝片吸虫病进行了试验，但没有或仅显示轻微的疗效，并不能作为三氯苯达唑的替代品。蒿甲醚和其他青蒿素衍生物在联合化疗中的作用尚待进一步研究[138]。胆道梗阻的情况下，轻度感染患者推荐使用ERCP和驱虫疗法，而对于具有重度吸虫负荷不能口服治疗的患者，在胆道镜下使用抗杀虫药物治疗是成功的[123,139]。

（二）华支睾吸虫病和后睾吸虫病

华支睾吸虫病是由华支睾吸虫引起的感染，而后睾吸虫病是由麝猫后睾吸虫和猫后睾吸虫引起。这些肝吸虫的地理分布主要集中在亚洲和东欧[140]。目前，超过2亿人面临着感染风险，实际感染人数约为1500万～2000万，其中150万～200万人出现症状或并发症[141]。沿河居住的人容易感染这些吸虫，因他们有生吃淡水鱼的习惯。淡水蜗牛中的尾蚴包裹在某些淡水鱼类的肌肉中。当人类食用带有囊蚴的未加工的、未煮熟或腌制的鱼时，会感染上该类疾病。幼虫从摄入的囊蚴中脱囊并通过肝胰壶腹迁移到胆道系统。一旦幼虫到达肝内胆管，它们可在约1个月的时间内发育为成虫并开始产卵[142]。肝吸虫介导组织损伤的发病机制为直接通过机械或化学刺激或免疫介导的损害（或都有）[143]。

寄生虫存在于胆管中，引起胆管的慢性炎症、扩张和机械性阻塞。反复感染或慢性化可导致复发性化脓性胆管炎，以及继发性胆汁性肝硬化或硬化性胆管炎，甚至导致胆管癌[143,14]。整个东南亚地区胆管癌的发病率都很高，当然来自老挝和泰国东北部农村地区的人发病率也高（感染肝吸虫中的麝猫后睾吸虫）。虽然幽门螺杆菌在不到1%的感染者中诱发癌症，但多达1/6的患有后睾吸虫病的人可能会患上胆管癌[145]。

1. 临床表现

症状和体征取决于感染吸虫的数量和有无并发症。大多数患者在急性感染期间无症状，但高

达10%的患者除了腹部不适和消化不良等非特异性腹部症状外，还有发热、乏力、右上腹疼痛、黄疸、淋巴结肿大和肝大等[126,127,146]。由于寄生虫卵或复发性胆色素结石阻塞，患者除了有胆囊炎的症状外，可能还有典型的胆绞痛、上行性胆管炎或急性胰腺炎。实验室检查可能提示伴或不伴胆管炎的胰胆管梗阻，在慢性肝吸虫感染中通常不表现外周血嗜酸性粒细胞增多。流行地区的所有患者出现体重减轻、食欲缺乏、黄疸时均应考虑胆管癌。

2. 诊断

确诊实验同样是检查粪便、胆汁或十二指肠抽液中的虫卵。当然，由于虫卵量数量可能较低，轻度感染患者通常需要多次进行粪检粪便浓缩检查[127,142]。Kato-Katz方法被认为是粪检的最佳方法，尽管由于胆道的梗阻或间歇性排卵（类似于肝片形吸虫病）而无法检测到虫卵。在胆道内成虫少于10条的轻度感染中，PCR法检测粪便中的成虫DNA的可能有帮助[147]。最近，一个研究团队开发出了一种快速、灵敏的PCR检测方法，具有高度的特异性和敏感性，用于检测粪便标本中华支睾吸虫虫卵。

血清学检查可能有用，但不能区分现症和既往感染。血清学检测可用于华支睾吸虫（免疫印迹抗原检测和ELISA）和麝猫后睾吸虫（ELISA）的检测，但除作为粪检或胆管造影的辅助外，通常不作常规使用[130,142]。ELISA的检测的灵敏度和特异性范围分别为81.3%～96%和92.6%～96.2%[149,150]。US显示76%的患者出现肝内胆管扩张，只有严重感染的患者才会出现胆管周围回声增强和胆囊内胆泥沉积物[151]。吸虫难以在超声中显像，因为他们聚集在小胆管内。但在重度感染情况下，吸虫或吸虫聚集体可显示为胆管内伴或不伴声影的回声灶。胆囊中的吸虫易于显像为漂浮或附壁的离散回声灶[130]。CT和MRI可观察到较大胆管或肝外管道中的吸虫[152]。

3. 治疗

吡喹酮是治疗麝猫后睾吸虫、猫后睾吸虫和华支睾吸虫的首选药物。对于麝猫后睾吸虫，

单剂量（40～50mg/kg）的 PZQ，治愈率可达 91%～97%。对于华支睾吸虫病，PZQ 推荐剂量为 25 mg/kg，每天三次，每次间隔 5 小时（总剂量，75 mg/kg），治愈率可达 83%～85%[140,153]。一些新药的临床试验表明可能比 PZQ 具有更好的疗效。三苯双脒疗效至少与 PZQ 一样有效，且两种药物都具有良好的耐受性。甲氟喹、青蒿琥酯和甲氟喹-青蒿琥酯没有显示出类似的效果[154]。在最近的一项研究中，单剂量三苯二胺的治愈率为 44%，分别服用三苯二胺和吡喹酮治疗 3d 后的治愈率分别为 58% 和 56%。所有治疗方案均显示出较高的减卵率（97.6%～98.8%）。单剂量三苯二胺是耐受性最好的治疗方案。接受吡喹酮治疗患者的不良反应明显多于接受三苯二胺治疗的患者[155]。慢性并发症包括复发性结石、胆管狭窄和胆管癌，内外科治疗可作为药物治疗的辅助手段。

尽管如此，对后睾吸虫病仍然需要不同的控制方法。有效疫苗的不仅会控制急性和慢性肝吸虫感染的病理性后遗症，还可降低胆管癌的风险[156]。

（三）肝毛细线虫

肝毛细线虫感染是人类肝脏疾病的罕见病因[144]。发病机制与宿主免疫反应有关，幼虫或虫卵在门静脉内产生嗜酸性肉芽肿反应[155]。感染可能是轻微的或无症状的，也可能导致体重减轻、全身乏力、发热、水肿和嗜酸性粒细胞增多，以及肝大、转氨酶和碱性磷酸酶增高。在经皮肝穿活检标本中发现肝毛细线虫来进行确诊。甲苯咪唑 200mg/次，每日两次，持续 20 天；或阿苯达唑 400mg/次，每日两次，持续 10 天，是两种可能有效的方案。

五、蛔虫

蛔虫广泛分布于热带和亚热带地区及其他潮湿地区。最近的数据显示大约有 12 亿人被感染[158]。人类是蛔虫的永久性宿主，通过摄入蛔虫卵而感染。从肠道中孵化出的幼虫穿过肠壁，进入肠系膜静脉，到达肺，经气管、会厌、胃

后，蛔虫定居于小肠中。偶尔通过壶腹进入胆管和胆囊，引起胆管阻塞、胆管炎和胰腺炎。超声表现为胆管内不伴声影的管状回声结构，有时可见一条纵向的中央无回声线代表蠕虫的胃肠道。ERCP 显示胆管或胆囊有长管状充盈缺损，MRI 胆管造影可显示胆管内蠕虫为线性低密度充盈缺损[159]。甲苯咪唑、阿苯达唑、左旋咪唑和双羟萘酸噻嘧啶是最广泛使用的药物。除了这些药物外，在不同的人体试验中，新药如三苯二胺和硝唑尼特也已被证实是安全的，对蛔虫和其他土源性寄生虫病同样有效。

六、人类免疫缺陷病毒和寄生虫感染

寄生虫在许多地区流行，这也包括人类免疫缺陷病毒/获得性免疫缺陷综合征（HIV/AIDS）负担最重的撒哈拉以南的非洲[162]。同样的因素，包括贫困和营养不良，可能会促进二者的传播，有几项研究调查了这些因素之间的相互作用[163]。寄生虫感染，尤其是蠕虫感染，除了使免疫反应偏向 Th2 免疫反应之外，还导致免疫系统的慢性激活，这可增加宿主的易感性，进而促进 HIV 感染和疾病进展[164,165]。因此，免疫系统的慢性激活被认为是影响非洲地区 HIV/AIDS 流行的不利因素。另一方面，随着 AIDS 的出现，机会性寄生虫感染的流行病学和感染结局发生了显著变化[167]。总而言之，无论是由于 HIV 的共感染还是单独感染，寄生虫感染仍然是人类发病和死亡的主要原因。

阿米巴病与 HIV 感染显著相关，AIDS 疾病晚期患者是侵袭性阿米巴病风险最高的人群[169]。来自溶组织阿米巴流行率较低的地区——日本、中国台湾和韩国的研究显示，阿米巴病是一种新兴寄生虫感染，仅发生于存在男-男性行为的男性身上，尤其是那些感染 HIV 的男性[170]。宿主因素，如 T 细胞功能失调，在易受侵袭性阿米巴感染的 HIV 感染患者中发挥重要作用[171]。此外，ALA 是 HIV 感染患者中的新兴寄生虫感染，即使在非流行地区亦是如此。在有肝脏占位性病变的 HIV 感染者中应考虑 ALA，在 ALA 非流行地

区进行尤其是那些没有去过阿米巴流行区的人，特别建议进行 HIV 筛查[170]。在合并 HIV 感染的 ALA 患者中，发热和腹痛的发生率都较低，白细胞计数明显低于 HIV 阴性患者。CD4+T 细胞计数从 14 个 /µl 到 798 个 /µl，变化很大，提示 ALA 并非由机会性感染引起[172]。

血吸虫病是非常普遍的寄生虫感染，在艾滋病毒同样流行的撒哈拉以南的非洲造成发病率和死亡率显著升高[173]。血吸虫感染可多年无症状，因此建议对 HIV 感染者进行血吸虫病筛查，随后进行 PZQ 治疗[174]。尚不清楚合并感染 HIV 和血吸虫的确切人数，但在一些地区，共感染率可能达到极高的比例[175]。关于这两种病原体相互作用的研究很少，但据推测，这两种病原体都增强了另一种疾病的进展。但来自非控制性研究的报告显示，共感染对血吸虫病治疗效果无影响或产生负面干扰[176,177]。PZQ 治疗共感染人群后，参与曼氏血吸虫全身炎症的循环 IL-10 在减少，其他促炎细胞因子的产生也受血吸虫共感染影响[177, 178]。来自肯尼亚的研究显示，与未感染 HIV 患者相比，血吸虫伴 HIV 感染者虫卵排泄显著减少，并且周围肉芽肿形成受损。虫卵排泄减少可能是由于虫卵排泄的免疫依赖性，与 CD4+ 细胞计数的减少并导致更严重的病理反应有关。HIV 合并血吸虫感染患者的丙氨酸氨基转移酶水平高于 HIV 阴性患者[179]。另一方面，由于免疫系统的非特异性激活，和抑制细胞毒性 T 细胞反应 Th2 反应为主的环境，血吸虫病患者的 HIV 复制和 AIDS 进展可能会加快[180]。然而，不论其 CD4+ 细胞计数如何，HIV 感染者对 PZQ 的治疗应答不受影响[181]。

显而易见，HIV 感染改变了寄生虫感染的流行病学和结局。因此，提高 HIV 感染者的免疫状态并对其进行这些可治疗寄生虫的筛查非常重要。

◆ 结论

寄生虫是发展中国家人类最常见的传染病因，其产生的全球疾病负担超出了公众认知。对寄生虫传播的基础生物学和动力学的新认知已显著增加，除了认识到寄生虫诱导 Th2 免疫反应的

新机制外，我们仍需更多的认识。最终，分子和医学生物学的进展有一天将转化为一种新的针对人类感染性寄生虫的药物、诊断和疫苗的强有力的工具。

总 结

小结：血吸虫病
最新进展
- 用于诊断的新型快速试纸
- 用于诊断的新型 PCR 技术
- 血吸虫 miRNA 用于诊断

关键知识缺口
- 七种血吸虫物种地理分布不同
- 临床表现：急性，亚急性和慢性阶段
- 使用吡喹酮治疗
- 防控策略对于消除疾病至关重要

未来发展方向
- 研发疫苗的试验

小结：阿米巴病
最新进展
- 迪丝帕内阿米巴是近期发现潜在诱发组织损伤的寄生虫
- LAMP 方法可更容易和准确检测溶组织阿米巴
- 用于诊断的抗原检测方法和 PCR 技术

关键知识缺口
- 人类死亡的第三大寄生虫病因
- 最常见的病变：阿米巴结肠炎和阿米巴肝脓肿
- 诊断：检测粪便中溶组织阿米巴或血清中的抗寄生虫抗体
- 甲硝唑及其衍生物用于治疗

未来发展方向
- 需要研发能区分致病性和非致病性内阿米巴的简单实验

第 40 章　肝脏细菌感染和混合感染

Bacterial and Miscellaneous Infections of the Liver

Tirdad T. Zangeneh, Razan El Ramahi, Stephen A. Klotz　著

梅骁乐　译，陈威巍、张敏娜　校

● 缩略语　ABBREVIATIONS

ADPKD	autosomal-dominant polycystic kidney disease	常染色体显性多囊肾病
AIDS	acquired immunodeficiency syndrome	获得性免疫缺陷综合征
APACHE Ⅱ	acute physiologic assessment and chronic health evaluation Ⅱ	急性生理评估和慢性健康评估 Ⅱ
APC	antigen-presenting cell	抗原提呈细胞
AS	anastomotic stricture	吻合口狭窄
AST	American Society of Transplantation	美国移植学会
ASTS	American Society of Transplant Surgeons	美国移植外科医师学会
BSI	blood stream infection	血流感染
BTI	biliary tract infection	胆道感染
BUN	blood urea nitrogen	血尿素氮
CC	choledocholedochostomy	胆总管对端吻合术
CD	cluster of differentiation	分化群
CDC	Centers for Disease Control and Prevention	疾病控制和预防中心
CJ	choledochojejunostomy	胆总管空肠吻合术
CMV	cytomegalovirus	巨细胞病毒
CR-KP	carbapenem-resistant Klebsiella pneumoniae	耐碳青霉烯类肺炎克雷伯菌
CRP	C-reactive protein	C 反应蛋白
CSD	cat-scratch disease	猫抓病
CT	computed tomography	计算机断层扫描
CTX-M	cefotaximase-Munich	头孢噻肟酶 - 慕尼黑型
DCD	deceased by cardiac death	心源性死亡
DdlT	deceased donor liver transplantation	死亡供体肝移植
DNA	deoxyribonucleic acid	脱氧核糖核酸
EMB	ethambutol	乙胺丁醇
ERC	endoscopic retrograde cholangiography	内镜下逆行胰胆管造影术
ESBL	extended-spectrum β-lactamase-producing enterobacteriaceae	超广谱 β 内酰胺酶
FDG	18-F-fluorodeoxyglucose	2- 氟 -18- 氟 -2- 脱氧 -D- 葡萄糖
FHCS	Fitz-Hugh-Curtis syndrome	Fitz-Hugh-Curtis 综合征
HIV	human immunodeficiency virus	人类免疫缺陷病毒
HLA-DR	human leukocyte antigen–antigen D related	人类白细胞相关抗原
HTB	hepatobiliary tuberculosis	肝胆结核病
IAI	intraabdominal infections	腹腔内感染
ICU	intensive care unit	重症监护室
INH	isoniazid	异烟肼

LD	laparoscopic drainage	腹腔镜引流
LdlT	living-donor liver transplant	活体肝移植
LPS	lipopolysaccharide	脂多糖
LT	liver transplant	肝脏移植
magA	mucoviscosity-associated gene A	黏液相关基因 A
MBL	mannose-binding lectin	甘露糖结合凝集素
MDR	multidrug resistant	多重耐药
MDR-GNB	multidrug-resistant gram-negative bacteria	多重耐药革兰阴性菌
MELD	model for end-stage liver disease	终末期肝病评估模型
MRC	magnetic resonance cholangiography	磁共振胰胆管造影
MRI	magnetic resonance imaging	磁共振成像
MRSA	methicillin-resistant Staphylococcus aureus	耐甲氧西林金黄色葡萄球菌
NAS	nonanastomotic strictures	非吻合口狭窄
OS	open surgery	开放术式
PCD	percutaneous catheter drainage	经皮导管引流
PCP	Pneumocystis（jiroveci）pneumonia	肺孢子菌肺炎
PET	positron emission tomography	正电子发射断层扫描
PH	peliosis hepatis	肝紫癜病
PID	pelvic inflammatory disease	盆腔炎性疾病
PLA	pyogenic liver abscess	化脓性肝脓肿
PNA	percutaneous needle aspiration	经皮穿刺抽吸
PTC	percutaneous transhepatic cholangiography	经皮肝穿刺胆管造影术
PZA	pyrazinamide	吡嗪酰胺
RCT	randomized controlled trials	随机对照试验
RIF	rifampin	利福平
RPR	rapid plasma regain	快速血浆反应素
rmpA	regulator of mucoid phenotype A gene	黏液表型调控基因 A
SBP	spontaneous bacterial peritonitis	自发性细菌性腹膜炎
SIRS	systemic inflammatory response	全身炎症反应综合征
SM	Streptococcus milleri	米勒链球菌
SNP	single-nucleotide polymorphism	单核苷酸多态性
SOT	solid organ transplant	实体器官移植
SSI	surgical site infection	手术部位感染
STI	sexually transmitted infection	性传播感染
TB	mycobacterium tuberculosis	结核分枝杆菌
TLR2	toll-like receptor 2	toll 样受体 2
TLR4	toll-like receptor 4	toll 样受体 4
TMP-SMX	trimethoprim-sulfamethoxazole	甲氧苄啶 - 磺胺甲噁唑
US	ultrasound	超声波
UTI	urinary tract infection	尿路感染
VRE	vancomycin-resistant enterococcus	耐万古霉素肠球菌
VSE	vancomycin-susceptible enterococcus	万古霉素易感肠球菌

肝脏在预防细菌和其他感染方面起着关键作用，特别是对来源于胃肠道的感染。库普弗细胞清除来自门静脉的细菌，而随着肝硬化的进展，细菌和其他病原体则可通过侧支循环进入血循环。肝脏还是重要的免疫器官，肝硬化导致免疫功能受损，机体更易受到广泛的感染。本章涵盖了终末期肝病的细菌感染、化脓性肝脓肿（PLA）、肝脏播散性细菌感染、肝移植受者的肝脏细菌感染和肝脏真菌感染等主题。肝脏的寄生虫感染包括阿米巴肝脓肿和肝脏肉芽肿等则在本书的其他章节进行讨论。

一、肝硬化合并细菌感染

细菌感染是肝硬化患者失代偿的主要原因，并导致显著的发病率和死亡率。细菌感染导致脓毒症和死亡更高发，肝硬化程度更严重，死亡率增加四倍[1]。大多数肠杆菌科和链球菌属细菌都可引起肝硬化的自发感染。自发性细菌性腹膜炎（SBP）病例中，有64%～73%与革兰阴性细菌（包括大肠杆菌、肺炎克雷伯菌、弗氏柠檬酸杆菌、奇异变形杆菌、肠杆菌属和铜绿假单胞菌）相关。链球菌、葡萄球菌和肠球菌引起的感染约占病例的23%～40%，多种细菌的混合感染中包括杆菌、梭菌和乳酸菌等厌氧菌。脂多糖（LPS）等细菌成分与导致器官损伤、组织破坏和细胞坏死的强烈炎症反应有关。此外，由细菌成分引起的组织损伤程度与宿主耐受炎症反应的能力有关。细菌感染引发一系列事件，导致肾衰竭、肝性脑病、凝血功能障碍、静脉曲张破裂出血和肾上腺皮质功能不全。多达57%～70%的感染性肝硬化的患者符合全身炎症反应综合征（SIRS）的标准，但许多病人由于使用β受体阻滞剂所致的心动过缓和脾功能亢进，而白细胞增多不明显而漏诊。但SIRS常发生在具有高动力循环状态的非感染患者中[2]。在肝硬化中，导致细菌感染增加的免疫功能障碍是SBP的另一个危险因素。

中性粒细胞动员能力和吞噬功能的下降、HLA-DR分子表达减少、促炎性细胞因子的产生、巨噬细胞趋化和活化减少、调理作用和补体水平的下降等，都使患者易受感染[3]。此外，使用免疫抑制药物、营养不良和饮酒会进一步降低免疫功能。由于细菌感染，食管静脉曲张出血的肝硬化患者6个月和1年死亡率分别增加2.7倍和1.9倍，以肺炎和病因不明的脓毒症最为常见[4]。以肝硬化引起的免疫受损为例，艰难梭菌感染的患者与没有艰难梭菌感染的肝硬化患者相比，具有更高的死亡率。同样，在一项终末期肝病患者的研究中，与健康患者相比，患有菌血症的患者死亡率更高[5]。

导致循环功能障碍的细菌感染与肝硬化患者更严重的炎症反应相关，更具破坏性。患者肠道通透性增加，细菌易位增加，最后进展为SBP和菌血症[6]。在对156例无细胞性腹水（即腹水里无白细胞）的肝硬化患者的研究中，与没有检测到细菌DNA的患者相比，在腹水和血浆中检测到细菌DNA的情况与预后较差有关。细菌易位的潜在机制包括肠道细菌的过度生长、免疫改变和肠道通透性增加。特别是，细菌易位是过度炎症状态和血流动力学障碍的触发因素。患者除了因相对肾上腺功能不全导致难治性休克，发生感染的风险增加以及总体死亡率增加外，其内皮功能障碍更严重，门静脉压力更高[7]。

此外，在过去20年中，第三代头孢菌素的广泛使用、侵入性操作、医院感染以及长期诺氟沙星的预防性治疗等导致了包括产超广谱β内酰胺酶肠杆菌科（ESBL）、铜绿假单胞菌、嗜麦芽窄食单胞菌、鲍曼不动杆菌、耐甲氧西林金黄色葡萄球菌（MRSA）、万古霉素敏感肠球菌（VSE）、耐万古霉素肠球菌（VRE），以及最近发现的产碳青霉烯酶的肺炎克雷伯菌在内的多重耐药（MDR）菌的出现。因此，目前推荐的经验性抗生素治疗方案可能不适用于MDR高发地区的医院感染[8]。

二、化脓性肝脓肿

（一）流行病学

肝脓肿一般分为两类，一类是化脓性的，一

类是由阿米巴感染所引起。自希波克拉底时代以来，人们已经认识到化脓性肝脓肿（PLA），在抗生素治疗、先进的影像学技术、经皮和微创手术以及手术引流出现之前，PLA 的死亡率相当高[9]。膈下脓肿与 PLA 的发病机制相同，其机制包括腹腔内操作、阑尾炎、憩室炎、十二指肠溃疡穿孔、吻合口漏或术后并发症等[10]。

据报道，在全美，PLA 住院率为 3.6/10 万，病死率为 5.6%，1994—2005 年，年均增长率为 4.1%[11]。相比之下，加拿大研究观察表明 PLA 年死亡率为 2.3/10 万[12]。在丹麦，1977—2002 年，男性和女性的年发病率分别为 11.8/100 万和 9.7/100 万[13]。在中国台湾，PLA 年发病率从 1996 年的 11.15/10 万增长至 2004 年的 17.59/10 万。PLA 患者多有糖尿病、恶性肿瘤和肾脏疾病等基础疾病[14]。其一般发生在 50 至 60 岁的患者中，无明显的种族或民族差异。老年人与有基础疾病者死亡率较高[11,15]。在没有抗生素治疗的年代，最常见的病因是阑尾炎和憩室炎，而现在最常见的病因是胆道疾病或病因不明。

（二）病因学、发病机制和病理生理学

虽然尚未有人对 PLA 病理生理过程做过明确报道[15]，但 Chung 等在由脆弱拟杆菌引起的肝脓肿小鼠模型中阐明了 T 淋巴细胞在 PLA 发生发展中的作用。研究人员描述肝脓肿形成的可能机制，即细菌暴露激活了库普弗细胞，产生的细胞因子和趋化因子激活了 T 细胞和 NK 细胞。然后通过细胞因子的释放和炎性细胞的聚集，发生纤维化对病灶进行包裹[16]。

PLA 的进展通常是于细菌通过门静脉侵入，或邻近肿瘤直接蔓延，化脓性过程或胆道感染。通过肝动脉的穿透性和非穿透性创伤以及菌血症，在早期文献中已有很好的记载（图 40-1 和图 40-2）[17]。由于右叶的大小和显著的门静脉血流，脓肿最常位于右叶（71.5% 的病例），其次是左叶（15%）和尾状叶（0.8%）。12.6% 的病例可能发生双叶受累，其脓肿大小范围从小

于 5cm（40.3%），5～10cm（50.6%），至大于 10cm（9.1%）。大多数患者（67.6%）是单个脓肿，32.4% 患者有多个脓肿，9.5% 则伴随气体形成[18]。20 世纪 70 年代美国的研究记载了 PLA 表现的变化，包括患者年龄的增加，与恶性肿瘤的关联性增加以及阿米巴感染的减少[19]。此外，异物导致肝脏脓肿的穿孔和进展也有详细的记录。一篇对 59 例病例进行系统性评价的综述认为，最常见的异物包括鱼骨、牙签、鸡骨及少部分的金属异物[20,21]。

可导致门静脉炎的慢性胰腺炎也是 PLA 的

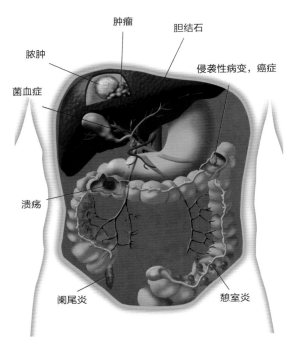

▲ 图 40-1　PLA 的常见病源

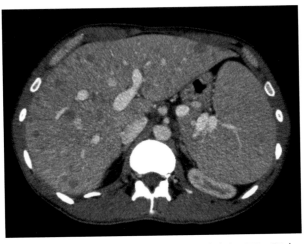

▲ 图 40-2　HIV 合并沙门菌病患者的腹部 CT：肝大、脾大及无数的肝微脓肿

一个病因。门静脉炎也称为门静脉脓毒症或脓毒性门静脉血栓形成[22]。有报道从门静脉炎发展成 PLA。这在憩室炎和阑尾炎的情况下最常见，也可见于胆囊炎，胆管炎和炎性肠病[23]。胆管囊肿和肿瘤肝转移患者的胆肠吻合术、胆道支架置入术和括约肌切开术等胆管手术与肝脓肿的发生有关，特别是做过肝脏射频消融或化疗栓塞的患者更常发生[24]。一项铜绿假单胞菌相关性肝脓肿的研究表明，很大一部分有肝胆并发症的患者发生 PLA 是在腹腔内手术或内镜手术后立即诊断出来的，或者这些患者有腹腔手术史。然而，该研究中有三分之一的患者未接受任何侵入性操作，并且没有导致铜绿假单胞菌感染的易感因素[25]。常染色体显性多囊肾病（ADPKD）患者可能会有肝囊肿的感染，进而形成复杂的肝脓肿[26]。研究表明与肝肿瘤相关的 PLA 有明显的表现：在 2000 — 2009 年间诊断为 PLA 的 318 名患者，发现了 29 例肝胆胰癌症病例，包括胆管癌、胆囊癌和胰腺癌。这些患者的年龄和并发症均相似；与没有恶性肿瘤的患者相比，恶性肿瘤合并 PLA 患者有更严重的高胆红素血症、肝大、厚壁脓肿、脓肿间隔形成、脓肿含气、血栓性门静脉炎、肝内胆管积气以及多种微生物感染，其总体死亡率更高[27]。在一项回顾性分析中，2004 — 2008 年中的 211 例肝脓肿患者中，有 12 例与结直肠肿瘤相关，因此作者建议在无已知基础疾病的患者中进行结肠镜检查[28]。

（三）微生物学

PLA 涉及许多细菌，少见病原的病例报告屡见不鲜。早期研究主要与大肠杆菌和其他肠杆菌科细菌、需氧链球菌和金黄色葡萄球菌引起的感染有关。后来的研究表明，厌氧菌（包括微需氧链球菌、拟杆菌、梭状杆菌和放线菌）也可导致 PLA。值得指出，文献中 22% ～ 52% 的病例报道是混合感染[29]。Brook 和 Frazier 报道了来自 48 个脓肿的共 116 株分离菌，其中 25% 的病例中发现需氧菌，17% 发现厌氧菌，58% 有需氧和厌氧菌混合感染，79% 的病例有多微生物感染。

其中主要的需氧和兼性菌，包括大肠埃希菌、链球菌、肺炎克雷伯杆菌、金黄色葡萄球菌、主要的厌氧菌包括消化链球菌、拟杆菌、梭杆菌、梭菌和普氏菌[30]。在中国台湾，20 世纪 90 年代的感染大部分为链球菌（29.5%）和大肠埃希菌（18.1%）。

1981 年中国台湾省首次报道肺炎克雷伯菌引起的 PLA 与脓毒性眼内炎相关的病例，出现了独特的表型和基因型特征。据报道，年长者的革兰阳性菌感染率较低，肺炎克雷伯菌和大肠杆菌混合多菌株感染比西方国家更为常见。作者推测这是由于与白种人相比，亚洲人群中炎性肠病的患病率较低[14]。肺炎克雷伯菌相关的 PLA 死亡原因通常是感染性休克，或有其他并发症如自发性脓肿破裂的情况。这种情况在糖尿病患者中更常见，他们往往有更大脓肿、含气脓肿，也常累及肝左叶。死亡率的增加还见于栓塞事件基础上引起脑膜炎、眼内炎和的脓肿。脓肿可发生在中枢神经系统、肺、肌肉、脾脏、皮肤和软组织、脊柱和长骨。文献报道的罕见并发症包括脓肿破裂导致心包积脓，膈下脓肿和双侧眼内炎[32]。

1994 年，全美首次报道了肺炎克雷伯杆菌肝脓肿。之后西欧也有其他病例的报告，这些患者不是亚洲人[33]。这些通常在糖尿病患者中的与肝脓肿相关的肺炎克雷伯菌感染的独特模式，代表了这些感染的侵袭性和转移性。这些感染与血清型 K1/K2 有关，与毒力因子有关，包括黏液相关基因 A（magA）、黏膜表型 A 基因调控子（rmpA）和需氧菌素。这种细菌的高黏液表型使其能够抵抗吞噬作用和细胞内杀伤[34-38]。几乎所有 PLA 并发菌血症和肝外感染的病例都由肺炎克雷伯杆菌血清型 K1 或 K2 引起，但并非所有 K1 或 K2 血清型引起的 PLA 都有肝外表现。同时满足了侵袭综合征的临床和微生物学双重标准者，预后不良，需要立即采取积极治疗[34-38]。在一项针对 PLA 患者的大型回顾性队列研究中，肺炎克雷伯菌感染患者在 1 年的随访期内，其他感染的发生率明显增高。与非肺炎克雷伯菌感染组相比，这些患者发生肺脓肿、脓胸、肾脓肿和肾周围脓肿、硬膜外脓肿和脾脓肿明显增多[39]。有研究中比较了米氏链球菌（SM）患者与肺炎克雷伯菌相关 PLA 患者的特征，那些感染 SM 的患者肝大、活动性恶性肿瘤的发生率更高，症状更明显（如发热、寒战、右上腹疼痛），症状持续时间更长。感染肺炎克雷伯菌的患者出现了更严重的并发症，包括菌血症、感染性休克伴器官衰竭和转移性感染。两组最常见的感染病因均为基础的胆道疾病[40]。

MRSA 相关性 PLA 在 HIV 感染者和有其他免疫缺陷病的患者中已经有过描述。金黄色葡萄球菌较少见，占肝脏脓肿的 7% ～ 10%[42]。在对 2004 － 2009 年 117 名患者的回顾性研究中发现，MRSA 相关性 PLA 最常见的病因包括胆道疾病和近期的腹部手术[43]。有记载社区获得性 MRSA 相关性 PLA 已经在没有诱发因素的年轻患者中有过报道，这些诱发因素通常与复杂性皮肤软组织感染、注射吸毒或导管/设备相关性感染导致的血源性播散有关[44]。

与普通细菌引起的 PLA 不同，假单胞菌感染引起的 PLA 虽很少有文献报道，但死亡率却高达 20%，而非假单胞菌 PLA 患者的死亡率为 5.3%[25]。文献报道引起 PLA 的其他致病菌包括放线菌、诺卡氏菌属、假结核耶尔森氏菌和小肠结肠炎耶尔森菌、单核细胞增生性李斯特菌、空肠弯曲杆菌、嗜肺军团菌、结核分枝杆菌、伤寒沙门氏菌或副伤寒沙门氏菌以及汉赛巴尔通体[45-52]。引起 PLA 的微生物可能被某些宿主因素所协助，例如糖尿病、肝硬化、恶性肿瘤、包括 HIV 在内的获得性免疫抑制，遗传性疾病如慢性肉芽肿病[53,54]、克罗恩病[55]、镰状细胞病[56] 和血色病[57]。

（四）临床表现、诊断和管理

发热，黄疸和右上腹压痛的典型三联症仅在于少数 PLA 患者中存在。其他症状包括不适、疲劳、厌食和体重减轻，尽管症状也可能因细菌和宿主因素而异[15]。一项对成人 PLA 的大型回顾性研究表明，患者更可能为超过 50 岁的糖尿

病患者。与年轻的阿米巴感染患者相比，这些老年糖尿病患者常出现黄疸、肺部改变、多发性脓肿和较低的白蛋白水平[58]。PLA 在老年患者中的表现更不典型，更常见的是急性呼吸道症状，多房脓肿和胆道积气。老年人往往需要更长时间的抗生素治疗，其局部病灶复发率和死亡率更高[14]。已经确定的 PLA 预后不良因素包括含气脓肿，MDR、厌氧菌感染，高 BUN 水平和入院时高 APACHE Ⅱ 评分[18]。

由于许多患者没有出现特异性症状，PLA 的诊断具有挑战性。虽然碱性磷酸酶水平的升高可能会提醒临床医生注意 PLA 的存在，但碱性磷酸酶正常也不能排除 PLA。此外，血培养可能只有 50% 呈阳性。引流液需要做革兰染色和培养，同时确保在适当的条件下及时运输厌氧标本[15]。由于超声波（US）检查成本较低，无辐射，可用性更高以及无创性，许多专家建议将其作为 PLA 诊断的初始影像学检查。US 对 PLA 的诊断灵敏度为 70% ～ 90%[15]。然而，超声在特定情况下的作用受到质疑。在对急诊入院病例的回顾研究中发现，脓肿位于肝脏第 8 节段的患者更常出现脓毒性休克，诊断延迟。因此，如果在超声结果阴性而存在高 PLA 怀疑指数时，也推荐使用 CT 检查。此外，增强 CT 扫描具有 95% 的灵敏度，且可辅助介入引流手术[15,59]。CT 图像也可以提供有关微生物的病因和类型的线索。一项比较肺炎克雷伯杆菌相关性肝脓肿与其他病原相关的肝脓肿的 CT 图像研究表明，脓肿壁薄、坏死碎片、转移性感染和无胆道疾病可预测肺炎克雷伯菌相关肝脓肿，当存在四项标准中的至少三项时，具有 98.6% 的特异性[60]。与超声检查相比，三期增强多层螺旋 CT 也显示出更高的灵敏度。CT 影像可以分为两个阶段，包括化脓前期和化脓期，这两个阶段的图像可被显现出来，表明脓腔的存在。MRI 又是一种额外的成像技术，可以辅助检测出作为 PLA 基础病因的胆道阻塞[61]（图 40-3 和图 40-4）。文献报道的其他诊断工具包括 ^{18}F-FDG 正电子发射断层扫描（PET）。研究显示 PET 在 ADPKD 患者的感染性肝囊肿的诊断中具

有一定的价值。这是由于常规影像学检查无法区分出血和感染[26]。

一旦确诊是微生物引起的感染，PLA 的治疗一般建议包括 2～3 周的静脉内抗生素治疗，而后转换为 4～6 周疗程的口服治疗，尽管文献中推荐缩短疗程。建议详细记录感染清除的时间，并通过密切的临床和影像学随访确认[15]。在一项 107 例 PLA 小于 3 cm 的患者的研究中，单独使用抗生素治疗的患者成功率达到 100%[62]。其他研究报告了类似的成功率，但可能受到了选择性偏倚的影响。一些专家建议，在更好的治疗指南出台之前，应该只对那些脓肿小、不能适当引流出脓液，或预期并发症发生率高的患者使用抗生素治疗[15,61]。MDR 微生物的内容请参阅本章

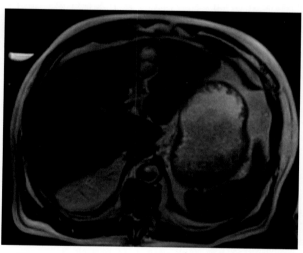

▲ 图 40-3 腹部 MRI 显示气性胆囊炎患者的左肝叶肝内脓肿

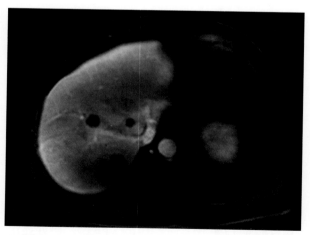

▲ 图 40-4 腹部磁共振成像（MRI）显示中间型链球菌菌血症患者的右肝叶多发性肝脓肿

的移植部分。2006 年，第一位没有并发症或既往住院史的患者被诊断出患有 CTX-M-15 型产 ESBL 的肺炎克雷伯杆菌相关性肝脓肿，这意味着未来社区获得性肝脓肿患病率可能增加[63]。

尽管抗生素是治疗 PLA 的主要方法，但对大于或等于 5cm 的脓肿来说，引流可以更快、更好地治愈 PLA。引流可以通过非手术的方法进行，例如经皮穿刺抽吸（PNA）或经皮导管引流（PCD）。在脓肿破裂、有相关胆道疾病、腹内疾病或不可控制的败血症的情况下，可能需要采用外科手术方法，包括开放手术（OS）和腹腔镜引流（LD）[64]。在包括五项随机对照试验（RCTs），覆盖 1998 — 2013 年 306 名患者的一篇 Meta 分析中表明，PCD 在临床改善和缩小 50% 腔体所需的时间方面优于 PNA。据报道，其两者的并发症发生率相似，在需要频繁引流的大腔脓肿中 PCD 的优势更加明显[65]。关于腹腔镜手术（LS）与 OS 治疗因胆道疾病引起的 PLA 的研究表明，LS 可能在选择的患者中是有效的，其效果与 OS 相似。该文献中，两种方式的手术时间、术中出血量和输血量、术后并发症发生率、脓肿复发率或总体死亡率无显著差异，而 LS 的住院时间更短[66]。脓肿破裂，多房脓肿和相关胆道或腹腔疾病的情况下可能需要进行完全手术切除[64]。最近的研究评估了炎症标志物的使用，因为在完成引流和抗菌治疗后，几乎没可用的预后评价工具来评估感染的消退情况。一项研究发现 C- 反应蛋白（CRP）是确定 PLA 经皮引流后抗生素治疗成功的独立因素[67]。

三、肝紫癜病

Wagner 于 1861 年发表了第一例肝紫癜病（PH）病例，他将其描述为肝脏血管增生障碍性疾病。Schoenlank 首先在文献中引入了术语"肝紫癜病"，其主要与结核病有关。后来，Zak 描述了该病的特异性外观，即肝脏具有多个囊性充血腔[68]。PH 的发病机制尚不清楚。有人认为是由一种触发事件如具有实质损害的血管改变所引起。在 AIDS 的背景下，已有充分证据表明 PH 与结核分枝杆菌和汉赛巴尔通体感染有关[69]。

此外，还有与麻风、金黄色葡萄球菌性三尖瓣心内膜炎以及非感染性病因相关的 PH 病例报告[70]。最近的文献中，PH 的定义为肝窦状毛细血管增生导致充血的囊腔，可见于在脾、淋巴结、肺、胸膜、胃、髂骨、肾、肾上腺和骨髓[71,72]。

四、累及肝脏的播散性细菌感染

一些播散性的细菌感染既可发生在健康个体的肝脏，也可发生在免疫抑制者的肝脏。猫抓病（CSD）由汉赛巴尔通体感染引起，在一组免疫功能正常的成人中导致了 36 例此类肝脾脓肿病例。肝脏活检结果为坏死性肉芽肿性肝炎和非特异性慢性肝炎。大多数患者临床治愈，多数患者接受不到 2 周的口服阿奇霉素治疗[73]。文献已记载了晚期肝病患者感染的创伤弧菌感染。由于全身铁代谢失调，创伤弧菌感染在肝病患者中通常是致命的[74]。在一项对感染创伤弧菌的小鼠的研究中，通过调高铁的利用来减少中性粒细胞的吞噬活性，从而加快了弧菌的生长[75]。一份对 5 名患者的尸检报告显示，发病与前一天进食生海鲜有关。其中三名患者已知患有肝硬化，另外两名患有酒精性肝病。尸检结果显示门静脉高压伴水肿、出血性坏死、淋巴细胞浸润等的胃肠道黏膜改变。一名 HIV 感染者患有蜂窝织炎性结肠炎，作者认为这是第一例并发蜂窝织炎性结肠炎和创伤弧菌感染的病例。下肢皮肤病变的活检显示为真皮的非特异性急性炎症伴血管炎，且真皮存在革兰阴性杆菌。肝病合并创伤弧菌感染的治疗常为四环素与第三代头孢菌素的联合用药[74]。

梅毒是由梅毒螺旋体引起的性传播感染（STI）。梅毒二期螺旋体播散，可感染肝脏。Feher 等报道了 17 例梅毒性肝炎的临床表现、生化、免疫和病理检查结果[76]。大多数病例显示为肝小叶局灶性坏死性炎症伴中央静脉、小动脉和门静脉增生。梅毒各期的鉴别与其组织学表现并不完全一致[76,77]。这一过程不同于肝脏中梅毒瘤的出现，因梅毒瘤只出现在三期梅毒的肝脏中[78]。在一项对 HIV 感染的梅毒性肝炎的研究中，快速血浆反应素（RPR）滴度与较高的 CD4[+] T 淋巴细胞有关，这被认为是由于炎症反应强烈导致了肝损伤。作者注意到碱性磷酸酶水平显著升高，常与转氨酶升高水平不成比例，胆红素水平升高的最小[79]。在另一项对早期梅毒患者的研究中，39% 的患者有肝酶异常，其中 2.7% 被诊断为梅毒性肝炎[80]。青霉素是目前公认的各阶段梅毒治疗的一线用药[77]。

贝氏柯克斯体是一种胞内革兰阴性菌。它是人畜共患病 Q 热的致病菌，可通过吸入受污染的尿液、粪便、乳汁或分娩产物的气溶胶传播。感染可导致黄疸、恶心和呕吐，以及右上腹部疼痛。文献报道了罕见的肝、脾脓肿病例[81]。此外，它与肉芽肿性肝炎有关。布鲁菌病是由布鲁氏菌属（一种网状内皮系统胞内寄生菌）的微生物引起的人畜共患病。它是革兰阴性、不活动、无荚膜的专性需氧球杆菌。引起人类感染的四种类型包括牛布鲁氏菌、羊布鲁氏菌、猪布鲁氏菌和犬布鲁氏菌。与动物传染源的接触会导致皮肤或黏膜感染，或摄入受污染的未经高温消毒的乳制品[82-84]。布鲁氏菌病通常影响肝脏，表现为肝大，2%～3% 患者肝酶轻度至中度升高。布鲁菌瘤是一种由布鲁菌引起的脓肿，见于 1.7% 的患者，同常与该病的慢性阶段有关，尽管在布鲁氏菌病的急性或亚急性阶段都有所报道。脓肿最常见于肝脏，但可影响脾脏或肝脾均有影响[84]。在大量的患者中，组织病理学评估显示了一系列发现，包括非特异性炎性细胞浸润、非特异性肝炎、肝脏肉芽肿，单核细胞、淋巴细胞、浆细胞、多核巨细胞聚集，以及在其中两名患者样本中伴有中央坏死的纤维化。已有报道关于布鲁菌病的 PLA 急性表现，尽管该病的慢性形式更常见。慢性肝脾化脓性布鲁菌病与脓肿中钙密度有关。急性感染的治疗通常为多西环素[86]。钩端螺旋体病是由钩端螺旋体属的细菌螺旋体引起的人畜共患病。人类是偶然宿主，通过接触动物尿液污染的水或土壤或间接接触土壤或水中的细菌而感染[87]。该病表现广泛，从自限性或无症状感染到严重的危及生命的感染和多器官受累。Weil 病是钩端螺旋体病的一种肝肾功能障碍的独特表现形式。其发病机制尚未完全阐明，一些作者提出与免疫介导，毒素产生和直接组织损伤有关[87]。与病毒性肝炎不同的是，其血清结合胆红素水平与血清转氨酶的比例增加不一致，患者可能会经历长时间的黄疸。然而，没有肾衰竭的情况下，单因肝衰竭而死亡的情况并不常见[15]。肝脏的早期病理表现包括包膜下出血，血管损伤和肝脏结构破坏，随后是细胞损伤，有时会导致坏死。尸检可见肝细胞变性，肥大的库普弗细胞，胆汁淤积，噬红细胞现象和单核细胞浸润。轻度感染的治疗包括多西环素，阿奇霉素或阿莫西林[15,88]。

1920年，Carlos Stajano首次发现Fitz-Hugh-Curtis综合征（FHCS）与输卵管炎患者肝脏包膜和前腹壁之间粘连的关联。其发病机制可能与肝包膜的血源性、直接性或淋巴管感染有关，这些是由于沙眼衣原体和淋病奈瑟氏球菌感染的免疫介导过程。该病导致肝周包膜的炎症，而不累及肝实质。该病常发生在患有盆腔炎（PID）的女性中[89,90]。由淋病奈瑟菌引起的播散性淋球菌感染影响1%～3%的淋病患者，并且与菌血症和PLA相关[91]。疾病控制和预防中心（CDC）定期更新这些感染的治疗指南。

单核细胞增生性李斯特菌是一种通过粪-口途径传播的活泼的革兰阳性杆菌，与免疫功能异常者、孕妇、老年人、糖尿病患者和年幼患者的散发性疾病和食源性疾病暴发有关。肝脏受累罕见，不典型表现包括SBP，肝炎和PLA[92]。在关于肝硬化和非肝硬化患者的单核细胞增生性李斯特菌SBP病例的大量综述中，肝硬化患者始终伴有发热和腹痛的表现[93-95]。最近，巨噬细胞作为李斯特菌病中主要效应细胞的最初的理论受到了挑战。在新的实验模型中，一小部分细菌在肝细胞内通过胞内增殖逃避了中性粒细胞的抗菌活性。进一步发现，库普弗细胞并没有对细菌起到主要的吞噬作用，细菌是被迁移来的中性粒细胞清除[96]。Braun等报道了15例病例并描述了单核细胞增生性李斯特菌三种不同的肝脏感染模式。包括孤立性肝脓肿，多发性肝脓肿和肝炎。

孤立性肝脓肿见于糖尿病患者，其病程比多发性肝脓肿有利。肝炎是这种感染的另一种表现，伴有发热和转氨酶显著升高，且常有菌血症和脑膜炎。氨苄西林是治疗李斯特菌感染的抗生素[92]。

结核分枝杆菌（TB）是结核病的致病菌，可感染各个器官。肝胆结核（HTB）少见，孤立性肝结核更为罕见。在一项14例患者的10年回顾性研究中，纳入了5例孤立性肝和胆管受累病例及9例多器官受累病例，占所有结核感染年发病率的0.0%～1.05%。大多数病例最初被认为是恶性肿瘤，导致诊断延迟。在这项研究中，只有29%的患者的发现与肺结核相符，由于表现和诊断的延迟，总死亡率达14%[97]。文献报道了结核的混合性化脓性感染，尽管由结核引起的孤立性肝脓肿是罕见的[98]。异烟肼（INH）、利福平（RIF）、乙胺丁醇（EMB）和吡嗪酰胺（PZA）的组合是治疗结核病最常用的方案。

（一）其他类型的细菌感染

其他涉及肝脏的感染包括非结核的分枝杆菌、梭状芽孢杆菌、放线菌感染，类鼻疽、志贺菌病、军团菌病、埃立克体病、莱姆疏螺旋体病，以及葡萄球菌和链球菌的中毒性休克综合征。

（二）总结

终末期肝病患者的细菌感染导致显著的发病率和死亡率。需要继续努力阐明免疫系统在这些感染中的潜在作用，并消除增加感染风险的因素。由于人口老龄化、环境因素和宿主因素的变化，PLA和肝脏播散性细菌感染仍然存在。MDR生物出现频率增加将使这些患者的管理变得越来越困难。需要采用预防措施，快速诊断工具以及新的治疗方法来应对这些挑战。

五、肝移植受者的细菌感染

肝移植（LT）受者的感染是其发病率和死亡率的主要原因。细菌感染约占所有感染70%，而病毒和真菌感染分别占20%和8%[99-101]。LT后第一年细菌感染的发生率为 14.1%～67.9%，具体取决于感染类型[102-104]。几乎一半的细菌感染发生在移植后的前 60d，可能是医院感染，也可能是患者的正常菌群引起的感染，但供体来源感染也可能发生。LT 受者的细菌感染大致可分为腹内感染（IAIS）包括浅表和深部手术部位感染（SSI）、胆道感染（BTI）、器官／空间感染、血流感染（BSIs）、泌尿道感染（UTI），肺炎等。本章我们将讨论 IAI。

（一）细菌感染的危险因素

与其他实体器官移植受者相比，LT 受者是细菌感染风险最高的人群之一，因为手术通常会因先前存在的凝血功能障碍和肠道及胆管的操作而更加复杂。术后并发症多为技术困难所致，其中最具挑战性的是胆管重建。已经确定了许多风险因素，并对它们之间的联系进行了研究。危险因素分为：①移植／手术因素；②受者因素；③供者因素（表 40-1）[105]。似乎受者移植前感染的适当治疗与移植后的感染风险无关，且不影响 LT 受者的生存预后[106]，这也包括由于慢加急性肝衰竭而接受活体 LT（LdlT）的患者[107]。需要超过 30d 肾脏替代疗法的移植后患者，细菌感染率为 53%。而不需要肾脏替代治疗的患者为 29%。无论肾脏替代治疗置换的持续多久，死亡率都有所增加[108]。

（二）遗传多态性是肝移植受者细菌感染的危险因素

实体器官移植受者的免疫系统必须进行治疗性抑制，才能防止同种异体移植排斥。一般而言，感染风险取决于受者的免疫抑制状态。假说认为受者中的 LT 感染风险受编码固有免疫系统蛋白的基因中的多态性的影响。参与固有免疫系统功能的大多数分子在肝脏中合成。因此，供体和受体的遗传图谱以及免疫系统的关键分子可能发挥重要作用。凝集素是识别微生物上的糖类的分子，并助于激活固有免疫系统。凝集素例如甘露糖结合凝集素（MBL）和纤维胶凝蛋白，在补体系统的激活中发挥作用。编码凝集素分子的基因中的单核苷酸多态性（SNPs）导致肝脏合成功能失调或相应蛋白质水平降低。供体 MBL 缺乏或缺陷与 LT 受者临床显著感染的风险增加有关。此外，感染风险根据肝移植物中这些遗传变异的数量以数量依赖方式递增[109]。

toll 样受体 4（TLR4）是识别革兰阴性细菌

表 40-1　肝移植相关细菌感染的危险因素

移植因素	受者因素	供者因素
术中	营养不良	供者感染
缺血时间更长	肥胖	ICU 停留时间长
胆肠吻合术	受者年龄	边缘肝脏移植
肝脏保存液感染	糖尿病	病毒状态
移植感染	肾衰竭和透析	
血液制品输血量	慢性肺病	
术后	耐药菌定植	
原发性移植肝功能延迟	存在腹水	
肝脏坏死	Tx 前住院治疗＞1周	
腹腔积液	Tx 前留置导管	
胆管狭窄	急性肝衰竭	
胆漏	MELD 分数＞30	
ICU 住院时间长	以前存在免疫抑制	
通气时间更长	存在 CMV 或患病	
留置导管	丙型肝炎或乙型肝炎	
免疫抑制水平	HIV	
需要透析	卫生措施	
再次手术或再次移植		

CMV. 巨细胞病毒；ICU. 重症监护室；MELD. 终末期肝病评估模型；Tx. 移植

壁上脂多糖并引起对革兰阴性脓毒症全身炎症反应的另一个关键分子。其中一个作用也是帮助清除细菌。因此，人们认为编码该蛋白质的基因中的 SNPs 会抑制对革兰阴性菌感染的反应，并通过不清除微生物来增加感染风险。然而，在梅奥诊所的大约 700 名 LT 受者的队列研究中显示，发生革兰阴性菌感染的受者和未发生革兰阴性感染的受者之间，TLR4 的 SNP 无显著差异。具有变异的受体与不具有变体的受体比较，包括死亡率在内的结果也都无显著差异[10]。toll 样受体 2（TLR2）识别革兰阳性细菌细胞壁成分，例如肽聚糖和脂磷壁酸。然后发出信号，激活固有免疫系统中的防御通路。与 TLR4 相似，人们认为 TLR2 基因密码中的 SNP 会增加革兰阳性菌感染的风险。但来自梅奥诊所的同一组患者研究发现，革兰阳性菌感染的受试者和未感染的受试者之比较，存在 TLR2 R753Q SNP 的无显著差异[101]。这些观察结果表明，人体免疫系统比通常在体外单独研究的时更为复杂。

（三）肝病的免疫耐受[111, 112]

肝免疫耐受的概念源于小鼠模型中肝移植的经验，在小鼠肝移植模型中，不用免疫抑制药时，受体排斥了来自非亲缘供体的其他器官移植物，而更耐受肝移植物。由于肝脏总是暴露在自身组织、抗原和来自血液和胃肠道中的微生物产物之中，于是形成了对局部和全身免疫耐受的倾向。肝脏充当次级淋巴器官，局部和短暂地激活 CD8$^+$T 细胞。除非被 CD4$^+$T 细胞拯救，否则 CD8$^+$T 细胞会发生凋亡。当抗原提呈细胞（APC）在肝脏局部提呈抗原时，其反应更倾向于免疫抑制和抑制 CD4$^+$T 细胞的激活，进而导致 CD8$^+$T 细胞的失能或耗竭。抗原提呈细胞在肝脏免疫耐受中也发挥其他作用，包括刺激调节性 T 细胞（Treg 细胞）。Treg 细胞在肝脏耐受中发挥着显著作用，抑制 CD4$^+$ 和 CD8$^+$ T 细胞功能。有证据表明，这些现象在小鼠模型和在人类同种异体移植中大量存在。虽然免疫耐受可能减少移植后的感染，但对同种异体移植物的耐受性可能导致对肝脏中潜伏生物体的不当反应[113]。

（四）手术部位感染

美国 CDC 将 SSI 分为浅表、切口、深部切口和器官／间隙 SSI[114]。然而，很少有使用标准化定义报告发病率的研究。SSI 的总体发生率从 20.2%[108] 到 39%[115] 不等，受移植中心外科手术熟练程度、抗生素预防使用、免疫抑制状态和研究设计的影响。LT 后 SSI 的患者住院时间更长（包括 ICU 停留更长）、医疗费用更高、移植物失功率更高[107]。器官／间隙的 SSI 影响生存，比如一项多中心研究就发现其发病率为 11.6%，与死亡和移植物失功显著相关[108]。

（五）LT 术后 SSI

SSI 的风险因素，包括器官／间隙感染，主要与移植／手术并发症和受者因素有关。回顾性分析 367 名 LT 患者发现，术后住院时间超过 21 天感染风险最高[116]。再次手术的风险次之，其他危险因素包括术后 ICU 停留时间超过 6 天、术中高血糖、存在血管移植物、术前住院时间超过 7 天及麻醉持续时间。另一项研究比较了两个时期发生的 SSI 发生率：前 MELD（终末期肝病模型）时代（2002—2006 年）和后 MELD 时代（2007—2011 年）。从 2007 年开始，MELD 评分就被用作分配移植肝源名单的评判分数[115]。作者发现在 2007 年发病率开始上升，随后在 2008 年下降到前 MELD 水平。他们的发现表明，其他因素，如肾功能损害或移植前透析，增加 SSI 风险（换言之，MELD 评分较高）。作者还发现 SSI 与再次移植、术中输血、冷缺血时间和巨细胞病毒（CMV）感染之间存在显著关联。

（六）胆道感染和移植术后胆道并发症

胆道感染在 LT 受者中很常见，占所有细菌感染的 38%[117]，在移植后第一年 BTIs 尤其常见，发病率在 3.5% ～ 11.5% 之间[117-120]，尽管一些研究报告称 BTIs 发病率在 LT 后 5 年内增加。

BTIs 表现为胆管炎、胆漏或感染性胆汁瘤。当细菌感染上行到胆道系统，或者与胆道重建的类型相关，或者继发于胆管狭窄时，就会发生 LT 后胆管炎。革兰阳性菌包括肠球菌属和葡萄球菌属在 LT 后第一个月更常见。一旦患者接触多种抗生素，革兰阴性菌包括肠杆菌科和铜绿假单胞菌等非发酵菌在 6 个月后就变得普遍[121]。在另一组研究中发现，支架植入增加了革兰阴性菌的感染率[122]。胆道并发症常见于移植后第一年，其发生率在 5%～35% 之间，活体肝移植（LdlT）受者的发病率高于死亡供肝移植（DdlT）[123-125]。并发症可分为胆管炎、胆漏、胆汁瘤、胆总管狭窄和胆总管结石。血型不合，CMV 感染和肝血管并发症是 LT 后胆道并发症的独立危险因素[124]。其他技术问题，如缝线不牢、扭结、小管道直径和外科医生缺乏经验也导致更高的胆道并发症。此外，使用 T 管作为胆道重建方法的端对端管与管吻合术后胆道并发症的发生率还与延长的手术时间、动脉缺血时间和更多的血液输注相关[126]。

1. 胆道重建

胆道重建被称为肝移植手术的阿喀琉斯之踵。两种最常见的胆道重建技术是胆总管对端吻合术（CC）和胆总管空肠吻合术（CJ），也称为肝空肠吻合术或 Roux-en-Y。CC 技术中，在受体的胆总管和移植物的胆总管之间进行吻合，这保持了 Oddi 括约肌的功能。在 CJ 技术中，移植物的胆管连接到受者的空肠，绕过括约肌，允许肠道微生物进入胆道。移植中心之间在选择吻合术式上存在差异，这受到许多因素的影响，包括供者 / 受者器官的大小、受者是否存在硬化性胆管炎、管道大小、分割的还是全器官移植及以前的手术或移植病史。由于括约肌系统功能的丧失，有理由相信与 CC 相比，接受 CJ（Roux-en-Y 胆管吻合术）的患者发生胆管炎的发病率更高。此外，端对端 CC 吻合术的狭窄形成发生率更高，特别是小管直径 < 4mm 的情况，但是 2/3 的狭窄发生被内镜手术成功地解决了。越来越多的证据表明在 LdlT 中使用端对端 CC 吻合术是安全的，而过去在这种类型的移植中常常避免使用 CC 吻合术[124,127-129]。

2. 胆道狭窄

与胆漏相比，胆道狭窄通常发生在 LT 术后远期，分为吻合口狭窄（ASs）或非吻合口狭窄（NASs）。NASs 常继发于肝动脉血栓形成[129,130]或缺血性胆管上皮细胞损伤导致纤维化。研究表明，冷缺血时间与早期胆管狭窄有关[131]。吻合口狭窄形成与供体器官不良因素和吻合部位胆漏有关[131,132]。患有胆管炎或胆管狭窄的 LT 患者可能有无症状的实验室检验结果异常或出现轻微症状。及时诊断很重要，影像学检查的敏感性和特异性各不相同。如果超声检查不确定，临床仍然怀疑存在胆道狭窄，可以进行 CT 扫描来评估非血管并发症，胆漏和邻近器官[133]。使用 T 管胆管造影或内镜下逆行胰胆管造影术（ERC）和经皮肝穿刺胆管造影术（PTC）进行直接成像效果较好，仍然被认为是金标准，虽然与显著的并发症发生率相关[129]。对于胆道并发症概率低和（或）不能接受 ERC 和 PTC 的患者，磁共振胰胆管造影（MRC）是一种替代方案[134]。

（七）感染性胆汁瘤

胆汁瘤是肝内或肝内形成的胆汁淤积，并且由于细菌进入，菌血症或细菌在 T 管定植而易于感染。肝内胆汁淤积更常见（67%），通常是多发性的[121]。与无胆汁瘤的患者相比，患有胆汁瘤的 LT 患者死亡率增加。同样，这些患者的移植物失功率也增加。它们通常是由于肝动脉血栓形成引起的缺血性损伤导致了肝坏死，或由于其他缺血性损伤导致了胆管病变。肝旁胆汁瘤通常继发于吻合口胆漏。临床表现轻微，包括发热和腹痛。其中 1/3 的患者无症状，2/3 的患者肝酶水平持续异常[135]。CT 扫描可以诊断感染性胆汁瘤。需要经皮抽吸胆汁以分离和培养致病微生物（图 40-5 和图 40-6）。大约 16% 的患者在诊断胆汁瘤时会出现菌血症[120]。与外科手术相比，除了特定病例，介入治疗在处理感染性胆汁瘤上应用更加成功。经皮引流加长期抗生素治疗可获得成功。抗生素治疗应根据分离培养的病原进行调整。在与胆道相通的情况下，需要进行内镜支架置入[121]。微生物学数据显示，分离出最常见的微生物是革兰阳性细菌，依次是肠球菌（37%）和凝固酶阴性葡萄球菌（26%）。16% 感染的胆汁瘤患者中培养出革兰阴性菌（肠杆菌科和铜绿假单胞菌）[120,135]。

（八）胆漏

胆漏的部位包括吻合口、T 管插入部位、胆囊管或部分肝脏移植物的切面。大多数病例发生在移植后第一个月。较早的报告显示，接受 T 管插管的患者与不接受 T 管插管的患者相比，并发症风险更高（75%vs.14.8%）[136,137]。然而，最近

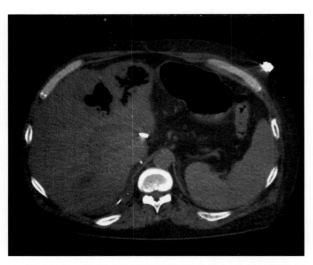

▲ 图 40-5　腹部 CT 显示肝移植受者中肝内胆管积气和感染的胆汁瘤

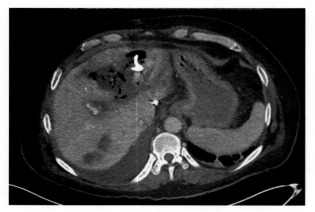

▲ 图 40-6　对同一肝移植受者腹部进行 CT 随访，发现由耐万古霉素的肠球菌引起的持续缺血性胆道病和多发感染的胆汁瘤

的 Meta 分析发现，使用 T 管引流似乎并不影响感染风险[138]。美国移植外科医师协会（ASTS）指南建议在心脏死亡（DCD）供体移植后使用 T 管以降低胆道并发症的发生[139]。

（九）LT 人群中的多重耐药细菌感染

多耐药（MDR）微生物已成为全球包括 LT 受者在内全球所有患者群体的全球关注点[140]。对 MDR 的认识更导致了广谱抗生素的使用，进而产生恶性循环。移植前发生 MDR 病原体定植的原因受者往往在移植前多次住院，并且经常使用抗生素。MDR 病原体也可以在移植候选人或受者之间传播，这加强了在这些情况下感染控制的重要性[140]。

MRSA 感染通常发生在移植后第一个月，移植前定植是一个重要的危险因素。感染通常与导管、手术部位、深部感染以及肺炎相关[140]。耐万古霉素肠球菌（VRE）的发病率各中心不同。最常见的感染源包括胆汁、腹膜液、尿液和血液。其感染可能晚于 MRSA 感染（移植后的前 2 个月）。手术并发症或胆道操作是 VRE 感染的危险因素。VRE 的感染与 LT 受者死亡率增加有关[140]。

LT 群体中 MDR 革兰阴性细菌（MDR-GNB）感染的发生正在增加，特别是在术后的前 6 个月。在最近的报告中，大约 58% 的革兰阴性细菌感染中已经分离出 MDR-GNB[141]。MDR-GNB 感染对 LT 后结果产生的负面影响包括住院和 ICU 停留时间延长，气管内插管的增加。甚至 GNB 感染导致的死亡率增加[141]。

在移植手术前长期使用广谱抗生素，较高的 MELD 评分和脑病（Ⅱ~Ⅳ级）会增加 MDR-GNB 感染的风险[141]。更复杂和冗长的手术，更高的失血量，和使用浓缩红细胞输注与 LT 后的 MDR-GNB 感染相关。急性排斥反应和留置导管也增加了 MDR-GNB 感染的风险[141]。

非发酵革兰阴性细菌在免疫缺陷宿主中更具耐药性，可能更具致病性。来自中国的一项回顾性研究发现[142]，MDR 感染大多数是医院感染，并且发生在移植后早期，移植后肾功能损害的存

在为一个风险因素。几乎一半的感染发生在血液中。最常见的病原菌是鲍曼不动杆菌，其次是嗜麦芽窄食单胞菌和铜绿假单胞菌。因这些细菌而感染的 31 名患者中有 12 人死亡（48.9%）。据报道，在医院感染中，MDR 铜绿假单胞菌感染高达 18%。最佳治疗颇具挑战性，通常需要两到三种抗生素的组合[140]。

在 LT 受者中一个严重的医疗问题是耐碳青霉烯类肺炎克雷伯菌（CR-KP）的增加，这与更多的治疗失败和死亡率和发病率的增加有关。治疗方法是法是有限的，而且可能潜在的毒性更大。因此，制定预防传播和协助早期识别感染的策略至关重要，以便及时提供适当的抗生素。另一方面，在定植患者中过度使用抗生素可能会筛选出极端耐药菌。最近意大利的一项前瞻性观察研究发现[143]，非定植患者、LT 时定植的患者和 LT 后定植的患者的 CR-KP 感染率分别为 2%、18.2% 和 46.7%。他们还发现，在移植前使用抗生素治疗，特别是碳青霉烯类和氟喹诺酮类药物，可显著增加移植后 CR-KP 感染的风险。同一项研究发现，CR-KP 直肠定植是一个重要的危险因素，如果在 LT 后定植，则更危险。CR-KP 定植患者的其他独立危险因素包括 LT 后的肾脏替代治疗、超过 48 小时的机械通气以及丙型肝炎复发的组织学证据。常规筛查 CR-KP 定植是有争议的，但在暴发情况下是有益的，正如一项回顾性研究显示的那样，德国 CR-KP 暴发期间接受 LT 的患者具有更高的感染率和死亡率[144]。

六、肝移植受者真菌感染的预防

肝脏的真菌感染将在后面的章节中讨论。本部分将讨论肝移植人群真菌感染的预防。

据报道，LT 受者全身性真菌感染的发生率高达 16.5%，死亡率为 80%[145]。两种最常见的真菌感染是侵袭性念珠菌病和侵袭性曲霉菌病。确定真菌感染风险最高的患者并提供适当的预防措施非常重要。

（一）念珠菌属

实体器官移植（SOT）人群中最常见的侵袭性真菌感染是由念珠菌引起的，占侵袭性真菌感染的近 50%。感染通常发生在移植后的前 3 个月内。LT 受者和小肠、胰腺移植患者属于高危人群。SOT 中侵袭性念珠菌感染的危险因素包括急性肾衰竭、近期 CMV 感染、二次手术探查、原发性移植物衰竭和早期定植[146]。手术技术也是风险因素之一，如接受 CJ 式的 LT 受者的风险高于接受 CC 的患者。根据美国移植协会（AST）指南[148]，所有具有侵袭性念珠菌感染风险的成年 LT 受者应该接受预防治疗。这样的受者有以下两种或多种危险因素：长期或重复手术、再次移植、肾衰竭、高输血要求、胆总管空肠吻合术和念珠菌定植。

氟康唑是用于预防高危受者感染的药物，除非受者也有曲霉菌感染的风险，在这种情况下，应使用具有抗曲霉菌活性的抗真菌药物。预防的最佳持续时间还没有明确标准，但根据作者的说法，4 周的预防用药或只要危险因素持续用药是合理的。其他可用于降低侵袭性念珠菌感染风险的药物有两性霉素 B 和棘白菌素。然而，在使用这些药物时或在用药后产生耐药菌的风险也需要考虑。

（二）曲霉菌属

LT 群体中侵袭性曲霉菌病的风险明显增加，有两个主要危险因素：肾衰竭，需要肾脏替代治疗以及再次移植[148]。CMV 感染、同种异体移植排斥反应和原发性移植失败也是曲霉菌感染的危险因素[145,149]。预防措施通常针对 LT 受者中的高危人群。由于大多数侵袭性曲霉感染发生在移植后的第一个月，因此 LT 后早期应开始预防。AST 指南已经建议在首次住院或移植后第一个月使用两性霉素 B（或棘白菌素）的脂质制剂[150]。因为潜在药物相互作用涉及免疫抑制药，目前还没有使用其他唑类药物（如伏立康唑）预防的数据。

（三）隐球菌属

隐球菌病是继念珠菌病和曲霉菌病之后影响 SOT 的第三种最常见的侵袭性真菌感染。起病时间通常在 LT 后第一年内，晚于前两个病原的感染发生。由于尚未确定特定的危险因素或亚群，AST[151] 不建议在 SOT 中进行常规的抗隐球菌预防。建议对先前感染过并需要增加免疫抑制的受者进行二级预防。如果受者正接受二次移植，建议进行再诱导治疗和巩固治疗。

（四）球孢子菌病

球孢子菌病是由双态性真菌、粗球孢子菌和 posadas II 孢子菌引起的感染。该病在美国西南部、墨西哥北部以及中美洲和南美洲部分地区流行。据报道，在缺乏预防措施的情况下，居住在流行地区的 SOT 受者的感染风险为 7% ~ 9%。SOT 受者感染症状更重，死亡率和发病率高[155]。有过感染史或移植时血清学抗体的患者风险更大。移植医生必须获得准备移植者在流行地区旅行或生活史以及先前感染史。目前还没有关于最佳预防剂量和用药时间的既定指南，但最常用措施的是在手术时对有球孢子菌病感染史或血清学阳性的受者使用氟康唑预防。如果感染是在最近发生的或移植后发生的，则需要终身预防。Blair 等最近报道的数据支持对流行地区的肝移植受者使用 12 个月通用的抗真菌预防措施[153]。

（五）肺孢子菌肺炎

尽管由于广泛采取预防措施，使发病率有所降低，但肺孢子菌（jiroveci）肺炎（PCP）仍然是 SOT 人群中的主要感染。风险最高的患者群体是肺移植或肺 - 心联合移植受者。风险因素包括慢性或复发性 CMV 感染、使用剂量大于 20mg/d 的皮质醇长期治疗超过 2 周、移植物排斥而需要显著增加免疫抑制或使用抗淋巴细胞治疗及长期中性粒细胞减少症。所有 SOT 受者移植后需要至少 6 ~ 12 个月的预防，对具有前述风险因素的受者应考虑进行更长时间的预防[111]。

甲氧苄啶 - 磺胺甲噁唑（TMP-SMX）是一线预防用药，用于预防的剂量通常与毒性或不良无关。其他二线药物包括阿托伐他汀、氨苯砜和喷他脒。

总之，应继续努力改进手术技术，缩短气管插管的时间和减少术后留置导管，并审慎地使用广谱抗生素以降低 MDR 细菌感染的风险。在任何情况下，严格执行感染控制措施，如手部卫生和医疗用品和设备的清洁，是非常重要的。

七、常见的肝脏真菌感染

在大多数情况下，肝脏的真菌感染是通过两种途径发生的：①血液流经门静脉，其流域覆盖了整个腹部内容物（这包括新生儿通过脐静脉流向左门静脉）；②直接进入受损或阻塞的肝胆管。通过门静脉系统的第一条途径是最常见的。在播散性感染期间，真菌可能通过肝动脉进入肝脏，或者通过创伤进入肝脏。肝脏的真菌感染可以表现为脓肿，通常是多发性的，并且发生在每个真菌种类的特征性临床环境中。例如，念珠菌属感染通常会导致急性白血病患者因治疗导致长期中性粒细胞减少后肝脏出现多处脓肿，真菌通过肠道黏膜破损进入门静脉循环[154]。相比之下，荚膜组织胞浆菌在其小分生孢子被吸入肺部后进入宿主，形成酵母进入单核细胞和巨噬细胞的动脉循环，最终寄生于库普弗细胞。这导致广泛的肉芽肿在肝脏中形成，在 CT 扫描中看到的是异质性肝大而不是离散的脓肿。

（一）肝病的发病机制：血源性途径

血源性真菌引起的肝脓肿是 ICU 新生儿脐静脉插管的特征。在这种情况下会发生两种真菌感染（表 40-2）。最常见的是念珠菌病[30]。较少见的是糠秕马拉色菌感染。这两种感染都是由于脐静脉导管的污染而引起，通常在中心部位或导管腔内。真菌是由成人护理人员的手和皮肤带入的，它们黏附在导管表面，形成保护性生物膜，并从那里不断地播散到门静脉。近平滑念珠菌和白色念珠菌是儿科 ICU 的常见病原体，它们可引

表 40-2　真菌性肝脓肿的患病年龄和病因学

年龄	致病菌	病因学
新生儿	念珠菌属，特别是近平滑念珠菌	脐带导管污染
	糠秕马拉色菌	静脉输注脂类
儿童	念珠菌属，曲霉属	慢性肉芽肿病（其他常见病原体包括金黄色葡萄球菌）
成人	念珠菌属	中性粒细胞减少后慢性肝大、脾大；肝移植后 <180 天
	曲霉菌属	移植后感染，经常播散

起心内膜炎，其他内皮感染病灶和离散的肝脏脓肿[155]。肝脏是进入门静脉的微生物非常有效的过滤器。例如，当白色假丝酵母菌通过门静脉灌注到兔、小鼠和大鼠肝脏中时，大约 20% 的酵母菌被杀死，超过 90% 的被捕获并清除[155]，而这大部分是由库普弗细胞完成的[156]。

（二）念珠菌属

急性白血病患者因治疗而长期中性粒细胞减少后发生肝脓肿。细胞毒性化疗导致胃肠道中的上皮糜烂，使得微生物进入血流。这些患者还长期使用广谱抗生素，使得胃肠道内的微生物类群进一步减少，甚至可能减少到只有 5 个属，即念珠菌属、铜绿假单胞菌、金黄色葡萄球菌、屎肠球菌和耐药肠杆菌科菌[157]。念珠菌从黏膜受损处进入门静脉系统并最终到达肝脏。肝脏感染初期无临床表现，直到炎症反应达到一定程度，白细胞计数恢复正常时才被怀疑。宿主的反应导致了慢性肝脾念珠菌病，并且可能在离最初的真菌入侵后 1 个月或更长时间（治疗开始后 48d 的平均时间）之后才变得明显[154]。慢性肝脾念珠菌病通常诱导肉芽肿性宿主反应，在肉芽肿中形成不典型真菌，换句话说，畸形破坏的酵母细胞，芽管和假菌丝[154]。白色念珠菌是在深部感染中分离出来的最常见念珠菌，但其他念珠菌也经常遇到，并且可能有不同的易感性模式，例如光滑念珠菌、近平滑念珠菌、热带念珠菌和克鲁斯念

珠菌。念珠菌和曲霉菌偶尔是慢性肉芽肿病患者肝脓肿的病因[158]。

血源性糠秕马拉色菌通常与接受静脉脂质制剂的新生儿或成人血培养阴性的败血症有关[159]。患者血小板减少明显、肝脏和脾脏肿大，反复血培养阴性，除非血液培养基"掺入"脂质。脂质必须具有超过 12 个碳原子的结构，例如橄榄油，因为真菌不能合成长链脂质。这种酵母具有特征性的"鞋跟和鞋底"结构，有绒毛，在覆盖有橄榄油的培养板上生长。而老年患者，导管相关的糠秕马拉色菌脓毒症也可以在没有静脉应用脂质制剂的情况下发生[160]。糠秕马拉色菌是成人毛囊皮脂中的正常菌群，在一些个体中可引起花斑癣，可能是激素诱导痤疮的病原[161]。在新生儿中，成人护理人员对脐静脉导管的污染使得糠秕马拉色菌直接由门静脉进入肝脏。

（三）地方性真菌病

两种地方性真菌，即荚膜组织胞浆菌和粗球孢子菌 /posadas Ⅱ 球孢子菌，通过动脉循环到达肝脏。它们以真菌繁殖体、小分生孢子和关节孢子的形式被吸入肺部后进入人体。荚膜组织胞浆菌酵母通过 C3 补体受体而被吞噬进入肺泡巨噬细胞[162]。胞内酵母随巨噬细胞在全身流动，直到细胞介导的免疫将它们捕获形成肉芽肿。在患有播散性疾病的患者外周血涂片中，偶可见单核细胞或巨噬细胞内的荚膜组织胞浆菌。播散的荚膜组织胞浆菌累及肝脏几乎是必然的。由于不明原因，老年男性在最初感染后的数年内易于发生播散，进而出现特征性的胃肠溃疡、肝大、脾大和肾上腺皮质功能减退。这些患者的肝脏活检显示肉芽肿内的组织细胞和巨噬细胞内充满了直径为 2 ~ 3μm、易与利什曼原虫混淆的小酵母菌。

粗球孢子菌 /posadas Ⅱ 球孢子菌可能发生肺血管内转移，表现为成熟小球释放内生孢子（小球是疾病中真菌特异性表现形式）。当播散性球孢子菌病发生时，通常会累及皮肤、脑膜和椎旁，有时也累及肝脏和腹腔，尽管肝脏和腹腔受累并不常见[163]。肝实质中的肉芽肿，有时是干酪样的、

含有 15 ～ 50μm 直径的小球。小球的大小依成熟程度而不同，有些可破裂或为"溢出"的内生孢子。

（四）真菌性肝病的发病机制

肝脏真菌感染可能是由受损或阻塞的肝胆通道直接进入肝脏或原位肝移植后直接进入肝脏造成的。有多少真菌性肝病是由这种机制引起的尚不清楚。显然，在罕见的同时患有胆管结石和念珠菌性肝病的患者，这可能是感染的机制[164]。由于肝移植破坏导管系统，这种致病机制似乎也是合理的，然而，肝移植患者免疫功能的显著抑制也可能导致感染。并且，他们在移植前后长时间使用广谱抗生素，这种情况下，念珠菌出现在肠道并从门静脉进入肝脏（参见前述念珠菌属部分）。肝脏感染通常始于移植后 2 周～ 2 个月内[165]。术后脓肿常与肝动脉血栓形成和胆管狭窄有关[166]。

（五）真菌性肝病的诊断

真菌性肝炎或真菌性肝脓肿的诊断需要肝活检来明确。血液培养可使真菌生长，在适当的疾病背景下（见前诉），可以稳妥地推断肝病进程是由血培养物中生长的真菌导致的。银离子与真菌细胞壁中壳多糖结合，使得六胺银染色可显示组织中的真菌。活检组织也可培养真菌。慢性肝脾念珠菌病可能是个例外，其培养结果可能是阴性的。

（六）真菌性肝病的治疗

每种真菌需进行个体化治疗（表 40-3）。单一杀真菌药是两性霉素 B，只能静脉给药。首选肾毒性低的两性霉素 B 的脂质制剂。有许多可选择的口服和静脉注射唑类制剂，其敏感性各不相同。棘白菌素对治疗某些真菌也有效，但仅可静脉用药。

表 40-3　真菌性肝脓肿的治疗

真　菌	治　疗	注　释
糠秕马拉色菌	两性霉素 B（脂质制剂）	取下导管
白色念珠菌和大多数其他念珠菌	氟康唑、伏立康唑、两性霉素 B（脂质制剂）、棘白菌素	如果病情极为严重或慢性肝炎念珠菌病，选用两性霉素 B（脂质制剂）；去除导管
荚膜组织胞浆菌	两性霉素 B（脂质制剂）；伊曲康唑	常常伴有播散性组织胞浆菌病，尤其在携带 HIV 或 AIDS 患者
粗球孢子菌 /posadas Ⅱ球孢子菌	氟康唑；两性霉素 B（脂质制剂）	非常少见的肝脓肿病原体
新型隐球菌 / 格特隐球菌	氟康唑；两性霉素 B（脂质制剂）	非常少见的肝脓肿 / 肝炎病原体

◆ 结论

肝脏的真菌感染持续地导致健康宿主和免疫抑制个体的毁灭性感染。由于免疫抑制群体增多、介入和外科手术应用增加、环境因素和抗真菌药物耐药性的不断出现，对侵袭性真菌感染的积极预防、对真菌感染的诊断和治疗的持续研究变得更加重要。

总　结

最新进展

- 近年来，肝脓肿经皮引流术的临床应用有所增加。在发病率和死亡率方面与外科引流相当。
- 对高风险的肝移植受者采取抗真菌预防措施是大多数移植中心的惯常做法治疗。
- 真菌表面的淀粉样蛋白可能通过结合血清淀粉样蛋白 P 组分来抑制宿主对这些微生物的反应。
- 一种使用磁共振的 T_2 念珠菌检测系统，可灵敏、特异地检测全血中的念珠菌做到快速诊断。

关键知识缺口

- 与外科引流相比，选择合适的患者可改善预后。

- 需要进一步研究来确定用于预防的有效抗真菌药的选择及持续时间
- 真菌淀粉样蛋白和宿主免疫细胞的相互作用需要阐明。
- 此时尚不清楚 T_2 念珠菌检测系统的合适临床应用环境。

未来发展方向

- 化脓性肝脓肿的无创诊断和治疗方式。
- 根据当地真菌病原体的敏感性和药物成本改进抗真菌预防策略。
- 如果真菌淀粉样蛋白确实改变宿主反应，可以使用竞争抑制去除血清淀粉样蛋白 P 成分。
- 快速、特异和敏感的真菌检测方法的应用仍然是侵袭性真菌感染管理的目标。

第六部分

免疫性疾病与肝脏 (Immune Diseases and the Liver)

第 41 章 自身免疫性肝炎
Autoimmune Hepatitis

Ansgar W. Lohse，Christina Weiler-normann 著

严天连 译，姚昕、李晶 校

● 缩略语 ABBREVIATIONS

AIH	autoimmune hepatitis	自身免疫性肝炎
ANA	antinuclear antibody	抗核抗体
ANCA	antineutrophilic cytoplasmic antibody	抗中性粒细胞胞浆抗体
CARD10	caspase recruitment domain family member 10	半胱天冬酶募集域家族成员 10
CTLA-4	cytotoxic lymphocyte antigen-4	细胞毒性淋巴细胞抗原 -4
DILI	drug-induced liver injury	药物性肝损伤
ELISA	enzyme-linked immunosorbent assay	酶联免疫吸附测定
ENA	extractable nuclear antigen	可提取核抗原
LC	liver cytosol	肝胞液
LKM	liver kidney microsomes	肝肾微粒体
MHC	major histocompatibility complex	主要组织相容性复合物
PBC	primary biliary cholangitis	原发性胆汁性胆管炎
SLA/LP	soluble liver antigen/liver pancreas	可溶性肝抗原 / 肝胰腺
SLE	systemic lupus erythematosus	系统性红斑狼疮
SMA	smooth muscle autoantibody	抗平滑肌抗体
SNP	single nucleotide polymorphism	单核苷酸多态性
TCR	T-cell receptor	T 细胞受体

自身免疫性肝炎（AIH）是一种针对肝脏组织异常免疫反应所致的肝脏炎症性疾病。与所有其他自身免疫性疾病类似，肝脏异常免疫反应的确切发病机制尚不清楚，可能是遗传倾向、环境因素和偶然因素共同所致。尽管自身免疫反应的诱因和机制不明，但对于自身免疫性肝炎，诊断和恰当治疗对患者的健康和长期预后有显著影响。

AIH 可表现为从非常轻微的亚临床疾病到暴发性急性肝衰竭，其临床谱有相当大的异质性。这种疾病可影响各年龄段人群，并可发生在所有民族和地理区域中。早期临床试验已颇具说服力地证明，相较于未治疗的 AIH 预后不佳而言，免疫抑制疗法有很高的治疗反应，并很大程度改善了预后。因此，认识和诊断 AIH 非常重要，但如何认识和诊断 AIH 仍是很大的挑战。及时治疗对 AIH 病人的整体预后相当重要，但是个体化治疗的决定很复杂，往往需要专科医师来进行管理。

一、历史和流行病学

1950 年，Waldenström 将 AIH 描述为年轻女性的一种疾病，其特征是黄疸、高 γ - 球蛋白和月经不调，以及可导致肝硬化[1]。随后，许多类似的病例报告迅速出现，其中描述了狼疮试验的阳性[2]，这是一种抗核抗体的早期检测方法。1956 年，Mackay 发明了狼疮样肝炎一词[3,4]，并使用了多年[5]。20 世纪 50 年代初，几位临床研究人员已经观察到了其对皮质醇的治疗反应[6]，以及在停用糖皮质激素治疗后早期复发。这使得

20 世纪 50 年代起，出现了类固醇激素与硫唑嘌呤的联合治疗，这种疗法至今仍是自身免疫性肝炎免疫抑制治疗的基石。随着自身免疫的概念在基础免疫学和临床免疫学中被普遍接受，这种疾病被称为自身免疫性肝炎[7]，早年也被称为自身免疫性慢性活动性肝炎，这一术语在后来被删除，原因是部分患者表现为急性原发性症状。

仅有少数几项研究调查了 AIH 的发病率和患病率，但结合病例汇总，这些研究给出了非常可靠的结果。过去，人们认为 AIH 是一种主要发生于年轻女性的罕见疾病，但在目前的几乎所有研究中，诊断该疾病的中位年龄已超过 45 岁[8-10]。最新的基于丹麦健康登记数据库（图 41-1）的调查显示，不论在男性还是女性中，发病率最高的年龄段在 60 岁以上[11]。女性发病仍然更多一些。也是这一研究提供了很好的证据，表明 AIH 和其他自身免疫性疾病一样，其发病率和流行率都在上升。但它仍然是一种相对罕见的疾病，在西方国家的估计发病率为（15 ～ 25）/10 万。据报道，北美土著 / 第一民族人口的发病率尤其高[12 ～ 14]。发病率似乎在很大程度上取决于医生对疾病的认识和诊断方法。长期以来，人们认为 AIH 在日本很常见而在中国很少见，然而随着中国对 AIH 的认识提高和免疫血清学测试有效性的提高，发现了大量中国人患有 AIH[15]。

（一）疾病发病过程中的遗传因素

基因易感性是 AIH 发病的重要因素。基因风险主要与 HLA 单倍型有关。在疾病特征被首次描述后不久，就报道了 AIH 与单倍型 A1-B8-DR3 具有强关联，尤其是在白种人人群中[16,17]，并且这一观点在此后受到了反复的验证[8,18,19]。通常 A1-B8-DR3 单倍型与各种自身免疫状况有关，尤其是 AIH 主要与 DR3 位点有关。分子水平的更特异的遗传检测将 DR3 位点更精确地定位在 DRB1*0301，并证实了这一关联，这为该病的发病机制提供了有力的线索。属于 HLA II 类位点的 DRB1*0301 位点的一种特殊亚型（单倍型），它形成 MHC II 类复合物的肽结合槽，结合（通常为外源的）肽将其递呈至 T 细胞。CD4+T 细胞识别其特异性抗原为短肽链和特异性 MHC II 类分子（图 41-2）。AIH 与 DRB1*0301 单倍型的强相关提示特异性肽与 DRB1*0301 编码的 MHC II 类分子结合，并被肝脏内的（自身的）反应性 T 细胞识别。可以预计，这种肽只存在于肝细胞中，因此在肝脏中以特定的方式递呈给免疫系统，而刺激肽反应 T 细胞则会导致炎症和组织的破坏。两种主要的自身抗原 CYP2D6 和 SepSecS 在人体内普遍表达，因此据推测受 AIH 影响的患者肝脏内的肽加工或抗原识别是不同的，耐受性的破坏是由外部因素所介导的，例如轻微的感染或半抗原，这些因素可能诱导毒性，从而引发免疫刺激。

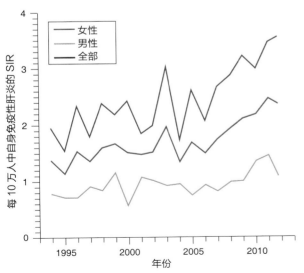

▲ 图 41-1　丹麦地区自身免疫性肝炎的年龄和性别标准化发病率（SIR）

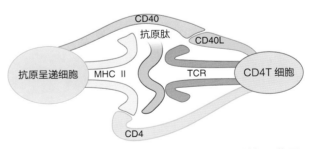

▲ 图 41-2　MCH II 分子及其与 CD4 T 细胞的相互作用

MHC. 主要组织相容性复合体；TCR.T 细胞受体；抗原呈递细胞（蓝色）将抗原肽（粉红色）呈递到 CD4 T 细胞（绿色）；一系列共刺激分子如 CD40/CD40L，CD70/CD27，CD80/CD28 和细胞因子信号对于 T 细胞的合适刺激是必需的

尽管与 DRB1*0301 的关联很强，但这并不是唯一的与 AIH 关联的特异性 MHC Ⅱ类遗传位点。虽然发现携带 DRB1*0301 单倍型的患者较为年轻，AIH 表现更严重，但许多其他患者，尤其是在大多数 DRB1*0301 阴性的患者中发现了另一个最初被称为 HLA-DR4 的 MHC Ⅱ类单倍型呈阳性，欧洲[20] 和日本[21] 的研究将其更具体地确定为 DRB1*0401 和 DRB1*0405。人们发现，携带这两种 DR4 单倍型之一，且 DR3 单倍型阴性的 AIH 患者年龄大于 DR3（DRB1*0301）阳性患者[22]，其 HIA 临床表现更轻[20]。这一关联在日本尤其常见，大多数患者是老年人，患有相当轻微的且仍在进展和具有潜在严重性的疾病。值得注意的是，这两个 MHC 分子具有一个共同的 71K 的氨基酸多态性，这很可能是负责表位结合序列的。因此，这两种分子很可能与类似的肽结合。在南美洲，人们发现 DRB1*1301 位点（HLA-DR13）与疾病的易感性密切相关，尤其是在儿童中[23]。不同的遗传关联表明，各种抗原肽都可能引发这种疾病，但由于所有非常强的关联都与 MHC Ⅱ类分子有关，这些间接数据都强烈支持 AIH 是由抗原特异性 CD4+T 细胞介导的假说。

除了与各种 HLA 单倍型的关联外，基因相关研究还能够进一步识别其他遗传危险因素。这些相较 MHC 基因的关联大约弱 1～1000 倍，但仍具有统计学意义和可重复性，从而为该病的发病机制提供了进一步的线索。到目前为止，几乎所有其他基因关联都与编码免疫调节功能的其他分子有关。人们发现 CD152 分子的一个特殊变体，被称为细胞毒性淋巴细胞抗原 -4（CTLA-4）与 AIH 有关，它是 T 细胞的一种重要的共刺激分子，但得到数据有矛盾之处[24,25]。在一项大规模的基因组相关研究中，HLA-DRB1*0301 和 DRB1*0401 被认为是最强的基因关联[26]。其他一些关联，如 Scr 同源性 2 适配蛋白 3（T 细胞活化的负调节因子）中的单核苷酸多态性（SNP）和 caspase 募集域家族成员 10（CARD10）基因中的 SNP，其与炎症相关，提示免疫系统的失调。

在 AIH 发病机制中，免疫系统的重要性也体现在具有 AIRE 基因突变的患者中。这是一种编码诱导中央免疫耐受的转录因子的基因，在大部分患者中导致了一种复杂的自身免疫性疾病，包括 AIH。

在临床实践中，HLA 检测并不是必要的，而是更有助于科学的试验，以了解疾病的发病机制。

（二）疾病发生过程中的其他因素

AIH 是一种 CD4 T 细胞依赖性疾病。CD4 T 细胞不仅存在于肝脏活检的炎性浸润中，而且与某些 MHC Ⅱ分子有特定的联系，已观察到 CYP2D6 和 SepSecS 两种克隆抗原的自身抗原特异性 CD4 T 细胞[27,28]。T-reg 细胞在 AIH 中的作用是有争议的。儿童 T-reg 细胞的数量和功能是下降的[29]，而在成人 AIH 患者中未观察到此种现象[30]。

来自 B 细胞系的浆细胞和其他细胞似乎在 AIH 中不起关键作用，因为利妥昔单抗（rituximab）仅在一小部分患者中有效。引起肝炎的感染破坏了易感患者的耐受性，许多药物如铁丙酸也是如此。

鉴于作用靶点为 IL-17 的物质，如尤特克单抗（ustekinumab），在 AIH 中并不有效，目前的治疗方法是针对 Th1 细胞，因此 AIH 并非如先前所设想的那样是 Th17 驱动的，而是一种 Th1 驱动的疾病。

1. 与其他自身免疫性疾病的关系

由于已易于患病的 HLA 基因型与许多其他自身免疫性疾病有共同之处，因此在 AIH 患者中发生其他自身免疫性疾病概率较高也就不足为奇了。重要的是，已报道其与自身免疫性甲状腺疾病的密切关系[31]，应提醒医生在患者队列中定期检查甲状腺功能。其他相关的自身免疫性疾病包括类风湿关节炎和 Sjögren 综合征。关于与其他自身免疫性疾病相关有相当多的病例报道。因此，无论是在最初的病史采集，还是在随访期间，管理 AIH 患者的医生都应注意其他自身免疫状况的新发症状。非器官特异性自身抗体的存在，如抗核抗体在大多数 AIH 患者中的存在，可能表明其对其他自身免疫性疾病的易感性普遍较高，但也会使得诊断相关的自身免疫性疾病变得更为困难，因为在这种情况下，这些抗体不再是类风湿或结缔组织自身免疫性疾病的标志。

2. 自身免疫性肝炎的动物模型

为了更好地了解自身免疫性肝炎的发病机制，已经建立了多个小动物模型。同源肝匀浆在完全弗氏佐剂或刀豆蛋白 A（一种植物凝集素，导致 T 细胞活化和活化 T 细胞进入肝脏）中竞争的应用，导致易感小鼠患急性肝炎。然而，在这些自身免疫性肝炎的动物模型中，炎症仅在干预后的较短时间内存在，因此不适合研究包括长期免疫调节或成纤维化的慢性自身免疫性肝炎。其他模型尝试了类似于 AIRE 基因突变患者的基因改变。与男性的 AIRE 突变相似，只有一部分小鼠出现肝炎。与化学性肝炎不同的是，这种肝炎与人类 AIH 类似，有特征性的自身抗体，而且是一个慢性进行性过程，可以通过使用类固醇来改善[32]。许多其他的小鼠模型也已经建立起来，所有这些都与免疫调节基因的表达有共同的显著变化，如 Forkhead BoxP3 和程序性细胞死亡 -1[33] 或 TRAF6（一种上皮胸腺细胞的调节因子）。腺病毒将已知的自身抗原传递到肝脏，也会导致易感小鼠肝炎发生。已报道的有甲酰亚胺转移酶环脱氨酶[34] 和肝肾微粒体（LKMs）[35]。

小动物模型适用于研究导致肝脏耐受性破坏的免疫机制。然而，到目前为止，还没有获得令人信服的可以用来测试替代治疗策略有效性的小鼠慢性自身免疫性肝炎模型。

二、临床表现

AIH 的临床疾病谱很广。临床表现一般有三种不同的形式。

（1）急性黄疸型肝炎。

（2）症状单一的轻度至中度慢性疾病。

（3）无症状且因此未被识别的疾病，大多数晚期被诊断为"隐源性"肝硬化。

由于 AIH 的临床表现广泛，任何有肝病症状或体征的患者，无论是急性还是慢性，都应考虑 AIH 的诊断。

大约 1/3 的病例初始表现为急性黄疸型肝炎。临床表现可能与急性病毒性肝炎非常相似，开始表现为全身不适和疲劳，常伴有轻至中度关节痛和腹部不适[36,37]。偶尔，患者可能会有既往的突发又自然缓解的黄疸和（或）关节痛和疲劳的病史，这可能曾被误诊为急性病毒性肝炎或药物引起的肝损伤。这种波动的过程具有自身免疫性肝炎的特点，易造成诊断延迟，因为非专家可能将自发缓解进程解释为其他短暂性肝病病因的指标。较少患者出现严重、危及生命的急性表现（暴发性肝衰竭）[38] 一但发生需要紧急进行肝脏移植。严重的症状在儿童时期更为典型[39]，最早在 1 岁儿童中观察到，但在 30 岁以上极为罕见。尽管如此，以急性黄疸型肝炎为表现的在所有年龄组中出现的频率相似。不同的是儿童急性 AIH 常被误诊为急性病毒性疾病，而老年患者则常被误诊为急性药物性肝损伤。一些以急性黄疸型肝炎为首发临床表现的患者之前可能已经有亚临床 AIH 导致肝硬化[36]，因此可能出现肝外的肝硬化体征，如蜘蛛痣、毛细血管扩张症、肝掌和白甲症。在女性中，月经不调可能出现在肝脏临床表现之前，就像 20 世纪 50 年代观察到的最早的病例所描述的那样。有些病人可能会出现腹部不适或右上腹疼痛，类似于其他形式炎性肝病，尤其是病毒性肝炎，这可能是显著的炎症浸润过程中出现的肝脏肿胀所致。

超过一半的 AIH 患者在诊断时没有明确的症状，甚至可能是完全无症状的。一般的疲劳和不适，有时也可能主诉轻度关节痛、性欲减退、闭经或不孕。越来越多地，至少在拥有完善的医疗体系的国家，这种疾病由于在为其他临床指征或一般 / 职业健康体检而进行的常规血液测试中检测出肝酶异常而被发现。此外，AIH 与其他免疫介导的疾病相关并不少见，肝酶升高可作为相关自身免疫性疾病诊断检查的一部分。事实上，无论是在病人的个人史还是在家族史中存在自身免疫性疾病，都是发现自身免疫性肝病易感性的一条重要线索，在任何原因不明的肝病患者的检查中，都应系统地询问（表 41-1）。

表 41-1 相关的自身免疫 / 免疫介导的疾病

桥本甲状腺炎
Graves 病
白癜风
斑秃
类风湿关节炎
1 型糖尿病
炎性肠病
银屑病
系统性红斑狼疮
Sjögren 综合征
乳糜泻
脂膜炎
单神经炎
色素性荨麻疹
Sweet 综合征
特发性血小板减少性紫癜
多发性肌炎
溶血性贫血
葡萄膜炎

AIH 可能是无明确肝脏疾病史的初发失代偿性肝硬化的患者的病因。事实上，大约 1/3 的 AIH 患者在诊断时已经有肝硬化[40]。这在儿童中所占比例甚至更高（约 50%）[41]，因为儿童肝脏疾病的非特异性症状如不适和疲劳可能被忽视或被视为儿童的自身特点，在部分患者中，由于疾病已经"燃烧殆尽"，实验室和血清学特征不再存在，因此很难做出可靠的诊断。通常肝活检仍将显示特异性特征，但在少数情况下，典型的组织学特征也不再存在。这些患者被归为"隐匿性肝硬化"。虽然在部分患者中仍无法确诊，但密切的随访将有可能揭示疾病的活动，从而使得明确的诊断成为可能。

（一）实验室特征

AIH 患者的肝生化表现提示肝病：以丙氨酸氨基转移酶（ALT）和天门冬氨酸氨基转移酶（AST）水平升高为主，γ- 谷氨酰基转肽酶（GGT）和碱性磷酸酶有不同程度的升高。任何程度的转氨酶升高都是可能的，在急性病程的情况下，ALT 和 AST 水平通常可超过 300 U/ml，在非常急性和暴发的病例中，其值可能远大于 1000 U/ml。另一方面，在亚临床疾病中转氨酶仅轻度升高，甚至是正常水平，通常是在正常范围的上半部分。与其他炎症性肝病相比，谷氨酸脱氢酶（GLDH）水平通常升高，但同时 GLDH 水平远低于血管性或急性中毒性肝损伤。

AIH 最典型的实验室标志是 IgG 水平的升高，在 90% 以上的病例中存在[42,43]。且通常是颇具特征的高度选择性的多克隆 IgG 升高（即 IgA 和 IgM 水平正常）。在许多患者中，IgG 水平显著升高，有时可高于 50g/L。少数患者在诊断时 IgG 水平正常，且其 IgG 水平几乎总是在正常高限，然后在接受治疗后降至正常较低值甚至正常值以下。换句话说，这些患者可能因为本身 IgG 水平较低，他们的 IgG 水平相对升高但仍然在普通人群的正常实验值范围内。虽然大多数 AIH 患者的 IgG 水平有特征性升高，但在部分患者中 IgA 和（或）IgM 也可能升高，因此应该时刻警惕晚期肝硬化（伴有广泛的高 γ 球蛋白血症）或其他共存的肝病，特别是在 IgM 升高的情况下应警惕胆汁淤积性肝病［主要是原发性胆汁性胆管炎（PBC）］。

许多患者表现出 γ- 球蛋白的多克隆性升高，这很可能是由于这些患者的 IgG 水平升高所致。特别是在 IgG 水平在正常范围内的患者中，γ- 球蛋白的升高不仅可用于诊断，而且可用于疾病活动的监测。

在急性发作期，AIH 患者通常有黄疸，胆红素水平可能相当高。根据急性肝损伤的严重程度，也可能存在凝血功能障碍，而凝血功能障碍的程度提示了严重和暴发性急性疾病患者的肝衰竭程度。

在诊断 AIH 时应排除病毒性肝炎[43]，但这两种情况可偶尔并存。在病毒性肝炎发病率高的人群尤其如此，如东南亚人为乙型肝炎高发，埃及人为丙型肝炎高发。因此，病毒性肝炎标志物的存在并不完全排除对 AIH 的诊断，而应进行仔细的评估，尤其是在肝病不能完全由病毒性肝炎解释的情况下，以确定是否存在两种疾病共患。值得注意的是，急性和慢性病毒性肝炎的二次免疫激活有时会导致与自身免疫性肝炎相似的免疫现象，如 IgG 升高和自身抗体阳性[44]。

许多 AIH 患者 IgG 水平明显升高可能导致病毒抗体免疫检测出现假阳性结果，因此应严格审查血清学检测结果。在 IgG 水平很高的患者中尤其如此。然而，由于 IgM 水平在 AIH 中趋于正常，假阳性血清学结果不太可能包括 IgM 抗体，因此对高 IgG 水平患者的血清学结果的解释应集中在 IgM 结果上。

（二）自身抗体

自身抗体是 AIH 的一个特征，几乎在所有病人中都能发现[45,46]。然而，自身抗体的出现可能是不均质的，除了被称为抗可溶性肝抗原 / 肝胰腺（SLA/LP）的抗体是 AIH 的高度特异性抗体外，与 AIH 相关的自身抗体也可在其他情况下发现，尤其是免疫介导疾病[47]。此外，实验室检测自身抗体很大程度上依赖于所使用的技术和实验室的经验，因此出现了进一步诊断的挑战。自身抗体在提示和支持 AIH 诊断中的诊断价值需要仔细地评估。

AIH 最常见的自身抗体是抗核抗体（ANAs和抗平滑肌抗体（SMAs），分别在 50% ～ 70% 的患者中出现。在约 20% 的患者中可以发现抗SLA/LP 的抗体，其中约一半的患者也有 ANAs或 SMAs，而其他患者的这些自身抗体均为阴性。在高达 10% 的 AIH 患儿和不到 3% 的成人AIH 患者中，唯一可检测到的自身抗体在肝和肾组织中凡人免疫荧光染色呈微粒体胞内模式，因此称为肝肾 - 微粒体自身抗体，缩写为 LKM（图41-3，A）。LKM 阳性的患者通常不存在其他自身抗体，由于这个原因，也由于其年龄分布主要为儿童或青年，且疾病常为急进性，因此 LKM阳性的 AIH 也常被命名为 2 型 AIH。在罕见的情况下，2 型 AIH 的特点不是 LKM 抗体，而是

显示类似染色模式的自身抗体，但是不同的亚型（见下一部分），即肝 - 胞质抗体 1（LC1）自身抗体[48]。

1. 抗核抗体

抗核抗体（ANAs）这一术语简单地描述了用啮齿动物组织切片进行免疫荧光检测的反应性，其中 ANA 阳性血清显示细胞核的特异性染色（图41-3，B）。进一步对核大的细胞系进行检测，可以根据染色模式对各种不同亚型的 ANA 进行区分[49]。这些亚型是描述性的，仅在显微镜下分析时呈现出视觉表现，如该模式可能是均质的或斑点状的[50]。在 AIH 中观察到的两种模式主要包括：大约一半的 ANA 阳性患者是斑点状的，而大约 1/3 是均质的。所观察到的大多数免疫荧光模式的特殊意义仍未得到很好的解释。对于某些模式，自身抗体识别的特异性抗原是可定义的。在自身免疫性肝病中，这种情况尤其发生于PBC 相关的 ANAs，而非 AIH 相关的 ANAs，针对 sp100 分子的 ANAs 给出了核的点状图像[51]（图41-3，C），而针对 gp210 分子的 ANAs 则显示了核轮廓图像[52]（图41-3，D）。这两种 ANA 特异性已经可在分子水平上识别，这使得非常特殊的验证性免疫分析的发展成为可能。因此，这些抗体的阳性检测结果应使得人们更倾向于诊断引起这些自身抗体的原因是 PBC 而不是 AIH。

ANAs，就像 SMAs 一样，作为每个人自然抗体库的一部分，处于非常低的水平。因此，测量准确的滴度和解释结果在临床背景下是至关重要的。自然状况下 ANAs 在成年后才出现，因此，只要在儿童中检测到，即使是很低的滴度也应该考虑是不正常的。然而，在成年人中，高至 1∶40的滴度可能是正常的，也可能是非特异性的。滴度阈值取决于检测 ANAs 的技术，与所有其他的实验室测试一样，每个实验室都需要通过检测大量正常血清样本来确定正常谱和正常上限。如前所述，ANA 检测最好是用大细胞核的啮齿动物组织切片和 Hep2 细胞进行免疫荧光。在一些国家，许多实验室使用酶联免疫分析法（ELISA）检测以核提取物为抗原的进行 ANA 检测。这些

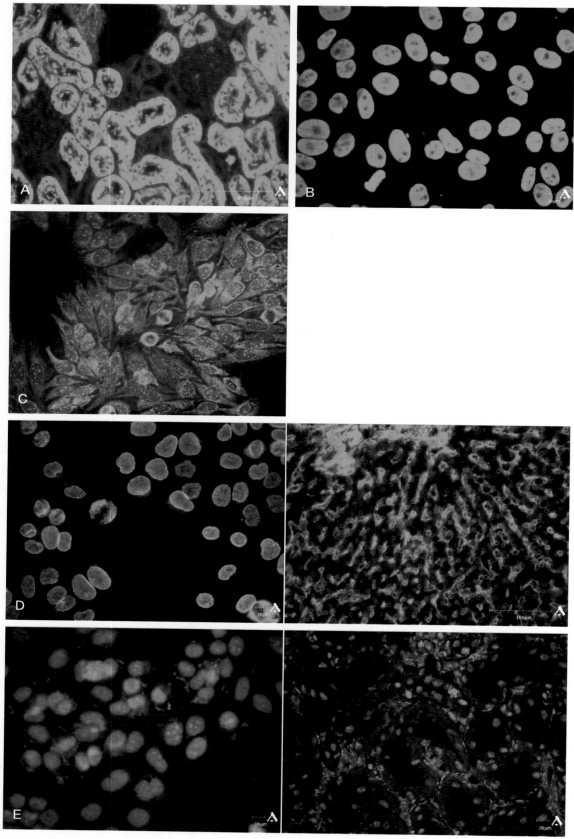

▲ 图 41-3　自身抗体的免疫荧光模式

A. 啮齿动物肾脏切片上 LKM 抗体的免疫荧光模式；B.Hep2 细胞上同质抗核抗体的免疫荧光模式；C. 针对 Hep2 细胞上 sp100（核点）和抗线粒体抗体的抗核抗体的免疫荧光模式；D. 针对 Hep2 细胞（左）和肝脏切除（右）上 gp210（核轮廓）的抗核抗体的免疫荧光模式；E.Hep2 细胞和啮齿动物肾脏切除上的抗平滑肌肌动蛋白抗体的免疫荧光模式

检测在技术上要容易得多，但假阳性率明显较高，而假阴性的结果更多。另一方面，免疫荧光检测需要有经验的技术人员和实验室医生，因此在不明确的病例中，可能需要在所属实验室对 ANAs（以及其他自身抗体）进行重复检测。

虽然 ANA 亚型的检测，特别是可提取核抗原（ENAs）的检测在风湿病学中具有重要意义，但 ANA 阳性的 AIH 患者的 ENAs 检测除了上述亚特异性外并不重要，而一个好的实验室应根据免疫荧光的表现来识别初期图像。此外，应对所有患者进行抗双链 DNA 抗体（dsDNA）的特异性检测，因为这些自身抗体仅对两种疾病，即 AIH 和系统性红斑狼疮（SLE）具有很高的特异性[53]。dsDNA 抗体与炎症性肝病的联系对 AIH 有诊断意义，因为 SLE 本身并不能引起炎性肝炎。然而，AIH 和 SLE 可能是相关的，因为两者都是自身免疫性疾病[54]，而 SLE 的特异性治疗可能会导致肝脏酶的升高。

ANA 阳性的升高程度与结果的特异性有关，因此 ANA 应始终用滴度来表示：滴度越高，ANAs 越有病理意义，即提示自身免疫性疾病。自身抗体滴度在一定程度上与疾病活动相关[55]。大多数相关性可能是非特异性的：免疫球蛋白水平，即 IgG 水平，与疾病活动密切相关，在未治疗的活动性 AIH 中可以很高。如果免疫球蛋白水平比正常水平高出 2 或 3 倍，那么按照定义 ANA 滴度也高出 2～3 倍。虽然 ANA 的存在和水平在诊断中非常重要，但 ANA 水平的追踪并不是疾病管理的一部分。然而，在少数患者中，ANA 在首诊时可能为阴性或仅为弱阳性，但在随后的几个月中变为阳性。因此，对于 ANA 阴性或较低滴度但怀疑或诊断 AIH 的患者，在几个月后重新检测 ANAs 是有帮助的。这对有胆汁淤积性肝酶异常的患者排除可能并发的 PBC 也是有帮助的。

2. 抗平滑肌抗体

SMAs 的特点是在组织标本的免疫荧光检测中表现出可区分的平滑肌区域的染色模式，尤其是在动脉（图 41-3，E）。虽然确切的靶抗原往往

不清楚，与 ANAs 中类似，AIH 中大多数 SMA 自身抗体的反应性都是针对 F-actin 这一平滑肌的特异性成分。SMAs 在健康人群中也可以在观察到低滴度，在一些自身免疫性和感染性的疾病中可观察到低到中度的滴度[56]，但高滴度则高度提示为自身免疫性疾病[57,58]。与 ANA 一样，儿童和成年早期呈阳性高度暗示着自身免疫性疾病。因此，实验室必须报告实验室检测方法（组织切片免疫荧光和特异表观）、在特定实验室的正常值上限和被测样品的滴度，以便给出有意义和可解释的结果。

通常，训练有素的实验室人员会质疑 F-actin 是否具有特异性。一旦证明 SMAs 阳性，F-actin 的特异性测试就可以实施。其可以用特异性靶细胞进行免疫荧光染色[59]，或以 F-actin 为底物进行 ELISA[60]。目前还没有系统的研究比较这两种技术，两者似乎都有帮助，但同时也有一定的假阳性和假阴性率。F-actin 反应滴度越高，对 AIH 的诊断则越有提示意义，但它本身不具有诊断性。ANAs 和 SMAs 的双阳性对自身免疫性疾病也有很大的提示作用，因此在转氨酶升高的情况下，应引起对 AIH 的疑诊。

3. 可溶性肝抗原 / 肝胰腺抗体

彼得·伯格（Peter Berg）的团队首次描述了一些 AIH 患者肝脏和胰腺组织中提取的一种未知胞质抗原的抗体，并命名为肝胰腺（LP）抗体[61]。几年后，Manns 等描述了与一种类似的肝细胞提取物的抗体，并将其称为可溶性肝抗原（SLA）[62]。2001 年，对目标抗原的鉴定和克隆提供证据表明，这两种检测系统实际上描述了同一种的自身抗体，因此命名为 SLA/LP 自身抗体[63]。靶抗原已被鉴定为一种参与硒半胱氨酸合成的酶，该酶的名称为 O-膦酰 -tRNA：硒半胱氨酸合成酶（SepSecS）。它将磷酸 -tRNA（Sec）转化为硒半胱氨酸 -tRNA（Sec）[64]。因此靶抗原的正确名称为 SepSecS，但 SLA/LP 已成为免疫学和肝学文献中的标准称法，因此这一名称被广泛应用[65]。SepSecS 生物学功能和其作为自身抗原在 AIH 中的作用的关系尚不清楚。

然而，抗 SLA/LP 抗体对 AIH 的诊断有很高的特异性，此外，抗 SLA/LP 抗体的反应性也指向分子的一个非常短的区域[66]，提示这是一种高度特异性的抗原驱动的免疫应答。

免疫荧光无法检测到 SLA/LP 抗体，这可能是由于该分散分布的分子的抗原浓度过低所致。然而，高特异性的免疫检测方法，如 ELISA 或 Western blot 法，都是建立在所鉴定的靶抗原的基础上的。与其他自身抗体一样，敏感性和特异性取决于阈值和阳性水平。SLA/LP 抗体对 AIH 的诊断具有较高的特异性，但在 PBC 和继发性 AIH（重叠综合征）患者中也偶有阳性结果，除非检测结果接近正常阳性结果的上限，否则其与 AIH 中的其他自身抗体相反，通常具有诊断价值。然而，SLA/LP 抗体的诊断重要性受到以下事实的限制：在所有 AIH 患者中，只有在大约 20% 的患者中这种自身抗体呈阳性。因此 SLA/LP 阳性对 AIH 有诊断意义，但未检测到 SLA/LP 抗体不排除诊断 AIH。

虽然 SLA/LP 自身抗体对 AIH 有很高的特异性，有助于对其阳性的所有患者的诊断，但其在疾病发病中的作用尚未得到证实。事实上，在哺乳期患者的母乳中检测到这些抗体[67]，以及在 SLA/LP 阳性患者的健康新生儿的血清中检测到这种抗体的证据，强烈表明自身抗体本身并不会造成肝损害。类似于 ANA 和 SMA 滴度，SLA/LP 自身抗体滴度与疾病活动并无直接相关性，因此在治疗 AIH 的过程中不需要进行监测。

当 SLA 抗体首次被报道时，他们的描述引起了关于这些自身抗体是否描述了一个临床上不同的 AIH 亚型，也被命名为 3 型 AIH 的争论[62]。多项研究均观察了 SLA/LP 阳性患者与 ANA 和（或）SMA 阳性的患者（1 型 AIH）相比的临床特征。综合而言，这些研究结果表明，这些患者群体之间存在很小的差异，其中大约一半的 SLA/LP 阳性患者也有 ANA 或 SMA 自身抗体，因此区分两者很困难。SLA/LP 阳性患者的病情可能稍重，如果不进行免疫抑制治疗，病情极少有可能维持缓解[68]。因此，即使对 ANAS 和

SMAs 明确阳性的患者，以及对 AIH 的诊断已经确定的患者，确认 SLA/LP 的状态也是有帮助的。在诊断和管理怀疑有 AIH 的患者和对不明原因的转氨酶升高的患者进行检查时，通常推荐检测 SLA/LP。

4. 肝肾微粒体自身抗体

1973 年，Mario Rizzetto 和 Deborah Doniach 在 AIH 患者的一个小的亚组中描述了肝和肾组织中存在的一种抗微粒体抗原的抗体[69]。这个学肝肾微粒体（LKM）自身抗体后来被鉴定为针对细胞色素 P_{450} 同工酶 CYP2D6 的抗体[70~72]。与在 SLA/LP 自身抗体中类似，靶抗原是一种酶，但其与 AIH 发病的关系仍不清楚。有趣的是，类似的针对其他微粒体酶的自身抗体，即 LKM2 自身抗体，在药物引起的免疫过敏肝炎病例中被发现。人们发现 LKM2 自身抗体是针对禁用药物替尼酸的代谢酶的[73]。这一关系提示代谢酶和致病药物或其代谢物，共同向免疫系统表达新抗原，从而诱发对肝组织的免疫攻击。原则上，LKM1 抗体对细胞色素 P_{450} 同工酶 2D6 反应的患者也可能有类似的发病机制，但到目前为止，已知被该同工酶代谢的药物中还没有发现与 AIH 有关的。因此，该酶代谢的其他环境因子是否会在这些患者中引发 AIH 仍停留在推测阶段，却仍是本病发病机制的一个很有吸引力的假设。

LKM1 自身抗体也可以有效地通过组织切片的免疫免疫荧光检测，其染色模式具有特征性（图 41-3，A）。此外，对靶抗原的鉴定，如 SLA/LP 自身抗体的鉴定，使高特异性的免疫检测技术得以发展，而 ELISA 通常用于这些自身抗体的确认。然而，与 SLA/LP 自身抗体相反，LKM1 自身抗体对于诊断 AIH 并不完全特异，因为在一小部分丙型肝炎患者[74,75]和其他情况下也发现了这些抗体。但是，在没有丙型肝炎的情况下，LKM1 抗体的证实对 2 型 AIH 有很大的提示作用。除了 LKM1 抗体和 LKM2 抗体外，还发现第三种 LKM 抗体，即 LKM3，其是针对 UDP 葡萄糖醛糖基转移酶的。与丙型肝炎的 LKM1 抗体类似，LKM3 抗体与 D 型病毒性肝炎有关，但有时也可

在其他自身抗体阴性的 2 型 AIH 中发现^[76,77]。

5. 其他自身抗体

虽然先前讨论的自身抗体代表了应该常规检测的标准抗体类型，但仍有其他自身抗体也出现在 AIH 中。特别值得注意的是肝胞质 1 型抗体（LC1），它们是针对甲酰亚胺转移酶环脱氨酶（FTCD）的。这些抗体在常规的免疫荧光检测中也能显示出与 LKM1 抗体相似的模式，其与 LKM1 抗体有着密切的联系。虽然 LC1 抗体很少见，但它们因为对 2 型 AIH 有很高的特异性^[48]而具有高度的诊断价值，可以通过 ELISA 对其进行特异性检测。

在多达 1/3 的 AIH 患者中可以检测到中性胞质抗体（ANCAs），显示出核周染色模式。然而，这些 pANCAs 并无 AIH 的特异性，在原发性硬化性胆管炎（PSC）和肝脏和其他器官的其他炎症性疾病，如炎性肠病中更常见。因此，它们的诊断意义有限，仅能作为一种额外的诊断提示。

针对 Ro52 抗原的抗体与 SLA/LP 抗体相关，但很少不伴有 SLA/LP 抗体阳性，从而限制了其诊断价值。由于在各种风湿病中也发现了 Ro52 抗体，它们是自身免疫性疾病存在的有力证据。

三、组织学

自身免疫性肝炎的诊断需要炎症性肝炎的组织学诊断。不是全部的患者表现出自身免疫性肝炎典型特征的组织学特征^[78]。包括特殊的界面性肝炎（门 - 实质界面的肝炎），致密浆细胞 - 丰富的淋巴浆细胞浸润，肝细胞花环形成，以及巨核细胞穿入现象（即淋巴细胞主动进入肝细胞）^[79]。尽管炎症浸润中浆细胞的富集是典型的，有些患者的肝活检中并没有浆细胞富集。此外，嗜酸性粒细胞可能显著存在于非常活跃的疾病中^[79]。尽管 AIH 的典型特征强烈支持 AIH 的诊断，仍不能仅凭组织学进行诊断。另一方面，在未发现与肝炎诊断相符的炎性病变时，则不能诊断为（活动性）的 AIH。

在非常急剧的病例中，组织学表现可能看起来像急性药物性肝损伤（DILI）^[80]：小叶中心性坏死和桥接性坏死伴或不伴有全小叶性肝炎^[81,82]。与 DILI 的区别无论是在组织学上，还是在临床上，往往都无法做出区分，有时只有对这些患者密切随访才能确诊（见本章后面的内容）。

肝纤维化和肝硬化的发展在 AIH 中可能会很快发生，大约有 1/2 的儿童和 1/3 的成年患者在初次就诊和诊断时就已经患有肝硬化^[36,40,41]。实际上，伴随着纤维化与显著的炎性肝炎共存在 AIH 中是非常典型的，可能有助于区分 AIH 的急性暴发和其他急性形式的肝炎。急性肝炎合并明显纤维化是 AIH 的有力提示。肝纤维化和肝硬化在 AIH 中通常是不规则的，而大结节性肝硬化是典型的发展。由于 AIH 纤维间隔的大结节特征，肝活检可能严重低估肝纤维化的程度。在两个纤维间隔之间的再生结节可能有几厘米的直径，因此穿刺针也许并不能取到两个间隔之间^[83]。另一方面，AIH 肝硬化的大结节特征使宏观检查更容易检测到肝硬化。诊断性腹腔镜在 AIH 中有很高的肝硬化检出率。在疑有 AIH 的患者中，几项研究表明，当用腹腔镜，包括微创腹腔镜进行肝活检时，肝硬化的检出率可以翻倍，使宏观评估联合显微镜下活检评估成为 AIH 分级的金标准^[84]。在已通过超声检查看到疾病的大结节特征的患者，不需要再用腹腔镜来验证肝硬化的诊断，但对于验证诊断和评估炎症活动水平肝活检仍是必要的。

四、诊断

AIH 是一种基于病史、临床检查、生化和血清学实验室检查结果，以及肝脏组织学的临床诊断。尽管在大多数病人中可做到确诊，但在少数病人中诊断 AIH 具挑战性。诊断的困难可能是由于临床表现变化多，但也可能是由于病人共存有其他的肝病。在某些患者中，只有对免疫抑制治疗具有良好反应才能提供诊断的关键。在少数病人中，只有在停止免疫抑制试验后疾病才能确诊。全面的诊断方法和诊断安排需要适应特定的临床病症。在出现急性肝衰竭的患者中，必须立即考虑自身免疫性肝炎。所有的检查，包括免疫血清学和肝活检，都必须迅速进行，有时在确诊之前就要启动类固醇治疗试验。另一方面，在有轻度升高转氨酶的无症状患者中，显示出一个渐进和逐步的诊断过程。血清总 IgA、IgG、IgM 水平的测定是一种经济有效的筛查工具，90% 以上的 AIH 患者血清 IgG 水平升高，且大多数患者为选择性的 IgG 水平升高且 IgM 的水平正常。同时，应通过实验室检测排除病毒性肝炎和血色素沉着等最常见的肝病。超声检查可以帮助排除肿瘤性肝病和脂肪肝疾病，这两者的几乎所有患者均有肝实质的回声增强。

下一步的实验室检测应为 ANAs、SMAs、SLA/LPs 和 LKM 的免疫血清检测，以及抗线粒体抗体的检测以排除 PBC。在对这些测试进行排序时，应牢记这些免疫学测试的质量（请参阅本章前面的内容）。肝活检的指征则是根据试验结果，用于确诊，或排除诊断并做出替代诊断。此外，肝脏活检对于疾病的分级和分期也是必要的，从而有助于指导所采用的免疫抑制治疗方案的强度（图 41-4）。

一个特殊的诊断挑战是 AIH 和其他肝病并存。在全球的一些地区，由于慢性病毒性肝炎在东南亚等特定人群中的高流行率，可经常观察到病毒性肝炎与 AIH 相联系。在其他地区，非酒精性或酒精性脂肪性肝炎（NASH 和 ASH）与 AIH 共存的现象越来越多，尤其是在西方国家。脂肪性肝炎和相关的自身免疫性肝炎与无 AIH 的脂肪性肝炎的区别可能很困难，需要与专家肝脏病理学家探讨。

对于 AIH 的诊断，国际自身免疫性肝炎组（IAIHG）的简化评分系统已被证明是一个非常有用的工具（表 41-2）[42,43]。此评分以简单的方式总结了关键标准（高 γ 球蛋白血症、自身抗体、排除病毒性肝炎和组织学），并在世界各地的不同人群中显示出良好的敏感性和特异性（各为约 90%）。即使此评分在慢性表现的患者中实施很好，但它可能会错过一些超急性表现，特别是几乎无法与药物性肝损伤（DILI）相区别。如果在初步评估中，AIH 和 DILI 两种诊断均有可能，合理的方法是开始类固醇治疗，停用可能的致病药物，并逐渐对类固醇减量。AIH 患者在早期治

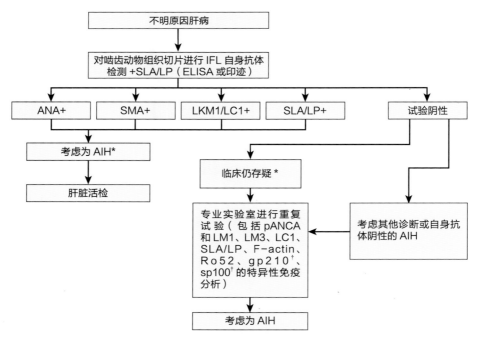

▲ 图 41-4　不明原因肝病的诊断步骤

AIH. 自身免疫性肝炎；ANA. 抗核抗体；ELISA. 酶联免疫吸附试验；Ig. 免疫球蛋白；LKM/LC. 肝肾微粒体 / 肝胞质；PICA. 核周抗中性粒细胞质抗体；PBC. 原发性胆汁性胆管炎；SLA/LP. 肝胰腺 / 可溶性肝抗原；SMA. 抗平滑肌抗体

*. 同时测试 IgG 的升高水平

†. 这些抗体对 PBC 诊断具有高度特异性

疗撤退后，疾病活动的复发在早期停止治疗的患者中几乎是普遍存在的，而 DILI 的复发仅发生于重新表露于致病药物（图 41-5）。

表 41-2　国际自身免疫性肝炎组织的简易诊断标准

特征 / 参数	鉴别标准	分数
ANA 或 SMA+	≥ 1 : 40	+1*
ANA 或 SMA+	≥ 1 : 80	+2*
ANA 或 LKM+	≥ 1 : 40	+2*
ANA 或 SLA/LP+	任何滴度	+2*
IgG 或 γ 球蛋白水平	> 正常上限	+1
	>1.1× 上限	+2
肝脏组织学（肝炎的证据是必须条件）	与 AIH 一致	+1
	典型 AIH	+2
	不典型	0
无病毒性肝炎	否	0
	是	+2

明确的自身免疫性肝炎：≥ 7；可能的自身免疫性肝炎：≥ 6

*. 对所有自身抗体的得分相加（最多 2 分）

自身免疫性肝炎的典型肝脏组织学，必须有以下特征：界面性肝炎、门静脉淋巴细胞 / 淋巴浆细胞浸润并延伸到小叶、穿入现象（一个细胞主动进入或通过一个大细胞）和肝花环形成；与自身免疫性肝炎的肝组织学一致，慢性肝炎斑淋巴细胞浸润，并无所有典型特征；不典型，显示另一个诊断的征象

AIH. 自身免疫性肝炎；ANA. 抗核抗体；LKM. 肝肾微粒体；SLA/LP. 肝胰腺 / 可溶性肝抗原；SMA. 抗平滑肌抗体

五、治疗与管理

（一）一般原则

未经治疗的 AIH 预后一般较差，而治疗良好的 AIH 预后良好。早期使用安慰剂对照的研究表明，安慰剂组的 5 年死亡率远远超过 70%。因此，人们普遍认为，活动性 AIH 伴显著组织学病变必须给予治疗。同样，所有进展期纤维化或肝硬化的患者也应接受治疗，除非肝硬化已经失代偿，并且肝活检提示炎症活动轻微或疾病不活跃。

诱导缓解的药物是皮质醇，而维持缓解的药

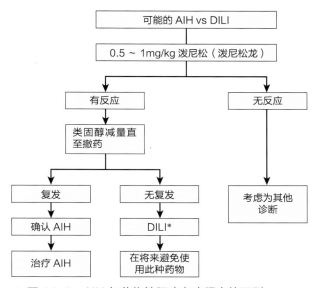

▲ 图 41-5　AIH 与药物性肝病在病程中的区别

AIH. 自身免疫性肝炎；DILI. 药物性肝损伤

*. 建议采取长期随访，以免漏诊 AIH 的延迟复发（如每 6 个月 1 次，为期 3 年）

物是硫唑嘌呤。需要根据病人的个体情况在治疗过程中将这两种药物结合在一起，调整药物的剂量，以及使用额外或替代的治疗方法，同时考虑到疾病的活动、分期、最初治疗的反应、同病以及个体的危险因素和偏好。因此，治疗需要个体化，并且需要反复调整以适应特定患者的情况。

治疗的目的是以最小的药物不良反应诱导和维持缓解。缓解定义为肝脏没有或仅有最小的炎症活动，理想的评估是肝活检显示肝炎组织学活动性指数低于 4/18 分。尽管组织学是评估炎症活动的金标准，对于一些患者来说，临床反应和生化缓解评估也已足够[85]。生化缓解指转氨酶水平和 IgG 水平完全正常。

治疗需要给予数年，并且许多病人需要终身的免疫抑制治疗[86]。尽管，AIH 患者的总体死亡率和致残率都较高[87]，但在专病中心，依从性高的 AIH 患者的预期寿命正常，生活质量很好[88]。因此，谨慎管理 AIH 是非常重要的，同时也是很有益的。

（二）诱导缓解

早在 20 世纪 50 年代就已经证明，AIH 对皮质醇治疗有良好的反应。各种治疗方案都有其效

果，缺乏一个最佳方案的普遍共识。一般来说，使用的初始类固醇剂量越高，治疗的生化好转越快，尽管代价是（一过性的）类固醇副反应。较高的初始剂量在早期治疗阶段导致更为显著的类固醇副反应，但也能更迅速地改善疾病的症状。此外，更快的诱导缓解允许更快的类固醇减量甚至停用，从而减少了类固醇相关的副反应时间。因此，可根据个体倾向和疾病活动为患者制定个体化的初始类固醇剂量。一般情况下，在治疗的第一周，应给予每公斤体重 0.5～1mg 的泼尼松龙（或泼尼松），之后通常会观察到转氨酶下降的反应。与前体药物泼尼松相比，作者更倾向于使用不需要在肝脏中代谢的作用稍强的泼尼松龙。然后，泼尼松龙应该通过每周剂量的减少而逐渐减量，通常是每次减少 5～10mg 日剂量。建议的治疗时间表见表 41-3。

表 41-3　成人 AIH 患者的治疗建议（以 60kg 为例）

周	泼尼松龙（mg/d）	硫唑嘌呤（mg/d）
1	60（= 1 mg/kg）	—
2	50	—
3	40	50
4	30	50
5	25	100[*]
6	20	100
7+8	15	100
8+9	12.5	100
从第 10 周开始	10	100

如果转氨酶达到正常水平，将泼尼松龙降至 7.5mg/d，3 个月后降至 5mg/d,视患者的危险因素和反应,每隔 3～4 个月逐渐减量

*. 根据体重计算，硫唑嘌呤剂量为 1～2mg/kg

患者需要了解类固醇的副反应。应给予饮食建议，以限制类固醇起因的食欲增加而导致的可能的体重增长，包括足够的钙以保护骨骼。此外，应给予维生素 D 以防止骨量丢失。需要检测血糖水平以识别类固醇引起的葡萄糖不耐受或糖尿病，同时大剂量类固醇可能偶尔会引起躁狂和抑郁发作。需要和患者说明面部和皮肤变化虽是

暂时性的，但往往令人烦恼。类固醇的减量时间表应根据反应的速度和类固醇副反应的程度而调整。为了能够迅速地对类固醇减量，尽快开始使用硫唑嘌呤维持治疗是明智的（见本章后面的内容）。谨慎做法是等待 1 或 2 周，以观察早期类固醇反应，以区分可能的类固醇反应与硫唑嘌呤引起的副反应。

在一项大型试验中，已证明布地奈德是治疗 AIH 的一种替代疗法，开始剂量为每日 3 次，每次 3mg，直到诱导缓解[89]。布地奈德在肝脏中具有非常高的首过效应，因此比泼尼松或泼尼松龙的全身反应轻。这是上述可能的剂量限制的类固醇反应的相关优势。另一方面，IgG 升高的程度表明 AIH 也是一种系统性疾病，而布地奈德对 IgG 水平的实际影响往往是不充分的。此外，布地奈德的诱导缓解率低于足量的泼尼松龙治疗[90]。此外，布地奈德在肝硬化患者中禁用，因为在这些患者中，门体分流可能会以难以预见的方式改变药效学，进而导致以外的不良反应。最后，关于布地奈德长期使用的数据非常有限。指导治疗减量和类固醇逐渐减量的研究也是有限的。因此，布地奈德可用于全身类固醇使用高副反应风险，同时无肝硬化的患者，或经历严重的类固醇副反应但需要继续类固醇治疗的患者，但不是大多数患者的首选药物。

（三）维持治疗

AIH 维持治疗的首选药物是硫唑嘌呤，与低剂量的类固醇治疗相比，硫唑嘌呤能更有效地维持缓解期，且不良反应较少。维持缓解所需的剂量低于许多其他免疫介导的疾病，如风湿病或炎症性肠病。1～2mg/kg 体重的剂量对大多数患者是有效的。建议以更低的剂量（通常为 50mg 的日总剂量）来测试药物的耐受性，患者应该意识到可能的短期和长期不良反应。一些专家更倾向测试硫唑嘌呤的代谢酶,即甲基转移酶（TPMT），因为基因决定的 TPMP- 缺陷存在于 2% 的人群中，在硫唑嘌呤治疗过程中可能导致严重的骨髓毒性。然而，由于骨髓毒性也可能发生于正常水

平的 TPMT，而且并非所有 TPMT 缺陷的患者都有严重的骨髓毒性，另一种可行的方法是从低剂量开始，并在治疗的最初几个月密切监测血细胞计数（每 2 周一次）。除血液学毒性外，3%～5% 的患者在开始治疗后的几周内出现对硫唑嘌呤的不耐受，其特点是全身不适、腹部不适、恶心、发热，有时还出现弥漫性疼痛。中断治疗会使这些患者的症状在 2 至 3 天内消失，而再次用药将在 1 或 2 天内迅速地、更明显地重新出现症状。另一方面，轻微的腹部不适在硫唑嘌呤治疗开始时相当常见，因此在最初的几周里，最好在餐后给药，对于有胃肠道症状的患者，应保持低剂量，直到症状明显好转。

如果硫唑嘌呤耐受性好，则应将剂量缓慢增加到 1～2mg/kg 体重，通常为每天 100mg。经过每 2 周进行一次血检时的开始 3 个月的治疗后，实验室检测可以推退到每月一次，甚至之后每 3 个月复测一次。同时，泼尼松龙可以逐渐减量至 10mg/d，直到达到完全生化缓解（正常转氨酶和正常 IgG），然后更加缓慢地撤药至停用（通常每 4～12 周将日剂量减少 2.5mg），停药期间密切监测转氨酶水平以识别疾病的早期复发。越早识别复发，就越容易通过暂时增加类固醇的剂量来诱导缓解。在维持治疗期间转氨酶升高的情况下，硫唑嘌呤偶尔有肝毒性。在这种情况下，尽管转氨酶水平上升，IgG 水平仍然很低。另一方面，硫唑嘌呤治疗中 IgG 和转氨酶都增加很可能不是由于毒性，而是由于剂量不足、坚持用药问题或无效的治疗反应。如存有疑问，肝活检可以明确区分硫唑嘌呤毒性和 AIH 复发。

在治疗过程中测定硫唑嘌呤的代谢产物可能是有益的，因为药物代谢中的个体差异可能导致同等剂量治疗的患者之间的药物水平显著不同。最近的一项研究表明，缓解与较高的 6- 硫鸟嘌呤（6-TGN）水平密切相关。除了药效学上的差异外，药物黏附也可能存在差异。药物水平可以帮助监测患者的依从性，并有助于解释应已给予足量硫唑嘌呤的患者的无效反应。此外，测定 6-TGN 水平也有助于避免相对高药物剂量的患者避免致毒性浓度。

对于对硫唑嘌呤不耐受的患者，可以尝试几种替代的维持治疗方法，特别是 6- 巯基嘌呤（6-MP）、霉酚酸酯（MMF）和甾体单药治疗。6-MP 是硫唑嘌呤的活性代谢物，约半数对硫唑嘌呤不耐受的患者对 6-MP 耐受良好。鉴于这些药物在 AIH 的维持治疗中具有良好的有效性，在对硫唑嘌呤不耐受的患者中进行 6-MP 的试验是合理的，但需要警告患者使用 6-MP 有大约 50% 的毒性概率。在硫唑嘌呤治疗期间显著骨髓抑制毒性、硫唑嘌呤引起的胰腺炎或严重的硫唑嘌呤相关肝毒性患者中，不应使用 6-MP。

MMF 也是治疗 AIH 的一种有效药物[91]，并已成为标准的二线药物。在 90% 的患者中，硫唑嘌呤能维持缓解的有效率接近 90%，而 MMF 维持治疗的稳定缓解率接近 70%[92]。大多数患者能很好地耐受 MMF，剂量相关的胃肠道副反应，如腹痛和腹泻是最常见的限制症状。MMF 耐受性好使之成为一种较好的二线药物，所需剂量通常为 2×1g/d。MMF 对使用硫唑嘌呤无法或维持缓解的患者不适用，在这些患者中，不推荐进行 MMF 试验。值得注意的是，MMF 具有致畸性，因此不作为具有生育潜力的女性首选的药物[93]。

对于轻度疾病和对硫唑嘌呤不耐受的患者，只要每天剂量为 10 mg 泼尼松龙或更少的泼尼松龙就能够维持稳定的缓解，且骨密度和其他类固醇相关的副反应不受剂量限制，那么另一种方法就是维持类固醇单药治疗。这一方法是对于经过选择的合适的患者是可行的。

（四）治疗撤退试验

尽管几乎所有的患者都表示希望完全撤药，但在大多数患者中都很难达到。各种研究表明，只有不到 20% 的 AIH 患者能够在所有免疫抑制药物停药后维持稳定的缓解[86]。不应在疾病稳定和完全缓解至少 2 年之前尝试撤药。维持治疗期间，持续的轻度疾病活动或间歇性的疾病活动能够可靠地预测治疗停药后复发。因此，使用最低剂量的免疫抑制药物来维持稳定的缓解是管理的首要任务。因此，治疗应缓慢减量。通常情况下，如果可能的话，类固醇可在治疗第一年的后半年完全撤药，同时使用 1～2mg/kg 体重的硫唑嘌呤至少 2 年以维持缓解。所有在维持治疗期间出现病情反复的患者都应继续长期免疫抑制治疗。对于使用硫唑嘌呤单药完全稳定缓解的患者，可以缓慢减低硫唑嘌呤剂量，通常是每 3 个月减25 mg 硫唑嘌呤的日剂量。但即使采用这种谨慎的减药方案，超过一半的患者将发生复发并因此需要长期治疗[94]。此外，在复发期间，除了提高硫唑嘌呤的剂量外，通常还需要用泼尼松龙进行短期的再诱导治疗，治疗周期取决于复发的程度。

一些研究试图明确成功撤药的预测因素。多年来，标准的建议是事先做肝脏活检，而这在目前仍适用。如果患者的肝活检仍有显著存在的炎症，即使已经表现出稳定的生化缓解，在停止治疗后复发的可能性也极高。另一方面，正常的组织学并不能排除复发，事实上，有多达一半的肝活检显示正常的患者将在治疗期间或之后复发。因此，肝活检可以为治疗停药试验排除患者，但作为成功停药的预测指标是不可靠的[95]。最近的研究表明，不仅转氨酶和 IgG 的正常化可以预测不治疗情况下的稳定缓解，其正常化的程度也很重要。转氨酶水平在较低的正常范围内，且IgG 水平也在较低的正常范围内的患者，更有可能在不使用免疫抑制药的情况下维持缓解[68]。

对已经成功停用所有免疫抑制药的患者，仍然应该终身定期监测疾病的复发。大多数复发出现在停药后 2 年内，但我们观察到在停用免疫抑制 20 或 30 年后仍有延迟的复发[96]。考虑到自身免疫性肝炎的发病机制及其明显的遗传危险因素，我们可预料到 AIH 的复发风险将持续终身。

（五）实验性的和新的治疗方法

对标准治疗反应不明显的患者、对硫嘌呤类药物和 MMF 均不耐受的患者需要用替代免疫抑制疗法。已有一些替代药物成功治疗的报道。迄今为止，钙调神经磷酸酶抑制药（CNI）、环孢素和他克莫司的临床应用经验较多[97,98]。这些药物能很好地抑制 AIH 中的炎症活动，但均有显著的长期副反应并需要长期的药物监测。患者一旦开始使用 CNI，通常需要终生使用，其具体机制尚未明确。推测与 CNI 主要是纯粹的免疫抑制药，不发挥重要的免疫调节作用有关。因此，这些药物近年来应谨慎使用。使用抗肿瘤坏死因子（TNF）治疗如英夫利西单抗（infliximab）的治疗结果非常令人期待[99]。这一方法得到数据支持，提示 AIH 患者肝脏中 TNF 分泌和 TNF 阳性的 T 细胞增加。在大多数极难治疗的患者中，英夫利西单抗不仅能诱导稳定的缓解，而且还能促进肝脏组织学的明显改善，包括肝纤维化的减轻。然而同时，抗肿瘤坏死因子治疗也可诱发类似于AIH 的临床综合征，如药物引起的免疫性肝损伤。此外，与 CNI 类药物类似，抗 TNF 可显著增加感染的并发症风险，一旦发现，应对其进行监测和积极治疗[100]。

少数病例报告显示，环磷酰胺的疗效非常好。环磷酰胺虽然是一种毒性很强的药物，但除了具有免疫抑制作用外，还具有很强的免疫调节作用，因此可在几年后逐渐减量或撤药，或以硫唑嘌呤替代。但其毒不良反应限制了其在年轻患者中的使用。但对中老年人群来说环磷酰胺是一种替代疗法[101]。大剂量疗法的效果至少和每日治疗一样好，并且允许低剂量和更好地保护膀胱以免在尿液中形成潜在的致癌代谢物。

一些使用抗 CD20（抗 B 细胞）抗体利妥昔单抗（rituximab）的小型病例系列报告的结果差异巨大，部分病人有治疗反应，但有相当多的病例没有表现出明显的收益。由于具有明显的免疫抑制作用，并由此产生感染风险，其在治疗难治性 AIH 中的地位尚不确定。

许多用于治疗风湿病的新型生物制剂可能对AIH 有效，但到目前为止还没有可靠的报道。该病相对罕见，绝大多数患者对规范化治疗反应良好，医药行业对罕见疾病的研究较迟疑等因素，阻碍了临床和科学的进步。对该病发病机制的研究可指导今后更具体地针对介导 AIH 中自身免疫炎症过程的主因的免疫治疗方法。应鼓励标准疗法范围外的研究和进一步的临床研究。

（六）生活质量

大多数患者对免疫抑制治疗反应良好，可以达到缓解，有很好的预期寿命和良好的生活质量。然而，直到最近才出现对 AIH 患者的生活质量进行系统的评估。最近的一项研究表明，生活质量比预期的要低，因为许多患者报告了焦虑或抑郁症状[102]。造成这种生活质量受损的原因还不完全清楚。部分症状可能是由于类固醇治疗，鉴于这些结果，应尝试在 AIH 患者进行类固醇减量。生活质量下降的部分原因也可能是由于患有一种罕见的慢性疾病，必须带病生存，这与其他慢性疾病的情况类似。AIH 患者的另一个特殊问题可能是现代社会对肝病的不理解。病人担心会被社会认为他们是隐匿的酗酒者。患者教育和患者支持小组可能有助于改善这些问题。

（七）特殊患者群体

1. 儿童自身免疫性肝炎与过渡至成人

以下是儿童时期 AIH 的一些具体方面。尽管 AIH 在 50—60 岁人群中发病率最高，但在青春期前后也有一个高峰。AIH 最早可能出现在 1 岁以内。在儿童时期，黄疸和非常活跃的肝炎的急性表现更为常见，约占所有病例的一半。此外，虽然肝硬化的亚临床发展在儿童时期也更常见，但在所有被诊断为 AIH 的儿童中，有一半以上已经患有肝硬化。AIH 的非特异性临床表现，如嗜睡和易疲劳等，可能不会被视为具体疾病的征象，而且其早期和隐匿的发病可能被患者、家长和医生所忽视。

急性甚至急性重型肝炎表现在儿童时期更为常见，有时需要非常迅速的诊断和治疗的启动。除非早期发现，否则肝移植可能是唯一的治疗选择，且不应过度拖延（见下文）。在 2 型 LKM 抗体阳性的 AIH 中移植治疗特别重要，因为 2 型 AIH 常常显示出非常严重的急性病程。

儿童 AIH 的另一个特点是，多达一半的患者可能有潜在的胆管炎，随着时间的推移这可能变得更为明显。这种情况在国王学院（King's College group）首次描述了一系列这样的病人时命名为自身免疫性胆管炎。此病的初发主要表现就像是典型的 AIH，但成功的免疫抑制治疗后胆汁淤积酶并不恢复正常，随后的胆道造影显示原发性硬化性胆管炎（PSC）的典型改变[103]。类似的病例也在年轻成人中发现，这很可能是疾病谱的不同表现。随着时间的推移，潜在的 PSC 决定了这些患者的长期预后，由于免疫抑制药无法有效停止其进展，因此患者最终需要因进行性胆汁性肝硬化而进行肝移植，而具有典型 AIH 的儿童则像成人 AIH 患者一样进入长期缓解期，具有良好的长期预后。因此，建议所有患有 AIH 的儿童应在第一年内进行胆道造影（通常为 MRCP），以早期发现硬化性胆管炎的胆道变化。

患有 AIH 的儿童可能都应该接受持续的免疫抑制治疗，且至少要到青春期结束，大多数需要终生治疗。青春期是治疗这种疾病的一个特别具有挑战性的时期，因为孩子们可能拒绝每天吃药。青春期和成年早期的依从性问题是这类患者治疗失败的最常见原因，也许需要专业诊所的心理社会支持才能取得良好的治疗效果。这也适用于在护理构成中从童到成年的过渡，特别的过渡诊所可能在这一过程中有所帮助。

2. 自身免疫性肝炎与妊娠

AIH 影响女性多于男性，而且由于该疾病可在年轻人中出现，怀孕和 AIH 的问题与许多患者有关。此外，这种疾病有时可能在怀孕期间首发，或更常见于产后期首发[104]。一般来说，并不反对 AIH 患者怀孕，但有几个方面需要考虑。

尽管妊娠通常是一种免疫抑制的状态，因此 AIH 与其他自身免疫性疾病一样，在怀孕期间趋于不活动但妊娠期 AIH 急性复发是可能的。由于急性复发和随后的高剂量免疫抑制治疗都是母亲和孩子的危险因素，因此在妊娠期间保持疾病的缓解很重要。疾病活动通常导致闭经或至少降低生育能力。对于处于疾病活动而未被疫抑制控制的年轻女性，应采取有效的避孕措施。对于激素类避孕药没有一般的禁忌证，可能成为一些病人的选择。由于没有关于 AIH 患者使用激素的有效数据，因此，建议在激素治疗的前 3 个月每月检查一次转氨酶。硫唑嘌呤是一种妊娠风险分级为 D 级的药物，但事实上，所有在怀孕期间接受治疗的 AIH 以及其他炎症性疾病如克罗恩病的患者的报告均提示硫唑嘌呤在怀孕期间使用是安全的，至少在 AIH 患者的剂量下是安全的。在怀孕前减量到最低的适当剂量以尽量减少对婴儿的风险是较为谨慎的选择，但在怀孕前停止硫唑嘌呤是不适当的，因为怀孕期间发生 AIH 加重的风险很高，而这对母亲和婴儿有很高的风险。泼尼松龙可在怀孕期间服用，每日剂量可达 20mg，对胎儿无重大危害。

怀孕造成疾病风险的增加是由于以下两个原因，与药物治疗无关。门静脉高压症患者在怀孕期间通常会增加失代偿的风险，因此门静脉高压是妊娠的一种相对禁忌证，需要专门的咨询和护理。此外，分娩时腹内压力升高可能导致食管静脉曲张出血。因此，应在怀孕前排除（或治疗）中、高风险的食管静脉曲张。气短的患者，在 AIH 中出现自发性流产的风险似乎要高得多，但这与治疗无关。它可能尤其与 SLA/LP 有关，有时则与抗 -Ro52 抗体有关，其可能增加先天性心脏传导阻滞的风险[105]，但其他的机制也可能起一定作用。虽然流产率有所增加，但 AIH 患者的总体妊娠结局是非常好的，暂无证据提示 AIH 会增加后代先天性缺陷的概率。

与其他母亲一样，在 AIH 患者中也应鼓励母乳喂养[67]。母乳中的药物含量微小，经治疗的 AIH 母亲的母乳喂养所带来的益处超过了理论上的风险。

分娩后的免疫重建和停止母乳喂养后的进一步免疫重建都可能是导致 AIH 疾病活动反复的原因。事实上，在这一阶段，人们经常观察到疾病反复，因此作者的个人实践是将类固醇剂量增加到 10mg/d，即使是在分娩前没有类固醇的患者

中，然后在分娩后 2 周内，逐渐减少类固醇用量。

关于接受免疫抑制治疗的男性患者授孕意愿的相关数据更少，但现有数据表明，正在接受硫唑嘌呤和泼尼松龙治疗同时授孕不增加胎儿畸形的风险。

3. 老年自身免疫性肝炎

AIH 在老年人中的诊断越来越多，长期患病的 AIH 患者越来越多地进入老年，这对老年人 AIH 的管理提出了挑战。在这一年龄组，合适的疾病分期对于指导治疗是很重要的。伴肝硬化和晚期肝纤维化的患者仍需严格的免疫抑制，但只有少量肝纤维化的患者可能不需要达到完全缓解以防止肝脏并发症或死亡。治疗副反应随年龄增长，尤其是骨丢失和感染性并发症增加。因此，在这些患者中需要不断权衡治疗风险和治疗收益。此外，这些病人需要仔细关注建议老年人和免疫抑制者接种的疫苗，例如每年的流感疫苗，多糖肺炎球菌疫苗，或多价的肺炎球菌疫苗和（或）脑膜炎球菌疫苗。如果需要类固醇治疗，应评估这些患者的骨矿物质状况，并积极管理骨质疏松症。应定期重新评估免疫抑制的强度，并确定每个患者所需的最低剂量。老年患者与年轻患者对治疗的反应并无不同[106]。

4. 共患病

由于 AIH 在老年患者中越来越常见，因此可能存在糖尿病等常见的共患病。当诱导缓解期需要较高剂量的类固醇时，现有糖尿病的恶化或潜在的糖尿病出现很常见。再加上类固醇引起的脂肪变性，通常会导致 GGT 的增加。当类固醇剂量减少时，GGT 通常降低，而 AIH 的活动程度可由 ALT、AST 和 IgG 水平监测。在日益增加超重的人群中，患者 AIH 的患者也可能遭受肥胖和非酒精性脂肪性肝炎（NASH）等相关疾病的困扰。NASH 的共存不仅对病理学家提出了挑战，而且对这些患者的治疗也提出了问题。类固醇通常会加重 NASH 症状，但在这些患者中作为诱导缓解用药，激素大多是不可避免的。因此，应密切监测病情，迅速减量，并在选定的情况下使用替代治疗策略。反复肝活检证实炎症活动的

减少应被考虑，因为在这个特殊人群中，用转氨酶水平来评估炎症往往不是足够的。

许多合并其他自身免疫性疾病的患者和肝病专家经常遇到用于其他疾病的免疫修饰药物。在 AIH 中应避免使用干扰素 -β，另外，依那西普和优特克单抗可能对治疗 AIH 无效。甲氨蝶呤具有抗炎活性，但可引起肝脏损害，应仅在密切监测下使用，且不能用于晚期肝病患者。在可能的情况下，以同一种药物治疗两种自身免疫性疾病的治疗方案应在风湿科、皮肤科或神经科医生的合作下选择，因为感染风险随免疫抑制强度的增加而上升。在 AIH 患者中，针对肝外自身免疫性疾病的症状应该总是提示临床医生进行正确的诊断，以发现可能的并发症。甲状腺疾病在这类病人中非常常见，应定期进行 TSH 检测。

5. 暴发性自身免疫性肝炎

在导致急性肝衰竭的暴发性 AIH 患者中，免疫抑制治疗已为时过晚，无法改变疾病的进程，而且可能在导致致命的感染并发症的额外风险[38]。因此，这些患者需要在有紧急肝移植通道的中心接受治疗。一些研究试图为这些危急的病例提供治疗指导。普遍的共识是，除非肝功能受到不可逆转的损害且肝活检的坏死程度太高，以至于认为治疗无效，否则患者应接受大剂量泼尼松龙静脉注射治疗（如 100mg/d），以诱导快速缓解。如果观察到反应，应继续治疗，但应密切监测患者的感染情况，并积极治疗。如果没有观察到缓解，或者如果类固醇治疗后肝功能恶化，则应启动紧急移植并将免疫抑制药减量。通常情况下，第 1 周的治疗应该表现出足够的反应来证明持续的保守治疗是合理的，但是在 1 ～ 2 周内缺乏改善则倾向于紧急移植。一般情况下，急症肝移植的标准在暴发性 AIH 和其他原因导致的肝衰竭中并无不同。应用高大剂量类固醇有时观察到脑病的加重，这是支持移植指征的警报征象。

6. 自身免疫性肝炎与胆汁淤积性肝病（重叠综合征）

有些患者可能兼有自身免疫性肝炎和两种免疫介导的胆汁淤积性肝病之一［原发性硬化性胆管炎（PSC）或 PBC］的特点[107]。与 AIH 一样，这些疾病的临床和组织学谱非常广泛，其确切的发病机制还不甚清楚。在临床实践中，重叠综合征一词广泛用于 PSC/AIH 和 PBC/AIH 的特异性重叠，但这一术语可能是不正确的。两种免疫介导的肝病似乎很少能真正共存。事实上，对大量具有 AIH 和 PSC 或 PBC 特征的患者进行更详细的分析表明，大多数患者最初已有 PSC 和 PBC，并存在不同程度的界面性肝炎和免疫激活[108]。这些结果表明，活动型 PSC（或活动型 PBC）、侵袭型 PSC（或 PBC）或肝炎型 PSC（或 PBC）等术语更准确地描述了这种情况。将 20 例显著 AIH/PBC 重叠的患者与 20 例典型 AIH 患者、20 例典型 PBC 患者进行比较，发现 AIH/PBC 和 PBC 患者均为典型 PBC 患者，90% 为女性，除了 A1-B8-DR3 单倍型这一 AIH 的遗传背景在 AIH/PBC 患者中更为常见外，其他特征都类似[109]。这些结果提示，具有 AIH 遗传倾向的 PBC 患者更易表现出 AIH 的特征，其次才是作为潜在的 PBC 一部分的门静脉内的炎症环境。另一方面，也有一些以 AIH 为主的病人，在发病时或仅仅几年后也发现有胆道改变，他们可能真的同时患者这两种疾病。有趣的是，PSC 和 PBC 同时发生是非常罕见的。对于具有 AIH 和 PSC/PBC 两种特征的患者，将在后续单独讨论。

（1）自身免疫性肝炎与原发性硬化性胆管炎：同时有 AIH 和 PSC 特征的患者通常比其他 PSC 患者年轻，在儿童中，有多达一半的 AIH 患者最终会发展为硬化性胆管炎。儿童期的这种炎症状况被称为自身免疫性硬化性胆管炎（ASC）[103]，一方面可以观察到自身免疫的典型特征，包括对类固醇的良好反应，另一方面典型的硬化性胆管炎最终会发展，即使有足够的免疫抑制药量，这些患者通常在 15 ～ 20 年后发展为肝硬化并需进行肝移植，这点与 AIH 相反，几乎所有接受合适的免疫抑制的患者都有良好的预后。在 30 岁前后不久发病的成年患者中可观察到类似的表现。肝炎部分对免疫抑制有很好的反应。鉴于未治疗的 AIH 预后差，而治疗者效果好，AIH 重叠 PSC

特点的患者应与单纯 AIH 患者一样接受免疫抑制治疗。另一方面，胆管炎对免疫抑制的反应较差，因此完全的生化缓解者很少。除免疫抑制外，大多数专家每天给这些患者使用约 15mg/（kg·d）剂量的 UDCA，但鉴于 UDCA 在治疗 PSC 方面存在争议，无法提供普适、可靠的建议。几项长期病例回顾性分析表明，以这种方式治疗的 AIH/PSC 患者有较好的预后，无肝移植的存活时间远超 20 年[110]，鉴于 PSC 患者中肝移植的平均时间更早，以及生前认为 AIH/PSC 是一种更急进的 PSC 的观点，提示免疫抑制药即使对疾病的胆管炎部分也可能有一些效果。

鉴于 AIH 与 PSC 的关联，尤其是在儿童时期，所有 AIH 儿童应在发病后 1 年内进行胆道造影（通常为 MRCP）以发现潜在的硬化性胆管炎。此外，在随访期间有持续胆汁淤积性的实验室改变的儿童和成人都应接受胆管造影检查，且可能需要在几年后再次检查，因为早期硬化性胆管炎有时较难在 MRCP 上检测到。

（2）原发性胆汁性胆管炎的自身免疫性肝炎特征：10%～20% 的 PBC 患者可发现 AIH 特征。大多数患者均表现出 AIH 和 PBC 的典型特征，其中 AIH 的表现较轻，这支持了一个观念：肝炎是继发的，AIH 是 PBC 的一部分而不是同时患有两种疾病。另一方面，虽然在未治疗的情况下，PBC 的预后很好，但 AIH 的预后很差，并且尽管我们缺乏可靠的大型研究来探讨继发性 AIH 对远期预后的影响，但对同时具有这两种疾病特点的患者给予免疫抑制治疗应谨慎。许多研究表明，接受 UDCA 治疗的 PBC 患者若未表现出良好的生化反应者预后较差，其中许多患者可能确实出现继发性 AIH，或侵袭性 PBC。通常，这些患者的肝炎部分对免疫抑制反应良好，与真正的 AIH 相反，这些患者通常只需要较低的初始类固醇剂量即可缓解。此外，维持治疗通常可以采取相对低剂量的硫唑嘌呤，但没有进行系统性研究。EASL 指南在这些患者的 AIH 治疗建议中推荐联合应用 UDCA 和免疫抑制药。在实践中，在大多数中心建立了两种替代的或互补的方法。一种

方法是从 UDCA 治疗开始，在 3 至 6 个月后评估生化反应，然后对无反应者加用免疫抑制。其他方法是以组织学为指导，对所有出现明显肝炎的患者[肝炎活动指数（HAI 评分）为 6/18 或更高]给予免疫抑制药，对 HAI 评分为 4 或 5 分的患者进行 UDCA 单药治疗试验，无明显反应的患者需加用免疫抑制药，而炎症活动较少的患者仅使用 UDCA。这些方法的结合也许是最佳方案：根据最初的实验室值（高 IgG，高转氨酶）判断的 AIH 活动的可能性越大，病人越有可能受益于免疫抑制，而肝脏活检也许应仅限于这组 PBC 患者。

（八）癌症风险与监测

由于自身免疫性肝炎是一种罕见的疾病，还没有在这种情况下的癌症风险的大规模系统研究。尽管如此，各种病例回顾性研究为普适性建议提供了可靠的指导：肝细胞癌（HCC）的风险似乎仅限于有肝硬化的 AIH 患者。许多研究中心报告了 AIH 中出现肝癌的小型病例回顾性研究，所有报告病例都发生在肝硬化患者中。此外，这种疾病风险似乎与疾病的炎症活动有关，因为所描述的许多肝癌病例是在肝癌诊断之前还没有诊断出 AIH 的患者，或者是没有接受足够免疫抑制治疗的患者。炎症活动与肝癌风险之间的联系在病毒性肝炎中已详尽的描述，因此虽无明确的证据，仍可推测 AIH 中存在类似过程。

鉴于在 AIH 肝硬化患者中报告的肝癌发病率，应每 6 个月对所有 AIH 肝硬化患者进行超声筛查是普遍推荐的。这一推荐基于非常有限的证据和在炎症性肝病患者中筛查 HCC 的共识。早期肝硬化患者在免疫抑制维持治疗的稳定缓解期不需要定期超声筛查，但在缺乏这方面可靠证据的情况下，一般指导原则建议坚持更严格的监测方案。

除 HCC 筛查外，接受长期免疫抑制治疗的患者应每年接受皮肤癌筛查。同样，这项建议是基于对其他有其他免疫抑制治疗方案的疾病的研究，但鉴于大多数 AIH 患者需要终身免疫抑制疗法，由于皮肤癌的发病率尤其是在高加索人群

中增加，皮肤癌的监测似乎是非常适当的。

（九）肝移植

目前，多达 5% 的肝脏移植用于 AIH。这一概率是由于漏诊和患者的免疫抑制治疗不够理想所致。AIH 的急性肝衰竭是一种非常罕见的事件，仅占 AIH 肝移植的一小部分。在这些患者中，移植往往不可避免，而面临的挑战是如何在移植后避免疾病卷土重来。这些患者应接受足量的免疫抑制治疗，术后的免疫抑制方案推荐包括硫唑嘌呤在内作为一种高效的抑制 AIH 的药物。有时会难以区分移植后 AIH 的再次出现和排斥反应，两者之间可能存在相互诱导的关系，但由于两者的处理方式相似（增加免疫抑制），因此不必区分两者[111]。

AIH 患者晚期肝硬化也是肝移植的指征。一些患者在确定时，诊断肝硬化已进展到即使是通过免疫抑制治疗终止炎症也没有机会恢复肝功能。在这些患者中，就像在暴发性 AIH 中一样，免疫抑制治疗的风险可能会通过增加感染并发症的风险而高于潜在疾病的风险，而移植可能是最好的选择。在其他患者中，肝硬化的进展是因为患者对治疗依从性不足，或者因为治疗过晚不能控制进一步的炎症。后一种问题在专业医师机构是非常罕见的，因此，难以管理的病人应转介到专业医师机构以避免移植。在移植不可避免的患者中，移植后的过程通常是良性的，AIH 肝移植的长期预后与其他大多数良性进展性肝病的指征相似。

（十）提供优质护理和管理问题

为了在 AIH 患者中达到正常的预期寿命和生活质量，应该谨慎地向那些对常规治疗无迅速反应的难治性 AIH 患者和那些有显著共存疾病的患者提供治疗。手术或主要疾病的专家意见有助于帮助患者达到较高的医学要求，如怀孕和生育，从童年过渡至成年。在因诊断而承受心理负担的病人中，专家中心可以提供特殊的心理帮助，并使用自我救助和同龄小组。

在免疫抑制治疗期间，预防措施，如疫苗接种，骨密度测量和定期皮肤检查是必要的。目前已有国家和国际准则用于 AIH 的治疗，应遵循这些准则。对于肝硬化患者，应定期进行超声或胃镜检查以排除食管静脉曲张。

长期治疗目标应该不仅是正常的预期寿命，还应是良好的生活质量。通过适当的治疗和坚守，可以避免骨质疏松症或基底细胞癌等长期并发症的发生。

◆ 结论

AIH 的产生是由于基因易感的人由于未知因素触发了对肝细胞抗原的免疫耐受丧失。此病可以出现在任何年龄，从婴儿早期到 90 多岁，但最常见的是在 45 岁左右至 50 岁，另一个较小的发病高峰在青春期。AIH 可以表现为急性甚至急性重型肝炎，但更常见的是隐匿发病，并往往导致诊断的延误。诊断 AIH 基于临床和实验室参数的综合评估，其中最重要的是选择性地血清高 IgG 水平和特异性自身抗体。组织学证实急性和（或）慢性肝炎是做出诊断的先决条件。未治疗的 AIH 常在几个月或几年内导致肝硬化和死亡，而免疫抑制治疗的效果很好，大多数患者有良好的生活质量和接近正常的预期寿命。治疗的目的是诱导和维持完全缓解，完全缓解定义为转氨酶水平和 IgG 水平正常，并且若可取得组织学证据，则提示不活跃或只有轻微的肝炎。几乎所有的病人都需要终生的治疗来维持缓解。未来研究面临的挑战是理解疾病的发病机制，并在此基础上制定更具体的治疗方式，使病情得到长期缓解而无须持续治疗和监测疾病活动。

第 42 章 原发性胆汁性胆管炎
Primary Biliary Cholangitis

Seth N.Sclair, Cynthia Levy 著

陈伟 译，黄悦、李晶 校

● 缩 略 语 ABBREVIATIONS

AE2	anion exchanger 2	阴离子交换蛋白 2
AIH	autoimmune hepatitis	自身免疫性肝炎
ALP	alkaline phosphatase	碱性磷酸酶
ALT	alanine aminotransferase	丙氨酸氨基转移酶
AMA	antimitochondrial antibody	抗线粒体抗体
ANA	antinuclear antibody	抗核抗体
APRI	AST to platelet ratio index	AST/ 血小板比值
AST	aspartate aminotranferase	天门冬氨酸氨基转移酶
ATX	autotoxin	自体毒素
BMD	bone mineral density	骨密度
BSEP4	bile salt export pump 4	胆盐输出泵 4
CT	computed tomography	计算机断层扫描
CTLA-4	cytotoxic T-lymphocyte antigen 4	细胞毒性 T 淋巴细胞抗原 4
ELF	enhanced liver fibrosis	增强肝脏纤维化评分
ELISA	enzyme-linked immunosorbent assay	酶联免疫吸附试验
FXR	farnesoid X receptor	farnesoid X 受体
FIS	Fatigue Impact Scale	疲劳影响量表
GGT	γ-glutamyltransferase	γ- 谷氨酰基转移酶
GWAS	genome-wide association studies	全基因组关联研究
HDL	high-density lipoprotein	高密度脂蛋白
HLA	human leukocyte antigen	人类白细胞抗原
HRT	hormone replacement therapy	激素替代治疗
IL-1	interleukin 1	白介素 -1
IL-12	interleukin 12	白介素 -12
INF-γ	interferon γ	干扰素 γ
kPa	kilopascal	千帕
LDL	low-density lipoprotein	低密度脂蛋白
LPA	lysophosphatidic acid	溶血磷脂酸
MELD	Model for End-Stage Liver Disease	终末期肝病模型
MHC	major histocompatibility complex	主要组织相容性复合体
MRCP	magnetic retrograde cholangiopancreatography	磁共振胰胆管成像
MRI	magnetic resonance imaging	磁共振成像
NF-κB	nuclear factor κB	核因子 -κB
2-OADC	2-oxo acid dehydrogenase family of multienzyme complexes	多酶配合物 2- 氧酸脱氢酶家族
OCA	obeticholic acid	奥贝胆酸

PBC	primary biliary cholangitis	原发性胆汁性胆管炎
PDC	pyruvate dehydrogenase complex	丙酮酸脱氢酶复合物
PPAR-α	peroxisome proliferator–activated receptor α	过氧化物酶体增殖物激活受体 α
PSC	primary sclerosing cholangitis	原发性硬化性胆管炎
PXR	pregnane X receptor	孕烷 X 受体
SLE	systemic lupus erythematosus	系统性红斑狼疮
STAT-4	signal transducer and activator of transcription 4	信号转导及转录激活因子 4
TGR5	G protein–coupled bile acid receptor	G 蛋白偶联胆汁酸受体
TNF-α	tumor necrosis factor α	肿瘤坏死因子 -α
UDCA	ursodeoxycholic acid	熊脱氧胆酸
ULN	upper limit of normal	正常上限
US	ultrasound	超声
UTI	urinary tract infection	尿路感染
VCTE	vibration-controlled transient elastography	振动控制瞬态弹性成像
VLDL	very-low-density lipoprotein	极低密度脂蛋白

原发性胆汁性胆管炎（PBC）是一种慢性进行性自身免疫性胆汁淤积性肝脏疾病。这种疾病首次被认识的最初数十年里，患者在初诊时即已经发展成为肝硬化。然而，这种情况正在改变。由于对该病认识的不断加深、诊断工具的改进，大多数患者在疾病的早期即被确诊。这也使得全球范围内努力将"肝硬化"（cirrhosis）这个词从这个疾病的名称中去除。因而，读者将会遇到一个新的该病名称：原发性胆汁性胆管炎。

一、病因

（一）发病及流行

全球范围内的描述性文献已经证实 PBC 是非常见疾病。多个欧洲国家、北美洲、澳大利亚、以色列、印度以及日本均已经报告了其发病和流行情况。其每年的发病率为 0.7/100 万～ 49/100 万，而点患病率为 6.7/100 万～ 402/100 万，其中北欧和美国的流行率更高 [1]。许多这些研究提供了在相同的地理区域内长期观察的时间趋势，有时会显示出 PBC 的发病率和（或）流行率呈上升趋势。比如，在 1977 年到 1987 年间，谢菲尔德（英国城市）的居民每年 PBC 的发病率从 5.8/100 万上升至 20.5/100 万。另外，其流行率从 1977 年的 54/100 万稳步上升至 1987 年

的 57/100 万、1993 年的 136/100 万、1996 年的 238/100 万，这种趋势或许反映了早期诊断和（或）生存期的延长。类似的，据报道，在 1988 年至 1999 年间芬兰每年发病率增加 3.5%，而流行率增加 5.1%。

在美国只有两个关于 PBC 的流行病学调查。第一个研究在奥姆斯特德县（Olmsted County），明尼苏达州，1975 年至 1955 年间共有 46 例该病病例，平均每年发病率为 27/100 万，其中，女性总的年龄调整以后的发病率为 45/100 万，这个数字在长达 20 年的研究期间保持稳定。在 1995 年年龄和性别调整后的流行率为 402/100 万，其中女性的流行率（654/100 万）显著高于男性（121/100 万）[2]。第二个研究在阿拉斯加地区进行，在 1984 年至 2000 年间共有 18 例 PBC，据此其点流行率为 160/100 万 [3]。当 5 个 AMA 阴性的 PBC 病例和 6 个合并自身免疫性肝炎的 PBC 病例加入时，其流行率上升至 189/100 万。该研究没有提供时间趋势。

在 2014 年，迄今为止最大的基于人群的研究共包含 922 例病例，从 2000 年至 2008 年在荷兰该病的发病率及流行率呈上升趋势，而这种趋势独立于死亡的病例数。在该研究中，平均发病率为 11/100 万，相应的点流行率为 132/100 万。而且在研究期间该病的诊断方式和治疗方式并未

改变，从而也说明该病的发病率正在升高[4]。

（二）年龄、性别和种族差异

历史上，尽管 PBC 在所有人群和种族中均有发生，大家普遍认为 PBC 主要影响白种人。该病在女性中更为常见，男女病例大约为 1 : 10，平均发病年龄为 52 岁[2]。尽管极其少见，该病也可发生于青少年，在成年早期诊断该病很少见。在 Boonstra 等的流行病学研究中，该研究包含了荷兰的 922 例病例，根据年龄统计其发病率，20—29 岁和 30—39 岁人群组发病率低于 0.5/10 万[4]。在症状和实验室检查方面，男性患者和女性患者的疾病表现大同小异。然而根据英国该病的队列研究数据，男性患者的诊断年龄高于女性患者，疾病更加晚期，对治疗的反应率更低。在女性患者中，年轻患者对于治疗的反应率更低。比如，在 70 岁及以上患者中，熊脱氧胆酸（UDCA）治疗的反应率高达 90% 以上，而在 30 岁及以下年龄的患者中，熊脱氧胆酸治疗的反应率则低于 50%[5]。

PBC 的人种差异也很显著。Peters 等的一项多中心临床试验回顾了 1989 年至 1998 年间美国 11 个州、535 例患者的临床、人口统计学和实验室数据[6]。正如预期的那样，超过 90% 的患者为女性，平均发病年龄为 52 岁。绝大部分患者为白种人（86.3%），而西班牙裔患者占 7.9%，非洲裔患者占比 3.9%。调整年龄和体重后，根据临床和实验室检查标准，非白人患者疾病更加严重，特别是腹水、肝性脑病、静脉曲张出血在非白人患者中更加常见。更进一步的是对比中发现，非白人患者瘙痒症状更加严重、活动能力下降更加明显。

由于亚裔人群中 PBC 并不常见，对于亚裔患者的 PBC 临床表现所知比较有限。一个新加坡的研究显示，该病不接受肝移植患者的 5 年总生存率高于 90%，显著高于欧洲和北美的研究数据[7]。然而，研究之间的直接对比是不可能的，亚洲国家先前的研究亦显示该病 5 年生存率约为 70% ～ 80%，和欧洲的经验更加一致。

一项近期的研究涉及 210 例患者，其中 70 例患者为西班牙裔，该研究显示了种族因素在 PBC 的自然病程中的影响[8]。相对于非西班牙裔患者，西班牙裔患者对于 UDCA 的治疗反应更差，更加可能出现腹水、静脉曲张出血等肝硬化失代偿表现。另外，西班牙裔患者更加可能合并罹患自身免疫性肝炎。

（三）地理群聚

PBC 的发病率和流行率在世界各地显著不同，揭示了地理流行病学的概念。研究人员在爱沙尼亚、瑞典、英国北部及希腊特定的亚区报道了 PBC 存在地理群聚现象[9-12]，显示了在 PBC 的疾病发展过程中环境因素的重要作用。在美国，纽约城的有毒废物垃圾场附近及严重空气污染区域均观察到这种群居现象[13,14]。另外，澳大利亚和以色列的研究显示 PBC 在欧洲移民者中的流行率显著高于本国人群[13]。英国的研究显示在盖茨黑德和纽卡斯尔的城区不仅存在地理群聚显现，还存在空间 - 时间群聚，即短暂的环境暴露（例如一个感染源）[15,16]。总之，这些研究均支持特定的环境因素会有助于 PBC 发生的假说。

（四）易感因素

PBC 最强的危险因素为家族史，如果其兄弟姐妹患有 PBC，则该个体患病的相对风险高达 10.5[17]。一项涉及 16 对双胞胎的研究显示，该病同卵双胞胎的共患病率为 63%，是目前已知自身免疫性疾病中最高的。另一方面，在异卵双胞胎中未发现共患病[18]。这些研究结论均支持 PBC 的发展受到基因和环境因素的双重影响。

在美国进行的两项病例对照研究探索在基因易感个体中诱发 PBC 的因素。第一项研究基于问卷调查，涉及 241 例 PBC 患者、261 个同卵兄弟姐妹、225 个 PBC 患者的朋友[19]。该研究发现，相比于朋友和亲戚，PBC 患者更有可能出现多种自身免疫状态。相似的，PBC 患者的一级亲属有更高的 PBC 发病率。在这项研究中发现的其他危险因素有扁桃体切除史、尿路感染、阴道感染、带状疱疹、胆囊切除病史及吸烟史。第二项更大的研究共纳入 1032 例 PBC 患者以及 1041 例通过随机拨号筛选的对照病例，通过电话随访进行[20]。该研究证实家族发病增加、与自身免疫性疾病及吸烟相关、尿路感染发生率增加，也显示与指甲油的新的相关性，而未育对于该病有保护作用。这些危险因素的强度都显示在表 42-1 中。未发现与酒精摄入、乳腺癌、压力生活事件及豢养宠物相关。

两项大型的英国队列研究也证实 PBC 与吸烟在各个年龄组的相关性，进一步支持在美国队列研究中的这种相关性[21]。PBC 患者更有可能去染发，而且该行为往往先于疾病诊断。通过多因素分析，该研究同样显示了 PBC 与反复尿路感染和共存的自身免疫状态的相关性。值得注意的是，该研究并没有发现与怀孕的相关性，尽管孕期瘙痒的患者更加容易患有 PBC[21]。总之，就像早前涉及双胞胎的研究所提到的，这些病例对照研究强烈地支持基因和多种环境因素在 PBC 的发病和临床表现中起作用。

发病机制

目前共识认为 PBC 是一种器官特异性自身免疫性疾病，发生于基因易感个体中。多数 PBC 患者产生针对多酶复合物 2- 酮酸脱氢酶家族（2-OADC）的抗线粒体抗体（AMAs），该抗体主要靶向丙酮酸脱氢酶复合物的 E2 和 E3 亚基（PDC-E2 和 PDC-E3）。有趣的是，在所有这些酶中 B 细胞自身抗原表位的一个关键共有的组成是一种硫辛酸共因子。

尽管 2-OADC 位于线粒体内膜上，且存在于所有有核细胞中，PBC 的免疫反应最开始针对胆管上皮细胞。在这种情况下，PDC-E2 异常表达于细胞表面，特别是小胆管上皮细胞表现。因而，PBC 最大的挑战之一是解释导致这种局部免疫耐受崩溃的原因。就这一点而言，现有的数据显示在 PBC 特征性的组织特异性的自身免疫反应机制中胆管上皮细胞的消亡扮演了重要的角色[22]。

胆管上皮细胞，或称胆管细胞，能在特异性促炎细胞因子的刺激下调整黏附分子、主要组织相容性复合体（MHC）Ⅰ类分子和Ⅱ类分子、肿瘤坏死因子 α（TNF-α）、干扰素 γ（IFN-γ）以及白介素 -1（IL-1）的表达。胆管上皮细胞还可以作为抗原呈递细胞。此外，这些细胞对凋亡比较敏感。一些刺激可以触发这些胆管上皮细胞凋亡，包括免疫介导损伤、氧化应激、毒物和感染源。最后，当出现胆管上皮细胞死亡和残留的胆管上皮细胞增生能力不平衡时，胆管缺失占优。因而，凋亡细胞被胆管上皮细胞吞噬可以导致内源性自身抗原的表达，这又反过来导致自身反应、进行性胆管细胞的破坏和胆管缺失，作为 PBC 进展

表 42-1　涉及的危险因素与 PBC 的相关性

变　量	OR	95%CI	参考文献
病史			
PBC 家族史	10.74	4.23 ～ 27.27	[20]
	2.26	1.05 ～ 5.21	[21]
Sjögren 综合征	5.81	1.28 ～ 26.44	[20]
系统性红斑狼疮	2.23	1.26 ～ 3.96	[20]
自身免疫性疾病	4.92	2.38 ～ 10.18	[19]
尿路感染或阴道感染	2.12	1.10 ～ 3.78	[19]
尿路感染	1.51	1.198 ～ 1.95	[20]
	2.06	1.56 ～ 2.73	[21]
带状疱疹	2.73	1.12 ～ 6.67	[19]
	2.38	1.82 ～ 3.11	[21]
银屑病	1.90	1.21 ～ 2.91	[21]
胆囊切除术	2.30	1.16 ～ 4.58	[19]
扁桃体切除术	1.86	1.02 ～ 3.39	[19]
生活方式			
既往吸烟	2.04	1.10 ～ 3.78	[19]
曾经吸烟	1.57	1.29 ～ 1.91	[20]
	1.63	1.27 ～ 2.09	[21]
规律的酒精摄入	0.57	0.39 ～ 0.83	[21]
使用指甲油	1.002	1.00 ～ 1.003	[20]
使用染发剂	1.29	1.00 ～ 1.80	[21]
生育史			
未孕	0.61	0.44 ～ 0.84	[20]
曾经使用激素替代治疗	1.55	1.24 ～ 1.88	[20]
怀孕时瘙痒	2.13	1.25 ～ 3.59	[21]

OR odds ratio. 比值比；PBC. 原发性胆汁性胆管炎

的特征之一[23]。

进行性胆管损伤和胆管缺失会导致胆酸累积,而过多的胆酸是有害的。在 PBC 中,胆汁淤积也是由于胆管细胞阴离子交换蛋白 2(AE2)调节不良所致,导致保护性的"碳酸氢盐保护伞"的缺失。这些累积的胆酸是重要的信号分子,作为天然配体可以进一步调节机体的免疫反应。最好的例子是法尼酯 X 受体(FXR),一个主要表达于胃肠道的核受体,尽管 G 蛋白偶联胆酸受体(TGR5s)和其他信号通路也参与其中。在临床前和临床研究中,FXR 的活化能调节胆酸自稳态、脂质和糖代谢、纤维化通路以及免疫调节。另外,FXR 的活化被认为能抑制核因子(NF-κB)信号通路,导致 TNF-α、IL-1、IL-17 产生减少,从而调节炎症反应。

(五)免疫原性

在 PBC 中肝脏的免疫环境的特点是 B 淋巴细胞和 T 淋巴细胞的浸润,CD4$^+$ 细胞和 CD8$^+$ 细胞的比值大约为 2[24]。Th$_1$ 细胞回应高水平表达的 IFN-γ mRNA 而产生主要细胞因子谱,然而,IL-6 也存在于胆管中,表明 Th$_2$ 细胞也作用其中。另一种调节 T 细胞亚群,Th$_{17}$,是 IL-17 的主要来源,同样被发现浸润 PBC 患者的肝脏组织[25]。这些 T 细胞均作用于在 PDC-E2 中被 B 淋巴细胞识别的抗原表位。

PBC 患者肝脏中的 CD8$^+$T 细胞多于外周血中的 CD8$^+$T 细胞。与疾病进展期不同的是,在 PBC 疾病早期阶段,外周血中的 CD8$^+$T 细胞的前体细胞数量更多,表明其在胆管损伤中的作用[26]。CD4$^+$/CD25$^+$ 调节 T 细胞数量和活性的降低也值得注意[27]。另一方面,PBC 中固有免疫反应被增强。结果,更多的促炎细胞因子被释放以应对病原体相关刺激。一致的是,自然杀伤 T 细胞的数量和活性显著增加。

除了活化 T 细胞的增加和调节 T 细胞的减少,广泛的 B 细胞功能失调也是 PBC 的特征性表现,导致 B 细胞活化增加,产生自身抗体和免疫球蛋白 M。在 PBC 患者中,AMA 被认为

作用于胆管细胞的破坏,尽管确切的机制尚不明确。活化的循环 B 细胞的存在、AMAs 分化成为 PDC-E2 特异性浆母细胞、AMAs 回应多种趋化因子均支持这种假说[28,29]。尽管主要的 AMA 免疫球蛋白亚型为 IgG1 和 IgG3,IgA 型 AMA 在 PBC 发病机制中的作用被重新发现,因为胆管上皮细胞可以活跃地转运 IgA。除了在胆管上皮细胞的表面,这些 IgA 型 AMA 也在 PBC 患者的唾液、尿液和胆汁中检测到。

目前已有许多假说解释了在易感患者中可能的自身免疫诱导的启动因素,主要包括自身抗原通过细胞损伤和分子模拟导致的凋亡而溢出完成,这一过程既可以通过暴露于细菌或病毒感染,也可以通过暴露于外源性物质,从而导致天然 PDC-E2 的修饰所致感染。

(六)感染源和外源性物质的作用

大肠杆菌、肺炎衣原体、德氏乳杆菌、幽门螺杆菌、溶芳烃新鞘氨醇菌等细菌被认为能通过分子模拟导致 PBC。除了细菌,一种 β 逆转录酶病毒被发现存在于 PBC 患者的肝脏和淋巴结中。有趣的是,胆管上皮细胞暴露于这些淋巴结后会在细胞膜上诱导表达 PDC-E2 样抗原[30]。然而,病毒感染在 PBC 发病机制中的作用已经受到质疑,需要进一步证实。

外源性物质是外源性化合物,可以改变自身或非自身抗原的分子结构从而诱导免疫反应。这种免疫反应不仅能识别改变了的自身或非自身抗原,而且能识别其自然形式。此外,某些化合物被代谢后能产生卤化结构,这种卤化结构是在 PDC 中是硫辛酸残基的变体,从而引起特定的免疫反应产生 AMA[31]。一个这样的外源性物质的例子是 2-辛炔酸,一种存在于指甲油等化妆品中的物质。在动物模型中,外源性物质的应用会诱导高滴度的 AMA 的产生以及出现自身免疫性胆管炎的组织学证据[32]。

PDC-E2 结构在多个物种中高度保守,AMA 对细菌抗原存在交叉反应是一个公认的现象。因而可以假设细菌模拟的 PDC-E2 或者化学修饰的

PDC-E2 可能引起抗原呈递细胞的活化。此外，一个合理的假说认为包含辛炔酸的细菌模拟是外源性物质诱导修饰的一个诱人的靶点，可以导致抗原呈递细胞的活化。这些细胞反过来又会激活 T 细胞和 B 细胞，启动一系列事件最终造成胆道损伤 [33]。调节 T 细胞的耗竭和其他一些未知机制帮助维持这种损伤。

1. 基因

一些证据均指向基因在 PBC 的发病中起重要作用。首先，该病更多地发生于 PBC 患者的家族中，据报道的比例为 1% ～ 7% [34]。其次，在同卵双胞胎中共患病率为 63%，是已知自身免疫性疾病中最高的 [18]。最后，女性优势和 PBC 女性患者 X 单染色的频率增加均提示 X 染色体缺陷在 PBC 发病中起到一定的作用 [35]。然而，PBC 的基因背景极其复杂，无法通过单个基因异常解释。因而，一个"多次打击"的基因模型被构想出来，在该模型中特定的基因将倾向于打破免疫耐受，导致疾病的发生，而其他基因将决定疾病的进展。除了基因，多种其他的外部因素也认为能影响疾病的发生和发展。

考虑到已经发现特定的 MHC 等位基因与其他自身免疫性疾病相关，他们与 PBC 的关系已经被充分研究了。至今，MHC Ⅰ 类分子的基因与 PBC 的关系被认为很微弱。另一方面，关于 MHC Ⅱ 类分子等位基因的研究为 PBC 的发病机制提供了重要的线索。在来自德国、西班牙、意大利、瑞典和美国的多个研究中，与对照相比，人类白细胞抗原（HLA）-DR8（DRB1*08）被发现在白人 PBC 患者中频率更高，表明 DR8 也许是 PBC 的一个危险因素。在英国，研究报道 DQA1*0401 和 DQB1*0402 的连接与疾病的进展相关，而非疾病的发生。这些研究结果与欧洲其他国家和日本的研究结果并不一致，表明由于地理位置的不同可能有不同的等位基因起到不同的作用。另外，初步数据表明特定的 HLA 联结可能是 PBC 多种免疫表型的基础。有趣的是，尽管仍需要进一步描述和统一数据，来自加拿大和美国的一项大型研究强烈表明 PBC 的大部分风险来自于 HLA-DQB1、IL12A 和 IL12RB2 位点的共同变异体 [36]。反之，免受 PBC 的保护作用与 DRB1*13 和 DRB1*11 单倍型相关 [37-39]。

关于非 HLA 风险位点的研究已被新的全基因组关联研究（GWAS）所推动。GWAS 为阐明非 HLA 风险位点和 PBC 的重要关系带来曙光，而且已证实大部分、但并非全部的之前所报道的关系。例如细胞毒性 T 淋巴细胞抗原 4（CTLA-4）在这些强大的全基因研究中证实并非 PBC 的风险位点。来自北美、英国、意大利和日本的包含患者和正常对照的 GWAS 鉴别出多个既往已发现与其他免疫相关疾病有关的风险位点。特别是，白介素 -12（IL-12）与下游的 JAK 和信号转导及转录蛋白激活因子（JAK-STAT）信号通路在 PBC 的发展中起到重要的作用 [36,40-42]。

其他与 PBC 相关的重要位点是 NF-κB、干扰素调节因子 5（IRF5）、细胞因子信号传送阻抑物 1（SOCS1）基因。在 GWAS 中鉴别出来的基因极少是疾病特异性的。更确切地说，迄今为止所识别出来的基因风险普遍都与自身免疫倾向相关。进一步，这些遗传变异对于特定疾病表型的作用未知。表 42-2 显示了从全基因研究中出现的非 HLA 风险关联基因。

2. 临床表现

PBC 主要发生在中年妇女，平均年龄 52 岁。少数患者为男性（最多占 10%）。高达 40% 的患者年龄在 65 岁及以上，该患病人群的临床特征与年轻患者相同。

（七）无症状性疾病期

自从 1851 年被首次描述以来，PBC 患者的临床表现已大相径庭。现在，多数患者在还没有症状时即被确诊。不幸的是，"无症状疾病"这个定义在已发表的研究中各不相同，但是通常指患者没有特定的肝脏相关的症状或者并发症。最有争议的症状是疲劳，而该症状是近来大量研究的焦点。

在西方国家和日本无症状期患者的比例相对较高，占所有患者的 85%。在这些病例中，PBC

表 42-2 原发性胆汁性胆管炎的非 HLA 关联基因

位 点	基因关联	与 PBC 共享风险位点的疾病
1p36	MMEL1	乳糜泻，MS，RA，UC，PSC
1p31.1	IL12RB2	SS
1q31.3	DENND1B	克罗恩病，哮喘
2q32.2	STAT4	乳糜泻，RA，SLE，SS
3p24.3	PLCL2	MS
3q13.3	CD80	乳糜泻
3q25.33	IL12A	MS，乳糜泻
4q24	NFKB1	MS，UC
5p13	IL7R	MS，UC
7p14.1	ELM01	乳糜泻
7q32	IRF5	SS，SLE，RA，UC
9q32	TNFSF15	克罗恩病，UC
11q13	RPS6KA4	MS，克罗恩病，银屑病，结节病
11q23.3	CXCR5	MS
14q24	RAD51B	—
14q32	TNFAIP2	—
16p13.13	CLEC16A	MS，UC，T1DM
16q24.1	IRF8	UC
17q12	IKZF3	克罗恩病，UC，RA，T1DM
19p13.2	TYK2	克罗恩病，T1DM，银屑病
19q13.3	SPIB	—
22q13.1	MAP3K7IP1	克罗恩病

MS. 多发性硬化；PSC. 原发性硬化性胆管炎；RA. 类风湿关节炎；SLE. 系统性红斑狼疮；SS. 系统性硬化；T1DM.1 型糖尿病；UC. 溃疡性结肠炎

引自 Carbone, et al. Implications of genome wide associat ions studies in novel therapeutics in PBC. Eur J Immunol 2014；44:945-954；Hirschfield, et al. Genetics in PBC: What do the "risk genes" teach us? Clin Rev Allerg Immunol 2015；48:176-181

最终确诊是由于患者在常规体检时意外发现肝脏生化指标异常。在印度、立陶宛、新加坡及中国香港，就诊时无症状疾病期患者的比例为 20% ～ 47%，也许表明了其医疗保健制度的差异

而并非 PBC 自然病程的真正差异[43]。

（八）症状性疾病期

疲劳和瘙痒是目前为止最为常见的症状。另一方面，黄疸是一个迟发症状，与预后不良相关。右上腹痛约发生在 10% 的患者中。门静脉高压症状以及肝外并发症将在本章节稍后讨论。

1. 疲劳

在北美和北欧，疲劳被报道存在于高达 85% 的 PBC 患者中，而其中大约 50% 的患者认为疲劳是他们最严重的症状。尽管这种症状被认为是一种主观抱怨，评估症状和健康相关生活质量的问卷可以提供关于疲劳在 PBC 患者中影响的观察。运用疲劳影响量表（FIS），研究者已经揭示了有更高疲劳分数的患者死亡率增加，其中大部分是由于心血管原因[44]，以及过度的日间嗜睡[45]。疲劳被认为会影响家庭生活和工作表现[46]，一项使用疲劳评估量表的加拿大研究显示 PBC 和疲劳的个体睡眠治疗不佳，且更加的抑郁[47]。在该研究中，疲劳与肝脏疾病的严重程度不相关，不因使用 UDCA 而症状缓解，这个发现也被其他研究所证实[48-50]。和抑郁的关系也被其他研究所证实，比率各不相同。

有疲劳症状的 PBC 患者，无论是否有肝硬化，其心脏变异性更低，更有可能出现低血压，这些都表明这些患者的自主神经功能紊乱，表现为交感神经过度兴奋和压力反射敏感性受损[51]。此外，这些患者在重复持续的活动中其肌肉功能加速丧失，且与疲劳的严重程度相关。这种外周肌肉易疲劳性与运动后过度肌肉酸中毒相关，最近的研究指出线粒体功能不良可能是其中一个成因[52]。

来自英国 PBC 队列研究的数据显示男性患者疲劳比率低于女性患者。另外，在男性患者中自主神经功能紊乱更为少见。在一项女性和男性的配对分析中，疲劳评分的差异和自主神经功能紊乱评分的差异成比例，进一步说明疲劳和自主神经功能紊乱之间的联系。疲劳症状在年轻患者中也较少见[5]。

因而，解释疲劳症状病理生理机制的假说涉

及中枢和外周过程。在有疲劳症状的PBC患者中可以见到大脑中涉及自主神经功能调节的结构的异常。病变的负荷、认知功能的损害和大脑自主调节能力的丧失三者之间存在关联[52]。随着时间的推移，有自主神经功能紊乱的患者摔倒的倾向增加，进行性认知功能恶化的风险升高。自主神经功能紊乱可能影响外周肌肉的血供，影响参与无氧代谢的质子和（或）乳酸转运体的功能，从而导致肌肉疲劳[53]。另外能促进疲劳症状发生的因素包括抑郁、睡眠剥夺、药物不良反应、贫血和甲状腺功能减退。

2. 瘙痒

瘙痒被定义为促使患者去抓挠皮肤的一种不悦的感觉，是PBC患者的一种常见的主诉。超过70%的患者存在瘙痒，而最近的研究则表明其发生率约为20%～30%。Prince等追踪了770例PBC患者的症状变化，发现确诊时瘙痒症状的出现比率为18.9%，5年内出现瘙痒症状的累积风险为45%，10年的累积风险则为57%[54]。随后，在梅奥诊所参与临床实验的患者中，研究者评估了PBC瘙痒症状的自然病史。在随机被分配进入安慰剂组时无瘙痒症状的患者出现瘙痒症状的年度风险为27%，而症状消失或者改善的年度风险为23%[55]。尽管这个研究表明血清ALP水平和梅奥风险评分是瘙痒症状的独立预测因素，这种关系并非总能证实。的确，胆汁淤积的生化标志物或者疾病所处阶段与瘙痒症状可能并不存在直接的关系，除了旺炽性胆管病变的患者中严重瘙痒症状的发生率可能增加[56]。另外，一些患者一旦出现肝衰竭，瘙痒症状可改善或缓解。

PBC患者中瘙痒症状是普遍的和间断的，尽管也完全有可能是不间断的，其严重程度更加典型的是轻到中度。它会通过损害睡眠和引起抑郁来显著地影响生活质量。罕见地，瘙痒可以严重到致残，有报道称有患者因为瘙痒单个症状行肝移植。即使PBC患者的瘙痒症状并非继发于皮肤病变，体格检查常常会显示慢性抓挠的证据，比如脱皮、色素沉着、结节性痒疹。

在过去几年里我们关于PBC瘙痒的病因的认识显著地增加了。在胆汁淤积时致瘙痒物质被认为在肝脏中形成或生物转化，被分泌到胆管中。它被进一步认为在体循环中累积，最后影响内源性阿片系统。早期的推测认为胆酸在PBC患者的血液及组织中累积从而引起瘙痒，而这远未被证实。然而，胆酸诱导TGR5的激活是一种表达在背根神经元的受体，可以触发基础瘙痒活动的增加。由于血清胆酸浓度与瘙痒强度之间缺乏相关性，人们对胆酸作为致瘙痒物质的兴趣减退了。此外，在之前描述的研究中用于刺激TGR5的胆酸浓度显著高于在临床胆汁淤积症中观察到的浓度。另一方面，神经类固醇也可以刺激中枢神经系统中的TGR5，从而可能导致瘙痒。重要的是，其他内源性致瘙痒物质和途径已经受到密切的关注，包括阿片类肽、血清素、乙酰胆碱、内皮素、P物质、激肽释放素、白三烯、前列腺素以及近来的溶血磷脂酸（LPA）。

一些证据支持阿片类物质在PBC瘙痒症中的作用[57]。第一，和健康志愿者不同的是，PBC患者在服用阿片拮抗剂时出现戒断样症状。第二，阿片类药物的中枢给药会导致瘙痒，而这又可以被阿片拮抗剂所改善。第三，胆汁淤积肝病患者内源性阿片类肽蛋氨酸-脑啡肽和亮氨酸的血浆浓度升高，μ-阿片受体下调。第四，临床试验表明，阿片拮抗剂可以改善胆汁淤积时的瘙痒症。综上，这些数据表明，要么是中枢阿片类物质神经传递增加导致瘙痒，要么是阿片拮抗剂抑制尚未明确的致瘙痒原的释放。关于基因，单核苷酸多态性已经在阿片类受体μ-1的外显子1中被报道，其可能防止抓挠行为，另一个单核苷酸多态性在多药耐药蛋白2基因的外显子25中，其与瘙痒症状的存在显著相关。

由于一种瘙痒特异的神经通路在最近被发现[58]，研究者们现在已经将注意力转移到了识别瘙痒特异性神经递质和受体上。特别地，LPA-自体毒素（ATX）轴被认为是胆汁淤积性瘙痒的一个关键组成[59]。在瘙痒特异性神经元上，已经发现6个LPA的G蛋白偶联受体。ATX是负责将

LPA 前体溶血磷脂酰胆碱转化为 PLA 的酶。由于 LPA 是相当不稳定的神经元激活剂，血清 ATX 活性被当作一个更加可靠的标志物，并被发现与瘙痒程度和对治疗的反应相关。此外，利福平，一种具有强效抗瘙痒作用的药物，被发现在人肝源细胞系中能在转录层面抑制 ATX 的表达，这可能是通过孕烷 X 受体（PXR）的激活实现的[60]。

许多问题尚未解决，包括血清 ATX 的来源，LPA-ATX 轴调节通路的识别，LPA 诱导的瘙痒需要哪些特异性 LPA 受体和信号通路，以及还有哪些其他因素参与瘙痒的起始和加重过程。更好地了解瘙痒的发病机制有助于我们发现新的靶向治疗方法。

3. 门静脉高压

只有少数 PBC 患者在确诊时出现门静脉高压的症状和体征。其中一项最大的以人群为基础的研究显示，在就诊时 3% 的患者有腹水，1.3% 的患者有食管曲张静脉出血，以及 1.4% 的患者出现肝性脑病。据估计，10 年后将有 20% 的患者出现腹水，10% 的患者出现食管曲张静脉出血，以及 12.6% 的患者将会出现肝性脑病[54]。有趣的是，在 10%～20% 的 PBC 患者中，门静脉高压的并发症可以先于肝硬化组织学的出现，这是由于门静脉受压、窦周纤维化和结节再生性增生。PBC 门静脉高压的临床特征与其他原因慢性肝脏疾病相类似。

（九）肝外并发症

1. 骨病

20%～40% 的 PBC 患者存在骨质疏松症。与此相反，骨软化症则很少见。骨质疏松症发病率的增加的确导致骨折的风险增加 2 倍，特别是脊柱、前臂和髋部的骨折[61]。骨质疏松的风险因素包括高龄、低体重指数（≤ 24kg/m²）和组织学进展期疾病阶段[62]。胆汁淤积的严重程度、PBC 梅奥风险评分、绝经后状态和肠道钙吸收不良都被报道为骨质疏松症的预测因素，但研究结果并不一致。同样地，基因多态性被认为影响 PBC 骨病，但是结果互有冲突。虽然在 PBC 中

肝性骨营养不良的发病机制存在争议，但其特征是骨形成减少、骨重吸收增加。

2. 脂溶性维生素缺乏

随着 PBC 的进展和胆汁淤积的恶化，缺乏可吸收脂溶性维生素所需的胆盐可能导致维生素 A、维生素 D、维生素 E 和维生素 K 的缺乏。因此，来自 180 例 PBC 患者的临床试验数据表明，维生素 A、维生素 D、维生素 E 和维生素 K 缺乏的患者的比例分别为 33.5%、13.2%、1.9% 和 7.8%[63]。一般而言，在疾病晚期和低胆固醇或低蛋白血症的患者中脂溶性维生素缺乏的风险更高。

3. 高脂血症

在就诊时超过 85% 的 PBC 患者存在高脂血症。高胆固醇血症在疾病早期和中期具有代表性，主要表现为高密度脂蛋白（HDLs）显著升高和低密度脂蛋白（LDLs）、极低密度脂蛋白（VLDLs）的适度升高[64]。随着疾病的进展，我们观察到 HDL 水平显著下降，而 LDL 水平仍然升高，这是因为在受损的肝细胞中 LDL 受体逐渐减少，导致 LDL 的清除减少。此外，在这一疾病阶段，LDL 的组成也在发生改变：脂蛋白 X 是一种 LDL 颗粒，被认为有抗动脉粥样硬化特性的浓度也升高了[65]。三酰甘油水平在疾病进展期保持正常或轻度升高。

黄斑瘤为眼睛周围的黄色皮下胆固醇沉积，黄色瘤，指胆固醇沉积在肌腱、骨性凸起和周围神经等处，均常见于 PBC 患者。黄色瘤不是黄斑瘤，其与血浆胆固醇水平直接相关，且于胆固醇水平超过 600mg/dl 时常见。在 PBC 患者中高脂血症和心血管疾病之间的确切关系尚未明确，治疗决策应该基于每个患者是否存在其他的危险因素[66-68]。

4. 相关的自身免疫疾病

在 PBC 患者中一些自身免疫性疾病的发生率增加（表 42-3），包括眼干 / 口干综合征（干燥综合征，高达 70%），甲状腺炎（15%），硬皮病 /CREST 综合征（钙质沉积、雷诺现象、食管受累、硬皮病和毛细血管扩张，5%～15%），类

风湿性关节炎（10～20%），乳糜泻（4%），以及系统性红斑狼疮（2%）。相关性较少报道的其他疾病有炎症性肠病、结节病、特发性血小板减少性紫癜、溶血性贫血、多肌炎、肺纤维化和肺动脉高压。

表 42-3　与原发性胆汁性胆管炎相关的全身疾病

特　征	发生率（%）
干燥综合征	70
肾小管酸中毒	50
胆囊结石	30
关节炎	20
甲状腺疾病	20
硬皮病	15
雷诺综合征	15
CREST 综合征	5
乳糜泻	4

CREST. 钙质沉积、雷诺现象、食管受累、硬皮病和毛细血管扩张

5. 恶性肿瘤

现有的数据支持肝硬化阶段的 PBC 患者发生肝细胞肝癌的风险增加。在 PBC 中肝细胞癌最一致的风险因素为组织学终末期，而老年、男性、门静脉高压以及输血史也被提及[69-71]。最近，一项纳入 4565 名 PBC 患者的大型多中心国际研究发现，对 UDCA 疗效不佳是肝细胞癌发生最重要的危险因素[72]。

（十）诊断

PBC 的诊断通常基于实验室检查结果的组合—血清 ALP 水平持续升高超过 6 个月和 AMA 滴度超过 1∶40 或者 AMA 水平大于 0.1 单位。肝脏穿刺活检表现出典型的病理特征可以进一步证实诊断。在 AMA 阳性的患者中，当血清 ALP 水平升高小于正常上限的 1.5 倍和（或）血清转氨酶浓度升高超过正常水平的 5 倍是应行肝穿刺活检[73]。此外，所有 AMA 阴性的患者都应该行肝穿刺活检。PBC 的鉴别诊断列在表 42-4 中。

表 42-4　原发性胆汁性胆管炎的鉴别诊断

肝外胆管梗阻
胆总管结石
狭窄
恶性肿瘤
原发性硬化性胆管炎
药物导致的胆汁淤积（如雌激素、酚噻嗪）
肉芽肿性肝炎
自身免疫性肝炎
慢性丙型肝炎
酒精性肝炎
结节病

（十一）实验室检查

尽管血清转氨酶水平可以升高，可使胆汁淤积。但血清 ALP 和 GGT 水平的升高使胆汁淤积的特性更为明显。通常，血清免疫球蛋白 M 的水平会升高以及出现不同程度的高脂血症。肝脏合成功能受损导致血清白蛋白水平下降、总胆红素水平升高、凝血酶原时间延长在进展期肝病中更为明显。

（十二）抗线粒体抗体

PBC 的诊断标志物为 AMA，其特异性为 95%。然而，当使用间接免疫荧光法时，这种自身抗体在高达 10% 的患者中是阴性的。最近，随着重组自身抗原的引入和免疫印迹的使用，AMA 可以在 95% 的患者中检测到。在诊断 AMA 阴性的 PBC 时，肝脏活检是必需的，并且其结果须由病理学专家复核。

AMA 血清学阴性的患者具有与 AMA 阳性患者相同的临床、生化和组织学特性[74]。此外，他们有相似的临床结局，对 UDCA 或者肝移植的反应也相似[75]。因此，尽管检测血清中的 AMA 对于 PBC 具有高度特异性，能帮助我们做出诊断，但其阳性与否似乎与临床症状并无相关性。

在风湿病诊所的无症状患者，其 AMA 滴度高于 1∶40 或者 AMA 水平高于 0.1 单位、肝

脏生化值正常，长期随访达 30 年后这些患者最终发展成为临床症状显著的 PBC 的可能性非常高：在随访结束，80% 的患者确诊为 PBC，另外 14% 的患者拟诊 PBC[76]。然而，在普通人群中，多达 0.5% 的个体能检测出 AMA 阳性，PBC 的实际发生率低于 10%[77]。也许发现 AMA 阳性的健康个体需要每年检测血清肝脏生化指标，然而目前并无相关指南。

（十三）其他自身抗体

抗核抗体（ANAs）存在于约一半的 PBC 患者中，而在 AMA 阴性的患者中这一比率高达 85%。在 PBC 中不同类型的 ANA 已经被描述，其中有些与预后相关。例如，抗着丝点抗体与更高的门静脉高压的发生率相关[78]，而抗核包膜抗体例如提供核周染色模式的抗 gp210，与更差的总生存相关[78,79]。PBC 中发现的其他 ANA 包括抗多核点抗体，对 sp100 可溶性蛋白和早幼粒细胞白血病具有特异性，以及在所谓的重叠综合征中常见的抗 dsDNA 抗体。核周 / 边缘和多核点染色模式均被认为是 PBC 特异的[80]。最近，在 PBC 中发现了新的具有很高特异性的自身抗体：antikelch-like-12 和抗己糖激酶 -1[81]。在未来，检测这些自身抗体有助于诊断 AMA 阴性的 PBC 患者。表 42-5 显示了在 PBC 中常见的一些 ANA 自身抗体以及他们的临床相关。

表 42-5　PBC 特异性 ANA 和临床相关

ANA 亚型	临床相关	参考文献
抗着丝点抗体	与门静脉高压和肝衰竭相关	[78]
抗 gp210	与肝衰竭相关，增加诊断的敏感性和特异性	[78]
抗 sp100	与肝衰竭无关，但可以增加诊断的敏感性和特异性	[78]
Antikelch-like 12	增加诊断的敏感性和特异性（特别是在 AMA 阴性 PBC）	[81]
抗己糖激酶 -1	增加诊断的敏感性和特异性（特别是在 AMA 阴性 PBC）	[81]

AMA. 抗线粒体抗体；ANA. 抗核抗体；PBC. 原发性胆汁性胆管炎

另外，如果存在前文提到的 PBC 相关的自身免疫性疾病时，也会检测到相应的自身抗体：例如 sicca 综合征的抗 SSA/Ro、系统性硬皮病中的抗 Scl70、CREST 综合征中的抗着丝点抗体

（十四）影像学检查

肝脏的断层面影像可以通过超声、CT 或者 MRI 获得。超声检查的非侵入性和廉价的特性，使它常常成为排除肝外胆管梗阻的首选检查手段。使用多普勒超声、CT 或者 MRI 可以获得更加有价值的信息：肝脏和脾脏的大小和形态、肝细胞肝癌的征象、侧支循环程度、腹水、门静脉血流的方向和速度、门静脉栓塞和（或）淋巴结肿大。淋巴结肿大可以见于 62%～88% 的 PBC 患者，主要在门静脉周围区域[82]。常常也有门静脉、心膈、胃十二指肠、主动脉周围和胰周淋巴结肿大的报道。淋巴结肿大超过 2cm 常常与进展期 PBC 相关。尽管据报道淋巴瘤的风险低于 1%，明显的淋巴结肿大仍需进一步检查以排除恶性肿瘤。

肝脏的形态学研究表明在 PBC 中肝脏萎缩并不常见，但常可见到肝左叶或者尾叶肿大。研究者通过 T_2 加权 MRI 和 CT 发现，在进展期 PBC 中形成一种带状纤维化，表现为再生结节周围或薄或厚的低衰减带[83]。然而这一发现并不特异于 PBC。MRI 上的"晕征"是围绕小的门静脉分支的低信号区域，代表门静脉三联周围的纤维沉积，被认为对于 PBC 有一定的特异性[82]。

最后，MRI 逆行胆管造影（MRCP）还可以用来鉴别诊断进展期 PBC 肝内小胆管减少和原发性硬化性胆管炎（PSC）肝内小胆管因狭窄和扩张而形成的典型的串珠样改变。

（十五）组织学

随着医务人员对 PBC 的认识不断加深以及新一代 AMA 检测方法灵敏度的提高，肝脏活检不再被认为是诊断 PBC 的必要条件。此外，预后信息也可以通过被充分验证过的数学模型获得，而不需要有关组织学结果。

在 PBC 中，只有直径小于 100μm 的胆管才会被累及。两个分期系统被用于描述 PBC 的组织学进展，Ludwig 和 Scheuer 系统，两者类似。在疾病 I 期，胆管有炎症和非化脓性破坏；淋巴细胞、浆细胞、嗜酸性粒细胞和肥大细胞的浸润，这个过程局限于汇管区（图 42-1）。偶尔也可以见于肝小叶。随着疾病的进展，受损的胆管消失了，形成胆管缺失征，这是一个非常重要的诊断提示。在疾病 II 期，炎症过程扩展至肝实质界面，可能伴有胆管增生。疾病 I 期和 II 均为"早期"。间隔纤维化的存在表明疾病已经进展至 III 期，肝硬化和再生结节则是疾病 IV 期的特征[84]。有趣的是，所有疾病阶段的特征均可以重叠。例如，一份有间隔纤维化和界面性肝炎的活检标本可能出现旺炽性胆管病变。这些分期系统已经受到质疑，因为其无法提供更加具体的分期，特别关于纤维化程度方面。图 42-2 显示 PBC 组织学分期的示意图。

两个新的组织学评分系统被用于 PBC：日本分期系统（Nakanuma）和法国分期系统，也被称为 FBI（纤维化、胆管比、界面性肝炎）。这些系统看起来具有可重复性，但还没有用于临床实践。日本的分期系统评分也许与临床结局相关。

组织学进展不一定必须与临床进展相匹配，肝硬化的出现也与临床症状的出现无关。多数未

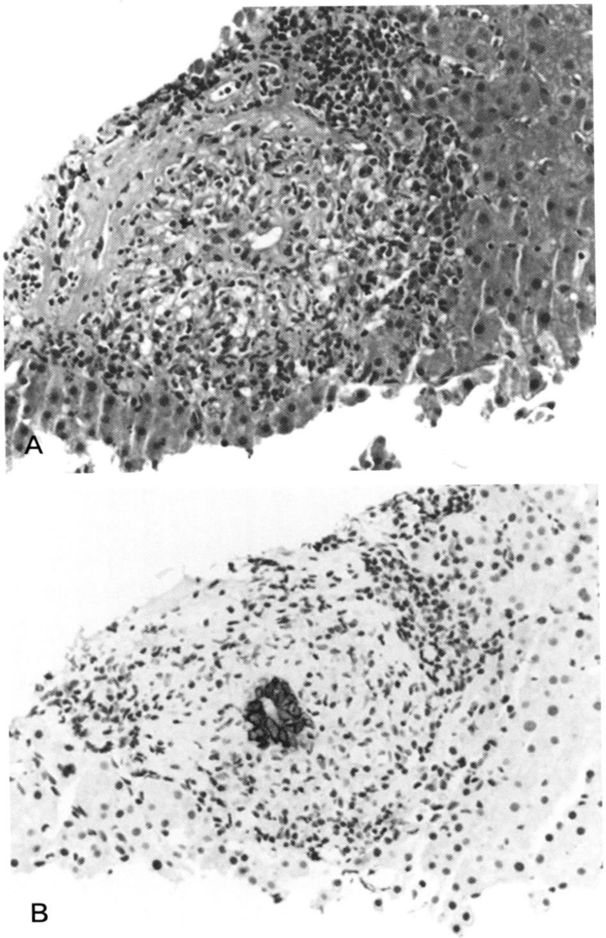

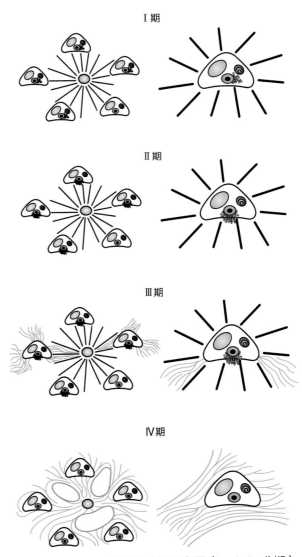

▲ 图 42-2　PBC 组织学分期示意图（Ludwig 分期）

I 期是汇管区的炎症，主要集中在胆管；II 期炎症过程扩展至肝实质界面（界面性肝炎或散在坏死）；III 期纤维化；IV 期再生结节性肝硬化

▲ 图 42-1　原发性胆汁性胆管炎的旺炽性胆管病变

A.（HE 染色 放大约 200 倍）显示了一个 PBC 患者典型的旺炽性胆管病变（引自 Sclair SN、Little E、Levy C Current Concepts in PBC and PSC. Clinical and Translational Gastroenterology. 2015；6, e109.）；B.　A 中的汇管区使用抗细胞角蛋白 -7 免疫染色显示胆管被淋巴细胞浸润（引自 Nilesh Kashikar, MD, PhD，迈阿密大学）

治疗的患者在 2 年内出现组织学进展[85]。与血清学标志物如总胆红素和白蛋白水平一样，肝穿刺标本中出现片状坏死也许可以预测进展至肝硬化[86]。

（十六）未治疗患者的自然病史

PBC 有一个长期的临床过程，可以分为以下四个不同的临床阶段：临床前期或寂静期、无症状期、有症状期和终末期或肝衰竭期。疾病进展的速度差异很大，且并不需要经历所有四个疾病期（图 42-3）。他们可以从任一疾病期开始，且随着疾病进展可以跳跃。

所谓的寂静期，是指患者意外体检发现 AMA 阳性，但是血清肝脏生化指标正常。未经治疗的患者从发现 AMA 阳性进展到死亡可长达 22 年的时间。Metcalf 等追踪一个纳入 29 例患者的队列研究，这些患者初始时只有单纯的 AMA 阳性，肝脏生化指标正常。诊断时，多数患者的肝脏活检结果至少与 PBC 一致。在长达 18 年的随访后，76% 的患者出现症状，83% 的患者出现了以胆汁淤积样表现的肝脏检查异常[87]。一项长达 30 年的随访报告指出，这些患者病程进展更加缓慢，因为他们在没有肝移植的情况下总生存时间为 12.8 年，而未经选择的 770 例 PBC 患者其总生存时间为 9.6 年[76]。未经治疗的 PBC 患者的平均生存时间，包括有症状和无症状的患者，从 6 ～ 10 年不等，近期的研究显示生存时间更长。

如今大部分患者就诊时处于无症状期，可持续数年。然而，最终症状会出现。因而这个阶段被认为是暂时的。一项来自英国的研究显示，在 469 例就诊时无症状的患者中，有一半在 5 年随访期内出现症状，据估计只有 5% 的患者在未来 20 年内不出现临床症状[88]。与有症状的患者相比，无症状患者的肝脏相关的死亡率降低，中位生存时间分别为 24.1 年和 14.6 年。不幸的是，相比于普通人群，即使是无症状患者其生存期也降低了。然而，那些持续多年保持无症状的患者，似乎与年龄和性别匹配的人群有相似的生存期[89]。

关于症状对生存的影响，高疲劳评分似乎可以独立预测随访 4 年后的死亡率，但这一发现需要进一步证实[44]。更重要的是，门静脉高压已知可以预测预后不佳。Huet 等证实了这一点，他们阐明 PBC 患者高的肝静脉梯度与不良预后有明确的关系[90]。随访 5 年后有 15% ～ 25% 的患者出现肝衰竭[54]。一旦液体发生潴留，患者生存率显著降低，3 年内约有一半的患者死亡[91]。类似的，第一次出现食管曲张静脉出血的患者随访 3 年，其生存率略微低于 50%[92]。

二、治疗

（一）原发性胆汁性胆管炎的治疗

熊脱氧胆酸

熊脱氧胆酸（UDCA）是第一个被美国 PDA 批准用于治疗 PBC 的药物。与 5 ～ 7mg/（kg·d）或者 23 ～ 25mg/（kg·d）的剂量相比，13 ～ 15mg/（kg·d）的剂量在生化反应和成本方面更有，应该予以推广。多数研究表明使用该剂量可以降低血清总胆红素、ALP、GGT、胆固醇和免疫球蛋白 M 的水平。肝脏组织学的改善也是很显著的：通过数学模型，研究者发现从早期 PBC 到广泛纤维化的发生率下降了 5 倍（使用 UDCA

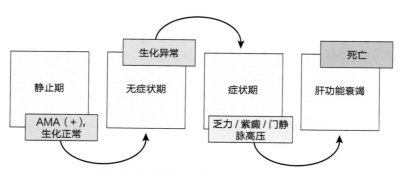

▲ 图 42-3 PBC 自然病史的四个临床阶段

每年发生率为 7%，而安慰剂则为 34%）[93]。除了能显著延缓纤维化的进展外，UDCA 减少门静脉周围坏死性炎症，促进胆管增生。同样，一项研究表明 UDCA 可以降低 PBC 患者发生食管静脉曲张的风险 [94]。不幸的是，UDCA 治疗疲劳和瘙痒症状的效果并不一致，胆汁淤积相关骨病的治疗效果也是如此。表 42-6 显示了 UDCA 治疗 PBC 可能的临床疗效。

表 42-6　熊脱氧胆酸治疗原发性胆汁性胆管炎患者观察到的临床效果

实验室检查

改善血清 ALP、TB、GGT、AST、ALT、总胆红素

组织学

延缓纤维化的进展

改善汇管区炎症

改善片状坏死

症状

对于疲劳或瘙痒没有确切的疗效

原发性胆汁性胆管炎的并发症

延缓食管静脉曲张的发生

稳定或减少门静脉梯度

不能改善骨病

生存

延长无肝移植生存

ALP. 碱性磷酸酶；ALT. 丙氨酸氨基转移酶；AST. 天门冬氨酸氨基转移酶；GGT.γ- 谷氨酰基转移酶；TB. 总胆红素

许多个体研究没能显示出 PBC 患者接受 UDCA 治疗有生存获益。然而，联合分析几个至少持续 2 年的大型临床试验，使用推荐剂量 13 ～ 15mg/（kg·d），明确表明接受 UDCA 治疗的患在无肝移植的情况下生存改善 [95]。然而，即使在这一联合分析中，在接受 UDCA 治疗长达 4 年的患者中，只有在疾病中重度患者中才能观察到肝移植或者死亡的可能性显著降低。这很容易解释，因为 PBC 进展缓慢，在研究开始时有早期组织学改变的患者在 4 年的研究期间可能没有显著地进展。因而，并不奇怪那些纳入更短期或者 UDCA 剂量更小的研究的 Meta 分析无法得出 UDCA 可以改善患者生存的结论。

一项加拿大的研究测量了基线时 132 例 PBC 患者的门静脉压力梯度，以后每 2 年监测一次。研究者发现 UDCA 治疗 2 年后患者的门静脉压力梯度要么稳定要么较前降低，多因素分析提示这种反应预示患者的生存改善 [90]。另一项独立的预测因素为 2 年后患者血清天门冬氨酸转移酶水平正常。达到以上两项目标的患者被称为"应答者"，其 15 年的生存率与对照人群相同。

如何定义治疗反应一直是争论的主题，而定义生化反应者也非常重要，因为后者可以帮助我们鉴别哪些患者可以从额外的治疗中获益。Pares 等研究表明 PBC 患者中接受 UDCA 治疗 1 年以上者，如果血清 ALP 正常或者较基线下降超过 40% 的正常上限，其生存时间与年龄和性别相匹配的对照人群相似，在长达 16 年的随访期间这些患者的预后显著优于梅奥风险评分所预测的预后 [96]。有趣的是，即使患者没有这样的生化反应，其生存仍较梅奥风险评分预测的要改善，虽然仍显著低于对照人群。这些预测因素被称为巴塞罗那标准。

相反，Corpechot 等制定了一系列新的目标，即巴黎标准，用于定义 UDCA 治疗的生化反应者。在这个纳入 292 例 PBC 患者的研究中，研究者发现在接受 UDCA 治疗 1 年后，如果同时满足血清胆红素水平 ≤ 1mg/dl、ALP 水平 ≤ 3 倍正常上限以及 AST 水平 ≤ 2 倍正常上限，就可以准确的区别出死亡或者肝移植低风险的患者 [97]。事实上，没有满足以上标准的患者其死亡或者肝移植的风险增加 2.5 倍。这个研究的另一结论是：与梅奥风险评分预测的预后相比，长期服用 UDCA 超过 7 年可以降低 40% 的死亡风险或者肝移植风险。

接下来的一项荷兰的研究评估了血清白蛋白和胆红素水平能否用于预测长期预后，该研究证实了法国标准。研究者得出以下结论。

（1）基线时血清白蛋白和胆红素水平正常的患者长期生存与普通人群相似。

（2）基线时如果血清白蛋白和胆红素水平两个指标有一个或者两个异常，但在接受 UDCA

治疗 1 年以后上述两个指标均恢复正常，这些患者的无肝移植生存改善，优于上述两个指标未恢复正常的患者。

（3）巴黎标准可以很好地区别出那些死亡风险更高的患者，而巴塞罗那标准更加适用于疾病早期阶段的患者（疾病早期定义为基线时血清白蛋白和胆红素正常）[98]。

不论处于哪个疾病阶段的 PBC 患者接受 UDCA 治疗，具有生化反应者均能从中长期获益，生化反应的定义可以是前述的任一标准。

最近，全球 PBC 研究小组，即一个由 15 个北美和欧洲中心组成的国际组织，报道了每年检测血清 ALP 和胆红素水平与重要的临床结局相关。随访 1 年，ALP 水平低于 2 倍正常上限能很好地预测患者的预后：与血清 ALP 水平高于或者等于 2 倍正常上限的患者 41% 的 10 年生存率相比，低于 2 倍正常上限的患者的 10 年生存率为 86%。结合 ALP 和胆红素水平的这些阈值能更好地预测结局。这些结果具有显著的统计学差异，与患者的年龄、性别或者是否接受 UDCA 治疗等因素无关[99]。

UDCA 治疗 PBC 的作用机制是多样的[100,101]（表 42-7）。第一，UDCA 是一种亲水性胆汁酸，因而缺乏对细胞膜的细胞毒性作用，而这种细胞毒性作用更多的是疏水性胆汁酸的作用，例如石胆酸。因而 UDCA 在胆道中的富集能够保护胆管细胞膜免于受损。第二，UDCA 具有一种已知的利胆作用，这种作用已经在体内和体外实验证实了。这种促进胆汁分泌的作用主要是通过上调胆盐输出泵（BSEP）和结合输出泵（Mrp2）的合成、顶端插入和活化来实现的；研究人员还推测 UDCA 可能通过改变第二信使来阻断胆酸的额外摄取。第三，有强有力的证据显示 UDCA 可以稳定线粒体膜、防止线粒体膜去极化，因而减少活性氧的生成，防止细胞凋亡。另一方面，疏水胆汁酸已知会增加线粒体膜的通透性，导致线粒体的肿胀和 caspase-9 的激活，从而引发一系列的事件，最终导致细胞凋亡。最后，UDCA 在 PBC 患者中具有免疫调节作用。UDCA 可以

逆转肝细胞上 HLA Ⅰ 类分子的异常表达，且在体外能调节外周单核细胞细胞因子的分泌。这些效应可能通过糖皮质激素受体的激活而介导的，目前该受体正在被当作 UDCA 的潜在靶点进行研究。

表 42-7 熊脱氧胆酸治疗原发性胆汁性胆管炎的可能机制

肝细胞
刺激胆酸的分泌
抑制凋亡
活化糖皮质激素受体
逆转 HLA Ⅰ 类分子的异常表达
胆管细胞
抵抗疏水胆汁酸的细胞毒性作用
可能的抗凋亡的作用
回肠细胞
抑制胆酸的转运载体
单核细胞
减少细胞因子的分泌

（二）其他治疗 PBC 的传统药物

许多传统药物已经被用来治疗 PBC 患者但均未取得成功，包括免疫抑制药（泼尼松、硫唑嘌呤、环孢素、氯胺丁胺、甲氨蝶呤、布地奈德和霉酚酸酯）、抗纤维化药物（D- 青霉胺和秋水仙碱），丙二酰亚胺和沙利度胺。由于 PBC 的免疫特性，皮质醇和其他免疫抑制药受到了早期关注。然而，尽管其中某些药物单独使用或与 UDCA 联合使用能产生临界效应，治疗相关的不良反应即限制其使用。

甲氨蝶呤仍被某些专家用于 UDCA 治疗失败的 PBC 患者。然而，一项大型随机对照研究比较 UDCA 联合甲氨蝶呤和 UDCA 联合安慰剂的疗效，该研究平均随访 7.6 年，甲氨蝶呤的加入对于疾病的进展、食管静脉曲张的发展、肝移植的需要或者减少死亡率并没有额外的获益[102]。除了甲氨蝶呤组骨髓抑制的风险更高，两组的不良事件的发生无明显差别。不同的是，先前的研究表明在甲氨蝶呤治疗组患者更易出现肺毒性、

脱发增多和疲劳症状恶化。类似的争议也存在于秋水仙碱，一种抗纤维化药物。一项比较长期服用甲氨蝶呤/UDCA 和秋水仙碱/UDCA 疗效的研究显示两组并无差异，而且两组的预期生存与梅奥风险评分一致，表明联合用药并没有改变其自然病程[103]。然而，治疗成功的个例鼓舞着专家在特殊情况下使用这些药物。

布地奈德是一种非卤化的糖皮质激素，在小肠中被吸收，90% 通过肝脏的首过代谢，在 PBC 中已进行了研究。2 个随机对照研究[104,105]和一个非随机[106]初步研究评估了布地奈德联合 UDCA 治疗 PBC 在预后方面的作用。两项随机研究显示在联合用药组血清 ALP 显著降低，组织学（分级和分期）改善，而 UDCA 单药组组织学恶化。在非随机的初步研究中，ALP 水平有非常温和的改善（减少 21%），但是梅奥 PBC 风险评分增加了，预示着疾病的进展。在这三个研究中布地奈德的不良反应包括轻度的糖皮质激素效应。肝硬化患者并未纳入这些随机研究中，因为药代动力学研究表明在这些患者这布地奈德代谢发生了改变，且出现额外的门静脉血栓形成的风险[107]。因此，除了少数例外情况，布地奈德的使用最适合于合并患有自身免疫性肝炎的重叠综合征患者。

（三）新药

1. 奥贝胆酸

奥贝胆酸（OCA）是藜醇脱氧胆酸的衍生物，是 farnesoid X 受体（FXR）的配体和有效激活剂。FXR 调节胆汁酸稳态，且动物研究显示具有抗炎和抗纤维化的特性。一项纳入 165 例患者的多中心、随机、安慰剂对照试验报道了 OCA 对 UDCA 反应不佳的患者的疗效[108]。这个 2 期研究比较了 10mg、25mg、50mg 奥贝胆酸和安慰剂的疗效，治疗 3 个月后，奥贝胆酸组血清 ALP 的水平较安慰剂组显著降低。这种血清 ALP 水平的改善效应在一项持续 12 个月、纳入 78 例患者的扩大开放研究中持续存在。瘙痒是最常见的不良反应，与药物剂量有关。

一项双盲、安慰剂对照、3 期临床研究共纳入 217 例对 UDCA 治疗反应不佳的患者[109]。在 12 个月的时间里，患者被随机分为三组：安慰剂组；5mg/d OCA 组，6 个月后可加量至 10mg/d，10mg/d OCA 组。这项研究的主要终点是将血清 ALP 降低到正常上限的 1.67 倍且至少比基线降低 15%，同时将血清胆红素维持在正常上限内。与安慰剂组相比，OCA 组达到主要终点的患者显著增多：OCA 组为 47%、46%，安慰剂组仅为 10%。瘙痒症状在 5mg/d OCA 组较少发生。这些研究是 FDA 临时批准 OCA 用于治疗 PBC 的基础。

2. 贝特类

一些来自美国、欧洲、以色列和日本的出版物报道了贝特类药物（例如非诺贝特和苯扎贝特）治疗 PBC 患者可以改善其肝脏的生化指标。例如，美国的一项研究显示，20 名对 UDCA 反应不佳的患者在接受非诺贝特 160mg/d 治疗 48 周后，11 人（55%）符合巴塞罗那反应标准[110]。一项来自西班牙的类似的研究显示使用苯扎贝特，70% 的患者出现生化反应[111]。最近，一项日本的小型随机（非盲）研究[112]比较了接受苯扎贝特联合 UDCA 治疗的患者（n=13）和接受 UDCA 单药治疗患者（n=14）的长期预后。8 年后，苯扎贝特联合 UDCA 治疗组患者的 ALP 和梅奥 PBC 风险评分均低于 UDCA 单药组患者，但是接受苯扎贝特治疗的患者出现无法解释的死亡率上升的趋势。一项全面的系统性综述总结了非诺贝特作为 PBC 辅助治疗的疗效，其完全应答率为 69%[113]。尽管上述使用贝特类药物作为辅助治疗的研究报道了令人鼓舞的结果，但长期效果仍不清楚。此外，这些研究报道的数据主要是非对照的，且患者样本较少。因此，在临床实践中推荐使用贝特类药物前，仍需要更大规模的随机对照试验的结果。贝特类假设的作用机制是通过激活过氧化物酶体增殖物激活受体 α（PPAR -α）通路、抗炎效果、调节胆汁酸的合成以及提高胆汁的分泌。

3. 免疫调节剂

目前已经开始针对免疫反应新疗法的研究。

利妥昔单抗是一种抗 CD20 的嵌合单克隆抗体，在两项小规模的初步研究中被作为概念验证[114,115]。使用利妥昔单抗仅使血清 ALP 水平略有改善，但会显著降低自身抗体的产生。Ustekinumab 是一种针对共同 IL12/IL23 p40 链的抗体，以及 NI-08091 是一种抗 CXCL10 单克隆抗体，均获得隐形的结果。目前在 PBC 治疗中正在评估其他免疫调节剂的作用，包括 Abatacept，这是一种可溶性蛋白，由人 CTLA-4（细胞毒性 T 淋巴细胞抗原 4）的细胞外区域组成，与 IgG1 的一个经过修饰的可结晶片段（Fc）部分相连接，该可结晶片段可以抑制 T 细胞的活化。

（四）肝细胞移植

10 例患者进行了脐带间充质干细胞移植。虽然血清 ALP 水平有显著改善，但其他肝脏生化反应、IgM 和 Mayo 风险评分均没有变化。干细胞移植治疗 PBC 的长期效果尚不清楚。

（五）对症治疗

1. 瘙痒

Cholestyramine 因其广泛的使用和安全性已成为治疗瘙痒的一线药物。起始剂量为 4g/d，最终可以加量至 16g/d。因为这种药物是一种胆汁酸结合树脂，它必须和 UDCA 以及其他药物间隔 2～4h 使用以防止药效损失。

利福平是一种 PXR 激动剂和酶诱导剂，用作治疗瘙痒的二线药物。考虑到该药有 10%～15% 肝损的风险，我们推荐从 150mg/d 开始服用，逐渐加量至 300mg 一天二次的最大剂量[116]。

有证据表明，阿片类物质作用增强可能是引起 PBC 瘙痒的一个潜在原因，促使有研究将阿片类拮抗剂作为第三线药物治疗瘙痒症状，例如 25～50mg/d 的纳曲酮[117]。但这种使用由于其不良反应而受限，包括阿片类物质戒断样反应、疼痛以及谵妄。为了预防这种戒断样综合征的发生，可以给予静脉使用纳洛酮并逐渐加量。然而，其临床实践的效果并不令人满意。也有个案报道丁丙诺啡经皮给药治疗瘙痒，但这也需要进一步

的评估。

最后，Sertraline 在一些小的研究中被证实可以改善 PBC 和其他胆汁淤积性疾病的瘙痒症状，可以代替纳曲酮作为三线治疗选择[118]。选择的剂量为 75～100mg/d，通常患者的耐受性良好。

体外白蛋白透析、血浆置换和胆管引流等侵入性治疗已被报道作为难治性病例的抢救治疗措施。阴道神经刺激仍处于试验阶段。

2. 疲劳

治疗疲劳的第一步是排除和（或）治疗贫血、甲状腺功能减退、肾上腺功能不全和抑郁等可能导致临床症状的疾病。睡眠障碍应该得到正确的处理。会加剧自主功能障碍的药物应避免使用，如 β 受体阻断剂或者钙通道阻滞剂。对于白天嗜睡和疲劳的患者，根据病例报道和小型非对照研究的经验可以使用莫达非尼 100～200mg/d[119]，但在安慰剂对照的临床试验中其结果是阴性[119a]。另外，氟西汀、昂丹司琼和氟伏沙明都不能改善 PBC 患者的疲劳症状。

3. 脂溶性维生素缺乏

进展期 PBC 患者应每年检测是否存在维生素 A、维生素 D、维生素 E、维生素 K 缺乏，如有缺乏需要即开始替代治疗，续以维持剂量。替代治疗剂量和维持剂量分别如下：维生素 A 50 000U/d 治疗 3 天，然后 10 000U/d 维持治疗；维生素 D 50000U/ 周治疗 8～12 次，然后 1000U/d 维持治疗；维生素 E 10U/（kg·d）替代治疗，然后 30U/d 维持治疗；维生素 K50mg/d 替代治疗，然后 5mg/d 维持治疗。

4. 高脂血症

迄今为止没有发现 PBC 高脂血症与心血管事件风险增加具有相关性。因而降脂治疗需要根据患者个体的心血管疾病风险因素而定。在小规模的研究中他汀类药物在这类人群中的使用是安全的。

5. 代谢性骨病

美国肝病研究协会（AASLD）指南推荐 PBC 患者初诊时应接受骨密度检测，随后每 2～3 年检测一次[117]。在这类风险人群中，通

常建议补充钙剂 1000～1500mg/d 以及维生素 D 800～1000U/d 以预防骨病的发生。对于进展期肝病患者应每年检查一次维生素 D 水平，如果缺乏，每周给予 2～3 次、每次 50 000 U 的维生素 D 替代治疗。

只有少数关于如何管理胆汁淤积患者骨病的研究发表。激素替代治疗对于增加 PBC 患者骨矿物质密度（BMD）似乎有效，但在有些患者中胆汁淤积症状会加重。雷洛昔芬，一种选择性雌激素受体调节剂，在一项纳入 9 名 PBC 患者的小型研究中显示能增加 BMD，不产生明显的不良反应。另一方面，降钙素在这一人群中并未被证明有效。关于 PBC 可用的最理想的数据来自一项阿仑膦酸盐与安慰剂对照的随机对照试验，该试验纳入 34 名 PBC 合并骨质减少或骨质疏松症的患者。与安慰剂相比，阿仑膦酸盐 70 mg/ 周显著改善 BMD，且不产生更多不良事件[120]。最近，Guanabens 等证实，每周一次的阿仑膦酸盐和每月一次的伊班膦酸盐对 PBC 合并骨质疏松症患者的疗效相似（治疗 2 年后的骨密度增加相似），但伊班膦酸盐有更好的药物依从性[121]。

欧洲临床实践指南建议对 DEXA 扫描 T 值小于 −2.5 或出现病理性骨折的患者使用阿仑膦酸盐[116]。对于 T 值小于 −1.5 的患者使用阿仑膦酸盐需要基于个体情况。特别是，根据世界卫生组织骨折风险模型，对于骨质减少的患者，当 10 年髋关节骨折概率≥3% 或 10 年主要与骨质疏松症相关的骨折概率≥20% 时，应考虑使用双磷酸盐治疗。

6. 肝脏移植

由于肝脏移植是晚期 PBC 患者唯一有效的治疗方法，对于虽然经过药物治疗仍进展至肝衰竭的患者可以选择肝脏移植。移植的适应证与其他慢性肝病的病因相同。在这方面，从 2002 年开始器官分配采用了终末期肝病（MELD）评分模型。该模型考虑了血清胆红素水平、肌酐水平和国际标准化比率，以及是否需要透析。难治性瘙痒和过度慢性疲劳很少作为肝移植的适应证。值得注意的是，最近来自英国 PBC 队列的研究强烈显示，对于 PBC 来说，肝脏移植后患者的疲劳并没有明显改善，因此不应该作为该手术的主要适应证[122]。

最大的挑战不是决定谁需要移植，而是决定什么时候需要移植。对于 PBC 患者来说，肝脏移植的理想时机仍然是一个备受争论的话题。在美国三个大型研究中心进行的研究使用了梅奥风险评分评估接受肝脏移植患者的情况，该研究结论显示梅奥风险评分为 7.8 或更低的患者接受移植以后的死亡率和资源占用率更低，尽管梅奥风险评分更高的患者显然也应该接受移植[123]。另外，血清总胆红素水平可以单独作为肝脏移植的指标。当胆红素浓度达到 5.9 mg/dl 时，患者应转诊到移植中心，在胆红素水平达到 10 mg/dl 之前应考虑肝脏移植。

在世界范围 PBC 患者接受肝脏移植的数量似乎正在减少，也许是由于长期使用 UDCA[124-126]。肝脏移植后患者整体的存活率非常好，在美国和欧洲 5 年平均存活率为 78%～87%[123,126]。尽管早期数据显示 PBC 患者接受肝脏移植后生活质量和症状均有所改善，但近期的队列研究结果表明，包括疲劳和认知能力下降在内的系统性症状严重程度在肝移植前后可能是一致的，与疾病复发无关[127]。

7. 复发性原发性胆汁胆管炎

原发性胆汁性胆管炎在所有接受移植手术的患者中复发的比例为 11%～34%[128]。复发性 PBC 主要通过组织学标准诊断，因为移植后血清 AMA 仍为阳性，而血清 ALP 水平可能因多种原因升高。因此，诊断为复发的患者的比例将根据肝脏活检的频率而变化。在事先确立的时间间隔内进行常规活检的机构其复发率往往较高，而在仅针对特定适应证进行活检的机构中，复发率较低。平均的复发时间为 36～61 个月。

至今有 6 个研究探索疾病复发的预测因素。有趣的是，在其中四项研究中，使用基于他克莫司的方案与复发率的增加有关[123]。此外，与服用环孢素 A 的患者相比，服用他克莫司的患者更早出现疾病复发。与 PBC 复发相关的另外两个独立危险因素为男性和受体年龄。

一项纳入 154 例接受肝脏移植 PBC 患者的回顾性研究评估了 UDCA 在复发性 PBC 中的疗效。在 52 例（34%）出现复发的患者中，38 例（73%）的患者接受平均剂量 12mg/（kg·d）的 UDCA 治疗。与未治疗的患者组相比，在接受治疗的患者组中血清碱性磷酸酶水平恢复正常的比例显著增加，但在 36 个月的研究期间 UDCA 对组织学进展无影响[129]。无论如何，现有的数据表明，由复发性 PBC 引起的移植物功能丧失是极其罕见的。

（六）预后

已经有许多预后预测因子在 PBC 中评估，但只有少数通过验证，且在临床实践中应用。稍后将讨论最常用的数学模型，而其他一些模型正在进一步的研究中。

（七）实验室检查

总胆红素是独立预测生存的最佳单一实验室检测方法，然而，黄疸只发生在该病的晚期。AST/ 血小板比值指数（APRI）被用来作为其他肝脏疾病预后的间接预测指标，最近也在 PBC 患者中进行了评估。APRI 被发现可以用于预测 PBC 患者出现临床失代偿、死亡和肝脏移植，而独立于对 UDCA 治疗的生化反应。当在基线时和接受 UDCA 治疗 1 年后患者 APRI 评分高于 0.54 时，预示着预后不良[130]。

通过增强肝纤维化（ELF）测试，纤维化的标记物已经进行了研究，并取得了令人兴奋的结果。增强肝纤维化（ELF）测试显示曲线下区域为 0.76 时可以预测晚期纤维化和肝硬化。值得注意的是，根据低、中、高 ELF 测试值分层，研究者可以准确地预测临床事件的发生。ELF 每增加 1 个百分点，将来的临床并发症就会增加 3 倍[131]。其他似乎有希望的血清学检测包括特异的自身抗体，包括抗 gp120 抗体，它与肝衰竭死亡的风险增加相关；以及抗着丝点抗体，似乎与门静脉高压风险增加相关[78]。使用遗传多态性作为一种手段，根据临床 / 组织学进展的可能性对

患者进行分层可能是未来的一个研究领域。

（八）组织学

尽管进行肝脏活检的频率较低，但组织强化研究可以提供有关预后的重要信息，进而帮助确定需要额外治疗的患者。存在中度至重度淋巴细胞片状坏死表明进展为肝硬化的风险更高[86]。类似地，如果存在类似于重叠综合征的特征，如严重的界面性肝炎，总生存情况更差有关[132]。

（九）弹性成像

振动性瞬态弹性成像（VCTE）是一种利用在千帕（kPa）水平脉冲回波超声采集测量肝脏硬度的超声检查。这项技术可以在高于肝脏穿刺所获肝脏组织容积约 100 倍的肝脏组织中无创评估肝脏的硬度。Corpechot 等使用 VCTE 评估 PBC 和 PSC 患者的肝脏纤维化程度，发现肝硬度测量值与活检的组织学和纤维化分期之间存在显著相关性[133]。在这项研究中，69 名 PBC 患者同时接受了 VCTE 测量和肝脏活检，发现使用 VCTE 测量肝硬度可以准确预测这些患者的纤维化阶段。$\geqslant F_2$、$\geqslant F_3$、$\geqslant F_4$ 的受试者工作特征曲线下面积分别为 0.92、0.95 和 0.96。F_2、F_3 和肝硬化（F_4）的肝脏最优硬度值分别为 7.3kPa、9.8kPa 和 17.3 kPa。

西班牙的研究者也在 55 名 PBC 患者中进行了类似的研究。同样，即使肝脏穿刺病理切片由一位独立、盲化的病理学家检查时，肝脏硬度与组织学表现密切相关[134]。当使用 VCTE、MRI、磁共振频谱、血清纤维化标志物和组织学分别评估 45 名 PBC 患者的肝脏纤维化程度，其中组织学是金标准，研究者发现 MRI 和 VCTE 结果类似，在检测 II 级或更严重的纤维化程度时两者的准确性分别为 80% 和 83%[135]。

最近，在一项对 150 名接受 UDCA 治疗的 PBC 患者进行的纵向研究中，研究者进行了一系列的 VCTE 测量，时间跨度长达数年，结果显示肝脏硬度测量值与生存相关。F_1、F_2、F_3、F_4 的受试者工作特征曲线下面积分别为 0.80、0.91、

0.95 和 0.99，临界值分别为 7.1kPa、8.8kPa、10.7kPa 和 16.9 kPa。总的肝脏硬度进展率为 0.48±0.21kPa/ 年，但在已经硬化的肝脏中进展更快（4.06±0.72kPa/ 年）。更重要的是，肝脏硬度每增加 2.1kPa/ 年，肝脏功能失代偿或者的死亡的风险增加 8.4 倍[136]。后一项研究为应用无创弹性成像技术评估已确诊的 PBC 患者的疾病进展和治疗反应提供了依据。最近一项关于 VCTE 的综述建议，在诊断胆道疾病的肝硬化时，其临界值应为 17.9kPa[137]。

（十）数学模型

已经建立和充分验证了数个数学模型，其中梅奥风险评分使用最广泛，至少在美国如此。事实上，在明尼苏达州奥姆斯特德县进行的一项研究表明，这种预后指数不仅在预测生存方面是可靠的，而且在社区中也可以同样准确地使用[2]。其他的模型包括奥斯陆、纽卡斯尔、欧洲和巴塞罗那的风险分数。在所有这些模型中，总胆红素水平是权重最大的变量。

在梅奥风险评分中，患者的年龄、血清总胆红素和白蛋白水平、凝血酶原时间、有无水肿和腹水以及是否使用利尿药作为独立的变量输入计算机生成的模型中以产生预测值。该模型的网址为：http:// www.mayoclinic.org/medical-professionals/model-end-stage- liver-disease/updated-natural-history-model-for-primary-biliary- cirrhosis。该模型不需要组织学信息。梅奥风险评分被证明在接受 UDCA 治疗的 PBC 患者中仍可准确的预测生存时间。

梅奥评分也被用于优化肝脏移植的时机[138]、决定哪些是食管静脉曲张高风险的患者和谁能从筛查性上消化道内镜检查中获益[94,139]。尽管梅奥风险评分能准确地预测无肝移植的长期生存率，但该模型往往高估短期预后差的患者的生存率；数学模型还不能取代良好的临床判断。

（十一）特殊人群

1. 抗线粒体抗体阴性原发性胆汁性胆管炎

AMA 阴性患者的比例取决于所研究的人群以及检测 AMA 的方法。免疫荧光法不敏感；在免疫荧光法检测 AMA 阴性的患者中，酶联免疫吸附法（ELISA）或免疫印迹法检测的阳性率可达 80%。针对 PDC-E2 亚基的新一代 ELISA 技术可能会捕获更多的患者。

通常，AMA 阴性的患者会检测到抗核抗体或抗平滑肌抗体。如前所述，一些抗核抗体似乎是 PBC 的特异性抗体，包括针对 gp210、核孔蛋白 p62 和核孔复合体的抗体，这些抗体在免疫荧光上形成了一种环形结构，而抗 sp100 或早幼粒细胞白血病蛋白的抗体，会产生多核点结构。因此，这些抗核抗体的存在并不意味着可以诊断为自身免疫性肝炎（AIH）或重叠综合征（见下文）。一些专家使用"自身免疫性胆管炎"一词来定义可以检测到抗核抗体或抗平滑肌抗体的 AMA 阴性 PBC 患者。这是否代表了一个不同的临床疾病是有争议的。

现有文献表明 AMA 阴性但具有典型组织学表现的患者与 AMA 阳性患者具有相同的临床表现和生化特征。重要的是，它们在治疗反应和无肝移植生存方面也有相似的结果。

2. 原发性胆汁性胆管炎与自身免疫性肝炎的重叠

"重叠综合征"这个术语是用来描述那些同时具有慢性胆汁淤积疾病如 PBC 或 PSC 和 AIH 特征的患者。虽然缺乏一个准确且被广泛接受的定义，但据估计，在最初诊断为 AIH 或 PBC 的患者中，约有 5% ～ 10% 的患者具有这种重叠特征。

目前已经描述了多种个案发现方法，其中最简单但更有选择性的定义可能是 Chazouilleres 等使用的[140]。研究者提出诊断为重叠综合征的患者须满足每种病三个诊断标准中的两个，且均至少需要存在中度界面性肝炎。在这方面，PBC 的诊断至少需要满足以下三个标准中的两个：① AMA 血清阳性率；②血清 ALP 水平至少为 ULN 的 2 倍或血清 GGT 水平至少为 ULN 的 5 倍；③肝活检中胆管病变。对于诊断 AIH 至少需要以下两项标准：①血清转氨酶水平至少是 ULN 的 5 倍；②血清免疫球蛋白 G 水平至少为 ULN 的 2 倍或抗平滑肌抗体阳性。③肝脏活检显示中度或重度界面性肝炎。这些标准已被纳入欧洲肝脏研究协会的实践指南中。重要的是，至少要有中度界面性肝炎的证据才能诊断 PBC-AIH 重叠征。

2011 年，国际自身免疫性肝炎组就重叠综合征发表立场声明，建议将自身免疫性肝病患者按照 AIH、PBC 或 PSC 等主要特征进行分类，而不是将重叠综合征作为一个单独的疾病[141]。

重要的是，人们应该认识到 PBC 和 AIH 的重叠特征可能出现在诊断时（作为伴随表现）或在疾病的病程中出现（作为后续表现）。PBC 与 AIH 重叠的病理生理学机制尚不清楚。由于转化病例已经被充分证实了，即 PBC 患者在最初诊断后数月至数年发展成为诊断明确的 AIH，反之亦然。一些研究者提出 PBC 和 AIH 之间存在连续性，重叠综合征则介于其中。然而，这个结论尚处于猜测阶段。

认识到这些重叠的特征是重要的，对于对 UDCA 反应不佳的患者或长期稳定后病情恶化的患者，重复肝脏活检可能是必要的。与单纯 PBC 患者相比，这些患者的总体预后可能较差，与门静脉高压相关的并发症更多，死亡率更高[132]。因此，在这些病例中可能需要使用免疫抑制药进行更积极的治疗，这在多个小型病例分析中确实已被证明是有效的。根据欧洲指南，治疗医师可以决定是否在诊断重叠特征时即使用糖皮质激素和 UDCA，或者开始时使用 UDCA，如果在 3 个月内疗效不理想，则在随后加用糖皮质激素[116]。

◆ 结论

原发性胆汁性胆管炎，是一种慢性胆汁淤积性肝病，若不及时治疗，可发展为胆管性肝硬化。随着 UDCA 治疗的引入，PBC 自然病程发生了变化，进展到终末期肝病的患者减少了，需要肝移植的 PBC 患者也减少了。非常少数的患者对该治疗反应不佳，疾病亦持续进展。最常见的症状是瘙痒和疲劳，对于两者目前还没有普遍有效的治疗方法。我们在了解 PBC 及其症状的遗传学和病理生理学方面取得了很大进展，预计不久将有更有效的靶向治疗出现。与此同时，随着对核受体在胆汁酸稳态和炎症 / 纤维化通路中的作用的认识不断加深，最近使用 FXR 激动剂奥贝胆酸的研究结果喜人。目前，肝移植仍是终末期疾病患者唯一可行的治疗方法，具有良好的远期疗效。疾病可能复发，但由于复发而导致的移植后肝功能衰竭是非常罕见的。

第 43 章　原发性和继发性硬化性胆管炎
Primary and Secondary Sclerosing Cholangitis

Christopher Bowlus, David N. Assis, David Goldberg　著

万星勇　译，陆超、李晶　校

● 缩略语　ABBREVIATIONS

AIH	autoimmune hepatitis	自身免疫性肝炎
ALP	alkaline phosphatase	碱性磷酸酶
ALT	alanine aminotransferase	丙氨酸氨基转移酶
AMA	antimitochondrial antibody	血清抗线粒体抗体
ANA	antinuclear antibody	抗核抗体
AST	aspartate aminotransferase	天门冬氨酸基转移酶
CA	carbohydrate antigen	糖类抗原
ERC	endoscopic retrograde cholangiography	内镜下逆行胆管造影
FISH	fluorescence in situ hybridization	荧光原位杂交
GWAS	genome-wide association studies	全基因组关联研究
HLA	human leukocyte antigen	人类白细胞抗原
IBD	inflammatory bowel disease	炎性肠病
IgG_4	immunoglobulin G4	免疫球蛋白 IgG_4
IL-6	interleukin-6	白细胞介素 -6
MRC	magnetic resonance cholangiography	磁共振胆管造影
NK	natural killer	自然杀伤细胞
pANCA	perinuclear antineutrophil cytoplasmic antibody	核周抗中性粒细胞胞浆抗体
PBC	primary biliary cholangitis	原发性胆汁性胆管炎
PSC	primary sclerosing cholangitis	原发性硬化性胆管炎
SMA	anti-smooth muscle antibody	抗平滑肌抗体
SXR	steroid and xenobiotic receptor	类固醇和外源性受体
TNF-α	tumor necrosis factor α	肿瘤坏死因子 α
UC	ulcerative colitis	溃疡性结肠炎

　　硬化性胆管炎指的是一系列引起胆管纤维化的疾病，通常累计中、大型胆管，导致近端节段性的扩张狭窄。通常被分为原发性和继发性两种类型。继发性硬化性胆管炎可能是继发于炎症反应或恶性肿瘤等一系列不同损伤的并发症。在这一组中包括一类新定义的疾病，免疫球蛋白 G_4 水平升高，可能涉及胆管，被定义为 IgG_4 相关性硬化性胆管炎。原发性硬化性胆管炎（primary sclerosing cholangitis，PSC）是一种异质性、特发性的胆管炎症性疾病。经常与结肠炎症性肠病相关，导致肝内和（或）肝外胆管狭窄。虽然大多数硬化性胆管炎患者都合并有炎症性肠病，只有大约 5% 的炎症性肠病将发展为硬化性胆管炎。尽管深入调查硬化性胆管炎和炎症性肠病的内在原因尚无很好的解释。硬化性胆管炎可以影响不同年龄段，并且在不同的种族中被描述。但是在北欧血统人群中比较典型。硬化性胆管炎的自然史在肝病进展方面是可变的，有许多可能的临床结果。除了进展为门静脉高压、肝硬化及其并发症，硬化性胆管炎患者还可能有细菌性胆管炎、

胆管癌和结直肠腺癌。临床试验主要针对胆汁酸的治疗，免疫抑制还没有被证明是有益的。肝移植仍然是治疗晚期疾病或选择局限性胆管癌患者的最佳选择。复发性 PSC 有较低发生率，可能需要反复肝移植。基于对 PSC 的兴趣以及国际合作的增加，提高了对疾病异质性和潜在的遗传结构的认识，为寻求有效的治疗提供了新的机会。

一、硬化性胆管炎的历史回顾

今天，我将不再尝试定义在速记描述中接受我所理解的材料，也许我永远无法成功地做到这一点。但是当我看到它的时候我就知道了。

——POTTER STEWART 法官

在 1867 年，Hoffmann[1] 第一次描述了 PSC 的概念，并且在 20 世纪 20 年代，由法国外科医生 Delbet[1a] 和 Lafourcade[1b] 描述了肝外胆管树的闭塞性胆管炎，弥漫性壁增厚和管腔狭窄。然而，PSC 这个名字是最早在 1954 年被 Castleman[1c] 使用，随后 Schwartz 和 Dale[1d] 在 1958 年回顾了 6 例 PSC 病例。早期 PSC 的描述表明男性在第 30 和 40 年生活优势和溃疡性结肠炎（ulcerative colitis，UC）的关联。然而，越来越多的 PSC 的特点出现在各种临床表现的变量亚表型，这表明通常被描述为 PSC 可能是一个综合征产生的几个不同的基础病理过程（表 43-1）。硬化性胆管炎区分为原发性与继发性可能会变得无关紧要，因为我们更好地理解导致 PSC 的机制并定义严格的诊断标准。然而，就当前而言，我们将要区分原发性和继发性胆管炎（图 43-1）。

表 43-1　原发性硬化性胆管炎（PSC）变异型

大胆管 PSC
无 IBD 的 PSC
小胆管 PSC
PSC 和 AIH 重叠综合征
儿童 PSC（自身免疫性硬化性胆管炎）
非高加索 PSC
IgG$_4$ 相关性硬化性胆管炎

（一）原发性硬化性胆管炎变异型

1. 大胆管 PSC

最初描述的经典 PSC 有几个典型特征：大胆管的 PSC 主要发生在男性，男女比例为 3:2，60% ～ 80% 的病例与 IBD 共存，典型表现为胆汁淤积。IBD 通常是一种泛结肠炎，频繁累及回肠和直肠。此外，IBD 通常表现为轻度和无症状。PSC 和 IBD 之间的联系在北纬地区更大，虽然在北纬地区 PSC 和 IBD 的发生率在减少。大导管的 PSC 的自然病史从快速进展到稳定，PSC

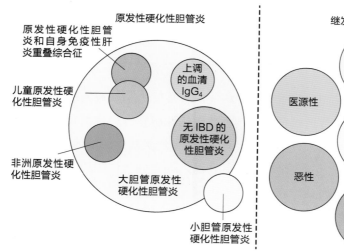
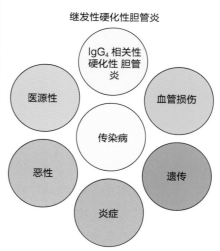

▲ 图 43-1　原发性硬化性胆管炎和继发性硬化性胆管炎亚表型之间的相互关系

经典的大胆管 PSC 包括大多数病例；大胆管 PSC 亚组包括无 IBD 的 PSC，上调的血清 IgG$_4$ 水平，儿童 PSC，PSC-AIH 重叠；少部分小胆管 PSC 将会发展为大胆管 PSC；IgG$_4$ 相关性硬化性胆管炎和其他遗传和获得性胆管疾病属于继发性硬化性胆管炎

的平均移植存活率从 12 年到 20 年以上，后者包括最近的基于人口的估计[2,3]。这种类型的 PSC 是最常见的，且描述最多，理解最深刻的，包括与人类白细胞抗原（HLA）单倍体 HLA-A *01、HLA-B*08 和 HLA-DRB1*03 的强紧密联系。

2. 无 IBD 的 PSC

与 PSC 与 IBD 共存的情况相反，无 IBD 的 PSC 趋向于在男性和女性中无差别分布，常常在老年人中确诊[4]，并且预后更好[5]。尽管无 IBD 的 PSC 的罕见性限制了遗传分析，这种类型的 PSC 与 PSC 与 IBD 共存相比，具有相似的 HLA 风险等位基因[6]。

3. 小胆管 PSC

有少部分成人 PSC 患者临床表现和组织学特征与 PSC 相兼容，但缺乏典型的胆管造影术的发现，被定义为小胆管 PSC[7]。在某些系列中，IBD 的诊断是必需的。此外，这些患者在过去可能被标记为抗线粒体抗体（antimitochondrial antibody，AMA）阴性的原发性胆汁性胆管炎（primary biliary cholangitis，PBC），以前被称原发性胆汁性肝硬化或自身免疫性胆管病。在大多数人群中，小胆管 PSC 大约占整个 PSC 的 10% 左右，很少进展为大胆管 PSC，并且普遍有较好的预后。最近，对 HLA 区域的分析，无 IBD 的小胆管 PSC 在遗传学上与大胆管 PSC 是截然不同的[8]。

4. PSC 和自身免疫性肝炎重叠综合征

1% ～ 53.8% 的 PSC 患者具有自身免疫性肝炎（autoimmune Hepatitis，AIH）的特点。不幸的是，PSC-AIH 仍然没有一致性的诊断标准，这也很有可能是 PSC-AIH 报道频率广泛不同的原因[9]。这些患者可能出现明显升高的肝脏转氨酶浓度以及和 AIH 一致的组织学发现。或者，他们最初可能会表现为典型的 AIH，随着胆汁淤积发展为硬化性胆管炎。在某些情况下，PSC-AIH 可能出现免疫抑制反应。更重要的是，自身抗体，包括抗核抗体和抗平滑肌抗体经常出现在 PSC 中，而不是 AIH。此外，10% 或者更多的 AIH 患者磁共振胆管造影的胆管特征可能与 PSC 一致[10,11]。

5. 小儿 PSC

儿童 PSC 与成人 PSC 有许多相同的特征；即男性优势及与 IBD 有很强的关联性[8]。然而，儿童 PSC 似乎对治疗更敏感，与 AIH 有更高的重叠频率[12]。自身免疫性硬化性胆管炎是一个术语，指定一组具有 PSC-AIH 特征的患者，伴随胆管造影异常逆转及免疫抑制。最近的病例报道显示口服万古霉素显著改善儿童 PSC 的临床症状。值得注意的是，这些疗法在成人中都没有表现出相似的效果。

6. 非高加索 PSC

大多数 PSC 的研究来自于北欧人或者北欧人的后裔，让人认为 PSC 是一种高加索人群疾病。然而，PSC 是一种现代疾病，并且与 IBD 相关，很可能随着 IBD 的地理流行病学改变，非高加索人群 PSC 的频率也随之改变。除了在日本描述的与自身免疫性胰腺炎相关的 IgG$_4$ 相关硬化性胆管炎的数据外，很少有来自亚洲的数据，PSC 在亚洲看起来似乎非常罕见。

相反，对大型医疗机构和全美移植数据的研究表明，非洲裔美国人中 PSC 的发病率和患病率至少和高加索人一样高[13,14]。在非裔美国人中，男性优势不明显，IBD 患病率较低。HLA-DR3 在欧洲人群中与 PSC 密切相关，但在非洲裔美国人中是罕见的，与非裔美国人 PSC 患者无相关性。然而，HLA-B8 与高加索人和非裔美国人均相关。

7. IgG$_4$ 相关性硬化性胆管炎

最近发现的 IgG$_4$ 相关硬化性胆管炎常与自身免疫性胰腺炎相关，这是 IgG$_4$ 血清水平升高和 IgG$_4$ 浆细胞的组织浸润相关的许多疾病之一，这导致了一些先前诊断的 PSC 病例实际上是 IgG$_4$ 相关性硬化性胆管炎[15]。在这个问题上令人困惑的是，血清 IgG$_4$ 水平在 PSC 中经常升高，存在 IgG$_4$ 浆细胞浸润 PSC 肝移植患者中，但这两种特征并不一定相关[16,17]。此外，IgG$_4$ 相关疾病通常对皮质醇治疗有反应，但在 PSC 中却没有这种现象。因此，IgG$_4$ 相关的硬化性胆管炎可以在 PSC 和继发性硬化性胆管炎之间发生。最终，

IgG_4 相关硬化性胆管炎的诊断是基于组织学、影像学、血清学、其他器官侵犯和类固醇治疗的反应，被称为 HISORt 标准，最初是用来诊断自身免疫性胰腺炎[18]（表 43-2）。

表 43-2　自身免疫性胰腺炎的 HISORt 诊断标准

组织学	导管周围淋巴浆细胞浸润伴闭塞性纤维化和层状纤维化 淋巴浆细胞浸润伴层状纤维化和大量 IgG_4 细胞（每个高倍镜下 ≥ 10 IgG_4 细胞）
影像学	具有延迟"边缘"增强的扩散放大腺体，弥漫性不规则衰减的主胰管 局灶性胰腺肿块 / 肿大，局灶性胰管狭窄，胰腺萎缩、钙化、胰腺炎
血清学	血清 IgG_4 水平升高
其他器官参与	肝门部 / 肝内胆管狭窄，持续性胆管远端狭窄，腮腺 / 泪腺侵犯，纵隔淋巴结肿大，腹膜后纤维化
类固醇治疗的反应	糖皮质激素治疗后胰腺或胰腺外表现的改善或显著改善

IgG_4. 免疫球蛋白 G_4

（二）继发性硬化性胆管炎

继发性硬化性胆管炎可能是由多种引起胆道狭窄的病因引起的，包括良性和恶性的（表 43-3）。最常见的良性原因是医源性或胆囊切除术或肝移植术导致的继发性胆道损伤。腹腔镜胆囊切除术开展后，医源性胆道损伤的发生率为 0.8% ～ 1.4%，在开腹胆囊切除术的发生率为 0.1% ～ 0.2%[19]。然而，最近腹腔镜胆囊切除术的胆道损伤率已经下降到与开腹胆囊切除术相似的发生率[20]。重要的是，胆管狭窄仅占胆管损伤的一小部分。与此相反，肝移植后胆道狭窄的发生率似乎有所增加，因为与边际捐献者、心脏死亡后的已故供体和部分肝移植（如：活体肝移植）开展相关的风险增加。狭窄可能出现在吻合口和非吻合口的部位。前者的发病率估计为 5% ～ 25%，后者的估计为 10% ～ 15%[21]。

一些除了 PSC 的自身免疫性的情况可能导致继发性硬化性胆管炎。结节病是一种多系统的肉芽肿疾病，经常影响肝脏，在某些情况下会出现胆汁郁积和类似 PBC 的特征，以及罕见的 PSC 病例[22]。嗜酸粒细胞浸润是一种极其罕见的疾病，其特征是嗜酸性粒细胞的密集性渗透，这是最常见的多器官参与的嗜酸性浸润[23]。胆管的肥大细胞浸润是常见的引起继发性硬化性胆管炎的疾病之一，并且在一个病例报告中指出与系统性肥大细胞增多症有关[24]。

二、流行病学

PSC 的患病率和发病率在北美洲和北欧最高。来自大数据的研究显示，北美洲和北欧的 PSC 的发病率为 1/ 万人年～ 1.5/ 万人年，患病率为 6/ 万人年～ 16/ 万人年[25-27]。相比之下，世

表 43-3　继发性硬化性胆管炎变异型

儿　童	良性的		恶性的
囊胞性纤维化	自体炎症：结节病，嗜酸粒细胞性胆管炎，肥大细胞胆管炎		胆管癌
原发性和继发性免疫缺陷			胰腺癌
组织细胞增多症 X	医源性胆管损伤：胆囊切除术、肝移植术（吻合口狭窄、非吻合口狭窄）		转移性癌
新生儿硬化性胆管炎			胆囊癌
胆道闭锁	胆石病（Mirizzi 综合征）		壶腹癌
鱼鳞病伴硬化性胆管炎	慢性胰腺炎		肝细胞癌
先天性胆管异常	血管相关疾病：缺血性胆管炎、血管炎、动脉灌注化疗、门静脉高压性胆汁病		淋巴瘤
镰状细胞疾病			
进展型家族性肝内胆汁淤积症 3 型	感染性：艾滋病性胆管炎、复发性化脓性胆管炎、胆道炎性假瘤		

界其他地区 PSC 的估计患病率数据则非常有限，日本的估计患病率低至 0.95/万人年[28]。大多数 PSC 流行病学数据来自于 90 年代的队列研究和（或）基于人口的大型管理数据集的案例获取。因此，报告的 PSC 患病率可能低估了 PSC 的真实患病率。原因如下：①在磁共振成像/磁共振胰胆管成像技术广泛使用前，PSC 诊断早期数据依赖于活组织检查和（或）侵入性胆管造影术；②北美的数据来源于某些地区的有限人口，并不是真正的人口基础；③没有特定的国际疾病分类，第九次修改，临床修改版，代码定义 PSC。

PSC 患者的人口学特征类似于基于人群的队列和来自肝移植中心的数据。近 2/3 的 PSC 患者是男性，根据研究结果，平均确诊年龄从 36 岁到 39 岁不等[3,25-27]。来自斯堪的纳维亚和明尼苏达奥姆斯特德县的文献报道指出 PSC 是白人患者的疾病；然而，这可能反映了来自这些数据的潜在人群，而不是几乎完全属于白人患者的疾病[25,26]。PSC 和 IBD 之间的关系一直被报道，然而，早期的数据表明约 80% 的 PSC 患者同时伴有 IBD。相比之下，最近的数据估计在 65%～70% 范围之间[3,25-27]。然而，在 PSC 和 IBD 共存患者中，将近 80% 人患有 UC，克罗恩病患者少于 20%[3,25-27]。

三、发病机制

导致 PSC 的精确机制仍然未知，这也成为有效治疗发展的主要障碍。许多存在着的障碍使得 PSC 的研究尤其具有挑战性。首先，PSC 是一种罕见的疾病，使定义的组合具有挑战性。其次，疾病的异质性提示多种机制可能导致类似的临床表型。再次，在胆道纤维化之前缺乏早期疾病标志物，这阻碍了早期的主要损伤机制与继发性下游机制的区别，即一旦出现狭窄就激活。即一旦出现狭窄疾病就处于活动性。最后，缺乏相应的动物模型来准确概括人类 PSC 的特点，限制了测试临床关联的因果关系。

然而，基于有限的数据，已经提出了若干机制，所有这些模型的关键是 PSC 和 IBD 之间的

紧密联系，特别是近端结肠和回肠炎症，具有独特的 PSC-IBD 表型。PSC-IBD 表型是否直接倾向于 PSC，或者只是遗传和环境因素共享的附带现象有待确定。此外，肠道和肝脏的独特关系，随着营养物质、胆汁酸和免疫细胞的运动，增加了潜在因素的复杂性，可能会导致肠道炎症，肝脏潜在的胆管损伤（图 43-2）。

（一）遗传和环境风险

正如所有的复杂疾病一样，PSC 是多种遗传和环境影响的结果，每个因素都具有相对较小的影响效应，在具有足够多风险的个体中表现为临床 PSC。除了个体风险之外，还可能存在复杂的基因和遗传-环境相互作用，从而导致个体风险的随机而非简单的加性效应。解码 PSC 的遗传风险等位基因的优势在于它们是客观的，独立于他们主要的或次要的发病机制。相比之下，环境因素通常容易引起回忆和其他偏倚。

PSC 患者兄弟姐妹患 PSC 的风险增加了 9～39 倍，证实了遗传学的重要性。自从 1982 年首次鉴定出 PSC 和 HLA 复合物的染色体位点 6p21 遗传相关性。通过一个国际调查组的合

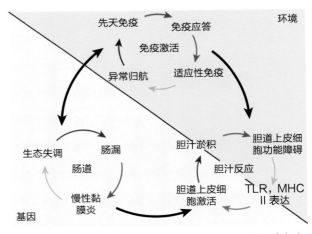

▲ 图 43-2　原发性硬化性胆管炎的发病机制概念框架包括三个主要主题

涉及潜在的遗传和环境风险因素。在肠道内有一个改变的微生物群，炎性黏膜和假性肠漏。在肠道和肝脏中都有免疫反应的改变，导致先天免疫应答和适应性免疫应答的激活，包括胆道淋巴细胞向肝脏的异常归巢和调节性 T 细胞数量和功能受损。来自肠道的微生物成分或代谢产物可直接激活胆管上皮细胞，或炎症可能间接发生于肠道免疫细胞的活化。MHC Ⅱ. 主要组织相容性复合物Ⅱ；TLR.toll 样受体

作，建立了数千名患者和对照组的队列，以便进行基因组广泛关联研究（genome-wideassociation studies，GWAS），使得附加疾病基因的鉴定工作取得重大进展[29-35]。通过这些努力，16个风险基因已被充分验证（表43-4）。但他们仅占PSC估计易感性的10%不到。出人意料的是，大多数所确定的关联与其他免疫介导的疾病相关，包括UC和克罗恩病（图43-3）。虽然这个发现可能有偏见，因为大多数基因鉴定是基于一个定制基因分型阵列（免疫芯片）来确定的，该基因芯片包含从一个或多个免疫介导的疾病相关的区域中选择的约200 000个标记物[34]。在先前验证的基础上，除了这16个风险基因，另外的33个基因也显示有低度相关性，PSC与其他免疫介导的疾病之间的遗传联系是重叠的，即所谓的多效性。

尽管PSC遗传学有最新研究进展，HLA关联在遗传风险方面仍然是最重要的，但也是最复杂和最难分辨的。原发性HLA与扩展单倍型编码HLA-B*08:01和HLA-DBR1*03:01相关联[36]。额外的HLA关联已被鉴定为单倍型，包括DRB1*13:01和DRB1*15:01，在这些个体中，后者为DR3和DR6阴性者[37]。此外，一个独立的HLA簇已确定在PSC患者IgG₄水平升高，尤其是HLA-B*07和HLA-DRB1*15两个位点[38]。

人类白细胞抗原跨度有400万个碱基对，编码约260个基因，许多具有免疫相关功能，单倍体倾向于作为一个保守的祖染色体的大区域遗传。既存在着较强的连锁不平衡。这两个特征已经鉴定了PSC中HLA关联的致病基因或基因，以及许多其他与HLA有关的疑难疾病。精细的区域映射和模拟HLA-DR肽结合槽变异体可能使HLA-DRβ链中的残基37和86受到影响，并改变可能被Ⅱ类分子结合和呈现的肽段[39]。另外，特异性HLA-C和HLA-B变异体可以作为天

表43-4　原发性硬化性胆管炎危险等位基因的全基因组意义

染色体位点	多态性	风险等位基因	比值比	p值	候选基因	参考文献
1p36	rs3748816	A	1.21	7.41×10^{-12}	*TNFRSF14，MMEL1*	liu 等[34]
2q13	rs6720394	G	1.6	4.10×10^{-8}	*BCL2L11*	Melum 等[30]
2q33	rs7426056	A	1.3	1.89×10^{-20}	*CD28*	liu 等[34]
2q37.3	rs4676410	A	1.38	2.43×10^{-9}	*GPR35*	Ellinghaus 等[35]
3p21	rs3197999	A	1.33	2.45×10^{-26}	*USP4，MST1*	liu 等[34]
4q27	rs13140464	C	1.3	8.87×10^{-13}	*IL2，IL21*	liu 等[34]
6p21	rs3099844		4.8	2.60×10^{-26}	*HLA*	Karlsen 等[29]
6q15	rs56258221	G	1.23	8.36×10^{-12}	*BACH2*	liu 等[34]
10p15	rs4147359	A	1.24	8.19×10^{-17}	*L2RA*	liu 等[34]
11q23	rs7937682	G	1.17	3.17×10^{-9}	*SIK2*	liu 等[34]
12q13	rs11168249	G	1.15	5.49×10^{-9}	*HDAC7*	liu 等[34]
12q24	rs3184504	A	1.18	5.91×10^{-11}	*SH2B3，ATXN2*	liu 等[34]
18q22	rs1788097	A	1.15	3.06×10^{-8}	*CD226*	liu 等[34]
19q13	rs60652743	A	1.25	6.51×10^{-10}	*PRKD2，STRN4*	liu 等[34]
18q21.1	rs1452787	G	0.75	2.61×10^{-8}	*TCF4*	Ellinghaus 等[35]
21q22	rs2836883	G	1.28	3.19×10^{-17}	*PSMG1*	liu 等[34]

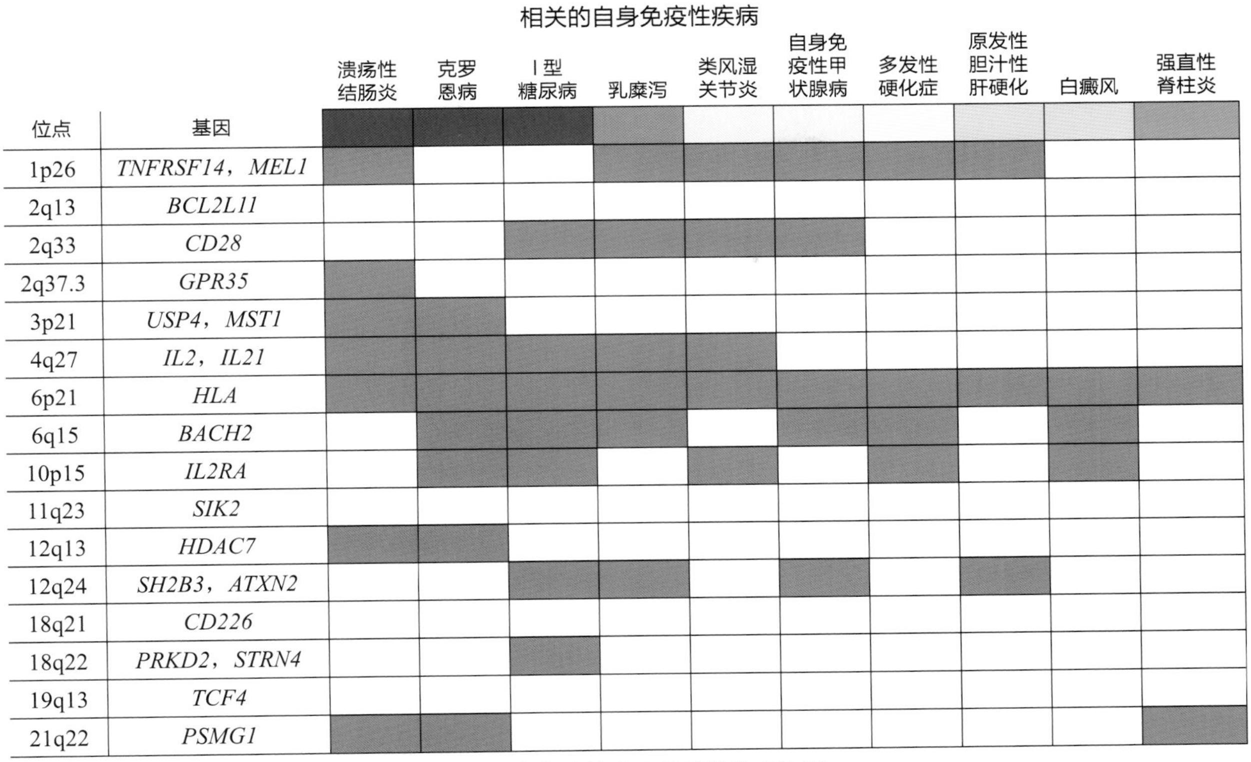

相关的自身免疫性疾病

位点	基因	溃疡性结肠炎	克罗恩病	I型糖尿病	乳糜泻	类风湿关节炎	自身免疫甲状腺病	多发性硬化症	原发性胆汁性肝硬化	白癜风	强直性脊柱炎
1p26	*TNFRSF14，MEL1*	■	■	■			■		■	■	■
2q13	*BCL2L11*						■				
2q33	*CD28*	■	■			■		■			
2q37.3	*GPR35*	■	■								
3p21	*USP4，MST1*	■	■			■		■	■		
4q27	*IL2，IL21*	■	■	■	■	■		■			
6p21	*HLA*	■	■	■	■	■	■	■	■	■	■
6q15	*BACH2*	■	■	■	■		■	■			
10p15	*IL2RA*	■	■	■		■		■			
11q23	*SIK2*	■									
12q13	*HDAC7*	■	■	■							
12q24	*SH2B3，ATXN2*	■		■	■	■	■		■	■	
18q21	*CD226*	■		■			■	■			
18q22	*PRKD2，STRN4*	■	■		■						
19q13	*TCF4*	■									
21q22	*PSMG1*	■	■								

▲ 图 43-3　原发性硬化性胆管炎和其他相关自身免疫性疾病相关的位点热图

原发性硬化性胆管炎和另外一种自身免疫性疾病相关的位点由红色矩形表示。溃疡性结肠炎，克罗恩病及I型糖尿病与 PSC 共有最多的基因位点（7 个）

然杀伤细胞（NK）上的杀伤 Ig 受体的抑制性配体，与 PSC 密切相关[40,41]，最近，与第三类区域中的 *NOTCH4* 基因有独立的关联也有被报道[36]。这些联系很大程度上是在北欧人群中，并且在南欧和南美洲的其他人口中也发现了一些差异。此外，在非洲裔美国人肝脏移植中 HLA-DR3 罕见，并与 PSC 无相关性（图 43-4）[14]。相反，移植与 HLA-B8 仍有很强的关联，提示在这个组中，致病基因或基因可能位于 HLA I 类区域附近。

除了白细胞相关抗原，许多与 PSC 相关的基因被认为在先天免疫和适应性免疫的功能中起作用，包括 *IL2/IL21*，*IL2RA*，*BACH2*，*TNFRSF14*，*CD28* 和 *CD226*。其他基因与 PSC 的免疫功能有一些不太清楚的功能和作用，包括 *BCL2L11*，*MST1*，*HDAC7*，*SH2B3*，*TCF4*，*SIK2*，*GPR35*，*PRKD2* 和 *PSMG1* 等。除了他们的潜在功能，这些基因的几个有趣的特点给 PSC 的遗传结构提供了深入的了解[34]。首先，只有一半的基因与 UC、克罗恩病，或两者兼有相关，与 UC 的相关性比克罗恩病更强。其次，PSC 和

IBD 共有的基因，显示出与 PSC 更强的相关性。再次，网络分析并没有识别出提示 IBD 和 PSC 易感性的任何共同的功能通路。最后，与 PSC 相关的基因也与其他自身免疫性疾病有关，包括与 PSC 相关的特点，虽然频率低于 IBD。综上

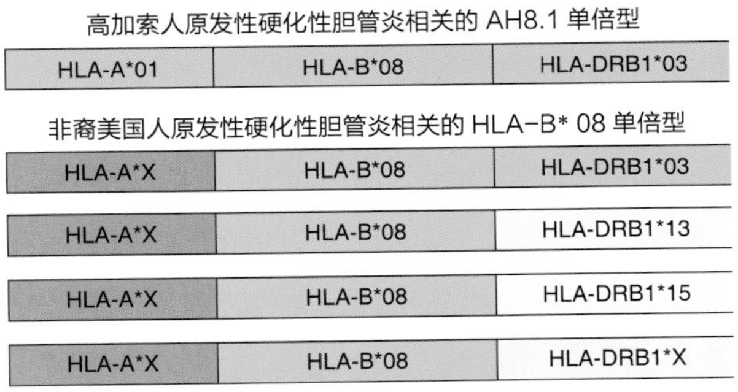

高加索人原发性硬化性胆管炎相关的 AH8.1 单倍型

HLA-A*01	HLA-B*08	HLA-DRB1*03

非裔美国人原发性硬化性胆管炎相关的 HLA-B* 08 单倍型

HLA-A*X	HLA-B*08	HLA-DRB1*03
HLA-A*X	HLA-B*08	HLA-DRB1*13
HLA-A*X	HLA-B*08	HLA-DRB1*15
HLA-A*X	HLA-B*08	HLA-DRB1*X

▲ 图 43-4　高加索和非裔美国人原发性硬化性胆管炎（PSC）相关的人类白细胞抗原单倍型[14]

祖传单体型 8.1（AH8.1）携带 HLA-B*08 和 DRB1*03:01 等位基因，这与 PSC 和其他自身免疫性疾病密切相关。因为它们在高加索人中最常携带在同一染色体上（即连锁不平衡），不可能鉴定出致病基因和基因。然而，在非裔美国人中，AH8.1 单倍型是不存在的，但 HLA-B* 08 与多个单倍型的 PSC 相关。非洲裔美国人 *HLA-B* 与 *HLA-DRB1* 的低连锁不平衡允许识别 PSC 相关 HLA 相关基因或基因

所述，这些结果至少突出了免疫介导在 PSC 的发病机制中的重要性。

相比于 PSC 遗传危险因素的多项研究，环境的作用目前仍知之甚少或研究甚少。吸烟与 PSC 的保护作用相关，但是 UC 也观察到类似的效果。在 PSC 中，这种效果仅出现在与 IBD 共存的患者，无论是 UC 还是 CD，均提示了吸烟的不良反应[4,42]。一项报道指出扁桃体切除术与 PSC 呈负相关，但在另一项研究中没有类似发现[43,44]。虽然阑尾切除术在 PSC 合并 UC 的患者中比较少见，在另外两项大型的研究中，阑尾切除术与 PSC 之间并没有发现有相互关联[43,44]。而另一项研究发现与对照组相比，阑尾切除术在 PSC 患者中更常见，但仅在合并 IBD 患者中有这个现象[4]。饮食习惯也有研究，两项独立的研究表明，咖啡与 PSC 之间成负相关[44,45]。食用鱼类和烤或烧烤肉类与 PSC 呈负相关，而牛排或汉堡的消费量与 PSC 呈正相关。在 PSC 女性中，激素替代疗法与 PSC 呈负相关，而复发性尿路感染则更为常见。虽然这些研究提供了 PSC 发病环境机制的一些潜在的见解，他们都必须严格评估可能的回忆和报道偏倚，以及未被承认的选择偏倚，后者具有普适性。

（二）原发性硬化性胆管炎的免疫应答

针对 PSC 的遗传学表明，它是一种典型的自身免疫性疾病的混合体。从某种意义上说，对特定自身抗原和自身炎症性疾病的组织有针对性的破坏，如 IBD，其中肠道菌群抗原的异常先天免疫应答激活适应性免疫应答[46]。天然免疫系统的激活作为 PSC 的主要事件已经被多个研究者提出。根据这一理论，PSC 是由细菌或病原体相关的分子模式触发的，如脂多糖通过炎症时，由通透性增加的肠道进入门静脉。病原相关分子模式通过模式识别受体，包括 toll 样受体和 CD14 来激活巨噬细胞、树突状细胞和 NK 细胞等，导致细胞因子的分泌。相反，NK 细胞可以被白细胞介素 12（IL-12）激活，也可以通过肿瘤坏死

因子 α（TNF-α）、IL-1β 和 CXCL8 来促进淋巴细胞的募集和活化。NK 细胞也可被 MHC I 类链相关基因产物 MICA 和 MICB 激活，这些细胞应激蛋白是通过 NKG2D 受体促进 NK、NK T 和 γδT 细胞的细胞毒功能。

与肠黏膜相似，toll 样受体也在胆管上皮细胞（biliary epithelial cells，BECs）中表达，并且它们的表达已被证实在多种肝脏疾病中被诱导。某些 PSC 患者血清中发现了针对 BEC 的免疫球蛋白 IgG，IgG 可以诱导培养的 BEC 的 toll 样受体 9 及 toll 样受体 2 的表达[47]。用含有抗 BEC 抗体的 PSC 血清处理 BEC 可诱导粒细胞巨噬细胞集落刺激因子、IL-1β 和 IL-8 的分泌。这可能反过来导致中性粒细胞、巨噬细胞和 T 细胞的募集。然而，这些抗 BEC 抗体的靶点尚不清楚。最近，BEC 的衰老已被认为是 PSC 的一种机制，随着 BEC 向促炎状态的转变，分泌 IL-6、IL-8、CCL2 和纤溶酶原激活物抑制药 1（PAI-1）[48]。

PSC 患者外周血单个核细胞的基因表达谱提示 PSC 中先天免疫应答的重要作用，特别是巨噬细胞集落刺激因子参与巨噬细胞分化的通路，以及 T 细胞的 IL-2 受体 β 激活，IL-6 信号和丝裂原活化蛋白激酶信号转导[49]。巨噬细胞是具有免疫转化成适应性免疫的关键细胞，常出现在 PSC 的窦状和窦周间隙，而不是 PBC 和其他胆道疾病。此外，与正常人的肝脏相比，PSC 肝脏的门静脉区 CD68 阳性和（或）髓过氧化物酶阳性细胞的数量明显增多[50]。巨噬细胞在 PSC 中潜在作用的进一步线索来自 MST1 和 *GPBAR1*（又称为 TGR5）的遗传关联。MST1 编码巨噬细胞刺激蛋白 1，一种由多种炎症刺激激活的循环前蛋白，并对巨噬细胞施加负反馈以防止过度炎症。*GPBAR1* 是胆汁淤积和炎症之间的一个有趣的联系因子，*GPBAR1* 编码 G 蛋白偶联受体超家族成员，并作为巨噬细胞、BEC 和肠上皮细胞上胆汁酸的细胞表面受体[51-53]。在巨噬细胞上，*GPBAR1* 的激活导致巨噬细胞功能的抑制。值得注意的是，在 267 名挪威 PSC 患者和 274 名健康对照中 *GPBAR1* 基因的测序鉴定出六个非同义

变体，其中四个仅在 PSC 患者中发现，尽管仅在一个患者中发现[54]。然而，功能分析显示，六个变体中的五个具有减少或取消功能。

除了与 BEC 和巨噬细胞的潜在联系外，令人惊讶的是，很少有人知道 PSC 的适应性免疫应答。免疫组化研究明确了 PSC 肝浸润主要由 CD8⁺T 细胞聚集在门静脉周围。此外，炎性浸润主要由非活化的记忆 T 细胞组成，表达肠道归巢整合素 $\alpha_4\beta_7$。此外，黏膜相关的不变 T 细胞具有丰富的识别细菌抗原并产生 Th_1/Th_{17} 细胞因子的能力[55]。近期研究显示 Th_{17} 反应的作用也得到了支持，PSC 外周血单个核细胞在用粪肠球菌或白色念珠菌刺激后具有显著的 Th_{17} 反应，并且产生 IL-17A 的细胞在 PSC 肝脏中最突出[56]。

调节性 T 细胞（regulatory T cells，Tregs）作为免疫激活的重要介质，在 PSC 患者外周血中的频率较正常对照组、PBC 或者 UC 患者显著下降[57]。PSC 肝脏中 Tregs 的数量也比 PBC 肝脏中的少[57]。在另一项研究中也证实了肝脏 Tregs 的百分比减少。然而，另一项研究发现，与无 UC 的 PSC 患者相比，PSC 合并 UC 患者外周 CD4⁺CD25⁺T 细胞的频率更高[58,59]。外周 Tregs 细胞百分比在 IL2RA 基因的 PSC 风险等位基因纯合性患者中下降最为明显。与对照组相比，PSC 患者外周血 Tregs 的抑制能力也降低。然而，先前的报告已经证实了相对于健康和疾病控制状态，PBC 和 UC 患者的外周和组织 Tregs 的频率降低。提示 Tregs 频率的改变是炎症性疾病的一个普遍的特征，而不是特指 PSC[60,61]。

CD28 与 PSC 的遗传关联作用，CD28 作为 T 细胞活化、存活和增殖的共刺激分子的功能，以及 CD28⁻T 细胞在其他炎症性疾病中被发现，Liaskou 等研究 PSC 患者和对照组外周和肝脏 CD28⁻T 的数量、表型和功能[59]。值得注意的是，CD4⁺CD28⁻T 细胞在 PSC 肝脏中的富集较外围明显，CD8⁺CD28⁻T 细胞在 PSC 肝脏中比 PBC、非酒精性脂肪性肝炎和正常肝脏更常见。相反，CD8⁺CD28⁻T 细胞在 PSC 肝脏中不富集。CD8⁺CD28⁻T 细胞在 PSC 肝脏中仅比正常肝脏有更高的频率，不包括 PBC 和非酒精性脂肪性肝炎。表型上来看，CD28⁻T 细胞是具有细胞毒性分子的细胞内储存的活化的记忆细胞，表达促进细胞浸润和定位到胆管的黏附分子和趋化因子受体。这些细胞的上清液也能在体外激活 BECs。

（三）肠漏假说

IBD 和 PSC 的强联系的一种可能假说是炎症肠黏膜丧失了阻止细菌和（或）细菌成分进入门静脉循环的能力，即所谓的"肠漏假说"。在动物模型中，肠道细菌组分可诱导胆道炎症。动物研究表明，细菌趋化肽参与肠肝循环。他们还显示了这些化合物的水平在实验结肠炎中增加[62]，并可导致胆道炎症，其特征类似于人类 PSC[63]。在遗传易感的大鼠中，外科手术产生的空肠盲袢的细菌过度生长也会引起胆损伤，其特征类似于 PSC[64]。虽然这些研究表明，IBD 肠道通透性增加导致细菌细胞壁成分通过门静脉循环向肝脏移位是 PSC 是一个合理的理论，但是还没有证据表明在人类 PSC 中肠道通透性增加或细菌过度生长[65,66]。为了进一步支持肠漏假说，一些研究试图建立 PSC 与特定微生物之间的联系，包括衣原体和幽门螺杆菌。Ponsioen 等发现 PSC 患者与相应匹配的对照组相比，衣原体脂多糖抗体的血清效价升高[67]。然而，缺乏衣原体的 PSC 胆汁培养提示这些发现不是由于主动感染引起的。虽然来自螺杆菌序列的 16S 核糖体 RNA 已在 PSC 肝脏和胆管组织中发现，不过它也经常出现在其他肝脏疾病中[68,69]。虽然如此，在 13 例 PSC 患者中，12 例患者被证实在肝活检标本的门静脉区发现 16S 核糖体 RNA，其中 7 例既往未接受胆道介入治疗[56]。然而，细菌种类及其来源，是肠道、胆道还是全身性来源的，仍不清楚。

（四）原发性硬化性胆管炎失调

最近，随着对肠道微生物群的组成和多样性对各种疾病的影响的理解，以及非培养手段评价微生物种群手段的问世，微生物群的变化作为 PSC 发病机制的基础研究已经开始对微生物的种类、代谢物及其反应进行分类[70]。这种PSC失调假说不依赖于肠屏障功能异常，甚至IBD的存在，一些已经报道的证据也支持这一点概念。此外，肠道失调越来越被人们所认识，虽然没有很好地理解，但它是IBD发病机制的组成部分[71]。有几项研究表明，UC和克罗恩病肠道细菌、噬菌体和真菌组成的变化，最常见的是发现人群多样性的减少，以及人口中一些特定的变化，研究结果让人联想到自身免疫的卫生假说。然而，只有少数数据支持失调在PSC发病机制中的作用。

在硬化性胆管炎的多药耐药基因MDR2缺失小鼠模型中，无菌小鼠与常规饲养的MDR2缺失小鼠相比，具有较高的碱性磷酸酶（ALP）、天门冬氨酸氨基转移酶（AST）和胆红素水平[72]。此外，在无菌环境中，纤维化、导管反应和导管减少症更为严重。与传统环境相比，在无菌环境下饲养的小鼠胆汁酸无明显差异，且无菌环境中不存在次级胆汁酸。虽然这项研究没有发现微生物的特异性改变，提示胆汁酸与肠道细菌之间可能的相互作用可能加重PSC。也许是通过与毒性胆汁有关的机制，将在稍后讨论。

人类关于生态失调的数据仅限于两项肠道和胆汁微生物群的研究[32,73]。与PSC相关的一个更有趣的轨迹，在HLA区域外已经鉴定出岩藻糖基转移酶2基因（FUT2），这与蛋白糖化有关，也与克罗恩病有关。遗传变异导致岩藻糖基转移酶2基因截断，所谓的非分泌物质，导致ABH血型抗原和其他重要的传染性病原体受体合成能力的丧失。与克罗恩病肠道微生物群落结构相似，PSC中胆汁微生物的类型取决于FUT2基因型，随着厚壁菌的丰度显著升高，在非分泌物中，变形杆菌的成员数量显著减少。第一个可能是肠道微生物群研究的报告针对12例PSC患者和11例UC患者及9例对照组的回盲部活检标本的形态进行比较。与IBD的发现相似，PSC的多样性正在下降。更值得注意的是，PSC患者与UC患者及对照组相比，梭状芽孢杆菌的丰度较低。

（五）淋巴细胞转运

全结肠切除术后数年PSC发生发展的观察以及PSC肝病活动与肠道疾病活动缺乏相关性导致了这个假说，PSC的炎症是肠道记忆性T淋巴细胞向肝脏异常转运的结果。支持这一理论的是，黏附分子和趋化因子受体通常局限于肠道，在肝脏中异常表达，推测可能通过肠肝循环引起肠道淋巴细胞的募集[74-77]。炎症对组织特异性淋巴细胞募集涉及淋巴细胞趋化受体与趋化因子受体相互作用对血管内皮细胞表达的受体的协同识别。除了组织特异性外，趋化因子和趋化因子受体也赋予淋巴细胞谱系专一性[78]。淋巴细胞像肠道的募集涉及肠道相关淋巴组织中树突状细胞激活淋巴细胞，导致 $\alpha_4\beta_7$ 整合素和CCR9趋化因子受体的表达。$\alpha_4\beta_7$ 整合素配体，黏膜贴壁细胞黏附分子1（MAdCAM-1），在肠内皮细胞和肠黏膜炎症反应中特异表达。CCR9配体CCL25也能激活 $\alpha_4\beta_7$，且在肠道中也优先表达。MAdCAM-1和CCL25的结合对 $\alpha_4\beta_7{}^+$ CCR9$^+$ 淋巴细胞向肠道的特异性募集至关重要。

MAdCAM-1最初被认为局限于肠内皮细胞，但在自体免疫介导的肝脏疾病的门静脉和窦内皮也有表达，包括PSC[79]。MAdCAM-1在肝脏中的表达似乎是由血管黏附蛋白1（人肝中氨基脲敏感的胺氧化酶）的甲胺脱氨作用介导的[80]。在TNF-α存在下，甲胺诱导肝血管内皮细胞中的功能性MAdCAM-1的表达。与从PSC患者到肝血管的淋巴细胞黏附增加有关。CCR9配体CCL25也似乎在PSC的肝脏中特异性的上调[76]。此外，CCR9$^+$肝淋巴细胞优先迁移到CCL25而不是CXCL12或CCL5，并通过CCL25触发，通过 $\alpha_4\beta_7$ 结合固定化的MAdCAM-1。

PSC肝 $\alpha_4\beta_7{}^+$ 淋巴细胞的频率与外周血 $\alpha_4\beta_7{}^+$ 淋巴细胞的频率没有增加[76]。相反，与PBC相比，PSC中肝CCR9$^+$淋巴细胞的频率明显增加，PSC肝脏中约20%的肝细胞表达CCR9，而正常肝或PBC肝组织中的淋巴细胞表达率为2%。克罗恩病固有层淋巴细胞将近100%表达CCR9。CCR9$^+$肝淋巴细胞包括CD8$^+$和CD4$^+$T细胞，前者显示记忆表型。只有肠源性树突状细胞而非来源于肝脏的树突状细胞或星状细胞，能够在 $CD8^+T$ 细胞上标记这些归巢标记，支持 PSC 肝脏 $\alpha_4\beta_7^+$ $CCR9^+$ 淋巴细胞起源于肠的假说 [74]。此外，体内肠道用 $CD8^+$ T 细胞刺激，可以迁移至肠道和肝脏，而肝脏 $CD8^+$ T 细胞刺激只能迁移到肝脏 [81]。然而，肝窦内皮细胞用 $CD4^+$ T 细胞刺激能够在体外诱导 $\alpha_4\beta_7$ 和 CCR9 表达，与后续迁移到肠道和肠道相关淋巴组织 [82]。

（六）毒性胆汁学说

胆汁是胆汁酸、胆红素、胆固醇、磷脂和蛋白质的混合物，即使在正常条件下对细胞也是有毒的。尽管存在高浓度的胆汁酸，几种保护机制，包括胶束形成和胆汁流，可以防止胆道上皮细胞的损伤。胆汁成分改变，胆汁流量减少和 PSC 的胆道压升高可能破坏正常胆汁平衡，导致胆汁毒性形成。胆汁成分在很大程度上依赖于肝细胞小管膜中各组分的排泄，胆管细胞稀释 / 碱化，即所谓的碳酸氢盐伞。胆汁酸会引起胆管细胞的凋亡和坏死，通常与磷脂酰胆碱和胆固醇形成混合胶束以防止胆汁酸中毒。负责维持胆汁酸 / 磷脂比率的转运蛋白的损伤，包括胆汁盐导出蛋白（BSEP），也称为 ABCB11；以及多药耐药蛋白 3，也称为 ABCB4；或碳酸氢盐排泄与胆汁水化［囊性纤维化跨膜电导调节器或阴离子交换剂 2（AE2）］可能导致有毒的胆汁形成。另一方面，胆汁淤积是 PSC 中的一种常见现象，可能导致毒性胆汁的形成，导致胆管损伤加重。

对毒性胆汁酸理论的支持主要来自多药耐药基因 MDR2 缺失小鼠 [83-85]。靶向性破坏多重耐药基因 MDR2 导致胆管硬化伴有肝外和肝内胆管狭窄和扩张，洋葱皮肤型导管周围纤维化，胆管局灶性闭塞，类似于人类 PSC 和继发硬化性胆管炎 [83]。据推测，胆汁磷脂通常通过小管磷脂翻转酶 MDR2 转运入胆汁，并形成混合磷脂 - 胆酸微胶粒保护胆管细胞免受胆汁酸诱导的细胞损伤。在 MDR2$^{-/-}$ 小鼠中不存在胆汁磷脂，这可能导致有毒的胆汁酸引起的损害，导致硬化性胆管

炎 [86]。除了有毒的胆汁酸之外，缺磷脂会导致胆固醇过饱和胆汁，可以促进类似于动脉粥样硬化的氧化过程 [87]。MDR2$^{-/-}$ 小鼠的胆管细胞表达细胞黏附分子，如血管细胞黏附分子 1、趋化因子、生长因子和细胞因子。然而，与 PSC 不同的是，MDR2$^{-/-}$ 小鼠不发生 IBD。事实上，在 MDR2$^{-/-}$ 小鼠中诱导结肠炎对硬化性胆管炎表型无影响。

囊性纤维化跨膜传导调节（cystic fibrosis transmembrane conductance regulator gene, CFTR）基因在囊性纤维化中的作用也被认为在毒性胆汁的发展中起一定的作用。在 CFTR 的突变患者容易发展出与 PSC 不同的胆汁性肝硬化。在 Cftr$^{-/-}$ 小鼠诱导的结肠炎可以导致胆管损伤 [88]。然而，在小样本 PSC 队列的研究中，人类的发现一直是相互矛盾的。值得注意的是，在任何涉及大型 PSC 队列的全基因组关联研究中，CFTR 与 PSC 易感性无关。

尽管动物模型支持毒性胆汁理论，但在人体中缺乏相应证据，特别是其作为一个主要的初始因素。虽然有一些罕见的变异型多药耐药基因 3（MDR3）与胆道疾病有关，包括硬化性胆管炎 [89,90]，多药耐药基因的人类同源基因（ABCB4，又称为多药耐药基因 3）的遗传学研究尚未发现遗传变异与 PSC 易感性相关 [91]。此外，具有正常胆红素水平的 PSC 患者已显示胆汁酸和脂质的胆汁排泄正常，提示毒性胆汁效应可能仅在 PSC 的后期发挥作用 [91,92]。对胆汁毒性理论在疾病进展中的支持而不是启动来自于类固醇和异源受体基因（SXR）的多态性的遗传学研究，它编码配体依赖性转录因子，介导胆汁淤积动物模型中胆汁酸致肝损伤的保护作用及 PSC 的生存 [93]。

四、临床特点

在 PSC 早期阶段，大多数患者无症状，胆汁淤积性肝酶表现可能是唯一的疾病迹象。在晚期，常发生胆汁淤积、门静脉高压和晚期肝病的症状和体征，包括瘙痒、黄疸、体重减轻、肝大、腹水和腹痛。非特异性症状也是常见的，包括疲劳及与共病条件相关的其他症状，比如 IBD 相关

性腹泻。胆汁淤积使患者也有发展为脂溶性维生素的吸收不良、脂肪泻、代谢性骨病和胆石症的风险。细菌性胆管炎也可能自发发生或在胆道介入后发生。虽然典型的 PSC 患者是年龄 30 － 40 岁的年轻人，但大约有 1/3 的患者是女性，发病可能发生在儿童期或成年后期。

（一）诊断标准

与 PBC 和 AIH 有经过证实的诊断标准不同，在 PSC 被诊断的基础上仍然缺乏客观标准。这主要是由于依赖于胆管造影的理解，技术变异性和观察者间的变异性是难以量化和限制的。尽管有这些局限性，多组病人群体的描述拥有经典 PSC 的部分，但不是所有的特征，或者不同的临床特征正在被认可。在某些情况下，这些差异的潜在遗传基础已经被鉴定。

重要的是硬化性胆管炎的继发原因，在适当的临床背景下，必须考虑和排除与 PSC 相似的特征。在成人中，一些继发性的原因可能导致胆道狭窄，这可能与 PSC 相似，包括成人的恶性和非恶性原因（表 43-3）。值得注意的是，这些很少与 IBD 有关。通常可以根据病史、实验室或其他手段进行诊断。然而，特别值得注意的是，在胆囊切除术中排除医源性胆管损伤是困难的，这可能是在真正的 PSC 患者的诊断之前完成的。同样，尤其是年轻人胆管癌的诊断，应该引起对 PSC 的怀疑。在儿童中，硬化性胆管炎继发病因的鉴别诊断与成人有很大区别（表 43-3）。

（二）症状和体征

PSC 的临床表现有很大差异，在早期的研究中，大约 15% ～ 40% 的患者在诊断时都是无症状的。越来越多的证据示患者在疾病早期症状较少，将近一半患者无症状。因为与 IBD 密切相关，当 IBD 患者筛查肝脏疾病时，许多病例引起了医学界的注意。PSC 患者最常见的症状是疲劳、黄疸、瘙痒和腹痛，而腹水、食管静脉曲张出血和急性胆管炎则少得多（表 43-5）。大约一半的有症状患者在诊断时有体检结果异常，黄疸、肝大

和脾大是最常见的异常发现。在两个欧洲大型的队列研究报道中，在 PSC 诊断时，肝大的发生率为 26% ～ 44%，脾肿大为 9% ～ 29%，胃食管静脉曲张为 7% ～ 10%，腹水为 2% ～ 4%[94-95]。

（三）实验室检查

由于大多数患者在疾病的早期阶段无症状，PSC 通常在常规生化或实验室筛查异常时疑诊。通常情况下，胆汁淤积以 ALP 水平升高为 PSC 的主要特征，血清转氨酶水平轻度至中度升高，虽然在疾病的过程中也可以看到正常的肝酶，但这些值可能会出现波动。胆红素水平通常正常，尤其是在 PSC 早期，虽然时有波动，胆红素通常随着疾病的进展而逐渐增加[13]。与其他胆汁淤积性肝病相似，肝脏和尿铜水平升高，血清铜蓝蛋白水平降低。在所有 IBD 患者及其他自身免疫性疾病中，如肝脏出现胆汁淤积的表现，均应考虑 PSC 的可能性。

大约 60% 的患者出现总血清 IgG 水平轻度升高，同时 IgM 水平也可以升高。大约 10% 的 PSC 患者 IgG4 水平升高，但水平很少大于 2.8 g/L 或者正常上限的两倍[17,96-101]。对于血清 IgG4 水平介于 1.4 g/L 和 2.8 g/L 之间的患者，IgG4：IgG1 的比值小于 0.24，提示诊断可能是 PSC，而不是 IgG4 硬化性胆管炎。值得注意的是，在一个队列中，IgG4 水平升高与移植自由存活率降低有关，但在另一个队列中没有观察到这个现象[96,101]。

除血清 Ig 水平外，PSC 患者血清中检测到多种自身抗体（表 43-6）。然而，并没有发现有足够的特异性或敏感性用于筛选或诊断。最常见的自身抗体，核周抗中性粒细胞胞浆自身抗体（pANCA）出现在 65% ～ 95% 的 PSC 患者，50% ～ 80% 的 UC 患者，以及 10% ～ 20% 的克罗恩病患者中。有报道称，胆汁中抗中性粒细胞胞浆抗体呈阳性，胆道 IgG 抗中性粒细胞胞浆自身抗体水平与胆管狭窄的严重程度和随之而来的干预数量有关[102]。其他自身抗体，包括抗核抗体（ANAs）、抗酿酒酵母抗体、抗平滑肌抗体（SMAs）、抗心磷脂抗体、抗甲状腺过氧化

物酶抗体和类风湿因子则较少。ANAs 和 SMAs 也是 I 型 AIH 的标记物，在将近 1/4 的 PSC 患者中可以被检出，且在儿童 PSC 患者中更为常见[12,103]。但是这些抗体自身的存在不能作为 AIH 重叠的诊断（见第 41 章）。

表 43-5　原发性硬化性胆管炎诊断的症状和体征

临床症状	患病率（%）
无症状的	15 ～ 44
疲劳	43 ～ 75
瘙痒	25 ～ 59
黄疸	30 ～ 69
肝大	34 ～ 62
腹痛	16 ～ 37
脾大	14 ～ 30
色素沉着	25
体重下降	10 ～ 34
静脉曲张出血	2 ～ 14
腹水	2 ～ 10

表 43-6　原发性硬化性胆管炎患者自身抗体的患病率

自身抗体	患病率（%）
抗中性粒细胞胞浆抗体	50 ～ 80
抗核抗体	7 ～ 77
抗平滑肌抗体	13 ～ 20
抗内皮细胞抗体	35
抗心磷脂抗体	4 ～ 66
抗甲状腺过氧化物酶抗体	7 ～ 16
抗甲状腺球蛋白抗体	4
类风湿因子	15

（四）影像学

　　胆管造影术仍然是诊断 PSC 的金标准。节段性狭窄伴近端扩张和胆管囊状形成串珠样外观，这是 PSC 的经典表现（图 43-5）。通常，PSC 既影响肝内胆管又影响肝外胆管。单独肝外胆管的改变是罕见的，而在 20% ～ 28% 的病例

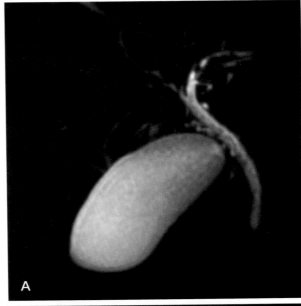
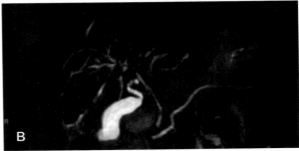
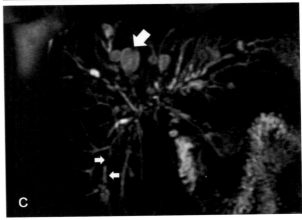

▲ 图 43-5　原发性硬化性胆管炎的磁共振胆管造影
A. 狭窄和扩张局限于肝内胆管，胆总管通畅；B. 肝内和肝外胆管受累；C. 除了狭窄和扩张（小箭）外，胆管可以有大的囊状物（大箭）

中已报告肝内胆管的单独变化。显性狭窄被定义为直径 < 1.5mm 的胆总管狭窄或者胆总管分叉 2cm 以内的直径 < 1 mm 的肝管，在整个病程中累积频率为 36% ～ 57%。几乎 90% 的 PSC 患者胆囊异常，在 8% ～ 26% 的 PSC 患者中发现胆管结石。

在历史上，胆管造影是通过内镜逆行胆管造影（ERC）进行的。然而，包括六项大型研究的Meta分析发现，磁共振胆管造影（MRC）在大多数PSC中具有足够的敏感性和特异性。因此，更合适作为第一线诊断工具[104]。然而，如果高度疑诊时，若MRC的发现是阴性的或模棱两可，应进行ERC，有报道指出MRC在疾病早期和肝硬化的情况下不太敏感。此外，ERC还具有治疗作用，可进行导管扩张和支架置入，并能通过刷细胞学和活组织检查提供进一步的诊断信息。然而，它也有并发症的风险，如胰腺炎，腹痛，胆管炎，出血和胆管穿孔。相反，随着MRC和其他腹部成像方式的使用增加，PSC淋巴结肿大和胰腺囊肿的偶发概率也增加，肺门旁甚至腹膜后淋巴结肿大在PSC和其他自身免疫性肝病中是

常见的，除非还有其他症状或发现可能存在的恶性疾病，一般不需要进一步评估。胰腺小囊肿，包括导管内乳头状黏液性肿瘤，也在PSC中发现，可能以与其他患者相似，并且应该类似地管理。

从影像学上鉴别IgG₄相关硬化性胆管炎和PSC仍十分困难（图43-6）。使用ERC时，PSC中的带状狭窄、串珠状或枯枝状外观和憩室样形成明显多于IgG₄相关硬化性胆管炎。相反，IgG₄相关硬化性胆管炎中节段性狭窄，长狭窄伴狭窄前的扩张，胆总管远端狭窄明显多于PSC。这些发现被报道在28例PSC患者中，正确甄别出27例；26例IgG₄相关硬化性胆管炎患者中，正确甄别出25例。在磁共振成像结果的对比分析中，单层胆总管壁厚度大于2.5 mm、胆道树持续受累、胆囊受累和肝实质异常的缺失与IgG₄相关硬化

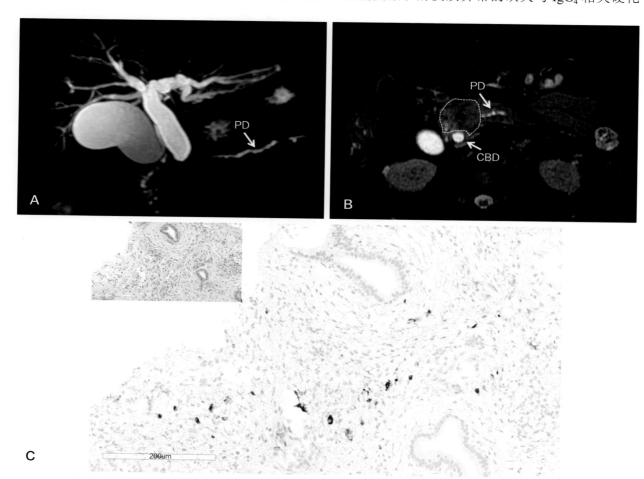

▲ 图 43-6　IgG₄ 相关硬化性胆管炎

A. 磁共振胰胆管造影显示明显扩张的胆总管（CBD）伴胆总管远端不连续的狭窄和轻度扩张的胰管（PD）；B. 显示胰腺头部的相关肿块的横截面图像（虚线轮廓）；C. 肝活检显示胆管炎症和损伤，典型的 PSC 的经典 "洋葱皮" 表现是存在的（插图，苏木精-伊红染色；×20）。每个高倍镜视野内免疫球蛋白 G₄（IgG₄）免疫染色显示高达 15 个 IgG₄ 阳性细胞，主要在门静脉内（IgG₄ 免疫染色；×20）

性胆管炎相关，而不是 PSC[106]。

（五）组织学

有影像学证据的患者，PSC 的诊断不需要肝活检，即使它可能有助于排除其他疾病。仅仅肝穿刺活检对 PSC 诊断是不可靠的，因为它是非特异性的，除非大的管道受累，其结果通常是正常的。然而，当进行活检时，特征性发现包括胆管增生，导管周围典型的"洋葱皮"病变，导管周围炎症，纤维化和胆管闭塞（图 43-7）。重要的是，经典的同心纤维化仅在少数病例中发现，也可能存在于缺血性胆管炎和其他胆道疾病中。使用 Ludwig 标准的组织学分期包括：①胆管炎或门静脉肝炎；②门静脉周围纤维化或肝炎；③间隔纤维化和（或）桥接坏死；④胆汁性肝硬化。

虽然肝活检很少在 PSC 中进行，但其潜在的诊断和预后目的使其人们重新燃起了兴趣。使用人口统计学、宏观和组织学变量分析 PSC、PBC 和丙型肝炎患者的肝脏移植组织，Carrasco-Avino 等[107] 发现动脉内膜、增生和胆道改变，特别是中型胆管丢失、瘢痕和中晚期胆管洋葱皮纤维化是 PSC 最特征的表现。重新审视 Ludwig 标准，并将其与 Ishak 和 Nakanuma 系统的临床结果进行比较，de Vries 等[108] 发现所有三个分期系统的疾病分期与肝移植的存活率和肝移植时间之间有很强的关联性。

（六）PSC 中的炎性肠病

PSC 最显著和最令人困惑的特征之一是与IBD 没有很强的相关性，而且缺乏与发病和活动的时间关系，以及 PSC 相关 IBD 的独特表型。伴有 IBD 的 PSC 患者比没有 PSC 的患者年轻。PSC 的诊断通常是在已存在 IBD 的患者中。然而，在某些情况下，PSC 的诊断可早于 IBD 数年。IBD 甚至可能出现在 PSC 肝移植术后，PSC 也可能出现于 IBD 患者结肠切除术后。与 IBD 的其他肠外表现不同，如葡萄膜炎和结节性红斑，这些与结肠疾病活动有关，PSC 结肠炎以缓解期延长为特征，与 PSC 的严重程度无关。

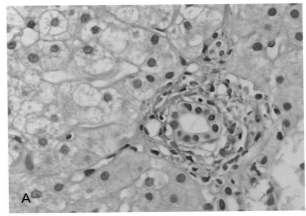

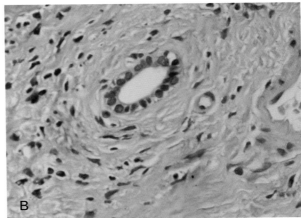

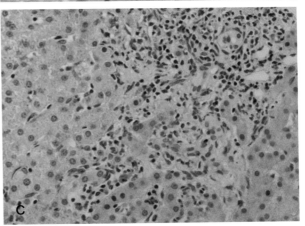

▲ 图 43-7　活检时的特征性

A. 胆管周围有少量淋巴细胞的上皮变化；B. 胆管显示具有更高级的上皮变化、同心纤维化和分散的淋巴细胞的特征性发现；C. 自身免疫性肝炎样特征与炎症界面活性和小胆管上皮变化（右上角）

值得注意的是，不管 PSC 结肠类是否被归类为 UC 或克罗恩病，PSC 结肠炎往往是广泛型的，尽管其临床表现静止[109-111]。升结肠中的炎症比降结肠更为明显。此外，它常与直肠保留和倒灌性回肠炎有关，这些典型症状通常在克罗恩病中出现。经直肠切除术和回肠袋肛门吻合术的

PSC-IBD 患者，已经发现结肠袋炎的发病率较高。与 PSC 相关的克罗恩病通常不具有狭窄或瘘管，而是局限于结肠。克罗恩病与 UC 患者全结肠炎的相对频率可以用来解释 PSC 在克罗恩病中的频率较 UC 低。与 PSC-IBD 相对较轻的炎症相反，与单纯 UC 相比，PSC-IBD 患者结肠腺癌的风险显著增加，且 PSC 中升肠癌的趋势更大。

不管有无症状，PSC 诊断时需要结肠镜伴活组织检查来确定 IBD 存在与否。PSC 伴发的 IBD 可显示为 UC 和 CD 疾病的特征，UC 和 CD 的区别难以鉴别，且经常诊断为未定型结肠炎。已报告的 UC 和克罗恩病在患者队列中的相对流行率可能反映 IBD 分类中观察者间的变异性，与疾病的实际差异相反。然而，UC 和克罗恩病的区别可能会影响治疗，特别是在那些更严重的 IBD 患者中。PSC 严重程度在 UC 和克罗恩病的可能不同，基于小导管 PSC 患者克罗恩病患病率较高[112]。除了 IBD 外，大约 1/4 的 PSC 患者会有另两种自身免疫性疾病[113]。

五、自然病程

通过大量临床相关的结果，理解 PSC 的自然史是复杂的。这可能与疾病的程度或持续时间有关（图 43-8）。PSC 患者早期自然史研究来自三级护理和肝移植中心，这是大型胃肠道和（或）肝脏疾病患者的大型转诊网络。这些报告估计从 PSC 诊断到死亡或肝移植的中位时间从 9～18 年不等[114-116]。与来自三级医疗中心的数据相比，一项研究确定了在荷兰的一个占全国人口的 50% 大地理区域的 44 家医院接受 PSC 治疗的所有患者。在以人群为基础的研究中，从 PSC 诊断直

到肝移植或 PSC 相关死亡的中位生存率在整个队列组中为 21.3 年，而在移植中心接受护理的患者为 13.2 年[3]，支持早期报告中位生存期少于 20 年的潜在偏倚。

（一）PSC 中的风险预测

随着时间的推移，已经开发出多种风险模型来预测 PSC 患者的预后，这些模型包括临床、组织学和（或）实验室参数的不同组合（表 43-7）。与肝细胞性肝硬化相比，由于胆汁淤积发生在 PSC 中相对较早，门静脉高压症常为窦前型，早期无静脉曲张发展。常用的肝硬化模型，如 Child Turcotte Pugh 分类法，终末期肝病（MELD）评分模型不能充分预测 PSC 的预后。和预期一样，胆红素和门静脉高压的标志物在所有描述的 PSC 模型都是普遍的。然而，只有一个模型携带碱性磷酸酶指标参与的预测模型是相当有用的。Mayo 风险评分与其他模型不同，不包括需要肝活检的组织学标准；是唯一验证过的模型，并且仍然是最常用的模型[117]。与 Child Turcotte Pugh 评分不同，Mayo 风险评分被开发和验证用来预测所有疾病阶段患者的预后，且它纯粹是基于客观的临床和实验室标准。修订的 Mayo 风险评分解释了血清胆红素、白蛋白、AST、年龄和静脉曲张出血的历史，并在推导和验证队列中准确估计了计算评分后 4 年的存活率[118]。

最近，使用新的非侵袭性纤维化标志物的方法来预测 PSC 患者临床病程，特别是瞬时弹性成像和血清纤维化标志物（表 43-8）。在 PSC 患者的前瞻性研究中，通过振动控制瞬时弹性成像获得的肝硬度测量准确地将 PSC 患者区分为无纤维化、严重纤维化和肝硬化[119]。振动控制的瞬时弹性成像优于 PSC 患者的其他非侵入性纤维化标志物，尤其是 FIB 4 评分和 Mayo 风险评分。此外，在 142 例接受振动控制的瞬时弹性成像监测的患者中，平均 3.9±2.1 年，肝硬度测量显示轻微纤维化（F_0 或 F_1）的患者中进展缓慢，但一旦患者达到 F_2 期纤维化或更严重，肝硬度则随时间呈指数增加。一旦患者达到 F_4 期纤维化（肝

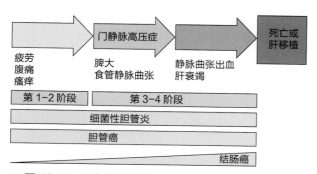

▲ 图 43-8 原发性硬化性胆管炎的自然病史和临床结局

表 43-7　原发性硬化性胆管炎的移植存活率的预后模型

	Oslo (n = 77)	King's College (n= 126)	Hannover (n= 273)	Sweden (n = 305)	Mayo Clinic[‡] (n =405；124)
年龄	√	√	√	√	√
碱性磷酸酶		√			
天冬氨酸转氨酶（AST）					√
胆红素	√		√[*]		√
白蛋白			√		√
肝大		√	√		
脾大		√			
活检阶段		√		√	
静脉曲张出血				×[†]	√

*. 持续高胆红素水平

†. 静脉曲张破裂出血（占总数的 4%）除外

‡.R=0.03［年龄（年）］+0.54 ln［胆红素（mg/dl）］+0.54 ln［AST（U/L）］+1.24［静脉曲张出血（0/1）］－ 0.84［白蛋白（g/dl）］

表 43-8　原发性硬化性胆管炎患者风险分层和（或）预测结果的新方法

方法名称	成　分
钙防卫蛋白[210]	胆道钙防卫蛋白水平
瞬态弹性成像[119]	肝脏硬度测定
增强肝纤维化评分[120]	血清标志物：金属蛋白酶组织抑制因子 1，透明质酸，Ⅲ型前胶原完整 N 端前肽
AST/ALT 比[211]	血清 AST/ALT 比

ALT. 丙氨酸氨基转移酶；AST. 天门冬氨酸氨基转移酶

硬化），代偿期至肝硬化失代偿期的中位时间为 3.6 年，无论是更大程度的基线纤维化或更快速地增加其肝硬度测量，或两者兼而有之，显著增加患者肝脏相关并发症的风险[119]。

另一种非侵入性的纤维化标志物可能在 PSC 的预后具有价值，即增强的肝纤维化（ELF）评分。该评分综合了三种血清标志物：组织金属蛋白酶抑制药 1、透明质酸和Ⅲ型前胶原完整 N 端前肽[120]。在 PSC 患者的队列中，与健康对照组和无 PSC 的 UC 患者相比，ELF 评分区分轻度和重度疾病，由移植或死亡的临床转归，受试者工作特征曲线下的面积为 0.81。此外，在多变量生存模型中，ELF 评分与无移植生存率显著相关，独

立于 Mayo 风险评分。ELF 风险评分与振动控制的瞬时弹性成像结果在单独的评估中相关。这突出了任何一种非侵入性纤维化措施作为预测 PSC 患者预后的手段的适用性[120]。

除了风险模型和非侵入性标记外，有两个不同的血清标志物在 PSC 患者中可能有预后价值：血清 IgG$_4$ 和 ALP。两个大的系列研究已经评估血清 IgG$_4$ 与 PSC 患者病程的相关性。首先，单中心研究表明，PSC 患者和 IgG$_4$ 水平升高的患者有更严重的疾病，从疾病表现到肝移植的时间较短。一项 345 例 PSC 患者的双中心研究显示 PSC 患者血清 IgG$_4$ 水平与死亡、肝移植和胆管癌的组合终点无相关性[96,101]。因此，对于 PSC 患者血清 IgG$_4$ 水平的效用预测其短期和长期结果的数据尚不清楚。这就是说，检查血清 IgG$_4$ 水平，特别是在非典型表现的 PSC 或无 IBD 患者，具有区分 PSC 与 IgG$_4$ 相关硬化性胆管炎的作用，考虑预后和治疗的差异。虽然血清 ALP 在 Mayo 风险评分的发展中不是一个因素，但它已被重新访问并可能在预测预后中起作用。虽然熊脱氧胆酸（UDCA）未被证实延长 PSC 患者的生存期，但安慰剂对照试验中，血清 ALP 水平的降低和（或）归一化与较长的生存时间有关，与 UDCA 或安慰剂治疗无

关[121-123]。这些数据表明，血清 ALP 的改善与基线值相反，独立于治疗，意味着更良性的病程。

（二）PSC 患者的恶性肿瘤风险

PSC 患者有进行性肝纤维化和肝衰竭的风险，但也显著增加了三种癌症的风险：胆管癌、结直肠腺癌和胆囊癌。PSC 患者的胆管癌的发生率在一些研究中小于 10%，在其他研究中超过 30%，这取决于所选择的队列（基于人群的队列 vs. 第三级护理转诊中心队列）或诊断方法（尸体解剖 vs. 尸体检查或成像 vs. 移植病理学）。在 PSC 确诊后的第一年，胆管癌的风险似乎最大。所有 PSC 患者的最佳风险评估来源于荷兰以人群为基础的 PSC 患者队列研究。在一组 590 例 PSC 患者队列中位随访 92 个月，发现随访期间 41 例（7%）发生胆管癌。41 例胆管癌患者中，33 例（80%）死于胆管癌的中位期为 1 年（范围 0 ～ 7 年）[3]。诊断 PSC 至胆管癌的中位时间为 6 年，但范围为 0 ～ 36 年。重要的是，41 例胆管癌患者中有 40 例有巨大的导管 PSC，27 例（66%）伴有 IBD。总的来说，PSC 患者的胆管癌风险比一般人群增加了 398 倍，其中 10 年、20 年和 30 年的胆管癌的累积风险分别为 6%、14% 和 20%[3]。不同于其他形式的慢性肝病和肝硬化，PSC 患者的肝细胞癌的发展是一个罕见的事件。从两个大型三级护理移植中心超过 33 年时间的一系列数据的中，119 例 PSC 和肝硬化患者均未发生肝细胞癌，35 例发生胆管癌，3 例发生胆囊癌，9 例发生结直肠癌[124]。

PSC 患者患结肠癌的风险也显著增加。虽然结肠癌也可能在 IBD 缺乏的情况下存在，PSC 患者结肠癌的风险基本上局限于 IBD 的子集。在荷兰 44 中心的研究中，20 例（3%）PSC 的患者在随访期间发生结肠癌，其中 19 例（95%）患有 IBD，并且所有患者都有大的导管 PSC[3]。结肠癌的风险，虽然与基线风险相比上升，但与胆管癌的风险相比没有那么明显，与年龄和性别匹配的所有 PSC 患者与一般人群相比，结肠癌风险增加了 5.0 倍；在年龄和性别匹配的 PSC-UC

患者比一般人群风险增加 8.6 倍；与对照组或 UC 组相比，风险增加 9.8 倍[3]。重要的是，在 PSC 合并 IBD 患者中，结肠癌的自然史被加速，平均诊断年龄为 39 岁，与 IBD 对照组的 59 年相比，PSC-IBD 患者 IBD 诊断后 10 年、20 年和 30 年结肠癌累积风险为 1%、6% 和 13%[3]。

PSC 患者罹患胆囊癌的风险明显增加，一种罕见的癌症在一般人群中最常见的与胆囊息肉和 PSC 相关，诊断是常常已经是晚期，且预后差[125-131]。由于 PSC 患者胆囊癌筛查和早期诊断面临的挑战，胆囊癌发病率的估计有限。然而，根据 72 例肝移植术后（66 例）或移植前（6 例）胆囊切除术的病理回顾，胆囊发育不良 27 例（37%），胆囊腺癌 10 例（14%）。这 10 例胆囊腺癌中，2 例侵犯固有层，8 例侵犯肌层或外膜[129]。

六、移植前管理

目前尚无成熟的 PSC 药物治疗能减少疾病进展和改善死亡率。药物开发领域的一个局限性是缺乏可靠的替代终点。在 PSC 中的临床试验的选择性列表说明了在过去的几十年中，端点选择和后续结果的异质性（表 43-9）。虽然未经前瞻性证实，血清 ALP 值降至正常或低于正常上限 1.5 倍，改善了患者预后，包括那些自发发生的人[122,132,133]。靶向 ALP 水平降低是否是药物试验的合适终点目前尚不清楚。然而，这样的研究设计限制了基线 ALP 水平升高的患者的注册。此外，PSC（大导管与小导管、肝内和肝外胆管疾病）的异质性以及结肠炎频繁增加了治疗该疾病的复杂性。事实上，缺乏全面和有效的动物模型说明了在理解和随后治疗 PSC 的挑战[134]。尽管尚未完全理解，PSC 的病理生理学可能包括多种损伤机制，包括毒性胆汁酸、来自异常肝 - 肠轴的自身免疫损伤、生态失调、胆汁纤维化和自身炎症。因此，有效药物治疗的最终发展可能需要结合多种治疗方式。提出了一种基于最佳可用数据的处理算法（图 43-9）。

表 43-9　原发性硬化性胆管炎的临床药物选择

药　物	年份	参与者数量	持续时间（月）	研究设计	总　结	参考文献
UDTA 单一疗法						
UDCA［13～15 mg/（kg·d）］	1992	14	12	随机、双盲、安慰剂对照	肝脏生物化学改善组织学评分改善	Beuers 等[212]
UDCA［13～15 mg/（kg·d）］	1997	105	24	随机、双盲、安慰剂对照	尽管改善了肝脏的生物化学，但对预后没有益处	Lindor[135]
UDCA［12～15 mg/（kg·d）］	1999	17	12	开放	肝脏生物化学改善，肝脏炎症、纤维化或组织学分期无改善	Van Milligen de Wit 等[213]
UDCA［20 mg/（kg·d）］	2001	26	24	随机、双盲、安慰剂对照	改善肝脏生物化学，减少组织学和胆管造影进展	Mitchell 等[214]
UDCA［25～30 mg/（kg·d）］	2001	30	12	开放	改善肝脏生物化学	Harnois 等[138]
UDCA［17～23 mg/（kg·d）］	2005	219	60	随机、双盲、安慰剂对照	无益处	Olsson 等[137]
UDCA［10 mg/（kg·d）vs 20 mg/（kg·d）vs 30 mg/kg·d］	2008	31	24	随机、双盲、安慰剂对照	改善肝脏生化，改善 Mayo 风险评分（高剂量）	Cullen 等[136]
UDCA［28～30 mg/（kg·d）］	2009	150	60	随机、双盲、安慰剂对照	无益处，不良事件发生率增加	Lindor 等[139]
免疫调节						
甲氨蝶呤（15 mg/wk）	1994	24	24	随机、双盲、安慰剂对照	ALP 水平轻度改善，耐受性差	Knox 和 Kaplan[215]
UDCA（50～75 mg/d）；强的松［1 mg/（kg·d），逐渐减量］；硫唑嘌呤［1～1.5 mg/（kg·d）］	1999	15	41	开放	10 例患者中 6 例生物化学改善，组织学分期改善	Schramm 等[216]
UDCA＋布地奈德（9 mg/d）或泼尼松（10 mg/d）	2000	18	2	随机，双盲	泼尼松减少瘙痒症状，肝脏生化无改善	Van Hoogstraten 等[217]
布地奈德（9 mg/d）	2000	21	12	开放	肝生化的边际改善，组织学分期无变化，骨密度恶化	Angulo 等[155]
己酮可可碱（1200 mg/d）	2001	20	12	开放	无益处	Bharucha 等[218]
UDCA［13～15 mg/（kg·d）］合并或不合并吗替麦考酚酯（2 g/day）	2004	25	24	随机对照试验	无益处	Sterling 等[219]
吗替麦考酚酯（1～3 g/d）	2005	30	20	开放	肝生化轻度改善，梅奥风险评分无变化	Talwalkar 等[220]
他克莫司［0.1 mg/（kg·d）］	2007	16	12	无益处	改善肝脏生化	Talwalkar 等[154]
英夫利昔（5 mg/kg）	2008	10	6	随机双盲安慰剂对照（N＝10）	无益处	Hommes 等[156]

（续表）

药 物	年份	参与者数量	持续时间（月）	研究设计	总 结	参考文献
抗生素 / 益生菌						
甲硝唑 +UDCA［15 mg/（kg·d）］	2004	80	36	随机、双盲、安慰剂对照	改善肝生化、Mayo 风险评分和组织学分期和分级，而不是胆管造影结果	Farkkila 等 [221]
益生菌（4 株乳酸菌和 2 株毕赤酵母菌株）	2008	14	3	随机，交叉	无益处	Vleggaar 等 [222]
米诺环素	2009	16	12	开放	改善肝生化和 Mayo 风险评分	Silveira 等 [223]
万古霉素（125 mg 或 250 mg 每日 4 次）或甲硝唑（250 mg vs 500 mg，每日 3 次）	2013	35	3	随机双盲	小剂量甲硝唑与万古霉素改善肝生化及 Mayo 危险评分	Tabibian 等 [153]
利福昔明（550 mg，每日 2 次）	2014	16	3	开放	无益处	Tabibian 等 [224]
其他						
秋水仙碱（1 mg）	1995	84	36	随机、双盲、安慰剂对照	无益处	Olsson 等 [225]
西利马林（140 mg，每日 3 次）	2010	30	12	开放的试点	改善肝脏生化，Mayo 风险评分无变化	Angulo 等 [226]
二十二碳六烯酸（800 mg 每日 2 次）	2012	23	12	开放	改善肝脏生化	Martin 等 [227]

ALP. 碱性磷酸酶；UDCA. 熊脱氧胆酸

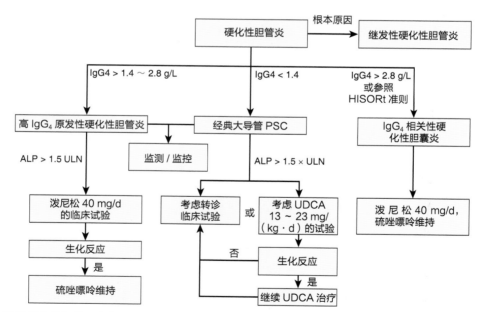

▲ 图 43-9 基于现有数据的硬化性胆管炎患者胆道成像管理算法[97,144,209]

检测和监管包括研究肝脏疾病进展（实验室检验，振动控制瞬时弹性成像或恶性肿瘤磁共振弹性成像），恶性肿瘤（如果炎症性肠病存在，则每年行结肠镜检查；年度影像学和糖类抗原 CA19-9），和共病条件（骨密度扫描；脂溶性维生素；乳糜泻血清学试验）。生化反应的定义是碱性磷酸酶（ALP）水平降低到低于正常（ULN）上限的 1.5 倍。IgG$_4$. 免疫球蛋白 G$_4$；HISORt. 组织学、影像学、血清学、其他器官的参与，类固醇治疗的反应；PSC. 原发性硬化性胆管炎；UDCA. 熊脱氧胆酸

（一）药物疗法

根据胆汁毒性损伤机制，以胆汁酸调节为主的药物治疗策略已成为临床药物开发的首要策略。UDCA 的研究最为广泛，但其作为治疗药物在 PSC 治疗中的作用仍然存在争议。Lindor 等的安慰剂对照研究显示中度剂量的 UDCA［13 ～ 15 mg/（kg·d）］能改善血清 ALP 和胆红素水平；然而，在死亡率，进展到肝硬化，或肝移植没有差异。随后的长期随机对照试验使用剂量范围从 10 ～ 30mg/（kg·d）的 UDCA，未能证明临床结果有任何改善[136,137]。值得注意的是，一项大型 Scandinavian 研究纳入 219 名患者随机接受 UDCA 17 ～ 23 mg/（kg·d）（n=110）或安慰剂（n=109）治疗 5 年，显示无移植存活差异。然而，PSC 临床研究设计中的两个重要问题被突出。第一，这项研究无法招募到足够的人数来支持减少 50% 的临床结果。PSC 大量、充分的研究需要国际合作来招募足够数量的病人。第二，219 例患者中仅有 18 例，7 例接受过 UDCA 治疗，11 例接受安慰剂治疗，5 年内死亡或接受肝脏移植。因此，大多数符合临床试验的 PSC 患者在实际的时间范围内达不到这些终点。替代方法是限制对晚期疾病患者的登记或中间临床终点的组合，包括肝硬化的静脉曲张和其他并发症。

鼓励试验研究数据公布后[138]，使用大剂量 UDCA［25 ～ 30mg/（kg·d）］进行安慰剂对照研究，其中主要观察终点是肝硬化、静脉曲张、胆管癌、肝移植的发生或死亡[139]。尽管采用这种方法，6 年研究提示治疗无效并终止研究。随后发现阴性终点时间的频率增加，如移植、肝硬化和静脉曲张的发展。事后分析提示大剂量 UDCA 的不良反应似乎仅限于早期疾病患者[140]。根据本次试验的结果，2010 全美肝脏疾病研究协会关于 PSC 的治疗建议反对使用 UDCA[141]。其他指南，包括来自欧洲肝脏研究协会的指南，表示缺乏足够的证据建议在中等剂量使用 UDCA[142]，而全美胃肠病学会指出，应避免高剂量的 UDCA［> 28 mg/（kg·d）］[143]。临床医生面临的挑战更加复杂，从 PSC 患者中撤除 UDCA 的前瞻性研究，报告血清肝检查结果和 Mayo 风险评分恶化，瘙痒的发生率增加[144]。此外，虽然有研究表明 UDCA 对结直肠肿瘤具有化学保护作用[145,146]，另一项研究显示大剂量 UDCA 增加了其风险[147]。综上所述，虽然 UDCA 可以改善血清肝生化，但是 UDCA 没有显示出改善 PSC 有意义的临床终点，并且大剂量是潜在有害的。

一种新的胆汁酸调节剂是熊脱氧胆酸具有强胆汁活性的 UDCA 的 C23 同源物[148]。临床前研究显示有显著抗胆汁淤积、抗炎和抗增殖活性，与 UDCA 相比有毒性较小的特点[149]。这种药物正在欧洲多中心 II 期临床试验调查研究中。奥贝胆酸，一种 UDCA 的差向异构体和法尼酯 X 受体激动剂配体最近显示能降低 PBC 患者血清 ALP 水平[150]，且 PSC 的 II 期评估正在进行中。考虑到 PSC 患者的结肠炎频率，评估减少胆道炎症和纤维化的微生物改变策略是值得理解的。口服万古霉素在一些研究中已经被评价[151-153]。在 14 例口服万古霉素治疗的儿童 PSC 患者中，所有患者的肝脏生化均有改善，尤其是那些没有肝硬化的患者[152]。随后，相同的研究者发现口服万古霉素导致组织学和影像学的改善，以及血浆转化生长因子 β 和外周血 Tregs 水平的升高[151]。在成年人中，在为期 12 周的口服万古霉素随机试验中也进行了研究，与口服甲硝唑相比，血清 ALP 水平略有降低，不良反应发生率降低[153]。需要长期的抗菌治疗研究评估这种潜在的治疗途径；然而，在真正知情同意和肠道菌群的选择性干预可以进行之前，需要对病原微生物有深入认识及对 PSC 中的异常生物模式也有更深入的了解。无微生物环境下的 MDR2 小鼠胆道病变加重说明了肠道菌群无差别清除的潜在危害[72]。鉴于 PSC 自身免疫的证据，各种免疫抑制药已被研究用于治疗 PSC，包括硫唑嘌呤、甲氨蝶呤、他克莫司、英夫利昔单抗和皮质醇[154-156]。除了偶尔降低 ALP 水平外，这些药物都不能提供可测量的治疗效果，并经常导致严重的不良反应。然而，在大多数情况下，免疫抑制药的临床试验已被低估，还包括患有晚期疾病的患者。更具针对性的免疫抑制药物的发展再次引起了这类治疗的兴趣，包括靶向肠道淋巴细胞向肝脏的异常归巢。维多珠单抗，FDA 最近批准了用于治疗 UC 和克罗恩病的选择性阻断 $\alpha_4\beta_7$ 整合素的人源化单克隆抗体[157]，其他靶向 CCR9 的药物是潜在的用于研究的新药物。然而，除了 PSC-AIH 重叠和 IgG_4 相关硬化性胆管炎，目前不推荐免疫抑制剂用于 PSC 的治疗。

一种新的潜在治疗方式包括靶向胆管纤维化本身。多学科研究纤维生成及其病理生理学的方法是提高对不同器官共同致病途径的认识[158]。PSC 中的一个候选靶点是赖氨酰氧化酶 2，这是由一种基因（LOXL2）编码的，该基因是通过对发育为慢性胆管炎的 DDR2 小鼠的研究鉴定的[159]。抗赖氨酰氧化酶样单克隆抗体 2 目前正在进行人体临床试验，包括 PSC。其他可能在 PSC 中出现胆汁纤维化调节的候选者可能会出现。同样的，定义适当的替代研究终点，以证明纤维化退行性变将继续重要。

（二）内镜管理

优势狭窄的发生频率在 PSC 中高达 50%，定义为胆总管直径 1.5mm 或更小或肝管直径 1mm 或更小的狭窄区域[160]。随着时间的推移，许多有进展性狭窄的患者将需要行内镜下逆行胆管造影来治疗相关症状性疾病，包括急性梗阻性胆管炎、右上腹疼痛或瘙痒。内镜手术包括球囊扩张和支架置入术。目前还没有随机对照试验来比较这两种术式或者比较常规内镜治疗狭窄与安慰剂对照。括约肌切开术是有争议的，因为它可以导致远端胆道树的进一步硬化和增加细菌性胆管炎的风险。

许多接受短期支架置入或扩张治疗狭窄的患者在症状上有显著改善，对接受球囊扩张术的患者进行长期研究显示确保大胆管通畅的长期益处[161]。然而，这必须权衡并发症的可能性，包括医源性细菌性胆管炎和胆道脓肿的形成，特别是当两种内镜方式联合使用时[162]。常规内镜

介入治疗狭窄仍然存在争议。目前还没有足够的证据表明内镜介入本身可以改变 PSC 的自然史。与此同时，显性狭窄与游离移植存活率下降有关[163]。

（三）胆管癌、胆囊癌和结直肠癌的肿瘤筛查

胆管癌是 PSC 死亡的主要原因之一，30 年后累计发病率接近 20%[3]。此外，它在 PSC 诊断的最初几年内经常表现出来。然而，迄今为止还没有大规模的研究评价胆管癌筛查策略。因此，对不同人口群体的详细研究和标准化的筛查实践是 PSC 管理中需要的未满足的领域。一种提出的方法是每年进行超声或磁共振胆管造影以及血清糖类抗原 CA19-9。虽然血清 CA19-9 超过 129 U/ml 在检测胆管癌中的特异性为 98%，敏感性为 79%，但是阳性预测值低于 60%，同时在胆管炎和胆管梗阻中也会升高[165]。此外，岩藻糖基转移酶 3 基因（FUT3）突变的患者不产生 CA19-9，因此它本身不是理想的筛选工具[166]。

当一个患者有显性狭窄，或在筛选影像学上发现的任何可疑病变时，主要目标是仔细排除胆管癌的可能性。这可以通过循序渐进的方法来完成，从内镜下逆行胆管造影的细胞学和病变的刷洗开始[167]。荧光原位杂交（FISH）技术是一种检测胆管癌的敏感方法。在一项研究中，69% 的多染色体患者被确诊为恶性肿瘤[168]。第 47 章讨论了胆管癌的一般治疗方法。PSC 设置中的关键区别是确定恶性肿瘤是否适合肝移植。不幸的是，大多数胆管癌和 PSC 患者超出了移植的标准，并且疾病迅速进展。迫切需要新的生物标志物用于早期胆管癌的检测和早期疾病的肿瘤治疗[164]。

鉴于胆囊癌的风险增加，建议考虑对胆囊腺癌进行筛查，尽管时机和影像学检查尚不清楚。在没有 PSC 的患者中，1cm 的胆囊息肉应该做胆囊切除术。然而，目前全美肝病研究协会的 PSC 治疗指南建议对任何大小的胆囊息肉进行胆囊切除术，因为其恶性肿瘤的风险增加[141]。

本指南来源于多项研究，显示息肉恶性率增加，其中一组 72 例胆囊结石，其中 37% 发现非典型性增生，14% 为腺癌[129]。另一些研究者推荐以 0.8cm 为 PSC 中胆囊肿瘤的最佳截值，其对胆囊癌的敏感性和特异性分别为 100% 和 70%，受试者工作特征曲线下面积为 0.90，截值为 1.2 cm 时检测胆囊癌受试者工作特征曲线下面积为 0.93[128]。对于患有晚期疾病的 PSC 患者，有必要权衡在非常小的息肉情况下进行胆道手术的风险和益处。

与 UC 相比，并发 UC 的 PSC 大肠癌的风险增加了四倍以上。因此，一个新诊断的 PSC 患者，应该接受结肠镜检查初步筛选评估结肠炎患者。由于 PSC 合并 IBD 患者患大肠癌的风险很高，建议每年进行结肠镜检查，尽管这个建议仅基于专家的意见。非 IBD 的 PSC 大肠癌监测间隔尚不清楚，但是如果没有其他结直肠癌的危险因素，5 年的间隔似乎是合理的。

（四）瘙痒、矿物质骨疾病与生活质量

PSC 瘙痒的治疗与其他慢性淤胆性疾病相似。除了新出现的症状患者应该排除显性狭窄。胆酸树脂胆甾胺，每日 4g，饭前 20min，每日 2～3 次，是瘙痒是最有效的药物治疗方法。对于难治性病例，替代疗法包括利福平、纳曲酮、选择性 5- 羟色胺再摄取抑制药和血浆置换。慢性胆汁淤积性疾病增加了矿物质骨消耗的风险，特别是在 PBC 和 PSC 中[169]。此外，至少有一项研究报告骨营养不良的严重程度与 PSC 中肝脏疾病的严重程度无关[170]。因此，有必要对每 2～3 年对患者进行骨矿物质缺乏症的筛查。如果检测到骨质减少，则建议补充维生素 D（1000U/d）和钙（1～1.5g/d），而双膦酸盐疗法应考虑用于骨质疏松症[141]。

没有专门开发的评分系统来测量 PSC 中的生活质量。一项研究比较 PSC 合并 IBD 与 IBD 单独相比在生活质量方面没有显示出显著差异[171]，尽管最近的研究对此有争议。疲劳是许多 PSC 患者最突出的症状，虽然一些研究已经质疑它对这种疾病的特异性[172]。迄今为止，药物治疗在减少 PSC 疲劳方面还不成功[173]。最近一项研究将 PBC-40 和 PBC-27 开发的生活质量测量工具应用于 PSC 队列中，发现女性患者存在疲劳和认知障碍[174]。然而，显然需要开发特定的生命质量测量工具，特别是关于药物开发的患者报告结果。不足为奇，PSC 患者在肝移植后的生活质量有显著改善[175,176]。

七、原发性硬化性胆管炎肝移植

肝移植仍然是晚期 PSC 患者唯一有效的治疗选择[177-180]。晚期 PSC 患者，肝移植的适应证分为两大类：①与其他形式的肝病患者一样的肝硬化门静脉高压症并发症（如难治性腹水）。②与胆道梗阻和（或）胆管癌相关的 PSC 特异性并发症。在全美，每年被列入肝移植等待名单的患者中，大约有 5% 的患者将 PSC 作为移植的指针，5% 的移植受体有 PSC[180]。

长期存在的 PSC 有可能导致从慢性胆道炎症和纤维化发展为继发性胆汁性肝硬化。发生肝硬化和门静脉高压的 PSC 患者有发生门静脉高压并发症的风险，这些并发症包括腹水、肝性脑病和静脉曲张出血。尽管有这些风险，多中心数据和全美移植登记日期指出在等待肝脏移植的患者中只有不到 60% 的 PSC 患者有肝硬化的病理学和（或）影像学证据，只有一个亚组有肝失代偿史并和门静脉高压有关[178,179]。

与其他形式的慢性肝病患者相比，PSC 患者在这方面是独一无二的。由于肝病的非肝硬化并发症，如复发性细菌性胆管炎、胆管癌和（或）体重减轻和发育停滞，可建议进行肝移植[177-179,181,182]。自 2002 年以来，肝移植等候名单的优先顺序一直基于 MELD 评分，该评分是基于患者的国际标准化比率、胆红素水平和肌酐水平计算的。由于 MELD 评分的组成部分的权重，PSC 患者，特别是那些没有失代偿性肝硬化的患者，可能不能达到他们处于移植等待列表顶部所需的 MELD 评分，因为他们的疾病主要表现为血清胆红素水

平的升高。尽管如此，由于 2002 年 MELD 评分的实施，与其他肝病患者相比，PSC 患者的等待名单死亡率显著降低[178]。这在很大程度上是由于有超过 40% 等待名单上的 PSC 患者没有肝硬化的证据。重要的是，即使在复发性细菌性胆管炎患者中，这种并发症也没有增加等待名单死亡率的风险，因为多中心数据并没有在等待名单上识别出单个 PSC 患者直接死于细菌性胆管炎的例数[179]。此外，在全美的几个地区，PSC 患者在被授予 MELD 异常点后，由于 PSC 复发，经常接受增加的等待列表优先级，而 PSC 患者接受活体肝移植比其他形式的终末期肝病患者更常见四倍[177,180]。总的来说，这些因素使 PSC 患者能够优先获得挽救生命的肝移植，从而使他们死亡的风险最小化，尽管 PSC 患者的 MELD 评分存在潜在的缺点[177-179]。

在肝移植的背景下，PSC 和胆管癌的相互作用是独一无二的。胆管癌，无论是否有 PSC 的疾病基础，最初被认为是移植的禁忌，因为在胆管癌接受移植和（或）在偶然发现的移植后的病理证实的胆管癌的患者中，移植的预后较差。然而，自 1993 年以来，明尼苏达州罗切斯特的梅奥诊所已经为早期肝门部胆管癌患者采用正式的肝移植方案[183-195]。该协议适用于有不能切除的肝门旁胆管癌的所有移植合格患者；然而，由于 PSC 患者胆管癌的发病率显著增加，将近三分之二参加协议的患者有潜在的 PSC[184]。该协议的基本原则是在没有新辅助放化疗的情况下，肝门部胆管癌切除和（或）肝移植的预后不良，由于原发肿瘤的复发，5 年生存率低于 30%[196]。

胆管癌 Mayo 肝脏移植的合格标准如表 43-10 所示，但需要与胆管癌一致的特异性病理和（或）实验室和影像学结果，表现为肝门周围病变范围为 3 厘米或更小，局限于肝门周围区域而没有任何淋巴结转移。重要的是，对疑似病变进行经皮活检的病人被排除在该方案之外，因为存在活检孔道肿瘤播散的风险[183-195]。移植前方案包括基于氟尿嘧啶的化疗和放疗方案，这种方案已经从外照射放疗发展到近距离放疗，然后口

服卡培他滨[184]。接受这种疗法后，仍符合移植条件的患者接受分期剖腹探查术，此时只有那些分期手术阴性而没有远处转移的患者才有资格进行移植。成功接受此方案的肝移植包括已故供肝移植，基于患者接受标准化 MELD 异常点的优先级排序[184]，或者在有资格的活体供肝者中进行活体供肝移植[184,185]。

表 43-10　Mayo 胆管癌移植方案的诊断和合格标准

选择标准	排除标准
阳性或强烈可疑的官腔内刷片或活检，或影像学表现为恶性狭窄，和以下标准之一：无急性细菌性胆管炎时，CA19-9 > 100 U/ml；荧光原位杂交多染色体；横断面成像质量良好	肝外疾病或区域淋巴结转移的证据 5 年前有恶性肿瘤（不包括皮肤癌或宫颈癌）腹部放射治疗 没有控制感染 外科手术前违反肿瘤计划的尝试 任何妨碍移植的医疗条件

引自 Darwish Murad S, et al. Efficacy of neoadjuvant chemo radiation, followed by liver transplantation, for perihilar cholangiocarcinoma at 12 US centers. Gastroenterology 2012；143（1）:88-98.e3；quiz e14, 2012

梅奥诊所早期刊物指出完成移植前新辅助放化疗并接受移植的患者预后良好。在入选的 199 例患者中，127 例（64%）有潜在的 PSC。在整个队列中，62 例在肝移植前退出，131 例在梅奥诊所接受了移植（6 例在其他地方接受了移植）。移植后无复发生存率为 68%，在潜在 PSC 患者和新生胆管癌患者中无显著差异[185]。基于这项方案在梅奥诊所的成功以及对胆管癌患者采用标准化的异常点，其他移植中心采用该协议，在遵循 Mayo 协议的 11 个其他移植中心中，移植后结局相似，但略差[184]。

PSC 移植后的处理

PSC 是肝移植术后复发的几种肝脏疾病之一。PSC 肝移植后复发的发生率估计为 15% ～ 35%，这部分和 PSC 复发的定义相关[198]。最被认可的复发性 PSC 的定义是由梅奥诊所的诊断标准定义的，基于无继发性弥漫性非吻合性胆道

狭窄原因的放射学和（或）组织学特征（表43-11），最终为排除诊断[198]。肝移植后PSC复发与移植物丢失和死亡的风险显著增加有关[199,200]。

在临床实践中，移植医师经常对PSC移植受者实施联合免疫抑制疗法，类似于其他类型的自身免疫性肝病患者。尽管如此，只有有限的数据表明联合免疫抑制干预影响PSC复发的风险[200]。尽管如此，联合免疫抑制被认为可以降低移植后急性细胞排斥反应的风险。然而，有数据表明，长期使用皮质激素作为二线药物可能会增加移植后PSC复发的风险，而使用莫罗单抗（Orthclone OKT3）则会显著增加PSC复发的风险[201]。考虑到PSC移植后排斥反应和（或）复发的风险，关于环孢素A或他克莫司是否是PSC移植受者免疫抑制的最佳支柱，仍存在争议[201,202]。相比之下，免疫抑制药方案的选择对IBD活动性有显著影响。一项关于439例PSC移植受者的纵向多中心研究，其中353人在移植时患有IBD，研究表明他克莫司和霉酚酸酯联合治疗可显著增加移植后IBD恶化的风险，而环孢素A和硫唑嘌呤联合治疗可预防肝移植后IBD暴发[203]。

PSC患者肝移植后IBD的管理有两个关键作用：IBD症状的管理和结直肠癌的监测。关于肝移植后IBD临床严重程度的报道仅限于单中心报告或多中心病例组。然而，从最大的数据库中得到的数据有相当程度的一致性。尽管接受肝移

植的PSC患者普遍使用免疫抑制，但大约1/3的患者在肝移植后会出现IBD症状[204-206]。在将近80%～90%的病例中，IBD的移植后症状表现为移植前诊断出的IBD发病，但在少数病例则表现为新发的IBD[204-206]。在评价肝移植后IBD活性的最大的多中心研究中，肝移植后IBD复发和总体临床活动度增加。此外，肝移植后肉眼可见的结肠炎症更为常见，40%的患者在肝移植后炎症程度较移植前更为严重[203]。在这一系列报道，他克莫司和霉酚酸酯联合治疗与IBD活动度显著增加相关，而环孢素A和硫唑嘌呤联合治疗与活动度降低相关[203]。移植后对IBD的处理与非移植患者相似，包括使用免疫调节剂和（或）生物治疗。然而，考虑到移植后免疫抑制伴生物疗法的存在感染风险时，必须谨慎使用[203-206]。

肝移植后PSC合并IBD患者的患结直肠癌风险持续存在，没有明确的数据表明这些患者的风险高于基线风险[204,207,208]。然而，与单纯的IBD患者相比，PSC伴IBD患者的结直肠癌风险仍然显著增加，5年的癌症或异型增生风险估计为5%～15%，8年的风险高达20%[206]。由于PSC伴IBD患者患结直肠癌风险持续存在，建议接受移植的PSC伴IBD患者每1～2年继续监测结直肠癌[204,207,208]。

◆ 结论

由于对其病理生理学缺乏了解，而且缺乏有效的治疗方法，PSC曾经被称为肝脏疾病的"黑盒子"。遗憾的是，尽管在过去十年中有几项与PSC的许多方面有关的重要发现，但关键的重要问题仍然没有得到解答。遗传易感性的研究指出了特异性炎症通路在PSC分子发病机制中的作用，但尚未进行功能性研究。另外，这些研究进一步证明了PSC在遗传水平上的异质性。尽管这可能促进不同亚型的PSC的精确分类，但如果只有一小部分PSC患者可能对某一类治疗药物有反应，那么这可能会额外增加药物开发的障碍。然而，在临床方面仍希望在未来十年可以取得进展。第一，生物标记物和其他非侵入性预测临床

表43-11　肝移植术后原发性硬化性胆管炎的诊断标准

选择标准	排除标准
PSC确诊的移植前诊断 移植后胆管造影（MRCP 或ERCP）伴肝内和（或） 肝外胆管结构、串珠和 （或）不规则>90天，或 肝活检显示纤维性胆管炎 和（或）纤维闭塞性病变， 有或无胆管纤维化或肝硬 化，和（或）胆管缺失	肝动脉狭窄或血栓形成 慢性胆道梗阻 孤立性吻合口狭窄 供体和受体ABO血型 　不相容性 移植后第90天出现非吻 　合口狭窄

引自Graziadei IW, et al. Recurrence of primary sclerosing cholangitis following liver transplantation. Hepatology 29（4）：1050～1056, 1999

ERCP. 内镜逆行胰胆管造影；MRCP. 磁共振胰胆管成像

结果的方法的发展可能允许快速筛选新疗法。第二，改进的结合复合终点的临床研究设计可更有力和快速分析新药的影响。胆管癌的早期发现和诊断还需要敏感和特异性的标志物，以便进行治疗性手术或肝移植。与此同时，临床上最好不要纠结于缺乏有效的治疗手段，而是要坚持不懈地监测、筛选并对 PSC 患者进行管理和支持。

第七部分

肝脏血管疾病 (Vascular Diseases of the Liver)

第 44 章 布加综合征和肝窦阻塞综合征
Budd-Chiari Syndrome and Sinusoidal Obstruction Syndrome

Laurie D. Deleve, Susana Seijo 著

张益群 译，俞静华、向姣 校

● 缩略语 ABBREVIATIONS

AFP	α-fetoprotein	甲胎蛋白
BCS	Budd-Chiari syndrome	布加综合征
BM	bone marrow	骨髓
DIPS	direct intrahepatic portosystemic shunt	直接肝内门体分流术
ET	essential thrombocythemia	原发性血小板增多症
HCC	hepatocellular carcinoma	肝细胞癌
HCT	hematopoietic cell transplantation	造血干细胞移植
HV	hepatic vein	肝静脉
IMF	idiopathic myelofibrosis	特发性骨髓病
IVC	inferior vena cava	下腔静脉
JAK	Janus kinase	JAK 激酶
LSECs	liver sinusoidal endothelial cells	肝窦内皮细胞
LT	liver transplantation	肝移植
MPN	myeloproliferative neoplasm	骨髓增殖性肿瘤
NRH	nodular regenerative hyperplasia	结节性再生性增生
PV	polycythemia vera	真性红细胞增多症
PVT	portal vein thrombosis	门静脉血栓
SOS	sinusoidal obstruction syndrome	肝窦阻塞综合征
TIPS	transjugular intrahepatic portosystemic shunt	经颈静脉肝内门体分流术
VOD	veno-occlusive disease	静脉闭塞性疾病
VODI	hepatic veno-occlusive disease with immunodeficiency	肝门静脉梗阻疾病伴免疫缺陷

这一章整体介绍了肝脏中的两种疾病：布加综合征（Budd-Chiari syndrome，BCS）和肝窦阻塞综合征（sinusoidal obstruction syndrome，SOS）。因为它们是罕见疾病，临床诊断和处理都有一定挑战性。

BCS 是指肝静脉流出道的梗阻。主要由促血栓形成疾病造成，常引起门静脉高压相关性并发症。在多数病例中，能够发现一种导致血栓发生的促血栓形成危险因素。BCS 的临床表现差异较大，从无症状到暴发性肝衰竭都可能发生。对于所有 BCS 患者的治疗，抗凝都是必不可少的。此外，症状的严重程度和对治疗的反应决定了是否需要其他的治疗〔如血管成形术、溶栓、经颈静脉肝内门体分流术（transjugular intrahepatic portosystemic shunt，TIPS）、直接肝内门体分流术（direct intrahepatic portosystemic shunt，DIPS）、手术分流或肝脏移植〕。

过去 SOS 也称肝小静脉闭塞症（hepatic veno-occlusive disease），是由特定毒素和化疗造成的。临床表现从无症状到严重肝损伤伴多器官衰竭均可发生。SOS 是一种罕见疾病，重症 SOS 致死率高。

一、布加综合征

布加综合征（Budd-Chiari syndrome，BCS）

是一种罕见的、危及生命的疾病，其病因是肝静脉流出道发生梗阻，与梗阻程度和机制无关[1,2]，其梗阻可以发生在肝小静脉到下腔静脉与右心房交界处之间的任何地方。肝脏静脉流出道梗阻（hepatic venous outflow tract obstruction，HVO-TO）与 BCS 意义相同[1]，而与心脏疾病、心包疾病或 SOS 有关的肝脏流出道梗阻不在这个定义范围之内[3]。

BCS 有原发性和继发性 2 种。原发性 BCS 的梗阻因素来自静脉内部，如血栓或静脉炎；继发性 BCS 的梗阻因素来自静脉之外，如恶性肿瘤或良性肿块的压迫或侵袭。原发性 BCS 和继发性 BCS 的原因、治疗和预后不尽相同，本章着重讨论原发性 BCS。

BCS 流行病学数据很匮乏，它的分布有地域差异。相较于尼泊尔（2.5%）这样的国家，发达国家发病率更低（0.13% ～ 0.8%）。此外，流出道梗阻的类型和形态也有地域差异。在西方国家，单纯肝静脉（hepatic vein，HV）梗阻更加常见，而在其他国家下腔静脉 IVC 梗阻更常见。在西方国家，BCS 病因常为血栓形成，但在亚洲和南非病因主要为模型梗阻。目前对本疾病的了解认为隔膜的形成是由于血栓机化而不是先天畸形导致[4,5]。

（一）病因

BCS 的危险因素见表 44-1。在多达 90% 的患者中，至少能够确定一个促血栓形成危险因素[6]，在多达 46% 的患者中存在多重危险因素[6-8]。骨髓增殖性肿瘤（myeloproliferative neoplasms，MPNs）是主要的致病因素[6,9-11]。与 BCS 相关性最大的 MPN 是真性红细胞增多症（Polycythemia vera，PV），而原发性血小板增多症（essentialthrombocythemia，ET）和特发性骨髓纤维化（idiopathic myelofibrosis，IMF）相对少见。其他获得性或遗传性危险因素详见表 44-1[6-8]。抗磷脂抗体可能是原发的或与某一种结缔组织疾病相关。白塞氏病与 IVC 阻塞的相关性较强，与肝静脉血栓形成相关性较弱[12,13]。

高同型半胱氨酸血症和亚甲基四氢叶酸还原酶（methylene- tetrahydrofolatereductase，MTHFR）基因突变与内脏血栓形成相关性较弱[14]。口服避孕药、怀孕、分娩后几周患 BCS 风险增加，当合并其他危险因素时更易发病。值得注意的是西方和东方的危险因素发生率不同。事实上，MPN、JAK2 V617F 突变、凝血因子 V（Factor V Leiden）和凝血酶原基因突变，和阵发性睡眠性血红蛋白尿在中国 BCS 患者中不常见[15,16]。

继发性 BCS 主要的病因主要包括癌症和感染，创伤后肝内血肿、结节病相关肉芽肿和曲霉菌肝静脉侵袭少见[17]（表 44-1）。

表 44-1 布加综合征血栓危险因素的流行率 *

原发布加综合征

获得性促血栓疾病
骨髓增殖肿瘤（28% ～ 49%）
抗磷脂综合征（5% ～ 25%）
阵发性睡眠性血红蛋白尿症（0% ～ 9%）
高同型半脱氨酸血症（37%）
白塞病（0% ～ 33%）

遗传性促血栓疾病
第五凝血因子基因突变（7% ～ 32%）
蛋白 C 缺乏症（4% ～ 30%）
蛋白 S 缺乏症（3% ～ 20%）
抗凝血酶缺乏症（3% ～ 23%）
凝血酶 G20210A 突变（3% ～ 12%）
C677T MTHFR 基因突变（12% ～ 22%）

其他因素
口服避孕药（6% ～ 60%）
怀孕，产褥期（6% ～ 12%）
嗜酸细胞增多综合征
炎性肠病

继发性布加综合征
肿瘤：肝细胞癌、肾上腺癌、原发性肝血管肉瘤、上皮样血管内皮瘤、IVC 肉瘤、右心房黏液瘤，转移癌
感染类疾病：包虫病、阿米巴或化脓性脓肿、曲霉菌病
结节病
外伤
腹部手术

IVC. 下腔静脉；MTHFR. 亚甲基四氢叶酸还原酶
*. 非肝硬化或肝细胞癌成人患者中血栓危险因素发生率分布[3,6,8,14,15,41]

（二）临床表现

BCS 临床表现多样，轻者可无临床症状，重

者可表现为暴发性肝衰竭[8,18-20]。血栓的范围、阻塞发生的速度以及开始治疗的时间决定了疾病类型和症状严重程度。BCS 可能表现为急性、慢性急性加重、亚急性和慢性 4 种，后两者较常见。最常见的症状是腹痛、肝脏增大和腹水，继发下肢水肿、胃肠道出血和肝性脑病[8]。急性病人更容易表现为伴有肝性脑病、凝血障碍和肾损伤的暴发性肝衰竭。相反的，慢性进展性阻塞可有侧支循环形成以缓解肝窦淤血。所以当有大量侧支循环形成或仅有单支肝静脉受累时，症状较轻，肝脏功能得以保存，可无腹水形成。在多达 20% 的 BCS 病例中患者无症状，此时常存在肝静脉侧支循环[21]。这些病例中常存在既往轻微不适和近 6 个月内新发腹水。在 IVC 阻塞中，患者可能在腹部、胸部和背部出现皮下侧支循环。虽然这些临床表现不常见，但可作为 IVC 梗阻的特异表现。

多达 80%BCS 患者有良性再生结节[22,23]。这些结节主要特点为多发、小、血管丰富且弥漫分布于全肝，随着时间推移这些结节在数量和大小上都可能增加，目前研究认为这些再生结节是由血液异常灌注导致的。BCS 患者也有发生肝细胞癌（hepatocellular carcinoma，HCC）的风险[24,25]，良性结节可能转变为 HCC。有相关指南提供肝硬化并发 HCC 的非侵入性诊断方法，但这些指标在 BCS 患者中并不适用。一个法国研究表明甲胎蛋白（α-fetoprotein，AFP）水平高于 15 ng/ml 对 BCS 并发肝癌的阳性预测值为 100%，阴性预测值为 90%[24]。该研究还建议对存在 3 个以下（≤ 3）结节、结节最大直径大于 3cm、存在不均质强化或静脉期强化快出、连续两次影像学检查中有明显变化或 AFP 水平增加的患者进行穿刺活检[24]，但是这些标准仍需要大型队列研究来验证。因为 BCS 患者需要抗凝治疗，故而诊断性穿刺存在一定风险。

约 15%BCS 患者存在门静脉血栓（portal vein thrombosis，PVT）[8,18,22,26-28]。这些患者更容易合并多重危险因素，预后较差[27]。与单纯 BCS-PVT 患者相比，BCS-PVT 并发脾脏和（或）肠系膜上静脉血栓时治疗手段较少，预后较差。

（三）BCS 诊断

几乎所有的病例都可以使用非侵入性影像学技术诊断 BCS，如多普勒超声、CT 或 MRA。临床中推荐使用 MRI 和 CT 进行确诊（图 44-1）[3]。影像学显示肝静脉主干或 IVC 梗阻或管腔内血流消失，且存在肝内、囊状或体循环侧支循环（图 44-2 和图 44-3）。因门静脉不均匀灌注，肝脏间质可能有脑回样强化，肝脏表面可能有结节，尾状叶可有增生。尾状叶通过肝下静脉引流至下腔静脉，此静脉血栓较少见。所以当两条或三条肝

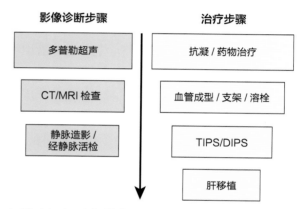

▲ 图 44-1　布加综合征影像学诊断和治疗中的顺序阶梯原则

CT. 计算机断层扫描；DIPS. 直接肝内门体分流；MRI. 磁共振成像；TIPS. 经锁骨下静脉肝内门体分流术

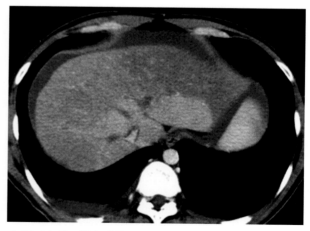

▲ 图 44-2　纵向 CT

切面示三条肝静脉中均存在低密度区，符合完全血栓栓塞。注意肝静脉没有腔内强化，肝实质灌注不足。无侧支循环，存在腹水。这些表现均提示出现急性 - 亚急性 BCS。CT. 计算机断层扫描（图片由西班牙巴塞罗那临床医院 Garcia-Criado 医生提供）

静脉主干均出现梗阻时，这条血管即成为重要的血流通道。增加的血流导致了尾状叶肥大。如果肝静脉血流灌注均无异常则排除 BCS 诊断。

因影像学技术进步，有创诊断方法（即静脉造影和肝脏活检）仅在很少一部分患者中开展，且只有当诊断不能明确时才建议使用有创检查。指南建议当影像学检查不能发现大 HVs 和 IVC 梗阻且仍怀疑有 BCS 时，建议行活检，因为这是肝内小静脉 BCS 唯一的诊断方法[3]。

急性 BCS 中肝脏活检的发现包括小叶中央肝窦淤血、急性出血、干细胞缺血或脱落，有时小叶间也存在相似改变。慢性流出道梗阻导致肝细胞脱落，中央静脉之间的桥接纤维化，结节状再生，最终发生肝硬化[22,29]。

（四）血栓病因诊断

BCS 可以是血液疾病的一种表现，故而应进

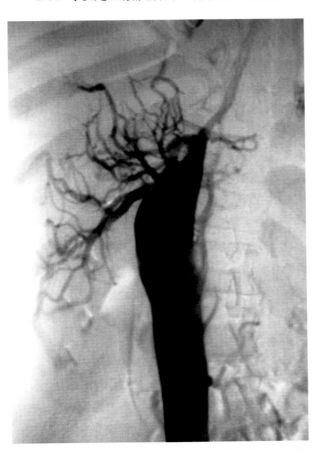

▲ 图 44-3　一位 27 岁口服避孕药的女性患者静脉造影示存在肝内 IVC 血栓

IVC. 下腔静脉（图片由南加利福尼亚大学血管和放射介入科的 Michael Katz 医生提供）

行全面的筛查来寻找相关血液疾病。因为约半数的病例中存在多重共存的因素，即使在发现了一个促栓塞因素或局部因素后，仍有必要进行复杂的病因学检查[8,3]。在这些有多病因存在的病人中，诊断 MPN 有一定难度，因为典型的外周血改变可能被门静脉高压导致的血浆含量增加、脾功能亢进、缺铁性贫血所掩盖[14,30,10]。JAK2 V617F 突变基因检测可能能够帮助诊断 MPN[31,32-34]。90% 以上的 PV 患者，和约 50% 的 ET 和 IMF 患者携带 JAK2 V617F 突变。所以，所有的 BCS 患者均应检测 JAK2 V617F 突变，因为它能够检出潜在的 MPN[32]。但是这个基因的存在并非 MPN 分型的依据，仍需要其他血液学检查，包括骨髓穿刺和活检。最近发现在 JAK2 V617F 阴性的 ET 和 IMF 中分别有高达 67% 和 88% 的体细胞钙网蛋白突变[35,36]。钙网蛋白突变也存在于在多达 1.9% 的内脏静脉血栓患者中，这一群体占 MPN 患者总数的 5.4%[37,38]。在不能检测到 JAK2 V617F 突变的患者中，进一步的检查（即钙网蛋白突变）可能能够检测出更多的 MPN 病例[1]。

蛋白 C、蛋白 S 或抗凝血酶缺乏症的诊断很复杂，因为在肝脏合成功能下降前它们的合成量就已经减少了。研究 BCS 患者家庭成员相关指标可能对诊断这些疾病有帮助。

（五）治疗

根据最近的指南[3]，疾病的治疗流程如下。

（1）抗凝，治疗潜在血栓前期疾病和治疗门静脉高压相关并发症。

（2）通过血管成形术和（或）支架治疗短的狭窄静脉。

（3）如果血管成形术或支架不可行或不成功行 TIPS 或 DIPS 术。

（4）如果 TIPS/DIPS 不成功或术后患者病情不能缓解，行肝移植（见图 44-1）。

现阶段 BCS 治疗的局限在于缺乏一个评价"治疗失败"的标准。现有的治疗失败标准为适当药物治疗 2 周后出现以下情况且不能用其他原因解释，这些情况包括：患者出现需要腹腔穿刺引流的腹水，

出现自发性腹膜炎，进行性肾衰竭，出现内脏出血和（或）出现转氨酶大于 300U/ml 的情况。但这些都是经验性的标准，并没有经过验证。

1. 抗凝治疗

所有的 BCS 患者，即使是没有潜在促血栓疾病和无症状的患者也应该接受长期抗凝治疗[3]，除非存在禁忌证或抗凝药物不良反应。抗凝药物使用的目标是减少血栓扩大和新生血栓的风险。长期使用抗凝药物可提高患者的生存率，但是对中等预后和预后差患者的疾病转归没有影响[18]。多数抗凝药物相关出血并发症是由门静脉高压或侵入性操作引起的[39-41]。BCS 患者的出血相关性死亡是很罕见的[3,41]。有趣的是，最近研究报道显示出血并发症发生率进一步下降，可能是由于更好地控制了门静脉高压并发症且加强了在侵入性操作过程中对抗凝药物使用的调整[40,41]。

2. 血栓性疾病的病因学治疗

对潜在的促血栓疾病的精准诊断和与血液科医生等其他专科医生密切的合作是很关键的，因为一些疾病需要专科治疗（如白塞氏病、抗心磷脂抗体综合征、骨髓增殖性肿瘤）。口服避孕药是禁忌证。在 BCS 稳定期和控制良好的患者中，怀孕不是禁忌证，孕 20 周后母亲和胎儿预后较好[42]。

3. 门静脉高压的治疗

因为没有针对治疗 BCS 患者门静脉高压的研究或指南，门静脉高压并发症可以按照目前肝硬化指南给出的方案处理[3,43]。

4. 溶栓治疗

对于患者是否能够从溶栓治疗中获益，尚缺乏足够数据支持，现有的数据主要是从小型回顾性研究中得出的。在近期非完全性血栓的治疗中，相对于全身性的溶栓治疗，局部给药并联合使用一种介入手段（如血管成型、支架）的治疗效果更好[44]。并发症可以是致命的，所有只有在经验丰富的中心可以尝试对急性或亚急性的 BCS 进行溶栓治疗。

（六）血管成形和支架植入

应该积极研究可以通过经皮血管成形和（或）

支架干预的肝静脉流出道病变。短段狭窄的患者应该考虑血管成形与支架或单独血管成型术。在于 60%IVC 梗阻患者和 25%～30%HV 梗阻患者中存在这种血管狭窄。对于西方国家（多数队列研究中很少达到 20%）而言，中国[45] 血管成形/支架术使用率更高[41]。这一差异可能是因为与东方国家相比，西方国家短段狭窄的发生率更低[8,45]。连续使用抗凝药物 6 个月以上的患者血管扩张效果更好[46]。在 HV 和 IVC 梗阻中，初期血管成形术后的梗阻复发率高于支架后梗阻复发率。与肝静脉支架相比，IVC 支架植入后再狭窄的概率更小[46]。

（七）门体分流

肝静脉减压手段包括手术分流、TIPS 和 DIPS。这些技术的目的是为降低门静脉压力。

现有指南推荐抗凝治疗无明显进展的患者可考虑行 TIPS 治疗（图 44-4）[47]。在过去的几十年中，TIPS 使用量增加，已经大大超过了外科手术分流，TIPS 术后预后较好，具有更低的不良反应发生率和死亡率。与外科分流术不同的是，TIPS 在多数 IVC 梗阻患者和严重 IVC 狭窄患者中均是可行的[48,49]。术后 BCS 患者较肝硬化患者而言肝性脑病发生率更低[49]。早期支架血栓形成并不少见，甚至是在假体扩张的过程中都可能发生，所以一旦完成门静脉穿刺后应立即行肝素灌注[50]。以往认为 TIPS 植入可能会影响肝移植，但是近期研究结果发出了反对的声音[51,52]。TIPS 治疗患者总体生存率（1 年＞88%，5 年＞72%）和无肝移植（LT-free）生存期（1 年＞85%，5 年＞72%）均较高[41]。现阶段 TIPS 是 BCS 患者药物治疗失败后较理想的治疗方法。但是，TIPS 要求专业培训，因为手术过程可能较肝硬化患者 TIPS 手术更加复杂。事实上 DIPS 直接连通下腔静脉与肝内 IVC，对于 45% 以上存在完全性肝静脉栓塞的病人，应该行 DIPS 而不是 TIPS[49,51]。

就像之前提到的，TIPS 大大减少了外科分流手术的需求。如果外科分流手术后血管不能保持通畅，生存率也不会提高[53]。肠系膜上静脉分流是最常用的术式，因为它有利于后续肝脏移植手术的进行。但是，当用合成植入材料时，肠系膜静脉分流术后的血栓形成率较高。门 - 腔静脉侧 - 侧分流有更高的通畅率，但是会使肝脏移植手术增加难度。如果肥大的尾状叶对 IVC 有严重压迫或 IVC 有严重的血栓或网状梗阻，肝下 IVC 压力可能较门静脉更高，除非手术同时纠正 IVC 狭窄或压迫（即支架置入术），否则可能出现分流失败。如果不能纠正 IVC 狭窄或压迫，肠腔分流或门体分流可能效果不佳，此时肠 - 房分流更好，但同时也伴随着更高的死亡率[54]。

（八）肝移植

对 TIPS/DIPS 技术不可行或不能提高生活质量以及暴发性肝衰竭的患者，建议行肝移植（LT）术。因为这些患者可能有后腹膜纤维化、肝脏肿大、尾状叶肥大、IVC 梗阻或压迫、支架迁移等情况，故而 LT 在技术上可能存在一定难度。病理分析表明 LT 术后生存率较高：1 年生存率超过 75%，5 年生存率超过 65%[52,55]。不同疾病中 LT 后病情复发的可能性在 0% ～ 11% 不等[55-60]。其他的术后血栓并发症较常见[56]。有研究表明 JAK2 V617F 突变与 LT 后血栓并发症相关，但不影响生存率[61]。生存率提高可能是因为症状出现后得到了及时干预，并且多数患者长期使用抗

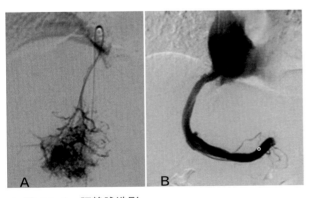

▲ 图 44-4　肝静脉造影

A. 肝静脉造影示肝小静脉，蜘蛛网形态提示存在 BCS。患者用 10mm 直径 TIPS 治疗后（图 B）。TIPS 术后肝静脉造影示门静脉血流通过 TIPS 管道上行汇入肝上下腔静脉。BCS. 布加综合征；TIPS. 经锁骨下静脉肝内门体分流术（图片由南加利福尼亚大学血管和放射介入科 Michael Katz 医生提供）

凝药物。

二、肝窦阻塞综合征（肝静脉闭塞性疾病）

肝 窦 阻 塞 综 合 征（sinusoidal obstruction syndrome，SOS）是以肝窦非血栓性阻塞为特征的疾病。这虽然是一种罕见的肝脏疾病，但发病率和死亡率较高。本病曾被称为肝小静脉闭塞症（hepatic veno-occlusive disease，HVOD），因为光学显微镜下能够看到的最显著的组织学表现是小叶中央静脉的阻塞[62]。临床病理学研究发现在 45% 的轻中度 SOS 患者中，中央静脉并不发生阻塞[63]，该实验研究表明此疾病的起病部位是肝窦。基于这些发现，这种疾病被重新命名为肝窦阻塞综合征[64]。

（一）危险因素和流行病学

SOS 主要致病因素是化学 - 放射线、某些免疫抑制药、化疗药物和吡咯双烷类生物碱（表 44-2）。SOS 最初被用于描述食用草药茶（"灌木茶病"）或吡咯双烷类生物碱（pyrrolizidine alkaloids）而发病的患者，尤其是合并有蛋白质营养不良的个体更易发病。在世界各地，摄入吡咯双烷类生物碱至今仍然是导致 SOS 的主要原因。但是在西方国家，造血干细胞移植（hemato-poieticcelltransplantation，HCT）前的骨髓抑制状态（高剂量化疗或化疗加放疗治疗）是 SOS 最主要的病因[65-68]。其他化疗药（即吉姆单抗 - 奥佐米星、放线菌素 D、达卡巴嗪、胞嘧啶阿糖胞苷、氨基甲酸酯、奥沙利铂）使用后也可发生 SOS[69,70-74]。

HCT 中发生 SOS 的概率为 0% ～ 60%。这些差异与患者的特征、危险因素和化疗方案选择有关。近年来该群体 SOS 的发病率下降至 0% ～ 14%[75-81]。发病率下降与预处理方案剂量和用药种类的改变、危险因素干预和采取预防措施相关[77]。

HCT 患者发生 SOS 的危险因素包括以下几种。

表 44-2　SOS 相关疾病和药物

化疗
放线菌素 D
卡莫司汀（BCNU）
环磷酰胺
胞嘧啶阿糖胞苷
达卡巴嗪
吉姆单抗 - 奥佐米星
洛莫司汀（CCNU）
伊立替康
丝裂霉素
奥沙利铂和衍生物
氨基甲酸酯

造血干细胞移植（HCT）预处理方案
BCNU+ 环磷酰胺 +VP16 或依托泊苷
白消安 + 米尔法兰 + 噻替哌
白消安 + 环磷酰胺
环磷酰胺 + 全身放疗
白消安 + 环磷酰胺 + 全身放疗

免疫抑制药
硫唑嘌呤
硫基嘌呤
硫鸟嘌呤
他克莫司

其他
吡咯双烷类生物碱

（1）移植相关因素（危险增加的因素：异体移植，清髓预处理方案，以环磷酰胺为主的预处理方案，口服白消安，移植时未达到疾病缓解，多次 HCT）。

（2）患者相关因素（危险增加的因素：高龄，女性，卡氏评分较高，β 珠蛋白生成障碍性贫血）。

（3）基础肝脏疾病（危险增加的因素：转氨酶或胆红素异常，急性病毒性肝炎，非酒精性或酒精性肝病，基础肝纤维化或肝硬化，骨髓纤维化伴髓外造血，肝毒性药物使用）[82,83]。

鉴于预处理方案中一些药物的治疗窗很小（如环磷酰胺、米尔法兰、噻替哌），药物体内分布差异对疾病的影响可能大于一些患者相关性因素（如高龄，女性）。HLA 不全相合供体也是一个危险因素，但是很难在细胞移植前就发现 SOS 早期的症状和体征。

SOS 也可能继发于长期使用硫唑嘌呤或 6-硫鸟嘌呤免疫抑制治疗[84-89]。用于治疗 Wilms 肿瘤的放线菌素 D 导致 SOS 的风险也较高，尤其是当 Wilms 肿瘤发生在右侧或当放线菌素 D 与腹部放疗同时使用时[90,91]。

有结肠癌肝转移的患者为了能够进行肝脏转移灶切除而接受以奥沙利铂为基础的新辅助化疗，这部分患者会发生 SOS[74]。在不同的报道之间，这些患者 SOS 的发病率存在较大差异（25% ～ 76%）[92,93,94]。这种巨大的差异可能与实验设计、化疗周期长短、SOS 纳入标准（一些研究只纳入中重度 SOS，而另一些报道中可也包括轻度 SOS）相关。在这一患者群体中，γ -GT 异常、年龄、女性、吲哚菁绿滞留实验大于 15 分钟（一种肝脏血流指标）、化疗次数和化疗后与肝脏切除间的时间间隔都被认为是发生 SOS 的危险因素。

有一种常染色体隐性遗传免疫缺陷病的临床表现和组织学表现与 SOS 相似，该疾病被称作伴免疫缺陷的肝小静脉闭塞症（hepatic veno-occlusive disease with immunodeficiency, VODI）[95,96]。这些患者在婴儿期即表现为低 γ 球蛋白血症和多重感染。治疗包括静脉免疫球蛋白和肺孢子虫感染的预防。未经治疗的患者死亡率为 85%，在符合 VODI 诊断的患者中发现了编码早幼粒细胞白血病蛋白核体蛋白 Sp110 基因突变。[97] SP110 在肝脏、脾脏和淋巴结的 T/B 淋巴细胞中表达的免疫调节基因。研究者认为，目前尚无一种超微结构研究方法能够证明 VODI 和 SOS 的发病机制是否相似。

此外还有其他肝损伤能够导致肝脏静脉阻塞性病变。包括酒精性肝病中的静脉硬化[98]、肝移植后的细胞排斥反应[99]和放射相关肝病[100]。损伤的机制和临床表现均明显有别于 SOS，故而这些静脉阻塞性疾病很容易与 SOS 区分。

（二）发病机制

SOS 起始于肝窦内皮细胞（ liver sinusoidal endothelial cells，LSECs ）损伤，损伤后骨髓 LSECs 前体细胞（BM sprocs）不能有效修复 LSEC 即导致 SOS 发病。体内外实验均表明导致 SOS 的药物最先损伤的靶点是 LSECs [101-104]。LSECs 聚集，在细胞间形成缝隙 [104]，血液通过这些缝隙进入窦周隙（the space of Disse），使 LSECs 和肝星状细胞分离，这些血液在肝窦内形成栓子，和募集的单核细胞一同阻塞肝窦 [105]。另一篇报道更详细地描写了 SOS 发病过程中 LSEC 损伤的机制 [106]。通过保护 LSEC 结构完整能够防止 SOS 发生 [107,108]，这进一步佐证了肝窦为此疾病的原发部位。

以 LSECs 为研究靶点的实验研究得出了与临床观察相同的结论，即引发 SOS 的药物能够导致与 LSECs 和（或）肝静脉内皮细胞损伤相关的其他疾病 [109]。这些疾病包括 SOS、结节性再生性增生（nodular regenerative hyperplasia，NRH）、肝窦扩张、肝炎性紫癜。在一些病例报道中，单药作用后在一个肝脏中引发了全部上述四种疾病。与不止一种疾病相关的药物包括硫唑嘌呤（全部 4 种），奥沙利铂（全部 4 种），6- 硫鸟嘌呤（肝炎性紫癜、NRH、SOS）和氨基甲酸乙酯（肝炎性紫癜、SOS） [84,85,87,88,110-119,120,92]。

如前所述，骨髓 LSECs 前体细胞（BM sprocs）不能有效修复 LESCs 损伤是另一个导致 SOS 的主要原因。在其他需要 LSECs 修复的肝损伤中，骨髓中前体细胞增殖增加，骨髓和外周血中 BM sprocs 的数量增加 [121,122]。然而，吡咯双烷类生物碱诱发的（野百合碱）SOS 模型中，骨髓和外周血中 BM sprocs 数量反而明显减少，意味着吡咯双烷类生物碱对这些修复细胞有毒性 [123]。而且，在吡咯双烷类生物碱的实验模型中，经过一次生物碱预处理的细胞接受正常情况下无毒性的放射剂量后能够引发严重的 SOS。相反，在中毒剂量吡咯双烷生物碱处理动物后，于骨髓或 BM sprocs 注射几乎能够消除所有损伤 [123]。综上，这些发现表明 BM sprocs 损伤修复在 SOS 疾病过程中起着关键的作用。BM sprocs 募集和定植有两个功能。BM sproc 替换了受损的 LSECs。而且，BM sprocs 募集对于正常肝脏再生是必要的 [124]。所以缺乏 BM sproc 修复会使 LSECs 损伤时间延长，进而延长肝功能异常的持续时间。化疗 - 放

疗诱导骨髓抑制和摄入吡咯双烷生物碱后导致这一罕见疾病可以用 BM sprocs 的抑制解释，但是在单纯 LSECs 损伤中却不是这样，例如对乙酰氨基酚中毒或亚甲基二硝铵中毒 [122,125,126]。

肝脏星状细胞活化会导致肝纤维化，LSECs 能够防止其活化，起着守门员的作用 [127-129]。所以 SOS 中肝窦纤维化的产生很可能是 LSEC 长期被剥蚀的结果。

起初那些因存在肝静脉梗阻病变而被称为肝静脉阻塞病的疾病是有多种表现的 [63]。在其中一种静脉阻塞病变中，存在内皮线性完整性受损，静脉被内皮下水肿伴血清蛋白堆积所阻塞，这些血清蛋白是受损内皮分细胞释放的，包括纤维蛋白原、凝血因子Ⅷ [130]。另一种有特征性的静脉阻塞病变中，管腔被纤维化部分或完全破坏。导致肝小静脉纤维化梗阻的机制尚未阐明。

一个有趣的但是有待证明的假说认为，因为毒性波及更远的内皮细胞，会有更多的并发症出现，疾病表现也更严重 [131]。所以与轻中度 SOS 相比，重度 SOS 中肝静脉阻塞的发生率更高 [63]，且重症 SOS 常因多器官衰竭导致患者死亡 [66,68,132,133]。

（三）临床表现

SOS 的临床表现和时间轴在不同病因条件下有较大差异。长期接触吡咯双烷生物碱或重复接触奥沙利铂导致的 SOS 疾病进程较慢，但 HCT 相关 SOS 则进展迅速。

在 HCT 过程中的 SOS 临床表现本身也存在较大差异，从无症状到门静脉高压和严重多器官衰竭均可发生。特征性症状是右上腹肝区疼痛和（或）肝大、体重增加（液体潴留和腹水）、高胆红素血症。在含环磷酰胺预处理患者，通常是治疗开始后的 3 周内起病 [66]。HCT 中晚期起病的 SOS 也有报道 [134,135]。含烷化剂如白消安加米尔法兰和（或）噻替哌的预处理方案可能较环含磷酰胺预处理方案更易导致晚期发生 SOS [136-138]。

HCT 后有症状的 SOS 根据严重程度分为：轻度 SOS（症状不需要特别治疗，其自发转归是

良好的）；中度 SOS（症状需要治疗，能够在 HCT 后 100 天内得到缓解）；重度 SOS（症状需要治疗，死亡前或 HCT 后 100 天内症状不缓解）[66]。鉴于患者只能根据这种回顾性的标准进行分类，这种分类方式的意义可能更多的在于科研层面，而对临床工作中的治疗决策制定作用有限。包括预处理给药后胆红素增加和体重增加随时间变化的列线图（nomograms）能够用来预测含环磷酰胺预处理后患者 SOS 的严重程度[139]。

奥沙利铂为基础的化疗治疗导致的 SOS 常常症状轻微，可能在肝转移灶切除后偶然被诊断出来。这一群体的 SOS 起病时间不详，临床表现出现晚。脾脏大小、血小板数量、APRI 和 FIB-4 评分可能预示着即将出现临床 SOS[94,140,141]。SOS 的出现与肿瘤新辅助化疗反应不佳相关[93,142]。

（四）诊断

为研究 HCT 所致的 SOS，研究者提出了两个临床诊断标准（表 44-3）。需要注意的是这些标准在其他疾病条件下还没有被证实。在 HCT 疾病过程中出现的其他问题也常导致这些标准所包含的症状和体征的出现，所以诊断就需要仔细排除其他导致液体潴留、胆汁淤积和肝大的疾病。这一人群的鉴别诊断包括（超）急性移植物抗宿主病、药物引起的胆汁淤积、感染引起的梗阻性黄疸、肝脏病毒或真菌感染、肠外营养、肾衰竭导致的液体潴留、充血性心力衰竭或高强度补液。

表 44-3 SOS 诊断的临床标准

西雅图标准[174]	巴尔的摩标准[68]
诊断需要在移植 20d 内 * 至少符合 3 个标准中的 2 个： 胆红素 > 2mg/dl 肝大或肝区疼痛 因液体潴留致体重增加 > 2%	高胆红素血症（> 2mg/dl）加至少出现以下 3 条中的 2 条： 肝大（伴压痛） 体重增加 5%** 腹水
两个标准都需要排除其他导致液体潴留、胆汁淤积和肝大的疾病，这些在 HCT 中都很常见	

*. 这些标准是为含环磷酰胺预处理导致的 SOS 所指定的，如果用于不含环磷酰胺预处理时，评估时间可能有所不同；
**. 一些研究将本条体重增加的阈值设定为 2%[175]

在这一人群中可能同时存在上述多种情况，所以很难确定何种病因是导致某种症状或体征的主要原因。在 HCT 后 10 ～ 20 年内出现肝功能异常的患者中，有多达 10% ～ 20% 的患者不能从临床依据中得到明确的诊断[66,143]。

HCT 患者的影像学检查可能只能提供一些非特异信息，如肝大、腹水、脾肿大和门静脉周围水肿，但是因其能够排除胆道梗阻、感染性疾病、静脉栓塞和（或）肿瘤侵犯肝脏实质或血管，故这些检查也有一定价值。SOS 没有一个具有诊断效力的影像学特异表现。高度提示 SOS 的影像学特征包括门静脉反流、肝静脉单向血流、胆囊壁水肿、肝静脉血流稀薄、肝动脉阻力增大。因造影剂毒性作用，并不推荐增强 CT 扫描。

对于疾病程度为中重度且从临床证据或影像学特征不能明确诊断的患者，建议行肝脏活检。疾病诊断的金标准是，通过锁骨下静脉行肝脏活检同时测量肝静脉血压梯度，这也有助于区别 SOS 与移植物抗宿主病。在造血干细胞移植患者中，肝静脉压力梯度大于 10mmHg 的诊断特异性大于 90%，阳性预测值大于 85%[144]。早期 SOS 组织学表现为小叶中央出血性坏死，肝静脉内皮下出血，和肝静脉内皮细胞完整性破坏。晚期 SOS 组织学表现为小叶中央出血性坏死仍存在，并伴有肝窦和小静脉纤维化。肝窦纤维化、小叶中央静脉阻塞和小叶中央干细胞坏死与 SOS 严重程度有关。肝静脉阻塞病这一旧的概念可能会导致困惑，让一些病理科医生因为没有找到肝小静脉纤维化阻塞而不愿诊断 SOS。但是，一个以 HCT 患者为对象的研究发现，45% 的轻中度 SOS 和 25% 的重度 SOS 患者都没有出现肝小静脉梗阻[63]。

在临床上怀疑与奥沙利铂相关的 SOS 患者，影像学表现是没有诊断特异性的。所有患者都务必进行组织学的评估，肝转移灶切除标本或肝脏穿刺标本均可。肝胆外科医生需要考虑到这一疾病并留取肝脏样本。同理，病理科医生需要对本病高度警觉，建议对组织进行特殊染色。组织学特征与 HCT 相关性 SOS 高度相似。目前对奥沙利铂相关 SOS 推荐使用一种半定量的组织学评分系统来分级：0 为无；1 为轻度（小叶中心向外累及不超过全小叶面积 1/3）；2 为中度（小叶中心向外累及不超过全小叶面积 1/3）；3 为重度（小叶中心完全受累）[92]。

（五）预防

SOS 的预防主要包括避免危险因素、药物预防和合理选择预处理方案。需要及时发现危险因素并对易控因素进行干预和纠正。应该避免使用肾毒性和肝毒性药物，停止使用炔诺酮[145]，对于急性肝炎和活动性肝病患者应延迟行移植治疗。仔细斟酌预处理 / 化疗方案可能能够帮助减少 SOS 发病率。对于存在 SOS 高危因素的患者（如患有坏死性炎症性肝病、肝硬化或髓外造血与纤维化的患者），使用低剂量化疗是最佳选择，因其造成 SOS 的风险相对较小。即使使用低剂量化疗，肝硬化患者死于肝功能异常的风险仍然有所增加[146]。低剂量全身放疗[147]、白消安静脉给药、白消安使用前而非使用后给予环磷酰胺[148]、避免使用含有环磷酰胺的方案、白消安药代动力学监控[149,150,151-154]，这些手段都能降低 SOS 风险。白消安药物监控的价值可能取决于一些其他的因素，如患者年龄、原发病和预处理方案中的其他药物[155]。

虽然还有一些数据指出 SOS 整体发病率有所下降，但没有研究提出经过药物预防后 SOS 的死亡率有下降。目前有三种药物应用于 SOS 预防，即低分子肝素、熊脱氧胆酸和去纤苷。低分子肝素的研究需大规模随机对照试验证实。即使证据表明 SOS 是一种非血栓性疾病，低分子肝素在一些中心仍常规使用。熊脱氧胆酸的研究同样不能明确其对 SOS 的作用，但是接受预防性熊脱氧胆酸治疗的患者黄疸较轻、移植物抗宿主病更少，生存率更高[80,156,157]。有证据表明预防性应用熊脱氧胆酸能够降低 SOS 患者高胆红素血症的发生率和严重程度，但机制仍不明。

去纤苷是单链多聚脱氧核糖核酸，具有抗血栓、抗缺血和溶栓作用，且能够减少白细胞聚集。

几个回顾性研究表明去纤苷能够减少 HCT 人群中 SOS 的发生率。一个针对 HCT 儿童的 3 期随机对照研究表明与对照相比，去纤苷能够减少 SOS 发病率，而不良事件并未增加[158]。但是两组整体生存率相似，提示其在预防严重肝窦损伤方面效果不佳。英国骨髓移植学会建议在行 HCT 的高危儿童和成人中使用去纤苷预防 SOS[159]。英国骨髓移植学会在一份报告中指出，在成人中应用去纤苷是一种很有吸引力的治疗方法，应进行随机试验对其效果进行评估[83]。第一份描述去纤苷在 SOS 中应用的病例报道发表于 1998 年[160]，遗憾的是，直到现在都没有设计一个随机试验来研究去纤苷是否能够减少 SOS 的死亡率。

贝伐单抗联合化疗被用于结肠癌肝转移的新辅助化疗中。它能够增加切除组织的疾病缓解率[161]，同时提高生存率[162]。有回顾性研究评价了贝伐单抗在奥沙利铂相关性 SOS 中的作用[163,164]。这些研究表明，接受贝伐单抗和奥沙利铂治疗的患者较仅接受奥沙利铂治疗的患者 SOS 发病率更低，且 SOS 程度也较轻。

日本近期有 3 个研究评估了吡咯双烷生物碱 SOS 模型中的预防治疗。分别发现重组血栓调节蛋白、[165] 索拉菲尼[166] 和瑞戈非尼[167] 能够保护 LSEC 免于受损，减轻 SOS 的组织学表现，并降低血清转氨酶水平。但是它们在人类 SOS 中的适用性仍有待明确。

（六）治疗

多数 SOS 患者在 2 ～ 3 周内能够自行缓解。但是重度 SOS 死亡率高，患者通常死于包括肾脏和呼吸衰竭在内的多器官衰竭。

治疗基于以下关键点：①早期诊断；②支持性治疗；③药物治疗。早期诊断对尽早开展治疗是至关重要的。所以需要每天仔细评估这些患者，测量体重增长、检查有无水肿、腹水、肝大或黄疸。支持治疗包括维持水电解质平衡、利尿、腹腔穿刺、血液透析或血液滤过和治疗多器官衰竭。

通过分析两项回顾性研究、一个 2 期试验、一个有历史对照的 3 期临床试验和[160,168-170]其他一些仅作为摘要发表的研究，我们得到了去纤苷在 SOS 中发挥治疗作用的数据。最近的指南和专家意见建议在 SOS 治疗中使用去纤苷，尤其是对于重度 SOS、多器官衰竭或轻中度 SOS 持续不缓解的患者更应该使用[82,83,159]。去纤苷重度 SOS 患者缓解病情，药物耐受性较好。有趣的是，尚无在吡咯双烷生物碱SOS模型中使用去纤苷的报道。

TIPS 降低门静脉压力，缓解腹水，但是不能改善 SOS 结局[171-173]。对于因良性疾病行 HCT 或原发恶性疾病有较好预后的患者（如慢性粒细胞性白血病慢性期），如发生 SOS 可考虑行肝脏移植治疗。但是，当恶性疾病复发可能性高时则不建议行肝脏移植。

◆ 结论

BCS 和 SOS 都是有着高致残率和致死率的罕见肝脏疾病。

BCS 可能是血液系统疾病的一个表现，常能够发现一种导致血栓形成的原发血栓性疾病。随着对疾病本质的了解、影像学技术的进步早期发现治疗，BCS 的结局有所改善。这些患者的治疗应遵循分步诊疗策略。最初应给予包括抗凝和原发病的治疗以及门静脉高压并发症对症处理，接下来对于短段狭窄的患者应予血管成形术 / 支架置入术；如仍不能缓解则予 TIPS 或 DIPS 术；最后是肝移植。BCS 的治疗需要专科医生和多学科医疗团队协作进行。

SOS 是多种毒力作用的结果，毒力作用包括多种化疗药物合并或不合并全身放疗、某些免疫抑制药物和吡咯双烷生物碱，这些物质对肝窦内皮细胞和其祖细胞有毒性。近年来 HCT 过程中 SOS 的发病率显著下降，主要是由于造血干细胞移植预处理方案由清髓方案变为低剂量预处理方案。含奥沙利铂方案能够导致 SOS，这一发现意味着造血干细胞移植科外的医务工作者也应对这一综合征提高警惕。

虽然我们对这两种疾病的理解都有所进步，但在治疗上仍然有很多亟待解决的问题。

总 结

最新进展

● 放射性技术的进步和治疗开始的及时改善了 BCS 的结局——近期多中心队列研究表明分步诊疗策略能够为这些患者提供最佳的诊疗。

● 仔细处理危险因素并在造血干细胞移植中使用低剂量预处理方案显著降低了 SOS 的发病率，改善了疾病愈后。

关键知识缺口

● 缺乏一个良好的"治疗失败"评价标准来规范 BCS 的治疗。

● 需要找到一个早期预测 SOS 严重程度的指标来找出那些能够在药物干预治疗中受益的患者。

● 需要随机对照实验来评价 SOS 预防和治疗的药物。

未来发展方向

● 对 BCS，应该明确预示治疗失败的因素，找到能够从早期肝移植中获益的病人。

● 对于 SOS，研究如何实施有效的预防和治疗方法。

第 45 章　门静脉与脾静脉血栓形成
Portal and Splenic Vein Thrombosis

Laure Elkrief，Dominique C. Valla　著

姚昕　译，严天连、向姣　校

● 缩略语　ABBREVIATIONS

CALR	calreticulin	钙网蛋白
CT	computed tomography	计算机断层扫描
JAK2	Janus kinase 2	Janus 激酶 2
MPN	myeloproliferative neoplasm	骨髓增生性肿瘤
MTHFR	methylenetetrahydrofolate reductase	亚甲基四氢叶酸还原酶
MVT	mesenteric venous thrombosis	肠系膜静脉血栓形成
PVT	portal vein thrombosis	门静脉血栓形成
TIPS	transjugular intrahepatic portosystemic shunt	经颈静脉肝内门体分流术

门 静 脉 血 栓 形 成（portal vein thrombosis，PVT）指门静脉的左右分支，肠系膜上、下静脉和脾静脉内形成的血栓[1]。以恶性组织的腔内生长为特点的门静脉的癌栓不在本章中讨论。

PVT 可在不同的条件下发生，每个病情条件都可视为独立的疾病：发生在没有潜在肝脏疾病的情况下的 PVT，包括短期（所谓的急性）和长期（所谓的慢性）的 PVT；发生在肝硬化患者中的 PVT；以及儿童 PVT。最后，我们也会简要讨论孤立性脾静脉的血栓形成。

一、缺乏肝病基础的门静脉血栓形成

（一）流行病学

非肝硬化、非肿瘤性的 PVT 是全球门静脉高压症的第二大常见原因[2]。发展中国家的发病比例高于西方国家[3]，这种差异可能是由于不同的传染性和炎症性疾病的流行程度以及有限的医疗资源配给所导致的[4]。

（二）病因学

大约 60% 的患者可以通过全面检查找到系统性的促栓因子（表 45-1），但仅有不到 40% 的患者能明确诱因[5-9]。即使已出现易感因素或诱发因素，但约 52% 的 PVT 患者可发现两种或更多种促栓因子[9]，故有必要进行全面检查以辅助诊断。尽管如此，约 20% 的患者使用目前的检测手段仍不能确定病因[9]。

1. 一般危险因素

（1）骨髓增生性肿瘤：约 30% 的 PVT 患者可有骨髓增生性肿瘤（MPNs）[10]。然而，MPNs 所致的血细胞数增加可能会被 PVT 患有脾功能亢进和血液稀释所掩盖[11]。通过测试 Janus 激酶 2 基因（JAK2）的 V617F 突变可辅助诊断 MPNs[12]。非肝硬化 PVT 患者 MPNs 和 JAK2 突变的发病率分别约为 31.5% 和 27.7%。在 15.4% 的 PVT 患者中可检测到 JAK2 突变，但无 MPNs 的外周血特征表现[10]。因此，无论外周血细胞数量如何，都应对所有 PVT 患者进行 MPNs 筛查。大约 2% 的 JAK2 V617F 阴性 PVT 患者存在编码钙网蛋白（CALR）基因的体细胞突变[13-16]。虽然近期数据提出了不同的观点，但骨髓活检中伴或不伴纤维化的营养不良巨核细胞簇仍然是公认的诊断 MPN 的金标准[17]。

（2）遗传性易栓症：目前已经在 PVT 患者中

表 45-1　成人门静脉血栓形成的病因分布情况及建议的检查（无肝病基础）

状　况	流行率（%）	建议的检查
系统性因素		
骨髓增生性肿瘤	32	*JAK2* 基因 V617F 位点突变的基因检测 如果阴性，考虑钙网蛋白基因检测及骨髓活检
JAK2 V617F 阳性	27	
遗传性血栓形成性疾病	35	基因检测：G20210A 凝血酶原基因突变；V 因子 Leiden 突变； C677T *MTHFR* 突变
G20210A 凝血酶原基因突变	9～22	S 蛋白活性，C 蛋白活性，抗凝血酶活性 如果存在肝功能异常，应慎重评估
V 因子 Leiden 突变	3～9	
S 蛋白缺乏症	0～30	
C 蛋白缺乏症	0～7	
抗凝血酶缺乏症	0～5	
C677T *MTHFR* 突变	11	
获得性血栓形成性疾病	19	
抗磷脂抗体综合征	5～10	狼疮抗凝物，抗心磷脂抗体和抗 β_2 糖蛋白 1 抗体检测 若检测阳性，在 12 周后重复测试
其他系统性因素		寻找自身免疫性疾病，炎性肠病，血管炎，结节病，结缔组织病， 白塞病，巨细胞病毒感染的临床和（或）生物学特征
激素因素		
口服避孕药	44	
局部因素		
胰腺炎、憩室炎、胆囊炎、阑尾炎、腹腔内手术	21	CT 检查，结肠镜
不确定因素	40	

引自 Denninger 等[5]，Janssen 等[6]，Primignani 等[7]，Plessier 等[9]，Smalberg 等[10]

发现了抗凝血酶、C 蛋白或 S 蛋白缺乏以及 V 因子 Leiden 突变或 G20210A 凝血酶原基因的突变[5-7,9,18]。由于 PVT 本身可以诱导抗凝血酶、C 蛋白和 S 蛋白非特异性减少，导致这些患者上述血液系统遗传缺陷检查经常被忽视[19]。在最近的一项 Meta 分析中，PVT 患者的抗凝血酶、C 蛋白和 S 蛋白缺乏的合并患病率分别为 3.9%、5.6% 和 2.6%[20]。并非所有具有低水平 C 蛋白或 S 蛋白的患者都会引起 *PROC* 基因或 *PROS* 基因突变[21]。PVT 患者中 V 因子 Leiden 突变的患病率为 3%～9%[5-7,9]，携带一个该等位基因 PVT 风险可增加 2 倍[18]。G20210A 凝血酶原基因突变率为 9%～22%，比 V 因子 Leiden 突变更常见[5-7,9]，

携带该基因发生 PVT 的风险可增加 4.5 倍[18]。

由于同型半胱氨酸水平受饮食和维生素 B_{12} 或叶酸缺乏的影响，高同型半胱氨酸血症是否作为 PVT 的危险因素尚无定论[22]。纯合子 C677T 亚甲基四氢叶酸还原酶基因（MTHFR）多态性的平均患病率约为 11%，与一般人群相当[5,9]。

（3）获得性血栓性疾病：抗磷脂抗体综合征是指伴抗磷脂抗体检测阳性的动静脉血栓形成或习惯性流产的一种临床综合征[23]。没有抗磷脂抗体综合征的情况下也可以出现抗磷脂抗体检测阳性，在约 5% 的健康受试者、患有风湿病、感染及肿瘤的患者中均可检测到抗磷脂抗体[24]。已报道的 PVT 患者中抗磷脂抗体阳性率

约为 5%～10%[5,7,9]，但最近的 Meta 分析提示除抗心磷脂抗体 IgG 以外，其他抗磷脂抗体均与 PVT 无关[25]。

其他自身免疫介导疾病，如血管炎、结节病和结缔组织疾病，尤其是白塞病（Behçet disease，BD），也可能与 PVT 有关[26]。PVT 经常发生于活动期或手术后的炎性肠病患者，也有 40% 的炎症性肠病患者偶然发生 PVT[27]。

因急性巨细胞病毒感染住院的患者 PVT 发生率为 6.4%，多见于免疫功能正常的患者，而非免疫受损患者。25% 的同时患有巨细胞病毒感染与 PVT 共患的患者均发现患有遗传性血栓形成疾病和口服避孕药用药史[28]。

单独雌激素治疗不会导致 PVT，同时尚未发现 PVT 的发病率存在性别差异[8,9,29,30]。据报道，只有当局部或其他促栓因素存在时，口服避孕药和妊娠才能引发 PVT[6]。

2. 局部因素

21% 的患者发现局部危险因素（如胸腹腔手术、感染或炎症）[9]。在酒精性胰腺炎的患者中，潜在的血栓形成倾向似乎不会增加 PVT 的风险[31]。在其他患者中，局部因素不应妨碍对全身性血栓形成因子的研究，因为 1/3 有局部因素的患者也患有一般的促血栓形成疾病[9,29]。门静脉的脓毒性血栓性静脉炎（所谓的门静脉炎）通常与门静脉系统排出的区域感染有关，主要有憩室炎和阑尾炎。88% 的患者存在菌血症（通常为多种微生物感染），最常见的血液分离株是脆弱拟杆菌（Bacteroidesfragilis）[32]。

（三）临床表现

1. 临床及实验室特征

（1）急性门静脉血栓：急性门静脉血栓（PVT）是指短期内在门静脉和（或）其分支和（或）其血管根部内形成的血栓。大多数的患者主诉腹痛[8,9,33]，其他的特点主要由非感染因素引起的全身性炎症反应综合征（SIRS）所致，包括发热、白细胞升高以及 C 反应蛋白升高等。肝功能可正常或仅中度和一过性升高。一些患者也可能仅出现轻微或非特异性症状。

即使有足够的抗凝，当出现持续性的剧烈腹痛、血便、板状腹、腹水或多器官衰竭，伴随乳酸水平升高或代谢性酸中毒，仍应怀疑可能是小肠缺血或梗死[34]。在最近一项对 57 例急性肠系膜静脉血栓形成（MVT）患者的研究中，肠切除术患者的循环休克（36%）和临床可检测的腹水（75%）比无肠道切除术的患者更常见。对于患有潜在糖尿病的患者，肠切除术也更常见[35]。

（2）慢性门静脉血栓：急性血栓形成后，未能再通的门静脉腔闭塞，绕过门静脉血栓部分的迂曲侧支血管发展并一起形成所谓的海绵状血管瘤[36,37]。门静脉高压症，复发性血栓形成和胆管病变是慢性 PVT 的主要并发症。

①门静脉高压：由偶然检查发现的门静脉高压相比消化道出血更为常见，这些特征包括脾脏肿大、血细胞计数减少、内镜检查时胃食管静脉曲张、腹部成像的海绵样变或门静脉侧支开放等[8,30,38,39]。门静脉高压症通常与肝功能异常水平形成鲜明对比。通过敏感试验可以提示肝功能异常，例如血浆蛋白 C 水平降低[19]。

出血是最常见的门静脉高压症相关并发症[8,30,38,39]。静脉曲张可以归类于门体侧支循环（在食管和胃底）或门静脉海绵状血管瘤（在胃窦和十二指肠中）[3]。十二指肠，肛门直肠区和胆囊壁中的异位静脉曲张比肝硬化患者更常见[40,41]。PVT 患者的出血相关死亡率低于肝硬化患者，可能与肝功能的稳定存在相关性[8,9,29,38,42]。

腹水并不常见，并且通常由近期的胃肠道出血或感染引发。单纯与肝功能异常有关的腹水发生在 PVT 的晚期[43]。在没有伴随促发因素的情况下，肝性脑病较为罕见。相比之下，亚临床脑病更为常见[44]，它对心理和生活质量的实际影响值得进一步评估。

②复发性血栓形成：复发性血栓形成是出血后最常见的并发症[8,30,38]。它主要影响内脏。高凝状态是复发性血栓形成的独立危险因素[8,38]。复发性血栓形成对结果的影响仍有待评估。但肠系膜上静脉的受累与预后不良显著相关[8,29,39]。

③门静脉海绵状血管病：术语门静脉海绵状血管病变胆管病是指整个胆道的异常，包括肝内和肝外胆管，胆囊管和门静脉海绵状血管瘤患者的胆囊[45]。这主要是由于组成海绵状瘤的侧枝在胆管或其管腔上的依附。

磁共振胆管造影时约 92% 的患者会发现胆管改变[46]。然而，临床影响比形态学变化更有限，分别在 30%～80%，50% 和 30% 的门静脉海绵状血管病变患者中观察到血清碱性磷酸酶水平升高，血清胆红素水平升高，血清丙氨酸氨基转移酶水平升高[46,47]。临床危急重症（胆囊炎，胆管炎，阻塞性黄疸）少见，约发生在 5%～35% 的患者中[46,48]，但Ⅲ级胆管病变患者（存在扩张伴狭窄）的风险约为 41%[49]。

2. 影像特征

（1）急性门静脉血栓：门静脉腔内的高回声血栓的直接可视化不稳定[50]。因此，需要重复超声检查以明确门静脉内血流。门静脉期的对比增强计算机断层扫描（CT）显示门静脉血栓的管腔没有增强（图 45-1）。自发性高度减退的血栓可以追溯到症状出现后 30 天内[37]。海绵状血管瘤可在腹痛发作后 15 天形成，而尚未完全形成的海绵状血管表明 PVT 是近期发生的[50]。

CT 扫描提供了有关肠系膜静脉及弓状延伸、潜在的局部因素和对肠道的影响的其他信息，如图 45-1 所示。在需要肠切除的患者中常见到远端血栓形成（肠系膜上静脉的二级血管根部的闭塞）、大量腹水、肠道积气和门静脉积气[34,35,51]。在 31% 和 63% 的急性 MVT 患者中分别发现弥漫性均匀壁增厚和肠系膜异常[35]，并且可能更多地提示与急性门静脉高压相关的充血而非静脉血栓形成中的缺血。

（2）慢性门静脉血栓形成：诊断需要有海绵状血管瘤的证据，可通过双功能超声、CT 扫描或磁共振血管造影显示。原始的门静脉很难识别，因为它被门静脉期间增强的门静脉中的匍行的侧支取代（图 45-2）[37]。侧支静脉也在邻近门静脉阻塞部分的组织和器官内或附近开放；即胆管，胆囊，胰腺，胃窦或十二指肠。这种侧支静脉可

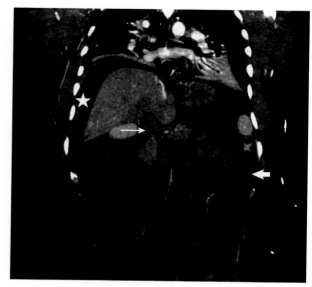

▲ 图 45-1　急性肠系膜静脉血栓形成患者的计算机断层扫描

门静脉期冠状位计算机断层扫描显示肠系膜静脉血栓形成（细箭），肠壁（粗箭）增厚和腹水（星形）形成

能被误解为胆管肿瘤，胰腺，胰腺炎或胆囊炎（图 45-2）。其他影像学特征包括左侧肝段萎缩与Ⅳ段肥大相结合[52]。脾脏增大较常见，可能与门静脉高压，MPN 或这两个因素均有关[8,30,38]。

肝脏活检需要排除肝功能检查值改变或肝脏变形患者的潜在慢性肝病。最近的数据表明肝脏硬度低于 10kPa 可以排除潜在的肝硬化[53]。

磁共振胆管造影结合磁共振血管造影是诊断门静脉海绵状脑血管病的辅助方法（图 45-2）[45,52]。影像学变化主要包括狭窄、上游扩张和胆管口径不规则（图 45-3）[46,48]。最近的一项研究发现，急性发作后 1 年内胆管逐渐改变，此后保持稳定。[49]

（四）结果

近期 PVT 的并发症与血栓的蔓延有关。只要肠系膜静脉弓仍保持明显，对肠道的影响很小。缺血是由于血栓扩展到肠系膜静脉和肠系膜静脉弓引起的。[54] 肠梗阻是 MVT 最可怕的并发症，可在缺血 5～7 天时发生。[8,9,54] 严重损伤可能由短肠综合征或缺血后肠管狭窄引起[50]。PVT 的预后在过去几十年中有了很大改善[9,56]。为了诊断急性腹痛，急诊 CT 可早期识别，从 1990 年之前的不到 10% 增加到此后的 50% 以上[30,33]。

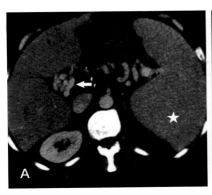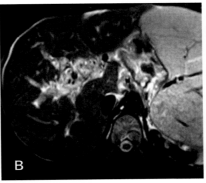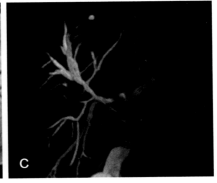

▲ 图 45-2　门静脉海绵状血管瘤

A. 静脉注射造影剂后在门静脉期进行的计算机断层扫描显示了侧支（箭）和脾大（★）；B. 磁共振血管造影显示假性肿瘤性海绵状血管瘤，在造影剂注射的门静脉期增强期，可见明显增强；C. 磁共振胆管造影显示门静脉海绵状血管病

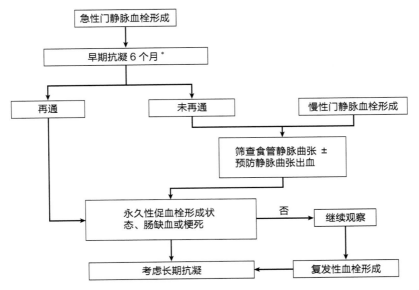

▲ 图 45-3　在没有潜在肝脏疾病的情况下门静脉血栓形成患者的抗凝治疗管理建议

*. 如果涉及脾脏或肠系膜上静脉需要 12 个月，因为这些静脉的延迟再通可能发生

患有海绵状血管瘤的患者的预后相对较好，主要取决于患者年龄，门静脉高压，肠系膜上静脉的相关血栓形成以及引起血栓形成的潜在并发症[29,38]。目前，无肝病基础的患者的 5 年生存率约为 85%[30,38,54]。

（五）门静脉血栓的治疗

1. 抗凝

（1）急性门静脉血栓形成：治疗急性 PVT 的目的是预防肠系膜静脉梗死并实现如图 45-3 所示方案中提出的门静脉再通。在一项研究中，急性 PVT/MVT 患者早期抗凝治疗的使用增加，接受抗凝治疗的 95% 患者的肠梗死的发生率下降至 2%，而从未接受抗凝治疗的患者为 33%[9,57]。

因此，对于急性 PVT 患者，建议立即开始抗凝治疗[8,9,33]。在最近一项针对 95 例接受抗凝治疗的急性 PVT 患者的前瞻性研究中，所有早期开始抗凝治疗的患者都预防了血栓扩展[9]。

根据闭塞部位的不同，有 30% ～ 80% 的患者接受抗凝治疗后，栓塞的静脉获得再通[8,9,33,58]。开始抗凝的时间与门静脉再通无明显相关性[58]。已证实门静脉再通在抗凝治疗的前 6 个月内发生，也有可能不发生。相比之下，在未接受抗凝治疗的患者中，几乎没有血栓自发再通[33,58]。因此，在急性 PVT 患者中，初始抗凝治疗的持续时间应至少持续 6 个月[59]。腹水，闭塞性脾静脉和潜在的促血栓形成障碍与门静脉再通无相关[9,60]。然而，尚未在独立人群中对这些因素进行验证。

虽然缺乏急性PVT后管理数据，但国际共识是：一旦发现可能存在的持续性血栓形成，就应考虑长期抗凝治疗[22,59]。

（2）慢性门静脉血栓：长期抗凝治疗的目标是预防复发或广泛血栓形成，从而保护患者免受肠梗塞和门静脉高压相关并发症的影响（图45-4）。由于大多数研究尚未区分急性或慢性抗凝治疗评估，长期抗凝治疗对慢性PVT患者的远期疗效尚未得到充分证实。

抗凝治疗对于预防血栓形成的进展和复发有效[38]。一项关于门静脉血栓形成的回顾性研究显示接受华法林治疗的患者存活率提高[39]。是否存在促栓因素与血栓复发明显相关。根据这些数据，对于持续性血栓形成或复发性血栓形成的患者，建议进行长期抗凝治疗[59]。在没有促血栓因素的患者中，抗凝治疗的使用应根据个体情况确定，应综合考虑抗凝的潜在益处以及与门静脉高压相关或无关的出血风险。在肠梗塞患者中，建议根据接受抗凝治疗的患者复发性血栓形成风险来进行长期抗凝治疗[54]。

大约10%的患者会发生出血[8,38,60]。在最近的一项研究中，抗凝治疗与静脉曲张出血的风险增加有关[60]。但在另外两项研究中却没有阳性提示[8,38]。在所有研究中，没有结果提示抗凝治疗与胃肠道出血相关[8,38,60]。胃肠道出血的独立预测因素是曾经发生过静脉曲张破裂出血及食管静脉曲张的程度[8,38]。因此，应在充分预防静脉曲张出血治疗后启动抗凝治疗[59]。

在大多数研究中，抗凝治疗是在最初几周内以高剂量的普通肝素或低分子量肝素为基础，然后由维生素K拮抗剂取代，目标国际标准化比值为2～3[8,9,30]。在接受肝素治疗的患者中，20%的患者发生血小板减少症（HIT）[61]。

以这些研究为基础，提出了图45-3中提出的用于慢性PVT患者的抗凝治疗的管理策略。

2. 门静脉高压相关并发症的处理

急性PVT患者应在急性发作后6个月内进行胃食管静脉曲张筛查，急性PVT后1个月即可能出现胃食管静脉曲张。在早期内镜检查无静脉曲张和门静脉持续闭塞的患者中，静脉曲张主要发生于随访的第一年[58]。因此，在6个月复诊没有发现静脉曲张的情况下，应在12个月时内镜复查。根据肝硬化PVT的指南，应每2年进行一次内镜检查[59]。

慢性PVT患者中，在回顾性队列研究中有报道提示非选择性β受体阻滞药可降低严重静脉曲张患者的出血风险并提高生存率[38,39]。急性静脉曲张出血发作可以依照肝硬化指南推荐来治疗[59]。内镜下套扎术治疗静脉曲张破裂出血安全有效[62]。在未接受抗凝治疗的非肝硬化门静脉高压症（包括肝外门静脉阻塞）的患者中，内镜下套扎术和普萘洛尔对于预防静脉曲张再出血同样有效[63]。

3. 全身溶栓治疗

现有的数据有限，无法得出相关结论。

4. 抗生素

在患有败血症性静脉炎的患者中，针对培养阳性细菌的长期抗生素治疗可显著改善预后[64]。对于脓毒性门静脉炎患者，可联合抗凝剂和抗生素[65]。

5. 放射介入

对于可能存在肠梗阻风险的广泛血栓形成的患者，可以选择局部溶栓治疗和介入引导下血栓切除术。肠系膜上动脉可使用经肝经皮或经颈

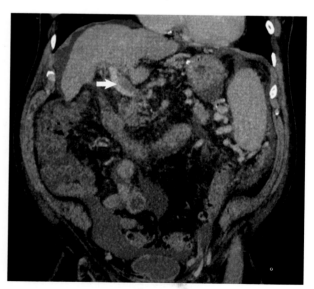

▲ 图45-4 等待肝移植的酒精性肝硬化患者的门静脉血栓形成计算机断层扫描
局部血栓形成并累及门静脉主干（箭）

静脉药物溶栓和血栓切除术。溶栓和血栓切除术单独使用或联合使用的数据有限[66,67]。在最近的一项前瞻性观察研究中报道肠系膜上静脉再通率为75%，而长期抗凝治疗的患者仅有60%的再通率[9]。60%的患者出现了致命[66]的手术相关出血并发症[67]。

据报道，当肝内门静脉可见时，可通过颈静脉肝内门体分流术（TIPS）治疗门静脉高压。但目前仅报道了短期预后[68]。

最近在肝硬化和PVT患者中提出了脾门静脉再通这一理念[69]。其对非肝硬化急性或慢性PVT患者的适用性值得进一步研究。

6. 手术

（1）肠切除术：当怀疑出现肠梗阻时，需要进行剖腹手术以探查肠道活力和切除坏死部位。手术需要保留尽可能多的有活性的肠段，以避免短肠综合征。对于与缺血后狭窄相关阻塞的患者，也可以行部分肠切除[9,35]。

（2）减压手术：目前可考虑在罕见的复发性出血或严重的门静脉海绵状脑血管病患者中进行内镜和药物治疗，在过去针对这种情况主要采取分流手术治疗[70]。目前认为，只有广泛明显的肠系膜上静脉或脾静脉才可通过门体分流术治疗。脾切除术已在印度广泛用于治疗欧美国家罕见的症状性脾功能亢进[71]。

7. 门静脉海绵状血管瘤胆管病治疗

门静脉海绵状脑血管瘤胆管病的特异性治疗应仅考虑出现黄疸、瘙痒或胆管炎患者[45]。胆囊结石可以通过内镜取出。胆道狭窄可以通过反复临时胆道支架治疗[45]。应注意胆管静脉曲张出血的风险。门体分流术是可考虑的治疗手段，但目前的数据太少，TIPS尚无充足的证据提示其可成为合理的替代方案[72]。不建议使用高复发率和高死亡率术的胆肠旁路手术[45]。

8. 妊娠

在45名接受抗凝治疗的孕妇PVT患者的研究中，流产率为20%，早产率为38%。然而，大多数妊娠中胎儿和孕产妇愈后尚可[73]。因此，PVT稳定的女性不应该禁止妊娠。怀孕期间可能

会出现静脉曲张出血[74]。一项回顾性病例系列分析中发现，大多数妊娠期胃肠道出血患者缺少常规筛查、非特异性β受体阻滞剂或内镜下套扎术预防治疗[73]。如果存在潜在的促血栓形成疾病，应在怀孕期间保持抗凝治疗。PVT女性抗凝治疗的适应证（和强度）以及风险因素尚不明确，应个体化讨论。维生素K拮抗剂的使用与高比例的先天性畸形有关。因此，建议尽早从维生素K拮抗剂转换为低分子量肝素[75]。

二、肝硬化患者门静脉血栓

（一）流行病学

肝硬化约占PVT病例的1/3[29,76]。非侵入性成像手段提高了对肝硬化患者PVT的认识。肝硬化患者PVT的患病率为0.6%～26%[77]。最近一项针对1200余名患者的队列研究中，大多数患者在基线时存在代偿性肝硬化，PVT的发生率在1年和5年时分别为5%和11%[78]。与后一项研究相比，发现肝脏疾病更严重的患者PVT发病率更高（每年7%～16%）[79,80]。

（二）病因学

在肝硬化患者中，评估与促血栓形成疾病相关的研究存在不一致的结果[78,81-84]。在肝硬化的原因中，肥胖[85]和糖尿病[86]与PVT的发生有关[78]。有部分研究提示，PVT的发展与门静脉血流速度的降低有关[78,80,82]。

（三）临床特征

1. 临床表现及实验室特征

40%以上发现肝PVT的肝硬化病例缺少近期体征和症状[81]。最常见的并发症状是静脉曲张出血和腹水[80,81]。当血栓延伸至涉及肠系膜上静脉时，PVT通常有症状，腹部表现包括单纯腹痛和肠梗阻[81]。

2. 影像学特征

PVT经常在影像学检查，尤其是针对肝细胞癌的筛查时发现[78]。超声检查准确性很高。CT

或磁共振血管造影可评估血栓范围。如图 45-4 所示，在 43% ～ 75% 的 PVT 患者，部分（非闭塞性）PVT 最常见[78,80,81]。所有门静脉阻塞患者均应考虑肝细胞癌对门静脉的侵犯。多普勒超声检查中的动脉血流信号或 CT 扫描 / 磁共振成像中动脉期的假血栓增强最具鉴别诊断意义[87]。

（四）预后

PVT 在肝移植候选者[77]、严重食管静脉曲张患者[78]、终末期肝病模型评分较高的患者[82]、血小板计数低的患者[79]和凝血酶原时间较短的患者[78]中更为常见。PVT 与肝病严重程度增加的因果关系仍有待研究。最近的纵向研究发现，PVT 的发展与肝脏疾病的后续进展无关，但与具有低终末期肝病模型评分的患者肝移植后的较差预后相关[88]。这些研究结果表明，PVT 的发展是肝硬化严重程度的标志，而不是肝病进展的直接原因。

PVT 对移植手术本身的影响似乎取决于使用解剖学（生理学）方法在移植器官中恢复生理性的门静脉灌注的可能性。血栓切除术和搭桥手术到满足这些标准的肠系膜上静脉可以具有良好的结果。相比之下，延伸至肠系膜上静脉的不可移除的闭塞性血栓需要左肾与门静脉吻合或门静脉半转位。这些干预措施不会缓解门静脉高压症，也不能恢复门静脉血液的移植物灌注，并有着高失败率或并发症[89]。

（五）治疗

1. 抗凝

在有限患者数量的小样本研究中评估了肝硬化患者抗凝治疗的效果，但由于大多数研究是回顾性的，可能结论不够可靠。在肝硬化和 PVT 患者中，抗凝治疗的适应证通常仅限于肝移植的潜在候选人中，包括等待移植的患者以及可能需要肝移植的患者，且没有禁忌证。在这些患者中，抗凝的目的是为肝移植争取时间和创造条件并降低移植后死亡率和发病率。接受抗凝治疗的患者门静脉再通的比例高于不接受抗凝治疗的患者，

特别是 PVT 无法手术干预的患者中有 60% 的患者通过抗凝治疗实现门静脉再通[79,90]。此外，抗凝治疗在这些患者中使用是安全的[79,90]。应将抗凝治疗维持直至肝移植，以防止复发性血栓形成[90]。基于现有数据的肝硬化患者 PVT 管理方法如图 45-5 所示。

抗凝治疗可能对肝硬化患者有益，通过减少失代偿和延长生存期而不依赖于预防肝外 PVT[91]，但上述效果需要在进一步的研究中证实。

抗凝治疗的最佳选择及其在肝硬化患者中的监测仍有待确定。低分子量肝素是安全的。与非肝硬化对照组相比，在接受低分子量肝素治疗的患者中，抗凝血酶水平较高而较抗 Xa 活性水平较低。这与肝病的严重程度有关[92]。替代选择包括口服维生素 K 拮抗药，治疗目标是国际标准化比例 2 ～ 3。然而，评估肝病患者低凝状态的国际标准化比值仍不清楚。在肝硬化患者中使用新的直接口服抗凝剂的经验仍然有限。

2. 经颈静脉肝内门体分流术

只要门静脉的肝内分支可见，TIPS 在 73% ～ 100% 的 PVT 患者中可行[93,94]。有研究报道，TIPS 的适应证为门静脉高压的难治性并发症，而不是 PVT 疾病状态。目前没有与单独的抗凝治疗进行比较。与未患 PVT 的患者所行 TIPS 术后相比预后没有明显差异[94-96]。因此，PVT 不是顽固性腹水或复发性出血患者 TIPS 的禁忌证。对于抗凝治疗中血栓增大或难治性出血或难治性腹水的患者，可考虑 TIPS（图 45-5）。

三、儿童门静脉血栓

（一）流行病学

在发展中国家，发育不良的儿童门静脉阻塞约占肝门静脉高压的 60%，但在西方仅占 10% ～ 20%[97]。这个年龄组的肝外门静脉阻塞几乎全由血栓形成引起的，而非其他先天性原因，这一观点仍有争议。高达 30% 的肝外门静脉高压症患儿可能存在其他畸形，特别是心脏畸形[98,99]。

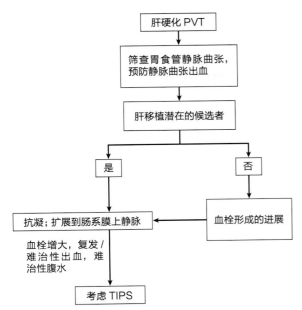

▲ 图 45-5　推荐用于治疗门静脉血栓形成和潜在的肝硬化患者的抗凝治疗方法

PVT. 门静脉血栓形成；TIPS. 经颈静脉肝内门体分流术

（二）病因学

局部病变是儿童 PVT 最常见的原因，包括脐静脉导管插入术，脐炎和腹腔感染[100,101]。脾切除手术，尤其在 β- 地中海贫血症的患儿中也可能发生 PVT[102]。遗传性血栓形成倾向的影响目前存在争议。V 因子 Leiden 突变、G20210A 凝血酶原基因突变和 MTHFR 突变分别在 PVT 患儿中的发病率分别为 0%～30%、0%～15% 和 4%～30%[100]。C 蛋白、S 蛋白和抗凝血酶水平轻度下降可能是由肝功能受损或门体分流造成的，而不是遗传性缺陷[99]。骨髓增生性疾病和抗磷脂抗体综合征在儿童中极为罕见。大约50% 的 PVT 儿童没有发现基础病因[100]。

（三）临床表现

目前，儿童 PVT 的发病存在双峰期表现：早期为与脐静脉导管或脐炎相关的 PVT（3 岁前），晚期为与特发性 PVT 或与腹部感染相关的 PVT（大约 8 岁）[71]。

50% 的 PVT 儿童以上消化道出血为首发症状[99,100]。超过 70% 的患者至少经历过一次首发或复发性静脉曲张出血[101]。46% 患者出现了复发出血[71,99]。在第一次内镜检查中，分别存有 90% 和 64% 的患者存在食管和胃静脉曲张[99]。

脾肿大是 PVT 的第二个主要临床表现（30%～60%）[99,100]。脾功能亢进可导致白细胞减少、贫血和血小板减少症[100]。门静脉海绵状血管瘤胆管病相关症状可能发生在患有长期疾病的患者中，因此通常发生在成年期，即使是患有儿童期门静脉海绵状血管瘤胆管病的患者也是如此。

在 30%～50% 的 PVT 儿童中观察到生长迟缓，并且与门静脉高压的持续时间相关[103]。尚不清楚 PVT 的直接并发症是生长迟缓，还是门静脉血供减少和门体分流，或者是复发性出血或门静脉海绵状脑血管病。

（四）预后

PVT 儿童的预后通常较好。然而，长期存在的 PVT 与生活质量下降、进行性肝功能障碍、轻微肝性脑病和门静脉海绵状脑血管病相关[71]。

（五）内科治疗

1. 药物治疗

PVT 儿童抗凝治疗的效用和安全性尚不清楚。凝血状况似乎并未在 PVT 的发生中起主要作用。急性 PVT 新生儿大多数与脐静脉导管插入有关，抗凝治疗并未减少门静脉高压症的发展[104]。因此，只有在诊断出持续性血栓形成病症的儿童中才应考虑抗凝治疗。

因为目前临床资料有限和依从性等问题，不建议使用普萘洛尔治疗[105]。当 β 受体阻滞药分别用于一级和二级预防时消化道出血率分别为 15% 和 33%[106]。在 8 个月以上的儿童中，内镜下套扎在技术上是可行。目前有报道提示内镜下结扎显露的静脉曲张可暂时闭塞血管预防出血[101]。

2. 手术

肠系膜 - 左门静脉旁路搭桥，即所谓的 Rex 分流，是挑战传统保守术式的新式式，在内镜治疗失败或严重脾功能亢进的儿童中可以尝试。Rex 分流器通过将自体颈静脉插入 Rex 凹陷中明显的左侧门静脉，通过在阻塞的门静脉周围带来肠系膜和脾静脉血来恢复生理性肝细胞门静脉血流[107]。Rex 分流器已被证明可以纠正降低的凝血因子水平[108]，改善轻微肝性脑病[109]，并伴随着生长发育的改善。因此，所有患有 PVT 的儿童都应评估 Rex 分流术的可行性。

四、孤立性脾静脉血栓

孤立性脾静脉血栓特异性地发生在急性或慢性胰腺炎患者中、高达 35% 的此类患者发现脾静脉血栓形成[31,110]。在 90% 的脾静脉血栓形成患者中发现了急性胰腺炎和胰腺假性囊肿[110]。在最近一项关于酒精性胰腺炎的研究中，炎症和烟草是血栓形成的危险因素，而血栓形成倾向则不然[31]。

大多数患者无症状，很少发生所谓的左侧的门静脉高压症，包括食管或孤立性胃底静脉曲张出血，以及脾大[111]。在左侧门静脉高压症中，胃静脉起肝叶侧枝的作用，食管静脉曲张起到脾脏系统的侧支作用。

无论是否接受抗凝治疗，急性血栓形成患者中只有不到 20% 发生血管再通[31]。因此，即使在最近的血栓形成中，抗凝治疗的益处还远未确定。应密切考虑与假性囊肿相关的出血风险。在左侧门静脉高压症的背景下，无法采用非选择性 β 受体阻滞药和内镜治疗作为静脉曲张破裂出血

的预防措施。对于有症状的左侧门静脉高压症患者，脾切除术可消除侧支外流和出血风险。在接受胰腺手术的患者中，由于静脉曲张出血，左侧门静脉高压与死亡率增加有关[111]。因此，如果也存在门静脉高压症，那么在接受有症状的慢性胰腺炎手术治疗的患者中应考虑同时行脾切除术。

◆ 结论

在没有肝病的患者中，PVT 本身通常是良性疾病。预后主要取决于肠系膜上静脉的基础条件和血栓进展情况。通过早期抗凝治疗的早期诊断伴随着肠缺血性并发症的发生率和严重程度的显著降低，预后得到改善。然而，由于再通失败发生率高，永久性门静脉高压的发生率仍然很高。在慢性 PVT 患者中，门静脉高压症和门静脉海绵状脑血管病通常可以通过保守疗法轻松控制。PVT 主要发生于儿童期或青年期；因此，长期患病的患者的预后需要进一步评估。在肝硬化患者中，PVT 与严重的肝病相关。然而，PVT 的发展与肝病严重程度之间的直接因果关系尚不明确，需要更进一步的研究。对于患有或不患有肝硬化的慢性 PVT 患者，在没有严重血栓形成的情况下，抗凝是否有益于长期预后，仍需随机对照试验的进一步研究。

总　结

最新进展

- 无创成像技术，即 CT 扫描和磁共振血管造影，已成为 PVT 诊断的方法。磁共振胆管造影已成为门静脉海绵样变胆管病诊断的参考技术。
- 由于早期诊断有助于早期抗凝治疗的进行，急性 PVT 患者的预后在过去几十年中显著改善。
- 在充分预防的情况下，抗凝治疗不会增加慢性 PVT 患者静脉曲张出血的风险。

关键知识缺口

- 慢性 PVT 患者的长期预后尚不清楚。确切地说，需要评估肝功能障碍和肝性脑病的发生率。
- Rex 分流器在成人中的可行性和益处尚不清楚。
- 经颈静脉门静脉溶栓和血栓切除术的可行性和益处尚不清楚。

未来发展方向

- 需要随机对照研究来评估长期抗凝治疗慢性 PVT 患者以及肝硬化患者的疗效。

第八部分

肝脏肿瘤 (Tumors of the Liver)

第 46 章　肝细胞癌
Hepatocellular Carcinoma

Stacey Prenner，Laura Kulik　著

黄悦　译，陈伟、张宁　校

● 缩略语　ABBREVIATIONS

DM	diabetes mellitus	糖尿病
EGF	epidermal growth factor	表皮生长因子
HBV	hepatitis B virus	乙型肝炎病毒
HCC	hepatocellular carcinoma	肝细胞癌
HCV	hepatitis C virus	丙型肝炎病毒
HDV	hepatitis D virus	丁型肝炎病毒
IGF	insulin-like growth factor	胰岛素样生长因子
LI-RADS	Liver Imaging Reporting and Data System	肝脏影像报告和数据系统
PDGF	platelet-derived growth factor	血小板衍生生长因子
SEER	Surveillance, Epidemiology, and End Results	监测、流行病学和终末结局
VEGF	vascular endothelial growth factor	血管内皮生长因子

肝细胞癌（HCC）是最常见的原发性肝癌，其发病率逐年升高。由于晚期疾病的治疗效果十分有限，早期发现对于制定有效的治疗方案和改善患者总体生存率来说至关重要。目前进行的研究将着重于识别生物标记物和遗传因素，期望未来能改善疾病的危险分层、治疗效果和降低复发率。

一、流行病学

世界范围内，HCC 是第六大常见的癌症，占所有癌症的 5.6%。它是癌症死亡的第二大原因，2012 年总计造成了约 746 000 人死亡（占 9.1%）。同时它在男性最常见癌症中排名第 5（占病例总数的 7.5%），在女性最常见癌症中排名第 9（占 3.4%）。

大多数的 HCC 主要发生在发展中国家，80% 来自于亚洲和非洲（图 46-1 和图 46-2）。在 2012 年，中国的 HCC 发生率约占全世界的 50%[1]。蒙古的发病率最高，年龄调整后的发病率为 78.1/10 000。其他高发病率的国家包括老

挝（52.6/10 000），冈比亚（25.8 /100 000），埃及（25.6 /1000 000），越南（24.6 / 100 000），朝鲜（22.8 /100 000），和泰国（22.3 / 100 000）。HBV 感染与 HCC 的发生密切相关，在上述地区有超过 5% 的个体感染 HBV[2]。HBV 和 HCV 感染在非发达国家的感染相关癌症中占 32%，在发达国家占 19%[3]。食物中黄曲霉素污染是引起 HCC 的危险因素，尤其是在非发达国家。HCC 发病率最低的是中南亚和欧洲。尽管 HCC 在亚洲国家的发病率最高，但人们意识到这些危险因素后，在过去的十年中其发病率有所下降。20 世纪 80 年代，中国在乙肝疫苗接种方面做出了巨大努力，其 HCC 发病率有了显著下降[4]。在日本，HCC 发病率的降低主要在于 HCV 感染率的下降[5]。

在西欧和北美等历史上发病率较低的地区，HCC 发病率近来有所上升。在美国，自 20 世纪 80 年代以来，HCC 发病率增长了两倍，是癌症死亡原因中上升最快的一类癌症[6]。丙型肝炎（HCV）患病率的上升，以及糖尿病和非酒精性

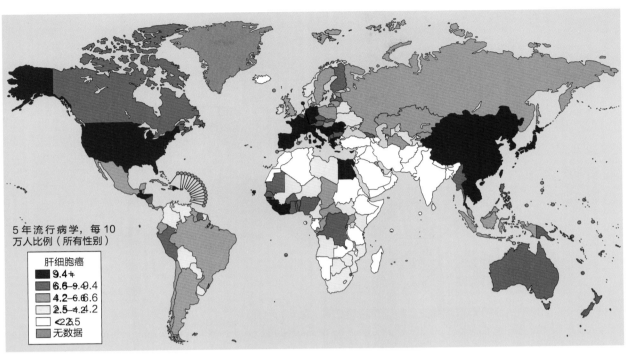

5 年流行病学，每 10
万人比例（所有性别）

肝细胞癌
- 9.4+
- 6.6–9.49.4
- 4.2–6.66.6
- 2.5–4.24.2
- <22.5
- 无数据

▲ 图 46-1　世界范围内肝细胞癌流行情况

（引自 Estimates of global cancer prevalence for 27 sites in the adult population in 2008. Int J Cancer 2013;132[5]:1133-1145.）

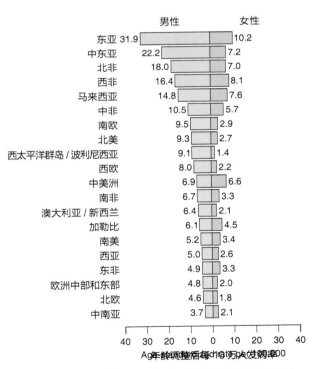

	男性	女性
东亚	31.9	10.2
中东亚	22.2	7.2
北非	18.0	7.0
西非	16.4	8.1
马来西亚	14.8	7.6
中非	10.5	5.7
南欧	9.5	2.9
北美	9.3	2.7
西太平洋群岛 / 波利尼西亚	9.1	1.4
西欧	8.0	2.2
中美洲	6.9	6.6
南非	6.7	3.3
澳大利亚 / 新西兰	6.4	2.1
加勒比	6.1	4.5
南美	5.2	3.4
西亚	5.0	2.6
东非	4.9	3.3
欧洲中部和东部	4.8	2.0
北欧	4.6	1.8
中南亚	3.7	2.1

40　30　20　10　　0　　10　20　30　40
年龄调整后每 10 万人发病率

▲ 图 46-2　世界范围内肝细胞癌按性别区分的发病率

[引自：Torre LA, Bray F, Siegel RL, et al. Global cancer statistics, 2012. *CA Cancer J Clin* 2015; 65(2):87-108.]

脂肪肝（non - alcoholic fatty liver disease）在西方国家的盛行，已经成为美国 HCC 发生率上升的主要原因[7]。HCC 发病率的增加与一项"分子时钟研究"相一致，该研究预测了 20 世纪 60

年代美国 HCV 流行趋势，在 20 世纪 80 年代后期达到峰值，并在 2020 年 HCV 相关肝硬化达到峰值[8]。基于人群的监测、流行病学和终末结局（SEER）登记数据显示，HCC 的发病率从 1992 年的 3.1 / 100 000 人上升到 2010 年的 6 / 100 000 人[9]。在美国，HCC 发病率存在明显的地理位置差异，发病率从北向南呈上升趋势（图 46-3），一项研究显示，得克萨斯州、拉丁美洲人每 10 万人中有 10.6 人患有 HCC[10,11]。

在美国，HCC 的流行病学发生了变化。虽然在年龄调整后亚洲男性的发病率最高，但比例增长率最低。相比之下，西班牙裔男性的 HCC 发病比例增长率最高。在美国地区出生的西班牙裔人和在美国地区以外出生的西班牙裔人相比，HCC 发病率明显要高[12]。HCC 发病年龄有年轻化趋势，但在 45—60 岁之间的患者比例最高（图 46-1）。HCV 仍然是主要的病因，30% ～ 60% 的 HCC 患者 HCV 阳性，其次是代谢综合征（20% ～ 50%）、酒精性肝病（20% ～ 30%）和 HBV（10% ～ 15%）[13]。所有种族和族裔群体的 HCC 死亡率都有所上升，然而，某些群体的死亡率取决于年龄。在 35—

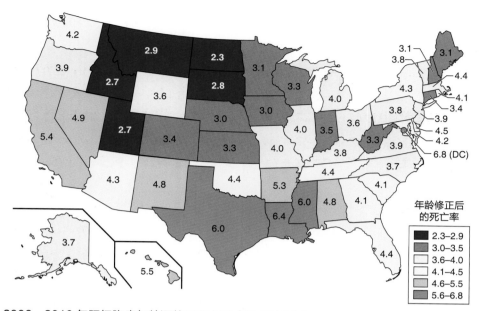

▲ 图 46-3　2006—2010 年肝细胞癌年龄调整后死亡率（每 10 万人）

引自 Altekruse SF, Henley SJ, Cucinelli JE, et al. Changing hepatocellular carcinoma incidence and liver cancer mortality rates in the United States. *Am J Gastroenterol* 2014;109:542-553.

49 岁和 65 岁以上的人群中，亚裔美国人和太平洋岛民的死亡率最高（分别为 2.8/100 000 人和 43.2/100 000 人）。在 50—64 岁的年龄组中，非裔美国人的死亡率最高（18.6/100 000 人）[14]。

2009—2011 年的数据显示，美国 HCC 的发病率已经开始稳定[14]。最近的一项研究报告显示，从 2006 年开始，美国的 HCC 发病率呈下降趋势，无显著性增加。另一项研究报告也显示，自 2006 年以来，美国的 HCC 发病率确实在不断下降。Altekruseet 等[14] 推测，HCC 发病率可能已经接近峰值。早期发现和筛查，并结合有效的治疗方法，导致 1973—2010 年肝癌患者生存率显著提高[15]。

HCC 在男性中更为常见，男性和女性的发病率比可能在 2 : 1 到 5 : 1 之间，这取决于国家。性别差异的程度取决于 HCC 发病率。发病率较低的国家性别差异最大。在美国，男性患 HCC 的概率是女性的三倍。这一现象的原因尚不清楚，但据推测是由于性类固醇激素的差异和白细胞介素 -6 的作用[16,17]。

二、风险因素

众所周知，HCC 的风险因素因地理区域而异。在亚洲和非洲，病毒性肝炎是 HCC 的主要危险因素，而在北美和西欧，脂肪肝和肥胖症是主要危险因素。HCC 发病率的全球趋势与在人群中观察到的这些危险因素的时间长短密切相关。HBV 和 HCV 分别存在了 33 600 年和 1000 年，而肥胖和代谢综合征在 20 世纪才成为全球性问题[18,19]。

（一）乙型肝炎

全球范围内，乙型肝炎影响着超过 3.5 亿患者，约占所有 HCC 病例的 50%，占病毒相关 HCC 病例的 75% ～ 80%[20,21]。与一般人群相比，乙肝病毒携带者患肝癌的风险增加了 5 ～ 15 倍。尽管 HCC 也可以在没有肝硬化的情况下发生，但 70% ～ 90% 的携带者在肝硬化的基础上进展为 HCC[22]。在流行地区，如亚洲和非洲，所有的儿童 HCC 病例通常没有肝硬化，并且与 HBV 的垂直传播有关。当 HBV 发生垂直传播时，高达 90% 的感染者会出现慢性感染[6]。HBV 是一种部分双链环状 DNA 病毒，它与人类基因组的整合导致了 HCC[23,24]。主要通过诱导肝细胞的慢性炎症致癌[25]。

在 HBV 携带者中，已经发现一些风险因素可以增加 HCC 的发生风险。肝硬化、HCC 家族史、黄曲霉毒素暴露、饮酒或吸烟，以及同时感染 HCV 或丁型肝炎病毒（HDV）都是 HCC 的独立危险因素。

基于病毒本身的特性，已经建立了列线图来预测 HCC 发展的风险。血清中乙型肝炎 e 抗原阳性、10 万或更高拷贝 HBV DNA 以及 C 基因型的患者风险最高[26]。大量研究也表明，HBV DNA 水平升高与 HCC 发生风险存在关联[27]。在 HBV 病毒载量升高及相关肝病 / 癌症风险评估（REVEAL-HBV）研究中，1992 － 2004 年对 4155 例血清乙型肝炎表面抗原阳性成人进行了随访，发现除了肝硬化外，HBV DNA 是 HCC 预测进展最强的独立预测因子。在每毫升有 1×10^5 拷贝或以上的患者中，发生风险最大。尽管低于每毫升 1×10^5 拷贝的人群风险较低，但不活跃的乙肝病毒携带者发生 HCC 的风险仍高于乙肝表面抗原阴性的慢性肝病者[28]。此外，对 1932 例 HBV DNA 拷贝数少于 10 000 的患者随访了 13 年，发现与匹配的非携带者相比，HCC 风险增加［危险比 4.6，95% 置信区间（CI）2.5 ～ 8.3］[29]。

在 HBV 基因组编码基础核心启动子 BCP 区发生 T1762/A1764 突变的人群更容易发生 HCC[30]。HBV 基因型在 HCC 的发生发展中也可发挥作用。已知的 HBV 基因型有 8 种（A － H）[31]，其中 B 型和 C 型在亚洲最常见。基因型 C 与 HCC 的相关性最高，而基因型 B 在无肝硬化的情况下与 HCC 的发生有关[32]。一项研究对 460 名儿童乙肝病毒携带者进行了 15 年的跟踪调查，发现 26 名发生 HCC 的患者中，79% 是 B 基因型[33]。

成功开发针对乙肝表面抗原和乙肝 e 抗原治疗乙型肝炎的抗体可降低 HCC 发生风险。对 1187 名接受干扰素治疗的乙肝患者进行 Meta 分析，虽然这项分析结果没有达到统计学意义，但结果显示随访 5 年后，这些人群 HCC 发病率较低［1.9%（CI 0.8% ～ 3%）vs. 3.2%（CI 1.8% ～ 4.5%）］[34]。在垂直传播是 HBV 主要传播途径的亚洲国家中，计划免疫在减轻 HCC 疾病负担方面发挥了关键作用。1984 年，中国台湾地区开始了一项计划免疫，结果使 HCC 发病率显著下降并持续了 30 多年。2003 年，中国台湾地区又开始一项大规模的乙肝和丙肝治疗计划，到 2011 年，乙肝和丙肝的发病率和死亡率降低了 2% ～ 5%[35]。

（二）丙型肝炎

据估计，全球有 1.8 亿人感染丙型肝炎，亚洲、北非、中东和北美发病率较高。丙肝病毒占病毒相关 HCC 的 10% ～ 20%[21]。HCV 是一种非整合的单链 RNA 病毒，可反复引起肝细胞损伤，损伤细胞再生后可诱导肝细胞恶性转化。该病毒主要通过静脉注射药物、文身和穿刺、输血以及较少见的性传播等方式传播[36]。HCV 患者发生 HCC 的风险是未感染者的 15 ～ 20 倍。与 HBV 患者不同，HCV 患者在无明显纤维化或肝硬化的情况下很少发生 HCC。在一项队列研究中，30 年来，HCV 感染者的 HCC 发生率是 1% ～ 3%[13]。对在肝硬化人群中，HCC 通常以每年 1% ～ 4% 的速度发展，在日本高达 8%。HCV 标记物在 HCC 患者中出现的频率均有差异：日本患者中 80% ～ 90%，意大利患者中 44% ～ 66% 以及美国患者中 30% ～ 50%[22]。

病毒、宿主和环境因素在肝硬化和 HCC 的发展过程中起着重要作用。清除丙肝病毒可以降低 HCC 发生风险，研究表明使用干扰素治疗的患者获得持续病毒应答（SVR）后 HCC 发生风险降低了 57% ～ 75%[37]。目前没有证据表明病毒载量与 HCC 风险之间存在相关性。21 项研究的 Meta 分析显示，6 种 HCV 基因型中 1b 基因型人群发生 HCC 的相对风险为 1.78[38]。一项回顾性队列研究中发现，同时感染 HCV 和人类免疫缺陷病毒会加速肝纤维化的进展[39]。两项 Meta 分析表明，HBV 合并感染会增加 HCC 风险。中国的一项研究比较了 3201 名病毒性肝炎者和 4005 名对照者，发现乙肝表面抗原阳性的优势比为 14.1，丙肝 RNA 阳性的优势比为 4.6，合并感染的优势比则为 35.7[40,41]。

治疗 HCV 感染可以降低但并不能消除 HCC

的发生风险。一项包含 30 项观察性的研究系统性回顾比较了 SVR 患者和治疗无应答的患者。无论有无肝硬化背景，SVR 降低了 HCC 的发生风险。在那些没有肝硬化的患者中，有 1.5% 的 SVR 患者进展为 HCC，而没有 SVR 的患者则有 6.2% 发生 HCC。在肝硬化患者中，SVR 患者中有 4.2% 发生 HCC，而没有 SVR 的患者中有 17.8% 发生 HCC[42]。甲胎蛋白（AFP）水平升高，血小板减少症和晚期纤维化是 SVR 患者发生 HCC 的独立危险因素[43]。了解这些药物是如何改变疾病负担和 HCC 发生风险还有待进一步研究。

（三）肝硬化

各种原因引起的肝硬化是诱发患者发生 HCC 最重要的危险因素之一。在 HCC 患者中，80%～90% 患者的尸检显示其存在肝硬化[44]。一项前瞻性试验显示了肝硬化患者发生 HCC 的危险因素，其中包括凝血酶原活性低于 75%，年龄大于 55 岁，血小板计数低于 75 000/μl 和 HCV[45]。

（四）肥胖症

将肥胖与 HCC 联系起来的最早研究是一项前瞻性队列研究，随访调查了 90 多万名美国患者长达 16 年。在男性中，身体质量指数高于 35 kg/m² 通常会增加癌症死亡风险，在 HCC 中最明显，为 4.52（95% CI 2.94～6.94）。在女性中风险较低，为 1.6（95% CI 0.93～3.05）[46]。随后观察性队列研究的 Meta 分析显示肥胖和 HCC 关系密切。一项包含 26 项前瞻性观察性研究的 Meta 分析显示，超重（总体相关风险 1.48，95% CI 1.31～1.67）和肥胖（总体相关风险 1.83，95% CI 1.59～2.11）在男性与女性患者中均可增加 HCC 的发生风险，与有无糖尿病、乙肝或丙肝病毒感染、饮酒和地理位置无关[47]。对这些研究往往解释不清，因为肥胖在一般人群中普遍存在，而事实上，身体质量指数是大多数研究中常用的肥胖指标。EPIC 研究是一项欧洲多中心前瞻性研究，采用腰围身高比作为肥胖的替代

指标。研究发现，向心型肥胖与 HCC 密切相关，而与一般体重无关[48]。

肥胖症是以亚临床炎症和高胰岛素血症为特征的状态。虽然肥胖引起 HCC 的机制尚不清楚，但炎症和高胰岛素血症是已经明确是引起 HCC 的两种机制。脂肪组织可以产生多种介质，如白细胞介素 - 6、肿瘤坏死因子 α、瘦素，这些介质可以诱导巨噬细胞招募。这些巨噬细胞在脂肪组织中引发炎症，并随着时间的推移损害肝细胞[49]。脂肪组织中也存在脂联素，其可通过降低炎症和促进细胞凋亡来防止癌变[50]。脂联素与内脏脂肪含量呈负相关。因此，由于炎症细胞因子和保护性脂肪因子之间的失衡，肥胖者可能具有更高的 HCC 发生风险[51]。脂肪组织也激活胰岛素样生长因子 1（IGF-1）轴，促进循环胰岛素的浓度增加。IGF-1 和胰岛素都具有致癌特性，可能通过磷酸肌苷 3- 激酶（PI3K）途径介导[52]。

首次检测 HCC 替代标志物的研究是对 125 例 HCC 患者进行的病例对照研究，结果显示与对照组比较，HCC 标本中 C- 反应蛋白、白细胞介素 -6 和 C 肽水平较高。随着每一个重要的生物标志物的水平翻倍，HCC 的风险会增加 1.22 到 2.25 倍[53]。随着肥胖发生率的增加，可能会加重 HCC 负担。

（五）糖尿病

糖尿病（DM）是代谢综合征的另一个组成部分，糖尿病是 HCC 发病的独立危险因素，它与非酒精性脂肪性肝炎（NASH）肝硬化发展为肝癌的过程有关。鉴于 IGF-1、胰岛素和 C 肽在 HCC 发病机制中的作用，已经证明糖尿病是 HCC 发生、发展的危险因素。病例对照研究的 Meta 分析显示，糖尿病患者发生 HCC 的风险是非糖尿病患者（不管有无病毒性肝炎和饮酒）的 2～2.5 倍[54,55]。鉴于有 10%～20% 的肝硬化患者存在葡萄糖耐受异常和糖尿病，由于无法确认肝硬化与糖尿病的发病时间，因此病例对照研究很难说明糖尿病与 HCC 的关系。规模最大的

人群研究纳入 10 多万名患有糖尿病的美国退伍军人，证实了糖尿病是 HCC 一个独立危险因素，研究发现糖尿病患者 HCC 的发病率增加了 1 倍，并且随着糖尿病持续时间的延长而增加[56]。与此相反，另一项研究表明，糖尿病持续时间低于 6 年与 HCC 的高风险有关[57]。另一个包含 51 705 名台湾患者的回顾性队列研究表明，糖化血红蛋白（HbA1c）是 HCC 发生的独立危险因素，糖化血红蛋白水平达到 9% 或更高的患者与糖化血红蛋白水平不到 7% 的患者相比，其风险比为 1.2（95% CI 1.02 ～ 1.41）[58]。有研究表明，糖尿病控制可改善 HCC 的预后，进一步证实了两者的相关性。一项关于糖尿病药物降低 HCC 风险的 10 项系统性研究显示，使用二甲双胍可使肝癌发病率降低 50%（优势比 0.5，95% CI 0.34 ～ 0.73）。然而这些研究具有显著的异质性，而且纳入随机对照后并没有显示出明显的相关性[59]。

（六）非酒精性脂肪肝病

考虑到肥胖和糖尿病是 HCC 的危险因素，非酒精性脂肪肝病容易引发 HCC 就不足为奇了。从单纯的脂肪变性到脂肪性肝炎，非酒精性脂肪肝病影响了 30% 的美国人口[60]。在需要肝移植的 HCC 患者中，NASH 是目前第二大常见病因，也是目前上升最快的移植适应证[61]。虽然 NASH 可以通过引起肝硬化而导致 HCC，但是有文献充分证明 HCC 也可以在无肝硬化的非酒精性脂肪肝患者 /NASH 中发生。代谢综合征患者出现 HCC 违背了肥胖相关 HCC 发病机制的典型假设。来自日本的一项横断面研究表明，在 87 名 HCC 和活检证实为脂肪肝炎的患者中，有 43 人无肝硬化[62]。仅由肝脏脂肪变性引起的 HCC 也有文献记载[63]。其发病机制尚不完全清楚，但认为是由脂肪组织诱导的炎症状态所致。尽管有报道称，没有肝硬化的脂肪肝会发展成 HCC，但一项长达 20 年的系统性回顾发现，HCC 的风险主要集中在肝硬化患者身上[64]。美国肝病研究协会（AASLD）不建议筛查非肝硬化性非酒精性脂肪肝 /NASH[65]。

（七）酒精

酒精是 HCC 的独立危险因素；然而，它主要通过促进慢性肝病和肝硬化的发展间接引起 HCC。酒精在被乙醛脱氢酶代谢成乙醛和有毒的自由基时，可通过氧化应激直接产生作用。乙醇脱氢酶的基因表达（CYP2E1）在有 HCC 和无 HCC 的饮酒者之间存在差异[66]。酒精的确切剂量并不完全清楚。然而，高剂量明显增加了 HCC 的风险。英国一项研究对 100 多万中年妇女进行了 7 年的前瞻性随访，这些妇女平均每天饮酒 10 克，发现即使是轻度到中度饮酒也会增加 HCC 的风险（24%，95% CI 2% ～ 51%）[67]。意大利的一项研究，464 名 HCC 患者和 824 名没有肝病的对照组患者进行了对比，观察了酒精摄入与 HCC 的关系。酒精摄入超过 60 克时，风险比呈线性增长。该研究还发现酒精和病毒性肝炎有协同作用，HCV 比 HBV 更明显[68]。这可能是因为，酒精会加速 HCV 患者的纤维化和肝功能失代偿[69]。多个研究表明，戒酒患者（优势比 4 ～ 5）比那些未戒酒（优势比 0）的患者更易发生 HCC。这可能是因为患者出现肝病并发症时会戒酒[68,70]。酒精性肝硬化患者发生 HCC 的风险可能比先前认为的要低，高发病率可能被协同的病毒性肝炎所混淆。在最近的一项研究中，每年酒精性肝硬化患者中 HCC 的发病率为 2.5%。血小板计数低于 125 000 /μl 和年龄 55 岁以上酒精性肝硬化发生 HCC 的风险因素[71]。

（八）吸烟

关于吸烟与 HCC 是否有关系的研究结果并不一致。一些大型队列研究发现，吸烟增加了 HCC 的风险。一项大型前瞻性新加坡华人健康研究对 61 321 人进行了 9 年的随访调查，共诊断出 394 例 HCC。在控制了肝炎和饮酒后，与不吸烟者相比，积极吸烟者患 HCC 的风险明显更高（危险比 1.85）[72]。2004 年，国际癌症研究机构（International Agency for Research on Cancer）指出，有足够的证据表明吸烟与 HCC 有关[73]。一项包含 210 名有和无 HCC 的肝硬化患者的前瞻性研究显示,吸烟者患 HCC 的风险增加了 5 倍[74]。吸烟也与 HCC 患者的预后不良有关。术前吸烟状态是肝脏切除术后肝脏并发症及感染并发症相关死亡的独立危险因素,其中伴有肝硬化的 HCC 患者中最为明显[75]。

(九)黄曲霉毒素

黄曲霉毒素是一种霉菌毒素,主要由曲霉属真菌产生,其主要存在于污染食物中,如储藏在潮湿环境中的玉米、大豆和花生等食物[76]。四种黄曲霉毒素(B_1、B_2、G_1、G_2)中,黄曲霉毒素 B_1 已被证实是 HCC 发生发展的主要致癌物质[77]。黄曲霉毒素 B_1 被国际癌症研究机构列为一级致癌物[78]。在摄入黄曲霉毒素 B_1 后,它会被代谢成黄曲霉毒素 B_1 8,9- 外环氧化合物,当它与 DNA 结合时会造成损伤。具体来说,代谢物作用于密码子 249,导致肿瘤基因 P53 的抑制突变。P53 的抑制可导致肝细胞不受抑制的生长,最终发展为 HCC。在黄曲霉毒素流行地区 30% ～ 60% 的肿瘤中会观察到这种突变[79]。黄曲霉毒素主要存在于亚洲和非洲的某些地区,并导致这些地区 HCC 发病率的增加。HBV 在这些地区也很普遍,队列研究发现 HBV 与黄曲霉毒素有协同作用,增加 HCC 风险。在上海的一个队列研究中,黄曲霉毒素和 HBV 共同暴露的人群中 HCC 发生的相对风险为 59.4%(95% CI 16.% ～ 212%)[80]。

三、预防

(一)化学预防

最近的证据表明了化学预防对 HCC 的影响,然而,很少有随机对照试验证实这些发现。

(二)咖啡

有研究提出喝咖啡对肝脏有保护作用。

许多随机对照和队列研究证实咖啡与 HCC 呈负相关[81]。美国多民族队列研究随访的 20 多万名参与者发现,相比不喝咖啡的人,每天喝 2 ～ 3 杯咖啡可以降低 38% 发生 HCC 的风险[风险降低(RR)= 0.62]。而对于那些每天喝超过 4 杯咖啡的人,其风险可降到 71%(风险比 0.29)[82]。欧洲的一项多中心前瞻性研究也显示喝咖啡可降低 HCC 的风险,同时喝茶也可降低 HCC 风险(RR = 0.41)。即使控制了 HBV、HCC 和肥胖症等其他已知的危险因素,这些趋势仍然存在[83]。饮用无咖啡因的咖啡或其他含咖啡因的饮料并没有显示出显著的风险降低的效果。由于咖啡中含有数千种成分,因此很难确定其机制[84]。咖啡的三种主要成分似乎起着最重要的作用,分别是咖啡因、二萜(特别是咖啡醇和咖啡白醇)和绿原酸[85]。除了其抗氧化特性外,咖啡因还是一种非选择性腺苷酸受体拮抗剂,可通过阻断 PI3K-AKT 致癌途径发挥作用[86]。咖啡也被证明可以降低晚期纤维化和肝硬化的风险,从而起到降低 HCC 风险的效果[87]。

(三)他汀类

观察研究表明他汀类药对 HCC 可能有化学预防作用,然而,也可能是混杂偏倚导致了这些结果[88]。10 项观察性研究的 Meta 分析显示,使用他汀类药物可降低 41% 的 HCC 风险,而其他降脂药物则没有[89]。

然而,这些发现具有显著的地理异质性。该 Meta 分析中最大规模的观察性研究是来自台湾 Tsan 等,该研究显示他汀类药物在 HBV 感染者中 HCC 风险呈剂量依赖性降低。他汀类药物使用时间 28 ～ 90 天,91 ～ 365 天以及超过 365 天的风险比依次为 0.66、0.41 和 0.34[90]。使用他汀类药物作为所有癌症化学预防药物的随机对照试验也发现了与 HCC 风险降低的关系[91,92]。针对 HCC 的研究证据不足,因此无法得出任何明确的结论,但他汀类药物的使用并没有显著降低 HCC 风险。

四、发病机制

已经证实一些通路与 HCC 发展有关(图 46-

4）。这些通路为系统治疗提供了靶点。

（一）丝裂原活化蛋白激酶途径

Ras 基因 - 丝裂原活化蛋白激酶途径是一种细胞信号通路，主要参与细胞生长和分化，是多种酪氨酸激酶受体常见的下游通路。当外部生长因子与这些酪氨酸激酶受体结合时，就会发生丝裂原激活蛋白激酶通路的激活。最常见的酪氨酸激酶受体有表皮生长因子（EGF）受体、血管内皮生长因子（VEGF）受体、血小板衍生生长因子（PDGF）受体和胰岛素样生长因子（IGF）受体。结合这些受体的生长因子可诱导磷酸化级联反应，进而激活适配器分子复合物 GRB2-SHC-SOS。这种复合物随后激活 GTPases 和原癌基因 Ras 和 Raf，导致下游激活 MEK 1/2 和 ERK 1/2 途径。这一途径最终导致转录激活因子 c-jun 和 c-fos 基因的上调，从而促进细胞增殖[93,94]。ERK 也被证明可通过磷酸化蛋白从而参与细胞生长、抗凋亡和血管生成[95]。一项研究报道，30% 的 HCC 具有 Ras 基因突变[96]。在 HCC 中，尤其是在高级别肿瘤中，已经发现该通路的过表达[97]。HBV X 蛋白和 HCV 核心蛋白也被证明可以激活这一途径[98,99]。索拉非尼是在这一途径的基础上发展起来的，可以阻断 Raf- 丝氨酸 / 苏氨酸激酶及其他多个受体[100]。

（二）磷酸肌苷 3 激酶 - 苏氨酸激酶 - 哺乳动物雷帕霉素靶点通路

磷酸肌苷 3 激酶 - 苏氨酸激酶 - 哺乳动物雷帕霉素靶点（mTOR）通路在细胞生长和调控中

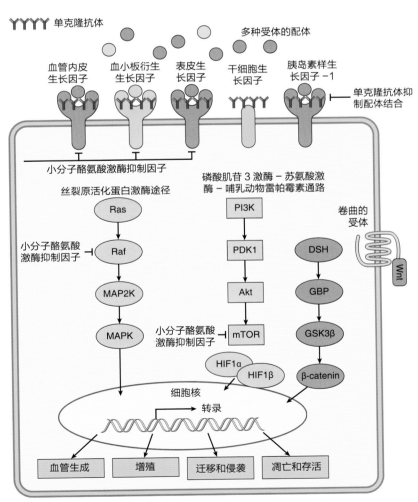

▲ 图 46-4　HCC 主要信号通路，导致血管生成、细胞增生、细胞迁移以及凋亡

（引自 Spangenberg HC, Thimme R, Blum HE. Targeted therapy for hepatocellular carcinoma. *Nat Rev Gastroenterol Hepatol* 2009;6:423-432.）

也起着关键作用。当细胞因子白介素 2 和生长因子（如 IGF 和 EGF）与各自的酪氨酸激酶受体结合激活 PI3K 时，就会激活该通路。PI3K 产生脂质 PIP3b，激活丝氨酸 / 苏氨酸激酶 AKT（也称为蛋白激酶 B）。AKT 可磷酸化多种蛋白，如促凋亡蛋白 BAD，使其失去活性，并刺激哺乳动物雷帕霉素（mTOR）蛋白家族的靶蛋白。反过来，mTOR 调控 P70 S6 激酶的磷酸化和转化抑制蛋白 PHAS-1/4EBP，促进细胞周期进展，导致细胞生长和增殖不受限制[94]。多项研究已经证实，与正常组织相比，通路成分同源性磷酸酶 - 张力蛋白（PETN）、AKT 和 pS6 异常表达的肿瘤级别更高，整体预后更差[101,102]。一项分析 314 例 HCC 组织的研究发现，50% 的样本存在 mTOR 信号活性表达[103]。

在 HCC 中，几乎一半的肿瘤组织中，抑癌基因产物同源性磷酸酶 - 张力蛋白的表达明显减少，而这两种基因通常会阻断 PI3K 的活性。同源性磷酸酶 - 张力蛋白的失活是通过基因的缺失而产生的，其结果是 PI3K 不受抑制的活性和下游蛋白的磷酸化，进而抑制细胞凋亡，促进肿瘤的形成[104]。

（三）连环素通路

Wnts 是激活受体介导信号通路的糖蛋白配体。在功能正常的细胞中，不存在 Wnt 蛋白。当他们出现的时候，他们激活膜受体从而抑制 β-catenin 磷酸化，防止其降解。多余的 β-catenin 继而转移进入细胞核，并激活多种基因的转录，刺激细胞异常增殖[105]。已证实在 30% ～ 40% 的 HCC 中该通路激活，其中 12% ～ 26% 是由于 β-catenin 基因本身的突变所致[106]。

（四）促血管生成通路

HCC 是一种血管肿瘤，血管生成在其发病过程中起着重要作用。VEGF、PDGF、成纤维细胞生长因子、肝细胞生长因子等通过 Ras-Raf-mTOR-Wnt 通路介导信号传递。这些因子导致了肿瘤的血管化、侵袭性和转移性。VEGF 受体 1 和 2 在内皮细胞上表达，其水平的升高与整体存活率的降低相关[107]。PDGF 也在内皮细胞上表达，并在高转移性癌中表达过度[108]。成纤维细胞生长因子也是血管生成的关键驱动因子，与健康对照组相比，成纤维细胞生长因子在 HCC 患者中的表达显著升高[109]。成纤维细胞生长因子水平高的 HCC 患者术后的复发率高[110]。

（五）表皮生长因子受体途径

EGFR 属于 HER 受体家族。结合配体，如表皮生长因子、转化生长因子 α 触发信号级联反应，导致丝裂原活化蛋白激酶通路和 PI3K-AKT-mTOR 通路的激活。通过这一途径的激活可以刺激细胞增殖、细胞黏附、抑制细胞凋亡和血管生成。在许多 HCC 标本中，EGFR 都出现过表达[111]。

五、HCC 的监测

筛查试验的目的是验证以下情况：如果不进行治疗，是否将导致严重的发病率和死亡率。根据世界卫生组织规定，当某人正在进行筛选试验时，应该采用几个关键的标准。首先，必须是一个重要的健康问题且可接受治疗使得患者从中获益。第二，应该有一个可识别的潜在或早期症状，干预它可以有效降低死亡率。第三，测试的成本与支出应该在经济上达到平衡。如果一项干预措施能以每年不到 5 万美元的代价挽救生命，则可认为是有成本效益的[112]。已发现监测具有成本效益，我们应向 HCC 风险每年递进 1.5% 的患者提供监测[113,114]。推荐筛查的人群见表 46-1。发生 HCC 风险最高的是乙型肝炎病毒感染、进展期纤维化和肝硬化患者。肝硬化患者发生 HCC 的风险每年为 2% ～ 7%，代表着 HCC 监视的目标人群[115]。

为了确定 HCC 筛查的最佳人群，已经提出了各种风险评分系统（表 46-2）。有些评分系统，如 REACH-B，是乙型肝炎病毒特异性的，而另一些则不受肝病的限制。最新公布的评分系统是对 12 377 名年龄在 20 — 80 岁之间的台湾受试者进行汇总分析后制定出来的。其中乙型肝炎病毒感染者占大多数。评分系统考虑了年龄、性别、丙氨酸氨基转移酶水平、HCC 家族史、既往慢性肝病（包括病毒性肝炎）、吸烟史。与目前的指南相比，这个评分系统更好地预测了未来 10 年 HCC 发生的风险[116]。

六、病毒性肝炎

HBV 感染者没有进展成肝硬化而直接发生 HCC 的现象也有。开始筛查的阈值是每年风险超过 0.2% 或 10 年风险超过 2%。在所有的乙肝病毒携带者中，每年的 HCC 发病率为 0.5%，但在 70 岁以后增加到 1%。在肝硬化患者中发病率增加至 2.5%[117]。REVEAL 研究清楚地显示了 HCC 风险和 HBV 病毒载量方面存在的生物梯度[28]。乙肝病毒携带者的亚组分析显示，非亚裔的乙肝病毒携带者复制水平较低，没有肝硬化的证据，他们患 HCC 的风险很低。相比之下，无论亚裔患者的病毒复制情况如何，他们患 HCC 的风险仍在

增加[118]。同样的现象也出现在表面抗原转阴的患者身上，其中亚裔患者的风险持续增加，而高加索人中则并没有这一现象[119,120]。目前推荐对 40 岁的亚洲男性和 50 岁的亚洲女性进行乙肝病毒感染筛查。该推荐基于一项研究，该研究显示男性乙肝病毒携带者在 40 岁时的年 HCC 发病率超过 0.2%[117]。非洲人似乎在更年轻的时候就开始发生 HCC，并且应该在 20 岁时开始筛查[121]。患有 HBV 感染和无肝硬化的高加索人不需要进行 HCC 筛查，除非他们有 HCC 家族史。所有 HBV 肝硬化患者，不论种族或年龄，都应接受筛查。

已经证明 HBV 治疗可以降低 HCC 的发生率。一项完全使用恩替卡韦治疗的研究显示，与未使用恩替卡韦治疗的患者相比，使用恩替卡韦治疗的患者 5 年的 HCC 发病率要低得多（3.7% vs. 13.7%）。考虑到肝硬化，恩替卡韦治疗结果显示，与未治疗的肝硬化患者相比，肝硬化患者

表 46-1 HCC 被推荐疾病监测人群分组和 HCC 风险增加但疾病监测效应未被证实人群分组

人群分组	疾病监测效应发病率阈值（获益大于 0.25 生命年）（%/ 年）	HCC 发病率
疾病监测推荐		
亚洲男性乙肝携带者，＞ 40 岁	0.2	0.4%～0.6%/ 年
亚洲女性乙肝携带者，＞ 50 岁	0.2	0.3%～0.6%/ 年
乙肝携带者，有 HCC 家族史	0.2	高于无 HCC 家族史者
非洲或北美黑人，乙肝携带者	0.2	HCC 发生于更年轻的年龄
肝硬化的乙肝携带者	0.2～1.5	3%～8%/ 年
丙肝肝硬化患者	1.5	3%～5%/ 年
4 期原发性胆汁性肝硬化患者	1.5	3%～5%/ 年
遗传性血色病相关肝硬化患者	1.5	未知，但很可能＞ 1.5%/ 年
α_1 抗胰蛋白酶缺乏相关肝硬化患者	1.5	未知，但很可能＞ 1.5%/ 年
其他原因肝硬化患者	1.5	未知
疾病监测获益未确定		
乙肝携带者（男性年龄＜ 40 岁或女性＜ 50 岁）	0.2	＜ 0.2%/ 年
丙肝和 3 期肝纤维化患者	1.5	＜ 1.5%/ 年
非肝硬化性 NAFLD 患者	1.5	＜ 1.5%/ 年

HCC. 肝细胞癌；NAFLD. 非酒精性脂肪肝病
引自 Bruix J，Sherman M.Management of hepatocellular carcinoma:an update.*Hepatology*，2011；53（3）：1020-1022.

表 46-2　HCC 疾病监测可行性评分系统

风险评分	变量	人群	外部验证
乙型病毒性肝炎特异性人群			
Yang 等[347]（REACH-B）	年龄，丙氨酸氨基转移酶，乙肝表面抗原状态，性别，乙肝 DNA	乙型病毒性肝炎	有（仅在亚洲）
Wong 等[348]（CU-HCC）	年龄，白蛋白，胆红素，乙肝 DNA，是否肝硬化	同上	无
Yuen 等[349]（GAG-HCC）	年龄，性别，乙肝 DNA，肝硬化，核心启动子突变	同上	无
扩展患者人群			
El-Serag 等[350]	丙氨酸氨基转移酶，AFP，年龄，血小板计数	丙型病毒性肝炎	无
Chang 等[43]	年龄，性别，血小板计数，AFP，纤维化，是否糖尿病	丙肝，持续病毒学应答后	无
Michikawa 等[351]	年龄，性别，酒精摄入量，BMI，是否糖尿病，咖啡摄入量，乙肝，丙肝	普通人群	无
Flemming 等[352]（ADRESS-HCC）	年龄，糖尿病，种族，肝脏疾病原因，性别，CTP 评分	等待肝移植人群	有

AFP. 甲胎蛋白；BMI. 身体质量指数；CTP. Child-Thrcotte-Pugh 系统
引自 Sherman et al.Risk scores for hepatocelular carcinoma in chronic *hepatitis B. Hepatology*, 2015：61（6）：1785.

5 年的发病率降低了 4 倍（7% vs. 38.9%）[122]。

丙型肝炎肝硬化患者每年的 HCC 发病率为 3%～5%。随着新的丙肝病毒治疗方法的发展，更多的患者将成功清除病毒。经治疗的病毒性肝炎患者仍有发生 HCC 的风险[123]。如果经治疗的肝硬化患者患有晚期纤维化、肝硬化或有 HCC 家族史，也应继续接受监测[65]。

两项随机对照试验显示了监测对早期患者的生存获益。对慢性乙型肝炎患者每 6 个月进行一次超声和 AFP 的监测，对照组未进行监测[124,125]。与对照组相比死亡率下降的原因是早期监测早发现疾病，早期切除率显著提高。第 1 级的证据表明，与监测有关的生存获益仅限于 HBV 感染者。然而，由于伦理问题和招募患者的受限，我们尚不能确定另一项随机对照试验是否会在其他存在 HCC 风险的人群中进行。一项调查显示，只有 0.5% 的参与者愿意参加对照组没有进行任何监测的随机对照试验[126]。一项 Meta 分析纳入了 15 000 多名肝硬化患者，发现监测与早期发现 HCC 有关，从而提高整体生存率[127]。研究结果在校正时间偏倚后得到证实。从 1998—2008 年，

包括肝移植（21%）和消融（17%）在内治疗方法的使用在美国有所增加，部分原因可能是早期 HCC 的检出率较高[128]。此外，研究表明，随着早期疾病治疗方案的出现，疾病监测具有成本效益[129]。

美国肝病研究学会（AASLD）和欧洲肝脏研究协会（European Association for the Study of the Liver history）都同意对肝硬化患者和无肝硬化的 HBV 感染患者每 6 个月进行一次超声监测，条件是得符合下列标准：男性年龄超过 40 岁，女性年龄超过 50 岁，或非裔美国人年龄超过 20 岁并且诊断时有 HCC 家族史[121,130]。欧洲肝脏研究协会也建议对丙型肝炎病毒感染的 3 期纤维化患者进行监测。AASLD 不建议对丙肝病毒感染 3 期纤维化患者进行筛查。在丙型肝炎抗病毒长期治疗肝硬化（HALT-C）试验中，桥接性纤维化患者 5 年的 HCC 风险为 4.1%，因此低于每年 1.5% 的阈值[131]。在那些不太可能成为治疗方案受试者的患者中，包括未列入移植名单的失代偿期肝硬化患者，或那些存在严重并发症的患者，不建议进行监测。

建议的筛查间隔时间为每 6 个月，以 HCC 倍增时间为基础，估计为 1 ～ 19 个月，中位数为 4 ～ 6 个月[132-134]。在一项随机对照试验中，对比了每 3 个月和每 6 个月一次超声检查，频繁的影像学检查并不能提高早期 HCC 的检出率[135]。然而，更不频繁的影像学检查，如每 12 个月进行一次超声检查，已被证明效益不如半年一次的超声检查[136]。

超声检查的优点是成本低、无侵入性和无辐射，而局限性则可能是早期检出率低。超声检查的灵敏度在 65% ～ 80% 之间，特异性超过 90%[137]。超声检查对操作者有依赖性，对于肥胖患者和肝脏回声纹理较粗的患者敏感性较低。一项分析显示，在大约 1/3 的病例中，超声检查未能在早期发现 HCC，对早期发现 HCC 的敏感性为 63%[138]。在超声检查基础上增加 AFP 检测，可使敏感性提高至 69%。此研究都是在 20 世纪 90 年代的欧洲和日本进行的，当时超声技术还比较陈旧。2000 年以来超声技术的进一步发展，可以检出导致更小的肿瘤，平均直径约 1.6±0.6cm。在美国的一项队列研究中，人们已经注意到对于早期 HCC 的检出，超声检查的敏感性较低。在 HALT-C 研究中，39 名 HCC 患者中仅有 14 人在早期被诊断出[139]。

一项独立的前瞻性研究证实了较低的早期 HCC 超声检出率，其敏感性为 32%[140]。

一些研究试图确定筛选失败的原因，筛选失败定义为在早期阶段后发现 HCC。在一项研究中，监督项目执行不力占了筛查失败的 76%[141]。这与汇总的数据一致，数据显示总体的监控率只有 18%[142]。在另一项所有患者都在接受监测的研究中，与失败相关的因素包括男性（归因于较高的体重指数和脂肪变性使可视化变得更加困难）和更晚期的肝病（定义为 Child-Pugh B）。在 HALT-C 研究中，每年接受 AFP 检测和超声检查的患者，有 28% 的人被诊断出 HCC，超出了米兰标准。这类人群中，未能检测到 HCC 的主要原因是没有将米兰标准用于检测 HCC[143]。

上述研究强调需要改进监测方法以发现早期

HCC。虽然在临床实践中，计算机断层扫描（CT）和磁共振成像（MRI）经常用于 HCC 的监测，特别是在等待移植的人群中，但没有足够的数据来支持它们的使用。这些影像学方法只是作为诊断工具进行研究，并没有作为监测工具得到指南的支持。1996—2004 年的一项系统性综述评估了各种成像方式的敏感性和特异性，表明 CT 和超声检查的敏感性（60% vs. 68%）和特异性（97% vs. 93%）相当。与 CT 和超声检查相比，MRI 检查的灵敏度更高（81%），但特异性更低（85%）[144]。在过去的几年里，随着图像质量和技术的提高，三维 CT 和 MRI 使早期病灶的检测变得更加准确。在一项前瞻性研究中，140 名肝脏移植者接受了超声、MRI 和多排探头 CT 检查。动态 MRI 扫描与超声或 CT 相比，其灵敏度和准确率最高[145]。辐射暴露是使用 CT 作为筛查手段的主要缺点，因为它会增加致癌风险[146]。磁共振成像不具有同样的辐射暴露风险，但费用昂贵。CT 和 MRI 都很昂贵，如果常规使用，筛查成本将增加 10 万～ 30 万美元[147]。

AFP 是世界上最常用的 HCC 生物标志物。AFP 是胎儿肝脏和卵黄囊在胚胎发育过程中产生的一种糖蛋白，也可由低分化的肝癌细胞表达。AFP 水平超过 20 ng/ml 已被证实可为 HCC 提供最佳的敏感性和特异性[148]。用这个临界值，AFP 的敏感性在 41% ～ 65% 之间，特异性在 80% ～ 94% 之间[149,150]。由于高假阴性和假阳性的结果，在超声检查中不再建议联合 AFP 检测[151,152]。有几个因素有助于 AFP 检测可作为诊断的有效性工具。首先，在无 HCC 的慢性肝病患者和其他恶性肿瘤如肝内胆管癌、生殖细胞肿瘤和胃癌患者中，AFP 水平也有所升高。在慢性肝病患者中，AFP 水平的升高通常反映了肝脏内的炎症活动，因为它通常与转氨酶水平的升高有关。据报道丙氨酸氨基转移酶水平大于 92 U/L 与 AFP 水平上升 68% 有关[153]。在 HALT-C 试验中，16.6% 无 HCC 的慢性 HCV 者 AFP 水平高于 20 ng/ml[154]。432 例无 HCC 慢性 HBV 患者的前瞻性研究显示，45.6% 的患者

AFP 水平大于 20 ng/ml，19.4% 的患者 AFP 水平大于 100 ng/ml[155]。但在 30%～40% 的病例中，尽管存在 HCC，AFP 水平也可以是正常的。

尽管从指南中删除了 AFP 检测，许多人仍然在临床实践中使用生物标志物 AFP。由于这一话题一直存在争议，除了超声检查外，对联合 AFP 检测是否额外获益也有了更多的研究。台湾的一个研究小组回顾性研究了超声和 AFP 联合检测 HCC 的敏感性和特异性。在研究中，1597 例患者随访时间中位数为 4.75 年，其中 363 例患者发生 HCC。单纯超声检查的灵敏度和特异性分别为 92% 和 74.2%。以 20 ng/ml 的 AFP 水平为临界值联合筛查时，敏感性增加到 99.2%，而特异性下降到 68.3%[156]。

除了 AFP 以外，还需要其他的生物标志物来改善早期 HCC 的检测。凝集素结合 AFP（AFP-L3）是与 HCC 相关的 AFP 亚型。与血清 AFP 水平相比，AFP-L3 水平的升高提高了 HCC 患者风险分层的准确性。那些 AFP-L3 水平升高 10% 或以上的人患 HCC 的风险增加[157]。在 AFP 水平升高的患者中，使用 AFP-L3 水平可能有助于识别人群中具有更高 HCC 风险的亚群，因为在没有 HCC 的情况下，AFP-L3 水平不太可能升高。

Des-γ-carboxyprothrombin（DCP）是 HCC 的另一个潜在的生物标志物。DCP 也被称为由维生素 K 缺乏症 II 引起的凝血酶原蛋白，是由于维生素 K 依赖性羧基化缺陷而产生的一种异常的凝血酶原蛋白。凝血酶原前体蛋白在肝细胞中发生羧化反应。在恶性肝细胞中，DCP 不会发生羧化作用，而是分泌到血液中。因此，HCC 患者的血清 DCP 水平升高并且提高 HCC 的活性。有限的前瞻性数据表明，尽管 DCP 比 AFP 有更高的特异性（91% vs. 78%），但敏感性只有 41%[158]。HALT-C 试验中的嵌套病例对照研究发现，在诊断时结合 AFP 和 DCP 可将早期 HCC 的检测灵敏度提高到 91%，然而，特异性比单独使用两种标记物都低[139]。HALT-C 试验中的一份最新报告显示，所有研究参与者中，没有 HCC 的患者中

联合检测 AFP 水平和 DCP 水平均上升了 11%，与单独的 AFP 或 DCP 水平升高相比要低一些。该报告的作者认为，AFP 和 DCP 的联合检测可能更有效，因为不同的患者特征（种族、性别）与个体生物标志物水平的增加有关。本研究的另一个值得注意的发现是，在没有 HCC 的情况下，AFP 和 DCP 水平经常出现轻度到中度升高，而 AFP-L3 水平超过 10% 的情况则不常见[159]。

据报道，规模最大的生物标志物研究包括 836 名患者，但没有显示 AFP-L3 或 DCP 在早期 HCC 的识别方面比 AFP 更敏感。AFP10.3 ng/ml 的临界值对早期 HCC 的诊断敏感性最高[160]。

高尔基体蛋白 73 是一种在正常胆道上皮细胞中发现的高尔基体特异性膜蛋白。高尔基体蛋白 73 在慢性肝病中表达增加，尤其是在 HCC 中[161]。将高尔基体蛋白 73 作为生物标志物的研究有很大的异质性。8 项研究分析显示，高尔基体蛋白 73 在诊断 HCC 方面与 AFP 具有相当的准确性，敏感性为 76% 和 70%，特异性为 85% 和 89%[162]。另有 7 项研究分析显示高尔基体蛋白 73 优于 AFP[163]。

联合使用 AFP、AFP-13 和 DCP 引起了大家的兴趣。GALAD 模型考虑了这三个生物标记加上性别和年龄。还需要进一步的研究来观察这种模型是否为早期 HCC 提供更高的诊断准确性[164]。

早期发现 HCC 影响整体生存的首要因素是对与有 HCC 风险者互动的医护人员的教育。有数据显示，专家和附属于学术机构的人员监控率更高[165]。一项对初级保健医师的调查发现，对 HCC 监测实施不足的最常见障碍包括对现行指南缺乏了解、难以与患者讨论监测以及相互干涉的临床问题[166]。

（一）分期

HCC 被认为是一种高度异质性癌症，具有广泛的表型。有些病灶是单发的，生长缓慢，而有些可能是多病灶，具有侵袭性。由于这种异质性，分期在确定最佳治疗方法时很重要。早期病灶一般可给予射频消融术（RFA）、切除或移植

进行根治性治疗，而多病灶有较高风险特征的患者则需经肝动脉和全身治疗。表 46-3 所示的几个已经开发的分期系统，有助于肿瘤负荷分层。不同的分期系统考虑了多种因素，如肿瘤数量、肝外浸润程度、肝功能不全严重程度、AFP 水平和患者临床表现。

肿瘤淋巴结转移（TNM）分期是实体肿瘤最常用的分期方法。该系统是 20 世纪 50 年代由外科医生开发的，他们根据肿瘤的大小、区域淋巴结的累及程度以及扩散到远处的结构来描述手术时的肿瘤分期[167]。已经有几个版本的 TNM 分期系统用于 HCC，目前美国癌症联合委员会支持第 7 版 TNM 分期系统[168]。TNM 分期只考虑肿瘤特征。这个系统对 HCC 的不利之处在于它没有考虑到肝脏的合成功能或病人的临床表现，而这两者都是重要的预后决定因素。

大田分类法起源于日本，于 1985 年发展起来的。根据 850 例患者的肿瘤大小（小于或大于 50% 的肝脏）和肝功能（通过血清白蛋白水平、胆红素水平和有无腹水进行评价）进行分类[169]。该系统的优点是兼顾了肿瘤和患者的临床特点。然而，该研究中纳入的大多数患者都处于 HCC 的晚期，这就限制了在对早期病变进行分类时该方法的应用。

1998 年，在对 435 名意大利患者进行回顾性研究的基础上，制定了《意大利肝癌计划评分》（Cancer of The Liver Italian Program score）。它考虑了肿瘤形态、AFP 水平、血管浸润和肝功能[170]。这一评分随后在西方和东方国家均得到验证[171,172]。回顾性分析表明，意大利 HCC 计划评分能够准确预测手术切除后复发，是预测经肝动脉化疗栓塞（TACE）术后复发的最佳评分系统[173,174]。

为了回应意大利肝癌计划评分系统，日本在 2003 年引入了综合分期分级系统。这一评分系统是由日本 722 名患者组成的队列研究得出的，与意大利 HCC 计划评分相比，这一评分系统在预测生存率方面具有优势，尤其是在早期 HCC 患者中[175]。评分系统的两个组成部分是患者的 TNM 分期和 Child - Turcote - Pugh 评分。在 2008 年，三种血清生物标志物——AFP、晶状体视网膜凝集素反应性 AFP 和 DCP 被添加到评分系统中，以更好地实现风险分层。这种评分系统的局限性主要是没有在西方国家得到验证[176]。

巴塞罗那分期系统（BCLC）是 AASLD 和欧洲肝脏研究协会认可的分期系统（图 46-5）。世界各地都对这个分期系统进行了相关验证。BCLC 分期系统考虑了临床表现、肿瘤特征和肝功能，并根据随机对照试验结果推荐治疗策略[177]。

最近引进的分期系统是中国香港肝癌分期系统。[178] 这个分期系统是根据前瞻性收集的数据而制定的，这些数据主要来自于中国香港地区一个独立机构，14 年收集了 3856 例 HCC 患者的

表 46-3　多种 HCC 分期系统比较

系统	肿瘤因素						肝脏因素				
	大小	结节	转移	门静脉血栓	甲胎蛋白	CTP评分	白蛋白	胆红素	碱性磷酸酶	腹水	临床表现状态
TNM	√	√	√								
Okuda	√						√	√		√	
BCLC	√		√	√		√		√			√
CLIP	√			√	√	√					
中国香港	√		√	√		√					√

CLIP. 意大利肝脏肿瘤计划；TNM. 肿瘤 - 淋巴结 - 转移

引自 Subramaniam S，Kelley RK，Venook AP:A review of hepatocellular carcinoma（HCC）staging systems. *Chin Clin Oncol* 2013；2（4）：33.

数据。与 BCLC 分期系统相比，值得注意的变化包括东部肿瘤合作组织临床表现状态 0 和 1 的合并，肝脏肿瘤的重新定义分层（基于肿瘤大小，以 5cm 为临界值，肿瘤数量以及血管浸润），分别对局部进展期肿瘤和肝外静脉浸润 / 转移的肿瘤进行单独分类，并且对早期 HCC 合并 Child-Pugh C 级疾病和临床表现状态 1 以上的患者进行单独分期。在中国香港肝癌分期系统中，对应 BCLC 分期系统的中晚期的亚分类患者，由于采用比 BCLC 分期系统所提倡的更积极的治疗方法，其整体生存率较高。在中国香港肝癌分期系统的治疗建议上有一些关键的区别：①考虑切除多灶性肿瘤或肝内血管侵犯的肿瘤以保留肝功能。②不认为肝内血管侵犯是动脉内治疗的禁忌证。虽然这种分期系统似乎更好地反映了临床实践，但它仍需被验证，以确定其对其他患者人群的适用性。

（二）病理

如果在三维 CT 和 MRI 上没有发现典型的动脉增强和洗脱特征，建议对＞ 1cm 的病灶进行活检[65]。活检可能增加成功诊断的可能性，因为当 MRI 用于诊断这种大小的病变时，假阴性率在 20% ～ 38% 之间[179]。活检的总体敏感性大约是 90% ～ 100%。

然而，活检对于＜ 2cm 病灶的作用有限，因为很难获得足够的标本。在＜ 2cm 的活检标本中曾报告过假阴性率[180]。取标本采用细针穿刺法和空心针活检法。两种方法都有较小的肿瘤沿活检针道播散的风险。关于肿瘤播散的风险数据不足，规模最大的 Meta 分析显示有 2.7% 的风险（95% CI 1.8% ～ 4.0%）。影响这一风险的因素包括针的大小，穿刺的次数和穿过正常组织的量[181]。

异型增生灶是＜ 1mm 的均匀病灶，表现为细胞异型，但不符合恶性肿瘤的标准。异型增生

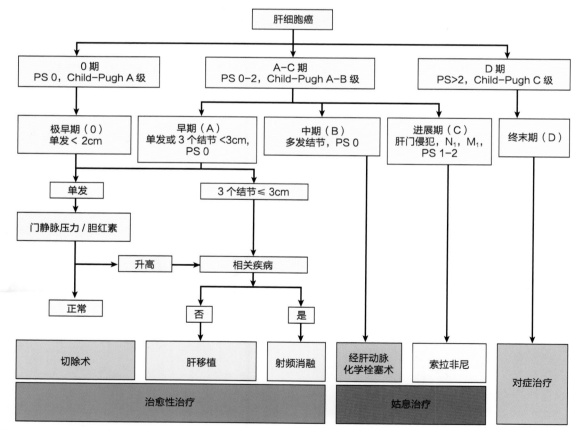

▲ 图 46-5　巴塞罗那分期系统

M. 转移分期；N. 淋巴结分期；PS. 临床表现状态

（引自 Bruix J, Sherman M. Management of hepatocellularcarcinoma: an update. *Hepatology* 2011;53[3]:1020-1022.）

灶有两种：小细胞异型增生灶和大细胞异型增生灶。尽管两者都被认为是癌前病变，但大细胞异型增生灶更有可能进展为 HCC。小细胞异型增生灶和大细胞异型增生灶在 HCC 患者的移植体上都很常见[182]。小细胞异型增生灶含有核 / 质比增高的肝细胞，凋亡率低。大细胞异型增生灶的细胞核和细胞质均增大，核 / 细胞质比值保持不变。大细胞异型增生灶异常 DNA 的比小细胞异型增生灶多，但凋亡活性更高。

异型增生结节 > 1mm 的病变，常见于肝硬化。与异型增生灶类似，根据细胞和结构异型性的程度，异型增生结节分为两级：低级别异型增生结节和高级别异型增生结节。低级别异型增生结节表现为核 / 质比正常或略有增加，细胞异型性最小，无有丝分裂象。肝脏结构保存完好，其肝细胞板有两个细胞厚，并有正常的门静脉网和网状网络。结节本身有圆形的边界，但不压迫邻近的肝组织。

与此相反，高级别异常增生结节具有更大的结构扭曲，肝细胞板是两到三个细胞厚，伴有不成对动脉。这些结节具有升高的核 / 质比以及偶见的有丝分裂象。细胞核可位于细胞周围，边界不规则，嗜碱性胞质和假腺体也可见[183]。

低级别异型增生结节和高级别异型增生结节均可先于或伴随 HCC 发生。这些结节是 HCC 前体的直接证据来自于一些异型增生的结节具有恶性病灶，通常被称为结节中的结节[184,185]。高级别异型增生结节患 HCC 的风险是其他患者的四倍[186]。对于低级别异型增生结节来说，也存在相同风险，但要低得多，因为与高级别异型增生结节相比，它们与 HCC 的免疫组织化学和分子相似性更低。

高级别异型增生结节很难与早期 HCC 病变区分。HCC 会发生间质浸润（图 46-6），然而，在一些 CK7/19 活检标本中很难看到这一点，因为活检标本只能在异型增生结节中看到导管反应。CD34 是另一种可以帮助区分高级别异型增生结节和 HCC 的染色剂。在异型增生结节中，CD34 在外周可见，而在 HCC 染色中，它在整个

标本中弥漫性可见[187]。其他三种标记物对 HCC 的敏感性最高：谷氨酰胺合成酶，磷脂酰肌醇聚糖 3 和热休克蛋白 70。这三种标记物都存在于 HCC 中，一项研究表明，如果将三种标记物中任意两种表达作为临界值，病理学家诊断恶性肿瘤的敏感性和特异性分别达到 72% 和 100%[188]。

HCC 的组织学表现为多种多样。从总体结构学的角度来看，典型的门静脉束可能发生畸变，在整个标本中可以看到无伴动脉。肝细胞的生长模式从分化良好的薄片状到假腺样和带粗索的小梁样。脂肪变性、脂肪性肝炎、透明小球体和 Mallory 小体在 HCC 中很常见。多达 1/3 的 HCC 标本中存在脂肪变性结节。脂肪肿瘤特征在具有脂肪性肝炎背景的患者中更为常见，其脂肪性肝炎源于非酒精性脂肪肝炎（NASH）或酒精性[189]。在细胞水平上，HCC 标本的核 / 质比不同程度地增加[190]。

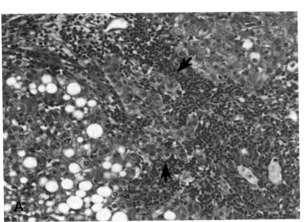

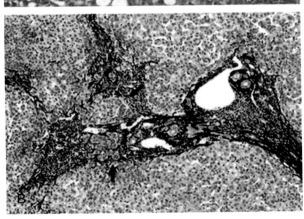

▲ 图 46-6　HCC 间质浸润
A. 图中箭所指为低倍镜下观察 HCC 间质浸润表现；
B. 高倍镜下观察高分化 HCC 间质浸润的肝小梁形状（箭）

Edmondson 和 Steiner 的分级体系是 HCC 肿瘤分级的金标准。Ⅰ级 HCC 是一种分化良好的 HCC，其特征是在薄小梁中排列有小细胞的肿瘤细胞，具有丰富的嗜酸性胞质。这些细胞与正常肝组织几乎没有区别，然而，细胞核略微增大。Ⅱ级 HCC 为中度分化型 HCC，细胞核 / 细胞质比增加，细胞核不规则、深染。假腺体结构也开始出现。Ⅲ级 HCC，分化较差，细胞核深染较大，出现异常。Ⅳ级 HCC 也是一种低分化的 HCC，具有很高的核 / 质比，并具有间变性巨细胞[191]。

七、组织学变异

（一）纤维板状 HCC

纤维板状肝细胞癌是一种罕见的 HCC 亚型，在 20 世纪 50 年代由 Edmondson 发现，它在所有 HCC 中占比不到 1%。纤维板状 HCC 多见于 40 岁以下患者，无肝硬化或任何其他已知的诱发因素。组织学特征为分化良好、深嗜酸性的恶性细胞生长在薄片和小梁中，由厚的纤维板分隔。肿瘤具有丰富的间质，常与局灶性结节增生相似，中央有瘢痕。由于纤维板状肝细胞癌的流行病学特征和临床病程存在较大差异，专家们质疑它是否是一个独特的疾病实体而非一个肝细胞的亚型[192]。

（二）硬化性 HCC

硬化性 HCC 是另一种罕见的 HCC 变体，其具有弥漫性纤维化和丰富的嗜酸性间质。由于纤维化的存在，其常被影像学误诊为肝内胆管癌。免疫组织化学是区分这种变异的重要方法。硬化性 HCC 有大量淋巴细胞浸润，65% 的病例中 HePar-1 和 CK7 染色阳性[193]。

八、影像学

HCC 的诊断可以通过造影增强成像方法而无须活检。两种首选的检查方法是三维 CT 和 MRI。要将病变归类为 HCC，必须有动脉期强化和静脉期洗脱。HCC 通常只包含动脉血供（特别是 > 2cm），并且在扫描的动脉期与肝动脉和门静脉供应的周围肝组织相比，会有显著的增强。根据门静脉是不强化的（早期）或强化的（晚期），动脉增强可进一步细分为早期和晚期。要诊断 HCC，晚期动脉强化是必需的。由于许多病变，如血管瘤和局灶性结节增生，显示动脉强化，需要进一步的诊断标准来明确诊断。在静脉期，与周围组织相比，HCC 的增强作用更小，即被称为"洗脱（washout）"。这是因为周围的肝脏组织会有造影剂，而造影剂随后会转移到门静脉，而 HCC 不包含门静脉，也不包含造影剂。洗脱可定义为早期（动脉期后立即出现）或延迟（注

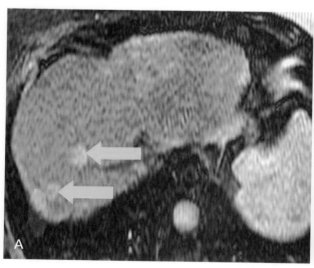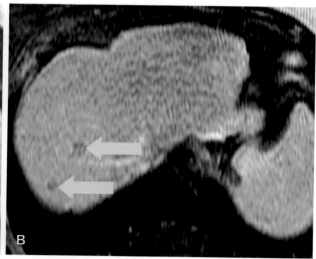

▲ 图 46-7　HCC 的洗脱现象
A. 动脉期 2 处结节灶强化；B. 门静脉期相同结节灶无强化

射对比剂后几分钟出现）。图 46-7 显示了洗脱的例子[194]。

生长速度也有助于在影像学上区分 HCC。在 6 个月内直径增加 50% 或更多或在 6 个月内直径增加 100% 均高度提示 HCC[195]。

美国器官获得和移植网络的管理机构，负责制定一套明确的指导方针来定义肝脏成像的异常。移植中心的放射科医生必须通过肝脏成像报告和数据系统（LI-RADS）的结构化系统来解释所有的扫描图像（图 46-8）[196]。LI-RADS 于 2014 年实施，目的是规范肝硬化患者所有肝脏病变的报告，并不适用于一般人群。该系统根据每个肝脏病变的恶性程度（LR-1 到 LR-5）进行分类。分类是基于病变直径和其他四个主要特征的存在：动脉期高强化、晚期高强化的洗脱现象、包膜外观和先前成像的阈值增长[197]。LI-RADS 与较老的 AASLD、器官获得和移植网络系统的差异见表 46-4。

LR-1 病变包括良性实质病变如囊肿、血管瘤和血管异常。LR-2 病变具有良性病变的影像学特征，但不能明确是否为良性病变，需要监测。除了已知的良性实体外，< 2cm 的肝硬化结节也属于这一类。显示结节样肝动脉期高强化或肿块伴低强化或等强化的病变称为 LR-3 病变。LR-4 病变很有可能是 HCC，但放射学不足以 100% 诊断。肿块表现出一些标准特征，如强化，洗脱或包膜改变，但不满足所有的标准。这一类病变又细分为 LR-4A 病变，其直径小于 2cm；LR-4B 病变，其直径大于 2cm。推荐用活检或附加对比增强扫描（如果 MRI 是初始扫描则行 CT；如果 CT 是初始扫描则行 MBI）诊断这一类。最后，LR-5 病变即为 HCC 的诊断标志。根据大小可进一步细分为 LR-5A 病灶（1 ~ 2cm）和 LR-5B 病灶（>2cm）[197]。LR-5B 病变符合终末期肝病（MELD）异常模型的标准，而单个 LR-5A 病变（1 ~ 1.9 cm）不符合 T_2 标准。各种 LI-RADS 病变的例子如图 46-9 所示。

需要对 LI-RADS 系统进行前瞻性验证，以

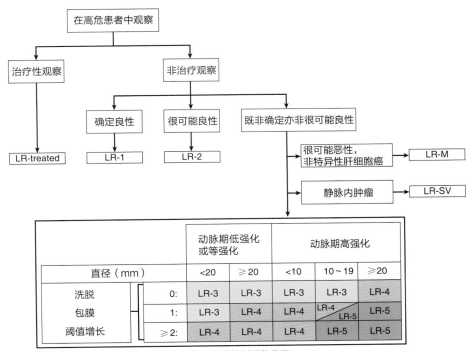

▲ 图 46-8　肝硬化患者肝脏影像学报告和数据系统诊断算法分析

AASLD. 美国肝病研究协会；HCC. 肝细胞癌；OPTN. 器官采购与移植网络（引自 LI-RADS v2013.1, American College of Radiology, http://www.acr.org/Quality-Safety/Resources/LIRADS.）

表 46-4　AASLD 系统、器官采购与移植网络系统以及肝脏影像报告与数据系统的差异

	AASLD 2011	OPTN 2014	LI-RADS 2014
概述	肝细胞癌的综合管理系统包含一项算法：基于超声监测和基于 CT/MRI 的肝细胞癌诊断	患肝细胞癌的肝移植候选人的 OPTN 政策（美国）包括肝细胞癌的 CT 和 MRI 标准，以确定肝移植的资格和优先权	肝癌综合影像学诊断系统
靶标人群	监测计划内有肝癌风险患者	考虑肝移植的肝癌患者	所有有肝癌风险的患者
观察的分类	肝细胞癌 交界性 良性	未治疗的确定性肝癌： 　分类 5A：10 ～ 19mm 　分类 5B：20 ～ 50mm 　分类 5X：> 50mm 或静脉内肿瘤 治疗后确定性肝癌： 　分类 5T（治疗后） 非诊断性检查： 　分类 0	非治疗性观察： 　LR-1: 确定良性 　LR-2: 很可能良性 　LR-3: 交界性可能 　LR-4: 很可能肝癌 　LR-5: 确定肝癌 　LR-5V: 静脉内肿瘤 　LR-M: 很可能恶性，非特异性肝细胞癌 治疗性观察： 　LR- 治疗后
采用的影像学方法	超声用于监测；CT 和 MRI 结合细胞外成像进行诊断	CT 和 MRI 结合细胞外成像	CT 和 MRI 结合细胞外成像，为肝胆管 MRI 成像提供指导，尽管这尚未被用于原发性肝癌的诊断

AASLD. 美国肝病研究协会；CT. 计算机断层扫描；LI-RADS. 肝脏影像报告与数据系统；MRI. 磁共振成像；OPTN. 器官采购与移植网络

改编自 Mitchell DG，Bruix J，Sherman M，et al.LI-RADS（Liver Imaging Reporting and Data System）：summary，discussion，and consensus of the LI-RADS Management Working Group and future directions.*Hepatology* 2015；61（3）：1056-1065.

确认该系统能够准确预测 HCC 发生的可能性。初步数据显示，LR-1 和 LR-2 的指定对 HCC 具有 100% 的阴性预测值，LR-5 病变具有 100% 的阳性预测值。LR-3 和 LR-4 病变具有中等预测价值。总体而言，内部一致性较高，外部相关性为 0.80[198]。

在决定是否需要额外的治疗和评估肿瘤负荷是否维持在米兰标准之内时，对肝脏靶向治疗后进行影像学检查是至关重要的。对于整个治疗后肿瘤的二维测量（世界卫生组织）或一维测量（实体肿瘤的治疗反应评估标准，RECIST）被认为并没有充分评估治疗反应。肿瘤大小的减少通常不会与肿瘤坏死同时发生。因此，使用以上系统评估治疗反应可能导致不必要的重复治疗和肝脏恶化的风险。肝脏靶向治疗的反应由改良后的 RECIST 系统（mRECIST）评估，其中考虑了肿瘤坏死。治疗反应基于 CT 或 MRI 扫描动脉期存活肿瘤大小的减小（表 46-5）。TACE 是最常用的肝靶向治疗方式，其影像学反应与病理学瘤体

坏死的相关性为 70%，而在放射反应基础上对坏死程度的估计约为 22%[199]。

九、治疗

尽管 HCC 在治疗方面取得了进展，但大多数患者仍面临无法治愈的状况，5 年的总体生存率仅为 18%[200]。HCC 的治疗同样受肿瘤负荷、肝功能障碍程度（Child-Pugh 组）和东部肿瘤协作组（Eastern Cooperative Oncology Group）状况的影响（图 46-10）。在决定治疗方案时，所有这些参数都应该考虑在内。已经证明多学科的方法可以增加潜在治愈性病人的数量，可提高总体生存率[201]。

（一）肝脏切除术

肝脏切除术是一种根治性方法，是非肝硬化 HCC 患者的首选治疗方式。然而，只有 10% ～ 37% 的 HCC 患者适合这一方法[202]。切除后 5 年

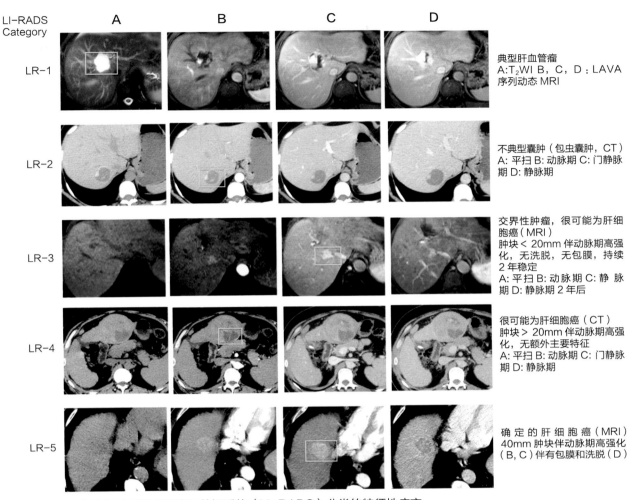

LI-RADS Category	A	B	C	D	
LR-1					典型肝血管瘤 A:T$_2$WI B, C, D：LAVA 序列动态 MRI
LR-2					不典型囊肿（包虫囊肿，CT） A: 平扫 B: 动脉期 C: 门静脉期 D: 静脉期
LR-3					交界性肿瘤，很可能为肝细胞癌（MRI） 肿块 < 20mm 伴动脉期高强化，无洗脱，无包膜，持续2年稳定 A: 平扫 B: 动脉期 C: 静脉期 D: 静脉期 2 年后
LR-4					很可能为肝细胞癌（CT） 肿块 > 20mm 伴动脉期高强化，无额外主要特征 A: 平扫 B: 动脉期 C: 门静脉期 D: 静脉期
LR-5					确定的肝细胞癌（MRI） 40mm 肿块伴动脉期高强化（B, C）伴有包膜和洗脱（D）

▲ 图 46-9　各种肝脏影像学报告和数据系统（LI-RADS）分类的特征性病变

CT. 计算机断层扫描；MRI. 磁共振成像；T$_2$WI. T$_2$ 加权像

（引自 Castellanos SH, Gonzalez-Aguirre A, Chapa Ibarguengoitia M. Bi-RADS, C-RADS, GI-RADS, LI-RADS, Lu-RADS, TI-RADS, PI-RADS. The long and winding road of standardization. Presented at ECR 2014.）

表 46-5　肝细胞癌靶病变评估

	RECIST	肝细胞癌的 mRECIST 系统
完全应答	所有靶病变消失	所有靶病变肿瘤内动脉期强化消失
部分应答	靶病灶直径之和至少减少 30%，以靶病灶直径之和为基准	存活（动脉期增强）靶病变直径总和至少减少 30%，以靶病灶直径之和为基准
疾病稳定	任何不符合部分应答或疾病进展条件的病例	任何不符合部分应答或疾病进展条件的病例
疾病进展	靶病灶直径之和增加至少 20%，参照治疗开始以来记录的靶病灶直径之和最小值	可存活（增强）靶病灶直径之和至少增加 20%，参考自治疗开始以来记录的可存活（增强）靶病灶直径之和最小值

mRECIST. 校正的实体肿瘤反应评估标准；RECIST. 实体肿瘤反应评估标准

改编自 Lencioiii R. Llovet JM. Modified RECIST（niRECIST）assessment for hepatocelhilacarcinoma. *Semin Liver Dis* 2010:30: 52-60.

的平均存活率为 60% ～ 80%[203]。20 世纪 80 年代以前，肝切除术的围术期死亡率高达 10%[204]。随着手术技术、患者选择和围术期护理的进步，肝脏切除术的无病生存率有了很大的提高[205]。

有经验的中心经过仔细筛选患者后其手术死亡率是 1% ～ 3%[206]。腹腔镜手术技术、Pringle 手法交叉钳夹肝门、术中中心静脉压维持在较低水平均能改善患者预后[207]。

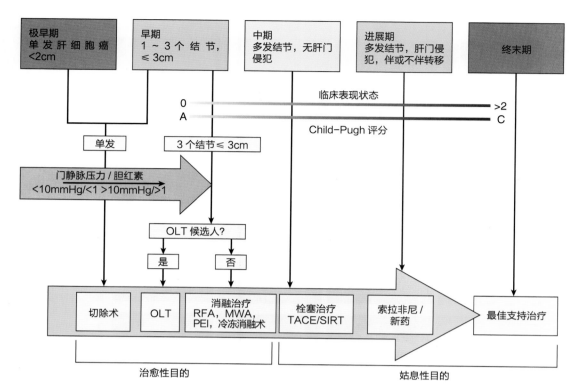

▲ 图 46-10　肝细胞癌治疗示意图

MWA. 微波消融；OLT. 原位肝移植；PEI. 经皮无水酒精注射；RFA. 射频消融；SIRT. 选择性内放射治疗；TACE. 经肝动脉化学栓塞术

选择病人的标准因国家而异，然而，关键原则是保留了肝功能的患者有更好的预后。在美国和欧洲，BCLC 系统推荐肝脏切除术适于肝功能 Child A 级、病灶 < 5cm 或三处病灶 < 3cm、没有血管侵犯且肝静脉压梯度 < 10mmHg 的患者[208]。MELD 评分在预测病人预后方面也很有效。MELD 评分小于 9 的患者切除后预后更好，术后肝衰竭的发生率更低[209]。肝功能的另一项测试是吲哚菁绿清除试验，主要在亚洲使用。15 分钟内吲哚菁绿保留 20% 或以上的患者认为不适合行肝脏切除术[210]。CT 扫描确定肝体积也用来间接测量切除后的肝功能。代偿期肝硬化患者需要的肝脏残体是原来体积的 40% ～ 50%，以防止肝衰竭[211]。如果患者需要更大的切除，但没有达到最小的体积要求，可行肺静脉栓塞。通过这项技术，病灶一侧的肺静脉栓塞，诱导残叶肥大，才允许安全的切除[212]。栓塞本身也可作为肝脏再生能力的一个标志，因为肺静脉栓塞后增生 5% 或更少表明肝脏再生能力较差，与术后不良预后相关[213]。

腹腔镜检查和术中超声检查的使用频率越来越高，通过确定病人的淋巴结或血管侵犯等可能排除手术的因素，从而帮助筛选患者。这些技术对肝脏实质进行更细致的观察，以识别在影像学检查中可能不明显的病变[214]。

有几个因素有助于切除术的成功。最受争议的两个因素是门静脉高压和多发病灶。门静脉高压是切除术的一种相对禁忌证。早期研究表明，无门静脉高压和胆红素水平低的患者长期生存率提高，术后失代偿的可能性降低[215]。具体来说，门静脉高压被定义为血小板计数低于 100 000/μl，肝静脉压力梯度大于 10mmHg 或存在静脉曲张[216]。门静脉压力和胆红素水平正常的患者 5 年生存率为 70%，而门静脉高压和胆红素水平升高的患者 5 年生存率为 25%[217]。对 11 项研究结果的分析显示门静脉高压患者 3 年和 5 年的死亡率风险更高（优势比 2.09，CI 2.02 ～ 4.59）[218]。该研究没有考虑行切除术时的 BCLC 评分。其他研究表明，如果考虑了肿瘤大小，门静脉高压患者可以行肿瘤切除术。在中国进行的一项大型回顾性研究比较了门静脉高压症患者和无门静脉高压症患者接受切除术后的预后，结果显示，早期 HCC 患者接受缩小肝脏切除术后 1 年、3 年和 5 年的生存率没有差异[219]。

在 BCLC B 期和 C 期患者中也进行了肝切除术的研究。虽然这一阶段的长期生存率总体较差，但接受肝切除术的患者与接受 TACE 治疗的患者相比，其预后更好。在偏倚校正组中，肝脏切除与 TACE 的 1 年生存率分别为 87% 和 81%，5 年生存率为 34% 和 15%[220]。

50%～70% 的患者在切除术后 5 年复发，这是切除术后死亡的主要原因[221-223]。复发可以发生在早期或晚期，人们认为其源于不同的致病机制。早期复发被定义为在 2 年内复发，其被认为是由于原发病灶的肝内扩散，晚期复发被认为是源于原位肝癌病灶[224]。有几个因素可以预测复发的风险，包括多发肿瘤结节，瘤体直径 > 5cm，瘤体切缘为 1cm 而不是 2cm，血管浸润，高 AFP 水平和术中出血量较多[223,225-228]。随着肿瘤大小的增加，血管浸润的风险也随之增加。在 > 5cm 的肿瘤中，60%～90% 存在血管浸润，而 2 cm 的肿瘤中只有 20% 存在血管浸润[229]。

考虑到复发的高风险，外科医生开始进行解剖性切除，切除整个肝段，而不是仅针对足够的肿瘤边缘。此前的研究报告说，与非解剖性切除相比，这样切除可以改善预后[230-231]。然而，最新的研究表明解剖和非解剖切除并没有区别[232]。这是一个重要的区别，因为解剖切除通常会由于肝脏功能储备不足而导致肝脏失代偿率较高[233]。

乙肝和丙肝也可能在复发风险中发挥作用。HBV 病毒载量小于 1000 的患者 5 年生存率明显高于活动性 HBV 病毒血症患者[234]。HCV 病毒载量较低的患者 5 年生存率高于病毒载量较高的患者（76.6% vs. 57.7%）[235]。通过对 HCC 肿瘤样本的检测，我们发现了 5 个上调基因，并将其转化为一个评分，这可能有助于识别有复发风险的患者。这个评分体系已在欧洲和美国人群中得到验证[236]。

切除后的辅助治疗对 HCC 复发无明显获益。

最近一项评估索拉非尼对比安慰剂疗效的Ⅲ期试验未能显示出治疗获益[237]。

（二）肝脏移植

肝移植是唯一可能治愈 HCC 和基础肝硬化的治疗方案。它仍然是肿瘤大小在标准范围内的肝硬化患者最佳的治疗选择。在 20 世纪 80 年代，移植手术并没有被考虑为一种治疗选择，研究表明，其复发率较高，3 年生存率不到 30%[238]。1996 年一项顶级研究确定了移植手术作为治疗 HCC 的可行选择，条件是肿瘤在我们现在称为米兰标准的范围内：单一病灶 ≤ 5cm，或者两个或三个病灶 ≤ 3cm[239]。将这些标准纳入筛选过程，原位肝移植术（OLT）后 5 年和 10 年生存率均大于 70%[240]。对于接受移植的 HCC 患者和接受移植的肝硬化但无 HCC 的患者，5 年的生存率是相似的[241]。

被列在移植名单上的病人，病灶至少 2cm，但 ≤ 5cm，或两个或三个病灶至少 1cm，但 ≤ 3cm，可获得 MELD 附加分，以增加获得器官的可能性。2015 年 10 月，器官获得和移植网络改变了 HCC 的分配政策[242]。在接受 MELD 附加分之前，患者必须在等候名单上等待 6 个月。这一变化使我们有机会观察肿瘤生物学，并确定患者肿瘤的侵袭性，以预测移植术后复发风险。新政策还对 MELD 附加分设置了上限，为 34，这确保了患者将没有机会参与共享 35。

目前预计 HCC 患者的分配政策将发生变化，其中可能包括患者获得符合米兰标准的 MELD 升级之前必须等待 6 个月[244]。越来越多的证据表明：相比接受 MELD 升级的 HCC 患者，对未获得 MELD 升级的 HCC 患者是极其不公平的，导致等待名单中非 HCC 患者的死亡率更高[245]。同样，并不是所有 T2 病变的患者都有同样的退出风险，因此这些患者不能保证同等的优先级。单发肿瘤 < 3cm 且在初始区域治疗后出现反应（完全反应和 AFP 水平 < 20ng /ml）的患者退出的风险最小，T2 病变后 1 年和 2 年的进展风险分别是 1.3% 和 1.6%[246]。

未切除的＜ 2cm 的病灶不符合 MELD 升级标准。大多数医生会监测病灶，等到病灶＞ 2cm 时再申请 MELD 升级。尽管存在肿瘤快速进展的风险，但 2013 年 AASLD 会议上发表的一项研究评估了 114 名 T1 HCC 病灶在 1 ～ 1.9cm 之间的患者，结果显示，在一年内只有不到 10% 的患者进展到并超过 T_2。因此，对于大多数患者来说，观察性等待是可以成功实施的。那些发现进展的患者的 AFP 水平高于 500 ng/ml，可能会受益于早期列队等待[247]。

对于米兰标准之外的疾病负担患者，降低分期已被用来帮助患者列入移植名单。降低分期（Downstaging）是一个术语，是指通过某种治疗方式控制肿瘤的生长，以确保手术的顺利实施。这与辅助治疗不同，辅助治疗用于控制现有疾病，希望降低未来复发风险。关于 HCC 肝移植的国际会议共识，如果肝移植后的 5 年总生存率与提交时符合 T_2 标准的生存率相当，则可考虑降低分期。加州大学旧金山分校的研究团队报告称，使用 mRECIST 降低了米兰标准的分期后，OLT 治疗后 4 年总体生存率非常好[248]。最近，同一研究团队公布了他们最新的前瞻性研究结果：在降低分期的患者中，OLT 后 5 年总体生存率为78%，这与那些不需要降低分期符合米兰标准的患者没有显著差异（81%；$P=0.69$）[249]。此外，两组的无复发生存期也相当。这是一项前瞻性试验，包括降低分期的上限和列入移植名单前及降低分期后 3 个月的强制等待期。

成功的移植在肿瘤超过米兰标准的亚组患者中也得到了证明，这使得一些人质疑 HCC 患者的器官分配标准是否应该改变。第一个扩展的标准模型来自于加利福尼亚大学旧金山分校（University of California, San Francisco），它是 2001 年从肿瘤移植物中衍生出来的，推荐适用于单个病灶≤ 6.5 cm 或两个病灶≤ 4.5 cm 且肿瘤总直径≤ 8 cm 的患者[250]。该标准允许将符合条件的患者人数增加约 5% ～ 10%[251]。这一标准已被前瞻性验证了，1 年和 5 年总生存率分别为95.9% 和 90.9%，1 年和 5 年无复发生存率分别为92.1% 和 80.7%[252]。其他国家也提出了其他扩展标准，如韩国和日本，它们在肿瘤直径、肿瘤数量和 AFP 水平上存在差异[253,254]。

（三）活体供肝移植

活体供肝移植（LDLT）由于器官需求与供应的不匹配而受到重视。对于那些在米兰标准之外有可能退出移植名单的人来说，这是一个潜在的选择机会。尽管 95% 的捐献者在捐献一年内恢复正常功能，但仍有多达 40% 的捐献者出现并发症，死亡率为 0.2% ～ 0.5%[255,256]。虽然大多数并发症是轻微的，但当受体有很高的复发风险时，供者的风险也会增加。对于在米兰标准之外的 HCC 患者，一项比较 LDLT 患者和病变供肝移植（DDLT）的研究表明，LDLT 组等待时间越短（2.6 个月 vs.7.9 个月），退出率越低（0% vs. 18.5%）。两组的复发率相似，12% 的患者在 5 年时复发[257]。成人活体肝移植研究小组也对 229 例接受 LDLT 和 DDLT 治疗的 HCC 患者进行了研究，他们表明，尽管 LDLT 组的复发率更高（38% vs. 11%），但两组的 5 年生存率是相似的[258]。其他研究认为 LDLT 是复发的独立危险因素，5 年复发率为 19.3%，而 DDLT 组复发率为 6%。这些差异在术前 AFP 水平＞ 400ng /ml、微血管浸润和肿瘤坏死的高危组更为显著[259]。出现这种差异可能是因为，与 DDLT 相比，LDLT 能够快速跟踪移植，因此有等待时间来观察和检测可能导致早期复发的高风险肿瘤行为[260]，也可能是由于肿瘤特征的差异（在不符合米兰标准的患者中，由于 DDLT 的选择受限，更多进展期 HCC 选择LDLT）、更短的等待时间和更少的肝脏靶向治疗方式，在一些研究中，与 DDLT 相比，LDLT 组的 HCC 复发率更高。与此相反，对于 LDLT 和DDLT 采用相似的选择标准时，HCC 复发无明显差异[257]。

（四）肝脏靶向治疗

尽管缺乏最有力的证据但是在患者等待肝移植时，靶向治疗可用于预防肿瘤进展，并改善肝移植预后[261]。如果预期等待移植时间超过6个月，建议使用肝脏靶向治疗[262]。目前在等待移植队列中有1/3到一半的病人接受TACE、RFA或经动脉放射栓塞治疗[263]。

对肝脏靶向治疗的反应，即消融和等待，可能提供对个体肿瘤生物学行为的观察机会[264]。观察期与肿瘤反应相结合可反映人体肿瘤的生物学特征。然而，目前尚不清楚排除侵袭性肿瘤表型的最短观察时间。一项多中心的研究建议，从HCC确诊之日起至少6个月的时间内，结合肝脏靶向治疗直至OLT，以减少OLT后HCC复发的风险[265]。无论最初的肿瘤大小如何，对TACE缺乏反应与高概率退出移植队列及OLT后HCC复发的高风险相关[266,267]。此外，据报道，与等待时间较长的地区相比，等待时间较短区域内患者的总体生存率显著偏低[268]。

据报道，肝靶向治疗引起的AFP水平变化也与预后相关。最接近OLT时的AFP水平是移植后总体生存率的独立预测因子[269,270]。AFP水平的升高随着肝靶向治疗而下降，这一情况与死亡率的增加并无关联，而在肝靶向治疗情况下AFP水平持续升高导致OLT后死亡率显著增加。AFP水平的临界值预示着OLT后结局的不同。在一项研究中，在超过米兰标准的患者中，AFP水平<100 ng/ml与5年总体生存率接近70%有关。在同一研究中，当AFP水平>1000 ng/ml时，符合米兰标准患者的HCC复发率更高[271]。

来自欧洲的一项大型多中心试验表明，无论米兰状态如何，肝靶向治疗后的AFP进展[>15ng/（ml/月）]和影像学肿瘤进展（mRECIST）都与OLT后HCC复发风险增加有关[272]。

（五）消融治疗

经皮局部消融治疗包括经皮乙醇注射，射频消融，微波消融和冷冻消融。经皮乙醇注射已被RFA、微波消融等热消融技术所取代，由于Meta分析报道了热消融技术更优的总体生存率，并在病灶>2cm时更好地控制肿瘤发展[273、274]。此外，热消融通常需要更少的治疗周期。治疗的反应与病变指数的大小有关。在<2.5cm的肿瘤中，90%的肿瘤都有完整的影像学表现。随着肿瘤大小的增加，反应率明显下降；在>5cm的病变中，只有不到50%的病变得到了完全的治疗[275]。肿瘤大小以外的其他考虑因素还包括肿瘤的位置。位于大血管附近的病变会导致"散热器"效应，这种冷却效应会降低治疗反应。可以通过在腹腔镜下消融治疗时钳夹附近的血管来减少热损失来克服这个问题。微波消融已被报道产生更少的散热器效应，大血管附近病变可能更合适热消融技术[276]。包膜下病变应避免热消融治疗，因为肿瘤播散到腹膜和出血并发症的风险增加。对于>3cm的病灶，与单纯RFA相比，RFA联合TACE治疗可以提高5年的总体生存率。对于<3cm的病灶，联合治疗与单纯RFA相比并没有改善预后[277]。

冷冻消融通过细胞内冰的形成、细胞脱水和小血管的破坏从而导致细胞死亡[278]。一项单独的随机对照试验比较了经皮冷冻消融和RFA。共纳入360例未治疗的Child-Pugh A或Child-Pugh B患者，其中1～2个病灶大小至少4cm。冷冻消融组（7%）局部肿瘤3年进展的发生率显著低于RFA组（11%）（P=0.043）[279]。在>3cm的病灶中，局部肿瘤进展的差异更为明显：7.7%比18.2%（P=0.041）。尽管改善了局部肿瘤控制，但两组的5年总体生存率和无瘤生存率相似。冷冻消融术和RFA的主要并发症发生率是相似的：分别为3.9%和3.3%（P=0.776）。

RFA在早期HCC（BCLC 0期，单发病灶<2cm）中有很好的疗效，5年总生存率为68%，与切除术效果相当[275]。虽然RFA具有低死亡率、住院时间更短、低费用的特点，但肿瘤在较大或多于一个病灶时与肝切除相比其疗效尚不清楚。有三个随机对照试验比较了切除术和RFA，结果相矛盾[280-282]。一项随机对照试验表明，在符合米兰标准的患者中，切除术和RFA相比，切除组的5年总生存率（76% vs. 55%）更高，5年复发率（42% vs. 63%）更低[280]。此外，亚组分析结果显示，即使只有一个<3cm的病灶，切除术的益处仍然存在。倾向性评分已被用来试图

限制在非随机研究中存在的混杂偏倚。在对患者进行基线和肿瘤特征匹配后，一项研究发现解剖学切除的总体生存率与 RFA 无显著差异；然而，除 BCLC 0 期患者外，所有切除后患者的复发率均显著升高，总体生存率和复发率相当[283]。另一项研究发现，在使用倾向性评分前后，544 例 Chid-Pugh A 级肝硬化合并 ≤ 3cm 的单发 HCC 患者的 RFA 治疗与切除术相比总体生存或复发没有显著差异。然而，有一个显著的趋势是在倾向性评分后的切除术后复发率较低。年龄越大，丙氨酸氨基转移酶水平越高，是复发的独立危险因素[284]。与切除相关的低复发率可能是由于能够去除卫星灶和邻近血管内的肿瘤栓子。还没有任何随机对照试验比较极早期 HCC 患者切除和 RFA 疗效。最近的研究对 RFA 与切除术在此类患者中的作用提出了质疑。采用倾向性评分的方法考虑了基线特征的差异后，切除后整体生存率和无复发生存率均有显著提高，接受 RFA 治疗被认为是死亡率和局部肿瘤复发的独立预测因子[285]。

马尔科夫模型已被用于不太可能完成的大型随机对照试验（10 000 人）中。对于 > 5cm 的单发病灶，推荐初始治疗用 RFA，尽管其复发率更高，特别是对于接受 RFA 治疗的老年患者[286]。在对早期 HCC 患者进行马尔科夫分析的基础上，RFA 也被推荐作为首选的初始治疗方案，RFA 治疗后残余病灶也可行切除术[287]。

重复 RFA 治疗在初次 RFA 复发后的安全性和有效性已被报道[288]。在 1900 多个重复的 RFA 治疗过程中，没有与程序相关的死亡病例的报告。577 例患者的 5 年总生存率为 40%。与慢性肝病相关的死亡率竞争风险是非 HCC 死亡率的 40%。那些在初始 RFA 治疗、Child-Pugh B 级或晚期复发前 24 个月内复发的患者总体生存率较低。

（六）经导管动脉化学栓塞术

TACE 是不可切除 HCC 最常用的局部治疗方式。在含硫碘油中乳化的化疗药物被注入肝动脉造影肿瘤，然后栓塞血管，以提高药物的浓度并诱导肿瘤低氧死亡。不良反应包括栓塞后综合征，表现为腹痛，恶心和呕吐。有人主张 TACE 仅限于那些肿瘤解剖结构允许选择性 TACE（超过两个肝段）以减少不良反应的患者[289]。

与不治疗相比，随机对照试验支持 TACE 在有肝功能储备（BCLC B 期）无法切除的 HCC 患者中应用[290,291]。与支持性治疗相比，4 项系统评估报告中的 3 项均提示总体生存率有所提高[292-295]。Oliveri 等最近的一项研究[295]包括了 2002 年以后发表的研究，结论是缺乏明确的证据支持 TACE 在不可切除的 HCC 中的使用。这项研究结果随后受到了质疑，可能存在结果偏倚[296]。可能受到技术的显著异质性、使用的化疗和栓塞剂、TACE 的选择性和 TACE 的实施计划（按需或计划）的限制。接受 TACE 治疗的患者 3 年总生存率差异很大，可能与不同研究中患者选择的差别有关，按照严格的选择标准并排除预示整体生存率较差的中期 HCC（较高的肿瘤负担，肝功能受损和 I 级临床状态）的研究中，观察到较好的总体生存率[297]。结果如图 46-11 所示。

相比 TACE，药物洗脱珠（DEB）是 TACE 的一个生物相容性珠，大小从 100μm ～ 700μm 不等，装载有化疗药剂（主要是阿霉素）。虽然研究表明 DEB TACE 与传统的 TACE 相当，但它可能具有更好的安全性。阿霉素与珠分离后缓慢释放。据报道，这可以改善阿霉素在肿瘤血管中的传递，并使肿瘤中的药物浓度更持久。此外，全身性药物吸收更低，导致全身性药物输送更少，从而提高耐受性[298,299]。为了更好地比

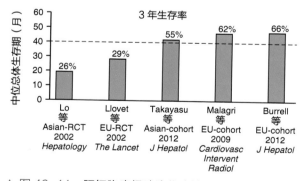

▲ 图 46-11　肝细胞癌经动脉化疗栓塞治疗的生存预后
引自 Sieghart W.Hucke F，Peck-Radosaljevic M.Transa rterial chemoembolization:modalities，indication，and patient selection.J *Hepatol* 2015：62（5）：1187-1195.

较不同的研究结果，DEBs 已经标准化。在 HCC 治疗的一项共识声明，使用 DEBs 推荐珠大小在 100μm ～ 300μm 之间，以达最大化化疗药物的给药和栓塞效果[299]。

一项国际随机对照试验 PRECISION 比较了常规 TACE 和 DEB TACE，初始治疗 6 个月后，放射学反应没有达到欧洲肝病研究协会的主要终点[300]。事后分析显示，在那些级别更高的疾病（东部肿瘤协作组临床状态 1，二叶性疾病，Child-Pugh B 级疾病，或复发性疾病）中与常规 TACE 相比，DEB TACE 治疗显著具有更高的放射学反应率，可能由于 DEB TACE 组大大减少肝脏毒性和阿霉素不良反应。第二个比较常规 TACE 和 DEB TACE 的随机对照试验在第二期分析后终止，未能显示不同的结果，这项研究显示，由于相比 TACE 治疗成本更高，常规开展 DEB TACE 治疗可能并不合适[301]。与 PRECISION 相比，后一项研究增加了肿瘤负荷较低的患者，并且阿霉素 / 表柔比星的最大剂量为 75mg。因此，DEB TACE 的任何潜在益处都可能被忽视。

DEB TACE 与使用同样大小的未装载珠粒相比，产生了更好的结果，包括局部反应和进展时间。然而，总体生存率没有差异[302]。随后的研究报道了 DEB TACE 优于普通栓塞和传统化学栓塞治疗，在移植体上有较高的坏死率并改善了与 DEB TACE 相关的移植术后 3 年无复发生存[303,304]。最近，一项 DEB TACE 治疗的前瞻性研究报告了令人鼓舞的结果，BCLC B 期 Child-Pugh A 级患者的中位总体生存期为 47.7 个月，比

此前报道的传统 TACE 的治疗结果有所改善[305]。

中间型 HCC 代表一组异质性的患者。BCLC B 期的一个亚分类包括四个亚群：B1 到 B4。B1 期患者（Child-Pugh 得分 5 ～ 7，东部肿瘤协作组临床状态 0，HCC ≤ 7）具有最长的中位生存期为 41 个月[306]。已经设计了额外的临床评分系统来确定哪些 BCLC B 期的患者是 TACE 的理想人选，包括肝血管瘤动脉栓塞预后（HAP）评分系统和 TACE 治疗选择（sTATE）评分系统[307,308]。这些评分系统考虑了各种因素，包括白蛋白（HAP 和 STATE 评分系统），AFP（HAP 评分系统），胆红素（HAP 评分系统），和 C 反应蛋白（STATE 评分系统）水平和最大肿瘤大小（HAP 和 STATE 评分系统）。基于预测的生存期差，使用这种评分系统可能有助于确定 TACE 治疗并非其适应证的患者亚组。最近，HAP 评分系统已在欧洲和亚洲人群中得到验证[309]。TACE 的禁忌证根据患者和肿瘤因素被分为绝对的和相对的（表 46-6）。

临床感兴趣的另一个领域是如何根据影像学反应来区分哪些患者会从额外的 TACE 治疗中获益，哪些患者会因为反复的 TACE 治疗而出现副反应的风险升高。除非肝脏没有恶化，大多数权威人士认为在 TACE 无效前应该进行两次 TACE 治疗。考虑了肿瘤坏死程度（欧洲肝脏研究协会或 mRECIST）的 TACE 影像学客观反应（完全或部分反应）是一个总体生存期的独立预测指标。基于缺乏客观反应需进行重复 TACE 的决定得到了研究的支持。研究表明，近一半重

表 46-6　经动脉化疗栓塞的绝对和相对禁忌证

绝对禁忌证	相对禁忌证
肝硬化相关因素：失代偿性肝硬化（Child- PughB 级疾病，＞ 8 分），包括黄疸、临床期肝性脑病或肝肾综合征；门静脉血流受损（门静脉血栓、肝脏血流）	肝硬化相关因素：未治疗的食管静脉曲张，伴有高出血风险
HCC 相关因素：广泛的肿瘤，累及整个肝叶；门静脉癌栓形成	HCC 相关因素：大肿瘤（＞ 10cm）
肝动脉内治疗的技术禁忌证：如无法治疗的动静脉瘘 肾功能受损：肌酐浓度＞ 2 mg/dl 或肌酐清除率＜ 30ml/min	其他因素：严重的并发症，乳头功能不全伴胆道积气（因胆道支架植入或手术），胆道扩张

HCC. 肝细胞癌

引自 Sieghail W. Hucke F. Peck-Radosavljevic M. Traiisarterial chemoembolization: modalities, indication, and patient selection. *J Hepatol* 2015:62(5):1187-1195.

复 TACE 治疗的患者在第二次 TACE 治疗后会获得客观反应，与第一次 TACE 治疗后的放射反应相比，总体生存期相似[310]。因此，在最初的 TACE 术后缺乏客观反应，不应该阻止个体决定重复 TACE 治疗。目标病灶的大小预示着第一次和随后的 TACE 治疗后达到客观反应的可能性，而大于 5cm 的病灶反应较差[289]。TACE 术后进展与 HCC 分期相关，疾病进展［血管浸润和（或）转移性疾病］与经重复 TACE 治疗进展的患者相比，其总体生存期明显较差，后者可考虑重复 TACE 治疗[311]。除了影像学反应之外，还必须考虑对重复 TACE 耐受性的预测。在确定重复 TACE 的可行性时，对于 TACE 术后肝功能恶化的定义缺乏共识。TACE 再治疗评估评分系统的目的是预测重复 TACE 术的预后。这一评分考虑了肿瘤反应、肝功能恶化（Child-Pugh 评分增加 1 分 vs.Child-Pugh 评分增加 2 分或更多）以及天门冬氨酸氨基转移酶水平增加 25%。患者被分为 1.5 分和 2.5 分以上组。后一组患者不太可能从重复 TACE 治疗中获益[312]。

（七）选择性内放射治疗

放射栓塞是经动脉治疗的另一种形式。微球载着 ^{90}Y 经肝动脉注射进入肿瘤的毛细血管床。由于微球的直径小，$25 \sim 35\mu m$，以及 HCC 富血供的特性，使得肿瘤内部存在高靶向性的辐射剂量和非肿瘤组织的辐射剂量最小化。病灶内放射可导致肿瘤坏死。

选择性内放射治疗（SIRT）需要进行血管造影以识别异常解剖结构，确定正确导管的位置，并通过 ^{99m}Tc 大颗粒白蛋白扫描计算肺分流程度，其使用的粒子大小类似于治疗时注射的 ^{90}Y 微球。如果分期血管造影表现出对颗粒向非靶标组织的汇聚，则可能需要进行弹簧圈栓塞，以防止因无意对其他器官（如胃、结肠、横膈和胆囊）造成的辐射。剂量测定法用于计算所需的辐射量，并确定肺分流的程度[313]。如果计算肺分流量过高（单次注射＞ 30Gy，累积剂量＞ 50Gy），不可能进行经动脉放射栓塞，或者根据分流的程度降低辐射剂量。在做了血管造影后 $7 \sim 10$ 天，患者返回进行治疗。两种血管造影都在门诊进行。

因为 ^{90}Y 疗法是微栓塞疗法，与 TACE 相反，其肝动脉保持通畅。基于这一前提，^{90}Y 已用于门静脉血栓患者，包括门静脉主干血栓，并已证明是安全的。与其他类型的局部治疗相似，疗效受肝功能障碍程度、Child-Pugh 分级和肿瘤分期（存在门静脉血栓或转移性疾病）的影响。门静脉血栓形成的位置，分支抑或主干，也已证明影响治疗结果。

表 46-7 突出显示了经动脉放射栓塞治疗后患者的预后。所有的研究除了一个之外均为单中心研究。在中间期 HCC 中，各种研究的总体生存率是相似的。值得注意的是，进展期 HCC 的差异可能与每项研究中 Child-Pugh A 与 Child-Pugh B 期患者数量的异质性有关。各项研究的安全性相似，疲乏是最常见的副反应。

BCLC 算法中不包括 SIRT。目前还没有发表的随机对照试验将 SIRT 与其他肝靶向治疗，尤其是 TACE 进行比较。回顾性分析 SIRT 和 TACE 在总体生存期上没有显著差异[314,315]。另一方面，两种动脉内治疗方法之间存在显著差别，值得关注的是与 SIRT 相关的生活质量改善[316]。此外，SIRT 与更少的腹痛、更少的治疗时间和更长的进展时间有关。

值得关注的是在降期治疗中使用 SIRT。一项回顾性分析显示 ^{90}Y 治疗相对传统化学栓塞治疗对 T_3 期 HCC 患者而言更可能使其降级为 T_2 期 HCC（基于世界卫生组织标准）。^{90}Y 治疗与 TACE 相比，其概率分别为 58%vs.31%（P=0.023）。此外，^{90}Y 组的 1 年期疾病进展率显著降低，分别为 15%vs.32%（$P \leqslant 0.05$）[317]。

也有报道 SIRT 用于降低分期以达到切除术，这被称为放射肝叶切除术。大叶 ^{90}Y 放射栓塞提供了在治疗肿瘤的同时刺激肝叶肥厚增生以保存肝功能的可能。这样就可以在一些病人中进行切除手术，这些病人可能因为担心肝脏残留过小而失去手术机会[318]。尽管在 ^{90}Y 治疗后 1 个月内即可看到肥厚，但肥厚程度与治疗时长相关。在9个月时，肝功能储备较基线水平增加的中位数达到 45%。

利用马尔科夫模型对 ⁹⁰Y 疗法与 TACE 疗法进行成本分析表明，在某些情况下，尤其是在 BCLC C 期患者中，⁹⁰Y 疗法更具成本效益[319]。

在特定的临床情况下，SIRT 可能是首选，包括门静脉血栓形成，较大的肿瘤需要治疗两个肝段以上，以及尝试降低分期以行 OLT 或切除术的患者。

（八）系统性治疗

系统性治疗是晚期 BCLC C 期 HCC 的主要治疗方法。然而，选择是有限的。传统化疗加多柔比星并没有显示出可重现的生存获益[320]。索拉非尼是目前唯一被批准用于治疗 HCC 的系统性药物。在这些试验中所显示的临床获益受限于研究设计只包含 Child-Pugh A 级的患者。其他多种系统性治疗药物已作为单一疗法或联合索拉非尼治疗。尽管在 II 期临床试验中有了新的分子制剂，但最终都在 III 期临床试验中失败。对于这些药物，试验设计与索拉非尼相似，只选择患有 BCLC B 期或 C 期 Child-Pugh A 级的患者，并以总体生存率作为主要终点。

1. 索拉非尼

索拉非尼是一种多激酶抑制药，特异性靶向作用于 Ras- 线粒体活化蛋白激酶途径的丝氨酸/苏氨酸激酶。索拉非尼于 2007 年在美国被批准

表 46-7　选择性内照射治疗肝细胞癌的临床经验

	Salem 等[353]（N=291）单中心，玻璃	Hilgard 等[354]（N=108）单中心，玻璃	Sango 等[355]（N=325）多中心，树脂	Mazzaferro 等[356]（N=52）单中心，玻璃	Khor 等[357]（N=103）
患者特征					
CP A/B/C（%）	45/52/3	77/22（≤7）/0	82/18/0	83/17（≤7）10	59/38/3
BCLC A/B/C/D（%）	17/28/52/3	2/47/51/0	16/27/56/1	0/33/67/0	1/27/69/3
中位肿瘤大小（cm）	7.0	—	—	5.6	8.8
多灶性（%）	73	—	76	69	81
PVT（%）	43	31	23	67	
肝外转移（%）	16	30	9	—	12
预后					
总体生存期（月）	CP A：17.2 CP B：7.7 BCLC A：26.9 BCLC B：17.2 BCLC C：73	CP A：17.2 CP B：6.0 BCLC A：— BCLC B：16.4 BCLC C：未达到	CP A：— CP B：— BCLC A：25.4 BCLC B：16.9 BCLC C：10.0	CP A：— CP B：— BCLC A：— BCLC B：18 BCLC C：13	CP A：21.7 CP B：7.1 BCLC A：— BCLC B：23.8 BCLC C：11.8
TTP（月）	7.9 CP A 10.8 CP B 8.4	10	—	11	5.3 CP A 5.7 CP B 4.6
不良事件					
腹痛（%）	23（1～2级）	56（1～2级）	27（所有级别）	6（3～4级）	12
消化道溃疡（%）	0	0	3.7	0	1.9

BCLC. 巴塞罗那分期；CP.Child-Pugh 分级；PVT. 门静脉栓塞；TTP. 进展时间

引自 Kulik L，Salem R.Yttrium-90 radioembolization for hepatocellular carcinoma in hepatitis B:commentary on a 103-patient Asian cohort.*Hepatol Int* 2014：8（3）：304-307.

用于治疗无法切除的 HCC。索拉非尼在 Child-Pugh A 或 Child-Pugh B 肝硬化患者中的初始 II 期临床试验显示，与没有治疗的 6 个月相比，索拉非尼组总体生存期中位数为 9.2 个月。SHARP 和亚太试验（Asian Pacific trials）都是随机对照试验，由 Child-Pugh A 级肝硬化患者组成，服用索拉非尼 400mg 每日两次，或服用安慰剂，其主要终点是总体生存期。两者均显示总体生存期和进展时间有统计学意义的改善，风险比几乎相同[100,320]。SHARP 试验结果如图 46-12 所示。批准剂量为 400mg 每日两次。最常见不良反应包括高血压、腹泻和手足皮肤反应。

吉迪恩（GIDEON）（HCC 治疗决策和索拉非尼治疗的全球调查）是一项后续的前瞻性观察研究，旨在生成索拉非尼在实际治疗实践中的数据，突出了 Child-Pugh 分级对总体生存期的影响。对 3202 例患者的分析显示，Child-Pugh A 级患者的总体中位生存期为 13.6 个月（CI 12.8～14.7 个月），Child-Pugh B 级患者的中位生存期为 5.2 个月（CI 4.6～6.3 个月）[322]。Child-Pugh 评分为 9 分的患者的总体生存率最低，为 3.7 个月。在以 Child-Pugh 分类基础上，观察到进展时间上没有差异。一项正在进行的随机对照试验（NCT01405573）旨在探讨索拉非尼在 Child-Pugh B 级患者中的安全性和有效性。

适当处理不良反应可增加继续索拉非尼治疗

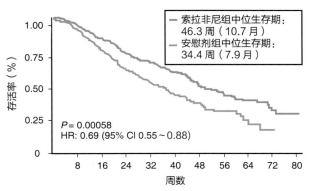

▲ 图 46-12　在一项随机试验中，用索拉非尼（红色线）和安慰剂（蓝色线）治疗晚期肝癌患者的生存率
CI. 置信区间
（引自 Llovet JM, Ricci S, Mazzaferro V, et al. Sorafenib in advanced hepatocellular carcinoma. *N Engl J Med* 2008; 359: 378-390.）

的机会。在随机对照试验中，大约有 10% 的患者发生高血压。在治疗的前 6 周，应监测血压至少每周一次。钙通道阻滞剂已被推荐作为 VEGF 抑制药相关高血压的一线治疗方法。手－足皮肤反应的管理包括外用药物，但如果有 3/4 级毒性应停止使用。与最佳支持治疗相比，预防应用尿素乳霜显著降低了手足皮肤反应等级（56% vs. 74%；P< 0.001）[323]。

2. 索拉非尼联合肝靶向治疗或切除

索拉非尼的抗血管生成作用使得索拉非尼治疗与肝靶向治疗（特别是 TACE）相结合引起了人们的兴趣。三项随机对照试验对 BCLC B 期患者索拉非尼联合 TACE 治疗与单独 TACE 治疗进行了比较，结果各不相同[324-326]。结果有差异可能与索拉非尼治疗起始时间有关。采用了不同的治疗策略，包括 TACE 术后索拉非尼治疗（序贯）、TACE 前索拉非尼治疗和 TACE 术中持续索拉非尼治疗（序贯）[327]。为了对抗在 TACE 术后 24h 内发生的 VEGF 激增，持续治疗方案似乎是最合理的；然而，当索拉非尼与 TACE 联合使用时，血管造影发现血管剪影（vascular pruning）现象。考虑到这种血管改变会干扰 TACE 在肿瘤中最理想的传递，因此建议索拉非尼治疗在 TACE 前 7 天暂停，并在 TACE 后立即重新启动[328]。一项对六项试验的 Meta 分析得出结论，索拉非尼治疗和 TACE 联合治疗可改善总体生存期和进展时间[329]。正在进行的随机对照试验（NCT01004978，NCI0324076）预计将有更多关于索拉非尼治疗联合常规 TACE 和 DEBs 疗效的数据。

一项布立尼布联合 TACE 治疗（布立尼布治疗在 TACE 术后开始）与安慰剂加 TACE 治疗的随机对照试验在 III 期试验中未能证明布立尼布在晚期 HCC 中的疗效后被提前终止。一项针对 502 名随机患者的意向治疗分析显示布立尼布联合 TACE 并没有改善患者总体生存期[330]。

一项小型非随机 II 期试验表明，与没有治疗的患者相比，使用索拉非尼治疗 4 个月的患者术后复发率明显降低[331]。然而，在一项大型随机对照试验（索拉非尼作为辅助治疗以预防 HCC 复发，

STORM 研究）中，使用索拉非尼作为辅助治疗，未能达到改善无复发生存期的主要终点[237]。目前尚无治疗方法被证实可以减少 HCC 切除术后的复发。

3. 酪氨酸激酶抑制药

索拉非尼治疗的批准为其他针对血管生成分子疗法的开发铺平了道路。

舒尼替尼是一种口服酪氨酸激酶抑制药，主要抑制 VEGF1、VEGF2、PDGF 受体 -α、PDGF 受体 -β 和 RET。几项 Ⅱ 期研究显示，与安慰剂相比，不同剂量的药物具有明显的毒性作用，并显示出了成功的抗肿瘤活性[332,333]。一项 Ⅲ 期试验（太阳试验，SUN trial）随机分配 1068 名患者服用舒尼替尼 37.5mg 每日一次或索拉非尼 400mg 每日两次。由于舒尼替尼在 25% ～ 30% 的受试者中引起了中性粒细胞减少症和血小板减少症等严重不良事件，该试验被终止[334]。

MET 是一种肝细胞生长因子受体酪氨酸激酶，其过表达与 HCC 患者预后不良有关。Ⅰ 期临床试验评估 MET 抑制药替凡替尼发现，剂量 240mg 每日两次时耐受性良好。后续的研究采用免疫组化的方法对肿瘤高表达的患者进行靶向治疗。在一项 Ⅱ 期随机对照试验中，一线治疗失败且 MET 高表达的患者被随机分配给予服用替凡替尼 360mg 每日或安慰剂。服用替凡替尼组的患者的总体生存期为 7.2 个月，而服用安慰剂组的患者的总体生存期为 3.8 个月（危险比 0.38；P=0.01）[335]。一项正在进行的 Ⅲ 期国际研究，即 Metivi-HCC 研究（NCI01755767），正在研究更合适的剂量，如 240mg 每日 2 次。

布立尼布是一种口服酪氨酸激酶抑制药，可选择性地抑制成纤维细胞生长因子和 VEGF 信号。布立尼布在 Ⅱ 期临床试验中效果显著，在抗血管生成药治疗失败的患者中观察到，布立尼布有很好的抗肿瘤活性[336]。然而，在 Ⅲ 期 BRISK-PS 研究中，对索拉非尼治疗失败的患者的布立尼布进行了测试，与安慰剂相比（9.4 个月和 8.2 个月），布立尼布并没有提高总体生存期。虽然总体生存期没有改善，但与使用安慰剂的患者 2.7 个月总体生存期相比，使用布立尼布治疗的患者其进展

期的中位数增加了 4.2 个月（风险比 0.56，95% CI 0.42 ～ 0.76；P < 0.001）。在 Ⅲ 期 BRISK-FL 研究中，1155 名患者随机接受布立尼布每日 800mg 或索拉非尼 400mg 每日 2 次，以非劣性为终点。两种药物都有类似的活性，布立尼布组的总体生存期是 9.5 个月，而索拉非尼组的总体生存期是 9.9 个月。布立尼布耐受性不是很好[337]。

为了阻断 HCC 发病机制中的另一条通路，药物试验着眼于 EGFR 通路。厄洛替尼是一种口服 EGFR 酪氨酸激酶抑制药[338]。在 Ⅱ 期临床试验中，40 名患者每天服用 150mg 的厄洛替尼，平均总生存期为 43 周，其中 17 名患者在治疗 16 周后病情稳定[339]。鉴于其潜在的疗效，一项索拉非尼和厄洛替尼治疗 HCC 的随机试验（SEARCH 研究），主要是索拉非尼和厄洛替尼的联合使用。在该试验中，720 名患者被随机分配接受索拉非尼 400mg 每日 2 次和厄洛替尼 150mg 每日 1 次或索拉非尼和安慰剂，其中大多数患者处于 BCLC C 期。试验发现，厄洛替尼的联合使用并没有增加总体生存期，索拉非尼加厄洛替尼组的中位生存期为 9.5 个月，对照组为 8.5 个月（P=0.408）[340]。

利尼伐尼是一种酪氨酸激酶抑制药，可以抑制 VEGF 和 PDGF。在 Ⅱ 期试验中，与索拉非尼最初的 Ⅲ 期试验相比，两者单药治疗的疗效相似[341]。然而，最近的一项 Ⅲ 期临床试验，即 LIGHT 研究，将利尼伐尼 17.5mg 与索拉非尼的 400mg 每日 2 次进行比较，发现两种药物的总体生存期相似（9.1 vs. 9.8 个月，95% CI 8.3 ～ 11 个月）。试验没有达到确定优势和非劣势结果的主要终点。服用利尼伐尼的患者有较高的 3 级和 4 级不良反应发生率[342]。

4. 哺乳动物雷帕霉素靶点抑制药

mTOR 通路在 HCC 患者中的上调导致了 mTOR 抑制药的发展。动物模型显示 mTOR 抑制药可以减少细胞增殖，延缓转移，提高总体生存期[103,343]。依维莫司用于治疗 HCC 评估 -1（EVOLVE-1）研究，546 名患者被随机分配到服用依维莫司 7.5mg/d 或安慰剂组。两组患者的总

体生存期无差异（7.5 vs. 7.3 个月，风险比为 1.05；
P=0.675）[344]。

（九）免疫治疗

程序性死亡 -1 蛋白（PD-1）是 CD28 家族的
免疫抑制药受体。PD-1 可表达于多种细胞类型，
包括 T 淋巴细胞和 B 淋巴细胞、自然杀伤细胞和
肿瘤浸润淋巴细胞。PD-1 过表达与包括 HCC 在
内的几种恶性肿瘤预后不良有关。在 HBV 感染患
者中首次发现 PD-1 与 HCC 的关系，PD-1 的高表
达与病毒载量增加相关，并可增加 6.29 倍的 HCC
发生风险 [345]。PD-1 抑制药纳武单抗（nivolumab）
的 Ⅰ / Ⅱ 期研究正在进行中。该研究共纳入 47 例

患者，其中 2 例报告显示完全缓解（5%），6 例报
告显示部分缓解（14%）。与其他疗法不同的是，
迄今为止，这种治疗反应持续时间较长，研究人
员预测 1 年的总体生存率约为 62%[346]。

◆ 结论

HCC 是世界范围内恶性肿瘤的主要原因之
一。近年来，随着丙肝病毒治疗的进展和脂肪性
肝病患者的增加，人口结构格局发生了变化。虽
然我们对 HCC 的临床病程有了更好的了解，但
是我们目前的治疗模式对于晚期患者仍然有限。
未来致力于生物标志物和肿瘤遗传学的研究将有
助于开发新的靶向治疗药物。

第 47 章　胆管癌
Cholangiocarcinoma

Nataliya Razumilava, Konstantinos N. Lazaridis, Gregory J. Gores　著

姚昕　译，严天连、张宁　校

● 缩 略 语　ABBREVIATIONS

ABC-2	Advanced Biliary Cancer 2	晚期胆管癌 2
CCA	cholangiocarcinoma	胆管癌
CDK	cell division kinase	细胞分裂激酶
CI	confidence interval	置信区间
COX-2	cyclooxygenase 2	环氧化酶 2
CT	computed tomography	计算机断层扫描
EBRT	external-beam radiation therapy	外照射放射治疗
EGF	epidermal growth factor	表皮生长因子
EGFR	epidermal growth factor receptor	表皮生长因子受体
ERC	endoscopic retrograde cholangiography	内镜逆行胆管造影
EUS	endoscopic ultrasound	内镜超声检查
FISH	fluorescence in situ hybridization	荧光原位杂交
FGFR-2	fibroblast growth factor receptor 2	成纤维细胞生长因子受体 2
FLIP	FLICE-inhibitory protein	FLICE 抑制蛋白
HBV	hepatitis B virus	乙型肝炎病毒
HCC-CCA	hepatocellular-cholangiocellular carcinoma	肝细胞 - 胆管细胞癌
HCV	hepatitis C virus	丙型肝炎病毒
HGF	hepatocyte growth factor	肝细胞生长因子
hMLH1	human Mut L homolog 1	同系物 1
HR	hazard ratio	风险比
hTERT	human telomerase reverse transcriptase	人端粒酶逆转录酶
IDH	isocitrate dehydrogenase	异柠檬酸脱氢酶
IL-6	interleukin 6	白细胞介素 6
IL-33	interleukin 33	白细胞介素 33
MAPK	mitogen-activated protein kinase	丝裂原活化蛋白激酶
Mcl-1	myeloid cell leukemia 1	骨髓细胞白血病 1
MMP	matrix metalloproteinase	基质金属蛋白酶
MRC	magnetic resonance cholangiography	磁共振胆管造影
MRI	magnetic resonance imaging	磁共振成像
NO	nitric oxide	一氧化氮
OR	odds ratio	比值比
PDT	photodynamic therapy	光动力疗法
PSC	primary sclerosing cholangitis	原发性硬化性胆管炎
PTC	percutaneous transhepatic cholangiography	经皮肝穿刺胆管造影
RT	radiation therapy	放射治疗
SBRT	stereotactic body radiotherapy	立体定向放射治疗

STAT	signal transducer and activator of transcription	信号转导和转录激活因子 TNF
TNF	tumor necrosis factor	肿瘤坏死因子
TNM	tumor node metastasis	肿瘤淋巴结转移
WISP1v	WNT1-inducible signaling pathway protein 1	WNT1 诱导型信号通路蛋白 1

胆管癌（CCA）是来自于胆管的恶性肿瘤，其发病率逐年升高。 CCA 是由胆管细胞和（或）胆管干细胞和肝细胞的恶性转变引起的[1,2]。CCA 占所有肝胆肿瘤的 10% ～ 20%，是第二常见的原发性肝癌[3]。CCA 根据位置可分为肝内型，肝门型和远端型（图 47-1）。发生于不同解剖位置的胆管癌其肿瘤的发生、转移、临床与实验室表现，以及流行病学特征均不相同[1]。CCA 的相关研究虽较前略有进展，但仍需要进一步的探索以改善 CCA 的早期诊断和治疗效果[4]。

一、流行病学和风险因素

（一）流行病学

CCA 发病率在过去几十年中有所增加[5,6]。美国每年大约有 5000 例新发 CCA[7-10]。但是，在几个登记处，肝门型 CCA 被归类为肝内 CCA（肝门型 CCA 位于肝门部，累及左右肝管或肝段胆管），我们认为这种分类尚欠妥，肝门型 CCA 是一种具有特殊临床与生物特征的亚型[11]。混合性肝细胞胆管细胞癌（HCC-CCA）是一种最近公认的 CCA 表型。HCC-CCA 表达肝细胞和

胆管分化的标志物，并且只在不到 1% 的肝脏肿瘤中表达。在本文中，我们主要关注肝内型，肝门型和远端型的 CCA。

肝内型 CCA 与肝门型及远端型 CCA 在流行病学方面均有所不同。这三种 CCA 之间的错误分类与报告也会影响到流行病学数据。在美国，根据监测、流行病学和最终结果登记资料，年龄校正的肝内 CCA 发病率从 1992—1995 年的 0.92/10 万增加到 2004—2007 年的 0.93/10 万（P=0.07）。相比之下，肝外 CCA 的发生率从 1992—1995 年的 0.7/10 万增加到 2004—2007 年的 0.95/10 万（$P < 0.001$）[5,12]。这些数据考虑了先前将肝门型 CCA 错误的分类为肝内 CCA。由于流行病学的差异，我们单独讨论肝内型，肝门型和远端型 CCA 的流行病学。

肝内型 CCA 在全球范围内发病率各不相同[13]。在泰国东北部最高（每 100 000 名男性中有 96 人，每 100 000 名女性中有 38 人），可能与肝吸虫感染率高有关。在过去，肝内 CCA 的平均诊断年龄是 55 岁左右，但最近诊断年龄升至 65 岁左右。改变的原因可能是因为：①在老龄人口中由慢性肝病发展而来的肝内 CCA 在增加。②对有危险因素的年轻个体积极有效的诊断、随访与管理［如原发性硬化性胆管炎（PSC），胆总管囊肿］。高加索人和非洲裔美国人年龄校正后有类似的发病率。虽然亚洲人的发病率是高加索人的 2 倍。但是高加索人是唯一年龄校正后肝内 CCA 发病率逐渐增加的群体。

全球范围内，肝内 CCA 的死亡率也出现升高[13]。事实上，肝内 CCA 死亡率增加的百分比远高于 HCC。在美国，肝内 CCA 的年龄校正死亡率从 1973 年的 0.07/10 万增加到 1997 年的 0.69/10 万[14]。美洲印第安人和阿拉斯加原住民的肝内 CCA 死亡率分别达到 1.3 / 10 万和 1.4 / 10

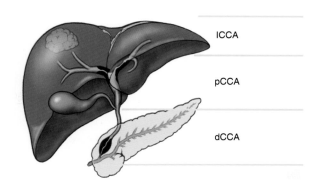

ICCA

pCCA

dCCA

▲ 图 47-1　胆管癌（CCA）是指涉及整个胆管树的肿瘤
肝内 CCA 表示影响肝内胆管至二级胆管的恶性肿瘤。肝门 CCA 从胆囊管插入部位上方到二级胆管。 远端 CCA 从胆囊管插入部位向远端延伸至壶腹上方。dCCA. 远端胆管癌；ICCA. 肝内胆管细胞癌；pCCA. 肝门型胆管癌

万[12]。总体而言，肝内 CCA 患者的 5 年生存率仍然低得令人失望，并且在几十年内几乎没有变化[8-10]。早期发现并采用积极的手术方法亦未能取得满意的效果（如肝切除术，扩大肝叶切除术，血管重建术和门静脉栓塞等）。

肝门型和远端型 CCA 的发病率在全球范围内也有所不同。据报道，在美国，经过年龄校正的肝外型 CCA 发病率男性为 1.2/10 万，女性为 0.8/10 万。如前所述，肝外 CCA 的总体发病率正在增加。相应地，累积死亡率也增加了 39%[15]。与女性相比，男性的死亡率更高（分别为男性 1.9/10 万和女性 1.5/10 万）[16]。

（二）风险因素

多数确诊 CCA 的患者并没有暴露于与该疾病相关的已知危险因素（表 47-1）[6]。原发性硬化性胆管炎（PSC）已明确是 CCA 的危险因素。在确诊原发性硬化性胆管炎后，发生 CCA 的风险约为每年 1.5%[17]。有趣的是，在发生 CCA 的 PSC 患者中，约有 50% 的患者是在 2 年内发生胆管恶性肿瘤[13,18]。诊断 PSC 后 2 至 10 年内这种风险降低至 7%[19]。

附睾吸虫和华支睾吸虫与 CCA 密切相关，可通过食用未煮熟的鱼感染。这些肝脏蠕虫主要栖息在胆管中，偶尔在胆囊里。胆总管囊肿患者（即胆管先天性囊性扩张）发生 CCA 的风险约为 10%～15%，诊断中位年龄为 34 岁[20]。肝内胆道结石（即肝内胆管结石）常见于亚洲，而西方国家少见。研究报道了肝内胆管结石与肝内型 CCA 的关系[21]。Thorotrast 是一种 20 世纪 30—50 年代放射造影剂，由 $^{232}ThO_2$ 的胶体悬浮液构成，主要发射 α 粒子，可能是胆管细胞的增生和人类 Mut L 同源物 1（hMLH1）的高甲基化失活引起微卫星不稳定并可致 CCA[22]。此外，还发现二噁英和聚氯乙烯这样的毒素也会促进 CCA 的进展。最近，慢性乙型肝炎病毒（HBV），丙型肝炎病毒（HCV）和肝硬化已列入肝内 CCA 的危险因素列表中。HBV 与 CCA 的关联已在亚洲国家得到证实，在西方国家与日本更显著。在最近的流行病学研究中，代谢综合征，糖尿病和肥胖也与肝内 CCA 有关[18,23,24]。胆管慢性炎症和胆汁淤积是危险因素，正如本章后面所讨论的，这两个因素都可能导致胆管上皮的恶性转化。

表 47-1　胆管癌的危险因素

年龄（原发 CCA 为 65 岁以上）
原发性硬化性胆管炎（PSC）
肝吸虫感染
附睾吸虫
华支睾吸虫
Caroli 病
胆总管囊肿
胆管腺瘤和胆管乳头状瘤病
慢性导管内结石（即肝内胆管结石）
肝硬化
慢性病毒性丙型肝炎和乙型肝炎
二氧化钍
手术胆肠引流术
毒素（二噁英、聚氯乙烯）
肥胖
代谢综合征
糖尿病

二、分子发病机制

最近，对 CCA 分子发病机制认识有了相当大的进展。人们普遍认为胆管上皮的恶性转化主要是因为胆管的慢性炎症以及持续的胆汁淤积。微环境的改变引起细胞因子和活性氧物质的产生增加，导致细胞（即胆管细胞）的应激延长以及 DNA 的不可逆损伤[1]。随后，胆管细胞发生恶性转化，即发生分子变化并出现正常条件下细胞和亚细胞不存在的某些特征。表 47-2 总结了相关通路。胆管细胞发生分子改变导致癌症是多方面相互关联的过程。最近对 119 个肝内 CCA 进行整合分子分析确定了两个基因特征，即"炎症"类和"增殖"类[25]。前者证实了负责过表达细胞因子、信号转导和转录激活因子 3（STAT3）途径的激活。增殖亚型中（62% 的病例）致癌基因 KRAS，RAS，MAPK，MET 和 BRAF 等表达发生了改变。CCA 亚型表现出不同的生物学行为，可能跟遗传改变有关。导致肝内 CCA 的致病途径不一定与门周型或远端 CCA 相关。例如，在肝内 CCA（肝内 CCA 的 18%）中观察到异柠檬酸脱氢酶 1（IDH1）和 DNA 修复基因的改变，而 ERBB2 癌基因的异常发生在肝外 CCA（25% 的肿瘤）中[26]。有趣的是，最近多数对遗传模型的研究证明了分化的肝细胞亚型（包括肝细胞）对 CCA 发生的潜在影响[2]。这可以用来解释病毒性肝炎和肝硬化是 CCA 危险因素的原因。尽管取得了显著的进步，但由于 CCA 样本采集较困难，严重影响了研究的进展。这些肿瘤是高度结缔组织，因此获得足够的细胞用于研究具有挑战性。在 CCA 中观察到的一些主要遗传畸变将在本章后面讨论。

细胞增殖，分化和形态发生的失调可导致恶性转化。例如，成纤维细胞生长因子受体（FGFR）是用于细胞分化和有丝分裂发生信号的转导物。已经在 CCA 中描述了几种 FGFR2 基因融合，包括 FGFR2-BICC1，FGFR2-MGEA5 和 FGFR2-TACC3（图 47-2）。有人提出 FGFR 融合伴侣介导寡聚化，会触发相应 FGFR 激酶的激活[27]。FGFR2 酪氨酸激酶融合在高达 17% 的肝内 CCA 中发生，并且临床过程相关。FGFR 抑制药可用于临床实践，可用于 CCA 的靶向治疗[28-31]。用普纳替尼抑制 FGFR2-MGEA5 基因融合，用帕唑帕尼及随后的普纳替尼治疗 FGFR2-TACC3 融合基因的方法在肝内 CCA 患者中已经取得了一定的临床疗效。然而，连续的抗性进展和脱靶效应仍然是这些疗法的缺点。

在正常条件下，尽管暴露于增殖信号，胆管细胞仍保持组织内稳态。然而，慢性胆汁炎症引起局部产生白细胞介素 6（IL-6）和肝细胞生长因子（HGF），IL6 和 HGF 最初源自输卵管基质细胞（即星状细胞）。IL-6 是一种参与胆管细胞增

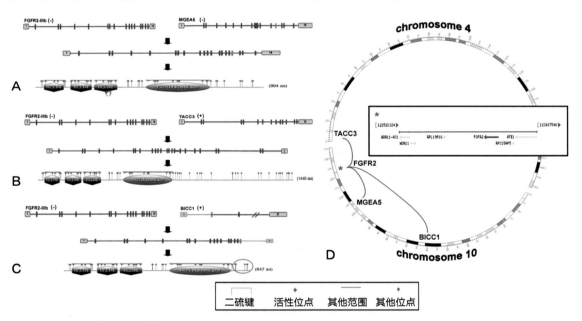

▲ 图 47-2　FGFR2 基因融合事件

对转录物和假设的蛋白质产物进行建模以说明涉及 FGFR2（A-C）融合事件的潜在影响。鉴定染色体 10 号内涉及 MGEA5（A）和 BICC1（C）的融合事件（D）。涉及 FGFR2 和 TACC3（B）的融合事件是染色体间的（D）。所有鉴定的融合断裂点接近并且预测发生在转录物的最后内含子内并且终止于已知的蛋白酪氨酸激酶结构域（A-C，金结构域）。在所有情况下，融合导致酪蛋白激酶Ⅱ磷酸化和蛋白激酶 C 磷酸化位点扩增。仅显示涉及 FGFR2 和 BICC1 基因（FGFR2 → RBICC1，C）相互作用的蛋白质产物模型。相互作用事件的融合断裂点影响 BICC1 基因的外显子 1 和 2，这转化为酪蛋白激酶Ⅱ磷酸化区域内预测磷酸丝氨酸位点的差异（C，红色圆圈内的紫色三角形）

BICC1.Bicaudal C 同系物 1 基因；FGFR2. 成纤维细胞生长因子受体 2；MGEA5. 脑膜瘤表达的抗原 5（透明质酸酶）；TACC3. 转化含有蛋白质 3 的酸性卷曲螺旋（改编自 Borad MJ, et al. Integrated genomic characterization reveals novel, therapeutically relevant drug targets in FGFR and EGFR pathways in sporadic intrahepatic cholangiocar- cinoma. *PLoS Genet* 2014;10:e1004135）

殖的强效促分裂原，正如研究报道[23-35]IL-6与质膜受体结合，形成活性异二聚体gp80/gp130，进而通过有丝分裂活化蛋白激酶（MAPK）/信号转导和转录激活因子（STAT）途径刺激细胞转录[36]。有趣的是，恶性胆管细胞也产生高水平的IL-6[37]并过表达gp80/gp130异二聚体。一项新的CCA遗传模型表明，胆汁有丝分裂原白细胞介素33（IL-33）通过IL-6轴发挥其致癌作用[38]。HGF还通过与质膜受体c-met结合促进胆管细胞生长[32,39]。此外，胆管细胞产生内源性HGF并上调c-met受体[34,40,41]。因此，通过IL-6和HGF途径，恶性胆管细胞维持自身增殖。

另一种促进CCA发生的机制是表皮生长因子（EGF）及其受体（EGFR）的信号激活[42,43]。EGF与EGFR的相互作用导致MAPK通路的激活[44]。c-erb-B2蛋白是EGFR的同源物，是一种在CCA中被激活的酪氨酸激酶[41]。实际上，c-erb-B2在胆囊上皮中的组成性表达导致了腺癌的发生[45]。当患者的负调节因子EGFR、ERRFII编码区发生突变时服用EFGR抑制药厄洛替尼治疗，可观察到肿瘤快速消退的反应[30]。

环氧化酶2（COX-2）是一种催化花生四烯酸形成前列腺素的同工酶，由有丝分裂原和细胞因子诱导[46]，并参与其中。在CCAs的发病机制中，COX-2在恶性胆管细胞中过表达[47,48]。IL-6，HGF和EGF刺激胆管细胞后COX-2表达发生变化，表明CCA发生的复杂性和相互关联的过程[45,49]。COX-2引起CCAs的确切机制尚不确定，但可能涉及抑制凋亡途径。

KRAS是一种癌基因，在促有丝分裂细胞信号中起重要作用。已在超过20%活检证实CCAs的患者中检测到该基因的突变[50,51]。KRAS突变与周围型CCA和输卵管肿瘤进展有关[50,52]。

除了胆道炎症可促使CCA发生，胆汁酸也可引起CCA。例如，据报道胆汁酸可以反式激活EGFR并促进胆管细胞中COX-2的表达[53,54]。

在胆管癌发生过程中抑制细胞增殖的关键途径通常会发生缺失。例如，肿瘤抑制基因p53的杂合子缺失在CCA中很常见，在高达35%肝内

和45%肝外CCA中观察到p53基因突变[26,55]。在吸虫相关CCA中这种基因突变也很常见（44%）[56]。p53基因可诱导细胞周期和细胞凋亡。关于细胞周期，p53调节p21/WAF1（野生型p53活化片段1）蛋白，此蛋白是细胞分裂激酶（CDK）4-细胞周期蛋白D复合结合物。因此，p53引起CDK4-细胞周期蛋白D复合物的负反馈，进而避免了Rb的磷酸化，并释放了E2F转录因子[57,58]。此外，p53可通过促进线粒体膜中的Bax诱导细胞凋亡，刺激线粒体去极化和随后的细胞凋亡。通过多种分子机制使p14/mdm/p53途径和p16（肿瘤抑制基因）失活，已在deCN CCA和PSC相关CCA中描述[59,60]。如表47-2所示，p53，p21/WAF1和p16突变参与关键细胞信号传导的丢失，这可能有助于CCA的发展。

细胞凋亡是控制组织稳态的重要细胞机制。细胞凋亡的紊乱可能导致细胞增殖异常。Fas/TRAIL[肿瘤坏死因子（TNF）相关凋亡诱导配体]/TNF受体家族的配体激活或线粒体释放细胞色素c导致半胱天冬酶活化，导致DNA片段化和细胞破坏[61]。如前所述，慢性胆道炎症和慢性胆汁淤积都会导致持续的胆管细胞应激和DNA损伤。因此，细胞凋亡可看做恶性转化细胞的清除剂，而胆管细胞丧失凋亡的保护功能可能导致CCA的发展。胆管细胞质膜上表达Fas受体[49]，并对细胞凋亡的FAS配体刺激做出反应。在CCA细胞系中，由于FLICE抑制蛋白（FLIP）的改变，Fas/FAS配体的活性降低[49]。FLIP抑制procaspase 8的活化，导致Fas/FAS配体途径信号传导减弱[62]。此外，在一氧化氮（NO）作用下的管细胞显示出对Cspase3和9的抑制作用，可能通过亚硝基化作用，并对细胞凋亡产生相对抗性[63]。炎症诱导的COX-2具有抗细胞凋亡作用。COX-2的上调通过增加抑制性蛋白髓样细胞白血病1（Mcl-1）的表达来抑制Fas/FAS配体诱导的细胞凋亡[64]。有趣的是，在CCA中胆汁酸升高，可通过抑制蛋白酶体降解来调控Mcl-1蛋白[53]。除了胆汁酸外，炎症介质还可以上调Mcl-1。结果，潜在恶性的胆管细胞逃避了

表 47-2　胆管细胞恶性转化的分子转化

肿瘤发生机制	分子机制	作者
自体增殖信号通路	IL-6，gp80/gp130 上调	Sugawara 等[37]
	HGF/c-met 上调	Yokomuro 等[34]，Lai 等[40]
	EGF/c-erbB-2 上调	Ito 等[43]，Kiguchi 等[45]
	COX-2 上调	Chariyalertsak 等[47]，Endo 等[48]，Yoon 等[54]
	KRAS 突变	Kang 等[50]，Tannapfel 等[51]
抗生长信号丧失	p53 突变	Kang 等[50]
	p21/WAF 突变	Furubo 等[140]
	Mdm2 上调	Furubo 等[140]
	p16INK4 突变	Tannapfel 等[51]，Ahrendt 等[60]
逃避细胞凋亡	FLIP 上调	Que 等[62]
	对 caspase 没有抑制作用	Torok 等[63]
	Bcl-2 上调	Harnois 等[141]
	Bcl-xL 上调	Okaro 等[142]
	Mcl-1 上调	Yoon 等[54]
	COX-2 上调	Nzeako 等[64]
	miR-29 下调	Mott 等[78]
无限的复制潜力	端粒酶活性	Itoi 等[68,69]
血管生成	VEGF 过表达	Benckert 等[70]
组织的侵袭与转移	E-cadherin 下调	Ashida 等[143]
	α- 半胱氨酸和 β- 苹果酸下调	Ashida 等[143]
	基质金属蛋白酶（MMP）上调	Terada 等[72]
	人天冬氨酰（天冬酰胺酰）β- 羟化酶过表达	Lavaissiere 等[73]，Ince 等[74]，Maeda 等[75]
	WISP1v 过度表达	Tanaka 等[76]
表观遗传修饰	IDH1，IDH2 热点突变	Churi 等[26]，Saha 等[65]
生存通路	FGFR2 融合；Notch，Hedgehog 途径过度表达	Razumilava 等[18]，Ang 等[29]，Borad 等[31]

COX-2. 环氧化酶 -2；EGF. 表皮生长因子；FGFR. 成纤维细胞生长因子受体；FLIP.FLICE 抑制蛋白；HGF. 肝细胞生长因子；IDH. 异柠檬酸脱氢酶；IL-6. 白细胞介素 6；VEGF. 血管内皮生长因子；WAF. 野生型 p53 激活片段 1；WISP1v. WNT1 诱导型信号通路蛋白 1

引自 Berthiaume EP, Wands J. Molecular pathogenesis of cholangiocarcinoma. *Semin Liver Dis* 2004；24:127-137.

凋亡。在 16% 出现 Mcl-1 基因突变的肝内 CCAs 患者中也显示了 Mcl-1 的重要性[26]。

癌症的生存优势也可以通过包括甲基化在内的表观遗传来实现。参与甲基化调节的酶发生突变，如 IDH1 和 IDH2，可导致 2- 羟基戊二酸过表达。2- 羟基戊二酸的积累抑制了 α- 酮戊二酸依赖性酶控制组蛋白去甲基化和 DNA 修饰的功能[65]。在 10%～23% 的胃肠道和胆道癌中观察到 IDH1 和 IDH2 突变，并有可能成为一个治疗靶点[18,26]。此外，可以检测血清中 2- 羟基戊二酸的浓度水平并作为潜在的肿瘤标志物。

CCAs 能够无限增殖。相反，正常的胆管细胞与其他类型的细胞一样，由于端粒在逐渐缩短细胞在衰老之前会经历一定数量的细胞分裂。端粒是染色体末端存在的长片段重复序列，参与 DNA 合成。在多个细胞周期后，端粒缩短导致染色体不稳定并使细胞无法分裂[66]。通过过表达人端粒酶逆转录酶（hTERT）来保持端粒稳定，使癌细胞（CCA）能够维持染色体复制，从而维持持续增殖[67]。在肝内 CCA 中已经报道了 hTERT 的活性和 hTERT mRNA 的表达增加[68,69]。

许多恶性肿瘤促进了血管生成，以确保足够的血液供应氧气和营养物质，从而不断分裂肿瘤细胞。CCAs 具有丰富的血管供应，肝内 CCAs 表达血管内皮生长因子（VEGF）[70]。此外，在 CCA 细胞系中，VEGF 的表达增加依赖于转化生长因子 -β（TGF-β）刺激[70]，TGF-β 和其诱导剂 SMAD 在 16.7% 肝吸虫相关的 CCA 中发生突变，与增加转移风险有关[18]。

周围组织的侵袭和转移是肿瘤形成的特征。E- 钙黏蛋白是一种细胞表面蛋白，参与细胞黏附，因此也参与转移。肝内 CCAs 降低了与晚期肿瘤组织学分期相关的 E- 钙黏蛋白的表达[71]。据报道，基质金属蛋白酶（MMPs）在 CCA 中上调，这一变化与肿瘤侵袭性有关[72]。此外，人类天冬氨酰 β- 羟化酶（HAAH）是一种参与肿瘤侵袭的蛋白，在 HCC 和 CCA 中均有表达[73]。HAAH 涉及 β- 碳的转录后羟基化，位于蛋白质 EGF 样结构域中的特定残基上[73]。转染细胞中 HAAH 的表达与裸鼠的锚定非依赖性生长和肿瘤发展有关[74]。据报道，CCA 细胞系过量表达 HAAH[75]。另一种与结缔组织生长因子家族相关的 WISP1v（WNT₁ 诱导型信号通路蛋白 1）蛋白，也在 CCA 中过表达[76]。WISP1v 的过度表达与淋巴和神经浸润有关[76]。

非编码 RNAs 是一类新的基因调控因子。microRNA 通过调节多个基因的表达参与 CCA 细胞过程[77]。miR-29 是抗凋亡 Mcl-1 的负调节因子，其在 CCA 细胞系中的表达降低[78]。细胞与细胞的黏附受 miR-26a 调节，miR-26a 靶向降解糖原合酶激酶（GSK）-3β 的信使 RNA。在 CCA 中，microRNA 也参与化学抗性的发展（miR-21，miR-200b，miR-29b，miR-205 和 miR-221）和细胞凋亡的逃逸（miR-29，miR-25，miR-31，miR-204，miR-320，miR-421 和 miR-886）。

其他涉及 CCA 发生的途径包括控制细胞分化的 Notch 信号通路、Hedgehog 信号通路和血小板衍生生长因子（PDGF）信号通路[18]。在一些研究中证实了 CCA 中的 mTOR 活化，有趣的是，它与肝外 CCA 患者的不良结果相关，但在肝内 CCA 患者中常提示病理高分化[79]。肿瘤微环境为癌症发展提供了保护，富含癌症相关的成纤维细胞，后者参与肿瘤 - 基质对话，提供生长信号，促进血管生成[18]。

因此，为了更好地理解 CCA 的生物学特点和新靶向治疗的发展，我们不断的研究和尝试。目前对肝内 CCAs 中 IDH 基因突变和成纤维细胞生长因子受体 2（FGFR2）融合的研究使 IDH 和 FGFR 抑制剂在 CCA 的临床应用中成为可能。我们应该充分考虑基于主要驱动致癌途径的肿瘤分类，而不是仅考虑肿瘤位置或分期的分类。这是 CCA 从细胞毒性治疗转向针对致癌驱动基因治疗的重要举措。

三、病理学和分类

根据组织病理学，大多数 CCA 是腺癌。CCA 通常在广泛致密的成纤维细胞基质中分化的管状腺癌，CCA 的其他组织学变异类型包括乳头状腺癌，印戒细胞癌，鳞状细胞或黏液表皮样癌，以及淋巴上皮瘤样形式。

CCA 分为肝内型，肝门型和远端型（图 47-1）。大约 50% 的 CCA 累及肝门周围胆管，25% 累及远端胆管，其余 25% 表现为肝内 CCA。用于评估肝内 CCA 可手术切除的 Bismuth-Corlette 分类如图 47-3 所示。根据生长模式，肝门型和远端型 CCA 可表现为硬化，结节和乳头状。硬化类型最常见，并且由于浸润和纤维化导致胆管的环形增厚。肝内 CCA 通常以肿块病变生长，约占胆管肿瘤的四分之一，并且可能与 HCC 混淆。肝内 CCA 可以是单发或多结节的，它也可以简便划分为肿块或沿着肝内胆管生长的弥漫性浸润性肿瘤。

四、临床表现和诊断

（一）肝门型和远端型 CCA

患有肝门型和远端 CCA 的患者常出现阻塞性胆汁淤积症状，体征和生化实验室表现。他们经常主诉黄疸，尿色深，大便苍白，瘙痒和体重减轻。实验室检查显示碱性磷酸酶和胆红素增加。糖类抗原 19-9（CA19-9）的血清水平通常升高。CA19-9 为唾液酸化的乳 -N- 岩藻成糖 Ⅱ，是一种类黏蛋白的糖蛋白成分，与 Lewis 血型成分有关[80]，因此 CA19-9 血液水平取决于 Lewis 表型[81]。大约 7% 的人群是 Lewis- 阴性，因此这些患者在患有恶性肿瘤时难以检测到 CA19-9[82]。此外，CA19-9 对 CCA 不具有特异性。胰腺癌，胃癌，结肠直肠癌以及妇科癌症，细菌性胆管炎和吸烟都可导致 CA19-9 升高。PSC 中诊断为 CCA 的临界值为 129 U / ml。然而，超过 30% 的 PSC 和 CA19-9 水平＞ 129 U / ml 的患者在很长时间内并没有进展为癌症[83]。

在肝门型和远端 CCA 中，影像学研究、计算机断层扫描（CT）和磁共振成像（MRI）扫描显示胆管树的扩张，并可判断胆道梗阻的程度。单侧胆管阻塞通常会导致受累的肝叶萎缩以及未受累肝叶肥大，这种现象称为肝萎缩肥大复合征[84]。内镜逆行胆管造影（ERC，图 47-4）和磁共振胆管造影（MRC，图 47-5）是明确 CCA 在胆管树中位置和范围的常用辅助检查。当内镜方法不可行时，经皮肝穿刺胆管造影（PTC）可替代 ERC。在行 ERC 时可获得用于组织病理学诊断的胆管刷状细胞学和内镜活组织。肝门型 CCA 患者的 ERC 显示在图 47-4 中。经组织证实的诊断可能具有挑战性，因为 CCA 是一种高度结缔组织形成的肿瘤，由过多的纤维组织组成，几乎没有恶性胆管细胞聚集。这种促纤维化反应围绕胆管并延伸到黏膜下组织，导致只有 30% 的患者才能根据胆管细胞学检查结果诊断为 CCA[4]。

荧光原位杂交（FISH）是一种新建立的方法，用于评估 CCA 中的细胞非整倍性和染色体重复。FISH 利用荧光标记的 DNA 探针检测具有染色体改变的胆管细胞（图 47-6）。大量胆管细胞出现染色体扩增时暗示有可能是恶性胆道肿瘤。当五个或更多个细胞显示两个或更多个染色体的扩增

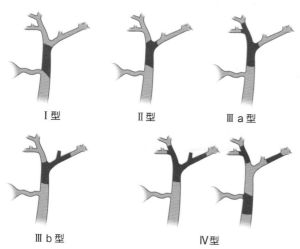

▲ 图 47-3 胆管癌（CCA）的 Bismuth-Corlette 分类
Ⅰ 型 CCA 累及肝总管；Ⅱ 型 CCA 累及肝总管和右肝管和左肝管的汇合；Ⅲ a 和 Ⅲ b 型 CCA 分别包括肝总管，右肝管或左肝管；Ⅳ型 CCA 累及胆道汇合并延伸到左右肝管或指多灶性胆管肿瘤

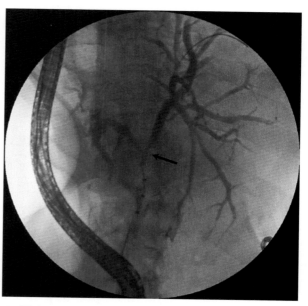

▲ 图 47-4 内镜逆行胆管造影（ERC）显示胆管肝门部胆管癌，胆道梗阻，胆管扩张

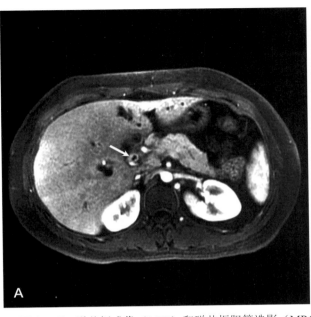
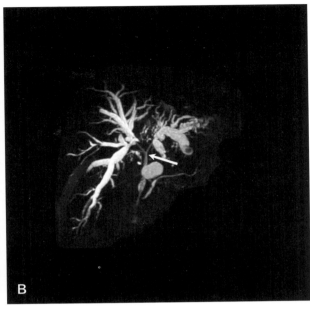

▲ 图 47-5　磁共振成像（MRI）和磁共振胆管造影（MRC）显示肝门部胆管癌，伴有胆管同心增厚（A）和阻塞（B）箭头所示

时定义为阳性测试，或者 10 个或更多个细胞显示单个染色体的扩增（定义为多体性，相当于非整倍性）。为了进行 FISH 研究，在 ERC 时收集胆管刷，并将细胞固定在载玻片上。然后四个荧光标记的 DNA 探针与染色体 3，7 和 17 的着丝粒以及染色体 9 上的 p16 基因（9p21）杂交。杂交后，载玻片用核复染剂 4′，6- 二脒基 -2- 苯基吲哚（DAPI）染色，用荧光显微镜扫描载玻片的非典型细胞（即染色体 3，7，9 和 17 的增加）（图

47-6）。如果观察到具有染色体增加（即多倍体）的细胞足以判断测试阳性，则计算异常细胞的百分比。在一项针对胰胆管狭窄的大型研究中，连续纳入了 498 例患者，FISH 多体性较常规细胞学检查（20.1%）有着更高的灵敏度（42.9%），但特异性未见明显差异[85,86]。多倍体检测肝门型 CCA 的灵敏度为 38% ～ 58%，而常规细胞学为 15%[83]。尤其是与 129 U / ml 或更高的 CA19-9 组合，是判断 CCA 发展的强预测因子，通过结

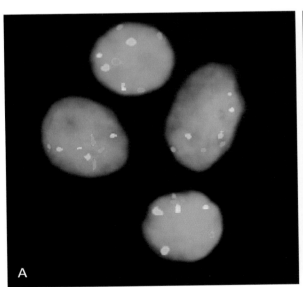
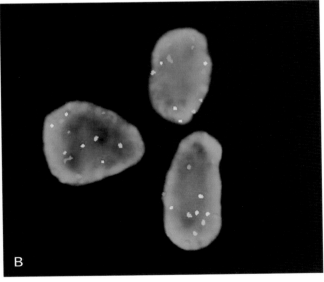

▲ 图 47-6　荧光标记的 DNA 探针在四种不同的染色体上修饰基因组位点

红色探针指示染色体 3，绿色探针指定染色体 7，金色探针指向染色体 9，水绿色指示染色体 17；正常胆管细胞（A）每个探针有两个重复，是正常二倍体细胞的表现；恶性胆管细胞（B）显示染色体探针的增加，提示存在多倍体

合成像研究可以提早 2.7 年诊断 CCA[87,88]。

内镜超声（EUS）适用于确定胆管狭窄的性质，并有助于描绘肿瘤位置和大小，血管结构和淋巴结的参与。EUS 引导下对疑似 CCA 细针穿刺活检的特异性，敏感性和阳性预测值分别为 86%，100% 和 100%[89]。但是，如果患者存在肝移植治疗的可能，肿瘤活检应慎重考虑，因为存在针迹播种的高风险[90]。CT 和 MRI 扫描在 CCA 管理中的作用是帮助诊断和评估肿瘤可切除性。在肝门型 CCA 中，磁共振胆管造影（MRC）图像能显示胆管壁中度不规则增厚伴近端胆管扩张[91]。临床实践中，在没有组织证实诊断的情况下，仅根据临床，实验室和影像学表现诊断肝门型和远端 CCA 并不罕见。也许最大的挑战是诊断 PSC 患者的 CCA。患者可能出现明显的胆管狭窄，因此难以区分到底是良性狭窄还是 CCA。在 PSC 患者中，突然临床恶化，伴随着碱性磷酸酶的逐渐升高和大于 100U / ml 的血清 CA19-9 值，在没有细菌性胆管炎的情况下，有力地说明 CCA 的进展。图 47-7，A 提供了一种评估可疑 CCA 的胆管扩张怀疑是 CCA 的算法。胆管狭窄患者应检测血清 IgG4 水平以排除 IgG4 相关性疾病。然而，CCA 中也可能出现高水平 IgG4，因此不能排除癌症风险。在适当的临床实践中，可能需要对 IgG4 阳性浆细胞行组织染色以确认 IgG4 相关性疾病[92,93]。

（二）肝内 CCA

肝内 CCA 表现出非特异性症状和肝脏肿块的迹象，如腹痛，厌食，体重减轻和盗汗。在体检或影像学检查中偶然发现的腹部肿块可能是无症状患者的唯一发现。实验室检查显示碱性磷酸酶升高，胆红素正常。CA19-9 可能会增加[4]。肝内 CCA 的诊断通常是通过排除其他原发性或转移性肝脏肿块来实现的，这在很多情况下与前者非常类似。横断面 MRI 中肝内 CCA 分别在 T_1 和 T_2 加权图像上出现低信号和高信号[93a]。由于 PET 阴性病发率高，正电子发射断层扫描（PET）的使用受到限制，但 PET 可能有助于转

移性疾病的诊断[94,95]。有时，肿块病变的肝脏活检是确定诊断的精确方法。图 47-7B 提供了一种评估有肝硬化和无肝硬化的肝肿块的算法。

（三）分期

CCA 的临床分期对于明确患者手术适应证的、预后以及对临床试验反应是必要的。表 47-3，表 47-4 和表 47-5 分别描述了肝内型，肝门型和远端型 CCA 的肿瘤淋巴结转移（TNM）分类。TNM 分类系统对于肝门型和远端型 CCA 的价值是有限的。这是因为 TNM 系统涉及手术获得的组织病理学而不涉及疾病的临床进展，后者在决定手术切除肿瘤方面更为重要。在肝门型和远端型 CCA 的临床分期中，应清楚地识别肿瘤的近端和远端边缘。获得胆管、肝脏血管结构和淋巴结的高质量成像可以实现这一目标。ERC，MRC，PTC 和 EUS 可以组合使用，以明确肿瘤边界。在进行部分肝切除之前，必须排除 CCA 对侧（即未受影响）肝叶血管包埋，验证门静脉和肝动脉的通畅性，也应排除区域转移。为此，与传统的横截面腹部成像（即 MRI）相比，EUS 在排除转移性疾病方面占有优势。这对于可疑的区域淋巴结特别重要，可以在 EUS 期间进行活检以排除转移性疾病。实际上，15% ～ 20% 的 CCA 患者腹部影像检查不明显，但可基于

表 47-3　肝内胆管细胞癌 TNM 分期

分期	肿瘤大小及浸润深度	淋巴结	转移
I	T_1	N_0	M_0
II	T_2	N_0	M_0
III	T_3	N_0	M_0
IV A	T_4 或任何 T	N_1	M_0
IV B	任何 T	任何 N	M_1

M_0. 无远处转移；M_1. 远处转移；N_0. 无区域淋巴结转移；N_1. 区域淋巴结转移；T_1. 孤立性肿瘤无血管侵犯；T_3. 肿瘤侵犯内脏腹膜或直接侵入涉及局部肝外结构；T_4. 肿瘤直接侵入胆囊以外的邻近器官或内脏腹膜穿孔（引自 Sobin LH, Gospodarowicz MK, Wittekind C, editors. International Union against Cancer（UICC）：TNM classification of malignant tumors, 7th ed. Oxford: Wiley-Blackwell, 2009.）

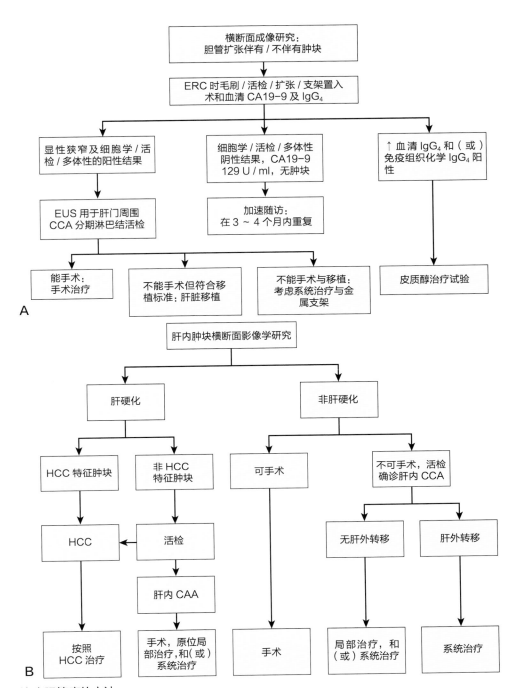

▲ 图 47-7　治疗胆管癌的方法

在有和没有肝硬化患者的横断面成像研究中，管理有和没有肿块的胆管扩张（A）和肝内肿块的管理（B）；CA19-9. 糖类抗原 19-9；ERC. 内镜逆行胆管造影；EUS. 内镜超声检查；CCA. 胆管癌；HCC. 肝细胞癌；IgG$_4$. 人免疫球蛋白 G$_4$（引自 Razumilava N, Gores GJ. Classification, diagnosis, and management of cholangiocarcinoma. *Clin Gastroenterol Hepatol* 2013;11:13-21 e1；quiz e3-4）

EUS 评估转移性淋巴结受累[96]。目前使用的 TNM 系统依靠通过手术取到的肿瘤组织样本进行诊断，限制了对 CCA 患者的临床评估。期望建立包括疾病程度但无须受手术切除影响的分类系统。已经提出了适用于肝内型，肝门型和远端型 CCA 的分期系统，可能有助于对非手术疗法的评估[97,98]。最近由 Chaiteerakij 等引入了新的肝门型 CCAs 临床分期系统（表 47-6）[99]。该系统基于门诊诊断 CCA 时的非手术信息，具有极好的鉴别能力，可将患者分为四个预后阶段，对临床医生和临床试验设计可能有用。该系统中包含的参数如下：① 东部肿瘤协作组（ECOG）表现。

②肿瘤大小和数量。③血管包裹。④存在淋巴结和腹膜转移。⑤ CA19-9 水平。

表 47-4　肝门型胆管癌 TNM 分期

| | 外周胆管（右，左和肝脏） | | |
分期	肿瘤大小及浸润深度	淋巴结	转移
I	T_1	N_0	M_0
II	$T_{2a} \sim T_{2b}$	N_0	M_0
III A	T_3	N_0	M_0
III B	$T_1 \sim T_3$	N_1	M_0
IV A	T_4	任何 N	M_0
IV B	任何 T	N_2	M_0
	任何 T	任何 T	M_1

M_0. 无远处转移；M_1. 远处转移；N_1. 区域淋巴结转移（包括胆囊管，胆总管，肝动脉和门静脉）；N_2. 转移至主动脉周围，周围，肠系膜上动脉和（或）腹腔动脉淋巴结；T_1. 导管壁；T_{2a}. 超出导管壁；T_{2b}. 邻近肝实质；T_3. 单侧门静脉或肝动脉分支；T_4. 主要门静脉或双侧分支
[引自 Sobin LH, Gospodarowicz MK, Wittekind C, editors. International Union against Cancer（UICC）: TNM classification of malignant tumors, 7th ed. Oxford: Wiley-Blackwell, 2009.]

表 47-5　远端型胆管癌 TNM 分期

| | 远端胆管（从囊肿导管进入肝管） | | |
分期	肿瘤大小及浸润深度	淋巴结	转移
I A	T_1	N_0	M_0
I B	T_2	N_0	M_0
II A	T_3	N_0	M_0
II B	$T_1 \sim T_3$	N_1	M_0
III	T_4	任何 N	M_0
IV	任何 T	任何 N	M_1

M_0. 无远处转移；M_1. 远处转移；N_0. 无区域淋巴结转移；N_1. 区域淋巴结转移；T_1. 导管壁；T_2. 浸润导管壁，深度 $5 \sim 12mm$；T_3. 邻近器官；T_4. 腹腔干或肠系膜上动脉
[引自 Sobin LH, Gospodarowicz MK, Wittekind C, editors. International Union against Cancer（UICC）: TNM classification of malignant tumors, 7th ed. Oxford: Wiley-Blackwell, 2009.]

五、治疗

切缘阴性（R0）的手术切除是所有 CCA 亚型的最佳治疗，但只有 30% 的患者有机会。但可惜的是，超过一半的 CCA 患者进入晚期，失去手术最佳治疗时机。先进的外科技术包括血管重建，扩展肝叶切除术和门静脉分支栓塞术。栓塞门脉分支可使对侧肝叶增生，使残肝能代偿肝叶切除后的肝功能。联合肝脏分割与门静脉支结扎的分步肝切除术是目前最新的切除术技术。由于极高的相关死亡率和发病率，该技术正在接受评估[100]。对于所有肝内和大多数肝门型和远端型 CCA，完全手术切除恶性肿瘤需要进行大部肝切除术。为此，许多患者由于疾病程度和（或）其他并发症而不具备手术资格。在这种情况下，姑息治疗（即胆道支架置入术）可缓解症状，并可对生存产生积极影响。

在一小部分接受新辅助化放疗后原位肝移植（OLT）的肝门型 CCA 患者中观察到最佳治疗效果，5 年无复发生存率为 68%。图 47-7 提供了一种 CCA 管理流程。

（一）外科治疗

1. 肝门型和远端 CCA

大多数 CCA 涉及胆道分叉（即肝门部肿瘤）。涉及远端胆管的 CCA 通常需要胰十二指肠切除术。在行手术切除之前，考虑围术期和远端 CCA 患者的临床分期是关键步骤。对于肝门型和远端 CCA 可切除性的评估需要选择合适的患者并对其影像学仔细的评估选择。在评估过程中，大约 1/3 的患者判定为无法切除。在那些评估为可手术切除的候选对象中，25% ～ 30% 的患者在行剖腹手术期间会发现无法切除的肿瘤[101]。就此而言，在切除肝门型和远端 CCA 之前的腹腔镜检查已成为标准手术路径。最近提出了一种新的手术分期系统来评估手术的可行性并指导手术方案[102]。

在本节中，我们将讨论用于肝门部肿瘤的手术治疗。一般而言，可切除的肝门型 CCA 患者需要部分肝切除才能获得无肿瘤切缘。无肿瘤切缘的患者 5 年生存率为 20% ～ 40%[103,104]。长期生存的其他独立预后因素包括淋巴结状态和肿瘤的分化程度[105]。因此，手术切除的主要目的是

表 47-6　肝门周围胆管癌临床分期系统

变　量	阶段 Ⅰ	阶段 Ⅱ	阶段 Ⅲ	阶段 Ⅳ
肿块病变	半径 ≤ 3 cm	半径 ≤ 3 cm	半径 ≤ 3 cm 或多处	NA
血管包裹	无	有	NA	NA
转移	无	无	淋巴结转移	腹膜（或其他器官）转移
ECOG 表现状况	0	1 ～ 2	0 ～ 2	3 ～ 4
CA19-9 水平（U/ml）	< 1000	< 1000	≥ 1000	NA

CA19-9. 糖类抗原 19-9；ECOG. 东部肿瘤协作组；NA. 不适用
引自 Chaiteerakij R, et al. A new clinically based staging system for perihilar cholangiocarcinoma. Am J Gastroenterol 2014; 109:1881-1890

经活检证实的切缘阴性和局部淋巴结清除。为了使肝门型 CCA 实现这一目标，通常需要切除肿瘤 / 肝外胆管和门周肿大淋巴结[104]。事实上，整块肝切除术与较高程度的边缘阴性切除相关[103]。在一项研究中，淋巴结阴性的 CCA 患者比探及 7 个淋巴结的患者存活率高[106]。此外，R1 切除术（即边缘切除阳性）的生存率高于未切除的患者[106]。值得注意的是，涉及胆道汇合的肝门型 CCA 几乎都累及尾状叶并要求尾状叶切除。区域淋巴结转移与 3 年和 5 年生存期降低相关[107]。然而，肿瘤侵犯胆囊、胆总管周围、肝动脉、门静脉及后胰十二指肠淋巴结转移并不是手术的绝对禁忌证[18]。

　　肝门型和远端 CCA 切除术是个大手术，但即使在专业医疗中心，也有 5% ～ 10% 的死亡率和显著升高的并发症发生率[104]。如果残余物少于初始器官体积的 30%，建议术前胆汁引流[108]，以促进手术后残余肝脏更好的再生。术后死亡率以感染性并发症为主[103]。除了治疗目的以外，手术还可用于减轻肝门型和远端 CCA 的梗阻性黄疸。这个目标可以通过胆总管空肠吻合术或肝脏空肠吻合术来实现。尽管如此，目前内镜模式（即胆道支架置入术）的改进以及手术治疗的高成本和高发病率使得胆总管空肠吻合术更有利于缓解黄疸。

2. 肝内 CCA

　　手术是治疗肝内 CCA 的最佳选择，然而，肝内 CCA 的手术治疗效果仍然很差。通常，多数患者在就诊时其肝内肿瘤已经很大，需要行大部肝切除术。淋巴结转移与预后差相关[HR, 2.21；95% CI 1.67 ～ 2.93；$P < 0.01$][109]。虽然肿瘤转移到区域淋巴结可预测生存，但手术淋巴结清扫对预后的影响尚不明确。通过活检证实的阴性切缘的肝内 CCA 术后 1 年生存率和 5 年生存率分别为 72.4% 和 30.4%[110]。另外，对 535 例经手术切除的肝内 CCA 患者的最新回顾性分析证明总体生存率随着时间的推移从 3 年的 39% 降至 8 年的 16%（$P=0.002$）[109]。肝移植联合新辅助化放疗可以作为肝门型 CCA 患者的治疗选择[111]。仍需不推荐肝移植治疗肝内 CCA，仍前瞻性研究证实[112]。西班牙最近的数据显示肝移植治疗 < 2 cm 的肝内 CCA 有利，但该研究发现大多数肝内 CCA 和（或）在移植前接受了局部治疗[113]。这些数据提供了关于肝内 CCA 的新的见解，并揭示了新辅助局部区域治疗的潜在益处。

（二）姑息性治疗

　　许多 CCA 患者进展到晚期已经无法行手术切除。由于 CCA 通常影响老年人，因此相当大比例的外科手术候选人患有其他并发症，影响了肿瘤手术切除的安全性。虽然缓解黄疸手术已经取得成功，但手术死亡率，发病率和成本都很高。关于 CCA 有效的系统性治疗的随机对照试验研究非常少。姑息治疗的重点是缓解阻塞性黄疸和（或）减少肿瘤体积，从而改善患者症状，但不太可能提高生存率。尽管可以通过内镜或经皮非手术方法治疗阻塞性黄疸，但后来我们讨论了基于内镜的治疗方法，这些方法耐受性更好，也更符合生理性。

1. 胆道支架

CCA 中阻塞性黄疸的减轻可改善患者症状和生活质量。胆道支架是缓解恶性胆管梗阻，减轻黄疸的有效方式。研究表明，25%～30%的肝实质需要胆管引流才能有效缓解阻塞性黄疸。50% 或更多的肝实质引流可以提高患者在不能手术的情况下的存活率[114]。在 CCA 患者中，使用内镜下胆道支架治疗阻塞性黄疸之前需要考虑几个问题[115]。患者指标（即患者预期生存时间，胆道阻塞的位置和程度，肝叶萎缩）以及胆管支架的类型和数量的选择（即塑料与金属，自膨胀式金属裸支架与金属覆膜支架，单侧与双侧引流）是优化治疗的重要因素[115]。例如，患有 I 型肝门型 CCA 的黄疸患者可以用单个胆管支架成功缓解。然而，专家对 II 型、III 型和 IV 型支架植入术尚缺乏共识。在 CCA 患者围术期的前瞻性随机对照试验中发现，单侧引流足以缓解胆道梗阻；此外，放置第二个胆管支架有可能会引发并发症（即细菌性胆管炎），而不会使生存获益[116]。建议在最终治疗计划确定前先放置塑料或金属覆膜支架，两者都可以移除，直到最终治疗计划确定。所有放置胆道支架的患者都应该了解细菌性胆管炎的临床症状，一旦发生，应当立即服用抗生素，以杀灭革兰氏阴性微生物。

在目前的临床实践中，MRC 用于辅助疾病诊断和内镜下放置胆道支架以缓解黄疸。在 ERC 之前用 MRC 有助于内镜医师选择支架置入的最佳胆管并避免肝段萎缩，从而最大限度地降低术后细菌性胆管炎的风险[117]。塑料和金属胆管支架均已用于缓解肝门型和远端 CCA 的阻塞。与自膨式金属支架相比，塑料支架的直径更小，更容易堵塞[115]。后者对诊断出恶性肿瘤后 6 个月以上的 CCA 患者来说更划算。在这些患者中，放置自膨胀式裸支架是一种很好的姑息性选择。

2. 全身治疗

晚期胆管癌 2（ABC-2）研究中指出吉西他滨与顺铂联合化疗可作为晚期 CCA 的治疗标准[118]。患者（n = 410）随机接受吉西他滨联合顺铂或单独使用吉西他滨治疗 6 个月。接受吉西他滨联合顺铂与单用吉西他滨治疗患者的中位总生存期分别为 11.7 个月和 8.1 个月（HR，0.64；95%CI，0.52～0.80）。因此，这种细胞毒性疗法有一定优越性。还应该注意的是，患有胆囊癌和肝内CCA 的患者对治疗的反应优于 CI 超过 1.0 的肝门型 CCA 患者。已经测试了几种二线疗法，但是由于大多数研究毒性太大，或者只关注无进展生存而不是更实际的总体生存，所以缺乏统计学证据支持。对 CCA 生物学中可能靶向的信号传导途径进行解剖有可能会发现（表 47-7）精细的治疗选择。

越来越多的临床试验单独使用靶向治疗或与 CCA 的传统化疗联合使用。使用吉西他滨和奥沙利铂（含或不含厄洛替尼）的单盲、随机 III 期试验显示化疗加靶向治疗（5.9 个月）与单独化疗（3 个月；95%CI，0.53～1.0）中位数无进展生存率显著改善。在 KRAS 野生型不可切除或转移性胆道癌和胆囊癌中，使用吉西他滨和奥沙利铂联合帕尼单抗治疗 31 例患者的 II 期试验报告中显示中位数无进展生存期为 10.6 个月（95%CI，5～24 个月），中位数总生存期为 20.3 个月（95%CI，9～25 个月）[119]。一项将 150 名患者随机分为吉西他滨和奥沙利铂联合或不联合抗 EGFR 抗体西妥昔单抗的研究显示，加入靶向治疗的获益极小。无进展生存期分别为 5.5 个月和 6.1 个月，而单独化疗组和联合组总生存期分别为 12.4 个月和 11 个月[120]。研究结果显示患者在联合索拉非尼和吉西他滨化疗随机分组没有改善疾病或总体存活，但组合的毒性更高[121]。有趣的是，PDGFR-β 表达的缺失与该患者队列中较长的无进展存活期相关。虽然索拉非尼和拉帕替尼单药治疗无效，但吉西他滨和奥沙利铂联合贝伐单抗治疗前景良好[18]。一些 II 期临床试验结果还尚待公布。

3. 局部治疗

局部治疗主要适用于不能手术且有局部病灶

表 47-7　CCA 中靶向治疗相关通路

分子靶标，估算频率	靶向治疗
FGFR-2 基因融合，17% 的肝内 CCAs	帕唑帕尼，普纳替尼，PD173074，AZD4547
IDH1 和 IDH2，10%～23% 的肝内 CCAs	AGI-6780，AGI-5198，AG-221，AG-120
EGFR（RAS，RAF，MEK，ERK / MAPK 轴），14%～24%	厄洛替尼，西妥昔单抗，伊立替康，帕尼单抗，拉帕替尼，索拉非尼，司美替尼，凡德他尼
MEK，频率未知	司美替尼，曲美替尼
VEGF，频率未知	索拉非尼，贝伐单抗，厄洛替尼，西地尼布，凡德他尼
Her2 / neu，8%	拉帕替尼
MET（PI3K，AKT，mTOR 轴），5%	奥纳妥珠单抗，替万替尼，克里唑蒂尼
PI3K / mTOR，9%	GDC-0980
AKT，1%	MK2206
mTOR，频率未知	依维莫司
NF-κB，频率未知	硼替佐米
PARP1 / 2，频率未知	维利帕尼
MET / ROS / ALK，频率未知	克里唑替尼
ERBB2，25% 的肝内 CCAs	拉帕替尼
COX-2	塞来昔布

ALK. 间变性淋巴瘤受体酪氨酸激酶；AKT. 丝氨酸 - 苏氨酸蛋白激酶；CCA. 胆管癌；COX-2. 环氧化酶 2；EGFR. 表皮生长因子受体；ERK. 细胞外信号调节激酶；ERBB2.erb-b2 受体酪氨酸激酶 2；FGFR-2. 成纤维细胞生长因子受体 2；Her2 / neu. 人表皮生长因子受体 2；IDH. 异柠檬酸脱氢酶；MAPK. 丝裂原活化蛋白激酶；MEK.MAPK / ERK 激酶；MET. 间充质 - 上皮细胞转运因子受体酪氨酸激酶；mTOR. 雷帕霉素受体蛋白；NF-κB. 核因子 κB；PARP. 聚（ADP- 核糖）聚合酶；PI3K. 磷脂酰肌醇 -4，5- 二磷酸 3- 激酶；RAF.Raf Proto-Oncogene：丝氨酸 / 苏氨酸激酶；RAS. 大鼠肉瘤病毒致癌基因；ROS.ROS 原癌基因 1 受体酪氨酸激酶；VEGF. 血管内皮生长因子

的 CCA 患者。这些疗法包括经动脉疗法，放射疗法（RT）和消融术。经动脉治疗包括经动脉化疗栓塞（TACE），经动脉化学灌注（TACI）和经动脉放射性栓塞（TARE）。在回顾性数据分析中，常规 TACE 和药物洗脱珠 TACE（DEB-TACE）均显示可延长肝内 CCA 患者的生存期。因此，使用常规 TACE 治疗患者的中位数总生存期为 12.2 个月，而使用非 TACE 方法治疗的患者的中位数总生存期为 3.3 个月。基于最近的分析，用 TACE 治疗的肝内 CCA 患者的加权累积中位数总生存期为 15.6±1.1 个月。肿瘤血管分布［优势比（OR），13.5；$P < 0.001$］和肿瘤大小［病变＜ 8 cm；OR，2.64；$P=0.048$］是肝内 CCA 患者对 TACE 和 TACI 反应的独立预测因子[122]。低血供肿瘤患者的生存率明显低于高血供病变患者的中位生存期（5 个月 vs.15 个月，$P < 0.01$）。R0 切除肝内 CCA 后辅助治疗中使用 TACE 的数据有限，并证明能提高 TNM Ⅱ -IV 期患者的总生存率，但不能改善复发率[123]。使用 TARE 治疗的 CCA 研究数量非常有限，主要报告使用 ^{90}Y 微球[140]。大多数接受过 TARE 治疗的患者会发生转移（肝内和肝外），这些患者都在 TARE 治疗之前曾接受过射频消融术（RFA）或 TACE 全身治疗，或接受过肝切除术。有迹象表明 CCA 患者的生存率有所改善（第一次 TARE 治疗开始中位生存期为 9.3～22 个月，从 CCA 诊断开始中位生存期为 20.4～43.7 个月）。ECOG 评分与 TARE 治疗后的生存率提高有关（ECOG 表现为 0、1 和 2 的

患者分别为29.4、10和5.1个月；$P < 0.001$）[124]。总体而言，局部治疗CCA的疗效数据尚有不足，目前部分研究结果主要来自回顾性分析。临床试验还是有益的，因为这些疗法正在变得更加精准与普遍。

CCA的放射治疗包括以下技术：①放射治疗（EBRT），又分为三维适形放疗（3D-CRT），强度变调放射线治疗（IMRT）和立体定向放疗（SBRT）。②近距离放射治疗。③质子治疗。在来自韩国肝内和肝外CCA患者的研究中，分析了SBRT单独或与EBRT联合使用的疗效，但与其他姑息治疗相当。因此，对于无法切除的原发性或复发性CCA患者，1年和2年总生存率分别为45%和20%。无法切除的原发性CCA患者与复发性CCA患者的中位生存期分别为5个月和13个月。更好的ECOG表现状态，较小的肿瘤体积（< 50 ml）以及手术切除后复发（> 12个月）与本研究中较高的总生存率相关。放射治疗耐受性良好，而10%的患者经历了3级毒性[125]。另一项研究评估了SBRT在原发性不可切除（n = 6）和复发（n = 6）肝内CCA中的作用，并显示了6个月和12个月的总生存率分别为83%和73%。中位随访14个月的研究显示SBRT治疗无进展生存率为100%[126]。疾病复发的部位往往是肝脏，淋巴结和肺部。3D-CRT加或不加化疗［顺铂和（或）氟尿嘧啶基础疗法］的研究结果证明了这种方法的益处，无法切除的晚期肝外CCA和局部复发患者的中位总生存期为12个月。然而，该队列中65%的患者出现了复发，这表明EBRT在控制疾病潜在的局限性和先前化疗的有效性[127]。

消融技术包括RFA，冷冻疗法和微波消融。在美国最近的一项研究中，局部控制对肝内CCA小于3 cm［平均总生存期为38.5个月（范围12 ~ 69个月）］的患者效果良好[128]。对肝外CCA行切除术后出现肝内复发的患者中RFA也显示出一些生存益处[129]。在CCA治疗中缺乏关于其他消融技术的使用数据。前瞻性试验将有助于评估消融治疗对CCA的影响。

近距离放射治疗是一种腔内方法，与EBRT相比，它可以提供更集中、更高、更有效的辐射剂量。在腔内近距离放射治疗过程中，预先安装的铱-192粒子部署在导管内，并在ERC或PTC期间放置在肿瘤性胆管狭窄部位[130,131]。近距离放射治疗能缓解阻塞性黄疸，避免对周围组织/器官造成不必要的辐射损伤。迄今为止，近距离放射治疗对CCA的治疗效果尚不清楚[111,132]。该技术还存在感染并发症的风险，包括肝脓肿，还可能难以控制。美国的一项研究分析了来自监测，流行病学和最终结果数据库的193名患有CCA的队列[133]。近距离治疗患者的中位生存期为11个月，而未接受辐射的患者为4个月（$P < 0.0001$）。近距离治疗后肝外疾病与更好的总体生存率相关（HR, 0.84; 95% CI 0.79 ~ 0.89）。总体而言，关于使用近距离放射治疗肝门型CCA的大多数数据来自肝移植术前辅助治疗的小型研究。需要进一步的研究来评估近距离放射治疗是否是一种姑息治疗方法。

光动力疗法（PDT）更适合于肝门型和远端CCA的缓解。该疗法是一种消融手术，消融之前先注射无毒性的光敏剂CCA会选择性的摄取光敏剂并储存于其内部。随后，患者进行ERC靶向肿瘤用激光来激活光敏剂。PDT的并发症包括胆汁瘤和胆道出血。PDT与单独只放胆管支架相比，PDT相关的胆道穿孔还尚未见报道，且胆管炎发生率也没有增加。最近的回顾性研究比较了48例无法切除的CCA患者基于ERCP的射频消融和PDT治疗，结果显示两组间的总生存率没有差异（分别为9.6个月 vs. 7.5个月；$P=0.8$）。与PDT治疗组相比，RFA治疗组每月支架闭塞率和细菌性胆管炎发生率更高（0.06 vs. 0.02，$P=0.008$；0.13/月 vs. 0.05/月，$P=0.08$）[134]。韩国的一项研究比较了PDT联合化疗［吉西他滨和（或）顺铂］或单独使用PDT的有效性，并证明了联合治疗的疗效（PDT联合化疗治疗组中位生存期为538天 vs. PDT单独治疗组为334天，$P=0.05$）[135]。一项来自欧洲的多中心、前瞻性随机试验评估了胆道支架术后PDT（A组）与单独胆道支架置入术（B组）对无法切除 CCA 患者的影响。与 B 组患者相比（n = 19；中位生存期，98 天；95%CI 87 ～ 107），A 组延长了患者的生存期（n = 20；中位生存期，493 天；95%CI 276 ～ 710；P ＜ 0.0001）[136]。在最近一项来自美国的回顾性研究中，与单独胆管支架置入术组（7.4±1.6 个月）相比，PDT 组的生存率显著增加（16.2±2.4 个月）[137]。尽管如此，对于不能行手术切除的肝门型和远端 CCA 的患者也包括合并 PSC 的患者，需要更多的前瞻性随机试验来评估 PDT 的疗效。

（三）肝移植治疗不能行手术切除的肝门型胆管癌

肝移植联合新辅助化放疗已成为早期肝门型 CCA 患者最佳治疗选择（图 47-8 和框 47-1）。由于肿瘤复发率较高，使用 OLT 治疗 CCA 的效果欠佳[138]，但最近的数据表明，新辅助治疗加上严格的患者筛选可提高患者存活率（移植后 5 年存活率为 69±4%）[139]。肝门型 CCA 的诊断是根据胆管造影显示胆管恶性狭窄，以及细胞学阳性、经导管活检阳性、FISH 细胞学分析的多倍体性、CA19-9 ＞ 100 U/ml，或横断面成像上的肝门部肿块并出现胆管恶性狭窄。如果恶性肿瘤已经形成肿块，则在横断面成像研究中直径应＜ 3cm。并且经过经验丰富的肝胆外科团队评估后确定 CCA 无法行手术切除[18]。肿瘤包裹血管导致没有血流但没有血管侵犯的证据并不是入选的禁忌证。

所有 PSC 并发肝门型 CCA 的患者都应考虑进行肝移植，因为 PSC 与区域癌化有关，并且常常会因为实质性疾病而影响手术切除。根据多学科联合确定，入组患者必须适合放射治疗，化疗和肝移植。

新辅助治疗方案用氟尿嘧啶（5-FU）增敏的 EBRT 和近距离放射治疗，其治疗目的主要在于预防局部的肿瘤复发。 EBRT（在 30 个疗程中总剂量为 40 ～ 45Gy）在 3 周内完成。 5-FU 通过持续的泵辅助输注以每天 22mg/m² 体表面积

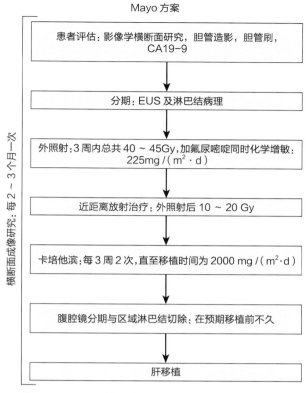

横断面成像研究：每 2 ～ 3 个月一次

Mayo 方案

患者评估：影像学横断面研究，胆管造影，胆管刷，CA19-9

↓

分期：EUS 及淋巴结病理

↓

外照射：3 周内总共 40 ～ 45Gy，加氟尿嘧啶同时化学增敏：225mg/（m²·d）

↓

近距离放射治疗：外照射后 10 ～ 20 Gy

↓

卡培他滨：每 3 周 2 次，直至移植时间为 2000 mg/（m²·d）

↓

腹腔镜分期与区域淋巴结切除：在预期移植前不久

↓

肝移植

▲ 图 47-8　肝移植治疗早期肝门周围胆管癌后，予以 Mayo 新辅助化疗方案

框 47-1　肝门型胆管癌患者肝移植的标准

基于恶性胆道结构诊断肝门型 CCA，具体如下：

- 细胞学检查阳性
- 经导管活检阳性
- 使用 FISH 进行细胞学分析的多倍性
- 糖类抗原 19-9 ＞ 100 U/ml
- 横断面成像的肝门恶性肿块狭窄

无法切除的新型肝门型 CCA 或肝门型 CCA 伴 PSC 患者

影像学横断面成像中肿瘤直径≤ 3cm

无腹膜穿刺史（经皮或 EUS 辅助肿瘤活检）

门静脉未受侵犯（血管包裹有无以及肝门血管侵犯不是移植禁忌证）

没有转移

良好的放射治疗，化疗和移植候选资格

静脉内给药，随后是近距离放射治疗（总剂量为 10 ～ 20Gy）。在等待肝移植期间，近距离放疗后给予卡培他滨化疗（每天 2000mg/m²，3 周内 2 次）。卡培他滨在感染期停用，手术前短暂维持使用。

在移植前需进行分期手术以确定转移性疾病患者不能从移植中获益。可使用尸体肝脏或活体肝脏移植之后移植患者需接受标准免疫抑制治疗。

最近一项研究是对1993—2010年间美国12个中心新辅助化放疗和肝移植治疗肝门型CCA的疗效分析。分析表明，2年和5年无复发存活率分别为78%和65%，中位随访时间为2.5年[142]。2年和5年的意向性治疗存活率分别为68%和53%。移植前的分期方案确定了17%晚期的患者无法进行移植。移植前退出预测因素是胆道刷或活组织中恶性度检测结果（HR，3.6；$P=0.01$），终末期肝病模型（MELD）评分为20或更高（HR，3.5；$P=0.02$），CA19-9为500U/ml或更高（HR，2.3；$P=0.04$），质量大小为3cm或更大（HR，2.1；$P=0.05$）。在肝移植后死亡的患者中，大多数死于癌症复发（占总队列的20%），而2%的患者死于多器官衰竭，败血症，肝衰竭和淋巴组织增生性疾病。外植体中残留肿瘤的存在（HR，9.8；$P \leqslant 0.001$），门静脉包裹（HR，3.3；$P=0.0007$）和CA19-9升高（HR，1.8；$P=0.01$）是肝门型CCA肝移植术后判断复发的预测因子[111]。以下几项措施可以降低肿瘤复发风险，改善肝门型CCA肝移植术后的预后，包括避免经腹腔（经皮或EUS引导）肿瘤活检，对肝门型CCA患者进行MELD评分，胆总管显微受累情况下行胰十二指肠切除术，扩大活体供体移植的捐赠库，以及使用辅助治疗等。辅助治疗包括使用具有抗肿瘤作用的免疫抑药［mTOR抑制药（西罗莫司和依维莫司）］与吉西他滨、顺铂等化疗药物结合治疗。

◆ 结论

鉴于CCA的发病率不断增加，我们必须在肿瘤研究方面取得卓越的进展以改善患者的生存质量和时间。需要更好的分期系统和随机对照临床试验来评估新型治疗药物和（或）局部区域治疗药物的有效性[98]。由于我们对CCA的发病机制有了更好地理解且能够确定靶向驱动因子的致癌途径，我们希望能更有效地使用药物抑制药，单独或与其他治疗方式联合使用，为抗肿瘤治疗带来新的期望。

总　结

最新进展

- 为更好地了解CCA生物学亚型，需要对肝内、肝门型和远端CCA进行解剖学分类。
- 混合HCC-CCA是新近被公认的肝肿瘤表型，是同时表达肝细胞和胆管细胞分化的标志物，并且与HCC相比具有较差的预后。
- 肝硬化、HBV和HCV是新发现的肝内CCA的危险因素，患有这些疾病的患者在出现肝内肿块时应该排除CCA。
- 对胆管刷片的荧光原位杂交（FISH）分析存在多聚体与CCA发展的高风险相关，尤其是当CA19-9水平≥129U/ml时。
- 新辅助化放疗结合肝移植与高度选择性的肝门型CCA患者的良好预后相关。
- 因为有着极高的复发率，肝移植不推荐用于肝内CCA。

- 因为肿瘤细胞沿着针道接种的风险高，所以肝门型CCA不鼓励EUS或经皮采样，这能妨碍治愈性肝移植。
- 吉西他滨和顺铂的联合用药是治疗CCA的标准方案。
- 肝内CCA常发生靶向性FGFR基因融合和IDH基因突变。
- 通过扩展肝叶切除术、门静脉栓塞和血管重建来改善手术预后。
- 局部治疗在CCA中更加精细，并显示出显著的生存益处。

关键知识缺口

- 对CCA生物学中基因畸变的重要性认识不足。
- 缺乏CCA的早期标志物。

总　结

- 关于 CCA 中不同治疗方式（包括局部区域治疗）有效性的前瞻性研究仍较少。

未来发展方向
- 坚持 CCA 三种亚型解剖学分类。
- 基于当前的致癌通路区分 CCA 中的分子信号传导和肿瘤分类。

- 针对"致癌驱动因子"的靶点，最小化脱靶效应和抵抗力的出现。
- 严格执行方案化、多中心的随机对照试验，以总体生存作为主要终点。
- 建立可以协助临床试验的临床分期系统。

第 48 章　其他肝脏恶性肿瘤
Other Malignant Hepatic Tumors

Ju Dong Yang , Lewis R. Roberts　著

俞静华　译，张益群、张蕊　校

> ● 缩略语　ABBREVIATIONS
>
> | | | |
> |---|---|---|
> | AFP | alpha fetoprotein | 甲胎蛋白 |
> | FLHCC | fibrolamellar hepatocellular carcinoma | 纤维板层型肝细胞癌 |
> | HCC | hepatocellular carcinoma | 肝细胞癌 |
> | LT | liver transplantation | 肝移植 |
> | NHL | non-Hodgkin lymphoma | 非霍奇金淋巴瘤 |
> | RCT | randomized controlled trial | 随机对照研究 |
> | SEER | Surveillance, Epidemiology, and End Results | 监测、流行病学和结果 |
> | TACE | transarterial chemoembolization | 经肝动脉化疗栓塞 |
> | TARE | transarterial radioembolization | 经肝动脉放疗栓塞 |

肝细胞癌和胆管细胞癌是原发性肝癌最常见的两种类型。在 46 章和 47 章中已经对这类恶性肿瘤进行了讨论。本章节将会对其他较少见的恶性肿瘤进行讨论，包括纤维板层型肝细胞癌（FLHCC）、胆管囊腺癌、肝母细胞瘤、上皮样血管内皮瘤、血管肉瘤和淋巴瘤（表 48-1）。此外，在许多国家，其他部位来源的转移瘤是肝癌最常见的类型。我们将在章节的最后简单讨论转移性肝癌。

一、纤维板层型肝细胞癌

FLHCC 是一种罕见的原发性肝癌，与经典的肝细胞癌相比在临床特征、组织学和分子特征上有所不同。

（一）流行病学

最近一项美国的使用"监测，流行病学和结果"数据库的纤维板层型肝癌流行病学研究纳入了近 26% 的美国人口 [1]。在 2000—2010 年期间纳入总计 46 392 例肝细胞癌病例，而只有 191 例纤维板层型肝癌（占 HCC 的 0.4%）。据报道，

FLHCC 的年发病率为 0.2/100 万。在 2000—2010 年间发病率无显著差异。男性多见，男女比例 1.7 ：1。不同种族人种的发病率相似。FLHCC 多发生在青年人，60% 的患者在 40 岁以前发病，而 HCC 患者 40 岁以前发病的仅 2%。FLHCC 占所有 40 岁以前发病的肝癌的 11%。尽管 FLHCC 的全球流行病学数据仍缺乏，目前仍呈现出了某些地域上的差异。例如在墨西哥的一项研究中 FLHCC 在原发性肝癌所占比例高达 5%[2]。

（二）发病机制

FLHCC 的发病机制有别于经典的肝细胞癌，且没有已明确的危险因素。通常不会发现在典型的肝细胞癌中被检测到的常见突变，如 TP53 和 CTNNB1 突变 [3,4]。大多数 FLHCC 病例中发现了人前梯度蛋白 2 过表达，该蛋白抑制 p53 活性，而 HCC 中人前梯度蛋白 2 过表达极少见 [5,6]。EGFR 过表达、哺乳动物雷帕霉素靶蛋白、Ras、丝裂原活化蛋白激酶、磷脂酰肌醇 3 激酶过度激活以及异源性物质降解通路可能与 FLHCC 发病相关 [7-9]。

目前 FLHCC 的分子机制尚不明确，但有一些研究似乎揭示了 FLHCC 发病的重要分子机

表 48-1　其他肝脏恶性肿瘤的分类

肝细胞来源	纤维板层型肝癌、肝母细胞瘤
胆管来源	胆管囊腺癌
血管 / 间叶来源	上皮样血管内皮瘤、血管肉瘤
淋巴来源	80% 是 B 细胞来源的淋巴瘤，以弥漫大 B 细胞淋巴瘤最常见
肝转移癌	结直肠癌、胰腺癌、胃癌、乳腺癌、肺癌和神经内分泌癌等

制。首先，在 19 号染色体上发现了一种新的染色体缺失，这可导致包含 PRKACA 和 DNAJB1 信使 RNA 分子的嵌合转录 [3]。在任何非肿瘤的样本上均未发现这种 DNAJB1-PRKACA 嵌合转录体。免疫印迹分析证实了这种嵌合 RNA 转录子的表达是肿瘤特有的。尽管此嵌合蛋白在 FLHCC 中的发病机制仍需进一步研究，但所有的 FLHCC 样本中均检测到了 DNAJB1-PRKACA 嵌合转录分子的表达，因此，这种基因改变可能对 FLHCC 发病起着重要作用 [10]。

另一研究通过全转录组单核苷酸多态性排列和高通量测序分析了 78 例 FLHCC 样本 [11]。基因表达非监督聚类分析发现了 FLHCC 相关的三个分子亚类，分别是扩增序列、炎症序列和未明意义序列，并报道了有些拷贝数目的突变，如 8q24.3 的扩增和 19p13、22q13.32 的缺失。此外，有文章认为一种八基因现象可能预测 FHLCC 患者的总生存期。更加深入分析 FHLCC 基因组有助于进一步了解 FHLCC 的分子机制，从而使靶向治疗成为可能。

（三）病理学

约 60 年前首次报道了 FLHCC 独特的病理学特征 [12]。组织病理上典型的 FLHCC 表现为分化良好、大的、多角的癌细胞伴有嗜酸性小体和颗粒状胞浆，其间穿行大量板层状纤维组织，而周围肝脏组织缺乏病态改变（图 48-1）。也有报道一种 FLHCC 的少见类型为伴有黏蛋白生成或透明细胞样的腺型细胞分化型 [4,13]。FLHCC 共有肝细胞和胆管细胞双重分化。FLHCC 组织中发现原位杂交的白蛋白 mRNA、肝细胞石蜡抗原 1 和多克隆癌胚抗原阳性，从而证实其肝细胞分化。此外，细胞角蛋白 7 和 19、上皮细胞黏附分子染色阳性，提示了胆管分化 [14]。

（四）临床表现

因为年轻人肿瘤发病率低，故而大多数患者在肿瘤进展到牵拉肝脏包膜或肿块引发症状才被诊断明确。这导致只有不到 20% 的患者在初次发现肿瘤时肿块小于 5cm [1]。最常见的症状有腹痛、腹胀和肿瘤相关的全身症状如乏力、体重减轻、食欲缺乏和恶心 [15]。患者也常出现由于肿瘤转移到其他器官引起的疼痛，如骨转移引起关节痛或骨痛 [16]。腹膜转移可表现为腹水 [17]。在少见的情况下，由于巨大肿瘤占据肝脏，患者也可能出现暴发性肝衰竭 [18]。此外也可出现下肢血栓性静脉炎或甲状腺功能亢进等副癌综合征 [19,20]。

目前 FLHCC 还没有特异或敏感的血清肿瘤标志物。大多数患者甲胎蛋白（AFP）水平不高 [21]。尽管一项研究发现所有的 10 例 FLHCC 患者脱 γ 羧基凝血酶原水平均升高，但脱 γ 羧基凝血酶原的诊断和预测价值仍需进一步研究 [22]。在起病初转氨酶和胆红素水平通常正常或轻度升高。

（五）诊断

如遇到年轻的肝肿瘤病人，没有典型的肝细胞癌、胆管癌或慢性肝病的依据和影像学特点，

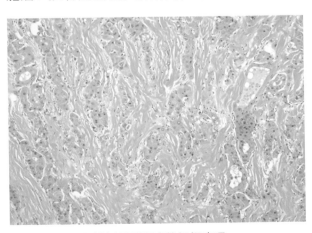

▲ 图 48-1　纤维板层型肝癌的组织病理
典型的纤维板层型肝癌由巨大的嗜酸性瘤细胞伴维化组成（由 Michael Torbenson 和 Rondell Graham 提供）

则需考虑 FLHCC 的可能。典型的 FLHCC 可出现有异质粒的、小叶分隔的肿块伴中央瘢痕。影像学上同时伴有其他瘢痕所致的病变的特点，包括病灶结节状增生。因此，推荐超声引导下或 CT 引导下肝活检术用于 FLHCC 的确诊。这可排除其他原发部位来源的转移性肝癌、其他罕见类型的原发性肝癌或良性肿瘤。断层图像（CT 或 MRI）可有效评估病灶范围，从而优化治疗方案（图 48-2）。此外，最近研究发现的 FLHCC 特异性标志物 DNAJB1-PRKACA 嵌合转录分子，通过荧光原位杂交或 DNA 测序法进行检测可用于 FLHCC 的分子诊断。

（六）治疗和预后

尽管 FLHCC 的治疗手段有限，其预后优于其他常见的肝细胞癌（表 48-2）。一项使用 SEER 数据库的研究报道了 FLHCC 患者的 5 年生存率为 33%，而 HCC 患者仅 16%[1]。FLHCC 预后较好的原因尚不明确，可能是因为缺乏肝病基础或是肿瘤侵袭度较低。无转移的 FLHCC 患者预后与非硬化性 HCC 相似，优于硬化性 HCC 患者[24]。

FLHCC 患者治疗首选手术切除。SEER 数据库显示，41% 的 FLHCC 患者进行了手术切除[1]。手术切除的可行性关乎总的疾病预后。手术切除的 FLHCC 患者 5 年生存率达 58%，优于手术切除的 HCC（44%）。然而未进行手术切除的 FLHCC 预后极差，5 年生存率仅 7%。

与一篇 575 例 FLHCC 患者的 Meta 分析研究结果相似。总的 5 年生存率为 44%，而手术切

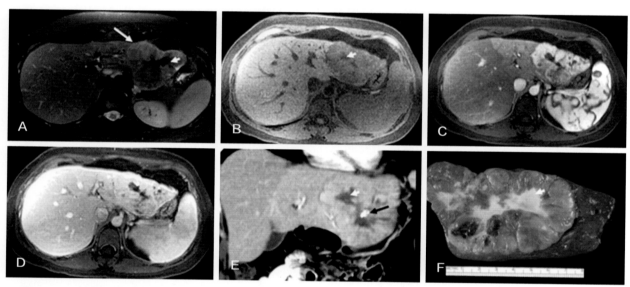

▲ 图 48-2　纤维板层型肝癌的断层图像和大体标本
A. MRI 图像显示肝左叶一分叶状、T_2 不均匀高信号肿块（白箭），伴与中央瘢痕对应的中央低信号区（箭头）；肿块在 T_1 加权呈低信号（B），在动脉期增强（C）；并在门静脉期持续强化（D）；瘢痕区（箭头）不强化。E. 冠状位 CT 显示一中央不强化的瘢痕区（箭头）和钙化（黑箭）；F. 切除标本的断面示红棕色肿块伴中央瘢痕形成（由 Sudhakar Venkatesh 提供）

表 48-2　纤维板层型肝癌的治疗方法和预后

治疗方法	研究	研究类型	人数	随访（月）	中位生存期（月）	5 年生存率（%）
手术切除	Eggert 等[1]	基于人群：SEER	78	-	-	58
	Mavros 等[25]	Meta 分析	90	26	222	70
肝移植	Mavros 等[25]	Meta 分析	35	26	32	34
非手术治疗	Eggert 等[1]	基于人群：SEER	94	-	-	7
	Mavros 等[25]	Meta 分析	21	26	20	0

SEER . 监测、流行病学和结果

除患者更是高达 70%[25]。手术切除的可行性、切缘阴性和缺乏血管侵犯是提示预后良好的指标[26]。其他一些研究报道了肝衰竭、巨大肿瘤、肝多发占位、淋巴结累及、肝外转移和血管侵犯提示 FLHCC 患者预后不良[21,22,24,27-29]。然后，多数患者在手术切除后易复发，5 年术后复发率18%[21]。迟发性复发不常见，鉴于缺乏其他有效的治疗手段，如果可能的话仍建议再次手术切除。

肝移植（LT）并不优于手术切除。在 35 例接受肝移植治疗的 FLHCC 患者中总的 5 年生存率为 34%，中位生存期 32 个月，显著低于 90 例接受手术切除的患者（中位生存期 222 个月，P < 0.001）[25]。造成这一现象的原因可能是接受肝移植时的 FLHCC 患者肿瘤负荷较大。与早期 HCC 患者通常选择肝移植相反，进展期、无法切除的 FLHCC 患者倾向于肝移植治疗，这导致肝移植后肿瘤复发率较高[22,30]。

目前仍没有较好的关于 FLHCC 非手术治疗有效性的研究。仅有小部分人群接受非手术治疗[25]。一个随机对照研究（RCT）显示化疗或靶向治疗并不提升 FLHCC 患者的总生存期。化疗药物的选择基于少量的个案经验[31-35]。尽管联合氟尿嘧啶和重组干扰素 -α2b 的 Ⅱ 期临床试验结果稍有希望（总治疗应答率 62%，包括完全应答和部分应答），药物不良反应可以耐受，但因仅有 9 例样本使得结果难以被接受并推广。新近研究报道了 TACE 和 TARE 的治疗经验。一项研究显示 TACE 耐受性良好，可使肿瘤缩小，研究中2 位患者接受 TACE 治疗后进行了安全的病灶手术切除[36]。对于局部治疗、系统化疗或靶向治疗的疗效仍需进一步研究，来确定标准化治疗方案，提高 FLHCC 患者的预后。DNAJB1-PRKACA 嵌合转录分子的发现使得靶向药物的临床应用成为可能。

二、肝母细胞瘤

肝母细胞瘤是小儿最常见的原发性肝脏恶性肿瘤，占小儿恶性肿瘤的 1%[37]。近 40 年来肝母细胞瘤的发病日益增多[37]。

（一）流行病学

虽然肝母细胞瘤是儿童期最常见的肝脏恶性肿瘤，但它的发病率非常低[37,38]。SEER 数据分析显示在 1973—1997 年之间的年发病率为1.1/100 万。发病率从 1973—1977 年间的每年0.6/100 万上升至 1993—1997 间的 1.2/100 万（P< 0.001）[38]。一项更近的研究示 1992-2004 间年发病率上升至 1.4/100 万，每年上升 4.3%[37]。在美国或其他国家早期乙肝病毒感染率低的国家中，肝母细胞瘤的发病率是儿童 HCC 发病率的2 ~ 3 倍。大多数肝母细胞瘤患儿在 5 岁之前确诊。因此，小于 5 岁患儿肝母细胞瘤的发病率是HCC 的 20 倍，占原发性肝脏恶性肿瘤的 91%。相较而言，年长儿童的 HCC 发病率升高，占15 ~ 19 岁患者原发性脏恶性肿瘤的 87%。男性患者是女性的 1.3 倍。

（二）发病机制

一些遗传综合征与肝母细胞瘤相关，包括贝克威思－威德曼综合征、Edwards 综合征和家族性腺瘤性息肉病[39]。Wnt 信号通路异常激活是肝母细胞瘤发病的关键分子机制之一。β 连环蛋白的功能性突变激活 Wnt 信号通路，核内 β 连环蛋白蓄积与肝母细胞瘤分化程度低有强相关[40,41]。一项采用基因芯片分析的研究通过使用一个 16基因的标志确定了两个肝母细胞瘤亚群，且此方法可预测患者的预后。Myc 信号通路上调与肝母细胞瘤未成熟亚型相关，而下调可减弱致瘤作用[42]。端粒酶反转录酶高表达与无 β 连环蛋白突变的 Wnt 信号通路激活相关，也与肝母细胞瘤的侵袭表型相关[43]。

（三）病理学

肝母细胞瘤是一类胚胎性肿瘤，来源于原始的肝细胞前体细胞，此前体细胞拥有向胎儿肝细胞、软骨、骨骼、横纹肌纤维或鳞状上皮细胞等不同细胞的分化潜能[44]。肿瘤通常边界清晰，结节状肿块伴有出血点或坏死灶，伴或不伴间叶组织成分，如骨或软骨。近来，肝脏肿瘤协会儿童肿瘤学组发布了肝母细胞瘤的组织病理分类（表48-3）[45]。两种主要的亚型为上皮型和上皮间叶混合型[39]。上皮型占肝母细胞瘤的2/3，可进一步分为胎儿型、胚胎型、巨梁型、小细胞未分化型和胆管母型[39,46,47]。

胎儿肝母细胞瘤可以进一步分为高分化亚型（圆形细胞核、大小均匀、最小有丝分裂相、髓外造血），聚集亚型（一种有丝分裂活跃的亚型），多形亚型（细胞分化差、核浓染、少胞质）和未分化亚型（伴有显著的核大和多形性）。胚胎型肿瘤细胞小，嗜碱性，细胞染色深，伴核均匀浓染，细胞质少，且常伴髓外造血。巨梁型以血窦间成簇生长的胚胎型肿瘤细胞或胎儿肿瘤细胞为特征。小细胞未分化型肝母细胞瘤病理上与神经母细胞瘤或其他小的蓝染的肿瘤相似，占所有肝母细胞瘤的2%～5%[44,48]。这一亚型的肿瘤高度侵袭性，对化疗反应差。大多数确诊此型的儿童在2年内死亡[49,50]。最后，胆管母型的特征为上胆管细胞是周围上皮细胞岛的优势细胞。而混合型可再分为间质分化来源的混合类型或畸胎样的

特征[47]。间质分化来源的混合亚型特征是肿瘤包含胚芽、骨、骨骼肌和软骨的成分。畸胎样亚型的特点是混有原始内胚层、神经衍生物、黑色素、鳞状上皮和腺体的成分。

（四）临床表现

肝母细胞瘤患者典型的临床表现是腹部膨隆。肿瘤因生长迅速，可导致破裂引起腹腔积血。也可出现性早熟，这是由于促性腺激素的异常合成。肝母细胞瘤最常见的是单发的肝脏肿块[51]。血清AFP水平在大多数患者中显著升高。AFP是临床上用于诊断和监测肝母细胞瘤最有效的肿瘤标志物。正常或者显著升高的AFP水平与预后差相关[51]。在有效治疗后连续监测AFP水平能用于监测治疗反应和肿瘤复发。

（五）诊断

多普勒超声检查是鉴别肝脏肿块的有效手段，也可以明确是否出现肿瘤血管侵犯。当检查发现一肝脏肿块时，增强CT或磁共振检查可进一步描述肿块大小以评估肿瘤的可切除性。使用

表48-3　肝母细胞瘤的病理学分类

组织学分型		病理特点
上皮型（肝母细胞瘤的2/3）	胎儿型：高分化亚型	圆形细胞核、大小均匀、最小有丝分裂相、髓外造血
	胎儿型：聚集亚型	有丝分裂活跃
	胎儿型：多形亚型	细胞分化差、核浓染、细胞质少
	胎儿型：未分化亚型	显著的核大和多形性
	胚胎型	细胞小，嗜碱性，细胞染色深，伴核均匀浓染，细胞质少，且常伴髓外造血
	巨梁型	血窦间成簇生长的胚胎型肿瘤细胞或胎儿肿瘤细胞
	小细胞未分化型	罕见的小的蓝染肿瘤细胞伴高度侵袭性，对化疗反应差
	胆管母型	周围上皮细胞岛上胆管细胞为优势细胞
混合型（肝母细胞瘤的1/3）	间质来源的	胚芽、骨、骨骼肌和软骨的成分
	畸胎样的	混有原始内胚层、神经衍生物、黑色素、鳞状上皮和腺体的成分

改编自 Czauderna P, et al. Hepatoblastoma state of the art: pathology, genetics, risk stratifcation, and chemotherapy. Curr Opin Pediatr 2014；26:19-28.

肝胆特异性的造影剂如钆塞酸二钠的 MRI 检查能非常有效的描述肿块大小，也可以发现卫星灶或血管侵犯[52]。肝母细胞瘤的诊断需要活检组织学确诊。由于肝母细胞瘤的异质性，推荐至少穿刺 5 ～ 10 针获得充分的组织以便诊断[47]。

（六）预后和治疗

肝母细胞瘤的预后优于 HCC，但较其他小儿恶性肿瘤差。2003 年，据报道儿童肝母细胞瘤的 5 年生存率为 52%，显著高于 HCC 患儿的 18%（$P < 0.0001$）[38]。无论是否行新辅助化疗或辅助化疗，外科切除是肝母细胞瘤的首选治疗方法。由单纯的胎儿细胞组成的肿瘤比胚胎型、混合上皮间叶型肝母细胞瘤或小细胞未分化型的预后更好。因此，辅助化疗不建议用于早期的低度有丝分裂活性的胎儿亚型患者，单纯的手术切除是充分有效的治疗[53]。进展期肿瘤的患者，新辅助化疗可以降低肿瘤分期以期获得完整手术切除。早期患者则建议在手术切除后进行辅助化疗。肝移植适用于肿瘤负荷巨大且无法完全切除肿瘤的患者[54]。对于最初就发现肿瘤已转移的患者，当新辅助化疗后转移性病变已消退，肝移植仍然适用；然而，对于化疗抵抗或者进展性转移瘤的患者，肝移植是禁忌证[55]。

以铂类为基础的化疗方案是肝母细胞瘤的新辅助或辅助化疗经典方案。顺铂是最常用的化疗药物，可以单用或与氟尿嘧啶、长春新碱或阿霉素联用[39]。

三、胆管囊腺癌

胆管囊腺癌是罕见的肝脏囊性肿瘤，占囊性胆管肿瘤的不到 10%[56]。

（一）流行病学

胆管囊腺癌的流行病学知之甚少。与胆管囊腺瘤女性多见不同，胆管囊腺癌的发病率男女相当[57]。平均发病年龄在 50—60 岁之间[57,58]。该肿瘤的人群发病率和患病率仍不清楚。

（二）发病机制和病理学

对胆管囊腺癌的分子发病机制知道得不多，一部分可能是因为该肿瘤比较罕见。1/3 的胆管囊腺癌患者之前有良性囊腺瘤的病史，所以认为囊腺瘤可进展为囊腺癌[58]。大多数胆管囊性肿瘤来源于肝内胆管；极少数囊性肿瘤来源于肝外胆管[58]。总的来说，胆管囊腺癌表现为巨大的复杂的囊性肝脏肿块，内有可能是囊性上皮细胞组成的分隔和壁结节[59]。囊液可以是稠厚的或者稀的黏液，微带血性且包含坏死物。组织学上，囊腺癌表现为多形的恶性管状柱状细胞、乳头状生长形成不规则的乳头突起，管状、鳞状或棘形凸起伸入基质或囊腔内。

（三）临床表现

大多数胆管囊腺癌患者有非特异性的胃肠道症状，包括腹痛、腹胀、恶心或呕吐[56,60,61]。偶有患者表现为黄疸或发热。极少无症状患者偶然确诊囊腺癌[56]。

（四）诊断

一个多房性囊性肝脏肿块的鉴别诊断非常多，包括囊腺瘤、囊腺癌、间质来源的错构瘤、炎性成纤维细胞瘤、坏死性肝细胞癌和转移瘤在内的肿瘤性病变[62]。非肿瘤性病变包括肝脓肿、胆汁潴留囊性包块、肝内错构瘤、多囊肝和肝包虫病。增强下的壁结节和不规则增厚的隔膜提示恶性[62]。胆管囊性肿瘤通常是大的、单发的多房性的囊性病变，伴光滑的边界和内部分隔。尽管出血性囊液、实性壁结节和分隔粗大钙化在囊腺癌中比囊腺瘤中常见，根据术前的临床表现和影像学特征仍然难以鉴别囊腺癌和囊腺瘤[59,62,63]。一项最近的研究报道了少于 20% 的囊腺癌患者术前诊断明确是囊腺癌[60]。相比囊腺瘤，囊腺癌患者的血清 CA19-9 和 CA125 水平更高[60]。AFP 水平通常正常。如果怀疑是恶性病变而且病灶是可切除的，那么应该避免囊液穿刺，因为穿刺并不敏感且可能导致肝囊腺癌的腹膜种植[64,65]。建议外科切除，对切除标本进行组织学检查明确最终诊断。

（五）治疗和预后

当切除可行时，外科切除囊性肿块是治疗的基础[64]。当肿瘤巨大是，患者可能需要接受半肝切除术或扩大肝切除术[56]。接近 1/3 的胆管囊腺癌患者会复发。当复发的肿瘤局限于肝脏不伴有肝外转移时，可考虑外科切除复发病灶。据报道，胆管囊腺癌患者的平均生存期是 8.4 年[56]。其他治疗手段的有效性未进行良好的评估，所以具体病例具体分析，可考虑选择其他的治疗方法。

四、肝脏上皮样血管内皮瘤

肝脏上皮样血管内皮瘤是肝脏罕见的间叶组织来源的肿瘤。它是来源于肝脏脉管系统的低度恶性的肿瘤[66]。

（一）流行病学

肝脏上皮样血管内皮瘤非常罕见，估计发病率小于 1/100 万[67]。这种罕见肿瘤的流行病学特征尚未明确。据报道，平均发病年龄在 40—50 岁之间，女性多见[68,69]。

（二）发病机制和病理学

因为此肿瘤的罕见性，故其危险因素和发病机制尚不明确。上皮样血管内皮瘤通常表现为多中心的病灶，可发生在所有肝叶中[68]。大体上肿瘤呈白色的实性病灶[67]。组织学上，肿瘤的树突状和上皮样细胞浸润至血窦，表现类似于静脉闭塞性疾病[67]。肿瘤内通常有空泡形成，相当于血管腔结构[67]。上皮样血管内皮瘤对一些内皮分子标志物的免疫组化染色常为阳性，如Ⅷ因子相关抗原、CD34 或 CD31[69]。平足蛋白作为肝上皮样血管内皮瘤的肿瘤标志物诊断的敏感性为 78%，特异性高达 100%[70]。

（三）临床表现

患者通常表现出非特异性的胃肠症状，如腹痛、恶心和体重减轻。有些患者可出现与门静脉高压和肝衰竭的症状和体征。此外，患者也可因为肿瘤破裂所致的自发性腹腔出血而出现急性腹痛症状。也有偶然发现肝脏肿块而诊断的患者[68]。

（四）诊断

腹部平片可发现肝脏多发的钙化密度病灶[69]。肝脏超声检查时上皮样血管内皮瘤通常是低回声灶，也可呈高回声或混杂回声[71]。CT 扫描时通常出现多发的、不均匀的低密度或高密度病变，伴有周围强化。接近 20% 的患者病灶内伴钙化[71]。同样的，MRI 显示信号不均匀的多发肝脏肿块，而在 T_2 加权像上病灶周围呈高信号[71]。针对上皮样血管内皮瘤并没有特异性的影像学诊断标准，所以确诊需活检或病灶切除后行组织病理学检查。

（五）治疗和预后

外科切除是上皮样血管内皮瘤的首选治疗方法。然而，因为确诊时的肿瘤严重程度，仅一小部分患者接受手术切除[67]。对于肝脏中肿瘤负荷大、不可切除的并且影响肝功能的肿瘤可考虑肝移植[69,72,73]。治疗结果预示移植似乎很有应用前景。一项来自欧洲肝移植协会的研究显示上皮样血管内皮瘤肝移植后的 1 年生存率、5 年生存率和 10 年生存率分别是 93%、83% 和 72%[74]。总的来说，上皮样血管内皮瘤预后优于肝细胞癌、胆管癌、血管肉瘤或其他血管来源的恶性肿瘤。一项大的来自美国的研究纳入了 137 例患者，结果显示 43% 的患者生存超过 5 年[69]。同样的，一项 56 例患者的 SEER 研究显示平均生存期是 75 个月[75]。局部治疗、放射治疗或系统性化疗 / 靶向治疗的作用尚不明确。

五、血管肉瘤

血管肉瘤是最常见的肝脏来源的肉瘤，占所有肝脏恶性肿瘤的 1% ~ 2%[67]。相比肝脏上皮样血管内皮瘤，血管肉瘤是高度侵袭性肿瘤，且通常快速致死（表 48-4）。

（一）流行病学

肝血管肉瘤的年发病率约在 0.2/100 万[67]。与肝上皮样血管内皮瘤相比，血管肉瘤以男性多见，而且更常见于老年人。近 1/4 的患者病史中有化学性致癌物的暴露。据报道，二氧化钍、聚氯乙烯、砷、无机铜或合成的类固醇激素的暴露是肝血管肉瘤的危险因素[67,76,77]。

（二）发病机制

有几个肿瘤信号通路与肝血管肉瘤的发病有关。包括成纤维细胞生长因子、转化生长因子和血管内皮生长因子信号通路[67]。磷酸酶和张力蛋白同源基因（PTEN）的种系突变，作为血管新生的抑制药，被认为与肝血管肉瘤的发病相关[78]。阻断 Notch1 信号通路，通过调节胚胎血管发育，介导了小鼠肝脏的血管重建、血管生成和血管肉瘤形成[79]。

（三）病理学

肝血管肉瘤通常表现为大的、多中心的、出血性肿块，组织缺乏基质成分[67]。显微镜下，肿瘤由细胞异型性明显、有丝分裂活跃的恶性内皮细胞组成，侵犯血窦。分化良好的肿瘤可出现不规则吻合的由异常内皮细胞组成的血管管腔样结构，而分化程度差的肿瘤形成实性条索样或板样结构，不伴血管源性肿瘤的典型特征[80]。血管肉瘤 CD31、CD34 和Ⅷ因子抗原染色阳性。

（四）临床表现

血管肉瘤的患者可表现为非特异性的腹部症状，如腹痛、腹胀、恶心、食欲不振和体重减轻，或者出现继发于严重的瘤内破裂出血和腹腔出血而以急性腹痛为首发表现，或出现暴发性肝衰竭[81,82]。有些患者出现的症状与肝外转移病灶有关，如骨转移所致的骨痛或肺转移所致的呼吸道症状。患者也可出现与血小板减少、弥漫性血管内凝血或静脉闭塞症相关的症状[83,84]。

（五）诊断

肝脏超声检查显示多发高回声病灶。增强 CT 显示多发低密度或高密度病变，不伴倾向海绵状血管瘤的征象如进行性向心性强化（图 48-3）[85]。大的明显的肿块或多发小结节灶伴不均匀的内部结构提示出血征象[86]。动态 MRI 显

表 48-4　肝脏血管源性肿瘤

	上皮样血管内皮瘤	血管肉瘤
发病率	＜ 1/100（万·年）	＜ 1/100（万·年）
发病年龄	40—50 岁	50—70 岁
性别	女性多见	男性多见
危险因素	不明	暴露于二氧化钍、聚氯乙烯、砷、无机铜或合成的类固醇激素
治疗		
外科切除	主要治疗	主要治疗：仅一小部分患者适合手术
肝移植	不可切除的 / 肝脏中肿瘤负荷大且影响肝功能	因为复发率高，是禁忌证
预后		
平均生存期（月）	75	1
5 年生存率（%）	83	0

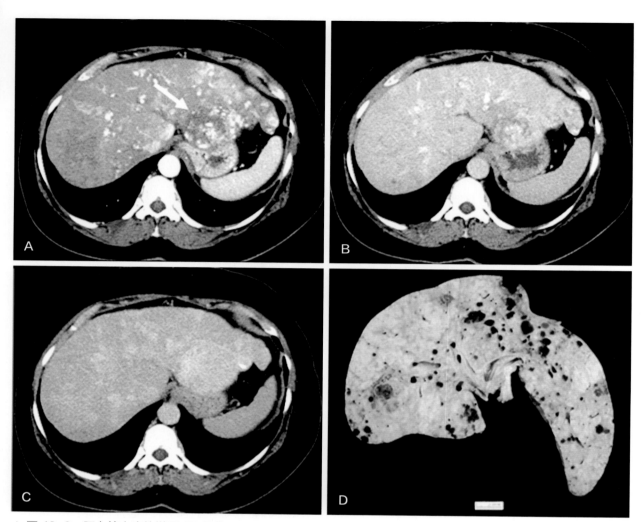

▲ 图 48-3　肝血管肉瘤的增强 CT 图像

在动脉期（A），门静脉期（B）和延迟期（C）均显示多发的强化病灶；肝左叶的巨大肿块（A，箭）在动脉期多发斑点状强化，在门静脉期和延迟期逐渐充盈；D. 离体的截面显示多发出血性的结节（由 Sudhakar Venkatesh 提供）

示多灶性信号不均匀的血供丰富占位，伴动脉期和门静脉期强化，不伴强化延迟消退[67,87]。肝血管肉瘤无特异性的影像学特征，所以只能靠组织学检查确诊（图 48-4）。

（六）治疗和预后

　　肝血管肉瘤是一种致死性的疾病，大多数患者死于确诊后的 1 ～ 2 年[83]。最近一项台湾的研究认为目前的预后有所改善，但仍有超过 2/3 的患者死于确诊后的 2 年内[88]。SEER 数据库的资料显示 207 例肝血管肉瘤患者的平均生存期仅 1 月[75]。由于血管肉瘤呈多灶性，仅一小部分患者诊断时能接受手术切除。尽管进行有效的手术切除，效果也很差，大多数患者

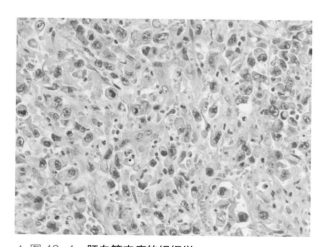

▲ 图 48-4　肝血管肉瘤的组织学

在显微镜下，典型的肝血管肉瘤在似血管形成图像中可见高级别的肿瘤细胞（由 Michael Torbenson 和 Rondell Graham 提供）

死于术后 1 年内 [89,90]。对肝血管肉瘤患者来说，肝移植也不是理想的治疗手段，因为术后复发率极高，移植后的生存期很短 [91-93]。局部治疗、系统性化疗、放射治疗和靶向治疗的有效性尚不明确，仍需进一步研究 [94]。

六、肝脏淋巴瘤

原发性肝脏淋巴瘤是罕见的血液系统恶性肿瘤，局限于肝脏而不累及淋巴结、骨髓或脾脏。发病率占非霍奇金淋巴瘤（NHL）的不到 0.01% [95]。

（一）流行病学

NHL 是第六位美国最常见的恶性肿瘤，年发病率在男性中约 230/100 万，在女性中约 160/100 万 [96]。近 1/3 的 NHL 表现为淋巴结外病变，而不到 1% 的结外 NHL 为原发性肝脏淋巴瘤 [97]。原发性肝脏淋巴瘤好发于中年男性 [95]。

（二）发病机制和病理学

原发性肝脏淋巴瘤的发病机制尚不明确。病毒性肝炎被认为是原发性肝脏淋巴瘤的危险因素。在一项法国的多中心回顾性研究中，31 例原发性肝脏淋巴瘤中 21% 的患者患丙肝病毒（HCV）感染 [98]。同样的，一项纳入了 69 例肝脏淋巴瘤患者的研究显示 20% 的患者患慢性乙肝病毒感染 [99]。丙肝病毒或乙肝病毒长期刺激 B 淋巴细胞导致单克隆性增殖和抑制细胞凋亡。同时，丙肝病毒慢性感染能介导 14 和 18 号染色体异位，尤其是伴混合型冷球蛋白血症，可以导致抗凋亡蛋白 bcl-2 过表达和单克隆免疫球蛋白重链基因重排 [100-102]。此外，在伴有这种异位的患者中，使用干扰素 α 治疗 HCV，无论是否联合利巴韦林，大多数可导致免疫球蛋白重链基因重排和 t（14；18）异位的修正 [102]。基因改变消失与抗病毒治疗反应相关，这一反应为 HCV 是原发性肝脏淋巴瘤的致病因素提供了依据。

在原发性肝脏淋巴瘤中，B 细胞来源的淋巴瘤占了 80%。弥漫性大 B 细胞淋巴瘤是最常见的

原发性肝脏淋巴瘤，占了总数的一半 [95]。原发性肝脏淋巴瘤的其他亚型包括弥漫性大小细胞混合型、淋巴细胞性、弥漫性免疫母细胞、弥漫性小无裂细胞和弥漫性组织细胞 NHLs [95]。T 细胞来源的原发性肝脏淋巴瘤包括外周 T 细胞淋巴瘤、间变性大细胞型 T 细胞淋巴瘤和肝脾型 T 细胞淋巴瘤，它们都非常罕见 [103]。大概 40% 的肝脏淋巴瘤表现为显性的肝脏占位，40% 表现为多发结节的占位。弥漫浸润型占所有病例的 20% [95]。据报道，有两种组织病理学的特征性表现可用于鉴别肝脏淋巴瘤 [104]。结节状的肝脏浸润图像与弥漫大 B 细胞淋巴瘤相关，此类型预后较好。相较而言，弥漫浸润性的淋巴瘤与 T 细胞淋巴瘤相关，伴有明显的血窦浸润，可导致急性肝衰竭，预后差。

（三）临床表现

腹痛、体重减轻和发热是原发性肝脏淋巴瘤最常见的症状 [95,96]。患者也可表现为黄疸、萎靡、恶心或呕吐。很少见的情况下患者表现为暴发性肝衰竭 [105]。典型的体格检查或影像学检查发现肝脏肿大不伴脾肿大或其他淋巴结肿大 [103]。大多数肝脏肝酶和血清 β2- 微球蛋白升高 [106]。绝大多数患者全血细胞计数正常，因为这一类淋巴瘤不累及骨髓 [95]。

（四）诊断

原发性肝脏淋巴瘤多见实性或多中心的肝脏肿块，但也可表现为弥漫性肝脏浸润 [107]。肿块形成倾向的淋巴瘤在肝脏超声检查上呈低回声，在增强 CT 上呈低密度，伴或不伴边缘强化（图 48-5）。在 MRI 上，淋巴瘤表现为 T_1 低信号，T_2 高信号，动脉期轻度强化，门静脉期渐进性强化 [108,109]。确诊需要经皮穿刺获得组织学诊断（图 48-6）。如果疑似肝脏淋巴瘤，需行免疫组化、流式细胞学检查、基因重排分析和染色体核型分析。

（五）治疗和预后

目前，原发性肝脏淋巴瘤的治疗是在分期的基础上的个体化治疗。如果是表现为可切除的肝

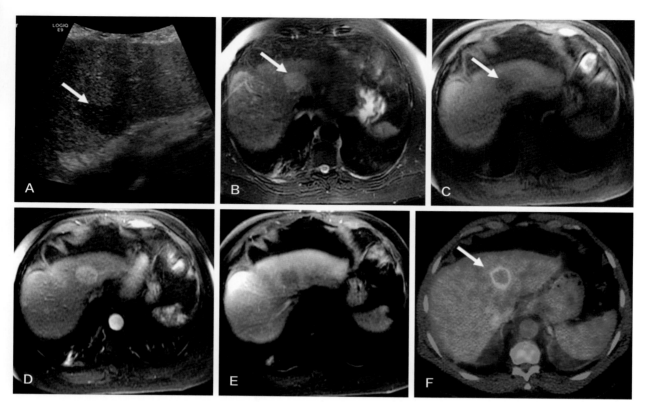

▲ 图 48-5　肝脏淋巴瘤的影像学特征

A. 超声下显示肝左叶低回声肿块（箭）；肿块在 T_2 呈高信号（B）；T_1 呈低信号（C）；动脉期显示明显强化（D）且门静脉期快速流出（E）；氟代脱氧葡萄糖 PET 扫描显示肿块摄取示踪剂非常活跃（F）（由 Venkatesh Sudhakar 提供）

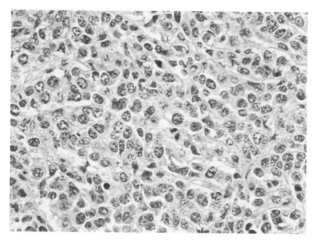

▲ 图 48-6　肝弥漫大 B 细胞淋巴瘤的组织学

松散巨大的不典型细胞构成了弥漫大 B 细胞淋巴瘤的特征表现（由 Rondell 和 Torbenson Michael Graham 提供）

脏肿块的患者，可考虑手术切除，尽管只有一小部分人是可以切除的病变。在一项 84 例原发性肝脏淋巴瘤的回顾性研究中，12% 行手术切除，平均生存期 22 个月；14% 手术治疗后辅以辅助化疗，平均生存期 13.6 个月；50% 单独全身化疗治疗，平均生存期 6 个月；11% 行同步放化疗，平均生存期 22 个月；12% 行支持治疗，平均生存期仅 0.7 个月[95]。因为接受手术治疗和非手术治疗的患者基线不同，所以手术治疗是否优于非手术治疗尚不明确。但是，在现有的数据基础上，如果病灶是可切除的，那么仍考虑手术切除病灶。辅助化疗、新辅助化疗或者其他的治疗方法仍需进一步研究。伴有慢性 HCV 感染的患者如发现原发性肝脏淋巴瘤，建议初选抗 HCV 的治疗，因肿瘤可能被诱导缓解[102,110]。

七、转移性肝癌

　　肝脏是其他部位恶性肿瘤最常见的转移部位。在大多数国家，因为原发肝脏肿瘤发病率偏低，转移性肝癌是肝脏最常见的恶性肿瘤。结直肠癌、胰腺癌、胃癌、乳腺癌、肺癌和神经内分泌癌是转移性肝癌最常见的原发肿瘤。肝内单个或寡转移病灶常常是手术可切除的，因此当患者的转移灶局限于肝脏且无其他主要手术禁忌证时，需考虑手术切除[111]。在本篇，我们将讨论针对转移性肝癌存在的可供选择的有效的治疗手段（表 48-5）。

（一）结直肠癌肝转移

肝脏是结直肠癌最常见的单发转移部位。当结直肠癌患者发现肝脏占位，且患者无肝硬化病史，需强烈怀疑转移性肝癌。为明确肿瘤情况，需完善肝脏 CT 或 MRI 检查。可通过肝脏活检及组织病理学明确转移性肝癌的诊断，回顾文献发现肝脏活检针道转移风险极小。针对转移性肝癌的治疗可提高此类患者预后。如有孤立的、可切除的肝脏转移灶且不伴血管侵犯或局部转移性肿大淋巴结，强烈建议患者接受转移性肝癌的手术切除[112]。转移性肝癌完全手术切除后的 5 年生存率接近 30% ～ 50%[113-115]。肝脏转移灶数目多、淋巴结肿大、组织学分化程度差、肝外转移灶、肿瘤直径 ≥ 5cm、癌胚抗原水平 > 60ng/ml 以及切缘阳性与预后差相关[116]。对于出现不可切除的转移性肝癌，需考虑新辅助化疗。在一项研究中发现，12.5% 最初表现为不可切除的转移性肝癌的患者在新辅助化疗后最终接受手术切除，5 年生存率 33%[117]。当患者同时出现肝转移灶和非肝转移灶但均可手术切除时，也考虑手术切除转移灶[118]。在手术切除发生转移的结直肠癌后，推荐全身辅助化疗。

不可切除的转移性肝癌患者或手术可行性不大时，需考虑肝转移灶的局部消融（射频消融、无水酒精注射、微波消融或冷冻消融术）或局部治疗（TACE 或 TARE）。局部消融术针对局限的转移灶（不多于三个的病灶、直径 ≤ 5cm）的治疗非常有效。尽管与肝切除术相比，转移性肝癌的消融术或局部治疗的疗效仍未有很好的研究，一项多中心的 RCT 研究显示动脉内注入装有伊立替康的可释放药珠优于标准的联合伊立替康、氟尿嘧啶和甲酰四氢叶酸的化疗，其总的生存时间和无进展生存时间更长[119]。类似的，一项 III 期多中心 RCT 研究显示[90]与单独使用氟尿嘧啶治疗相比，Y 型树脂微球放射性栓塞加上氟尿嘧啶的治疗显著提高肝转移的进展时间和肿瘤进展的时间[120]。据报道，相较于切除术或射频消融术，结直肠癌肝转移灶的立体定向全身放疗的有效性和耐受性差强人意，可能需要进行大型的 III 期试验进一步评估[121]。

（二）神经内分泌癌肝转移

神经内分泌癌包含了一组高度异质性的肿瘤，从惰性的、分化良好的、低级别的肿瘤到侵袭性的、分化差的、高级别的肿瘤。据报道，胃肠胰腺神经内分泌癌的年发病率在 36.5/100 万[122]。肝脏是神经内分泌癌最常见的转移部位，超过 2/3 起源于胃肠道（包括胃、直肠、阑尾，源于阑尾的很少转移）或胰腺的神经内分泌癌肿瘤以肝转移癌为首发表现[123]。胰腺和小肠是转移性肝癌最常见的原发部位[123-125]。低级别神经内分泌癌的可

表 49-5　手术或肝脏相关治疗转移性肝癌的策略

原发肿瘤	肝脏相关治疗	指 征	预 后
结直肠癌	手术切除	孤立可切除转移灶	5 年生存率 30% ～ 50%[113-116]
	局部消融或局部治疗	不可切除的转移灶或手术可行性差	4 年生存率 15%[120]
神经内分泌癌	手术切除	低级别可切除肿瘤	5 年生存率 74%[124-125]
	肝移植	低级别不可切除肿瘤	5 年生存率 50%[128-129]
	局部消融或局部治疗	不可切除转移灶或手术可行性差	5 年生存率 10% ～ 50%[126]
乳腺癌肝转移	切除	孤立肝转移癌 / 可控的小的肝外转移灶	5 年生存率 40%[133]
	局部消融或局部治疗	不可切除转移灶或手术可行性差	3 年生存率 13%[135]
黑色素瘤肝转移	切除	孤立可切除转移灶	5 年生存率 42%[140]

切除的肝转移癌需考虑手术切除。一项大型的多中心研究纳入了 339 例接受针对肝治疗的神经内分泌癌肝转移患者，包括伴或不伴消融的肝切除术（97%）或单纯消融术（3%），显示中位生存期 125 个月，5 年和 10 年生存率分别为 74% 和 51%[124]。复发率非常高：94% 在术后 5 年内复发。在一项小的单中心回顾性研究中也得到相似的结果[125]。一项大的多中心研究比较 753 例神经内分泌癌肝转移患者分别接受手术（n=339）和 TACE（n=414）的疗效[126]。研究显示通过倾向指数校正分析估计，在至少累及 25% 肝脏的无症状肝转移癌患者中，接受外科切除和 TACE 术的患者生存率相当。这项研究的作者推论 TACE 可用于肝脏瘤负荷较大的无症状患者的治疗。

哪一种局部治疗方式对神经内分泌癌肝转移的治疗有效性和耐受性更好有待进一步研究。欧洲神经内分泌肿瘤协会指南推荐 TARE 可代替 TAE 或 TACE 用于治疗仅累及肝脏的转移癌或局限性肝外转移癌[127]。转移性肝癌的患者肝移植是否可作为治疗选择仍有争议。有些中心认为肝移植可用于不可切除的转移性肝癌治疗，在移植同时切除原发肿瘤。一项大型的欧洲多中心回顾性研究显示 213 例转移性肝癌接受肝移植治疗的患者移植后 5 年生存率为 52%，转移性肝癌初诊后 5 年生存率为 73%[128]。一项类似的在器官共享肝移植联合网的数据显示 150 例患者的 5 年生存率为 49%[129]。等待肝移植超过 2 个月的预后更好，认为在肝移植之前的等待可筛选出疾病侵袭性更小的患者，因为疾病侵袭程度高的患者会从移植列表中移除。

接近一半的神经内分泌癌肝转移患者可出现与副癌综合征相关症状，如腹泻、面色潮红、支气管痉挛或心律失常。长效生长抑素合成类似物奥曲肽可用于预防此类症状，短效奥曲肽对于突发症状非常有效。副癌综合征的发生是由于肿瘤自身或肿瘤靶向治疗后大量激素释放所致。因此推荐患者在局部消融术、TACE/TARE 或手术治疗有激素分泌活性的神经内分泌癌之前预防使用奥曲肽治疗。

高级别的神经内分泌癌有越来越多的化疗方案选择，尤其是原发的胰腺癌患者。常用的化疗方案是氟尿嘧啶、多柔比星和链佐霉素[123]。靶向药物依维莫司和舒尼替尼对进展期胰腺来源的低级别肿瘤有效。一项 III 期依维莫司的 RCT 研究纳入了 410 例进展期低级别或中级别胰腺内分泌癌患者，显示使用依维莫司的中位无进展生存期提升到 11 个月，而安慰剂组仅 4.6 个月[130]。一项 171 例患者的舒尼替尼 III 期 RCT 研究得到相似的结果，进展期、分化良好的胰腺内分泌癌舒尼替尼组的中位无进展生存期是 11.4 个月，而安慰剂组是 5.5 个月[131]。

（三）乳腺癌肝转移

乳腺癌肝转移通常发生在疾病已广泛转移后，大多数伴肝转移的患者通常也有其他部位的转移病灶[132]。因此大多数伴肝转移的患者预后很差，切除肝转移灶的作用也很局限。然而，几项研究报道在一部分转移性肝癌不伴或仅伴很小的肝外转移灶的患者中切除肝转移灶得到了好的结果。包括 19 项研究 553 例转移性肝癌手术切除患者的 Meta 分析结果显示中位生存期是 40 个月，5 年生存率 40%[133]。

由于缺乏直接比较针对肝的联合治疗或不联合化疗与单独化疗的研究，其他的局部消融术或局部治疗手段的作用仍有争议。一项中国的研究显示肝转移灶在 TACE 组的应答率较化疗组高（36% vs. 7%，$P < 0.05$）。TACE 组 1 年和 3 年生存率分别为 63% 和 13%，而全身化疗组分别为 34% 和 0[134]。肿瘤负荷局限（例如病灶 ≤ 3 个、直径 ≤ 5cm）且有手术禁忌证的患者可从局部消融治疗获益[135]。

（四）黑色素瘤肝转移

眼（葡萄膜）黑色素瘤非常独特，特别倾向于转移至肝脏：95% 的发生转移的眼黑色素瘤病灶在肝脏[136]。与起源于皮肤的黑色素瘤相比转移至肝脏的趋势更明显，因为仅 15% 发生转移的皮肤黑色素瘤发现肝转移灶[137]。由于在眼部缺乏淋巴引流管道和相较淋巴转移更倾向于血行转移，这能够解释为什么眼黑色素瘤出现了独特的明显的肝转移倾向[106,138]。手术切除肝转移灶与更好的生存情况相关。所以如果可行，肝转移的黑色素瘤患者建议手术切除肝转移灶[139,140]。肝转移病灶切除术后的黑色素瘤患者的中位生存期接近 30 个月[140]。不论是皮肤黑色素瘤或眼黑色素瘤，肝切除术对于转移灶的疗效结果相当[111,140]。

（五）来源于胰腺或其他胃肠道器官的转移性肝癌

转移的胰腺癌总的预后极差。据报道，在胰腺切除同时切除肝转移灶的患者围术期发病率和死亡率均高。更重要的是，同时切除肝转移灶并不提高预后[141]。其他针对肝脏的治疗在转移癌的患者中尚未进行有效的评估。与胰腺癌患者类似，胃癌肝转移预后也很差，切除肝转移灶并不提升总体生存。因此不推荐手术切除胃癌的肝转移灶[141]。局部消融治疗、适形或质子束放疗和导管为基础的化学栓塞、放射栓塞或冷栓塞等局部治疗对于从其他原发部位转移至肝脏的疗效正在积极的研究中。

◆ 结论

我们讨论了少见的肝脏恶性肿瘤和肝脏最常见的恶性肿瘤——转移性肝癌。发病率低是我们对这些少见肿瘤在临床和病理生理特征上认识不足的主要原因。近年来分子基因技术的发展为这类少见肿瘤的分子病理生理学研究指明了方向。为了更加深入了解疾病、规范诊断和治疗策略，进一步的多中心协作研究至关重要。

第 49 章　肝脏良性肿瘤
Benign Liver Tumors

Massimo Colombo、Angelo Sangiovanni，Riccardo Lencioni　著

姚昕　译，严天连、张蕊　校

● 缩略语 ABBREVIATIONS

AFP	α-fetoprotein	甲胎蛋白
CEA	carcinoembryonic antigen	癌胚抗原
CRP	C-reactive protein	C 反应蛋白
CT	computed tomography	计算机断层扫描
FNH	focal nodular hyperplasia	局灶性结节增生
Gd-BOPTA	gadobenate dimeglumine	钆 - 贝酸二葡甲胺
GGT	γ-glutamyl transpeptidase	γ- 谷氨酰基转肽酶
HCA	hepatocellular adenoma	肝细胞腺瘤
HCC	hepatocellular carcinoma	肝细胞癌
HNF1α	hepatocyte nuclear factor 1α	肝细胞核因子 1α
HUMARA	human androgen receptor assay	人类雄激素受体试验
IL-6	interleukin 6	白细胞介素 6
Mn DPDP	manganese dipyridoxal diphosphate	锰 - 福地匹三钠
MRI	magnetic resonance imaging	磁共振成像
NRH	nodular regenerative hyperplasia	结节性再生性增生
RES	reticuloendothelial system	网状内皮系统
SAA	serum amyloid A	血清淀粉样蛋白 A
SPECT	single-photon emission CT	单光子发射计算机断层扫描

肝脏良性肿瘤是一组起源于不同细胞系的异质性结节性病变，包括血管瘤（肝脏最常见的良性结节）和肝细胞源性肿瘤（与临床更相关的病变）（表 49-1）。1994 年世界胃肠病学会组织专家成立了一支国际工作小组，对肝细胞性结节进行了命名和分类 [1]。美国胃肠病学会最近发布了肝脏良性肿瘤的诊治指南，对一个收集了详细病史和体格检查并在影像学检查中发现肝脏局灶性病变的患者进行了评估 [2]。本篇章节主要讨论肝血管瘤、局灶性结节增生（FNH）、肝细胞腺瘤（HCA）和结节性再生性增生（NRH）——由于影像学检查的广泛应用使得此类病变的患者越来越多地被发现和诊断。最近 HCA 的分子诊断的提出改变了我们对诊断、预测和治疗的认识 [3,4]。

一、肝血管瘤

肝血管瘤是一类良性、血管源性的肝脏肿瘤，是继转移性肝癌之后的第二位最常见的肝脏肿块。

（一）流行病学

肝血管瘤的发病率在 0.7% ～ 1.5%，常因非特异性的腹部症状在检查时偶然发现 [5-8]。尸检中血管瘤的患病率被高估（从 0.4% 到高达 20%），因为老年患者共病较多（表 49-2）[2,7-18]。血管瘤发生在任何年龄，但主要在 30—50 岁之间。据报道，男女比例在 1.2 ：1 ～ 6 ：1。大多数血管瘤的病灶比较小（＜ 4cm）。如果肝脏结节＞ 4cm，则为海绵状血管瘤。

表 49-1　肝脏良性结节性病变的分类

肝细胞性	再生性结节
	单腺泡再生结节
	不伴纤维间隔的弥漫性结节状增生（结节性再生性增生）
	伴有纤维间隔或发生于肝硬化的弥漫性结节性增生
	多腺泡再生结节
	叶性或段性增生
	局灶性结节增生
	不典型增生病变或肿瘤性病变
	肝细胞腺瘤
	不典型增生灶
	不典型增生结节
胆管性	胆管腺瘤
	胆管错构瘤
	胆管囊腺瘤
	胆管内乳头状瘤
血管性	血管瘤
	小儿血管内皮细胞瘤
	遗传性出血性毛细血管扩张
	淋巴管瘤
间叶性	平滑肌瘤
	脂肪瘤
	髓样淋巴瘤
	血管平滑肌脂肪瘤
	假性淋巴瘤
	纤维间皮瘤
	错构瘤
	良性畸胎瘤

表 49-2　在正常或大致正常肝脏中肝结节的流行病学特征

肝脏结节	类型	发病率
血管瘤	尸检	0.4% ～ 20.9%
	临床研究	0.7% ～ 1.5%
局灶结节性增生	尸检	0.3% ～ 3.0%
	临床研究	0.03%
肝细胞腺瘤	从未使用口服避孕药的妇女	0.001% ～ 0.0013%
	长期使用口服避孕药的妇女	0.003% ～ 0.004%
	男性	非常罕见
结节再生性增生	尸检	2.1% ～ 2.6%

（二）发病机制

血管瘤的发病机制尚不明确。先天性的血管瘤是一种可能。另一种可能的机制是正常组织中扩张的血管所致。也有学说认为性激素是一种可能的致病因素，研究发现较大的肿瘤中女性患者居多，且在子宫切除术后接受雌激素替代疗法的患者和长期使用口服避孕药的妇女中肿瘤生长更快、更容易复发[19]。在一个病例对照研究中发现海绵状血管瘤在妊娠期增大，并常常表达雌激素受体，而口服避孕药的使用与肝血管瘤不相关[20]。此外，肿瘤生长可能受到药物的影响，如甲氧氯普胺[21]。

（三）病理

大体上肿瘤表现为卵形的，质软，紫红色或蓝色肿块，被纤维性假包膜分隔。可以见到不同程度的纤维化、玻璃样变、钙化、血栓形成和萎缩。较多的纤维化和玻璃样变，伴有血管狭窄或闭塞，是硬化性血管瘤的典型表现。钙化非常少见，一般是点状钙化，可发生在中心或者边缘。静脉结石常见于硬化性血管瘤或巨大的血管瘤。显微镜下血管瘤表现为异常的血管团，血流淤滞血窦呈空泡状，内皮细胞连接。血管被纤维组织分隔。血供来源于肝动脉分支，内部的血流循环缓慢。较大的隔膜中可见血管和动静脉短路。肿瘤生长方式常为扩张，而不是增生或肥大[19]。

（四）临床表现

绝大多数血管瘤在肝脏影像学检查时偶然发现。23% ～ 62% 为偶然发现时诊断，23% ～ 53% 有腹痛症状，3% ～ 16% 疑有转移灶而发现，0 ～ 2% 触及包块，5% ～ 9% 无不适主诉[22-24]。大多数患者是单个结节[6]。然而，一小部分患者表现为孤立的弥漫性的血管瘤，可能是 Rendu-Osler-Weber 病或骨骼血管瘤病[19]。典型的海绵状血管瘤是静止的良性病灶，肿瘤极少增大或有相关症状。少数患者有以下一种临床表现：腹胀、右上腹痛、早饱、消化不良、食欲减退、腹部包块和肝大。其中一项研究[25]认为症状的出现与血管瘤大小相关，而在另一项研究中并不相关[10]。另外，症状的出现似乎与肿瘤的数目并不相关。不典型的血管瘤因存在动静脉短路可能引起严重的症状，导致心力衰竭[26]。肝血管瘤引起其他不常见的临床表现包括胆道出血、腔静脉血栓形成、门静脉高压、带蒂肿瘤扭转、炎性假瘤、反复发作的结节内血栓（罕见的与伴有血小板减少的巨大血管瘤相关）、微血管性溶血性贫血和消耗性凝血功能障碍，就是所谓的 Kasabach-Merritt 综合征。

（五）诊断

血管瘤患者通常肝功能检测正常。少数海绵状血管瘤患者伴有凝血病（如血小板减少症和低纤维蛋白原血症）[27]。细针穿刺活检因穿刺路径通过一层正常肝脏组织，用于诊断肝血管瘤安全性好，但敏感性低。抽出组织主要是血液，仅含少量非特异性的良性的梭形细胞。在赫尔辛基的一项 36 例连续的肝血管瘤细针穿刺研究中，21 例（58%）取得血管瘤诊断的细胞学依据。1 例（3%）穿刺后发生腹膜内出血[28]。经皮肝活检（显微组织学）术诊断肝血管瘤的敏感性较高（75% ～ 91%），特异性 100%[29]。如果影像学检查发现血管瘤的典型表现，则应避免活检[2]。

（六）影像学检查

1. 超声检查和对比增强超声检查

血管瘤最常见的超声表现为与正常肝脏相比边界清晰、均匀高回声的病灶（图 49-1）。近 70% 的血管瘤在超声检查下表现为上述特征。余下肿瘤在超声下表现不典型，可出现低回声病灶伴有边界高回声或内部结构不均匀的病灶[30]。较大的血管瘤常回声不均匀。尽管常规的彩色多普勒超声检查没有特征性血管征象用于可靠诊断血管瘤，使用超声对比剂的早期临床试验提示对比增强超声可能提供更加有用的信息[31-33]。研究中大多数肝血管瘤（78% ～ 93%）在增强早期出现外周结节状增强，伴有进行性向心性强化[33,34]。由于缺乏对比增强效应，在小的、高流速血管瘤或形成血栓的血管瘤则表现为弥漫性的均匀强化或持续的低回声表现[33]。

2. 计算机断层扫描

对疑似血管瘤拟行的标准螺旋 CT 包括平

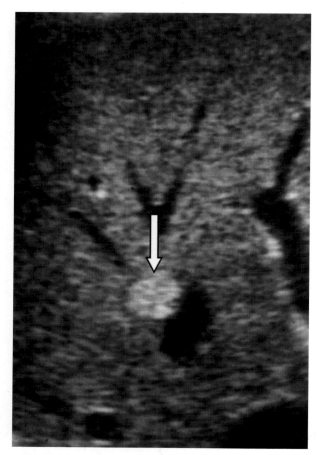

▲ 图 49-1　血管瘤超声检查

病灶表现出典型的超声特征，即一个圆形的、边界清晰的高回声结节（箭）

扫和动脉期、门静脉期、延迟期的增强扫描。大多数血管瘤在平扫时呈低密度灶。在动脉期由于血管的衰减病灶呈不连续的周围结节状强化，相较主动脉衰减的进行性向心性强化，在延迟期呈高度衰减伴可能的中心低度衰减病灶或是血管内单独衰减的病灶[34]。这种征象用于诊断血管瘤的敏感性为 67% ～ 86%，特异性为 99% ～ 100%[35,36]。CT 上表现不典型的血管瘤可以是高流速的血管瘤或者极低流速的。高流速血管瘤表现为对比剂注射后快速充盈，导致肝动脉期和门静脉期病灶呈均匀强化[36]。同样的这种征象在小的血管瘤非常常见。高流速的血管瘤和血供丰富的恶性肿瘤的鉴别诊断可能比较困难，有赖于对比主动脉的 CT 检查所有时期的衰减程度，包括延迟期。极低流速的血管瘤表现呈不强化的病灶或者外周轻度强化而不伴向心性进展的病灶。这些特点可能与血栓形成或者丰富的纤维化有关，像是一个少血供的恶性肿瘤。

3. 磁共振成像

磁共振成像（MRI）用于可疑的血管瘤的诊断，包括梯度回波 T_1 加权序列、带有短和长（> 200ms）回波时间的快速自旋回波 T_2 加权序列和连续动态钆增强梯度回波的 T_1 加权序列。血管瘤呈一边缘光滑、界清的均匀病灶。在 T_1 加权的 MRI 上与肝实质相比呈低信号病灶，在 T_2 加权像上则对比脾脏呈强的高信号。T_2 加权像（长回波时间）呈高信号致血管瘤出现连续性的灯泡样的征象，用于诊断的敏感性 100%，特异性 92%[37]。动态对比增强 MRI 出现了一个相当典型的灌注征象；即早期不连续的外周结节状强化，门静脉期和延迟期向心性累进成均匀或几乎均匀的强化病灶（图 49-2）。这种典型的强化征象用于诊断血管瘤的敏感性 77% ～ 91%，特异性 100%[38,39]。然而，非常小的（< 1.5cm）、高流速的血管瘤多表现为一种多血管的征象，在动脉期均匀强化，可持续至门静脉期和延迟期（图 49-3）[39]。这些病变的诊断可能比较困难，需要仔细分析平扫和增强的图像。在注射血管内皮网状系统（RES）定位于磁共振的药物后血管瘤可

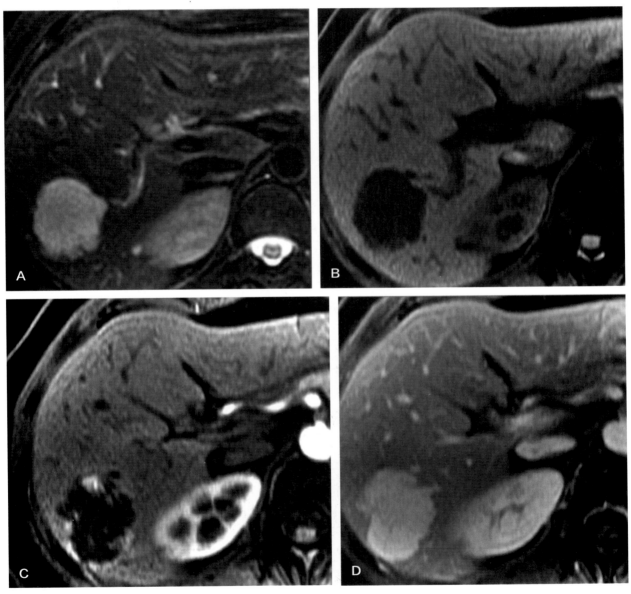

▲ 图 49-2　血管瘤磁共振成像

A. 在平扫 MRI 的 T_2 加权像上，病灶呈非常高的信号强度；B. 在平扫 MRI 的 T_1 加权像上，血管瘤与周围肝实质相比呈低信号；C. 在动脉期的增强对比动态研究中，病灶呈周围结节状强化；D. 在延迟期，病灶表现为均匀强化

显示出独特的征象（如在 T_1 加强增强后的 MRI 上病灶呈高信号）。这是由于超顺磁的铁氧化物粒子充盈在低流速的病变血管之内的 T_1 效应[40]。MRI 在结节 < 3cm 或结节贴近心脏或肝内血管时优于 CT[34]。

4. ^{99m}Tc 标记红细胞闪烁扫描术

^{99m}Tc 标记红细胞闪烁扫描术是诊断血管瘤的一种特殊的检查手段。这种方法在早期动态图像中活性下降，而延迟血池图像活性增加。比较 ^{99m}Tc 示踪红细胞的 SPECT 和 MRI，MRI 特异性和敏感性优于 SPECT，尤其是病灶直径 < 2cm[41]。

（七）诊断

对可疑的血管瘤的诊断建议要基于临床实际情况。如果在一个既没有恶性肿瘤病史也没有慢性肝脏疾病的患者超声检查时无意中发现典型的血管瘤的超声征象，则不需要进一步的检查。在这种情况下恶性肿瘤的误诊概率可以忽略（0.5%）。相反的，如果偶然发现的病灶如果超声征象是不典型的肝血管瘤，则建议进一步的检查。不管超声表现如何，任何恶性风险增高的患者中发现的病灶必须进行进一步的检查。MRI 是目前确诊可疑血管瘤最准确的检查手段[42]，在病灶 < 3cm 或贴近肝内血管和心脏时更是首选[34]。尽管最近的研究得到了理想的结果，对比增强超声检查仍在临床应用的早期阶段[43]，它可以提升诊断的特异性和敏感性[33]。此外，螺旋 CT 在诊断小的病灶时有局限性，特别是肝硬化患者[36,44]。高流速的血管瘤在动脉期 CT 扫描上均匀增强，无法与小的血供丰富的恶性肿瘤鉴别[36]。相较于增强 CT 差异较小，MRI 的敏感性更高，因为几个快速 MR 序列在对比

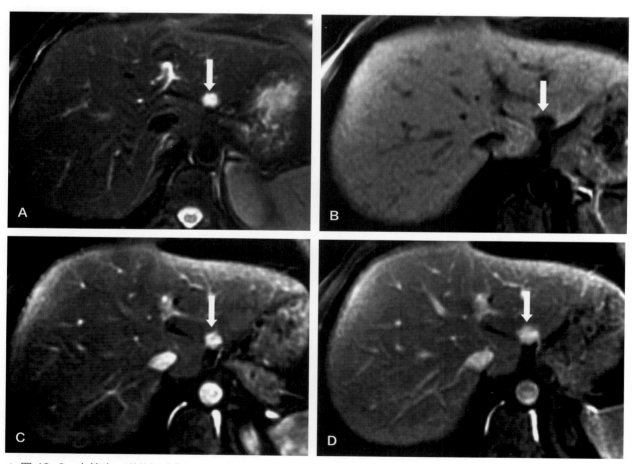

▲ 图 49-3 血管瘤，磁共振成像

A. 在平扫 MRI 的 T_2 加权像上，探及一小的高信号结节（箭）；B. 在平扫 MRI 的 T_1 加权像上，血管瘤与周围肝实质相比呈低信号（箭）；C. 在动脉期的增强对比动态研究中，这个小病灶呈均匀强化；D. 在延迟期，病灶因为持续的强化仍呈高信号

剂下可以示踪小的实质团块，因此 MRI 可能比 CT 更能显示出血管瘤和肝细胞癌（HCC）的不同的特征性增强征象[44]。此外，包括动态钆对比剂增强的研究都认为 MRI 通过分析平扫序列的病灶信号和 T_2 加权像可以提高病灶特征的分辨率[42]。在肝硬化背景下，血管瘤的诊断需严格符合 CT 或 MRI 的标准，不确定的情况下可行经皮肝穿刺活检。如果出现血管瘤的影像学征象应避免超声引导下肝穿刺活检，但对诊断仍不明确小结节，使用影像学密切随访比活检可能更加合理[34]。

（八）治疗

肝血管瘤一般建议保守治疗。绝大部分的病灶始终稳定、无症状，所以手术治疗用于预防罕见的并发症并不必要[2,24,34]。非常大的病灶可能出现自发性破裂或外伤后破裂，但文献报道这种情况比较少见。

对 < 5cm 的无症状血管瘤不建议治疗。目前针对这类良性肝脏肿瘤手术治疗的指征包括肿瘤诊断不明且怀疑有恶变的、因为大小所致的症状严重或进行性加重以及非常少见的具有出血或破裂风险[25]。生活质量下降的有症状的患者可考虑手术治疗或接受经验丰富的团队制定的非手术治疗方案。推荐对于选择手术治疗的无症状、病灶 > 10cm 的年轻的血管瘤患者根除出血、血栓形成和肿瘤破裂风险。手术切除可成功治愈增大的肿瘤以及出现相关症状的，90% 的患者切除后症状缓解[25]。多发的血管瘤或有肝门部侵犯的血管瘤患者可以考虑血管造影栓塞术或肝移植。前者用于血管解剖良好的一个或数个肿瘤，用于术前减瘤治疗减少手术时的出血或者治疗动静脉分流的非典型血管瘤。37 例接受局部乙醇注射治疗的有症状的血管瘤患者（41% 多发结节，60% 为海绵状血管瘤）中，27 例（73%）患者肿瘤萎缩，29 例患者中有 10 例患者（35%）的疼痛症状消失[26]。

肝移植的指征是肿瘤巨大、不可切除，广泛多发以及手术切除不可行的。肝切除术和经导管肝栓塞术均是 Kasabach-Merritt 综合征的有效治疗手段，少数情况下伴有该并发症的不可切除的海绵状血管瘤选择肝移植[45]。放疗的有效性缺乏依据，而且可能导致放射性肝炎的发生。在 PubMed MEDLINE 检索到 32 例自发性破裂的血管瘤[46]（直径在 6 ～ 25cm）。13 例患者（59%）行肝切除术，5 例（18%）缝合破口，4 例（18%）行填塞手术。13 例行肝切除术中的 5 例患者、5 例缝合破口中的 2 例患者和 4 例填塞术中的 3 例患者死亡。

有症状的、生活质量下降的患者可行手术治疗或接受经验丰富的团队制定的非手术治疗方案。

（九）预后和自然病程

有限的纵向研究评估随访过程中血管瘤的大小变化，病灶缩小的占 0 ～ 7%，增大的占 0 ～ 11%[22,24,47]。观察到增大的病灶主要是因为进行性的扩张，而不是增生、肥大[34]。

无症状的血管瘤患者出现腹痛的风险几乎可以忽略[23,25]。在主诉腹痛的一些患者中，大多数人治疗并发症之后或者不经特殊治疗腹痛可消失。2/3 的血管瘤患者经肝切除术、栓塞术或动脉结扎术后疼痛持续存在[24]。发生腹痛的机制尚不清楚，可能是因为肿瘤增大对周围肝实质或肝包膜的张力所致。少数情况下，症状的出现与病灶内的出血、局部的血栓形成或带蒂血管瘤的蒂扭转有关。Kasabach-Merritt 综合征（如在肝海绵状血管瘤和皮肤血管瘤的基础上伴弥漫性血管内凝血）表现为腹痛和出血征象。经过 3 个月到 180 个月的随访后，很少一部分（10%）血管瘤患者出现肿瘤缩小，约有相同比例的患者出现肿瘤增大（表 49-3）[24]。

肝血管瘤破裂的风险极小，仅报道了关于海绵状血管瘤创伤引发的或自发性破裂的患者。破裂表现为突发的严重腹痛、腹部膨隆、低血压或休克以及血转氨酶和凝血酶原时间升高。PubMed MEDLINE 检索发现的 32 例成人肝血管瘤自发破裂（绝大多数海绵状血管瘤），均没有外伤病史[48]。

表 49-3　评估血管瘤随访中大小变化的纵向研究

作　者	病例数	平均随访时间（月）*	肿瘤大小	
			减小	增大
Gandolfi 等[6]	123	22（12～60）	0	1（1%）
Farges 等[24]	78	92	0	1（1%）
Weimann 等[23]	104	32（7～123）	7（7%）	11（11%）
Terkivatan 等[22]	78	45（24～72）	0	1（1%）
Okano 等[47]	64	19（6～58）	1（2%）	0

* 括号内为范围

　　根据美国胃肠病学协会建议，妊娠期、使用口服避孕药或合成的类固醇激素不是肝血管瘤患者的禁忌证，典型的血管瘤也不必要进行影像学的随访[2]。

二、局灶性结节增生

　　肝脏局灶性结节增生是一种罕见的良性病变，以围绕带有不规则血管的中央瘢痕区周围肝实质结节状增生为特征，通常发生在正常的肝脏，呈多结节的病灶。

（一）流行病学

　　FNH 是肝脏第二常见的良性肿瘤，估计在非选择性的尸检研究者中发病率 0.4%～3%[9,13,48,49]，而 FNH 相关的临床研究很少，报道发病率约 0.03%[49]。这类肿瘤的男女比例在 2∶1～2.6∶1，平均发病年龄在 35—50 岁。FNH 与肝血管瘤（占 20%）[35]、其他 FNH（多种 FNH 占 20%～30%）[16,50,51] 和罕见的肝细胞腺瘤明显相关[51,52]。

（二）发病机制

　　FNH 表现为肝实质的异常增生，主要由反应性的多克隆增殖的肝细胞组成[53]，伴动脉病变和（或）门静脉畸形。克隆性研究，主要使用人

类雄激素受体试验（HUMARAs），显示 FNH 多克隆性起源占所有病例的 50%～100%[54-59]。随后动静脉分流扩张使局部动脉高灌注[60]，导致氧化应激促使肝脏星状细胞发生反应造成我们在典型的 FNH 病例中看到的中央瘢痕[34,61]。FNH 与其他血管畸形相关，如肝血管瘤、遗传性出血性毛细血管扩张（Rendu-Osler-Weber 病）[62-64] 或门静脉先天缺失。

　　血管生成素 1 和血管生成素 2 基因的不均衡表达以及发育不良的血管内皮细胞表达血管生成素 1 蛋白的发现揭示了血管生成素基因在 FNH 发病中起着重要作用[65]。克隆性研究和参与细胞稳态的重要基因如 Bcl-2 和转化生长因子 α 基因的过表达也证明了肝细胞增殖是 FNH 发病的重要因素[56]。相反的，口服避孕药对 FNH 的作用仍有争议。一个以医院为基础的病例对照研究收集了病理证实的 FNH 女性患者，发现曾经使用口服避孕药的患者，FNH 患病的风险成比例上升[66]。口服避孕药的使用与 FNH 结节增大、血供丰富有相关性，在撤药后肿块缩小[62]。然而，在一项巴黎的 216 例女性的长达 8 年的研究否认了 FNH 与妊娠和雌激素的相关性[67]。

（三）病理

　　大体上，大多数患者病灶呈淡棕褐色或浅棕色，那是因为中央瘢痕在肝组织中放射状形成。大多数实体肿瘤位于肝右叶。在巴黎的一项 305 例病灶（大多数有症状）的病理学研究中。21% 的患者肝脏中有 2～5 个结节，3% 有 15～30 个结节灶[50]。病灶大小从 1mm 到 19cm 不等（平均 3cm），偶有病灶是带蒂或者有包膜的。在少数（6%）患者中观察到病灶带有粗的血管蒂。之前分类为非典型或毛细血管扩张的 FNH 在新的分子分类中归于肝细胞腺瘤的一种亚型[3]。80% 的患者形态典型，以异常结节状结构、畸形血管显露和胆管增生。大多数典型病灶包含一到三个肉眼可见疤痕。

　　显微镜下，典型的 FNH 病变显示结节状增生性软组织影，结节可被纤维间隔完全或不完全

分隔（图 49-4）。中央纤维瘢痕包括不同管径的畸形异常血管团、粗大、扭曲的动脉伴有内膜或肌层纤维增生以及蜘蛛状畸形。然而，与疤痕中营养不良的血管不同，小叶组织中的血管形态使得 FNH 保留了正常肝脏组织的整体结构[68]。中央瘢痕和放射状间隔中与血管伴行的胆管增生可导致组织学的胆汁淤滞。常常出现大血管轻度的脂肪变性。多发性 FNH 综合征是指出现至少两种以上 FNH 结节和一个或多个肝血管瘤、中枢神经系统血管畸形、脑膜瘤和星形细胞瘤[1]。

（四）局灶性结节增生相关的分子特征

使用 HUMARA 克隆分析显示 50% ～ 100% 的 FNH 有反应性的肝细胞多克隆[55,57,58]。尽管基因不能成功识别 CTNNB1，TP53，APC 或 HNF1A 基因[55,69,70] 等体细胞突变，其他研究显示血管生成素基因（$ANGPT_1$ 和 $ANGPT_2$）的信使 RNA 表达水平修饰参与了血管成熟，在所有 FNH 标本中 ANGPT1/ANGPT2 比值升高[57,71]。而在良性和恶性的肝脏肿瘤中无体细胞基因突变参与。在细胞外基质中基因过表达，其是中央纤维瘢痕相关的转化生长因子途径的激活[68,72] 和包括 GLUL 编码谷氨酰胺合成在内的 Wnt/β 连环蛋白靶向基因的过表达，均可导致异常动脉血流。由于 β 连环蛋白激活引起的谷氨酰胺合成不均匀分布且不伴 β 连环蛋白激活突变，所以 FNH 可

出现多克隆的起源。因为地图样的谷氨酰胺合成表达具有特征性，容易识别，并发现在 FNH 中有特异性，所以目前应用免疫组化检查作为一项基本的诊断工具。

（五）临床表现

FNH 患者通常被偶然发现，肝酶正常，仅少部分患者出现触及包块或肝大相关的症状（表 49-4）。

表 49-4　局灶性结节增生诊断时的临床表现

诊断线索	Weimann 等[23]（n=150）	Nguyen 等[50]（n=130）
偶然发现	66（44%）	46（35%）
腹痛	49（37%）	75（58%）
可触及包块	3（2%）	5（4%）
肝功能检查异常	18（12%）	17（13%）

（六）诊断

肝脏生化检查通常是正常的。一小部分 FNH 患者可引起血清 γ 谷氨酰转肽酶（GGT）轻度升高。血清肿瘤标志物甲胎蛋白（AFP）、糖类抗原 19-9 和癌胚抗原（CEA）都是正常的[73]。缺乏中央疤痕的病变和伴随不确定血管征象的小的病变可通过超声引导下细针穿刺活检明确诊断[74]。目前主要的临床问题是 FNH 与其他良性肿瘤（如肝细胞腺瘤）或恶性肝细胞肿瘤的鉴别

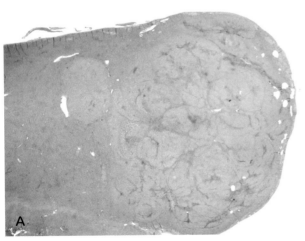
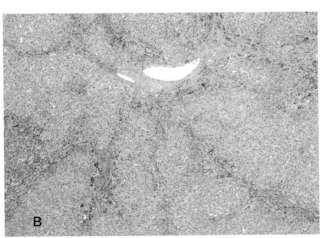

▲ 图 49-4　局灶性结节增生以包含小动脉和小胆管末端增生的纤维间隔和弥漫性肝细胞增生为特征
A. 苏木紫染色，5 倍；B. 苏木紫染色，50 倍

诊断。对活检组织进行免疫组化检查可有效区分 FNHs 和 HCAs[75]。谷氨酰胺合成的免疫组化染色显示静脉周围 5～10 层厚的肝细胞染色，而纤维疤痕周围无染色（地图样改变）[76]。

（七）影像学检查

1. 超声检查和对比增强超声检查

FNH 可能拥有特征性的超声表现。超声下表现为一圆形肿块，与肝实质相比呈轻度低回声或轻度高回声。有些病灶与肝脏相比呈等回声，可能只有血管呈现被推移的征象时才被发现。病灶通常回声均匀。在普通的超声检查下很难发现中央瘢痕。彩色或多普勒超声检查的典型表现为出现一条中央供血动脉，血管走行于从中央瘢痕发出的放射状纤维间隔中而呈星状或辐轮状。多普勒频谱分析显示病灶内的搏动血管波形呈高舒张血流和低阻力指数[77]。使用超声对比剂后超声检查诊断 FNH 的特异性明显提高。在对比增强超声检查中，FNH 表现为在动脉早期中央血管充盈并呈离心式填充，继而动脉晚期呈均匀强化。在门静脉期病灶与正常肝组织相比呈持续高回声，延迟期变为等回声[31,32]。这种征象在 85%～100% 的 FNH 患者中被观察到[78]。在对比增强检查中的门静脉期中央瘢痕因呈低回声区而被显示。

2. 计算机断层扫描

FNH 在 CT 平扫上与周围肝脏相比通常表现为等密度或稍低密度。表现为低密度结构的中央瘢痕的检出率与病灶的大小相关。在直径 < 3cm 的病灶中中央瘢痕的检出率为 35%，而在直径 > 3cm 的病灶中检出率为 65%[16]。在对比增强 CT 研究的动脉期，FNH 表现出强烈的均匀增强[79]。在动脉期中央瘢痕呈典型的低密度改变。在门静脉期和延迟期，FNH 与肝实质相比呈等密度[79]。在延迟期，由于对比剂分布在纤维间质中而使中央瘢痕出现高密度改变。CT 征象在 78% 的患者中描述出正确的 FNH 特征。

3. 磁共振成像

MRI 是诊断 FNH 最准确的影像学检查方法。

由于细胞与正常肝细胞类似，与正常肝实质相比，FNH 通常在 T_1 加权像上呈稍低信号或等信号，在 T_2 加权像上呈稍高信号或等信号[80]。而病灶特征性的中央星状瘢痕显示明显，因为它在 T_1 加权像上呈低信号而 T_2 加权像上呈高信号，这也反映出它的病理学基础，即血管连接组织[80]。然而在平扫 MRI 上，上述典型特征（如结构均匀、对比肝脏呈等信号和中央瘢痕出现）仅出现在 22% 的病例中[81]。明确诊断需进行增强 MRI 检查。通常使用钆螯合剂进行连续动态扫描[82]。FNH 的中央瘢痕在动脉期出现强的均匀强化，而在门静脉期和延迟期对比肝实质表现为等信号（图 49-5）。中央瘢痕在延迟期显示出对对比剂的摄取，可能是由于对比剂的间隙分布。这些特征用于诊断 FNH 的特异性超过 95%[82]。然而，尽管使用了钆螯合剂，中央瘢痕在约 22% 的 FNH 中不能检出，这类病灶 80% 直径 < 3cm[82]。另一种诊断 FNH 的策略是使用肝脏特异性的磁共振对比剂。由于病变细胞与正常肝细胞类似，FNH 可以和正常肝实质一样摄取肝细胞靶向对比剂。因为异常胆管无法与正常胆管系统连接导致分泌缺陷或延迟分泌使对比剂持续滞留，FNH 无法通过胆汁分泌清除这些化合物，药物被积蓄在病灶内。相较而言，典型的肝细胞腺瘤和肝细胞癌未显示出对比剂蓄积；所以在 T_1 加权像上对比正常实质呈高信号[83]。同样的，中央瘢痕并不摄取肝细胞靶向对比剂而在 90% 的病例中清晰显示（图 49-6）[84]。这种方法可确诊 90% 的在平扫和常规增强动态扫描中表现不典型的 FNH[82]。在一项多中心的研究中连续纳入了 550 例使用钆贝酸二葡甲胺（Gd-BOPTA）MRI 检查发现的肝占位病变患者，95%（289/302）的 FNH 在肝胆期图像中呈等信号或高信号。研究也显示肝胆 MRI 在鉴别良恶性病变的诊断价值为敏感性 96.6%、特异性 87.6% 和阳性预测值 85%[85]。使用 RES 靶向对比剂也可帮助诊断 FNH。由于富含库普弗细胞，FNH 可摄取铁氧化物微粒，所以显示出在 T_2 加权像上特征性的信号降低改变。中央瘢痕在对比后的图像中显露明显，因为它不包含 RES 细胞

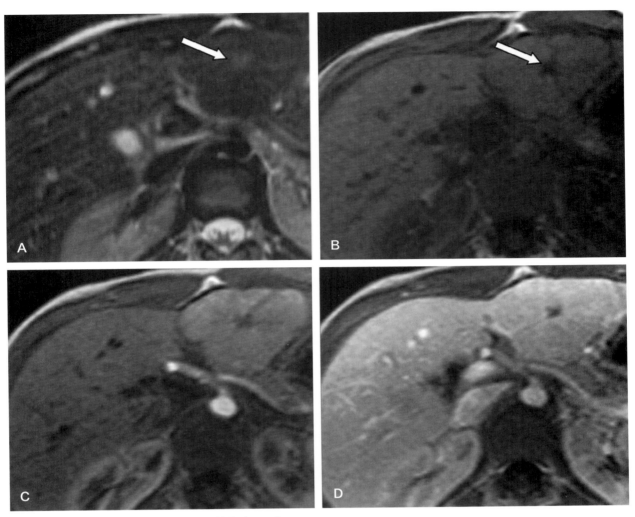

▲ 图 49-5　局灶性结节增生的磁共振检查（MRI）

A. 在平扫 MRI 的 T_2 加权像上，病灶对比周围肝实质呈等信号（如不易被发现），且中央瘢痕呈高信号区（箭）；B. 在平扫 MRI 的 T_1 加权像上，病灶对比肝脏呈等信号而中央瘢痕呈低信号区（箭）；C. 在对比增强动态 MR 检查的动脉期，除中央疤痕外呈快速均匀强化；D. 在延迟期病灶对比周围肝实质呈等信号

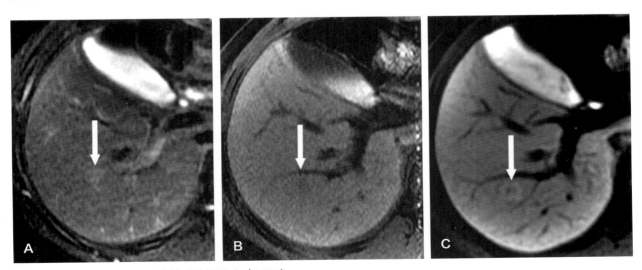

▲ 图 49-6　局灶性结节增生的磁共振检查（MRI）

A. 在平扫 MRI 的 T_2 加权像上，病灶对比肝脏呈高信号（箭）；B. 在平扫 MRI 的 T_1 加权像上，病灶对比周围肝实质呈低信号（箭）；C. 在注射肝胆对比剂（MnDPDP）后，病变在 MRI 的 T_1 加权像上对比正常肝实质呈高信号，中央瘢痕呈低信号区

而保持持续高信号[81]。

4.⁹⁹ᵐTc 硫黄胶体闪烁扫描术

⁹⁹ᵐTc 硫黄胶体闪烁扫描术用于诊断 FNH 应用已久。80% 的病变由于库普弗细胞存在显示出摄取[86]。不幸的是，硫黄胶体的摄取特异性不高。在一系列的 20 个病灶中，硫黄胶体试验仅在 16% 的病灶 > 3.5cm 的 FNH 和 14% 的病灶 < 3.5cm 的 FNH 中有诊断意义[87]。

（八）诊断流程

FNH 通常偶然被发现。如果在合适的临床案例中发现典型表现，确诊可单独依赖影像学检查。CT 可用于描述中等或大的病灶，但在诊断小的病灶时具有局限性[36,88]。尽管近来报道使用对比增强超声检查得到了预期的结果，MRI 仍然是诊断 FNH 最准确的方法[42]。MRI 检查，包括平扫和连续钆增强检查，在使用肝脏特异性对比剂后可提供更加有用的病灶特征，尤其是在小的病变中[42]。对于检查结果仍有疑虑的患者才考虑进行经皮活检[88]。当行肝组织活检后行谷氨酰胺合成酶的免疫组化检查可提高组织诊断的敏感性和特异性。

（九）相关情况

多发局灶性结节增生综合征是指出现 FNH、肝血管瘤和中枢神经系统疾病如脑膜瘤、星形细胞瘤和动脉畸形。这类综合征与 Klippel-Trénaunay-Weber 综合征相关。Klippel-Trénaunay-Weber 综合征是一类非遗传的先天性疾病，以毛细血管畸形、偏身肥大和静脉瘀滞为特征[62]。FNH 与纤维板层肝癌的相关性仍有争议。

（十）治疗

是否需进行治疗尚不明确。FNH 通常不会出现出血或恶变。出血、临床症状严重和诊断不明确是手术切除的指征。如果 FNH 患者的病灶在影像学随访中增大，也许考虑治疗。在一项汉诺威的 150 例患者的研究中显示，5 例（3%）患者因为出现症状而性肝切除术。切除术后复发率

和症状持续存在率可能超过 20%[22]。

尽管部分肝切除术是最常见的治疗手段，由于并发症少、死亡率低，近来栓塞术和射频消融术应用得更多[89-91]。

（十一）预后和自然病程

FNH 是一种完全良性的病变，但病灶在大小上有变化倾向。大多数 FNH 患者无症状且病灶一直稳定[92]。在一项研究中[23]，随访 9 年后 53 例患者中 4% 的病灶缩小，而 9% 的病灶增大。近来的研究发现肿瘤大小并不会因使用口服避孕药或在妊娠期而增大[67]，也不会因患者接受免疫抑制治疗而增大[93]。FNH 出现出血的风险似乎极小[10,94]，也尚没有癌变报道。有一小部分 FNH 患者因进展而出现临床严重症状[94]。在汉诺威的一项 53 例患者随访 3 年的研究中，21 例（40%）患者出现了上腹痛，2 例（4%）患者疼痛剧烈[23]；在其他研究中发生肝细胞癌和自发性破裂非常罕见[95-97]。

妊娠期以及口服避孕药或合成类固醇激素的使用并不是 FNH 患者的禁忌证；如果 FNH 女性患者需继续口服避孕药，那么谨慎的做法是使用超声检查每年一次随访 2 ～ 3 年。不使用口服避孕药且 FNH 诊断明确的女性患者不需进行影像学随访。为明确 FNH 诊断，需进行 MRI 或 CT 检查。肝活检术并不常规推荐用于明确诊断。无症状的 FNH 不需要干预治疗。

三、肝细胞腺瘤

肝细胞腺瘤（HCA）是罕见的、有包膜的、良性的、肝细胞单克隆增殖的肝脏结节性病变，根据组织学、基因型和表型特征分为三种亚型（表 49-5）。

（一）流行病学

HCA 较 FNH 发病率更低，为 0.001% ～ 0.004%[17,18]。在一项收集 1989 — 1992 年相关患者的研究中腺瘤 /FNH 比例为 1 ∶ 10，大多数发生在育龄期口服避孕药的女性[6]。一项研究显示超

表 49-5　肝细胞腺瘤的基因型 – 表型统计

腺瘤百分比	分子突变	特有的形态学特征	免疫组化	与 HCC 或交界病变相关性（%）
40%～50%	仅 HNF1α 突变	显著脂肪变性、无炎症、无细胞学异常	肝脂肪酸链接蛋白缺失	7
10%	仅 β 连环蛋白突变	假腺管形成和细胞学异常	核内 β 连环蛋白；谷氨酰胺合成酶	46
40%	无突变	炎症征象、血管发育不良、细胞学异常以及可能包含细胞角蛋白 7 阳性的小导管	血清淀粉样蛋白 A	0
NA		无炎症		13

HCC. 肝细胞癌；HNF1α. 肝细胞核因子 1α；NA. 无可用数据。

过 109 个月的口服避孕药妇女与少于 12 个月的口服避孕药妇女相比，HCA 相关风险是 25 倍。尽管发病的男女比例是 1：4[23]，HCA 在男性中的发病率逐渐升高，这是因为运动中广泛使用合成代谢的药物[99]。这一类肿瘤也与以下代谢性综合征相关，包括 I 型和 III 型糖原贮积症、肥胖症和铁过载相关的 β 地中海贫血或血色病[100-102]。

（二）危险因素

性激素一直被认为与 HCA 致病有关。一系列临床研究发现女性患者口服避孕药与 HCA 患病危险性增高密切相关，并进一步证实剂量与反应风险的比值正相关，当停用药物后肿瘤可退变[103]。从另一方面来讲，外源性雄性激素和高水平的内源性雄性激素与男性 HCA 患者患病风险增高相关[104,105]。在 Ia 型和 III 型糖原贮积症患者患 HCA 的风险增高，尤其是 HCA 的炎性亚型[106]，在代谢综合征、糖尿病和肥胖症患者患 HCA 的风险也增高[107]。

（三）肝细胞腺瘤分类

HCA 是单克隆肿瘤[55,56]，但可呈现出不同的分子学特征。一项研究中 50% 的 HCA 伴 HNF1A 基因突变（表 49-5）。此基因编码肝细胞核因子 1α（HNF1α），这是一种人类抑癌基因，参与了肝脏的肿瘤形成[108]。伴 HNF1A 基因突变的 HCA 显示糖异生抑制、糖酵解柠檬酸循环激活和脂肪酸合成激活，从而导致高速率的

脂质合成。这些改变同时伴有 FABP1 基因沉默，FABP1 基因编码一种肝脏脂肪酸桥接蛋白，所以推测破坏脂肪酸转运可能与 HCA 脂肪型的发病相关[109]。

一部分由 10% 的 HCA 转变而来的肝细胞癌患者发现 Wnt/β 连环蛋白途径突变[3,4,69]，因此病理基因学上的特征将这些腺瘤归类于肝细胞癌的一个亚型，以 β 连环蛋白突变为特征[110]。一些伴有 β 连环蛋白激活的 HCA 患者提示其有恶变风险[3]。没有病例报道 β 连环蛋白和 HNF1α 等位基因失活同时出现，意味着这两条信号通路是完全独立的突变。

第三种 HCA 亚型（占 40%）以急性期炎症反应如血清淀粉样 A（SAA）蛋白、C 反应蛋白（CRP）[4]和白细胞介素 6（IL-6）信号通路等表达明显升高为特征[111]。大多数炎症型 HCA 出现小的框架内糖蛋白 130 与 IL-6 桥接的靶点缺失，可能是肝癌细胞中发现急性期炎症信号激活的原因[111]。没有发现突变的 HCA 亚型约占 10%，此类型缺乏血清和组织学的炎症特征（见表 49-5）。因此 HCA 可分为 4 个亚型。

（四）病理

肝细胞腺瘤质软，病灶呈黄色，表面高度血管化，有包膜，实质内局灶出血。组织学特征为两层或者更多的肝细胞形成细胞索且不伴细胞异型（与腺癌鉴别）、汇管区（与肝细胞再生鉴别）、小胆管和纤维化（与 FNH 鉴别；图 49-7）。根据

典型的组织学特征，HCA 分为脂肪变性型肝细胞腺瘤（与 HNF1α 突变分子亚型重叠）、毛细血管扩张型肝细胞腺瘤（与炎性分子亚型重叠）和未分类的肝细胞腺瘤[112,113]。脂肪变性型肝细胞腺瘤以明显的脂肪变性（> 60%）为特点，不伴其他特殊征象。毛细血管扩张型肝细胞腺瘤以伴血管改变和（或）炎症浸润的汇管区残留为特点。如果没有特异性的组织学特征，则考虑是未分类的 HCA。如果通过细针肝穿刺活检取得的小的组织条，可能出现癌变的漏诊。

（五）临床表现

HCA 通常单发。接近 30% 的患者有多个结节，如果出现 10 个以上腺瘤则定义为肝腺瘤病[114]，且可能发现 HNF1α 基因突变[22]。近一半的腺瘤患者是偶然发现的，剩下的患者可能伴随疼痛或腹部包块等症状（表 49-6）。10 例（26%）肝腺瘤病患者由于腹膜内出血出现症状，且其中 9 例患者有口服避孕药史[114]。与血管瘤或 FNH 患者相

比，HCA 首次发现时伴随症状的概率更高，可能是由于瘤内或腹腔内出血发生率较高所致[22,116]。出血的风险与肝细胞腺瘤的数目不相关，但与其病理类型有关，脂肪变性型 HCA 患者风险更低。因为出现腺瘤并发症如腹腔内出血、瘤内出血或肿瘤坏死导致的急性腹痛，出现肝大伴或不伴症状或偶然发现时，需诊断肝腺瘤病。巨块型肝腺瘤病非常少见且可能局限于单叶，但大多数患者多灶的肝腺瘤病累及肝左右叶[114]。毛细血管型 HCA 是临床上炎性 HCA 的变异型，与口服避孕药的使用、激素治疗、肥胖症和伴其他肝脏良性病灶密切相关。此类型 HCAs 出血和癌变风险较高。

（六）诊断

实验室检查对诊断帮助不大。然而，血清 AFP、乙型肝炎病毒和丙型肝炎病毒阴性的结果检查可排除恶性肿瘤。经皮肝穿刺活检术的价值也很小，因为获取的组织条较小可能缺乏诊断特征，且如果是多血管的结节操作带来针道引起的

表 49-6　肝细胞腺瘤诊断时的临床表现

诊断线索	Weimann 等[23]（n=44）	Herman 等[115]（n=10）	Terkivatan 等[22]（n=33）
偶然发现	12（27%）	2（20%）	10（30%）
腹痛	19（43%）	8（80%）	10（30%）
GGT 升高	3（7%）	4（40%）	0
出血	6（13%）	NA	12（36%）

GGT. γ 谷氨酰转肽酶；NA. 无可用数据

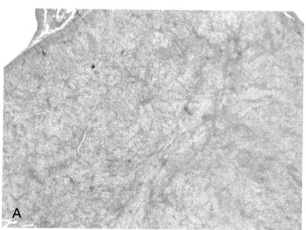
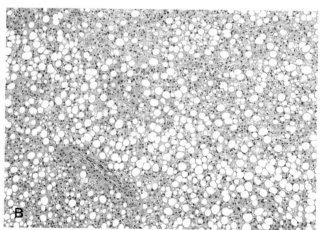

▲ 图 49-7　肝细胞腺瘤伴弥漫性脂肪变性、缺乏细胞异型性、散在不与静脉伴行的小动脉
A. 苏木紫 - 伊红染色，×5；B. 苏木紫 - 伊红染色，×100

出血风险增加。然而,近来的研究认为肝穿刺活检在鉴别 HCA 不同亚型时有一定的价值。在肝腺瘤病中发现碱性磷酸酶或 GGT 水平可升高两三倍[114]。特别是,炎症性 HCAs 常与 GGT 水平升高有关,这在超重患者中更常见[22,117]。肝腺瘤的诊断最好通过腹腔镜或剖腹探查肝脏,允许操作人员在不存在出血风险的情况下获得几个不同病变的活检标本[114]。

(七)影像学检查

1. 超声检查和对比增强超声检查

HCA 超声表现多种多样。病灶可呈轻度低回声、等回声或高回声。当有坏死和出血时,腺瘤表现为混杂回声的肿块伴有大的囊性成分。在彩色或多普勒超声检查中,由于动脉血管像篮球一样沿病灶边界走行,呈现出丰富的动脉血管征象[118,119]。在对比增强超声检查中,腺瘤在动脉期强化明显。在门静脉期和平衡期,腺瘤可能呈低回声或轻度高回声肿块[120]。如果没有这些征象,因为特异性不足就无法做出诊断。

2. 计算机断层扫描

平扫 CT 检查可以早期发现病灶内的脂肪成分或近期出血,这些征象提示腺瘤。在增强 CT 检查中,无并发症的腺瘤可能因快速的强化而对比肝脏呈均匀高密度灶。由于病灶动静脉分流的存在,腺瘤的强化通常不是持续的。由于坏死征象或病灶内出血,更大的或者伴并发症的腺瘤可能表现为高度不均匀肿块(图 49-8)。

3. 磁共振成像

MRI 是用于评估 HCA 最全面的非侵袭性检查方法[14,15,121,122]。MRI 检查可发现脂肪、坏死和出血成分,但也可表现为均匀的丰富血管的征象。这些特征与其他富血供的肝脏肿瘤重叠。Laumonier 等[123]发现特异性的 MRI 征象与两种最常见的 HCA 亚型(HNF1α 失活的 HCA 和炎性 HCA)相关。这项研究显示 HNF1α 失活的 HCA

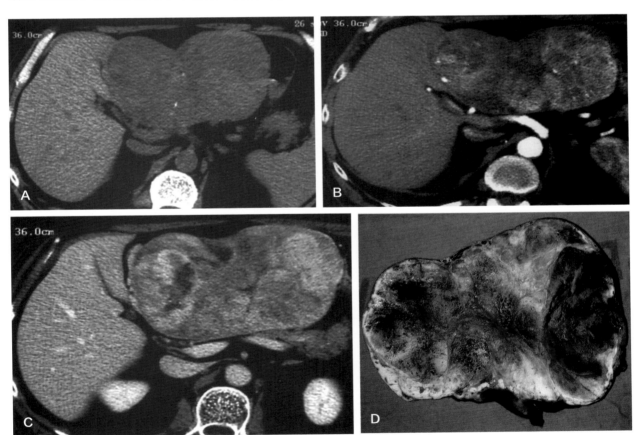

▲ 图 49-8 肝细胞腺瘤,计算机断层扫描(CT)

A. 平扫 CT 显示肝左叶一巨大、不均质肿块;B. 在增强 CT 扫描动脉期发现病灶快速不均匀的强化;C. 在门静脉期,病灶呈现不均匀的特征,伴有低密度和高密度区;D. 一个切除的标本显示肝细胞腺瘤伴病灶内出血和坏死

可在 MRI 被识别，即如果发现脂肪均匀分布就考虑是与脂质生成激活相关的 HCAs 脂肪变性亚型。

炎性 HCA 在 MRI 上也有特征性表现：T_2 加权像明显高信号，延迟期的持续的动脉明显强化。这项征象作为放射性诊断标准联合诊断 50 例 HCAs 患者的敏感性 85%，特异性 88%。

最后，仅 2 例伴 β 连环蛋白激活的 HCA 表现为动脉明显强化而门静脉期快速减退，即 HCC 的典型表现。一项对钆塞酸增强 MRI 扫描评估 HCA 的研究使用 κ 检验的 95% 置信区间（CI）证实了上述特征的诊断价值。诊断炎性 HCA 的曲线下面积为 0.79（95% CI0.64 ～ 0.90），诊断脂肪变性型 HCA 的曲线下面积为 0.90（95% CI 0.77 ～ 0.97），诊断 β 连环蛋白型的曲线下面积为 0.87（95% CI 0.74 ～ 0.95）。没有任何有统计学差异的影像学特征可用于诊断未分类的 HCAs[124]。重要的是，肝特异性时期精确评估 MRI 征象包括分析病灶与肝脏的对比增强比值可用于鉴别 HCA 和 FNH[125]。

（八）治疗

腺瘤患者的治疗不断进步。原则上，HCA 患者的治疗基于并发症的风险即有关 HCA 亚型和病灶大小，而非病灶数目[2]。偶然的发现口服避孕药的患者如腺瘤小于 5cm，最佳的治疗方案是停药和连续腹部超声检查密切监测。腺瘤缩小的患者应避免或推迟手术治疗或局部消融术，而对停药没有反应、病灶增大和出现症状的腺瘤，需考虑手术治疗。为了避免出血风险（多见）和肝癌风险（罕见），任何 ≥ 5cm 的结节均需治疗[2]。在一项来自克里希博容医院的 122 例伴有单个或多个肝细胞腺瘤患者的回顾性研究中发现，伴有病灶＞ 5cm、毛细血管亚型或未分类亚型的、男性的 HCA 患者，并发症的风险发生率更高，因此可作为肝切除术的指征[112]。如果一些患者因为医学原因无法停用口服避孕药或计划妊娠，则需考虑肿瘤的消融术[23]。任何一位发现 HCA 的妊娠妇女均建议进行超声检查密切的随访。腺瘤破裂患者的治疗需在切除前行选择性动脉

栓塞术[22]。肝腺瘤病的处理方式仍不确定。单叶的巨块型患者可行肝切除术。对于肝腺瘤病的患者，一种选择是手术切除最大的或者引起并发症的腺瘤。对于多发的 HCAs 患者通常不可能切除所有肿瘤，所以建议肝移植，尤其是病灶大于 10 个的患者[126-128]。

（九）自然病程（临床特征）

出血和癌变是 HCA 最麻烦的并发症（表 49-7）。出血风险与肿瘤大小有关，5cm 大小是区分高出血风险和低出血风险的分界值[2]。在口服避孕药的女性患者中腺瘤增大的潜力尚未良好的评估，因为停用口服避孕药后病灶可缩小[19]。β 连环蛋白突变的 HCA 可能进展成肝癌，因此强烈建议手术切除。一篇对 1970 至 2009 发表的 157 项研究的综述回顾了 1617 例 HCA 患者的自然病程：32% 的患者出现至少一次出血，4.5% 的患者在肿瘤切除后发现局灶癌变，4.2% 在随访中发生癌变[129]。需要警惕的是，HCA 在妊娠过程中病灶会增大，但对于病灶小于 5cm 的 HCA 患者，妊娠并不是禁忌证[130]。

表 49-7 肝细胞腺瘤：1970—2009 年发表的 157 项研究的综述

腺瘤结节数目	1617
女性	1075（90%）
口服避孕药的使用	787（71%）
转化为肝细胞癌	68（4.2%）
1462 例切除的腺瘤中局灶癌变数	66（4.5%）
出血	400（32%）

四、结节性再生性增生

肝 NRH 是指肝脏中肝细胞结节性增殖仍保持相应架构而缺乏纤维分隔。病灶通常位于肝门部或围绕大的汇管区，以门静脉高压症和亚临床胆汁淤积为表现[131]。

（一）流行病学

NRH 男女均可发生。两个近 3000 例患者的

尸检报告显示NRH的发病率在2.1%～2.6%[132-134]，且无性别差异。NRH好发于年龄＞60岁、有门静脉高压症或门静脉血栓的患者[132]。然而在报道称小至7个月的幼儿和青年人均可发病。一些其他的疾病与NRH相关，如免疫病、血液病、心脏病、肺部疾病和肿瘤，也与一些药物、毒物和器官移植相关[133,134]。

在一项病例对照研究中，NRH的发生与抗病毒药物如地达诺新的使用明显相关，后续的一项研究也证实了这一点[135-143]。

一项研究中发现2600例HIV感染的患者中有12例患非肝硬化性门静脉高压[138]，所以NRH是一个通用的组织学诊断。最近的另一项研究认为NRH患者有着地达诺新、司坦夫定、替诺福韦或联合使用地达诺新、司坦夫定、替诺福韦更长的暴露史[144]。

（二）发病机制

NRH的发病机制尚不明确。有两个理论假设解释该病的发病机制。导致NRH发生的基础病理改变可能是门静脉系统闭塞或血栓形成导致肝腺泡中心区域缺血性萎缩[145]，小叶中心的萎缩被来自门静脉周围的肝细胞增殖所取代即所谓的再生性结节。这一系列的事件是由于多种门静脉畸形如静脉血栓或静脉炎的结果[132,133]，导致新生的结节被萎缩区分隔而几乎不伴纤维化[34]。NRH也是肝脏再生性增生疾病的一种，有进展成肝细胞癌的恶性潜能[146]，一种可能的解释是因为NRH中肝细胞频繁发生的异型增生。

（三）病理学

NRH定义为对血管不均匀分布的一种继发性非特异性适应反应，如发生了一系列部分结构样的改变则称为结节变[133]。结节变在肝组织萎缩区域中对比正常或增生的区域而发现，伴弧形轮廓，不伴纤维分隔。弥漫性结节增生可能与纤维间隔有关，或者重叠了之前肝硬化的表现[1]。

大体上，肝脏大小正常，发现大的汇管区中心直径1～10mm的结节灶，可能类似小结节硬化。部分肝脏结节形成汇合部的肿块高度阻塞中等大小或大的门静脉，则不再称为NRH。显微镜下，结节显示肝细胞索1～2个细胞宽度，血窦狭窄。在结节内部区域细胞层表现为单个细胞厚度，肝细胞萎缩，血窦扩张。NRH与多腺泡再生结节不同，后者包括至少一个位于硬化的肝脏中的汇管区，或伴严重的门静脉、肝静脉和血窦的疾病[1]。

（四）临床表现

NRH的临床表现多种多样，可从无症状的到晚期的肝脏疾病。有症状的患者非常少，通常表现为门静脉高压症的表现如腹水、脾肿大、肝大和食管静脉曲张[133,134,147]。一半以下NRH患者发生肝大和脾肿大[132]。NRH通常在有肝脏疾病表现或淋巴增殖性疾病时偶然发现。有血管炎病史的患者，可发现肝动脉纤维化。尽管一半的NRH患者出现门静脉高压症，仅一小部分患者出现症状[133]。危及生命的出血和死亡并不常见。一小部分患者因肝衰竭需肝移植时被发现[148]。

（五）诊断

NRH的典型表现是门静脉高压症所致的食管静脉曲张破裂出血。然而，大多数NRH患者无与肝脏疾病相关的特异性的症状或体征。肝功能检查在大多数患者中正常范围。1/3的患者碱性磷酸酶升高至正常上限的1.5倍[132]。

病灶太小使得影像学检查无法发现，即使发现也很难与肝硬化的再生结节鉴别。肝脏活检可用于NRH诊断。然而因为NRH不完全或完全硬化病变可发生在同一肝脏的不同区域，需获取大量的肝组织才能得到完全的诊断[133]。三个组织学标准有助于区分NRH和肝硬化：再生的肝细胞结节被萎缩实质分隔、结节间缺乏纤维间隔和中央小叶曲线样压缩[149-151]。门静脉压力升高是诊断NRH的另一关键点。经颈静脉肝活检术技能得到组织病理学诊断，也能行肝静脉造影和测量肝静脉压力，有助于NRH和布加综合征的鉴别诊断。

（六）影像学检查

超声检查可发现多发的等回声或高回声结节。如果出现瘤内出血，病灶可呈低回声或无回声[152]。彩色多普勒超声检查发现瘤内血管显露，有时也可出现一条中央供血动脉[152]。在平扫CT上，病灶对比肝脏通常呈等密度。包膜下病变可使肝脏外形失常。在动态检查中，富血供病变和结节灶均与正常实质密度相同[153]。在 T_1 和 T_2 加权像上病灶对比正常肝脏也常呈等信号。然而，有些结节可在 T_1 加权像上呈高信号，可能与铜沉积有关（图49-9）[135,154,155]。使用肝胆对比剂，结节因为含正常的肝细胞和不正常的胆道系统对比肝脏呈高信号。由于存在大量库普弗细胞，结节可摄取铁氧化物微粒而像正常肝实质一样出现 T_2 加权像上信号明显减低[156]。不幸的是，NRH的影像学检查结果是非特异性的。由于弥漫性的病变，相关的门静脉高压症和临床病史都是可用于描述该实体的特征。

（七）相关情况

NRH与淋巴增殖性疾病、风湿病、血管病和贮积病相关。在接受合成类固醇激素、化疗药物和硫唑嘌呤治疗的患者中也发现了这种情况[19]。

（八）并发症

5%～13%的患者可能出现有曲张静脉出血和腹水症状的门静脉高压症[133]。肝内汇管区根部被再生结节和门静脉/小静脉血栓压迫是可能的发病机制。肝衰竭很少发生。

（九）治疗

大多数NRH疾病缓慢进展，无症状无须要治疗。患者伴有其他相关疾病时，需进行相关疾病的治疗和处理。一小部分伴有有曲张静脉出血的有症状的门静脉高压症患者可使用β受体阻滞剂或反复内镜下治疗或门体静脉分流术[19]。腹水通常可以用药物治疗。三例表现为进行性肝衰竭的NRH患者行原位肝移植，至少一例患者移植

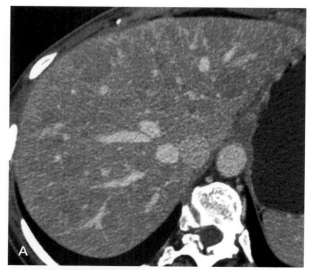

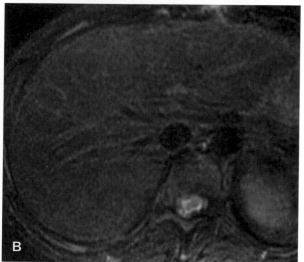

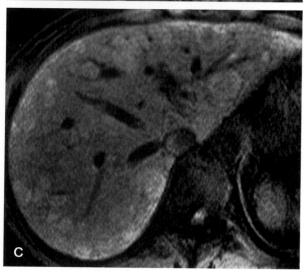

▲ 图 49-9　结节性再生性增生计算机断层扫描（CT）和磁共振成像（MRI）

A.CT 显示肝脏密度不均，伴微小低密度结节；B. 在 MRI 的 T_2 加权像上，未发现异常病灶；C. 在 T_1 加权像上，显示多发的小的高信号结节遍布肝实质

后复发[148]。

（十）预后和自然病程

NRH 趋向于惰性的病程。少数患者发生失代偿而逐渐缓慢地向终末期肝病进展。文献报道少数的并发症是因为患者进行相关骨髓增殖性疾病化疗或再生结节破裂出血而导致疾病恶化[157]。

◆ 结论

良性肝脏肿瘤通常可以通过影像学检查发现，仅很少一部分需要治疗。单用或多种影像学检查手段联用以期得到可接受的诊断特异性（图 49-10）。如果病灶不符合特异性的影像学诊断标准，则需活检或手术切除。对于可疑的海绵状血管瘤，无症状的肿瘤需进行连续的影像学监测，病变稳定时不需要进一步检查。相反的，有症状的血管瘤或直径大于 15cm 的典型血管瘤需进行治疗。非典型血管瘤患者需强化随访方案或进行活检。如果肿瘤增大，需考虑手术切除。FNH 患者当影像学表现为 CT、MRI 或 ^{99m}Tc 硫黄胶闪烁扫描术上中央瘢痕显示的典型表现，需进行影像学的随访。建议对增大的肿块或出现非典型征象的患者进行活检或手术切除。因为考虑到出血和进展为 HCC 的可能，HCA 表现典型的肿块常建议行手术切除或消融术。鉴别 NRH 和肝硬化通常需通过活检，大多数患者不需要治疗。

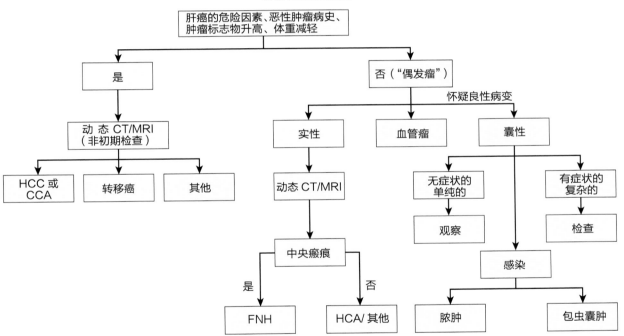

▲ 图 49-10　美国胃肠病学协会肝结节（FLLs）的诊断和处理临床指南
CCA. 胆管癌；CT. 计算机断层扫描；FNH. 局灶性结节增生；HCA. 肝细胞腺瘤；HCC. 肝细胞癌；MRI. 磁共振成像

第九部分

肝移植 (Liver Transplantation)

第 50 章　移植前评估与监护
Pretransplant Evaluation and Care

Joel P.Wedd 和 Scott W.Biggins　著

贺希　译，朱震宇　校

● 缩略语 ABBREVIATIONS

BMI	body mass index	体重指数
CAD	coronary artery disease	冠状动脉疾病
HBV	hepatitis B virus	乙型肝炎病毒
HCC	hepatocellular carcinoma	肝细胞癌
HCV	hepatitis C virus	丙型肝炎病毒
HIV	human immunodefciency virus	人类免疫缺陷病毒
LRT	locoregional therapy	局部区域治疗
LT	liver transplantation	肝移植
MELD	model for end-stage liver disease	终末期肝病模型
NASH	nonalcoholic steatohepatitis	非酒精性脂肪肝
PBC	primary biliary cholangitis	原发性胆汁性肝硬化
PELD	pediatric end-stage liver disease	儿童终末期肝病
PSC	primary sclerosing cholangitis	原发性硬化性胆管炎
SLK	simultaneous liver and kidney	肝肾联合
TACE	transarterial chemoembolization	经动脉化疗栓塞
TARE	transarterial radioembolization	经动脉放射性栓塞

肝移植（LT）彻底改变了终末期肝病患者的预后。自 1967 年 Thomas Starzl 在科罗拉多大学首次成功进行人类肝移植手术以来，手术技术、免疫抑制药和患者选择方面的进步使得该项手术成为急性和慢性失代偿期肝病患者挽救生命的标准治疗方法。在美国，从 1987 年到 2012 年肝移植挽救了超过 400 000 个患者[1]。世界上大多数地区都开展肝脏移植，患者和移植物的存活率通常都很高。截至 2013 年，美国肝移植 1 年，3 年和 5 年移植物存活率分别约为 85%，75% 和 68%[2]（表 50-1 和表 50-2）。供体的稀缺限制了肝移植的广泛实施。尽管努力扩大供体库并改进肝脏供体分类系统，但患者在等待肝移植期间的死亡率仍然很高[3]。图 50-1 显示了美国肝移植候选人等待 30 天，60 天和 90 天的结局。2013 年，在美国等待名单上 15 000 多名患者中，5763 例

行肝移植，1767 例死亡，其中 1223 例患者因病情过重而无法移植[2]。由于终末期肝病患者，风险较高，他们的医务工作者对适当的移植前评估和管理的熟悉程度至关重要。

一、移植前评估

对患者进行适当的 LT 评估，首先要认识到需要手术并及时转诊到移植中心（图 50-2 和图 50-3）。对于许多患者，医疗提供者可能无法认识到转诊的紧急程度。一旦患者被转入，大多数移植中心都采用多学科途径，包括移植肝病专家和移植外科医生的详细病史采集和检查，以及心理健康服务提供者，社会工作者，移植协调员，财务顾问的评估，以及其他专家如药剂师和营养师。许多中心为患者及其支持成员提供咨询，培训课程以及与先前器官移植接受

表 50-1　美国死亡供体肝移植未经调整的患者生存率

主要诊断	患者生存率（%）			
	3月*	1年*	5年†	10年‡
所有疾病	95	90	74	61
非胆汁淤积性肝病/肝硬化	95	89	73	58
胆汁淤积性肝病/肝硬化	95	92	83	72
急性重型肝炎	92	89	77	64
胆道闭锁	96	94	90	86
代谢性疾病	95	93	84	78
恶性肿瘤	96	90	68	55
其他	95	93	76	67

根据截至 2012 年 12 月 4 日器官采购和移植网络/移植受者科学登记处的数据。数值四舍五入为最接近的整数，报告的标准误差范围为 0.2%～1.6%。不包括器官移植

*2019－2010 年，10394 名患者

†2005－2010 年，31290 名患者

‡2000－2010 年，53132 名患者

引自 Scientific Registry of Transplant Recipients. Table 9.14a - unadj. patient survival, deceased donor liver transplants. Available at: http://www.srtr.org/annual_reports/2011/ 914a_rec-dgn_li.aspx. Accessed 31 May 2015.

表 50-2　美国死亡供体肝移植未经调整的移植物存活率

主要诊断	移植物存活率（%）			
	3月*	1年*	5年†	10年‡
所有疾病	92	86	70	56
非胆汁淤积性肝病/肝硬化	92	86	69	53
胆汁淤积性肝病/肝硬化	92	88	76	63
急性重型肝炎	90	85	71	58
胆道闭锁	91	88	81	76
代谢性疾病	93	88	78	71
恶性肿瘤	94	87	65	52
其他	88	83	66	56

根据截至 2012 年 12 月 4 日器官采购和移植网络/移植受者科学登记处的数据，报告的标准误差范围为 0.3%～1.7%。不包括器官移植

*2009－2010 年，11142 名患者

†2005－2010 年，33843 名患者

‡2000－2010 年，57859 名患者

引自 Scientific Registry of Transplant Recipients. Table 9.10a-unadj. graft survival, deceased donor liver transplants. Available at: http://www.srtr.org/annual_reports/2011/910a_rec-dgn_li.aspx. Accessed 31 May 2015.

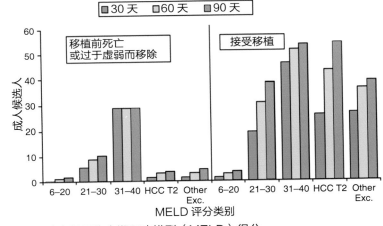

▲ 图 50-1　美国肝脏移植候选人基于终末期肝病模型（MELD）得分

第 2 阶段肝细胞癌（HCC T_2）的特例优先权，和其他特殊诊断（其他特例）在节点（2007 年 1 月 1 日）后 30 天，60 天和 90 天内事件（引自 Berg CL，Steffick DE，Edwards EB，et al. Liver 和 intestine transplantation in the United States 1998-2007. Am J Transplant 2009；9[4 Pt 2]：907-931.）

者会面的机会，以增强他们的知识并减少与该过程相关的压力。进行大型评估过程，包括实验室，影像，心血管和肺部检查，以确认肝病的原因和严重程度，估计肾功能，确定血型，评估患者的暴露情况和对先前感染的免疫状态，筛查患者并评估合并症的临床情况，及评估移植手术的技术可行性（表 50-3）。此外，患者接受特定的医疗条件筛查，明确是否需要特别优先考虑 LT，如肝细胞癌（HCC）和肝肺综合征（表 50-4）。采集肝病移植前的治疗方法，特别

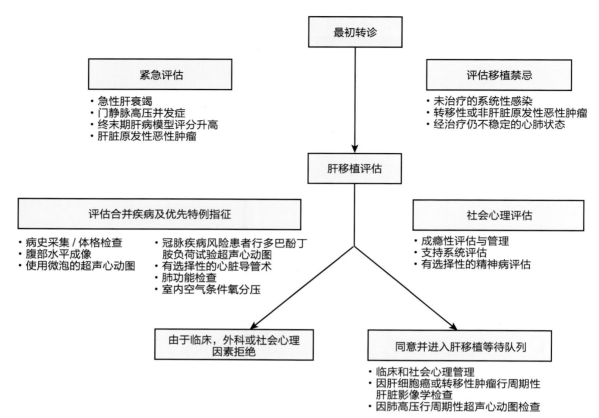

▲ 图 50-2　综合性肝移植评估流程

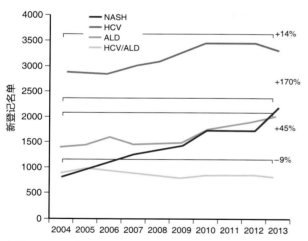

▲ 图 50-3　新登记的肝移植等候名单年度趋势

[引自 Wong RJ, Aguilar M, Cheung R, et al. Nonalcoholic steatohepatitis is the second leading etiology of liver disease among adults awaiting liver transplantation in the United States. Gastroenterology 2015; 148（3）:547-555.]
ALD. 酒精性肝病；NASH. 非酒精性脂肪肝；HCV. 丙型肝炎病毒

健，牙科保健和癌症筛查。患者应致力于健康的生活方式，包括停止使用烟草制品，因为吸烟与心血管死亡[4]，肝动脉血栓形成[5]，和移植后患者的新发癌症[6]之间存在联系。在初步评估的基础上，根据需要进行有针对性的专家咨询，以评估并可能进行干预，以减轻围术期和术后手术风险或进一步评估临床并发症。对于严重肾功能不全或衰竭的患者，评估包括是否应该进行肝肾（SLK）联合移植[7,8]。

肝脏并发症的严重程度是开始进行肝移植评估的初始原因。移植候选资格的其他基本考虑因素包括以下[9]。

（1）是否存在可能阻止肝移植成功并伴有严重并发症而致无法耐受的高围术期风险。

（2）是否存在严重社会心理问题，包括药物滥用问题，需要在肝移植之前解决和（或）可能影响移植成功并需要长期复杂的治疗。

（3）是否有机会对临床并发症或社会心理问题进行干预从而改善移植等待状态和移植术后预后。

是对于患有丙型肝炎病毒（HCV）、乙型肝炎病毒（HBV）或人类免疫缺陷病毒（HIV）感染的患者，其先前的治疗可以指导将来的治疗选择。通常需要根据年龄和性别的特异性预防保

表 50-3　肝移植术前评估

标准血液化验	患者的总体评估（除生化参数外的临床判断）
全血技术，肝功能，肾功能，凝血功能（PT，PTT） ANA，平滑肌抗体，AMA 铁代谢指标，铜蓝蛋白，α_1- 抗胰蛋白酶表型 巨细胞病毒，EB 病毒，单纯疱疹病毒，水痘带状疱疹 病毒，人类免疫缺陷病毒；梅毒；弓形虫病 甲型肝炎病毒，丁型肝炎病毒，血清学检查 α- 甲胎蛋白	其他可选项目 CT 或 MRI（用于排除 HCC）；必要时行血管造影术以排除血管异常 颈动脉双联扫描（适用于老年或心血管疾病患者） 超声心动图（疑似肝肺综合征） 心导管检查（疑似冠心病） 结肠镜检查（炎症性肠病病史，原发性硬化性胆管炎病史，息肉病史，结肠癌家族史），粪潜血试验 ERCP（原发性硬化性胆管炎患者） 肝脏活检 真菌血清学检查（在二形态真菌特有地区）
其他标准检查 腹部超声，心电图，胸部 X 线，肺功能检查，内镜检查 PPD 皮肤试验	
标准咨询 饮食 社会心理 女性健康（宫颈涂片检查，35 岁以上女性乳腺 X 线） 财务状况（必须获得保险许可）	其他可选措施 如果需要，移植前疫苗（甲型和乙型肝炎疫苗，肺炎球菌疫苗，流感疫苗，破伤风加强剂）

PT. 凝血酶原时间；PTT. 部分凝血活酶时间；ANA. 抗核抗体；AMA. 抗线粒体抗体；ERCP. 内镜逆行胰胆管造影；PPD. 纯蛋白沍生物

表 50-4　美国肝移植标准化特例优先级的公认诊断和标准

诊断	标准
急性肝衰竭	暴发性肝功能衰竭伴肝性脑病发作 8 周内，首次出现肝病症状，重症监护病房要求符合以下三个标准之一：①呼吸机依赖性。②肾透析。③ INR> 2.0 肝移植后 7 天内原发性无功能性或肝动脉血栓形成（移植后 14 天内有肝动脉血栓形成者优先级较低），定义为天门冬氨酸氨基转移酶（AST）≥ 3000U/ L，有下列情况之一：INR ≥ 2.5 或酸中毒（动脉 pH ≤ 7.30，静脉 pH ≤ 7.25 或乳酸≥ 4mmol/ L） Wilson 病出现急性肝功能失代偿
肝细胞癌	造影增强肝脏病变的断层成像记录，增加晚期肝动脉图像的对比度，门静脉 / 延迟期消脱，晚期包膜增强，6 个月或更短时间生长 50% 或活检证据。单个肿瘤的最大直径必须≥ 2cm 但不超过 5 cm。多发病灶不超过 3 个，最大不超过 3 cm 必须通过增强胸部，腹部和骨盆的横断面成像，来排除肝外扩散。如果在治疗前满足上述标准，则可纳入治疗范围
胆管细胞型肝癌	由 UNOS 委员会批准新的辅助治疗方案 横断面成像和胆管造影的恶性狭窄记录≤ 3cm 的不可切除的肝门胆管癌，且有以下情况之一： 糖蛋白抗原 19-9> 100 U / ml 或活检或细胞学结果证明恶性或异倍体 最初和每 3 个月的胸部和腹部横断面成像排除肝内和腹膜外转移 新辅助治疗后和行肝移植手术前排除局部和腹膜转移，避免经腹腔穿刺或原发肿瘤活检
肝肺综合征	门静脉高压的临床证据，右心室分流的证据，未吸氧时 PaO_2<60 mmHg，以及潜在无明显临床证据的原发性肺病
门静脉性肺动脉高压	MPAP>35mmHg 和较基线升高 >12mmHg；目前可控的 MPAP<35mmHg 和肺血管阻力 <400 dyn sec/cm^{-5}
家族性淀粉样多神经病变	淀粉样变性病史，超声心动图，射血分数 > 40%，基因突变的鉴定和活检证实的淀粉样蛋白
原发性高草酸尿症	原发性高草酸尿病史，通过肝活检证实 AGT 缺乏，估计 GFR ≤ 25ml/ml，持续 6 周或更长时间
囊性纤维化	囊性纤维化病史，肺功能降低，定义为 FEV_1<40%
代谢性疾病	尿素循环障碍或有机酸血症

INR. 国际通用比值；AGT. 丙氨酸乙醛酸转氨酶；GFR. 肾小球滤过率；UNOS. 器官共享联合网络；FEV_1. 一秒用力呼气容积；MPAP. 平均肺动脉压

（引自 Organ Procurement and Transplant Network. Policies - OPTN. Available at: https://optn.transplant.hrsa.gov/governance/policies/. Accessed 6 June 2015.）

（一）评估推荐的时间安排

无论何种病因，失代偿性肝病患者均应被视为 LT 的潜在候选人。评估转诊的紧迫性包括评估：①肝病是急性还是慢性。②肝硬化并发症增加死亡风险的严重程度［如腹水，门静脉高压出血，肝性脑病，低钠血症，肝肾综合征，终末期肝病模型评分升高（MELD）］。③处理肝脏并发症的当地专家。④移植中心远近程度。有几种临床工具可用于协助评估急性和慢性肝病的程度[10]（表 50-5 和表 50-6）。几乎所有移植中心都会提供全天候的分诊协助和紧急管理建议。通常建议早期转诊。

当发生严重的急性肝损伤或急性肝衰竭时，建议紧急联系肝移植中心。有严重急性肝损伤证据和肝细胞功能不全症状的患者［脑病和（或）凝血障碍，国际标准化比值＞ 1.5 是一个预后不良的征兆］应该被送进医院并密切监测是否进一步的恶化。急性肝衰竭定义为既往无肝硬化基础上国际标准化比值≥ 1.5 和任何程度的脑病（除了乙型肝炎，Wilson 病和自身免疫性肝炎）并且持续时间较短，不超过 26 周。鉴于急性失代偿的高风险，如果没有明显的 LT 禁忌证或患者转

运安全，应尽早考虑转诊至肝移植中心。在转诊期间及转诊前经常对患者进行评估是必要的，要注意患者的神经系统状态，转诊期间和之后保护患者气道的功能。医疗工作者应该尽早进行重症监护水平监测和气管内插管甚至轻微的肝性脑病也应该启动更高水平的护理。应考虑对疾病程进行广泛调整，主要并发症和病因检查（表 50-7）。一旦患者到达移植中心，应立即开始考虑肝移植。

急性肝衰竭时，从黄疸到脑病的间隔时间能预测预后，间隔时间短（＜ 4 周）与脑水肿和颅内高压的风险增加相关，但自然存活率较高，而较长的间隔与较少的脑水肿相关，但是自然存活率较低[11]。肝性脑病的程度与脑水肿的风险相关，脑水肿在 Ⅰ 级或 Ⅱ 级脑病患者中很少见，可见于 25%～ 35% 的 Ⅲ 级脑病患者中，可见于 75% 的 Ⅳ 级脑病患者中[12]。虽然有证据表明氨在急性肝衰竭患者的脑水肿和脑疝的发生有关[13]，乳果糖可能与非移植患者生存率小幅增加有关[14]，但在急性肝衰竭患者中是否使用乳果糖应特别谨慎，因为担心腹部胀气增加移植手术的难度。此外，通过使用 L- 鸟氨酸 L- 天冬氨酸消除氨的数据有限，并不能说明急性肝衰竭患者的动脉氨水平降低会提高生存率[15]。目前尚不清楚这种效果不足能否说明急性肝衰竭的 L- 鸟氨酸 L- 天冬氨酸治疗和（或）减少氨的治疗策略是失败的。

对乙酰氨基酚毒性是美国和欧洲急性肝衰竭的最常见原因，其自然存活率最高，而特异性药物诱导的肝损伤是生存率最低的原因之一。尽管有许多预后评分可用于预测非移植生存率，但 King's College 标准和 Clichy 标准是确定需要肝移植[16] 的最常用评分（表 50-5）。虽然 King's college 的标准在预测没有移植的死亡方面提供了很高的准确性（阳性预测值为 80%～ 100%），但在预测谁会自动恢复方面效果较差（阴性预测值为 23%～ 70%）[17,18]。因此，尽管患有急性肝衰竭符合 King's college 的标准可能需要 LT，不符合这些标准的患者并不能准确预测不需要肝移植，限制了它们在优化肝移植决策中的有效性。在急性肝衰竭中也有了其他几种预后变量和

表 50-5 急性肝衰竭的预后评分

伦敦国王学院（King's College）标准

对乙酰氨基酚患者

pH ＜ 7.3 或
INR ＞ 6.5 和血清肌酐＞ 3.4 mg/dl

非对乙酰氨基酚患者

INR ＞ 6.5，或以下任意 3 个变量之一：年龄＜ 10 岁或＞ 40 岁
原因：非甲型、非乙型肝炎；氟烷肝炎；特异性药物反应脑病前黄疸的持续时间＞ 7 天
INR ＞ 3.5
血清胆红素 ＞ 17.5 mg/dl

维勒瑞夫波尔布鲁斯医院标准[192]

肝性脑病和因子 Ⅴ 水平
30 岁以下患者＜ 20% 或
30 岁或 30 岁以上患者＜ 30%

INR. 国际标准化比率

表 50-6　慢性肝衰竭的预后评分系统

MLED[25]

MELD score = 9.57（ln 血清肌酐浓度）+ 3.78（ln 血清胆红素浓度）+ 11.2（ln INR）+ 6.43

Child-Turcott-Pugh 评分

分数	1		2	3
总胆红素（mg/dl）	< 2.0		2 ～ 3	> 3
白蛋白（g/dl）	> 3.5		2.8 ～ 3.5	< 2.8
INR	< 1.7		1.7 ～ 2.3	> 2.3
腹水	无		轻 / 中度	重度
脑病	无		Ⅰ－Ⅱ 期	Ⅲ－Ⅳ 期

ACLF[29]

无 ACLF，90 天死亡率 14%	1 级 ACLF，90 天死亡率 40.7%	2 级 ACLF，90 天死亡率 52.3%	3 级 ACLF，90 天死亡率 79.1%
无器官衰竭或单个非肾衰竭或仅脑功能衰竭伴血清肌酐 < 1.5 mg/dl	仅肾衰竭或单纯肝脏、凝血、循环或呼吸衰竭，血清肌酐 1.5 ～ 1.9mg/dl 和（或）轻度至中度肝性脑病或仅脑功能衰竭伴血清肌酐 1.5 ～ 1.9mg/dl	2 个器官衰竭	3 个或 3 个以上器官衰竭

临床肝硬化分期（修正的 Baveno Ⅳ）[31]

1 期	2 期	3 期	4 期	5 期
不合并静脉曲张的代偿期肝硬化	合并静脉曲张的代偿性肝硬化	无并发症的出血	首次非出血失代偿事件 *	任何第二次失代偿事件

* 非出血失代偿事件是黄疸、脑病或腹水；ACLF. 慢加急性肝衰竭；INR. 国际标准化比率；MELD. 终末期肝病模型

评分系统，包括 MELD 评分[19]，血清非肌动蛋白 Gc- 球蛋白浓度[20]，血清磷酸盐浓度[21]，动脉氨浓度[22]，血清甲胎蛋白浓度[23]。

当慢性肝病表现出失代偿期的迹象时，应考虑转诊行肝移植。这些临床症状包括脑病，门静脉高压性胃肠道出血，中度腹水，自发性细菌性腹膜炎或肝肾综合征，或 HCC 进展[9]与代偿期肝硬化相比，非移植治疗均显著增加死亡率。

有几种常规和疾病特异性预后工具可用于预测慢性肝病的自然病史[10]。在这些模型中，Child-Turcotte-Pugh 评分和 MELD 评分最常应用[24-26]（表 50-6）。基于血清总胆红素浓度，血清肌酐浓度和血清国际标准化比值的 MELD 评分是肝脏相关死亡率的准确而客观计算工具，并且用于评估患者肝移植优先权。在 MELD 评分中加入血清钠浓度可进一步提高其预测能力[27]，

血清钠浓度于 2016 年正式纳入美国分配系统[28]。

慢加急性肝衰竭是一种被逐渐认识到的临床情况，表现为相对稳定的代偿期个体出现新发的，快速的失代偿期表现。它的定义是，在一个或多个器官 / 系统衰竭的情况下急性发展出现腹水，脑病，胃肠道出血和（或）细菌感染[29]。慢加急性肝衰竭可按类型（即肝，肾，脑，凝血，循环和呼吸系统）和器官衰竭的数量分级，并与死亡率呈正相关[29]（表 50-6）。在出现症状后 3 ～ 7 天进行慢加急性肝衰竭评估，慢加急性肝衰竭评分可能有助于确定肝移植的紧迫性[30]。

另一个新的变化是临床肝硬化分期预后模型（改良的 Baveno Ⅳ）[31]其中根据既往发生和失代偿事件的类型对患者进行分类（表 50-6）。该累积量表量化了患者转变为肝硬化和死亡率较高阶段的风险。1 期，2 期，3 期和 4 期肝硬

表 50-7　急性肝衰竭的生化评估

疾病程度，并发症和准备肝移植的血清处理	病因检查
综合代谢组 磷酸盐 动脉血气 乳酸 淀粉酶 / 脂肪酶 全血细胞计数 凝血酶原时间 / INR 动脉氨 血清甲胎蛋白 HIV-1 血清学检测 HIV-2 血清学检测 血型和筛查	6 个月 OTC 用药和草药使用史 泰诺（主要成分）药物浓度 尿液 / 血清毒理学筛选 甲型肝炎血清学检测 乙型肝炎血清学检测和 DNA 丙型肝炎血清学检测和 RNA 戊型肝炎血清学检测 单纯疱疹病毒血清学检测 水痘 - 带状疱疹病毒血清学试验 铜蓝蛋白 抗中性粒细胞抗体 抗平滑肌抗体 免疫球蛋白 G 水平 妊娠试验（女性） 多普勒超声 CT / MRI

CT. 计算机断层扫描；HIV. 人类免疫缺陷病毒；INR. 国际标准化比值；MRI. 磁共振成像；OTC. 非处方药

化患者 5 年转为较高阶段的风险分别为 35%，42%，65% 和 78%。 1 期，2 期，3 期，4 期和 5 期肝硬化患者的 5 年死亡率分别为 1.5%，10%，20%，30% 和 88%。相似的临床肝硬化阶段模型已被证明可预测 MELD 评分低的患者移植等候名单死亡率（≤ 20）[32,33]。

美国肝病研究协会的指南建议，当 MELD 评分达到 15 或患者出现第一个重要并发症（腹水、静脉曲张出血、脑病或 I 型肝肾综合征）时，肝硬化患者应进行肝移植评估[9]。儿童终末期肝病（PELD）评分包括 5 个因素（总胆红素浓度、白蛋白水平、国际标准化比率、年龄＜ 1 岁、发育障碍），已被证明可准确预测儿童慢性肝病患者的短期等候名单死亡率，如同 MELD 评分一样[34]。当患有慢性肝病的儿童出现体重增加不足、发育障碍、感染或门静脉高压症的证据时，建议进行移植评估[35]。

（二）探索肝移植的替代方案

尽管 LT 作为急性和慢性肝病的治疗方法取得了成功，但移植手术和移植后免疫抑制与发病率和死亡率升高有关[36,37]；因此，应适当考虑可行的移植替代方案。评估 LT 的风险 - 效益比在急性肝衰竭中最有挑战性，其中最严重的患者有时可以在非 LT 治疗下出现戏剧性的全面恢复，从而避免终身免疫抑制和相关的发病率。患有一些慢性肝病的患者，例如严重的自身免疫性肝炎，慢性 Wilson 病和 HBV 或 HCV 肝硬化，可以通过及时和适当的干预（分别为类固醇，螯合疗法或抗病毒药）来避免 LT。与此同时，积极对那些对治疗无明确反应的失代偿性肝病重症患者进行移植是合理的。

仍有机会减少慢性肝病患者风险和推迟移植。其中降低门静脉压力的方法，最常用的是经颈静脉肝内门体分流术，常用于治疗门静脉高压出血和腹水。难以控制的脑病，右心室压升高，门静脉血栓形成和 MELD 评分升高的患者往往不适合经颈静脉肝内门体分流[38]；然而，理想的患者是 MELD 评分过低不能移植，但静脉曲张出血或难治性腹水的风险很大。

HCV 感染治疗方案的改进以及 HCV 根除可导致纤维化进展减少[39]和临床结果改善[40]的证据有可能显著影响 HCV 感染移植候选人的管理。在 LT[41]之前接受抗病毒治疗的患者中，只需 30 天的病毒阴性即可显著减少移植后 HCV 感染复发，这促使在移植候选者中使用抗病毒治疗。不太确定当需要 LT 时抗病毒治疗是否适用，否则不可避免。对于已经治愈 HCV 感染并且因此不接受 HCV 阳性供体肝脏的患者，存在降低器官可用性的理论风险。还有人担心晚期肝病患者 HCV 感染治愈后肝功能（和 MELD 评分）的轻微改善可能导致状态过于稳定，但由于肝脏疾病仍缺乏生活质量的患者不能优先进行移植。

（三）肝移植的适应证

肝移植适用于任何原因的急性或慢性肝衰竭。LT 的适应证可分为急性肝衰竭，非胆汁淤积性肝病，胆汁淤积性肝病，代谢紊乱，血管疾病，肝脏恶性肿瘤和非肝脏恶性肿瘤。LT 在美国和欧洲的主要适应证是 HCV 感染，酒精性肝病和非酒精性脂肪性肝炎（NASH）[3,42-44]（表 50-8 和表 50-9）。

1. 急性肝衰竭

急性肝衰竭有一个显著的表现，但幸运的是 LT 相对不常见的指征，仅占美国 LT 的 6% 和欧洲的 9%[3,44]。由于临床过程迅速发展，急性肝衰竭患者需要紧急转诊到移植中心进行快速评估。在大多数肝移植物分配系统中，符合急性肝衰竭标准的患者被赋予适于肝移植最高优先级。在药物或毒素诱导的肝损伤的情况下，怀疑过量或自杀企图需要进行紧急和深入的精神和社会评估。这最好在晚期脑病发作之前进行。即使在没有自我伤害的情况下，通常以前健康的个体发生疾病的快速进展让患者及其家人充分领会繁琐的移植评估，移植手术和终身免疫也具有挑战性。急性肝衰竭是一种临床状态，不同于慢性或慢加急性肝衰竭，尤其是脑水肿和颅内压升高伴有脑灌注压降低缺氧损伤的风险、癫痫发作和致死性疝。除了 N-乙酰半胱氨酸治疗对乙酰氨基酚过量治疗[45]，妊娠期急性脂肪肝女性急性分娩[46]，水飞蓟宾治疗鬼笔鹅膏中毒外[47]，移植前管理主要是支持性的。使用颅内压监测器由于担心并发症存在争议性[48]美国移植中心使用情况不同[49]，并没有改善结果[49,50]。临床证据或测量颅内压升高患者的管理选择包括静脉内给予甘露醇[51]，高渗氯化钠[52]，过度通气[53]，巴比妥类药物[54]，和降低体温[55]。对这些策略的担忧包括效应短暂和代谢/血流动力学不良反应；尽管如此，除了过度通气外，美国儿童肝病研究协会在特定的临床情况下建议使用这些措施[50]。

2. 丙型肝炎病毒感染

在美国和欧洲，HCV 疾病负担很重，HCV 疾病是美国行肝移植的首位肝脏疾病[3,44]；然而，新的感染率在 1990 年之前在美国普通人群中达到顶峰[56]，并且作为 LT 的适应证的 HCV 疾病的占比在 2004 年之后开始下降[42]。由 HCV 引起的符合肝移植指征的终末期肝病发病率在 1999—2006 年期间下降，而 HCV 感染的 HCC 患者在同一时期内增加[57]。失代偿期肝病的非移植治疗 5 年生存率低于 50%[58]。当移植时存在 HCV 病毒血症时，肝移植物的 HCV 感染是普遍

表 50-8　1987—2013 年期间美国成人移植受者的肝病

原发性肝脏疾病	数量	比例
慢性丙型肝炎	26 371	23.5
酒精性肝病	14 515	12.9
肝细胞癌	13 578	12.1
隐源性肝硬化	8 912	7.9
原发性硬化性胆管炎	6 870	6.1
急性肝衰竭	6 579	5.9
丙型肝炎合并酒精性肝病	5 821	5.2
原发性胆汁性肝硬化	5 610	5.0
自身免疫性肝硬化	3 640	3.2
代谢性肝病	3 809	3.4
慢性乙型肝炎	3 487	3.1
非酒精性脂肪性肝炎	3 531	3.1
慢性肝炎乙丙重叠	610	0.5
胆管癌	608	0.5
其他疾病	8 286	7.4
总计	112 227	100.0

成人定义为 18 岁或以上。截至 2015 年 5 月 19 日移植受者科学登记处的数据

表 50-9　1987—2013 年期间美国儿童移植受者的肝病

原发性肝脏疾病	数量	比例
胆道闭锁	5 699	40.0
急性肝衰竭	1 694	11.9
代谢性肝病	1 671	11.7
静脉营养诱导的	704	4.9
肝母细胞瘤	471	3.3
自身免疫性肝硬化	350	2.5
原发性硬化性胆管炎	285	2.0
继发性胆汁性肝硬化	237	1.7
隐源性肝硬化	179	1.3
其他肝脏恶性肿瘤	117	0.8
肝细胞癌	93	0.7
慢性丙型肝炎	92	0.6
良性肿瘤	48	0.3
其他疾病	2 597	18.2
总计	14 237	100.0

儿童定义为 18 岁以下，截至 2015 年 5 月 19 日移植受者科学登记处的数据

的并且与非移植患者相比自然史进展更快。LT 后 5 年，10% ～ 30% 的移植患者将发展为肝硬化[59]。与非 HCV 感染的患者相比，HCV 感染者的移植物和患者存活率降低[60,61]。

新的抗病毒治疗有望显著影响 HCV 感染的负担和临床病史。绝大多数接受治疗的患者获得治愈，并且相对于基于干扰素的治疗方案的耐受性大大提高，扩大了移植前和移植后人群中新方案的适用人群。最近对美国人口的预测表明，到 2036 年丙型肝炎可能成为一种罕见的疾病，这取决于有效的人群筛查和充分获得抗病毒治疗方案[62]。除了人群中未知 HCV 感染的负担之外，近期的挑战还包括对昂贵的新 HCV 治疗需求激增造成的经济困难[63]。

3. 酒精性肝硬化

过量饮酒在美国非常普遍，近 5% 的人口符合酗酒标准[64]。酒精性肝病是美国肝硬化的主要原因之一，占所有肝硬化死亡人数的 40%，占所有肝病死亡人数的 28%，是 LT 的第二或第三大指标，2004—2013 年间，患有酒精性肝病的新注册人数增长了 45%[43,65]。传统上，移植流程要求戒酒，通常必须满 6 个月，以便能够稳定失代偿性肝硬化，这可能会延迟甚至避免 LT 的需要[66-68]并有机会解决酒精依赖。目的是尽量减少再次酒精依赖和滥用的风险，这可能对移植物和患者的生存产生负面影响[69]；然而，没有足够的数据支持任何固定戒酒期能预测 LT 后饮酒[70]，并且不同移植流程要求各不相同。虽然接受移植的酒精性肝病患者围术期并发症的发生率可能会增加[71]，生存率似乎与非酒精性肝病的移植后患者相似[72]。

既往急性酒精性肝炎患者被排除在移植之外。最近关于急性酒精性肝炎人群作为移植候选人的争论愈演愈烈，因为急性酒精性肝炎患者的死亡率高，对标准治疗没有反应，并且这些患者无法在移植前的 6 个月的戒酒期内存活（许多流程作为标准流程）。肝硬化基础上的酒精性肝炎似乎不会对移植后预后产生不利影响[73]。在法国进行的一项具有里程碑意义的研究中，经严格

挑选出的对药物治疗无反应的急性酒精性肝炎患者早期行肝移植与最初接受非移植治疗的患者相比，2 年随访时存活率提高了近 50%[74]。该研究中只有 10%（264 例中 26 例）酒精性肝炎患者对药物治疗无反应。然而，在这个严格选择的队列中，再次酗酒率为 12%（26 名患者中的 3 名），在随访结束时没有任何酒精复饮者患有移植物功能障碍。尽管如此，该研究中潜在候选人与移植受者的比例较低，这突显出急性酒精性肝炎患者所需的成功移植需求。对于急性酒精性肝炎患者使用死亡供体肝移植物的另一个问题是它可能会对公众的捐赠决定产生负面影响。最近的一项调查研究表明，向酒精性肝炎患者捐献器官的疑虑虽然不像移植群体担心的那么普遍，但仍有约 26% 的被调查者存在这种疑虑[75]。

4. 非酒精性脂肪性肝炎

目前美国普通人群中超重和肥胖人群的比例超过 30%[76]；因此，NASH 是美国肝病的主要原因[77]。作为 LT 的适应证，NASH 从 2001 年的 1.2% 增加到 2009 年的 9.7%，仅次于 HCV 感染和酒精性肝病，位居第三[78]。它现在是注册等待名单的第二大常见原因[43]。鉴于代谢综合征与 NASH 之间存在关联，NASH 肝移植患者年龄较大，体重指数（BMI）较高，糖尿病和高血压发病率较高[78]。因此，在该队列中监测心血管并发症和注意可纠正的危险因素是必不可少的。鼓励减肥，最好是有饮食监督和锻炼计划。减肥手术与减少脂肪性肝炎和纤维化有关[79]但由于门静脉高压症的禁忌，移植候选人群通常受到限制。从概念上说，病态肥胖者的短期和长期死亡率会更高，并且 NASH 复发、心血管疾病、高血压和糖尿病的风险会增加。早期研究表明 BMI 大于 35 ～ 40 kg / m² 的受者的短期和长期预后较差[80,81]但是因为他们的分析中没有考虑营养状态和腹水而受到质疑。最近的研究表明，短期死亡率并没有增加[82,83]。长期发病率和死亡率的结果不同。对于体重指数＞ 35 kg / m² 且在 LT 之前实现体重减轻的患者，同时进行减肥手术和 LT，与单独接受 LT 治疗的患者相比，在提高患者和

移植物存活率方面有改善[84]。同时，有希望减少移植后体重增加、肝移植术中的脂肪变性和糖尿病[84]。LT 的围术期和长期安全性的 BMI 阈值是否存在尚不清楚。虽然美国肝病研究协会指南认为病态肥胖是移植的相对禁忌证[9]，临床实施中因不同中心而异。无论如何，在移植前后注意健康饮食和运动可能会改善预后。

5. 乙型肝炎病毒感染

全球范围内，慢性 HBV 携带者数量约为 3.5 亿[85]。虽然美国 HBV 感染的发病率低至 0.4%，但它是急性和慢性肝病的重要原因，特别是在成年亚洲移民中，估计患病率高达 25%[57]。急性感染，慢性感染的发作，肝硬化并发症或 HBV 感染患者发生 HCC 可能需要 LT。HBV 感染在美国肝移植等候名单中占相对较小的比例[2]。从 1998—2007 年，美国的 HBV 感染率作为 LT 的指标总体保持稳定，为 3% ～ 4%[42]；然而，在 1999—2006 年期间，HBV 诱导的终末期肝病作为移植适应证的比率下降，而 HBV 相关 HCC 的发病率在此期间有所增加[57]。在开始免疫抑制或细胞毒性化疗之前医疗人员未能识别 HBV 感染的慢性携带者有可能使得 HBV 感染再激活，并且是 LT 或死亡的可避免原因[86]；有些情况下建议遵循 HBV 的预防指导原则[87]。HBV 感染的候选人死亡率与其他慢性肝病患者的死亡率相当。核苷 / 核苷酸抗病毒治疗通常在晚期肝病中耐受良好。服用几个月后，核苷 / 核苷酸治疗可以稳定失代偿性肝硬化，偶尔避免需要 LT[88]。乙型肝炎免疫球蛋白和 HBV 抗病毒药物的组合显著减少了移植后 HBV 感染的复发[89]。移植后 HBV 感染的长期结果非常好。

6. 胆汁淤积性肝病

肝移植是原发性胆汁性胆管炎（PBC）和原发性硬化性胆管炎（PSC）引起的终末期肝病的唯一有效疗法，并且移植物存活率好[3]。熊脱氧胆酸适用于 PBC 患者，可改善预后，其作用与 PBC 患者移植需求减少有关[90]。除了失代偿性肝硬化外，LT 也可能适用于 PBC 患者，伴有代偿性肝硬化和药物治疗难以治疗的严重瘙痒症[9]。

PSC 患者可发生典型的肝硬化失代偿期并发症，作为 LT 的适应证，但尽管进行胆道干预，也有复发性胆管炎的风险，并且频繁发生胆管炎（有或没有并发肝硬化）可能是移植的指征，有可能通过区域性的 MELD 特例申请提高优先级。同样，PSC 患者有发展为胆管癌的风险。尽管在胆管癌患者中进行移植总体上与预后不良有关，但在一项多中心研究中，仔细选择 < 3cm 的肝门部局部肿瘤患者，这些患者接受了移植后新辅助放射治疗和化疗，从而获得合适的 5 年无复发移植后存活率估计为 65%[91]。这些患者符合特殊的优先级条件，前提是他们符合特定标准，包括移植前分期剖腹探查的阴性结果[92]（表 50-4）。在没有胆管癌的情况下，LT 后患者的 5 年生存率非常高，接近 90%[93]。Roux-en-Y 胆管空肠吻合术并切除受体的远端胆管通常用于降低复发 PSC 的风险。

胆道闭锁是儿童 LT 的最常见适应证，占所有儿科移植的 30% 以上[35]，并且如果不治疗则普遍致命。经典的治疗方式是肝外肠造口术，LT 适用于那些仍有慢性肝病并发症和（或）复发性胆管炎并发症的儿童[35]。LT 治疗胆道闭锁的 10 年生存率在美国为 86%[94]。其他小儿胆汁淤积症适应证包括 PSC、Alagille 综合征、非综合征性肝内胆管缺如、囊性纤维化和进行性家族性肝内胆汁淤积。

7. 肝细胞癌

HCC 是全球癌症相关死亡的第三大常见原因。每年确诊超过 70 万人，其发病率在西方国家正在增加[95, 96]。尽管近年来增长可能放缓，但 HCC 的发病率在过去 40 年中急剧增长[97]。未来的比率可能取决于预期的 HCV 感染减少，更有效的治疗以及 NASH 增加之间的相互作用。所有肝硬化患者都被认为有患 HCC 的风险，但 HBV 感染的患者（西方国家 5 年内 10%[98]），HCV 感染（西方国家 5 年内为 17%[99]），酒精性肝病（5 年内 8% ～ 12%[100]），和遗传性血色素沉着症（5 年内 21%[99]）被认为风险最高[98]。NAsH 患者的 HCC 风险尚不清楚，估计在 7 年内为 2.4%，3 年内为 12.8% 之间波动[99]。在非肝硬化患者中，同时 HBV 感染合并 NASH 的患者可能处于危险之中[101]。HCC 在男性中的发病率是女性的 3～4 倍，在非洲人和亚洲人中比在高加索人中更常见[102]。在适当的临床条件下，使用计算机断层扫描或磁共振成像的动态横断面成像可以在没有肝脏活组织检查的情况下建立诊断。UNOS 要求使用动态对比横断面成像与计算机断层扫描或磁共振成像，包括动脉晚期，门静脉和延迟阶段，以建立 HCC 的影像学诊断。HCC 的基本成像特征包括与背景肝实质相比动脉晚期图像的对比增强，门静脉期消退，晚期假包膜增强以及连续成像中记录到逐渐进展[103]。HCC 存在多种手术和非手术治疗，包括切除，局部区域治疗（LRT）和 LT。

大约 90% 的 HCC 患者存在肝硬化[98]，常常限制了手术切除的选择。尽管如此，在挑选的肝硬化患者中偶尔会考虑手术切除 HCC。单侧肿瘤＜ 5 cm 的非肝硬化或良好代偿性肝硬化患者（无门静脉高压症的 Child A 定义为无静脉曲张，血小板计数＞ 100 000 /μl，肝静脉压力梯度＜ 10 mmHg）可能存活率仅略低于移植受者[103]。最近一项回顾性研究中，血小板水平≤ 150 000/μl 可预测 HCC ≤ 2 cm 的肝硬化患者预后不佳[104]。尽管在选定的患者中取得了成功，但肝硬化患者的切除也受到肝硬化 HCC 复发或新发风险的限制。切除作为移植的桥梁似乎不是一个可行的策略[105]。

肝移植被认为是肝硬化失代偿期合并 HCC 患者的首选治疗方法，肿瘤仅限于肝脏并且在肿瘤 - 淋巴结 - 转移分类中不超过米兰标准或 Ⅱ 期[106]。这被定义为 2～5cm 的单个病变或不超过 3cm 的不超过 3 个病灶且没有肝外病变（表 50-10）。一些中心已经证明肿瘤数量和（或）大小的适度扩大仍然可以获得令人满意的结果[107]。扩大的加州大学旧金山分校标准（单个肿瘤≤ 6.5cm，或 2 个或 3 个肿瘤均≤ 4.5 cm，总肿瘤直径≤ 8cm）的预后与米兰标准相似[108]（表 50-10）。肿瘤大小和（或）数量超出米兰标准的进一步扩展会增加移植后肿瘤复发的风险，这即所谓"地铁票"；距离越大，成本越高[109]（图 50-4）。

使用经皮，腹腔镜和经动脉技术的 HCC

表 50-10　米兰标准和旧金山加利福尼亚大学（UCSF）肝细胞癌肝移植标准

	米兰标准大小	UCSF 标准大小
1 个病变	≤ 5cm	≤ 6.5cm
2 个或 3 个病变	均 ≤ 3cm	均 ≤ 4.5cm
总直径	未提及	≤ 8cm

另请参见图 50-4，描述"地铁票"的概念

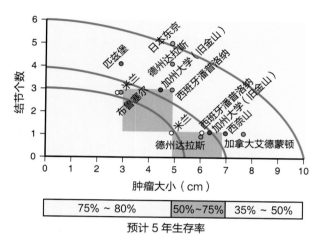

▲ 图 50-4　"地铁票"概念

通过肿瘤大小和数量预测肝移植后肝细胞癌的 5 年生存率。UCSF 旧金山加利福尼亚大学（引自 Yao FY. Liver transplantation for hepatocellular carcinoma: beyond the Milan cri- teria. Am J Transplant 2008;8[10]:1982-1989.）

LRT 在过去的 10—20 年中取得了巨大的进步，并常用于 HCC 患者。在移植候选者中，通常保留单个小肿瘤的治疗，直到总肿瘤负荷达到米兰标准，以便接受 LT 的标准异常优先权。一旦 LRT 启动，潜在移植候选者的目标是：①将患者过渡至移植（防止肿瘤超出米兰标准）。②将较大肿瘤降至（米兰）标准以下。总体目标是防止剔除等待名单并降低等待者在 LT 后复发的机会。LRT 方式包括消融治疗，经动脉化学栓塞（TACE）和经动脉放射栓塞（TARE）以剔除高风险患者。成功降阶梯后的理想等待期尚不清楚，尽管大多数人主张 3～6 个月。在美国截至 2016 年，必须在 6 个月的等待期后才会授予基于 HCC MELD 例外的优先权分配权。

8. 其他原发性肝脏恶性肿瘤

肝脏还可发生其他几种恶性肿瘤，其中一些并没有潜在的肝脏疾病基础。纤维板层肝癌最常

发生在非肝硬化肝脏中，并且比 HCC 具有更好的预后[117]。当局限于肝脏时，它对 LT 反应良好[102,118]。血管内皮瘤是一种罕见的血管内皮肿瘤，可以通过化学疗法和 LT 成功治疗，尽管在出现时经常存在肝外转移[119]。在儿童中，肝母细胞瘤是最常见的原发性肝脏恶性肿瘤。预后通常优于 HCC，当肿瘤局限于肝脏且不适合切除时，应考虑使用 LT 配合新辅助化疗[118,120]。

二、再次移植：复发性疾病与移植失败

再次肝移植是一种相对不常见的手术，但在 1988—2013 年期间，占美国每年所有肝移植手术的 9.7%，占 2014 年 6729 例肝移植手术的 357 例（5.3%）[3]。由于首次移植物无功能，肝动脉血栓形成或与第一次手术相关的技术原因，绝大多数再次 LT 均在移植后早期（＜ 90 天）进行[61]。稍晚进行的再次 LT 通常用于缺血性胆道病变，慢性排斥或复发性疾病[61]。几乎所有引起第一次 LT 的疾病都可能在移植肝中再次出现。再次 LT 的外科手术在技术上更具挑战性，患者通常比第一次 LT 时年纪更大，更虚弱。再次 LT 后的存活率在大多数时间节点都比第一次移植受者低 15% ~ 20%，也可能更差，特别是那些早期急进性丙型肝炎复发患者[61]。相对非 HCV 感染患者来说，新型 HCV 药物的疗效和耐受性的提高可能会减轻 HCV 对再次 LT 的负面影响，但再次 LT 的预后可能仍然不如第一次 LT。通过若干模型预测存活来辅助选择移植受者。在大多数模型中，提高受体年龄，胆红素浓度，肌酐浓度和再次 LT 时间与更差的结果相关[121]。与第一次 LT 生存获益的阈值是 MELD 评分大于 15 相比，再次 LT 的生存获益阈值是 MELD 评分大于 21，因为再次 LT 受者的移植物存活率较低[122]。

三、肝移植的禁忌证：绝对禁忌及相对禁忌

肝移植的目标是提高患者的生存和生活质量。评估移植是否能够实现这些目标是移植前评估的基础，并在移植中心内个体化实施。医疗上，心理社会和技术问题可能会单独或整体导致存在 LT 禁忌（表 50-11）。移植后移植物存活的确切最低阈值尚未达成共识，然而，一般指导原则包括应避免 5 年移植物存活率低于 50% 列入等待名单，并考虑将预期 1 年移植物存活率低于 50% 的等待者剔除队列或失活[123]。

表 50-11 肝移植的绝对和相对禁忌证

类别	举例
医疗	
不稳定的，活动期的心肺疾病	有症状的冠状动脉疾病 重度肺动脉高压
无法治愈的，活动期的肝外恶性肿瘤	转移性肝癌 胆管细胞 - 肝细胞癌伴邻近组织侵犯
不可控制的，活动期的脓毒症	心内膜炎，真菌血症
不可控制的，活动期的 HIV/ 艾滋病	对 HAART 无应答的 HIV
严重的，不可逆的神经系统疾病	沟回疝
严重营养不良或虚弱状态	长期卧床
社会心理	
活性物质滥用	酒精或非法药物使用
缺乏社会支持	没有可靠的人员支持
不可控制的精神障碍	活动期，不可控制的精神病
严重心理障碍	治疗依从性差
手术	
广泛的血栓形成	无可行的内脏静脉流入道

HIV. 人类免疫缺陷病毒；HAART. 高效抗逆转录病毒治疗

（一）医疗问题

预期无法再肝移植手术中存活或需要明显神经或神经功能恢复的患者不应该接受该手术。这种评估可能很复杂，通常需要采用多学科方法。

1. 心血管疾病

尽管肝硬化生理上限制了高血压并减少肝脏

脂质生成，冠状动脉疾病（CAD）在潜在的 LT 候选者中仍是普遍存在的，甚至在排除有心肌梗死，心绞痛或旁路史的患者后，在超过 50 岁的 LT 候选者中存在中度至重度 CAD 估计占 13.3%[124]。LT 的心脏禁忌证包括症状性缺血性心脏病，晚期心肌病，严重的心室功能障碍，严重的肺动脉高压和严重的心脏瓣膜病。心血管并发症是 LT 后非移植物相关死亡的主要原因之一[125-127]。

与一般人群一样，肝脏移植候选患者的 CAD 风险状况正在恶化。由于 NASH 诱导的肝硬化的比例增加，肝移植候选者年纪越来越大，越来越肥胖并且常见动脉粥样硬化疾病[128,129]。有几种基于风险因素的方法[130,131] 用于对患者进行分类，包括无非侵入性检测，非侵入性检测或直接心导管检查，尽管它们主要是根据专家意见实施的，并且各个中心之间可能存在差异。最终，糖尿病，NASH，既往 CAD，外周血管疾病，年龄超过 50 岁，高血压，血脂异常，吸烟和肥胖都被认为是危险因素[130-132]。对这些风险的分析推动了非侵入性检测的决策，以确定那些可能从有创血管造影和血运重建中受益的人。

最初的无创检测通常通过多巴酚丁胺负荷超声心动图或核成像技术进行直接肌力刺激来实现。运动压力测试通常不会继发于肝硬化患者的运动耐量降低。在预测显著的术中心脏事件中，多巴酚丁胺负荷超声心动图的阴性和阳性预测值分别为 78% 和 30%[132] 但对 37% 的肝移植候选者不确定[133]。非诊断性多巴酚丁胺负荷试验结果的患者可考虑使用其他非侵入性检查，例如心肌灌注成像或钙评分的心脏计算机断层扫描。那些具有阳性非侵入性检测结果的患者应进行冠状动脉造影，但重要的是要注意，无创性心脏检查仅能确定 CAD 明显到足以影响心肌氧合的患者。大约 21% 的移植后死亡（中位随访时间为 6.2 年）与心血管事件如心肌梗死，心力衰竭和心源性猝死有关，鉴于此重要考虑因素，非侵入性测试无法实现长期心脏风险评估[134]。对于基于风险因素评估的冠状动脉事件中等或高风险的候选者，可能优选直接对他们进行冠状动脉造影。在一项

研究中，多支血管 CAD 显著影响移植后死亡率，移植后停留时间和围术期升压需求；然而，任何单个冠状动脉的单支血管狭窄和狭窄程度都不会影响围术期死亡率[135]。可以在移植前尝试经皮冠状动脉血运重建术。凝血功能障碍的程度，胃肠道出血的风险，特别是 LT 的等待时间会影响球囊血管成形术的选择裸金属支架或药物支架[136]。肝硬化患者的围术期风险使得 LT 前行外科血运重建存在手术禁忌。据报道 LT 同时或在 LT 后不久进行旁路移植[137-139]。

非缺血性心脏病越来越多地与 LT 后的心血管并发症有关，包括由于丙型肝炎或血色素沉着症引起的纤维化的心肌炎，肝硬化性心肌病和心脏变时性功能不全。多巴酚丁胺超声心动图，小于 82% 的最大心率或峰值速率 - 压力积小于 16 333，特别是在 MELD 评分大于 24 的患者中，可用于识别围术期心脏事件风险较高的患者[140,141]。

2. 肺病

LT 的肺部禁忌证包括晚期肺纤维化，严重的慢性阻塞性肺病和严重的肺动脉高压。患有慢性肝病的患者存在两种不同的肺血管疾病的风险：门静脉综合征和肝肺综合征。

大约 6% 的移植候选者发生了门静脉综合征[142]。其特征是平均肺动脉压升高（> 25 mg Hg），肺血管阻力增加（> 240 dyn / cm^5），肺动脉闭塞压低（< 15 mmHg）或肺动脉高压升高在门静脉高压的情况下梯度（> 12 mmHg）[143]。确认没有其他肺动脉高压原因很重要，最明显的是左侧心力衰竭。超声心动图可以估计右心室收缩压作为初始筛查试验，但需要通过直接右侧心脏导管插入术和压力测量进行确认。严重不受控制的肺动脉高压（> 50 mmHg）的移植后死亡率接近 100%，并且在中等水平超过 35 mmHg 时仍然高得惊人[143]。然而，当肺动脉压力小于 35 mmHg 时，无论是否进行药物干预，移植后存活率都令人满意[143-145]。如果他们的初始肺动脉压和肺血管阻力水平使用右心导管经体积负荷矫正后分别等于或高于 35 mmHg 和 400 dyn sec/cm^5，候选人有资格获得 LT 的额外优先权；肺动脉高压治

疗记录；通过医学干预，持续平均肺动脉压 < 35 mmHg，肺血管阻力 < 400 dyn sec/cm^5 [146]。LT 后，许多但不是所有接受者的肺动脉高压消退或减轻。

肝硬化患者中有 5%～32% 合并肝肺综合征[9]，其特点是在门静脉高压基础上，肺内血管扩张伴有右向左心外分流和动脉低氧血症（A-a 梯度 < 15mmHg）。脉搏血氧仪可用于筛查，但动脉血气是确认诊断所必需的。对比超声心动图延迟分流超过 3 次心跳周期或 ^{99m} 锝 - 聚合蛋白肺灌注扫描脑异常摄取（> 6%）可确诊[147]并且在设定其他可能的缺氧原因方面特别有用。低氧血症的程度与门静脉高压的程度与非 LT 治疗的死亡风险相关。50mmHg 的 PaO$_2$ 或更低或合并聚合蛋白分流为 20% 或更低与 LT 后的死亡率增加相关[148]。肝肺综合征患者如果有门静脉高压症的临床证据，肺内分流的证据，呼吸室内空气时 PaO$_2$ 低于 60 mmHg，以及没有明显潜在原发性肺病的临床证据，则有资格获得 LT 优先权[146]。补充氧气可以改善症状，但 LT 是首选治疗方法，可提供长期生存益处[149]。

3. 肾衰竭

肾衰竭常见于终末期肝病或继发于终末期肝病。肾功能受损或衰竭与非 LT 治疗的死亡率增加相关，并且被纳入若干预后评分系统，例如 MELD 评分和慢加急性肝衰竭分级系统[24,29]。移植前肾功能不全也与移植后发病率和死亡率增加有关，但不是禁忌证。基于肌酐的肾小球滤过率的常用计算方法（肾病研究方程中的饮食改良，Cockcroft-Gault）由于存在肌肉萎缩高估了肝硬化患者的肾功能[150]。肝病患者的肾功能不全可能与肝病（肝肾综合征、丙肝膜增生性肾小球肾炎、乙肝膜性肾病），内源性肾病（糖尿病或非糖尿病肾小球硬化，缺血性肾病）或两者都有。LT 后常见肝肾综合征患者肾功能完全恢复，但恢复的时间取决于 LT 之前的持续时间和严重程度以及其他伴发肾脏疾病的存在[151]。

确定不可逆性肾病的存在和程度部分决定了是否应该进行肝肾联合移植。虽然 SLK 移植可以提高接受者的存活率[152]，它还降低了肾移植物的可用性从而提高患者在肾移植等候名单上的存活率。 2002 年将 MELD 评分（包括血清肌酐浓度）纳入肝移植分配与 SLK 移植数量的显著增加相关，2009 年高达 5%[152]。经常寻求移植肾脏病专家的专业知识。为了优化可用肾移植物的效用，建议采用以下 SLK 移植候选者标准：①肝硬化患者无肝肾综合征的终末期肾病。②肾小球滤过率小于 30ml / min 的慢性肾病或肾活检显示肝衰竭患者肾小球硬化 30% 以上或纤维化 30% 以上。③在透析至少 8 周的肝硬化患者中，急性原因（包括肝肾综合征）的肌酐浓度为 2 mg/dl 或更高[8]。

4. 感染

终末期肝病患者免疫功能低下且容易感染。不可控制的败血症是 LT 的绝对禁忌证。其他感染应在手术前积极治疗。有潜伏性结核病证据的患者应尽可能在 LT 之前接受治疗，但鉴于异烟肼的潜在毒性，建议慎用。当肝功能障碍严重时，利福平可被视为异烟肼的替代品。如果不能在 LT 之前进行治疗，建议在移植后尽早开始治疗。

艾滋病毒感染不再是 LT 的绝对禁忌证。随着高效抗逆转录病毒治疗的出现，肝病已经成为艾滋病病毒感染者死亡的主要原因，并增加了这类人群 LT 的经验[153]。HIV 感染者的肝病原因包括合并感染（HCV 或 HBV），肝毒性（高效抗逆转录病毒疗法，酒精），HBV 或 HCV 感染相关的 HCC，NASH 和免疫重建炎症综合征[154]。由经验丰富的多学科团队进行适当的候选人选择和护理对于 HIV 感染患者的移植成功至关重要，包括心理社会因素。现有数据表明，与非 HIV 感染的肝移植受者相比，单独感染 HIV 或 HBV 合并 HIV 感染的受者有相似的存活率[155]。然而，在新的 HCV 药物应用之前进行的研究表明，HCV 合并 HIV 合并患者的移植后存活率显著降低，5 年生存率低至 51%[153]，部分与移植后 HCV 急进性复发有关。新的 HCV 直接抗病毒药物可能会改善 HCV 合并 HIV 感染患者的移植物存活率，可能与 HIV 感染受者相当或几乎相当。

建议 HIV 感染患者的选择标准包括每微升 100 个细胞以上的 CD4 计数[3]，可通过抗逆转录病毒治疗抑制的 HIV RNA，不存在无法治疗的获得性免疫缺陷综合征事件（进展性多灶性白质脑病，慢性隐孢子虫病，多药耐药性全身性真菌感染和 HIV 相关淋巴瘤）[153]。在 HCV 合并 HIV 感染的候选人中，患者选择尤为重要，因为该组患者的一部分显示存活率更差。HCV 合并 HIV 感染患者的不利特征包括较低的 BMI（< 21kg/m²），接受 SLK 移植和较高的 MELD 评分。供体特征也很重要，供体风险指数，供体年龄和供体的 HCV 状态预测移植后结果[156-158]。在 LT 之前或之后治愈 HCV 感染对移植后存活具有积极影响，并且现在可以使用不含干扰素的直接作用抗病毒剂则更容易获得治愈[153]。

5. 肝外恶性肿瘤

除少数例外，有活性的肝外恶性肿瘤是 LT 的禁忌证。这些例外包括非黑色素瘤皮肤癌，神经内分泌肿瘤（类癌胃泌素瘤，胰岛素瘤，生长抑素瘤）和血管内皮瘤。既往非肝脏恶性肿瘤并非绝对禁忌证，尽管由于移植后免疫抑制，这些患者可能具有较高的复发风险。根据肾移植受者的研究推断出复发风险评估，并且似乎取决于癌症的类型和移植前的间隔。偶发性肾肿瘤，淋巴瘤，甲状腺癌以及睾丸，子宫和子宫颈癌是低风险（< 10%）的早期恶性肿瘤；子宫体癌，肾母细胞瘤，前列腺癌和乳腺癌是中等风险（11% ~ 25%）的早期恶性肿瘤；膀胱癌，肉瘤，恶性黑色素瘤，症状性肾癌和非黑色素瘤皮肤癌和骨髓瘤是早期恶性肿瘤的高风险（> 25%）[159]。关于最佳无肿瘤持续时间尚未达成共识。通常建议癌症治愈后至少 2 年的观察期，恶性黑色素瘤和乳腺癌和结肠癌观察期则持续长达 5 年。

6. 高龄

随着美国人口的增长，老年患者的 LT 更常纳入评估范围。生理年龄比实际更重要，因此年龄大本身并不是 LT 的禁忌[9]。70 岁以上患者的 5 年移植后结果可能与年轻患者相似[160,161]；然而，年龄较大与移植后 10 年移植后存活率较差

有关[162]。在移植评估期间应对合并病的情况进行全面评估，同时考虑到高龄协同的负面影响。

7. 肥胖

根据世界卫生组织的估计，全世界有 4 亿肥胖人群（BMI > 30 kg/m²）。在美国，大约 2/3 的成年人超重（BMI > 25 kg/m²）或肥胖（BMI > 30kg/m²），接受 LT 治疗的肥胖患者比例从 20 世纪 90 年代的 15% 增加到超过到 2003 年为 25%[163]。肥胖者，特别是那些患有脂肪肝的人，患心血管疾病和糖尿病的风险增加。在早期研究中，病态肥胖与移植后 1 年至 5 年的移植后存活率较差有关[80]；然而，之前是腹水未得到控制的结果，随后的数据显示腹水控制后的移植结局相同[163,164]。相反，围术期结果如住院时间和伤口感染似乎在患有肥胖症的患者中更为严重。[83,165] LT 后，肥胖率从移植后不久的 24% 增加到 3 年时的 41%，同时代谢综合征和心血管疾病的发病率也随之增加[166]。应注意与肥胖有关的合并病，特别是心血管疾病的存在和程度。应努力减少移植后肥胖和代谢综合征的影响。最近，与减肥计划和无胃切除术的移植相比，移植时强化移植前减重计划配合袖套胃切除术似乎是有效和安全的[84]。

8. 恶病质、肌肉减少症和虚弱

候选者的功能状态影响移植前和移植后结果，并且正在努力识别和验证客观测量。骨骼肌损失或肌肉减少症，最常见的是横断面成像时腰肌的厚度，与移植前和移植后死亡以及其他围术期结果相关[167,168]。其他潜在的拟人化和功能性调节措施包括 6min 步行测试，BMI 和常规心肺测试。在最近对 2011 年美国国家数据的分析中，BMI 低于 18.5 kg/m² 的肝移植受者与其他所有类别的患者和移植物存活率相关，包括 BMI 大于 40 kg/m² 的接受者[164]。恶病质，肌肉减少症和虚弱症可能通过物理治疗和补充营养等干预措施进行改变。

（二）心理社会问题

重要的精神病症或社会困难，包括交通，支

持和经济限制，可能会损害患者采取健康生活方式的能力，与医疗团队建立富有成效的关系，并坚持复杂的药物治疗方案。

1. 酒精或药物滥用

肝脏移植在活跃的酒精或药物滥用的情况下是禁忌的，但一旦确立了真正的恢复，就可以进行。患有终末期肝病的患者常常出现成瘾，并且累犯症在成瘾中很常见[169-171]。成瘾专家的正式评估和管理可以帮助进行风险分层和缓解。滥用的常见物质包括酒精，烟草，处方药物如麻醉剂和苯二氮卓类药物，以及娱乐和非法药物。持续参与正式康复计划的文件通常由移植中心和第三方付款人强制执行，通常包括随机药物筛查。应强制要求停止使用烟草制品，因为它可以改善手术效果[172]。尽管有关大麻使用的政策在移植中心之间有所不同，但通常需要停止使用大麻。

2. 精神并发症

肝硬化患者的健康相关生活质量较差[173]。抑郁和孤立会降低医疗依从性。重大精神疾病应由精神卫生服务提供者处理，并在移植前进行良好控制。除酒精中毒以外的心理疾病治疗史可预测再犯，门诊就诊不依从和吸烟，强调了识别和支持精神疾病的重要性[174]。

3. 社会支持

除了通常伴随终末期肝病的严重衰弱和功能衰退之外，肝移植手术本身也是患者的身体折磨，并且需要数周至数月才能恢复进展。患者从医院出院后，必须进行严格的实验室和门诊随访，直到术后病程和药物治疗方案稳定为止。成功引领到移植后健康需要对日常生活，交通支持和情感支持的活动提供重要支持。可靠的财务计划，最好是持久的医疗保险，对于确保获得强制性移植后免疫抑制管理非常重要。

（三）技术问题

手术技术和术前成像的进展减少了肝移植技术禁忌证。门静脉血栓形成不是绝对的禁忌证，但确实会带来更大的技术挑战，特别是如果整个门静脉系统闭塞或萎缩[175]。然而，更广泛的阻塞整个门静脉系统的血栓形成可能不仅仅要考虑肝移植，更需要考虑肝脏联合肠道移植。

四、监测和管理

一旦患者被选为候选人并在等待名单上登记，持续且配合良好的监测和管理至关重要。优秀的初级医务工作者的重要性不容小觑。移植中心，初级医务工作者，患者和患者家庭支持团队之间的及时而清晰地沟通，能改善复杂的医疗计划。

终末期肝病患者需要复杂的医疗护理，并且发生并发症的风险很高。定期更新实验室 MELD 测试结果需要美国器官共享网络评估肝病的进展并更新患者在等待名单上的优先地位。随着优先级的增加，更新的频率要求增加：MELD 得分低于 10 时，每年更新；MELD 得分 11～18 时，每 90 天；MELD 评分为 19～24 时，每 30 天；MELD 得 25 分或更高时，每 7 天。未能及时提供实验结果可能导致暂时丧失优先权状态。常规健康维护包括针对年龄的癌症筛查和疫苗接种。在可能的情况下，确保对甲型肝炎和乙型肝炎的免疫力非常重要，因为每年进行一次流感疫苗接种和每 5 年进行肺炎球菌疫苗接种。那些建议接受药物滥用咨询的患者需要提供他们参加的证据。

在美国，HCC 患者通过定期监测影像学的分级可以使患者有机会获得额外的移植优先权。对于肝肺综合征和受控的门肺综合征也是如此[92]。患者及其家属应意识到，不可控制甚至极小的脑病可能会增加机动车事故的风险，因此应考虑替代的交通计划[176]。通常，肝硬化患者不应限制蛋白质摄入，因为存在显著恶病质风险。对于许多患者来说，钠限制（< 2g /d）是困难的，但是当存在门静脉高压水潴留时，对于容量控制是重要的。应该鼓励经常运动，尽量改善乏力，衰弱和肌肉减少症。

五、分配和分配系统

LT 的优先级最常用于基于紧急度的系统，

其中存在死亡或过于虚弱而无法移植风险的候选者获得最优先考虑。在美国和全球多个国家，MELD 和 PELD 评分用于评估死亡风险，由此获得移植优先权[177]。MELD 评分作为分配工具已被证明具有几个优点，包括改善准确性和再现性，因为避免了诸如腹水和脑病等主观预测因素[177,178]。尽管 MELD 评分作为预后工具的优势，但对于少数患者，包括急性肝衰竭或肝病的患者，其中 MELD 评分的不适用而无法预测预后，需要替代优先权系统。在美国基于 MELD 的分配系统中，符合特定标准的患者有资格获得额外优先权或 MELD 例外分数（表 50-4）。HCC 是这种额外优先级的最常见原因，并且一直是建立 HCC 诊断和修改优先级模式的新共识指南的主题[61,103]。

通常根据不同地理区域将可用供体器官分配至等待名单，但在一些国家，是根据移植中心指定的供体区域而分配的。在基于患者的分配过程中，如在美国，供体器官提供通常首先是最靠近器官捐赠者的最高优先级患者，称为指定服务区域，其次是更大的局部区域，最后是全国性的。该模式的初始例外是针对非 LT 治疗的预期存活期少于 7 天且被列为"状态 1"的患者。状态 1 候选者在未被列为状态 1 的本地患者之前有资格获得区域器官。随后，区域级器官的可用性扩展到 MELD 评分等于或大于 35 的患者，以便在 MELD 评分低于 35 的当地患者之前提供器官。该政策的目标称为 Share 35，旨在减少肝脏器官可用性的地域差异。其他政策变化的选项，以减少移植访问中的地理差异，包括重新划分区域边界，是移植社区重大争论的焦点。

六、供肝选择

用于移植的供体肝脏是一种稀缺，挽救生命的资源。鉴于这种稀缺性，已经努力扩大可用于需要 LT 的患者的供体选择。不幸的是，通常没有理想的供肝。因此，患者在与移植团队协商后，应决定他或她将考虑哪种不太理想的供肝。这一重要的风险 - 收益讨论通常是一个持续且动态的过程。它始于假设的初始评估时，并在具有与该供体器官特征相关的特定风险可行时达到顶峰[179,180]。该决定需要考虑的问题包括移植候选人的潜在肝脏疾病，患者因移植手术而患病的疾病特异性风险，移植后并发症和移植失败的风险，以及移植团队的当地专业知识。对美国移植经验的分析表明，随着 MELD 测量，随着疾病严重程度的增加，通过供体风险指数测量，LT 的益处越来越少，肝脏移植物的理想程度低于理想值[181]。理想的供体选择包括来自已死亡的标准死亡供体或来自活体供体的完整移植物。不太理想的肝脏移植物包括死亡的供体，脑死亡的劈离式移植物，心脏死亡的供体，年龄较大的供体和高于平均传播疾病风险的供体。

死亡的捐赠者越来越老[2]，患有与肝脏脂肪变性有关的代谢综合征危险因素，这两者都会对早期和晚期移植物存活产生不利影响[182]。这些风险因素的影响可能根据潜在接受者的潜在疾病而有很大差异，特别是对于 HCV 感染接受者中的老年供体器官[61,183]。鉴于供体年龄对 HCV 感染和非 HCV 感染的受体之间存在差异影响，HCV 特异性供体质量评分，如纠正的供体年龄[184]以及 HCV 感染的非裔美国肝移植受者的供体风险指数[185]可以提供帮助。具有 HCV 感染的非洲裔美国肝移植受者的校正供体年龄和供体风险指数也包括其他因素，例如供体 - 受体种族错配。匹配的供体和受体特征可以改善移植物的效用，特别是对于 HCV 感染的受体[184]和那些经历重复 LT 的人[186]。

许多中心使用活体左肝叶或右肝叶作为肝移植物用于成人到儿童和成人到成人，以补充 MELD / PELD 评分无竞争力的患者获得的 LT 死者捐赠肝脏移植物的不足。在有经验的中心，活体肝移植后的患者和移植物存活率与死亡供体肝移植后相似，但胆道并发症和住院率更高。[187,188] 活体捐赠的道德考虑变得更加复杂，因为捐赠者不需要外科手术也不会承担相关风险。

存在若干其他捐助者选择。死亡供体肝脏通常在脑死亡后获得，但在心脏死亡后称为捐赠的循环死亡后也进行器官捐赠。心脏死亡移植后的捐赠在 2000—2006 年期间显著增加，但随后稳定并且可能呈下降趋势[2]。心脏病死亡后捐赠趋势的任何变化可能继发于对移植后移植结果的担忧，尤其是缺血相关的问题。优质的死亡供体肝脏可以分开为两个接受者提供移植物，通常是一名儿科患者和一名成年患者。劈离式肝脏移植物来自年轻供体（＜ 30 岁）且无其他不良预后因素，结果可与全肝移植物相媲美[189]。

通过供体肝脏发生的疾病传播，并且疾病传播咨询委员会监测并定期报告美国可能和确认的传播率[190]。LT 的供体传播率可以根据报告的供体危险因素以相当准确的方式预测，因此所有供体的快速检测都是常规的。虽然快速检测不能排除艾滋病病毒传播的风险，但当现代检测为阴性时，传播的绝对风险很低，估计标准和高风险捐赠者的概率分别为 2.4/10 万和 4.6/10 万[180]。来自 HCV 感染的供体的肝脏没有显著的肝纤维化迹象已经成功地用于 HCV 感染的受体。通常，来自 HCV 感染的供体的肝脏不用于没有 HCV 感染的患者或在进行 LT 之前已经治愈 HCV 的患者。对于更好的耐受性和更有效的 HCV 治疗方案，缺乏关于治疗等候名单患者以改善结果的最佳策略的清晰度。关注的问题包括将肝脏移植物限制在治愈 HCV 感染并且不再接受 HCV 感染器官的患者身上。没有明显肝纤维化迹象的抗乙型肝炎核心阳性供体与移植物存活率相当于其他肝脏供体，但大多数接受者通常在 LT 后需要长久的抗病毒药物[191]。

◆ 结论

终末期肝病与非常高的发病率和死亡风险相关。肝移植是有效的，因此，适当和有效的肝移植评估是非常重要的。在评估肝脏移植的适应证和禁忌证时，医疗和外科团队必须考虑患者的利益和风险以及稀缺资源的最佳使用。具有良好代偿或可逆性肝病的患者可以从避免移植中获益。相反，其他患者可能已经加速恶性肿瘤的进展，失去有意义的神经功能，或者在手术或围术期不能存活。在这种情况下，可能会伤害两个人，也就是说，接受者和其他未分配给肝脏的潜在接受者。在开始耗时且昂贵的评估之前，应考虑将具有相对禁忌证的患者与肝移植选择委员会进行初步讨论。一旦患者被选为候选人并在移植等候名单上登记，移植中心与患者的初级医疗团队之间协调良好的护理可为患者提供最大的生存机会，直至获得适当的供肝。随着移植的紧迫性增加，患者和移植团队认真考虑替代供体来源是必要的。

总 结

最新进展

● LT 对肝病并发症的适用性显著增加

● 结果不佳的风险最高的候选人首先被优先考虑

● MELD 评分已进一步调整为包括血清钠浓度

● HCC 的例外情况已被修订，包括移植前的 6 个月等待期，以便识别高风险肿瘤

关键知识缺口

● 按地区和临床适应证改善不公平的最佳策略

● 确定基于效用的 HCC 优先级

● 了解哪些患有酒精性肝炎的患者可能成为 LT 的候选人

● 描述 SLK 移植的肾脏适应证

未来发展方向

● 继续调整当前的分配和分配指标，以改善 LT 的获取和公平性

第 51 章　肝移植
Transplantation of the Liver

Parsia A. Vagefi，S 和 Y Feng　著

孟令展　译，朱震宇　校

● 缩略语 ABBREVIATIONS

A2ALL	adult-to-adult living donor liver transplantation study cohort	成人 - 成人活体肝移植研究队列
CTP	Child-Turcotte-Pugh	Child-Turcotte-Pugh
DCD	donation after cardiac death	心脏死亡捐献
ECD	extended criteria donors	扩大标准供体
ERCP	endoscopic retrograde cholangiopancreatography	内镜下逆行胰胆管造影术
GBWR	graft-to-recipient body weight ratio	移植物与受体体重的比值
GV/SV	graft volume to st 和 ard weight volume	移植物体积占标准肝体积的百分比
HAART	highly active antiretroviral therapy	高效抗逆转录病毒治疗
HCV	hepatitis C virus	丙型肝炎病毒
HIV	human immunodeficiency virus	人类免疫缺陷病毒
IVC	inferior vena cava	下腔静脉
MELD	Model for End-Stage Liver Disease	终末期肝病模型
OPO	organ procurement organization	器官获取组织
PELD	pediatric end-stage liver disease	儿童终末期肝病模型
PTC	percutaneous transhepatic cholangiogram	经皮肝穿刺胆道造影
PNF	primary nonfunction	原发性无功能
PVT	portal vein thrombosis	门静脉血栓
HAT	hepatic artery thrombosis	肝动脉血栓
SFSS	small for size syndrome	小体积综合征
UNOS	United Network of Organ Sharing	器官共享网络系统
VVB	veno-veno bypass	静脉 - 静脉旁路术

肝移植简史

"Liver，brain，and heart，these sovereign thrones …"
（WILLIAM SHAKESPEARE，T WELFTH NIGHT，ACT 1，SCENE 1）

现代肝移植的历史开始于 1955 年，在奥尔巴尼医学院的 Stuart Welch 和加州大学洛杉矶分校的 Jack Cannon 的实验室里。Welch 是第一个演示辅助肝移植技术的人，他在狗身上做了一些实验，在这些实验中，没有切除原生肝脏，移植的肝脏被放置在了异位的位置[1,2]。Cannon 首次展示了原位肝移植的技术，在这种技术中，切除了自体肝脏并原位植入移植物[3]。不幸的是，没有一条狗幸存下来。最后，在 1958 年，波士顿的 Francis Moore 和丹佛的 Thomas Starzl 技术上获得成功，在原位肝移植的犬类模型中实现了受体存活。然而，成功是短暂的，排斥导致移植物和受体在移植后一周内死亡[4,5]。在犬类模型中的技术成功之后，Starzl 在 1963 年尝试了人类第一次肝移植。受体为一名 3 岁的胆道闭锁患儿，由于移植术中失血过多死于手术中。随后一年中，丹佛、巴黎和波士顿又进行了六次肝移植术，所有的受体均在移植后 23 内死亡。鉴于这些令人沮丧的结果，从 1964 年开始肝移植进入停滞，时间持续超过 3 年。

1967 年，Starzl 在一个患有肝母细胞瘤的 18 个月大的婴儿身上进行了首次成功的肝移植。患儿存活 400 天，最后死于肿瘤转移。虽然这一初步成功催生更多的临床活动，但是肝移植后的 1 年存活率仍然低于 50%[5]，主要障碍有两个：排斥和器官保存的优化。

最初的器官保存过于简单，仅使用冷冻的生理盐水或乳酸钠林格液，可使器官保存最多 6 小时。逐渐地，人们认识到保存液应该含有一种不渗透的和 (或) 胶体来防止细胞水肿，强劲的缓冲能力来对抗酸中毒，模拟细胞内和细胞外环境的电解质组成，以及最后抗氧化剂清除游离自由基。1987 年，UW 液出现并成为主要的保存液，允许静态冷保存肝脏长达 18 ～ 24 小时[6]。

与器官保存优化进步相伴的，是对移植排斥的理解。1944 年，Peter Medawar 证实同种异体移植排斥反应是一种免疫介导的现象[7]。十多年后 Roy Calne 爵士证实 6- 巯基嘌呤和随后的硫唑嘌呤延长了肾移植物的存活率[8]。1967 年，随着抗淋巴细胞球蛋白的引入，出现免疫诱导的概念（移植时给予短疗程的药物），免疫维持治疗由硫唑嘌呤和泼尼松龙联合组成。这是第一种三联药物组成的免疫抑制方案[9]。然而，1969 年由 Jean-Francois Borel 发现的环孢素，才真正使器官移植发生了革命性的变化。环孢素是从土壤培养的真菌样品中提取的，Roy Calne 爵士首次将其用于心脏移植的啮齿类动物模型，并取得了成功[10]。1978 年环孢素首次用于人类，并于 1983 年获得美国食品和药品管理局（FDA）的批准。环孢素使肝移植 1 年存活率达 70%，迅速被公认为是维持免疫抑制的金标准[11]。六年后，从日本北部筑波地区[12] 土壤样品的培养液中分离出他克莫司。他克莫司迅速展示了其相较于环孢素的优越性，并取代环孢素成为主要的免疫维持药物至今。

一、肝移植的适应证和禁忌证

（一）适应证

肝移植已成为治疗成人和儿童各种肝病的首选方法。这些疾病包括急性或慢性肝病、先天 / 代谢性肝病和肝脏恶性肿瘤（表 51-1）。尽管这些疾病的病因不同，但导致肝移植的最终原因通常都是失代偿期肝病。

表 51-2 显示 2004—2013 年成人受体肝移植的特征。在儿童受体，胆汁淤积性肝病仍然是最常见的适应证，占 2013 年肝移植的近一半

表 51-1　肝移植适应证

急性肝损伤
- 病毒性肝炎
- 中毒（对乙酰氨基酚、氟烷、蘑菇、其他）
- 暴发性 Wilson 病
- 暴发性酪氨酸血症

慢性肝损伤
- 胆汁淤积性疾病（原发性胆汁性肝硬化，原发性硬化性胆管炎，胆道闭锁，家族性胆汁淤积综合征）
- 肝细胞疾病（病毒性肝炎，酒精性肝硬化，自身免疫性肝炎）
- 血管性疾病（Budd-Chiari 综合征，静脉闭塞性疾病）
- 大量脂肪变性

各种占位性病变
- 肝细胞癌
- 肝母细胞瘤
- 血管内皮瘤
- 神经内分泌肿瘤
- 多囊肝
- 多发性腺瘤病

代谢性疾病
- α1- 抗胰蛋白酶缺乏
- Wilson 病
- 酪氨酸血症
- 血色病
- 糖原贮积病 I 型和 IV 型
- 囊性纤维化
- 红细胞生成性原卟啉病
- Crigler-Najjar 综合征
- 高草酸尿
- 尿素循环障碍
- 蛋白 C 缺乏
- 血友病 A

移植物衰竭
- 排斥（急性，慢性）
- 原发性移植物衰竭
- 技术失败

（45.6%）。与此相反，对于成人受体，非胆汁淤积性肝病占肝移植的比例最大，以丙型肝炎肝硬化为主，是肝移植最常见的适应证（2013 年为 29.4%）[13]。预计在接下来的 10 到 20 年内，丙型肝炎病毒（HCV）将大幅减少，而非酒精性脂肪性肝炎将相应的扩大为肝移植的主要适应证。事实上，最近出现并迅速发展的多种

HCV DAA 药物，通常用于耐受良好且疗效高的组合方案中，无疑会产生深远的影响[14]。慢性丙型肝炎的治疗和治愈应能预防肝硬化，肝功能失代偿，和 (或)HCC 的发展，从而减少移植的需要。同样，肝移植后治疗丙型肝炎复发并治愈，应显著的改善肝移植的预后，从而减少再次移植的需要。

表 51-2　2003—2013 年成人肝移植受体特征，包含再移植

特征	N	2003		2013	
		N	%	N	%
年龄	18 — 34	337	6.6	335	5.7
	35 — 49	1579	30.8	976	16.5
	50 — 64	2739	53.4	3644	61.5
	65+	472	9.2	966	16.3
性别	女	1749	34.1	2022	34.1
	男	3378	65.9	3901	65.9
种族	白种人	3806	74.2	4187	70.7
	黑种人	439	8.6	604	10.2
	西班牙裔	622	12.1	809	13.7
	亚裔	212	4.1	267	4.5
	其他 / 未知	48	0.9	54	0.9
原发肝病	急性重型肝炎	303	5.9	233	3.9
	丙肝	1531	29.9	1482	25.0
	酒精性肝病	901	17.6	1088	18.4
	胆汁淤积性肝病	568	11.1	494	8.3
	恶性肿瘤	408	8.0	1150	19.4
	其他 / 未知	1416	27.6	1474	24.9
BMI(kg/m^2)	< 18.5	111	2.2	126	2.1
	18.5 ～ 25	1619	31.6	1678	28.3
	25 ～ 30	1842	35.9	2068	34.9
	30 ～ 35	1000	19.5	1279	21.6
	35+	536	10.5	770	13
	未知	19	0.4	0	0
等待时间	< 31 天	1757	34.3	1777	30.0
	31 ～ 60 天	616	12.0	595	10.0
	61 ～ 90 天	368	7.2	396	6.7

（续表）

特征	N	2003		2013	
		N	%	N	%
等待时间	3～6月	675	13.2	969	16.4
	6～12月	584	11.4	930	15.7
	1～2年	539	10.5	771	13.0
	2～3年	279	5.4	208	3.5
	3年+	303	5.9	273	4.6
	未知	6	0.1	2	0.0
医疗紧急状态	状态1/1A	306	6.0	196	3.3
	MELD 35+	476	9.3	1357	22.9
	MELD 30～34	527	10.3	894	15.1
	MELD 15～29	3026	59.0	3303	55.8
	MELD ＜ 15	780	15.2	168	2.8
	其他/未知	12	0.2	3	0.1
手术类型	全肝	4788	93.4	5645	95.3
	部分肝脏	251	4.9	204	3.4
	劈离式肝脏	88	1.7	72	1.2
多器官移植	肝脏	4871	95	5390	91
	肝肾	235	4.6	477	8.1
	其他	21	0.4	54	0.9
供体类型	尸体	4873	95.0	5710	96.4
	活体	254	5.0	211	3.6
糖尿病		1013	19.8	1494	25.2
门静脉血栓		181	3.5	592	10.0
全部受体		5127	100.0	5921	100.0

MELD. 终末期肝病模型

引自 Am J Transplant 2015 Jan；15 Suppl 2:1-28；和 OPTN/SRTR 2013 Annual Data Report: liver

（二）禁忌证

表 51-3 列出了肝移植的相对和绝对禁忌证。在肝移植的相对禁忌证中，应特别注意人类免疫缺陷病毒（HIV）感染。高效抗逆转录病毒治疗（HAART）的出现极大改善了 HIV 感染的预后。HIV 阳性的患者符合肝移植资格的常用标准包括移植后病毒抑制的可行计划，尤其是那些移植前无法耐受 HAART 的患者，CD4$^+$T 细胞计数大于 100/µl 超过 6 个月，无机会性感染和 HIV 相关肿瘤[15]。在一项前瞻性研究中，患者 1 年、3 年生存率分别为 91% 和 64%，移植物 1 年、3 年生存率分别为 82% 和 64%[16]。虽然乙型肝炎病毒（HBV）单独感染和 HBV/HIV 合并感染患者之间移植后生存率相当，但与 HCV 单独感染相比，HCV/HIV 合并感染患者的移植后生存率和移植物生存率要低[17,18]。HCV 抗病毒治疗的进展，再加上移植前对具有有利的移植预后的 HCV/

HIV 合并感染候选人亚群的识别，将可能改善这一明显困难群体的结果。此外，据报道在南非已成功将 HIV 阳性的死亡供体的肾脏移植到 HIV 阳性的受体，最近美国通过了"艾滋病器官公平政策法案"（HOPE），最终允许使用 HIV 阳性的供体。等待名单上的 HIV 阳性的候选人不久将获得死亡供体快速通道，从而允许在疾病的早期阶段进行移植[19,20]，并有可能进一步改善移植前和移植后的结果。

肥胖是另一种值得特别关注的相对禁忌证，尤其是在美国，其患病率正在急剧上升。许多移植中心都有对移植资格的体重指数（BMI）限制，尽管在实践中没有明确的一致性。肥胖受体造成严重的技术挑战，这反映在术后并发症发生频率增加。有报告表明严重肥胖（BMI>40kg/m²）是肝移植后死亡的重要预测指标[21]，但另一项研究未能发现校正的 BMI（去除腹水占比的程度）与患者或移植物存活之间的存在任何关系[22]。在移植前或术中使用腹腔镜减肥手术是一种解决移植前肥胖的可能手段[23]。据报道，移植前的减肥手术不仅安全且耐受性良好，而且对促进减肥有效，从而通过促进减肥增加移植候选资格[24]。此外，对于 BMI > 35 的患者，在移植时进行腹腔镜胃袖状切除术是安全的，与单纯进行肝移植的肥胖受体相比，可以有效减肥并减轻移植后代谢并发症，如糖尿病和移植物脂肪变性等。在等待名单上肥胖候选者人数不断增加的情况下，虽然这些结果很有前景，仍需要更大样本的研究以评估病态肥胖的肝硬化患者在移植前或术中进行减肥手术的安全性、可行性和有效性。

二、候选人评估和入选

评估

提交肝移植的终末期肝病（ELD）患者，无论门诊或住院患者都需要广泛评估。这个主题在第 50 章有详细的介绍。

1. 评估疾病的严重程度和等待名单分层

1964 年，密歇根大学的 C. Garner Child 和

表 51-3 肝移植禁忌证

绝对禁忌证
- 患者不能理解和遵从免疫抑制
- 活动性脓毒血症
- 转移性肝细胞癌
- 进展期心肺疾病
- 酗酒和吸毒成瘾
- AIDS
- 解剖异常阻碍移植
- 近期肝外肿瘤病史

相对禁忌证
- 年龄大于 75 岁
- 活动性肝胆来源败血症
- 活动性肝外感染
- 丙肝复发再移植
- 胆管细胞癌
- 严重营养不良
- 糖尿病合并冠心病
- 多器官衰竭需要心肺支持
- IV 期昏迷患者
- HIV 感染
- 病态肥胖症

Jeremiah Turcotte 提出了一个对终末期肝病严重程度进行分层的评分系统。该评估系统是同类中的第一个，依赖于五个临床参数：总胆红素、血清白蛋白、营养状况、腹水程度和肝性脑病程度[25]。Child-Turcotte 评分系统通过使用一组可靠的临床标准，术前标准化慢性肝病的严重程度，从而预测术后结果。该评分系统于 1972 年由 Pugh 修改，用来预测门静脉高压患者的出血倾向。Child-Turcotte-Pugh（CTP）评分中用凝血酶原时间取代了营养状况标准[26]。在缺乏其他标准化方法的情况下，CTP 评分联合移植名单上的等待时间，用于对器官分配的肝移植候选人进行分层。然而，CTP 评分需要主观评估腹水和脑病的严重程度。对 CTP 评分主观部分的不满促使建立一个完全客观的器官分配评分系统。

终末期肝病模型（MELD）评分最初用于预

测接受经颈静脉肝内门体分流术（TIPS）患者 3 个月的生存率[27]。MELD 评分以患者血清总胆红素、血清肌酐和国际标准化比值（INR）为基础，不依赖于 CTP 评分固有的腹水和肝病严重程度的主观评估。MELD 评分在预测移植等待者生存方面也优于 CTP 评分。2002 年 2 月器官共享网络系统（UNOS）采用 MELD 分配系统，并根据客观参数优先考虑病情最严重的患者，不再强调等待时间的重要性。2008 年，Kim 等证明由血清钠浓度和 MELD 组成的 MELD-Na 评分，优于单独 MELD 评分预测等待名单的死亡率[28]。MELD-Na 分配方案于 2014 年获得批准，并于 2016 年全美范围内实施，预计将改变等待名单中约 1/3 的候选人的分数。需要注意的是，12 岁以下患者是根据儿童终末期肝病（PELD）评分来区分等待名单的优先次序，该评分基于四个临床参数：总胆红素，INR，白蛋白和生长不足程度[29]。

尽管 MELD 评分有助于客观确定等待名单上候选人的优先次序，但由于慢性肝病候选人的器官分配和分布主要发生在地方一级，其次是区域一级，最后是国家一级，因此在获得死亡供体肝脏方面存在地理差异。这种不公平性最好的证据是候选人进行肝移植时的平均 MELD 存在明显地区差异。在 MELD 平均值较高的地区，相较于较低的地区，移植中心在满足供体需求的策略方面，表现出更激进的死亡供体器官利用实践和更积极的活体器官移植项目。此外，一些候选人，特别是具有经济能力的这部分候选人，为了实现器官移植迁移到器官供应相对较多的地区[30-33]。

最近，美国卫生资源和服务管理局指示 UNOS 重新考虑 MELD 分配体系，其明确目的

是减少获得死亡供体肝脏的地理差异。作为第一步，2013 年 6 月，"Share 35" 分配方案开始实施。在实施 "Share 35" 之前，除 "状态 1" 列出的个人，地方候选人保留有肝脏移植物的优先权，但新政策规定肝脏移植物首先分配给 MELD 值 ≥ 35 的区域候选人，超过 MELD 小于 35 的地方候选人。分析 "Share 35" 的影响，比较实施前和随后的 1 年，表明进行肝移植手术总体数量增多，区域共享频率增加，器官转运距离延长，冷缺血时间没有变化，等待名单死亡率下降，移植后效果没有变化[34,35]。目前，UNOS 肝脏和肠道移植委员会正在考虑更有意义的政策修订，通过数学建模和优化，重新定义肝脏分配单元，以进一步降低等待名单死亡率和地理差异[36]。图 51-1 记录了自 2002 年 MELD 分配政策开始以来的主要变化。

2. 合并 HCC 的候选人

早期肝移植治疗肝细胞癌（HCC）疗效不佳，生存率低，术后复发率高[37]。1996 年，Mazzaferro 等报道的结果制定了米兰标准，从而确定了无法切除的这部分 HCC 患者肝移植是合适的治疗方法[38]。符合米兰标准（单发肿瘤直径 ≤ 5cm，2 个或 3 个肿瘤直径 ≤ 3cm）的肝移植 4 年的总体和无瘤生存率分别为 92% 和 85%。因此，作为肝移植的一种合理适应证，肿瘤负荷符合米兰标准的 HCC 得到广泛认可。

由于 HCC 患者通常保持肝脏功能，仅从他们肝脏疾病计算出的 MELD 评分预测死亡风险较低。为了使 HCC 候选人在 HCC 进展超出米兰标准前进行肝移植，授予这部分肝移植候选人 MELD 例外分数。根据最初 HCC 调整 MELD 的器官分配方案，T_1 期（单个病灶 < 2cm）HCC

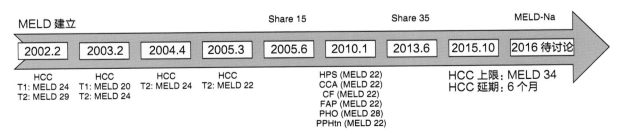

▲ 图 51-1　终末期肝病模型（MELD）分配系统自建立开始的变化

CCA. 胆管细胞癌；CF. 囊性纤维化；FAP. 家族性淀粉样多发性神经病；HCC. 肝细胞癌；HPS. 肝肺综合征；PHO. 原发性高尿酸血症；PPHtn. 肺动脉高压

患者的 MELD 评分为 24，相应的由于肿瘤进展超出米兰标准的预期 3 个月退出率为 15%。那些 T₂ 期 HCC 患者（1 个病灶 2 ～ 5 cm，2 ～ 3 个病灶均≤ 3cm）的 MELD 评分为 29，反映预期 3 个月退出率为 30%。在等待名单中，每隔 3 个月，仍符合米兰标准的 HCC 候选人将获得额外的例外分数，相当于死亡风险增加 10%。然而在实施后不久，有证据表明，在这个最初的 MELD 分配方案中，HCC 被高估了，这促使在 2003 年 4 月和 2004 年 1 月对 HCC 患者的 MELD 评分的归属进行了两次调整[37]。T₁ 期 HCC 候选人不再获得任何 MELD 例外分数，T₂ 期 HCC 候选人获得 MELD 评分 22 分。

尽管下调了 HCC 的例外分数，但越来越多的证据表明，与非 HCC 患者相比，无论地理位置如何，HCC 患者都享有巨大的移植优势[39-43]。实际上，全美移植等待名单中，半数 HCC 候选人在进入名单 3 个月内移植，移植时 MELD 评分为 22 分。为解决 HCC 和非 HCC 候选人获得死亡供体肝脏的不平等，2015 年 10 月开始实施下面两项政策：① "HCC 延期"-HCC 候选人的例外分数在初始 6 个月登记为计算出的 MELD 评分，取代进入等待名单的 MELD22 分。6 个月等待期后，候选人仍然符合 HCC 等待标准的获得 28 分例外分数。② "HCC 上限" - 根据现行的 "Share 35" 分配政策，HCC 例外分数限定在 MELD34 分[44-46]。

在考虑 MELD 经济中降低 HCC 价值的机制的同时，也在讨论将移植可接受的肿瘤标准扩大到目前的米兰标准的限制之外[47]。2001 年，加州大学旧金山分校的 Yao 等提出扩大 HCC 肝移植候选人的米兰标准[48]。这些 HCC 患者符合单个肿瘤直径≤ 6.5cm，或者 2 ～ 3 个肿瘤，直径均不超过 4.5cm，直径总和不超过 8cm，叫作 UCSF 标准。这组通过局部治疗降期至符合米兰标准后进行肝移植，其 1 年、5 年生存率分别为 90% 和 75%，与符合米兰标准的患者相比，其长期生存率相当。

事实上，随着 HCC 降期方案的成功，以及局部治疗的不断进步，符合肝移植的 HCC 肿瘤负荷的上限已经受到质疑[49]。除了显而易见的大血管侵犯的证据以外，仅仅依靠肿瘤的数目 / 大小在给予 HCC 例外分数的 "一刀切" 制度中证明是不够的。考虑 AFP 水平与肿瘤大小 / 体积的关系，通过排除移植后复发风险高的那些候选人，更好的鉴别那些最适合移植的 HCC 候选人[50]。数据还表明，等待时间即使是过时的，也是一种有效的肿瘤生物学标记。与等待时间较短的患者相比，在等待时间相对较长的 UNOS 区域，HCC 受体肝移植的长期生存率有所提高，移植后 HCC 复发的风险也有所降低[51-53]。最后，文献中出现的一个主题是候选人对局部治疗的个体反应的预后效用。尽管传统上局部治疗用于降低肿瘤负荷，目的是防止退出等待名单，实现移植资格（超出米兰标准的患者降期至符合米兰标准），和 (或) 减少移植后 HCC 复发[54,55]，但越来越多的证据表明，肿瘤对局部治疗的反应，和在等待名单中的等待时间相似，可以加强对适合肝移植的理想候选人鉴别[56,57]。

三、肝移植：死亡供体和活体供体

（一）历史观点

1933 年 4 月，苏联外科医生 Yu Yu Voronoy 进行了世界上首例人类同种实体器官移植[58]。接受肾移植物的受体是一名 26 岁的女性，她在一次明显的企图自杀时，服用 4g 氯化汞后出现急性肾衰竭。供肾取自一名 ABO 血型不合的 60 岁男性，他于 6 小时前死于头部外伤。移植肾无功能，受体 2 天后死亡。无论如何，这一事标志着首次从死亡（无心跳）供体获取器官进行移植。直到 1954 年 12 月 23 日，波士顿的外科医生 Joseph Murray 才进行了第一例活体供体移植手术。他从 23 岁的 Ronald Herrick 获取一个肾脏，移植给他的双胞胎兄弟 Richard Herrick，Richard Herrick 患有急进型肾小球肾炎[59]。移植获得成功，Richard Herrick 移植后活了 9 年，最后死于心脏病发作。

（二）死亡供体：脑死亡 vs. 心脏死亡

1968 年，哈佛医学院特别委员会正式提出脑死亡供体的概念，该委员会建议修改死亡的定义，这样，在死亡捐献的原则下，合并毁灭性神经系统损伤的患者将适合器官捐献[60]。脑死亡的定义要求包括脑干功能在内的全脑功能彻底且不可逆的丧失，而且是临床上可测量的状态。心脏死亡后捐献（DCD 或者无心搏供体），患者合并严重的脑损伤，但是不符合临床定义的脑死亡，可在心脏死亡后作为器官供体。潜在的 DCD 供体经过撤除生命支持后，随后由他 / 她的医生宣布死亡[61]。为避免明显的利益冲突，获取器官的医生和其他任何参与移植的人员，均不能参与 DCD 供体的临终关怀或宣布死亡[62]。据报道，尚无心脏停搏 65 秒后出现自动复苏的情况，因此美国医学研究所建议从宣布死亡到开始获取器官的间隔时间为 5min[63,64]。虽然从 2003 年至 2005 年间，DCD 肝脏供体的利用大幅增加，但自那时起 DCD 肝脏利用率一直保持稳定，每年约占死亡供体肝脏移植的 6%[13]。

（三）扩大标准供体

器官短缺迫使许多移植中心接受扩大标准的供体（ECD）。然而，这一情况意味着更多范围的风险增加，包括供体造成向受体传播恶性肿瘤或感染的风险。感染风险增加是指根据最近更新的公共卫生服务指南的定义，有乙型肝炎、丙型肝炎或疾病传染风险增高的供体[65]。

ECD 还指肝脏功能不佳的风险高于标准供体的供者。对于构成有用的 ECD 肝脏供体的明确定义仍然是难以捉摸的。虽然许多研究都给出了一个定义[66,67]，但对供体质量的广泛认可导致了供体风险指数（DRI）的发展，与理想供体相比，这是一个客观、定量、连续的评估特定供体肝脏移植失败风险的指标[68]。与肝脏移植物失功显著相关的供体和移植物特征包括供体年龄增加，非洲裔美国人（与高加索人供体相比），供体身高降低，供体死亡的非创伤性原因，DCD

供体，以及劈离或部分移植物。DRI 允许根据移植物的质量对潜在的供体进行分层。这不仅有利于移植团队关于是否接受器官的决定，而且允许量化考虑供体 - 受体的配对，使用 DRI 来描述供体质量和 MELD 评分来描述潜在受体的疾病严重程度[69]。

虽然可以在获取时进行肝脏评估和活组织检查，但在确定 ECD 脑死亡供体肝脏移植物质量方面，一个特别有用的辅助方法是获取前利用床旁经皮肝活检[70]。活检的适应证包括高龄供体，大量饮酒或滥用酒精史，肝炎血清学阳性，肝功能检查严重升高，肥胖和 (或) 影像学检查提示脂肪变性。

（四）器官获取手术

一旦潜在的器官供体确定并宣布脑死亡，当地器官获取组织（OPO）就开始协助供体的管理。OPO 人员全面评估和记录供体的现病史，以及他 / 她的既往住院的医疗史和社会史。检测以确定血型和 HLA 基因型，既往暴露于特殊病毒和病原体（巨细胞病毒，EB 病毒，HIV，HBV，HCV，西尼罗河病毒和梅毒）。对于供体肝脏，在地方 / 区域分配单元内开始编制潜在的受体列表，并按 UNOS 的疾病严重程度进行排列。然后通过通知相关的移植中心，将供体肝脏提供给优先权最高的候选人。然后，移植团队通过对供体、受体以及两者之间的匹配程度的评估，来决定接受或拒绝器官。根据政策，移植团队仅有一小时做出决定。如果肝脏移植物不被接受，OPO 工作人员将会提供给下一个排列候选人的移植中心，直到肝脏被接受。在器官分配期间，OPO 工作人员继续积极维护供体，以优化器官质量。重要的是要记住，继发于毁灭性脑损伤，脑死亡供体血流动力学往往不稳定，极有可能出现代谢和电解质紊乱。

一旦所有适合移植的器官分配完毕，就为器官获取设定了时间。各个部位器官由单独的获取团队进行，需要协调努力，以确保供体手术顺利。器官获取技术因获取团队而异，取决于供体类型。对于脑死亡供体，许多外科医生在呼吸心跳停止和冷保存灌注前进行一些解剖，而另外一些外科医生整块获取腹部器官，然后后台进行分离。对于 DCD 供体来说，重要的是要记住，在撤除生命支持后，供体一旦出现低血压和（或）低氧，器官缺血就开始了。因此，在宣布死亡和经过确保没有自动复苏出现的必要等待期后，开始 DCD 获取，第一个目标是迅速建立冷保存液冲洗的血管通路，然后在腹腔放置冰屑进行局部冷却。然后可以单独或整块切除器官。对于脑死亡或 DCD 供体，获取供体的髂动脉和静脉，可以在移植物植入期间用作血管导管。

一旦切除来自脑死亡或心脏死亡供体的器官，在后台进行额外的冲洗和（或）解剖。然后用三层保护打包肝脏，置入冰中，并转运至受体所在医院。虽然现代的保存液可以将肝脏的保存时间延长到 24 小时，但大多数的外科医生更倾向于将冷缺血时间限制在 12 小时内，因为此后胆管狭窄和移植物功能障碍的发生率呈指数增长。

相对于静态冷保存，现在人们越来越关注机械灌注作为替代和潜在优势的保存策略的作用[71]。取出后，将移植物置于体外循环上并通过门静脉和肝动脉灌注。全球多个团队正在积极探索和讨论机械灌注的细节，支持在特定的压力和流量参数，温度（低温、亚低温或常温），循环液成分和重要添加剂等条件下存在差异的协议[72,73]。机械灌注的目的不仅仅是减轻静态冷保存和再灌注引起的器官损伤。更确切地说，希望灌注保存，尤其是在酶和代谢功能允许的亚低温或常温下保存，可以提供一个通过实时评估器官状态来提供复苏和（或）恢复器官的机会。因此，机械灌注被认为是进一步扩大器官供体库的极有希望的方法[71-73]。

（五）减体积和劈离式肝脏

典型的儿童肝移植受体，婴幼儿和成人供体之间的大小差异，使得过去 30 年中需要一系列技术创新，以利用肝脏的肝段解剖及其再生能力（图

51-2）。在减体积肝移植中，肝脏是完整获取的。为了获得大小合适的移植物，典型的做法是通过离体（在后台）进行减体积肝切除，通常是左外叶（2、3 段）或左半肝（2-4 段）并丢弃残余的肝脏。第一次使用部分移植物是在 1979 年，尽管是异位移植术[74]。五年后首次报道了原位减体积肝移植[75]。减体积肝移植增加了儿童的移植选择，但以牺牲成人等待名单为代价，因为它没有增加可用器官的总数。劈离式肝移植的技术进展是在 1988 年出现的，其中一个肝脏可用分为两个部分的移植物，成功移植给两个受体，一个是成人，一个是儿童[76]（图 51-3）。一名 23 岁男子死亡后捐献，肝脏进行离体分离，产生一个扩大的右叶移植物（1 段和 4-8 段），移植给一名患有原发性胆汁性肝硬化的 63 岁女性，左外叶移植物（2、3 段）移植给患有先天性胆道闭锁的 2 岁儿童受体。

虽然来自死亡供体的部分肝移植是支持活体肝移植发展的基础（参见活体肝移植节），但活体肝移植又通过原位劈离的概念精准了劈离式肝移植[77]。在供体内，肝脏是灌注状态下解剖血

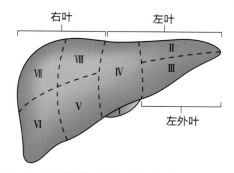

▲ 图 51-2　根据肝脏血供的解剖分段
肝脏的肝段血液供应及其再生能力，允许进行部分，劈离式和活体肝移植

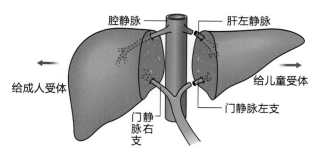

▲ 图 51-3　劈离式肝移植，原位或离体进行劈离，可产生两个功能性移植物
左外叶的大小适合儿童受体，而右叶移植物适合成人受体（肝动脉和胆管未显示，但和门静脉分支伴行）

管结构和离断肝实质，有助于识别重要的结构，消除体外劈离时产生的冷缺血时间延长，并减轻切缘再灌注后出血的问题[78]。最近的数据显示，54%的移植物劈离是在体外进行的，其余46%是在原位进行的[79]。鉴于进行劈离的频率较低，原位和体外技术的直接比较受到限制。但是，和体外技术相比，原位劈离肝移植通过减少冷缺血时间延长可以提供更好的结果[80,81]。总体而言，虽然劈离式移植物相关的发病率有所增加，但手术技术的进步使得接受劈离式移植物的成人和儿童受体都获得了良好的长期疗效[82,83]。

（六）活体供体：历史回顾

供体缺乏促使外科技术的创新，导致了来自死亡供体的减体积肝移植和劈离式肝移植，同样推动了活体肝移植的发展。1988年，巴西的一个团队进行了首例活体肝移植手术[84]。供体是一名23岁的母亲，她将自己的左外叶，捐赠给了患有胆道闭锁的4岁女儿。供体在术后第4天出院回家。受体在输血后发生溶血反应，导致肾衰竭。患者随后在术后第六天血液透析中死亡。第二年，一名患有胆道闭锁的15个月大婴儿接受了他母亲的左外叶，这标志着首次成功的活体供体移植[85]。四年后，报道了用右叶移植物进行活体肝移植，从而开启了成人-成人活体肝移植的时代[86]。事实上，活体供体的优势包括其选择性，能根据受体疾病严重程度选择移植时机，以及最小化同种异体移植物的冷缺血时间。

（七）活体供体：术前评估和计划

即使是经验最丰富的老手，在健康供体中进行重大的肝脏手术，其相关的固有风险也是一个巨大的挑战。一旦确定血型相容，潜在的活体供体就会接受一系列检查，以确定其医疗，心理和解剖学上的适应性。与外科医生进行正式咨询，以更好地了解肝脏捐献，以及随之而来的风险和益处，并指定一名供体拥护者。后者是为了确保活体供体的安全评估和照顾，这是联邦条例所要求的。选择进行捐献的供体进行放射学检查评估

其是否适合捐献。一旦根据肝脏解剖的评估认为潜在供体是合适的，接下来是进行全面的医学和心理社会评估。在进行移植前，完整的供体评估将进行多学科审查[87-89]。

尽管一些中心使用多普勒超声检查作为初筛方式，但对肝脏捐献的器官特异性评估主要基于螺旋多相CT或MRI检查，两者均能描绘肝实质质量和血管解剖结构。胆管树的形态通常通过CT或MRCP直观显示。计算移植物和全肝体积，以确保合适的供体体积和残余肝体积[90-92]。各移植中心对常规和选择性肝活检要求不同。已经表明该手术可以以最小的发病率进行[93]。例如，选择性方法的一组标准要求是任何潜在供体BMI > 28，有药物滥用史，免疫相关肝病家族史，或任何异常的肝功能或影像学检查，都需要活检[93]。这些标准使22%的潜在供体需要活检，作者认为，这使得可预防的供体肝切除术终止的发生率为零[93]。

对于成人-成人活体肝移植，最常获取的是肝右叶（5～8段），约占供肝体积的60%。对于成人-儿童的肝移植，最常获取的是左外叶（2、3段），占供体肝脏的20%（图51-3）。从历史上看，占供体肝脏的35%～40%的左叶（1～4段）被用来实现大龄儿童的移植。不论如何，增加使用和成功的左叶供肝成人活体肝移植的努力是一致的，因为左叶切除相比于右叶供体肝切除术，供体相关的发病率较低[94]。肝脏移植物的大小用体积来评估，但是按重量来测量。功能上有意义的移植物大小评估需要考虑受体，例如移植物与受体体重比（GBWR），或移植物体积占标准肝体积的百分比（GV/SV）。最小可接受的GBWR为0.8%，对应的GV/SV是40%。因此，标准的70kg的受体应接受560g供肝移植物。移植物大小最小指南已建立，以减少小体积综合征（SFSS）的风险[95]。SFSS定义为移植物大小小于受体预期需要的肝脏体积，并在术后第一周内表现为移植物功能障碍或无功能，并可除外其他原因（例如排斥、感染、血管并发症）[96]。小体积移植物再灌注后，肝同种异体移植物出现高灌注状态，并导致同种异体移植物内反常的缺血性

改变。高动力门静脉血流和由此引起的肝损伤，临床表现通常为移植一周内出现肝性脑病和（或）腹水，实验室表现为持续性凝血异常和不断恶化的高胆红素血症。肝活检显示窦周内皮细胞脱落，门静脉和门静脉周围肝实质局灶性出血，以及局部缺血性胆管炎和肝实质梗死[97]。然而越来越清楚的是，虽然较小的移植物更容易出现 SFSS，但许多受体和移植因素相互作用决定移植物结果。目前旨在减轻 SFSS 的策略侧重于在肝移植时，通过建立门体分离（无论是否进行脾切除术），来降低门静脉压力[98]。

供体肝切除术的最后准备工作包括术前自体血储备，以尽量减少异体输血的感染风险。术中，常规使用血液回收和急性等溶血液稀释。血液稀释是在麻醉诱导后，移除 2～4 单位全血，将血液保存在枸橼酸盐磷酸盐右旋糖储存袋中，并且使用晶体和胶体输注代替血容量来实现的。急性等溶血液稀释已在活体供体肝右叶切除术中证实是安全、有效的，可以减少库存血的使用[99]。

（八）活体供体：肝切除术

虽然左外叶移植物可通过上腹正中切口获取，但右半肝切除术通常需要正中切口联合单侧或双侧肋下切口。游离需要获取部分肝脏的连接韧带。解剖肝上下腔静脉（IVC），以分离移植物的肝静脉流出道。通常需要进行胆囊切除术，然后通过胆囊管进行术中胆道造影，来显示胆道的解剖结构。进行肝门解剖以识别和分离出计划获取移植物的肝动脉、门静脉和胆管，可以短暂阻断分离出的肝动脉和门静脉血流，以勾勒出合适的肝实质离断面。为了尽可能减少失血和优化止血，通常在降低中心静脉压的状态下进行肝实质离断，并根据需要短时间阻断血流。术中超声可作为肝实质离断过程中有用的辅助检查，以识别门静脉和肝静脉系统较大的分支。完成肝实质离断，使移植物只附着在其胆管和血管结构上（图51-4 和图 51-5，A）。锐性离断移植物的胆管，非常小心地缝合胆管残端，以避免供体胆总管狭窄。静脉注射肝素，应用血管夹，依次离断血管

（肝动脉、然后是门静脉，然后是肝静脉），移植物立即用几升保存液冲洗，以除去供体血液并实现快速冷却。为减少缺血时间，供体和受体团队之间的协调有助于确保受体完成肝切除时，供肝移植物可用于移植（图 51-5，B）。对于活体供体而言，捐献术后即刻时间的重点是确保血流动力学稳定，无出血和保持正常肝功能。术后早期 INR 和胆红素短暂升高很常见，应该随访至恢复正常。由于肝脏体积快速再生，在活体供体中，积极的补充磷酸盐至关重要[100]（图 51-5，C）。

活体供体的安全至关重要。据估计，全球供体死亡率在 0.15%～0.2% 之间[101]。在 2006 年的一份报告中，在 19 例供体死亡中有 13 例（其中一名供体处于慢性植物人状态）直接归因于供体手术。2 例死亡被认为可能与供体手术有关，4 例被认为不太可能由供体手术造成的。12 例患者为右叶捐献，2 例为左外叶捐献，6 例捐献的肝叶未知[101]。肝脏捐献后的发病率可能很高，尤其是右叶供体。多达 2/3 的右叶供体出现并发症[87,102]。9 个中心的成人 - 成人活体肝移植队列研究（A2ALL）的结果显示，1998 年至 2003 年的研究期间，共有 393 名患者在 A2ALL 中心进行捐献，其中 148 名患有 220 例并发症，总体并发症发生率为 38%[103]。根据术中发现，12 名患者终止肝切除术。在成功捐献的供体中，82 名供体（21%）经历过一种并发症，40 名供体（10.2%）经历过两种并发症，16 名供体（4.1%）经历过三种并发症，10 例供

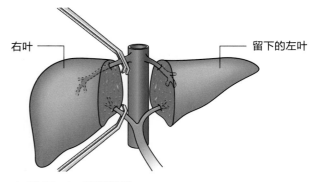

右叶

留下的左叶

▲ 图 51-4　肝段解剖

肝段解剖允许进行劈离式或部分肝移植，同样允许进行活体肝移植右半肝切除术如图所示。活体捐献中，进行肝实质离断先于血管结构分离，以使移植物缺血最小

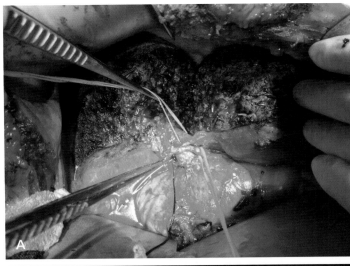

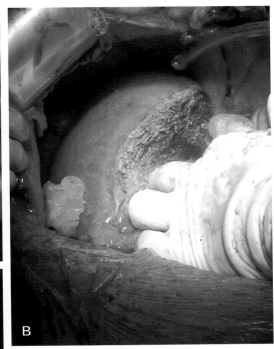

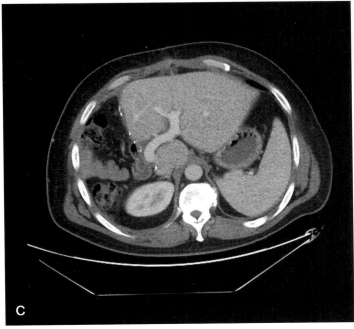

▲ 图 51-5 活体肝移植术中照片
A. 在预期获取肝右叶的捐献中，肝实质已经分离；B. 植到受体的肝右叶；C. 活体供体后续的腹部 CT 扫描显示剩余的左叶肥大

体（2.6%）经历过 4～7 种并发症。所有的并发症根据 Clavien 分级进行分类，其中 Ⅰ级并发症被认为是轻微并且完全恢复，Ⅱ级并发症可能危及生命，但没有任何持久性的残疾，Ⅲ级并发症具有持久的功能障碍，Ⅳ级并发症结果导致需要移植或死亡[104]。在 A2ALL 实验的 220 例并发症中，48% 为 Ⅰ级，47% 为 Ⅱ级，4% 为 Ⅲ级，1% 为 Ⅳ级。术后最常见的并发症是感染（12.5%），胆漏（术后超过 7 天的持续性渗漏，9.2%），切口疝（5.6%）[103]。其他并发症包括需要干预的胸腔积液（5%），神经损伤（4%），再次探查（3%），伤口感染（3%）和腹腔脓肿（2%）。在发生Ⅳ级并发症的供体中，一例患者

在首次的捐献住院期间因胆漏所致的胰腺炎和多脏器功能衰竭死亡，而另外两例供体在捐献一年后死于药物过量自杀。捐献手术后平均住院时间为 7 天，然而，13% 的供体需要再入院，4% 需要 2～5 次再入院。有趣的是，一个"学习曲线"效应的阈值为 20 例，已经证明对受体有效，但对供体无效。与完成 20 例以下成人活体肝移植相比，20 例以上的成人活体肝移植中心的移植效果较好，但供体并发症发生率相当[105,106]。

虽然腹腔镜辅助的供体肝切除术作为减少传统开腹手术相关并发症的方法由来已久[107]，但最近有单中心报告利用完全腹腔镜技术进行活体供体肝切除术[107-109]。最近一项开腹与腹腔镜活

体肝切除术的比较显示，虽然腹腔镜手术需要更长的手术时间，但是供体的失血量更少，住院时间更短，并且更早返回工作岗位。此外，非常重要的是，受体结果没有显著差异[110]。尽管这种专业技术目前仅限于特定的中心，但如果能更广泛的应用减轻活体供体手术风险和负担的微创技术，就可以扩大活体供体库，就像活体肾脏捐献一样。

（九）活体供体：对等待名单的影响

根据 OPTN 的数据，2013 年进行的 5921 例成人和儿童肝移植中，仅有 211 例（3.6%）来自活体供体[13]。在 2001 年活体肝移植的高峰期，供体死亡公开报告之前[111]，共进行了 524 例活体肝移植。目前，活体捐献无法满足美国成人 ELD 数量的日益增长的需求。

四、肝移植：受体手术

候选人一旦接受合适的器官，他或她就会被送到医院，除非已经住院。肝脏获取团队直接与接受的外科医生就肝移植物的适用性和器官可用的预期时间进行沟通，以便优化受体移植手术时间，从而减少冷缺血时间。候选人被带入手术室，并诱导全身麻醉。如果凝血功能严重障碍，应在放置有创监测和复苏通路之前予以纠正。在手术开始前静脉注射抗生素，然后诱导免疫抑制。

（一）受体肝切除

虽然可以根据受体的身体形态，采用不同的切口进入腹腔，但最常见的是向剑突延伸的正中切口联合双侧肋缘下切口（图 51-6）。如果存在腹水，将其移除，并检查以除外移植手术的禁忌，例如肝外恶性肿瘤或感染。然后从分离镰状韧带开始受体肝切除，随后开始游离悬吊肝脏的韧带。暴露肝上和肝下下腔静脉周围，识别并分离胆总管，然后是肝左右动脉，最后显露门静脉。受体肝切除通常有两种方法，并决定随后的重建策略。肝脏可以和受体肝内段腔静脉一同移除，随后需要使用供体肝内段 IVC（经典式技术），或者将受体腔静脉留在原处，并将供体肝脏置于受体 IVC 上（背驮式技术）[112-114]。

每种腔静脉重建技术都有明显的优缺点。对于经典式，一旦肝脏完全游离，钳夹住门静脉、肝上腔静脉和肝下腔静脉。然后离断这些结构，移除肝脏（图 51-7）。经典式技术比背驮式技术需要更少的解剖，从而可快速完成肝切除术。然而，钳夹 IVC 导致大量液体和血流动力学变化，并且需要大量的容量负荷，以应对隔膜下静脉回流的急剧损失。背驮式技术经常用于活体肝移植，必须仔细分离 IVC 与肝尾状叶和肝右叶之间有许多细小而脆弱的肝后分支，并游离出肝静脉。钳夹住门静脉和肝静脉汇入腔静脉处，以允许腔静脉系统回流不受干扰（图 51-8）。离断这些血管，移除肝脏（图 51-9）。

对于那些接受经典式技术的患者，可以选择静脉 - 静脉旁路（VVB）来改善术中血流动力学，通过允许持续的静脉系统回流，无论是否有持续

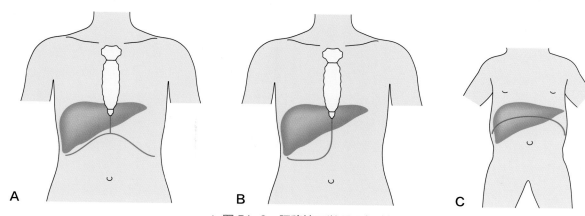

▲ 图 51-6　肝移植可以采用各种切口
A. 向剑突延伸的正中切口联合双侧肋缘下切口；B. 右侧肋缘下切口；C. 双侧肋缘下切口（通常用于儿童受体）

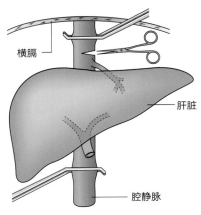

▲ 图 51-7 肝移植的经典式技术

肝移植的经典式技术需要在受体肝切除时通过切开肝上和肝下腔静脉来移除受体腔静脉；这导致随后无肝期时膈下体循环静脉回流的丧失

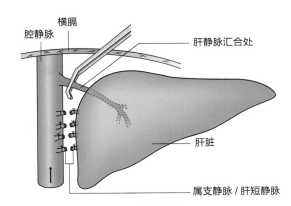

▲ 图 51-8 肝移植的背驮式技术

肝移植的背驮式技术通过保留受体 IVC，允许持续的膈下体循环静脉回流。这种技术更耗时，因为它需要从 IVC 上仔细解剖肝右叶；在肝静脉的汇合处将肝脏与 IVC 分离

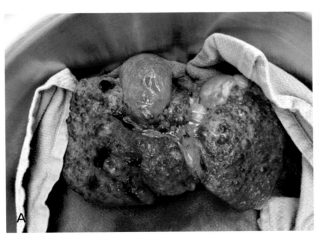

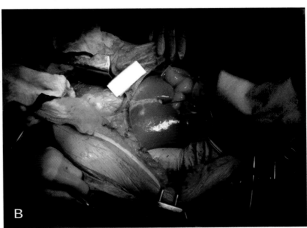

▲ 图 51-9 移除的肝硬化肝脏（A）与脑死亡供体获取前死亡供体肝脏（B）的外观比较

的门静脉回流。对于 VVB，采用股静脉和（或）门静脉插管，体循环的血流和（或）内脏静脉循环，通过放置在腋窝、锁骨下或颈内静脉的第三条插管回流（图 51-10）。股静脉套管和回流套管可以在直视下经皮放置，为减少经皮放置相关发病率，应采用超声引导[115]。VVB 技术可以避免了钳夹门静脉造成的阻塞，并有助于维持无肝期血流动力学稳定。但是，VVB 延长了手术时间，并可能引起并发症，包括栓塞，大出血，血肿 / 淋巴囊肿形成，插管引起的动脉和神经损伤以及纤维蛋白溶解[115,116]。VVB 已经证明可以在无肝期维持肾灌注压，避免因腔静脉钳夹而导致的肾内静脉高压[117]。然而，VVB 的使用是否会改变肝移植术后常见的肾功能不全的进程仍有待确定[118]。

（二）静脉、动脉和胆道吻合

在受体肝切除后，将供体同种异体移植物内的保存液冲洗干净，并将供体肝脏带到手术野进行植入。首先进行腔静脉重建，经典式技术需要在肝上和肝下腔静脉之间进行两次端端吻合（图 51-11）。背驮式技术仅需在供体肝上腔静脉和受体肝静脉汇合处进行一次吻合。在该技术中，为确保足够宽阔的吻合，通常通过切开 IVC 的前壁来扩大受体肝静脉汇合处。最后将供体的肝下腔静脉闭合。对于活体供体移植物，将供体肝静脉缝合到受体肝静脉上，或直接缝合到腔静脉上。一旦完成腔静脉吻合，吻合供体和受体的门静脉，并用静脉血再灌注肝脏。术前门静脉血栓形成是 ELD 患者常见的并发症。外翻式静脉内血栓切除

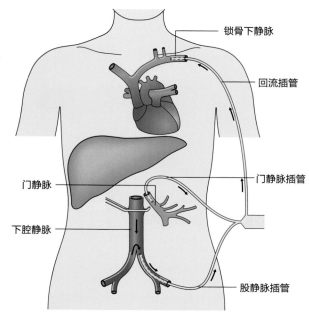

▲ 图 51-10　肝移植无肝期完全静脉 – 静脉旁路的描述

体循环通过股静脉回流，内脏静脉通过门静脉回流，转流至锁骨下、腋窝或颈内静脉；部分旁路包括单独回流体循环（未显示）

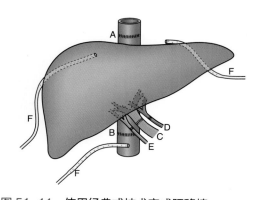

▲ 图 51-11　使用经典式技术完成肝移植

供体肝上 IVC（A），肝下 IVC（B），门静脉（C），肝动脉（D）和胆管（E）与各自的受体对应部位吻合；引流管留在膈下间隙以及胆管吻合（F）附近

术经常用于恢复标准受体 - 供体门静脉吻合的足够的血流。如果不能进行充分的血栓切除术，则可以构建从肠系膜循环到供体门静脉的旁路移植物，最常用的是供体髂静脉。在门静脉系统广泛血栓形成的情况下，包括门静脉、脾静脉，肠系膜静脉，肝脏移植物的门静脉血流可以从体循环建立[119-121]。

在静脉再灌注后，注意力转向动脉重建，供体肝动脉与受体肝动脉吻合。受体自身动脉系统的严重疾病可能需要将供体肝动脉吻合到其他部位，例如上腹腔或肾下腹主动脉，以获得足够的动脉血流。供体解剖的变异，特别是从肠系膜上动脉发出的副肝右或替代的肝右动脉，可能需要后台重建，以实现单个的原位吻合。

胆囊切除后，通常用两种方法重建胆道，第一种是供体和受体胆总管之间直接吻合（胆总管端端吻合术），有或没有 T 管。另一种选择是将供体胆管直接与空肠袢吻合（胆总管空肠吻合术），无论是否使用支架。胆总管空肠吻合术是 PSC 或 Caroli 病等大胆管疾病患者首选的重建方法[122]。通常，在胆道重建过程中，可以观察到功能正常的移植物产生胆汁。在准备关腹时，确切止血，用含抗生素的溶液冲洗腹腔，并留置密闭引流管。

（三）再灌注后综合征

再灌注后综合征的特定是静脉再灌注后血流动力学不稳定。将含氧血液输送到经过低温保存的肝脏会产生大量自由基、内毒素和炎性细胞因子的释放，从而急剧降低全身血管阻力，导致低血压。此外，开放门静脉循环后乳酸的大量流入进一步导致血流动力学不稳定。再灌注后综合征最初定义为平均动脉压下降至基线值的 70% 以下，持续时间至少 1min，并且发生在再灌注后5min 内。根据这一定义，该综合征发生在多达30% 的肝移植受者中，然而，所有患者术中均表现出一定程度的血流动力学不稳定[123]。进一步的研究导致不同程度的再灌注综合征分层，从而分类为轻度和显著形式[124]。所有的患者都表现出一定程度的不稳定性。轻度的特点是血压和（或）心率的降低小于无肝期水平的 30% 和持续时间短（≤ 5min）。轻度形式也对氯化钙（1g 静脉注射）和（或）肾上腺素静脉内推注（≤ 100μg）有反应，且不需要持续输注血管加压剂。再灌注后综合征的显著形式为持续性低血压（降低＞30% 无肝期水平），心搏骤停，或血流动力学显著异常的心律失常。术中需要输注血管加压剂的患者，或长时间或反复发生纤溶需要抗纤溶药物的患者，也被认为存在显著的再灌注后综合征。

虽然两组患者 3 年生存率无显著差异，但是显著的再灌注后综合征患者（占队列的 55%）原发移植物无功能需要再次移植的发生率较高，住院和 ICU 时间较长，同样机械通气时间更长。支持治疗是治疗再灌注后综合征的主要治疗方法，对药物预处理方案的研究，以及改变外科再灌注技术以减少缺血 / 再灌注损伤，都尚未证实其疗效[125]。

五、肝移植术后早期并发症

（一）移植物功能的早期评估

原发性无功能（PNF）是肝移植术后一种少见的并发症，发生率为 2% ～ 6%。直接导致移植物衰竭的实际原因尚不完全清楚[126]。然而，产生直接危险的最终共同途径是在移植后早期大量肝细胞损伤和再生活性降低。与 PNF 相关的危险因素主要与供体相关，包括供体年龄增加，ICU 停留时间延长，未纠正的高钠血症，肝脏脂肪变性，DCD 状态以及冷保存时间延长[127-131]。

PNF 临床表现主要为肝酶升高，凝血功能障碍，持续性酸中毒，脑病，血流动力学不稳定和多系统器官衰竭。再次移植是这种外科急症的首选方法。虽然传统上认为 PNF 再次移植患者生存率较低[132]，但是最近的数据表明，PNF 再移植后 1 年生存率 66%，5 年生存率 60%，10 年生存率 48%。这些结果与因 PNF 以外的原因再次移植的受体中观察到的结果相似[126]。

（二）术后出血

由于多种原因，肝移植术后患者出血的风险较高。首先，肝硬化患者进入手术室时，伴有门静脉高压，凝血功能障碍和血小板减少。其次，移除自身肝脏，需要对上腹部和后腹膜进行广泛解剖，留下相当大的创面。移植需要多次血管吻合，并且在完全再灌注时，缺血 / 再灌注损伤激活纤维蛋白溶解。新移植物具有足够的功能，并能适当纠正酸中毒，凝血功能障碍，血小板减少和避免低体温，从而优化止血效果。移植后，出现快速失血，血流动力学不稳定和（或）腹腔间

室综合征表明需要紧急返回手术室再次探查。此外，需要稳定和不断的输注红细胞，尤其是在纠正凝血参数后，也应该考虑再次探查。再次探查的目的是彻底重新检查手术可纠正的出血来源，并清除血凝块，避免持续刺激纤维蛋白溶解和成为未来感染的滋生地。

（三）技术并发症：血管

虽然血管并发症可以涉及任何血管吻合，但肝动脉血栓（HAT）和门静脉血栓（PVT）仍然是肝移植术后最常见的血管并发症[133]。PVT 在肝移植中的发生率 3% ～ 7%，HAT 为 4% ～ 15%[133]。后者在儿童肝移植中更常见，这是相关血管直径较小的直接后果。易患 HAT 的其他风险因素包括继发于近端狭窄的流入不足，使用旁路移植物，动脉内膜创伤或损伤，以及需要复杂的后台动脉重建的异常解剖。

HAT 的表现非常多样。在一种极端情况下，HAT 可能表现为转氨酶的显著升高，提示移植物严重缺血和（或）梗死，尤其是在移植后早期。另一种极端情况，HAT 可能无明显临床表现，是对移植物的影像学评估的偶然发现，尤其是在移植后晚期（超过 6 个月）。HAT 的早期和晚期形式均可导致胆道树的缺血。在 HAT 的早期形式，可以表现为坏死伴有胆漏和（或）肝内脓肿形成。在 HAT 的晚期形式，胆道缺血常导致胆管树弥漫性狭窄和扩展，无论有无肝内脓肿形成。当多普勒超声不能确定肝动脉血流时，应该进行血管造影明确 HAT 诊断。早期 HAT 最明确、最常见的治疗方法是再次移植。早期 HAT 的其他治疗方法包括手术探查进行肝动脉吻合口血栓切除术或修复，导管溶栓或全身抗凝。HAT 的晚期表现的干预包括再次移植，动脉支架置入，受影响部分肝段切除术，或非手术治疗胆道引流[134]。

导致 PVT 的因素包括移植术前门静脉血栓形成，门静脉直径细，门静脉冗余，既往脾切除术和涉及移植物的血管重建[133-135]。PVT 可表现为转氨酶升高，伴或不伴有急性移植物功能障碍，或伴有门静脉高压的临床症状，如消化道出血或

新发腹水。PVT 的诊断通常是多普勒超声检查发现，CT 或 MRI 静脉造影确诊。门静脉血栓形成的治疗包括开腹外科血栓切除术，伴或不伴有吻合口修复，全身抗凝，导管直接溶栓，建立门体分流，或再次移植。

UCLA 的一项大型单中心研究回顾性分析了 1984 年至 2007 年间的 4234 例肝移植病例，其中有 5% 发生了 HAT。在本研究中，HAT 降低了患者和移植物总体生存率，但是前者未达到统计学意义[133]。在同一项研究中，PVT 的发生少于 HAT，影响 2% 或更少的死亡供体肝移植[133]。然而，PVT 显著降低移植物和患者生存率[133]。

肝静脉狭窄很少见，报道发生率为 2%。与经典式技术相比，背驮式技术的发生率更高[136]。虽然流出道梗阻可能是由重建时技术失误造成的，但在活体肝移植受体中，部分肝移植物的快速肥大可能导致肝静脉扭曲或外部受压，导致流出道梗阻[137]。患者通常在移植后数月出现新发腹水、下肢水肿，静脉曲张出血，肾功能不全或肝功能检查升高等症状。常规的影像学诊断包括多普勒超声，CT 扫描或 MRI。然而，静脉造影与压力测量被认为是金标准，应该作为确诊检查。肝静脉和右心房之间的压力梯度超过 10mmHg，通常具有诊断意义，并决定干预的必要性[138,139]。经皮介入治疗包括球囊血管成形术，无论是否置入支架，成功率都可达 80%，尽管可能需要反复介入来获得持续的成功[139]。对经皮介入治疗难以治愈的病例，应保留手术干预和再次移植的机会。

（四）技术并发症：胆道

肝移植术后胆道并发症比血管并发症更常见，在全器官肝脏受体中的发生率为 10% ～ 30%，可以分为胆漏和狭窄[140]。部分肝脏移植，如减体积、劈离式或活体供体移植物，与胆道并发症的风险增加相关，据报道发生率为 10% ～ 60%。大多数胆道并发症发生在移植后前 6 个月内。临床表现通常是非特异性的，但可包括腹痛或肝功能检查升高。超声是首选的检查方式。由于胆道并发症经常与肝动脉血栓形成或狭窄相关，建议同时进

行多普勒检查。

胆漏的发生率低于胆道狭窄，占所有胆道并发症的 1/3，通常发生在肝移植术后早期[140]。在 DDLT 的受体中，胆漏最常发生在胆管吻合部位，可能与重建技术错误有关，也可能与供体胆管血供中断导致的胆总管缺血性坏死相关。在活体供体移植物或死亡供体劈离式肝移植受体中，除了胆管吻合部位以外，胆汁还可以从肝实质切面渗出。影像学检查可以提示诊断，但是，通过内镜逆行胰胆管造影术（ERCP）或经皮肝穿刺胆道造影术（PTC）在胆总管空肠吻合术中证明胆漏是必需的。这些诊断检查经常与治疗干预相结合，包括括约肌切开和（或）支架置入，以达到胆道系统减压和胆道瘘管的自发闭合。由胆漏引起的任何胆汁瘤都应该引流处理。术后早期的大胆管漏可能需要手术干预，并修复胆道吻合口。非手术治疗胆管瘘的愈合可能导致晚期狭窄形成，因此可能需要将来进行手术修复胆道。

肝移植术后胆道狭窄占胆道并发症的 2/3[140]，经常表现为肝功能检查升高和（或）腹痛。胆道梗阻伴上行性胆管炎或肝内脓肿形成仍是严重的并发症。早期吻合口狭窄通常与手术技术的失误有关，而晚期胆管狭窄的形式往往是吻合口水平狭窄，继发于缺血。肝移植受体的超声检查对胆道狭窄的诊断敏感性较低（50%），因为经常缺乏胆道扩张[141]。如果存在胆道梗阻和（或）慢性胆管炎的组织学发现，肝脏移植物活检通常提供第一线索[140]。ERCP 或在胆总管空肠吻合术的情况下 PTC 的应用，对于诊断和治疗胆管狭窄是必不可少的。内镜方法在死亡供体受体中成功率达 62%，活体供体受体为 75%[142]。通常需要不止一次的内镜治疗来解决胆道梗阻。采用胆总管空肠吻合术进行胆道重建的受体需要经皮经肝穿刺胆道引流来完成胆道减压，然后经胆道扩张和置入支架（图 51-12）。经肝途径的罕见但严重的并发症包括胆道出血，肝动脉假性动脉瘤形成，动脉门静脉瘘的形成和门静脉血栓形成[143]。非手术治疗失败的需要手术干预，比早期胆道吻合口狭窄，晚期胆道吻合口狭窄更常见。手术干

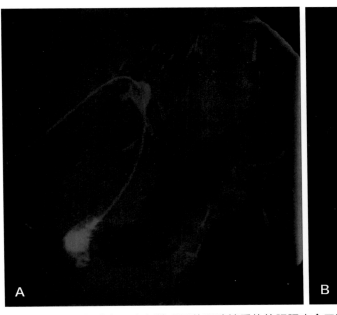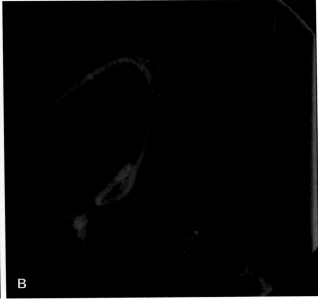

▲ 图 51-12　经皮经肝穿刺处理活体肝移植受体的胆肠吻合口狭窄

荧光透视下引导导丝经肝置入胆道树，并通过狭窄部位，空肠的不透明造影剂确认通过吻合口狭窄（A）；经肝导管留置在胆管树中并穿过狭窄部位，引流管末端位于空肠 Roux 臂中（B）

预需要外科手术切除狭窄，将胆总管端端吻合转换为胆总管空肠吻合术。对于已经存在胆总管空肠吻合术，需要进行修复。

　　虽然吻合口狭窄是肝移植受体中最常见的胆管狭窄类型，但弥漫性肝内胆管狭窄的问题要严重得多。整个胆管树的缺血被认为是导致弥漫性胆管狭窄的病因。弥漫性肝内胆管狭窄发生在肝动脉血栓形成，冷缺血时间延长，DCD 移植物时。弥漫性肝内胆管狭窄常伴有镜下或肉眼可见的脓肿和复发性胆汁性败血症[144]。弥漫性狭窄通常不适合常规内镜或经皮治疗[145]。尽管再次肝移植通常是真正明确的治疗方法，但肝切除术偶尔也会有效。

　　死亡供体肝移植胆管狭窄发生率为 15% ~ 25%[146]，而活体肝移植胆道并发症发生率明显更高（30%）[147]。关于胆道重建的类型是否是随后胆道狭窄的独立预测因素，仍然存在争议。回顾性研究显示，接受胆总管空肠吻合术的患者狭窄率较低（Roux-en-Y 胆管空肠吻合术为 8.3%，胆总管端端吻合术为 26.6%[148]）。但是，端端吻合术胆漏发生率明显较低（胆总管端端吻合术为 4.7%，胆总管空肠吻合术为 12.4%）[147]。然而，更多的研究表明两种重建方法在狭窄率上没有差异[142]。

六、肝移植最新进展

　　截至 2013 年年底，肝移植等待患者 15 027 人，其中 12 407 名患者处于激活状态。此外，有 1767 名患者等待肝移植期间死亡，另有 1223 名患者因病情过重，无法接受肝移植。2013 年，全美共进行肝移植 5921 例，其中 96.4% 供体来自死亡供体，3.6% 来自活体供体。在所有的肝移植中，8.1% 需要同时进行肾移植。UNOS 的数据继续显示优秀的结果，即死亡供体肝移植 1 年，5 年和 10 年移植物存活率分别为 89%，71% 和 54%，活体肝移植分别为 84%，77% 和 59%[13]。

◆ 结论

　　随着外科技术，免疫抑制和危重护理的进步，肝移植已成为急慢性肝衰竭，原发性代谢缺陷存在于肝脏的代谢性疾病和无肝外扩散证据的无法切除的原发性肝脏肿瘤患者首选的治疗方法。免疫抑制方案进展改善了移植物和患者存活率。然而，与长期免疫抑制相关的不良反应仍会引起大量的远期发病率和死亡率。针对目前供体器官严重短缺的情况，开展劈离式肝脏和活体肝移植等技术创新，以及 DCD 和扩大标准供体来扩大供体库。事实上，供体器官短缺和需要长期免疫抑制是肝移植在更广泛应用和持久成功方面仍难以克服的障碍。

总　结

最新进展

- 肝移植已成为成人和儿童各种肝脏疾病的首选治疗方法。这些疾病包括急慢性肝病，代谢 / 先天性疾病和肝脏恶性肿瘤
- UNOS 的数据继续显示优秀的移植物存活率

关键知识缺口

- 肝移植目前面临的最大挑战仍然是供体器官短缺和获得器官的地理差异

未来发展方向

- 进一步利用扩大标准供体和活体肝移植可使供体库继续扩大
- 机器灌注可提供复苏和（或）修复肝脏移植物的机会，以进一步扩大供体库
- UNOS 正在继续修订政策，努力减少等待名单死亡率和地理差异

第 52 章　肝移植术后管理
Post‐Liver Transplant Management

Aiman Ghufran，Michael R. Lucey　著

贺希　译，朱震宇　校

● 缩略语　ABBREVIATIONS

AASLD	American Association for the Study of Liver Diseases	美国肝脏疾病研究协会
ACR	acute cellular rejection	急性细胞性排斥反应
AMR	antibody-mediated rejection	抗体介导排斥反应
CMV	cytomegalovirus	巨细胞病毒
DSA	donor-specifc HLA antibody	供体特异性 HLA 抗体
HAT	hepatic artery thrombosis	肝动脉血栓
HCC	hepatocellular carcinoma	肝细胞癌
IL	interleukin	白介素
LT	liver transplantation	肝移植
MHC	major histocompatibility complex	主要组织相容性复合物
mTOR	mammalian target of rapamycin	雷帕霉素哺乳动物靶蛋白
PNF	primary nonfunction	原发性无功能
PTLD	posttransplant lymphoproliferative disorder	移植术后淋巴增殖性疾病

肝移植（LT）已经成为整个发达国家常规进行的外科手术，并且在发展中国家进行得越来越多。这种转变导致了越来越多的 LT 受者存活。如今，LT 接受者由移植管理团队负责，移植管理团队包括从移植中心到区域专业中心，最后到社区医疗，从而使初级医疗提供者可以提供医疗护理。在本章中，我们将回顾性关注当前促进终身健康的临床医疗，这是 LT 后成功结果的关键。

一、肝移植术后的发病率和死亡率

接受原发性肝移植的患者移植后 12 个月的移植物存活率取决于潜在的肝脏疾病，范围在 80%～87%（图 52-1）[1]。图 52-1 还提示了初始死亡率高的一些原因。对于最紧急的移植候选人，前 3 个月的死亡率为 20%。表 52-1 列出了影响患者和移植物存活的供体和受体因素[2]。由于受益于 LT 的危及生命的肝衰竭患者数量与死亡捐献者数量之间的不平衡，加上根据美国联邦

法规的要求最严重的分配政策，移植计划往往为病情严重的患者提供不太理想的同种异体移植物。供体因素和肝衰竭的严重程度在术后第一年产生最大影响，而免疫抑制药的潜在疾病和不良反应影响长期存活。

1985—2011 年，美国大约有 100 000 人获得了 LT。截至 2011 年 12 月 30 日，有 30 000 名 LT 受者活着并存活了至少 5 年，有 16 000 名 LT

表 52-1　与移植物和患者生存相关的供体及因素

供体因素	受体因素
• 供体年龄	• 肝病病因
• 肝脂肪变性	• 终末期肝病评分
• 冷缺血时间	• 受体年龄
• 供受体性别错配	• 女性（仅影响）
• 供受体种族错配	• 种族
• 心脏死亡供体	• 呼吸机支持

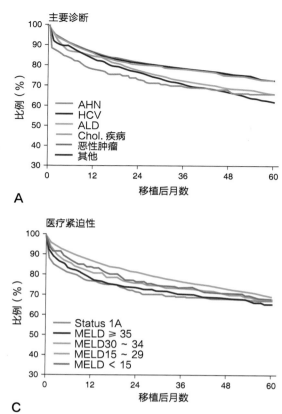

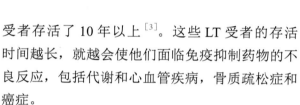

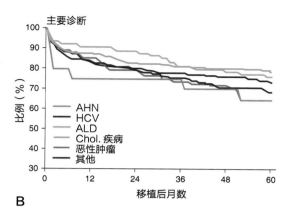

▲ 图 52-1　2008 年美国成人肝移植受者的移植物存活率

A. 死亡供体；B. 活体供体；C. 医疗紧迫性；AHN. 急性肝坏死；ALD. 酒精性肝病；chol. 胆汁淤积性；HCV. 丙型肝炎病毒；MELD. 终末期肝病评分 [引自 Kim WR, Lake JR, Smith JM, et al: OPTN/SRTR 2013 Annual Data Report: liver. Am J Transplant. 2015；15（Suppl 2）：1-28.]

受者存活了 10 年以上[3]。这些 LT 受者的存活时间越长，就越会使他们面临免疫抑制药物的不良反应，包括代谢和心血管疾病，骨质疏松症和癌症。

二、关于肝移植受者护理的探讨

（一）早期 90 天

通常情况下，一个常规的 LT 接受者在重症监护室最多监护 3 天，手术后在医院观察 7～14 天。出院后，每周一次或两次进行血液检查，血液检查之间的间隔随着患者的恢复而延长。

移植后肝功能障碍的原因很广泛。但是，随着移植时间的增加，移植物功能障碍的原因也会发生变化如表 52-2。同种异体移植物的排斥仍然是 LT 后所有时间跨度中功能障碍的最常见原因之一。尽管肝同种异体移植物的免疫原性随时间降低，但在最初的 90 天内最大：在此期间发生约 60% 的急性细胞排斥（ACR）反应[4]。

所有肝同种异体移植物在保存期间经历一段不充分的血管灌注，然后再灌注，这导致缺血 -

再灌注损伤。这表现为术后第一周氨基转移酶水平通常高达 1000 U / L。通常，氨基转移酶水平在 1～2 天内开始恢复，同时国际标准化比率稳定并且血清胆红素水平逐渐改善。同种异体移植物的原发性无功能（PNF）是一个总括性术语，描述同种异体移植物在 LT 后未能立即建立正常功能。 PNF 是由于缺血——排斥和供体因素的综合作用，尤其是巨噬细胞脂肪变性。由于这个原因，通常的做法是在移植前评估中摒弃大于 25% 的大泡脂肪含量的供体器官。肝动脉或门静脉的闭塞或狭窄也可表现为 PNF。胆管狭窄也可能在早期出现肝酶水平异常，通常是胆汁淤积模式。

在 LT 使用最高剂量的免疫抑制药物后的前90 天，也是感染风险最大的时期。必须警惕尿路感染、伤口感染、肺炎、感染的静脉插管和败血症的发作。

如稍后将讨论的，ACR 没有特征性临床表现。频繁监测肝脏检查是早期检测 ACR 的主要方法，肝脏活检是明确诊断的有力手段。

表 52-2　根据肝移植时间对同种异体移植物功能障碍的鉴别诊断

LT 后时间	鉴别诊断
0～7 天	原发性同种异体移植物无功能
	缺血再灌注损伤
	肝动脉血栓形成
	急性细胞排斥反应
	胆道异常
8～30 天	肝动脉血栓形成
	急性细胞排斥反应
	胆道异常
	复发性病毒性肝炎
31～90 天	肝动脉血栓形成
	急性细胞排斥反应
	胆管缺失性排斥反应
	胆道异常
	复发性肝炎
	巨细胞病毒性肝炎
	非病毒性疾病复发
＞90 天	肝动脉血栓形成
	急性细胞排斥反应
	胆道异常
	胆管缺失性排斥反应
	病毒性肝炎复发
	巨细胞病毒性肝炎
	移植后淋巴增生性疾病
	非病毒性疾病复发，肝细胞癌，酒精性肝病，自身免疫性肝炎，非酒精性脂肪肝

（二）90 天以后

大多数 LT 患者是健康的，尽管存在免疫抑制的不良并发症的风险以及导致其 LT 的潜在疾病的复发。表 52-3 概述了 LT 受者的健康维护方法。应间歇监测肝脏血液检查结果；健康的无复杂 LT 受者通常每 3 个月 1 次。

根据美国肝病研究协会（AASLD）的指南，所有成年 LT 受者都应接受"每年 1 次的流感疫苗接种（1 级，B 级）；应避免使用活病毒疫苗（1 级，A 级）；并且应该接种某些疫苗的再次免疫接种，特别是肺炎球菌疫苗（每 3～5 年 1 次；不提供分级或级别）[3]。"

（三）同种异体移植免疫反应

T 淋巴细胞是同种异体移植免疫反应的关键细胞激活剂（图 52-2）。5 近年来，在排斥反应中越来越多地认识到抗体介导的免疫的贡献作用。LT 接受者与其他实体器官的接受者的不同之处在于随着移植成功的进展，肝同种异体移植物的免疫原性下降。所有 LT 受体均对其同种异体移植物具有部分耐受性，这意味着宿主免疫系统将同种异体移植物视为自身，同时保持对其他外来抗原的免疫监视。然而，LT 受者通常需要终身免疫抑制。

T 淋巴细胞的活化在对同种异体移植组织的免疫应答中起重要作用。预防或中断 T 细胞活化是共刺激分子的 LT 后免疫抑制的主要目标。最好的特征性正共刺激信号（图 52-3 和图 52-4）。共刺激信号在增加或减少 T 细胞活化的能力和它们的表达模式方面都不同。此后，来自活化的 T 细胞的可溶性因子如白细胞介素（IL）-2 产生环境以繁殖和增强反应（有时称为信号 3）。T 淋巴细胞的激活通过一系列刺激或增强信号发生[6]。第一个被称为信号 1，当来自供体组织的多态性蛋白质被加工成与自体抗原呈递细胞表面上的自身主要组织相容性复合物（MHC）分子结合的肽时，呈现给幼稚的 T 淋巴细胞受体。称为共刺激信号 2 的第二信号是诱导幼稚 T 细胞活化所必需的，并且通过抗原呈递细胞上的共刺激分子与 T 淋巴细胞上的特异性受体的相互作用而发生。

有几个家族由供体特异性 HLA 抗体（DSAs）介导的免疫损伤已成为与 LT 免疫应答相关的新理解领域。急性抗体介导的排斥反应（AMR）应该被理解为免疫反应的一个组成部分，而不是独立于细胞介导的免疫同种异体移植物损伤的独特实体。因此，AMR 在临床上与 T 细胞介导的排斥重叠[7]。在 LT 前候选物中存在 DSA 表明肝移植物具有更大的免疫反应性，并且移植后临床排斥的风险更高[8,9]。

表 52-3 移植受体的健康维护

一般检查	年度病史和体格检查
高血压	前 6 个月每月监测血压，然后是每年 2 次
血脂异常	每年空腹血脂状况
糖尿病	定期检查随机血糖和糖化血红蛋白 A_{1c} 水平
肾功能	每年测量肾小球滤过率和蛋白质与肌酐的比例
骨骼	检测肝移植之前的骨密度，骨质减少者每年 1 次连续 5 年，骨密度正常者每 2～3 年 1 次
牙科	每 6 个月进行牙科清洁
免疫*	每年接种流感疫苗 接种 1 次肺炎 -13 疫苗 每 5 年接种 1 次肺炎 -23 疫苗 接种甲型和乙型肝炎疫苗（如果在肝移植之前未接种） 根据一般指南，接种破伤风，白喉和百日咳疫苗
肺	年龄 55—80 岁的成年人、有吸烟史且 30 包 / 年以上、目前吸烟或过去 15 年内戒烟，每年接受低剂量计算机断层扫描的肺癌筛查
皮肤	建议避免日晒伤，LT 5 年后开始每年进行正式皮肤科检查
结肠	从 50 岁开始进行结肠镜检查；根据标准指南原发性硬化性胆管炎 / 慢性溃疡性结肠炎患者每年进行筛查
生殖健康	乳房 X 线检查，宫颈涂片筛查如同健康人群

* 移植后患者不应接种活疫苗。这些疫苗包括但不限于水痘、带状疱疹、麻疹、轮状病毒、黄热病和口服脊髓灰质炎疫苗

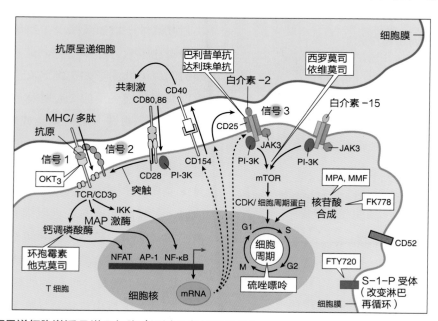

▲ 图 52-2 抗原呈递细胞激活 T 淋巴细胞（通过 3 条信号途径）

AP-1. 活化蛋白 1；CDK. 细胞周期蛋白依赖性激酶；IKK. 核因子 κ 抑制药；JAK3.Janus 激酶 3；MAP. 丝裂原活化蛋白；MHC. 主要组织相容性复合体；MMF. 霉酚酸酯；MPA. 霉酚酸；mRNA. 信使 RNA；mTOR. 雷帕霉素的哺乳动物靶标；NFAT. 活化 T 细胞的核因子；NF-κB. 核因子 κB；OKT3. 鼠类单克隆抗体 -CD3；PI-3K. 磷酸肌醇 3- 激酶；S-1-P. 鞘氨醇 -1- 磷酸；TCR.T 细胞受体（引自 Post DJ, Douglas DD, Mulligan DC. Immunosuppression in liver transplantation. Liver Transpl 2005；11:1307-1314. Copyright 2005, American Association for the Study of Liver Disease.）

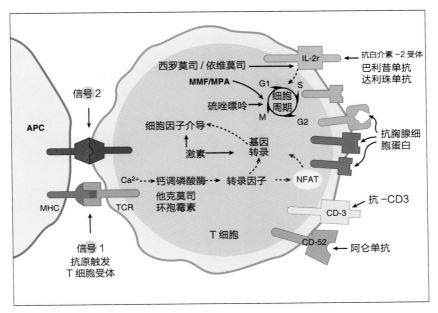

▲ 图 52-3　免疫抑制药防止 T 细胞活化的作用点

APC. 抗原呈递细胞；IL-2r. 白细胞介素 -2 受体；MHC. 主要组织相容性复合体；MMF. 霉酚酸酯；MPA. 霉酚酸；NFAT. 活化 T 细胞的核因子；TCR.T 细胞受体（引自 Larsen CP, Knechtle SJ, Adams A, et al: A new look at blockade of T-cell costimulation: a therapeutic strategy for long-term maintenance immunosuppression. Am J Transplant 6[5 Pt 1]:876-883, 2006.）

（四）急性同种异体移植排斥反应

急性细胞排斥反应（ACR）是一种误称，因为其甚至在移植后数年也可能发生 ACR。急性细胞排斥反应（ACR）中的急性细胞实际上暗示了一种尚未对移植物造成慢性损伤的过程，并且导管结构虽然发炎，但仍然可行。ACR 在 LT 后的前 90 天最常见，此后 LT 同种异体移植物的免疫原性逐渐下降[4]。

ACR 没有特征性的生化表现，可能存在任何常见的肝损伤模式[4,5]。肝脏活检仍然是诊断的金标准[10]，用班夫标准[11]描述同种异体移植物排斥特征的国际公认的通用分级系统。如图 52-5，ACR 的特征性组织学特征包括以下三联。

（1）单核多细胞炎性浸润，包括丰富的小淋巴细胞，但也包括嗜酸性粒细胞。

（2）胆管炎症和损伤。

（3）门静脉和（或）肝静脉中的内皮下炎症。

进行活组织检查的决定是基于临床判断和诸如先前的排斥经历，患者对免疫抑制方案的依从性，生化紊乱的严重程度以及患者的整体健康等因素。

临床过程后期出现的 ACR 表明免疫抑制过度迅速减少或缺乏对免疫抑制方案的依从性。如表 52-4，几种药物可能会降低钙调神经磷酸酶抑制药或哺乳动物雷帕霉素靶蛋白（mTOR）抑制药的有效水平，无意中使用一种药物如利福平（一种细胞色素 P-450 诱导剂），可能导致无效的免疫抑制，因此，ACR 的初始治疗包括高剂量静脉注射或口服皮质醇，可在最终的活检结果出现之前开始[3]。在 ACR 发作中没有广泛认可的用于皮质醇的给药方案。维持免疫抑制治疗可以在先前剂量下维持或在施用脉冲皮质醇时增加。

对高剂量皮质醇无反应的 ACR 称为皮质醇抵抗排斥反应。T 细胞耗竭剂用于治疗皮质醇抗性排斥发作。尽管预防 ACR 是免疫抑制的目的，但是温和的、易于逆转的 ACR，尤其是在术后早期发生的 ACR，对同种异体移植物无害。相反，过度免疫抑制促进感染，癌症发展和终末器官损伤。

（五）慢性胆管阻塞

慢性胆管缺失排斥反应表示门静脉管道损伤并最终丧失胆管。虽然被称为慢性，但它可能发生在 LT 后的最初几个月。由于皮质醇抗性排斥或从头发生慢性胆管阻塞性排斥。

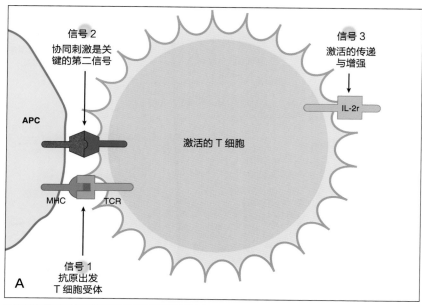

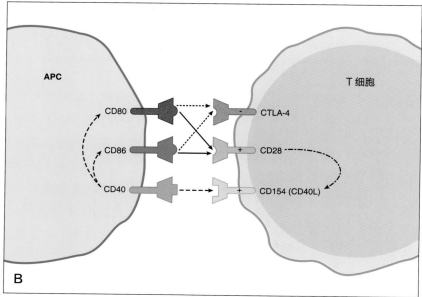

▲ 图 52-4　T 细胞激活信号及共刺激

A.T 细胞激活涉及三个信号；B.T 细胞共刺激；APC. 抗原呈递细胞；CTLA-4. 细胞毒性 T 淋巴细胞相关蛋白 4；IL-2r. 白细胞介素 -2 受体；MHC. 主要组织相容性复合体；TCR.T 细胞受体 [引自 Larsen CP, Knechtle SJ, Adams A, et al: A new look at blockade of T-cell costimulation: a therapeutic strategy for long-term maintenance immunosuppression. Am J Transplant 6（5 Pt 1）:876-883, 2006.]

在各种研究中已经确定了肝脏中慢性排斥发展的多种危险因素[12]。

（1）供体 / 受体特异性：非白人受体种族，慢性肝炎病毒感染，阳性移植前淋巴细胞毒性交叉配型，巨细胞病毒（CMV）感染，α- 干扰素治疗。

（2）器官 / 移植特异性：先前失败的同种异体移植物，多次和（或）控制不良的 ACR 事件，LT 后抗 MHC 抗体的发展，MHC Ⅱ 类基因座的

匹配，以及 MHC Ⅰ 类基因座的错配。

在一些情况下，在连续活检中观察到动脉病，并且动脉病变排斥是慢性胆管阻塞的同义词。有人提出，在 LT 后持续存在的 DSAs 可导致 ACR 和同种异体移植损伤，从而导致导管性排斥反应[8]。胆管阻塞是一种具有挑战性的并发症，它可能对增加剂量的他克莫司，血浆置换术和静脉注射免疫球蛋白有反应[8]。当所有其他治疗失败时，慢性胆管缺失需要再次移植。

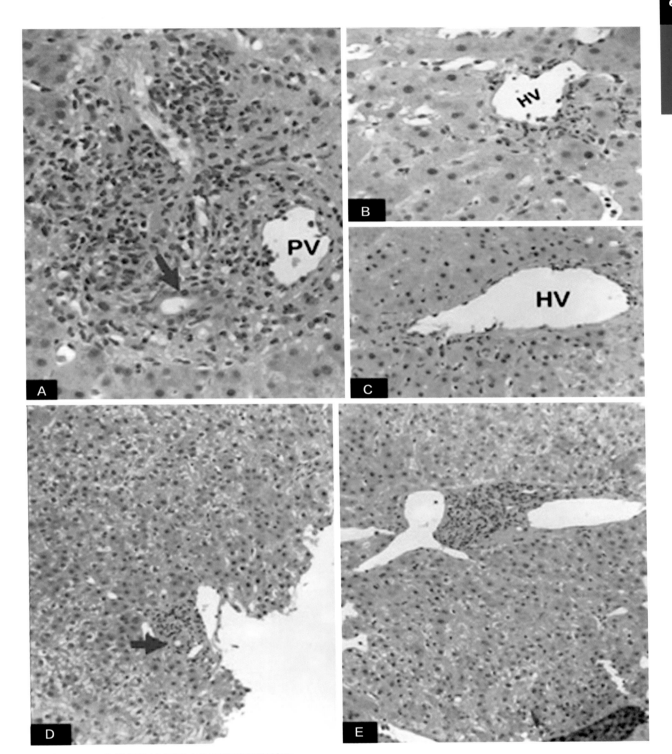

▲ 图 52-5　急性细胞排斥反应的组织病理学特征

A-C. 急性细胞排斥反应的特征是混合炎症，包括靶向胆管上皮（A，箭）和门静脉（PV）和肝静脉（HV）内皮细胞的活化淋巴细胞。 由此产生的内皮损伤代表内皮炎评分和分级为 Banff 排斥反应指数的一部分；D，E. 细胞排斥反应显示很少或没有炎症，导管损伤包括早期细胞排斥反应中的明显衰老（D，箭）或完全没有小胆管（E）；注意缺乏导管增生反应，门静脉扩张或水肿（苏木精和伊红染色）

表 52-4　增加或降低钙调神经磷酸酶抑制药（他克莫司和环孢素）和哺乳动物雷帕霉素靶蛋白抑制药（西罗莫司和依维莫司）的血药浓度

增　加	降　低
抗真菌药（唑类、卡泊芬净）	抗惊厥药/情绪稳定药（卡马西平、苯妥英钠）
抗生素（氯霉素、克拉霉素、红霉素、甲硝唑、异烟肼）	抗生素（利福布汀、利福平）
非二氢吡啶类钙通道阻滞药（地尔硫草、维拉帕米）	巴比妥酸盐（苯巴比妥）
人类免疫缺陷病毒蛋白酶抑制药（英地那韦、奈非那韦、利托那韦、沙奎那韦）	人类免疫缺陷病毒非核苷类逆转录酶抑制药（依法韦仑、奈韦拉平）
丙型肝炎病毒蛋白酶抑制药（帕利瑞韦/利托那韦）	圣约翰草
胺碘酮	
葡萄柚、石榴、柚子、阳桃	

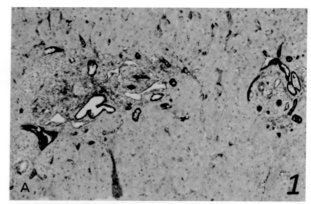
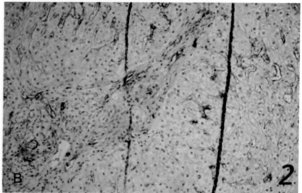

▲ 图 52-6　来自两种抗体介导的排斥病例的 C4d 免疫标记的实例

注意门静脉微血管内皮细胞和血窦的强 C4d 免疫标记

（六）抗体介导的排斥反应

AMR 的临床表现是蛋白质，范围从典型的淋巴细胞主要排斥反应，其对标准治疗反应差，对输卵管功能减退，纤维化，浆细胞丰富的肝炎和胆管狭窄[7,8]。AMR 的状况通过测量循环 DSA 与门静脉中弥漫性 C4d 沉积的肝脏活检鉴定（DSA 阳性/弥散性 C4d 阳性）相关联来识别[9]（图 52-6）。环孢素（与他克莫司相反）和低钙调神经磷酸酶抑制药水平的使用与从头 DSA 形成的风险增加相关，而 LT 时 MELD 评分＞ 15 同时受体年龄＞ 60 岁时是与风险较低有关[13]。尚未确定预防 AMR 发作或治疗 AMR 的最佳方法。用于肾移植受者的抗肿瘤剂和技术，例如血浆置换术、静脉注射免疫球蛋白、利妥昔单抗、硼替佐米和依库珠单抗，最常用多模式方案，但是难以确定组分疗法在管理 AMR 中的相对贡献。

（七）免疫抑制

LT 后的免疫抑制治疗是移植后护理的基石。LT 受者的免疫抑制治疗目标包括如下几个方面。

（1）预防同种异体移植排斥反应。

（2）优化移植功能。

（3）免疫抑制方案的不良反应最小化表。

图 52-2 和图 52-3，中分别提供了 LT 后使用的免疫抑制药的概述和作用机制的概述[14]。

1. 皮质醇

皮质醇在多个水平上与免疫系统相互作用以发挥其抗炎和免疫调节作用。因此，它们用于诱导和维持免疫抑制，以及治疗同种异体移植排斥。它们通过抑制 IL-1，IL-2，IL-6，肿瘤坏死因子 α，趋化因子，前列腺素，MHC Ⅱ 类和蛋白酶的产生来稳定溶酶体膜并抑制淋巴细胞活化。此外，它们通过树突细胞改变抗原呈递，降低循环 CD4+ T 细胞的水平，并降低单细胞和巨噬细胞的有效性。

2. 核苷酸合成抑制药

这类免疫抑制药包括硫唑嘌呤和霉酚酸酯-霉酚酸。核苷酸合成抑制药通过干扰细胞周期中的增殖期来实现其免疫抑制作用，从而减少活化的 T 细胞和 B 细胞群的扩增。因此它们也被称为抗代谢物。硫唑嘌呤是一种嘌呤类似物，可抑制快速增殖细胞中 DNA 和 RNA 的合成。它还抑制 T 淋巴细胞的 CD28 共刺激。 霉酚酸酯 - 霉酚酸是更具选择性，目标肌苷单磷酸脱氢酶，专门抑制活化的 T 和 B 细胞。由于其与硫唑嘌呤相比具有更好的不良反应，并且具有更好的预防排斥功效，霉酚酸酯 - 霉酚酸已经成为 LT 诱导和维持免疫抑制治疗后的主要药物，从而起到了保持皮质激素和钙调神经磷酸酶抑制药的作用[15]。

3. 钙调神经磷酸酶抑制药

几乎所有当前时代的患者都采用基于钙调神经磷酸酶抑制药的方案。这类药物包括环孢素和他克莫司。这两种药物分别结合细胞内受体，亲环蛋白和 FK 结合蛋白，进而抑制神经钙蛋白。钙调神经磷酸酶负责使细胞因子转录所必需的几种转录因子去磷酸化，包括 IL-2，这是 T 淋巴细胞活化的关键。钙调神经磷酸酶抑制药有几种主要不良反应（表 52-5）。它们具有多种药物相互作用，因为它们利用细胞色素 P-450 系统进行代谢（表 52-4）。这些药物也与肝细胞癌（HCC）的复发有关，因此对于经历过 HCC 的 LT 的患者应该最小化钙调神经磷酸酶抑制药的使用。

4. 雷帕霉素抑制药的哺乳动物靶标

西罗莫司和依维莫司是 mTOR 抑制药。它们导致 IL-2 受体远端的细胞内信号传导减弱，从而阻止 T 细胞增强。 mTOR 抑制药具有抗增殖作用，必须在 LT 后的前 60 天内避免使用，因为它们能够损害伤口愈合。此后，他们通常是接受过 HCC 治疗的患者的首选药物[16]，虽然这种益处可能仅限于低风险患者。在肾衰竭患者中，也可以使用 mTOR 抑制药代替钙调神经磷酸酶抑制药作为肾保护剂。它有致畸性[17]。

5. 白细胞介素 -2 受体阻滞药

这类药物包括达克珠单抗和巴利昔单抗。这些是通过阻断 IL-2 受体来抑制 T 细胞活化的单克隆抗体。他们的行动具有选择性，不良反应很小。达克珠单抗的商业化生产于 2009 年停止。自那以后，它已作为复发性多发性硬化症的治疗方法复活，并于 2016 年 5 月获得 FDA 批准。

6. T 细胞耗竭药

多克隆抗体，例如抗胸腺细胞球蛋白和抗淋巴细胞球蛋白，通过网状内皮系统的调理作用和清除来消耗 T 细胞群。 T 细胞耗竭剂是免疫抑制的强效诱导剂，特别是在皮质醇 - 难治性排斥反应中。鉴于它们的效力和非特异性作用机制，它们也不幸地与显著的不良反应相关，因此限制了它们的使用。这些不良反应包括发热，过敏反应，血清病，血小板减少症，以及长期的转移后淋巴组织增生性疾病（PTLD）。

7. 使用免疫抑制药物

没有普遍认可的 LT 后免疫抑制方案。根据表 52-6 中列出的因素，每个 LT 中心都倾向于设计自己的方案。LT 后的免疫抑制治疗可分为两个阶段：诱导和维持。 LT 后立即用两种或三种药物进行诱导治疗，并且通常持续前 2 ～ 4 周。典型的方案包括钙调神经磷酸酶抑制药（最常见的是他克莫司），核苷酸合成抑制药（最常见的是霉酚酸酯）和皮质醇。静脉注射甲泼尼龙的推注最常见于 LT 时。无钙调神经磷酸酶抑制药的诱导用于 LT 之前肾衰竭的患者，并且经常使用 IL-2 受体拮抗药如巴利昔单抗。在诱导阶段后开始维持治疗。在第一年的维持治疗期间，总的免疫抑制逐渐减少，同时监测肝脏生化。 LT 后 3 ～ 12 个月经常停用皮质醇。一些项目对接受自体免疫适应证转移的受者进行长期低剂量泼尼松治疗。许多程序继续使用第二种药物，通常是吗替麦考酚酯或霉酚酸，其允许使用较低剂量的他克莫司。

三、肝移植术后并发症

（一）肝移植术后持续性门静脉高压

LT 后大多数门静脉高压症的临床表现迅速消退。虽然残留的食管或胃静脉曲张可能仍然存在，静脉曲张出血是非常罕见的，除非它存在门静脉血栓形成等新的门静脉高压症。 LT 后持续性腹水并不常见[18]。延长的冷缺血时间和复发的丙型肝炎病毒感染是 LT 后腹水的危险因素。当通过经颈静脉压测量研究时，持续性腹水通常伴有门静脉高压。

表 52-5　肝移植后使用的免疫抑制药

药物	种类	作用机制	不良反应	说明
泼尼松	糖皮质激素	通过抑制细胞因子的产生，抑制前列腺素和白三烯，抑制 IL-1 和肿瘤坏死因子 α 来抑制 T 细胞活化	高血压，血脂异常，胰岛素抵抗，精神障碍（躁动，躁狂），库欣综合征样面容，骨质疏松症，缺血性坏死，影响伤口愈合，肾上腺抑制，白内障，刺激食欲，钠潴留	相对于氢化可的松的相对效力：泼尼松 ×4；甲泼尼龙 ×5；地塞米松 ×25 妊娠 D 级：存在人类胎儿风险证据，但尽管有风险，但用于孕妇获益仍可接受 母乳喂养：可以，4 小时后进行
硫唑嘌呤	核苷酸合成抑制药	抑制 T 细胞和 B 细胞中的 DNA 和 RNA 合成，抑制 CD28 共刺激	骨髓毒性，肝毒性，胰腺炎	与别嘌呤醇有相互毒性作用 妊娠 D 级：存在人类胎儿风险证据，但尽管有风险，但用于孕妇获益仍可接受 避免母乳喂养
霉酚酸酯	核苷酸合成抑制药	通过靶向肌苷一磷酸脱氢酶来阻断 DNA 合成以阻断鸟苷核苷酸的合成	骨髓抑制，恶心，呕吐，腹泻，腹痛	妊娠 D 级：建议育龄妇女避免怀孕，因为霉酚酸酯与早期和早产儿先天性畸形的风险增加有关
环孢霉素	钙调神经蛋白抑制药	结合抑制钙调神经磷酸酶的细胞内受体亲环蛋白	急性 / 慢性肾衰竭，神经系统疾病，如头痛，癫痫发作和震颤，高血压，高脂血症，多毛症，牙龈增生	钙调神经磷酸酶抑制药经细胞色素 P$_{450}$ 3A4 代谢。药物相互作用见于表 52-4 妊娠 C 级 避免母乳喂养
他克莫司	钙调神经蛋白抑制药	降低钙调神经磷酸酶的磷酸酶活性，导致 IL-2 转录减少，从而抑制 T 细胞活化	急性 / 慢性肾衰竭，神经毒性，胰岛素抵抗，腹泻，脱发，电解质紊乱，血栓性微血管病	钙调神经磷酸酶抑制药经细胞色素 P$_{450}$ 3A4 代谢。药物相互作用见于表 52-4 妊娠 C 级 避免母乳喂养
西罗莫司 / 依维莫司	哺乳动物雷帕霉素靶蛋白抑制药	抑制雷帕霉素的哺乳动物靶标，其导致 IL-2 受体远端的细胞内信号传导减弱并阻止 T 细胞复制。可能具有抗癌作用	骨髓抑制，明显的高脂血症，口腔溃疡，蛋白尿，痤疮，外周性水肿，间质性肺炎，伤口愈合受损（大手术后延迟至 4 ～ 6 周开始）。西罗莫司，而非依维莫司，LT 受者移植后立即使用形成肝动脉血栓而行黑框警告	依维莫司（半衰期 30 小时）相对西罗莫司具有更高的生物利用度（半衰期 60 小时）。西罗莫司和依维莫司通过细胞色素 P$_{450}$ 3A4 代谢。药物相互作用见于表 52-4 妊娠 C 级 避免母乳喂养
巴利昔单抗（舒莱）	抗异三聚体 IL-2 受体 α 链嵌合单克隆抗体（CD25）	拮抗 IL-2 受体，从而抑制 IL-2 介导的 T 细胞活化	感染，肠胃不适，肺水肿 / 支气管痉挛	FDA 批准用于肾移植受者。需要预防 CMV 感染 妊娠 B 级
抗胸腺细胞球蛋白	兔抗胸腺细胞球蛋白的多克隆抗体	包括 CD2，CD3，CD4，CD8，CD28 的抗体，和 T 细胞：通过 T 细胞凋亡耗竭淋巴细胞	发热，皮疹，贫血，血小板减少，血清病和肾炎	FDA 批准用于肾移植受者。需要预防 CMV 感染 妊娠 C 级
贝拉希普（Nulojix）	人免疫球蛋白的 Fc 片段和 CTLA-4 的细胞外结构域的融合蛋白	阻断共刺激因子 2	增加 PTLD 的风险，特别是在 CNS 中；它不应该用于 Epstein-Barr 病毒初治患者	FDA 批准用于肾移植受者。需要预防 CMV 感染 妊娠 C 级

PTLD. 移植后淋巴增生障碍；CNS. 中枢神经系统；CTLA-4. 细胞毒性 T 淋巴细胞相关蛋白 4；FDA. 美国食品和药品监督管理局；CMV. 巨细胞病毒；IL. 白细胞介素；LT. 肝移值

Adapted from Mehta N, Hirose R. Immunosuppression: conventions and controversies. Clin Liver Dis 2013;2:188-191.

表 52-6　影响免疫抑制药选择的因素

严重 / 反复排斥反应病史
并发症：移植前肾衰竭；自身免疫性疾病史（自身免疫性肝炎，PSC，PBC）
潜在的不良影响
怀疑妊娠
既往应用免疫抑制药史
癌症病史或风险
感染史或感染风险

PBC，原发性胆汁性胆管炎；PSC，原发性硬化性胆管炎

LT 后腹水最初由低盐饮食和利尿剂管理。然而，与移植前环境不同，经颈静脉肝内门体分流可能无法解决 LT 后腹水，并且存在肝衰竭和死亡的风险[19]。许多移植受者在 LT 后多年患有脾肿大，并且可能导致持续性血小板减少症。在没有同种异体移植的肝硬化 LT 后出现肝性脑病，应该考虑门体分流术。

（二）胆道并发症

同种异体移植物中的胆管对局部缺血非常敏感。缺血性损伤，特别是在冷缺血时，可导致胆漏，胆道狭窄和胆管结石。因此，胆道并发症在接受来自心脏死亡供体的同种异体移植物的患者中更常见[20,21]。接受活体供者 LT 的患者胆道并发症的风险也更高[22]。胆总管切口吻合术是最常见的狭窄形成部位。胆管损伤，狭窄和结石可能由肝动脉狭窄或肝动脉血栓形成（HAT）引起，这将在后面讨论。缺血性狭窄通常是肝内，可能会形成肝内和肝外胆管铸型（所谓的胆管铸型综合征）（图 52-7）[23]。

多普勒超声检查是确定 LT 后胆管狭窄患者肝动脉通畅的有用初始试验。通过内镜逆行胆胰管造影术可以成功控制胆管与胆管吻合的大多数狭窄[20,24]。或者，对于患有 Roux 肢体的患者，例如因原发性硬化性胆管炎而接受 LT 的患者，在胆肠 - 肠造口术中发生狭窄，经皮肝

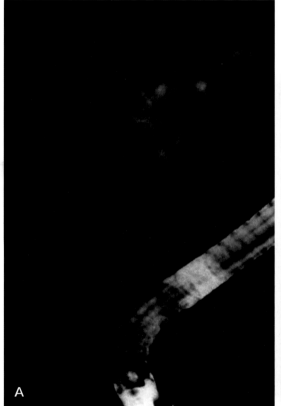
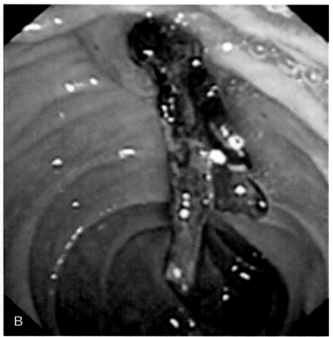

▲ 图 52-7　胆管铸型综合征
A. 在内镜逆行胰胆管造影术上显示的胆道铸型；B. 在内镜检查中观察到的 Vater 壶腹出现的胆管铸型（图片由 Patrick Pfau 博士提供）

穿刺胆管造影和狭窄扩张通常是成功的。胆汁铸型综合征表现为胆汁淤积性肝酶水平升高（碱性磷酸酶和 γ- 谷氨酰基转肽酶），氨基转移水平升高，最终血清胆红素水平升高。瘙痒通常是一个突出的症状。患者还可能表现出上行性胆管炎的特征：腹痛，黄疸和发热。胆道铸型综合征的管理具有挑战性，最好通过涉及移植团队和介入放射学的多学科方法来实现。当伴有同种异体移植失败时，胆道铸型综合征可能需要再次移植。

（三）血管并发症

1. 动脉

HAT 及其变异的肝动脉狭窄可能导致移植物功能障碍，从围术期到 LT 后数年。在系统评价中，早期 HAT 的发生率为 4.4%（儿童为 8.3%，成人为 2.9%）[25]。之后它可能导致肝酶水平异常，胆管损伤（狭窄，胆管综合征）或无菌胆汁收集，通常称为胆汁瘤。当后者被感染时，它们会形成肝脓肿。多普勒超声检查是识别 HAT 的极好工具，敏感度接近 100%[25]。早期 HAT 需要紧急干预，因为没有血运重建或再次移植导致的高死亡率。前面讨论了胆管狭窄和胆道铸型综合征的处理。发热和腹痛是与感染的胆汁瘤相关的最常见的症状，但 1/3 的患者无症状出现[26]虽然在没有 HAT 的情况下感染的胆汁瘤可以通过经皮引流和使用静脉内抗生素来解决，但在 HAT 医疗管理的情况下，导致仅解决少数感染的胆汁瘤[26]。在这些情况下，患者需要再次移植，否则他们将死亡[26]（图 52-8）。

2. 静脉

LT 后，肝静脉或门静脉的血栓形成并不常见，并且存在门静脉高压的并发症。尽管可能需要进行内镜，放射或外科手术，但肝脏或门静脉的血栓形成可通过抗凝治疗。

（四）代谢并发症

1. 高血压

无论是原发的或 LT 后新发的，高血压在 LT 人群中很常见，并且由免疫抑制药物如皮质醇和钙调神经磷酸酶抑制药加剧[3]。生活方式改变是管理的基础，包括低钠，高钾饮食，戒烟，减重和运动。钙通道阻滞药（硝苯地平）和 β 受体阻滞药（卡维地洛）是首选的药物，因为它们可以改善钙调神经磷酸酶抑制药诱导的血管紧张素。与非移植患者不同，由于肾素循环水平低，ACE 抑制药可能在移植后患者中至少在第一年起作用较小。有数据表明，ACE 抑制药和血管紧张素 II 受体阻滞药（ARBs）可预防和（或）减少钙调神经磷酸酶抑制药诱导的肾损伤[27]。

2. 糖尿病

除了糖尿病的常见危险因素外，在 LT 后患者中还存在致糖尿病药物（皮质醇，他克莫司），病毒（丙型肝炎病毒）和肥胖的其他风险因素[28]。糖尿病可能是短暂的（通常与移植后早期皮质醇的使用有关）或持续存在。糖尿病的管理与一般人群中的相似。但是，在针对不稳定的移植物功能时应该谨慎，因为许多口服糖尿病药物被肝脏代谢。在这些情况下，胰岛素被认为是最安全的药物。

3. 血脂异常

虽然遗传和环境因素发挥作用，但免疫抑制药是移植后高脂血症最重要的因素。与高血压一样，皮质醇和钙调神经磷酸酶抑制药是常见的罪魁祸首。mTOR 抑制药是免疫抑制药中最有效的高脂血症原因[3]（表 52-7）。3- 羟基 -3- 甲基戊二酰辅酶 A 还原酶抑制药（通常称为他汀类）是一线治疗。

4. 肥胖

LT 后体重增加是非常常见的，因为恢复了健康和皮质醇的食欲刺激作用[29]。表 52-7 概述了 LT 后因素，这些因素促进了 LT 患者已经建立的代谢综合征的复发或恶化[3]。LT 受者的肥胖和代谢综合征的管理反映了一般人群中的肥胖和代谢综合征。在患者不能减轻体重的情况下，可以考虑减肥手术，尽管经验有限[30]。

5. 心血管疾病

LT 后心血管疾病的危险因素包括系统性高

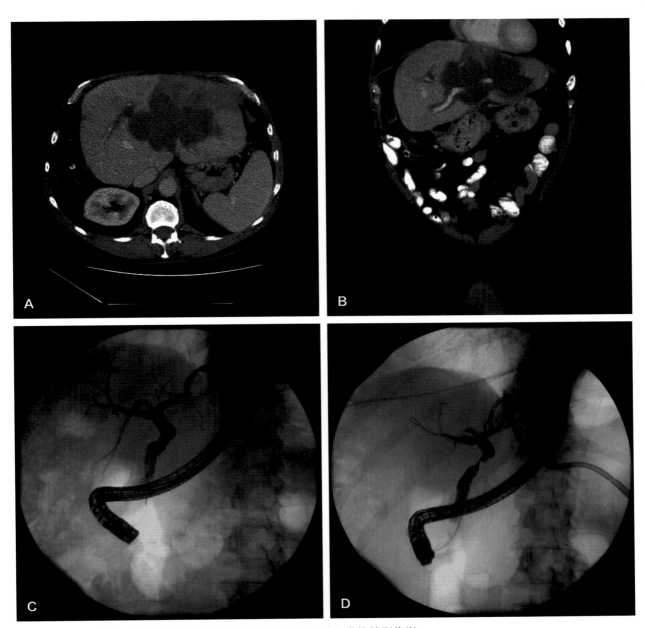

▲ 图 52-8　一名 63 岁男性肝移植 13 年后出现腹痛、呕吐和发热的影像学

最初的 CT 血管造影显示肝动脉血栓形成，这是自 18 个月前获得的最后一次成像以来的新发现；A，B. 胆汁瘤的进展；C. 症状出现当天胆管造影摄片；D.10 天后的胆管造影，显示缺血性狭窄的间断进展（图片由 Anurag Soni 博士提供 .）

表 52-7　与代谢综合征临床特征相关的因素

因素	糖皮质激素	他克莫司	环孢素	西罗莫司	HCV
腹型肥胖	+	−	−	−	−
血脂异常	+	+	+	+++	−
系统性高血压	+	++	++	+	−
胰岛素抵抗型糖尿病	+++	++	+	−	++

HCV. 丙型肝炎病毒；−. 不存在；+. 轻微的；++. 中等的；+++. 严重的 .

引自 Lucey MR, et al. Long-term management of the successful adult liver transplant: 2012 practice guideline by the American Association for the Study of Liver Diseases and the American Society of Transplantation. Liver Transpl 2013;19:3-26.

血压、糖尿病、肥胖、高脂血症和吸烟。在移植后存活超过 3 年的 LT 受者中，心血管事件占死亡人数的 21%[31]。许多免疫抑制药物会增加患心血管疾病的风险（表 52-7）。为了降低心血管风险，必须解决每个风险因素，例如停止使用烟草，控制高血压和血糖，必须仔细调整免疫抑制方案。

6. 肾病

LT 后肾衰竭通常由于药物，糖尿病，高血压和内在肾脏疾病的综合影响而出现。在 LT 后的前 10 年内，需要维持性透析的肾衰竭在高达 8% 的受者中出现[32,33]。此外，LT 受者中出现的肾衰竭占美国所有肾移植的 1.0%[34]。如果降低钙神经蛋白抑制药的剂量或停止使用钙调神经磷酸酶抑制药，通常用霉酚酸酯或 mTOR 抑制药替代，可降低钙调神经磷酸酶抑制药的有害作用[17]。这种减少会导致 ACR 的风险，这在一项研究中影响了 13% 的患者[15]。在蛋白尿的存在下禁忌使用 mTOR 抑制药。

7. 代谢性骨病

LT 受者的骨矿物质丢失风险增加，发生在两个重叠阶段。在 LT 后的前 4 个月，几乎所有接受者都会出现骨质流失[35]。这归因于术后使用皮质醇，尽管钙调神经磷酸酶抑制药可能会加重骨质流失。 4 个月后，在同种异体移植功能正常的 LT 患者中，骨矿物质密度开始增加，骨折频率下降。在这个阶段，骨矿物质密度是决定骨折风险的最重要因素，并且在患有慢性胆汁淤积性疾病 LT 的患者中发病率最高。一个单中心结果表明，在近 5 年的平均放射学随访期间，25% 接受 LT 治疗慢性胆汁淤积性肝病的患者发生了新生骨折[36]。AASLD 指南建议，除维生素 D 和钙补充剂外，骨质疏松症患者每年应测量骨矿物质密度，早期骨密度正常的患者每 2 至 3 年测量一次。后期筛查取决于风险因素[3]。Frank 骨质疏松症应该用双膦酸盐治疗[3]。

（五）移植后恶性肿瘤

与一般人群相比，移植后患者的恶性肿瘤发病率要高得多[37]。有几个因素，包括失去对致癌克隆的免疫监视，促癌症病毒的影响，以及免疫抑制药物的直接致癌作用。在免疫抑制药物中，mTOR 抑制药具有抗增殖作用，因此具有抗癌作用，可能是 LT 患者的有益选择。缺乏建立益处的研究，但是许多计划已经采用 mTOR 抑制药用于在初始恢复间隔过去后接受 HCC LT 治疗的患者。

1. 皮肤癌

黑色素瘤和非黑色素瘤皮肤癌共同占 LT 后人群中恶性肿瘤的大约一半[37]。因此建议，从 LT 后 5 年开始，所有移植后患者应每年进行专门的皮肤检查（见表 52-3）[3]。对于 LT 前有皮肤癌史的患者，应在 LT 后 1 年开始密切随访。此外，LT 受者，尤其是皮肤白皙的患者，应该在阳光下用防晒霜，着长袖装和戴帽子，以免造成阳光伤害。

2. 移植后淋巴组织增生性疾病

PTLD 是免疫抑制患者中出现的 B 细胞淋巴瘤。在许多情况下，PTLD 与 B 淋巴细胞的 Epstein-Barr 病毒感染有关，可能是由于原发感染或再激活。然而，Epstein-Barr 病毒 PCR 阴性不排除 PTLD 的诊断。

风险因素包括接受者的 Epstein-Barr 病毒血清反应状态，年龄和免疫抑制强度[38]。超过一半的 PTLD 病例发生在第一年内[3]。PTLD 表现出非特异性的体质症状，如疲劳，贫血，体重减轻或发热。PTLD 可能出现在同种异体移植物中，并且可能在肝酶水平升高的过程中被发现。通过淋巴细胞增殖的组织病理学证据进行诊断，并通过流式细胞术进行确认。世界卫生组织分类系统描述了四种主要的组织病理学亚型[39]，它们可能代表了 PTLD 的范围。

（1）早期增生性病变。

（2）多形态病变。

（3）单形态病变。

（4）经典霍奇金型淋巴瘤。

目前 PTLD 的治疗策略都始于减少免疫抑制。根据具体情况进行额外治疗，包括抗 B 细胞单克隆抗体和（或）细胞毒性化学疗法的一些组合以破坏淋巴瘤细胞，抗病毒疗法以消除 Epstein-Barr 病毒，以及局部疾病的外科手术切除。

3. 实体器官恶性肿瘤

因为实体器官癌约占移植后新发恶性肿瘤的 1/3，（表 52-3），定期筛查癌症是移植后健康维护的一个组成部分[3]，吸烟者，通常是因酒精性肝病而接受 LT 治疗的患者，患有呼吸消化道疾病的风险增加[37]。接受 LT 治疗原发性硬化性胆管炎的患者如果伴有慢性溃疡性结肠炎则有发生结肠癌的风险[3]。必须仔细监测女性 LT 受者的人乳头瘤病毒相关宫颈癌[40]。在移植的肝脏中患有 HCC 的患者有复发的风险。在 268 例接受 LT 治疗的 HCC 患者的单中心结果中，51 例（19%）复发，第一年为 6%，前 3 年为 13.5%。因此，接受 LT 治疗 HCC 的患者在头 5 年需要连续监测复发[41]。如果在治疗 HCC 之前甲胎蛋白水平显著升高并且此后恢复到正常范围，则使用横截面成像技术以及监测甲胎蛋白水平对监测有辅助作用[42]。

（六）感染性并发症

移植后患者普通和机会性感染的风险增加。已经确定的风险因素包括高剂量免疫抑制，显著的衰弱，基线营养状况差以及主要手术程序的分解代谢作用[43]。与许多住院患者一样，LT 受者的医院感染风险增加，特别是导管相关的尿路感染，中心静脉置管相关血流感染，呼吸机相关性肺炎，手术部位感染和艰难梭菌小肠结肠炎。

表 52-8 显示 LT 后常见的机会性感染，并提供有关预防 LT 受者发生的预防策略的建议。致病因子包括肺孢子虫肺炎，CMV，真菌感染如念珠菌和曲霉菌种，以及结核病。由于其感染频率和蛋白表现，CMV 是该列表中最重要的病原体。CMV 血清阳性供体器官的 CMV 血清阴性受体感染风险最高，移植后至少 3 个月应接受更昔洛韦或缬更昔洛韦的预防[44]。此外，AASLD 指南建议"应保持 LTV 患者接受 CMV 治疗直至病毒血症并且所有症状都已消退。"[3] 每当 LT

受体接受抗淋巴细胞治疗以治疗排斥反应时，应恢复对 CMV 感染的预防，并应在排斥治疗后持续 1～3 个月。轻度至中度疾病，无胃肠道受累或吸收能力降低的个体中 CMV 感染的治疗，应包括减少免疫抑制，加上大剂量静脉注射更昔洛韦治疗或至少 2 周口服缬更昔洛韦治疗，但也直到所有症状都解决了。尽管接受大剂量更昔洛韦治疗的患者疾病进展时可能患有耐药病毒。下一步是基因型分析和对膦甲酸的考虑。

用甲氧苄啶 / 磺胺甲噁唑预防肺孢子虫肺炎可导致 LT 后发病率和死亡率降低。

LT 后真菌感染的危险因素包括真菌定植，并与 LT 之前的延长重症监护相关，在手术期间接受超过 40U 的血液制品，存在胆总管空肠吻合术，肝脏铁过载史，和术后肾脏替代治疗。LT 或再次移植后需要早期再次手术的患者发生真菌感染的风险较高。幸运的是，由念珠菌属引起的最常见感染可以通过减少免疫抑制和使用适当的药物来控制（表 52-9）。此外，侵袭性曲霉病通常是致命的。早期诊断和开始适当的治疗是恢复的先决条件。曲霉菌感染特别难以通过非侵入性检测进行诊断，并且可能需要进行诊断性活检以进行病理学和微生物学确认[3]。高度怀疑是识别真菌感染所必需的，例如隐球菌感染，芽生菌病，球孢子菌病和 LT 受体中的组织胞浆菌病。

四、生殖健康

成功完成 LT 后，90% 的生理能力女性经常在 1 或 2 个月内恢复月经和排卵[3]。LT 受者的怀孕会增加母亲和婴儿的风险。母亲的风险包括高血压和先兆子痫。幸运的是，孕产妇死亡是罕见的，并不比一般人群更频繁[37]。尽管早产和（或）低出生体重的发生率较高，但在妊娠早期存活的胎儿可能会存活[38]。根据国家移植登记处的指导原则，已 LT 受体的女性应该将妊娠推迟至 LT 后 1 年，并且一旦同种异体移植功能在低维持水平免疫抑制下稳定。理想情况下，他们的医疗并发症也应该得到良好的控制[45]。

根据 AASLD 治疗 LT 受体的指南，LT 受

表 52-8　影响肝移植受者的常见微生物的预防策略

微生物	药物 / 剂量	疗　程	说　明
CMV（供体阳性 / 受体阴性）	缬更昔洛韦（900mg/ 日），口服更昔洛韦（3g/ 日）或静脉注射更昔洛韦 [5mg/（kg·d）]	3 ～ 6 个月	缬更昔洛韦未获得 FDA 批准用于 LT 受者。持续时间长的治疗方案对肾移植受者有效
CMV（受体 - 阳性）	当明确病毒血症时，缬更昔洛韦（900mg/d），更昔洛韦口服或静脉注射，或每周监测 CMV 病毒载量和开始抗病毒	3 个月	缬更昔洛韦未获得 FDA 批准用于 LT 受者
真菌	氟康唑（100 ～ 400mg/d），伊曲康唑（200mg，每日两次），卡泊芬净（第 1 天 70mg，每日 50mg），或脂质体两性霉素 [1mg/（kg·d）]	4 ～ 6 周？（最佳疗程未知）	为高风险人群预备（移植前真菌定植，肾脏替代治疗，大量输血，胆总管空肠吻合术，再次手术，重复移植或肝脏铁超负荷）
肺孢子菌（之前称为卡氏肺孢子虫）	甲氧苄啶 / 磺胺甲噁唑（单倍剂量每日一次或双倍剂量每周三次），氨苯砜（100 mg/d）或阿托伐醌（1500 mg/d）	6 ～ 12 月（最佳疗程未知）	对于接受高强度免疫抑制的患者，应考虑更长的治疗时间。应该考虑终身治疗艾滋病毒感染的 LT 受者
结核分枝杆菌（潜伏感染）	异烟肼（300 mg/d）	9 个月	

CMV. 巨细胞病毒；FDA. 美国食品药品监督管理局；LT. 肝移植

表 52-9　肝移植受体首选的抗真菌剂

微生物 / 疾病	药　物	说　明
假丝酵母	三唑（氟康唑，伊曲康唑，伏立康唑和泊沙康唑），棘白菌素（如卡泊芬净，米卡芬净和阿尼芬净），或两性霉素 B 和类似物	光滑念珠菌和克鲁氏假丝酵母可能对三唑（尤其是氟康唑）具有抗药性。区分定植与感染。治疗持续时间因感染部位而异
曲霉属真菌	三唑（伏立康唑是首选药物；伊曲康唑和泊沙康唑也有活性），卡泊芬净或两性霉素 B 和类似物	治疗的持续时间取决于对治疗的反应
隐球菌	两性霉素 B 和类似物与 5- 氟胞嘧啶合用 2 周，然后氟康唑 6 ～ 12 个月	谨慎下调免疫抑制。患有孤立性肺病的患者可能不需要两性霉素诱导。持续时间因应答而异
芽生菌病	伊曲康唑用于轻度至中度感染，两性霉素 B 和类似物用于严重感染	标准持续时间为 6 ～ 12 个月
球孢子菌病	氟康唑，伊曲康唑或两性霉素 B 和类似物	两性霉素应用于更严重的感染，并应在有中枢神经系统受累时予以考虑。标准持续时间为 6 ～ 12 个月，之后能长期抑制
组织胞浆菌病	伊曲康唑或两性霉素 B 和类似物诱导 2 周，伊曲康唑治疗 12 周（急性感染）或 12 个月（慢性空洞肺部病变）	

者的妊娠应由高危产科医生与移植肝病专家协调管理[3]。在怀孕期间应尽可能保持稳定的药物治疗方案，尽可能少的改变，并且需要进行密切的孕产妇和胎儿监测[46]。对于怀孕的 LT 受者，没有单一的最佳免疫抑制方案。建议服用 mTOR 抑制药和霉酚酸或霉酚酸酯的患者因

其致畸潜力而避免怀孕[47,48]。目的是在最小免疫抑制时保持稳定的同种异体移植功能，同时经常监测肝酶水平。对于 LT 受体，没有针对阴道分娩的具体禁忌。

没有特别的避孕方法[49]。LT 后男性性功能的数据很少。很少有移植前勃起功能障碍患者

LT 后恢复的情况。 LT 后使用西地那非和类似药药是安全的[49]。

五、再次移植

重复移植的适应证与第一次 LT 之前的适应证没有什么不同。 LT 接受者的主要驱动因素是存在危及生命的肝脏疾病。这可能发生在第一次 LT 后的任何时间，尽管术后第一周是风险最大的时间。因 PNF 或 HAT 而需要在术后即刻反复移植的患者有资格在美国等候名单上获得特殊身份，如严重急性肝衰竭患者。而重复的 LT 通常是由于各科原因导致宿主肝衰竭，PNF，导致的 HAT 胆汁瘤，以及与 HAT 宿主或心脏死亡后捐赠相关的胆管铸型综合征是 LT 接受者特有的现象[20-24]。同种异体移植物排斥是同种异体移植物缺失导致重复移植相对罕见的原因。奇怪的是，对于经历 PNF 重复移植患者的结果良好，其他适应证的重复移植结果比第一次 LT 更差[50]。对重复移植患者进行的术前评估与初次 LT 患者前相似：考虑肝脏状况的预后，健康评估，包括心肺状态，以及癌症或感染的存在。每个中心每年进行的再次移植病例数不会影响结果[42]。对联合网络器官共享数据库的审查表明，终末期肝病模型评分对初级和重复 LT 候补名单人选的分析均适用[50]。

◆ 结论

LT 已成为整个发达国家的定期外科手术程序，在发展中国家也越来越多。这种转变导致了越来越多的 LT 幸存者。虽然围术期仍然是接受者最大风险的时期，但临床管理的重点已经从围术期幸存的患者转变为维持患者未来 20 年及以后的健康状况。从长远的角度来看，需要通过平衡免疫抑制的最小化来控制排斥反应的竞争需求，并在必要时对免疫抑制药物的不良后果进行治疗。原始肝脏疾病复发的风险以及与年龄增长相关的持续存在的风险使 LT 受体的治疗进一步复杂化。

总　结

最新进展
- 识别肝移植受者抗体介导的排斥反应
- 通过减少抗排斥药物改善移植术后的健康状况

关键知识缺口
- 缺乏简单可重复性的方法评估免疫状态

- 对 LT 后细胞排斥反应和抗体介导排斥反应的相互作用缺乏了解

未来发展方向
- 通过预防终末期肝病死亡来减少对 LT 的需求
- 提高移植后第一年生存率
- 更好地了解同种异体移植物的免疫耐受

第 53 章　肝移植术后原发疾病的复发
Recurrent Primary Disease After Liver Transplantation

Varun Saxena，Norah A. Terrault　著

张达利　译，朱震宇　校

● 缩 略 语　ABBREVIATIONS

AR	acute rejection	急性排斥反应
AIH	autoimmune hepatitis	自身免疫性肝炎
ALD	alcoholic liver disease	酒精性肝病
CMV	cytomegalovirus	巨细胞病毒
CI	confdence interval	置信区间
DAA	direct-acting antiviral	直接抗病毒药物
DDLT	deceased donor liver transplant	死者供体肝移植
DRI	donor risk index	供体风险指数
ESLD	end-stage liver disease	终末期肝病
HBIG	hepatitis B immunoglobulin	乙型肝炎免疫球蛋白
HBcAg	hepatitis B core antigen	乙型肝炎核心抗原
HBeAg	hepatitis B e antigen	乙型肝炎 e 抗原
HBsAg	hepatitis B surface antigen	乙型肝炎表面抗原
HBV	hepatitis B virus	乙型肝炎病毒
HCC	hepatocellular carcinoma	肝细胞癌
HCV	hepatitis C virus	丙型肝炎病毒
HDV	hepatitis D virus	丁型肝炎病毒
HIV	human immunodefciency virus	人类免疫缺陷性病毒
HLA	human leukocyte antigen	人类白细胞抗原
HR	hazard ratio	风险比
HVPG	hepatic venous pressure gradient	肝静脉压力梯度
IBD	inflammatory bowel disease	炎症性肠病
LDLT	living donor liver transplan	活体肝移植
LT	liver transplantation	肝脏移植
MELD	Model for End-Stage Liver Disease	终末期肝病模型
MMF	mycophenolate mofetil	吗替麦考酚酯
NAFLD	nonalcoholic fatty liver disease	非酒精性脂肪性肝病
NASH	nonalcoholic steatohepatitis	非酒精性脂肪性肝炎
PBC	primary biliary cholangitis	原发性胆汁性胆管炎
PSC	primary sclerosing cholangitis	原发性硬化性胆管炎
SVR	sustained virologic response	持续性病毒学应答
SVR12	sustained virologic response at week 12	12 周时持续病毒学应答
UDCA	ursodeoxycholic acid	熊脱氧胆酸
UNOS	United Network for Organ Sharing	器官共享分配网络

肝脏移植术是治疗急性肝衰竭及其并发症，肝硬化及其并发症，以及小肝癌等的有效方法。在过去的 30 多年中，随着外科手术技术的发展，供体及受体选择、免疫抑制药的应用，以及对于移植术后原发疾病复发管理的改进，大大提高了移植物及受体的生存率。肝移植术后平均 1 年、5 年、10 年的移植物存活率分别约为 85%、65%、50%（图 53-1）[1]。肝移植术后经常出现原发病复发（表 53-1），这降低移植物及患者的生存率。理解复发疾病的自然病史和导致疾病明显复发的风险的因素是改变移植物存活的关键因素。随着对复发疾病更好的管理，特别是对于最常见的疾病如乙型肝炎、丙型肝炎的管理，肝移植术后移植物及患者长期存活率明显改善。

一、乙型肝炎及肝移植

对于全世界 4 亿 患有慢性乙型病毒感染的病人来说，有 15% ～ 40% 患者会发展肝病相关并发症，包括肝硬化，肝硬化失代偿期，以及原发性肝癌[2]。需要行肝移植的情况分为 3 种：①肝硬化失代偿期。②急性、慢加急性乙型肝病。③乙肝相关原发性肝癌，符合米兰标准但是不能行手术切除的。在北美和西欧的所有移植手术中，乙肝相关肝移植占 5% ～ 10%[3]。在另外一些乙肝为地方病的国家，乙肝相关疾病是肝移植最主要的病因。在美国，近 20 年来，因为原发性肝癌为首要病因的肝脏移植病例数逐渐增加，因为终末期肝病行肝脏移植术的逐渐下降[3]。安全和高效的核苷酸类似物的出现抑制了 HBVDNA 的复制，从而降低了因为肝硬化失代偿期行肝移植术的比例[3]。因为 HBV 相关的 HCC 患者接受 LT 治疗的比例呈上升趋势，这可能反映了抗病毒治疗对于 HCC 风险的延迟影响[4-9]，而且因为小肝癌患者有优先移植机会，也增加了因 HCC 行肝移植的病例（图 53-2）[3]。

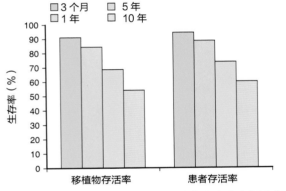

▲ 图 53-1　美国尸肝移植受者移植物和患者存活率（所有适应证）

1999—2008 年美国尸肝移植受者 3 月、1 年、5 年、10 年移植物及患者生存率（引自 Thuluvath PJ, et al. Liver transplantation in the UnitedStates, 1999-2008. Am J Transplant 2010;10:1003-1019.）

表 53-1　肝脏复发疾病的总结

肝移植的病因	肝移植术后 1 年疾病复发的风险	肝移植术后 5 年疾病复发的风险	预防移植物丢失可用的有效治疗
乙型肝炎	40% ～ 65% 没有预防治疗	～ 80% 没有预防治疗	乙肝免疫球蛋白 核苷 / 核苷酸类似物
丙型肝炎	普遍没有治疗	普遍没有治疗	直接抗病毒治疗药物
原发性胆汁性胆管炎	～ 25%	～ 45%	熊脱氧胆酸降低肝脏转氨酶水平；对于患者 / 移植物存活率没有改善
原发性硬化性胆管炎	～ 1%	～ 10%	熊脱氧胆酸降低肝脏转氨酶水平；对于患者 / 移植物存活率没有改善
自身免疫性肝炎	～ 20%	～ 40%	应用硫唑嘌呤和 MMF 的长期充分的免疫抑制药，伴有或不伴有激素
非酒精性脂肪性肝病	～ 33%	～ 50%	减轻体重（考虑限制性 减肥外科手术），如果 存在脂肪性肝炎，用维生素 E，控制血糖
酒精肝肝硬化	未知	未知	多学科协作预防和治疗酒精滥用

MMF．吗替麦考酚酯

在肝移植早期阶段，因为肝移植术后乙肝高频率复发，导致严重地快速进展的早期移植物功能衰竭，使得乙肝患者行肝移植是有争议的。在1980年和1990年早期，美国医疗保险和医疗补助以及一些私人保险均拒绝因为慢性乙型肝炎行肝脏移植术的费用。但是随着乙型肝炎治疗方案的出现，预防和治疗HBV的复发，肝移植成为终末期乙肝肝硬化和（或）HBV相关小肝癌的有效治疗手段，并获得良好的长期生存[10]。

（一）肝移植术后自然病史

早期乙肝相关肝移植的经验揭示了肝移植术

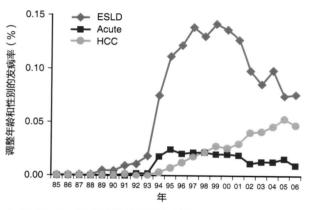

▲ 图 53-2　肝移植等待注册名单的 HBV 相关肝病的终末期肝病、肝硬化和肝细胞癌的发病率

近20年来在美国，因 HBV 相关肝硬化失代偿期行肝移植的患者数量明显下降，这可能反应了抗病毒治疗阻止和治疗 HBV 相关肝硬化的获益；ESLD：终末期肝病，HCC：肝细胞癌（引自 Kim WR, et al. Trends in waiting list registrationfor liver transplantation for viral hepatitis in the United States. Gastroenterology 2009；137:1680-1686.）

后很高的乙肝再感染发病率以及疾病快速进展，导致肝移植术后5年生存率小于50%[11,12]。由于肝移植术后预防治疗，第一就是乙型肝炎免疫球蛋白，以及后来的核苷酸类似物比如拉米夫定、阿德福韦酯、恩替卡韦、替诺福韦，改变了乙肝相关肝移植术后患者的结局。在一项美国乙肝相关成人行肝移植的回顾性研究中，1年生存率从1987—1991年的71%升高至1987—2002年的87%；5年生存率从1987—1991年的53%升高至1997—2002年的76%（图53-3）[13]。相似地，欧洲的经验也显示乙肝相关不管什么指征的肝移植，均取得了暂时的改善（表53-2）[14]。生存率的逐步提高与HBV感染的预防和治疗措施密切相关[13,14]。美国2001—2007年间，一个同时代多中心的关于170例乙肝相关肝移植的经验报道5年生存率为85%或更好[15]，从2002—2011年，美国肝移植受者科学注册部门发现成人乙肝因肝癌行肝移植的患者5年移植物生存率为93%[16]。这样因为乙肝感染行肝移植的患者是肝移植术后各种病因导致的肝硬化行肝移植患者中生存率最高的[17]。

在没有应用预防治疗的自然病史的研究发现肝移植术前HBVDNA的水平是移植术后复发的主要因素。在Samuel等里程碑的研究中[10]，1977—1990年372名HBsAg阳性的欧洲患者行肝脏移植术（用或者没有应用乙肝免疫球蛋白预防），肝移植术后时HBVDNA水平10^5拷贝/ml

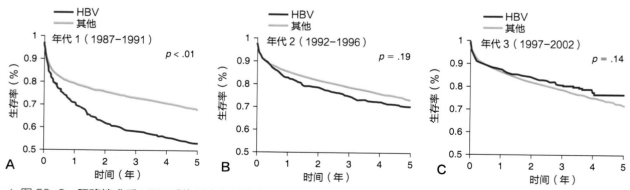

▲ 图 53-3　肝移植术后 HBV 感染受者与其他病因受者生存率的比较

A.1987—1991 年的可能生存率；B.1992—1996 年的可能生存率；C.1997—2002 年的可能生存率；因 HBV 感染行肝移植患者 1 年可能生存率从 1987—1991 年的 71% 改善到 1997—2002 年的 87%。5 年的可能生存率从 1987—1991 年的 53% 提高到 1997—2002 年的 76%；HBV：乙型病毒肝炎（引自 Kim WR, et al. Outcome of liver transplantation for hepatitis B in the United States. Liver Transpl 2004；10:968-974.）

表 53-2　乙型肝炎病毒感染的肝移植受者死亡或移植物失活随着时间的变化

乙型肝炎肝硬化失代偿期					
患者死亡/移植物失活	1988—1995（N=946）	1996—2000（N=1083）	2001—2005（N=1339）	2006—2010（N=1255）	P
疾病复发（%）	21.5	11.4	6.8	1.1	<0.001
HBV 和 HCC					
患者死亡和移植物失活	1988—1995（N=177）	1996—2000（N=199）	2001—2005（N=385）	2006—2010（N=528）	P
疾病复发（%）	18.7	14.3	3.9	3.6	<0.001
肿瘤复发（%）	30.9	27.3	34.3	36.1	0.63

HBV. 乙型肝炎病毒；HCC. 肝细胞癌

来自 BurraP, Germani G, AdamR，et al. Liver transplantation for HBV-related cirrhosisin Europe: an ELTR study on evolution and outcomes. J Hepatol 2013:58: 287-296.

的乙肝肝硬化患者肝移植术后 3 年乙肝复发的风险最高（83%），中等复发风险（58%）为肝移植术时 HBVDNA 未检测到，复发风险最低的是合并丁肝病毒感染的（32%），或者暴发性乙肝病毒感染（17%）（图 53-4）。

目前肝移植术后常规应用预防乙肝病毒感染治疗，肝移植术后乙肝复发很少见 [18-21]，但一定程度上，复发还是与肝移植术前 HBVDNA 水平有一定关系 [22.23]。肝移植术前 HBV 耐药 [18,19,24] 以及肿瘤复发 [25]，患者肿瘤细胞中 HBVDNA 被认为是肝移植术后乙肝复发的一个来源，也是预防治疗失败率高的一种原因。在近期的单中心关于 185 名因乙肝行肝脏移植术的患者，肝移植术前 HBVDNA 水平、肝细胞癌的存在，抗病毒治疗状态、肝移植术后乙肝病毒耐药都被认为是肝移植术后乙肝复发的高风险因素 [26]。

（二）肝移植术后乙肝疾病的病理

总的来说，肝移植术后移植物乙肝复发和没有肝移植的患者的急性或者慢性期病理是相似的 [27,28]。另外，HBV 感染复发严重的一种独特的变异形式称为变异型胆汁淤积性纤维化，这是很少见的。这种组织学变异通常是移植事件中 HBV 少见的特殊组织学变异，在肾移植、骨髓移植以及肝移植中仅有个案报道 [29-31]，在非移植患

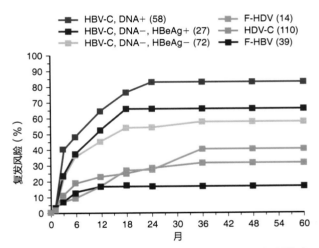

▲ 图 53-4　根据初始肝脏疾病和移植前病毒复制状态再次出现乙型肝炎表面抗原阳性的乙型肝炎病毒感染复发的精算风险

从 1990—1997 年（大部分没有预防治疗），372 名欧洲乙型肝炎表面抗原（HBsAg）阳性患者行肝脏移植术，乙肝病毒复发感染（HBV）3 年的精算风险在 HBV 相关肝硬化（HBV-C 和 HBV DNA 含量为 10^5 拷贝/ml 或更高）的人群中最高（83%），中等风险（58%）是肝移植时 HBVDNA 检测不到，或者 e 抗原（HBeAg）阳性，风险最低是合并 D 型肝炎病毒感染（HDV-C）（32%）和和暴发性 HBV 感染（F-HBV）（17%）；F-HDV，暴发性 D 型肝炎病毒感染（引自 SamuelD, et al. Liver transplantation in European patients with the hepatitis Bsurface antigen. N Engl J Med 1993；329:1842-1847.）

者中仅有 1 例用了免疫抑制药治疗的个案报道 [32]。

在没有预防性治疗的情况下，HBV 感染复发的早期特征性表现为肝移植术后第 2 周及第 5 周免疫染色组化提示肝细胞的细胞质和细胞核表达 HBcAg，但是没有肝细胞的炎症和坏死 [11]。在

肝移植术后平均第 8 周至 10 周的急性肝炎的组织学表现为弥漫性肝细胞气球样变性，点灶样肝细胞坏死以及小叶结构紊乱[27,28]。可见基于不同严重程度的汇管区单核细胞浸润。尤其是在急性期进展为慢性病过程中，含有 HBcAg 的细胞核和细胞质的肝细胞比例逐渐增多[28]。在感染的急性期和早期很少见到磨玻璃样细胞[27]。HBV 复发感染的早期没有明显的胆道及内皮细胞的损伤，以此可直接与急性排斥反应相鉴别。在少部分患者中，在抗病毒治疗之前出现严重的桥接和亚大块坏死的肝炎通常和快速进展至肝硬化和移植物丢失相关[28]。

随着时间的推移，以基于汇管区的炎症和纤维化，点屑样坏死和磨玻璃样细胞出现的急性肝炎进展为慢性肝炎的这些变化，通常与活动性炎症坏死成反比[27]。炎症浸润以血浆淋巴细胞为主（图 53-5，A）。免疫组化研究显示大量的肝细胞的细胞质和细胞核均存在 HBcAg（图 53-5，B）。总的来说，除了疾病快速进展以外，慢性期的感染的组织病理特征和没有肝脏移植的患者一样。没有抗病毒治疗的情况下复发患者在 2 年内可以进展至肝硬化[33]。

就像之前提到的，HBV 感染复发的胆汁淤积性肝纤维化是不常见的，仅在免疫抑制的人群中可能见到。独特的组织学特征包括广泛的肝细胞气球变性，明显的胆管反应和胆汁淤积，汇管区及肝细胞外周纤维化，以及没有炎症细胞浸润（图 23-6，A）[29,34]。肝脏中 HBcAg 和 HBsAg 的高水平表达证明存在高水平的病毒复制（图 53-6，B）[35,36]，证实了直接细胞损伤形式的肝损伤的概念。生化学特征包括明显的血清胆红素水平以及凝血酶原时间的异常，但是仅有轻度的转氨酶水平的升高以及少数进展性肝衰竭。在没有抗病毒治疗的情况下，预后是快速致命的[37]。

（三）复发性乙肝病毒感染的防治

从既往历史看，肝移植术后乙肝病毒复发感染会导致疾病快速进展，导致 5 内年 50% 的移植物丢失[11]。在核苷 / 核苷酸类似物应用之前，乙肝病毒感染的重点是应用乙肝免疫球蛋白预防再次感染。现在，虽然有有效的抗 HBV 感染的抗病毒治疗，最初的管理策略应用免疫球蛋白仍用来预防 HBV 的复发感染。乙肝免疫球蛋白联合核苷 / 核苷酸类似物是最经常应用的方法[39,39]。在过去的 20 年里，多项单中心研究或多中心研究均证实这种联合治疗的高效性[19,40-46]。然而，对于长期治疗患者来说乙肝免疫球蛋白昂贵而且不便捷得到，因此这些方案调整为应用低剂量、短期、非静脉途径的 HBIG[38,39]。另外，强效、低耐药风险的抗病毒药物比如恩替卡韦、替诺福韦的应用，出现了单独核苷 / 核苷酸类似物预防治疗的方案[38,39]。

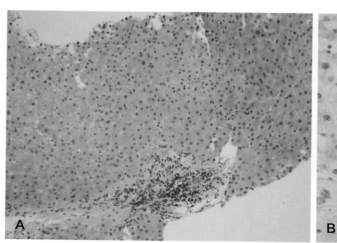
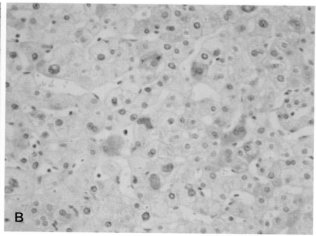

▲ 图 53-5　慢性乙型病毒性肝炎复发的病理学特征

A. 血浆淋巴细胞浸润为主的炎症；B. 免疫组化提示大量肝细胞细胞质和细胞核中可见 HBcAg（图片由洛杉矶加利福尼亚大学 Linda Ferrell 提供）

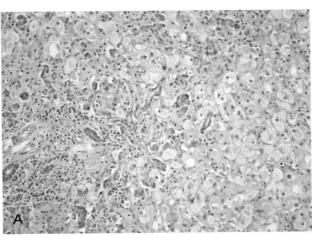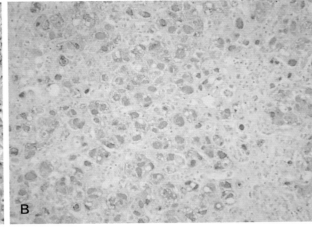

▲ 图 53-6　胆汁淤积性乙型肝炎纤维化的病理学特征

A. 独特的病理学特征包括广泛的肝细胞气球样变性，显著的胆道增生反应和胆汁淤积，细胞周围和汇管区纤维化，少见炎症浸润；B. 肝脏中以乙型肝炎核心抗原和乙型肝炎表面抗原高水平表达的为依据的病毒高水平复制（图片由洛杉矶加利福尼亚大学 Linda Ferrell 提供）

肝移植术后乙肝复发感染曾经被定义为血清中出现 HBsAg[10]。在早期 HBIG 预防治疗时期，HBVDNA 可测出以及后续出现 HBV 临床及病理证据的疾病复发被认为是预防治疗失败的特征。然而，在长期应用核苷 / 核苷酸类似物的现代，血清 HBsAg 的复发可能检测不出 HBVDNA 水平。这是以前移植肝脏中复发性感染的指标，现在在足够强效的抗病毒治疗下可以检测不出 HBV DNA 水平。另外，血清中可以检测到 HBsAg，但是没有 HBVDNA 被认为是接受预防治疗的伴有肝细胞癌复发患者的表现。在这种情况下，肿瘤细胞可能是 HBsAg 的来源而不是感染的同种异体移植物。虽然预防 HBV 再感染始终是预防治疗的目标，移植后高效的核苷 / 核苷酸类似物抑制 HBV DNA 复制，并防止移植物丢失，使得对乙肝复发本身的关注减少（既往被定义为血清存在 HBsAg），因为复发性疾病是可用抗病毒药物如恩替卡韦和替诺福韦控制的。然而一旦出现乙肝复发，耐药及移植物肝炎进展一直需要被关注的，特别是存在依从性问题患者，或者存在乙肝多药耐药的患者，长期的抑制病毒复制的治疗可能有效性减少。也就是因为这些原因，最好的预防治疗就是阻止再感染，而不是抑制移植物再次感染（比如肝移植术后获得血清 HBsAg 的阴性以及 HBVDNA 水平检测不到）[38,39]。

（四）肝移植术前的抗病毒治疗

肝移植术后预防失败的最公认的预测因素就是肝脏移植术时 HBVDNA 水平。因此，在肝移植术前，所有有肝移植指征并且 HBVDNA 可检测到的患者均应该应用抗病毒治疗。肝移植术前抗病毒治疗的目标是在肝移植术前检测不到 HBV DNA 水平，并尽量减少出现耐药病毒株的风险，优选的药物是替诺福韦和恩替卡韦[47,48]。因为拉米夫定、替比夫定耐药率高，阿德福韦酯存在肾毒性的风险，拉米夫定，替比夫定和阿德福韦不是理想的一线药物[49-51]。然而，在资源有限的情况下，在移植前较短治疗时间以最小化耐药风险的情况下，应用拉米夫定可能是可接受的低成本选择[52]。

在肝硬化失代偿期患者应用恩替卡韦及替诺福韦的集体经验说明了它们的高效性和安全性。在一项包括 120 名晚期纤维化患者治疗 48 周的研究中，恩替卡韦治疗 HBeAg 阳性患者获得 HBV DNA 阴转率为 91%，HBeAg 阴性患者为 96%；而拉米夫定治疗的 HBeAg 阳性患者 HBV DNA 阴转率为 57%，HBeAg 阴性患者为 61%[53]。在对肝硬化失代偿期 70 名初治患者的研究中，75%HBeAg 阳性患者和 98%HBeAg 阴性患者治疗 1 年后均获得 HBV DNA 抑制[54]。治疗 6 年时间内替诺福韦没有出现耐药，显示了很强的抗病毒效力和安全性[55]。在一项临床 2 期双盲随机对照的关于 45 名肝硬化失代偿期患者应用替诺福韦治疗的研究中[58]，在此之前替诺福韦治疗肝硬化失代偿期患者最初只有个案报道[56,57]，由于不良反应引起的治疗中断是罕见的（6.7%），治疗并且在第 48 周，71% 的患者 HBV DNA 水平低于 400 拷贝 /ml，57% 的患者转氨酶恢复正常，21% 的患者 HBeAg 阴性或发生血清学转换[58]。一些专家还提倡使用从开始就联合治疗，如替诺福韦 - 恩曲他滨，以进一步降低耐药风险；然而，这种方法缺乏数据支持。 在唯一的一项直接比较这些药物的研究中，112 名 HBV 肝硬化失代偿患者随机接受恩替卡韦，替诺福韦或替诺福韦 - 恩曲他滨[58]。治疗 48 周病毒低于 400 拷贝 /ml 的概率分别为 73%、71% 和 88%，Child-Turcotte-Pugh 得分减少至少 2 个单位后病毒低于 400 拷贝 /ml 的概率分别为 42%、26% 和 48%[58]。重要的是，在所有三个治疗组（恩替卡韦，替诺福韦和替诺福韦 - 恩曲他滨）中，严重的不良事件和死亡率（分别为 9%，4% 和 4%）具有可比性，在任何研究中均未有乳酸性酸中毒的报告[58]。

对于拉米夫定耐药的 HBV 感染患者，建议使用替诺福韦或替诺福韦 - 恩曲他滨[48]。在这些药物批准之前，阿德福韦是首选药物。在一项多中心开放性研究中，肝移植等待的 128 名患者中 98% 的人有拉米夫定耐药的 HBV 感染，在阿德福韦治疗 48 周后，81% 达到了不可检测的 HBV DNA 水平。血清 HBV DNA 平均下降了 -3.5 log 10 拷贝 /ml[50,51]。虽然没有替诺福韦或替诺福韦 - 恩曲他滨治疗拉米夫定耐药的 HBV 感染的肝硬化失代偿期患者的研究，我们从代偿性肝硬化患者的使用中得到了数据的支持[59]。

安全性是肝硬化失代偿期患者应用任何药物首要关注的，其中许多人同时发生肾功能障碍。在一份 16 例肝硬化和慢性乙肝患者应用恩替卡韦的报道中，5 名患者终末期肝病评分（MELD）的基线水平为 20 或更高，在治疗开始后 4～240 天之间发生乳酸性酸中毒[60]。乳酸酸中毒是所有

核苷 / 核苷酸类似物被列出的潜在不良反应，肝硬化失代偿期患者风险更高。在一项小的随访研究中，在患有肝硬化失代偿期的患者中开始恩替卡韦治疗后可能再次出现明显乳酸酸中毒。乳酸酸中毒的频率和程度与类似的未经治疗的对照组没有差异，这表明安全性可能与肝硬化失代偿期的自然病史相关，而与恩替卡韦无关[61]。无论如何，意识到肝硬化失代偿期患者有可能出现这种潜在的并发症是必要的。 另外，所有批准用于 HBV 感染的抗病毒药物都需要在肾功能不全的情况下根据情况调整剂量（肌酐清除率低于 60 ml/min）。

（五）预防性治疗

1. 历史视角

早期关于应用 HBIG 单药预防移植术后移植物 HBV 再感染的研究表明，应用高剂量的 HBIG 维持乙型肝炎表面抗体（抗 -HBs）滴度高于 500 U / L[22; 62]，在 2 年内 81%～86% 患者不会有 HBV 感染复发。随着拉米夫定和后来的阿德福韦获批，HBIG 联合核苷 / 核苷酸类似物成为 20 世纪 90 年代中期肝移植术后 HBV 感染的标准治疗[19,40-46,63]。三项 Meta 分析清楚地证明了 HBIG 联合拉米夫定移植后 HBV 感染复发率比单独使用 HBIG 下降了 62%～81%，有明显的优越性[64-66]。在过去的二十年中，HBIG 联合核苷 / 核苷酸类似物已经成为主要的管理策略，近年来还有更多使用的个体化预防方法（图 53-7）[38,39]。

没有血清学证据乙型肝炎病毒感染复发的患者血、外周血单核细胞和（或）肝脏发现了 HBV DNA 和共价闭合环状 DNA，证明终身预防性治疗是需要的[43,45,67-70]。25 例肝移植术后持续接受 HBIG 和拉米夫定联合治疗的患者 HBsAg 持续阴性，通过免疫化学染色发现 4 例（16%）患者肝活检标本中发现 HBcAg[43]。在 2 项没有 HBV 感染复发证据的 66 名患者的研究中，分别有 23 例（35%）和 11 例（17%）患者移植后肝活检标本中检测到 HBV DNA 和 HBV 共价闭合的环状 DNA[71,72]。虽然可能有一少部分人在肝移

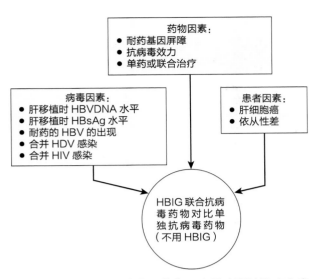

▲ 图 53-7　患者、病毒、药物因素影响预防治疗方案的选择

HBIG. 乙型肝炎免疫球蛋白；HBsAg. 乙型肝炎表面抗原；
HBV. 乙型肝炎病毒；HCC.肝细胞癌；HDV.D 型肝炎病毒；
HIV. 人类免疫缺陷病毒

植术后完全根除 HBV 和（或）者其自身免疫系统在没有预防的感染情况下可以控制 HBV 感染 [73]，但是到目前为止，运用诊断工具确定这组患者是有限的。 评估肝组织中共价闭合的环状 DNA 总量的检测有助于识别哪些患者可以撤除预防性治疗 [67]。但是，还需要进一步研究了解如何将此类测试运用到移植后决策制定。

2. 预防治疗策略概述

预防性治疗应该个性化。对于特定的患者来说，患者 / 供应商偏好，病毒因素和抗病毒功效在决定什么预防方法最适合患者的时候是需要考虑的（图 53-7）。抗病毒药物耐药屏障较高，如恩替卡韦和替诺福韦，允许单独使用抗病毒药物或与持续短时间的 HBIG 联合预防。 为了实现终身预防移植物免受 HBV 感染复发目标，鉴定预防失败风险较高的患者可以指导临床医生识别哪些人将从 HBIG 和抗病毒药物联合治疗或仅抗病毒药物中受益（表 53-3）[38,39,47,74]。用于支持此数据的方法来自对所有患者预防的研究，根据预防失败的预测因子识别高风险患者。 这些高风险患者可能是那些应用抗病毒药物依从性差的，如果抗病毒药物产生耐药没有替代药物选择，（例如，原先存在的多药耐药的 HBV），或 HBsAg

再次出现（例如，HDV 共感染），或者可能是那些肝移植时 HBV DNA 水平高的人（例如，急性 HBV 感染）。

3. 乙型肝炎免疫球蛋白联合核苷酸 / 核苷类似物的预防治疗

最初使用拉米夫定联合 HBIG 治疗研究发现，平均中位随访时间 2 年后乙肝复发率为 5% ～ 15%[63]，因此应用较高耐药屏障的抗病毒药物，如替诺福韦和恩替卡韦替代拉米夫定。在一项比较 HBIG 联合恩替卡韦和 HBIG 联合拉米夫定疗效的研究中 [75]，HBIG 联合恩替卡韦组 HBV DNA 复发率为 0，HBIG 联合拉米夫定组为 11%（$P<0.05$），但两组总体生存期没有差异 [75]。因此后来替诺福韦可以用来替代 HBIG 联合拉米夫定治疗失败的人群中。但是，以预防感染为目标而非管理疾病复发，HBIG 联合恩替卡韦或替诺福韦可预防 HBV 复发率接近 100%（表 53-4）[18,75-81]。最近的一个系统性综述报道了应用 HBIG 联合恩替卡韦或替诺福韦 HBV 复发率仅为 1%（n= 303），而 HBIG 联合拉米夫定治疗的患者 HBV 复发率为 6.1%（n = 1889）[80]。因此，当资源不受限制时，使用 HBIG 联合恩替卡韦或 HBIG 联合替诺福韦的方案是需要长期预防治疗患者的首选。

表 53-3　乙肝病毒感染肝移植后的预防性治疗

HBV 复发的风险	预防治疗策略
低风险	
无已知耐药性 移植前，HBV 低滴度或阴性 依从性好	短期 HBIG 加口服抗病毒药治疗 [87,94,96] 仅口服抗病毒药治疗 [21,107,108]
高风险	
既往有耐药发生 移植时高 HBVDNA 水平（≥ 10^5U/ml） HIV 共感染者 HDV 共感染者 再次移植 依从性差	长期 HBIG 加无期限的口服抗病毒药物治疗 [47,50,91,116,127,128,134]

HBIG. 乙肝免疫球蛋白；HBV. 乙肝病毒；HDV. 丁肝病毒；HIV. 人类免疫缺陷病毒

表 53-4　应用恩替卡韦或替诺福韦联合乙型肝炎免疫球蛋白预防肝移植术后乙型肝炎复发

作　者	研究类型	患者（N）	肝移植术后 HBIG：每周 1 次 / 每月 1 次	核苷 / 核苷酸类似物	中位随访时间（月）	HBV 复返 N	HBV 复返 %
Xi et al [75]	PC	30	1600U/ 天 肌 肉 注 射， 直 至 HBsAb 阴性 /800IU/ 周肌内注射，根据 HBsAb 的水平	ETV	NA	0	0
Hu et al [79]	RC	67	根据需求低剂里 HBIG	ETV	NA	2	3
Ueda et al [81]	RC	26	10000U/ 天，静脉注射连续 5 天 / 1000U 根据抗 -HBsAb 水平	ETV	25.1	0	0
Degertekin et al [18]	PC	13	4 组：（1）高剂里 HBIG 静脉注射（10000U/ 天连续 6 天，然后每月）；（2）低剂重 HBIG 静脉注射（3000-6000U/ 月或者每 2-6 个月 10000U）；（3）HBIG 肌内注射（每 1～2 月 1000～1500U）；（4）有限的 HBG 治疗：不同阶段间断应用 HBG 治疗	ETV 或者 TDF（伴有或不伴有 LAM 或 ADV）	42	0	0
Cai et al [77]	RC	63	4000U/ 天，肌内注射 /400U/ 天，肌内注射 1 周，然后根据抗 HBs Ab 水平	ETV（2 名患者 ETV 联台 TDF）	41.2	0	0
Teperman et al [76]	RCT	33	NA	TDF 联台 FTC	24	0	0
Perrilo et al [78]	PC	60	NA	TDF 联台 FTC	18	0	0

ADV. 阿德福韦酯；HBsAb. 乙型肝炎表面抗体；ETV. 恩替卡韦；FTC. 恩曲他滨；HBIG. 乙型肝炎免疫球蛋白；TDF. 替诺福韦；LAM. 拉米夫定；RC. 回顾性队列研究；PC. 前瞻性队列研究；RCT. 随机对照试验

对于接受长期 HBIG 治疗的患者，可以考虑更方便的给药途径。大多数发表的研究中应用的都是静脉注射 HBIG，部分与早期方案中建议高剂量的 HBIG 相关。然而，使用较低剂量，可以选择肌内或皮下途径。 两项大型研究共 261 位 HBV 感染的移植受者使用肌肉注射 HBIG，第一周每日剂量为 400～800IU，然后每月一次，并联合拉米夫定，在一项研究中，HBV 复发的精算风险 1 年时仅为 1%，5 年时为 4%[19]，在另一项研究中，1 年时为 14%，2 年时为 15%[40]。在 2 项研究中，最重要的预测 HBV 复发的危险因素就是肝移植术时 HBV DNA 大于 10^6 拷贝 /ml（200 000U/ml）[19,40]。几项小样本的研究表明长期皮下注射 HBIG 预防是安全的，乐于接受的，有很好的依从性以及在维持足够高的 HBsAb 水平方面有很好的疗效[82-84]。如果皮下注射或肌内注射的小剂量 HBIG 的费用明显下降，疗效相当的情况下，相比较高剂量、静脉注射的 HBIG，低剂量，非静脉途径的 HBIG

是需要 HBIG 联合核苷 / 核苷酸类似物患者的首选（表 53-3）。

有很多在移植术后初期初始治疗应用 HBIG 联合核苷 / 核苷酸类似物，后来停止 HBIG，单独应用核苷 / 核苷酸类似物长期预防治疗的回顾性研究报道[86-9]。此外，也有一些前瞻性的研究也应用这个方法[73,76,92-97]。在最近的一项前瞻性试验中，有 40 名肝移植术后受者

初始用恩曲他滨 - 替诺福韦联合 HBIG 治疗 6 个月后，随机接受 HBIG 联合恩曲他滨 - 替诺福韦治疗或恩曲他滨 - 替诺福韦治疗单独治疗[76]。随访 72 周或 96 周后两组患者均无复发[76]。

在一项前瞻性但没有对照的 47 例患者（2 例肝移植时可检测到 HBV DNA）研究中，应用 HBIG 联合核苷 / 核苷酸类似物治疗至肝移植术后中位时间 46 个月，停止使用 HBIG，仅用核苷 / 核苷酸类似物维持治疗（23 例拉米夫定联合阿德福韦，5 例拉米夫定联合替诺福韦，10 例使用

替诺福韦，9 例服用恩替卡韦）[98]。三名患者出现了可检测的 HBsAg，但没有患者检测到 HBV DNA 或 HBV 疾病的临床症状[98]。这些研究强调了具有高耐药屏障的抗病毒药物对于依从性足够好的患者提供高效预防治疗策略。而且，这种方法具有成本效益[99]。

一些研究已经验证了 HBV 疫苗接种可以作为 HBIG 的替代品。这些研究在停止使用 HBIG 后 HBV 疫苗接种的剂量，类型和时间均没有相同，但对乙肝疫苗的总体反应率低，停止使用 HBIG 后大约 6% 的患者抗 -HBs 滴度大于 100 U／L[16,71,72,100-106]。因此，不能推荐 HBV 接种疫苗代替 HBIG。

4. 应用核苷／核苷酸类似物联合或不联合短期 HBIG 的预防治疗方案

另一种预防策略是长期单独使用核苷／核苷酸类似物或与 HBIG 短期联合治疗（表 53-3）[87,94,96]。来自新西兰／澳大利亚多中心前瞻性研究，在列入肝移植等待即予以拉米夫定联合阿德福韦抗病毒治疗并延续至肝移植术后，并在肝移植术后第 1～7 天每天予以 HBIG 800IU 肌内注射，然后停止[92]。在肝移植术时 HBV DNA 中位水平为 80U/ml（范围检测不到至 100 000U/ml）。经过中位随访时间随访 57 个月后，所有接受肝移植并存活的患者都没有 HBsAg 或 HBV DNA 复发[92]。这些结果显示了短期 HBIG 治疗联合长期高耐药屏障抗病毒药物治疗是有效且低成本的预防治疗方法。

不含 HBIG 的预防方案已经在应用，在肝移植术前即应用核苷／核苷酸类似物延续至肝移植术后继续应用，不用 HBIG。在一项中国香港的研究中，362 名患者接受单独口服抗病毒治疗（176 例拉米夫定，142 例恩替卡韦，44 例联合治疗，主要是拉米夫定和阿德福韦），肝移植术后中位随访时间 53 个月，1 年、3 年、5 年和 8 年的病毒学突破（HBV DNA 水平增加 > 1 logU/ml）分别为 5%，10%，13% 和 16%[107]。来自同一组的另一项研究观察 80 名 HBV 持续感染的患者仅接受恩替卡韦单药抗病毒治疗，进行肝脏移植术，其中 74% 患有病毒血症，HBV DNA 中位数

为 3.5 拷贝 /ml，至最后一次随访时间，只有 18 个患者（22.5%）HBsAg 阳性，没有患者检测到 HBV DNA[21]。此外，在一项单独口服抗病毒治疗的肝移植术后受者病理学结局的研究中，患者血清 HBsAg 阳性，但没有病毒学反弹，病理没有 HBV 相关性肝炎的组织学证据[108]。香港的经验提示了无 HBIG，仅应用高耐药屏障的抗病毒药物的有效性。这种预防治疗方法相比 HBIG 联合抗病毒治疗药物成本低，而且应用便利，方便了患者和供应商。目前没有研究比较短时间应用 HBIG 联合长期单独口服抗病毒治疗。总的来说，这些不同的 HBV 预防方案支持个体化 HBV 预防方法，并考虑到患者的特征（移植前 HBV DNA 水平，存在多重感染，和依从性）以及抗病毒药物和 HBIG 的可用性和成本。

（六）HBV 复发的治疗

由于目前预防性治疗的安全性，耐受性和高效性有效预防了 HBV 再感染，肝移植术后 HBV 复发很少见了。尽管应用最优化的预防治疗仍然发生 HBV 复发的患者，需要长期抑制治疗以防止纤维化进展和移植物丢失。终身抗病毒治疗延长移植物存活率[13,14]，并且应用当前抗病毒治疗 HBV 复发的情况下移植物丢失是很少见。鉴于需要长期抗病毒治疗，虽然耐药导致药物或联合药物治疗失败的可能性很低，仍需要定期监测 HBV DNA 水平。

肝移植术后次优选择拉米夫定抗病毒治疗，拉米夫定的局限性根据以前的经验还是比较明显。肝移植术后应用单药拉米夫定抗病毒治疗耐药率非常高，随访 1 年至 5 年拉米夫定耐药率接近 40%[109-113]。一些报道证明了多药耐药的 HBV 病毒株的出现[114,115]。肝移植术前存在病毒变异，以及在后续的抗病毒联合 HBIG 治疗过程中的突变，导致出现复杂的多药耐药 HBV[115]。在多药耐药的情况下，HBV 复发管理的复杂性更高，选择高耐药屏障的抗病毒药物作为一线治疗是最好的策略。

对于拉米夫定耐药的移植受者，有与其他

核苷类似物替比夫定和恩曲他滨交叉耐药位点，导致恩替卡韦的疗效降低。因此对于对拉米夫定或任何核苷类似物有耐药的患者，唯一的治疗选择就是核苷酸类似物阿德福韦和替诺福韦（表53-5）[50,51,75,91,116-118]。一旦证实存在药物耐药，建议应用联合治疗以尽量减少后续治疗失败的风险和多药耐药HBV的出现[47]。在肝移植术后HBV复发，对拉米夫定耐药，应用拉米夫定联合阿德福韦酯抗病毒治疗的241名患者的一项最大的研究中，治疗144周时，78%的人没有检测到血清HBV DNA[50]。由于各种不良事件导致停药的仅有4%[50]。使用替诺福韦治疗并发表的经验是有限的，但有一项包括8名拉米夫定耐药患者应用替诺福韦报道，在中位随访时间19.3个月后，有7名患者（88%）检测不到HBV DNA（范围14～26个月）[91]。鉴于它在非移植患者中高效抗病毒能力，替诺福韦是治疗移植术后HBV复发和核苷类似物耐药患者的优选（表53-5）[50,51,75,91,116-118]。

所有五种口服HBV抗病毒治疗药物，两种核苷酸类似物（阿德福韦和替诺福韦）和三种核苷类似物（拉米夫定，恩替卡韦和替比夫定）主要都是经过肾脏代谢清除，因此对于肾功能不全的患者应减少剂量和（或）增加给药间隔[119]。由于移植受者为了免疫抑制治疗暴露于钙调磷酸酶抑制药，处于肾功能不全的高风险中，目前已观察到应用替诺福韦或恩替卡韦引起肾功能下降的情况[120]。因此，最近有2项研究比较引人感兴趣，在肝移植术前[121]或术后[122]应用替比夫定都会改善肾功能。但是，替比夫定不是抗病毒药物的首选，因为它有耐药风险，而且有肌病和多发性神经病的不良反应[123]。

（七）特殊人群的乙型肝炎管理

1. 合并感染人类免疫缺陷病毒的患者

HBV和HIV合并感染患者的治疗和单独HBV感染的治疗是相似的，但有几点需要说明。首先，许多抗HBV的药物都有抗HIV的作用，包括拉米夫定，恩替卡韦，替比夫定，和替诺福韦[124-126]。因此，这些药物应该作为部分抗逆转录病毒疗法（拉米夫定或替诺福韦）或仅在抗艾滋病治疗方案完全抑制HIV的患者中防止HIV耐药变异。第二，因为拉米夫定经常用于抗逆转录病毒治疗方案中，拉米夫定耐药常见于HBV-HIV合并感染的患者，因此应用替诺福韦为基础的预防治疗是大部分合并感染的患者的首选。总的来说，移植术后合并HIV感染患者的结局类似于报道的那些单一HBV感染的患者[116,127-130]，在一项肝移植受者HBV-HIV合并感染最大的预防经验报道中，中位随访时间4年患者和移植物存活率为85%[116]。

长期HBIG联合核苷酸类似物的治疗方案100%成功预防HBV感染复发（血清中出现HBsAg）[116,129]。纵向HBV-HIV合并感染的患者预防治疗的评估表明，有一些患者（7/16,4%）[116]通过敏感的检测方法可以间断检测出血清中低水平的HBVDNA，说明终身联合预防HBV是减少病毒突破和乙肝复发后明显出现临床症状的风险的最好的方法（表53-3）。

2. 合并丁型病毒感染

HBsAg阳性的肝硬化失代偿期的欧洲患者，随访10年，合并有HDV感染受者的移植物和患者生存率分别为86%、80%，而相比之下单独HBV感染的受者仅为68%和64%（图53-8）[14]。因为肝癌而行肝移植的HBV／HDV合并感染患者和单一HBV感染患者有类似的患者和移植物生存率[14]。在没有HBV预防治疗的情况下，大多数患者都发生HDV感染复发（≥80%），并且疾病表现与HBV感染复发相吻合[131,132]。普遍使用HBV预防治疗已大大减少HDV感染复发的负担。在68名合并HDV感染患者中长期应用HBIG单药预防治疗，5年精确存活率为88%[133]。虽然第一年内88%的患者可检测到肝脏HDV抗原或血清HDV RNA，但是68名患者中仅有7名（10%）有活动性HBV和HDV病毒复制，及有肝炎临床表现[133]。

因为HDV需要HBsAg产生病毒载体，肝移植术后预防HBsAg复发在预防HDV复发感染方

表 53-5　乙型肝炎复发和药物耐药的肝移植受者的治疗选择

耐药简况 *	药物选择	获得不可检测 HBVDNA 的比例	安全性
核苷类似物耐药			
拉米夫定，替比夫定，恩替卡韦	①加阿德福韦酯 [50, 51, 117]	在 48 周时 34%～64% 96 周时 65% 144 周时 78% 64～76 周时 80%～88%	25% 发展肌酐水平升高；4% 中断治疗率
	②加替诺福韦 [91, 118]		肝移植术后安全数据有限，建议检测肾毒性
	③转换为替诺福韦 - 恩曲他滨 [116]	中位时间 42 个月 38% †	肝移植术后安全数据有限，建议检测肾毒性
核苷酸类似物			
阿德福韦酯，替诺福韦	①加拉米夫定 [50, 51, 117]	48 周时 34%～64% 96 周时 65% 144 周时 78%	25% 发展肌酐水平升高；4% 中断治疗率
	②加恩替卡韦	没有可用数据	肝移植术后单药恩替卡韦治疗显示安全和有效 [75]
	③加替比夫定	没有可用数据	报道多发性神经病和肌病 [123]，潜在的肾功能获益
	④替换为替诺福韦 - 恩曲他滨 [116]	中位时间 42 个月时为 38% [3]	肝移植术后安全数据有限，建议检测肾毒性

建议联合治疗以最小化随后出现的治疗失败的风险。
* 建设检测耐药以指导进一步抗病毒选择。
† 数据来自乙型肝炎（HBV）和人类免疫缺陷病毒共同感染的肝移植受者

面显得尤其重要。因此，使用 HBIG 和核苷 / 核苷酸类似物联合预防是首选方法（表 53-3）。

最近的一项包括 25 例 HDV 感染者应用 HBIG 联合拉米夫定联合免疫预防的研究表明，平均随访 40 个月（范围 13～74 个月）[134] 报后，没有 HDV 或 HBV 复发感染的报道。

3. 供体 HBcAb 阳性的受者

在美国大约 4% 的肝移植物是来自乙型肝炎核心抗体（抗 -HBc）阳性和 HBsAg 阴性的捐赠者 [135]，但这一比例在欧洲约上升至 12%，在许多亚洲国家约上升至 50%[136]。应用这些扩大标准的供体可能伴随增加新发 HBV 感染的风险。在没有预防治疗的情况下，根据受者 HBV 的血清学状态，HBV 感染的风险从 15% 到 50% 不等 [137]。HBV 预防治疗可以最小化新发 HBV 感染的风险。

最近系统性综述涉及 903 名 HBcAb 阳性肝脏移植物受者，39 项研究，报道 5 年生存率在 HBsAg 阳性患者接受 HBcAb 阳性移植物（67%）和 HBsAg 阳性接受 HBcAb 阴性移植物（68%）是相似的 [138]。但是，HBsAg 阴性患者接受 HBcAb 阳性的移植物，在移植术后随访中位时间 24 个月（5～54 个月）后，788 名患者中 149 名出现新发 HBV 感染（19%）。接受 HBV 预防的患者中只有 8% 出现新发 HBV 感染，而没有接受预防的患者 28% 出现新发 HBV 感染（P<0.001）[138]。此外，乙肝五项全部阴性的（所有血清学标志物阴性）受者新发 HBV 感染率较 HBc Ab/HBsAb 阳性受者增高（48%vs 15%；P<0.001）[138]。在另外一个综述中 13 个研究有关 HBcAb 阳性移植受体回顾中，应用拉米夫定单药预防治疗的 73 名患者和应用拉米夫定联合 HBIG 治疗的 110 名患者，新发 HBV 感染的概率没有显著性差异（2.7%vs 3.7%；P= 0.74）[139]。这些数据表明通过常规预防性治疗，移植物 HBcAb 阳性

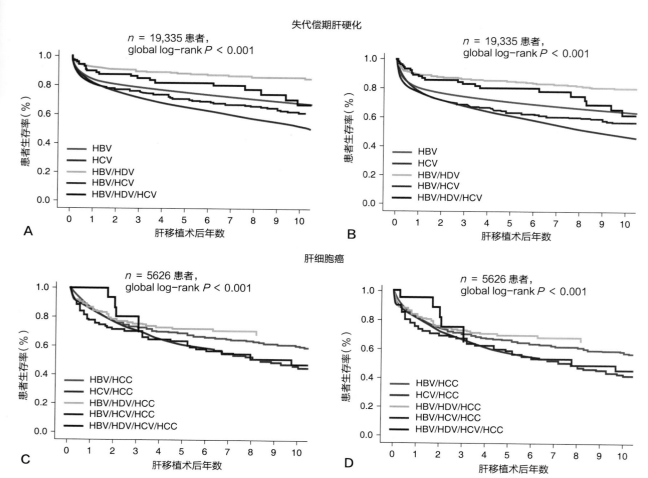

▲ 图 53-8 符合肝移植适应证的患者肝移植术后患者及移植物生存率

病毒相关肝硬化失代偿期患者肝移植术后患者（A）和移植物（B）生存率；肝细胞癌受者肝移植术后患者（C）和移植物（D）生存率；HBV. 乙型肝炎病毒；HBDCV. 乙型肝炎病毒、丁型肝炎病毒和丙型肝炎病毒；HBDV. 乙型肝炎病毒和丁型肝炎病毒；HBCV. 乙型肝炎病毒和丙型肝炎病毒；HCC. 肝细胞癌；HCV. 丙型肝炎病毒；HDV. 丁型肝炎病毒（引自 Burra P, Germani G, Adam R, et al. Liver transplantation for HBV-related cirrhosis in Europe:an ELTR study on evolution 和 outcomes. JHepatol 2013；58:287-296）

移植物是一种增加肝脏供体可用性的安全有效的方法。另外，在 HBc 阳性的供体 HBsAg 阴性受者中单药应用拉米夫定治疗是高效、低成本的，因此，可以作为首选治疗[139-141]。

4. 再次肝移植

随着预防性治疗的成功以及安全有效的抗病毒药物的可用性，预防治疗失败，因乙肝复发相关疾病行肝脏移植术是非常罕见的事件[142]。最近的队列显示，只有 1%～3% 患者因为乙肝复发，疾病进展移植物失功而行肝脏移植术[14]。对于晚期乙肝复发患者，特别是耐药的 HBV 感染，在知情 HBIG 联合抗病毒药物可能有效预防第二个移植物再感染的情况下，可以考虑再次肝移植。这在早期治疗拉米夫定耐药的复发疾病中得到证

实[143]。尽量减少第二个肝移植物 HBV 复发的可能性，长期 HBIG 联合抗病毒药物可能是最好的策略[143,144]。

二、丙肝和肝移植

世界卫生组织估计约 3% 世界人口已感染丙型肝炎病毒（HCV），并且有超过 1.7 亿的慢性丙肝疾病有发展肝硬化和（或）肝癌的风险[145]。在美国，欧洲和日本，HCV 感染是肝移植最常见的适应证之一[17,146,147]。在美国过去的十年里，HCV 相关肝硬化失代偿期行移植的数量开始下降，而因肝癌行肝移植的数量急剧增加[17,148,149]。后者可能反映了 MELD 评分对 HCC 优先的影响，也可能说明了 HCV 感染者中 HCC 发病率升高[3]。

（一）肝移植术后自然病史

在移植时存在丙肝病毒血症患者，肝移植术后病毒复发是普遍的[150,151]。大多数肝移植受者丙氨酸或天冬氨酸氨基转移酶水平持续或间歇性升高，但高达30%的患者仍达到正常水平，尽管在肝活检标本组织检查中存在组织学损伤[152]。在肝移植术后1年大约60%～80%受者肝活检标本显示疾病复发的组织学证据[151,153]。通过瞬时弹性成像测量肝硬度可用于鉴别有显著肝纤维化的患者[154-161]。延迟的，自发清除的HCV感染在肝移植术后曾有报道，但很少见[162-166]。

与有免疫能力的HCV患者相比，肝移植术后受者HCV相关疾病加速疾病进展[167-169]。HCV相关的纤维化进展是非线性的和高度可变的（图53-9）[153,170-179]。估计进展至肝硬化的中位时间是9年，但高达30%未经治疗的患者在最初的5年内发展至肝硬化[168,169,179-181]。一旦确认存在肝硬化，患者每年约有30%～42%的风险可进展至失代偿肝硬化，相对于免疫功能正常的HCV相关肝硬化患者而言，进展速度显著升高[167,169,180,182]。

与HCV阴性患者相比，HCV感染患者的总体生存率下降，患者和移植物5年存活率分别为64%～70%和57%～76%，10年患者和移植物存活率分别为51%～69%和57%～63%（图53-10和图53-8）[168,169,173,175,183-185]。在一项通过器官共享网（UNOS）登记系统使用了11 000例肝移植受者数据（4400名为HCV阳性）大型回顾性研究中，与非HCV相关病因行移植的患者相比，因HCV相关肝病行移植手术的患者5年后增加23%的死亡风险，增加30%移植物失活风险（图53-10）[168]。HCV感染肝移植受者死亡和移植物失活的主要原因是HCV复发感染相关的并发症[151,169,173,186]。由于没有有效的HCV治疗，这些结果很大程度上反映了HCV的自然病史。由于安全和高效的直接抗病毒药物的可用性，显著改善了肝移植受者的预后（参见"预防和治疗复发性疾病"）。

（二）肝移植受者肝纤维化的评估

虽然肝活检已成为评估疾病严重程度的标准方法，这个程序复杂繁琐，需要重复做，而且有一定的风险，并可能低估纤维化的严重程度，特别是较小的标本和那些单独用苏木精和伊红染色（不含三色染色）[187-190]。鉴于肝脏活检的这些局限性，对于需要分期的疾病已评估替代检查方法[154-159,191-194]。

瞬态弹性成像测量穿过肝实质的低频剪切波的速度，并将阻抗与纤维化的严重程度相关

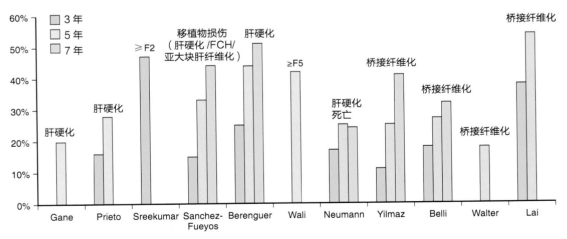

▲ 图 53-9 丙型肝炎肝移植受者桥接纤维化或肝硬化的进展
肝移植术后每年伴有桥接纤维化或肝硬化的患者比例随着来自美国或欧洲肝移植中心不同而不同；每个柱形图的标签代表那个特定研究的研究结果；FCH. 胆汁淤积性肝炎肝纤维化（引自 Gane et al., 170 Prieto et al., 171 Sreekumar et al., 172 Sanchez-Fueyos et al., 153 Berenguer et al., 173 Waliet al., 174 Neumann et al., 175 Yilmaz et al., 176 Belli et al., 177 Walter et al., 178 和 Lai et al. 179）

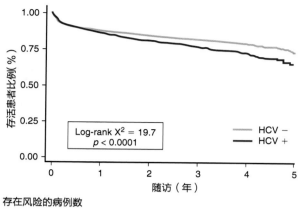

▲ 图 53-10 美国成人肝移植受者伴有或不伴有丙型肝炎的生存率

卡普兰梅尔生存分析根据是否为丙型肝炎状态评估了肝移植术后患者生存率，显示因丙型肝炎相关肝病行肝移植患者 5 年时死亡风险比非丙型肝炎相关病因行肝移植患者死亡风险高 23%；每组患者数量在每个时间节点都显示如图（引自 Forman LM, et al. The association between hepatitis C infection 和 survival after orthotopic liver transplantation. Gastroenterology 2002；122:889-896）

联。在一项 Meta 分析中，六项关于肝移植受者 HCV 感染患者的瞬时弹性成像研究[154-159]，诊断明显纤维化（纤维化 METAVIR，Scheuer 的 ≥ 2 级或 Ishak 的 ≥ 3 级）的敏感性为 83%（95% CI 77% ～ 88%），特异性为 83%（95% CI 77% ～ 88%）[160]。通过瞬时弹性成像诊断肝硬化，汇总估计灵敏度为 98%（95% CI 90% ～ 100%），特异性为 84%（95% CI 80% ～ 88%）[160]。然而，在明显纤维化和晚期纤维化的弹性成像分界值变化的研究中存在显著的异质性。瞬态弹性成像可能帮助预测预后，一项研究表明肝移植术后 1 年瞬时弹性成像评分为 8.7 kPa 或更高，47% 的患者在肝移植术后 5 年可能发展为肝硬化失代偿期[161]。测量肝静脉压力梯度也被用来评估疾病严重程度和移植物存活的预测因子[191,192]。肝静脉压力梯度测量作为预测指标的缺点是是它是侵入性的，需要技术专长。血清纤维化标志物作为复发疾病分级评估的替代方法进行了研究，但尚未被广泛采用[193,194]。因此，瞬态弹性成像检查和肝脏活检仍是评估 HCV 感染肝移植受者最常用的评估纤维化严重程度的方法。

（三）肝移植术后丙型肝炎病理

虽然 HCV 复发感染的表现不一，早期的肝脏组织病理学特征包括小叶炎症和局灶性凋亡肝细胞坏死（图 53-11，A）。脂肪变性是早期 HCV 感染的非特异性表现[195]，汇管区炎症 - 主要是单核细胞和淋巴细胞聚集被认为是疾病的进展的表现。如果存在胆管损伤，任何胆管损伤通常都是轻微的[196]。严重的坏死性炎症损伤，包括局灶性坏死，界面性肝炎和融合性坏死都可能会出现，并且与进展为肝硬化早期高度相关[197]。随着时间的推移，HCV 复发感染与没有行移植的患者无法区分（图 53-11，B）。

HCV 复发感染的侵袭性变异已被公认并称为严重的胆汁淤积性丙型肝炎；它发生在 HCV 相关的 2% ～ 8% 肝移植患者[170,186,198-201]。最初标记的纤维化淤胆性肝炎是在肝移植术后 HBV 复发的纤维化淤胆性肝炎的基础上提出的，胆汁淤积性丙型肝炎特征性的临床表现为严重的高胆红素血症（平均血清胆红素中位升高 24.7mg/dl），伴有高水平 HCVRNA，通常发生在肝移植术后 2 年内（通常在肝移植术后的前 6 个月内）[198]。肝脏活检标本检查显示小叶炎症，胆管增生，和胆汁淤积；桥接和融合坏死的区域迅速被纤维化取代（图 53-11，C）[198,201]。在没有有效治疗的情况下，胆汁淤积性肝炎可导致早期移植物失活。

复发性丙型肝炎的另一种变异表现是浆细胞或自身免疫样肝炎[202-206]。这主要在用干扰素和利巴韦林进行抗病毒治疗的背景下被描述具有独特的组织学发现。有些案例会伴有自身抗体水平升高（抗核抗体，抗血管平滑肌抗体和抗肝肾微粒体抗体）和免疫球蛋白水平升高[204-206]。关键的组织学特征包括严重的活动性界面炎，主要是浆细胞和外周的坏死性炎症（图 53-11，D）[204,205]。肝活检证实治疗开始前急性细胞排斥反应（HR4.87，$P= 0.009$）和治疗开始前免疫抑制类型（他克莫司的风险低于环孢素，HR 0.25，$P= 0.02$）在干扰素治疗期间出现浆细胞性肝炎有关[207]。有浆细胞性肝炎的患者移植物衰竭比没有浆细胞肝炎的患者相比明显较高[207,203]。对皮质醇激素治疗和比基线免疫抑制增强治疗有临床和组织学应答的，常伴有良好的结局[202,205]。

（四）丙型肝炎患者的急性排斥反应

组织病理学上，急性排斥反应（AR）可能难以与复发性 HCV 感染区分开来，其中有一些研究[208]，并不是全部[209]，报道诊断中观察者间和观察者内的一致性较低。因为没有治疗的情况下肝移植术后 HCV 复发感染普遍存在，大多数活检组织检查样本都有 HCV 疾病的证据，急性细胞排斥反应的特征叠加在该背景上。急性排斥反应相关的特征包括伴有细胞核重叠的胆管损伤和坏死，内皮炎，汇管区炎症细胞如嗜酸细胞、

淋巴细胞聚集，有时候也会有中性粒细胞聚集，而这些表现不是 HCV 复发感染的表现[210,211]。

提高在丙型肝炎背景上急性排斥反应诊断准确性的新工具正在探寻。MxA 蛋白，一种产生于 HCV 下肝细胞高表达的 I 型干扰素标记物，产生不同的结果[212,213]。在一项回顾性研究中，包含 54 名 HCV 感染患者伴有或不伴有急性细胞排斥反应，Cylex 免疫功能测定分析，可以检测 CD4[+]T 细胞释放的三磷腺苷水平，发现三磷腺苷水平的临界值为 220 ng / ml 时，急性排斥反应的敏感性为 88.5%，特异性为 90.9%[214]。各种免疫组织化学染色，包括淋巴细胞表达微小染色体维持蛋白2，C4d 和抗 HCV E2 糖蛋白单克隆抗体 IG222，以

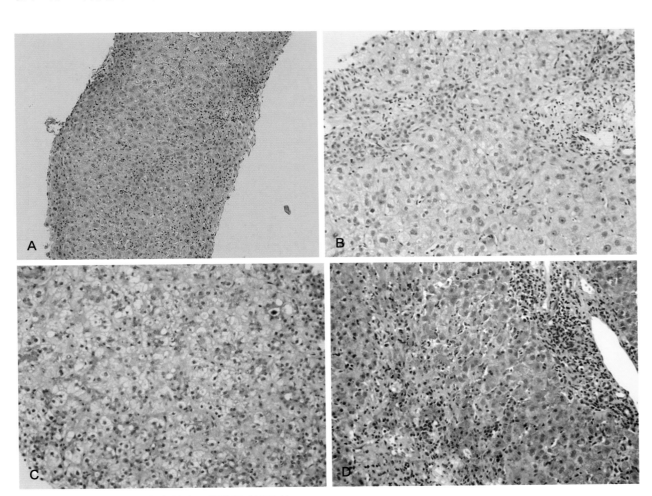

▲ 图 53-11　丙型肝炎复发的病理学特征（HCV）

A. 早期、急性 HCV 复发特点表现为肝小叶多发凋亡小体和轻微炎症浸润；B. 慢性丙型肝炎复发的特征表现为汇管区广泛淋巴细胞炎症，各种程度的活动性界面炎，肝小叶炎症，肝小叶坏死（康氏小体）但是胆管完整。围绕汇管区出现早期纤维化；C. 胆汁淤积型肝炎的特征性表现为肝细胞肿胀（左）和组织的胆汁聚集（胆汁淤积）。胆汁淤积型肝炎的其他表现为汇管区和肝小叶轻微的炎症，汇管区周围的胆道增生反应；D. 浆细胞肝炎的特征为扩大的汇管区桥接坏死处可见浆细胞簇（A 和 B 由洛杉矶加利福尼亚大学 Raga Ramach and ran 提供；C 由洛杉矶加利福尼亚大学 Vivian Tan 提供；D 由纽约西奈山医院 Swan Thung 提供）

及外周血单核细胞表达的 CD28，在一些小的单中心研究中已显示出前景[215-218]。最后，在最近的 54 例来自 HCV 感染者的移植物样本研究中，利用微阵列分析在训练组（n = 32）和验证组（n = 19）分析[219]。179 探针在各组之间差异表达，在单独 HCV 感染复发的受者和 HCV 伴有急性细胞排斥反应受者间有 71 个独立基因[219]。最优拟合模型包含 15 个基因，在训练集中准确率为 100%，敏感性为 50%，特异性为 91%，阳性预测值为 71%，阴性预测值为 80%[219]。所有这些生物标志物均不足于用于临床常规，肝脏活组织检查仍然是诊断 AR 的金标准。

（五）疾病进展和移植物失活的相关因素

一些病毒的，受体的，供体的和移植相关的因素影响 HCV 相关疾病的进展速度和移植物失活的风险（表 53-6）。在高效的抗丙肝病毒药物可用之前，鉴定可能的可处理的风险因素，以减少疾病进展的风险是管理中最重要的。受体相关因素包括年龄较大，非裔美国人种族和艾滋病毒合并感染是公认的与移植后结局较差相关的因素。与丙肝复发肝硬化风险相关的最重要供体相关因素是供体年龄。移植术后重要影响因素包括已治疗的 AR，糖尿病和巨细胞病毒病史（CMV）感染。免疫抑制具有一定的重要性，但没有特定的免疫抑制方案证实优于其他方案。病毒因素与疾病复发风险或生存率没有明确关联性。

1. 受体相关因素

已有研究显示受体年龄大与患者死亡和移植物失活有关[220-224]，但和疾病进展无关[176]。一项基于 UNOS 注册的研究发现，60 岁以上患者5 年生存率为 66.5%，而年龄为 60 岁或以下的患者为 70.3%（*P*<0.01），轻度差异但具有统计学意义[221]。一些研究但并非所有研究显示女性受者与移植物失活增加[1,167,179,225,226] 和丙肝相关疾病复发进展有关[177,179]。

非洲裔美国人种在丙肝相关受者死亡及移植物失活方面风险较高[179,221,227,228]。来自移植受者

表 53-6　丙型肝炎疾病严重程度或移植物丢失的风险因素的关联强度

影响因素	关联强度	
	疾病严重程度	移植物丢失
受体相关		
年龄大	无关联	++
非洲裔美国人种	+	+++
合并 HIV 感染	+	+++
女性	+	+
供体因素		
供体年龄大	+++	+++
供体 HCV 阳性	±	±
脂肪变性	±	±
活体供体	无关联	无关联
冷缺血时间	+	+
供体不是非洲裔美国人种	+	+
病毒相关		
基因分型 lb（对比其他分型）	±	无关联
肝移植术前高病毒载量	±	±
肝移植术后早期病毒载量	++	±
肝移植相关		
热缺血时间	±	±
有治疗急性排斥反应的经历	+++	++
巨细胞病毒感染	+++	++
胰岛素抵抗 / 糖尿病	++	±

HCV. 丙型肝炎；HIV. 人类免疫缺陷病毒；＋. 轻度相关；++. 中等相关；+++. 强相关；±. 可能相关。

的科学注册系统中近 3500 名 HCV 相关移植受者，与高加索人相比，非洲裔美国人移植物失活和死亡的风险增加约 30%[176]。种族与 HCV 复发疾病的严重程度相关性的研究也显示出非裔美国人种族和纤维化进展速度增加[167,227,229]，其中一个应用多变量分析的研究显示，HR 为 1.47，有显著统计学意义[227]。非洲裔美国人丙肝独立的捐赠者风险指数（DRI）显示，与原始 DRI 相比，包

括捐献者年龄，种族和冷缺血时间导致 27% 的患者重新被正确分类[230]。

携带 HIV-HCV 合并感染的肝移植受者，与没有 HIV 感染的 HCV 受者相比，移植物存活率下降，复发性 HCV 肝硬化的发生率更高（图 53-12）。不同研究的移植物存活率不同，大致范围 1 年时 72% ~ 94%，2 年时为 59% ~ 80%，5 年时为 29% ~ 51%[128,231-235]。在肝移植术后 2 年，合并感染组的纤维化评分显著高于单一感染组（1.4±1.1vs. 2.4±1.3，*P*= 0.01），并且在胆汁淤积性肝炎的患者中死亡更常见[233]。此外，对于 HCV 合并 HIV 感染的受者而言，经治疗的急性排斥反应 3 年发病率与单一 HCV 感染受者相比高 1.6 倍（分别为 39% 和 24%），这可能导致了肝移植术后 HCV 进展风险增加[231]。

2. 供体及肝移植术前相关因素

HCV 感染的移植受者移植物失活和疾病进展最重要的风险因素是供体的年龄增大。从 1995—2001 年，基于 UNOS 登记系统的 HCV 感染移植受者研究发现，使用 40 岁以下的捐赠者作为参考组，供体年龄在 41—50 岁之间（HR 1.67；95% CI 1.34 ~ 2.09），年龄介于 51 岁和 60

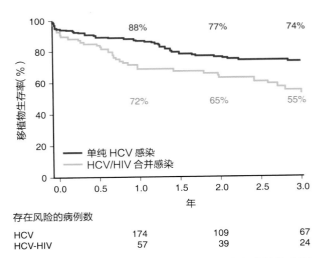

▲ 图 53-12　丙型肝炎病毒感染合并人类免疫缺陷病毒感染肝移植受者移植物存活率

卡普兰梅尔生存分析评估肝移植术后合并感染的患者移植物存活率较单一感染患者低（*P*< 0.001）。HCV. 丙型病毒性肝炎；HIV. 人类免疫缺陷病毒（引自 Terrault NA, et al. Outcomesof liver transplant recipients with hepatitis C 和 human immunodeficiencyvirus coinfection. Liver Transpl 2012；18:716-726）

岁之间（HR 1.86；95% CI 1.48 ~ 2.34），年龄超过 60 岁（HR 2.21；95% CI 1.73 ~ 2.81）移植物丢失风险增加[228]。虽然供体年龄增加，HCV 阴性肝移植受者死亡率也会增加，但 HCV 阳性肝移植受者的作用更明显（图 53-13）[228,236]。供体年龄大与早期复发性疾病和进展为肝硬化的风险显著增加有关[151,227,237-239]。DRI[240]，是由七个供体和移植物特征组成的算法，包括捐赠者年龄。在基于 UNOS 登记的 HCV 阳性肝移植受者队列中，患者的相对风险指数（RR）和移植物丢失率在较高的 DRI 患者明显较高[241]。在 HCV 阳性肝移植受者中，与 DRI 为 1 相比，DRI 为 2 时与之相关移植失败增加两倍（RR 2.03；95% CI 1.85 ~ 2.23），DRI 为 3，增加了 4 倍（RR 4.12；95% CI 3.41 ~ 4.97）[241]。

供体种族似乎很重要。在 1998 － 2007 年的基于 UNOS 登记的队列中，具有种族不匹配供体的 HCV 阳性非洲裔美国人的死亡率比种族匹配供体的 HCV 阳性非洲裔美国人高 41%[229]。在一项包括 1093 位 HCV 感染肝移植受体的多中心研究中，非洲裔美国受者接受不是非洲裔美国移植物，晚期纤维化（HR 1.48）和移植物丢失（HR 1.62）比非洲裔美国人接受非洲裔美国移植物的风险高[227]。来自非洲裔美国供体的移植物在 HCV 感染的不是非裔美国受者中有保护作用[227,242]，潜在的机制尚不清楚。

HCV 阳性供体用于 HCV 感染的患者已在肝移植界得到广泛接受。受者总体移植物存活率在抗 HCV 阳性供体来源肝脏和抗 HCV 阴性供体来源肝脏相似[243-245]。然而，供体 HCV 状态和供体年龄的相互作用被着重强调。在一项多中心研究中，99 例接受 HCV 阳性供体来源移植物的 HCV 阳性受者，与 1107 例 HCV 阳性供体来源移植物 HCV 阴性受者结局比较，接受 HCV 阳性供体来源移植物的患者比 HCV 阴性供体来源移植物的调整晚期纤维化累积危险率高 58%[246]。但是，当使用平均供体年龄为 45 岁分层时，晚期纤维化的相关风险仅限于老年 HCV 阳性同种异体移植物（HR 1.76；95% CI 1.06 ~ 2.93，

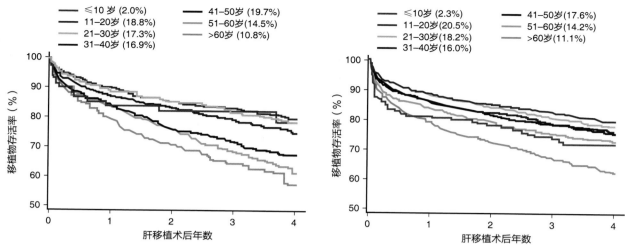

▲ 图 53-13　伴有或不伴有丙型肝炎的美国成人肝移植受者因供体年龄影响的受者死亡风险

因为丙型肝炎相关肝病行肝移植的患者（左）中，移植物失活风险随着供体年龄在 41—50 岁（HR1.67；95% CI 1.34 ～ 2.09），51—60 岁（HR 1.86；95% CI 1.48 ～ 2.34），以及 > 60 岁以上（HR 2.21；95% CI 1.73 ～ 2.81）增加；作为比较，供体年龄对非病毒性肝炎肝移植受者的影响如图所示（右）（引自 Lake JR, et al. Differential effects of donor age in liver transplant recipientsinfected with hepatitis B, hepatitis C 和 without viral hepatitis. Am J Transplant 2005；5:549-557）

$P= 0.03$ vs. HR 0.94,95%CI 0.47 ～ 1.87，$P= 0.85$（图 53-14）[246]。

　　早期研究报告活体肝移植（LDLT）的结局比接受死者供者（DDLT）更差[247-253]。然而，成年人给成年人的活体肝脏移植队列研究，涉及九个在美国经验丰富的移植中心，比较了 1998—2009 年间因 HCV 感染移植的 195 名 LDLT 和 180 名 DDLT 受者的结果，发现 5 年未调整的 LDLT 患者的总生存率为 79%，DDLT 患者为 77%（$P= 0.43$）（图 53-15）[254]。这个分析将每个中心的前 20 个 LDLT 病例排除在外，因为 LDLT 的经验是移植物存活的既定风险因素（与 HCV 状态无关）[255]。同样，虽然初步研究发现 LDLT 受者的 HCV 感染严重复发率高于 DDLT 受者，但随后的研究尚未证实这一发现[248,249,256]。总的来说，这些研究提示 HCV 的自然史在 LDLT 和 DDLT 中没有差异。

　　此外，虽然并不是所有的研究[221,224]，在一些研究[230,257]中发现冷缺血时间的延长（> 10 ～ 12h）是纤维化进展的独立预测因子。热缺血时间 30min，60min 或 90min 移植后 1 年严重疾病复发率分别为 19%，40% 和 65%（$P= 0.04$）[258]。另外一项研究发现每增加 1min 移植物衰竭的风险增加 2.3%（HR 1.02；95%CI 1.01 ～ 1.04；P

< 0.01）[220]。供体年龄等供体相关因素和移植前相关因素对移植物结果的负面影响是否会在肝移植术前或术后早期抗 HCV 治疗来消除尚不清楚。

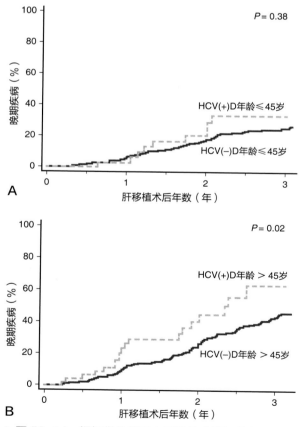

▲ 图 53-14　根据供体状态未调整的晚期纤维化累积率

HCV 阳性供体（金线）和 HCV 阴性供体（蓝线）的（A）≤ 45 岁的供体和（B）> 45 岁的供体

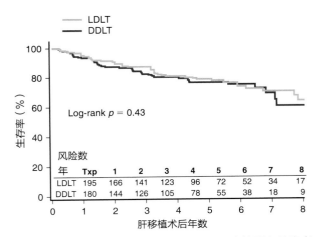

▲ 图 53-15　活体肝移植受者对比尸肝移植受者的患者存活率比较

尸肝移植的患者生存率（DDLT）和活体肝移植（LDLT）；LDLT 对比 DDLT 患者生存率没有显著降低（*P*=0.43）（引自 Terrault NA, et al. Hepatitis C diseasese verity in living versus deceased donor liver transplant recipients: anextended observation study. Hepatology 2014；59:1311-1319.）

3. 病毒因素

评估 HCV 基因型与 HCV 疾病复发严重程度的关联的研究结果不一致[151,170,176,220,259-261]。在大多数研究中[167,223,262]，移植前高病毒载量与更严重的组织学疾病和更高的移植物失活风险没有相关，但并非所有研究[151]。然而，移植术后早期（前 7～12 天周）高 HCVRNA 水平似乎预示着肝移植术后 1 年严重的组织学疾病表现[172,262,263]。

4. 移植相关因素

治疗 AR 时用类固醇冲击治疗或抗淋巴细胞治疗增加疾病严重复发风险[167,176,181,264]和死亡风险[175,265]。一项大型单中心前瞻性研究显示至少发生一次 AR 经治疗患者中 47% 的患者进展为晚期纤维化，而没有发生 AR 的受者仅 22% 进展为晚期纤维化（*P* < 0.01）[176]。在一项前瞻性，多中心研究中，患者数据来源于国家糖尿病、消化和肾脏和肝移植数据库研究中心，经过治疗的 AR 患者，与没有治疗的 AR 相比，死亡率增加 2.9 倍（*P*= 0.03）[223]。

除了 AR 发作次数为独立风险因素以外，CMV 感染的发生次数也被认为是移植物失活[266]、严重 HCV 疾病或疾病进展的危险因素[267,268]。肝移植术后有 CMV 病毒血症的患者相比没有

CMV 病毒血症的患者很大部分在 5 年内进展为肝硬化（37.5% vs. 11%）[269]，而且，CMV 感染与移植物功能衰竭风险增加有关（HR 2.62；95% CI 1.21～5.67）[266]。

许多研究明确表明糖尿病，胰岛素抵抗和代谢综合征是移植物功能衰竭[221,270]和疾病进展[265,270-273]的重要危险因素。此外，HCV 感染本身是移植后新发糖尿病的重要危险因素[274,275]。在一项 UNOS 移植登记受者研究中，HCV 感染的肝移植受者合并糖尿病的 5 年生存率为 61.8%，而没有糖尿病的 HCV 受者为 71.8%（*P* < 0.001），虽然这重要提示了 HCV 阴性受者也有同样作用（77.7% vs. 81.5%，*P*= 0.03），但程度较轻[221]。在另一项研究中，成人治疗小组 III 标准定义的新陈代谢综合征是肝移植术后 1 年纤维化进展的独立预测因子，它是比肥胖或糖尿病更好的预测因子[273]。而且，肝移植术后 1 年肝脏脂肪变性是随后发展为 F_2～F_4 纤维化的独立危险因素[276]。

（六）免疫治疗和急性排斥反应

尽管有很多研究，但很少有明确推荐给 HCV 感染患者最优的免疫治疗方案。具体免疫抑制药药物选择的益处（表 53-7）。

1. 抗体诱导治疗

诱导抗体疗法，包括抗胸腺细胞球蛋白和 IL-2 受体拮抗药，已被用于皮质醇蛋白质和钙调神经磷酸酶抑制药的最小化策略中[277-283]。研究评估抗胸腺细胞球蛋白诱导的疗效（相对于没有抗胸腺细胞球蛋白或皮质醇）报道 AR 和 HCV 相关移植物存活率均较低[278]。在 HCV3 研究中，该研究比较了 HCV 肝移植受者接受他克莫司，霉酚酸酯（MMF）和皮质醇与 HCV 肝移植受者接受达利珠单抗，他克莫司和 MMF 的治疗，随访 2 年这两组间 HCV 的发生率和严重程度无显著差异[280]。

2. 皮质醇

虽然用于 AR 的皮质醇冲击治疗与晚期纤维化的风险相关，但皮质醇是标准的免疫抑制方案，与 HCV 疾病严重程度关联性较低。多项随

表 53-7 丙型肝炎应用特异性免疫抑制药治疗的理论益处

免疫抑制药	理论益处
诱导疗法	
抗体诱导治疗	急性排异反应率降低 通常与激素治疗联用
激素维持治疗	
避免激素的应用	减缓 HCV 的进展 糖尿病发病风险降低
钙调神经磷酸酶抑制药	
环孢素	体外抑制 HCV 复制 提高原抗病毒治疗的持续病毒学应答率
他克莫司	降低急性排斥反应的风险
抗增殖药	
硫唑嘌呤	与利巴韦林联合抗病毒可降低 HCV 复发的严重程度
霉酚酸酯	与硫唑嘌呤联合相比，与利巴韦林联合抗病毒可降低移植物失活风险
雷帕霉素移植药	
西罗莫司 / 依维莫司	体外有抗增殖及抗纤维化效应 少数临床数据提示减缓纤维化进展

HCV. 丙型肝炎病毒

机试验已评估含有皮质醇治疗方案与没有皮质醇治疗方案中，并没有发现明显影响纤维化的进展[277,284-286]，死亡率[277,285-287]，或移植物存活率[277,285,286,288-291]的作用。2007 年之前的 19 项随机试验进行的 Meta 分析显示疾病复发率显著降低（RR 0.90；95%CI 0.82～0.99；P= 0.03），但这些结果的解释受不同试验异质性影响，尤其是对照组中免疫抑制药效力方面的影响[292]。此外，避免皮质醇方案显示可以减少代谢并发症，包括新发糖尿病[284,285,288,293]，这反过来可能对 HCV 疾病进展的风险减少很重要。

3. 钙调磷酸酶抑制药

目前没有令人信服的数据表明以环孢素为主的免疫抑制方案和他克莫司为主的免疫抑制方案谁更影响 HCV 疾病的进展[294-296]。一项包括五项

随机对照试验的 Meta 分析发现，在死亡率，移植物存活，活检证实的 AR，或进展为晚期纤维化方面没有无差异[297]。最近的一项分析和系统综述发现，基于他克莫司为主的和基于环孢素为主的免疫抑制方案对于移植后 HCV 复发相关死亡率，移植物失活和再次移植以及 HCV 组织学表现均无明显差异[298]。

4. 抗增殖药物

MMF 和硫唑嘌呤，都是抗增殖药物，作为免疫抑制方案的一部分与钙调磷酸酶抑制药和皮质醇联合应用，但 MMF 更常用[299]。两者均抑制肌苷磷酸脱氢酶，与利巴韦林联用有一些抗病毒作用[300]，因此推测这些药物在 HCV 感染的受者中可能具有一些特定的益处。在系统综述中评估 MMF 与硫唑嘌呤对 HCV 相关结局的影响，较多的研究报告了从硫唑嘌呤（5/9）比 MMF（2/17）中获益更多，但是大多数研究是回顾性和观察性的[301]。此外，因为硫唑嘌呤在 2000 年之前被更多地使用，MMF 自 2000 年以来才被较多应用，因此观察 HCV 感染结局可能反映其他与移植相关变化的结果（比如捐赠者和受体相关因素），而不是抗增殖剂的选择。一项关于 3463 例来自移植科学登记处的 HCV 阳性受者的大型研究发现，与他克莫司联合类固醇相比，MMF，他克莫司和皮质醇联合方案整体移植物丢失的风险降低（HR 0.83，P= 0.01），但 HCV 相关移植物失活或患者死亡方面无差异（HR 1.03，P= 0.84）[302]。比较硫唑嘌呤和 MMF 的前瞻性研究数量少，并且受限于小样本量[303,304]或缺乏组织学限制随访[305]。

5. 哺乳动物雷帕霉素靶蛋白抑制药

哺乳动物雷帕霉素抑制药西罗莫司和依维莫司已被用于不耐受钙调神经磷酸酶抑制药的肝移植受者，特别是那些已有肾毒性的患者[306-308]。此外，雷帕霉素抑制药在体外具有抗增殖和抗纤维化作用[390]，因此推测它可能潜在的对复发性 HCV 疾病有益处[310]。虽然临床明确西罗莫司和依维莫司对 HCV 疾病严重程度影响的数据仍然非常少，一些小型研究表明可能有益处。在一个

收集 190 名患者 15 年的单中心的回顾性分析中，113 名 HCV 相关疾病患者在随访中位时间 15 月后从钙调磷酸酶抑制药为主方案转换为低剂量的单药西罗莫司抗排异治疗[311]。转换后患者生存率提高，进展肝硬化缓慢，继续应用以钙调神经磷酸酶为主要抑制药治疗更有可能在移植后发展糖尿病[311]。最近，依维莫司被食品和药物管理局（FDA）批准用于肝移植术后受者，是优选的雷帕霉素抑制药[312]，因为和西罗莫司相比，没有伤口愈合损害及肝动脉血栓形成的不良反应[313]。注册试验的亚组分析提示 HCV 感染患者比较他克莫司和依维莫司联合低剂量低剂量他克莫司，含有依维莫司组患者移植后 2 年纤维化程度有较轻趋势，但还需要更多的研究[314]。

6. 治疗急性排斥反应

因为 AR 需要用皮质醇冲击治疗和耗竭淋巴细胞药物治疗，这些是肝移植术后严重 HCV 疾病的高风险因素[151,167,176,181]，免疫抑制的目标是提供足够的免疫抑制以避免再需要治疗 AR，而且不会加速 HCV 疾病进展。另外，正如研究表明的那样，快速下调皮质醇[315-317]和淋巴细胞耗竭治疗[281,282]，免疫抑制总剂量急剧变化可能增加免疫介导的肝损伤风险，因此应该避免。在 AR 管理方面，专家建议对轻度 AR 暂不予以治疗，部分原因是难以在复发性 HCV 感染的背景下鉴别 AR[318]。对于轻度至中度 AR，通常使用基线免疫抑制加量治疗，对于这种方法治疗没有反应的才考虑皮质醇。皮质醇冲击治疗和耗竭淋巴细胞药物的使用保留给中度至重度患者。随着有效的 HCV 治疗方法的可用性来治疗复发性 HCV 感染，AR 的治疗对 HCV 疾病进展的负面影响可能会减弱。

（七）复发性疾病的预防和治疗

直接抗病毒药物（DAAs）的应用和发展已经彻底改变了肝移植情况下 HCV 感染的管理（表53-8）。安全和高效的治疗方法的可用性为移植等待名单上的患者以及接受过移植术的患者提供了 HCV 复发性疾病预防和治疗的可选性，这在以前是不可以的。有几个不同的时间点可以进行治疗（图 53-16）：①在肝移植术前治疗，以实现治愈。②临近肝移植手术时治疗以防止复发。③肝移植术后提前治疗以防止疾病复发。④肝移植术后证实存在 HCV 疾病复发[319,320]。为了最大化 HCV 感染的肝移植受者和移植物存活率，在疾病进展为晚期纤维化之前治疗是非常需要的。

1. 肝移植术前抗病毒治疗

（1）以实现治愈

一般来说，有肝移植指征的患者都是肝硬化失代偿期患者。特殊情况是有 HCC 在米兰标准范围内的患者可能是代偿期肝硬化。对于肝硬化失代偿期患者来说，虽然新的 DAA 药物联合治疗通常是安全的，可以达到治愈要求，尽管在以前是不可治愈的，但进行抗病毒治疗以追求治愈是比较复杂的决定。治愈的潜在获益包括逆转肝硬化并发症，改善生活质量，降低肝移植等待期间死亡率，如果进行肝移植预防肝移植术后 HCV 的复发。获得持续病毒学应答（SVR）12周或 16 周内 MELD 和 Child-Pugh 评分有轻微的改善[321,322]，但其他临床获益很少见到。对于肝移植等待名单的肝硬化失代偿期患者来说抗病毒治疗的潜在缺点就是 MELD 评分的稳定和改善，这使得持续符合肝移植等待指征患者肝移植的可能性更小。对于肝移植等待名单的失代偿期患者来说治疗的风险和害处缺乏数据，因此对于这部分人群进行抗病毒治疗的决定应该个体化。

目前美国批准用于肝硬化失代偿期患者的抗病毒治疗有索非布韦联合利巴韦林，雷迪帕韦 - 索非布韦联合或者不联合利巴韦林，达拉他韦联合索非布韦联合或不联合利巴韦林。维帕他韦 - 索非布韦联合或者不联合利巴韦林的复方制剂期望很快就会被批准。药物联合治疗包括蛋白酶抑制药的不推荐用于肝硬化失代偿期患者。这些方案治疗 Child-Pugh B 级和 Child-Pugh C 级肝硬化第 12 周的 SVR 频率（SVR12）和安全性结果显示在表 53-9 中[321-325]。在目前可用的 FDA 批准的治疗方案的基础上，对于基因型 1 或 4HCV 感染的 Child-Pugh B 级或 Child-Pugh C 级肝硬化患者推荐的治疗方法是雷迪帕韦 - 索非布韦联合

表 53-8　治疗丙型肝炎病毒的新的直接抗病毒药物的特点

作用机制	DAA	效力	覆盖基因型	耐药屏障	特殊考虑
NS5A 合成复制抑制药	奥比他韦 达拉他韦 雷迪帕韦：艾尔巴韦 维帕他韦	高	可变的，达拉他韦和维帕他韦是泛基因型的	低到中等	PPI 的应用可能会使雷迪帕韦和维帕他韦生物利用度下降
NS5B 核苷酸聚合酶抑制药	索非布韦	中等到高	泛基因型	高	如果肌酐清除率低于 < 30ml/min 不建议使用
NS5B 非核苷聚合酶抑制药	达沙布韦	低到中等	1 和 4	低	
NS3/4a 蛋白酶抑制药	帕利普韦 - 利托那韦 西咪匹韦 阿舒瑞韦 格佐普韦	高	1 和 4	中等到高	应仔细审查药物之间相互作用；不建议失代偿期肝硬化用

DAA：直接抗病毒药物；PPI：质子泵抑制药

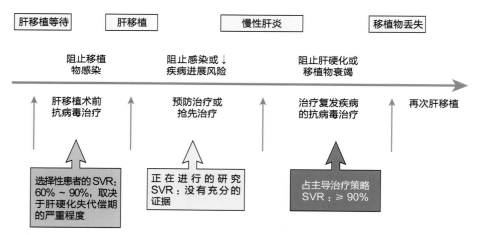

▲ 图 53-16　肝移植术前丙型肝炎患者的治疗策略

SVR. 持续病毒学应答（引自 Biggins SW, Terrault NA. Management of recurrent hepatitis C in livertransplant recipients. Infect Dis Clin N Am 2006；20:155.）

利巴韦林治疗 12 周或达拉他韦联合索非布韦或者利巴韦林治疗 12 周[326]。对于基因型为 2 或 3HCV 感染且 Child-Pugh B 级或 Child-Pugh 级 C 的肝硬化患者，建议达卡他韦联合索非布韦和低剂量利巴韦林治疗 12 周[326]。对于不能应用利巴韦林治疗患者，推荐达卡他韦联合索非布韦或雷迪帕韦联合索非布韦治疗 24 周。

（2）预防复发

在肝移植之前实现 SVR 确保了新的移植物没有 HCV 感染的风险[327]。然而，对于在肝移植时接受治疗的患者，肝移植术后 HCV 复发的风险至少部分取决于肝移植术前 HCVRNA 检测不到的持续时间[328-334]。在一项评估索非布韦和基于体重的利巴韦林的标志性研究中，有肝移植适应证的 61 例 HCC 患者，HCV 感染基因型 1 至 4，Child-Pugh 评分为 7 或更低，接受抗病毒治疗后 43 名患者获得了 HCV RNA 移植时水平低于 25U/ml，其中 30 例（70%）在肝移植术后无病毒复发[335]。接受抗病毒治疗后在肝移植术前至少持续 28 天不可检测到 HCV RNA，26 个中只有 1 个发生 HCV 感染复发[335]。这些发现可能有助于指导肝移植术前抗病毒治疗时间安排和（或）初始治疗目标是预防肝移植术后 HCV 复发的需要桥接治疗的时间安排[336]。

2. 肝移植术后抗病毒治疗

肝移植术后获得 SVR 与改善移植物和患者

生存率有关[337]，病毒根除是每个移植受者HCV复发感染的目标。之前的指南建议有中度纤维化（≥ F_2，4级），中度或重度坏死性炎症活动（≥ A3，4级）或胆汁淤积型肝炎的肝移植受者开始抗病毒治疗[318]。在聚乙二醇干扰素治疗时代，肝移植术后6个月内进行抗病毒治疗的效果没有出现组织学提示疾病复发后再给予抗病毒治疗效果好[338]。然而，随着高效和安全的DAA的可用性，可以考虑移植后早期抗病毒治疗以治愈从而获得最大化生存益处，以及最小化由于监测和管理复发性疾病相关的成本[339]。

肝移植术后DAA药物和标准抗排异治疗药物之间的相互作用需要仔细考虑（表53-10）。需要监测免疫抑制药血药浓度以避免免疫抑制药的血药浓度过高或者过低，避免药物相互作用以及影响病毒清除。

（1）抢先治疗以达到治愈

这种HCV治疗方案就是在肝移植术后立即或者早期进行抗病毒治疗，应在疾病复发之前。理论上，在肝移植时，即被感染器官的移除后，立即使用强效DAA药物，可以避免HCV病毒血症的快速复发，并缩短疗程，因此，是更具成本效益的HCV感染管理。有一些临床研究评估肝移植术后早期安全性和疗效正在进行中。

肝移植时接受抗病毒治疗患者中使用辅助抗体疗法也在被评估中。一项关于84名肝移植等待的HCV患者研究的初步数据，肝移植术前应用抗病毒药物然后按1：1：1随机化分组，1组接受丙型肝炎免疫球蛋白300mg/kg，1组接受丙型肝炎免疫球蛋白200mg/kg，1组观察，结

表53-9 肝硬化失代偿期患者抗丙肝病毒治疗安全性和有效性的结果

方 案	N	安全结果	有效结果
西咪匹韦-索非布韦伴有或不伴有利巴韦林治疗12周[323]	CP B级 49，CP C级 6	11% 早期治疗中止 22% 住院治疗 20% 需要抗生素治疗的感染 20% 肝细胞失代偿进一步加重 2% 死亡	CP B级患者76%（37/49）获得SVR12，CP C级患者50%（3/6）获得SVR12
雷迪帕韦-索非布韦联合利巴韦林治疗12～24周[321]	CP B级 59，CP C级 49	大部分患者CP和MELD评分较基线水平改善3/4级的不良事件发生率低，严重不良事件（在对照组24周更常见） 5例治疗中止（对照组24周时4例） 13例死亡（和治疗不相关）	CP B级，12周87%（26/30）SVR12 CP B级，24周89%（24/27）SVR12 CP C级，12周86%（19/22）SVR12 CP C级，24周87%（20/23）SVR12
雷迪帕韦-索非布韦联合利巴韦林治疗12～24周[543]	CP B级 46，CP C级 38	在不同组中3%～5% 患者出现治疗相关严重不良事件 不同组中1%～5% 出现治疗中止 死亡不常见，而且和治疗不相关	CP B级，12周87%（20/23）SVR12 CP B级，24周96%（22/23）SVR12 CP C级，12周85%（17/20）SVR12 CP C级，24周72%（13/18）SVR12
达卡他韦-索非布韦联合利巴韦林治疗12周[549]	CP B级 32，CP C级 16	17% 出现严重不良事件（和治疗均不相关） 18% 出现3/4级不良事件 没有死亡	CP B级 94%（30/32）SVR12 CP C级 56%（9/16）SVR12
索非布韦-维帕他韦联合利巴韦林12～24周[322]	CP A级 16，CP B级 240，CPC级，13	47% 患者CP评分改善，MELD评分基线水平＜15的51%的患者出现HELD评分改善，MELD评分基线水平＞15的81%的患者出现MELD评分改善 各组1%～4% 患者治疗中止 各组出现3%死亡率，和治疗不相关	12周83%（75/90）SVR12，无利巴韦林 12周94%（82/87）SVR12，利巴韦林 24周86%（77/90）SVR12，无利巴韦林

AE. 不良事件；CP. 肝功能分级；MELD. 终末期肝病模型评分；SVR12. 12周时持续病毒学应答

果显示应用丙型肝炎免疫蛋白 300 mg / kg 组患者，21 例中有 1 例（5%）发生移植后再感染，应用丙型肝炎免疫蛋白 200mg / kg 组患者 22 例患者中有 7 例（32%）发生移植后再感染，20 名对照组中的 6 名（30%）发生移植后再感染[340]。高剂量丙型肝炎免疫球蛋白作为辅助治疗可能对患者有益，但确切的作用尚未确定。

（2）显著的肝纤维化 / 代偿期肝硬化

大部分被批准的 DAA 药物在肝移植术后至少 6 个月患者中被研究（表 53-8）。这些治疗通常是安全，高效的。 由于 HCV 复发疾病的严重程度引起的不同治疗方案的功效差异在图 53-17 中显示[321,324,325,341-344]。一般来说，肝移植术后患者获得的 SVR 率与没有肝移植患者基本相似。

第一代全口服 DAA 药物组合的研究是关于索非布韦联合利巴韦林治疗肝移植术后 HCV 感染基因型 1 至 4 型患者 24 周[341]。70% 的肝移植受者获得 SVR。20% 的患者出现了需要治疗的贫血，没有死亡，没有移植物失活，急性排斥反应，或者索非布韦与他克莫司或环孢素的相互作用[341]。索非布韦和利巴韦林推荐用于肝移植术后基因 2 型或者 3 型的患者[326]。

在一项包括 123 个肝移植受者予以索非布韦和西咪匹韦联合或者不联合利巴韦林的治疗研究中（60% 基因 1a 型，30%F3/F4 纤维化，80% 的经治患者），90% 的患者获得 SVR12[342]。在治疗过程中，有一位患者死于药物诱导的肺损伤[342]。在一项 HCV 靶向研究组中，151 肝移植受者接受西咪匹韦和索非布韦联合或者不联合利巴韦林，在没有肝硬化或者是代偿期肝硬化患者中 91% 至 93% 患者取得 SVR12（图 53-17）[343]。

在 SOLAR-1 研究中评估雷迪帕韦和索非布韦联合利巴韦林治疗 223 肝移植受者 12 周或 24 周[321]。$F_0 \sim F_3$ 纤维化患者中 96% 的患者实现了 SVR12，96% 患者 Child-Pugh A 级肝硬化，81% 患者 Child-Pugh B / C 级肝硬化，治疗 12 周对比 24 周 SVR12 发生率相似（图 53-17）[321]。七名病人死于被认为与治疗无关的原因[321]。在 SOLAR-2 研究中，其设计与 SOLAR-1 研究类似，

表 53-10 目前批准的 HCV 直接抗病毒药物与免疫抑制药间相互作用

	西咪匹韦	索非布韦	索非布韦 / 雷迪帕韦	奥比他韦 / 帕利普韦 - 利托那韦 / 达沙布韦	达卡他韦	艾尔巴韦 / 格佐普韦*
抗细胞增殖药物						
硫唑嘌玲	无 DDI	无 DDI	无 DDI	无 DDI	无 DDI	无 DDI
吗替麦考酚酯	无 DDI	无 DDI	无 DDI	潜在 DDI	无 DDI	无 DDI
钙调磷酸酶抑制药						
环孢素	!!	无 DDI	潜在 DDI	潜在 DDI	无 DDI	!!
他克莫司	潜在 DDI	无 DDI	潜在 DDI	潜在 DDI	无 DDI	潜在 DDI
雷帕霉素抑制药						
依维莫司	潜在 DDI	无 DDI	潜在 DDI	!!	潜在 DDI	潜在 DDI
西罗莫司	潜在 DDI	无 DDI	潜在 DDI	潜在 DDI	潜在 DDI	潜在 DDI
白介素 2 受体阻滞药						
巴利昔单抗	无 DDI	无 DDI	无 DDI	无 DDI	无 DDI	无 DDI

潜在药物相互作用可能需要调整剂量，改变给药时间或者增加监测

* 在肝移植受体还未有研究

!! 不推荐同时服用这些药物；DDI. 临床显著的药物相互作用；mTOR. 雷帕霉素

引自 University of Liverpool: HEP drug interaction checker. Available at <http: //ww. hep-druginter act ions. org>.（2016-12-11）

想要了解更多药物之间相互作用，具体药代动力学相互作用的数据及剂量调整，可访问网站

但针对欧洲患者，F_0 至 F_3 纤维化患者中 95% 的患者实现了 SVR12，其中 98%Child-Pugh A 级肝硬化患者，治疗 12 周或 24 周（治疗时间无差异）[324]。在这些结果的基础上，推荐移植术后代偿期和失代偿的 HCV 基因 1 型或基因 4 型患者应用雷迪帕韦和索非布韦联合基于体重给予利巴韦林剂量的方案治疗 12 周[326]。索非布韦 - 维帕他韦，下一代索非布韦 NS5A 抑制药的组合，在肝移植术后患者中尚未有研究。

在 CORAL-1 研究中，34 位 HCV 感染基因 1 型，纤维化 F_0 — F_2 的肝移植受者，接受奥比他韦，利托那韦帕利普韦和达塞布韦联合利巴韦林治疗 24 周[344]。97% 患者获得 SVR12（图 53-17）[344]。有 2 位患者出现严重并发症，其中 1 位患者因为严重并发症中止治疗[344]。他克莫司剂量调整为 0.5mg/wk 或者每 3 天 0.2mg，环孢素剂量降低为原有剂量的 20%[344]。没有急性排斥反应发生。对于 HCV 感染基因 1 型的早期纤维化（≤F_2，4 级）肝移植受者可以应用奥比他韦，利托那韦帕利普韦和达塞布韦联合利巴韦林治疗 24 周[326]。

在 ALLY-1 研究中，53 名肝移植受者给予达拉他韦联合索非布韦联合利巴韦林治疗 12 周，基因 1 和 3 型，68% 纤维化 F_0 ~ F_3，30% Child-

PughA 级肝硬化（有 1 位患者缺失基线状态）[325]。53 位患者中 50 位（94%）取得了 SVR12（图 53-17），只有 9% 患者出现了严重不良反应（都和研究中的药物无关）[325]。基于这些研究发现，代偿期肝硬 HCV 感染基因 1，2，3，4 型患者建议应用达卡他韦联合索非布韦联合利巴韦林治疗 12 周[326]。

（3）严重 HCV 早期复发感染和肝硬化失代偿期患有早期严重复发疾病（胆汁淤积性肝炎）和失代偿性肝硬化通常一起研究，因为这些现象在没有抗病毒治疗的情况下代表肝脏相关死亡风险最高的群体。使用 DAA 治疗肝硬化失代偿期获得 SVR 率与代偿期肝硬化患者相比较低，但是胆汁淤积性肝炎患者相比肝硬化失代偿期患者 SVR 率要高[339]。在一项评估肝移植受者研究中，基因型 1 至 4 的肝硬化失代偿期（n= 52）或严重淤胆性肝炎（n= 52）的患者接受索非布韦和利巴韦林治疗 24 周至 48 周联合或不联合聚乙二醇干扰素[345]。整体 SVR12 率，不包括 12 位再次行肝脏移植治疗的患者，73% 的严重的胆汁淤积性肝炎患者和 43% 的失代偿性肝炎肝硬化获得 SVR12。

在 SOLAR-1 和 SOLAR-2 研究中，应用雷迪帕韦 - 索非布韦联合利巴韦林治疗肝移植术

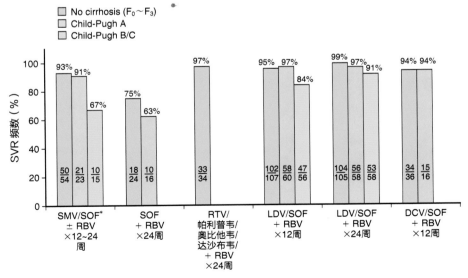

▲ 图 53-17　由于肝病程度不同采取不同治疗方案的肝移植术后患者病毒性应答

*Child-PughA 级是肝硬化伴有终末期肝病模型评分小于 10 的；Child-Pugh B/C 级是肝硬化伴有终末期肝病模型评分为 10 或者更高；DCV. 达拉他韦；LDV. 雷迪帕韦；SMV. 西咪匹韦；SOF. 索非布韦；SVR. 持续病毒学应答；RBV. 利巴韦林；RTV. 利托那韦

后晚期肝硬化患者的 12 周或 24 周综合结果显示，Child-PughB 肝硬化患者的 SVR12 率为 90%（72/80），Child-Pugh C 级肝硬化患者 SVR12 率为 64%（9/14）（图 53-17）[321,324]。达卡他韦和索非布韦联合或者不联合利巴韦林的安全性和有效性已经在医保评估中研究。在肝移植术后严重 HCV 复发感染（3 位严重胆汁淤积性 HCV 感染）的 12 位患者中，9 位患者完成 24 周的治疗，在治疗终点时检测不到 HCVRNA，5 位患者随访后在第 4 周获得 SVR[346]。治疗中，发生了三例死亡：一例由于进迅速展的肝衰竭，一例由于胃肠道出血，一是由于脓毒性休克，这些死亡归因于患者潜在肝病的严重程度，而不是因为直接抗病毒治疗 [346]。在一项 15 例肝移植术后严重胆汁淤积性 HCV 患者应用索非布韦和达卡他韦治疗系列中，100% 患者获得了 SVR12[347]。最后，在一项 119 例基因 1 型 HCV 感染患者应用的西咪匹韦和索非布韦联合或不联合利巴韦林治疗 12 周或 24 周的真实世界研究中，68% 的 Child-Pugh B 级患者（n=34）与 83% 的 Child-Pugh A 级患者（n=84）获得了 SVR12。在所有的肝硬化失代偿期抗病毒治疗研究中，在治疗期间有出现死亡的情况，但被判断与抗病毒治疗无关。这强调肝移植受者晚期肝硬化由于疾病进展而导致死亡竞争风险，需要考虑在 HCV 治疗的同时考虑再次肝移植。

3. 再次肝移植

尽管应用抗病毒药物预防或减缓疾病进展，由于 HCV 复发性疾病导致移植物衰竭仍有发生 [167,181]。一些研究报道 HCV 相关再次肝移植患者整体存活率相比非 HCV 相关再次肝移植患者明显下降，而且第二次移植的移植物 HCV 疾病快速进展的风险 [348-350]。然而，其他大型多中心研究包括 43 例与 HCV 相关再次肝移植受者和 73 例非 HCV 相关再次肝移植受者，报道 HCV 阳性队列 1 年（69%vs.73%）和 3 年（49%vs.55%）的存活率与 HCV 阴性队列相比降低，但并不明显（图 53-18）[351]。再次肝移植的 HCV 患者较坏的结局与供体年龄较大 [348,350,352]，凝血酶原时间延长 [348]，血清肌酐水平升高 [350,353]，血清胆红

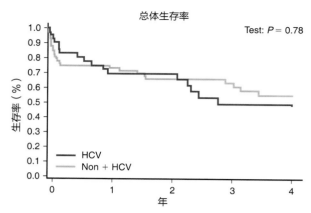

▲ 图 53-18　丙型肝炎相关再次肝移植患者相比较非丙型肝炎相关肝移植患者总体生存率

因丙型肝炎相关疾病再次行肝移植患者 1 年、3 年生存率分别为 69% 和 49%，非丙型肝炎相关疾病再次行肝移植患者 1 年、3 年生存率分别为 73% 和 55%，两者生存率相似（引自 McCashl 和 T, et al. Retransplantation for hepatitisC: results of a U.S. multicenter retransplant study. Liver Transpl2007；13:1246-1253.）

素水平升高 [353]，MELD 评分为 16 或更高相关 [224,351]。

再次肝移植候选者的各种标准被应用于 HCV 感染的患者。在 DD 治疗之前的一项多中心的研究中，不能移植等待的常见的原因包括第一次肝移植术后 6 月内 HCV 复发（22%），严重胆汁淤积性丙型肝炎（19%），严重肾功能不全（18%），还有其他原因比如年龄大或者其他要求（28%）[351]。高效的 HCV 抗病毒治疗不仅可以减少肝移植受者再次肝移植的需求，还可以减少需要再次肝移植这部分人第二次移植物疾病复发的风险。

三、原发性胆汁性胆管炎与肝移植

原发性胆汁性胆管炎之前被称为原发性胆汁性肝硬化，它是一类自身免疫性肝病，以淋巴细胞相关胆管病，以小的，中等大小的胆管损伤（非化脓性胆管炎）和胆道消失为特征 [354-357]。

PBC 是欧洲肝移植登记系统第三常见的肝移植病因，紧随病毒性肝硬化（HCV 和 HBV）和酒精相关肝硬化之后 [358]，是美国最常见的 6 大肝移植适应证之一 [359,360]。近几年来，在欧洲和美国南部，因为 PBC 行肝脏移植术和在肝移植

等待名单的 PBC 均明显减少[361,362]。而且，在近几十年来，PBC 相关的男性和女性死亡率明显下降[363]。死亡率的下降和对移植需求的下降可能反映了疾病的早期诊断，PBC 进展风险的因素的变化，和（或）改善的治疗。当然，自 1990 年代以来，随着熊脱氧胆酸（UDCA）应用的增加，减缓了进展至肝硬化的组织病理学改变，改善了整体和无须肝移植患者的生存率，也许这是肝移植率下降的原因[364]。

（一）肝移植术后自然病程

虽然最初对 PBC 是否会复发有疑问，现在这已成为肝移植术后患者公认的并发症。组织学提示 PBC 复发很常见，但不是很普遍[365-369]。PBC 疾病复发率范围从 10%～50%[366,370-372]，中位随访时间为肝移植术后 5 年（表 53-11）[373]。最近的一项欧洲多中心研究，从 1988 年至 2010 年，123 例因 PBC 行肝移植的成年人，根据方案在肝移植术后 1 年，5 年，10 年，15 年，20 年行肝活检显示或临床显示，PBC 的累积发生率分别为 5 年为 27%（95% CI 17%～39%），10 年为 47%（95% CI 35%～57%），15 年时为 61%（95% CI 46%～72%），20 年时为 68%（95% CI 51%～79%）（图 53-19）[374]。复发率的差异反映了患者监测模式的不同（根据规定的方案活检或实验室标准），随访时间长短不同，病理学专业知识的差异，以及定义复发性 PBC 的组织学标准不同。尽管 PBC 会复发，肝移植术后结局还是非常好的[358,362,375,376]，复发与不复发的患者生存率没有显著差异[373,374,377,378]。根据两项大型队列研究，因复发性疾病进展需要肝移植是很少见的，报道 485 名患者中仅 3 名（0.6%）和 154 名患者中 2 名（1.2%）患者因为 PBC 复发需要再次肝移植[379,380]。在第二次和第三次肝移植中仍可见到 PBC 复发，但是再次肝移植术后因为疾病复发导致移植物功能衰竭的比例较低（7%～14%）[381]。

肝移植术后 PBC 患者因为 PBC 是多系统疾病仍然存在全身并发症的风险，报道有伴有干燥

表 53-11　肝移植术后原发性胆汁性胆管炎复发的诊断标准[393]

1. 因为 PBC 行肝移植
2. 出现 AMA 阳性
3. 病理学检查可见汇管区特征性损伤表现
   a. 单核细胞炎症浸润
   b. 淋巴细胞聚集形成
   c. 上皮细胞样肉芽肿
   d. 胆管损害表现

PBC 复发确定诊断：4 项汇管区表现中出现 3 项 PBC
复发可能的诊断：4 项汇管区表现中出现 2 项

AMA. 线粒体抗体；PBC. 原发性胆汁性胆管炎

综合征，骨质疏松症和（或）甲状腺疾病[382]。所有肝移植受者肝移植术后立即就会出现骨质减少 / 骨质疏松症的恶化，因为 PBC 患者相比其他肝硬化患者先前就存在高发病率的骨质减少 / 骨质疏松症，在肝移植术后他们有骨折的高风险[383]。免疫抑制药物，特别是皮质醇的作用，加上营养不佳，肌肉量低和不动也可能参与作用。尽管肝移植术后 8 年内有 53% 的患者患有骨折，骨折的发生率在移植术后第 1 年最高，PBC 患者达到 38%，之后逐渐减少[384]。其他与 PBC 相关的并发症似乎没有受到移植和（或）免疫抑制的影响，尽管该领域尚未得到充分研究。

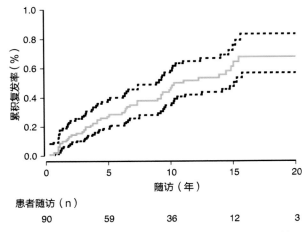

▲ 图 53-19　肝移植术后原发性胆汁性胆管炎复发的可能累积发病率

上面和下面的点状黑线分别为 95% 可信区间的界限（引自 Bosch A, et al. Liermann R, et al. Preventive administrationof UDCA after liver transplantation for primary biliary cirrhosis is associatedwith a lower risk of disease recurrence. J Hepatol 2015；63:1449-1458.）

（二）PBC 复发的风险因素

一些研究已经评估了与 PBC 复发相关的因素（表 53-12）。 鉴于 PBC 有潜在的遗传易感性，肝移植术后的研究试图调查遗传变异在复发 PBC 中的作用。供体 - 受体白细胞抗原（HLA）错配被确定为活体肝脏移植相关的患者术后疾病复发的独立危险因素[385]。其他两项活体肝移植（DDLT）大型研究表明 PBC 复发与 HLA 错配相关，特别是 DR 基因位点[386,387]。相反，Jacob 等[378]发现没有 HLA-B 错配的患者疾病复发风险更高。

一些研究报道了年轻受者与 PBC 复发的相关性[362,374,378,388]。在一些研究中供体相关因素包括供体年龄大，冷缺血时间和热缺血时间较长被认为是 PBC 复发的预测因素[362,374,378,386]。一项研究发现供体 - 受体性别错配与较低的 PBC 复发风险相关，提示男性供体可能具有保护作用[374]。几个但不是全部分析（主要是回顾性，单中心系列）报道，与环孢素相比，肝移植术后基于他克莫司的免疫抑制与较高频率和较短时间内 PBC 复发相关[362,389,390]。然而，一项大型分析评估了 16 项研究，总结了 1241 名患者基于他克莫司和基于环孢素的免疫抑制方案与 PBC 复发未能证实有差异[370]。目前，没有特定的免疫抑制方案在预防 PBC 复发方面优于另一种。

（三）PBC 复发的诊断

诊断 PBC 复发很困难，因为诊断标准严重依赖于复杂的可兼容表现的病理学，并且排除其他病因。抗线粒体抗体，这些 PBC 的血清学标志物在移植术后仍然存在，因此对于疾病复发没有诊断价值。相反，在一项研究中显示，免疫球蛋白 M 水平升高的患者相比没有升高的患者显示更频繁 PBC 复发；免疫球蛋白水平高于正常值上线 1.1 倍以上，诊断 PBC 复发的准确率为 85%[374]。这表明免疫球蛋白 M 水平可能有助于识别哪些移植受者需要考虑进行肝脏活检。因为组织学疾病可以早于肝功能检查指标异常，依赖于肝功能检查鉴别 PBC 复发会导致漏诊。在一项按诊疗方案进行肝脏活检的前瞻性研究中，在肝脏酶学指标正常的情况下，有多达 48% 的患者存在组织学疾病复发[374]。这导致专家倡导使用方案定期活检[374,391,392]。另外，典型的胆汁淤积肝脏酶学模式（碱性磷酸酶和 γ - 谷氨酰基转肽酶水平升高）在肝移植术后情况中可能是由其他常见病症引起的，包括（但不限于）AR 或慢性排斥，病毒感染，胆管或肝静脉 / 动脉疾病。因此由专家病理学家进行审查是必要的，其他诊断检查在排除和病理学特征重叠的情况，比如慢性排斥反应或者药物毒性作用方面可能是需要的。

PBC 复发的确诊标准和可能复发的标准已经提出（表 53-11）[393]。PBC 的标志性病理特征是典型的花瓣样胆管损伤（肉芽肿性胆管炎），或者破坏性的淋巴细胞性胆管炎，致密浸润汇管区。这些表现加上排除急性排斥反应通常被认为是确

表 53-12 原发性胆汁性胆管炎、原发性硬化性胆管炎、自身免疫性肝炎 5 年整体生存率及复发风险因素

	PBC	PSC	AIH
5 年整体生存率	85%	80%	80%
复发风险	5 年时 27%	4.75 年时 11%	16% ～ 43%
疾病复发相关风险因素	HLA-DR3 阳性的受者 HLA-B 受体供体不匹配肝细胞严重坏死 受者年龄小 供体年龄大 冷和热缺血时间延长	男性受者 供体性别错配 扩大的供体移植物标准	
再次肝移植比率	<5%	～ 10%	<5%

AIH. 自身免疫性肝炎；HLA. 人类白细胞抗原；PBC. 原发性胆汁性胆管炎；PSC. 原发性硬化性胆管炎

认 PBC 复发。汇管区致密的淋巴浆细胞浸润或中度淋巴细胞胆管炎，而没有典型花瓣样胆管损伤，通常认为病变不够具体[373,391]。这些新发病变是否会进展为典型的 PBC 复发或者是复发的 PBC 肝硬化的危险因素尚不清楚。

（四）PBV 复发的管理

Charatcharoenwitthaya 等[379] 是第一个报道用 UDCA 治疗肝移植术后 PBC 复发患者使大约一半的 PBC 复发患者肝酶水平正常。其他单中心研究证实，UDCA 可降低大多数患者的碱性磷酸酶水平，但不能显著改善肝脏组织学特征或患者和移植物生存[386]。最近，一项法国多中心研究[374] 报道 90 例因 PBC 行肝脏移植术的受者，平均随访 12 年，19 例患者从肝移植术后一直应用 UDCA 治疗。48 例患者（53%）诊断为 PBC 复发。在单变量和多变量 Cox 模型中，使用 UDCA 是显著影响 PBC 复发风险的唯一因素（HR 0.31，95%CI 0.11 ～ 0.85）[374]。虽然这可能表明 UDCA 治疗可能预防移植后 PBC 复发，但是 PBC 复发本身及 UDCA 预防均不影响移植后患者 / 移植物生存。

因为 UDCA 在非肝移植患者中对于疾病进展和无肝移植生存确切的作用，它的有益作用可能可以预期的，但 UDCA 是否会影响肝移植术后 PBC 复发的结局仍然不太清楚[379,395]。因为肝移植术后生命的延长，在长期生存者中临床相关的 PBC 复发也许会更频繁。虽然目前没有指南推荐肝移植术后 PBC 受者应用 UDCA，法国的队列研究关于非肝移植患者应用 UDCA 明确的生存获益结果提供了应治疗的合理依据。肝移植受者应用 UDCA 的时机及药物剂量尚不清楚。

在非肝移植的情况下，几个新的的药物建议用于对 UDCA 无应答的患者中可能会有获益[396]。对于 UDCA 应答欠佳的 PBC 患者 FDA 批准可用法尼酯 X 受体激动剂[397]。在肝移植术后的情况还没有被研究过，这种治疗能否在肝移植术后 PBC 复发患者管理起一定作用仍然有待观察。

四、原发性硬化性胆管炎与肝移植

原发性硬化性胆管炎（PSC）是一种慢性进展性炎症性疾病影响肝外和（或）肝内胆管，导致胆汁纤维化 / 肝硬化，反复发作胆管炎和（或）胆管癌。 在美国 PSC 是领先第四位行肝移植适应证的疾病[398]。在西方国家 4% ～ 5% 成人患者因为 PSC 行肝脏移植术[399]。

PSC 被认为是自身免疫性疾病，与某些免疫因素相关，包括特定的亚型 HLA[400] 和抗中性粒细胞胞质抗体的存在[401]。PSC 与炎症性结肠病（IBD）有很强的关联性。在慢性 IBD 中，肠道细菌和内毒素可能通过长期炎症更具渗透性的结肠黏膜移位进入门静脉循环。这个随后可能导致库普弗细胞的活化，释放介导胆管树的促炎细胞因子释放[402-404]。活化肠淋巴细胞被释放到肠肝循环中并可能作为记忆细胞持续存在，也可能参与产生肝脏炎症[405]。肝脏表达的黏附分子增加（PSC 中的血管细胞黏附蛋白 1 和黏膜定居细胞黏附分子）有助于免疫细胞的募集进入组织[406,407]。有假设这种持续的淋巴细胞从肠道到肝脏的异常归巢可能导致移植物的疾病复发[407]。

PSC 弊端就是使胆管癌和胆囊癌的风险增加，对于患有 IBD 患者，使得结直肠肿瘤的风险增加[408,409]。肝脏移植术（以及伴随的胆囊切除术）基本上消除了 PSC 患者肝胆癌的重大风险，但是那些结肠完整和 IBD 的患者在移植术后仍然存在结肠肿瘤的风险。

（一）肝移植术后自然病程

PSC 患者肝移植术后与非常好的长期患者存活率相关，5 年和 10 年生存率分别超过 80% 和 70%[410,411]。PSC 复发正在得到越来越多的认可，但是不普遍[411-419]。与复发性 PBC 一样，因为用于诊断 PSC 复发的诊断标准的不一样，目前可能存在模仿复发 PSC 的情况，以及随访的持续时间，因此评估 PSC 复发风险具有挑战性。 考虑到这些说明，估计 PSC 复发率为 10% ～ 27%[411-419]。在移植术后，疾病复发的系统性评价中，14项不同研究的PSC加权复发率为11%，中位随访时间为58个月（范围53～77个月）（表53-12）[370]。PSC复发的中位时间很难评估，但估计是3年到5年，这取决于在随访期间使用诊断程序的类型和时间[370,420-422]。

短期和中期患者和移植物存活率似乎没有受到PSC复发的影响。但是，随着随访时间的延长，PSC复发似乎影响移植物的结局，并可能增加再次移植的需求[363,422,423]。因为疾病复发导致移植物功能衰竭需要再次肝移植在PSC患者（12.4%）中高于PBC患者（1%～5%）[377]。

（二）PSC复发的风险因素

许多PSC复发的风险因素被提出，包括男性受者[419]，受体-供体性别不匹配[415]，受者年龄，虽然不一致（年龄大或小）[424]，肝移植术前结肠完整[419]，肝移植术后存在溃疡性结肠炎[425]，使用扩大标准的供体移植物[421]，急性排斥反应[424]，抗类固醇激素的急性排斥反应[412,424]，应用鼠源CD3单克隆抗体[398]，肝移植术前需要类固醇维持治疗超过3个月的溃疡性结肠炎[425]，肝移植术前受者存在胆管细胞癌[420]和CMV感染（表53-12）[424,426]。上述几个提到的因素可能在除PSC复发外的其他原因引起的胆管损伤和胆道结构化区分困难，例如使用扩大标准的供体移植物，类固醇相关难治性排斥反应。但是，这些也是可能是这些情况下之前没有暴露的抗原表位被激活引起有缺陷的自身免疫反应的表达增加，对胆管上皮产生损伤，导致PSC复发[427]。或者，PSC患者先前存在对自身抗原的免疫反应增大了同种异体免疫反应，导致AR和（或）慢性排斥反应。

确定的关键免疫因素包括来自HLA-DR52阳性供体（保护性）的肝脏同种异体移植物[428]，受者中存在HLA-DRB1＊08（风险增加）[424,429]，CCR5-Δ32突变[430]，供体和受体MMP2的基因多态性（与移植术后后非吻合口狭窄相关）[431]。来自一级亲属移植物的活体相关供体被报道PSC复发率高，来自日本的2个相对小型单中心的系列研究观察到了分别有55%和59%的患者PSC

的复发[432,433]。然而，最近北美一项单中心研究发现来自一级亲属的活体供体与非一级活体供体或者来自死者供体的各组间临床表现明显的PSC复发率没有差异[434]。使用基于环孢素或基于他克莫司的免疫抑制似乎不会影响PSC复发[398,421]。

大约5%IBD患者会发展PSC。相反，大约85%PSC患者会发展为IBD[435]。肝移植术后成人关于IBD的严重程度与PSC风险相互作用的研究产生了矛盾的结果。一项英国的研究报道[436]需要行肝脏移植的PSC患者相比不需要肝脏移植患者可能更多伴有临床静止的溃疡性结肠炎（P=0.002），美国的一项研究报道[437]相比没有行肝脏移植术的患者，更多肝移植受者（69%）伴有持续缓解的溃疡性结肠炎（15%）（P＜0.001）。相反，加拿大的一项研究[438]发现肝移植术后活动性IBD无论临床还是病理方面均增加。在一项大型因PSC行肝脏移植术的队列研究中（n=230），肝移植术前或肝移植术时行结肠切除术的患者相比肝移植术后完整结肠的患者PSC的发病率更低（P=0.028）[422]。这和有炎症的结肠可以激发肝脏炎症并导致移植物疾病复发的假说相吻合。然而，这种相关性并没有足够证实到建议行预防性的结肠切除术。尽管这种相关性是否和免疫机制相关或者和毒性作用相关[398,439]，这都强调了肝移植术后充分控制慢性IBD的重要性。

所有这些相关报道都来自中小型单中心队列回顾性分析。该研究设计的固有局限性妨碍了得出关于促进PSC复发因素与保护PSC移植受体不复发相关因素的有力结论。但是，鉴于没有任何已知的治疗PSC复发的方法，有防止移植物因为疾病复发失活的高度需求，识别高复发风险患者很重要，而且可能会产生对这些潜在可修改因素的深刻见解。

（三）PSC复发的诊断

与PBC类似，PSC复发的诊断通常具有挑战性，因为很难将其与其他导致非吻合口胆管狭窄的情况区分开来。这些包括与缺血再灌注损伤相关的胆管缺血损伤，肝动脉血栓形成和（或）慢性胆管减少排斥反应，细菌或真菌性胆管炎，供体和受体间 ABO 血型不合[373,440,441]。

因为 PSC 行肝移植的患者疾病复发的诊断很大程度上依赖于放射学证实存在弥漫性的、非吻合口胆管狭窄表现，并排除以上提到的其他原因引起弥漫性的、非吻合口胆管狭窄表现。诊断可能更进一步由肝脏活组织检查支持，但仅有少数 PSC 复发患者存在明确的胆汁淤积闭塞纤维化胆道损伤，胆管周围环心状纤维化表现[442]。目前最常用的肝移植术后 PSC 复发的诊断标准是最初由 Graziadei 等提出梅奥医院标准（表 53-13）[411]。这些标准是保守的，需要排除其他引起移植物中非吻合口胆管狭窄的原因。

表 53-13　肝移植术后原发性硬化性胆管炎复发的梅奥诊断标准[411]

1. 纳入标准
   a. 肝移植术前明确诊断为原发性硬化性胆管炎
   b. 胆道影像学提示肝移植术后至少90天胆管不规则、肝内和（或）外胆管狭窄伴串珠状
   c. 病理学纤维化胆管炎和（或）纤维性闭塞性损伤
2. 排除标准
   a. 肝动脉栓塞或狭窄
   b. 慢性胆道增生反应
   c. 肝移植术后90天前出现的吻合口和非吻合口狭窄
   d. 肝移植时ABO血型不相容

（四）PSC 复发的管理

在肝移植术后，没有明确治疗 PSC 复发的治疗方法。许多中心实施了用 UDCA 预防和（或）治疗，因为它改善了肝脏的生化学指标，但是这没有证据表明这可以改变肝移植术后 PSC 的自然病程[363,443]。在非移植患者中 UDCA 不能改变 PSC 患者的结局，那么很有可能 UDCA 也不能改善肝移植术后 PSC 患者的结局[363]。那就是说，UDCA 降低了 PSC 合并溃疡性结肠炎患者结肠异常增生导致结肠腺瘤和癌症的风险，溃疡性结肠炎和 PSC 患者的癌症；因此对于肝移植 PSC 并有完成结肠的受者应用 UDCA 也许是合理的[444]。

在 AR 和 PSC 相关性的基础上，免疫抑制药的应用应最小化排异的风险。类似的，具有 PSC 复发高风险的患者，应考虑进行 CMV 感染的预防治疗，可能需要更长的预防治疗时间。目前仍需要有效评估这些或那些可以改变 PSC 复发风险的措施。

在目前对于肝移植术后 PSC 复发缺少有效医疗预防或治疗的情况下，对症处理胆道狭窄和它们的并发症，比如胆管炎或胆总管结石，是唯一选择。在非肝移植的情况下，主要狭窄部位可以临时通过经皮或经内镜方法处理，但很多肝移植术后 PSC 复发患者最终还是需要考虑再次肝移植。

五、自身免疫性肝炎和肝移植

自身免疫性肝炎（AIH）是一种相对罕见的进展性的慢性肝脏炎症疾病，主要影响女性，特征性表现与循环中自身抗体（特别是高滴度的抗核抗体和抗平滑肌抗体）和血清免疫球蛋白 G 水平升高相关。发病机制仍然是不明确的，但是遗传易感性，和触发环境因素均被认为起到了作用[445,446]。对于 AIH 的终末期肝硬化和急性肝衰竭都是肝移植的适应证。虽然急性肝衰竭发生在儿童和年轻成人身上，在大多数情况下，都是已存在的潜在的慢性病基础上急性发恶化。AIH 在全球范围内是肝移植少见适应证之一[446]，可能是由于较低的发病率和高效的治疗方法。近 90% 的患者通过药物治疗能够预防疾病进展并避免 LT；应用免疫抑制方案可以获得从 80% ～ 93% 不等的非常好的 10 年生存率[447-450]。大约 10% 的患者最终需要肝移植，特别是当 4 年内药物治疗不会令其缓解[451]。在美国 AIH 仅占肝移植的 4% ～ 6%,[452] 在欧洲占 3%[453]。

（一）肝移植术后自然病程

终末期 AIH 的行肝移植有非常好的结果，1 年和 5 年的存活率分别为 90% 和 80%[454-456]。国王学院小组 1984 年第一次报道同种异体移植物中 AIH 复发[457]，随后其他被其他研究报道证

实 [458,459]，因 AIH 相关肝硬化行肝移植患者术后 AIH 复发率据报道为 16% ～ 43%，并且随着肝移植术后时间延长而增加（表 53-12）[454,460-462]。与 PSC 和 PBC 相似，AIH 复发确切频率，其时间进程和它对患者和移植物存活的影响仍然不明确，因为大多数移植中心都没有标准的按照规定方案定期规律行肝脏活检。

据报道 AIH 复发患者的 5 年存活率至少为 78%，没有明显低于没有复发的 AIH 的患者 [463]。在一项大型单中心分析肝移植受者移植物失活的概率和病因的研究中，AIH 复发导致移植物失活的比例为 6.2%，虽然是一个比较小的概率，但是是 PBC 患者复发导致移植物失活风险的 4 倍 [423]。患有移植物失活的 AIH 患者中，19% 的病例可归因于 AIH 复发 [423]。

AIH 复发患者移植失活中位数时间仅为 525 天（1.4 年），这比 PBC，PSC 或 HCV 感染复发的患者移植物失活时间要短得多 [423]。肝移植术后 AIH 复发可能会有快速进展病程，可能对免疫抑制药治疗方案抵抗，最终导致死亡或再次肝移植。然而，只有 5% 疾病复发患者需要再次肝移植 [439,464-466]。

（二）AIH 复发的风险因素

一些风险因素，包括某些 HLA 模式，已经报道肝移植术后倾向于易 AIH 复发，但是这些结果相互矛盾，AIH 复发的风险因素依然不清楚。一些研究观察到 AIH 复发与 HLA-DR3 或 HLA-DR4 有高度相关，但其他研究未发现与 HLA 类型相关 [454,457,467-469]。复发疾病似乎与 AR 的发病率或与供体 - 受体 HLA 错配的程度不相关 [454]。

此外，AIH 复发率与基于环孢素或是基于他克莫司的免疫抑制相比也没有差异，也与移植前或移植后皮质醇治疗总剂量和持续时间不相关 [370]。肝移植术后快速撤掉类固醇激素，可能与较高的复发率相关，因此建议因 AIH 行肝移植术患者应慎重（参见"复发性自身免疫性肝炎管理"一节）[455-467]。在肝移植术前控制不良

的 AIH 患者，肝移植术后 AIH 复发风险较高。Ayata 等 [470] 发现病肝严重坏死活动性炎症预测 AIH 复发。此外，肝移植术前合并其他自身免疫疾病，有较高水平的转氨酶和免疫球蛋白 G 水平可能增加 AIH 复发风险 [469]。

肝移植术前没有自身免疫性肝炎受者肝移植术后可能会出现新发 AIH，倾向于儿童更常见，但发生在成人身上，特别是在基于干扰素治疗的情况下 [471-473]。这种疾病的发病机制尚不清楚，但是这种疾病似乎对免疫抑制药量增加有反应，尽管如果没有成功治疗的情况下也会进展移植物失活 [446]。

（三）AIH 复发的诊断

肝移植术后没有单一的特异性生物标志物可以诊断 AIH 复发。诊断标准由各诊断检验组成（表 53-14）[379,387,474]。排除其他病因引起肝脏损害的肝炎模式是必不可少的，包括急性细胞排斥反应，病毒感染和急性肝损害 [446,454,475]。尤其难以区分晚期急性排斥反应和 AIH 复发，通常组织学不典型。但是，治疗这两个疾病都需要增加免疫抑制，因此区分这两种疾病对于即时临床管理而言影响有限。由于高达 25% 的患者复发的组织学证据可能先于生化学异常 [468]，早期诊断是成功管理复发性 AIH 的关键 [476]，协议方案行肝脏活检在早期检查和管理方面是有用的。

表 53-14　肝移植术后自身免疫性肝炎复发诊断标准 [379,387,474]

1. 因诊断明确的自身免疫性肝炎行肝移植
2. 血清转氨酶水平升高
3. 高丙种球蛋白血症（IgG水平）
4. 自身抗体的出现［ANA、SMA和（或）anti-LKM1］
5. 符合组织病理学表现［汇管区界面炎和（或）淋巴细胞浆细胞炎症浸润］
6. 对激素有应答
7. 排除其他可能有差异的诊断（包括晚期/非典型的，急性排异反应）

ANA. 抗核抗体；anti-LKM1. 肝肾微粒体抗体 1 型；IgG. 免疫球蛋白 G；SMA. 抗平滑机体

（四）AIH 复发的管理

肝移植术后的 AIH 管理使用与肝移植术前相同的规则，给予足够的免疫抑制来预防 AIH 复发和（或）AR，同时寻求可能最低的剂量，以尽量减少免疫抑制的不良反应。大多数专家建议这些患者接受硫唑嘌呤或 MMF 作为免疫抑制方案的一部分。类固醇撤掉问题是有争议的，许多中心肝移植术后仍继续使用低剂量的类固醇[477]。

大多数复发的 AIH 患者对于加强的免疫抑制治疗有应答，不管是重新加入、联合或者增加类固醇激素或者其他免疫抑制药剂量的方法均有效[470,478]。治疗失败，可以用增加标准免疫抑制药方案，包括应用 MMF[381]，从一种钙调磷酸酶抑制药调到另一种钙调磷酸酶抑制药[470]，或者用西罗莫司替换钙调磷酸酶抑制药都已经成功尝试过[479]。

六、非酒精性脂肪肝与肝移植

非酒精性脂肪性肝病（NAFLD）被广泛认为是代谢综合征的肝脏表现。它是美国肝硬化的一个重要新发病原因，越来越多的患病率反映了糖尿病和肥胖患病率的上升[480]。非酒精性脂肪性肝炎（NASH）患者最易患进展性纤维化和肝硬化终末期并发症，包括肝衰竭和 HCC。NASH 也是被认为是具有代谢综合征特征的患者隐源性肝硬化的潜在原因[481]。与一般人群相比，NASH 患者 HCC 相关死亡风险增加[482]。NASH 已成为第三个最常见的肝移植指征，根据发展趋势在未来 10 年可能会成为最常见的病因（图 53-20）[483]。

（一）肝移植术后自然病程

已公布的各中心 NAFLD 相关肝病的结果差异很大。来自德国的一个单中心研究 2007—2011 年间接受肝移植治疗 40 例 NASH 患者，发现第一个月内 25% 死于心源性休克和感染并发症，1 年生存率仅为 42%。这些患者中很多人（22%）当时手术时体重指数大于 35kg/m²。美国

的一项单中心研究也报道了 NAFLD 患者相比没有 NAFLD 患者有较高的早期死亡率，但是对于 3 年结局没有影响[484]。在一项比较 NAFLD 与酒精相关的肝脏疾病的研究中[485]，随访 9 年显示患者生存或移植失活方面无明显差异。脓毒症是最常见的死因，其次是心血管并发症。同样，来自西北大学（美国）的单中心研究，因 NASH 和酒精相关性肝硬化行肝脏移植术，随访 12 个月或更长时间发现两组间患者、移植物、心血管病死率均没有区别[486]。然而，有人指出肝移植时 NASH 患者更有可能患有代谢综合征，在移植术后第 1 年经历心血管事件（HR4.12；95% CI 1.91 ～ 8.90）[486]。

大型多中心注册研究随访 5 年得到了比较一致的肝移植术后结果。俄亥俄州实体器官移植协会的一项研究，评估 2356 名因 NASH、丙型肝炎、酒精性肝病行肝移植的患者[487]，在移植术后 30d 和移植术后 1 年，三组间生存率没有差异。在移植术后 3 年和 5 年，NASH 患者相比 HCV 相关肝脏疾病有较好的患者和移植物生存率[487]。对肝移植受者科学登记处从 2001 ～ 2009 年行初次肝移植的 35 781 名成年患者分析显示，因为 NASH 行肝脏移植患者（分别为 84% 和 78%）与不是因为 NASH 行肝脏移植的患者（分别为

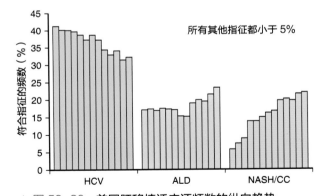

▲ 图 53-20　美国肝移植适应证频数的纵向趋势

2002—2014 年美国肝移植适应证频数的纵向趋势如图所示。非酒精性脂肪性肝炎（NASH）作为隐源性肝硬化（CC）的一种病因与和隐源性肝硬化合并为一组；酒精性肝病（ALD）作为肝移植指征还有激增趋势（引自 Scientific Registry of Transplant Recipi-ents.）HCV, Hepatitis C virus.（From Pham T, Dick TB, Charlton MR. Nonalcoholic fatty liver disease 和 liver transplantation. Clin Liver Dis 2016;20:403-417.）

87% 和 78%；P= 0.67）相比，术后 1 年和 3 年的生存率是相似的[483]。最常见的长期生存的死亡病因是肿瘤，心血管疾病，感染，和肾功能不全（图 53-21）[483]。数据包括 53 738 例患者证实 NASH 患者肝移植术后 1 年，3 年和 5 年的生存率分别为 87.6%，82.2% 和 76.7%，比因为 HCC、HCV、ALD 及其他病因行肝脏移植的生存率高[488]。总的来说，根据大型、前瞻性的分析，短期和中期发病率，移植后患者和移植物存活率的结果，说明 NASH 作为肝移植的适应证和其他病因行肝移植是相当的。

单纯性脂肪变性（＞ 2 级）在移植术后非常常见，约有 2/3NASH 受者在移植术后第一年出现，频率显著高于其他病因行肝脏移植患者[489]。脂肪性肝炎的患病率也是很高，在移植术后第二年，大约有一半的 NASH 受者会出现[489]。NASH 患者纤维化分期为 2 或更高的发病率变化很大，术后 5 年从 5% 到超过 50% 的受者可能会出现[489,490]。但是，较大的队列研究发现不到 5%NASH 受者在中期发展为肝硬化[491]。对于组织学低频率进展的 NASH 和垂体功能减退症的肝移植受者来说，一个重要例外就是他们可能会经历 NASH 的快速复发，晚期纤维化和移植物失活[492]。

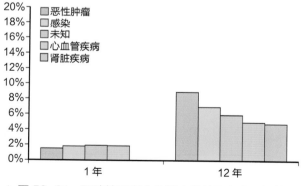

▲ 图 53-21　肝移植受者中非肝病相关死亡病因频数

肝移植受者中非肝病相关死亡病因频数显示包括非酒精性脂肪性肝炎（NASH）或者隐源性肝硬化；在存在代谢综合征和免疫抑制的情况下，肿瘤、感染、心血管疾病、肾功能不全均有加重，成为肝移植术后 1 年、12 年常见的死亡病因。NASH 复发是死亡少见原因（引自 Pham T, Dick TB, CharltonMR. Nonalcoholic fatty liver disease 和 liver transplantation. Clin LiverDis 2016；20:403-417.）

（二）非酒精性脂肪性肝病复发的危险因素

NAFLD 复发，尤其是 NASH 复发的危险因素是未知的。与 NAFLD 相关的传统危险因素（胰岛素抵抗、肥胖、血脂异常、高血压）在移植术后患者群体中非常普遍，这在很大程度上是由于免疫抑制药物的不良反应。因此，NASH 肝移植受者的代谢并发症的频率很高，而且与 NASH 复发相关，迄今为止已在研究中被识别[490,493]。肥胖和（或）体重增加，糖尿病或胰岛素的使用，血脂异常和泼尼松的使用是最常被引用的与移植物脂肪变性复发相关因素[494,495]。一项研究确定供体脂肪变性是一个危险因素[496]，另一研究发现受体但不是供体 PNPLA3 GG 携带者与脂肪变性复发相关[497]。对大型持续时间较长的通过活组织检查或非侵入性检查评估肝脏疾病是需要的，以更好地确定迄今已确定的许多因素的相对重要性，这些因素可能是改变疾病进展风险的潜在可变的因素。

（三）非酒精性脂肪性肝病复发的诊断

肝脏活检是目前区分简单的脂肪变性还是脂肪性肝炎的金标准。自然史研究表明大多数因 NASH 而接受肝移植治疗的患者会复发脂肪变性，可能一部分将进展为 NASH 伴有进展性纤维化。如何最好地评估肝移植情况下患者存在脂肪肝疾病，脂肪肝复发，以及脂肪肝的严重程度还不清楚。目前没有具体的建议实施规范化肝脏活检以监测疾病的复发，虽然这可能会作为额外的自然历史数据而改变，积累和治疗干预措施出现。因为代谢综合征风险因素似乎与 NASH 复发风险有关，有选择地使用肝脏活组织检查或其他监测工具监测患糖尿病患者或体重增加患者是要考虑的。正常丙氨酸氨基转移酶水平（＜ 40U/L）和超声检查肝脏没有脂肪变性，据报道预测 NASH 复发的阴性预测值为 100%[492]。因此，在超声检查存在脂肪变性和（或）转氨酶水平持续升高的患者中最好考虑肝活组织检查。在非移植情况下，磁共振弹性成像作为动态，敏感和特定工具用于筛查患者，以及确定继发于 NASH 的纤维化程度[498,499]。然而，在肝移植受者中这种技术还在研究中。

（四）非酒精性脂肪肝复发的管理

在肝移植情况下没有预防或治疗的确切方法。维生素 E，吡格列酮，二甲双胍和奥贝胆酸在非移植 NASH 人群中治疗显示出前景，但没有一个药物获得 FDA 批准[500]。优化的重量和代谢参数（高血压、血脂异常和糖尿病）是肝移植术后 NASH 管理的基础，也是降低心血管疾病风险的基础。在非肝移植患者中体重减轻可以减弱 NASH 组织学特征[501]，但是大部分肝移植受者都是体重增加，而不是体重减少[502]。

一些药理学注意事项提供给肝移植术前的 NASH 患者，虽然没有在肝移植术后患者中测试，也是潜在可行的。合并有 2 型糖尿病 NASH 患者血糖控制是很重要的，二甲双胍据报道可以改善 NASH 的病理学特征[503]。一项多中心的大型研究中 NASH 合并 2 型糖尿病应用维生素 E800U/天改善 NASH 病理学特征方面优于吡格列酮和安慰剂组[504]。应用吡格列酮与体重增加相关，且有潜在肝脏毒性迹象[505]。体重增加可能与噻唑烷二酮类有关，从中期到长期来看，否定了他们轻度改善组织学的益处。

肥胖症外科手术方法和肝脏移植术同时进行，在肝移植术后似乎术是潜在有前景的治疗严重代谢并发症的方法，包括 NASH 复发[506]。因为担忧药物吸收不良，限制性治疗优先吸收不良治疗，虽然后者已有报道[507-509]。最近对肝移植情况下患者进行减肥手术的系统评价报告了来自 11 项研究的 56 名患者，在肝移植术前，术中，术后分别有 2 项，2 项和 7 项研究[510]。袖状胃减容术是最常用的程序。整体死亡率在刚过手术期为零，但是在术后第一年为 5.3%。总的来说，肝移植受者在实施袖状胃减容术后 1 ～ 2 年可以减掉多余的 53% ～ 66% 的体重，提示对于严重代谢综合征患者来说是一个可行的选择。但是，有几个重要

的问题依然存在，包括袖状胃减容术实施的最佳时机（肝移植术之前，期间或之后），最佳手术程序产生代谢参数的持续改善，相比较手术伤害来说，患者哪些特定的特征与手术的益处有关。

七、酒精性肝病与肝移植

在美国和欧洲，ALD 是行肝移植的第二大常见病因（图 53-20）[511,428]。在美国 1988 － 2009 年期间，单独 ALD 或者合并 HCV 感染的患者，占所有初次肝移植（＞ 19 000 受者）的 20%[511]。

在肝移植术前酒精戒断的标准和酒精性肝炎诊断标准各个移植中心均不同。法国经过广泛的心理社会评估后去掉 6 个月戒酒期[512]，英国肝移植排除了酒精性肝炎患者[513]，虽然这种方法受到挑战[514]。在美国，评估程序通常由肝移植小组选举的委员会的广泛的临床和心理学评估（见 50 章）。

（一）肝移植术后 ALD 的自然病程

在美国肝移植候选的 ALD 患者肝移植术前术后与没有 ALD 的候选者生存率相似的[511,515]。来自美国和欧洲的大型多中心的数据分析显示，ALD 合并 HCV 感染患者的死亡率更高[511,515]，虽然这在单中心系列研究中没有发现[516]。但是，曾经报道的单独 ALD 与 ALD 和 HCV 感染相比的差异，目前因为肝移植术后 HCV 可以治愈的治疗而结果接近。

虽然 ALD 患者的存活率与没有 ALD 的肝移植受者相似，肝移植术后 ALD 受者死亡的原因和没有 ALD 受者存在差异。欧洲肝移植注册处[511]的回顾性分析显示 ALD 受者心血管事件和新发肿瘤的患者人数明显多于非 ALD 肝移植受者。相似地，在美国的 780 例初次肝移植的前瞻性队列研究中，肝移植术后 1 年 ALD 患者与心血管死亡风险高度相关[517]。来自欧洲的肝移植登记处和几个单中心的研究显示因 ALD 行肝移植的患者新发癌症的发病率增加，这些癌症预后更差[518-521]。这些研究没有提示新发癌症与酒精复发有关联。在一些但不是所有的这些研究，这些

新发肿瘤都集中在上呼吸消化道。因 ALD 行肝移植受者心血管死亡和新发呼吸道消化道癌症的分层因素强烈提示与吸烟有因果关系。在评估肝移植时发现 ALD 患者普遍吸烟，因 ALD 行肝移植患者术前如果吸烟，术后很快再次达到吸烟成瘾水平[522]。如果吸烟和死亡与癌症及心血管事件之间的关联是正确的，它指出了改善疗移植后的健康状况的方法就是通过提倡戒烟。因此，美国肝病协会[523]的 ALD 指南推荐如下：①所有先前诊断为 ALD 使用烟草患者应鼓励使用者停止吸烟（1级，B级）。②应特别注意心血管的风险和（或）呼吸道消化道新发癌症风险，尤其对于吸烟者（1级，A级）。

早些时候有关 ALD 患者肝移植术后酒精复饮伤害的报告受到限制，因为随访期短和未能区分酒精复饮（即反复使用过量）患者和偶尔少量饮用患者。但是，包括足够数量的 ALD 受者，肝移植术后随访足够长时间，而且鉴别出真正复饮（与那些偶尔少量喝酒的人相比）患者的研究显示，在再次嗜酒患者可见同种异体移植物纤维化和移植物丢失[524]。因此，建议终身戒酒。美国肝病研究协会的 ALD 指南规定所有之前诊断为 ALD 的患者应鼓励持续戒酒（1级，B级）[523]。可惜的是，没有高质量证据的研究给出这些人长期戒酒的最佳实现方式。

（二）ALD 的复发风险因素

1997 年美国肝脏疾病研究协会和美国移植学会的共识会议的结论是"对于大多数酒精性肝病患者要求在肝移植术前至少戒酒 6 个月才能进入肝移植等待名单达成强烈共识[525]"。这就是通常所说的 6 个月规则。6 个月的规则被评估为预测肝移植术后再次嗜酒的预测工具。来自单中心研究的回顾性数据关于戒酒时间是否可预测肝移植术后再次饮酒的研究产生了几乎相互矛盾的数据[526-530]。这些数据受到复发和返回有害饮酒的定义缺乏统一性的影响。虽然是一项"任何使用酒精"分析的研究发现，如果缺乏社会支持或有酗酒家族史，肝移植术前戒酒 6 个月或更长

是个独立但较弱的预测肝移植术后再次饮酒的因素[531]。最近的研究更多支持 - 戒酒持续时间和随后的有害的或饮酒上瘾的有关[526,529,530]。

在 20 世纪 90 年代，Beresford[532] 提出了一项广泛基础的心理健康评估评估肝移植术后酒精性肝病复发。有利因素包括患者对他或她的酒精上瘾承认，强大的社会支持（例如，配偶、工作、家庭），以及 Vaillant 识别的四个预测因素[533]，也是社会融合的象征：用替代品的行动，有改善自尊或希望的源泉，有康复关系，以及饮酒者对酒精复发的后果消极的看法。阴性的预测因素为先前存在的精神病，不稳定的性格障碍，不间断的多种药物滥用，重复和不成功的复原和社会孤立。随后的综述支持社会融合作为肝移植术后戒酒预测因素的重要性[526]。

最近，在一项回顾性的随访 5 年研究中，387 名 ALD 患者在欧洲两个移植中心行肝移植治疗，接受移植后的酒精使用情况评估[529]。所有人都被要求移植前至少 3 个月戒酒，虽然大多数人都有更长的戒酒时间。总体而言，11.7% 患者肝移植术后报道有害饮酒[529]。三个移植前因素预测术后可能有害饮酒：不到 6 个月的戒酒时间，诊断为焦虑或抑郁，以及高危酒精中毒复发量表检查阳性结果[529]。高危酒精中毒复发量表是一个计算饮酒年份的预后量表，每天饮酒的次数和数量，以及以前因酗酒住院治疗的次数。

（三）ALD 复发的管理

肝移植术后对酒精性肝病治疗的研究很少。在一项瑞典研究中 ALD 的肝移植受者使用结构化的管理计划包括精神科医生对酗酒患者的医疗评估，最初患者的治疗针对过去未接受治疗的患者开始治疗，激励增强鼓励参与，相比配对的历史对照组酒精使用率下降（48% vs. 22%）[534]，虽然这些数据没有报告有害饮酒。针对 ALD 患者持续渴望饮酒以及伴有有害饮酒模式的亚组进行积极治疗是需要的，以最大限度地提高 ALD 受者的长期预后。

八、代谢性肝病与肝移植

（一）Wilson 病

Wilson 病是一种罕见的常染色体隐性铜代谢疾病，在一般人群中患病率为 1/30 000。 当医疗治疗措施失败的时，Wilson 病可以表现为急性肝衰竭和终末期肝病，符合肝移植指征。肝移植可以纠正 Wilson 病潜在的肝脏代谢缺陷，以胆汁铜排泄受损为表现。 因此由于铜过载引起的肝病复发不会发生。

一些报道显示，大部分 Wilson 病患者肝移植术后 1 年或长期存活率非常好，有一些差异取决于临床表现、急性肝衰竭或者慢性肝脏疾病、肝移植时候年龄、肝移植年代及移植中心的经验。因为慢性肝病行肝移植患者相比因急性肝衰竭行肝移植患者，患者及移植物存活率略有升高，但没有统计学差异[535]。这些患者良好的预后一般因为肝移植时相对年轻的年龄，较低的并发症，没有疾病复发，以及 HCC 发病率低。

肝移植术后铜代谢迅速恢复正常。 铜过载在肝外器官中缓慢消退，但仍不清楚来自杂合子供体的活体相关供体肝移植后的脱铜是否比没有关系的死亡供体脱铜慢。肝移植术后第 1 月血清铜蓝蛋白水平可以正常化。 大多数患者的尿铜排泄量明显减少，移植后 6～9 个月恢复正常，60% 患者可见到 KF 环的完全消退，所有移植受者可见部分消退[536,537]。

（二）血色病

遗传性和继发性血色病都是肝移植不常见的适应证，仅占病例的 0.5%～1%[538]。根据器官共享网络提供的数据，从 1990 年 1 月至 2006 年 7 月间美国有 177 名成年血色病患者应用死尸供体肝移植[539]。从 1990—1996 年，血色病患者（n=177）移植后 1 年存活率（79.1%）和 5 年存活率（64.6%）低于其他原因行肝移植的受者（死亡 HR1.38；95%CI 为 1.12 至 1.71）平均 1 年生存率（86.4%）和 5 年生存率（73.8%）[539]。相反，

从 1997—2006 年，血色病患者（n=217）有良好的 1 年（86.1%）和 5 年（77.3%）移植后存活率，这些与其他原因行肝移植的受者存活无差异（死亡 HR 0.89；95%CI 0.65～1.22）[539]。因血色病行肝移植受者与其他疾病相比更有可能死于感染性并发症和心血管疾病，而因为移植物衰竭引起死亡的可能性较小[539,540]。过去曾经报道移植后存活率不理想的血色病患者，在近几十年得到持续改善。肝移植选择标准的改变，免疫抑制药的发展都是取得较好生存率的潜在原因[540,541]。

关于肝移植术后是否存在铁重新累积出现相互矛盾的结论。Powell[542] 对全世界范围内 10 个肝移植中心进行了调查。22 名因血色病行肝移植患者，几乎所有患者载肝移植术后 6 月以及随后平均随访的 2.8 年都有正常的血清饱和转铁蛋白以及铁蛋白[542]。此外，Stuart 等[543] 观察 4 名 C282Y 纯合子肝移植受者术后随访平均 47 个月后没有发现铁在聚集。相反，FagUoli 等[544] 识别出了肝移植术后死亡的 10 名患者铁沉积复发。10 患者中 9 名患者死于感染性休克[544]。他们得出结论也许铁沉积和生存率有一定关联[544]。在 Farrell 等[545] 的系列报道中，7 名患者中有 5 名肝移植术后肝脏活检本提示肝细胞铁聚集。然而，5 名患者中 3 名患者在肝移植术前有大量输血，伴随库普弗细胞（库普弗细胞）内大量可染色铁[545]，提示肝移植围术期输血可能影响结果。

关于用来自血色病患者供体的肝移植受者伴有持续的同种异体移植物铁沉积病的报道已经公布。Crawford 等的研究中，2 个铁过载移植物供体被发现是 C282Y 突变的纯合子。一名受者（C282Y 的野生型）肝移植后出现暴发性肝衰竭，3 年后尽管肝组织铁浓度轻度下降，肝功能正常，仍伴有持续 2～3 级铁沉积[546]。另一个是用 C282Y 纯合同种异体移植物，受体是 C282Y 突变的杂合子，因为 Wilson 病行肝脏移植术[546]。这名患者肝移植术后移植物出现逐渐加重的铁沉积，术后 2 年开始应用放血治疗。Ismail 等[547] 报道一例移植无意间用了 C282Y 纯合子的移植物，给了 H63D 杂合子受体，这名受体因为乙型

和丙型肝炎和酒精滥用行肝脏移植术。 2 年后该患者肝活检提示肝细胞快速出现铁过载，伴有 HCV 复发，但是肝脏酶学指标正常，最后经过放血疗法成功治疗[547]。

总的来说，没有足够的数据来推荐遗传性血色病患者肝移植术后铁过载复发的具体的监测方案。但是，因为肠道铁吸收的增加提示遗传性血色病的发病机制在移植术后可能持续存在，肝细胞的铁随着时间的推移可能会积累，虽然很慢。当然，在移植术后第一个 5 年铁沉积似乎非常罕见[546]，但缺乏长期研究。 为了解患者可能出现肝脏铁积累，周期性监测血清铁蛋白和铁饱和度似乎是合理的，如果识别出这部分患者，管理将与非移植患者相同。

◆ 结论

对于终末期肝硬化伴有并发症和小肝癌的患者，肝移植是一种挽救生命的治疗方法。但是，很多引起肝硬化或肝衰竭的肝脏疾病在肝移植术后可能会复发。了解复发性疾病的自然病史和导致疾病复发和进展的风险因素，一旦它复发，可以提供干预措施的见解，修改移植术后病程。病毒性复发性疾病（乙型肝炎和丙型肝炎）曾经是疾病复发和移植物失活最具挑战性的原因，但随着先进的预防和治疗干预措施的应用，乙型和丙型肝炎复发不再是移植物失活得常见原因。自身免疫性疾病，包括 PBC，PSC 和 AIH，复发率不同但很少会导致移植物失活。鉴别出这些情况下风险因素，并且改变疾病进展的方法很大程度上是未知的。 最后，NASH 和 ALD 的共同点仍然是疾病复发的重要性，预防措施是管理疾病的核心。总体而言，肝移植术后患者的可用研究显示了诊断，管理和预防疾病复发在确保患者和移植物长期存活的重要性。

总 结

最新进展

- HBV 患者的预防治疗方案变化很多，较少依赖 HBIG 的使用
- 安全高效的抗丙型肝炎病毒治疗方案增加了肝移植等待患者及肝移植受者的治疗选择
- 对于因 NAFLD 行肝移植患者使用减肥外科手术的经验在增加
- 重新关注识别因 ALD 行肝移植患者返回有害饮酒的预测因素

关键知识缺口

- 在肝移植等待名单上的 HCV 感染患者风险及抗病毒治疗的害处

- 应用 UDCA 预防 PBC 复发的益处还需再确定
- 缺乏对于 PSC 复发的预防治疗
- 还需定义 NASH 复发的风险因素
- 肝移植术后预防再次并发有害饮酒的预测工具

未来发展方向

- 从因慢性 HBV 行肝移植患者中识别哪些可以终止预防治疗
- 在肝移植术前确定管理 HCV 患者最佳成本 - 效益策略
- 改善 NASH 复发定义的诊断工具
- 新的多学科方法预防酒精相关肝病肝移植术后的预防

第十部分

其他系统疾病对肝脏的影响 (Liver Affected by Other Conditions or Diseases)

第 54 章　妊娠期肝病
The Liver in Pregnancy

ARIEL BENSON，RAN OREN　著

王杰炜　译，续文婷、卢姗姗　校

● 缩略语　ABBREVIATIONS

AFLP	acute fatty liver of pregnancy	妊娠期急性脂肪肝
AIH	autoimmune hepatitis	自身免疫性肝炎
ALT	alanine aminotransferase	丙氨酸氨基转移酶
APAP	acetaminophen	对乙酰氨基酚
AST	aspartate aminotransferase	天冬氨酸氨基转移酶
BCS	Budd-Chiari syndrome	布加综合征
DIC	disseminated intravascular coagulopathy	弥漫性血管内凝血
EIA	enzyme immunoassay	酶联免疫测定
ERCP	endoscopic retrograde cholangiopancreatography	内镜逆行性胰胆管造影
HAV	hepatitis A virus	甲型肝炎病毒
HBIG	hepatitis B immunoglobulin	乙型肝炎免疫球蛋白
HBV	hepatitis B virus	乙型肝炎病毒
HCC	hepatocellular carcinoma	肝细胞肝癌
HCV	hepatitis C virus	丙型肝炎病毒
HELLP	hemolysis, elevated liver enzymes, and low platelet count	妊娠高血压并发溶血、肝酶升高及血小板减少综合征
HEV	hepatitis E virus	戊型肝炎病毒
HG	hyperemesis gravidarum	妊娠剧吐
HIV	human immunodefciency virus	人类免疫缺陷病毒
ICP	intrahepatic cholestasis of pregnancy	妊娠期肝内胆汁淤积症
LCHAD	long-chain 3-hydroxyacyl coenzyme A dehydrogenase	长链 3- 羟基酰基辅酶 A 脱氢酶
LDH	lactate dehydrogenase	乳酸脱氢酶
LMWH	low molecular weight heparin	低分子肝素
MRI	magnetic resonance imaging	磁共振成像
MTP	mitochondrial trifunctional protein	线粒体三功能蛋白
NVP	nausea and vomiting of pregnancy	妊娠期恶心呕吐
PHT	portal hypertension	门静脉高压症
PT	prothrombin time	凝血酶原时间
PVT	portal vein thrombosis	门静脉血栓形成
TIPS	transjugular intrahepatic portosystemic shunt	经颈静脉肝内门体分流术
UDCA	ursodeoxycholic acid	熊脱氧胆酸
UGT	uridine 5'-diphospho-glucuronosyltransferase	尿苷 5'- 二磷酸葡萄糖醛酸转移酶

作为肝病科医生，我们经常诊治各种急性和慢性肝病患者，但在许多妊娠期肝病的病例中，我们的诊疗对象常常是暂时性异常的健康女性。

其次，妊娠期肝病患者的诊疗过程应由一个完整的医疗团队负责，该团队包括擅长处理高危妊娠的产科专家、精通妊娠学的肝病学专家、免疫学、血液学以及传染病学的专家们。如有必要，妊娠期肝病患者最好到高危妊娠专科医院诊治。

第三，通常将妊娠期肝病分为三类：妊娠期和妊娠前发生的肝病，非妊娠期特发性肝病，妊娠期特发性肝病。此外，Kamimura 等建议将先兆子痫、子痫和 HELLP 综合征（溶血、肝酶升高和血小板减少）归类于"高血压相关性肝病与妊娠"（表54-1）[1]。在我们看来，妊娠期肝病也可根据就诊时间分为三个亚组：妊娠期、妊娠前与妊娠后肝病。

简而言之，幸运的是在肝病的大多数阶段都是允许怀孕的。在服用抗凝剂（例如依诺肝素）期间，大部分妊娠可以顺利完成。然而，必须保持高度警惕并对所有并发症做好万全准备，这唯有在密切监护下才能实现。此外必须牢记一点，女性肝病患者在咨询未来妊娠可能性时，患者可能不遵医嘱，强行怀孕。因此，在某些情况下，最好的办法是鼓励患者定期产检、从始至终保持病情平稳，而不是等患者因意外怀孕出现了严重并发症再来就医。

最后一个需要考虑的问题是，尽管公布了有大量的临床数据，仍有少数妊娠期肝病患者不符合以上任何一个肝病标准，其评估和治疗也面临相当大的挑战。根据我们的经验，这些病例中的大多数严重程度为轻度至中度，终止于婴儿分娩后。盲目的使用激素和（或）抗凝治疗对正常分

表 54-1　妊娠相关肝病分类

	妊娠剧吐	妊娠期肝内胆汁淤积症	高血压相关疾病与妊娠		妊娠期急性脂肪肝
			先兆子痫 /妊娠子痫	HELLP综合征	
时间（妊娠期）	早期	中期和晚期	晚期	晚期	晚期
发病率（%）	0.3～2.0	0.1～1.5	5～10	0.2～0.6	0.01
临床症状	恶心呕吐脱水	瘙痒轻度黄疸转氨酶轻度升高胆汁酸水平升高	高血压水肿蛋白尿癫痫转氨酶轻度升高	高血压水肿蛋白尿癫痫DIC转氨酶轻至重度升高	恶心呕吐低血糖乳酸酸中毒转氨酶重度升高
生理病理	饥饿，胃动力，激素因素，心理因素	激素因素	毛细血管血栓，纤维蛋白沉积，内皮功能障碍，凝血激活		微血管脂肪浸润
病理分子机制	LCHAD 基因突变，棕榈酰转移酶 I 缺乏	MDR3、BSEP基因突变	血管重塑、脂肪酸氧化、免疫因素		LCHAD 基因突变
治疗方式	支持治疗，补液	熊脱氧胆酸	控制血压	及时分娩	及时分娩血浆置换肝移植
复发	经常	50%～70%	很少	很少	LCHAD 突变者复发率高

BSEP. 胆盐输出泵；DIC. 弥散性血管内凝血；HELLP. 妊娠高血压合并溶血、肝酶升高及血小板减少综合征；LCHAD. 长链 3- 羟基酰基辅酶 A 脱氢酶；MDR3. 多耐药基因 3

引自 Kamimura K, et al. Advances in understanding and treating liver diseases during pregnancy: a review. World J Gastroenterol 2015；21：5183-5190.

娩并无益处，妊娠期内或妊娠后进行肝活检有时也难做出诊断[2]。

一、正常妊娠时肝脏的解剖学与功能学改变

（一）肝脏解剖学和组织学

在解剖学上，妊娠期肝脏的大体并无改变。在妊娠晚期，妊娠子宫将肝脏向胸部方向推移，如触诊可触及肝脏则为异常。在组织学上，可见一些非特异性的细微改变。这些改变包括①肝细胞大小和形态的可变性增加，②肝细胞胞质颗粒增加，③小叶中心肝细胞胞质的脂肪空泡数量增加，④库普弗细胞肥大。正常妊娠期女性肝细胞也可表现为滑面内质网和粗面内质网的增生，含有结晶样包涵体的棒状线粒体，以及过氧化物酶体数量的增加。上述很多改变亦可见于服用避孕药的女性。

（二）血流动力学与肝血流量

妊娠时细胞外和血浆容量可增加 50% ～ 70%。这也使得血压在妊娠 6 ～ 8 周时即开始升高，在 32 ～ 34 周时达到峰值。红细胞体积也增大，但程度适中（20% ～ 30%）且发生较晚。总血容量的增加导致血液稀释。分娩后血浆容量和红细胞数量迅速减少。整个孕期所有血清浓度变化，都应考虑到上述血液稀释现象。心输出量的改变类似于血容量，在妊娠中期，心输出量相应增加，然后开始逐渐减少，在短期内恢复至正常。肝绝对血流量保持不变，但心输出到肝脏部分的血流量比率减少。

（三）肝功能的变化

1. 药物代谢

妊娠期用药很常见，包括处方药、非处方药以及中草药。一项针对美国和加拿大女性的研究发现，妊娠期女性人均用药 2 ～ 3 种，其中，28% 的女性报告使用了 4 种以上的药物[3]。肝脏在药物代谢和解毒作用中至关重要。妊娠期血流

动力学的多种变化，如血容量、心输出量和肾小球滤过率的增加，可影响药物的代谢、分布及清除[4]。胃分泌和动力的改变可影响药物在胃肠道的吸收和生物利用度。脂溶性、蛋白结合力和电离常数等药物属性会影响药物在胎盘中的通过。此外，母体和胎儿药物代谢酶的活性改变亦能影响母体的药物分布和清除。

妊娠会改变药物在体内的分布，部分是由于白蛋白与 α_1- 酸性糖蛋白浓度的降低。另外，妊娠后期体重的增加引起每千克体重药物含量减少。由于细胞色素 $P_{450}1A2$ 活性下降，妊娠期钙的代谢减少。而细胞色素 $P_{450}2A6$ 活性增加，大大降低了尼古丁等药物的血清浓度。类似的，由于细胞色素 $P_{450}3A4$ 活性增加，硝苯地平、卡马西平、咪达唑仑、茚地那韦、洛匹那韦和利托那韦等药物的清除率增加。美托洛尔、氟西汀、西酞普兰和去甲替林等药物的清除率可能增加[5]。为维持有效性，妊娠期需增加选择性 5- 羟色胺再摄取抑制药的用药剂量。此外，妊娠期心输出量增大引起肾小球滤过率增加，因此通过肾脏清除的药物如氨苄西林、头孢呋辛、头孢他啶、头孢拉定、头孢唑啉、哌拉西林、阿替洛尔、索他洛尔、地高辛和锂剂，其药物清除率增加。雌激素的摄入与妊娠都会损害尿苷 5′- 二磷酸葡萄糖醛酸转移酶（UGT）的活性，动物试验中，孕激素能诱导肝脏混合功能氧化酶的活性。对乙酰氨基酚（APAP）代谢在妊娠期没有变化。APAP 通过胎盘，新生儿出生后其血清中也能检测到。葡萄糖醛酸化是成人 APAP 安全代谢的主要途径，而新生儿葡萄糖醛酸化明显减少，使得硫酸化成为 APAP 的主要代谢途径。妊娠期 APAP 中毒并不罕见，可致母亲与胎儿严重并发症和死亡。妊娠期 APAP 过量后需尽早服用 N- 乙酰半胱氨酸。妊娠期间，临床医生必须密切监测药物剂量与患者反应。表 54-2 分别列出了美国食品药品管理局（FDA）可用于妊娠肝病患者的常用药物。

2. 血清蛋白质和脂质

通常，肝脏每天最多产生和分泌 10g 白蛋白。妊娠中期血清白蛋白浓度开始降低，并在后续妊

表 54-2　美国食品和药品管理局对肝病治疗常用药物的分类

B 级	C 级	D 级	X 级
熊脱氧胆酸	干扰素 α	硫唑嘌呤	利巴韦林
奥曲肽	泼尼松	D- 青霉胺	华法林
阿昔洛韦	拉米夫定	霉酚酸酯	
替比夫定	阿德福韦酯		
替诺夫韦	恩替卡韦		
依诺肝素	血管加压素		
索非布韦	他克莫司		
奥比他韦，帕利瑞韦，达塞布韦，利托那韦	西罗莫司 曲恩汀 硫酸锌 环孢素 普萘洛尔 纳多洛尔 肝素		

娠期间持续下降，分娩时血液稀释至正常值的 70% ～ 80%。妊娠期间，血管内的白蛋白量以及合成分解代谢率不变。相反，某些蛋白的血清浓度增加，如 α_2- 巨球蛋白、α_1- 抗胰蛋白酶和血浆铜蓝蛋白。

纤维蛋白原和大多数凝血因子［Ⅱ（凝血酶原），Ⅷ，Ⅸ 和 Ⅻ］的水平增加，蛋白 S 的水平降低，纤维蛋白溶解被抑制。这些止血过程的生理变化限制了分娩时出血，但增加了妊娠和产后的血栓栓塞风险。凝血酶原时间（PT）反映了包括凝血酶原、凝血因子 V、凝血因子 Ⅶ、凝血因子 X 在内的外源性凝血途径，用来评估肝脏的合成功能。PT 被认为是肝衰竭的通用指标，在急性肝衰竭时延长。它不受妊娠的影响，妊娠期间 PT 的任何改变都应视为病理性的，需要进一步查验。血清白蛋白半衰期长约 20 天，在急性肝病时不宜作为肝脏合成功能的指标。然而，血液凝固因子的半衰期很短（大约 1 天），是判断肝损伤的有效指标。

妊娠晚期血清胆固醇、三酰甘油和磷脂浓度增加。总血清胆固醇、高密度脂蛋白胆固醇和低密度脂蛋白胆固醇水平增加 25% ～ 50%，

而血清三酰甘油水平增至非妊娠时期的 2 ～ 4 倍，此时的高脂血症是为了适应妊娠状态。因此，妊娠期血清脂质浓度的测量意义有限，除非孕妇发生急性胰腺炎。血清 α- 球蛋白和 β- 球蛋白浓度增加，与此同时血清 γ- 球蛋白水平减少（表 54-3）。

3. 胆红素

胆红素是血红素被血红素加氧酶降解过程的产物，终末产物还有一氧化碳、铁和胆绿素。然后胆绿素通过胆绿素还原酶转换为非结合胆红素。正常血清胆红素值代表了血红素降解所致胆红素产生（非结合胆红素）与肝脏清除胆红素（结合胆红素）之间的平衡。在肝脏，UGTs 将非水

表 54-3　正常妊娠期间实验室指标变化特点

检　验	改　变
白细胞	增加
血红蛋白	降低
血小板	—
白蛋白	降低
转氨酶	—
碱性磷酸酶	增加
Γ- 谷氨酰转移酶	—
胆红素	— / 降低
凝血酶原时间	—
纤维蛋白原	增加
球蛋白	α 和 β 球蛋白增加，γ 球蛋白减少
血糖	—
肌酐	—
尿酸	—
胆汁酸	—
胆固醇	增加
三酰甘油	增加
甲胎蛋白	增加
血浆铜蓝蛋白	增加
铁蛋白	增加

溶性胆红素与葡萄糖醛酸结合，然后结合胆红素通过胆汁排泄。UGT缺陷导致高间接胆红素血症，而胆汁排泄障碍导致高直接胆红素血症。血清总胆红素的正常水平是1mg/dl，其中70%是非结合胆红素。

在妊娠期妇女的三个阶段中，总胆红素和游离胆红素浓度均显著降低，结合胆红素水平在妊娠中期和晚期显著降低。血液稀释可能是引起胆红素浓度降低的部分原因，因为白蛋白是运输胆红素的蛋白质。Gilbert综合征发生率约为平均人口的7%～10%，特点是轻度非溶血性非结合性高胆红素血症。80%～100%的Gilbert综合征患者，基因启动子区TA插入以（TA）$_7$/（TA）$_7$纯合子形式存在，导致有功能的活性酶数量减少。这导致轻度的高间接胆红素血症，血清总胆红素水平约5 mg/dl甚至更低。该病与胆汁淤积或瘙痒无关，且血清胆汁酸水平正常。HELLP综合征与产后高间接胆红素血症有关，应与Gilbert综合征相鉴别。两者之间并无关联[6]。无论妊娠与否，Gilbert综合征的治疗方法是相同的。必须妥善处理并安慰患者。

1型Crigler-Najjar综合征患者的非结合型高胆红素血症是由于UGT即胆红素结合酶活性的完全丧失。患有1型Crigler-Najjar综合征的孕妇，胎儿受胆红素影响较大，因为非结合胆红素可以通过胎盘并可引起核黄疸，后者是一种潜在的神经毒性疾病。有报道Crigler-Najjar综合征患者使用苯巴比妥和光疗法妊娠成功[7-9]。

Dubin-Johnson综合征是一种罕见的良性的慢性胆红素代谢疾病，其特征是高结合胆红素血症、肝脏黑色素沉着和肝实质细胞的异常色素沉着。怀孕和口服避孕药引起女性Dubin-Johnson综合征患者血清结合胆红素水平发生可逆的增加。胎盘胆汁酸浓度保持正常。受影响的女性在妊娠期间可能会出现重度黄疸，但不会出现瘙痒和全身胆汁淤积的情况。

4. 胆汁酸

有报道妊娠期血清胆汁酸浓度会增加，有人认为妊娠可能与亚临床胆汁淤积有关。妊娠期间，包括胆红素和磺基溴酞在内的有机阴离子转运受损。引发上述改变的主要因素可能是雌激素或妊娠所致小管有机阴离子输送泵多耐药相关蛋白2的减少[10]。妊娠期血清胆汁酸浓度变化很小且多发生在餐后。大多数孕妇血液中的胆汁盐浓度都在正常范围内，但甘氨胆酸盐、牛磺胆酸盐和鹅脱氧胆酸盐的水平可能会逐渐上升，甚至超过妊娠早期水平的2～3倍。妊娠期雌激素诱导的胆汁盐转运减少可能归因于窦状体（Na$^+$-牛磺酸盐共转运多肽）和小管（胆汁盐输出泵）胆盐转运蛋白的减少。在临床实践中，当一个女人妊娠期出现瘙痒，血清胆汁酸浓度测定有助于胆汁淤积的诊断，特别是当常规肝功能检查值仍在正常范围时。

5. 肝功能检测值的变化

无论妊娠与否，都需密切监测肝病患者的血清肝功能。常规肝功能检查通常包括总胆红素、结合胆红素、氨基转移酶、碱性磷酸酶，以及PT水平的测定。此外，γ-谷氨酰基转移酶或5'-核苷酸酶活性可用于确定碱性磷酸酶水平的增加是否为肝胆来源。血清胆汁酸浓度测定可能有助于胆汁淤积的治疗，特别是妊娠期间。了解肝功能检查中的生理变化有助于对妊娠期间检测值的解释。

血清丙氨酸氨基转移酶（ALT）和天冬氨酸氨基转移酶（AST）活性水平是日常肝病诊断中最常用的检查项目。目前妊娠对血清ALT和AST活性水平的影响尚存争议。在一些研究中，ALT和（或）AST在妊娠晚期略有增加。然而，大多数已发表的研究表明，血清ALT和AST活性水平仍在非妊娠妇女的正常阈值内。

需强调的是，血清AST或ALT活性值高于分娩前正常值上限应被认为是病理性的，需进一步查验。妊娠期血清碱性磷酸酶活性水平升高，特别是妊娠晚期。相反，口服避孕药患者的血清碱性磷酸酶水平较低。这一水平的增加并非由于妊娠期肝脏同工酶的增加，而主要归因于胎盘同工酶的产生。在妊娠晚期，骨同工酶的产生也有所增加，例如血清水平的增加直至分娩后6周。

上述报道说明血清碱性磷酸酶活性测定不适用于妊娠晚期和产后期胆汁淤积的诊断。

二、肝病相关症状和妊娠期体格检查

恶心和呕吐是早孕的常见症状，超过一半的孕妇都会出现。尽管这种情况传统上称为孕期晨吐，但症状通常会持续一整天。相比之下，妊娠剧吐（HG）通常在妊娠早期开始，而因严重孕吐需要住院治疗的较为少见。在妊娠中期或晚期发生的恶心或呕吐应被视为病理性的，需及时进行包括血清转氨酶活性在内的检查。需要注意的是，黄疸和全身瘙痒并非正常妊娠现象。蜘蛛痣和肝掌通常与慢性肝病以及妊娠有关。14%的高加索女性在孕 2 月出现蜘蛛痣，至孕 9 月时比例为 66%。蜘蛛痣在美国非裔女性中出现的比率较低，在孕 4 月时大约 14%，孕 9 月时 14%。在该项研究中，产后 7 周时，大约 75% 的蜘蛛痣已消退[11]。同项研究中，观察到 63% 的高加索女性和 35% 的非洲裔美国女性有肝掌。至产后咨询时，除 9% 的女性外，其余肝掌多已消退。妊娠期间这些皮肤血管变化通常与肝功能障碍无关，但可能与血液中循环的性类固醇有关。肝脏体检能提示正常与否，但由于妊娠晚期子宫的增大，肝脏检查较为困难。在正常分娩后的产褥期，肝脏和脾脏是可以检查到的。

三、妊娠期肝胆超声检查

肝胆超声被广泛用于检查妊娠期肝病，是安全的检查。正常妊娠时，超声检查显示没有胆道扩张，但空腹胆囊体积和收缩后残余体积增加。妊娠期间胆汁成分或胆固醇饱和指数增加。胆泥常发生于妊娠期，但通常无症状且通常在分娩后自发消散。胆结石更不常见（意大利研究中 2%，智利研究中 12%）并可能与胆绞痛有关[12,13]。在没有典型症状的情况下，将胆囊甚至盆腔超声作为常规检查是不合理的，因为孕妇的无症状结石不需要治疗。

四、非妊娠期特发性肝脏疾病

（一）病毒性肝炎

由甲型肝炎病毒（HAV）、乙型肝炎病毒（HBV）、丙型肝炎病毒（HCV）、丁型肝炎病毒、戊型肝炎病毒（HEV）、单纯疱疹病毒、巨细胞病毒和 EB 病毒引起的病毒性肝炎，是美国 40% 孕妇黄疸的原因[14]。无论是否怀孕，无论处于哪个孕期，甲肝、乙肝和丙肝的发生率是相同的。西方国家观察到，急性肝炎的临床和血清学过程与非妊娠患者相同。此外，病毒性肝炎似乎不会对妊娠状态产生不利影响，但丙肝例外，在孕晚期可致暴发性肝衰竭且死亡率很高（高达 31.1%）[15]。单纯疱疹病毒性肝炎在既往健康的成年人中很少见。该病往往病情严重，死亡率约 40%。更常见的是，单纯疱疹病毒性肝炎患者在妊娠晚期出现严重或暴发性嗜酸性肝炎。肝炎的特征是血清转氨酶水平显著升高（> 1000 U）和凝血功能障碍，同时胆红素水平降低。由于存在凝血功能障碍，经颈静脉穿刺活检优于经皮肺穿刺。如行肝脏活检，组织学分析可证实存在凝固性坏死，大量炎症性浸润，在坏死区边缘可见免疫组化染色阳性的磨玻璃样核内含物或考德里 A 型包涵体。早期用抗病毒治疗如阿昔洛韦或阿糖腺苷等疗法可救命。一般来说，对急性病毒性肝炎患者以支持治疗为主，病毒性肝炎不是终止妊娠、剖腹产手术或放弃母乳喂养的指征[14]。

1. 甲型肝炎

HAV 是一种小 RNA 病毒（27nm），可引起人类有症状或无症状感染。平均复制周期为 28d（范围在 15 ~ 50d）。HAV 在肝脏复制，通过胆汁排泄，潜伏期后期粪便内病毒浓度最高。这意味着高传染性的窗口期。人与人传播是美国 HAV 感染的主要方式。HAV 感染引起的严重并发症并不常见，报告病例的总死亡率低于 1%，且急性 HAV 感染不会慢性化，但 10% ~ 15% 有症状的患者可出现延长或反复感染长达 6 个月。

妊娠期 HAV 感染率非常低，因而很难预测妊娠期 HAV 感染的后果。传统上，人们认为如果孕妇感染 HAV，通常婴儿并不受影响。然而，两项单一国家的研究发现，妊娠期 HAV 感染导致很高的母婴并发症发生率[16,17]。HAV 宫内传染非常罕见，但是，围生期可发生传染。妊娠期急性 HAV 感染的管理与非妊娠时并无差别，以支持治疗为主[18]。母体免疫的概念指给孕妇注射疫苗增强预防疾病的抵抗力，而通过胎盘的保护性抗体能保护新生儿 3～6 个月[19]。

妊娠期间甲肝疫苗接种的安全性尚无定论，然而，由于甲肝疫苗是通过灭活 HAV 制备，理论上胎儿发生风险的概率很低。美国疫苗不良事件报告系统［在美国疾病控制和预防中心、美国食品和药物管理局（FDA）支持下］未发现甲肝疫苗相关重大不良事件[20]。面临 HAV 高危暴露风险的女性需权衡疫苗接种风险与 HAV 感染风险。观察发现，注射甲肝疫苗后，被动免疫获得的母体 HAV 抗体导致婴儿的抗体反应显著降低。这可能是母体抗体与甲肝疫苗在婴儿体内互相干扰造成的。建议对所有孕妇进行 HAV 抗体筛查，所有 HAV 抗体阴性孕妇产下的新生儿需在一年内尽早接受甲肝疫苗，而 HAV 抗体阳性孕妇的新生儿可以推迟疫苗接种。HAV 感染的产妇仍可以母乳喂养，HAV 感染并非母乳喂养的禁忌[21]。

2. 乙型肝炎

HBV 是一种嗜肝性的双链 DNA 病毒，隶属于肝病毒科。全球范围内约有 3.5 亿人长期感染 HBV，其中美国约 125 万[22]。一旦感染，几乎 100% 的肝细胞都会受影响。慢性 HBV 携带者存在发生肝硬化、肝功能失代偿和肝细胞肝癌（HCC）的风险。HBV 通常是非细胞溶解性的，但肝损伤归因于宿主免疫应答。在极少数情况下会发生急性肝衰竭。不同于 HCV 在肝细胞细胞质中复制，HBV（双链 DNA）进入细胞核并将其 DNA 转化为共价闭合的环状 DNA。这是一种非常稳定的形态，所有病毒的信使 RNA 都能被转录且能抵御抗病毒治疗。HBV 主要通过围生期、性行为和肠道外途径传播。在中国和东亚地区，围生期是最常见的传播途径，在欧洲和北美主要是性传播途径。

HBV 的垂直传播率很高，导致胎儿和新生儿肝炎。由于 HBV 具有高致病性和传染性，因此 HBV 围生期感染是全球个体慢性感染的最大原因。在没有新生儿免疫预防的情况下，有 10%～20% 的血清乙肝表面抗原（HBsAg）阳性女性将病毒传染给新生儿。然而，如果母亲的 HBsAg 和乙型肝炎 e 抗原（HBeAg）都呈血清阳性，在没有新生儿预防的情况下，其垂直传播率会增加至约 90%。因此，美国妇产科医师协会和疾病控制与预防中心建议对所有孕妇进行 HBsAg 筛查。如果给新生儿注射乙型肝炎免疫球蛋白（HBIG）和乙型肝炎疫苗，则母婴传播率降至 5%～10%[23]。一项对母婴产前 HBV 筛查和产后预防的回顾性分析显示，HBeAg 阴性且病毒载量低的孕妇，其母婴 HBV 传染风险极低[24]。

HBV 感染的确诊是通过酶免疫测定（EIAs）检测血清中的 HBsAg。抗乙型肝炎表面抗体的存在赋予机体终生的保护性免疫力。HBV 检测通常是在首次产前检查时（通常在妊娠 12～14 周之前）对所有孕妇进行的标准检测。直接暴露于 HBV 的孕妇应在接触后 72 小时内接受 HBIG 注射，然后在接触后 7 天内接种乙型肝炎疫苗。然后在首次疫苗接种后 1 个月和 6 个月再注射乙型肝炎疫苗两次。建议每位婴儿接种三剂乙肝疫苗。现有的疫苗含有非感染性 HBsAg，不会对胎儿引起潜在风险。孕妇使用乙型肝炎疫苗是相对安全的，益大于弊。婴儿出生后 24h 内可以延迟接种乙型肝炎疫苗，但需在分娩后的第一周内接种。被动和主动免疫的组合在降低 HBV 围生期传播频率（有效性 85%～95%）方面非常有效。如今有几种抗病毒疗法可用于 HBV。目前（2015 年）FDA 批准的 HBV 治疗方法包括皮下注射干扰素/聚乙二醇化干扰素 -α 和口服核苷/核苷酸类似物，例如拉米夫定、阿德福韦、恩替卡韦、替比夫定和替诺福韦。替比夫定和替诺福韦在安全性方面被归类为 FDA B 级药物，而阿德福韦、恩替卡韦和拉米夫定被归类为 FDA C 级药物。妊娠中晚期高 HBV DNA 水平的孕妇可服核苷/核苷酸类似物降低分娩传播的风险[25,26]。一般不建议用于妊娠早期 HBV 治疗。然而，好处是可证明潜在的风险[27]。在一项对 450 名 HBeAg 阳性孕妇的研究中，那些在妊娠 24 ～ 32 周之间服用替比夫定的患者，婴儿 6 个月时 HBsAg 阳性率明显降低（替比夫定组无一检测为阳性），且产妇 HBV DNA 检测不到的比例更高[28]。此外，没有严重母婴不良事件发生。其他研究显示替比夫定和拉米夫定是在降低 HBV 传播方面具有同样有效，不良反应上没有显著差异，而另一项研究显示替诺福韦在减少母婴 HBV 传播方面有效。

欧洲肝病研究会的指南建议，对轻度肝病和高病毒血症的孕妇在妊娠晚期使用一种 B 级药物[30]。妊娠期预防 HBV 母婴传播治疗的其他适应证包括之前生产的新生儿 HBIG 治疗和疫苗接种失败的 HBsAg 阳性再生产孕妇（图 54-1）。

产后 HBV 再激活是另一关注要点。对 HBeAg 阴性妊娠患者 HBV 再激活风险的分析显示，大约 30% 的 HBeAg 阴性患者发生产后再激活，产前 HBV DNA 水平大于 10 000 U/ml 的再激活是可预见的[31]。制定妊娠期 HBV 治疗方案时需考虑到这一点。

3. 丙型肝炎

HCV 是肝炎病毒属的嗜肝单链 RNA 病毒，是黄病毒科的成员。它主要在肝细胞中利用宿主和病毒酶进行复制。 HCV 是美国最常见的慢性血源性感染。据估计，全球慢性 HCV 感染人口约 1.7 亿，其中 200 万～ 300 万为美国人（占总人口的 1.8%）。HCV 基因型有 6 种（1、2、3、4、5 和 6），并有大量的亚型（如 1a、1b 和 1c）被识别。HCV 传播的主要风险因素是注射毒品。其他风险因素包括在 1987 年之前接受过凝血因子治疗、在 1992 年之前有过输血、接触过受污染的治疗设备和职业针刺伤。HCV 传播方式还包括性传播和围生期传播。HCV 最显著特征是 55% ～ 85% 的急性感染者会发展为慢性感染。大约 20% 的慢性感染患者在感染 20 年至 30 年后最终发展为肝硬化、肝功能失代偿和肝细胞癌。HCV 感染并肝硬化患者发生 HCC 的风险为每年 2% ～ 3.5%。自 1990 年以来，急性丙型肝炎的发病率明显下降。有关 HCV 垂直传播的数据来源于慢性丙型肝炎。HCV 垂直传播率在 2% ～ 8% 之间，母体病毒血症定义为血液中可检测到 HCV RNA，这几乎是传播的共同先决条件。在 HCV RNA 阴性的 HCV 感染孕妇中，垂直传播很少见。同时感染人类免疫缺陷病毒（HIV）的孕妇，显著增加了 HCV 垂直传播的风险，风险值高达 44%[32,33]。一项队列研究表明，母体 HCV 病毒高滴度、分

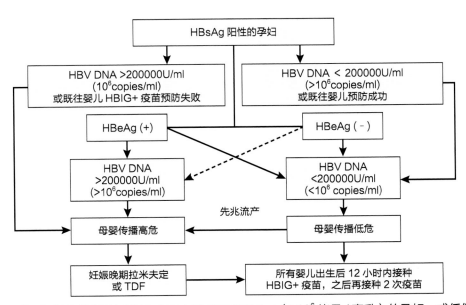

▲ 图 54-1　乙型肝炎病毒（HBV）DNA 水平大于 200000U/ml（>10^6 拷贝 / 毫升）的孕妇，或任何乙型肝炎表面抗原（HBsAg）阳性妇女有人工流产风险的，是母亲传染给孩子（母婴传播）的高危人群，应在妊娠晚期接受抗病毒治疗。HBeAg. 乙型肝炎 e 抗原；HBIG. 乙型肝炎免疫球蛋白；TDF. 富马酸替诺福韦酯

娩期膜破裂延长（6h 甚至更长）、HIV 合并感染以及分娩期间使用内部胎儿监测是 HCV 垂直传播风险增加的相关因素 [34,35]。对于慢性感染的妇女，通过羊膜穿刺术传播的风险似乎较低。

通过第三代 EIA 检测血清或血浆 HCV 抗体来进行 HCV 暴露的血清学确认。通过灵敏测定法检测 HCV RNA 确定病毒血症，检测下限为 50U/ml 或更低。与 HBV 不同，没有预防措施来降低 HCV 垂直传播的风险。不推荐常规产前 HCV 筛查；但有感染高危风险因素的女性应进行抗体筛查。初乳中可检测到 HCV 抗体和 HCV RNA；但母乳喂养似乎是安全的。在一些研究中，HCV 与妊娠期胆汁淤积以及早产的风险增加有关，然而 HCV 和早产的相关性增加可能是混杂因素，如先前吸毒、吸烟和饮酒 [23]。

2014 年之前，非妊娠妇女感染慢性 HCV 的治疗方式是聚乙二醇化干扰素联合利巴韦林。利巴韦林是 FDA 妊娠 X 级产品（表 54-2），说明其禁止用于妊娠期妇女。但是，新的口服药物（包括蛋白酶抑制药和聚合酶抑制药）已被批准用于治疗 HCV。这些药物尚未在孕妇中有广泛研究。鉴于新的 HCV 药物治疗方案的治疗周期相对较短，建议女性在可能的情况下延迟妊娠直至治疗结束。

4. 戊型肝炎

戊肝的流行病学特征与甲肝相似。美国对该病报道很少，感染高发区是发展中国家或来自流行区的移民或游客。戊型肝炎主要通过水传播；饮用水粪便污染地区经常有丙肝流行报道。一般而言，HEV 的感染是自限性的，可自行康复；潜伏期 3～8 周，平均为 40 天。印度的一项研究表明，与非妊娠妇女相比，孕妇的 HEV 发生率增加，且孕妇的死亡率也更高 [36]。已知 HEV 感染会引起严重肝炎、暴发性肝衰竭、早产和孕妇死亡率的增加，特别是妊娠晚期，据报道孕产妇死亡率高达 20%～31.1% [15,37]。妊娠期暴发性戊型肝炎的机制尚不清楚，可能与诱导了 2 型细胞因子有关 [38]。据报道母婴传播的戊肝高达 79% [39]。在印度进行的两项前瞻性研究中，HEV 的母婴传播率在 33.3%～50% 之间 [40,41]。目前

尚无母乳导致 HEV 传播的证据 [42]。在不发达和戊肝流行地区，继续母乳喂养是非常重要的，可以防止其他传染病导致婴儿死亡风险的增加。妊娠期 HEV 采取支持性治疗 [18]。

（二）自身免疫性肝炎

自身免疫性肝炎（AIH）是一种因肝细胞持续炎症和损伤引起的肝脏疾病。其特征在于氨基转移酶、γ- 球蛋白水平升高和血清自身免疫抗体阳性。AIH 可表现为急性、慢性肝炎甚至急性肝衰竭。AIH 好发于年轻女性，故 AIH 患者的妊娠是一个重要问题。然而，对这一领域的研究很少。

一些回顾性病例研究试图分析了 AIH 妊娠的特征和预后。一项病理研究回顾了 35 例妊娠，其中 18 例患有 AIH [43]。有 2 例在孕期或产后死亡，14.3% 的病例发生流产。第二项研究分析了 42 例妊娠，其中 22 例患有 AIH [44]。26% 的病例发生妊娠不良结局，9% 的病例出现严重的母体并发症。很多妊娠期不良结局与自身抗体有关。此外，52% 的病例出现产后出血。第三项研究回顾了 54 例妊娠，其中 39 例患有 AIH [45]。在这些病例中，有近一半患者在怀孕期间持续服用泼尼松和硫唑嘌呤。流产率高达 29.4%。7.8% 的病例发生严重的母体并发症，58.8% 的病例出现产后并发症。瑞典一项从 2006 年至 2011 年的队列研究发现，AIH 妇女发生妊娠期糖尿病、早产和低体重儿的风险有所增加 [46]。

妊娠期 AIH 的活动似有减少，因此通常这些患者可以单用泼尼松维持。虽然硫唑嘌呤是妊娠 D 级药物，但尚无证据说明硫唑嘌呤可直接导致人体的妊娠不良反应 [47]。因此，如有需要，妊娠期间甚至也可考虑使用硫唑嘌呤 [48]。鉴于流产和潜在的母体并发症发生风险增加，妊娠期 AIH 患者需在具有高风险怀孕管理经验的医疗机构中进行随诊。此外，密切的产后随诊也是必要的，同时可增加类固醇剂量，防止患者 AIH 复发 [49]。

（三）肝豆状核变性

肝豆状核变性（Wilson 病）是一种罕见的常

染色体隐性遗传病，肝脏铜转运障碍导致胆汁铜排泄受到抑制，使得铜在肝脏、肾脏、大脑和眼睛等重要器官的沉积增加。Menkes 病相关蛋白和 Wilson 病相关蛋白这两种铜转运 ATP 在胎盘中表达，两者都参与胎盘的铜转运[50]。妊娠对 Wilson 病似乎无不利影响，但习惯性流产在未经治疗者中很常见，比例约 26%[51]。女性 Wilson 病患者未治疗时往往会出现闭经、月经稀发、月经不调和多次流产。但当不间断使用螯合药物治疗时，女性 Wilson 病患者的妊娠是安全和成功的。服用现有的铜螯合剂如 D- 青霉胺、曲恩汀和锌的女性，是可以怀孕的。青霉胺和曲恩汀在动物中有致畸作用，已知青霉胺对人体也有致畸作用。D- 青霉胺可抑制子宫内的甲状腺过氧化物酶活性。患有 Wilson 病的母亲所生的婴儿可能会出现短暂的甲状腺功能亢进[52]。一项回顾性分析研究了 16 名至少怀孕一次的女性 Wilson 病患者，这些女性共妊娠 59 次，其中 30 次成功妊娠，24 次自然流产，2 次死胎[53]。Wilson 病全美研究中心的一项研究，包括 43 例患有 Wilson 病的女性，共妊娠 71 次，出生 69 名正常新生儿、2 次流产。锌在妊娠期间似乎是安全的，并可通过诱导金属硫蛋白将血清铜维持在低水平，避免肝细胞和肠细胞接触铜。妊娠期间每天三次、每次 25 ~ 50mg 的剂量摄入锌似乎是非常安全的，致畸风险非常小[54]。妊娠期不间断地用抗铜剂治疗 Wilson 病至关重要。有些人认为，由于孕早期有胎儿畸形的风险，需在孕早期减少螯合剂用量。在进行螯合治疗时，需同时监测母亲和胎儿。接受正规治疗的 Wilson 病患者通常能够维持妊娠并成功分娩[55]。尽管如此，这些患者必须在能处理高妊娠风险的医疗机构中进行随诊。

五、妊娠和肝血管疾病

妊娠和产褥期被认为是血栓前状态（高凝状态）。因为妊娠本身即为血栓事件的可能危险因素，因此必须仔细评估有妊娠需求的肝血管疾病患者。妊娠结局可能受先前存在的肝血管疾病的影响，应谨慎处理妊娠和分娩[56]。与肝硬化不同，非肝硬化的肝血管疾病不影响生育能力[57]。

妊娠相关的血流动力学变化

妊娠期发生了一些血流动力学变化。妊娠中期和晚期血容量和心输出量增加 30% ~ 50%，而妊娠中期动脉血流量减少 10%，在足月时恢复正常[58]。这些变化是由于全身血管阻力下降所致。一项 2000 - 2002 年的研究表明门静脉血流量显著增加，但肝动脉血流量没有变化[56]。妊娠相关的高血容量和高动力状态可加重门静脉高压症（PHT）相关的循环变化[59]。

妊娠期间，促凝状态的增加是由促凝血因子活性的增加、某些天然抗凝血因子的减少和纤维蛋白溶解减少引起的。纤维蛋白降解产物包括 D- 二聚体水平的升高提示这一促凝状态[60]。这些变化与妊娠期间的激素变化相关，主要与血清雌二醇水平有关。PT、凝血酶时间和活化部分凝血酶原时间也相应减少[60]。因此，常用来评估肝功能的促凝因子，如国际标准化比值，在评估妊娠期肝病患者时需慎重解释。

妊娠期抗凝治疗可根据美国胸科医师学会的指南进行[61]。简而言之，低分子量肝素（LMWH）是妊娠期抗凝治疗的首选药物。LMWH 的优势包括不通过胎盘、妊娠期使用经验丰富及使用剂量基于体重。妊娠期用普通肝素进行抗凝也被认为对胎儿是安全的，但需要根据活化部分凝血酶原时间调整剂量。通常需避免使用维生素 K 拮抗剂，因为它们会通过胎盘屏障并有致畸风险，特别是妊娠第 6 ~ 12 周。美国胸科医师学会关于肝素诱导的血小板减少症的指南建议包括无须在妊娠期检测血小板数量，因为该组被认为是低风险的[56]。然而根据报道，肝素诱导的血小板减少症在使用普通肝素开始抗凝治疗的布加综合征（BCS）患者中发生更频繁，故应首选其他抗凝剂[56]。对于有长期抗凝指针的患者，应继续进行抗凝治疗。

从妊娠期和围生期开始抗凝的决定是基于既往妊娠的经验和对血栓形成高危因素的鉴定。分娩或剖宫产前 24h 尽量避免使用 LMWH，如产科或外科手术出血风险低，可在术后 24h 重新使用，如血栓形成风险非常高，则需提早使用[61]。主要风险源于产后 1 周内发生静脉血栓栓塞，与出血事件的风险相当[62]。产后使用华法林是安全的，因为华法林不会通过母乳排出[56]。

六、妊娠期门静脉血栓

门静脉血栓（PVT）很少见，但怀孕期也可发生。局部因素如肝硬化、腹腔感染或恶性肿瘤，易发生 PVT。如妊娠期被诊断为 PVT，则还应排除可致高凝状态的系统性疾病，如凝血因子 V Leiden 基因突变、抗磷脂综合征或骨髓增殖性疾病。PVT 的主要症状是腹痛，首选诊断方式是腹部多普勒超声检查。在急性 PVT 中，抗凝治疗需至少 3 个月。慢性 PVT 患者应进行食管胃静脉曲张筛查，并进行相应治疗[48]。

早期开始抗凝治疗和既往无门静脉高压性出血可以预防肝硬化患者 PVT 的发生，并实现门静脉血管的再通。然而，抗凝治疗后完全 PVT 的再通率相对较低，说明其对完全 PVT 患者的有效性有限。成功进行经颈静脉肝内门体分流术（TIPS）不仅可以使门静脉血栓再通，还可以缓解 PHT 症状[63]。但妊娠患者 PVT 的治疗经验仍然较少。一些研究和病例报道显示，妊娠不仅是 PVT 的确定危险因素，还是促发因素，无论局部还是系统性疾病中都需排除[56]。欧洲的一项研究显示，在妊娠期被诊断为 PVT 时，死胎和围生期死亡率较低，早产率略高于一般人群预期，但胎儿结局良好。孕产妇的数据显示发病率而非死亡率的增加。仅有 5 例静脉曲张出血，其中包括 3 例未充分预防 PHT 相关出血。欧洲研究显示，不良预后的唯一具有统计学意义的风险因素是诊断时血小板数量较高[62,64,65]。

七、布加综合征和妊娠

布加综合征（BCS）是一种罕见的危及生命的综合征，由肝静脉阻塞引起（无论其原因或阻塞程度如何）。静脉阻塞通常是由血栓引起的，

并且可从小肝静脉至下腔静脉进入右心房。在大多数情况下，可确认至少一种遗传或获得性的促进血栓形成的高凝风险因素。治疗方案包括抗凝剂和利尿剂，以及侵入性手术，如溶栓、经皮腔内血管成形术、TIPS、门体分流术和原位肝移植术。得益于这些治疗方案，特别是抗凝、TIPS 和原位肝移植，患者的预后得到显著改善[66]。2009 年一项为期 10 年的妊娠期妇女研究中发现，孕期或产后被诊断为 BCS 的女性比例约为 16%，是 15—45 岁法国一般人群的 2 倍[67]。

大多数 BCS 病例发生于有除妊娠以外的其他血栓高危因素的患者[68]。患有蛋白 S 缺乏症的女性在妊娠期似乎有较高的 BCS 风险。关于骨髓增殖性疾病和血栓形成风险因素的检查在大多数研究中是不完整的，特别是对于 JAK2 V617F 状态[69,70]。

复杂妊娠（28%）的血栓事件发生率比正常妊娠（3%）高[59]。实际结论是对于妊娠期或产后 BCS，都不应减少对其他危险因素的全面排查。

两项针对 BCS 孕妇的回顾性研究结果都是可喜的[67,71]。医生需将 BCS 纳入妊娠期肝病的诊断范畴，如考虑为 BCS，需尽快做出诊断。目前对 BCS 的整体管理使越来越多的年轻女患者得以改善病情，从而使她们可以有妊娠意愿、顺利妊娠而无性命之忧。

八、遗传性出血性毛细血管扩张

遗传性出血性毛细血管扩张症是一种罕见的遗传性血管疾病，通过生成畸形血管影响大脑、心脏、肺和肝脏循环。当有症状时，肝脏受累表现为高输出性心力衰竭、缺血性胆管病，门静脉性脑病或 PHT。妊娠的高动力状态使患者面临心脏病失代偿风险[56]。

有少数病理报道肝脏动静脉畸形患者在妊娠期出现心力衰竭。大多通过经典的心力衰竭治疗方法，在产后数月内康复[72]。在有窦状隙阻塞综合征的患者中，血窦中的血流受损，导致肝功能障碍，患者出现腹水、右上腹疼痛和黄疸。妊娠前即有窦状隙阻塞综合征的病例尚无报道。

迄今为止，各独立组报道了共 62 名非 PHT 肝硬化的妇女，累计 150 次妊娠。最大一组样本为 15 例非肝硬化性门静脉炎患者共 27 次妊娠的结果[56]。妊娠期静脉曲张出血率为 26%，主要发生于刚被诊断的患者。静脉曲张出血与较差的产科结果相关，其死产率高达 14%。

在肝紫癜病中，肝实质内出现大小不同的血液腔。虽然口服避孕药与这一现象的发生相关，但妊娠与此无关[73]。目前仅有一例妇女因剖腹手术偶然发现肝紫癜病的报道，该病例因产后大出血合并多器官衰竭死亡。

至于妊娠期肝动脉异常，已有一例妊娠 32 周时肝总动脉瘤破裂引起致命的腹腔出血的报道[56]。由于上述报道均为特殊情况，对有肝紫癜病或肝动脉异常的妇女妊娠尚无定论。其他罕见肝血管疾病如先天性门体分流（Abernethy 畸形），其妊娠情况尚无报道。如病情稳定且静脉曲张已筛查并充分处理，那么 PHT 情况下妊娠也是安全的。

九、肝硬化和门静脉高压症

静脉曲张出血是 PHT 最可怕的并发症，发生率 0%～43%。发生率的巨大差异归因于患者的肝病基础，随着时间推移对不同程度静脉曲张出血采取一级和二级预防。肝硬化患者的肝功能不全是造成上述差异的可能原因。在静脉曲张出血的情况下，报道称流产、死产和围生期死亡的发生率较高。受孕前消除静脉曲张对防止静脉曲张破裂出血的发生有益[64]。

因此，已知有肝血管疾病的女性如有妊娠意愿，需常规筛查食管静脉曲张。根据对肝硬化患者的建议推测，有出血风险的患者均应接受一级预防，无论是 β 受体阻滞药还是内镜下套扎术[74]。

通常认为，妊娠期使用 β 受体阻滞药是安全的，但阿替洛尔除外，其与胎儿生长受限相关。普萘洛尔和纳多洛尔是 β 受体阻滞药，都可用于 PHT，属 FDA C 级（不能排除风险），且有一些报道称两者与新生儿低血糖相关。如护理人员对新生儿监测方面高度警惕，那么使用这两种药物

似乎是安全的。如在妊娠期被诊断为肝血管疾病，则须在妊娠中期开始筛查食管静脉曲张，因为那时母体血容量增至最大且出血风险增加[75]。

十、静脉曲张破裂出血的管理

妊娠期静脉曲张出血的管理与非妊娠期相同[76]。妊娠期行硬化剂治疗和静脉曲张套扎均被证实是安全的。至于内镜检查的辅助用药，由于存在诱发血管痉挛的风险，特利加压素被 FDA 标记为 D 级（人体研究中的显著风险）。奥曲肽为 B 级（动物研究无风险，人体风险未知），但似乎潜在获益超过风险[77]。由于氟喹诺酮类药物属妊娠期禁忌，第三代头孢菌素是预防细菌感染的良好选择。事实证明，TIPS 亦是一个可行的选择，其辐射剂量在胎儿可承受水平（5.2 mSv）[56]。

十一、分娩和生产的管理

如无禁忌证，PHT 妇女经阴道分娩存在潜在危险的，主要由于分娩期间腹内压增加。但是，文献中尚无足够证据支持这一结论。因此，必须权衡阴道分娩与剖宫产相关的风险。在剖腹产期间，仍然存在并发症和死亡的巨大风险，因为 PHT 的存在，可致门静脉系统损伤后出血、术后腹水失代偿和产后静脉血栓栓塞[56]。因此，如有充分的镇痛和积极的辅助治疗，还是建议阴道分娩[78]。

应采用硬膜外方法或使用短效麻醉药进行镇痛。通常，血小板计数大于 50 000/ml 时行剖宫产是安全的，阴道分娩血小板需大于 20 000/ml，硬膜外麻醉需大于 75 000/ml，脊髓麻醉需大于 50 000/ml[79,80]。因此，鉴于剖宫产的适应证和并发症，产程发动时阴道辅助分娩可能是患有肝血管疾病孕妇的最佳选择[81]。

尽管对母亲和胎儿有风险，但如肝病控制良好，患有肝血管疾病的女性妊娠仍然是可行的。这些患者应从受孕到产后接受多学科医疗团队的管理。然而，仍有数个问题悬而未决：抗凝治疗的开始和类型，静脉曲张出血的最佳预防和治疗

方式及分娩方式。对有高危血栓和既往有血栓引起严重缺血，如肠系膜血栓形成的女性患者，抗凝治疗可能获益更大，但相关抗凝治疗尚未得到强烈支持。抗凝治疗总会带来出血的风险，特别是在分娩时。当预备充分时，静脉曲张出血是妊娠期的罕见并发症。

十二、妊娠期肝胆疾病

妊娠期有症状的胆石症很常见，对母婴都构成巨大威胁[13]。尽管如此，需要治疗干预的胆总管结石的发生率较低（即 1200 例分娩中有 1 例）[82]。胆总管结石是一种可危及母体和胎儿生命的严重疾病。妊娠期的非侵入性评估和治疗与非妊娠患者相同，如内镜超声检查（EUS）和内镜逆行胰胆管造影术（ERCP）。

妊娠期透射检查的辐射暴露是一个问题，因其对胎儿潜在危害。通常诊断用透射检查的辐射不超过 100 ～ 200mGy，而妊娠期推荐剂量不超过 100mGy[83-86]。

此外，据报道，对于母亲和胎儿来说，插入十二指肠乳头（Vater 乳头）的非透射检查对于母婴都是有效和安全的[84, 87-89]。一些研究纳入了接受急诊 ERCP 和未行透射检查的内镜下鼻胆管引流术的孕妇。病情稳定后，妊娠早期或中期患者接受内镜逆行胆道引流术，第二次 ERCP 时无透射检查，但在产后通过第三次 ERCP 放置支架并去除胆总管结石。妊娠晚期患者多在第二次 ERCP 时进行透射检查，以便在分娩后去除胆总管结石。这些研究未产生严重并发症，并提示内镜逆行胆道引流术和内镜下鼻胆管引流术是避免孕期透射辐射的最佳方法。

由于难以准确估计辐射暴露剂量，因此 ERCP 时需慎重使用透射或采用上述非透射方法。

EUS 也可作为 ERCP 的替代和辅助治疗。李等对比了 EUS 引导与 ERCP 引导治疗在胆道阻塞性疾病中的获益和安全性[90]。该研究中，如 EUS 发现病灶，则在 EUS 组中进 ERCP，而 ERCP 组由内镜医生酌情决定。与 EUS 组相比，ERCP 组出现严重并发症更多，如出血、急性胰腺炎和脐带脓肿。李等得出的结论是，对疑似胆道阻塞性疾病进行 ERCP 治疗筛选时，EUS 是安全精确的。他们还使用 EUS 检查胆总管结石、诊断胆总管囊肿，没有手术相关的并发症或胎儿并发症。

在内镜无法进入胆管 ERCP 的情况下，经皮经肝胆管引流是另一种替代方式。然而，在特殊情况下，例如妊娠期，放射暴露和侵入性经皮经肝胆管引流需慎重考虑，EUS 似乎是更好的选择，而非经皮经肝胆管引流或反复尝试 ERCP。

胆石性胰腺炎患者的胆囊切除术也与妊娠相关，众所周知，如果不进行胆囊切除术，胆源性胰腺炎可能复发。在一些病例报道中，对 5 名孕妇进行腹腔镜胆囊切除术，其中 2 名妇女在孕中期接受了手术（其他 3 名女性在分娩时或分娩后接受手术治疗）。由于高龄妊娠和早产史，延迟手术是否直接影响了患者的妊娠结局，研究未能得出定论[91,92]。

根据美国胃肠外科医师和内镜医师协会指南，腹腔镜治疗急性腹部疾病在妊娠和非妊娠患者中具有相同的适应证[93]。此外，外科共识认为妊娠中期是妊娠期手术最安全的时期[91]。然而，即使手术是在妊娠中期进行，仍有一些报道认为早期宫缩、早产、自然流产与腹腔镜胆囊切除术相关[94,95]。

大多数关于妊娠期 ERCP 的报道显示，在措施得当时，并无手术相关的妊娠或胎儿并发症。由于手术比内镜手术更具侵入性，如手术和内镜手术的效果相当，优先考虑后者。如患有胆道疾病的孕妇在内镜检查后是稳定的，相比在妊娠期手术，推迟胆囊切除术直至分娩更为可取。此外，如果患者在内镜手术后仍有症状，或有急性手术指征，则需要立即进行腹腔镜胆囊切除术。

由于妊娠期需预防胆管炎或胰腺炎复发，括约肌切开术是患者胆囊切除术的另一替代方法。Barthel 等称 ERCP 同时行括约肌切开术可预防胆石性胰腺炎的复发[96]。其 2 名仅接受括约肌切开术而非胆囊切除术的患者在妊娠期间没有复发胆石性胰腺炎。对于手术期间的镇静，可以给予的药物有咪达唑仑、哌替啶、芬太尼或异丙酚。没有患者出现心律失常和呼吸抑制等并发症。一名患者婴儿早产、出生时体重不足（1.86kg），鉴于其有早产史且为高龄孕妇，似乎与服用的药物或手术无关。FDA 将苯二氮䓬类药物归为 D 级。新生儿戒断综合征和呼吸抑制与经常使用苯二氮䓬类药物有关。然而，在许多病例报道中，ERCP 期间使用属于苯二氮䓬类的清醒镇静药物，ERCP 相关的先天性异常不太可能发生[97]。尽管如此，如有可能，在孕早期应避免使用咪达唑仑。总之，在小心使用透射检查并采取适当的安全措施时，胰胆管手术似乎是有效和安全的。

十三、妊娠和肝移植

肝移植不仅是急性肝衰竭 / 慢性终末期肝病患者的首选治疗方法，也可以逆转慢性肝病相关的不孕症，高达 80% 的女性在肝移植后 8 个月内月经周期正常、恢复生育能力[98-101]。肝移植的最终目的是让受体尽可能正常地生活。育龄期的女性移植受者，经常对妊娠利弊存在疑问[102,103]。总体而言，肝移植后妊娠结局大体上是乐观的，主要建议是肝移植后推迟 1 ～ 2 年怀孕[104-106, 107-111]。只要密切监测肝酶，使用避孕药也是可以接受的[112,113]。尸体与活体肝移植后的妊娠结局相似[114]。一个主要问题是免疫抑制药物对孕妇、同种异体移植物和胎儿的潜在影响，但密切监测是唯一的建议[115]。霉酚酸产品被 FDA 重新分类为 D 级药物（胎儿风险的证据），故应避免。肝移植受体的妊娠可能与母体、同种异体移植和新生儿并发症有关。最常见的母体并发症是高血压（14% ～ 44%），先兆子痫（33%）和贫血[109,116,117]。尽管阴道分娩是目标，但肝移植后妊娠期剖宫产率高于正常人群（30% ～ 63% vs. 20% ～ 25%）[118]。孕产妇死亡非常罕见。不建议母乳喂养，因为所有免疫抑制药物都会分泌至母乳中。

一般来说，妊娠似乎不会对同种异体肝移植产生不利影响。然而，妊娠期急性排斥反应的发生似乎导致了较差的孕产妇和新生儿结局。据报道，急性细胞排斥反应使妊娠期 10% ～ 17% 的患者和产后 3% ～ 12% 的患者病情复杂化[104,105,109]。

新生儿情况也非常乐观：全国移植妊娠登记数据分析未发现女性肝移植受者育龄期结构畸形发生率增加[117]。但是，早产、低出生体重和长期残疾的可能性仍然存在。应在肝移植前开始有关避孕和怀孕的咨询，并在移植后继续[119]。最近由 King 学院医院进行的一项关于肝移植后妊娠结局的大型单中心研究表明，大多数女性可以成功安全的妊娠[120]。然而，5% 的患者需要接受重症监护，3% 的女性因妊娠出现移植物失去功能，15% 为急性细胞排斥反应的并发症，说明肝移植后妊娠仍有重大风险。据报道，活产率为 73%，没有先天性畸形。早产是常见的，发生在 31% 的新生儿中[120]。

总之，肝脏移植后的育龄妇女需就避孕和怀孕进行深入咨询。理想情况下，这应该成为移植前检查的一部分。

十四、妊娠期肝脏质量的评估

在过去十年，人们越来越倾向于大规模使用成像设备，许多人经常进行常规成像并通过腹部超声检查、计算机化超声检查和磁共振成像（MRI）进行评估和监测。结果，在许多无症状患者中越来越多地检测到肝脏肿块。这些肿块分为良性（血管瘤、腺瘤和局灶性结节性增生 FNH）和恶性（HCC、胆管癌和肝转移癌）。人们认为性激素会影响这些肿块的生长，因此需要解决避孕药使用和受此影响的妇女妊娠管理问题。

肝血管瘤是最常见的肝脏良性肿瘤[121,122]。Cobey 和 Salem 报道了 20 例妊娠合并肝血管瘤，其中 37 例为 FNH，26 例为肝细胞腺瘤，33 例为 HCC[123]。他们得出的结论是，妊娠性肝血管瘤和 FNH 表现不明显，需谨慎对待。肝细胞腺瘤通常需要手术治疗，但小的无症状病灶也可以密切观察。产后密切随访也是强制性的。当妊娠影响生命时，HCC 可能需要切除。

自引入口服避孕药以来，肝细胞腺瘤的发病率已有增加。已有妊娠和继发于较高水平激素的肝腺瘤相关记录[124]。在一项研究中，腺瘤破裂导致的孕妇死亡率为44%，流产率为38%[123]。在妊娠结束时，腺瘤破裂的风险增加[125]。腺瘤大于5cm的妇女或因腺瘤导致妊娠并发症的妇女此后应避免妊娠。应使用连续超声成像密切监测妊娠时较小的腺瘤。如果病灶逐渐扩大或已经达到5cm甚至更大，则需考虑手术切除[123]。射频消融是另一种可用于治疗肝腺瘤的方式[126,127]。产后也应继续密切监测病灶[48]。

肝FNH占肝脏原发性肿瘤的2.5%～8%，是继海绵状血管瘤后第二种最常见的肝脏良性肿瘤类型[121]。常见于年轻女性。FNH很少发生自发性出血或破裂，不太可能发生恶变。FNH的病因尚不清楚，但考虑到女性的性别和年轻的年龄，似乎女性激素在其发展中起着重要作用。

尽管肝细胞腺瘤的发展及并发症与口服避孕药及妊娠相关，但口服避孕药和妊娠对FNH生长和并发症的影响仍然存有争议。影像学研究如腹部超声检查、计算机断层扫描和MRI检查，可用于诊断。一个特征性的表现是肿瘤中央有星状瘢痕。已知这些肿瘤大多在妊娠期无大小改变，且与出血、破裂等并发症无关。在未经治疗的情况下，怀孕期间诊断的无症状小FNH可以密切观察。如果肿瘤很大或有症状，考虑到出血和破裂的可能性以及妊娠期间手术的并发症，可以考虑选择手术切除。Rifai等对21名FNH孕妇进行妊娠期间随访，没有并发症发生[128]。他们建议鼓励FNH患者消除对妊娠的忧虑。

患有HCC的孕妇比非妊娠妇女中位生存期更短。妊娠期间较高水平的雌激素和免疫抑制导致HCC进展[129]。手术切除和射频消融等多种方法可供患者选择。HCC在怀孕期间并不常见，部分原因是易于发生HCC的肝硬化与不孕症相关。然而，口服避孕药、月经初潮、绝经晚和呕吐多都被证明对HCC进展的作用有关，说明雌激素起着重要作用。尽管报道的病例很少，但文献已注意到HCC孕妇的预后更差。一篇综述引用了29例患者，仅3例存活12个月或更长时间，且只有57%的婴儿存活[123]。另一个案例研究时

间推移与HCC状况，注意到患者随着妊娠，肿瘤生长加速[130]。2011年一项回顾性研究分析了全球47例妊娠期HCC病例，显示随着时间推移，存活率差但有所提高（1995年之前和1995年及其之后的中位生存期分别为18个月和25.5个月）[131]。生存率的提高得益于早期诊断和外科手术干预。妊娠期早期影像和早期切除对孕妇来说是巨大挑战。

由于妊娠对肿瘤的不利影响，传统的HCC诊治着重于终止妊娠。然而，如患者有适应证并有诉求，可以考虑切除。必须权衡手术切除对胎儿早产的风险。不幸的是，由于病情罕见和患者数量不确定，尚无关于最佳切除时间的明确指南。推荐使用胎儿肺成熟的辅助措施如类固醇，以便更安全地早期分娩和早期切除肿瘤[132]。

总之，肝脏肿块大多是妊娠期关注的原因，但并非完全没有希望。仔细评估和随访通常可以引导正常的妊娠结局。

十五、妊娠期特发性肝脏疾病

（一）妊娠剧吐

妊娠剧吐（HG）是妊娠恶心和呕吐（NVP）最严重的形式。HG最常发生在妊娠早期，虽然没有统一的HG定义，但其主要特征是顽固性呕吐伴体重减轻（>5%的孕前体重）、脱水、电解质异常，甚至可能需要住院[133]。HG的肝脏受累通常表现为肝脏转氨酶水平的升高，这可见于约60%的病例[134]。尽管NVP影响了高达80%的孕妇，但几乎都来自欧洲和北美地区的汇总分析显示，妊娠期间HG的患病率仅为1.1%[135,136]。其他研究显示，患病率在0.3%～3%[137]。

1. 病因

HG的病因不清楚，但一些患者的临床特征与其发生有关。肥胖和体重过轻的非吸烟者患HG的风险增加，而怀孕前吸烟被认为对HG具有保护作用[138]。HG的其他危险因素可能包括多胎妊娠、胃食管反流、既往HG和HG家族史[139,140]。幽门螺杆菌也与HG及其他妊娠相关

胃肠道疾病的发生有关[141]。

2. 病理生理学

有几种假设试图阐明 HG 的发病机制和 HG 中肝损伤的发生。妊娠期荷尔蒙变化使孕妇更容易发生恶心和呕吐[142]。胃肠动力的改变也可能使孕妇更容易发生呕吐。最后，心理因素可能导致 NVP 加重并进展为 HG[143,144]。HG 中氨基转移酶水平升高或肝损伤的发生尚未有完全描述。已经提出的一些理论包括食物摄入减少所致营养不良、胎盘激素、细胞因子增加以及脂肪酸积累造成的损伤[145]。

3. 诊断

对于 HG 没有精确的诊断标准，且大多通过严重的呕吐事件证明诊断，这通常在妊娠第一个月内开始并在妊娠 20 周后消退[146]。肝脏转氨酶水平升高，ALT 比 AST 更常见，是 HG 在肝脏的主要表现[147]。HG 常存在电解质异常，包括低钠血症和低钾血症。以前认为酮尿是 HG 引起营养摄入减少所致，但 Meta 分析显示酮尿和 HG 之间没有关联[148]。在 HG 中可观察到其他实验室变化包括血细胞计数和甲状腺指标的改变。HG 的诊断还需排除其他恶心和呕吐原因，如感染[149]。一旦确定 HG 的诊断且肝转氨酶水平相应升高，无须进行更大范围的肝病检查，除非患者的特征指向其他特定肝病或在症状消退后肝脏异常仍然存在[147]。

4. 管理

HG 治疗的主要方法是控制呕吐发作，逆转呕吐的并发症如电解质异常，并保护胎儿。对于需要住院治疗的持续呕吐和电解质异常的患者，应开始静脉补液，同时密切监测和纠正电解质异常[145]。通常对住院的 HG 患者使用维生素 B_1 以预防 Wernicke 脑病[150]。一旦 HG 患者稳定下来，应开始药物止吐治疗。一项循证回顾未发现足够证据推荐使用特定药物：应考虑的药物或治疗包括生姜、维生素 B_6、抗组胺药、多巴胺拮抗药和 5- 羟色胺拮抗药[137]。为防止 NPV 加重甚至需住院治疗，应告知受影响的患者需仔细规划饮食和避免诱发 NVP[151]。一旦症状加重并符合 HG，

且患者被认为有住院治疗需要，则需要更积极治疗，包括可开始多巴胺拮抗药如甲氧氯普胺，或血清素拮抗药如昂丹司琼[152]。最近发表了一些针对 HG 治疗的随机对照试验。尽管这些研究的规模不等，但有一项试验显示昂丹司琼的疗效优于维生素 B6 和抗组胺药多西拉敏的组合[153]。恩丹西酮与甲氧氯普胺的比较显示没有显著差异，但需要考虑不良反应和成本问题[152]。最后，对多巴胺拮抗剂和 5- 羟色胺拮抗剂治疗无效的 HG 病例可使用糖皮质激素或氯丙嗪治疗[145]。HG 肝损伤的治疗包括控制症状，确保充足的营养和避免其他肝损伤。如妊娠患者的肝损伤稳定且符合 HG 的临床表现，通常不需要再进一步的肝病检查[154]。

5. 预后

尽管大多数情况下 HG 是可逆的，且通常不会引起持续的肝损伤，但有研究表明 HG 与其他疾病之间存在关联。一些病例对照研究试图评估 HG 病史者妊娠后情况及子代的长期预后结局。在一项对 HG 女性发生肿瘤风险评估的病例对照研究中，HG 病史者的总体肿瘤发生风险较低，但患甲状腺癌的风险增加[155]。一些针对 HG 患者新生儿特征的研究表明，HG 与低体重儿、小于胎龄儿及早产有关[156,157]。其他研究未发现任何此种关联[158]。HG 还导致妊娠期住院人数增多，并产生高昂的医疗费用[135]。防止 HG 潜在后果的关键是对 NVP 和 HG 的早期识别和管理。

（二）妊娠期肝内胆汁淤积

妊娠期肝内胆汁淤积症（ICP，又称产科胆汁淤积）是妊娠中期或晚期开始的可逆转的胆汁淤积[154,159]。它对母体的发病或死亡风险很小，但能显著增加围生期发病率[160,161]。ICP 临床表现包括瘙痒、高血清胆汁酸水平、血清 ALT 和空腹血清胆汁酸水平升高，分娩后（4～6 周）体征和症状自行缓解。欧洲、美国、加拿大和澳大利亚的 ICP 患病率为 0.1%～1.5%[160]。在一篇综述中，尽管未证实存在因果关系，但 ICP 与晚年发生肝胆疾病的风险增加有关，如丙肝、肝硬

化和胆结石。现已证实潜在的慢性肝病（丙肝或慢性肝炎）会增加 ICP 的发生率[162]。ICP 的潜在并发症会对胎儿的安全造成威胁（自发性或医源性早产、分娩期间窒息、宫内死亡），但由于产科和新生儿护理的普遍改善，ICP 的围生期死亡率与总体人群相近。

最近，Wikström Sheme 等研究了 ICP 与癌症、免疫介导疾病和心血管疾病之间的关系[163]。他们把瑞典医学出生登记册和患者登记册联系起来，分析了 1973—2009 年的 11388 名 ICP 患者和 113893 名未患 ICP 患者的分娩情况。尽管 ICP 与后期整体恶性肿瘤的发生不相关，但它与以后肝脏和胆管癌、免疫介导疾病例如糖尿病、甲状腺疾病、牛皮癣、多发性关节炎和克罗恩病的发生相关，但与溃疡性结肠炎的发生不相关。ICP 患者的心血管疾病发生风险也稍有增加。

1. 病理

遗传倾向 / 家族倾向以及激素和环境因素与 ICP 的发病机制有关。由于 ICP 多发生于妊娠晚期，在多胎妊娠中发病率较高，且在分娩后性激素水平下降后消退，因而将性激素与 ICP 联系起来是很合理的推测。雌激素代谢产物雌二醇 17β- 葡萄糖醛酸苷与孕激素代谢差异与 ICP 也有关[164]。双胎妊娠中 ICP 发病率更高，这支持了激素的中心作用论，因为高剂量口服避孕药和黄体酮可诱发 ICP。在 ICP 过程中，胎儿环境胆汁酸水平也升高，如羊水、脐带血和胎粪中胆汁酸水平升高。

2. 临床表现

瘙痒在 ICP 病例中很常见，通常在夜间加重。瘙痒症状可涉及手掌和脚掌。除瘙痒外，其他临床症状可能包括脂肪泻和体重减轻。尽管妊娠期严重程度不同，但随后 ICP 会逐渐恢复[165]。空腹血清胆汁酸水平升高（>10μmol/ L）可确诊。血清检测结果可能存在一些变化，但通常转氨酶水平升高。

3. 诊断

在对疑似 ICP 进行体检时，应检查皮肤以评估有无其他原因以及妊娠瘙痒性皮疹所致抓伤。

一旦妊娠患者确实存在瘙痒症，需进一步完善血清实验室检查（ALT、胆红素、γ- 谷氨酰基转移酶、胆汁酸、PT）。尽管血清检查指标的升高可能滞后于临床症状，胆汁酸是 ICP 最敏感的指标，其在血清肝脏指标改变之前即有升高。妊娠期和早发型 ICP（妊娠＜ 33 周）的胆汁酸水平升高超过 40μmol/ L 可能与胎儿并发症发生率的增加有关[166,167]。ICP 的确诊通常无须肝活检，如进行了肝活检可见有胆汁淤积（图 54-2），但没有炎症或胆管损伤。妊娠期先兆子痫和妊娠急性脂肪肝（AFLP）是妊娠特异性血清肝脏指标异常的常见原因，部分也可能是非典型或早期 ICP。分娩后持续异常应及时排查有无其他慢性肝病，如原发性胆汁性肝硬化、原发性硬化性胆管炎、多药耐药基因 3 缺乏或慢性丙型肝炎，这些也引发妊娠晚期瘙痒[168]。

4. 管理

熊脱氧胆酸［UDCA，10 ～ 20mg/（kg·d）］是 ICP 的一线治疗方案。UDCA 可以改善 67% ～ 80% ICP 患者的瘙痒症状和血清肝脏指标。其对胎儿并发症发生率的影响尚不清楚，因胎儿并发症在近期的 UDCA 疗法和常规疗法中很少出现。UDCA 已被证实可显著降低血清胆汁酸、血清氨基转移酶和血清胆红素水平，对瘙痒症有效，且一项 Meta 分析发现，为了减少母婴不良事件，应推荐 ICP 患者进行 UDCA 治疗[169]。

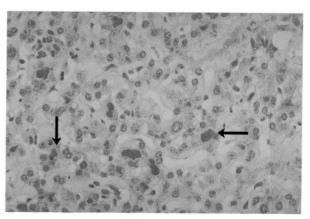

▲ 图 54-2　妊娠期肝内胆汁淤积肝活检病理图
妊娠期肝内胆汁淤积，图示胆小管堵塞（箭）和形态完好含黄色色素的肝细胞（苏木精和伊红染色）

胆汁酸螯合剂如考来烯胺，抗组胺药和阿片类拮抗剂也用于瘙痒治疗，但效果不如 UDCA。这些药物对 ICP 的检验异常和胎儿结局都没有改善作用[154]。尽管某些地方仍使用这一方法，但尚无证据支持高胆汁酸水平孕妇会提早分娩（妊娠 37 周）。地塞米松促可进胎儿肺成熟，但能否降低 ICP 患者的瘙痒和 ALT 水平尚未得到证实。故不足以作为 ICP 的治疗方法。如经几天的 UDCA 标准治疗瘙痒仍无改善，可将剂量增至 25 mg/（kg·d），从个体出发或可使用 S- 腺苷甲硫氨酸（联合 UDCA）或利福平治疗。局部使用润肤剂是安全的，但其效果未知。

5. 预后

尽管 ICP 对母体是一种良性疾病，但胎儿的结局可能会很差。在一些研究中，ICP 可致高达 60% 的病例早产。胎儿窘迫和胎儿宫内死亡等其他并发症的发生率分别为 61% 和 1.6%[147,170]。瘙痒和母体空腹血清胆汁酸水平升高与早产风险增高有关[171]，此后妊娠复发率为 50%[172]。首次妊娠时的诊断通常是假设性的，但分娩后的改善则证实这一假设。在个别患者中，ICP 可以预示以后的肝脏疾病[173]。很少情况下，ICP 可能成为一种潜在的慢性胆汁淤积性疾病[172]。

（三）HELLP 综合征

HELLP 综合征通常被认为是先兆子痫的一种严重形式，但也有人认为它是一种独立的疾病[174]。先兆子痫在妊娠 20 周后发生，定义为血压升高伴蛋白尿，或在没有蛋白尿的情况下，新发高血压伴血小板减少、肾功能不全、肝功能受损、肺水肿或脑 / 视觉症状[175]。先兆子痫使约 10% 的妊娠复杂化，且约 25% 的先兆子痫女性可发生 HELLP 综合征[174]。有些情况下，HELLP 综合征也会在没有先兆子痫和多种明显症状下发生[134]。HELLP 综合征的风险因素与先兆子痫相关，包括抗磷脂抗体阳性、糖尿病、肥胖、高血压和先兆子痫的家族史[176,177]。HELLP 综合征的特定风险因素包括高龄产妇和既往妊娠期高血压疾病[147,178]。

1. 病理

继发于遗传和免疫因素的胎盘变化可能是 HELLP 综合征异常的起源。现已发现数个基因调控异常可导致 HELLP 综合征[179]。胎盘样生长因子水平的变化和胎盘灌注的减少可降低全身血管阻力和对血管痉挛的敏感性，从而导致 HELLP 综合征中的血管缺陷[177]。许多病理特征引发了 HELLP 综合征的临床表现，其中包括血管张力异常、凝血缺陷和血管痉挛[174]。纤维蛋白沉积导致溶血，溶血下游效应、纤维蛋白沉积和肝脏血管收缩引起继发的肝损伤。血小板活化导致凝集，继而出现血小板数量的减少。

2. 临床表现

HELLP 综合征多见于妊娠晚期，可表现为多种症状。部分患者可无症状，仅根据血液检查异常诊断为 HELLP 综合征。最常见的显著症状是右上腹痛和体检时肝脏肿大[149]，其他症状可包括恶心、呕吐、嗜睡、四肢水肿和黄疸。

3. 诊断

HELLP 综合征的实验室异常主要包括溶血指标异常（即触珠蛋白和乳酸脱氢酶、转氨酶水平升高和血小板减少）。溶血症状包括微血管病性溶血性贫血，血涂片上可有红细胞。患者还可出现乳酸脱氢酶（LDH）和胆红素水平的升高。两大分类系统（表 54-4）有助于诊断 HELLP 综合征。田纳西分类包括：血液涂片微血管病性溶血性贫血，LDH 浓度大于 600U/L，血小板计数小于 100000/μl，血清 AST 浓度大于 70 U/L[180]。如果患者仅符合 1 ～ 2 个田纳西分类，可诊断为部分 HELLP 综合征[181]。密西西比分类也有助于评估 HELL 综合征的严重程度，它的三个标准是血小板减少、转氨酶水平升高和 LDH 水平升高[182]。将 HELLP 综合征与其他肝脏疾病，包括妊娠相关肝病如 AFLP，非妊娠期特发性肝脏疾病相区分是非常困难的。虽然 AFLP 可能存在血小板减少和高血压病史，但两者都被认为与 HELLP 综合征更密切相关[183]。抗凝血酶活性的检测可能有助于区分 AFLP 和 HELLP 综合征。虽然 HELLP 综合征病例通常不行肝活检，但组织学上可见非

表 54-4 HELLP 综合征主要诊断标准

田纳西标准 *	密西西比标准 †
全部症状：血小板 $\leq 100\times10^9$/L；AST ≥ 70U/L；LDH ≥ 600U/L	第 1 类：血小板 $\leq 50\times10^9$/L；AST 或 ALT ≥ 70U/L；LDH ≥ 600U/L
非全部症状：上述 1 或 2 条	第 2 类：血小板 $\leq 100\times10^9$/L 或 $\geq 50\times10^9$/L；AST 或 ALT ≥ 70U/L；LDH ≥ 600U/L 第 3 类：血小板 $\leq 150\times10^9$/L 或 $\geq 100\times10^9$/L；AST 或 ALT ≥ 40U/L；LDH ≥ 600U/L

ALT. 丙氨酸氨基转移酶；AST. 天冬氨酸氨基转移酶；LDH. 乳酸脱氢酶

* 引自 Audibert F, et al. Clinical utility of strict diagnostic criteria for the HELLP (hemolysis, elevated liver enzymes, and low platelets) syndrome. Am J Obstet Gynecol 1996；175:460-464.

† 引自 Martin JN, Jr, et al. The spectrum of severe preeclampsia: comparative analysis by HELLP (hemolysis, elevated liver enzyme levels, and low platelet count) syndrome classifcation. Am J Obstet Gynecol 1999；180:1373-1384.

特异性病变或凝固性坏死（图 54-3）[147]。

4. 管理

一旦确诊为 HELLP 综合征，建议行胎儿监护、使用抗高血压药和硫酸镁稳定病情。分娩是 HELLP 综合征唯一有效的治疗方法，但分娩时间的确定尚需要考虑其他因素。非重症妊娠期高血压需考虑预期监护，但这不适用于 HELLP 综合征 [184]。如果出现胎儿不稳定或严重的 HELLP 综合征（多器官功能障碍、肝梗死 / 出血、弥散性血管内凝血、肾衰竭或胎盘早剥），孕周超过 34 周者需立即分娩 [154]。如孕周小于 34 周且母亲或

胎儿无紧急情况，应给予皮质醇促进胎儿成熟，然后应在 24 ～ 48 小时内计划分娩。类固醇在 HELLP 综合征的有效性未得到证实 [185]。如有出血或准备分娩但血小板计数 < 20000/μl，则需输注血小板。肝脏出血或破裂是 HELLP 综合征最严重的肝脏并发症，可能有必要考虑将患者转移至肝移植中心 [134]。对有腹痛和肝转氨酶水平升高的患者进行影像学检查，评估潜在的肝出血或破裂风险 [186]。肝动脉栓塞而非手术切除血肿，可能有助于降低发病率和死亡率（图 54-4）[187]。持续出血或肝衰竭的情况下需行肝移植。

5. 预后

虽然大多数情况下 HELLP 综合征在分娩后迅速消退，但孕产妇死亡率可达 5%，胎儿死亡率可高达 30%[154]。因 HELLP 综合征行肝移植者的 5 年生存率为 88%[147]。既往有 HELLP 综合征病史者，今后妊娠发生先兆子痫和 HELLP 综合征的风险增加 [149]。

（四）妊娠急性脂肪肝

AFLP 是罕见的（1/ 万～ 2/ 万），是妊娠晚期可致母婴死亡的医疗急症，且在今后怀孕中常会复发。初产妇、多胎妊娠和孕有男性胎儿是 AFLP 的危险因素 [188,189]。２０世纪初，临床产科学将其描述为急性黄色肝萎缩 [190]。后来，Burroughs 等描述孕妇肿胀的肝细胞中大量微泡脂肪浸润，极少的坏死和胆汁淤积 [191]。然而，AFLP 结局古今大不相同，AFLP 孕产妇和围生

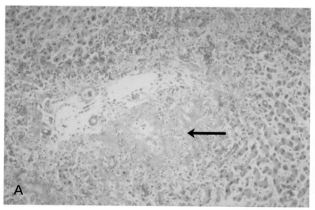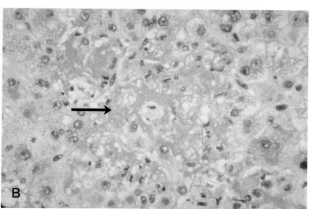

▲ 图 54-3 HELLP 综合征的肝脏

A. 门静脉周围片状充血坏死（箭）；B. 肝窦内纤维素沉积（箭）（A 和 B，苏木精 - 伊红染色）

期死亡率已降至约 10%[183,192,193]。

1. 病理

AFLP 是一种线粒体肝病（类似于 Reye 综合征和由丙戊酸等药物引起的中毒），归因于线粒体脂肪酸 β- 氧化的缺陷（图 54-5）[194]。胎儿常染色体隐性遗传的线粒体脂肪酸 β- 氧化缺陷，特别是长链 3- 羟酰基辅酶 A 脱氢酶（LCHAD 缺乏为主），其为线粒体三功能蛋白（MTP）复合物的一部分，与 AFLP 相关[195,196]。分子检测揭示了 LCHAD 突变，即 G1528C，这常见于发生 AFLP 的育龄女性。因此，应对 AFLP 孕妇生育的新生儿进行常规 G1528C 突变检测，当这种检测在出生后早期进行时，可在疾病发生前识别

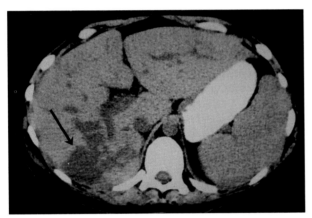

▲ 图 54-4　腹部计算机断层扫描图
腹部计算机断层扫描显示一名患有 HELLP 综合征的女性右肝叶包膜下血肿（箭）

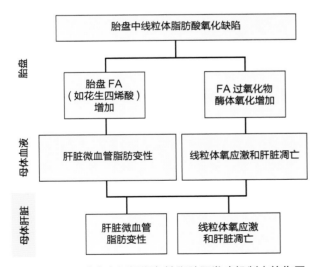

▲ 图 54-5　胎盘在妊娠期急性脂肪肝发病机制中的作用
FA. 脂肪酸（引自　Goel A, et al. Pregnancy-related liver disorders. J Clin Exp Hepatol 2014;4:151-162）

LCHAD 突变，从而挽救生命。这需要早期进行低脂肪和高糖类饮食干预，并用中链脂肪酸代替长链脂肪酸[197]。LCHAD 缺乏胎儿在杂合子母体内发生 AFLP 的机制仍不清楚。然而，几大因素可能促进了母亲与胎儿的这种相互作用。首先，MTP 缺陷的杂合子母体氧化长链脂肪酸的能力下降。其次，妊娠晚期随着新陈代谢的改变，脂肪分解的增加和线粒体脂肪酸氧化的减少，而这些使携带 LCHAD 缺乏胎儿的孕妇易感性增加。妊娠后期，母体更依赖脂肪酸代谢能量，因而提出假设胎儿脂肪酸氧化障碍与母体肝病相关[159]。据推测，胎儿或胎盘产生的长链 3- 羟酰基脂肪酸代谢物是有毒的，沉积在母体循环中[197]。如果胎儿任一参与脂肪酸氧化的酶发生纯合子或杂合缺陷，都会导致 AFLP 和其他妊娠相关肝病的发生[195,198]。胎儿脂肪酸氧化缺陷会使 AFLP 的发生风险增加 18 倍。最近研究了胎盘在 AFLP 发病机制中的作用，AFLP 患者胎盘线粒体脂肪酸氧化缺陷导致线粒体功能障碍，胎盘和血清中氧化应激和硝化应激增加。同时，脂肪酸的氧化缺陷导致这些患者的胎盘和血清中有毒中间体（游离脂肪酸如花生四烯酸）的积累[199-201]。胎盘对 AFLP 发病机制的作用可以部分解释分娩后的迅速恢复。

2. 临床症状

急性肝病的症状是非特异性的，常出现的症状有恶心和呕吐（57%）、高血压（57%）、右上腹痛或上腹部疼痛（53%）、头痛和疲劳[192]。黄疸也常见，早期黄疸提示疾病较重。患者还可出现其他并发症，包括低血糖、肾衰竭、凝血功能障碍、腹水和脑病。AFLP 可导致孕产妇死亡和胎儿死亡[193,202]。陈等提出 Swansea 标准有利于 AFLP 的早期诊断。该标准随后获得英国产科监测系统的确认[203]。

3. 诊断

AFLP 诊断的关键在于时刻警惕并与其他妊娠相关肝病鉴别，这并非易事。由于 AFLP 是一种罕见疾病，孕产妇和胎儿的发病率和死亡率极高，临床和实验室检查结果非特异，每位妊娠晚

期出现恶心、呕吐、不适和非特异症状的患者都应该进行完整的生化和血液学检查。

AFLP 病例中也能看到某些实验指标异常。其中包括碱性磷酸酶水平的升高。其他实验室结果可有白细胞增多、血小板减少、DIC、PT 异常，活化部分促凝血酶原时间异常、纤维蛋白原水平正常。此外，还可能存在低蛋白血症、低血糖症、高尿酸血症伴高氨血症、酮尿症、蛋白尿和肾功能不全。肝脏的影像学检查也可提供信息，如腹部多普勒超声检查可表现为脂肪肝。超声检查还可提供有关严重程度的信息，以及相关肝损伤引起的血流异常和腹水。

肝活检可见微泡性脂肪变性，但因为情况紧急和凝血异常，通常不行肝活检（图 54-6）。电子显微镜可见线粒体破坏。影像学研究可用于排除其他疾病，但其在 AFLP 诊断中的应用价值有限。

陈等提出了一组临床研究以确定 AFLP 的诊断，被称为 Swansea 标准（表 54-5）[203,154,183]。与弥漫或微泡性脂肪变性相比，Swansea 标准的敏感性为 100%（95% CI 77% ～ 100%），特异性为 57%（95% CI 20% ～ 88%），同一报告的阳性和阴性预测值分别为 85% 和 100%[159]。Minakami 等评估了 AFLP 女性的症状和并发症发生率，并在表 54-6 中进行了总结[183]。

4. 鉴别诊断

最近一篇鉴别 AFLP 文献中，Minakami 等从妇科和产科医生角度回顾了 AFLP 和 HELLP 综合征之间的差异[183]。他们发现由于 AFLP 女性常无高血压，AFLP 可被漏诊直至出现临床症状。因此建议患有先兆子痫的女性每周至少进行两次血液检查，实验室结果异常可能会在 HELLP 综合征出现严重并发症之前发生。这些观察结果可以解释为什么患有严重高血压的女性反而在 HELLP 综合征中少有严重的血小板减少。他们得出结论，只有当女性病重时，Swansea 标准才得出 AFLP 的诊断。在组织学特征方面，他们发现 AFLP 和 HELLP 综合征之间存在明显重叠，故很难区分。基于遗传学的差异也存在问题，

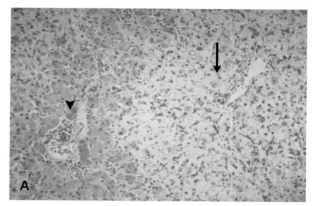

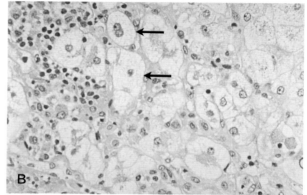

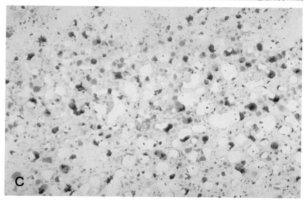

▲ 图 54-6　妊娠急性脂肪肝

A. 中央区肝细胞（箭头）脂肪积累较门静脉周围肝细胞（箭）更多（苏木精 - 红染色）；B. 小（微泡）脂肪水滴环绕但不取代肝细胞核（箭）（苏木精 - 伊红染色）；C. 在冷冻肝组织上用油红 O 染脂肪更明显

因为携带 MTP 缺陷胎儿的妇女发生包括 AFLP 和 HELLP 综合征在内的肝功能障碍的风险较高，即使 LCHAD 缺乏可能是 AFLP 的线索，但大多数情况下并发 AFLP 的女性并未怀有 MTP 突变的胎儿。因此，目前尚不清楚这些试验是否对 HELLP 综合征与 AFLP 的鉴别诊断具有一定临床价值。此外，血小板减少仅见于 HELLP 综合征，AFLP 的血小板计数各不相同[183]。

表 54-5　妊娠期急性脂肪肝建议（Swansea）诊断标准

呕　吐	上腹痛
烦渴 / 多尿	肝性脑病
胆红素水平升高	低血糖
尿酸水平升高	白细胞增多
腹水或超声肝脏回声增强	转氨酶水平升高
血氨水平升高	肾脏损害
凝血功能异常	肝活检显示小血管脂肪变性

患者需有 6 条及以上临床症状才算满足标准。

引自 Ahmed KT, et al. Liver diseases in pregnancy: diseases unique to pregnancy. World J Gastroenterol 2013；19:7639-7646

表 54-6　妊娠期急性脂肪肝患者的症状和并发症发生率

症状 / 并发症	妊娠期急性脂肪肝女性 *
症状	
恶心和呕吐	50%, 60%, 70%, 71%, 79%, 82%
上腹痛	32%, 50%, 55%, 56%, 70%
乏力	40%, 64%, 78%
烦渴 / 多尿	11%, 12%, 50%, 82%
黄疸 / 尿色深	29%, 32%, 94%, 100%
肝性脑病	9%, 11%, 21%, 30%, 50%, 57%, 91%
高血压 / 先兆子痫	26%, 32%, 36%, 39%, 70%
并发症	
急性肾衰竭	14%, 45%, 50%, 60%, 63%, 83%, 90%
产后大出血	11%, 33%, 50%, 57%
凝血功能障碍	36%, 42%, 50%, 58%, 61%, 64%, 70%
肺水肿	5%, 7%, 17%, 30%
消化道出血	5%, 7%, 11%, 36%

* 在不同研究

引自 Minakami H, et al. Differentiation of acute fatty liver of pregnancy from syndrome of hemolysis, elevated liver enzymes and low platelet counts. J Obstet Gynaecol Res 2014；40:641-649.

　　Minakami 等提议将血管紧张素活性低于 65% 纳入 AFLP 诊断标准（图 54-7），这可能有助于 AFLP 的快速诊断，减少 AFLP 诊断的不确定性，有助于更好地探寻和认识引发肝功能不全

的过程。

5. 管理

　　早期识别和紧急分娩是强制性的。妊娠期急性肝衰竭的患者应被归于高风险 / 重危组。母体存活是首要任务，任何识别和分娩的延迟都可能对母体结局产生不利影响。虽然可以尝试阴道分娩，但通常优先选择剖腹产。阴道分娩可降低腹腔内出血的风险，但需权衡延迟分娩引起肝衰竭加重的风险。然而，考虑到肝脏和系统性急性线粒体功能障碍，母体已处于能量缺乏状态，再让其经受阴道分娩的压力可能会耗尽能量储备导致肝衰竭恶化。需在分娩前解决凝血功能障碍，同时准备足够的血液制品。需要持续监测血糖。应考虑预防性使用广谱抗生素，特别是抗革兰阴性菌。肝性脑病、肾衰竭和出血等并发症会阻碍康复，需要密切监护和强化支持治疗。AFLP 尚无特效疗法，因此，建议遵循肝衰竭的标准疗法。如及时分娩，大多数患者会在分娩后几天内改善，很少需行肝移植。分娩后，需考虑对所有患者静脉注射催产素[204]。有报道，血浆置换术在几例重症患者中有效[205]。

6. 预后

　　AFLP 的孕产妇和胎儿死亡率很高。产前诊断对母婴有益，也对后续妊娠有益。更积极地处理 AFLP 可降低孕产妇死亡率[14]。

7. 未来的妊娠

　　今后妊娠复发的风险很小，但如脂肪酸氧化存在很大缺陷，则风险会显著增加[206,207]。因此，

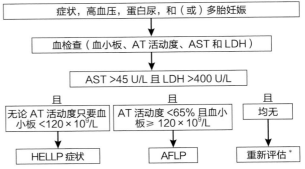

▲ 图 54-7　妊娠期急性脂肪肝（AFLP）和 HELLP 综合征的鉴别流程图

* 建议对血小板计数减少（但不低于 12×10^9/L）或活动减少（但不低于 65%）的女性重新进行血液检测。

如母体再次怀孕，需告知复发的风险很小。如患者希望再次妊娠，则必须强调定期监测和住院分娩的必要性[194]。

◆ 结论

肝病患者应知晓我们作为医生的目标是让他们尽可能地过上正常的生活。除非问题严重，在提出怀孕和生育问题之前，应对希望怀孕的肝病女患者表示支持。然而，妊娠需精心规划，对整个妊娠期进行有效监护是至关重要的。

以下为需要慎重考虑的主要因素但非妊娠绝对禁忌证。

（1）既往怀孕/孕产史。

（2）肝病状况，包括肝硬化评估：肝病时激素状态发生显著改变，而肝硬化妇女常面临怀孕困难。如已怀孕，并发症风险则会增加，15%～20%的慢性肝病孕妇会出现自然流产，且早产或死产的风险增加[208]。

（3）存在PHT：最大的问题是静脉曲张出血，这是妊娠中期最常见的（高达45%），产妇死亡的风险为20%（类似于非妊娠PHT妇女的风险）[209]。因此，肝硬化患者应在怀孕前接受内镜检查并治疗静脉曲张，这一点必须牢记。尽管有这些并发症，但大多数代偿性肝硬化患者可以分娩且没有任何并发症[107,210]。

（4）存在血栓形成风险/高凝状态：已经证实严重的先兆子痫、胎儿宫内发育迟缓、胎盘早剥和死产与血栓有关，反复流产亦如此。最后，

与非妊娠状态一样，妊娠期血栓栓塞与血栓形成有关。众所周知，尽管肝硬化患者有出血倾向，但也会发生高凝事件[211,212]。

（5）孕前治疗：应讨论妊娠期使用/不使用药物对母婴的风险，需特别强调妊娠早期。应对候选药物进行评估，以确保药物允许使用或需要停药。

患有肝病的女性应意识到与妊娠相关的高风险因素，并应熟悉伴随她整个妊娠期的高风险事项。除此之外，还应熟悉各种监护方法和可行的分娩方式。

总 结

最新进展

● 影像技术与药物的进步，特别是抗凝剂和抗病毒药物，以及其他医学创新，将推进产前和孕期患者的治疗。

关键知识缺口

● 妊娠期间有许多没有明确病因的异常肝脏检查结果，在这些情况下，可以通过后续血液检查密切监测，但更深入的研究有助于揭示其他可能在妊娠患者中发病或恶化的肝脏疾病。

未来发展方向

● 对于有潜在肝脏疾病的高危女性，孕前咨询对其最大概率的成功备孕及健康分娩至关重要。

第 55 章　营养与肝脏
Nutrition and the Liver

Srinivasan Dasarathy　著

王杰炜　译，续文婷　校

● 缩略语　ABBREVIATIONS

αKG	alpha ketoglutarate/2 oxoglutarate	酮戊二酸 / 2 氧戊二酸
BCAA	branched chain amino acids	支链氨基酸
DRP1	dynamin-related protein1	动力相关蛋白 1
eIF2α	eukaryotic initiation factor 2 alpha	真核起始因子 2α
ESPEN	European Society for Parenteral and Enteral Nutrition	欧洲临床营养与新陈代谢协会
GCN2	general control nonderepressible 2	一般性调控阻遏蛋白激酶 2
Km	Michaelis constant	米氏动力学
mTORC1	mammalian target of rapamycin complex 1	哺乳动物雷帕霉素靶蛋白复合物 1
NAFLD	nonalcoholic fatty liver disease	非酒精性脂肪性肝病
TCA	tricarboxylic acid	三羧酸
TGF	transforming growth facto	转化生长因子

营养成分包括不同的营养素，主要来源于食物摄入、消化、吸收、转化。尽管肝脏参与了这些过程中的每一步，但本篇综述的重点是讨论肝脏疾病对营养状况的影响。最常用于营养缺乏的术语是营养不良，但该术语是含糊不清的，因为其没有说明具体缺少的物质，有可能包括蛋白质损失和能量代谢障碍[1-3]。临床上，营养不良被认为是骨骼肌和脂肪减少的表现形式[4,5]。最近，有人试图将肌肉营养不良定义为肌肉减少症或骨骼肌质量减少、能量代谢紊乱和微量营养素缺乏。然而，营养不良主要是肌肉减少或骨骼肌质量减少。即使肌肉减少症这一术语主要指与老化相关的肌肉损失，但一些特殊疾病（肝硬化、心力衰竭、肾衰竭）的肌肉减少现在也被认为是慢性疾病中的骨骼肌损失。因此，本章的重点放在肌肉减少症上，对能量代谢和微量营养素缺乏症的讨论有限，感兴趣的读者可以参阅相关参考文献。最近在测量肌肉质量、了解肝硬化患者肌萎缩的基础机制以及新的靶向治疗方面的进展将有望改善肝硬化患者的预后。很少有研究系统地评估营养补充对肝硬化预后的影响。ESPEN 十年前发表了关于肝硬化营养管理的指南，需要根据目前对营养不良的诊断和发病机制的理解进行更新，特别是肝病中的肌肉减少症[6]。最近，欧洲一个研究小组根据过去的临床研究发布了关于肝性脑病饮食管理的指南，并提出了合理的治疗方法[6a]。

一、肝硬化患者肌肉减少症的定义

众所周知，营养不良是肝硬化中普遍存在的并发症，但是由于缺乏统一明确的定义导致比较不同研究者的数据十分困难[5]。目前最常用的通过人体测量学或其他技术计算肌肉面积和通过握力确定肌肉强度[1,2,7,8]。少数研究者测量了免疫功能和包括白蛋白在内的血清营养素水平，用来反映肝细胞合成功能[9,10]。然而，大多数通过衡量骨骼肌损失作为营养不良的指标[1,3,11,12]。我们定义肝硬化引起的营养不良是指肌肉减少症（来自 *sarcos*，意思是肉；和 *penia*，意思是缺乏）和能量代谢改变[3,5]。将术语肌肉减少症转化为肌肉损失，需要增加一个限定词来指明其肌肉损失的根本原因。肌肉减少症一般是指肝脏、心脏和肺部疾病中的肌肉损失，并使用适当的指标来识别潜在疾病[13-15]。肌肉损失和代谢紊乱会带来一系列后果包括收缩强度受损及容量功能改变[16,17]。功能失调和虚弱原意指肌肉损失的后果，归因于肌肉损失和收缩功能的降低。然而，肌肉减少症这一术语指骨骼肌质量的。骨骼肌损失包括肌纤维体积减小和纤维类型的转换，从糖酵解、快速抽搐、Ⅱ型纤维向需氧的、氧化的、慢抽搐Ⅰ型纤维转换[18,19]。恶病质被提出并通常是指消耗性疾病终末阶段肌肉和脂肪减少，这在当今肝硬化患者中很少见到。

营养不良的另一个组成部分是能量代谢亢进，脂肪量减少，基质利用主要转为脂肪酸氧化状态[20~23]。与肌肉减少症的明确临床认识不同，能量功能障碍需要特定的评估，且非酒精性脂肪肝引起的肝硬化患病率增加并不一定伴随着脂肪的减少。越来越多的人认识到非酒精性脂肪性肝病患者有肌肉减少性肥胖，一种肌肉减少与脂肪量相对过剩的结合[24,25]。

营养不良这一术语也用于维生素D、锌和其他微量营养素缺乏症。然而，对于大多数临床医生而言，营养不良这一术语指的是骨骼肌损失或肌肉减少症这些具有不良临床预后的临床综合征。在肝脏疾病中，门静脉高压导致饮食成分的吸收障碍，以及肝细胞功能障碍导致白蛋白合成受损和氨基酸代谢受扰。对于具体情况，最好使用已被精确定义的术语，而不是将其作为营养不良一词的组成部分。肝硬化中的营养不良这一术语正被其他特指临床症状/表现的术语所取代。

二、肝硬化患者肌肉减少症的诊断

肝硬化患者营养不良的最常见症状是肌肉量减少、虚弱和（或）全身体重减轻。这些过去用于测量人体的指标是不精确的，包括皮肤褶皱厚度和手臂和大腿围，临床应用也因此受限[1,7,8,26]。此后，许多量化身体成分的技术替代了前者，测

量去除脂肪后的瘦体重，其中约40%由骨骼肌组成（表55-1）。然而，考虑到将瘦体重转化为骨骼肌质量的可能性以及肝硬化中液体积聚对非脂肪量测量的影响，临床上普遍致力于用成像方法包括计算机断层扫描、磁共振成像和潜在的超声检查直接量化肌肉和脂肪区域[27-30]。这些方法特别是计算机断层扫描，已运用于许多中心，其中的相关图像分析程序，对评估全身肌肉和脂肪量准确度较高[28,31,32]。以上方法考虑到了阈值限定，但没有考虑到性别和年龄生理性差异对正常肌肉质量的影响[33]。近来公布了基于年龄和性别的肌肉减少症的正常阈值[31]。

如前所述，过去用收缩功能障碍来定义营养不良。握力是一种客观测量，而其他的方法如6分钟步行试验，最近用来诊断功能障碍[12,20,34,35]。营养缺乏、蛋白质丢失和能量代谢异常导致收缩功能障碍[19]，但肝硬化中的肌肉减少症应包括肌肉质量的损失和肌肉功能障碍。

三、肝硬化患者肌肉减少症的临床意义

根据诊断标准，肝病的严重程度和病因以及活动性、营养摄入和肝硬化并发症的潜在影响，40%～90%的肝硬化患者出现营养不良[3,20,26,36,37]。肌肉减少症中肌肉损失的阈值在40%～70%[38]。其他参数，包括握力、免疫功能和血清白蛋白水平，运用率不同[12,37]。肌肉减少症常伴随着较低的存活率、较差的生活质量、更高的肝硬化并发症发生风险、较差的移植预后、更高的肝移植术后死亡率[15,31,36,39-44]。有大量关于

表55-1　肝硬化中营养缺乏和肌肉减少症的成因

食物摄入减少
　味觉障碍
　　腹水和早饱
限盐饮食
吸收功能低下和肠道丢失
限制蛋白
体力活动减少
精神状态变化

用人体测量指标量化测定肝硬化患者肌肉质量的文献，最近有文献通过图像分析直接测量，力证肌肉减少可致更高的死亡率[10,39]。肌肉减少症直接导致死亡的机制尚无研究，但肌肉减少症患者中脓毒症发生率更高[39]。肌肉减少症患者感染程度更重和感染率更高的原因尚不清楚，但可能与氨基酸代谢和蛋白质转运障碍引起的免疫功能损害有关。肌肉减少症患者感染率更高的其他原因可能是由于活动能力下降，但对此尚未评估。有研究表明，营养不良主要是肌肉损失，与肝硬化患者肝性脑病风险的增加相关[15]。这可能是因为在肝病患者中，骨骼肌是除肝脏以外氨的代谢场所[45]。据报道,在有肌肉减少症的肝硬化患者中，门静脉高压和腹水也更常见[12,37]。这些患者的肌肉量减少，收缩功能降低，住院率增加，导致生活质量下降[3,46]。

肝移植是肝硬化患者的治疗策略之一。与非肌肉减少症相比，肌肉减少症患者被认为结局较差，包括较高的移植物排斥反应和术后死亡率[4,47,48]。鉴于大多数肝硬化患者没有接受移植手术，即使是那些已进入肝移植手术名单的患者也需等待 6 个月甚至更长时间，而肌肉质量会持续减少，因此迫切需要预防和治疗肝硬化患者的肌肉减少症[5]。已发表的研究显示，不同于肝移植后肝硬化的其他并发症，移植后大多数患者的肌肉减少症并未逆转甚至恶化[4,31,49]。此外，与移植后肌肉量增加的患者相比，肌肉持续损失的患者移植后死亡率更高[31]。

即使没有确定的治疗方法可以逆转肌肉减少症，但有一致的数据表明，在经颈静脉门体支架置入术后，体重增加，肌肉减少症发生逆转[30,50]。此外，在该研究中，肌肉减少症的逆转提高了生存率，重申了肌肉减少症的重要临床意义，而肝硬化、肝脏疾病的这一主要并发症的预防和防治远未达标。骨骼肌萎缩进展十分快，但恢复要慢得多，因此评估干预的有效性非常耗时，而治疗研究十分有限。将研究数据转化为逆转老年性肌肉减少症临床应用可能很困难，因为肝硬化患者潜在的致病机制和对干预措施的反应可能不同。

四、肝硬化患者肌肉减少症的原因

许多因素都会影响肝硬化的营养结局（表55-2）。肝硬化的原因和持续时间，肝病的严重程度以及肝硬化的其他并发症，包括门静脉高压症、腹水、肝癌和肝性脑病，都会导致肝硬化的营养不良和肌肉减少症。据报道，酒精和胆汁淤积性肝硬化的肌肉损失最严重，因为酒精和胆盐对骨骼肌有直接影响[51-53]。非酒精性脂肪性肝病是一种肌肉减少的肥胖状态，肥胖可能掩盖了潜在的肌肉损失[24]。门静脉高压几乎影响了整个胃肠道，运动能力下降、吸收改变、蛋白质丢失，所有这些都会导致肌肉减少症和营养缺乏[30]。酒精及其代谢产物直接导致肠道吸收紊乱和黏膜受损，这两者都会导致营养缺乏。胆汁淤积会加重脂溶性维生素缺乏症，包括维生素 D 缺乏症。腹水会导致早饱，食物摄入量减少。败血症的反复发生导致代谢呈分解状态，伴随着进行性的肌肉损失。由于意识状态受损，肝性脑病可导致食物摄入量减少。尽管几乎普遍认为肝硬化患者不需要限制蛋白质摄入，但患者常常低蛋白饮食，进而加重了肌肉减少症。此外，症状最轻的肝性脑病患者也可能无法获得充足和正常饮食。住院是导致患者肌肉减少症和营养缺乏症恶化的另一个原因。最后，患有肝细胞肝癌的肝硬化患者比非肝癌肝硬化患者具有更严重的营养缺乏和肌肉减少症[54]。

表 55-2　肝硬化中肌肉质量评估

骨骼肌量
直接量化：CT，MRI，超声
间接量化：体测量，生物电阻抗分析，阻抗体积描记法，双能量X线吸收测定法
肌肉质量：CT 密度？
肌肉活检评估纤维大小和类型（侵入性活检）
收缩功能：最大握力
持续收缩时的疲劳与强度保持
功能性活动水平：6 分钟步行测试
非收缩代谢功能（胰岛素反应，氨基酸的糖异生）

CT. 计算机断层扫描；MRI. 磁共振成像

五、肝硬化患者肌肉减少症的机制

患者和主管医师面临的主要问题是，尽管肌肉减少症患病率高且预后不佳，但因对肌肉减少症的机制所知甚少，因此尚无有效的治疗方法[5]。骨骼肌质量是通过保持蛋白质合成与水解的平衡，而卫星细胞是负责骨骼肌再生的肌源性干细胞[3]。蛋白质合成受哺乳动物雷帕霉素复合物1（mTORC1）调节，其负责信使RNA的核糖体翻译，而真核起始因子2α抑制所有蛋白质合成[55]。两种主要的蛋白水解途径是泛素蛋白酶体和自噬途径[52,56]。减少摄食量、降低蛋白质消耗、营养物质消化吸收障碍都会引起肌肉质量减少，但骨骼肌的代谢和分子机制尚未完全阐明。

用示踪动力学测定全身蛋白质周转率得到的数据是矛盾的，蛋白质水解增加、未改变或减少，但间接测蛋白质合成是减少的[57,58]。动静脉差异和3-甲基组氨酸释放显示肌肉蛋白合成降低和蛋白酶体介导的蛋白水解减少[59]。结果的差异性主要与缺乏直接对骨骼肌活检的研究、研究者的异质性，以及使用方法的不同相关[3,60]。

用热量法确定底物利用率和能量消耗的生理学研究表明，肝硬化是一种饥饿加速和代谢亢进的状态[20,21]。生理上，当主要氧化底物是属于糖类的葡萄糖时，餐后或进食状态持续6~7h，然后是空腹或吸收后状态，来自脂肪分解的脂肪酸和来自氨基酸的碳骨架为糖异生提供了氧化磷酸化和产生ATP的底物。在肝硬化中，吸收后或禁食状态比健康个体更早、更快发生脂肪酸氧化和糖异生[20,22,61,62]。上述基质转换的分子和细胞机制尚不明确。肝硬化患者代谢亢进且死亡率也高，其机制亦不明[63]。

生化研究显示肝硬化中循环支链氨基酸（BCAA）水平较低，芳香族氨基酸水平升高[64]。因为BCAA分解代谢几乎仅发生在骨骼肌中，所以，认为BCAA循环氨基酸水平的变化由骨骼肌蛋白水解和利用增加所致，[65]。芳香族氨基酸在肝脏中代谢，由于肝细胞功能障碍和门体分流，循环浓度升高[66]。激素紊乱包括外周芳香酶活性所致血浆睾酮水平降低、生长激素分泌模式的改变以及肝胰岛素样生长因子1反应降低，这些都导致了肝硬化中骨骼肌质量的降低[67,68]。尽管先前已有一些描述性研究，但直到最近才确定了肝肌轴中的某些介质。

肝细胞的主要功能之一是通过生成尿素排出氨，但当出现肝硬化和肝病时这一功能就会受到影响[69]。骨骼肌作为肝脏的主要代谢伙伴，随着肝病进展，氨摄取和谷氨酰胺转化增加[70-72]。骨骼肌对氨的吸收被认为是一种没有显著病理生理学意义的代谢功能。然而，最近的数据显示，氨可导致骨骼肌中的信号传导和代谢紊乱，导致肌肉减少症[19,45,56,73]。星形胶质细胞和潜在神经元中的高含量氨，通过多种机制引起肝性脑病[74,75]。在骨骼肌中，认为氨由氨转运蛋白运输，包括蛋白质RhBG和RhCG以及氨运输家族的其他成员[76,77]。在肌肉中，氨会导致分子信号传导和代谢紊乱，从而导致肌肉质量下降[45,56,78]。

氨通过p65核因子κB p65介导机制促进肌肉生长抑制素（一种转化升高因子β超家族成员）转录，通过mTORC1信号通路抑制蛋白质合成[45]。在肝硬化中，循环与肌肉中的肌肉生长抑制素表达均增加[45,79]。氨减少或不会影响骨骼肌蛋白酶体介导的蛋白水解，但促进自噬[56]。氨通过综合反应调节这些反应，包括转录因子的失调和处理机制引起的代谢紊乱。骨骼肌中氨代谢的主要机制是通过由谷氨酸脱氢酶催化三羧酸循环中间体α-酮戊二酸（αKG）合成谷氨酸[80-82]。这是一种双向酶，可根据氨的K_m值调节αKG的浓度，故生理状态下组织和细胞氨浓度低于1 mM时，谷氨酸可作为补充生成αKG的底物[81]。在肝硬化中，骨骼肌氨浓度约为4.6 mM，比谷氨酸脱氢酶K_m高得多，有利于谷氨酸转化为αKG，使αKG浓度不会过低[45]。αKG浓度降低会减少三羧酸循环量和使缺氧诱导因子1α不稳定，进而导致mTORC1信号受损和蛋白质合成减少[83]。为了补充αKG，氨基酸特别是BCAAs会作为底物补充，伴血浆摄取和氨基酸自噬释放增加[80,84]。

因此，骨骼肌氨诱导的代谢和分子信号传导

异常会导致蛋白质合成低下、自噬蛋白水解增加，最终导致肌肉减少症（图 55-1）。BCAAs 的肌肉氧化增加是肝硬化中的另一种代谢异常，并且可能通过 mTORC1（亮氨酸的直接靶标）信号传导下调而导致 BCAA 水平降低[65,85]。高氨血症还会引起线粒体功能障碍和 ATP 含量减少，并在神经组织中产生活性氧物质，类似的机制还可能影响肌肉减少症与重要组织、收缩蛋白的翻译后修饰[75,86,87]。

除了较低的肌肉质量外，营养不良和肌肉减少症的另一个表现是收缩功能的降低。肌肉力量低导致握力下降和疲劳虚弱已被广泛报道，但临床观察的机制性数据还非常有限[12,17,20]。最近的数据表明氨降低了肌肉收缩性并增加了对重复刺激的疲劳反应[19]。尽管肌肉力量下降和疲劳的分子基础尚未完全明了，但强度降低和肌肉疲劳增加，结合肌肉生物能量降低，导致肌肉收缩功能降低[86,87]。由于体力活动减少，肌肉收缩减少会

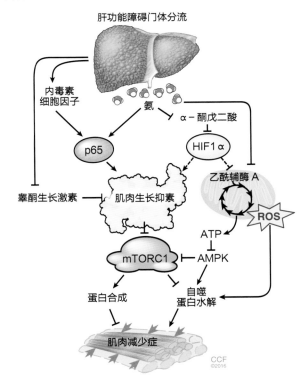

▲ 图 55-1　从氨的角度看导致肝硬化患者肌肉减少症和营养不良的病理机制

由于尿毒症受损引起高氨血症，肌肉摄取增加，激活分子和代谢紊乱级联反应，导致蛋白质水解（自噬）增加，蛋白质合成减少，肌萎缩。AMPK.AMP 活化蛋白激酶；HIF1α. 缺氧诱导因子 1α；mTORC1. 雷帕霉素复合物 1 的哺乳动物靶；ROS. 活性氧类

加重肌肉损失。阻力运动增加肌肉质量，而耐力运动提高功能量，这两者在肝硬化中均减少，而高氨血症是引起这些异常潜在的介质[88]。

除肌肉减少症外，低锌水平和维生素 D 缺乏在肝硬化中也常见[89-91]。低循环锌水平的机制可能与吸收减少或损失增加有关。低锌水平会损害肝硬化患者的免疫功能。维生素 D 在肝脏中代谢为 25- 羟基形式，肝脏疾病患者的血浆维生素 D 水平会比较低[90,91]。

六、肌肉减少症的治疗选择

治疗肝硬化营养不良一定要遵循缺乏替代原则，而不是针对具体异常机制治疗。营养摄入不足和活动减少被认为是肌肉减少症的主要原因[3]。许多研究评估了热量和蛋白质补充剂，改变进餐和零食时间，并补充了某种特殊营养成分。然而，尽管部分报道有意义，但 Meta 分析和系统评价表明补充营养在肝硬化中并没有效果，目前尚无关于可获益的运动持续时间或类型的指南[92,93,94]。当营养素和其他代谢刺激物的合成反应受损时，肝硬化就变成了合成代谢抗性状态。加深对分子机制的理解有助于克服合成代谢抗性、逆转或预防肌肉减少症。

（一）营养补充剂

通过增加进食频率、高能量饮食和肠内营养提供额外的卡路里和蛋白质已用于克服食物摄入减少造成的影响[92,93,95,96]。对于患有肝病的重症患者，包括那些无法肠内营养超过 72h 的酒精性肝炎患者，已建议行肠外营养，但 Meta 分析显示作用有限[6,96,97]。患者个体异质性、所用的营养素、营养测量方式和临床结果造成了报告结果的不一致。一些研究显示氮潴留有所改善，体重有所增加，但通过图像分析直接量化骨骼肌的质量尚未见报道。对酒精性肝炎和肝硬化患者使用营养补充剂的 Meta 分析得出的主要临床结论是，不同途径的给予营养补充并不能改变生存率[92,96]。对肝硬化其他并发症的影响尚无充分评估。对能量补充缺乏治疗效果，主要由于高氨血症时肌

肉的能量循环障碍。氨抑制丙酮酸脱氢酶活性，丙酮酸脱氢酶是丙酮酸产生乙酰辅酶 A 所需的关键酶[98]。乙酰辅酶 A 是三羧酸循环的主要氧化底物，氨基酸和脂肪酸可作为生成能量的替代来源。氨还会损害线粒体功能，尽管有营养补充剂，但能量生成仍低下。

由于肝硬化呈饥饿加速状态，另一种方法是通过频繁进食从而减少禁食或吸收后期的持续时间。对白天和夜间喂养进行评估后发现，晚餐进食含蛋白量高的食物对增加体重是最有益的[61]。因为晚上的禁食时间最长，富含蛋白质的早餐点心和傍晚小食可能是最有益的。已对夜间小食的影响深入评估，但早餐的获益尚未仔细评估，但晚餐和早餐的结合可能是最有益的[99,100]。

目前基于营养管理和补充的广泛研究表明，每日热量摄入量为 35 ~ 40kcal/kg，每日蛋白质摄入量为 1g/kg 至 1.2g/kg[101]。同样需重点强调的是，限制蛋白质是无益的，并应避免[102]。肝硬化中限制蛋白质的主要原因是氨会增加肝性脑病风险[103]。然而，有人提出蛋白质来源可决定肝性脑病的风险，因为动物蛋白富含芳香族氨基酸，易患肝性脑病，而植物蛋白含有丰富的BCAAs，可能对肝性脑病具有保护作用。限制蛋白质促进内源性骨骼肌蛋白水解，类似动物蛋白质负荷，具有潜在的脑病风险。目前推荐植物蛋白为主的饮食，包括豆类和大豆类产品，lmol BCAAs 可降解 1mol 的氨[100]。

BCAAs 已被用于治疗肝性脑病，但已有报道疗效非常有限，这与 BCAA 补充剂的预期结果相反[104]。近来，研究显示富含亮氨酸的BCAA 补充剂可通过激活 mTORC1 和抑制氨基酸传感器 GCN2 可逆转肝硬化患者骨骼肌中异常的信号传导，mTORC1 和 GCN2 都能刺激蛋白质合成[84]。然而，这仅是单剂效应，长期使用亮氨酸补充剂对肝硬化的效果尚不明确。可能机制是常规剂量 BCAAs 在骨骼肌线粒体中被氧化，细胞质亮氨酸不足以激活 mTORC1 或抑制 GCN2[84,104a]。然而，骨骼肌氨基酸直接定量显示 BCAA 水平并未降低[105]。因此，在肝硬化高

氨血症时，氨基酸可能会被分配到骨骼肌中，而BCAAs 中的碳骨架就会作为底物进行补充。上述研究结果表明，较大剂量的 BCAAs 有可能逆转肝硬化患者的肌肉减少症。

有关营养补充剂会 / 不会逆转肌肉减少症的原因尚不清楚，可能与肝硬化的合成代谢抗性有关。为明确营养补充剂的有效性，需识别导致合成代谢抗性和代谢紊乱的潜在分子，并启动靶向治疗。

低血清锌水平已被广泛报道，有数据表明补锌可改善肝硬化的临床结果[89,106]。维生素 D 缺乏会加重肝硬化患者的骨质流失，常规筛查血浆 1，25- 二羟维生素 D₃（维生素 D 的活性形式），然后进行积极的补充可能是有益的。然而，对肝硬化中补充维生素 D 的剂量和持续时间尚无定论。越来越多的证据表明维生素 D 缺乏可能影响骨骼肌功能和潜在的肌肉质量。

在胆汁淤积性疾病中，应考虑补充脂溶性维生素，包括维生素 A、D、E 和 K。由于维生素 D 的吸收障碍，肝脏羟基化激活异常，以及随之而来的钙稳态失衡，胆汁淤积患者也有骨质流失的风险。

（二）运动和体力活动

人们越来越关注肝硬化中收缩功能障碍和疲劳反应对功能减退的影响[16]。锻炼和增加体力活动可以改善功能表现，但对骨骼肌质量的影响知之甚少[94,107]。阻力运动可以改善肌肉质量，而耐力运动可以提高骨骼肌收缩功能[88,108]。多项研究和系统评价显示运动后短期效果有所改善，但对长期生存、生活质量和肝硬化其他并发症的影响尚不清楚[94,107]。阻力与耐力运动的结合很可能对逆转或预防肌肉减少症、增加骨骼肌收缩功能获益最大。运动促进骨骼肌产生氨，产生的氨通过肝脏生成尿素排出[109]。肝脏氨处理受损可导致运动后肌肉氨浓度升高并引起损伤。

运动通过增加蛋白激酶 Cζ 依赖性磷脂酸浓度和刺激信号转导改善骨骼肌 mTORC1 信号传导[110]。目前尚不清楚肝硬化中的合成代谢抗性是否会减弱运动反应和磷脂酸的合成。包括人类

肝硬化等多种模型的最新研究表明，高氨血症会损害骨骼肌强度并增加肌肉对重复性收缩的疲劳反应[19]。氨介导的收缩力受损可能显著限制运动能力，而与肝硬化患者的心肺功能障碍无关。在鼓励肝硬化患者进行锻炼时，考虑肌肉功能障碍以及在细胞分子水平获益的可能性是很重要的。

（三）合成代谢激素

据报道，肝硬化患者，睾酮分泌低下、生长激素分泌减少，末梢器官反应受损[67,68,111]。补充睾酮和生长激素及其类似物疗效欠佳，且伴随着显著不良反应[112-115]。导致补充睾酮有益或无益的一个潜在原因可能与肝硬化中将睾酮转化为雌二醇的外周芳香酶活性增加有关[116]。芳香酶抗性类似物氧雄龙可能是有效的，但强烈的不良反应限制了其常规用于预防和治疗肝硬化中的肌肉减少症。补充生长激素疗效欠佳可能是由于信号反应受损所致，包括肝硬化患者肌肉中的胰岛素样生长因子 1 合成和 mTORC1 信号传导[84,118]。目前，肝硬化不推荐补充激素以改善肌肉质量，因为缺乏明确的获益证据并存在严重不良影响可能。

（四）降氨措施

在肝肌轴的介质中，高氨血症已被证明会损害蛋白质合成并增加自噬蛋白水解[45,56,73,78]。降低氨水平目前主要用于治疗肝性脑病，也可能会逆转或预防肌肉减少症[119]。治疗旨在减少肠道氨合成和转运至循环中。尽管有大量关于肝硬化降氨疗法的研究，但尚无有效逆转肌肉减少症的数据报道，主要是因为在这些研究中肌肉质量尚未作为观测结果。另外，循环氨浓度不一定与肌肉浓度相关，且降低循环氨浓度的策略可能不一定有效降低组织氨浓度。在充分实现肌肉氨浓度降低之前，可能需要长期降低氨浓度，特别是考虑到肝硬化中肌肉对氨的摄取增加。最后，即使氨浓度降低，由于其他可能导致肌肉损失的机制，肌肉减少症也不会逆转。

降低氨浓度的替代方法包括使用复性底物，包括可促进肌肉中氨处理的细胞渗透性 αKG，

从而增加除了肝脏以外降氨方法。在推荐此种新的降氨措施前，必须进行临床前评估。其他的复性底物包括异亮氨酸，临床前研究证明异亮氨酸也可以降低氨浓度[82]。

（五）分子靶向治疗

在骨骼肌中的分子反应中，肌肉生长抑制素拮抗剂及其下游靶标 mTORC1 激活剂具有逆转肝硬化中肌肉减少症的潜力[120]。其他方法包括使用抗氧化剂、线粒体保护剂如动力相关蛋白 1（DRP1）抑制药，有望纠正肝硬化患者肌肉减少症的分子异常。

七、肝移植后的肌肉减少症

肌肉减少症不仅会恶化，而且在肝移植后也会进展[31,49]。尽管移植后代谢紊乱得以改善，但移植后肌肉损失继续进展可能是由于表观遗传变化引起的肝硬化分子效应的持续存在，也可能由于广泛使用的免疫抑制药。阻断蛋白质合成并通过 mTORC1 抑制药促进自噬，可能会导致移植后肌肉减少症[5]。钙调神经磷酸酶可抑制肌肉生长抑制素，而使用钙调神经磷酸酶抑制药作为免疫抑制药可以激活肌肉生长抑制素，从而减少肌肉量并增加脂肪量，即肌肉减少性肥胖[49,121]。降低免疫抑制剂的剂量可能会有所帮助，另一种方法是开发不影响肌肉反应的免疫抑制疗法。移植后肥胖也被认为是由于热量摄入过量，建议摄入足够的蛋白质和热量饮食计划，以避免肥胖、胰岛素抵抗和肌肉减少性肥胖[122]。

八、非酒精性脂肪性肝病与营养

肥胖和代谢异常如胰岛素抵抗，是非酒精性脂肪性肝病的特点。在发生肝硬化前，限制热量和增加体力活动可能是最有效的方法[24,123]。在非酒精性脂肪性肝炎进展为肝硬化后，患者继续丧失肌肉质量，但不一定会以相同的速率减少脂肪量，且临床上可能不会出现肌肉减少症，除非使用包括图像分析在内的客观测量方法。

◆ 结论

　　肝脏在维持氨基酸、葡萄糖、脂肪酸代谢在内的营养稳态方面起着关键作用。营养不良不是一个精确术语，在涉及临床和实验室异常指标时，应使用特定术语。分子研究为解释既往临床研究中富有争议数据提供了理论基础，包括病因和持续时间的影响。肝硬化的特征是饥饿加速和合成代谢抗性，导致肌肉减少症和不良临床结局。非酒精性脂肪肝的特征在于肥胖、胰岛素抵抗和肌肉减少症，这些在肝移植后也能观察到。单独的卡路里和蛋白质补充剂在逆转肝硬化中的肌肉减少症方面价值有限。运动方案可能是有益的，但需要更仔细的评估。有针对性的分子疗法，包括亮氨酸补充剂、肌肉生长抑制素拮抗剂和降氨措施，是今后的希望（图 55-2）。补充微量营养素，

包括补充锌和维生素 D，对肝硬化患者是有益的。应该更加注重理解和制定预防肝硬化患者发生肌肉减少症的策略。

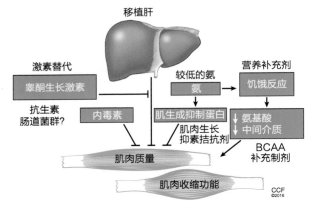

▲ 图 55-2 逆转肝硬化中肌肉减少症的潜在治疗方法
除了高氨血症，其他可能导致肌肉量减少和收缩功能障碍的机制提供了包括新的治疗方向如新型分子靶向治疗，BCAA，支链氨基酸

总　结

最新进展

- 肌肉减少症或骨骼肌损失被确定为营养不良的主要构成，是肝硬化最常见的并发症。
- 肌肉减少症导致肝硬化死亡率增加，肝移植后临床预后更差，肌肉减少症的逆转可提高生存率。
- 通过图像对骨骼肌质量进行定量分析，正在迅速取代身体非脂肪和脂肪成分的量化测定。
- 作为主要治疗策略，非机制性缺陷替代疗法尽管临床意义重大，仍缺乏有效的治疗方法。
- 高氨血症是肝-肌肉轴的中介，激活分子和代谢紊乱，导致肌肉萎缩。
- 肌肉生长抑制素（一种转化生长因子 β 超家族成员，抑制肌肉蛋白质合成，增加自噬，损伤收缩功能）的表达增加认为是肝硬化患者肌肉减少症的可能机制。
- 肌肉线粒体功能障碍和能量代谢障碍导致肝硬化的肌肉损失和功能不良。

- 避免蛋白质限制，充足的热量摄入，和鼓励持续的身体活动和走动，对于预防肌肉减少症的恶化至关重要。
- 营养补充富含亮氨酸的 BCAAs 营养，深夜进食以及增加身体活动，有望成为可选择的治疗方式。

关键知识缺口

- 需要确定肝硬化中其他异常包括内毒素血症、细胞因子异常和激素干扰，对肌肉减少症的影响。
- 将已知机制转化为治疗应用是必要的：肌肉生长抑制素拮抗剂，线粒体保护剂，长期降氨策略，以及用于逆转导致肝硬化肌肉减少症中代谢和分子异常的特殊氨基酸补充剂。

未来发展方向

- 分子疗法：肌肉生长抑制素拮抗剂和其他肌肉调节基因，新型氨处理途径的激活，阻断肝硬化炎症通路中骨骼肌的激活。
- 开发旨在改善肝硬化骨骼肌收缩功能的治疗方法。

第 56 章 药物性肝损伤
Drug-Induced Liver Injury

Harshad Devarbhavi, Herbert L. Bonkovsky, Mark Russo, Naga Chalasani 著

续文婷 译，王杰炜 校

● 缩略语 ABBREVIATIONS

ADR	adverse drug reaction	药物不良反应
ALF	acute liver failure	急性肝衰竭
ALT	alanine aminotransferase	丙氨酸氨基转移酶
AP	alkaline phosphatase	碱性磷酸酶
AST	aspartate aminotransferase	天冬氨酸氨基转移酶
ATP	adenosine triphosphate	三磷酸腺苷
BHDS	botanicals, herbal products, and dietary supplements	植物、草药产品和膳食补充剂
CI	confidence interval	置信区间
CYP	cytochrome P_{450}	细胞色素 P_{450}
DILI	drug-induced liver injury	药物性肝损伤
DILIN	Drug-Induced Liver Injury Network	药物诱导的肝损伤网络
FDA	Food and Drug Administration	美国食品药品管理局
GSH	glutathione	谷胱甘肽
HAART	highly active antiretroviral therapy	高效抗逆转录病毒疗法
HLA	human leukocyte antigen	人白细胞抗原
MMPT	mitochondrial membrane permeability transition	线粒体膜通透性转变
NAPQI	N-acetyl-p-benzoquinoneimine	N- 乙酰基 - 对苯醌亚胺
NARTI	nucleoside analog reverse transcriptase inhibitor	核苷类似物逆转录酶抑制药
NSAID	nonsteroidal antⅡnflammatory drugs	非甾体类抗炎药
PI	protease inhibitor	蛋白酶抑制药
SOS	sinusoidal obstruction syndrome	窦性阻塞综合征
ulN	upper limit of normal	正常上限

在人类和其他高等生物中，肝脏是外来物质代谢的主要部位。主要负责吸收、解毒和代谢很多来自于生物体外（即异生物质）和生物体内的不明化学物质，其中也包括许多由肝脏本身合成的物质。在有关毒理学的文献中提到毒素和毒物的区别，前者是天然存在的毒物，而后者来源广泛。一般来说，肝脏和肾脏主要维持小范围浓度梯度内化学物质的内环境稳定。除此之外，这些器官还可以代谢生物体内具有潜在毒性的化合物。通常，分子量较低和水溶性较高的毒性化合物主要通过肾小球滤过和（或）肾小管分泌排泄。

相反，分子量大、亲脂性强的物质必须先由肝脏吸收和代谢，然后随胆汁、粪便或尿液排到体外。

药物和化学物质的代谢过程见图 56-1。大多数化学物质是经口摄入，主要在小肠近端部分被吸收。其中一些在胃肠道内就开始代谢。然后，化合物和（或）代谢物进入血液，最终通过门静脉循环将其传递至肝脏。肝细胞吸收化学物质的比例不是固定不变的，这取决于外来化学物质的多少。而这种外来化学物质在进入体循环前被肝代谢的现象，称为肝首过效应。

摄取主要发生在肝细胞中，但不仅限于肝细

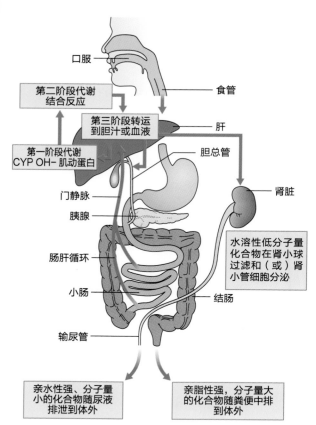

▲ 图 56-1　异生物质的代谢

CYP. 细胞色素 P$_{450}$；MW. 分子质量

胞内。在过去几年中，已经有很多关于阳离子 / 阴离子转运蛋白的描述，而且两者已被确定为肝细胞摄取内源性化学物质和外源性化学物质（药物、外来化学物质）的重要来源。一旦这些化学物质进入肝细胞，就开始发生细胞内结合和运输过程。然而负责这种转运的细胞内机制尚不清楚。高亲脂性化合物可能更易溶解到细胞膜中，并在膜内和膜间广泛快速地扩散。相反，亲水性强的化合物需要蛋白质结合作用和其他运输手段。

如图 56-1 所示，部分（并非全部）药物和化学物质需要经历初始氧化反应，称为 Ⅰ 期代谢。最常见的例子是 P$_{450}$（CYP）的羟基化催化反应。很多 CYP 都存在于肝细胞中，它们与 NADPH（作为电子源）和细胞色素 P$_{450}$ 还原酶一起进行羟基化反应；对于某些化学物质，还需要另一种含血红素的蛋白细胞色素 b$_5$ 的参与。这些酶和反应主要发生在光滑的内质网中。

在初始羟基化反应之后，接下来的反应会导致初始羟基化产物中水溶性部分的增加。负责 Ⅱ

期代谢的酶主要是葡萄糖醛酸基转移酶、磺基转移酶和含 GSH 的酶或 GSH 的还原硫醇形式的产物（例如，谷胱甘肽转移酶）。这些缀合反应的关键底物是尿苷二磷酸葡萄糖醛酸，3'- 磷酸腺苷 5'- 磷酸硫酸盐和还原的 GSH（三肽 L-γ- 谷氨酰基 -L- 半胱氨酰甘氨酸）。

肝脏药物代谢的第三阶段即母体药物和（或）其代谢产物在肝细胞中的转运。这个过程可以通过以下方式进行：药物和（或）代谢产物可通过细胞膜转运，最终以可溶性亲水物的形式从尿液中排出；或者药物可以穿过肝细胞顶膜区域被转运到胆小管（分泌到胆汁中），最终排泄到粪便中。药物结合物的代谢过程较复杂，有些依赖于肠肝循环，先在肠内进行，随后到肝脏进一步代谢。其他药物在其他器官中代谢，例如，GSH 结合物通过水解和乙酰化代谢为硫醇酸，而后者是主要的代谢产物。

药物性肝损伤（DILI）是药物毒性效应的一个主要反映。DILI 是新药的开发停止、美国 FDA 获批失败以及经过初步批准后从市场上撤出的一个重要原因。在细胞或实验动物的临床前研究中发现，药物不良反应（ADR）常会导致药物进一步研发停滞，除非这些药物有一个独特的和非常重要的理想效应。那些经过初筛后的新药随后进行第 1 至第 3 阶段的临床研发和测试。在这些阶段，只有经过严格选择的受试患者才能接受药物治疗，数量通常限制在 2000 ～ 10 000。因此，直到药物被批准并且被更多的患者使用之后，才能发现那些具有临床意义但又相对罕见的不良反应。这些 ADR 通常与其他基础疾病有联系，从而可能使 ADR 的发生风险增加。因此，持续监测新药在第 4 阶段的应用（获批后监视）引起了 FDA 和制药行业的高度重视。

如前所述，特异性 DILI 是一种少见的不良反应，仅发生在一小部分服药人群中。其中的原因尚不完全清楚。但是，通过对细胞模型和动物模型的实验结果分析以及严谨的临床观察发现，类似于许多其他疾病，DILI 的发生和调节至少有以下三个因素相互作用即药物、宿主（即摄取药物的人）和宿主环境。这种相互作用如图 56-2 所示。

因存在许多其他导致肝损伤潜在的原因，目前很难建立一个 DILI 的诊断标准。由于缺乏标准化的病理学检查，所以很难排除引起肝损伤的其他原因。此外，DILI 的临床和实验室表现差异很大，有的仅表现为实验室检查结果异常而无临床症状，如果患者继续使用该药物，实验室检查结果甚至有可能会变正常（所谓的适应证）；但也有可能发展成严重的、危及生命的急性肝衰竭（ALF）或亚急性肝衰竭。慢性肝病和肝硬化也可能由药物引起。因此，药物几乎可以导致所有类型的肝损伤和肝脏疾病。由于存在这些因素，经常会出现 DILI 诊断不及时或完全被忽略。因为植物药、草药和膳食补充剂（BHDS）不像处方药有严格的控制标准，所以在服用 BHDS 时也要考虑类似的情况。

对此话题感兴趣的读者可能会特别关注由美国胃肠病学会出版的特异质型 DILI 诊断和治疗临床实践指南[1]。国家糖尿病、消化和肾脏疾病研究所以及国家医学图书馆提供了最新版本的免费在线资源，可由此获取最新的、全面的关于处方药、非处方药、草药产品和膳食补充剂引起 DILI 的相关信息（http://livertox.nih.gov/index.html）。

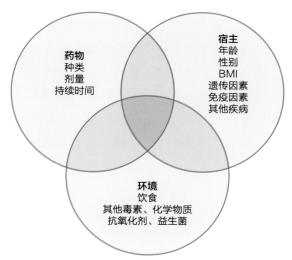

▲ 图 56-2　影响药物性肝损发病的公认因素

BMI. 体重指数

一、流行病学、常见原因和临床危险因素

由于 DILI 的定义不同、临床表现多样、诊断困难、报告不全，因此 DILI 的流行病学资料尚不完整[2]。尽管如此，近 20 年来，我们对其流行病学也有了一些新的认识：①在发达国家，DILI（包括固有型和特异质型）是引发 ALF 最常见的原因[3,4]；②在一般人群中，DILI 是导致新发黄疸的罕见原因[5]；③ DILI 是极其少见的住院指征[6,7]；④两项基于人群的前瞻性研究发现，每年有 14 ～ 19/10 万名患者会发生 DILI[8,9]。

据英国实践研究数据库的一项回顾性研究显示，非致命性 DILI 每年的发病率为 2.4/10 万[10]。此项分析包括 1994—1999 年在实践研究数据库中登记的 1636792 人及后来随访的总共 5404705 人。其中 128 名患者已确诊为 DILI。1997—2000 年在法国对 81000 多人进行的基于种群的前瞻性研究，Sgro 等[8] 确定了 34 名 DILI 患者，基于此得出，DILI 的每年发病率约为 13.9 ± 2.4/10 万。他们估计法国人群中出现 ADRs 的人数是法国监管机构报告人数的 16 倍。主要相关药物是抗感染药、精神药、降脂药和非甾体类抗炎药（NSAIDs）。最近，Björnsson 等[9] 对 2010—2011 年冰岛的特异质型 DILI 进行了前瞻性研究，他们确定有 96 人患有典型 DILI，由此得出发病率约为 19.1/10 万（95% CI 15.4 ～ 23.3）。最常见的相关药物是阿莫西林克拉维酸（22%）、双氯芬酸（6%）、硫唑嘌呤（4%）、英夫利昔单抗（4%）和硝基呋喃妥因（4%）。此项研究确定了下列药物的发病率：阿莫西林克拉维酸（43/10 万；95% CI 24 ～ 70）、双氯芬酸（11/10 万；95% CI 4 ～ 24）、硫唑嘌呤（752/10 万；95% CI 205 ～ 1914）、英夫利昔单抗（675/10 万；95% CI 184 ～ 718）和硝基呋喃妥因（73/10 万；95% CI 20 ～ 187）。Goldberg[11] 等公布了从 Kaiser Permanente（位于加利福尼亚州北部的综合医疗保健系统）500 多万成员中研究出的具有人群代表性且因 DILI 而引发的 ALF 发病率。药物所致 ALF 每年的发病率是 1.61/10 万（95% CI 1.06 ～ 2.35），对乙酰氨基酚所致 ALF

每年的发病率 1.02/10 万（95% CI 0.59 ～ 1.63）。

在西方国家，抗菌药、心血管药物、中枢神经系统药物、抗肿瘤药和镇痛药是引发特异质型 DILI 的主要处方类药物。在美国药物性肝损伤网络（DILIN）最新发布的报告（包括 899 个典型 DILI 病例）中，抗菌药是引发 DILI 最常见的治疗药物（45%），而心血管药物（10%）、中枢神经系统药物（9%）、抗肿瘤药（5%）和镇痛药（5%）引发 DILI 也比较常见（表 56-1）[12]。此项研究还指出，在美国最常引起 DILI 的前 10 种药物中有 9 种药物是抗菌药（阿莫西林克拉维酸、异烟肼、硝基呋喃妥因、磺胺甲噁唑 / 甲氧苄啶、米诺环素、头孢唑啉、阿奇霉素、环丙沙星和左氧氟沙星），双氯芬酸是另一个排名前 10 的个体化药物（表 56-1）。这些数据与西班牙登记处的结果基本一致，结果显示西班牙抗感染药（32%）是引起 DILI 的主要原因，其次是中枢神经系统药物（17%）、肌肉骨骼药物（17%）和胃肠道药物（10%）[13]。在亚洲国家，草药、膳食补充剂和替代药物是导致 DILI 的主要原因。最近，对中国 DILI 的总结中指出，所有 DILI 病例中有近 20% 归因于膳食补充剂和替代药物[14]。同样地，一项针对韩国 DILI 的全国性前瞻性研究发现，草药是导致 DILI 的主要原因，在所有 DILI 病例中占比高达 27.5%[15]。

DILI 可能是因遗传易感性、非遗传性宿主易感性和环境因素相互作用而引起的。虽然很多病例提到易致 DILI 发生的临床危险因素，但是一般限于某些特定药物，而不是所有治疗药物[16]。临床危险因素可大致分为宿主因素（如年龄、性别、肥胖和营养不良），化合物因素（如每日剂量和代谢特征）和药物相互作用[17-19]。

二、因果关系评估

在研究药物和化学物质对肝脏（和其他器官）不利影响时，最具挑战性的因果关系评估，即确诊 DILI 的过程。这一推论过程涉及相关数据的分析，并且包括对时间关系、临床特征、实验

表 56-1 前瞻性研究中引发药物性肝损伤的前 10 类治疗药物和个体化药物

排名	治疗药物	数量	排名	个体化药物	数量
1	抗菌药	408	1	阿莫西林克拉维酸	91
2	草药和膳食补充剂	145	2	异烟肼	48
3	心血管药物	88	3	硝基呋喃妥因	42
4	中枢神经系统药物	82	4	磺胺甲噁唑 / 甲氧苄啶	31
5	抗肿瘤药	49	5	米诺环素	28
6	镇痛药	33	6	头孢唑啉	20
7	免疫调节药	27	7	阿奇霉素	18
8	内分泌系统用药	20	8	环丙沙星	16
9	风湿病用药	13	9	左氧氟沙星	13
10	胃肠道用药	12	10	双氯芬酸	12

经许可转载，引自 Chalasani N, Bonkovsky HL, Fontana R et al. Fontana R, et al. Features and outcomes of 899 patients with drug-induced liver injury: the DILIN Prospective Study. Gastroenterology 2015;148:1340-1352.e7.

室数据、组织学数据（如果可用）和现有可疑药物的评估。从统计学的角度来看，最科学合理的方法是采用贝叶斯定理。使用这一方法评估特定情况下在某一特定群体中发生某一不良事件的总体概率（后验概率），再评估同一暴露人群中发生此事件的概率（先验概率）。须考虑的个体因素和环境因素主要包括个体的临床病史、用药时间、损伤的组织学模式、停药后的解决方案和再用药是否会导致不良事件复发。这些细节用于确定似然比；此比率和先验概率的乘积是后验概率的值。限制贝叶斯定理实际应用的主要问题是耗时，而且计算似然比（如背景发生率）的数据经常不可用。

虽然已经开发了几种评分系统和工具用来评估药物是否为肝损伤的原因[20-23]，但由于耗时比较长且常常缺乏关键信息，在实践中没有得到广泛应用。其中最广为人知和应用最广的是

Roussel Uclaf 因果关系评估法[20, 21]。然而，在应用这种方法时发现了许多模棱两可的因素和问题，且这种方法的可重复性（即使由 DILI 专家操作）很差[24]。因此有必要建立一种更可靠的循证工具。在开发出这一循证工具之前，使用结构化进程的 Delphic 方法似乎能得到更高的符合率和似然比[25]。

一个很重要的问题是用于评估因果关系（尤其是要排除 DILI 的其他可能原因）所需的数据经常缺失。最近提出了 DILI 报告中应该包括的要素[26]。经常缺失的数据包括疾病的相关记录；酒精、草药或其他用药史；排除病毒性肝炎的检测（特别是甲型肝炎病毒、乙型肝炎病毒、丙型肝炎病毒、巨细胞病毒、EB 病毒和单纯疱疹病毒）；排除自身免疫性肝炎的检测（抗核抗体、抗平滑肌抗体）；以及排除胆道疾病的腹部影像学结果。基于药物摄入与肝损伤之间因果关系的程度，关系强度不同，所采用的描述术语不同。明确这一术语通常要有标志性临床特征、很强的时间相关性（包括再接触阳性）并排除了所有其他潜在原因。其次按照强度的降序定义为非常可能、很可能、可能和不可能，当相关证据不太确定时才使用以上术语。

问题是如何确定患者是 DILI 还是自身免疫性肝炎，因为前者可能引发后者，且患有自身免疫性或过敏性疾病的患者更容易出现免疫过敏型 DILI。在所有疑似胆汁淤积性 DILI 的病例中排除胆道疾病及／或胆道梗阻至关重要。

三、药物和化学物质导致肝损伤的机制

（一）坏死和凋亡

坏死和凋亡主要是用于描述与细胞死亡相关的形态变化。坏死和凋亡均包括一系列生化过程，两者可同时发生但外观形态上变化不同，这取决于毒性物质的独特性、暴露的时间和剂量以及与其他宿主和环境因素的相互作用（图 56-2）。细胞坏死是肝脏中最常见的形式，其特征是细胞和细胞器肿胀、核膜裂解并释放细胞质内容物。发生这些变化后，细胞的轮廓常常模糊不清且细胞形态会变得不规则或呈颗粒状。

病理组织和正常组织的形态学研究揭示了细胞死亡的第二种不同形态类型，这种类型原本称为皱缩性坏死[27]，现称为凋亡[28]。目前认为这些不同形态学类型代表了两种有可能同时发生的细胞现象。凋亡的典型变化是细胞皱缩、细胞器密集压缩、核浓缩、细胞裂解形成凋亡小体且细胞表面发出吞噬信号[29]。凋亡细胞被吞噬细胞快速有效的清除。坏死意味着细胞失去渗透调节功能，细胞发生裂解，而凋亡则是指酶介导的细胞自溶孔亡程序的激活。两者通常与生物能量变化、线粒体衰竭和氧化应激有关。因此区分坏死和凋亡不仅对肝毒性的病理学评估至关重要，而且对研究细胞损伤的潜在机制也有重要意义。

虽然凋亡是依据形态学来定义的，但它通常特指由于一系列高度保守酶家族（称为半胱天冬酶）的激活而产生的一系列细胞变化。这些蛋白酶可切割特定氨基酸序列，从而产生独特的形态学变化，并通过吞噬消除细胞[30]。半胱天冬酶 8 通过质膜相关死亡受体介导而活化[31]，半胱天冬酶 9 通过线粒体介导而活化[32]，半胱天冬酶 12 通过质膜相关死亡受体介导而活化[33]。这些活化机制通常对肝脏的稳态调节起作用，也是消除受损细胞并通过有丝分产生新细胞的过程。因此，改变死亡受体成分的表达和功能、破坏线粒体功能或干扰分泌通路的化学物质均会激活凋亡（图 56-3）。此外，细胞周期的破坏和蛋白酶体的抑制也会激活凋亡。因此，先前认为许多药物可通过破坏稳态过程杀死细胞，目前认为，也可通过激活凋亡来杀死细胞。最重要的一点是在评价组织损伤时，细胞凋亡比坏死更敏感。然而，因为肝脏在不断的自我更新且这个过程也会出现凋亡，所以如果不对大量细胞进行详细检查，很难依据凋亡增加来确定毒性。

当毒素剂量很高和细胞凋亡率也增高时，就很难区分到底是凋亡还是死亡是肝毒性的致病机制。如果发生凋亡的速率超过吞噬细胞（自身可变）消除凋亡细胞的能力，那么相邻细胞将出现大面积肿胀和裂解，产生坏死特征。另一方面，如果毒性损伤导致离子稳态迅速失衡，那么即使凋亡级联已被激活，细胞仍可能迅速出现肿胀和裂解（如发生坏死）。

毒性物质在引起细胞的凋亡和坏死时呈剂量依赖性，这归因于线粒体功能和能量代谢的不同影响。少量线粒体受到损伤后能释放大量的细胞色素 c，从而激活半胱天冬酶 9 / 半胱天冬酶 3 而不会破坏细胞能量学。细胞在这些条件下维持渗透调节并发生凋亡。然而，随着线粒体的大量破坏，细胞能量受损，渗透调节丧失，细胞出现肿胀和裂解发生坏死。这些机制包括了半胱天冬酶的激活及 / 或渗透调节的缺失，因此，弄清楚这些机制也是了解化学性肝损伤的关键。

线粒体被认为是药物诱导肝毒性过程中重要的细胞器，在凋亡和坏死中起着重要作用。最近，

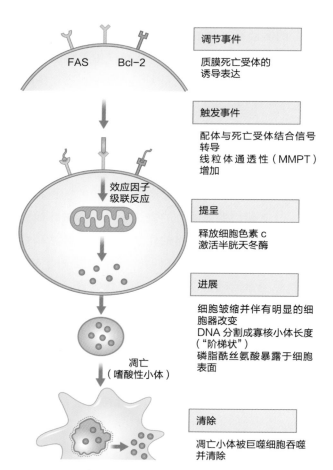

▲ 图 56-3　细胞死亡的凋亡途径
MMPT. 线粒体膜通透性转换

调节事件
质膜死亡受体的诱导表达

触发事件
配体与死亡受体结合信号转导
线粒体通透性（MMPT）增加

提呈
释放细胞色素 c
激活半胱天冬酶

进展
细胞皱缩并伴有明显的细胞器改变
DNA 分割成寡核小体长度（"阶梯状"）
磷脂酰丝氨酸暴露于细胞表面

凋亡
（嗜酸性小体）

清除
凋亡小体被巨噬细胞吞噬并清除

效应因子级联反应

一个新模型通过复合体Ⅲ和顺乌头酸酶的中枢调节作用整合了能量代谢、氧化应激和凋亡的主要特征。在氧化磷酸化时，几乎所有电子都是通过复合体Ⅲ从辅酶 Q 传递到细胞色素 c，从而促使腺苷三磷酸（ATP）生成。通过此复合体传递的电子在细胞色素 c 和 O_2 的单电子还原中被分配，以生成活性氧超氧离子。超氧离子提供氧化剂来源，以用于调节顺乌头酸酶（柠檬酸循环的关键酶），用于氧化心磷脂（释放细胞色素 c 和激活半胱天冬酶 9 / 半胱天冬酶 3 级联的关键步骤），以及用于开放线粒体膜通透性转换（MMPT）孔（细胞色素 c 释放和 ATP 生成减少的普遍触发因素）。因此，此复合物可作为能量和氧化还原稳态的传感器，整合了 ATP 供应需求、谷胱甘肽（GSH）和其他氧化系统的功效、钙稳态和可氧化底物的营养供应。故此，这些生理变化 [如食物供应和肝脏 O_2 供应（如缺氧）] 可调节毒物暴露后机体内生化机制和形态学改变。

在过去十年中，凋亡机制研究的迅速发展已经极大地改变了对化学物质如何诱导肝损伤的认识。以前认为损伤是由于关键细胞零件（特别是控制 Ca^{2+} 稳态）失效而造成的。然而，如今人们已经把注意力转向凋亡机制，这一机制由半胱天冬酶级联执行，而此级联是通过有关死亡受体或线粒体、内质网或细胞核等的破坏而激活。化学物质所致肝损伤的主要特征仍然保持不变，然而，现在认为死亡是通过特定蛋白质的靶向裂解而非广泛失效发生的。由于肝脏有辅助清除外来化合物的高浓度酶系统，有机化合物的亲电反应主要发生在肝脏内（图 56-1）。亲电试剂共价修饰生物大分子，破坏蛋白质与蛋白质之间的相互作用以及蛋白酶体介导的蛋白质降解。氧化剂改变死亡受体的表达，增强死亡受体介导的凋亡并靶向 MMPT 孔以触发线粒体介导的凋亡。对系统中活性亲电体和氧化剂的保护主要依赖于 GSH，而维护 GSH 是预防化学物质诱发肝损伤的关键机制。随着质谱和蛋白质组学技术广泛应用于毒理学研究，提高了用系统生物学方法来定义毒性的可能性。将广泛的潜在靶点纳入毒理学模型，这

种方法可能会增加对肝毒性机制了解的完整性和准确性。

（二）外源化合物的生物活化

许多化合物对肝脏并无毒性，但其具有生物活性特征。最常见的生物活化机制之一涉及转化成具有亲电性的化合物（即亲电体）。在大多数情况下，这些亲电体是 CYP 依赖性反应 I 期代谢的结果。环氧化物是一种重要的有毒亲电体。例如，溴苯和黄曲霉毒素 B_1 分别通过肝内的氧化酶代谢为环氧化物中间体溴苯 3,4- 氧化物[34,35] 和黄曲霉毒素 B_1 8,9- 氧化物[36]。其他亲电子物质包括烷基和芳基卤化物、碳和重氮离子中间体、醛、脂、α,β- 不饱和碳化合物和含有双键氮的化合物（如异硫氰酸酯、异氰酸酯、喹唑啉）[37]。II 期代谢最终也会产生有毒亲电体，比如 GSH S- 结合物、葡萄糖醛酸苷和硫酸盐[38,39]，这些代谢物可能对肝脏和其他器官有毒。

生物活性分子与特定大分子或其位点发生反应时产生的亲电体可以产生毒性[40]。例如，早期研究表明，质膜[41] 和内质网[42,43] 中的钙转运系统含有对功能至关重要的活性半胱氨酸巯基团。近期更多研究表明，分子伴侣、蛋白水解系统和转录因子易受氧化还原修饰影响[44-46]。DNA 可能是亲电体的靶标，在这种情况下，DNA 损伤可引起急性肝细胞死亡或产生致癌性。在肝脏生物转化过程中黄曲霉毒素 B_1 的环氧化物在 N-7 位与 DNA 上的鸟嘌呤残基结合，最终可能会导致肝癌发生[36,47]。蛋白质的共价修饰可能会形成新的抗原，从而产生免疫应答，这将引发免疫过敏性 DILI。氟烷、苯妥英和许多其他药物的代谢物可能会通过这种特殊机制引发肝损伤[48,49]。

（三）谷胱甘肽在活性亲电体化学脱毒中的作用

GSH 是一种低分子量巯基化合物，构成肝细胞中 90% 以上的酸溶性巯基库，约占肝脏中全部巯基团的 30%[50]。GSH 有许多重要功能，包括氧化物解毒和亲电体脱毒（参见"肝毒性的氧化应激和自由基反应"），使蛋白巯基维持还原状态，作为半胱氨酸的无毒形式储存，参与白三烯和前列腺素的合成以及将核糖核苷酸还原为脱氧核糖核苷酸[50]。肝脏中 GSH 合成非常活跃，不仅具有解毒功效，更是为了跨组织转运提供半胱氨酸[51]。硫氨基酸稳态还取决于肝脏中胱硫醚的储存，此途径为甲硫氨酸转化为半胱氨酸提供了主要位点[52]。因此，肝硬化不仅影响肝脏对毒性的敏感性，还影响其他器官对半胱氨酸供应和 GSH 调节毒性的敏感性。

与化学毒性密切相关的 GSH 是参与亲电体脱毒的关键化合物。GSH 的巯基团是与亲电体进行 S- 结合的亲核中心，在大多数情况下会导致脱毒作用。很多亲电体在一定程度上可通过非酶促反应形成 GSH S- 结合物，这是亲电体和亲核体电荷定位的作用[53]。肝细胞和其他细胞不依赖亲电体的非酶结合，反而是依赖谷胱甘肽将 GSHS- 结合物催化为亲电体。在哺乳动物组织中已经鉴定出了四种谷胱甘肽 S- 转移酶（即 α、μ、π 和 δ）和一种微粒体酶[54]。已经对胞液谷胱甘肽 S- 转移酶进行了非常详细的研究，并且证明这种类转移酶是多基因家族编码的酶。每种胞液谷胱甘肽 S- 转移酶都是二聚体，每个亚基都由不同的基因编码，只有相同种类的亚基才能形成二聚体，而二聚体可以包含相同的亚基（同源二聚体）或不同的亚基（异源二聚体）。胞液酶在不同组织中表达程度不同，对若干外源性有毒物质（包括多环芳烃、黄曲霉毒素、芳香胺和烷基化剂）的脱毒至关重要[55]。在亲电子物通过 GSH 解毒时，肝脏是最活跃的器官，而且肝脏富含大量的 α 类谷胱甘肽 S- 转移酶；而大鼠等其他物种的肝脏则富含大量的 μ 类谷胱甘肽 S- 转移酶。

如果肝脏中产生大量的亲电体可能会耗尽细胞内所有的 GSH，并增强与关键大分子的共价结合和细胞死亡。由于 GSH 和谷胱甘肽 S- 转移酶在肝脏内亲电子物质的脱毒中起着不可或缺的作用，生理或病理条件下，无论 GSH 和谷胱甘肽 S- 转移酶水平升高还是降低或活性发生改变，都会影响化学脱毒效果，并且已经在许多亲电体实验中得到证实。例如，肝细胞内 GSH 的消耗会加剧与亲电体（包括对乙酰氨基酚和溴苯的代谢物）有关的肝毒性[56]。禁食 1 天或 2 天可使肝脏中 GSH 含量降低 30% 至 50%[57]，并加剧多种亲电子试剂诱发肝损伤。由于 GSH 可解毒，昼夜变化时，肝脏中 GSH 降到 25% 至 30% 的储存量时会影响肝毒性[58]。血浆中 GSH 水平也有昼夜变化，但血浆中半胱氨酸水平的变化更大[59]，治疗水平的对乙酰氨基酚可能会引起血浆中半胱氨酸水平变化，但不会影响 GSH 水平[60]。半胱氨酸前体药（N- 乙酰半胱氨酸或噁噻唑烷 -4- 羧酸酯）和 GSH 酯[61] 能提高肝脏 GSH 水平和预防对乙酰氨基酚过量引起的肝毒性[61,62]。

与 CYP 类似，谷胱甘肽 S- 转移酶具有相对广泛和重叠的底物特性，其活性随着某些药物、环境化学物质和膳食成分的暴露而提高。这一过程主要通过转录增强系统来实现，该系统主要由 DNA 中抗氧化反应元件结合序列以及核因子（红细胞衍生 2）- 样 2（Nrf-2）和 Maf 转录因子组成[63,64]。Nrf-2 通常是以与 Kelch 样 ECH 相关蛋白 1（Keap-1）结合成的非活性复合物形成存在，结合到细胞质中的细胞骨架上。Keap-1 具有几种对氧化和烷基化敏感的半胱氨酸巯基。这些巯基的修饰会导致 Nrf-2 的释放，而 Nrf-2 会转移到细胞核中与小的 Maf 蛋白相互作用并与抗氧化反应元件结合，以及激活广泛 II 期脱毒系统的转录（图 56-4）。十字花科蔬菜中的干扰素诱生剂会诱导谷胱甘肽 S- 转移酶和其他 II 期酶，但不会对 CYP 造成重大影响[65-58]。这些结果表明，增加含有这些诱生剂的食物摄入量可提供一种简单有效的方式来预防毒性以及有毒物质引发的癌症。

镇痛剂对乙酰氨基酚（N- 对乙酰氨基苯酚、对乙酰氨基酚）可作为诠释肝毒性中生物活化作用和共价结合过程的典型例子。对乙酰氨基酚过量会导致肝腺泡 3 区出现严重肝细胞坏死（小叶中心坏死）（图 56-5）[69]。亲电子中间体 N- 乙酰基 - 对苯醌亚胺（NAPQI）的生物活化主要通过肝脏中的 CYP 实现（图 56-4）[70]。在人体中，CYP2E1 和 CYP1A2 占绝大部分[71]。NAPQI 在低生成率的情况下通过与 GSH 的 S- 结合来脱毒；然而，在 NAPQI 高生成率的情况下，肝细胞内 GSH 池被耗尽，NAPQI 与细胞大分子进行广泛共价结合[72,73]。超微结构和功能研究表明，线粒体是对乙酰氨基酚所致肝细胞坏死的早期靶标[74-77]；而对乙酰氨基酚代谢产物也会在细胞质、微粒体、细胞核和质膜上与肝蛋白形成加合物[49]。已有相关研究报道了一些特定蛋白的芳基化[78-80]；还通过质谱学检测出了大部分蛋白加合物，同时也已提出了其他毒性机制[81-87]。

（四）肝毒性的氧化应激和自由基反应

氧化应激是指体内氧化作用与抗氧化作用的失衡，倾向于氧化，导致氧化还原信号和调控的中断以及 / 或分子损伤[88]。虽然它早前认为氧化应激处于整体平衡状态，但现在越发了解到有毒物质可以破坏氧化还原信号和调控，而无须改变调控整体氧化还原平衡的主要系统，这表明了机制的独特性[89]。关键过程包括活性氧物种、活性氮物种和外源性自由基。所有种类的细胞大分子都可能是氧化剂所致肝损伤的靶标。正如前文所讨论的共价修饰，常常认为蛋白质是发生急性坏死的关键靶标，但是氧化剂有基因毒性。在大多数情况下，非自由基氧化剂（如过氧化氢和脂质过氧化物）都是很重要的[89]；然而，自由基氧化剂在治疗肝毒性方面也起着重要作用。

自由基可以通过几种方式在肝脏中生成。CYP 通过三种不同机制催化外来物代谢生成自由基：单电子氧化形成阳离子自由基（$R \rightarrow R^{\cdot +} + e^{-}$）；单电子还原生成阴离子自由基（$R + e^{-} \rightarrow R^{\cdot -}$）；或均裂产生中性自由基（$R - R \rightarrow R^{\cdot} + R^{\cdot}$）[90]。具有职业性 / 环境性（如 CCl_4）和临床（如氟烷）重要性的肝毒性物质在肝脏中被生物活化成自由基。CCl_4 是典型的肝脏毒性物质，且 CCl_4 代表了大量能进行类似活化的卤代烃。

CCl_4 是一种典型的肝毒素，会引起肝小叶

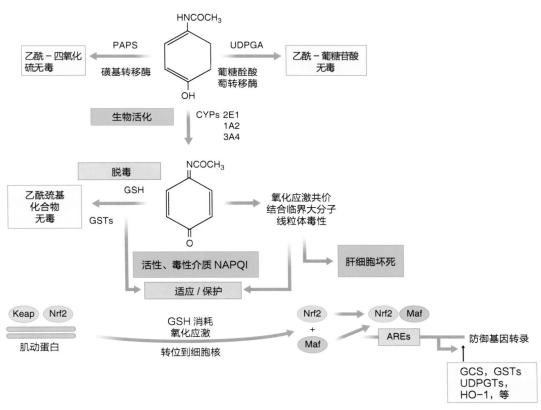

▲ 图 56-4　肝代谢和对乙酰氨基酚的作用以及核因子（红细胞衍生 2）- 样 2（Nrf2）—Maf—抗氧化反应元件（ARE 系统）细胞保护系统

CYP. 细胞色素 P_{450}；GCS.γ- 谷氨酰半胱氨酸合成酶；GSH. 谷胱甘肽；GST. 谷胱甘肽 S- 转移酶；HO-1. 血红素加氧酶 1；Keap.Kelch 样 ECH 相关蛋白；NAPQI.N- 乙酰基 - 对苯醌亚胺；PAPS.3′- 磷酸腺苷 -5′- 磷酰硫酸；UDPGA. 尿苷二磷酸葡萄糖醛酸；UDPGT. 尿苷二磷酸葡萄糖醛酸转移酶

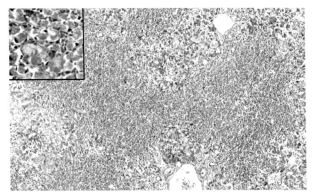

▲ 图 56-5　过量的对乙酰氨基酚导致的继发性（3 区）凝固性坏死
存活的肝细胞围绕着肝门区，末端肝小静脉被坏死组织包围；插图显示高倍镜下的坏死肝细胞。

坏死和脂肪肝。许多凋亡细胞不能被清除转变为继发性坏死，半胱天冬酶 3 被激活并释放到血浆中[91]。首先最重要的是通过肝脏混合功能氧化酶将 CCl_4 还原脱卤为三氯甲基自由基（·CCl_3）（图 56-6）。自由基 CCl_3 可引起脂质过氧化反应，在

有氧情况下可形成活性更强的三氯甲基过氧自由基（$CCl_3OO·$），也会分解成光气（CCl_2O）。与 CCl_4 相关的肝脏脂质过氧化反应很重要，因为它在早期发生并与酶活性的降低和内质网的 Ca^{2+} 螯合能力的失活有关[92-94]。细胞 Ca^{2+} 浓度的升高为 MMPT 的激活提供了条件，并伴随着相关细胞色素 c 释放和半胱天冬酶活化（图 56-3）。

除母体化合物的自由基之外，其他活性氧类和活性氮类物质也常常与肝毒性有关。羟基自由基（·OH）等活性氧类物质是在若干外源性化合物的氧化还原循环过程中产生的，然后激活宿主吞噬细胞呼吸暴发，电离辐射暴露过程中也可以产生羟基自由基。由于自由基一氧化氮（NO·）是一种重要的信号传导剂，它与超氧阴离子（$O_2^{·-}$）反应生成过氧亚硝酸盐，因此，活性氮类物质也会参与到中毒过程中来[95-97]。

氧化还原反应是化合物经历一系列单电子还

原和氧化并同时产生有毒类物质的一种途径。多种黄素蛋白可催化单电子还原。在有氧的情况下，还原产物可以自发地氧化成母体化合物，这种氧化作用与分子氧化还原成超氧阴离子自由基 $O_2^{\cdot-}$ 有关（图 56-7）。许多氧化还原剂（如儿茶素）对体外培养的肝细胞有毒，而在体内给药时通常对其他器官系统也有毒性作用，比如说与百草枯[98]相关的肺损伤和阿霉素所致的心脏毒性[76]。这反映了肝实质的相对抗性，可能于肝脏在活性氧类物质脱毒方面能力强大有关。

甲萘醌（2- 甲基 -1，4- 萘醌；维生素 K_3）是一种醌类化合物，会引起氧化还原反应相关性肝损伤。甲萘醌单电子还原成半醌式自由基，这个过程是由多种黄素酶（包括 NADPH：细胞色素 P_{450} 还原酶）催化进行的[90]。在肝细胞和其他细胞中，甲萘醌亦可以在 NADPH- 醌氧化还原酶（一种胞质酶，亦称为 DT- 黄递酶）催化的反应中双电子还原成氢醌（图 56-7）。这种双电子还原也有脱毒性，是因为氢醌可以与磺基转移酶或尿苷二磷酸葡萄糖醛酸转移酶结合。DT- 黄递酶基因敲除小鼠对甲萘醌的肝毒性更为敏感[99]。

甲萘醌氧化还原反应引起的氧化应激通过可溶性巯基（如 GSH）氧化与蛋白质巯基氧化之间复杂的相互作用导致细胞不可逆性损伤，从而

导致 Ca^{2+} 浓度持续升高，这对于激活线粒体介导的凋亡至关重要。蛋白巯基的氧化降低了微粒体 Ca^{2+} 螯合能力[42, 43]和 Ca^{2+} 从细胞中输出的能力[41]。在此之前，由于 GSH 将蛋白质巯基维持于还原和功能性状态，可溶性巯基的氧化有利于抑制微粒体 Ca^{2+} 泵。在 Ca^{2+} 浓度升高的情况下，线粒体运载 Ca^{2+}，这种运载决定了适合激活 MMPT 的条件[100]。

GSH 系统通过具有硫氧还蛋白依赖性的抗氧化蛋白（称为过氧化还原酶）来完善[101]。硫氧还蛋白 1 存在于细胞核和细胞质中，通过过氧化还原酶 1 和 2 帮助消除过氧化物。硫氧还蛋白 2 存在于线粒体中，通过过氧化还原酶 3 和 5 来协助过氧化物代谢。这些系统非常活跃，研究发现大多数过氧化物可以通过过氧化还原酶而非谷

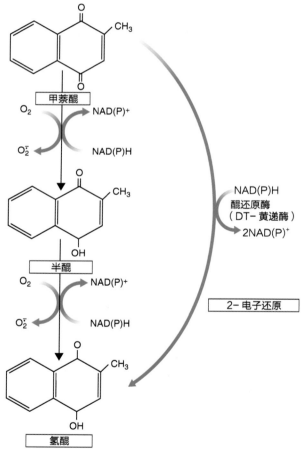

▲ 图 56-7 甲萘醌的氧化还原反应，其可产生超氧物（O_2^-）的肝毒性

NAD[+]. 烟酰胺腺嘌呤二核苷酸；NADH. 还原型烟酰胺腺嘌呤二核苷酸；NAD（P）[+]. 烟酰胺腺嘌呤二核苷酸磷酸；NADPH. 还原型烟酰胺腺嘌呤二核苷酸磷酸

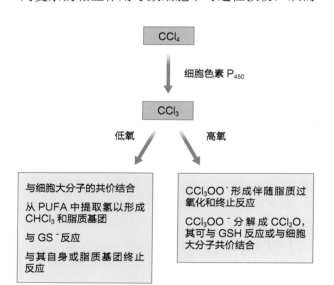

▲ 图 56-6 肝脏代谢和四氯化碳（CCl_4）的氧依赖性作用

CCl_3. 三氯甲基自由基；GS-. 谷胱甘肽巯基阴离子；GSH. 谷胱甘肽；PUFA. 多不饱和脂肪酸

胱甘肽过氧化物酶达到清除[102]。硫氧还蛋白还与凋亡调节激酶1结合以抑制其活性。硫氧还蛋白被氧化时，凋亡调节激酶被释放并发出凋亡信号[103]。在这种情况下，线粒体或细胞质硫氧还蛋白氧化释放的毒物可以激活细胞死亡，而不会导致大分子损伤。

MMPT 主要是在线粒体内膜高导电性通道打开时起作用[100]。通常而言，内膜对溶质是高度不渗透的。然而，在基质 Ca^{2+} 存在的情况下，某些药物会打开高导电性 MMPT 孔。普遍认为，MMPT 是存在于线粒体内外膜的一组蛋白质复合物，含有腺嘌呤核苷转位酶（内膜）、电压依赖性阴离子通道（外膜）、亲环素 D（与腺嘌呤核苷转位酶相关）和外周苯并二氮䓬受体（与电压依赖性阴离子通道相关）。氧化剂和巯基剂（特别是砷剂）的敏感性表明孔中控制开放的巯基很有可能是邻巯基。因此，在 Ca^{2+} 水平升高的情况下，氧化剂打开 MMPT 孔，致使细胞色素 c 和其他促凋亡成分的释放[83,104-106]。细胞色素 c 与凋亡蛋白酶激活因子 1（一种可以成功募集和激活半胱天冬酶 9 和半胱天冬酶 3 的组装蛋白）结合（图 56-3）[32]。

上述任何自由基活化过程均可导致脂质过氧化。脂质过氧化降低了膜流动性，并且与膜结合受体和酶的失活、膜渗透性的提高以及脂质过氧化代谢产物的产生有关[92,107]。GSH 在预防酶催化反应和非酶类抗氧化剂（维生素 C 和 E）所致的脂质过氧化方面发挥着重大作用。在含硒的谷胱甘肽过氧化物酶催化反应中，需要 GSH 来降解脂质过氧化物和其他氢过氧化物。为了进行此还原反应，脂肪酸氢过氧化物必须首先在磷脂酶 A_2 的作用下从脂质中释放出来[108,109]。然而，已经证实含硒的谷胱甘肽过氧化物酶可以在无磷脂酶 A_2 的情况下直接使磷脂氢过氧化物脱毒[110,111]。一种不含硒的谷胱甘肽过氧化物酶，即 α 类谷胱甘肽 QS- 转移酶[112]，也可以使脂质过氧化物脱毒；与含硒的谷胱甘肽过氧化物酶一样，其需要膜脂质中释放出脂肪酸氢过氧化物。不含硒形式在过氧化氢异丙苯和核酸过氧化氢的脱毒时也具

有活性[113]。GSH 与 S- 结合成 GSH-S 复合物使有脂质氢过氧化物的有毒代谢产物［尤其是 4-羟基壬烯醛（如 4- 羟基壬烯酸）］脱毒。4- 羟基壬烯酸是脂质过氧化物的剧毒产物，亚摩尔浓度就会对大鼠肝细胞造成遗传毒性损伤[114]。谷胱甘肽 S- 转移酶催化 4- 羟基壬烯醛与 GSH 结合形成结合物，表明了这个反应对预防自由基介导的肝损伤至关重要[115,116]。

四、药物性肝损伤的免疫机制

肝脏是一个特殊的器官，其 25% 的非实质细胞由免疫细胞组成，45% 的非实质细胞由库普弗尔氏细胞和淋巴细胞组成，包括非传统的淋巴细胞如自然杀伤细胞和自然杀伤 T 细胞[117,118]。CD8 细胞数量比 CD4 细胞多 3.5 倍。相比之下，循环血液和淋巴结中 CD8 T 细胞与 CD4 T 细胞的比值为 1：1.8[119]。肝脏对毒素有很好的耐受性，在很大程度上是由于肝脏一直暴露于大量来自胃肠道的异生素和微生物群中[118,120]。还得益于大量的清除分子，如谷胱甘肽（GSH）和抗氧化剂，它们可以解毒具有活性的代谢产物，从而阻止抗原决定簇的形成[121]。肝窦内皮细胞、库普弗尔氏细胞和树突状细胞的清除功能，以及肝内激活的 CD8+T 细胞的凋亡和抑制，也进一步促进了肝脏的耐受性[122]。

虽然很多药物及其代谢产物对肝脏没有影响，或是这些药物及其产物能够自发分解，但当肝脏对药物不具有耐受性或适应性时，则肝脏也会产生明显的损伤[123]。耐受性下降导致肝损伤的机制十分复杂，其中宿主遗传因素、免疫代谢因素以及药物特性等发挥着重要作用[124]。药物因素包括肝代谢和药物的亲脂性，每日剂量超过 50 ～ 100g 是活性代谢物引起免疫反应的阈值[18,125]。

近来，由于缺乏最佳小鼠模型，所以人们在获取药物的适应性或耐受性实验证据时受到了阻碍。在过去的几年里，人们对动物模型的适应性有了更多的了解。Methushi 等[126]给小鼠服用了阿莫地喹，先阻断了程序性细胞死亡 1，而后是

细胞毒性 T 淋巴细胞相关蛋白 4 和 CD8+ 淋巴细胞，随后小鼠出现了适应性、肝损伤及肝损伤消失的现象。Chakroborty 等[127]给小鼠服用了氟烷，氟烷通过消耗髓源性抑制细胞以及抗 CD4 和抗 CD8 的抗体对肝脏造成了损伤，这说明氟烷性肝损伤免疫应答中抗体依赖细胞介导的细胞毒作用[127]。

许多药物引起的肝反应与免疫导致的过敏有关。如来自氟烷的 DILI、α- 甲基多巴、肼屈嗪和抗癫痫药引起的 DILI。其中一些肝反应与药物特异性抗体有关，而另一些如 α- 甲基多巴，呋喃妥因和米诺环素等药物导致肝损伤产生抗核抗体，类似于自身免疫性肝病，用类固醇治疗具有极好的疗效[128]。特别是在芳香族抗癫痫药物（包括交叉致敏药物）再次接触时极易引起复发。与 DILI 有关的超敏反应如 Stevens-Johnson 综合征或中毒性表皮坏死，其预后不佳[129]。在过去几年中，人们已经将人类白细胞抗原（HLA）多态性相关的遗传因素与适应性免疫应答引发的 DILI 联系了起来[124]。HLA 等位基因位于染色体 6 上的主要组织相容性复合物中。据报道，许多药物中特异性 HLA 抗原与特异性 DILI 之间存在关联，其中主要包括氟氯西林（HLA-B * 570）、阿莫西林 - 克拉维酸（HLA-DRB1 * 1501）、希美加群（HLA-DRB1 * 0701）、罗美昔布（HLA-DRB * 1501）、奈韦拉平（HLA-DRB1 * 01）、奈韦拉平（HLA-DQB1 * 0201）和抗结核药物（HLA-DQB1*0502）[124,130,131]。虽然与 HLA 关联的 DILI 是由免疫介导的，但在大多数情况下，临床特征不包括免疫方面的特点，如发热、皮疹、淋巴结病或嗜酸性粒细胞增多。在大多数代谢异常的情况下，例如异烟肼导致的肝毒性，则认为肝脏特异性免疫因子起了作用[132,133]。此外，已有研究指出同一种药物与 HLA 等位基因的关系。例如，奈韦拉平诱导的 DILI 主要与 HLA-DRB1 * 0101 等位基因有关，而 HLA-B * 3501 和 HLA-Cw4 等位基因则与皮肤超敏反应相关[134]。与 HLA 相关性最强的是与阿巴卡韦引起的超敏反应（HLA-B * 5701），其阴性预测值接近 100%，

阳性预测值为 55%[135]。然而，肝损伤几乎与阿巴卡韦无关。HLA-B*1502 与卡马西平诱导的 Stevens-Johnson 综合征和中毒性表皮坏死松解症有关[136]。

机制：半抗原和 P-I 理论

小分子（<1000Da）药物通常不能单独激发人体的免疫应答[137]。要诱导免疫反应，活性代谢物必须发挥半抗原的作用，并与蛋白质结合形成新抗原，这些新抗原由抗原呈递细胞处理并呈递给 T 细胞，刺激 T 细胞并诱导免疫反应。共刺激信号或细胞因子通常来自由受损细胞或应激细胞释放的分子（"危险信号"理论）[138]。这解释了免疫介导损伤频率增加的原因，尤其是在 HIV 感染中。

另一个概念是 P-I 理论（药物与免疫受体的直接连接作用），药物可以直接刺激记忆 T 细胞，而无须经过抗原呈递细胞处理，也不需要形成半抗原蛋白复合物[139]。已有证明显示，磺胺甲噁唑、卡马西平、阿巴卡韦和青霉素等药物能够通过 P-I 机制直接诱导反应[124]。T 细胞反应比较复杂，除了直接裂解细胞外，细胞因子和穿孔素或颗粒酶的分泌也可引起损伤。

免疫介导 DILI 机制的间接证据可以根据异烟肼暴露的严重肝病患者中鉴定出的抗体和代谢酶（如抗核抗体和抗 CYP 抗体）推断出来[140]。

五、药物性肝损伤的临床病理特征

药物和外来化学物质会导致肝脏产生多种多样的损伤和变化。虽然不是绝对的，但每种药物通常会产生其特有的损伤模式。损伤模式主要分为肝细胞损伤型（或肝样）、胆汁淤积型、混合型或脂肪变性型。表 56-2 总结了这四种模式的一些关键特征。

（一）肝细胞（肝炎）型损伤模式

大多数引起 DILI 的药物主要产生肝细胞型损伤模式[8,13,64,141-146]。这种情况大多数是轻度且无症状的。当病情非常严重时，患者通常会出现与急性病毒性肝炎相似的症状——疲劳、食欲不

振（尤其是吸烟者）和恶心。重症患者可能出现顽固性呕吐和嗜睡，通常伴有腹痛，主要在上腹部和右上腹。

虽然白细胞计数可能会轻微增加，少数免疫过敏反应患者甚至会出现外周血嗜酸性粒细胞增多，但这种损伤模式的实验室特征通常在正常的全血细胞计数范围内。其潜在的发病机制主要包括肝细胞凋亡和（或）坏死，血清丙氨酸氨基转移酶（ALT）和天门冬氨酸氨基转移酶（AST）水平明显升高。对于对乙酰氨基酚、四氯化碳或其他卤代烃类引起的急性肝毒性，血清氨基转移酶水平可能会急剧增加［＞正常上限（ULN）的100倍］。对于产生特异性、不可预测、非剂量依赖性的 DILI 药物，血清 ALT 和 AST 水平的升高程度通常不会太显著（为 ULN 的 10～25 倍）。血清碱性磷酸酶（AP）水平一般正常或呈轻度升高（低于 ULN 的 2 倍）。血清总胆红素和直接胆红素水平会发生变化。尽管胆红素水平会随着损伤严重程度而增加，但它们有可能会在正常范围内。

血清胆红素出现极端高水平是肝细胞型损伤的不良预后表现之一。将 R 定义为血清 ALT 浓度除以 ALT 正常范围上限浓度，再除以血清 ALP 浓度及 ALP 正常范围上限的比值浓度（其中 ALT 和 ALP 浓度单位为升）。根据定义，在肝细胞损伤型 DILI 中，R 大于 5。

这种损伤的肝胆胰影像学表现为正常肝脏或弥漫性均匀肝大。对于某些药物，可能会出现于弥漫性脂肪变性（表 56-3），Mallory-Denk 体（表 56-4）或磷脂质沉积（表 56-5）样改变。对于黄疸病人来说，最重要的是缺乏胆道树扩张或胆囊炎的证据。当然，患者以前可能存在胆结石，这使诊断变得更加困难。一些药物，如对乙酰氨基酚，也能引起急性的胰腺、心肌或肾损伤。如果发生胰腺炎，影像学检查显示胰腺一般呈现弥漫性增大或水肿。通常情况下，几乎很少会有潜在的慢性肝病史，不过，即使先前患有肝病也不能阻止患者发生 DILI。因此，这种情况可能还是会有的。

药物引起急性肝细胞损伤的鉴别诊断主要考虑：急性缺血性肝损伤；急性病毒性肝炎；急性充血性肝炎，包括 Budd-Chiari 综合征；自身免疫性肝炎；或由威尔森氏病引起的肝功能失代偿。

当对药物性急性肝损伤患者组织活检时，可发现典型的病理变化，而且这种变化高度依赖致病剂。对乙酰氨基酚是最常见的肝毒性药物其首先引起肝小叶中央（3 区带）的肝细胞坏死。当病情非常严重时，坏死也会延伸到 2 区（图 56-5）。

其他常见的表现包括肝门静脉炎症，伴有大量的多形核嗜酸性粒细胞形成，甚至会发生急性肉芽肿。DILI 是引起肝脏肉芽肿常见的原因之一 [147-149]。众所周知，一些药物和化学物质会引起肝脏脂肪的变化，通常会发生在 3 区，当然，也不只局限于这个区域。脂肪性肝炎的所有特征有时都可能会出现。

在大多数肝细胞型损伤的情况下，特别是突然和急性发作时，当停止使用致病剂时，症状和体征可能会迅速消失，实验室特征也会得到改善。但是这种情况很少，在少数的个体中，药物可能会促进自身免疫性肝炎的持续发展 [146,150]。

肝细胞型损伤的短期和长期预后遵循 HY'S 法则。这是由海曼齐默尔曼推广的，他是一位对 DILI 特别感兴趣的临床肝病学家[142]。HY'S 表明，在伴有肝细胞型的 DILI 的患者中，约有 10% 会发展为黄疸，而在这些发展为黄疸的患者中，约有 10% 死于 DILI。最近的几份报告证实了 HY'S 法则的准确性 [8,13,143-145]。由药物引起的暴发性肝衰竭的致死率非常高（约 75%）。相比之下，对乙酰氨基酚引起的暴发性肝衰竭的致死率要低得多，只有大约 25% 的患者死亡和（或）需要肝移植。

在大多数情况下，除了鉴定出致病剂并采取停用的办法以外，还没有研究出专门治疗 DILI 的方法。显然，出现对乙酰氨基酚过量时应立即用 N-乙酰半胱氨酸替代治疗。对于在出现症状前 24h 内服用对乙酰氨基酚的成人来说，应给予 140mg/kg 的 N-乙酰半胱氨酸负荷剂量，随后从负荷剂量后 4h 开始，每 4 小时 70mg/kg，共 17 次。有人认为 N-对乙酰半胱氨酸可能对其他损伤模式

药物性肝损伤

Drug-Induced Liver Injury

表 56-2 药物性肝损伤的临床病理特征

特征	损伤模式				
	肝细胞（肝炎）型	胆汁淤积型	混合型	微多孔状型	脂肪变性型（混合小泡/大泡）
典型的临床表现	恶心、厌食（呕吐）、上腹疼痛	黄疸、瘙痒、恶心、厌食（严重时）	黄疸、瘙痒、恶心、厌食（严重时）	恶心、厌食，伴随呕吐、意识不清、嗜睡（肝性脑病）	无症状，上腹部不适、四肢乏力、恶心、厌食
典型的实验室表现	血清 ALT、AST> 5ULN，血清 AP<2ULN，血清 TBR、DRB 改变，可能类似于急性缺血性或病毒性肝炎	血清 ALT、AST <5 ULN，血清 AP> 2ULN，血清 TBR、DRB> 2 ULN（通常 >5 ULN），类似于急性甲型肝炎的胆道阻塞或胆汁淤积期	血清 ALT、AST > 3 ULN，血清 AP> 2 ULN，血清为 DRB> 2 ULN，肝细胞和胆汁淤积的特征	血清 ALT、AST 5~25 ULN，血清 AP 1~3 ULN，血清 TBR、DRB 改变，通常正常，类似于急性病毒性肝炎	血清 ALT，AST 1~5 ULN，血清 AP 1~3 ULN，血清 TBR、DRB 改变，通常正常，类似于酒精性肝炎
R	>5	<2	2～5	>5	2-5
典型的肝胆道胰腺影像学表现	正常肝脏或弥漫性、均质性病变，可能与弥漫性脂肪变性或磷脂质过多有关，无胆管扩张，可能存在胰腺肿大	正常肝脏或弥漫性、均质性病变，无胆管扩张，无胰腺异常，无慢性肝病或胆囊炎	正常肝脏或弥漫性、均质性病变，无胆管扩张，无胰腺异常，无慢性肝病或胆囊炎史	正常肝脏，无胆管扩张，正常胰腺，正常脾脏，无 PHT，无变化表明慢性肝病或胆囊炎史	弥漫性、全肝性病变，回声增强（US），密度降低（CT），无胆管扩张，正常或脂肪性胰腺，无慢性脂肪肝病或胆囊炎史
主要的鉴别诊断	急性病毒性肝炎，缺血性肝炎，急性充血性肝病，Budd-Chiari 综合征，威尔森氏病引起的肝功能失代偿，自身免疫性肝炎	胆结石、肿瘤、狭窄、胰腺疾病等引起的胆道梗阻，原发性胆汁性肝硬化，自身免疫性胆管炎/肝炎重叠综合征	胆结石、肿瘤、狭窄、胰腺疾病等引起的胆道梗阻，原发性胆汁性肝硬化，自身免疫性胆管炎/肝炎重叠综合征	雷氏综合征，妊娠期急性脂肪肝，线粒体功能的先天或后天缺陷，脂肪酸氧化和（或）ATP 的产生	酒精性肝病，与代谢综合征相关的肝病：NAFL, NASH，正常肝脂质代谢的先天或后天缺陷

（续表）

特征	损伤模式				
	肝细胞（肝炎）型	胆汁淤积型	混合型	微多状型	脂肪变性型（混合小泡－大泡）
肝脏活检的典型表现	3 区肝细胞急性坏死 结果与急性病毒性肝炎没有区别 可能出现嗜酸性粒细胞增多和（或）急性肉芽肿 可能存在脂肪（通常主要在 3 区）；可能存在脂肪性肝炎	无急性胆管炎或胆管周围炎的胆汁淤积 3 区肝细胞肿胀 无胆汁淤或其他典型的肝外阻塞性特征	无急性胆管炎或胆管周围炎的胆汁淤积 3 区肝细胞肿胀 无胆汁淤或其他典型的肝外阻塞性特征 3 区肝细胞急性坏死 结果与急性病毒性肝炎没有区别 可能出现嗜酸性粒细胞增多和（或）急性肉芽肿 可能存在脂肪（通常主要在 3 区） 可能存在脂肪性肝炎	肝细胞肿胀，胞质呈泡沫状、细胞核位于中央 凋亡体-肝细胞脱落，伴有轻微炎症 无或有轻微纤维化	中性脂肪在肝细胞中的积累量不同，通常主要在第 3 和第 2 区； 大泡脂肪细胞凋亡将肝细胞细胞核推向细胞外周； 凋亡体、肝细胞脱落； 炎症及纤维化，脂肪肉芽肿通常出现在 3 区细胞周围
停止使用致病剂后的典型过程	症状、体征迅速缓解，实验室结果改善，在 8～30 d 内降低超过 50% 以上	症状、体征和实验室检测结果持续恶化或 30～60 d 保持稳定 此后逐步改善，但可能需要 180 d 以上才能恢复	持续异常 通常比肝细胞长，但比胆汁淤积少	症状、体征和实验室结果迅速好转，8～30 d 降低超过 50%	可变，取决于药物积累、半衰期、酒精或其他代谢综合征潜在的影响
一般性疗法	停止使用违禁药物 N-乙酰半胱氨酸替代对乙酰氨基酚 泼尼松龙，20～30mg/d，硫唑嘌呤 1～2mg/kg/d，用于严重免疫过敏性疾病	停止使用违禁药物 熊脱氧胆酸 20～30 mg/（kg/d）； 胆苯胺、苯巴比妥（利福平），用于治疗严重瘙痒症	停止使用违禁药物： 泼尼松龙，20～30mg/d 硫唑嘌呤，1～2mg/（kg/d），用于严重免疫过敏性疾病； 熊脱氧胆酸 20～30mg/（kg/d）； 消胆胺、苯巴比妥（利福平），用于治疗严重瘙痒症	停止使用违禁药物； 支持性护理、营养； 对于 3～4 级严重脑病（DF>32 或肾功能不全，可考虑或应行急性肝移植	停止使用违禁药物； 支持性护理、营养； 对于严重疾病（DF>32 或肾功能不全，可考虑泼尼松龙，20～40mg/d，皮疹乙基胺 400mg，每天两次
过程及远期疗效	遵循 Hy's 法则：≈10% 发展为黄疸； ≈10% 的黄疸患者最终会死亡 一旦 FHF 发生，非对乙酰氨基酚致死率约为 75%； 对乙酰氨基酚相关病死率≈25%； 少数（可能约 15%～30%）有胆汁淤积的可能发展为桥接纤维化或肝硬化；药物引发的持续性 AI 肝炎十分罕见（<0.5%）	持续数周至数月的胆汁淤积综合征； 即使停止服用违禁药物之后，病情仍会恶化； 绝大多数患者会恢复，几乎完全康复（尽管很少进行随访活检）； 少数（可能约 1%）胆管综合征或硬化性胆管炎或胆汁性肝硬化会消失	胆汁淤积症状的各种预后	完全康复 慢性肝病无进展	可变，取决于自身条件、之前损伤的时间和性质

AI. 自身免疫；ALT. 丙氨酸氨基转移酶；AP. 碱性磷酸酶；AST. 天门冬氨酸氨基转移酶；DF. 判别函数；DRB. 直接反应胆红素；FHF. 暴发性肝衰竭；NAFL. 非酒精性脂肪肝；NASH. 非酒精性脂肪性肝炎；PHT. 门静脉高压症；R. （血清 [ALT] / [ALT] uIN) / （血清 [AP] / [AP] uIN)；TBR. 总胆红素；ULN. 正常上限；US. 超声检查

表 56-3　引起肝脏脂肪变性的药物和化学物质

微 泡	大泡或混合微泡－大泡
黄曲霉毒素 B1	非阿尿苷
胺碘酮	氟烷
L- 门冬酰胺酶	甲氨蝶呤
阿司匹林	米诺环素
氯仿	丝裂霉素
可卡因	他莫昔风
华法林	四甘醇，三氯乙烯
去铁胺	四环素
去羟肌苷	丙戊酸
乙醇	米波尔森洛美他派

表 56-4　可能引起 Mallory-Denk 体形成的药物和化学物质

胺碘酮	糖皮质激素
己烯雌酚	灰黄霉素
4，4' - 二乙氨基乙氧基乙醇	硝苯地平
乙醇	他莫昔风

表 56-5　引起磷脂病的药物

所有两亲性药物	庆大霉素
金刚烷胺	丙咪嗪
阿米卡星	伊普吲哚
胺碘酮	酮康唑
阿米替林	米帕林
氯霉素	异丙嗪
氯环力嗪	普萘洛尔
氯米帕明	磺胺甲噁唑 - 甲氧苄啶
氯喹	硫利达嗪
氯苯那敏	曲米帕明
氯丙嗪地昔帕明	曲吡那敏

的暴发性肝衰竭也有效，实际表明确实如此。

特别是当肝细胞型损伤严重时，并且（或）伴有免疫过敏症状时，通常会使用皮质醇，如泼尼松龙（20 ～ 30mg/d）和硫唑嘌呤[1 ～ 2mg/（kg/d）]。

（二）胆汁淤积型损伤

药物引起的淤胆型肝炎的典型表现是黄疸、瘙痒、恶心、厌食或呕吐通常只会在反应非常严重时发生。典型的实验室特征是胆汁淤积，主要表现是血清 AP 水平升高，是 ULN 的两倍以上，升高的还有血清总胆红素和直接胆红素，至少是 ULN 的两倍。在单纯的胆汁淤积病例中，血清转氨酶水平正常或只是轻度升高，升高的数值不到 ULN 的 3 倍且 R<2。值得注意的是，由健身补剂引起的损伤通常表现为 R>5，其病程较长，特征是 R 后期降低，瘙痒时间延长，以及会产生黄疸。

胆汁淤积型 DILI 的典型肝胆胰影像表现可为无胆道扩张和胰腺异常，肝脏通常正常或接近正常，并且没有慢性肝病或胆囊炎的迹象（表 56-2）。

胆汁淤积型 DILI 的主要鉴别诊断包括胆道梗阻（由胆结石、肿瘤、狭窄或胰腺疾病引起）和自身免疫性疾病，如原发性胆汁肝硬化、原发性硬化性胆管炎或 IgG$_4$ 自身免疫性疾病。也存在自身免疫性胆管炎和自身免疫性肝炎重叠综合征。在第六部分免疫性疾病与肝脏中有更详细的讨论。

胆汁淤积性 DILI 肝脏活检的典型表现为肝细胞中有胆汁、胆管中有胆栓，并且 3 区有肝细胞肿胀的现象（图 56-8）。无胆汁湖或其他肝外梗阻的特征，并且也没有急性胆管炎或胆管周围炎的表现，如细菌性胆管炎。

胆汁淤积性肝炎的典型病程与肝细胞型 DILI 病程相比有较大差异。在停用该药物后，症状和实验室结果继续恶化的情况并不少见，有时长达 30 ～ 180d。此后会逐渐改善，除非再次服用致病剂或其他类似的药物。在一些罕见的肝损伤中这种情况很难解决，甚至会发展成胆管消失综合征或发展成继发性胆汁性肝硬化[149]。

胆汁淤积性 DILI 的常用治疗方法是停止使用该药物，并给予熊脱氧胆酸。我们建议熊脱氧胆酸的剂量为每天 15mg ～ 20mg/ kg，分两次服用。如果瘙痒严重的话，通常服用考来烯胺；但

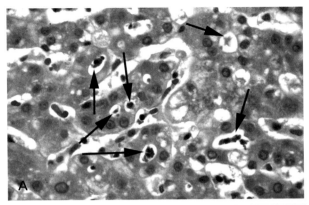

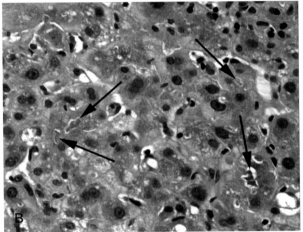

▲ 图 56-8 胆汁淤积型肝损伤

A. 胆汁淤积型损伤，该活检样本来自于一名在服用非甾体抗炎药萘丁美酮时出现黄疸的病人，表现为相对轻微的胆汁淤积，伴有许多胆管栓（箭），但肝细胞损伤相对较小。患者血清胆红素峰值为 110mg/dl；B. 胆汁淤积性损伤：本活检标本来自于一名在服用阿莫西林后出现黄疸的患者，表现为肝细胞和胆汁淤积型的联合损伤，伴有胆管栓（箭），以及肝细胞损伤、凋亡和 kupffer 氏细胞肥大和淋巴细胞炎症，从而导致肝细胞板块紊乱

是考来烯胺不能与熊脱氧胆酸或其他药物同时服用，因为药物相互结合会阻止其吸收。我们通常建议在早上服用考来烯胺。其他有助于控制瘙痒的措施包括血浆置换和使用苯巴比妥、利福平或纳曲酮，尽管这些药物，尤其是利福平也会引起肝毒性。

（三）混合性损伤类型

顾名思义，这一类型涉及肝细胞和胆汁淤积型损伤（表 56-2）。典型的临床表现是恶心、厌食，严重时呕吐，黄疸和瘙痒也可能出现。

典型的实验室结果是血清转氨酶水平高于 ULN 的三倍，血清 AP、总胆红素和直接胆红

素水平高于 ULN 的两倍。活检特征也是之前描述的另外两种损伤特征的结合。R 在 2 和 5 之间。

鉴别诊断包括缺血性肝炎、急性充血性肝炎、急性病毒性肝炎、自身免疫性肝炎或自身免疫性胆管炎和肝炎重叠综合征，以及由威尔森病、原发性胆汁性肝硬化和原发性硬化性胆管炎引起的肝失代偿，胆结石、肿瘤、狭窄或原发性胰脏疾病引起的胆道梗阻也应列入鉴别诊断。

典型的治疗方法与已经描述的肝细胞和胆汁淤积损伤的治疗方法相同。病程比肝细胞损伤的病程稍长，但比单纯的胆汁淤积型 DILI 病程短。

（四）脂肪变性（脂肪肝）型损伤

如表 56-3 所示，肝脏脂肪堆积有两种主要类型：小泡性脂肪变导致小脂肪滴的改变，而大泡性脂肪变与较少大脂肪滴的改变有关。然而，大泡性脂肪变的典型表现至少有轻度的小泡性脂肪变。

小泡性脂肪变主要是由于线粒体毒性，导致线粒体—氧化游离脂肪酸和线粒体 ATP 生成减少。这类患者通常表现为恶心、厌食、呕吐、嗜睡或昏迷，后者可归因于肝性脑病和严重的高氨血症。由于线粒体呼吸和氧化磷酸化严重受损，通常伴有明显的乳酸酸中毒。典型的实验室表现是血清转氨酶水平显著升高；血清 AP 水平正常或仅略有升高，血清胆红素水平随损伤的严重程度而变化，并且 R > 5。

小泡性脂肪肝患者的典型肝胆胰影像显示其肝、胰腺和脾脏均正常，无胆道扩张或无门静脉高压或慢性肝病。主要的鉴别诊断是雷氏综合征、先天性或获得性线粒体功能缺陷，特别是脂肪酸代谢或 ATP 生成障碍。

肝活检显示肝受损比较轻微（图 56-9）。为了清晰地观察脂质，可能需要在冰冻切片上进行油红 O 染色，因为弥漫性脂质沉积在液滴中非常小，通常小于光学显微镜的分辨率极限。无肝细胞核移位现象，福尔马林固定组织常规染色体脂质可能观察不到脂质。虽然可能会出现细胞凋亡和肝

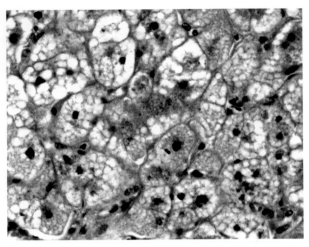

▲ 图 56-9　一名服用丙戊酸的儿童发生小泡性脂肪变
大部分肝细胞有小的脂肪液泡，肝脏细胞水肿，库普弗细胞肥大和轻度淋巴细胞浸润均可见

细胞水肿现象，但炎症很轻，且通常没有纤维化。

通常情况下，如果停止使用致病剂，情况可以迅速缓解。但是，严重的患者可能无法康复，除非他们接受紧急肝移植。当然，所有可能成为肝移植候选的病人以及发展成更严重的肝性脑病病人都应该迅速转移到移植中心。如果病人能在急性期得到良好的护理，那些还没发展成慢性肝病的患者是有可能恢复的。表 56-3 总结了引起小泡性脂肪变的药物类型。值得注意的是，两种新批准的米波美尔森和洛美他派，主要用于治疗家族性高胆固醇血症的药物，也会引起小泡性脂肪变[151]。

六、混合性（大泡性和微泡性）和大泡性脂肪变性

脂肪堆积可能是最常见的肝脏异常表现。脂肪肝的发病可由多种因素引起，在第 25 章和第 26 章中会有更详细的讨论。药物和化学物质是引起脂肪肝的重要因素之一（表 56-3）。如果把乙醇看作一种药物，那它可能是最常见的因素。大多数脂肪肝可归因于酒精或其他因素，产生大泡性脂肪变，且临床上通常是无症状的。当脂肪沉积严重时，随之发生肝大，患者可能有上腹部不适和沉重感，很少出现更严重的症状，如恶心、厌食、呕吐或黄疸。实验室结果可能完全正常，或者可能只是血清转氨酶水平有轻微的升高。虽

然血清 AP 水平可能略有增加，但 r－谷氨酰转肽酶水平通常升高更明显。肝胆影像的典型表现为弥漫性、广泛性肝大。超声检查显示回声增强，而 CT 扫描显示肝密度减低。一般无胆道扩张，胰腺显示正常或显示出回声增强，表明胰腺脂肪有沉积。

除大量饮酒外，大泡性脂肪变通常由代谢综合征相关肝病引起（见 26 章非酒精性脂肪性肝病的流行病学、自然病程和评估）。药物诱导的大泡性脂肪变的肝脏活检结果与酒精或非酒精性脂肪肝的肝脏活检结果没有明显区别。由于酒精和非酒精性脂肪肝再加上患者使用的一种或多种药物，出现以上表现是很常见的。Mauory-Denk 体的形成可能是酒精性或非酒精性脂肪性肝炎的结果，还可能与几种药物有关（表 56-4）。通常的治疗方法是停止使用致病剂。然而，如果脂肪变性比较轻微且无临床症状，并且药物治疗又是必需的，像治疗风湿性关节炎或牛皮癣必须使用的甲氨蝶呤，则可以在严格检测下继续使用。除了已经描述的病理特征外，药物可引起肝细胞和其他细胞中磷脂的累积（表 56-5）、肝脏血管病变（包括肝紫斑病）（表 56-6）、窦性梗阻或静脉阻塞性疾病和动脉血管损害，类似于硬化性胆管炎的综合征。

七、可预测与不可预测性药物性肝损伤

另一种将 DILI 分类的有效方法是区分药物性肝损伤究竟是固有的（可预测）的还是特异

表 56-6　造成肝紫斑病的一些药物和化学物质

合成类固醇	糖皮质激素
砷	安宫黄体酮
硫唑嘌呤	三苯氧胺
避孕类固醇	硫鸟嘌呤
达那唑	二氧化钍
己烯雌酚	氯乙烯
雌素酮	过量维生素 A

性（不可预测）的。到目前为止，固有（可预测）的 DILI 最明显的例子是乙酰氨基酚诱导的 DILI，经研究表明，几乎每个服用足够剂量的人都会产生肝损伤。表 56-7 列出了其他类似作用的药物或毒素。

然而，大多数药物都会导致不可预测性 DILI，并且仅在一小部分人群中出现此类现象。这种反应被称为特异性反应。这种特异性反应将根据是否存在免疫过敏反应进行进一步细分。主要表现为发热、外周血中嗜酸性粒细胞增多、皮疹、关节痛和关节炎等症状。如表 56-7 所示，许多药物都能引起伴或不伴免疫过敏表型的特异性 DILI，因而突出了遗传宿主因子在调节损伤反应应答中的重要性（图 56-2）。

关于可能导致免疫过敏性损伤的机制，请参见图 56-10。从图中可以看出，药物可能与宿主蛋白结合产生抗原，故宿主蛋白会被认为是外来物，因而宿主的免疫系统会对其产生 T 淋巴细胞或 B

淋巴细胞应答。这些新抗原主要在肝细胞上，而肝细胞是大多数药物代谢发生的地方，所以效应可能类似于自身免疫性肝炎。摄入药物有可能会引发罕见的自身免疫肝炎[146,150]。DILI 发病机制中特别强调了宿主免疫反应的重要性，全基因组和候选基因关联性分析研究中发现迄今为止几乎所有与 DILI 风险相关的基因都是针对 HLA 等位基因（表 56-8）。阿莫西林 - 克拉维酸、卡马西平、氟氯西林这些致病药物会导致免疫过敏性疾病，而异烟肼、西美加群则不会。这说明即使在没有典型的免疫过敏特征的情况下，免疫反应在临床上大部分的 DILI 中也是非常重要的。

八、特殊药物导致的药物性肝损伤

（一）麻醉剂

目前用于麻醉的药物中，只有卤化挥发性麻醉剂有显著的肝毒性。从 20 世纪 50 年代的氟

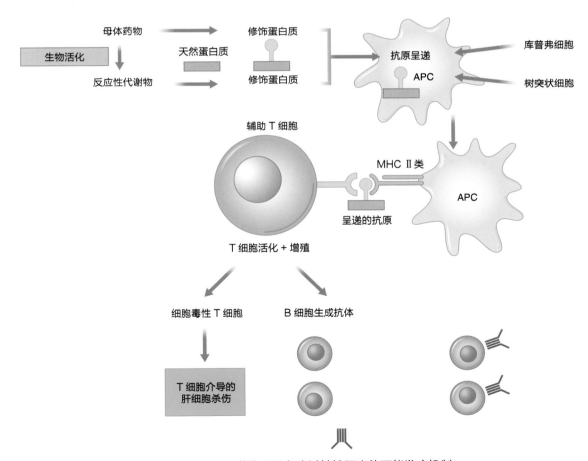

▲ 图 56-10　药物诱导免疫过敏性肝炎的可能发病机制

APC. 抗原呈递细胞

表 56-7　药物性肝损伤的分类：固有的（可预测）与特异性的（不可预测）药物性肝损伤的比较

变　量	药物性肝损伤的类型特点		
	固有的	具有免疫过敏特性	不具有免疫过敏特性
可预测性 / 剂量依赖性	高度 / 是 所有给予高剂量的个体都会 发生药物性肝损伤； 经常在实验动物中产生	低 / 轻度或者无 无论剂量如何，大多数人都不会 发生药物性肝损伤； 在实验动物中不可复制	低 / 轻度或者无 无论剂量如何，大多数人都不会 发生药物性肝损伤； 在实验动物中不可复制
相关特征	对其他器官也有毒性损害； 肾、胰腺损伤常见	发热、皮疹、腺病、嗜酸性粒细 胞增多； 自身抗体（ANA，ASMA）出现， 高球蛋白血症	没有免疫过敏反应的肝外表现
潜在的风险 因素	酶的激活（无抑制）增加了 有毒中间体形成； 减少新陈代谢、解毒和去除 有毒中间体的条件	过敏体质； 其他起作用的宿主遗传因素，如 某些 HLA 类型的存在，影响 Th_1 和 Th_2 表型的因素； 女性比男性更易感染（就像大多 数自身免疫性疾病一样）	其他起作用的宿主遗传因素，如 　影响药物代谢 I / II 期酶表达的 　遗传因素； 伴有肝脏基础疾病，尤其是经过 HAART 治疗的慢性病毒性肝炎和 服用甲氨蝶呤的个体存在脂肪肝， 进而引起的脂肪肝炎
典型的损伤 模式	肝细胞，急性	肝细胞，急性； 不常见，胆汁淤积或混合	肝细胞，急性； 不常见，胆汁淤积或混合
再次刺激的 反应	迅速而有效的复发	快速复发（1 ～ 3 剂）	不确定（可能会延迟几周，通常 比初次发病要快）
典型药物	对乙酰氨基酚 毒素 溴苯 四氯化碳 氯仿 氟烷 白磷	阿莫西林 - 克拉维酸 α- 甲基多巴 双氯芬酸 多西环素 非诺贝特 氟烷 肼屈嗪 米诺环素 呋喃妥因 青霉素 保泰松 苯妥英钠 奎尼丁 他汀类药物（很少）	阿莫西林 - 克拉维酸 氯丙嗪（其他吩噻嗪） 安氟醚 氟乙烯醚 格列酮（罗格列酮，吡格列酮， 曲格列酮） 异烟肼 硝苯地平 青霉素 苯乙肼 保泰松 丙硫氧嘧啶 他汀类药物（很少） 磺脲类 奎尼丁
发病前暴露 时间	非常短（<1 周）（例如，试 图自杀时服用过量的对乙 酰氨基酚）	短（1 ～ 5 周）（例如，服用苯 妥英引起的过敏反应）	丙戊酸 不确定，取决于尚不明确的宿主 易感因素（1 ～ 100 周）（例如， 格列酮诱导的肝损伤）

ANA. 抗核抗体；ASMA. 抗平滑肌抗体；HAART. 高效抗逆转录病毒疗法；HLA. 人白细胞抗原。

烷开始，卤化麻醉剂取代了常规使用的乙醚和氯仿。氟烷除了不易燃外，还具有比乙醚更好的药代动力学，并且与氯仿相比，很少引起呼吸和心脏不良反应。然而，很快发现了术后肝损伤，尤其是再次接触氟烷的患者[142, 152, 153]，这也给麻醉师带来了职业危害[154]。其他卤化剂的开发，如安氟醚、异氟烷、地氟醚和七氟醚的肝脏毒性较小，很可能是因为这些药物在肝脏中代谢较少。然而，研究发现上述药物都会引发不同程度的肝损伤，包括七氟醚。七氟醚被认为是新型卤化剂中最安全的一种药物，其导致的损伤大多数都是自限性的[155-160]，虽然也存在由于反复暴露

表 56-8 已报道的与药物性肝损伤风险相关的基因

药物；参考文献	等位基因	病例数 / 对照数	等位基因频率，病例 / 对照（%）	OR（95%CI）	备注
人类白细胞抗原基因					
阿巴卡韦；114，115	DRB*5701	18/167	78/2	117（29～481）	
单体型	DRB*5701，DR7，DQ3	18/167	72/0	822（43～15,675）	
阿莫西林 - 克拉维酸；116	DRB1*1501	35/60	57/12	NA	
117	DRB1*1501	22/134	70/20	9.2（NA）	
118	DRB1*15	52/228	50/30	2.45（1.37～4.8）	
119	DRB1*0602	27/635	74/41	4.14（1.73～9.95）	
120	DRB1*0602	201/532	NR	2.8（2.1～3.8）	单体型 A * 201 - B * 0702 - DRB1 * 1501 - DQB1 * 0602（或 13 - 20）相关性最显著
氟氯西林；121	DRB1*5701	72/346	83/6.3	80.6（22.8～285）	
INH；122	DQB*0201 DRA*0103	56/290 56/290	52/23 6/39	2.1（1.0～4.18） 0.2（0.04～0.69）	对亚洲印第安人的研究保护性等位基因
拉帕替尼；123	DQA1*0201	99/275	10/1.1	9.0（2～53）	ALT> 5ULN
罗美昔布；124	DRB1*1501（GWAS rs3129900）	139/581	41/10	6.3（4.1～9.7）	部分单体型 DRB1* 1501 - DQA1 * 0102 - DQB1 * 0602-DRB5 * 0101 与阿莫西林 - 克拉维酸诱导的肝损伤和多发性硬化相关
噻氯匹定；124	A*3303（Japanese）	22/85	68/14	13（4.4～38.6）	
希美加群；125	DRB1*07 DQA1*02	74/130 74/130	26/8.5 26/8.5	4.41（2.22～8.87） 4.41（2.22～8.80）	
非人类白细胞抗原基因					
INH；126	CYP2E1 [c1/c1]（野生型）CYP2E1 [c1/c1] + NAT2 慢速乙酰化器	21/318	20/9 7.43（NR）	2.52（NR）	
INH；127	NAT2 慢速乙酰化器	18/114	36.8/9.7	5.41（1.76～16.59）	CYP2E1 基因型与抗结核药物型 DILI 之间无关联

ALT. 血清丙氨酸氨基转移酶；CI. 置信区间；DILI. 药物性肝损伤；GWAS. 全基因组关联研究；HLA. 人白细胞抗原；INH. 异烟肼；NA. 不可用；NR. 未报告；OR. 比值比；ULN. 正常上限

于七氟醚导致大面积肝坏死而导致死亡的 ALF 案例[159,160]。服用氟烷后肝毒性的发生率估计在 1/3000 到 1/30000 之间[161]，而使用安氟醚后肝毒性的发生率估计约为 1/80 万[162]。新药引发肝毒性的发病率甚至更低。

对于阐明肝损伤发病的免疫机制，我们主要通过鉴定受损肝脏中氟烷代谢物修饰的新抗原和患者血清中针对新抗原产生的 IgG 抗体来实现[146,163,166]。在 CYP 亚型中，CYP2E1 可负责氧化反应生成活性代谢产物。当给狗服用氟烷、异氟醚和七氟醚时[167]，以上麻醉剂都会导致术后转氨酶水平升高，但氟烷的毒性比其他药物出现的更早且程度更高。

近几年，研究人员总结了卤化麻醉剂诱导的肝损伤的临床特征[142,152,154,168,169]。大多数人多次接受麻醉，并且药剂之间可能存在交叉过敏反应。诸如发热和不适等非特异性症状在术后数天至数周出现，随后氨基转移酶水平显著升高，然后出现黄疸。可见，发病是不稳定的，有时黄疸需要长达一个月的时间才出现。肝损伤的常见组织学模式是小叶中心坏死[170]；然而，也可能发生胆汁淤积[171]。最易受影响的人群是 40～60 岁之间的肥胖女性。少数患者甚至会发生致命的暴发性肝衰竭，其中一些患者通过移植手术获救。然而，在大多数情况下，病症会完全消退且没有肝功能障碍后遗症。幸存下来的病人不应再接触任何卤化麻醉剂。

在非肠道给药的药物中，异丙酚和氯胺酮都是安全的，并且已被广泛用于短时间的手术中。病人在服用异丙酚后可能会出现轻微的氨基转移酶水平升高，不过服用异丙酚出现严重的肝毒性案例也有报道[172]，尤其是在儿童和成人[173]服用较高剂量的异丙酚后，出现了以线粒体毒性为特征的异丙酚输注综合征，并伴有心肌和骨骼肌功能障碍以及脂肪肝。

因慢性疼痛而长期服用氯胺酮也会导致肝脏检查结果异常[174]，并且在滥用药物的患者中也会出现继发性硬化性胆管炎[175]。这两种情况下，都需要患者停止用药物。

（二）抗惊厥药

许多抗惊厥药具有潜在的肝毒性作用（表 56-9），包括已使用数十年的传统药物（例如，苯妥英、丙戊酸、卡马西平）和较新的药物，例如非尔氨酯和拉莫三嗪。由于控制癫痫发作很重要，尽管这些药物有潜在的毒性，但患者癫痫仍需坚持服用。尽管与传统药物相比，较新的第二代抗癫痫药物具有更好的耐受性和较低的肝毒性或没有肝毒性[176]，但一些难以治疗的癫痫可能需要两种或更多种抗癫痫药物联合使用，并且癫痫患者还有可能会接触到除了癫痫药物以外的其他药物[177]。了解药物之间的相互作用效果对于控制癫痫和防止不良反应很重要。例如，添加丙戊酸会增加拉莫三嗪的血清浓度，可产生肝毒性，而服用含雌激素的避孕药会降低拉莫三嗪的血药浓度[177]。Viga-batrin（即乙烯基-GABA）在美国市场上是限制使用的，因为它会导致视野缺陷[178]。但是，这种药物可能对治疗甲基苯丙胺和可卡因成瘾有用[179]。未来可能会出现许多其他抗惊厥药物[178]，但在上市后仍需严格监测以明确它们的毒性。

几十年来，一直认为苯妥英因超敏反应而引起肝毒性[180-182]。大多数服用苯妥英的患者在治疗的最初几个月内会出现轻微的 AP 和 γ-谷氨酰基转移酶水平升高，但随着药物的继续使用又会恢复正常，这是肝脏已经适应了药物，通常不需要停止治疗。但苯妥英一旦引起超敏反应是最令人担忧的[183]。CYP2C9 介导生成反应性芳烃氧化物代谢物，然后 CYP2C9，CYP2C19 和 CYP3A4 形成邻醌，导致半抗原和免疫激活。据估计，这种特异性非剂量依赖性毒性的发生率不到 1/10 000，而 56% 的苯妥英引起的超敏反应与某些肝毒性相关[183]。仍有部分肝衰竭患者需要肝移植。

临床症状通常在用药后 1～8 周内出现，包括发热、不适、淋巴结肿大、脾肿大和皮疹。血清转氨酶水平升高 2～100 倍（ALT 水平高于 AST 水平），AP 水平升高 2～8 倍[181,183,184]。白细胞增多和非典型淋巴细胞增多提示单核细胞增

表 56-9　抗惊厥药与药物性肝损伤

抗癫痫药物	新陈代谢	药物相互作用	肝毒性（模式）	备　注
传统抗癫痫药物				
苯巴比妥	肝	是	是（肝炎＞胆汁淤积）	DRESS
苯妥英	肝	是	是（肝炎＞胆汁淤积）	DRESS
扑痫酮	肝	是	否	-
卡马西平	肝	是	是（胆汁淤积＞肝炎）	DRESS
丙戊酸钠	肝	是	是（小泡性脂肪变）	Reye's 综合征样反应（线粒体损伤）
第二代抗癫痫药物				
加巴喷丁	肾	否	有过案例	无
非巴酸盐	肝	否	是（肝炎＞胆汁淤积）	再生障碍性贫血
拉莫三嗪	肝	否	有过案例（胆汁淤积＞肝炎）	Stevens-Johnson 综合征
托吡酯	肝 / 肾	否	未知 DILI 与其他 AED 结合使用时	Stevens-Johnson 综合征？
左乙拉西坦	肾	否	有过案例（肝炎）	无
奥卡西平	肝	否	有过案例	低钠血症 / 皮疹
唑尼沙胺	肝	是	有过案例（1 例 VBDS）	DRESS
氯巴占	肝	否	未知	皮肤反应
普瑞巴林	肾	否	有过案例	血液学不良反应

AED. 抗癫痫药；DILI. 药物性肝损伤；DRESS. 伴有嗜酸粒细胞增多和全身症状的药疹；VBDS. 胆管消失综合征

多症和嗜酸性粒细胞增多症，偶尔也会伴有狼疮样综合征和假性淋巴瘤。其他器官系统中的不良反应可包括间质性肾炎、肌炎和横纹肌溶解、肺炎和骨髓抑制。临床表现也类似于病毒性肝炎[181]。当进行肝活检时，组织学分析显示全小叶有单核和多形核细胞混合浸润，伴有明显的嗜酸性粒细胞增多。在 10% 的病例中，主要体征是胆汁淤积。但是，研究结果并不是很详细。

　　大多数情况下，停止用药后毒性可自行消退。然而，一旦进展到肝衰竭，病死率可高达 40%。由于苯妥英与卡马西平和奥卡西平有交叉反应[182,185]，所以当癫痫患者服用苯妥英出现肝损伤时，不能用卡马西平和奥卡西平来替代苯妥英控制癫痫。此外，也要避免静脉注射苯妥英的磷酸酯前药，即磷苯妥英[186]。与苯妥英一样，卡马西平也可引起血清 γ- 谷氨酰基转移酶（64%）和 AP（14%）水平轻度升高，但不需要停止治疗[183]。

然而，22% 的患者出现了转氨酶水平升高，说明卡马西平可能会引发严重的特异性超敏反应。一项来自瑞典的研究[187]显示其风险约为 1/6000，高于苯妥英。超敏反应也是由于反应性代谢物的形成导致的，可能是由 CYP3A4 产生的不稳定环氧化物导致[188]。药物毒性通常发生在治疗后的 8 ～ 16 周，表现为发热、皮疹和外周血嗜酸性粒细胞增多。

　　卡马西平比苯妥英更有可能引起胆汁淤积型肝毒性，30% 的病例中可出现这种情况。50% 的病例发生肝损伤与 AP、胆红素和氨基转移酶水平升高的混合型肝损伤。以肝细胞为主的损伤可能预后较差[183]。与胆汁淤积型的临床表现一致，组织病理学研究通常表现出嗜酸性粒细胞增多的肉芽肿反应[189]。停药后，损伤缓解需要几周时间。由于损伤是免疫介导的，所以不推荐再次应用该药，且应避免使用苯妥英和奥卡西平[185,190]。

1990 年在丹麦首次引入卡马西平的酮类似物奥卡西平，最近，奥卡西平在包括美国在内的大多数国家都有售。

奥卡西平被认为是一种安全有效的抗惊厥剂[191]，与卡马西平相比，与 CYP 相关的相互作用较少[178]。但据报道，奥卡西平也可因超敏反应导致 ALF，其临床表现与卡马西平和苯妥英类似[190]。

丙戊酸于 1978 年推出，是一种非芳香族抗癫痫药。丙戊酸可能是世界上使用最广泛的抗惊厥药[193]，一般而言是非常安全的，成人和 2 岁以上儿童的肝毒性发生率约为 1/35000[194]。然而，对于 2 岁以下的儿童，特别是同时服用其他抗癫痫药的儿童，其发病率可能是 1/600。丙戊酸钠是儿童和成人药物诱发 ALF 的第三或第四大原因。与其他药物相比，服用抗癫痫药的患者移植后的存活率更差[195]。显然，患有遗传性线粒体酶缺陷的患者面临的风险更高[196, 197]，最有可能是因为丙戊酸钠通过线粒体氧化代谢耗尽了辅酶 A 水平。患有 Alpers-Huttenlocher 的风险更高，这与线粒体聚合酶 γ 基因的突变有关[197]。肝毒性通常发生在治疗的前 3 个月至 6 个月，尽管报道的最长时间可以达到 2788 天[197]。

尽管流行病学研究表明其他宿主因素和多种复方药物可能是重要因素，但丙戊酸钠的肝毒性很可能与剂量有关[194]。高达 40% 的患者出现短暂的、无症状的 ALT 浓度升高，并且随着剂量的减少药物毒性逐渐降低。除了年龄和复方药这两种因素外，该药物的剂量与丙戊酸毒性代谢产物 2- 丙基 -4- 戊烯酸的产量明显相关[198]。因此，建议患者在治疗前 6 个月和剂量增加后进行 ALT 监测。服用奥氮平和丙戊酸钠的患者 ALT 水平升高的程度高于单独服用其他药物的患者[199]。虽然没有发现一定程度的 ALT 水平升高是预测肝衰竭发生的指标，但如果升高超过三倍则应立即停止用药。如果出现发热、恶心、呕吐和腹痛，并伴随着肝衰竭和癫痫控制不良的实验室证据，那么肝衰竭可能会不可逆转。

丙戊酸钠肝毒性的特征性组织病理学特点是囊泡性脂肪变性，类似于 Reye 综合征，主要见于 2 区和 3 区[183]。这些变化也可能在没有毒性的情况下发生。在一份报告中，61% 长期接受丙戊酸钠治疗的患者经超声检查显示患有脂肪肝，其中 200 例患者的血清氨基转移酶浓度正常。在一项针对严重神经功能障碍的小型研究中发现，丙戊酸钠治疗也有助于降低血清白蛋白浓度，程度可达 30%，并且没有明显的毒性[201]。与其他传统的一线抗癫痫药物形成鲜明对比的是丙戊酸钠不会产生过敏反应。

由于丙戊酸可能会损伤线粒体功能，因此建议使用左旋肉碱作为保护剂[202]。左旋肉碱可以改善严重丙戊酸钠肝毒性患者的存活率，特别是静脉给药的话效果更明显。对于服用丙戊酸钠的婴儿和幼儿，以及出现高氨血症或伴有，多种肝毒性危险因素的患者，建议每天口服左旋肉碱 100 mg/kg，最高不超过 2g /d[204]。预防性使用左旋肉碱可降低丙戊酸钠肝毒性的风险。

（三）新型抗惊厥药

非尔氨酯于 1993 年批准上市。但是，在该药物投入使用的第一年中，肝衰竭发病率达到 1/6000（而再生障碍性贫血发病率为 1/3000），因此，该药物被限制用于治疗对其他药物无反应的严重癫痫[178]。到 1996 年，美国食品及药物管理局（FDA）收集了 36 例肝毒性病例，其中包括 5 例死亡[205]。考虑到非尔氨酯对人体的不良反应，而市场上也有更为安全的抗癫痫药物可供选择，因此，临床上很少有患者使用非尔氨酯抗癫痫[206]。它的毒性机制可能与氨基甲酸酯的形成有关[207]，该物质经活化后变成阿托醛[183,208,209]。非尔氨酯通常与其他抗惊厥药一起使用，而它也是一种被 CYP3A4 代谢的底物，因此，研究人员们对它进行了药物相互作用的研究。一项体内研究[210] 表明，同时使用这些药物时，非尔氨酯可能会引起 CYP3A4 的转录激活，导致卡马西平 10、11- 环氧化物的形成。目前，由于相关的病例很少，人们难以确定非尔氨酯肝毒性的临床特征和组织病理学特征。然而，在使用非尔氨酯治疗3周到6个月后女性患者更容易表现出临床症状。

　　http://www.epocrates.com 和 http://www.pdr.net 上指出氯硝西泮具有肝毒性，并可产生严重不良反应。然而，文献中只报道了一例急性肝损伤复发的患者[211]。目前还没有该药物与其他苯二氮䓬类药物交叉反应的报道。

　　拉莫三嗪是一种苯基三嗪类抗惊厥药，十多年来人们一直在使用这种药物。1995年，报道了第一例因使用拉莫三嗪而引起的暴发性肝衰竭[212]。1998年报道了另一例严重病例，患者是一名8岁男孩，目前已经痊愈[213]。在药物性肝损伤协作网络（DILIN）登记中，拉莫三嗪引起成人和儿童肝损伤的比例为1%。虽然拉莫三嗪不是芳香族抗惊厥药，但使用拉莫三嗪最常发生的不良反应是皮疹（发生在3%～10%的患者中）[183,214,215]，甚至会恶化成Stevens-Johnson综合征/中毒性表皮坏死松解症。拉莫三嗪代谢的活性芳烃氧化物是否会导致皮肤毒性和肝毒性，目前尚不清楚[216]。

　　然而，有人已经提出了卡马西平与拉莫三嗪之间的交叉反应[217]。拉莫三嗪说明书中有黑框警告标识。同时服用丙戊酸盐能使拉莫三嗪血药浓度水平提高许多倍，容易发生肝毒性[177]。

　　托吡酯在临床被用于预防偏头痛。它对碳酸酐酶有抑制作用，而且会引起代谢性酸中毒。一直认为托吡酯安全有效，且几乎没有不良反应（大部分与中枢神经系统相关），特别是开始小剂量使用，然后再缓慢增加用量（25～50mg/周）的情况下[218]。只有1例女性发生急性肝衰竭（ALF）的报道，但这名女性也同时服用了卡马西平[219]，卡马西平和托吡酯的血药浓度在治疗范围内。托吡酯与丙戊酸联用可使脑病发生风险提高10倍[220]。自此以后，人们还报告了另外5例可逆性肝毒性，包括3名儿童和2名成人，他们同样也服用了丙戊酸[221-223]，这说明托吡酯会改变丙戊酸盐的药代动力学。

　　左乙拉西坦的代谢率最低（仅34%）[224]，几乎没有什么长期不良反应[225]；但是1名澳大利亚患者服用左乙拉西坦后却出现了肝衰竭，而

且急需肝移植治疗[226]。不幸的是，这名患者在无意中再次服用了这种药物，并再次损伤了移植后的肝脏。

　　唑尼沙胺具有肝脏代谢作用，但几乎没有药物相互作用[227]。仅有一例关于这种药物造成胆管消失综合征的报道[228]。

　　加巴喷丁和普瑞巴林已被批准用于某些类型的癫痫发作和神经性疼痛。关于这两类药引起肝损伤的首次报道是通过停药后消退的胆汁淤积型肝损伤[229]。最近一次在法国药物安全监视数据库的回顾分析中发现，这两种药物都可能引发肝炎，但加巴喷丁引发肝炎的可能性更大[230]。据报道，因使用加巴喷丁可能或疑似造成肝炎的病例共计8例，其中4例唯一使用的药物就是加巴喷丁，而普瑞巴林的不良反应被其血液学效应所掩盖了。研究人员已经发表了加巴喷丁和普瑞巴林引起可逆性肝毒性的最新相关报道[231,232]。

（四）精神药物

1. 注意力不足多动症

　　哌甲酯是一种常用甚至有可能是过度使用的中枢神经系统兴奋剂，它可导致肝功能检验结果异常。但据报道，只有在静脉注射时这种药物才会引起肝毒性[233]。此外，它还能引起自身免疫性肝炎[234]。但是，这类肝损伤却并不多见，DILIN登记处仅登记了1个相关病例[144]。在VigiBase儿童登记处，哌甲酯和阿托西汀造成的肝损伤病例分别为96例和64例[235]。

　　阿托西汀是一种非刺激性选择性去甲肾上腺素重摄取抑制药，因为它不是受管制药，所以通常用来代替哌甲酯。主要经CYP2D6代谢，并且据报道，在上市后的监测中，几乎没有发现阿托西汀引起的比较严重的肝毒性[236]，包括前瞻性研究中的4例DILIN[144]。

2. 抗精神病药：第一代

　　众所周知，吩噻嗪神经安定药（包括氯丙嗪、氯丙哌嗪、奋乃静和硫利达嗪）会引起肝细胞和胆汁淤积型损伤，最常见的是免疫过敏

反应[237]。而氟哌嗪、硫普拉嗪和三氟拉嗪似乎只引起胆汁淤积。在一项英国数据库的药物安全研究中发现[10]，氯丙嗪是与 DILI 最常相关的药物，调整后的优势比为 416。如果对接受氯丙嗪治疗的患者进行连续的肝功能检查，其中有 42% 会显示异常。苯丁酮氟哌啶醇也很少会引起胆汁淤积，但有时它的影响会持续很长时间。

3. 抗精神病药：第二代

第二代抗精神病药疗效更高、不良反应更少、肝毒性也更低，在很大程度上已经取代了第一代药物。氯氮平通常会造成高达 40% 的患者出现肝功能检查结果异常[238]，但是，据报道，仅发现 2 例致命性的暴发性肝衰竭病例[239]。在为期18 周的包括 147 名患者的研究中，将氯氮平与拉唑西酮相比较，两种药物均未引起肝毒性[240]。奥氮平耐受性良好，受人欢迎。在单中心登记处的 313 例病例中，因奥氮平而引发 DILI 的患者占 5.4%，而停止使用该药物后迅速逆转[241]。利培酮可导致无症状的肝酶水平轻度升高，53% 的儿童出现 AP 水平升高，而在 0.8% 的病例中，ALT 水平升高超过三倍[242]。利培酮造成肝酶水平升高的三种损伤模式均有相关报道[257]。哌替平造成肝酶水平轻度升高，还有一些临床黄疸病例的报告，包括罕见的 ALF 且已经康复的病例[244]。但在研究中，没有阿立哌唑、帕利哌酮、匹莫齐特和伊潘立酮造成肝损伤的相关报道。因此，尽管这些药物都有许多严重的不良反应，但几乎不具有肝毒性，因此不建议对以上药物进行长期的肝功能监测。

（五）抗抑郁药

抗抑郁药很少造成 DILI。像选择性 5- 羟色胺再摄取抑制药、羟色胺和去甲肾上腺素再摄取抑制药这类第二代药物可能会导致 0.5% ~ 1% 的患者出现无症状的轻度氨基转移酶水平升高，而在使用三环或四环类抗抑郁药物治疗的患者中占 3%[244]。据最近的一篇综述报道显示，导致 DILI 发生率最高的药物如下所示：单胺氧化酶抑制药、三环 / 四环类抗抑郁药物、安非他酮、度

洛西汀和阿戈美拉汀[244]。西酞普兰、依他普仑、帕罗西汀和氟伏沙明这类药物的风险性明显较低。这些药物已基本上被第二代药物取代。对 DILIN 登记处和西班牙登记处的患者分析显示，抗抑郁药造成的 DILI 分别占 3.3%[144] 和 5%[143]。

尽管增加抑郁症患者多种抗抑郁药物的联合使用以及与其他疾病相关性药物共同使用会增加 DILI 的发生风险，但是并没有发现基因多态性是 DILI 的风险因素。共同用药可能影响相同的 CYP 系统路径，同时可能会增加药物活性成分或其代谢物的含量，更易引发 DILI[244]。

三环类药物主要通过 CYP2D6 代谢，毒性在 CYP2D6- 弱代谢型中更常见。市面上不再销售的氨基嘧啶通过 CYP3A4 代谢为活性代谢物，这些代谢物很有可能会引起免疫过敏反应。研究表明，阿米替林及其 N- 脱烷基化代谢产物去甲替林可通过 CYP2D6 和 CYP3A4 活化成芳烃氧化物中间体[245]。

单胺氧化酶抑制药苯乙肼和反式丙烯酸也被列入可引发肝炎的药物名单中；然而，并没有发现此药物引起的明显肝损伤病例报告。苯乙肼是一种有效的肝脏细胞色素（CYP）抑制药，特别是 CYP3A4 和 CYP2C19[246]。1956 年，异烟酰异丙肼由于肝毒性退出美国市场，异烟酰异丙肼引发肝损伤的机制可能与抗线粒体抗体有关，只是靶抗原不同于原发性胆汁性肝硬化中的抗原而已。

选择性 5- 羟色胺再摄取抑制药很少引起肝损伤。然而，据报道，有少数患者因服用帕罗西汀引起急性肝炎[247]，也有少数氟西汀、西酞普兰、依他普仑、氟伏沙明和舍曲林相关肝损伤病例的报道，但 30 例中只有 2 例是致命性的[247]。

据报道，两种新型的羟色胺和去甲肾上腺素再摄取抑制药（度洛西汀和文拉法辛）也可引发 DILI。对 17 615 名患者进行分析，虽然度洛西汀引起的严重肝损伤发病率约为 0.7/10 万[250]，但在 100 000 人中有 500 例血清 ALT 水平超过 ULN 的 5 倍[251]。度络西汀上市 2 年后，对其肝影响监测发现，406 名患者出现了度洛西汀相关性 DILI，其中 58 例被视为具有临床意义，2 例死

亡病例中有 1 例是同时服用米氮平的女性患者，另 1 例是一名过度饮酒的男性患者[250]。31% 的患者既往有肝病史或有肝病相关的临床危险因素[250]。因此，度洛西汀说明书中会有这样的提示：度洛西汀"通常不得用于大量饮酒或有慢性肝病的患者"。DILIN 登记处还记录了其他 7 例因服用度洛西汀导致 DILI 的病例[252]。其中 5 例为肝细胞损伤、2 例为胆汁淤积型，3 例发生 DILI 之前有慢性肝病史，还有 2 名患者发生了急性肾衰竭。文拉法辛所致肝损伤还不到 12 例[253]。总体来说，文拉法辛治疗效果还不错，除了报道的 2 例致命性急性衰竭，1 例是因为用药过量[248]，而另 1 例是因为同时使用了曲唑酮[249]——一种非典型抗抑郁药，据报道，这种药物引发的肝毒性更严重[247]。

除曲唑酮外，其他非典型抗抑郁药包括安非他酮（FDA 批准将该药物用于治疗尼古丁成瘾）、米氮平和奈法唑酮。奈法唑酮是一种苯基哌嗪，似乎比上述其他药物更具肝毒性[247]。据估计，该药物造成的肝衰竭发病率为每年 1/250 000，而报告的 10 例患者中就有 5 例需要肝移植或死亡。研究人员分析了 15 例因奈法唑酮引发肝损伤的病例，其中有 3 例发生了亚急性肝衰竭[237]。曲唑酮和奈法唑酮是同一类药，但是曲唑酮问世更早、肝毒性也更小。它主要造成肝细胞损伤、胆汁淤积和混合型损伤，包括免疫过敏性损伤[254]。米氮平导致肝损伤的报道不多，损伤形式主要以肝细胞损伤和混合型肝炎为主，但是没有相关死亡报道[255]。

（六）抗焦虑和催眠药剂

自 20 世纪 50 年代以来，人们一直在使用苯二氮䓬类药物抗焦虑，而这类药物几乎没有明显的肝毒性。虽然在 Epocrates 数据库中没有阿普唑仑、咪达唑仑、三唑仑、劳拉西泮、替马西泮这类药物的肝毒性报告，但在人口调查中发现了因其中一些药物引发肝损伤的少数病例[256]。很少有报道显示地西泮、氯氮䓬、氟西泮、奥沙西泮引发各种肝损伤[237]。虽然在 Epocrates 数据库

中，依普拉定的头号严重药物不良反应（ADR）是肝毒性，但也仅限于 1979 年发现的 1 例病例报告。同样，氯硝西泮也将肝毒性列为第二严重的 ADR，但也仅基于 1988 年发现的 1 例病例报告。通常，所有苯二氮䓬类药物都不会引发 DILI，对于非苯二氮䓬类的抗焦虑药丁螺环酮和羟嗪也是如此。

尽管扎来普隆、唑吡坦、艾司佐匹克隆和雷美替胺这四种药物被广泛用于治疗失眠症，但仅有 1999 年 1 例 因唑吡坦引发肝毒性的报道[257]。

（七）用于治疗帕金森病、偏头痛和阿尔茨海默病的药剂

1998 年，儿茶酚 -O- 甲基转移酶抑制药托卡朋问世，它是这类药物中第一个被批准与左旋多巴一起辅助治疗帕金森病的药物（表 56-10）[258]。在其审批之前虽然有用药后导致 DILI 的相关报道，但随后的临床试验指出，在每天接受 100 mg 托卡朋的患者中就会有 1% 的患者 ALT 水平升高甚至超过正常上限的 3 倍，而每天服用 200mg 的患者中则会有 3%[259]。

1998 年，60 000 名使用托卡朋的患者中有 3 例患者发生了 ALF 并因此死亡，因此，欧洲和加拿大停止了该药物的销售，美国也限制其使用[258,259]。在开始治疗 6 个月内，出现严重毒性的病例超过 90%。研究证明托卡朋（而不是后来批准的儿茶酚 O- 甲基转移酶抑制药恩他卡朋）可以解除大鼠肝脏线粒体中的氧化磷酸化[260]。托卡朋胺或乙酰胺通过 CYP1A2 和 CYP2E1 氧化激活其代谢产物成为活性物质[261]。2000 年时专家组建议，开始治疗 6 个月内，在经常进行 ATL 浓度监控的情况下，可以安全地使用托卡朋。如果 ALT 水平提高 2 倍至 3 倍，则应停止使用该药物[262]。尽管托卡朋是儿茶酚 O- 甲基转移酶类中最有效的药物，但是由于托卡朋具有肝毒性，所以在使用恩他卡朋无效时才会使用托卡朋。

培高特利是一种被批准用于辅助治疗帕金森病的多巴胺激动剂，也可用于治疗不安腿综合征[264] 和催乳素瘤[265]。Epocrates 数据库（http：

//www.epocrates.com）和药物说明书（http：//www.pdr.net）中提到 ALT 水平异常和肝炎可能是培高特利的不良反应。但是，没有关于此药物肝毒性的相关文献报道。

醋甲唑胺是一种用于治疗青光眼的碳酸酐酶抑制药，它也可用于治疗特发性震颤。Epocrates 数据库将肝细胞坏死和功能障碍列为该药物的不良反应。但仅在 1981 年报告了一例与红细胞再生障碍有关的肝炎病例[266]。

他克林是一种乙酰胆碱酯酶抑制药，它对阿尔茨海默病有一定疗效，但可能会引发起严重的肝细胞损伤[267,268]。美国、法国和加拿大[269、270]多中心临床试验分析显示，通常在开始治疗 6～12 周内，25% 服用他克林的患者发生了无症状的 ALT 水平升高甚至超过正常上限的 3 倍，2% 的患者发生了 ALT 水平升高甚至超过正常上限

表 56-10　治疗帕金森、偏头痛、阿尔茨海默病和其他神经系统药物引发的肝损伤

药　物	备　注
引发肝损伤的报道	
托卡明	ALT 上升，急性肝衰竭（4 例）
醋甲唑胺	仅 1981 年报道 1 例
培高特利	数据库中记录有肝炎，但无引用
他克林	常见 ALT 上升，必须停止使用，或急性肝衰竭
格拉默	数据库中记录有肝炎，但无引用
利鲁唑	ALT 上升，3 例急性肝炎
莫达非尼	数据库中记录 ALT 上升，但无引用
加巴喷丁	1 例胆汁淤积
普瑞巴林	1 例肝炎
瓦伦尼克林	1 例急性肝炎
未见引发肝损伤的相关报道	
金刚胺（金刚烷胺）、苯托品（苯扎托品）、百比停（吡哌立登）、溴麦角环肽（溴隐亭）、卡比多巴 / 左旋多巴（信尼麦）、多奈哌齐（安理申）、恩他卡朋（珂丹）、加兰他敏（力益临）、美金刚（Nameda）、普拉克索（米拉帕）、利凡斯的明（艾斯能）、罗匹尼罗（力必平）、司来吉兰（咪多吡）、苯海索（安坦），所有曲普坦类药物	

ALT. 丙氨酸氨基转移酶

的 20 倍[269]。患者再次用药时，88% 的患者能耐受该药物[269]。肝异常往往是可逆的，并且只报道了 1 例肝毒性死亡病例，是关于 1 名服用了 14 个月他克林的 75 岁女性患者[268]。他克林主要由 CYP1A2 代谢，认为其毒性机制与交感神经系统介导的缺氧 - 复氧损伤[271]和脂质过氧化膜流动性改变有关，但是与脂质过氧化无关[272]。

格拉默是一种与髓鞘碱性蛋白有关的人工合成多肽混合物，也是一种注射剂，只能通过静脉注射给药，用于治疗多发性硬化症。已经报道了多个该药物相关毒性的案例[273,274]。其中一些与自身免疫标记物有关[273]，而另一些则无关[274]。据推测，格拉默可以引发肝炎；有人建议服用格拉默后定期监测肝脏生化指标非常有必要。

利鲁唑是一种作用于中枢的谷氨酸拮抗剂。1995 年以来，这种药物一直在欧洲使用，它也是第一种经 FDA 批准用于肌萎缩性脊髓侧索硬化症的药物。据报道，有 9% 的服药患者发生了 ALT 水平升高，持续用药或停药使其恢复。虽然报道过该药物可引发急性肝炎[276,277]且活组织检查显示有炎症和小泡性脂肪变，但仍认为这种药物仍相对安全。没有因该药物造成肝衰竭引起死亡的报道。

莫达非尼是一种中枢神经系统兴奋剂，它被批准用于治疗发作性嗜睡病和睡眠呼吸暂停，Epocrates 数据库将其列为造成转氨酶浓度升高的原因。虽然这种药物被广泛使用，但没有引发明显肝损伤的报道。

目前，伐尼克兰被广泛用于治疗烟瘾。自2006 年批准以来，已报道了 2 例伐尼克兰导致的可逆性急性肝损伤，治疗开始后 5 天到 4 周出现损伤[278,279]。两例患者都有丙型肝炎背景，但第 2 例中还有酒精性肝病病史[278,279]。

（八）抗糖尿病药

糖尿病的发病率在世界范围内有所增加，其中部分原因与肥胖人数增长有关。与之相应，抗糖尿病药物及医疗设备也在增长。除胰岛素外，目前可用于治疗糖尿病的药物有八大类（表 56-11）[280]。

1. 磺脲类

磺脲类药物的肝毒性发病率非常低。第二代磺脲类药物具有良好的安全性记录，并且不会像第一代药物一样引发双硫仑样反应。因此，它已经在很大程度上取代了第一代磺脲类药物。尽管很少发生，但几乎所有的磺脲类药物，包括第二代药物（格列齐特、格列美脲、格列吡嗪、格列本脲）都具有肝毒性[281-285]。

损伤模式从肝细胞型损伤到胆汁淤积型损伤。尽管已有死亡病例报道，特别是第一代药物，但通常停药后均可恢复。

2. 双胍类

二甲双胍是唯一可以使用的双胍类药物。二甲双胍是治疗糖尿病的基石药物，它可单独使用也可与其他药物（包括胰岛素）联合使用。这种药物很少引发临床上显著的肝损伤。虽然已有二甲双胍与肝损伤相关的病例报道，包括再次用药后复发的情况。一旦停药，肝炎就会自行消退。

二甲双胍发生乳酸酸中毒的风险较低，当出现肾功能损害、肝功能损害时以及在手术期间和使用放射性造影剂时应调整二甲双胍剂量，一般

认为该药物是相对安全的。

3. 米格列奈类

瑞格列奈和那格列奈是促胰岛素分泌药，不良反应较少，故认为是安全药物。自批准以来，瑞格列奈引发了 3 例胆汁淤积性肝炎，但在停药后,这 3 例胆汁淤积性肝炎都自行消退[276,290-292]。由于瑞格列奈通过 CYP2C8 代谢，因此，在同时使用像甲氧苄啶这类 CYP 抑制药时应格外谨慎[288]。

4. α- 葡萄糖苷酶抑制药

α- 葡萄糖苷酶抑制药主要是通过抑制小肠上皮细胞刷状缘处的糖苷酶 α- 葡萄糖苷酶来延迟糖类的消化。这类抑制药包括阿卡波糖和米格列醇；在开始使用 2 ～ 8 个月内，阿卡波糖有可能引发肝炎[293]，停药后恢复。但没有服用阿卡波糖后出现肝衰竭或慢性肝病的相关报道。也未见服用米格列醇后出现肝损伤的相关报道。

噻唑烷二酮类（格列酮类）是过氧化物酶体增殖物活化受体 γ 激动药，可引起脂肪细胞、肌细胞和肝细胞发生复杂的代谢过程，也可提高机体对胰岛素的敏感性[294]。特罗格列酮于1997 年上市，是这类药物中首个在市场上销售

表 56-11　Ⅱ 型糖尿病治疗用药及其引发的肝毒性

类　型	药　剂	作用机制	肝毒性
磺脲类	第一代：甲苯磺丁脲、氯磺丙脲 第二代：格列吡嗪、格列本脲、格列美脲、格列齐特	刺激胰岛素分泌	是
格列奈类	瑞格列奈、那格列奈	刺激胰岛素分泌	是
双胍类	二甲双胍	抑制肝脏葡萄糖生成、降低胰岛素抵抗	是
格列酮类 （噻唑烷二酮类）	曲格列酮、罗格列酮、吡格列酮	与肝脏、脂肪细胞和肌肉中的 PPAR-γ 结合；降低胰岛素抵抗	是
α- 葡萄糖苷酶抑制药	阿卡波糖、米格列醇	降低 GIT 中的葡萄糖吸收	是
二肽基肽酶 4 抑制药 （列汀）	西他列汀、沙格列汀、利格列汀、阿格列汀	延长 GLP-1 活性、增加胰岛素释放；降低胰高血糖素含量	是
肠促胰岛素模拟物 （GLP-1 受体激动剂）	艾塞那肽、利拉鲁肽	增加葡萄糖依赖性、胰岛素释放；减慢胃排空	无肝毒性的相关报道
钠 - 葡萄糖协同转运蛋白 2 抑制药	卡格列净、达格列净、依帕列净	抑制约 90% 的肾脏葡萄糖再吸收，让未被吸收葡萄糖通过尿液排出	无肝毒性的相关报道

GIT. 胃肠道；GLP-1. 胰高血糖素样肽 1；PPAR-γ. 过氧化物酶体增殖物激活受体 γ

的药物。但在 2000 年时，在出现大量严重肝毒性病例后（其中一些为致命或需要肝移植的病例），此药物被撤出市场[294]。FDA 审查员对包括上市后的其他药物又进行了分析，发现在使用曲格列酮治疗 26 个月时，发生肝衰竭的风险很高（600 ：1 ～ 1500 ：1）[294]。1999 年引入的另外两种药物为吡格列酮和罗格列酮。这两种药物虽然也有肝损伤病例报道，但总体来说其引起肝毒性的可能性相对较低[184,294-297]。在 13 项临床试验的分析中[298]，曲格列酮引起血清 ALT 水平超过 ULN3 倍的发生率，为 1.91%，而吡格列酮仅为 0.26%，罗格列酮为 0.17%。此外，在服用曲格列酮的患者中，有 0.68% 的人血清 ALT 水平超过 ULN 的 10 倍；而在服用其他药物时，却没有发生血清 ALT 水平升高。罗格列酮和吡格列酮导致的肝损伤模式为肝细胞型、混合型和胆汁淤积型肝炎，包括死亡或需要行肝移植的罕见 ALF 病例。在 1997 年至 2006 年的 10 年间，FDA 不良反应报告系统中显示了 21 例 DILI 引发的 ALF 病例信息，其中 11 例是由服用罗格列酮导致，10 例由吡格列酮导致。只有 14% 的患者自发恢复，大部分死亡（81%），1 位患者接受了肝脏移植[299]。非 ALF 性急性肝损伤通常随着相关药物的停药而消退。没有相关慢性肝病的报道。罗格列酮有可能增加心肌梗死的发生风险，FDA 已经限制该药物使用[300]。

曲格列酮造成肝损伤的机制尚不清楚。该药物可能通过 CYP3A4 和 CYP2C8 进行代谢，转化为与微粒体蛋白和 GSH 共价结合的活性硫离子。活性代谢物也可能对基底外侧有机阴离子转运蛋白产生不利影响。但是，母体药物同样具有肝毒性。在报告病例中肝毒性的临床表现一般在开始治疗后 4 个月才会出现[294]。

二肽基肽酶 4 抑制药是肠促胰岛素增强剂，它通过抑制二肽基肽酶 4 来防止胰高血糖素样肽 1（一种增加胰岛素分泌的胃肠激素）的降解。这一类别中包含四种药物：阿格列汀、利格列汀、沙格列汀和西他列汀。除了利格列汀之外，其他三种药物都是通过肾脏代谢，患者耐受性良好，

也包括那些患有慢性肝病的人在内。服用此类药可能会出现转氨酶水平的自限性升高[301]。但肝毒性报道不多，包括 2 例利格列汀导致显著肝毒性的病例，但停药后消退[302,303]。其中有 1 例患者伴有丙肝病史，所以有一定的混淆。利格列汀半衰期比较长、经胆汁排出，因此与其他二肽基肽酶 4 抑制药不同。

肠促胰岛素类似物（胰高血糖素样肽受体激动剂）和钠 - 葡萄糖协同转运蛋白 2 抑制药是最新上市的药物，目前尚未有相关肝损伤病例的报道。

（九）抗菌剂：抗真菌药、抗寄生虫药、抗疟疾药和抗结核药

抗菌药物是引发 DILI 的最常见药物类型（表56-12）。在美国 DILIN 登记处，抗微生物剂（抗菌药、抗病毒药和抗结核药）是引起 DILI 最常见的药物类别，占病例的 45.5%[144]。同样，在一项西班牙前瞻性研究中，抗菌剂也是引起 DILI 最常见的药物类别，占 32%，其中阿莫西林—克拉维酸盐最常见[13]。虽然抗菌剂很少造成严重的 DILI（估计发病率为 0.03%），但伴有黄疸且因使用抗菌剂引发 DILI 需要住院的患者死亡率较高[304]。泰利霉素因引发严重 DILI 而在美国被列入黑框警告，并退出市场[305]。

1. 抗真菌药

（1）两性霉素 B：虽然这类药物引发的肝毒性可以从无症状自限性异常到严重的肝脏疾病，但临床上显著肝毒性的病例却很少[306,307]。据一篇综述显示，接受两性霉素治疗的患者中有 3% ～ 19%ALT 水平升高[306]。接受两性霉素治疗的患者通常伴有其他并发症，而联合用药治疗可能会影响因果关系的评估[307]。但大剂量用药后也会导致肝毒性[307]。一项对接受骨髓移植患者的研究指出，接受脂质体两性霉素治疗后，33.33% 的患者胆红素水平显著增加，而使用氟康唑治疗的患者则为 8%[308]。然而，两性霉素最重要的不良反应是肾毒性（表 56-12）。

（2）酮康唑和其他唑类：酮康唑是咪唑类口服抗真菌药物，也是一种有效的肝 CYP3A 抑制药[309,310]。作为肝 CYP3A 抑制药，与肝毒性相比它更容易造成 ADRS。在 1981 年投入市场后不久，人们发现，酮康唑可引发急性肝炎或伴有黄疸的混合型急性肝损伤，尤其在女性和老年患者中更为常见[311-313]。单纯的胆汁淤积型损伤发病率为 10%。该药物很少引发过敏反应。肝损伤可在平均治疗 8 周后出现，用药引起的死亡并不多见，但通常与继续用药有关。一项前瞻性队列研究[314]显示，18% 的患者呈无症状性血清 ALT 水平短暂升高，继续用药后可（适应）恢复正常，但 3% 的患者会发生肝炎。另一项队列研究[315]追踪了 69 000 多名患者服用各种抗真菌药物后引发的急性肝损伤，发病率如下：服用酮康唑的患者中每月 1/750；伊曲康唑为每月 1/ 万；特比萘芬为每月 1/4 万。虽然通常认为，酮康唑造成的特异性肝损伤不是免疫介导性肝损伤，但是有 1 例报告显示，1 名女性在一次无意再用药后，48 小时内发生了严重肝炎，这说明它也能引发免疫反应[316]。另一个病例报告显示，尽管停止用药后，急性肝损伤自行消退，但仍有发展成肝硬化的风险。

酮康唑引发肝损伤的机制似乎与 N- 脱乙酰代谢物的形成有关，该代谢物通过黄素的单加氧酶转化为有毒的二醛[318,319]。治疗方法是停止用药，而熊脱氧胆酸可能有助于预防进行性胆汁淤积型肝损伤[320]。

2013 年，FDA《药物安全通报》限制使用酮康唑，因为它可能造成致命肝损伤以及有药物相互作用造成肝毒性的风险（即使在健康个体中），因此酮康唑的使用率出现下降。

与酮康唑相比[310]，伊曲康唑作为 CYP3A 抑制药引发 DILI 的可能性更小，但它还是会造成轻度的肝毒性[315]。在 54 000 多名伊曲康唑和氟康唑使用者的药物数据库中发现，在服用上述任何一种药物的 30 000 个处方中，只出现了 1 例"严重肝脏不良反应"[321]。数据显示，伊曲康唑脉冲疗法是安全的（例如，1 周 / 1 个月，持续

表 56-12 抗真菌、抗寄生虫、抗结核药引发的肝损伤

药　物	备　注
引发肝损伤的相关报道	
抗真菌药	
酮康唑（里素劳）	肝炎＞胆汁淤积
氟康唑（大扶康）	肝炎，胆汁淤积？
伊曲康唑（斯皮仁诺）	胆汁淤积，肝炎
伏立康唑（威凡）	新药，发病率不明
特比萘芬（疗霉舒）	胆汁淤积＞肝炎
灰黄霉素	发病率极低
卡泊芬净（醋酸卡泊芬净）	新药，发病率不明
氟胞嘧啶	肝炎
抗寄生虫药	
噻苯达唑	胆汁淤积＞肝炎
甲苯达唑（甲苯咪唑）	ALT 上升
阿苯达唑	ALT 上升
抗疟疾药	
乙胺嘧啶 - 磺胺多辛（凡西达）	非常少见
阿莫地喹（不供应美国）	非常少见
抗结核药	
异烟肼	特异性肝炎
利福平	特异性肝炎
吡嗪酰胺	特异性肝炎
乙胺丁醇	不能确定
氨苯砜	特异性肝炎
利福喷汀（利福喷丁）	特异性肝炎
乙硫异烟胺（乙基吡啶碳硫酰胺 -SC）	特异性肝炎
未报道但会引发肝损伤的药类	
抗真菌药	
两性霉素（仅轻度 ALT 上升）、克霉唑、咪康唑（硝酸咪康唑）、制霉菌素（制真菌素）	
抗疟疾药	
氯喹、羟氯喹（硫酸羟氯喹）、伯氨喹、甲氟喹（盐酸甲氟喹；±LFT 值上升）、阿托伐醌 / 氯胍（马拉隆；± LFT 值上升）、乙胺嘧啶（达拉匹林）	
抗寄生虫药	
戊烷脒（喷他脒）、阿托伐醌（甲丙氨酯）、吡喹酮、噻嘧啶（抗虫灵）、伊维菌素（±LFT 值上升）、硝唑尼特	
抗结核药	
链霉素、利福布汀（利福布丁）、环丝氨酸（血清霉素；±LFT 值上升）	

ALT. 丙氨酸氨基转移酶；LFT. 肝功能检查

数月），并未发现严重的肝毒性[332]。但是，也有报道，伊曲康唑脉冲治疗后，患者出现了ALF导致肝移植失败并继发死亡。此外，据报道，在长期服用伊曲康唑的患者中发现3例胆汁淤积型肝损伤。这些患者都出现了黄疸，三次活检组织中有两次出现胆管缺失[322]。还有一名患者在服用伊曲康唑4个月后，出现了局灶性结节性增生[324]。氟康唑被认为非常安全，562名儿童仅5%发生血清ALT水平短暂升高。在一些DILI报告中发现，氟康唑与呋喃妥因[326]或两性霉素B[237]一起服用会造成肝损伤。伏立康唑是一种用于治疗侵袭性曲霉菌病的广谱抗真菌药物，可引发显著的肝毒性（包括ALF）。对69例服用伏立康唑出现严重肝病患者进行研究，观察到氨基转移酶水平升高、胆汁淤积或两者同时发生的患者分别占35%、15%和45%[328]。其风险因素包括高负荷剂量，特别是在有肝脏疾病基础时[339]。一般情况下应避免再接触。但也有报道当替代药品有限或没有替代药品时，缓慢逐渐增加剂量可避免再接触引发的肝毒性[330]。总体而言，这种药物的肝毒性发病率还是很低。但是最近的安全审查显示，应对使用伏立康唑的患者定期监测其肝功能和视力[331、332]。

（3）特比萘芬：这种烯丙胺抗真菌剂已经取代了脉冲伊曲康唑用于治疗甲癣，并被广泛使用。据报道，上市后监测发现，这种药物造成的肝功能障碍发病率非常低，40 000中仅有1例[315、333]。但一些病例报告[334-336]显示，该药物主要造成胆汁淤积反应，且发病率较高，其中有一位肝移植患者，移植后5年发病，一开始被视为急性排斥反应[337]。患者在使用该药物1周后就可以出现肝毒性[336]。其损伤的机制可能与谷胱甘肽结合形成N-脱烷基化烯丙基醛有关，然后通过肝细胞膜转运[335,338]。

（4）灰黄霉素：这种老牌抗真菌药物一直是治疗头癣的主要药物，治疗周期为6周。但现在，它有可能被治疗周期为2至3周的新抗真菌药物所取代[339]。虽然该药物的胃肠道不良反应很常见，但灰黄霉素导致的肝毒性只是在1976年时

报道了1例[340]。最近的一项前瞻性研究[314]显示，使用该药物治疗3个月后的74例患者中并未发现肝功能检查异常。

（5）卡泊芬净：这种棘球白素抗真菌药是第一个被批准的静脉注射抗真菌药。它可单独使用，也可与脂质体两性霉素B或伏立康唑一起使用，用于免疫抑制患者出现的难治性侵袭性曲霉菌病和念珠菌病[331,341-343]；但卡泊芬净不是治疗隐球菌感染的有效药物。该药物抑制真菌细胞壁β-（1,3）-葡聚糖的合成，通过肝脏CYP代谢并可能抑制CYP3A4[344]。因此，与环孢素[345]和其他钙调神经磷酸酶抑制药一起使用时，需要注意。然而，奈非那韦并未改变卡泊芬净的药代动力学[346]。卡泊芬净对高浓度念珠菌属缺乏疗效[344]，因此，卡泊芬净最适合与其他药物联合使用治疗复杂性的感染。由于第1阶段和第2阶段试验通常显示肝酶浓度升高，因此该药物的长期安全性和肝毒性仍有待确定。

（6）氟胞嘧啶：这是一种口服抗真菌药，于20世纪70年代上市。目前，我们已经知道，这种药物会造成5%～15%的患者血清ALT水平升高[306]。其肝损伤的机制尚不清楚，但似乎与剂量有关[347]，目前临床上尚无显著肝炎的报道。它目前主要用于治疗严重的真菌感染。氟胞嘧啶与氟康唑[348]联合使用可成功治疗肝移植患者出现的隐球菌病。但它的使用性非常有限，因此人们对其肝毒性机制的认识还有待加深。

2. 抗疟药

大多数抗疟药的毒性作用，如氯喹和羟氯喹，主要在神经学和血液学方面。但是，当发生黄疸后继续使用抗疟药物时，磺胺多辛-乙胺嘧啶[349,350]和阿莫地喹[349,351]可引起DILI和ALF。据估计，用药后严重肝损伤的发生率为1/11 000～1/15 000[349]。阿莫地喹在美国使用不多，但在存在抗药性的疫疟国家广泛使用[352,353]。

3. 苯并咪唑类抗寄生虫药

噻苯达唑、甲苯达唑和阿苯达唑都可引起血清ALT水平升高[354]；据报道，自1964年以来只有噻苯达唑可引起胆汁淤积型肝炎，导致胆管

缺失和肝硬化[355,356]。发生率似乎很低，但尚未确定，近期也未见相关病例报告。

4. 抗结核药

（1）异烟肼、利福平、吡嗪酰胺：异烟肼自20世纪60年代开始使用，是一种众所周知的肝毒物，可使多达20%患者的氨基转移酶水平无症状性升高，这是一种特异质肝脏反应，可导致0.3%～1.0%的患者出现明显的肝炎症状，0.01%的患者出现ALF[357,358]。在美国，它是导致ALF且需要肝移植的第二大最常见药物[141]。当它与利福平和吡嗪酰胺等一线药物联合使用治疗结核时，其肝毒性会增加[359]。肝毒性在开始治疗的前2个月最常见，尽管在治疗过程中肝毒性的风险一直存在[359]。当患者出现黄疸时，死亡率约为12.3%[360]。尽管服用异烟肼存在风险，但临床上仍在继续使用，因为它目前是治疗结核分枝杆菌最有效的药物[357]。在潜伏性结核患者中，可单一使用异烟肼6～9个月[361]，但患者依从性常常较低（<65%）[362]。每周服用两次异烟肼、利福平和吡嗪酰胺，为期2个月，可以提高依从性，但比单独服用异烟肼更容易引起严重的肝损伤[363-366]。因此药物组合使用取代异烟肼单独服用可能性不大，尽管有人尝试用利福平单一疗法缩短治疗时间[367]。利福平和吡嗪酰胺联合使用时引发的死亡率较高[368]，因此要慎重联用。

明显的肝损伤通常发生在异烟肼单一疗法或联合疗法的6～8周内，但最早可在几天内发生[358,359,369]。当异烟肼与利福平和吡嗪酰胺联合使用时，4周后出现的肝毒性比早期毒性更危险[369]。组织学变化与急性甲型或乙型肝炎相似，包括弥漫性小叶炎症伴有气球样变或融合性坏死，偶尔还有大泡性脂肪变[370]。

异烟肼引发肝毒性的机制与乙酰异烟肼的形成有关，其水解为单乙酰肼，随后细胞色素P_{450}2E1（CYP2E1）激活单乙酰肼生成有毒代谢物。确切的毒性机制尚不清楚，而且由于异烟肼经常与其他药剂一起使用，使肝毒性机制变得更加复杂。异烟肼本可以抑制许多细胞色素P_{450}同工酶（CYP），包括细胞色素P_{450}1A2（CYP1A2）、细胞色素P_{450}2A6（CYP2A6）、细胞色素P_{450}2C19（CYP2C19）和细胞色素P_{450}3A4（CYP3A4）[371,372]，而利福平可抑制细胞色素P_{450}2B6（CYP2B6）[373]、细胞色素P_{450}2C8（CYP2C8）[374]、细胞色素P_{450}2C9（CYP2C9）[375]、细胞色素P_{450}3A4（CYP3A4）、细胞色素P_{450}2C9（CYP2C9）[375]、细胞色素P_{450}3A4（CYP3A4）和细胞色素P_{450}3A5（CYP3A5）[376]，以及某些Ⅱ相代谢酶，所有这些都通过激活孕烷X受体实现。吡嗪酰胺似乎不能抑制CYPS[371]；吡嗪酰胺增强异烟肼或利福平毒性的作用机制尚不清楚。对N-乙酰基转移酶2基因（NAT2）的研究表明缓慢乙酰化与DILI相关。Huang等[377]在对224名结核病患者的研究中证明了缓慢乙酰化的确是DILI的危险因素，优势比为3.66。NAT2*6/*6和NAT2*6/*7基因型与抗结核药物的缓慢乙酰化和肝损伤有关。Shimizu等[378]也报道了与缓慢乙酰化相关的NAT2基因型与异烟肼引起的肝损伤有关。80%缓慢乙酰化个体和9.1%快速乙酰化个体的AST或ALT水平升高超过ULN的两倍（$P<0.05$）。包括474名患者和1446名对照的Meta分析表明，缓慢乙酰化状态与DILI之间有很强的相关性，优势比为4.7[379]。研究发现，谷胱苷肽S转硫酶T_1（GSTT1）和谷胱苷肽S转硫酶M_1（GSTM1）的多态性与异烟肼引起的肝损伤也有关[380]。在一项37名参与者的研究中发现，与对照组相比，异烟肼所致肝损伤患者GSTM1基因无效突变率显著高于对照组（52% vs.24%，$P<0.05$）。

除了缓慢乙酰化状态外，年龄也是肝损伤的一个重要预测因子。由抗结核药物引起的肝损伤在老年人中很常见，但在日本和印度的儿童中也有相关报道（包括严重的肝损伤和死亡）[381,382]。其他因素包括：女性，与酒精有关的潜在肝病，乙型肝炎和丙型肝炎；营养不良和肝毒性药物暴露等与严重肝损伤发生率的增加均有不同程度的关系[357,361]。

为了避免引发肝炎，已经开发了复杂的算法[361]，除了小于35岁没有感染HIV的年轻患者，对其他成年人都要进行基线实验室检查，并建议每隔 4-8 周监测患者是否单独服用异烟肼或利福平和（或）吡嗪酰胺联合用药[361]。如果 ALT 水平在有症状情况下是 ULN 的三倍以上或无症状情况下 ULN 的五倍以上，应立即停止异烟肼或联合药物的使用。必须强调患者及时发现不良反应并立即上报。如果进展到了伴有明显临床症状的肝炎阶段，所有治疗必须停止。如果必须需要抗结核治疗，建议采用序贯治疗，先用利福平，然后用异烟肼加或不加吡嗪酰胺[361]。Singanayagam 等[383]前瞻性地评估了美国胸科协会预测风险因素的方法并与 2 周内对所有患者进行肝功能检查的统一策略进行了对比。他们发现两种方案都不太理想，尽管后者可能对那些不能通过风险因素监测方法识别但会进展成早期 DILI 的人群有帮助[383]。由于病例的适应性变化，时常的监测识别就会变得很复杂，有时甚至难以和 DILI 区分，经常导致治疗中断[384,385]。

（2）乙胺丁醇：这类药剂几乎总是与异烟肼、利福平和吡嗪酰胺联合使用来治疗活动性结核病。虽然致命性的肝损伤在药物数据库中被列为罕见的不良事件，但是发现了一例胆汁淤积性黄疸患者，再次使用乙胺丁醇而非异烟肼后复发[386]，表明乙胺丁醇具有显著的肝毒性。由于乙胺丁醇几乎总是与其他已知的肝毒性药物一起联合使用，因此很难识别和判断由乙胺丁醇引起的肝损伤。

（3）氨苯砜：氨苯砜主要用于疱疹样皮炎、麻风病、疟疾和 HIV 感染患者的卡氏肺孢子虫肺炎。它通过 CYP2E1 和 CP2C 异构体[387]代谢成一种可引起红细胞溶解、高铁血红蛋白血症和粒细胞缺乏症的羟胺[388]。氨苯砜每日服用一次与利福平每月服用一次联合治疗汉森病，在印度是引发 DILI 的常见病因。这通常与超敏反应有关，如皮疹、发热、淋巴结病和内源性血友病[241]。通常也认为皮肤综合征[389]与轻度肝毒性有关。据估计，氨苯砜与乙胺嘧啶联合使用时，严重肝损伤发生率较低，仅为 1/75 000[349]。

（4）利福喷汀：每周服用 1 ～ 3 次长效环戊烷衍生物利福平，能够提高抗结核治疗患者的依从性。已经证明利福平对 HIV 阴性的肺结核患者是安全有效的[390,391]，而且对肝硬化患者也不需要调整剂量[392]。然而，在一项与异烟肼联合使用的研究中，利福喷汀与异烟肼联合使用不良反应的发生率是利福平与异烟肼联合使用的两倍[393]。利福喷汀是一种 CYP 的诱导剂，具有显著的药物相互作用。药物数据库中列出了其肝毒性，在治疗结核期间，血清 ALT 水平升高的发生率略低于利福平。

（5）乙硫异烟胺：乙硫异烟胺作为结核病治疗的二线药物一般与其他一线药物联合使用。临床上很少使用此药，乙硫异烟胺的肝毒性在 20 世纪 60 年代被发现并报道[394]。乙硫异烟胺的抗结核作用与异烟肼相似，其毒性可归因于引起的特发性肝炎。在麻风病患者中对乙硫异烟胺进行了研究，结果显示，在药物暴露期发生的 DILI 不需要停止治疗[395]。

（十）抗菌药：抗病毒药

抗 HIV 药物

20 世纪 90 年代，随着有效的抗 HIV 药物的开发以及艾滋病死亡率的急剧下降［主要归因于高效抗逆转录病毒疗法（HAART）的发展］，肝脏类疾病已成为 HIV 患者死亡的重要原因。在 HIV 患者中，我们认为促进肝病发展的主要原因是 HIV、乙型肝炎病毒和（或）丙型肝炎病毒合并感染、脂肪肝、DILI 和肝细胞癌肝损伤[396,401]。乙肝病毒对肝脏的损害可通过替诺福韦的治疗得到很好的控制，这也是大多数 HAART 疗法的重要组成部分。现在是采用直接抗病毒作用的药物治疗丙型肝炎，并且已经取代了干扰素疗法。用于治疗 HIV 感染、HBV 感染和 HCV 感染的大量药物及其相互作用使得 DILI 成为发病和死亡的主要原因[402]。因此 HIV 患者肝衰竭发病率的增加可能与抗 HIV 药物的使用有关（表 56-13）[403,404]。

在一项大型研究中发现[405]，16% 的患者出现了严重的药物相关不良反应，但很少与肝脏相关，尽管 20% 的患者血清 ALT 水平无症状性升高，但很难描述 DILI 的具体特征；一般情况下，这些患者不仅服用多种治疗药物和草药，而且有大量的饮酒史，尤其是有静脉吸毒史的患者。除此之外，丙型肝炎合并感染和机会性感染的发生率也很高。并有一些系统性的综述对这类药物造成的损伤进行了详细的阐述[403,404,406-409]。

对于开始接受 HAART 治疗的患者来说[404]，强烈要求他们定期监测肝功能，用药前 3 个月必须每月定期检查，之后每 3 个月进行一次检查，同时建议避免饮酒。认为血清 ALT 水平无症状性升高，但低于 ULN 的 5 倍是相对安全的，但必须每月检查一次，直到其水平恢复正常，并应查找肝炎的其他原因。如果血清 ALT 水平超过 ULN 的 5 倍，但无临床症状，应每 2 周监测一次。然而，如果存在临床症状，或者血清 ALT 水平超过 ULN 的 10 倍，尤其是发生乳酸酸中毒时，则必须停止 HAART 和其他潜在肝毒性药物的治疗。

新的抗逆转录病毒药物的出现、对现有药物更好地了解以及更好地监测计划降低了肝损伤的发生率。新型抗逆转录病毒药物引发的肝损伤发生率较低[410]。一项对肝毒性的研究发现，9%的患者出现酶水平升高，而只有 0.4% 的患者出现 3 级或 4 级酶水平升高。依曲韦林和拉替拉韦风险最低[410]。

（1）核苷类似物逆转录酶抑制药：核苷类似物逆转录酶抑制药（NARTI）最严重的毒性作用是线粒体毒性，它会导致乳酸酸中毒和肝衰竭，类似于瑞氏综合征（Reye Syndrome）[408]。人们认为 NARTI 引起线粒体 DNA 的损耗会导致线粒体功能障碍。以下研究证实了这一发现：众所周知，司坦夫定、去羟肌苷和扎西他滨会消耗肝细胞中的线粒体 DNA，HIV 和 HCV 合并感染的患者服用以上药物时与服用不消耗线粒体 DNA 的齐多夫定、拉米夫定和阿巴卡韦的患者相比，前者的肝活检样本中线粒体 DNA 水平更低，血清乳酸水平更高。由 NARTI 引起的 DILI 通常出现在开始治疗前 9 个月内，但肝功能异常值升高可能会在之后发生。严重 3 级或 4 级毒性发生在 2% ～ 13% 的暴露患者中，所有的 NARTI 都带有与肝脏相关的黑框警告[403]。司坦夫定

与其他 NARTI[413] 相比，更容易发生乳酸酸中毒，但都与小泡性脂肪变和肝衰竭有关[406]。一些专家[396,408,413,414] 建议在发生脂肪萎缩或严重乳酸酸中毒时使用辅酶 Q（30 ～ 60mg 每日三次）、肉碱（1 ～ 3g/d）、核黄素（50mg/d）和（或）硫胺素（100mg/d）进行干预。阿巴卡韦与超敏反应有关，其特点是发热和全身皮疹。HLA-B*5701 与超敏反应有关，尤其在美国，建议在开始阿巴卡韦治疗之前先检测 HLA-B*5701。在超敏反应过程中，可能出现氨基转移酶水平的轻微升高。然而，很少见没有超敏特征的 DILI，虽然已经报道了两个病例。阿巴卡韦治疗中断后，肝脏检查异常值可恢复正常，可判断肝功能异常与阿巴卡韦有关[415]。这类药物不应与利巴韦林一起使用。在 13 例患者的病例 - 对照研究中发现，去羟肌苷、司坦夫定单独或联合使用可引起结节状再生性增生，从而导致非肝硬化性门静脉高压症[416]。停止药物治疗后，损伤有可能会消退，但也有可能一直存在。

（2）蛋白酶抑制药：20 世纪 90 年代，蛋白酶抑制药（PI）的引入标志着 HAART 控制 HIV 感染的开始。所有的 PI（表 56-13）均与其他抗病毒药联合使用，在最初的注册试验中，1% ～ 9.5% 的患者血清 ALT 或 AST 水平升高超过 ULN 的 5 倍[407]。艾滋病毒和丙型肝炎病毒合并感染的患者氨基转移酶水平可能更高。与其他药物相比，高剂量的利托那韦更易导致肝损伤，现在用低剂量的利托那韦与其他药物联合以提高药物水平。所有 PI 的特征是被肝 CYP 代谢成其抑制药，尤其是经 CYP3A4 代谢时，利托那韦是最有效的[417]。此外，除了茚地那韦之外，所有 PI 似乎都是 CYP 的抑制药，这意味着它们能不可逆转地使 CYP 酶失活。奈非那韦也可能影响 CYP2C19[418]。茚地那韦和阿扎那韦这两种药物也会可逆性的抑制尿苷二磷酸葡萄糖醛酸转移酶，导致 10% ～ 12% 的患者出现良性非结合型高胆红素血症。除非患者出现临床症状或氨基转移酶水平升高，否则不需要停止治疗。因为利托那韦对 CYP3A 有很好的抑制作用，所以它和

表 56-13　抗病毒药及药物性肝损伤

药　物	备　注	药　物	备　注
抗 HIV，NARTI		抗 HIV，NNRTI	
拉米夫定	线粒体（低发生率）	施多宁	ALT 升高
齐多夫定	线粒体（低发生率）	奈韦拉平	ALT 升高
去羟肌苷	线粒体（高发生率）	地拉韦啶	ALT 升高；免疫特征？
司坦夫定	线粒体（高发生率）	依曲韦林	ALT 升高；罕见
恩曲他滨	线粒体（低发生率）	利匹韦林	-
阿巴卡韦	超敏反应（HLA-B*5701 相关），线粒体（低发生率）	抗 HIV，抗 HBV NARTI	
扎西他滨	线粒体（高发生率）	替诺福韦	非常罕见
抗 HIV，PI		阿德福韦	非常罕见
安普那韦	ALT 升高	融合抑制药	
洛匹那韦（含利托那韦）	ALT 升高	恩夫韦肽	ALT 升高
沙奎那韦	ALT 升高	CCR5 阻滞剂	
茚地那韦	ALT 升高，抑制 UDPGT（间接高胆红素血症）	马拉韦罗	ALT 升高；肝衰竭报告
阿扎那韦	ALT 升高，抑制 UDPGT（间接高胆红素血症）	整合酶抑制药	
奈非那韦	ALT 升高	拉替拉韦	ALT 升高，低
利托那韦	ALT 升高及最有效 CYP3A4 抑制药	抗巨细胞病毒（CMV）	
福沙那伟	ALT 升高	西多福韦	非常罕见
地瑞那韦	ALT 升高；肝衰竭报告	无肝损伤报告	
		抗 CMV：更昔洛韦（肝功能检查值），膦甲酸，缬更昔洛韦	
		抗疱疹病毒：阿昔洛韦，泛昔洛韦，发昔洛韦	
		抗流感病毒：金刚烷胺，金刚乙胺，扎那米韦，奥司他韦	

ALT. 丙氨酸氨基转移酶；CYP. 细胞色素 P$_{450}$；CMV. 巨细胞病毒；HBV. 乙肝病毒；NARTI. 核苷类似物逆转录酶抑制药；NNRTI. 非核苷类似物逆转录酶抑制药；PI. 蛋白酶抑制药；UDGPT. 尿苷二磷酸葡萄糖醛酸转移酶

洛匹那韦联合使用，是预防洛匹那韦在人体新陈代谢的最常用 PI 组合之一。这种联合用药与以奈非那韦为基础的 HAART 相比，肝毒性不会太大[407]。

　　PI 引起肝损伤的机制尚不清楚[407]。无症状的 ALT 水平升高是否会加快合并乙型肝炎病毒感染或丙型肝炎病毒感染患者纤维化的进展还存有争议。因为 PI 总是与其他药物联合使用，患者还可能会有其他原因导致肝损伤，所以导致问题的复杂性。然而，PI 对 CYP 的抑制可引起显著的 ADR。例如，洛匹那韦和利托那韦治疗使

用他克莫司的肝移植 HIV 患者时，这些患者需要大大减少他克莫司的剂量[419]。

　　（3）非核苷类似物逆转录酶抑制药：在五种可用的非核苷类似物逆转录酶抑制药中，奈韦拉平和施多宁的使用范围远远超过了地拉韦啶、依曲韦林和利匹韦林[420]。大量的队列研究表明，当使用 NARTI 和（或）PIS 时，与施多宁相比，再服用奈韦拉平后患者肝损伤从 3 级增加到 4 级[421]。乙型肝炎或丙型肝炎也是一个危险因素[421]。一项涉及 468 名患者的研究发现，奈韦拉平和施多宁的对比试验被过早终止，原因是奈韦拉平组

的肝损伤发生率为17%（66/385），而施多宁组为0（0/83）；P< 0.001[422]。另外，2例患者死于ALF。出现皮疹与随后发生的肝损伤有关[422]。在多项研究中发现，使用奈韦拉平的肝损伤发病率为10%[423]，4.9%的患者出现了临床症状。奈韦拉平和施多宁的肝损伤常常延迟，治疗开始后3～9个月才会出现（中位数5.5个月）[424]，在HBV和HCV合并感染的患者中更为常见。奈韦拉平特有的另一个危险因素是性别，它可能会对女性造成更大的肝损伤，尤其是那些CD4细胞数量较高的女性[425]。因此奈韦拉平的使用限制于CD4细胞计数超过250/mm^{3}的妇女患者和CD4细胞计数超过400/mm^{3}的男性患者[425]。奈韦拉平肝损伤的其他风险因素有体重指数低于18.5 kg/m^2，血清白蛋白水平低于35g/L[422]。据报告，奈韦拉平也会引起严重的肝损伤和皮肤反应，无论是单独使用还是与其他抗病毒药一起用于非HIV患者的接触后预防[426]，因此应避免在接触后预防中使用该药。奈韦拉平说明书中带黑框警告（阿巴卡韦和马拉韦罗是另外两种带有黑警框告的药物）。非核苷类似物逆转录酶抑制药的肝损伤机制可能与具有免疫特征的特异质反应有关，这可能解释为什么非HIV个体的肝损伤更严重，而HIV患者的肝损伤得以延迟。奈韦拉平与超敏反应有关，HLA-DRB*0101患者发生这种反应的风险可能会增加[427]。据报道，一名患者服用奈韦拉平后出现了Stevens-Johnson综合征和肝损伤，进而发展成了肝衰竭，后来成功地进行了肝移植[428]。

（4）核苷类似物逆转录酶抑制药：替诺福韦对HIV有效，而且似乎不会消耗线粒体DNA[429]。替诺福韦和阿德福韦对乙型肝炎均有效[430,431]。尽管Epocrates数据库把肝损伤列为这两种药物的严重反应，但是没有发现任何相关报道，并且任一药物的包装说明书都不曾提及对肝脏的不良影响。

（5）融合抑制药和整合酶抑制药：融合抑制药（恩夫韦肽、马拉韦罗、vicriviroc、ibalizumab）可导致肝功能检查值5%发生异常。整合酶抑制药拉替拉韦也与ALT水平升高有关。临床上严重的报告很少见，尽管在服用拉替拉韦的个体中有4%的人发现ALT水平升高，而接触恩夫韦肽的个体中有5.4%～6.2%出现ALT水平升高[420]。

（十一）抗生素：抗菌药物

1. 青霉素和头孢菌素

一般来说，β-内酰胺类抗生素和头孢菌素的肝损伤发生率非常低，其中大多数是具有免疫特征的特异质反应，主要表现为肝炎、胆汁淤积和（或）肉芽肿（表56-14）[306,354]。同一药物以多种方式发挥作用表明宿主因素主要决定过敏性损伤的类型。β-内酰胺酶抑制药和带有β-内酰胺酶抑制药的青霉素，如舒巴坦、克拉维酸等更常引起胆汁淤积型损伤[432,433]，导致临床病程延长[434]。单独使用阿莫西林引起的DILI发病率为1/30 000，但是克拉维酸的发病率为1/6000[433]。如果年龄较大的患者接受重复疗程，则发病率可能高达1/1000。在临床试验中哌拉西林和另一种β-内酰胺酶抑制药他唑巴坦仅引起血清ALT水平的轻度升高[435]，并且没有胆汁淤积型损伤的报告。氟氯西林，早期的β-内酰胺酶抗性药物之一，与慢性胆汁淤积症[436,437]的高发病率相关，在美国禁止使用。在美国只有苯唑西林和双氯西林可用，Epocrates数据库中没有列出这两种药物的严重肝毒性。然而，报告指出[436,438]，儿童静脉注射苯唑西林时应监测其肝功能（表56-14）。

2. 阿莫西林 - 克拉维酸

在美国和欧洲，阿莫西林 - 克拉维酸是引起DILI最常见的抗生素[13,144]。在一项前瞻性的人群研究中，统计发现，在2350个应用阿莫西林 - 克拉维酸的处方中有1个会出现肝损伤[9]。典型的症状是黄疸和胆汁淤积型DILI引起的瘙痒。DILI的特征是药物停用后病程延长至数天至数周[439]。甚至会出现免疫过敏特征，包括皮疹和嗜酸性粒细胞症。肝脏恢复可能需要几个月的时间，并可发生慢性肝损伤伴随胆管缺失。

由于人类白细胞抗原（HLA）复合体有遗传性，并且参与抗原提呈，因此对HLA多态性与DILI易感性之间的关系进行了多项研究（见表

56-8）[440-447]。HLA 与 DILI 之间相互作用最好的例子之一，是对 35 名患者服用阿莫西林 - 克拉维酸致肝损伤的研究[116]。这项研究的独特在于大量的研究对象是由活检证实的且单一药物引起肝损伤的患者，所有病人都得了黄疸。通过淋巴细胞毒性试验对 HLA-A 和 HLA-B 进行分型，通过以聚合酶链反应为基础的线性探针测定法对 HLA-DRB 和 HLA-DBQ 进行分型。结果显示，患者 HLA Ⅱ 类抗原 DRB1*1501DRB5*0101-DQB1*0602 单倍型明显高于对照组，P<0.0002，且更易发生胆汁淤积型损伤。另一项研究评估了 HLA 等位基因对表型的影响，发现 DRB1*1501-DRB5*0101-DQB1*0602 单倍体与胆汁淤积和迟发性有关，而 A*3002 和（或）B*1801 携带者与肝细胞损伤、更小的发病年龄和更高的住院率有关[448]。

DRB5*0101 单倍体也与原发性硬化性胆管炎有关，这是一种胆汁淤积性疾病，阿莫西林 - 克拉维酸可导致胆汁淤积型肝损伤[449]。有人推测，胆管上皮细胞上出现的新抗原可能是阿莫西林 - 克拉维酸肝损伤机制的一部分[449]。研究表明 HLA 等位基因与氟氯西林肝损伤有关。在一项全基因组相关研究中，HLA 等位基因 HLA-b*5701 与氟氯西林肝损伤风险增加 80 倍有关[450]。另一种单独的作用机制是有孕烷 X 受体激动剂有关。因氟氯西林引起肝损伤的个体比对照组更容易发生孕烷 X 受体多态性（rs3814055；C-25385-T），且发生 DILI 的可能性是对照组的 3.37 倍[451]。

通常认为头孢菌素很少引起肝损伤。然而，在 DILIN（美国药物性肝损伤网）中，899 例患者中 3.9%（n=35）的肝损伤病例可归因于头孢菌素，其中头孢唑啉最常见（2.2%），其次是头孢曲松（0.3%）、头孢氨苄（0.2%）、头孢羟氨苄（0.2%）等[12]。在一项人群研究中，两年内 96 例病例中，头孢菌素导致 2 例[9]。头孢曲松代谢到胆汁中，与胆泥和胆道结石的形成有关[452]。多达 3% 使用头孢曲松治疗的患者可出现氨基转移酶水平的升高[453]。

3. 大环内酯类

红霉素导致肝损伤几十年以前已被知晓，它

表 56-14　抗菌药物与药物性肝损伤

据报道会导致肝损伤	
青霉素	
氨苄西林	肝炎＞胆汁淤积
	胆汁淤积＋舒巴坦（优立新）＞肝炎
阿莫西林＋克拉维酸（安灭菌）	肝炎＞胆汁淤积
苯唑西林	胆汁淤积，肉芽肿性
羟基噻吩青霉素＋克拉维酸（特美汀）	胆汁淤积，肉芽肿性
	未知
	胆汁淤积
哌拉西林 ± 他唑巴坦	↑肝炎或混合型
头孢菌素	
头孢克洛	可能胆汁淤积
头孢地尼	可能肝炎
头孢曲松	胆泥
大环内酯类	
红霉素	胆汁淤积
克拉霉素	胆汁淤积
阿奇霉素	胆汁淤积
泰利霉素	胆汁淤积
喹诺酮类	
曲伐沙星	免疫介导性 FHF
可能所有其他药物	肝炎或混合型
磺胺类药物	
甲氧苄啶／磺胺甲噁唑	免疫性肝炎（特别是 HIV）
磺胺异噁唑	胆汁淤积＞肝炎
磺胺嘧啶	胆汁淤积＞肝炎
四环素类	
四环素	高剂量造成线粒体损伤
多西环素	肝炎
去甲金霉素	无报告
米诺环素	自身免疫性肝炎，肝炎
其他抗菌药	
呋喃妥因	急性肝炎和慢性纤维化
萘啶酮酸	可能胆汁淤积（1 例）
达福普汀	可能胆汁淤积
磷霉素	ALT 升高
未报告引起明显肝损伤	
青霉素	
青霉素 V 钾，氨苄西林，萘夫西林，磺唑氨苄西林	
头孢菌素	
几乎所有的第一、第二和第三代药物	
其他抗菌药	
氯霉素，氨曲南（±ALT 升高），厄他培南（±ALT 升高），美罗培南，克林霉素，甲硝唑，替硝唑，呋喃唑酮（美国没有），万古霉素，达托霉素（±ALT 升高），亚胺培南（±ALT 升高），利奈唑胺，双碘喹啉，利福昔明	

ALT. 丙氨酸氨基转移酶；FHF. 暴发性肝衰竭

可以发生在红霉素碱基或盐类中[306]。红霉素毒性主要是由于特殊的免疫过敏反应引起的胆汁淤积。即使治疗结束后,该临床症状也会出现。发热、黄疸、右上腹疼痛和恶心可表现为急性胆囊炎,嗜酸性粒细胞增多症也常出现。幸运的是,肝损伤发病率很低(1/30 000)[454]。虽然恢复需要几个星期,但肝损伤很少致命。最近也有关于克拉霉素[305,455-465]、阿奇霉素[458,459]、和罗红霉素[460]出现类似胆汁淤积临床症状或偶尔死亡的报道。然而,使用新一代大环内酯后,肝损伤的发生率明显降低[461]。泰利霉素是一种新型的酮内酯类抗生素,与红霉素的结构类似,于2004年4月被FDA批准用于治疗耐药性肺炎链球菌呼吸道感染和鼻窦炎[305,462]。泰利霉素诱导的肝损伤是罕见的,在向FDA报告的42例病例中,其临床特征比较独特,包括较短的潜伏期(中位10d)和突然出现的症状,包括腹水。5例患者出现ALF导致死亡或进行了肝移植[305]。红霉素和禁止使用的大环内酯醋竹桃霉素是CYP3A族和p-糖蛋白转运体的有效抑制药。此外,克拉霉素也是这种抑制药[463,464]。红霉素和克拉霉素引起药物相互作用不良反应的频率远高于引起胆汁淤积型肝损伤的频率,特别是与经CYP3A代谢的环孢素[465,466]和他克莫司[467]等免疫抑制药联用时。阿奇霉素、罗红霉素、地红霉素是CYP3A的较弱抑制药[468]。红霉素和醋竹桃霉素与新的大环内酯相比,能更有效地阻断肝细胞内胆汁流出,同时发现了CYP3A抑制与胆汁淤积型肝损伤之间潜在的联系[469]。

4. 喹诺酮类

氟喹诺酮类药物被认为是相对安全的抗生素[470],这类药中只有曲伐沙星与ALF有关,导致该药物于1999年停用。目前可在美国使用的氟喹诺酮类药物包括环丙沙星、吉米沙星、左氧氟沙星、莫西沙星、诺氟沙星和氧氟沙星。它们都可导致不同程度的肝损伤。这些药物单独使用后肝损伤的确切发生率尚不清楚,但它们与氨基转移酶轻度升高有关,很少与ALF有关。氟喹诺酮类药物肝损伤在美国占679例的1.8%[471],在欧洲占

1069例的3.2%[472]。在人群研究中,氟喹诺酮类药物引起肝损伤的绝对风险药为3.9~8.6/100 000次暴露;与环丙沙星相比,莫西沙星和左氧氟沙星风险更高[473]。肝损伤的类型介于肝细胞型和胆汁淤积型之间。肝细胞型患者可能更严重,包括ALF。氟喹诺酮类药物引起的损伤通常具有免疫学特征[471]。

5. 磺胺类药物

所有磺胺类药物都与肝损伤有关,通常被认为是具有免疫变态特征的特异质反应[306]。临床表现最常见的胆汁淤积,通常伴有皮疹、发热和嗜酸性粒细胞增多症。关于肝内胆汁淤积伴磷脂中毒的报道也有[474]。甲氧苄啶-磺胺甲噁唑是最古老和最广泛使用的抗生素组合之一。在一般人群中,肝损伤的发生率可能很低,因为在20世纪70年代和80年代的文献中显示只偶尔出现肝炎、ALF和胆汁淤积[306]。然而,几例肝衰竭报告[475-477]提醒了我们。在美国的一项研究显示,磺胺类药物是引起ALF的第二大原因[478]。

在HIV患者中,使用甲氧苄啶-磺胺甲噁唑导致的过敏反应发生率(~20%)远高于非HIV患者[306,479-481]。由于甲氧苄啶-磺胺甲噁唑被认为是治疗及预防耶氏孢子虫肺炎的最佳选择,因此制定了脱敏疗法[482],并努力确定超敏原因。缓慢的乙酰化状态[483]可能有助于更多的药物经CYP活化成磺胺甲噁唑羟胺[306]。与CYP3A诱导剂共处理可测量更多的羟胺,而抑制药则会减少这种代谢物的数量[484]。目前还没有达成共识来解释HIV诱导的敏感性。在发展中国家,有一些成功的案例显示复方新诺明被广泛用于机会性感染的长期预防[485-487],已经报道了在这些人群中使用该药物所致的肝毒性[402]。复方新诺明是DILI的一个危险因素,并与胆汁淤积型或胆管缺失型损伤有关[402]。

6. 四环素类

对于四环素引起的肝损伤,最初只是在接受高剂量静脉注射的患者中[306,354]。临床症状与瑞氏综合征相似,伴有ALF、肾衰竭和酸中毒。血清ALT水平一般不高(~1000U /ml),组织学

表现为小泡性脂肪变性伴轻度坏死。脂肪变性和毒性的机制可能是抑制线粒体脂肪酸氧化[488]，也可能与剂量有关。目前很少静脉注射四环素，口服低剂量四环素时肝损伤的发病率极低[489]。然而，已有可逆性肝衰竭[490]和长时间胆汁淤积伴有胆管狭窄的相关报道[491]。米诺环素被广泛用于治疗青少年痤疮，据报道可引起急性肝炎[492]和慢性自身免疫性肝炎，抗核抗体和抗平滑肌抗体呈现阳性[111-113, 493-495]。虽然肝损伤具有自限性，但对于米诺环素诱导的自身免疫性肝炎，可能需要类固醇才能治疗[495]。地美环素主要用于治疗抗利尿激素异常分泌综合征，目前尚无肝损伤的报道，但 Epocrates 数据库把肝损伤列为地美环素的严重不良反应。

7. 其他抗生素

呋喃妥因仍作为一种长期的尿路感染抗菌药物使用，在 1980 年被报道可引起急性和慢性肝病[496]。在儿童中预防用药时是相对安全的[497]，但相关报道显示在老年妇女中会发生类似自身免疫性肝炎的 DILI。药物中断后，DILI 可能也不会消退[498,499]。在美国，呋喃妥因是 DILI 的第二常见原因，也是药源性 ALF 的第三常见原因[144,478]。同时也是药源性自身免疫肝炎的主要原因，停止用药或使用类固醇可完全康复[495]。根据 1974 年的一个病例报告[500]，萘啶酮酸也可作为长期的尿路感染抗菌药物使用，但可能会引起胆汁淤积型肝炎。作为一种可长期使用的药物，是否比呋喃妥因更安全目前尚不清楚。

达福普汀是一种相对较新的链阳菌素抗生素，用于治疗肝移植患者耐万古霉素肠球菌和耐葡萄球菌感染引起的高胆红素血症[501]。尽管该研究表明胆汁淤积变化与药物无关，但另一项研究[503]表明 AP 值升高可能与药物有关。该药的主要不良反应是肌痛/痹证。

磷霉素是一种环氧化物低分子量抗生素，于 20 世纪 90 年代中期引入，用于治疗尿道感染，也用于治疗耐万古霉素肠球菌和耐甲氧西林金黄色葡萄球菌引起的感染。可引起血清 ALT 水平升高和难辨梭菌性结肠炎[505]。一例囊性纤维

化患者反复使用该药致急性肝损伤的病例也有报道[506]。

（十二）心血管药物

1. 抗血小板药/抗凝血药/溶栓药物

每次服用 200mg 双嘧达莫和 25mg 阿司匹林（复方阿司匹林）的固定剂量，每日两次，且已经证明以上方案对预防二级卒中有效[507,508]，尽管单独服用阿司匹林的益处仍有争议。在 Epocrates 数据库中，肝功能异常被列为不良反应，但未发现相关文献报道。另一方面，噻氯匹定是一种噻吩并吡啶类抑制药，可抑制二磷酸腺苷诱导的血小板聚集，具有溶栓作用[509]，比阿司匹林预防中风更有效[510]。1993 年首次报告噻氯匹定可导致肝炎[511]，随后许多国家的报告[512-515]已证实该药物主要引起胆汁淤积型损伤。临床表现在 2～13 周内出现，与血小板抑制程度无关[515]。再生障碍性贫血和粒细胞缺乏症这种更常见的血液学不良反应掩盖了肝毒性副作用，因此，另一种抗血小板药物氯吡格雷，已变得更普遍[516]，并在很大程度上取代了噻氯匹定。它也成功用于噻氯匹定导致肝损伤的患者[517]。十几份临床表现显著的肝损伤报告指出，氯吡格雷可引起不同严重程度的肝炎，主要为平均接触 7～8 周后出现的混合肝炎[518,519]。再次接触药物后导致肝炎复发，揭示了免疫反应在发病机制中的作用[520]。然而，氯吡格雷需要经肝脏激活，而由于缺乏 CYP3A4[521] 的活化作用，已经发现机体对其疗效存在不同程度的抗性。除了监测患者的血小板外，确定可能抑制 CYP3A4 的药物也是很重要的[521]，如患者使用氯吡格雷时是否同时使用了阿托伐他汀。氯吡格雷一般都是与其他药物联合使用，因此药物-药物相互作用将通过 CYPA4 作用对其疗效产生影响[518]。新型抗血小板药物普拉格雷的药物-药物相互作用比氯吡格雷要小（表 56-15）。

华法林导致的肝损伤是罕见的[522]；其经常在接触苯丙香豆素后出现[523,524]。苯丙香豆素，在美国禁止使用，1992－2002 年间在德国导致

至少 8 例重型肝炎，其中 1 例死亡，2 例需要肝移植[525]。

虽然肝素在临床上没有显著的肝损伤相关报告，但普通肝素与其他低分子量肝素（达肝素、依诺肝素、Adomiparin）可导致 AST 和 ALT 水平无症状升高[526]。在未患有黄疸的健康受试者中，90% 以上接受普通肝素和其他低分子量肝素的受试者均有 AST 和 ALT 水平无症状升高，表明种类效应[527]。48 名受试者中，23% 显示 3 级肝酶水平升高[527]。重要的是要知道肝素的种类效应，这样就不会错误地归因于另一种疾病。非维生素 K 抗凝药利伐沙班和阿哌沙班的肝毒性尚未见报道。

2. 血管紧张素转化酶抑制药

总体而言，所有这类药物都具有极好的安全性，尽管已有肝损伤病例报道，严重程度从血清 ALT 水平升高到胆汁淤积和 ALF。许多血管紧张素转化酶抑制药可引起胆汁淤积型肝炎[528]，但发生率较低，包括卡托普利[529]、依那普利[530]、赖诺普利[531]、福辛普利[532]、和雷米普利[533]。患胆汁淤积的一般为中年人，已服用该药 4 ~ 8 周。在大多数情况下，恢复时间较长。使用依那普利[534] 和赖诺普利[531] 的患者已有死亡案例报告，在后者的病例中，死亡是由于溃疡穿孔，而胆汁淤积却有消退[531]。目前导致胆汁淤积进展的危险因素尚不清楚。由血管紧张素转化酶抑制药引起的肝炎患者如果改用另一种血管紧张素转化酶抑制药，可能会产生交叉反应[535]。

表 56-15 心血管药物与药物性肝损伤

已有致肝损伤相关报道		非诺贝特	罕见的自身免疫性肝炎
抗血小板药 / 抗凝血药 / 溶栓药		烟酸（缓慢释放 > 晶体）	罕见急性肝炎 / 胆汁淤积
双嘧达莫 -ASA	± 肝功能障碍	**其他降压药**	
噻氯匹定	胆汁淤积肝炎	肼屈嗪	非常罕见的免疫性肝炎，肉芽肿
氯吡格雷	混合性肝炎		
华法林	± 肝炎 / 胆汁淤积性黄疸	波生坦	ALT 升高
达肝素	±ALT 升高	**未见可引起肝损伤的相关报道**	
亭扎肝素	± 胆汁淤积肝炎	**抗血小板药 / 抗凝血药 / 溶栓药**	
伊诺肝素	±ALT 升高	阿替普酶，氯吡格雷，阿那格雷，双嘧达莫，依替巴肽，西洛他唑，盐酸替罗非班，阿昔单抗，磺达肝素，比伐卢定，阿加曲班，抗凝血酶Ⅲ，阿尼普酶，链激酶，尿激酶，瑞替普酶，替奈普酶	
来匹卢定	±ALT 升高		
血管紧张素转化酶抑制药			
所有的普利类药物	胆汁淤积性黄疸报告		
血管紧张素受体阻滞药			
所有沙坦类	肝毒性，ALT 升高	**抗心律失常药**	
抗心律失常药		腺苷，溴苄胺，索他洛尔，伊布利特，莫雷西嗪，美西律，丙吡胺，氟卡尼，多非利特	
胺碘酮	ALT 升高，磷脂沉积		
奎尼丁	免疫混合肉芽肿	**β 受体阻滞药**	
普鲁卡因胺	免疫性胆汁淤积伴肉芽肿	除了拉贝洛尔外，几乎所有的药物都没有明显的毒性	
普罗帕酮	罕见的胆汁淤积	**钙通道阻滞药**	
β 受体阻滞药		除了维拉帕米和地尔硫䓬外，所有药物似乎都安全	
拉贝洛尔	ALT 升高，肝炎，非免疫性	**降低胆固醇**	
钙通道阻滞药		吉非罗齐，依泽替米贝	
硝苯地平	罕见的肝炎、免疫性	**利尿药**	
地尔硫䓬	罕见的肝炎，罕见肉芽肿	所有髓襻利尿药和噻嗪类利尿药似乎没有明显的肝毒性	
维拉帕米	罕见的肝炎或胆汁淤积	**其他降压药**	
降低胆固醇		米诺地尔，依普利酮，曲前列环素，依前列醇，非诺多泮，多沙唑嗪，可乐定，特拉唑嗪，氯压胍，哌唑嗪，奈西立肽	
所有他汀类药物	ALT 升高，罕见肝炎，胆汁淤积		

ALT. 丙氨酸氨基转移酶；ASA. 阿司匹林

3. 血管紧张素 II 受体阻滞剂

这类药物，以氯沙坦为代表，可引起特异质肝炎反应[536,537]，坎地沙坦[538]，厄贝沙坦[539]，和缬沙坦[540]引起胆汁淤积型肝炎的病例已有报道。临床上的症状一般在治疗开始几周后就开始出现，停药后病情恢复相对较快。但这种反应的发生率较低，而且还没有死亡报告。较新的血管紧张素 II 受体阻滞剂如奥美沙坦、替米沙坦和依普沙坦与肝损伤相关的病例尚未见报道。

4. 抗心律失常药物

胺碘酮是一种高效和广泛使用的碘化苯并呋喃衍生物，主要用于抗心律失常，长期使用可引起肝损伤[281]。其肺毒性更为严重，但血清氨基转移酶或 AP 水平升高较为常见[541,542]。在一个三级肝病转诊中心，胺碘酮是最常见的肝损伤药物[144]。

胺碘酮引起的肝损伤范围较广泛。急性肝炎可在肠外治疗开始 24h 内发生[543]，但其发生率难以评估，因为该药通常用于心搏骤停，大多数患者无法存活。在口服用药的患者中，约有 25% 的患者出现无症状的肝酶升高，通常在接触药物 10 个月后检测到，ALT 平均水平（104 U/ml）高于 AST 平均水平（89 U/ml），AP 和胆红素水平一般正常。虽然可能发生适应（随着持续使用各项值会正常化），由于对其他器官的毒性作用和心脏病死亡的发生，该药常常会被中止[541]。1% 到 3% 的患者发展为症状性肝炎，伴有肝大，在停药后迅速消退。这种药物及其代谢物会在肝脏和血浆中停留很长时间，在停止治疗后可导致数月的持续异常[541]。

胺碘酮致肝损伤最不利的是进展成肝硬化，基于马洛里体、多形核白细胞和脂肪变性的发现[544]，该病被称为假性酒精中毒，即使是低剂量服用胺碘酮，这种情况也可发生[545]。建议对血清 ALT 水平进行定期监测，特别是当剂量超过 400mg/d 时。如果 ALT 水平是 ULN 的三倍以上，则应减少剂量或停止使用该药物；如果持续升高，则建议进行肝活检。一项对 125 名患者血清胺碘酮水平的前瞻性研究表明，如果胺碘酮水

平低于 2.5 mg/L，只有 6% 的患者血清 ALT 水平超过 ULN 的三倍；如果胺碘酮水平低于 1.5 mg/L，血清 ALT 水平一般不会升高[546]。

胺碘酮由 CYP3A4 和 CYP2C8494 代谢成去乙基胺碘酮。这种药物和代谢物在肝脏中积累，因为它们是两亲性的，停留在溶酶体中，进而抑制磷脂酶[281]。即使在没有肝损伤的病人中，电子显微镜下也能发现溶酶体内含物具有典型的层片状结构，这是磷脂沉积的特征[547]。由于胺碘酮含有碘，肝脏中该药物的蓄积可在 CT 平扫中显示[548]。在动物模型中，该药物也可以在线粒体内蓄积，引起过氧脂质化和脂肪性肝炎[549]。然而，胺碘酮（或代谢物）引起肝损伤的机制尚不清楚。该药物也是大鼠中有机阴离子转运多肽亚型 2 的抑制药[550]。

奎尼丁仍然是一种重要的抗心律失常药，尽管 20 世纪 70 年代以来有许多病例报告显示，服用奎尼丁一个月内可发生特异质超敏肝损伤反应[281]，且组织学分析显示常伴有肉芽肿[551]，但奎尼丁在临床上仍然是一类重要的抗心律失常药。最近没有相关病例报道，肝损伤的发生率也尚不清楚。最近发现，奎尼丁的另一个重要作用是对其他底物的 CYP3A4 也有活性能力[552,553]。因此，当使用奎尼丁时，应该注意复杂的药物相互作用。

虽然 Epocrates 数据库中只列出了普鲁卡因胺可导致轻度肝检查异常，但多个病例报道了该药物可导致肝内胆汁淤积[281]，经常伴有肉芽肿。与引起肝损伤相比，这种药物更可能引起系统性狼疮样反应。普罗帕酮未被列为肝毒性药物，但自 1980 年以来文献中已报告 7 例此药物引起的胆汁淤积性黄疸[554]。

5. β 受体阻滞药

所有这类广泛使用的药物导致的肝损伤发生率都很低，除了拉贝洛尔[555,556]。拉贝洛尔可引起 8% 的患者轻度无症状 ALT 水平升高，通常在治疗的最初几周内就会出现。虽然 ALT 水平通常随持续治疗而恢复正常（这是一种人们了解比较少的现象，有时称为适应），但 2% 的患者 ALT 水平可能会继续升高，需要中断拉贝洛尔治疗

[555]。拉贝洛尔的立体异构体地来洛尔，在1990年美国的境外监测中发现其肝毒性较大，并有了3例相关死亡报道，因而禁止地来洛尔（见表56-1）。地来洛尔导致的损伤有可能是特异质性肝损伤。仅发现一例美托洛尔DILI病例报告[557]。最近，有一个病例报告了卡维地洛[558]引起的严重胆汁淤积，当病人开始服用美托洛尔一年后又出现了复发。考虑到这些药物的广泛使用性，肝毒性又似乎很罕见。

6. 钙通道阻滞药

这些药物的肝损伤发生率似乎很低，Epocrates数据库中只列出了维拉帕米和地尔硫䓬。尽管如此，有报道显示硝苯地平可引起具有免疫特征表现的急性肝炎[559]，最新的一份报道发表于1992年[560]。这些案例中显示使用地尔硫䓬后[561]导致急性肝炎损伤的患者均是在服用地尔硫䓬之前一直服用硝苯地平。据报道，地尔硫䓬可引起肉芽肿性肝炎[562]。在几例报告中，维拉帕米可同时引起肝细胞型损伤和胆汁淤积型损伤[563]。

7. 利尿药

尽管Epocrates数据库中显示氢氯噻嗪、依他尼酸和螺内酯肝毒性比较罕见，但是没有相关报道证实。考虑到这些药物广泛应用于有基础疾病的患者，包括肝病患者，相对来说，肝毒性较小。由于大量患者在服药后出现了急性和慢性肝炎，促尿酸利尿剂替尼酸于1979年退出市场，这些损伤很可能是免疫介导的结果[564]。

8. 其他降血压药（包括肺性高血压的处方药）

目前，动脉血管舒张剂肼屈嗪很少单独使用。肼屈嗪毒性可引发一系列肝病，包括急性肝炎、胆汁淤积性肝炎、肉芽肿性肝炎和具有超敏特征的肝炎[565]。目前，已经报道了两种类型的肝损伤，一种潜伏期短（2～6周），另一种潜伏期长（2个月～1年）[566]。肝损伤的机制与CYP抗体的形成而引起的免疫介导毒性有关[565]。尽管也有了死亡报告，但大多数病例因停止治疗而痊愈[565,566]。

肼的同源物双肼屈嗪（欧洲有售，美国无）是一种经典药物，可引起免疫介导的不良反应[146]，免疫机制归因于CYP1A2和CYP3A4失活[567]后产生新抗原和抗微粒体抗体。双肼屈嗪[568]的大多数肝损伤病例报告显示典型的小叶中心坏死。肼屈嗪灭活CYP的程度比不上双肼屈嗪，所以肝损伤发生率相对较低。

从历史的角度来看，α-甲基多巴（爱道美）是最早广泛使用的药物之一，具有肝毒性，但是其发病率很低，所以没有退出市场。该药物于1960年引入美国，尽管市场上有很多更有效、风险更低的降压药，且α-甲基多巴也会导致严重的DILI，但至今美国境内仍在使用此药。考虑到妊娠期和母乳喂养期间的安全性，它仍然是妊娠期高血压患者的首选[566]。从开始使用该药物到肝炎的潜伏期为几周到几个月不等。可引起各种形式的肝损伤，包括急性肝炎、慢性肝炎、胆汁淤积性肝炎、暴发性肝衰竭和肝硬化[565]。可以用自身免疫性肝炎的标志物来判断类似自身免疫性肝炎的肝损伤，如抗核抗体和平滑肌细胞抗体。由于存在自身免疫性特征，口服类固醇治疗，可完全恢复。

波生坦是一种口服苯磺酰胺，用于抑制内皮素受体A和内皮素受体B[569]。FDA批准用于治疗肺性高血压[570,571]，但在2%～18%的患者中可导致显著的肝损伤，该损伤与剂量有关，药物停用后可逆转[572]。最初研究证明该药物阻断内皮素受体可以保护实验动物的肝脏免受缺血的伤害[573]，对患门静脉高压症的大鼠有益[574]。当对人体内的药物进行研究时，很明显的是它通过CYP2C9和CYP3A4广泛代谢，其对这些酶的诱导可导致药物初始浓度下降，持续3～5天[571]。同时也发现与CYP3A4和CYP2C9的底物如环孢素和华法林有显著的相互作用[571]。虽然肝损伤的机制仍不确定，但波生坦抑制小管胆盐输出泵可能导致细胞内细胞毒性胆盐的积累[572]。尽管波生坦存有潜在的肝毒性，但它仍然成功地用于治疗门肺性肺动脉高压症[575-577]。使用波生坦引发肝炎的患者可能会转而使用另一种内皮素受体拮抗剂安利生坦，此药尚无肝损伤的报道。西地那非在治疗门肺高压症中越来越流行。它很少会引起胆汁淤积型肝损伤[578]。用于治疗肺性高血压的依前列醇注射液似乎也不会引起肝损伤，但在 Epocrates 数据库中，认为伊洛前列素可引起肝功能异常。

9. 降胆固醇药

羟甲基戊二酰辅酶 A 还原酶抑制药（他汀类药物）的引入对高胆固醇血症和心脏病的治疗产生了重大影响，这些药物成为使用最广泛的处方药之一。然而，由于这些都是长期使用药物，早期研究主要关注的是视觉、肌肉和肝脏的损伤，而之前的胆固醇合成抑制药已经证实了这一点[281,579]。在早期的研究中，有 1%～3% 的患者未出现视觉损伤，但血清 ALT 水平无症状性升高到了 ULN 的两倍以上，是横纹肌溶解症的 10～30 倍[579]。血清 ALT 水平升高一般发生在用药 3 个月内，并且有剂量依赖性。还有一些严重的病例报道，如急性肝炎和胆汁淤积损伤[528]。因此，建议所有肝病患者在治疗中避免使用他汀类药物。但是，这将使许多胆固醇水平高的患者无法获得这些药物的益处，因为患者在伴有代谢综合征时血清氨基转移酶水平也会升高。

他汀类药物上市后研究表明[580,581]，有 0.2%～1.14% 患者出现无症状的 ALT 水平升高，大多数患者在持续治疗后产生适应，使 ALT 水平恢复。在特定组的研究中，包括家族性高胆固醇血症患儿[582]、肥胖患者[583]、老年患者[584]以及治疗前 ALT 水平升高患者[585]，都显示出对他汀类药物有耐受性，且不良反应发生率较低。仍然建议持续监测肝功能和肌酸激酶的基线水平，先是 3 个月 1 次，然后每 6 个月监测 1 次[586]，虽然这样做还不能确定患者发生严重肝损伤和肌肉损伤的风险率，也不能减少其发生率，但是还是建议如上定期监测[528]。血清 ALT 水平高于 ULN 的 3 倍以上时，应每 2～4 周监测一次，如果没有发生适应证或出现临床症状，应停止使用该药物。为了控制胆固醇水平，应尽可能降低剂量。当使用通过 CYP3A4（辛伐他汀、洛伐他汀、阿托伐他汀）代谢的他汀类药物时，如果同时使用其他抑制 CYP 的药物（如酮康唑、红霉素），需要高度谨慎。氟伐他汀可通过 CYP2C9 代谢，而普伐他汀和瑞舒伐他汀不能通过 CYP 系统代谢。对他汀类药物与吉非罗齐、烟酸、胺碘酮、维拉帕米联合使用时提出了警告[586]。西立伐他汀在 1991 年撤出市场，不是因为肝损伤而是因为横纹肌溶解发生率很高。

从他汀类药物的广泛长期使用以及大型数据库或群组的结果来看，严重的 DILI 似乎很罕见[8,143,145,587]。在瑞典药品不良反应咨询委员会数据库对 DILI 导致死亡或肝移植的回顾性研究中，包括从 1966 到 2002 年登记的所有患者，其中有 151 例药物相关性死亡，17 例接受了肝移植[587]。有一例 DILI 的病例被认为与阿托伐他汀和辛伐他汀有关。在 1968—2003 年向世界卫生组织国际药物监测合作中心报告的 4690 例 DILI 疑似病例中，在前 20 种死于 DILI 的药物中，他汀类药物并未位列其中[143]。在法国地区，对 81 301 人进行了为期 3 年的研究，发现有 34 例患者出现 DILI[8]。他汀类药物（阿托伐他汀）是两个病例中唯一涉及的药物或多种相关药物（阿托伐他汀和噻氯匹啶）之一。西班牙各中心对西班牙地区的 DILI 进行了前瞻性研究[13]。西班牙登记处的调查人员报告了 10 年期间收集的 461 例病例。涉及的他汀类药物共 11 例，平均血清总胆红素水平为 6.1 mg/dl，平均 ALT 水平是 ULN 的 15.8 倍，平均 AP 水平是 ULN 的 2.8 倍。

全面回顾他汀类药物所致严重 DILI 时，共鉴定出 40 例他汀类药物肝损伤[588]。其中 11 例存在或不存在 DILI 时均检测到自身抗体。鉴于这类药物开出的处方数量巨大，仅在 2008 年一年，美国就有 1.42 亿多张该类药处方，但是相对较少的 DILI 报道证明了他汀类药物的肝脏安全性[589]。这些报告大部分是针对洛伐他汀、辛伐他汀和阿托伐他汀，这可能反映了药物上市的时间和开出的处方量。尽管在药物动力学、亲油性和肝代谢程度上存在差异[590]，但所有他汀类药物似乎都能引起罕见但显著的肝损伤。所见症状通常与急性肝炎一致，包括黄疸、厌食、恶心、腹痛、疲劳和瘙痒。但报道显示他汀类药物 DILI 导致的死亡案例极为罕见，仅有两份病例报告进行了报道[591,592]。

在系统性审查发现的已报告病例中，他汀类药物肝损伤症状在出现之前治疗时间范围很大，从 5 天到 4 年不等[588]。有半数以上的病例，DILI 发生在接受他汀类药物治疗后 4 个月内。停用他汀类药物到肝损伤消退需要几周到 6 个月不等。肝损伤最常见的类型是肝细胞型损伤，ALT 水平在 39U/L ～ 8275U/L 之间，还有可能长期出现伴有胆汁淤积症状的混合损伤模式。在混合损伤的病例中，血清总胆红素峰值可高达 25mg/dl，但在大多数情况下，总胆红素水平为 5 ～ 10mg/dl。

在肝活检中，他汀类药物致 DILI 最常见的组织学特征是伴有单核细胞的门静脉炎症，出现或不出现胆汁淤积。门静脉炎症通常包括淋巴细胞，虽然在少数病例中发现嗜酸性粒细胞，但通常不明显。肝活检变化也可能不是由他汀类药物引起的，这些患者可能患有潜在的脂肪肝和（或）肝纤维化。他汀类药物引起的肝损伤可能偶尔伴有自身免疫特点[593]。活检报告显示这种肝损伤模式与阿托伐他汀、洛舒伐他汀和辛伐他汀有关。虽然他汀类药物作为触发因素的证据很充分，但这些病例可能代表了那些自身免疫性肝炎的患者碰巧使用了他汀类药物。在他汀类药物致 DILI 病人体内可观察到高滴度自身抗体如抗核抗体、抗平滑肌抗体、抗组蛋白抗体和乙酰胆碱结合抗体。

这种 DILI 类型的发病机制尚待阐明，但相关研究显示，他汀类药物在 HLA 单倍型遗传易感宿主中可作为半抗原，当宿主再次接触同一种或另一种他汀类药物时可触发自身免疫反应而引起肝损伤[594]。肝损伤的确切机制尚不完全清楚，但对每天服用辛伐他汀 125mg/kg 的豚鼠研究表明，毒性与羟甲基戊二醛辅酶 a 还原酶和甲羟戊酸合成被抑制有关[592]。甲羟戊酸途径对细胞膜蛋白的产生、蛋白质的锚定和类固醇的生物合成都很重要。

相对来说，他汀类药物在慢性肝病患者或有肝功能异常升高的患者中还是较安全的。一项随机、双盲、使用安慰剂作对照的研究对 326 名潜在肝病患者使用 80mg 普伐他汀或安慰剂治疗，结果显示两组患者血清 ALT 水平升高没有显著差异[595]。血清 ALT 水平升高超过 ULN 两倍或基线 ALT 水平翻倍（如果基线 ALT 水平已经升高）的比率分别为：普伐他汀组为 5%，安慰剂组为 7%。无论基线 ALT 水平是否升高，普伐他汀组或安慰剂组 ALT 水平没有统计学差异。该研究中的大多数参与对象患有非酒精性脂肪肝（64.1%）或慢性丙型肝炎（24.8%）。美国 DILIN 登记处的前瞻性研究报告了 2008 年首批 300 例登记病例的结果[144]。据报道，在 3.4% 的患者服用降脂药后引发 DILI。一例肝硬化患者用依泽替米贝和辛伐他汀治疗后死亡，一例类风湿性关节炎患者用来氟米特和洛伐他汀治疗后出现严重的肝损伤，并接受了肝移植。

以下是美国国家脂质协会安全工作组关于使用他汀类药物安全性的建议，重点是针对慢性肝病患者[596]：①慢性肝病不是他汀类药物治疗的禁忌证；②代偿性肝硬化不是他汀类药物治疗的禁忌证；③他汀类药物可以安全地用于非酒精性脂肪肝患者。在专家意见的基础上，研究者认为他汀类药物不应用于肝硬化失代偿期或 ALF 患者。此外，如果患者先前有使用他汀类药物而导致肝功能异常的病史，则不应再次接受他汀类药物治疗。

非诺贝特已经使用了几十年，能有效治疗高三酰甘油血症。据报告其很少会引起自身免疫性肝炎并胆管缺失和纤维化[528]。轻度 ALT 水平增加也很少发生，所以没必要常规监测肝功能[597]。尽管贝特类是啮齿动物体内有效的过氧化物酶体增殖剂，但根据肝脏组织学结果显示，并未在人类中发现这种作用[281]。贝特类还可以增加胆汁的成石性，但这种作用在临床上并不显著[597]。

烟酸还可导致急性肝炎[281]，使用缓释剂时更常见，通常发生在相对较短的时间（2 天～ 7 周）内[598]，并且常常在改变结晶结构（其耐受性良好）之后立即发生[599,600]。此外，还绘制了烟酸相关胆汁淤积的示意图[601]。总的来说，肝损伤的发生率很低。有迹象表明毒性可能与剂量有关[281]，但肝损伤的机制尚未完全阐明。

（十三）非甾体抗炎药和对乙酰氨基酚

非甾体抗炎药最常见的不良反应就是肝损伤（表 56-16）。尽管不同药物诱导肝损伤的发生率不同，但引起显著功能障碍的总体发生率还是比较低的（不到 0.1%）[602]。然而，由于日常使用非甾体抗炎药的人数较多（仅在美国就有 2000 万人左右），实际发生显著功能障碍的病例数量也很多[602]。根据 DILIN 的记录，非甾体抗炎药和肌肉松弛剂占到了 DILI 病例的 3.7%[12]。根据美国医疗补助计划（Mediaid）数据，估计每 10 万人中，就有 2.2 人因疑似使用非甾体抗炎药导致的急性肝炎而接受住院治疗[603]。一项对多种人群研究的综述报告显示：使用非甾体抗炎药者发生严重肝损伤的风险为每年 3.1 ～ 23.4/10 万[604]。然而，并没有发现死亡病例[605]。当肝损伤伴有黄疸时，死亡风险可能增加到 7.7%[604]。非甾体抗炎药诱导肝损伤发生的风险因素包括类风湿性关节炎，它会将风险提高 10 倍，另一个风险因素是同时使用其他肝毒性药物[9]。此外，其他风险因素包括女性、高龄和骨关节炎。不同的非甾体抗炎药具有不同的肝毒性特点。已证明苯恶洛芬可以引起肝损伤，其发病率高，死亡率高，有退出医疗市场的倾向。其他药物的肝毒性潜力相对较小。表 56-16 列出了具有肝毒性的非甾体抗炎药。在一项对 17 289 名关节炎患者的分析中，3.1% 的患者 ALT 水平高于 ULN 两倍，分析显示，与双氯芬酸有关，但没有肝衰竭和死亡病例的报告[606]。最常见的损伤机制似乎有一定特异性，可能是代谢异常的结果，最常见的损伤类型是肝细胞型损伤。据报道，抗菌药和非甾体抗炎药导致的 DILI 与谷光转移酶基因的多态性有关[607]。不同种类的非甾体抗炎药一起使用时也可能会发生交叉反应[608]。

阿司匹林肝毒性的主要风险因素是药物剂量，所以依赖与血清中水杨酸浓度水平[602]。大多数肝损伤患者，如氨基转移酶水平升高的患者，一般都是每天服用 2 ～ 6g 阿司匹林，使用数周，血清水杨酸水平超过 25mg/dl，但血清水杨酸水平低于 10mg/dl 时很少产生毒性[609]。诱发条件也同样被认为是风险因素，包括结缔组织疾病中的类风湿性关节炎、系统性红斑狼疮和幼年型风湿性关节炎。然而，肝毒性发生率的增加可能是由于治疗这些疾病时药物剂量过高，而不是内在易感性，尽管系统性炎性疾病中的细胞因子环境更易导致肝损伤[610]。对于风湿热患者肝损伤发生率的增加，可能是同样的道理。在出现瑞氏综合征的患者中，阿司匹林的摄入似乎是促进症状进展最常见的因素之一：即小泡性脂肪变性和急性脑病。这种情况一般发生在儿童的发热性疾病中，一般由病毒感染引起。潜在的诱发条件尚不清楚，但可能涉及先天性的线粒体酶缺陷或功能不全，使用阿司匹林会加重其影响[602,611]。在实验动物中，水杨酸抑制长链脂肪酸的线粒体 β- 氧化[612]，但高达 1/3 患有 Reye 综合征的儿童都有先天性障碍[613]。Reye 综合征的发生率正在下降，这反映了在儿童病毒性疾病的治疗中，阿司匹林的使用正在减少[602]。在这种剂量依赖性肝损伤中，其机制可能与损害肝细胞有关。从超微结构组织学特征看，损伤部位主要为线粒体。其他机制还包括脂质过氧化、羟基自由基清除和肝细胞膜损伤[602]。

服用阿司匹林后，可能会发生肝脏轻度肿大。一般通过测定 AST 和 ALT 水平的升高情况来确定肝损伤，很少通过测定氨和胆红素水平来确定。在血清水杨酸盐含量超过 15mg/dl 的人群中，AST 和 ALT 水平升高的比例高达 50%[609]。以凝血异常和肝性脑病为特征的 ALF 很少见[614]。阿司匹林引起肝脏损伤的经典组织学特征是非特异性局灶性肝炎。典型特征是 3 区气球样变性突出。肝细胞坏死比较常见，但是很少见炎性细胞浸润。在高剂量阿司匹林导致的肝毒性中脂肪变性并不常见。然而，在瑞氏综合征中，小泡性脂

表 56-16　非甾体抗炎药与药物性肝损伤

类别 / 药剂	损伤类型	公认的机制	类别 / 药剂	损伤类型	公认的机制
水杨酸盐			芬布芬	肝细胞损伤	特异质 - 代谢
阿司匹林	肝细胞损伤	有毒性	非诺洛芬	肝细胞损伤 / 胆汁淤积	特异质
二氟尼柳	胆汁淤积	特异质 - 代谢	氟比洛芬	肝细胞损伤	特异质 - 代谢
贝诺酯	肝细胞损伤	有毒性	异丁芬酸	肝细胞损伤	特异质 - 代谢
水杨酸盐	肝细胞损伤	有毒性	布洛芬	肝细胞损伤	特异质 - 代谢
乙酸衍生物			酮洛芬	肝细胞损伤	特异质 - 免疫
氨芬酸	肝细胞损伤	特异质 - 代谢	甲氧基甲基萘乙酸	肝细胞损伤 / 胆汁淤积	特异质 - 免疫
氯美沙星	肝细胞损伤	特异质 - 代谢	奥沙普秦	肝细胞损伤	特异质 - 免疫
双氯芬酸	肝细胞损伤	特异质 - 代谢	吡洛芬	肝细胞损伤	特异质 - 代谢
依托度酸	肝细胞损伤	特异质	灭酸酯类		
芬氯酸	肝细胞损伤	特异质 - 代谢	辛可芬	肝细胞损伤	特异质 - 代谢
芬氯芬那酸	肝细胞损伤	特异质 - 代谢	格拉芬宁	肝细胞损伤	特异质 - 代谢
芬克洛酸	胆汁淤积	特异质 - 代谢	甲氯芬那酸	肝细胞损伤	特异质 - 代谢
芬替酸	肝细胞损伤	特异质 - 代谢	甲芬那酸	肝细胞损伤	特异质 - 代谢
吲哚美辛	肝细胞损伤	特异质	尼氟酸	肝细胞损伤	特异质 - 免疫
伊索克酸	肝细胞损伤	特异质 - 代谢	托芬那酸	肝细胞损伤	特异质 - 代谢
萘丁美酮	胆汁淤积	特异质	昔康类		
舒林酸	胆汁淤积	特异质 - 免疫	屈恶昔康	肝细胞损伤 / 胆汁淤积	特异质
甲苯酰吡啶乙酸	肝细胞损伤	特异质	伊索昔康	胆汁淤积	特异质 - 代谢
丙酸衍生物			吡罗昔康	肝细胞损伤 / 胆汁淤积	特异质
苯恶洛芬	胆汁淤积	特异质 - 代谢	舒多昔康	肝细胞损伤	特异质 - 代谢
卡波芬	肝细胞损伤	特异质 - 代谢			

肪变性是其标志性特征。停用阿司匹林后，肝损伤迅速逆转。虽已有病例报道，但死亡案例仍比较少见[615]。没有确凿的证据表明阿司匹林能引起慢性肝炎。

阿司匹林过量使用导致的肝损伤，可通过停药使其恢复，同时对具有严重肝损伤的个别患者提供支持性治疗。如果阿司匹林在患者治疗中是绝对必需性药物，那么在肝功能检查结果恢复正常后，可以尝试以较低剂量重新使用该药物。在重新使用该药物后，必须对肝功能进行密切监测。

二氟尼柳（Dolobid）是水杨酸的二氟苯基衍生物，据报道会引起胆汁淤积型和混合型肝细胞损伤[616,617]。

吲哚美辛（Indocin）是一种含有吲哚的乙酸衍生物，可能是该类化合物中最常用的非甾体抗炎药。与该药引起的其他器官损伤相比，吲哚美辛导致的肝损伤报道相对较少[602,618]。尽管吲哚美辛引起肝损伤的发生率相对较低（与其他非甾体抗炎药相比），但死亡率更高[618]。已有死亡病例报告[618-620]。儿童可能更容易受到严重伤害，因此不建议在儿科年龄组使用该药物[602]。

根据现有的少数病例报告，毒性机制似乎与代谢异常有关。临床特征通常不具有特异性，实验室结果提示会有肝细胞损伤，但很少伴有胆汁淤积。典型特征是大量肝细胞坏死，且主要集中在中央区域[619]。有时也可能会发生小泡性脂肪变性和胆汁淤积，应当停用该药物，并采取支持措施。早期发现病症并停用该药物预后较好。

舒林酸（Clinoril）也是乙酸的吲哚衍生物，因此与吲哚美辛的结构有一定相似性。有许多关于这种药物的肝毒性报道，舒林酸是一种有效的镇痛药，与其他非甾体抗炎药相比，对胃肠道的不良反应相对较少。然而，它仍然被认为是最可能导致肝损伤的非甾体抗炎药之一[602]。在FDA报告的91例病例的分析中，男女比例为3.5∶1，69%的患者年龄超过50岁[621]。67%的患者出现黄疸，4例患者死于超敏或肝衰竭[621]。根据报道的病例，最常见的机制可能是全身免疫超敏反应，包括肝脏损害。代谢异常特征可能只占一小部分[621]。患者可出现超敏反应，表现为发热、皮疹、瘙痒、嗜酸性粒细胞增多和轻度肝大[621]。也有可能会发生Stevens-Johnson综合征，通常在开始使用该药后4周内出现[622-624]。实验室检测常见显著的肝细胞损伤。与细胞型肝损伤相比，胆汁淤积型肝损伤常见嗜酸性粒细胞增多[621]。在某些情况下甚至会发生胰腺炎[625]。大多数情况下出现胆汁淤积，只有大约25%的患者出现肝细胞损伤[621]。舒林酸竞争性抑制胆管胆盐运输，这种抑制可能导致舒林酸诱发胆汁淤积[625]。重新使用该药物后，仅仅服药两次就会出现超敏反应[623]。

双氯芬酸（Arthrotec，Voltaren）是一种苯乙酸衍生物，1988年在美国被批准用于治疗骨关节病、类风湿关节炎或强直性脊柱炎[604]。虽然肝损伤最常见的表现是肝功能检查结果无症状地升高，但有大量报告表明，使用该药物会导致显著的肝损伤甚至死亡[604,626]。据估计，每10万人中有5人是由双氯芬酸诱导的肝损伤。在人群研究中，双氯芬酸诱导的肝损伤在DILI中排名第二[9]；在DILI系列中，双氯芬酸占1.3%[12]。在使用药物后的3周～12个月开始出现[604,626]。患有骨关节炎的老年女性似乎更容易出现肝损伤[604]。在平均接受双氯芬酸治疗18个月的17829名关节炎患者中，3.1%的患者体内AST水平是ULN的3的倍以上，0.5%的患者体内ALT水平是ULN的10的倍以上，0.023%的患者需要住院接受治疗，尚未出现患者死亡或需要肝移植的病例[606]。氨基转移酶水平升高主要在开始治疗的4到6个月内发生[606]。报告中的数据表明，在大多数情况下，病因可能与免疫特异性有关。然而，在其他情况下，也可能与代谢异常有关。据报道，UGT2B7、CYP2C8和ABCC2基因的多态性与双氯芬酸诱导的肝损伤有关。而且与UDPGT2B7*2等位基因的相关性最强，双氯芬酸诱导肝损伤患者中是对照组的8.5倍[627]。

这些症状在大多数病例中是非特异性的，恶心、呕吐、腹部不适和黄疸是严重肝炎的表现，在75%的病例中可见。在大多数病例中，肝脏异常倾向于细胞型肝炎或混合型肝炎，以及抗核抗体阳性的自身免疫性肝炎[626,628]。3区或斑点状急性肝细胞坏死是最常见的组织学表现。其他表现可能包括肉芽肿、胆汁淤积、肝嗜酸性粒细胞增多和慢性肝炎。通过停用药物和支持性治疗使其恢复。如果及早停用药物，即使是重型肝炎，预后也很好。双氯芬酸的使用很少会引起自身免疫性肝炎[628]。美洛昔康及本类别的所有药物都有可能导致类似的发病情况和特征[629]。

虽然布洛芬可造成严重肝损伤，其中包括细胞型和胆汁淤积型肝损伤，但较少的病例报道和广泛的使用范围表明布洛芬导致严重肝损伤的可能性比较低[630～632]。

对乙酰氨基酚是一种广泛使用的镇痛药，与其他与肝损伤相关的药物相比，它是一种非处方药。在美国，对乙酰氨基酚的使用是药物诱导ALF最常见的原因[632]。对乙酰氨基酚是非麻醉性镇痛药，适用于肾功能受损、胃肠道疾病和出血障碍等疾病的患者。

动物研究表明，对乙酰氨基酚引起的肝损伤是通过活性氧和肝细胞凋亡介导的。在I期代谢中，对乙酰氨基酚通过 CYP 进行氧化、还原或水解。在 II 期代谢过程中，对乙酰氨基酚代谢产物与葡萄糖醛酸、硫酸盐或谷胱甘肽结合。对乙酰氨基酚通过 CYP 进行代谢，CYP2E1 是毒性代谢产物 NAPQI 的主要来源，它会耗尽肝脏的 GSH 储备，导致氧化损伤（图 56-4）。NAPQI 与肝细胞蛋白共价结合，导致细胞死亡。活性氧与线粒体损伤和半胱天冬酶的激活有关[633]。这一系列事件导致肝细胞过早凋亡。通过对金属硫蛋白敲除小鼠的研究，进一步证实了氧化应激反应是对乙酰氨基酚肝毒性的重要机制[634]。在金属硫蛋白敲除小鼠中对乙酰氨基酚引起的肝损伤比对照组小鼠敏感性更高，表现为肝酶水平明显升高和肝坏死。4- 羟基壬烯酸和丙二醛蛋白加合物的免疫组化定位显示，金属硫蛋白敲除小鼠中会有更多的脂质过氧化反应。据报道，小鼠体内其他保护氧化损伤的转录因子与对乙酰氨基酚的毒性有关。其他与对乙酰氨基酚诱导肝损伤相关的酶和通路包括激活的糖原合成酶激酶 3β 和 C-Jun 氨基端激酶通路[635]。在由对乙酰氨基酚引起的肝脏损伤中，线粒体谷胱甘肽的消耗导致线粒体活性氧水平升高。已经证明，先天免疫系统、自然杀伤细胞的激活和干扰素 -γ 水平的升高与对乙酰氨基酚肝毒性的发展和严重程度有关[636]。

在一项针对健康成人志愿者的研究中，他们每天服用 4g 对乙酰氨基酚，持续 14d，31% 的志愿者 ALT 水平升高到 ULN 的 3 倍以上，25% 的志愿者 ALT 水平升高到 ULN 的 5 倍以上，8% 的志愿者 ALT 水平升高到 ULN 的 8 倍以上[637]。肝衰竭通常发生在单次剂量超过 15 ～ 25g 的情况下。虽然在 30% ～ 50% 的病例中，有时剂量在治疗水平以内，但肝损伤仍然算是治疗不当的结果，尽管每日剂量在治疗水平以内，患者体内可能有易发生肝损伤的风险因素[632]。这些风险因素包括酗酒、营养不良、禁食状态、高龄、怀孕和慢性肝病[632]。

治疗方法包括迅速服用 N- 乙酰半胱氨酸，通过补充谷胱甘肽水平，降低或防止肝损伤[638]。N- 乙酰半胱氨酸可以通过口服和静脉注射给药。

虽然对乙酰氨基酚的血液水平有助于指导 N- 乙酰半胱氨酸的用药，但当血浆水平较低时，尤其是长期或无意过量使用的患者可能检测不到过量浓度。在这种情况下，可以采用 DILI 最新的早期检测方法，测量对乙酰氨基酚加合物的水平，以支持诊断过量服用[639]；如果检测不到对乙酰氨基酚，可以准确地排除对乙酰氨基酚所引起的肝损伤。

在一项研究中，110 例不明原因的 ALF 患者中 18% 存在对乙酰氨基酚半胱氨酸加合物水平大于 1.0nmol/ml[639]。虽然对乙酰氨基酚是一种剂量依赖性毒素，但是预后的可靠指标是昏迷的严重程度而不是对乙酰氨基酚的摄入量[640]。

（十四）抗肿瘤药和免疫抑制药

这类药物能造成大量的肝异常结果（表 56-17）。人们通常难以评估癌症化学疗法中肝毒性的因果关系，其原因如下。

（1）肝检查结果异常的原因可能是因为肿瘤转移或浸润肝实质或胆道系统。布加综合征影像图可能类似于窦状阻塞综合征（SOS），并且其原因可能是多个肿瘤引发的促凝状态。

（2）免疫抑制可能引发败血症和休克，其伴随细胞因子诱导肝脏造成损伤，如胆汁淤积。有时肝脏发生的是机会性感染，或者输血导致的病毒性肝炎。

（3）同时重叠使用多种药物，因此难以将 DILI 归因于某一种单一药物。

（4）其他治疗方式（即非化疗）也可能导致肝毒性。例如，在接受骨髓或干细胞移植的患者中，辐射可直接影响移植物抵抗宿主。

（5）有些药物在单独使用时几乎不可能引发肝毒性，但在与其他化学治疗剂或放射治疗联合使用时却会引发严重的肝脏疾病。

（6）肝活检可能有助于鉴别诊断，但由于治疗引起血小板减少和凝血异常，往往被禁用。

（7）其他器官系统的毒性可能导致肝功能检查结果异常（例如，多柔比星诱导的心力衰竭可能引发肝充血以及造成肝功能异常）。

1. 抗代谢药

甲氨蝶呤是一种氨基蝶呤的衍生物,也是一种可以抑制二氢叶酸还原酶的叶酸类似物。在细胞周期 S 期,甲氨蝶呤能导致细胞迅速分裂。甲氨蝶呤的这种特性已经被用于治疗白血病和其他肿瘤,除此之外还被用于银屑病、类风湿关节炎和慢性特发性炎性肠病在内的几种慢性炎性病症。人们认为,长期使用这种药物的潜在主要不良反应是肝毒性。20 世纪 60 年代报道了首例因甲氨蝶呤引发肝硬化的病例[641]。甲氨蝶呤引发肝毒性的机制尚不明确。据推测,该药物可以活化肝星状细胞,造成胶原沉积增加。也有人推测,该药物本身及其代谢产物(聚谷氨酸盐)可能会积聚,造成长时间抑制叶酸、核苷酸和甲基化的合成,从而导致肝细胞损伤。患有肝病的患者似乎更容易中毒[642]。造成甲氨蝶呤毒性风险增加的相关因素包括酗酒、既往肝病(特别是脂肪肝)、每日用药剂量、治疗时间超过 2 年、累积剂量超过 1500mg 和糖尿病肥胖症。这些风险因素中的多种因素(包括酒精和年龄)似乎在牛皮癣患者中也很常见,并且可以作为确定甲氨蝶呤引发肝病速度和频率的驱动因素[643]。急性症状并不多见。随着毒性和肝硬化的进展,将出现临床特征,因此这些表现不具有特异性。许多服用甲氨蝶呤的患者(20% ~ 50%)可能会出现轻微的肝功能异常,但这并不一定意味着有明显的肝毒性[644]。相反,在严重纤维化的情况下,肝脏检查结果也有可能是正常的。对于晚期疾病,实验室检查结果反映了肝硬化及其并发症。

1982 年,银屑病工作组设计了一份甲氨蝶呤肝毒性肝活检结果分类方案[645](表 56-18)。虽然这可能是一种常用的分类方案,但它受到了有主观性、纤维化程度估计过高、包含了像核多形性这类临床意义不明的特点和不能用于评估其他肝疾病这几个方面的限制[643]。一项对 47 项研究的系统回顾认为,尽管在使用甲氨蝶呤治疗期间经常发生肝酶水平升高,但很少出现肝硬化;如果肝检查或活检结果异常,则表示应调整治疗方式[646]。近期一项研究证实,在美国 24 年

表 56-17　抗肿瘤药和免疫抑制药以及药物性肝损伤

肝毒性表现	药　　物
肝窦阻塞综合征	丝裂霉素 6- 硫代鸟嘌呤 咪唑硫嘌呤 阿糖孢苷 达卡巴嗪 N- 氧大尾摇碱 道诺霉素 联合化疗 放射治疗加上 　环磷酰胺 　白消安 　卡莫司汀 　丝裂霉素 C 　其他方案
肝细胞坏死	常见 　普卡霉素 　左旋天冬酰胺酶 　链佐星 　甲氨蝶呤 罕见 　亚硝基脲 　6- 硫代鸟嘌呤 　阿糖孢苷 　阿霉素 　氟尿嘧啶 　环磷酰胺 　依托泊苷 　长春花生物碱
脂肪变性	左旋天冬酰胺酶 放线菌素 D 丝裂霉素 C 博来霉素 甲氨蝶呤
胆汁淤积	6- 巯基嘌呤 咪唑硫嘌呤 白消安 安吖啶
纤维化	甲氨蝶呤 咪唑硫嘌呤
硬化性胆管炎	氟尿苷
肝紫癜	雄激素 羟孕酮 咪唑硫嘌呤 羟基脲 三苯氧胺
结节性再生性增生	咪唑硫嘌呤 6- 硫代鸟嘌呤 雄激素 雌激素
肝肿瘤	雌激素 雄激素 甲氨蝶呤

（1987－2011年）间因甲氨蝶呤而申请和（或）接受肝移植的成年人仅117人（0.07%）[647]。该研究者还呼吁应重新评估目前推荐的监测甲氨蝶呤相关肝毒性的方案。

没有解毒剂可以祛除甲氨蝶呤毒性。各个国家和专业机构在使用和监测甲氧喋呤方式上存在很大差异[648]。研究人员推荐使用叶酸来降低肝酶水平升高的发生率[648]。银屑病患者中经常发生肝酶水平的升高，因此，这类患者需要进行肝活检。像瞬时弹性成像这种纤维化无创检查能够很好地识别纤维化严重程度，并且有可能取代肝活检[641、449、650]。最新证据表明，活组织检查中累积剂量1.5g作为早期阈值可能太低，应该设定更高的阈值，特别是在没有风险因素的情况下[649]。虽然累积剂量无疑会增加纤维化的可能性，但在一项评估肝活检的研究中，用药剂量4.5g的患者仅有2.6%出现晚期纤维化，而用药剂量为6g的患者中有8.2%[643]。同样，像戒酒、严格控制血糖以及肥胖人士体重这类危险因素，可能会降低甲氨蝶呤引发的损伤程度[649]。

来氟米特是一种嘧啶合成抑制药。1998年，该药物被批准用于治疗类风湿性关节炎，也用于治疗少数牛皮癣患者。在该药物获批上市时，人们就已经知道它通常引发轻度瞬时氨基转移酶水平升高。但是在2001年，欧洲药物检验局（现名欧洲药品管理局）报告了129例肝相关ADRs，其中有15例ALF，随后，他们规定必须仔细监测氨基转移酶水平[649]。在美国的一项大型研究中[651]，人们发现，使用来氟米特或甲氨蝶呤单药治疗的患者中有1%～2%的患者转氨酶升高水平超过ULN两倍，而有1/5的患者同时服用这两种药物。来氟米特诱导肝损伤导致的DILI登记中不足1%[144]，其中包括死亡病例[241]。但是，因来氟米特引发的肝损伤比例很低。

与甲氨蝶呤一样，6-巯基嘌呤和硫唑嘌呤更常用做治疗慢性炎性疾病和作为移植后环境中的免疫抑制药，而不是抗肿瘤药。在过去60年中，人们一直在使用6-巯基嘌呤，它是一种天然嘌呤碱基的硫嘌呤类似物。人们已经充分了解到这种药物引发肝毒性的可能性。其肝毒性最常表现为胆汁淤积型肝损伤，可能有6%～40%的受药者会产生这种不良反应[652-654]。这种不良反应似乎具有剂量依赖性。当用药剂量超过2.5mg/kg时，肝毒性可能性最大[653、655、656]。开始用药治疗与毒性发作之间的潜伏期为1～18个月。成人似乎比儿童更容易发生肝损伤[677]。6-巯基嘌呤在肝脏中大量代谢，这可能与该药物肝毒性有关。硫代嘌呤诱导肝毒性的机制可归类为三种：超敏反应、特异性胆汁淤积反应和内皮细胞损伤导致门静脉高压、静脉闭塞性疾病或肝紫癜，大部分患者都可以归类到这三类中的一种[657a]。其主要表现特点是黄疸和瘙痒。实验室研究发现混合型肝细胞和胆汁淤积型损伤、血清AST、ALT、AP和胆红素水平中度升高[655,656]。肝组织病理学显示肝损伤既有胆汁淤积、肝细胞坏死，又有结节性再生性增生的特征[658]。管理措施主要是停止使用该药物。已经有报道指出，在有肝损伤的情况下，继续使用该药物会造成致命性肝坏死。在某些情况下，再次激发也会导致肝毒性反复发作[656]。

硫唑嘌呤是6-巯基嘌呤的前体药物，与其母体化合物相比，它的肝毒性似乎更低。但它也会引发肝损伤，其毒性范围比6-巯基嘌呤更宽。除了6-巯基嘌呤引发的胆汁淤积型损伤之外[659,660]，人们还确认了其他的损伤模式。据报道胆汁淤积主要跟超敏反应有关[661]，6-巯基嘌呤主要造成

表56-18 甲氨蝶呤肝毒性Roenigk组织病理学分类

级别	脂肪浸润	核变异性	汇管区炎症和坏死	纤维化
I	轻度或无	轻度或无	轻度或无	无
II	中度到严重	中度到严重	中度到严重	无
IIIa	可能或可能不表现	可能或可能不表现	可能或可能不表现	轻度
IIIb	可能或可能不表现	可能或可能不表现	可能或可能不表现	中度到严重
IV	可能或可能不表现	可能或可能不表现	可能或可能不表现	硬化

肝细胞型损伤，特别是在肾移植后患者中[662]。最近，由于其他几种具有共同发病机制的病变与血管内皮损伤有关，人们已经开始重视这些病变。症状主要包括严重窦状扩张、肝损伤[663]、结节性再生性增生[664,665]、肝内门静脉硬化[664]和窦状阻塞综合征（SOS）[666-668]，这些均是在肾移植后患者中观察到的结果。此外，在这些患者中，SOS 的发病率约为 2.5%[668]。SOS 主要发生在移植后 2～9 个月，大多发生在男性中。在同一个报告中，认为同时感染嗜肝性病毒可能是引起SOS 的一个促成因素[668]。临床症状主要表现为门静脉血压过高、肝功能检测指标小幅度升高。门静脉血压过高可能会进一步发展，并对未来的发病率和死亡率产生影响[668]。肝毒性似乎主要是一种特异性反应，尽管硫唑嘌呤及其代谢产物6- 甲基巯基嘌呤核苷酸也可能起到一定作用[669]。如前所述，组织学特征可能包括硫唑嘌呤引发的小叶坏死、胆汁淤积或结节性再生性增生。

6- 硫代鸟嘌呤也是一种嘌呤类似物，主要用于治疗急性和慢性白血病。与硫唑嘌呤一样，该药物的使用可能会因内皮功能障碍引发 SOS、结节性再生性增生和肝内硬化综合征，从而导致急性和慢性肝损伤[653,670,671]。慢性损伤表现为门静脉高压症。在一项研究中确定了患有慢性粒细胞白血病患者单一使用白消安或白消安与巯鸟嘌呤联合治疗时门静脉高压症的发病率。在使用白消安与 6- 硫代鸟嘌呤联合治疗的 675 名患者中有18 名患有门静脉高压症，而单一使用白消安组中却未发现。从组织病理学看，肝损伤主要表现为特发性门静脉高压或结节性再生性增生为主要表现；3 名患者出现肝硬化及其并发症[670]。其他研究显示了使用 6- 硫代鸟嘌呤和阿糖胞苷治疗后患者的 SOS 发病率[672,673]。

5- 氟尿嘧啶用于治疗消化系统、乳房和卵巢恶性肿瘤，它是一种嘧啶类似物。口服使用时，这种药物通过肝脏代谢，几乎没有肝毒性。氟尿嘧啶是 5- 氟尿嘧啶的衍生物，它通过连续静脉输注或直接输注到肝动脉来治疗结肠癌肝转移[674,675]。这种药物可以提高缓解率、改善生

存率，但却会增加对肝的损伤。直接肝动脉输注时，肝损伤更为常见[653]，在接受这种治疗的患者中有 19% 发生化学性肝炎[653]。肝压痛和血清AST、ALT、AP 和胆红素水平升高是药物反应的特征。少数患者可能发生硬化性胆管炎。在一项动脉内输注研究中，所有 35 名患者的肝检查结果中均发现了胆汁淤积。人们对 7 名接受动脉内治疗的患者进行胆管造影检查，所有患者均表现出肝内胆管或肝外胆管硬化。此外，肝活组织检查发现胆汁淤积和周围炎，但肝细胞损伤最小。有人提出，这种药物引发胆道硬化的情况可能比化学性肝炎更为常见[676]。在一项对 32 名患者的研究中，3 名患者（9.3%）肝内注射氟尿苷后出现严重胆管狭窄，还有其他 5 名患者（15.6%）出现胆汁淤积或转氨酶升高[620]。这种疾病的征兆通常是黄疸发作和血清 AP 水平显著升高。通常在治疗完成或停药后，化学性肝炎消退。而内镜逆行胰胆管造影术和支架植入术可以有效缓解硬化性胆管炎。与原发性硬化性胆管炎不同，化疗引起的硬化性胆管炎主要牵涉肝门部导管，而不是肝内导管，以及局灶性狭窄区域[677]。因为胆总管与胃十二指肠动脉分开供血，因此受影响相对较少[677]。胆管系统高度依赖于肝动脉供氧以进行氧合和营养物质的输送，一般认为，化学治疗剂引起的动脉损伤或功能性障碍导致胆汁硬化。

卡培他滨是一种在人体内转化为 5- 氟尿嘧啶的嘧啶类似物。这种药物的耐受性比 5- 氟尿嘧啶更好[678]，它通常与其他药物联合使用。它的主要不良反应包括贫血和手足综合征，这些不良反应掩盖了许多个体中出现的轻度非结合性高胆红素血症和氨基转移酶水平升高的症状[679]。

胞嘧啶阿拉伯糖苷也是一种嘧啶类似物，用于治疗急性髓性白血病。它的肝毒性可能与剂量有关，其影响范围从血清 AST、ALT 和 AP 水平轻度升高到明显升高，并伴有明显黄疸，也有ALF 死亡病例[680-682]。

左旋天冬酰胺酶是一种将左旋天冬酰胺催化水解成天冬氨酸和氨的酶。白血病细胞不能产生左旋天冬酰胺，而正常细胞却可以，因此，左旋

天冬酰胺酶用于治疗急性淋巴细胞白血病和 T 细胞淋巴母细胞淋巴瘤。据报道，多达 75% 的服药患者都会出现肝功能异常[683]。超敏型反应非常常见，特别是重复给药后。虽然仅有大约 10% 的用药者发生过敏类似反应，但有报道显示 43% 的用药者有超敏反应[684,685]。脂肪变性是一种常见的典型代谢异常，50%～90% 的用药者会发生脂肪变性[686]。这可能与线粒体蛋白质合成受损有关。鉴于左旋天冬酰胺酶诱导肝损伤发生的频率，这可能是因为该药物本身的直接毒性作用（而不是代谢特异性）。左旋天冬酰胺酶反应的临床特征通常在给药后 1h 内发生，包括瘙痒、呼吸困难、荨麻疹、注射部位肿胀、血管性水肿、皮疹、腹痛、喉痛、鼻塞、支气管痉挛和低血压[684]。肝功能异常包括血清 AST、ALT、胆红素和 AP 水平轻度升高。血清白蛋白水平以及肝脏合成的几种其他蛋白质水平降低，这些蛋白质包括因子 I（纤维蛋白原）、II（凝血酶原）、VII、IX 和 X、血浆铜蓝蛋白、触珠蛋白、转铁蛋白和脂蛋白[683]。凝血障碍可能是一个突出的特征，并且可能发生氨水平升高（与作用机制一致）。最突出的组织学发现是 50%～90% 的患者出现小泡性脂肪变，随着治疗持续时间的延长，患者的严重程度增加[686]。尽管肝脏功能异常最为常见，但超敏反应通常会掩盖肝损伤[687]。如果发生严重毒性，必须停止使用该药物。然而，肝功能异常很常见，并且又常常很难将肝毒性和药物的其他毒性作用区分开来。因此，会发生致命的后果。人们已经开发了一种免疫原性低于该药物（培门冬酶）的另一种药物—聚乙二醇化天冬酰胺酶。据报道，聚乙二醇化天冬酰胺酶不太可能导致超敏反应，但患者服用后普遍出现胆红素水平升高（> 3 mg / dl）和氨基转移酶水平升高（超过正常的 5 倍），占比分别为 31% 和 63%[688]。

光神霉素（普卡霉素）是一种能够插入 DNA 而抑制 RNA 合成的抗生素。除了用作治疗睾丸癌的抗癌剂外，它有时还用于治疗高钙血症和佩吉特病。所有接受这种药物治疗的患者几乎都出现了肝功能异常[689,690]，而且血清氨基转移酶水平相当高，这些都与用药剂量有关。凝血因子生成抑制和血小板减少可能导致出血。人们在肝活组织检查中观察到了肝细胞坏死（3 区）和脂肪变性。据报道，治疗高血钙和佩吉特病使用的剂量较少，因此，肝毒性发生的频率也低[663]。所有这些特征都说明，普卡霉素是一种内在的肝毒素。

多柔比星（阿霉素）也是一种抑制 DNA 合成的抗生素，它是许多联合化疗方案中的重要组成部分。这种药物的骨髓和心脏毒性比肝损伤更常见，它对肝的损伤表现为暂时性肝功能异常。它很少被认为是肝损伤的原因。6 例急性淋巴细胞白血病患者服用多柔比星后引发了急性或慢性肝炎[691]。也有人认为阿霉素会加大 6- 巯基嘌呤的肝毒性，而且它与顺铂、环磷酰胺和依托泊苷这类药联合使用时，更容易发生 SOS[692]。阿霉素有可能引发心肌病，导致充血性心力衰竭。这种药物性肝脏充血有时具有误导性，但适当治疗心力衰竭后可逆转。

放线菌素（放线菌素 D）已经被使用多年，但并没有太多严重肝毒性的病例。有报道指出，单独使用该药物或与长春新碱联合使用可造成少数严重肝损伤[673-695]。在 4567 例儿童癌症患者的回顾性研究中，6%～12% 的儿童发生严重肝毒性，患者年龄越小，风险越高。并且也报道过 SOS 病例，特别是在采用照射治疗肾母细胞瘤的情况下[696-698]。

研究人员已经确定了一种发生在儿童身上类似于 SOS 的病症，并将其称为肝病 - 血小板减少症综合征，这其中就与含放线菌素的治疗方案有关，损伤发生在疗程第一个周期结束或第二个周期开始时[699]。病程和结果是可变的，减小放线菌素剂量后患者可能会产生耐受[699]。

长春碱类来自长春花植物。它们的抗肿瘤作用取决于它们破坏细胞微管功能的能力。由于长春新碱常与其他药物联合使用，因此，人们尚未确定其在肝毒性中的作用。在放射治疗之外，这种药物很少会造成血清氨基转移酶水平轻度升高[700]。因此，这些药物似乎不是明显的肝毒素。

奥沙利铂是一种顺铂类似物，通常与 5- 氟尿嘧啶或卡培他滨联合用于治疗结直肠肝转移（姑息性或辅助性）[701、702]。虽然奥沙利铂较常见的不良反应是周围神经病变，但据报道，在化疗后接受肝切除术的患者中，有 55% 和 23% 的患者出现了窦状扩张 / SOS 和结节性再生性增生[703]。伊立替康是另一种用于治疗结直肠肝转移的药物，它与脂肪变性有关[702]。

生物碱依托泊苷（VP-16）是足叶草毒素的衍生物。它破坏有丝分裂纺锤体的形成。人们已经报道过该药物可导致急性肝细胞坏死[704]。据报道，在与异环磷酰胺联合使用时，这种药物会造成严重的肝毒性[705]。

2. 烷化剂

环磷酰胺通常用于治疗白血病、淋巴瘤和实体瘤。也用于治疗一些慢性炎症，如韦格纳肉芽肿和系统性红斑狼疮。主要通过 CYPs 代谢为活性形式。烷基化物质通常只在高转化率的细胞中形成。然而，肝毒性可能是由某些个体的代谢特性引起的，这些个体的肝细胞中产生了毒性物质。肝毒性似乎是一种罕见的烷化剂治疗并发症，但在细胞消融治疗中大剂量的使用也会引起肝毒性，同时低剂量也可能累积导致毒性发生。有病例报告说，低剂量环磷酰胺治疗狼疮性肾炎和硬皮病后伴随有肝细胞坏死，并且停药 2～3 个月后病症消退。也有使用多年后累积的肝毒性导致肝血管肉瘤的报告[708,709]。在接受骨髓移植的病人中[706,707]，环磷酰胺和白消安预处理的患者中发生 SOS 的越来越多[709-712]。与白消安前给予环磷酰胺（0%）[712]相比，白消安后给予环磷酰胺（12.5%）的患者中发生 SOS 更常见。有一篇关于非移植环境中使用环磷酰胺的 SOS 报道，如前所述，白消安似乎是造成 SOS 的一个因素。异环磷酰胺是环磷酰胺的一种类似物，据报道，当它与依托泊苷联合使用时会引起胆汁淤积（VP-16）[705]。苯丁酸氮芥很少引起肝毒性，但是最近有一篇关于急性胆汁淤积性肝炎的报道发现，苯丁酸氮芥也可引起肝毒性[714]。

3. 亚硝基脲类（卡莫司汀、罗痰芥、司莫司

汀、链佐星）

这些化合物都能引起可逆的肝功能障碍，其中黄疸和 AST 水平升高的比例高达 25%。高剂量会使 40% 的患者 AST 水平增加[715, 716]。高剂量卡莫司汀可导致致命的肝坏死，包括 SOS。在大多数的案例中，胆管周炎和肝内胆汁淤积多伴有轻度肝坏死[715]。动物研究表明，脂质过氧化和抗氧化系统的改变可能会显著促进卡莫司汀诱导的肝毒性，并且一些抗氧化剂可能有助于降低胆汁淤积的发生率[717]。达卡巴嗪主要用于治疗恶性黑色素瘤和一些淋巴瘤。病例报告显示该药物可引起 SOS 继发的急性肝细胞坏死[718-720]。此现象好像发生在第二次给药后的几天内，并且嗜酸性粒细胞增多症可能是一个特征性的表现，可提高免疫介导可能性。AST 和 ALT 水平大量升高，组织学结果与 SOS 一致。有轻微的炎症浸润[718]，需要有效的应对措施。如果在第一次服用达卡巴嗪后出现嗜酸性粒细胞增多症，应避免随后继续使用[718]。也有报道显示患者服药后出现 ALF，服用类固醇后成功恢复的案例[721]。

（十五）用于实体器官移植的免疫抑制药

环孢素 A 是一种钙调神经磷酸酶抑制药，可从霉菌中提取，在 20 世纪 80 年代通过有效地控制器官排斥反应，从而完成了实体器官移植的变革。环孢素 A 有一个限定的治疗窗口期，需要监测血药水平，由于它是通过 CYP3A4 代谢，所以必须注意药物的相互作用。由于生物利用不稳定所以需要使用微乳制剂，剂量为每日两次。关于 DILI，有报道称环孢素可引起轻度的、剂量依赖性的胆汁淤积型损伤[722,723]，这些病例大多是在可靠的检测方法用于监测环孢素水平之前发现的。在许多患者中，肝毒性是亚临床表现，肝脏检查显示 AP 水平有轻微的短暂升高，偶尔伴有血清胆红素和转氨酶水平的轻微升高。在肝移植的情况下，常常存在多种其他潜在的肝功能障碍原因（如感染、器官排斥、肝动脉血栓形成），必须通过影像学检查和肝活检来排除混杂的情况。肾毒性、高血压、血脂异常和神经毒性更常见。

他克莫司，前身为 FK-506，是另一种钙调神经磷酸酶抑制药，由于更高的生物利用度和更少的 ADRs，如高血压和血脂异常，使它比环孢素更受欢迎。然而，它也通过 CYP3A4 代谢，需要治疗监测，与环孢素相比，也会引起肾毒性且不相上下，但其可能导致更严重的糖尿病和神经毒性。他克莫司引发 DILI 比较少见，但据报道它可以使转氨酶水平升高，但通过降低剂量或改用环孢素是可以恢复的[724,725]。

西罗莫司（雷帕霉素）和依维莫司（高剂量也用于晚期肾癌）是大环内酯化合物，通过与哺乳动物雷帕霉素靶蛋白结合而引起免疫抑制。与钙调神经磷酸酶抑制药相比，它们造成的肾毒性更小，可以在移植病人出现肾损伤时使用。少数胆汁淤积和肝细胞淤积病例 DILI 已报道[724,726,727]，但这些都是比较罕见的案例。更换免疫抑制药通常耐受性很好，可以解决损伤问题。

霉酚酸酯是一种抑制肌苷一磷酸的抗代谢物，由于不良反应小，在实体器官移植中已经取代了硫唑嘌呤。据报道，14% 的土耳其肾移植患者可出现转氨酶水平升高[728]，血管炎和肝脏移植患者转氨酶水平也显著升高[729,730]。

（十六）酪氨酸激酶抑制药

这类药物中出现最早的是伊马替尼（Gleevec），其他还包括用于治疗白血病的伯舒替尼、达沙替尼、INNO-406、拉帕替尼和尼洛替尼，且在费城染色体阳性-急性淋巴细胞性白血病或慢性粒细胞性白血病和胃肠道间质瘤等慢性病的长期治疗中取得了重大进展。但是，伊马替尼可能导致肝损伤。大约 5% 的患者出现中度到显著的血清 ALT 水平升高，最终发展为急性大面积肝坏死和暴发性肝衰竭[731-733]。在一个案例中，停用伊马替尼并使用类固醇治疗后病症才消退。且与舒尼替尼无交叉反应[732]。此外，还有报道指出伊马替尼可引起胆汁淤积型肝炎[734]。

（十七）生物反应调节器

干扰素用于治疗慢性病毒性肝炎（丙型和乙型）、一些实体肿瘤（如 HIV 感染患者的卡波西肉瘤）、黑色素瘤和某些白血病。低剂量使用时导致肝毒性非常罕见，可用于治疗肝炎。然而，已经发现了一些通过干扰素增强免疫系统引发的自身免疫性肝炎的病例[735]。此外，尽管病毒学反应良好，但是一部分慢性丙型肝炎患者可出现 AST 和 ALT 水平轻微升高。当停止使用干扰素时，这些异常值回复到正常水平，表明干扰素可使 AST 和 ALT 水平升高。与标准干扰素相比，聚乙二醇干扰素的肝酶异常发生率似乎更常见[736]。高剂量干扰素治疗恶性肿瘤时，血清转氨酶水平升高更常见[737,738]。已有干扰素伴黄疸和肝衰竭的病例报道[738]。干扰素被越来越多地用于治疗多发性硬化症，并可能导致各种严重的肝损伤，从无症状的肝酶水平升高到致命的肝损伤[739]。对 844 名加拿大多发性硬化患者进行了以人群为基础的回顾性研究，这些患者接受了干扰素治疗，结果显示 40% 的患者出现了血清 ALT 水平的升高[740]。肿瘤坏死因子（TNF-α）生物剂可对酒精性肝病和慢性炎症性肠病等多种损伤做出反应。它与胆汁淤积的发病机制有关[741]，因此，当它用于治疗晚期大肠癌时，会引起严重的胆汁淤积症就不足为奇了[742]。英夫利昔单抗、阿达木单抗和依那西普是抗 TNF-α 药物，研究发现服用此类药物后激活了体内潜伏的感染，如慢性乙型肝炎和肺结核，并且提高了丙型肝炎病毒的复制率。常用的适应证包括炎症性肠病、银屑病、银屑病关节炎和类风湿关节炎。这三种药物都与肝毒性有关。英夫利昔单抗比其他药物更易导致肝损伤的原因是与其他抗 TNF-α 拮抗药相比，英夫利昔单抗在大部分患者中使用时间最长[743]。然而，嵌合鼠人单克隆抗体的肝毒性风险要比其他抗 TNF-α 高[744,745]。

肝炎的严重程度从血清转氨酶水平的升高到临床显著的急性肝炎和 ALF。对 34 例 TNF-α 拮抗剂导致肝损伤病例进行分析，发现近 2/3 的患者有自身免疫性肝炎，尽管药物之间存在结构差异，但仍具有类效应[743]。具有自身免疫性肝炎特征的患者潜伏期（16 周）更长，临床表现比较严重，比如较高的血清总胆红素峰值（0.13mmol/L）、ALT 水平（784U/L）和 R 值（13）[743]。停止使用毒性药物并用泼尼松和硫唑嘌呤治疗后，大部分患者都能恢复[743]。只有一名肝硬化和肝衰竭的病人接受了肝脏移植[746]。TNF-α 拮抗剂导致的肝损伤中位数潜伏期为 16 周（2～52 周）而且在女性患者中更常见。当依那西普被英夫利昔单抗取代时，没有观察到交叉毒性[743]且损伤的机制尚不清楚，但鉴于具有自身免疫性血清学标记和（或）自身免疫性肝炎的组织学特征的患者比例较高（66%），推测可能与免疫过敏反应有关[743]。

在接受 IL-2 免疫治疗的患者中，大部分患者（高达 85%）发生了严重的胆汁淤积和高胆红素血症，但大部分都是可逆的[747-750]。有证据表明，这种可逆的胆汁淤积是 IL-2 依赖性胆汁排泄减少的直接结果[747]。临床特征包括黄疸、右上腹疼痛和压痛、恶心、瘙痒和肝大。令人惊讶的是，全肠外营养可以减少这种现象的发生率[748]。其他几种生物反应调节剂，包括沙利度胺[751,752]、来那度胺[753,754]和来氟米特[755,756]，已经报道会引起严重的肝损伤。来那度胺是一种类似沙利度胺的药物，这两种药物都与急性肝损伤有关，有时甚至会导致死亡。大多数肝毒性都是在治疗多发性骨髓瘤时发现的，潜伏期可为几周。肝病的范围从轻微到严重的肝细胞和胆汁淤积型损伤都有可能出现。通常停止治疗后症状可消退。

九、免疫检查点抑制药引起的肝损伤

迄今为止除了以上提到的多个途径和分子，还有一些也参与了免疫调节和耐受。有时肝损伤可能是免疫系统对恶性细胞攻击的意外结果。肝窦内皮细胞和库普弗细胞的程序性细胞死亡配体（PD-1 和 PD-2）以及活化 T 细胞程序性细胞死亡受体的 PD-1 在免疫下调中发挥作用[757]。程序性

细胞死亡 1 和 PD-1 是限制激活 T 细胞反应的免疫检查点。另一种免疫检查点分子是细胞毒性 T 淋巴细胞相关蛋白 4，是免疫耐受的关键诱导因子。它抑制 CD28 共刺激并下调 T 细胞的反应[758]。对检查点的了解有助于增加我们掌握这些系统在耐受中的作用以及它们在恶性黑色素瘤等癌症发病机制中的作用。已有报道使用检查点试剂来对抗细胞毒性 T 淋巴细胞相关蛋白 4 和程序性细胞死亡 1 引起免疫介导的肝损伤[759]。

普利姆玛是一种针对人类细胞毒性 T 淋巴细胞相关蛋白 4 的抗体，在转移性黑色素瘤患者中进行的 3 期临床试验显示，0.8% 的患者发生了严重肝炎，也包括死亡[759]。进一步研究显示，752 位暴露者中的 11 位均需类固醇治疗，并且认为大部分是由普利姆玛治疗过度引起的相关性自身免疫性肝炎[760]。严重程度从肝功能无症状升高到严重肝炎和肝衰竭。活检结果显示全小叶型肝炎（肝细胞型）或胆管损伤（胆汁型）[761]。纳武单抗和帕姆单抗与程序性细胞死亡 1 结合，是防止 T 细胞失活的人源化单克隆抗体。这两种药物被批准用于治疗晚期实体器官癌症，如转移性黑素瘤和转移性非小细胞肺癌，也与免疫抑制不良事件有关，包括自身免疫性肝炎型肝损伤[762]。

十、植物、草药制品和膳食补充剂

在我们大部分的历史中，天然产品一直是新药的主要来源。正如我们现在所知道的，直到 19 世纪才由从事合成染料工作的化学家开发出药物制剂[763]。

根据美索不达米亚平原最初的文字记载和中国古籍《本草纲目》中 300 多种草药的记载，最早使用天然产品作为药物的证据可以追溯到 5000 年前。古印度阿育吠陀药中也描述了许多草药。

以前，大多数处方药都是从植物中提取的。如洋地黄采自紫色毛地黄，奎宁采自金鸡纳树皮，阿司匹林（乙酰水杨酸）采自柳树的树皮。

在世界范围内，尤其是在美国和其他发达国家，在现代药物制剂的时代，我们精确地定义

了它们的结构和功能，BHDS 的使用还在不断增加。例如，在美国国家健康和营养检查调查中，使用这种补充剂的美国成年人口比例从 1971 年的 23% 增加到 1974 年的 35%，到 1990 － 2000 年的 52%[764]。美国每年用于 BHDS 的支出也从 1990 年的 132 亿美元增加到 2007 年的 339 亿美元，约占处方药支出总额的 1/3[765]。

通常认为 BHDS 是天然的，因此我们认为它是安全的，其实这种想法是错误的。在美国 DILIN 注册表中，其中 16%～18% 出现临床症状。DILI 案例归因于 BHDS[12,766]。值得注意的是在美国 DILIN 注册表，2004 － 2012 年的肝损伤病例的比例增长了近两倍（从 2004 － 2005 年的 7%，到 2010 － 2012 年的 20%）[766]。除了少数案例外，大部分致病剂是商业化的多成分产品，而且主要用于健身 / 提高体能或减肥[766]。

（一）一些与肝脏损伤有关的植物药、草药产品和膳食补充剂

黑升麻广泛用于缓解更年期症状。据报道，严重者会导致致命的肝损伤，甚至需要肝移植[767-769,689-691]。这促使美国药典大会在 2008 年发布了一份警示[770]。

健身 / 肌肉增强剂是肝损伤的主要的原因。在年轻男性中，包括美国国家的许多人，最初会导致肝细胞或混合型肝损伤，包括美国武装部队的许多人，肝损伤已成为服役者患病和丧失军事体能的重要原因，受影响的青年男子发生严重的、长期的胆汁淤积型损伤，疲劳、体重减轻、食欲减退、严重瘙痒和长期黄疸、急性肾损伤也很常见。病因可能是 17- 烷基取代的睾酮类或其同种类，这也是众所周知可引起肝损伤的原因。幸运的是，尽管 DILI 持续时间长导致生产力下降，受影响的青年男性最终还是会恢复。

绿茶、红茶和乌龙茶都是用中国西南部和缅甸北部的山茶花树叶制成的。按重量计算绿茶含有 30%～40% 的多酚，而红茶只含有 3%～10%。可能有毒的成分是儿茶素，包括（＋）- 儿茶素、

没食子儿茶素、表儿茶素、表没食子儿茶素和表没食子儿茶素没食子酸酯。后者被认为是最活跃和最具潜能的肝毒性成分[771,772]。小鼠研究表明，表没食子儿茶素没食子酸酯是一种剂量依赖性肝毒素[771,772]。遗传因素可能很重要，这一点可以从遗传变异的小鼠中发现，毒性有明显的变化[772,773]。虽然有大量的实验研究表明表没食子儿茶素没食子酸酯和其他儿茶酸有良好的保护作用，但在人体中浓缩绿茶提取物与许多急性肝细胞型肝损伤有关，包括再接触激发[773-775]。外泌物、羟基灰石和其他 BHDS 商业混合物引起的肝损伤主要是由于儿茶素 / 浓缩绿茶提取物产生的肝毒性。

小榭树（Larrea tridentate）应用广泛，尤其是在减肥方面。肝损伤主要由胆汁淤积引起，认为是由于前列腺素 G/H 合成酶和 CYPs 受到去甲二氢愈创木酸的抑制而导致[776-778]。

紫草中含有吡咯里西啶类生物碱，因导致窦状梗阻综合征（SOS）而被人们熟知。典型的临床特征包括右上象限疼痛、肝大和腹水。并且可能发展为肝硬化。

石蚕属已被报道会导致肝脏损伤，归因于高反应性的白喉类环氧化合物[779]。

2013 年，在美国 FDA 的坚持要求下，公司从 OryElite Pro 产品中除去了具有毒性的二甲基戊胺，但是又添加了一种新的具有剧烈肝毒性的生物碱，并发现了 29 例 "OryElite Pro" 相关联的严重的急性 DILI。除了死亡的人之外，还有多人接受了肝移植。研究发现，新添加的生物碱就是罪魁祸首。在亚洲 / 太平洋岛民中发现，尽管在美国大陆的其他种族和民族的人中也发现一些，但是大多数案例发生在夏威夷。FDA 和美国疾病控制及预防中心对夏威夷的病例进行了相关调查。这导致 FDA 要求制造商（美国德克萨斯州达拉斯 USP 实验室）召回 OryElite Pro 的新配方。目前，损伤的确切原因和机制尚不清楚。

（二）总结

BHDS 被广泛使用，主要用于健身 / 提高体

能和减肥。公司广泛宣传和推广这是一种天然产品，所以大家普遍错误地认为这种运动补剂是安全有效的。使用它们的增长率与宣传的力度直接相关，特别是在互联网上的大力宣传，以及人民日益增长的财富和可支配收入。BHDS 可能并不比处方药更安全更有效果，且存在潜在风险的一个原因是它们在美国的生产和销售不受美国 FDA或其他监管机构的监管，导致报道和未报道内容的不确定性。（最新的评论请查看 Seeff 等[781]。）

◆ 结论

DILI 作为肝损伤的原因或促成因素应被充分正确评估。我们应该考虑药物和毒素在各个年龄段患者中的所有肝损伤类型，虽然在老年人中风险更高（可能是随年龄增加：目前尚不清楚这是由于内在风险的增加还是因为老年人服用更多的药物，因此易发生 ADRs）。

虽然仍有很多对于老药引发 DILI 及其机制的研究（如异烟肼和阿莫西林—克拉维酸），但是老药（如他汀类药物和甲氨蝶呤）安全性的最新信息，以及越来越多的新药（如抗 TNF-α 药物和免疫检查点抑制剂）引起肝损伤的报道，仍然是目前研究的焦点和热点。

现在看来，下一代人可以实现的目标是，明确那些影响特殊 DILI 基础发展的环境和宿主因素。建立一个全国登记册，专门记录真实特征明显的 DILI 病例，并发现基因多态性和其他影响因素，将这类人群与那些具有相似的统计学特点和药物暴露史但未发生 DILI 的患者区分开来。因此，会加强我们对各种 DILI 影响因素的深入了解。DILI 也得到了美国国家卫生研究院糖尿病、消化和肾脏疾病研究所以及欧洲和亚洲国家在内的其他国家的基金资助。促进了对 DILI 的研究和了解。尽管全基因组相关研究的结果参差不齐。只有将 DILI 病例组与对照组中的基因表型区分开来，我们才能找到人类基因组测序和分析的意义，也有助于促使代谢组学成为新兴的科学领域。最近，一个非常令人鼓舞的进展是 Livertox 网站的建立，这也是一个开放的，公正的，关于 DILI的百科全书资源数据库。

致谢

本章引用了由 Bonkovsky、Jones、Russo 和Shedlofsky 所著的第 6 版的许多内容，为此，我们非常感谢他们对前一版 DILI 领域所作的贡献。同样，我们还要感谢 Megan Comerford，他帮我们整理了这一章并更新了参考文献。这项工作得到了美国国立卫生研究院公共卫生服务部门的以下拨款和支持：HL 117199 和 DK065201。本文所表达的观点仅仅是作者们的观点，并不反映美国公共卫生服务、印第安纳大学、北卡罗来纳大学或维克森林大学的官方观点。

总　结

最新进展

- 对乙酰氨基酚和抗菌剂是引起剂量依赖性和特异性 DILI 的最常见原因。由草药诱导的 DILI 正在世界范围内增加。

- 对药物的耐受性是肝脏的默认反应。而耐受性的破坏导致了 DILI。动物模型已经识别出导致适应的多种因素。

- 先天性和适应性介导的肝损伤都是特异性 DILI 的主要原因。

- 宿主遗传因子，包括特定的 HLA 相关免疫因子、代谢因子和药物特性在 DILI 中发挥重要作用。

- 导致肝损伤或改变先前肝脏状况的药物正在增加（例如，免疫检查点疗法药物）。

关键知识缺口

- 为什么有些人会患上 DILI，而其他许多人即使携带相同的遗传性 HLA 标记却不会发生 DILI，这仍需要进一步研究。

- 迫切需要有助于预防潜在肝损伤的早期生物标志物。

未来发展方向

- 蛋白质组学、代谢组学和基因组学方面的进展应阐明 DILI 成因和预防措施。

- 需要做更多的工作来调整因果关系及评估方法。

第 57 章　围术期肝功能异常
Preoperative and Postoperative Hepatic Dysfunctions

Thomas D. Boyer　著

陆超　译，万星勇　校

● 缩 略 语　ABBREVIATIONS

ALT	alanine aminotransferase	丙氨酸氨基转移酶
AST	aspartate aminotransferase	天冬氨酸氨基转移酶
LDH	lactate dehydrogenase	乳酸脱氢酶
MELD	Model for End-Stage Liver Disease	终末期肝病模型
rF Ⅶ a	recombinant factor Ⅶ a	重组因子Ⅶa

据估计，高达 10% 的肝硬化患者会在其生命的最后 2 年内接受手术[1,2]，因此医生需要仔细审查这类患者的术前和术后肝功能是否异常。在本章中，我们将回顾许多正常和患病肝脏如何对手术进程产生影响的有关事项。

肝脏是许多药物代谢的主要部位，并且负责大多数血清蛋白质的合成以及内源性和外源性毒素的清除。因此，术后肝功能异常可能延长手术患者的恢复时间。由于肝脏在药物代谢中的作用，它易受各种外源性化学物质的伤害。肝血流量的改变也可能影响肝功能，尤其是患有潜在慢性肝病的患者。因此，我们经常注意到手术后患者肝脏检查结果异常[2]。然而，肝脏正常的患者临床黄疸罕见（<1%），面对肝功能异常的发展我们应对其病因进行全面评估。在回顾术后肝功能不全的原因之前，我们将简要讨论在术前检查中肝功能异常患者的评估情况。如果手术对患者至关重要，术前肝功能异常与否都应该进行手术。但是，如果手术是选择性的，术前发现肝脏检查结果异常，应该对其原因进行评估，也应该对肝脏功能和储备进行评估。

一、术前肝功能异常

在其他方面健康的外科手术候选人中，大约有 1/700 患有未预料到的肝病，这是一个常见的临床问题[3,4]。外科医生和麻醉医师最关心的是血清天冬氨酸氨基转移酶（AST），丙氨酸氨基转移酶（ALT）和胆红素升高水平以及凝血功能异常程度。碱性磷酸酶或 γ- 谷氨酰基转肽酶水平的升高几乎没有临床意义，除非与其他临床发现相关，否则不应进行评估（第 7 章）。单独低血清白蛋白水平的重要性很难解释，因为这种蛋白质浓度下降的原因多种多样（第 7 章）。将术前肝功能不全的患者分为三组很有帮助：①无症状且体检结果正常的；②有症状的；③慢性肝病的生理和生化结果异常。

经常遇到体检结果正常和肝脏检查结果异常（AST 和 ALT 水平升高）的无症状患者（美国成人的 9.8%）[5]，这使他们担心他们患有可能增加手术风险的肝病基础。肝脏检查结果异常很可能反映了由病毒、药物和（或）酒精，特别是脂肪肝引起的亚急性或慢性肝损伤[6]。我们不确定哪些因素可增加患者的手术风险，有人认为，如果血清胆红素、白蛋白和凝血试验结果正常且转氨酶水平轻度升高（2 ~ 5 倍），手术几乎没有风险。决定进行手术并确保在此类患者手术能够成功，术后应该继续评估患者的肝功能情况，如果持续异常，应进行详细的评估。

氨基转移酶水平显著升高应提高警惕，因为这说明肝损伤比较严重，由于内脏血流量减少导致转运到肝脏的氧气也相应减少[7,8]，所以麻醉剂可能对肝不利。早期研究表明，急性肝炎患者手术死亡率较高，这是一个需要注意的临床问题[9-11]。然而，在其他研究中，同时伴发急性病毒性肝炎患者进行手术时并未发现死亡率增加[12-14]。所有这些研究都含有不确定性而且是少数患者的报道。此外，许多患者出现黄疸，这表明他们存在明显的肝损伤。尽管存在这些不确定性，但如果手术是选择性的，那么延迟手术是最保守的治疗方法。肝脏检查应在 2～3 周后进行，如果异常持续数月，则应对患者进行全面评估。如果决定在 AST 和 ALT 水平升高超过 5 倍但白蛋白水平正常，凝血酶原时间正常和胆红素水平正常的情况下选择性地进行手术，则患者的风险可能很小。但是，如果肝脏检查结果在术后恶化，将很难确定是手术还是初始疾病导致的。没有证据表明肝脏疾病的存在增加了麻醉诱发肝炎的发生风险[15]（第 56 章）；因此，无须改变用于手术的麻醉剂的选择。

单纯的血清胆红素水平升高通常是由于 Gilbert 综合征（第 58 章）；这种综合征不会增加手术风险。如果发现胆红素水平升高与 AST 和 ALT 水平升高或碱性磷酸酶水平相关，则需要在进行任何选择性手术前确定肝损伤的原因。凝血酶原时间的分离延长是肝病的罕见表现，但这可表明患者存在肝硬化或严重的急性或亚急性肝损伤。

当计划择期手术时，需更加关注肝功能异常且有症状的患者。与肝功能异常且相关症状（恶心、呕吐）的出现表明，患者有可能到了急性进展期甚至可能恶化。因此，如果患者接受了手术，并且术后测试结果有恶化，则很难确定患者是否是由先前的肝病或是手术并发症所导致（如麻醉诱发的肝炎）。此外，关于急性病毒性肝炎是否会增加手术风险尚不确定[10～14]；因此，应推迟择期手术直至肝炎得到解决。

一类特殊的有症状患者主要表现为有显著升高的氨基转移酶水平。导致这类患者氨基转移酶升高的原因各异：包括缺血性肝炎或心功能不全，药物，肝外伤，癌转移至肝脏或是横纹肌溶解症。

一项综述表明，血清 AST 水平大于 3000 U/L 的患者的总体病死率为 55%，缺血性肝炎患者的总病死率为 75%，而其他原因均为 33%。考虑行择期手术时都应明确排除这一群体[16]。

当计划择期手术时，慢性肝病的临床表现（即脾肿大、蜘蛛痣、肝掌、腹水）和生化指标（即低白蛋白水平，延长的凝血酶原时间）是最受关注的。手术的风险取决于肝脏功能的好坏以及症状的存在与否[17]。例如，患有慢性肝炎的患者如果有症状，则可能会增加手术风险[17,18]，应该延迟慢性肝病者的择期手术，直到确定了肝病的原因并且已经充分评估了损伤的严重程度。

西方国家中慢性肝病的最常见原因是酒精中毒。酒精性肝病可表现为脂肪肝，酒精性肝炎，肝硬化或这些疾病的综合征（第 23 章）。脂肪肝患者手术风险似乎很小[17]，但在进行减肥手术时意外发现肝硬化的并不罕见。Brolin 等报道在手术中检出的 125 例肝硬化患者中，74% 的患者能够进行有计划的减肥手术；结果显示没有术中死亡，但术后有 4% 的死亡率[19]。一项较大的综述分析，与没有肝硬化的患者相比，Child A/B 级肝硬化患者的并发症风险（21.3%）、肝功能失代偿（6.55%）、早期死亡率（1.6%）和晚期死亡率（2.45%）的风险更高。风险似乎不受胃旁路手术类型的影响[20]。没有肝硬化的丙型肝炎的存在可能增加整形外科手术后并发症的风险，而不会改变死亡率[21]。酒精性肝炎可以无临床症状，但可能与黄疸和肝衰竭有关。对因任何原因引起失代偿性肝病患者行择期手术都是不明智的。即使在肝功能较好的患者中，对急性症状性酒精性肝炎患者行择期手术也会增加发病率和死亡率，因此建议手术[17,22]。无症状酒精性肝炎对手术死亡率的影响已经在门体分流术的患者中进行了详细的研究[23-26]。肝脏活检标本中存在大量酒精透明小体表明某些类型中死亡率可能很高[27,28]。在另一个类型中，门体分流术后患者的 1 年生存率在没有酒精透明小体的情况下为 70%～74%，在肝脏活检中存在酒精透明小体的患者仅为 10%。相比之下，其他研究发现酒精透明质酸的存在与存活率之间没有相关性[24-26]。尽管存在这些不确定因素，但应避免对患有酒精性肝炎临床特征的患者行择期手术。然而，仅基于肝脏检测结果来确定酒精患者是否患有脂肪肝或更严重的病变（即酒精性肝炎）是非常困难的。因此，对于需要行择期手术且肝功能检查结果异常的慢性酒精患者，最保守的方法是进行肝脏活检以确定肝损伤的性质或戒酒时间（2～3个月）以解决手术前急性肝损伤问题。

　　毫无疑问，肝硬化增加了手术风险，特别是腹腔手术[29-32]。根据手术类型和肝脏疾病的严重程度，公布的死亡率范围从0%～100%不等[17]。存活率的差异反映了不同研究中所报道患者临床状态的差异。手术的风险最好由肝硬化的临床严重程度决定（例如Child分级，终末期肝病模型评分[MELD]）[17,29-31]。具有良好肝功能，无腹水和良好营养状态（Child A级）的患者在手术方面表现良好，而黄疸，血清白蛋白水平低，腹水和肌肉萎缩的患者手术死亡率高，术后发病率也高。图57-1显示了MELD评分与术后30d和90d死亡率之间的关系[31]。虽然没有明确的分界点，但当MELD评分超过10分时，预期死亡率超过10%，这是一个择期手术是否有意义的评分。MELD分数大于20分时，预期死亡率超过50%。随着MELD评分跨度的增加，30d和90d死亡风险分别增加14%和15%[31]。可以对患有失代偿性肝病的患者行择期手术，但外科医生必须具有治疗这类患者的经验，以最小化手术风险。与择期手术相比，急诊手术似乎在某些手术中具有很高的院内死亡风险。门静脉高压的出现也似乎增加了手术风险[32]。

　　许多外科医生面临的一个难题是在肝硬化患者中行胆囊切除术。据报道，死亡率为7.5%～25.5%，发病率为4.8%～25%[29,33-41]。此外，许多患者需要输血，特别是患有失代偿性肝病的患者[33]。与发病率和死亡率增加相关的因素包括血清白蛋白水平低，凝血功能障碍，Child-Pugh评分较高以及手术期间出血较多[42]。对于肝硬化和门静脉高压症患者，曾建议进行次

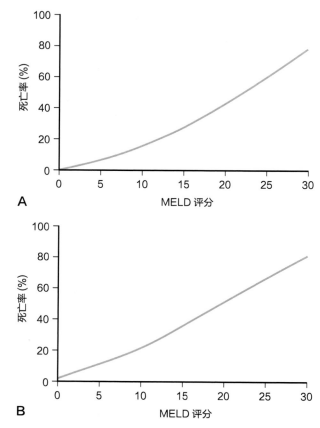

▲ 图57-1　终末期肝病模型评分（MELD）与术后生存率的关系

A.30d死亡率；B.90d死亡率

（引自 Teh SH, Nagorney DM, Stevens SR, et al. Risk factors for mortality after surgery in patients with cirrhosis. Gastroenterology 2007；132；1261-1269.）

全胆囊切除术[34]。在过去，开腹胆囊切除术被推荐用于肝硬化患者，但自20世纪90年代以来的研究表明，在Child A级和B级患者中，腹腔镜胆囊切除术是首选，因为与开腹胆囊切除术相比，出血少，伤口感染少，住院时间短[17,35-40]。肝硬化患者中，急诊胆囊切除术后的并发症发生率（36%）明显高于择期腹腔镜胆囊切除术（16%），这表明，如果可能的话，优选通过药物治疗后行择期手术，更有利于患者后期恢复[39]。鉴于晚期肝硬化患者接受胆囊切除术的死亡率和发病率较高，以及有胆囊切除术史患者肝移植相关难度增加，作者认为，对于晚期肝病患者，在进行保守治疗的同时，出现复发性胆囊炎应被视为肝脏移植的指征。这可能需要向美国器官共享联合网络提出申诉，以允许他们获得更高优先级的MELD评

分。在急性患者中，可以尝试经皮胆囊造口术，但是对于有大量腹水的患者可能难以进行。

除了胆囊切除术之外，肝硬化患者腹部外科手术的并发症发生率也相当高。据报道，急诊腹部手术的总体病死率为45%～57%，而择期手术则为10%～18%。在一些研究中，与病死率相关的重要预测因素包括腹水（P=0.006）、肝性脑病（P=0.002）和凝血功能紊乱（P=0.021）[29,43-45]。Child分级的病死率同样表明随着肝病恶化而风险逐渐增加，A级肝硬化患者报道为10%，B级肝硬化患者为30%～31%，C级肝硬化患者为76%～82%。Mansour等报道在一系列胃肠道外科手术导致的死亡原因中，81%是由于凝血功能障碍或败血症[43]。1984年的一份报道将87%的死亡归因于多系统器官衰竭[29]。这些数据表明，应尽可能将急诊手术转为择期手术，但这可能取决于具体情况。新的MELD分级是否比Child分级更能预测手术风险，还有待观察。

鉴于凝血功能障碍在肝硬化患者腹部手术并发症中起主要作用，因此推测重组因子Ⅶa（rFⅦa）未来可能对这些患者有非常重要的作用。如在诊断性腹腔镜检查和一些其他放射学和外科手术中[46-48]，有关rFⅦa研究报道越来越多，还有一些比较分散的报道显示这种药物用于腹部手术有一定的局限性。目前尚不清楚这种影响是否是暂时性的，如果进行手术，是否会对术后出血并发症和患者存活率产生什么影响也是未知的。已经证实rFⅦa的使用在控制静脉曲张出血方面无效，其在腹腔手术中的使用显然没有任何益处[49]。

晚期肝硬化患者的心脏手术同样具有高的并发症发生率[50,51]。Child A级患者接受心脏手术的病死率较低，但在类似外科手术的Child B级患者中病死率为42%～50%，在Child C级肝硬化患者中为100%。较高的MELD评分也预示心脏术后预后不良[31]。可能导致病死率增加的因素包括与体外循环相关的肝脏灌注损伤，以及凝血功能障碍加重了体外循环。心脏支架和瓣膜成形术的新进展可能有助于这些患者避免开胸手

术。例如，已经在晚期肝病患者中成功进行经导管主动脉瓣置换术[52,53]。

二、术后肝功能异常

表57-1列出了术后患者肝功能不全和黄疸的最常见原因。在一项有关肝硬化患者手术并发症的综述中，30天病死率为11.6%，并发症发生率为30.1%[36]。这种病死率的原因分为两大类，但许多患者的情况存在差异，这增加了确定因果关系的难度。

三、麻醉药诱导的肝损伤

由于肝衰竭的高发病率，麻醉诱发的肝炎是最受关注的。目前使用的麻醉剂引起的肝损伤很少见[54,55]。到1985年，已报告了500多例氟烷肝炎病例；然而，氟烷引起肝炎的发生率为1/10 000次手术[15,55]。被认定的毒素是氟烷的代谢产物；因此，与氟烷相比代谢产物较少的其他卤代麻醉剂具有更低的肝毒性发生率[15,55]。公布的死亡率从10%到80%不等，10%～30%的比率最具代表性[55]。

在氟烷环境下，一次暴露后7～14d和多

表57-1 术后肝功能异常的原因

肝炎样
药物
麻醉药
缺血
心因性
休克（非心因性）
医源性（肝动脉结扎）
病毒性肝炎
胆汁淤积
胆汁淤积
良性术后胆汁淤积
败血症
药物
抗生素、止吐药
胆管损伤
胆管损伤
胆总管结石
胆囊炎

次暴露后 5 ～ 7d 可见症状（发热或黄疸）出现。风险最高的患者是肥胖女性，但在所有类型的患者中都能观察到不良反应。发热是氟烷诱发肝炎最常见的症状，可能在没有黄疸的情况下出现。实验室测试结果显示血清转氨酶水平显著增加（＞正常值 10 倍）。严重损伤的患者血清胆红素水平升高，凝血酶原时间延长。然而，许多患者的转氨酶水平仅升高而没有临床黄疸，因此除非在术后发热的患者中进行实验室检查，否则可能会遗漏损伤[54-56]。也可能存在嗜酸性粒细胞增多和肾功能不全[54-56]。其他卤化麻醉剂也会引起肝炎样损伤，其临床特征与氟烷肝炎相似。

另外，已知使用麻醉剂可减少肝细胞的肝动脉血流量和氧摄取[7,8,57-59]。在健康志愿者中，这种减少平均为 35% 并且在诱导的前 30min 中观察到，但是在该过程期间可以自行恢复到基线。氧气输送的下降可能会对肝硬化产生不利影响。

四、缺血性肝炎

心脏病患者在手术中，如果发生充血性心力衰竭或者心输出量下降，可能发展为缺血性肝炎。在这些患有心血管疾病的患者中可能看不到低血压。非心源性休克与低血压发作（由出血或败血症引起）有关，并且还表现为血清 AST 和 ALT 水平的快速上升和下降。心脏病约占缺血性肝炎患者的 78%，败血症占 23%。缺血性肝炎的特征是血清 AST，ALT 和乳酸脱氢酶（LDH）水平迅速升高。指标水平通常高于正常水平 10 倍，严重者可能与黄疸和凝血酶原时间延长有关[60-63]。与氟烷诱导的肝炎相反，手术后任何时候都可以检测到升高的肝酶，并且与发热或嗜酸性粒细胞增多无关。此外，如果能成功治疗缺血性肝炎的病因，肝功能试验浓度趋于迅速恢复正常（升高持续 3 ～ 11d）[60,63]。在导致 AST 水平大幅升高（＞ 3000 U/L）的所有原因中，缺血性肝炎的死亡率为 75%，而所有其他原因合并死亡率为 33%[63]。在最近的一项 Meta 分析中，缺血性肝炎占所有 ICU 入院人数的 2.5%，院内死亡率为 49%[63]。意外或故意结扎肝动脉或其分支可能导致肝脏缺血和坏死，这与血清 AST 和 ALT 水平升高有关[64]。通常在胆囊切除术期间会发生意外结扎肝动脉，尤其是在该手术后血清 AST 和 ALT 水平升高的患者。

五、急性病毒性肝炎

如果患者在手术前肝功能检查结果正常，则术后急性病毒性肝炎的发生很少见。如果患者确实患有急性病毒性肝炎，则可以观察到血清 AST 和 ALT 水平的逐渐升高，伴有或不伴有其他全身症状。值得注意的是，相对于 AST 和 ALT 水平的升高程度，血清 LDH 水平仅略微增加；因此，血清 LDH 的测量是将缺血性和药物诱导的肝炎与病毒性肝炎区分的有力证据。第 29 ～ 36 章讨论了诊断急性病毒性肝炎的适当检测方法。

六、药物性肝炎

有大量药物可能引起急性肝炎样损伤，这些将在第 56 章详细讨论。对乙酰氨基酚是一种直接的肝毒素，常用于术后患者。通常当单次剂量摄取超过 7.5g 时，就能观察到对乙酰氨基酚的毒性[65]。然而，很明显，酗酒者摄入的治疗剂量的对乙酰氨基酚也可能引起显著的肝损伤[65,66]。此外，对乙酰氨基酚的毒性代谢产物通过细胞色素 P_{450} 2E1 形成；这种酶很容易被许多药物诱导，包括酒精[65]。诱导剂的共同给药可以增加对乙酰氨基酚毒性代谢物的产生，并且在摄入治疗剂量（3 ～ 4g/d）的药物时也会引起毒性。因此，如果患者术后血清 AST 和 ALT 水平升高，应确定患者服用的对乙酰氨基酚的量。大多数肝炎样药物反应都是特殊的，就如第 56 章所述可能是由于各种药剂。在术后肝功能异常鉴别诊断中一个很重要的事情是，大多数特异性药物反应发生是在治疗至少 2 周后。因此，在手术后 2 周内肝脏检查结果异常不太可能是由手术后开始使用的药物引起的。此外，手术前服用超过 12 个月的药物不太可能导致术后肝功能异常。

七、良性肿瘤术后胆汁淤积

在接受大手术的患者中，观察到术后黄疸的发生率不到1%。既往患有肝脏或心血管疾病且经历创伤的患者术后黄疸的发生率显著较高[2]。例如，在瓣膜修复或置换术后，32.6%的患者术后出现黄疸，冠状动脉搭桥手术患者中发生率为12.7%，所有心脏手术患者的总体发生率为25%[67]。黄疸的原因是多因素的，包括麻醉诱导肝功能减退，因为肝血流减少，血肿和输血的色素负荷增加，以及细菌性败血症继发的胆汁形成受损[2,4,68-71]。50ml血液分解产生250mg胆红素，这可以很容易地由正常肝脏进行处理，但肝功能受损患者可以导致血清胆红素水平迅速上升[2]。几乎所有的全身麻醉药均可以导致肝脏血流量下降，进而导致肝功能下降，尤其是患有潜在肝脏疾病的患者[7,8,17]。如果患者出现低血压，则会影响肝细胞功能并使患者易于发生胆汁淤积[2]。最后，内毒素血症会减少胆汁流量，而腹腔内败血症常常与肝脏检查结果异常和黄疸有关[68,71]。

良性术后胆汁淤积最常发生在手术后的前10天内。胆汁淤积最常见于脓毒症的患者和长时间手术并接受多次输血的患者[68-74]。虽然血清胆红素水平的增加是常见的，甚至能达到40mg/dl，但这并不普遍。血清碱性磷酸酶水平经常升高，而AST和ALT水平正常或仅略微升高（小于5倍）。血清白蛋白水平可能正常或略有降低，凝血酶原时间通常是正常的。在肝脏活组织检查标本中可见胆汁淤积和不同程度的脂肪肝[2,70]。

一般认为，该病症是良性的，如果患者在手术后以及在其他并发症中恢复，胆汁淤积就会消退。然而，发生术后胆汁淤积的患者具有较高的死亡率。血清胆红素水平高于6mg/dl的患者如果出现腹部创伤则死亡率为46%，如果患有腹腔内败血症则死亡率为86%[72]。心脏手术后黄疸也会降低患者的预后[67]。伴有多器官系统衰竭的患者更易死亡，并且出现与肾衰竭和急性呼吸窘迫综合征相关的肝功能恶化[74]。肝脏在多器官系统衰竭中起被动作用，因为急性肝衰竭（伴有凝血障碍和脑病）不是导致死亡的原因。

八、胆道梗阻

术后患者出现肝外胆管梗阻是一个常见的问题。手术后并发胆总管结石是罕见的。胆道或胃手术后更常见的是胆管损伤。腹腔镜胆囊切除术后胆管损伤是一个日益普遍的问题，但在胆囊切除术中常常未被发现[74,75]。在初次手术后数天至数周，患者出现有或无胆管炎征象的临床黄疸。通过磁共振胰胆管造影术，内镜逆行胰胆管造影术或经肝胆管造影术进行诊断（第10章）。由于胰头部水肿，术后胰腺炎也可能导致胆管阻塞。通过血清淀粉酶水平升高并通过腹部CT显示胰腺水肿和胆管扩张来进行诊断。当患者胰腺炎恢复时，黄疸就会消退[77]。在没有接受胆道或胃切除手术并且没有胰腺炎证据的术后黄疸患者中，胆道疾病并不常见，应考虑其他黄疸原因（图57-2）。术后可能发生急性胆囊炎（结石或非结石），可能与肝功能检查结果异常和黄疸有关[78]。右上腹疼痛和发热提示：胆囊周围液体的超声表现，胆囊壁增厚，也许结石能支持临床假设[79]。胆囊的坏疽，穿孔和积脓在术后患者中很常见，

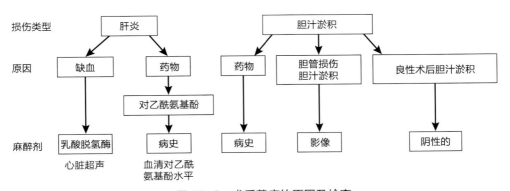

▲ 图 57-2 术后黄疸的原因及检查

并且与高死亡率相关[78]。

接受全胃肠外营养的患者经常出现肝脏检查结果异常（第55章）。脂肪肝患者通常会出现血清转氨酶和碱性磷酸酶水平轻度升高[80,81]。不太常见但更令人担忧的是，儿童发生黄疸后会出现进展。在治疗后数天至数周发现肝脏检查结果异常[81]。肝脏活检结果是非特异性的，诊断需排除术后肝功能异常的其他原因。对这种疾病的原因仍然知之甚少。肠内喂养的应用降低了需要营养支持的儿童中胆汁淤积的发生率。

九、术后肝功能异常患者的评估

如果患者在手术后的前2周内发现肝炎样损伤，麻醉相关性肝炎或缺血性肝炎是主要关注的问题（表57-2）。除此之外还应考虑直接肝毒素如对乙酰氨基酚的损伤。在接受胆道或胃手术的患者中，术后发生胆汁淤积表明胆管有损伤。如果患者经历了重大的心脏或腹部手术且发生感染或已经接受过多次输血，那么首先应该考虑术后胆汁淤积。如果手术后2周肝功能检查结果异常，应考虑药物或全胃肠外营养引起的肝损伤，如果进行胆囊手术则应考虑胆管损伤。术后胆囊炎与腹痛和发热有关，这是其他类型损伤不常有的表现；在这种情况下应进行腹部超声检查。通常不需要对乙型肝炎和丙型肝炎进行检测，因为它们很少会在输血后引起肝脏急性炎症。

表 57-2 术后肝功能障碍的鉴别诊断

类　型	手术类型	发　热	术后时间	ALT（U/L）	AP（高于正常）
氟烷性肝炎	无相关	正常	2～15 天	> 500	轻度升高
病毒性肝炎	无相关	不正常	> 3 周	> 500	轻度升高
良性术后胆汁淤积	大手术伴随脓毒症	正常	< 7 天	轻度升高	大量升高
休克	无相关（心脏手术）	不正常	1～4 天	> 500	轻度升高
胆管损伤	胆道及胃	正常	数天到数周	200～300	大量升高

ALT. 丙氨酸氨基转移酶；AP. 碱性磷酸酶

总　结

- 肝硬化患者需要手术治疗
- 肝硬化患者的手术预后取决于肝功能和门静脉高压并发症的存在与否
- 术后肝功能异常很常见，特别是在心脏手术后

- 术后黄疸的患者，预后取决于潜在疾病的严重程度而不是肝脏疾病本身
- 缺血性肝炎很常见，特别是在心脏手术后

第十一部分

遗传性肝病与儿童肝病 (Inherited and Pediatric Liver Diseases)

第58章　胆红素代谢及其紊乱
Bilirubin Metabolism and Its Disorders

Jayanta Roy-chowdhury，Namita Roy-chowdhur　著

李爱芹　译，张敏　校

● 缩略语　ABBREVIATIONS

ABC	ATP-binding cassette	ATP 结合盒
ATP8B1	ATPase class I type 8B member 1	ATP 酶类 I 型 8B 成员 1
BSEP	bile salt export pump	胆盐输出泵
BSP	bromosulfophthalein	磺溴酞钠
CAR	constitutive androstane receptor	本构雄烷受体
CO	carbon monoxide	一氧化碳
ELB	"early-labeled peak" of bilirubin	胆红素"早期标记峰"
FXR	farnesoid X receptor	法尼酯 X 受体
HO	heme oxygenase	血红素氧化酶
MDR1	multidrug resistance protein 1	多药耐药性蛋白 1
MDR2	multidrug resistance protein 2	多药耐药性蛋白 2
MDR3	multidrug resistance protein 3	多药耐药性蛋白 3
mRNA	messenger RNA	信使 RNA
MRP	multidrug resistance–associated protein	多药耐药相关蛋白
NTCP	Na$^+$-taurocholate–cotransporting polypeptide	Na$^+$-牛磺胆酸盐共转运多肽
OATP	organic anion–transporting polypeptide	有机阴离子转运多肽
PXR	pregnane X receptor	孕激素 X 受体
RXR	retinoid X receptor	视黄醇 X 受体
SHP	small heterodimer partner	小异质二聚体伙伴
UGT	uridine diphosphoglucuronate glucuronosyltransferase	尿苷二磷酸葡萄糖醛酸基转移酶
UGT1A1	uridine diphosphoglucuronate glucuronosyltransferase family 1 member A1	尿苷二磷酸葡萄糖醛酸基转移酶家族 1 成员 A1

胆红素是血红素的降解产物，大部分胆红素来源于衰老红细胞的血红蛋白和肝脏的血红素蛋白。胆红素具有潜在的毒性，但通过与血浆白蛋白结合、与葡萄糖醛酸结合并经肝脏有效清除而变得无害。在某些疾病状态下，严重的未结合高胆红素血症可导致脑病（核黄疸）。

胆红素可能是因为其独特的颜色，自古以来就吸引了医生的注意。希波克拉底将其列为身体四大体液（血液、痰、黑胆汁和黄胆汁[1]）之一。印度古代医学著作阿育吠陀也将胆汁列为三大要素（气体、胆汁和痰）之一，三大要素

的适当平衡被认为对健康至关重要。在过去的三个世纪里，胆红素的化学、代谢和清除一直被几代化学家、生物学家和临床研究人员不断研究。胆红素在肝脏中分泌代谢的研究也被作为模型范例，来研究肝脏处理其他水溶性有限的重要生物有机阴离子。在人和动物中已经证实了几种遗传性胆红素代谢和排泄障碍机制，对这几种先天疾病的研究也给我们提供了有关胆红素代谢途径的重要信息。其中一些疾病的终极治疗仍然具有挑战性，但也是进一步研究的动力。胆红素主要是一种有毒代谢产物同时

它还是一种抗氧化剂，可能有防御氧化损伤的作用。

一、黄疸：肝功能异常指标

黄疸和高胆红素血症是肝功能异常的指标。在急性肝炎中，常见一过性黄疸。但在其他肝细胞疾病中，如酒精性或药物性肝炎、酒精性或非酒精性肝硬化，出现黄疸往往提示预后不佳。在重症监护室，在脓毒症或多发性创伤患者中，黄疸与高死亡率相关。在原发性胆汁性肝硬化中，黄疸是预后不良的主要指标，连续测定血清胆红素是确定肝移植时机的指标之一。肝内或肝外胆管梗阻引起胆汁流动障碍也可导致黄疸，由于这是发生在胆红素结合后，所以主要引起血液中的结合胆红素升高。胆道梗阻缓解后，黄疸通常会在一周内消退，不过由于结合胆红素与白蛋白的共价结合，血浆胆红素水平可能还会持续一段时间。高胆红素血症的后天获得性因素，包括溶血、肝病和胆道梗阻，需要与先天性胆红素代谢异常区别开来。

黄疸虽然是常见症状，但其临床意义因疾病而异。在某些情况下，简单的胆红素水平测定比一系列昂贵的诊断测试（包括侵入性技术）更具临床预测能力。因此，要解释这项简单而有价值的肝功能测试，就需要对胆红素代谢的病理生理学有很好的了解。

二、胆红素的形成

血红素分解使人类每天产生 250～400mg 胆红素。正常情况下大约 80% 的胆红素来自衰老红细胞的血红蛋白[2]，其余来自含血红素的酶（例如组织细胞色素、过氧化氢酶、过氧化物酶、色氨酸吡咯酶）和肌红蛋白。胆红素还有一部分来源于游离血红素。将带有放射性标记的血红素前体甘氨酸和 δ- 氨基乙酰丙酸注射到人或大鼠体内后，放射性分两个时相掺入胆汁色素中[2,3]。胆红素的"早期标记峰"（ELB）含有 20% 的放射性标记物，并在 3 天内经胆汁排出。人类中

ELB 的最初"快速"期占 2/3，主要来源于肝血红素蛋白，如细胞色素、过氧化氢酶、过氧化物酶和色氨酸吡咯酶[3]，肝细胞胞质中快速转换的游离血红素池，这部分血红素不掺入血红素蛋白即可降解[4]。诱导肝细胞色素 P_{450} 可以增加 ELB 的量[5]。因为当标记的 δ- 氨基乙酰丙酸用作前体时，优先结合到肝血红素蛋白中，就只使 ELB 的初始组分结合了放射性。ELB 的相对"慢"期通常占峰面积的 1/3，来自红系和非红系。在无效红细胞生成相关的疾病中，如先天性红细胞生成障碍性贫血、巨幼细胞贫血、缺铁性贫血、铅中毒和红细胞生成性卟啉病，这种"慢"期会出现增强。红细胞加速生成过程中这一期也会增强，可能是因为髓内正常红细胞破裂、外周循环中网织红细胞破坏[6]，以及成熟过程中网织红细胞的修剪[7]。"晚期标记峰"包含 80% 放射性标记，来自衰老红细胞的血红蛋白，与红细胞寿命有关（大鼠约 50 天，人约 110 天）。当红细胞寿命缩短时，如溶血综合征、血管内或血管外溶血，晚期标记峰会提早出现。

（一）血红素在血红素氧合酶作用下开环

血红素（铁原卟啉IX）是由 4 个四吡咯以亚甲基桥连接组成的环（图 58-1）。在微粒体血红素加氧酶（HOs）的催化下，α- 亚甲基桥断裂，环被打开。最初，还原剂（如烟酰胺腺嘌呤二核苷酸磷酸酯的还原形式）对 Fe（Ⅱ）的亲电子攻击和氧分子一起形成 α- 血红素（图 58-1）[8]。随后，α- 亚甲基桥碳消除成为一氧化碳（CO），α- 亚甲基桥两侧的卟啉环碳被另外两个氧分子氧化，形成胆绿素和胆红素的两个内酰胺氧[9]。在加入电子后，铁从开放的四吡咯中释放出来，此过程需要将三价铁转化为二价铁[10]。仅有一小部分血红素会打开 β、γ 或 δ 桥，因此胆汁中仅排出微量胆红素IX β、IX γ 或 IX δ。

HO 催化生理性血红素降解。它由三种结构相关的同工酶组成：HO-1、HO-2 和 HO-3。HO-1 是诱导型，HO-2 是本构同种型，HO-3 是

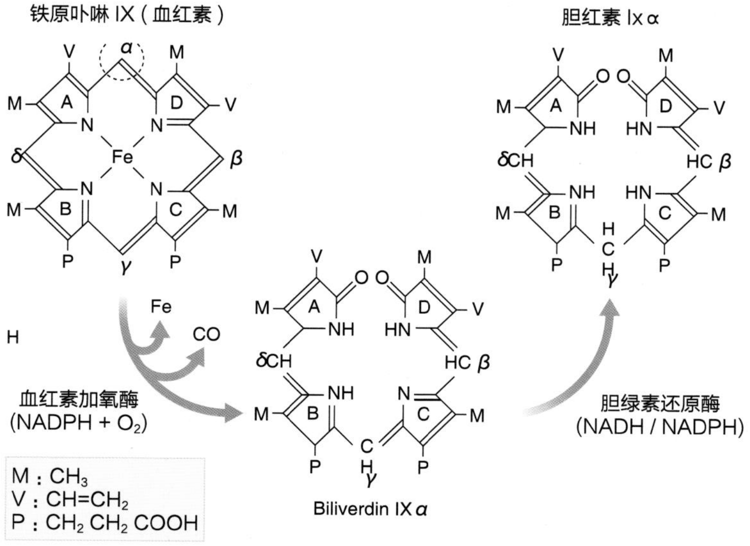

▲ 图 58-1　血红素环开放的机制及随后胆绿素还原为胆红素

有虚线弧形标记的 α- 碳桥是血红素加氧酶催化的裂解位点

存在于脾、肝、胸腺、心脏、肾、脑和睾丸中的小同种型[11]。HO-2 同种型位于肝细胞和脾脏中，在正常生理条件下负责产生胆绿素和 CO。在参与血红素蛋白分解的细胞中 HO-2 表现高度活跃，例如脾脏中扣留衰老红细胞的脾细胞。在肝脏中，肝细胞和库普弗细胞都具有 HO 活跃，库普弗细胞的 HO 活跃程度和脾细胞的相当[12]。除了从循环血红蛋白中分解血红素外，本构同种型 HO-2 对细胞血蛋白稳态平衡也很重要。HO-2 还在肺部充当氧传感器。HO-2 缺陷小鼠会出现严重缺氧，数据显示 HO-2 可使通气量与灌注量匹配。HO-1 是一种 32 kDa 蛋白，可以受脂多糖、细胞因子、重金属、活性氧类、血红素 IX、氧化低密度脂蛋白、缺氧以及肝硬化内皮细胞中的剪切应力等诱导而生成[13]。核因子 κB 和 p38 丝裂原活化蛋白激酶信号通路通过近端启动子区的 DNA 序列介导脂多糖依赖的 HO-1 基因表达。HO-1 作为一种应激反应蛋白，通过将促氧化剂血红素转化为抗氧化剂胆绿素和胆红素，在细胞抗氧化损伤中发挥作用。这种抗氧化作用的先决条件是卟啉环裂解时释放的有毒亚铁被铁蛋白有效清除。人类 HO-1 缺乏可与生长迟缓、高脂血症、消耗性凝血病引起的内皮细胞损伤和微血管病性溶血性贫血相关。诱导型 HO-1 对血管内皮和肾小管上皮细胞保护特别重要。HO-1 缺陷小鼠可

表现出早期动脉粥样硬化，特别在伴有高胆固醇血症时。

除了这些细胞效应之外，HO 反应的产物 CO 和胆红素具有更深远的效应。CO 是一种信号分子，具有血管舒张作用[14]，影响肠蠕动和括约肌[15]。此外，已有报道认为循环胆红素水平与冠心病之间可能存在负相关。胆红素的这种保护作用是否也存在于 Gilbert 综合征患者尚不清楚。

血红素与 HO 的结合需要 C-6 和 C-7 位的丙酸取代基和金属如铁、锡或锌。氧与亚铁血红素结合并进行还原活化。非离子金属卟啉，如锡和锌原卟啉，以更大的亲和力结合 HO，但不活化氧，因此不被 HO 降解。这些金属卟啉是血红素降解的终端抑制药[16]。锡和锌原卟啉破坏 HO-2 的完整性，但不破坏 HO-1 的完整性。HO-2 完整性的丧失丰富了 HO 的形式，可部分解释锡原卟啉抑制胆红素形成的原因。

（二）胆绿素转化为胆红素

HO 介导的开环反应的直接产物是绿色的胆绿素，它是许多两栖动物、鸟类和鱼类的主要胆汁色素。在大多数哺乳动物中，胆绿素被转化为橙色胆红素。胆红素极性较低，比胆绿素[17,18]更容易穿过胎盘膜。尽管一些哺乳动物以分泌胆绿素为主，如海狸和兔子[19]，但在早期脊椎动物如

硬骨鱼和软骨鱼类中[19,20]，却发现了胆红素的形成，是领先于胎盘的进化的。

胆绿素还原成胆红素是由胆绿素还原酶（图58-1）催化的，胆绿素还原酶属于胞质酶家族，pH 为 6.7 时它以还原形式的烟酰胺腺嘌呤二核苷酸作为辅因子，pH 为 8.5 时以还原形式的烟酰胺腺嘌呤二核苷酸磷酸酯作为辅因子。豚鼠肝脏的胆绿素还原酶是一个 70 kDa 的蛋白[21]。大鼠肝和脾中发现的胆绿素还原酶及其几种相互转化形式，是单个基因产物翻译后通过组织特异性修饰产生的[22]。最近，发现胆绿素还原酶可诱导激活转录因子 2，转录因子 2 控制 HMO 1 转录，从而形成 HO-1 和胆绿素还原酶表达相互依赖的调节环路。

三、血红素分解产物潜在的效益

胆绿素和胆红素都是强抗氧化剂，在新生儿期，其他天然抗氧化剂水平较低时，这可能特别重要。胆绿素似乎可以减轻心脏和小肠移植模型中的移植排斥反应[23,24]。虽然胆红素在较高浓度下有神经毒性，但它也是一种强抗氧化剂，据报道具有细胞保护活性。胆红素产生和消除机制是非常耗能的过程，胆红素在进化过程中的保留提示了它具有一定的生理益处。在一个大队列的人群观察中，血清胆红素水平低于中间 50% 人群的个体相对死亡率较高[25]。血清胆红素水平与冠状动脉疾病风险之间的反比关系支持这一假设[26]。

美国第三次全国健康和营养检查调查中 16865 人的数据分析显示，血清胆红素浓度与大肠癌病史呈显著负相关[27]。男性和女性血清胆红素水平每升高 1 mg / dl，结直肠癌的优势比分别为 0.295（95% CI 为 0.291 ～ 0.299）和 0.186（95% CI 为 0.183 ～ 0.189）。这项观察与另一项大型研究相一致，该研究显示比利时人血清胆红素水平与癌症死亡率呈反比关系[28]。

在美国一项 4.5 年队列研究中，4303 名 60 岁或 60 岁以上参与者，总胆红素水平为 0.1 ～ 0.4 mg/dl 者死亡率高于总胆红素水平 0.5 ～ 0.7 mg/dl 者，危险比为 1.36[29]。另据报道，超重儿童发展为非酒精性脂肪肝者平均血清胆红素水平低

于没有发展为脂肪肝者[30]。然而，尽管优势比差别很大，但由于可能存在已知 / 未知的混杂变量，这种数据库分析并不能确定建立因果关系。值得注意的是，HO 和胆绿素还原酶，这两种参与胆红素生产的酶，也可能直接发挥有益作用。例如，细胞表面的胆绿素还原酶可通过磷脂酰肌醇 3 激酶和 Akt 信号传导参与胆绿素诱导的抗炎作用[31]。

四、胆红素产量的测定

在稳定状态下，胆红素的产生相当于血红素蛋白的合成和分解量。正常情况下，胆红素在胆汁中几乎定量排出，因此，可以通过测定胆道插管实验动物胆汁排出量来测量胆红素的产生。尽管胆红素在胆汁中主要以葡萄糖醛酸结合物的形式排出，但一小部分仍以未结合胆红素的形式排出，可能会经历肠肝循环。这对患有末端回肠功能障碍的患者比较重要，例如在克罗恩病中，未被吸收的胆汁酸可能会溢出到盲肠中，溶解这些由细菌分解葡萄糖醛酸胆红素生成的未结合胆红素，从而增加胆红素的再吸收[32,33]。胆红素的产生量可以通过测定放射性同位素标记胆红素的流通量来测量。血浆胆红素清除率（血浆中胆红素不可逆被清除部分）可以从放射性标记胆红素消失曲线下的面积来计算[34]。胆红素清除量是血浆胆红素浓度和清除率的乘积。在血浆胆红素的稳态水平上，胆红素的去除率等于其合成率。这种方法没有考虑肝脏中产生的直接排泄到胆汁中而不出现在循环中的一小部分胆红素，因此该方法略微低估了胆红素的产生。

由于 HO 介导血红素 α- 碳桥的氧化是内源性 CO 的主要来源，因此也可以通过测量 CO 生成来定量胆红素的形成。受试者到封闭的再呼吸系统中进行呼吸。在缺氧的情况下，身体储存的 CO 迅速与呼吸空气中的 CO 平衡。CO 的产生就根据呼吸室内的 CO 浓度或血液中羧血红蛋白饱和度的增加计算出来[35]。此外，正常肠道细菌也产生了一小部分 CO[36]。因此在没有肠道细菌过度生长的情况下，CO 产量会超过血浆胆红素周

转算法的 12% ～ 18%。

五、胆红素的化学构成

胆红素Ⅸα的系统名称为 1′，8′ - 双氧 - 1，3，6，7 - 四甲基 - 2，8 - 二乙烯基二次甲基胆色素 - a，c - 二丙酸[37]。胆红素的平面化学结构是由 Fischer 和 Plienger 测定的[38]，并经由 X 射线衍射分析证实[39]。吡咯烷酮环 A 和 B（C-4）与环 C 和 D（C-15）之间的碳桥为反式或 Z 构型。连接到外吡咯烷酮环上的氧是内酰胺构型而不是内酰亚胺构型[13]。碳磁共振谱、电位滴定法和分光光度法测定水溶液中两个羧基的 pK 值为 4.4，两个内酰胺基的 pK 值为 13.0[40]。

（一）胆红素Ⅸα的物理构象和溶解度

具有两个质子化羧基的结晶胆红素Ⅸα- Z 实际上不溶于水，但只要分子内氢键被破坏，它就会易溶于极性溶剂[41]。胆红素及其极性配体（如磺胺类）与其他极性物质（如磺胺类）在白蛋白的极性区域具有同一结合位点[40,42]。因此，尽管胆红素在生理 pH 下不溶于水，但它应该被认为是一种相对极性的物质，其毒性机制可能不同于真正亲脂性的毒素，例如二氯二苯三氯乙烷（也称为 DDT）[43]。

尽管存在两个丙酸侧链、四个氨基和两个内酰胺氧，胆红素Ⅸα仍不溶于水，原因是羧基和两个外吡咯酮环之间的氢键使分子内部稳定（图 58-2）。结晶胆红素的 X 射线衍射研究证实，每个丙酸侧链与分子另一半的吡咯和内酰胺位点之间存在氢键[39]，这些氢键将分子约束成脊状构象（图 58-2），并通过与胆红素的极性基团结合而使其不溶于水。氢键结构的完整性要求胆红素第 4 位和第 15 位的吡咯间桥为反式或 Z 构型[44]。添加甲醇、乙醇或 6 mol / L 尿素会干扰氢键结构，使胆红素不稳定、水溶性更强，并与重氮试剂快速反应。在肝脏中，胆红素的丙酸羧基与葡萄糖醛酸的结合会使氢键部分破坏，导致形成易于在胆汁中排泄的水溶性结合物。胆红素 - 鞘磷脂复

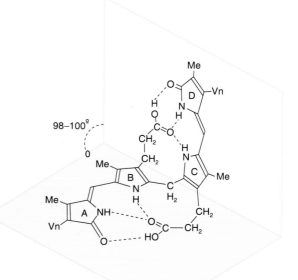

▲ 图 58-2　胆红素的 X 射线晶体结构

线性结构（图 58-1）被扭曲成一个脊状的片状结构，这是由丙酸羧基与氨基的内部氢键（虚线）和对半分子的吡咯烷酮环的内酰胺氧形成的；连接吡咯酮环 A 和 B（C-4）和环 C 和 D（C-15）的碳桥处于 Z（反式）构型；因为极性基团、丙酸羧基、氨基和内酰胺基团都参与形成氢键，胆红素在水中的溶解度非常低。氢键使分子沿着中心碳桥（C-10）弯曲，并将中心桥深埋在分子内部，从而限制了重氮试剂进入中心桥；因此，胆红素与重氮试剂反应非常缓慢，除非氢键被加成促进剂打开（间接重氮反应，本文后面将讨论）

合物的共振拉曼光谱研究表明，这种复合物中的分子内氢键被破坏时，丙酸羧基与鞘磷脂胆碱部分的季铵离子形成了离子对[45]。

（二）胆红素Ⅸα的吸收光谱和圆二色性

胆红素Ⅸα在大多数有机溶剂中具有 450 ～ 474 nm 的主吸收带，其消光系数为 48.0 mmol/L 至 63.4 mmol / L，最大吸收波长为 1cm[46]。圆二色谱分析显示，胆绿素与人血清白蛋白结合时，优先采用负螺旋构象，而胆红素Ⅸα优先采用正螺旋构象。因此，人血清白蛋白结合胆绿素减少、胆红素增加导致构象从负螺旋转到正螺旋[47]。在白蛋白 - 胆红素复合物中加入氟烷、氯仿或其他挥发性麻醉剂时，这种构象转换的现象也会出现，这表明挥发性麻醉剂改变了受体位点的内部形貌，影响了配体结合的立体选择性[42]。

六、胆红素的化学特性

（一）构象异构化和环化

通常，胆红素Ⅸα保持ZZ形式，其中第5位和15位的两个吡咯间桥都是Z（反式）构型。循环胆红素暴露于光使一个或两个吡咯间桥的构型从Z（反式）改变为E（顺式）（图58-3）。蓝

光在调节构象变化方面最有效。由于氢键需要Z构型，（4Z,15E）-胆红素Ⅸα和（4E,15Z）-胆红素Ⅸα在分子的一半中缺少氢键，而（E,E）-胆红素Ⅸα在分子的两半中都缺少氢键。在这些构象异构体中，（4Z,15E）-胆红素Ⅸα更丰富[48]。（4E,15Z）-胆红素Ⅸα在吸收两个光子后[48]，其C-3位的乙烯基取代基与内吡咯环上的甲基取代

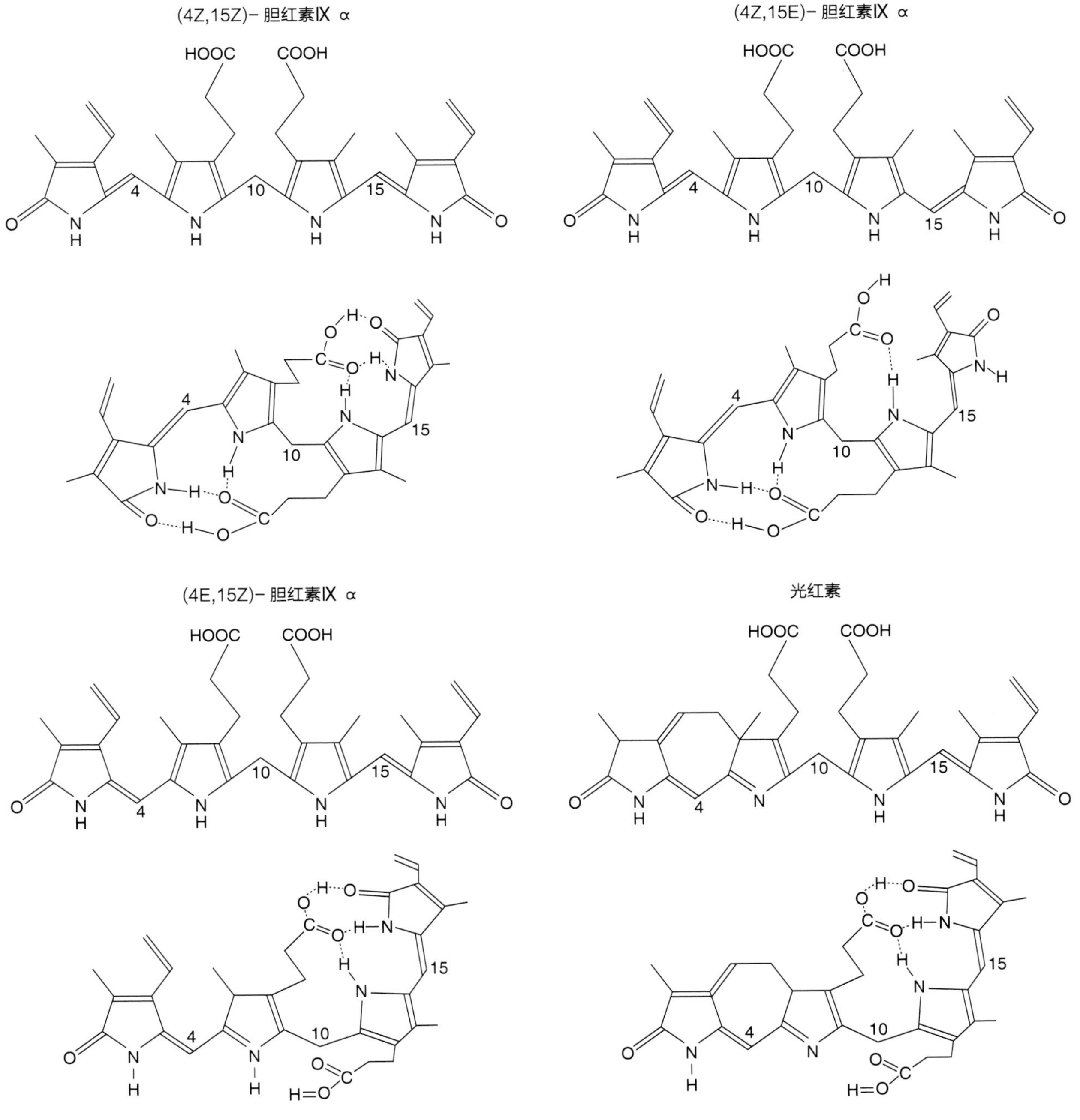

（4Z,15Z）- 胆红素Ⅸα

（4Z,15E）- 胆红素Ⅸα

（4E,15Z）- 胆红素Ⅸα

光红素

▲ 图 58-3 **胆红素Ⅸα光异构化**

显示了胆红素Ⅸα线性（上排）及其氢键结构和光异构体；（4Z,15Z）-胆红素Ⅸα是间接胆红素的首选配置，其中碳桥在Z或反式构型4-位和15-位，使氢键在分子的两个部分；在光照下，会形成异构体，（4Z,15E）-胆红素Ⅸα和（4E,15Z）-胆红素Ⅸα；如图所示，在有E型的分子中，有一半的氢键断裂；（4E,15Z）-胆红素Ⅸα被环化生成稳定的结构的异构体光红素，由于其稳定性，在光疗中是胆红素最重要的光异构体

基环化,形成同分异构体(E)-环胆红素,或称"胆红素结构异构体"[49]。虽然胆红素环化的速度比构型异构体的形成速度慢,但由于环胆红素的相对稳定性,这种形式在新生儿黄疸光疗中可能在数量上更为重要[49]。构象同分异构体比(Z,Z)-胆红素Ⅸα极性强,可不经结合而在胆汁中排泄[50]。

(二)荧光

尽管纯胆红素不具备自发荧光,但当溶解在去污剂、白蛋白或碱性甲醇中时,它在510～530nm处显示出强烈的荧光[51],这一特点被应用于测定血液胆红素浓度及不饱和胆红素与白蛋白的结合能力。

(三)光氧化降解

在光和氧的存在下,胆红素可以发生涉及单线态氧的自敏化反应,形成无色片段,主要是马来酰亚胺和丙烯酰亚胺加合物[52],也形成少量胆绿素。

(四)歧化作用

胆红素Ⅸα是不对称的,因为分子的两个半体侧链不同。光照后,两个胆红素Ⅸα分子发生自由基歧化反应,形成两个对称的非生理异构体,称为胆红素Ⅲα和胆红素ⅩⅢα[53]。此反应可在酸和氧存在下增强,可被抗坏血酸盐抑制。

七、胆红素毒性

人们从新生儿黄疸中了解到胆红素的脑毒性至少已有5个世纪的历史。1949年报道了与黄色素沉着相关的脑组织变性[54],随后发现核黄疸或严重高未结合胆红素血症相关胆红素脑病均为互相关联[55]。对缺乏肝内胆红素葡萄糖醛酸化活性的突变大鼠(Gunn品系)的研究极大地促进了目前对胆红素毒性的认识。胆红素神经毒性是由非蛋白结合部分的未结合胆红素引起的,这些未结合胆红素可以通过细胞膜扩散入胞。胞内胆红素水平的中度升高会影响星形胶质细胞和神经元,引起线粒体损伤,损害能量代谢,并可能诱

导凋亡。细胞膜扰动也会抑制神经递质的运输。抗胆红素脑病的保护机制有:括通过脑毛细血管内皮和脉络丛上皮中消耗ATP的泵将胆红素从细胞主动输出到血浆,通过与胞质蛋白结合降低胞内游离胆红素浓度,从而降低胆红素毒性。由于胆红素的细胞毒性受到多种病理生理因素的影响,胆红素脑病的发生率和程度不能简单地根据血浆胆红素和白蛋白浓度来预测。

(一)Gunn大鼠胆红素脑病

胆红素沉积在大脑特定区域并伴有结构损伤,称为核黄疸。Gunn大鼠是唯一可观察到胆红素诱导脑损伤的自发突变动物模型。正常情况下,胆红素与白蛋白结合会抑制其在大脑中的沉积。水杨酸盐或磺酰胺等药物将胆红素与白蛋白结合的位点占据,会增加胆红素在脑中的积聚,并可能促成核黄疸[56]。Gunn大鼠通过与Nagase先天性无白蛋白大鼠杂交而获得的遗传性无白蛋白大鼠,其血清胆红素水平仅为其他Gunn大鼠的25%,而脑胆红素含量是其他Gunn大鼠的1.2～2.7倍[57]。这样的杂交大鼠在出生后3周内死亡。因此,在临床上,计算血浆白蛋白和胆红素的摩尔比是很重要的。然而,血浆游离胆红素水平与脑胆红素浓度没有很好的相关性[58],并且也不确定游离胆红素是否是该色素的唯一毒性物质。

由于耳蜗核异常导致不同程度的听力缺陷,是新生儿高胆红素血症的常见并发症。Gunn大鼠脑干听觉诱发电位研究表明,从17日龄开始,位于耳蜗核口侧的中央听觉通路就已出现功能异常[59]。类似的变化也可出现在人类有严重高胆红素血症的新生儿。

磺胺类药物取代白蛋白中结合的胆红素,从而促进胆红素向神经组织的净转移。磺胺类药物可导致Gunn大鼠脑干听觉诱发电位可逆性异常[60]。在这种情况下,小脑、海马和基底神经节的浦肯野(Purkinje)细胞出现局部胆红素染色,发生典型核黄疸婴儿也有类似的变化。7日龄Gunn大鼠小脑内有大量Purkinje细胞受到影响;这些细胞大部分在第12日至第30日退化消

失，导致小脑发育不良[61]。剩下的 Purkinje 细胞恢复正常并持续到成年。然而，这些 Purkinje 细胞之间或与其他神经细胞之间的突触形成可能仍存异常。Gunn 大鼠小脑线粒体增大扭曲[62]。出生后第 8 天，Gunn 大鼠小脑溶酶体酶包括芳基硫酸酯酶和组织蛋白酶活性增加[63]。小脑环磷鸟苷浓度从第 15 ～ 30 天逐渐降低，但环腺苷酸水平保持正常[64]。

（二）胆红素脑病的临床特点

除了胆红素葡萄糖醛酸化严重遗传缺陷的患者（本章稍后讨论），核黄疸的发生通常限于新生儿期和生命的前几个月。胆红素脑病可能具有广谱的神经系统特征。在最严重的情况下，明显的核黄疸出现在生命的第 3 ～ 6 天之间。正常的莫罗（Moro）反射消失，肌肉低张力，哭声高亢，出现手足徐动，对惊吓刺激出现反射性角弓反张。可以继续发展到昏睡、张力弛缓和死亡。偶尔在一些患有 Crigler-Najjar 综合征 1 型的儿童中，胆红素脑病可能以小脑症状为主要表现[65]。经历急性核黄疸后存活下来的人可能会出现慢性听力异常、手足徐动、向上凝视麻痹和智力迟钝等多种症状。耳蜗核通常受到高胆红素血症的影响，早期的受攻击目标似乎是接受从末端鳞茎或花萼突触输入的听觉系统的细胞[66]。在 Gunn 大鼠幼崽中，这些形态学改变与脑干听觉诱发电位异常有关。听觉诱发电位测试的灵敏度可以通过记录双耳差分波来提高，通过从双耳脑干听觉诱发电位减去两个单耳脑干听觉诱发电位来评估双耳差分波[67]。

胆红素脑病急性期死亡的婴儿海马、基底神经节、小脑和脑干核出现胆红素染色[68]；然而，这种染色在该疾病慢性阶段死亡的儿童中没有发现。临床表现先于脑损伤的组织学证据约 72 小时出现[69]，神经元和胶质细胞的局灶性坏死发生较晚，慢性病例中可见病变区域的胶质增生[69]。由于这些组织学病变不是从临床核黄疸开始出现的，因此它们可能不是胆红素所致脑损伤的起始病理生理事件。新生儿脑病的非特异性征象可能是由其他原因引起的，例如脑出血[70]，因此没有病理证据就不能诊断核黄疸。相反，大脑局部胆红素染色也可能发生在其他形式的脑损伤中。因此，在没有神经元变性的情况下，单纯胆红素染色并不能明确经典核黄疸的诊断[71]。

血清胆红素峰值在 10 mg/dl 或 12 mg/dl 通常被认为是安全的。中度高胆红素血症的预后意义尚不完全清楚。据报道，血清胆红素水平不足以引起核黄疸时，仍会导致神经系统异常的发生率增加或出现生命后期的智力下降[72]。

（三）血脑屏障与脑胆红素清除

血液和大脑之间亲水水溶性物质和蛋白质的平衡受到功能性血脑屏障的控制[73]。毛细血管内皮细胞和星形胶质细胞足突之间的紧密连接是这种屏障的结构成分[73]。离子、水和营养物质从血浆转移到脑中的特定转运机制均在血脑屏障上有功能对应。传统上，新生儿血脑屏障的不成熟已经表现出该年龄组核黄疸的高发。然而，很难确定是标记物[74]还是亲脂性物质[75]能够更快地进入未成熟的大脑。因此，没有确凿的证据支持新生儿血脑屏障不成熟的概念。

胆红素清除效率可能与胆红素的脑毒性成负相关。实验中，通过输注高渗尿素[76]或阿拉伯糖可以使血脑屏障单向可逆地打开，而不会造成脑损伤[73]。毛细血管内皮细胞的高渗相关收缩导致紧密连接的这种暂时打开。当这种技术打开新生大鼠的血脑屏障时，静脉注射的白蛋白结合胆红素会迅速进入大脑。随着血脑屏障的逆转，胆红素迅速从脑中清除。胆红素从脑中的清除与血浆中的清除是平行的，这表明胆红素是通过扩散或主动转运回到全身循环中来清除的[77]。受伤水肿的大脑中胆红素清除速度较慢，可能使受损脑更容易受到胆红素毒性的影响[78]。

大脑微血管内皮细胞和脉络丛共同形成血-脑屏障和脑脊液-血屏障。这些内皮细胞有很强的 ATP 结合盒（ABC）超家族转运蛋白表达。值得注意的是，多药耐药蛋白 1（MDR 1；P 糖蛋白）和多药耐药相关蛋白（MRPs）MRP1、MRP4、

MRP5 以及较少的 MRP6 在这些组织中表达[79,80]。位于微血管内皮细胞和脉络丛上皮细胞基底外侧膜中的 MRPs 充当了药物从脑和脑脊液到血液中的输出泵[79,80]。MRP1 优先在血脑屏障的星形胶质细胞中表达。最近的证据表明胆红素是 MRP1（ABCC1）的底物。根据这些概念，血脑屏障不仅仅是一种被动的解剖结构，而且是一种能够主动将胆红素和其他代谢物和药物泵出大脑，降低它们在细胞内的浓度的组织。这些泵水平的底物竞争可能是药物调节胆红素脑毒性的另一种方式。

（四）胆红素毒性的生化基础

在细胞培养系统中，胆红素显示出非常广泛的毒性。目前还不清楚在单细胞培养物中观察到的哪些毒性作用与胆红素脑病有关，而且用培养细胞观察到的结果并不一定反映体内的发现[81]。虽然胆红素是一种抗氧化剂，但已经发现胆红素毒性与氧化应激有关[82]。这可以从 Ugt1a1 敲除型黄疸小鼠小脑的蛋白质组学分析得到部分解释，该分析显示参与细胞对活性氧防御的几种蛋白质水平降低，包括蛋白质脱糖酶 DJ-1、超氧化物歧化酶和过氧化物酶 2、6。尽管这些蛋白质的水平降低会使调节抗氧化基因表达的核因子红系衍生蛋白样蛋白 2（译者注：即 Nrf2）及相应信使 RNA（mRNA）水平增加，但这些蛋白表达减少的机制与相应的 mRNA 水平不能发生反应性变化有关。因此，在胆红素过量的情况下，各种保护机制无法保护细胞，最终导致神经退化[81]。胆红素抑制细胞分裂和促进细胞凋亡的机制与其诱导肿瘤抑制蛋白、磷酸酶和张力蛋白同源物有关[83]。在无细胞系统中，胆红素不可逆地抑制钙激活的磷脂依赖性蛋白激酶 C 活性和 cAMP 依赖性蛋白激酶活性[84]。由于蛋白磷酸化是神经信号传递的最终共同途径，胆红素抑制蛋白激酶 C 可能在新生儿胆红素脑病中发挥作用。

抗胆红素损伤的生理机制和胆红素毒性的细胞机制总结于表 58-1。

（五）胆红素肾毒性

未结合胆红素在 Gunn 大鼠和高胆红素血症婴儿肾髓质沉积可以导致肾髓质坏死和在肾乳头上形成胆红素晶体[85,86]。在成年 Gunn 大鼠中，Henle 上升环的异常[85]导致尿浓缩受损，这种情况在降低血清胆红素水平时会有所改善[87]。这种尿浓缩缺陷在高胆红素血症的成熟新生儿[88]或存活至成年的 Crigler-Najjar 综合征 1 型患者中并未发现[89]。

八、胆红素代谢

胆红素在循环中与血浆蛋白，主要是白蛋白结合。在肝窦中，白蛋白 - 胆红素复合物解离，胆红素通过协助扩散而内化。胆红素与胞质蛋白结合储存在肝细胞中。胆红素尿苷二磷酸葡萄糖醛基转移酶（UGT）家族 1 成员 A1（UGT1A1）位于内质网中，调节胆红素与葡萄糖醛酸的结合。结合胆红素从内质网排出，并最终以能量消耗过程通过胆管膜转运到胆汁中，能量消耗过程限制胆红素通过量。一部分葡萄糖醛酸胆红素被输送到血浆中，随后被位于肝窦血流下游（朝向中心静脉）的其他肝细胞内化。这一多步骤过程总结在图 58-4 中。这些步骤中许多是与其他有机阴离子和亲胆代谢物共享的。这些过程将在下面几节中简要讨论。

九、白蛋白的作用

胆红素在循环中与血浆白蛋白结合并被其携带，使之在生理 pH 值下保持可溶。胆红素与白蛋白的结合阻止了胆红素在组织中的沉淀和沉积，从而促进了胆红素从其生产地点转移到其清除器官——肝脏。白蛋白结合阻止胆红素进入大脑。白蛋白结合胆红素的能力储备能够作为缓冲剂调节胆红素负荷的突然增加（例如，在急性溶血期间）。肝窦的窗孔内皮允许白蛋白 - 胆红素复合物进入窦状（Disse）腔隙，胆红素在那里与肝窦和肝细胞基底外侧膜域直接接触（图 58-4）。白蛋白能使胆红素穿过未扰动的水层，这是一层

表 58-1 胆红素毒性的生理防御和细胞机制

作用位点	生理机制	病理生理学	临床结局
血浆	蛋白结合使 UCB 保持在溶液中并抑制其进入组织（肝细胞除外）	当白蛋白 - 胆红素比值降低时，游离 UCB 可能进入组织。从白蛋白中置换胆红素的药物可以增加游离 UCB 比例。	当白蛋白水平较低时，胆红素毒性风险会增加。从白蛋白中置换胆红素的药物会促成核黄疸。
肝窦，肝细胞	在肝细胞表面，UCB 从白蛋白中解离，通过促进扩散进入肝细胞，通过葡萄糖醛酸结合解毒，并排泄到胆汁中。	新生儿期 UGT1A1 的发育延迟或 UGT1A1 的遗传缺陷患者导致血浆 CB 水平显著升高。	非常高的 UCB 水平会导致新生儿乃至遗传性 UGT1A1 缺乏症（Crigler-Najjar 综合征）的成人出现核黄疸。
BBB 由①内皮细胞（其紧密连接和附着连接），②星形胶质细胞足突，③血管周的小胶质细胞，④周皮细胞组成	BBB 保护星形胶质细胞、少突胶质细胞和神经元免受 UCB 的直接作用。内皮细胞的 Pgp、星形胶质细胞和其他脑细胞上的 MRP1 可输出 UCB	由于 Pgp 和 MRP1 的低表达，BBB 在新生儿中可能不太有效。在 UCB 引起的氧化应激下，星形胶质细胞通过 MRP1 释放谷胱甘肽二硫键，导致细胞内抗氧化剂谷胱甘肽水平降低。	BBB 的不成熟与新生儿期核黄疸风险增加有关。UCB 与发育中的神经元的相互作用会损害神经发生，并通过坏死或凋亡导致神经萎缩和细胞死亡。
星形胶质细胞和小胶质细胞	通常，细胞内 Ca^{2+} 调节谷氨酸胞吐作用。炎性细胞因子 TNF-α 和 IL-1α 及其相应受体的水平较低。	UCB 介导的 ER 应激增加细胞内 Ca^{2+} 水平，导致谷氨酸的胞吐和线粒体通透性转换大孔的打开。UCB 增加炎性细胞因子 TNF -α 和 IL-1α 的分泌，并上调其受体。	过量的胞外谷氨酸引起兴奋毒性，进一步增加胞内 Ca^{2+} 水平，从而激活导致细胞死亡的酶。细胞内炎症级联反应的激活导致星形胶质细胞和神经元凋亡、坏死。
少突胶质细胞	少突胶质细胞通过提供轴突髓鞘化来支持大脑神经元。	UCB 暴露后细胞外谷氨酸水平的增加会导致少突胶质细胞的兴奋毒性。	少突胶质细胞的丧失或功能障碍会导致神经细胞脱髓鞘。

BBB. 血脑屏障；ER. 内质网；MRP1. 多药耐药相关蛋白 1；Pgp. P 糖蛋白；UCB. 未结合胆红素；UGT1A1. 尿苷二磷酸葡萄糖醛酸基转移酶家族 1 成员 A1

包围肝细胞的薄层水。胆红素（而不是白蛋白）进入肝细胞，表明胆红素在肝细胞表面附近或附近与白蛋白分离。目前尚不清楚肝细胞表面的白蛋白受体是否促进了这种解离。

（一）胆红素结合位点及其与其他配体的完成

胆红素白蛋白上各有一个主要和次要结合位点[90]。亲和标记研究表明胆红素的主要结合位点位于残基 124～297，较少也有位于残基 446～547[91]。人白蛋白中的 240 位的赖氨酸和牛血清白蛋白中 238 位的赖氨酸是胆红素结合的关键[92]。

白蛋白抑制幼犬静脉注射未结合胆红素的神经毒性作用[93]。白蛋白在预防胆红素毒性方面的作用在出生后不久因胆红素脑病死亡的先天性无蛋白 Gunn 杂交大鼠中得到明确显示。正常情况

下，胆红素与白蛋白的结合是可逆的，可受到替代配体的影响。能够结合到白蛋白胆红素结合位点的配体，如磺胺类药物、抗炎药物和胆管造影剂，竞争性地从白蛋白中置换胆红素，增加了非蛋白结合胆红素的含量。预防性使用磺胺类药物可增加新生儿胆红素脑病[94]，可能是通过促进胆红素与白蛋白的分离，从而增加胆红素在神经组织中的净吸收[95]。此外，非胆红素结合位点的结合可能导致构型改变，从而增强（协同结合）或减弱（反协同）胆红素结合。

（二）白蛋白储备胆红素结合能力的测定

由于许多代谢物和药物影响胆红素与白蛋白的结合及其从血浆向中枢神经系统的转移，血浆总胆红素浓度的测定不能准确估计未结合胆红素

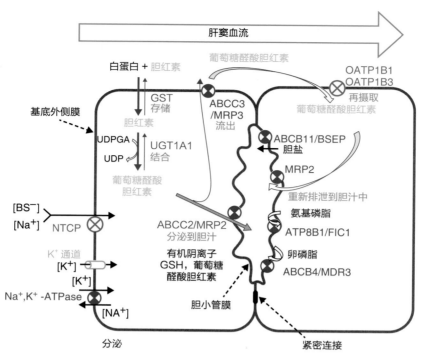

▲ 图 58-4　肝细胞的胆红素代谢概述

在血浆运输中，未结合胆红素强而可逆地与白蛋白结合。在肝血窦中，白蛋白 - 胆红素复合物通过肝血窦内皮细胞的窗孔直接与肝细胞浆膜的基底外侧区接触。在这里，胆红素与白蛋白分离，并被肝细胞特异性的协助扩散过程内化。胆红素的一小部分也来源于肝细胞血红蛋白的分解代谢。结合胞内谷胱甘肽 S 转移酶使胆红素保持在溶液中，并通过抑制其流出而增加其净摄取量。内质网的胆红素结合由尿苷二磷酸葡萄糖醛酸转移酶异构体 1A1（UGT1A1）催化，形成胆红素单葡萄糖苷和胆红素双葡萄糖苷。结合是胆小管有效转运胆红素的必要条件，它是由能量消耗泵多药耐药相关蛋白（MRP2；也被称为 ATP 结合盒 C 亚族 2 成员，ABCC2）介导的，它还转运除了胆汁盐以外的多种有机阴离子。胆红素排泄到胆汁小管中，需要由细胞膜 Na⁺、K⁺-ATP 酶和 K⁺ 通道维持细胞内 35 mV 电位来促进。胆红素排泄需要胆汁流，这在很大程度上取决于胆盐的运输。胆盐流入肝细胞是由细胞膜 Na⁺ - 牛磺胆酸转运体（NTCP）介导的。胆管胆盐输出泵（BSEP；也被称为 ATP 结合盒 B 亚家族成员 11，ABCB11），将胆酸输送到小管中。葡萄糖醛酸胆红素的运输率受胆红素通过量的限制。在肝细胞中形成的胆红素葡萄糖醛酸苷的一部分被基底外侧膜蛋白多药耐药相关蛋白（MRP3；也被称为 ATP 结合的盒族 C 成员 3，ABCC3）从肝细胞主动地排出到肝血窦中。流出的葡萄糖醛酸苷胆红素被位于窦状血流下游的肝细胞通过基底外侧膜溶质转运体有机阴离子转运多肽 1B1（OATP1B1）和运输多肽 1B3（OATP1B3）内化，之后通过胆管 MRP2 继续排泄。另外两个胆微管的 ATP 消耗泵：ATP 酶类 Ⅰ 型 8B 成员 1（ATP8B1；也被称为家族性肝内胆汁淤积症 1 型，FIC1）和多药耐药性蛋白 3（MDR3；也称为 ATP 结合盒 C 亚族 4 成员，ABCB4）对于管膜的完整性是很重要的，对于胆红素排泄到胆汁也是很重要的。其中 ATP8B1 把氨基磷脂从小管膜的外叶转移到内叶，ABCB4 将磷脂酰胆碱从内叶转移到外叶

引起脑损伤的风险。血清中的未结合胆红素可通过凝胶色谱[96]、过氧化物酶处理[97]、醋酸纤维素电泳[98] 和有或无洗涤剂处理的血清荧光测定法进行定量[99]。未结合胆红素浓度可以粗略估计为血清胆红素浓度、白蛋白上可储存胆红素结合位点浓度和胆红素结合常数的乘积[100]。

（三）胆红素与白蛋白的不可逆结合

在长时间的高结合胆红素血症中，胆红素与白蛋白变成共价结合[101]。这部分胆色素不被肝或肾清除，并在循环中持续很长时间，反映了血清白蛋白的长半衰期。

（四）遗传性白蛋白缺乏症的胆红素代谢

白蛋白缺乏状态的个体是可以存活的，并且在先天无白蛋白的大鼠中，双亲和性化合物如胆红素和溴磺酞（BSP）的清除只受到相对程度较小的干扰[102]。例如，示踪量胆红素的清除是完全正常的，尽管负荷剂量后胆汁恢复较正常下降了[102]。其他血浆蛋白，如高密度脂蛋白，可以承担白蛋白的某些指定作用。

十、肝胆红素摄取

为得到有效的肝脏摄取，胆红素需要通过肝窦血流输送到肝细胞。在门静脉高压症患者或外科手术产生的门静脉分流中，脾脏中产生的胆红素大部分被转移到全身循环，绕过肝脏。在这种情况下，肝脏对胆红素的首过清除没有发生，导致轻度高胆红素血症。同样，新生儿的开放静脉导管可能会加重和延长早产儿的生理性黄疸。肝摄取两亲性有机阴离子是载体介导的。下面简要讨论这些机制。

（一）转运蛋白

肝细胞基底外侧膜含有多种转运蛋白，这些转运蛋白作为载体吸收多种内源性和外源性物质。有机阴离子从血浆内化入肝细胞是通过所谓协助扩散的非耗能过程进行的。有机阴离子转运多肽（OATPs），由溶质载体阴离子转运基因家族编码，通过基底外侧膜将胆汁酸、胆红素、白细胞介素以及甲状腺激素和类固醇激素等激素转运到肝细胞中。OATPs也转运许多药物，如酪氨酸激酶抑制药和他汀类。人肝细胞中的摄取载体列于表58-2。Na$^+$-牛磺胆酸盐-共转移多肽（NTCP），在人类由SLC10A1编码，啮齿动物中由Slc10a1编码，具有窄范围的底物特异性，是胆盐的Na$^+$-依赖性肝摄取的专门载体[103]。虽然非载体介导的跨膜扩散被认为是胆红素流入肝细胞的机制[104]，为肝细胞所优选，但仍在寻找促

表58-2　人肝细胞基底外侧膜的有机阴离子吸收转运体

	OATP-A			OATP-C		
	SLC10A1 (NTCP)	SLC21A3 (OATP1, OATP)	SLC21A9 (OATP-B)	SLC21A6 (LST-1 OATP2)	SLC21A8 (OATP8)	SLC21A2 （PGT）
胆红素				+	–	
磺溴酞钠	++	+	–	+	+/-	
牛磺胆酸		+	+	+	+/-	
雌酮3-硫酸酯	–	+		+	+	
雌二醇	–	++	+	+	+	
17β-葡萄糖醛酸苷		+			+	
硫酸脱氢表雄酮					+	
G毒毛旋花苷				+		
地高辛		+++				
普伐他汀	–	–	–	+	+	
N-甲基奎宁	–	+	–	+	–	++
白三烯C4	–	–	–			
前列腺素E2						
组织分布	肝细胞	脑	肝细胞，脑	肝细胞	肝细胞	广泛的组织分布
参考文献	125,128	128	128	127,139	127	124,125

LST-1. 肝脏特异性有机阴离子转运体1；NTCP. Na$^+$-牛磺胆酸盐-共转运多肽；OATP. 有机阴离子转运多肽；PGT. 前列腺素转运体；SLC10A1. 溶质载体家族10成员1；SLC21A2. 溶质载体家族21成员2；SLC21A3. 溶质载体家族21成员3；SLC21A6. 溶质载体家族21成员6；SLC21A8. 溶质载体家族21成员8；SLC21A9. 溶质载体家族21成员9

进胆红素扩散的特定载体。据报道，OATP1B1（由SLCO1B1编码）可转运未结合胆红素[105]，但其他研究没有证实这一结论[106]。因此，未结合胆红素通过肝细胞窦表面膜转运的机制仍有待最后确定。另一方面，OATP1B1和OATP1B3（由SLCO1B3编码）已经显示可以将葡萄糖醛酸胆红素转移到肝细胞中，这在生理上与再摄取被ATP泵MRP3（ABCC3）泵出到肝窦中的胆红素葡萄糖醛酸有关[107]。

（二）获得性和遗传性肝胆红素摄取异常

肝脏摄取载体蛋白的表达在转录水平和转录后水平上都受到调节。内毒素、TNF-α、IL-1β和IL-6通过下调NTCP和OATP1B3的表达减少胆盐和有机阴离子的摄取[108,109]。OATP1B3在胆红素代谢中的意义突出表现在，编码其基因多态性与成人和新生儿血清总胆红素水平升高有统计学显著关联[110,111]。现在已知OATP1B1和OATP1B3参与肝细胞再摄取被肝细胞转运到血浆中的葡萄糖醛酸苷胆红素。编码这两种转运蛋白的基因SLCO1B1和SLCO1B3同时失活，将导致轻度结合性高胆红素血症，见于Rotor综合征[107]。

值得注意的是，SLC基因家族也参与许多有机阴离子的转运，包括激素、细胞因子、内源性代谢物和药物，携带SLCO1B1变异的个体中由他汀类诱导的肌病的发病率高，就是个突出证据[112]。胆汁淤积时细胞内胆汁盐浓度升高，降低了NTCP和OATP1B1的表达。胆盐结合法尼酯受体（farnesoid X receptor，FXR），一种胞质内的核激素受体。在结合胆汁盐后，FXR与类视黄醇X受体（RXR）结合，然后该异二聚体转移到细胞核。这里它结合到存在于许多基因中的FXR-RXR应答元件，包括NR0B2基因（也称为SHP）。于是，高胆汁盐浓度激活小异二聚体伴侣（SHP）表达，上调的SHP干扰RAR-RXR与SLC10A1基因的结合，抑制其转录。OATP1B1也就在胆汁淤积症中表达下调。OATP1B1的表达受肝细胞核因子1α的转录控制，而肝细胞核因子1α的表达又受到肝细胞核因子4α控制。

SHP抑制肝细胞核因子4α介导的肝细胞核因子1α启动子的反式激活（共转染分析）。此外，人肝细胞核因子4α基因启动子通过一种SHP非依赖的机制被鹅去氧胆酸抑制。这就解释了为什么在胆汁淤积性肝病中NTCP和OATP1B1都下调。如本章稍后讨论的，在胆汁淤积期间结合胆红素的胆汁输出泵MRP2（ABCC2）下调[113]，而位于基底外侧膜的结合胆红素亲和转运体MRP3（ABCC3）上调。结合胆红素通过这种转运体从肝细胞泵入血液[114]。由于OATP1B1参与结合胆红素的再摄取，其在胆汁淤积性疾病中的下调可能会进一步增加结合胆红素的血浆蓄积。胆汁淤积症中，通过上调肾脏MRP2表达来促进肾脏清除结合胆红素。

胆红素转运蛋白和肝细胞内化胆盐的转运蛋白之间的分离解释了某些临床情况下血浆胆汁酸和胆红素水平升高程度之间的差异。例如，在原发性胆汁性肝硬化的早期，胆汁酸水平升高，但胆红素水平可能仍然正常[115]。而在Gilbert综合征的一些病例中，观察到肝胆红素摄取减少（稍后讨论）。

十一、胆红素在肝细胞内的储存

肝细胞内胆红素主要通过与胞质蛋白结合而保持在溶液中。胆红素和许多其他有机阴离子、药物和激素主要与肝细胞胞质蛋白的一部分结合，凝胶渗透色谱可将此蛋白分离出来，被称为Y蛋白或配体蛋白[116]。之后发现配体肽是一个蛋白质家族，与α类谷胱甘肽S转移酶相同[117]。对离体灌流大鼠肝脏胆红素转运的研究表明，肝配体素浓度不影响胆红素的内流率，但通过降低外流率增加了净摄取量[118]。

十二、胆红素的结合

胆红素的胆汁排泄需要它转化为极性衍生物，通过酶催化丙酸羧基与糖基特别是葡萄糖醛酸的结合，破坏内部氢键来实现（图58-5）。一

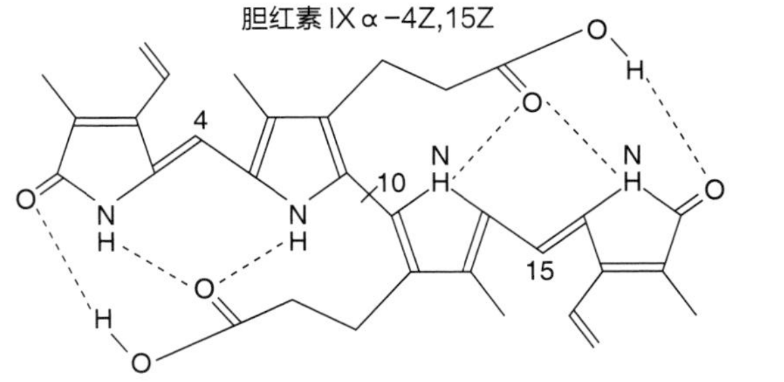

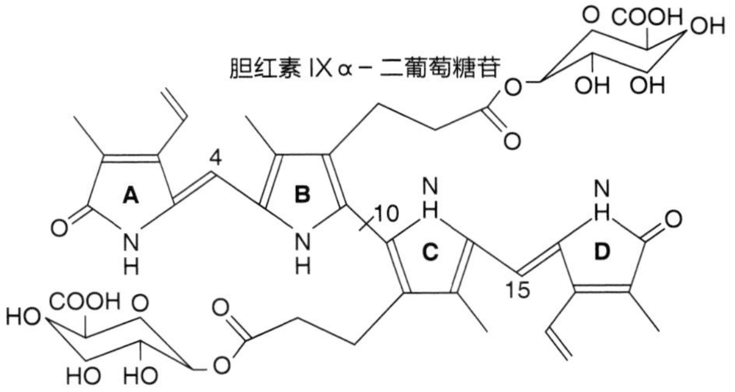

胆红素 IXα-4Z,15Z

胆红素 IXα - 二葡糖苷

▲ 图 58-5　糖结合对胆红素结构的影响

（Z，Z）- 胆红素 IXα 的完全氢键结构显示在顶部；在底部的葡萄糖醛酸胆红素中，丙酸羧基的葡萄糖醛酸化反应破坏了氢键。这使该种分子可溶于水，并能在胆汁中迅速排泄。氢键的破坏将中心碳桥（C-10）暴露给重氮试剂，导致直接重氮反应

种或两种丙酸羧基的葡萄糖醛酸化分别导致胆红素单葡糖苷或胆红素二葡糖苷的形成，两者都在胆汁中有效排泄。在人类和大多数其他哺乳动物的正常胆汁中，胆红素二葡糖苷是主要的结合物[119,120]。

十三、酶催化胆红素葡萄糖醛酸化反应

胆红素的葡萄糖醛酸化由尿苷二磷酸葡萄糖醛基转移酶（UGT；EC 2.4.1.17）催化。UGTs 富集在各种细胞的内质网和核膜中[121]。这些酶催化 UDP- 葡萄糖醛酸的葡萄糖醛酸基部分转移到宽范围糖苷配基上，形成醚、酯、硫醇和 N- 葡萄糖醛酸苷[122]。UGT 的种底物包括激素（例如类固醇激素、甲状腺激素、儿茶酚胺）、内源性代谢物（例如胆盐、胆红素）、许多药物及其中间代谢物、毒素（例如致癌物）和实验室外源性物质[122]。葡萄糖醛酸化使糖苷配基底物更具极性，生物活性通常变得更低。因此，UGTs 是人体最重要的解毒机制之一。

十四、尿苷二磷酸葡萄糖醛基转移酶的潜伏性

UGTs 是一种内在膜蛋白，其功能需要特定的膜脂质[123]。体外，UGT 的活性在内质网衍生的微粒体囊泡中部分潜伏，其完全催化活性仅在经物理、化学或酶处理出现膜扰动时表达。已经提出了两种模型来解释这种潜伏延迟。这些酶的氨基酸序列表明，催化位点被分隔在内质网腔内，因此需要一种假定的转运体将亲水性糖供体底物 UDP- 葡萄糖醛酸通过未受扰动的内质网脂质膜转运。或者，酶可能是潜在的，因为它们受到脂质膜的限制。UDP-N- 乙酰氨基葡萄糖在低浓度下激活肝微粒体 UGT 活性，并被认为是 UGT 的生理激活剂。UDP-N- 乙酰氨基葡萄糖的功能与 UGT 潜伏期的"分隔模型"[124] 和"限制模型"[125] 都能相容，这两个机制可能并不互斥。

十五、尿苷二磷酸葡萄糖醛基转移酶的多种形式

UGT 系统由一类结构相关的酶组成，这些酶接受 UDP- 葡萄糖醛酸作为糖供体底物，但是它们的苷元受体底物是异质的。这些同种型在个体发育方面[126] 和对酶诱导剂的反应方面彼此不同[127,128]。多个实验室已从溶解肝微粒体中分离出多种 UGT 亚型[129]。克隆互补 DNAs 和基因组 DNA 为 UGTs 的结构和进化差异提供了大量信息。这一主题已有相关综述[130]。根据各种 UGT 互补 DNAs 之间的结构同源性程度，UGTs 可分为两大家族[131]。一个家族（UGT1）包括人和大鼠肝脏中与胆红素结合的形式、几种激素、内源性代谢物、药物和毒素。第二个家族（UGT 2）包括一些 UGT 亚型，它们调节类固醇与许多其他内源性和外源性底物的结合。

十六、UGT1A 基因家族

UGT1A 家族的成员，包括接受胆红素作为

底物的 UGT1A 1，接受酚作为底物的 UGT1A 6 和 UGT1A 7，以及 UGT1A 基因座表达的其他几个同种型[132]。如图 58-6 所示的这个基因座，位于人类染色体 2 上的 2q 37 区[133]。该基因的 3′结构域包含四个连续的外显子（外显子 2～5），这些外显子被 UGT1A 位点表达的所有亚型的 UGT 共享，并编码它们相同的羧基末端结构域。这一共同区域在进化上是保守的，负责 UDP - 葡萄糖醛酸结合[134]。这些外显子的上游是一系列的 12 个外显子（外显子 1A1～1A12）。至少 7 种 UGT1A 异构体通过这些独特区域外显子之一的剪接形成，与四个公共区域外显子一起编码糖苷配基选择性氨基末端结构域[135]。每个可变区外显子前面有一个单独的启动子序列。根据转录过程中启动子的选择，产生各种长度的转录本。在转录物加工成 mRNA 的过程中，只有位

于转录物 5' 末端的独特区域外显子被拼接到外显子 2（四个共有区域外显子中的第一个），由整个插入序列拼接。各种 UGT1A 亚型的基因根据该 mRNA 中使用的独特外显子命名。例如，外显子 1A1 编码 UGT1A1 的氨基末端结构域，因此该基因被称为 UGT1A1。UGT1A1 是唯一一种对胆红素结合做出主要贡献的同种型[136]。

在每个独特外显子上游存在独立的调节顺式作用元件，可以独立调节不同的 UGT1A 亚型，从而解释它们在个体发育、酶诱导或致癌过程中在不同器官的分布和表达。针对 4- 硝基苯酚和其他简单酚底物的酶的活性在大鼠胎儿晚期发育，而针对胆红素的酶的活性在出生后发育[126]。UGT1A6 是一种 3 - 甲基胆蒽诱导型同种型，在致癌物诱导的大鼠肝脏癌前结节中永久过表达[137]。三碘甲腺原氨酸治疗导致大鼠肝脏

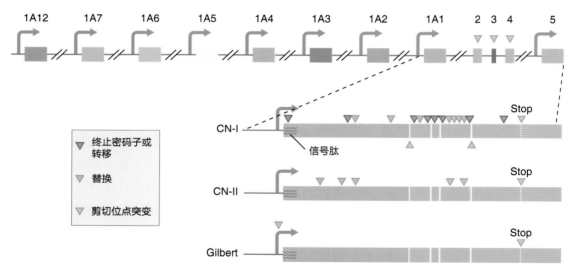

正常 TATAA 盒子：A（TA）6TAA
Gilbert 型 TATAA 盒子：A（TA）7TAA

▲ 图 58-6　人类 UGT1A 位于人类染色体 2q37 区域，包含几个基因分别编码尿苷二磷酸葡萄糖酸葡萄糖醛酸转移酶 1A 家族的几个亚型

3′末端的基因座有四个外显子（外显子 2,3,4,5,显示为实心条），为所有 UGT1A 亚型所共有（UGT1A1 通过 UGT1A12），均从这个座位表达。在此公共区域外显子的上游有一系列可变的区域外显子，它们被指定为 1A1 到 1A12，其中只有一个在给定的 UGT1A 亚型中使用，每个外显子编码一个 UGTIA 亚型的可变氨基末端区域。每个可变区域外显子都有一个呈差异调节的上游启动子元件。根据使用的启动子不同，产生不同长度的转录本。在每个转录本中，位于转录本 5′末端的外显子被剪接到外显子 2；插入的 RNA 片段被剪接出来。这些基因是根据它们独特的区域外显子命名的。例如，当转录开始于外显子 1A1 时，经过处理的信使 RNA 将由外显子 1A1、1A2、1A3、1A4 和 1A5 组成。这个基因被称为 UGT1A1。如果转录从外显子 1A6 开始，信使 RNA 将由外显子 1A6、1A2、1A3、1A4 和 1A5 组成，该基因被命名为 UGT1A6。UGT1A1 的 5 个外显子中任何一个的基因无义（红三角）或错义（橙色三角）突变都可以消除或减少 UGT1A1 的活性，导致 Crigler-Najjar 综合征 1 型（CN- Ⅰ）。在 Crigler-Najjar 综合征 2 型（CN- Ⅱ）的病例中，所有突变都属于错义型（橙色三角形）。外显子 1A1 的遗传病变只影响胆红素的葡萄糖醛酸苷化，而外显子 1A2、1A3、1A4 或 1A5 的遗传病变则影响 UGT1A 亚家族的所有亚型。剪接位点内含子的突变也会导致 CN- Ⅰ（蓝色三角形）。Gilbert 综合征与在外显子 1A1 上游的 TATAA 元素中插入一个 TA 二核苷酸有关

酚 -UGT 活性增加三倍，而胆红素葡萄糖醛酸化减少 80%[128]。

十七、胆红素结合物和相关有机阴离子的分泌

许多亲胆化合物通过毛细胆管膜的排泄是限速的，也是最重要的浓缩步骤。例如，对于有机阴离子如二溴磺酞钠，肝 - 胆汁浓度比可达到 1：1000[138]。这些浓度梯度太大，以至于不能用跨胆小管膜的膜电势差来解释。对于大多数种类的化合物，已经证明有主动的、耗能的运输系统。

（一）ATP 依赖性有机阴离子转运

ATP 依赖性转运体包括 ABCs 在胆红素葡萄糖醛酸的胆小管排泄中非常重要。MRP2（ABCC2）是存在于肝细胞的胆小管面[139]以及肾[140]和肠[141]上皮细胞的顶面中的有机阴离子流出泵。在肝脏中，MRP2 充当许多有机阴离子的流出泵，包括胆红素单葡糖苷和胆红素双葡糖苷[142]，其中大部分是 Ⅱ 相药物代谢的产物。MRP2 还通过运输谷胱甘肽促进胆汁形成，谷胱甘肽是胆盐非依赖性胆汁流动的主要驱动力。人类 MRP2 基因缺陷会导致 Dubin-Johnson 综合征，其特征是高胆红素血症[143,144]。TR 大鼠是一种高结合胆红素血症的动物模型，由 ABCC2 基因的单核苷酸缺失导致[145]。MRP1 和 MRP3 位于肝细胞基底外侧膜。这些运出泵在正常肝脏中低水平表达，但在胆汁淤积和高胆红素血症期间被大量诱导[114,146-148]。MRP 1 和 MRP 3 都将葡萄糖醛酸苷（包括胆红素葡萄糖醛酸苷）从肝细胞转运到血液中，而 MRP 1 泵送谷胱甘肽 S- 结合物[149]。MRP3 通常将肝细胞中形成的胆红素葡萄糖醛酸转运回血浆。在 MRP2 表达下调的情况下，例如在胆汁淤积和遗传性 MRP2 缺乏的情况下，MRP 3 在肝脏基底外侧表面的上调导致胆红素葡萄糖醛酸苷向血液的转运增加[149-151]。

组成型雄甾烷受体（CAR）是 MRP3 的主要转录调节因子。苯巴比妥是 CAR 的原型底物。

MRP3 在 Dubin-Johnson 综合征患者和 Eisai 高胆红素血症大鼠中表达增强，提示结合胆红素也可能是 CAR 底物。观察到在外源性物质［包括长春新碱、三苯氧胺或孕烷 X 受体（PXR）- 配体利福平[152]］存在下培养的分离的大鼠肝细胞中 Abcc2 表达呈剂量和时间依赖性，表明 Abcc2 基因转录可能是 MRP2 对自身底物的反应。人 ABCC2 和大鼠 ABCC2 基因的启动子区域已经被鉴定[150]。对人 ABCC2 启动子的序列分析显示了几个公认的结合位点，可以结合普遍存在的和富含于肝脏的转录因子，包括活化蛋白 1、特异性蛋白 1、肝细胞核因子 1 和 4[153] 及 CAR、PXR 和 FXR。在 ABCC2 转录起始位点上游鉴定出 440 个碱基对，与 PXR、CAR 和 FXR 具有高亲和力，可以结合为与 RXR 的异源二聚体。人和啮齿动物肝细胞在暴露于 PXR、CAR 和 FXR 激动剂——利福平、地塞米松、孕烯醇酮 16α- 腈、螺内酯（PXR）、苯巴比妥（CAR）、和鹅去氧胆酸（FXR）时，会对 ABCC2 mRNA 水平有很强的诱导反应。啮齿动物中的 Ugt1A1 也被报道为 PXR 靶基因。与 ABCC2 一样，UGT1A1 在其启动子区域包含多组分增强子元件，具有 CAR、PXR 和芳香烃受体基序。此外，葡萄糖醛酸化和分泌都是由 PXR 和 CAR 激动剂诱导的。因此，PXR 和 CAR 是胆红素摄取、葡萄糖醛酸化和分泌的主要调节因子。各种分泌转运体及其所处理的物质如表 58-3 所示。

（二）胆汁酸和非胆汁酸有机阴离子的转运

胆汁酸和其他胆汁中的有机阴离子在胆管中的运输对胆汁形成和结合胆红素排泄到胆汁中是重要的。人 MDR1（ABCB1）、多药耐药蛋白 3（MDR3；ABCB4）、ATPase Ⅰ 类 8B 成员 1（ATP8B1）和胆盐输出泵（BSEP；ABCB11）及其大鼠同源物 MDR1A 和 MDR1B、多药耐药蛋白 2（MDR 2）、ATP8B1 和 BSEP，在肝细胞小管膜中表达组成为 P 糖蛋白。人 MDR3、大鼠 MDR2 以及人和大鼠 BSEP 仅表达于肝脏，

表 58-3　人体肝脏中的有机阴离子分泌转运体

	MRP1 (ABCC1)	MRP2 (ABCC2, CMOAT)	MRP3 (ABCC3)	MRP6 (ABCC6)
谷胱甘肽	+	+		
谷胱甘肽二硫化物	+	+		
白三烯 C4	+	+		
谷胱甘肽 S 结合物	+	+		
胆红素单葡萄糖醛酸酯	+	+	可能	
胆红素二葡萄糖醛酸酯	+	+	可能	
雌二醇 17β- d - 葡萄糖醛酸苷	+	+	+	
牛磺胆酸盐			+	
甘氨胆酸盐			+	
牛磺鹅（脱氧）胆酸盐			+	
6α- 葡萄糖脱氧胆酸酯	+			
3α- 磺基牛磺酸盐	+		+	
赭曲霉毒素 A		+		
甲氨蝶呤	+	+	+	
BQ-123				+
调节	LPS↑[29] PH↑[46]	LPS↓[30]↑[29] BDL↓ 地塞米松↑[125,126]	BDL[127,128] Eisai 高胆红素血症大鼠↑[126] Gunn 大鼠↑[127] 苯巴比妥↑[51]	
极性	（基）底外侧的	胆小管的	（基）底外侧的	（基）底外侧的 胆小管的
组织分布	肝细胞，红细胞，脑	肝细胞，肠，肾	肝细胞，胆管细胞	肝细胞
参考文献	140, 193	184, 185, 188-190	144, 191-195	

ABCC1.ATP 结合盒亚族 C 成员 1；ABCC2.ATP 结合盒亚族 C 成员 2；ABCC3.ATP 结合盒亚族 C 成员 3；ABCC6.ATP 结合盒亚族 C 成员 6；BDL. 胆道梗阻；CMOAT. 小管多特异性有机阴离子转运体；LPS. 脂多糖；MRP1. 多药耐药相关蛋白 1；MRP2. 多药耐药相关蛋白 2；MRP3. 多药耐药相关蛋白 3；MRP6. 多药耐药相关蛋白 6；PH. 肝部分切除术

而 MDR1 和 ATP8B1 也表达于各种非肝脏的分泌型上皮细胞。胆管 BSEP 对胆汁形成和肝功能至关重要。BSEP 似乎是胆汁盐肠肝循环和胆汁流中胆汁盐依赖部分的主要驱动力。胆盐即使不是唯一的底物，也是 BSEP 的主要底物。遗传性 ATP8B1 和 BSEP 缺陷分别导致进行性家族性肝内胆汁淤积症 Ⅰ 型和 Ⅱ 型。这两种情况都导致严重的危及生命的胆汁淤积性肝病，同时伴有结合和非结合高胆红素血症。令人惊讶的是，ATP8B1 和 BSEP 的一些突变也导致良性肝内胆汁淤积[153,154]。人的 MDR 3（小鼠的 MDR 2）参与磷脂酰胆碱（胆汁中唯一胆碱）的胆汁分泌。Mdr2 基因敲除突变的小鼠产生的胆汁缺乏磷脂[155]。这些有类似缺陷的小鼠和人类会发展成严重的肝病，其特征是胆管增生、门静脉纤维化，最终导致肝硬化[156,157]。MDR3缺乏的杂合子也是妊娠肝内胆汁淤积症以及肝内和胆囊胆固醇结石形成的部分原因。大约1/3患有不明原因胆汁淤积症的成人患者至少有一个 ABCB4 等位基因编码区发生突变[153]。无论有无胆道症状，ABCB4 突变也可导致成人急性复发性胆源性胰腺炎、胆汁性肝硬化和纤维化胆汁淤积性肝病[156,157]。

（三）核受体在胆红素转运各环节协调中的作用

在机体生理状态下，胆红素生成 - 排泄量涉及的各个步骤的能力相匹配的。因此涉及转运、结合或排泄任一步骤的功能减退都会导致高胆红素血症。另一方面，胆红素排泄需求量增加，例如胆红素负荷增加，需要参与摄取和消除过程每个步骤的能力匹配性的增加。已发现核受体 CAR 参与了这些步骤平衡的生理调节[158,159]。

（四）胆红素在胃肠道中的去向

胆红素主要以葡萄糖醛酸苷的形式通过胆汁到达肠，而葡萄糖醛酸苷基本上没有被吸收。一小部分胆红素以未结合的形式排出，并进行肝肠循环。在母乳存在下，未结合胆红素的吸收可能增强，并可能导致新生儿高胆红素血症[160]。胆红素葡萄糖醛酸苷被肠道细菌[161]解偶联，并降解成一系列尿胆素原和相关产物[162]。尿胆素原未被葡萄糖醛酸化；目前还不知道胆红素解偶联是在降解之前还是之后。从肠吸收后，尿胆素原在胆汁中排泄，少量在尿中排泄。由于尿胆素原被肾小管重吸收的可变性和酸性尿中色素的不稳定性，使得尿胆素原浓度的测量成为代谢的不可靠指标。然而，粪便和尿液中没有尿胆素原可以表明胆管完全阻塞，或严重胆汁淤积如急性肝炎的早期表现。在大多数肝病和胆红素产生增加的状态下，尿中的尿胆素原排泄增加。尿胆素原无色，其氧化产物尿胆素呈黄色，贡献了正常尿液和粪便的颜色。

（五）胆红素肝外代谢

1. 胆红素肾代谢

与白蛋白紧密结合的未结合胆红素不会被正常肾小球滤过，也不会出现在尿液中。有证据表明胆红素有肾小管再吸收，但没有肾小管分泌[163,164]。因为正常情况下，血浆中总胆红素少于5%是结合的，所以在没有蛋白尿的情况下，尿液中不存在胆红素。只有3%的标记的未结合胆红素静脉注射后由肾脏排出。

胆汁淤积时，肾脏在胆红素排泄中起主要作用。在实验性胆管结扎动物[165]和胆道闭锁儿童血浆中注入放射性标记胆红素后[166,167]，50%～90%的胆红素经尿排泄中。胆汁淤积时尿中胆红素葡萄糖醛酸苷的排泄增加可能是通过肾近端小管中 MPR 2 的表达增加而获得[165]。

2. 肠胆红素代谢

肠黏膜上皮，特别是近端小肠绒毛细胞具有胆红素葡萄糖醛酸化活性。小肠葡萄糖醛酸化在胆红素总体处置中的相对作用尚不清楚。

（六）胆红素清除的替代途径

1. 光学异构化

在环境光线下或光疗过程中形成的胆红素的构型和环状异构体（见标题为"胆红素光化学"的章节）以未结合的形式在胆汁中排出[131,168]。大量胆红素降解为极性的重氮阴性化合物，从胆汁和尿液中排泄[169]。

2. 酶催化氧化

胆红素的氧化可能由肝脏和其他器官中的混合功能氧化酶介导。混合功能氧化酶细胞色素 $P_{450}c$ 的诱导剂，如 2，3，7，8 - 四氯二苯并二噁英或 3 - 甲基胆蒽，降低 Ugt1a1 缺陷 Gunn 大鼠的胆红素水平[170]。氯丙嗪诱导细胞色素 $P_{450}c$，在1例 Crigler-Najjar 综合征1型患者导致了血清胆红素水平下降[171]。微粒体氧化对胆红素在体内总转化的相对贡献尚不清楚，但在正常途径不足的情况下，这一途径可能在胆红素处置中发挥重要作用；例如 Crigler-Najjar 综合征1型患者或 Gunn 大鼠[172]。

十八、胆红素定量

血清胆红素是肝功能的重要指标。新生儿期需要监测血清总胆红素浓度和游离（非蛋白结合）胆红素的分浓度，以确定是否需要开始进行降低血清胆红素水平的治疗。临床上，血清胆红素通常在转化为稳定的偶氮衍生物后测定。将不同种类的胆红素作为完整的四联体进行定量比较准确，但主要用于研究目的。目前可用的胆红素分析方法已有综述[173]。

（一）胆红素转化为偶氮衍生物

胆红素的定量是通过重氮试剂将胆红素转化为稳定的二吡咯衍生物来实现的。重氮离子在中心碳桥侧的碳（胆红素的 C-9 和 C-11 位）[174] 上的亲电攻击将四吡咯转化为两个重氮化的偶氮二吡咯，中心桥碳作为甲醛释放。未结合胆红素产生两个未结合的二吡咯，双结合胆红素形成两个结合的偶氮二吡咯，单结合胆红素形成一个结合的和一个未结合的偶氮二吡咯。1916 年，Bergh 和 Müller[175] 描述了一种血清胆红素在几分钟内与磺胺酸重氮试剂反应（直接反应部分），而另一种只有在存在加速物质如甲醇或咖啡因时才快速反应（间接反应部分）。后来了解到间接反应胆红素代表未结合胆红素，而直接反应部分大致对应结合胆红素[176]。多种 van den Bergh 反应用于临床胆红素结合物的测定。

由于未结合胆红素的溶液可以显示高达总色素的 10% ～ 15% 的直接胆红素，胆红素的直接重氮反应部分高估了结合胆红素的水平。通常，直接胆红素浓度低于总胆红素浓度的 15% 是正常的。由于均发生直接重氮反应，重氮反应不能区分非共价结合白蛋白的结合胆红素和在长时间高结合胆红素血症[177] 期间变得不可逆结合血清蛋白（特别是白蛋白）的胆红素部分。δ- 胆红素的不可逆蛋白结合胆红素不在胆汁或尿液中排泄，因此由于白蛋白的半衰期长，在胆道梗阻逆转后，这一部分胆红素缓慢地从血浆中清除。在不可逆蛋白结合胆红素存在的情况下，胆红素的

直接反应部分可能造成胆道梗阻的误判。某些代谢产物，如糖苷，在肾衰竭时积累在血清中，可能干扰重氮反应[178]。某些至关情况下必须了解血浆中是否存在结合胆红素时，应通过胆汁色素色谱分析进行检测[177]。

（二）胆红素类完整四吡咯的薄层高压液相色谱分析

胆红素及其结合物可用薄层色谱法分离[179]。用高压液相色谱法可对胆红素及其共轭物进行高分辨率分析。胆红素单结合物和双结合物经碱性甲醇分解形成的甲酯易于从血清中提取并通过高压液相色谱进行分析[180]。但是，由于共轭糖被甲基取代，这种方法不能确定糖结合物的类型。用高压液相色谱法分离和定量测定完整胆红素四吡咯结合物的方法的建立[181,182]，为体外和体液中胆红素结合物的鉴定和定量提供了准确、灵敏的手段。

（三）玻片试验

一种方便的载玻片测试可测量结合的、未结合的和不可逆的蛋白质结合胆红素。Ektachem TIBL 载玻片通过重氮化技术定量总胆红素[182]。另一张载玻片经过特殊涂覆，仅允许游离的与蛋白可逆结合的胆红素与重氮试剂反应[183]。不可逆的蛋白结合胆红素可以通过测定总胆红素与结合胆红素和非结合胆红素的和之间的差数来估计，如图 2 所示。通过色谱方法的验证表明，采用 Ektachem 玻片试验得到的结果是一致和可靠的[183,184]。

（四）经皮胆红素测定

通过反复测量血清胆红素水平来确定出生后 24 ～ 48h 内血清胆红素水平的上升速度，有助于预测新生儿期血清胆红素峰值水平。这种测量可以无痛、低成本地进行通过分析反射光来测量皮肤的黄色[185]。这些分析仪中的机载计算机被编程为测量黄色，不受潜在皮肤色素沉着或红斑的干扰。900 名足月和不同种族早产儿的经皮测定胆红素提供了血清胆红素的估计浓度，该浓度与使用血清样

本的标准重氮法获得的值有很好的相关性[186]。

十九、胆红素在体液和组织中的性质和意义

（一）血浆胆红素

用准确的色谱技术测定时，未结合胆红素通常是血浆胆汁色素的主要成分：只有不到 4% 的色素是结合的。当胆红素产生过量时，血清胆红素水平升高，但未结合和结合部分的比例保持不变。相反，当血清水平因胆红素葡萄糖醛酸化不足而升高时，结合胆红素的比例降至 4% 以下。

在胆道梗阻、肝内胆汁淤积或肝细胞疾病中，结合胆红素和未结合胆红素都在血浆中积累，结合胆红素的比例增加。如前所述，在胆汁淤积期间，MRP2 下调，减少结合胆红素向胆汁排泄。在胆汁淤积期间，MRP 3 在基底外侧膜上调，积聚在肝细胞中的胆汁色素可通过 MRP 3 泵入血浆。如前所述，在长时间胆汁淤积期间，部分结合胆红素不可逆地与白蛋白结合。这部分称为 δ-胆红素，被认为是直接重氮反应部分，可以通过色谱分析进行鉴定。手术成功纠正胆道梗阻后，血清胆红素可逆蛋白结合部分迅速排入胆汁，导致血清胆红素不可逆蛋白结合部分比例增加。如果胆道梗阻持续存在，可逆蛋白结合部分和不可逆蛋白结合部分都保持原样；因此，不可逆结合部分的比例没有明显增加[122]。

（二）尿胆红素

因为未结合胆红素与白蛋白紧密结合，所以通常不会被肾小球滤过。结合胆红素与白蛋白结合较弱，结合胆红素的非蛋白结合部分出现在尿中。在没有蛋白尿的情况下，尿中胆红素的排泄表明血浆中存在结合胆红素。与蛋白质共价结合 δ- 胆红素无法滤过，因此经尿液排泄。

（三）胆汁中胆红素的种类

正常人肝胆汁胆红素 80% 以上为二糖醛酸结合型。未结合胆红素仅占胆色素的 4%。在胆红素葡萄糖醛酸酶活性完全缺乏的情况下，如 Crigler-Najjar 综合征 1 型，很少或没有胆红素葡萄糖醛酸在胆汁中排出。当胆红素葡萄糖醛酸化部分缺乏时，如 Crigler-Najjar 综合征 2 型或 Gilbert 综合征，胆红素单葡糖苷和未结合胆红素在胆汁中的比例增加。胆汁中大量结合胆红素的存在可区分 Crigler-Najjar 综合征 1 型与 Crigler-Najjar 综合征 2 型 [参见 "Crigler-najar 综合征 2 型（Arias 综合征）" 一节]。

（四）组织液中胆红素

蛋白质含量高的组织液含有白蛋白结合胆红素。因此，比较血清胆红素浓度和体液胆红素浓度有助于区分渗出液和漏出液。胸腔积液与血清胆红素的比率为 0.6 或更高时，强烈提示为渗出液[187]。胆红素在高胆红素血症患者的汗液、精液和母乳中排泄。胆红素存在于滑液和眼液中。然而，视物变黄（黄视症）在黄疸中非常罕见。四肢瘫痪时黄疸会轻于身体的其他部位。

（五）脑脊液胆红素

由于脑脊液蛋白浓度低，脑脊液胆红素浓度远低于血清胆红素浓度。当脑脊液蛋白浓度升高与黄疸（例如钩端螺旋体病）并存时，脑脊液可能含有大量胆红素。脑脊液中血液的长期存在（例如蛛网膜下腔出血后）导致血红素分解形成胆红素，导致脑脊液变黄（黄变症）。

（六）皮肤和巩膜胆红素

胆红素与皮肤和巩膜的弹性组织紧密结合。因此巩膜黄染是高胆红素血症的敏感临床特征。巩膜黄染通常比高胆红素血症持续时间长。皮肤和黏膜的黄染在高结合胆红素血症患者更强烈，这可能是因为水溶性结合物更容易渗透到体液中。在长时间的结合高胆红素血症中，胆红素氧化成胆绿素可能会导致皮肤出现绿色色素沉着。

二十、胆红素代谢紊乱

胆红素产生增加和肝胆红素排出的四个不同

但相互作用的步骤——从循环中摄取、细胞内结合或储存、结合和胆汁排泄——中的任何一个的异常都可能导致高胆红素血症。许多临床疾病，如肝炎或肝硬化，影响这一过程的多个步骤。比较而言，在一些遗传性疾病中，可能涉及胆红素排出的特定步骤。从胆红素代谢的角度来看，这些疾病可分为主要引起未结合胆红素血症的疾病和以血浆中结合胆红素和未结合胆红素水平升高为特征的疾病。

与未结合高胆红素血症相关的疾病

1. 新生儿高胆红素血症

与健康成人相比，所有新生儿血清胆红素浓度均较高。临床上明显的黄疸大约 50% 发生在新生儿出生后的前 5 天。在正常情况下，足月婴儿血清胆红素水平在大约 72h 内从 1 ～ 2mg/dl 至 5 ～ 6 mg/dl，随后在 7 ～ 10 天内降至 1 mg/dl 以下[188]。在这种生理性黄疸中，血清胆红素主要是未结合的。过高的生理性黄疸可能使婴儿面临核黄疸的风险。在大约 16% 的新生儿中，最大血清胆红素浓度达到或超过 10 mg / dl；在 5% 中，水平超过 15 mg/dl[189]。新生儿生理性黄疸可能是胆红素产量增加和肝脏处置胆红素能力低于成人水平的综合结果。新生儿期的一个或多个正常限制机制增高和（或）其他机制叠加可能导致新生儿高胆红素血症升至病理水平。下面简要讨论这些机制。

（1）胆红素负荷增加：红细胞过早分解或无效红细胞生成导致高胆红素血症，但肝功能正常。新生儿期胆红素产量增加的证据是内源性 CO 产量增加[190]、红系和非红系来源的 ELB 及红细胞半衰期缩短[191]。过去，胎儿溶血性疾病，如母亲胎儿恒河猴抗原不相容，是新生儿严重黄疸的常见原因。今天，这种情况是通过给母亲抗恒河猴免疫球蛋白治疗来处理[192]。然而，ABO 血型不合仍然是新生儿高胆红素血症的常见原因[193]。遗传性疾病，如镰状细胞病和遗传性球形红细胞增多症，以及毒性或特异性药物反应是新生儿溶血性黄疸的常见原因。无效红细胞生成见于地中海贫血、

维生素 B12 缺乏症和先天性红细胞生成障碍性贫血。在肝功能正常的情况下，血清胆红素水平很少超过 4 mg/dl。在某些情况下，高胆红素可能导致血清中除了主要的未结合胆红素积累之外，还有一些结合胆红素的蓄积。

（2）肝胆红素摄取不完善：出生时肝脏胆红素摄取量低于成人水平，在出生后的头几天可能会保持这种水平。肝胆红素净摄取的成熟可能与肝谷胱甘肽 S 转移酶[194]的表达相关，此酶可以结合胆红素从而减少其从肝流出。当静脉导管关闭延迟时，门静脉血液绕过肝脏，从而减少肝脏[195]。热量摄入减少可能通过降低肝胆红素清除率而导致高胆红素血症。

（3）胆红素结合：哺乳动物胎儿肝脏中 UGT1A1 活性非常低，人类在出生时仅为正常成人水平的 1%[196]。不管出生时的胎龄如何，胆红素葡萄糖醛酸化活性在出生后第十四周迅速增加到成人水平[197]。UGT1A1 的肝水平降低在某些情况下可能会持续存在，这是因为母乳或血清中存在一种或多种遗传抑制因子，如下节所述。

①母乳性黄疸：母乳喂养的婴儿血清胆红素水平高于配方奶喂养的婴儿[198]。有时，在刚出生的 10 ～ 19 天内，血清胆红素水平可能增加到 15 ～ 24 mg/dl。这种短暂的非溶血性非结合型高胆红素血症可能需要长达 4 周的时间才能消失，但一旦停止母乳喂养，这种情况就会迅速得到解决。核黄疸虽罕见，但有报道[199]。据报道，从患有这种综合征婴儿母亲的乳汁中分离的孕激素 3′，20β- 孕二醇能够抑制豚鼠、大鼠和兔肝脏的 o - 氨基苯酚葡萄糖醛酸化[197,200]，但不抑制人的。母乳中游离脂肪酸浓度与其对人 UGT1A1 活性的抑制作用呈正相关。多不饱和游离脂肪酸的抑制作用更明显[201]。一些研究人员报告了特定母乳样品中脂肪分解酶的存在，他们认为脂肪分解可能是牛奶中游离脂肪酸浓度增加的原因。这一观点与母乳贮存增强对胆红素葡萄糖醛酸化的抑制，而 56℃ 加热则抑制作用消失是相一致的[201]。

②母体血清黄疸（Lucey-Driscoll 综合征）：在这种综合征中[202]，黄疸发生在出生后前 4d，

血清胆红素浓度在 7d 内可能达到 8.9 ～ 65mg/dl。黄疸比母乳性黄疸更早出现，通常更严重，可持续数周，除非得到适当治疗，否则可导致核黄疸。早在妊娠中期，母体血清中就发现一种抑制大鼠肝切片胆红素葡萄糖醛酸化的未知因素。在患有 Lucey-Dricoll 综合征的婴儿的母亲中，这种血清因子的抑制作用是非黄疸婴儿母亲的 4 ～ 10 倍[203]。

（4）胆总管胆红素排泄：新生儿后期，胆红素的摄取和结合机制成熟到成人水平，但胆红素负荷仍然很高。在生命的这段时间里，肝内胆红素的排泄速度受到限制。在胆红素负荷进一步增加的情况下，结合胆红素累积在血清中[204]。但是，如前所述，即使胆红素负荷没有超过最大胆小管排泄量，血浆中也可能积聚少量的结合胆红素。

（5）肠胆红素重吸收增加：通过肠 β- 葡萄糖醛酸酶水解结合胆红素在肠中释放出未结合胆红素，该胆红素被肠道细菌部分降解，但一小部分被重吸收[205]。喂养不良或完全母乳喂养的新生儿肠道细菌水平较低，因此进入肝肠循环的胆红素比例可能较大[206]。

（6）新生儿高胆红素血症的处理：已有综述总结了目前治疗新生儿高胆红素血症的指导原则[207]。治疗新生儿高胆红素血症的决定取决于血清胆红素浓度和胆红素水平的上升速度。在一些医疗中心，白蛋白的游离胆红素结合能力测定可以辅助治疗决策的制定。光治疗是新生儿黄疸的一线治疗方案（详见 "Crigler-Najjar 综合征 1 型" 一节）。光治疗通过改变胆红素的分子结构来降低血清胆红素水平，此法破坏了内部氢键，导致胆汁中的产物排泄而不需要葡萄糖醛酸化。与成年人的情况不同，新生儿期皮肤似乎对胆红素葡萄糖醛酸化有显著贡献。据报道，阳光中的 UVB 辐射诱导新生儿皮肤 UGT1A1 活性，这可能增强胆红素葡萄糖醛酸化和排泄[208]。当需要血清胆红素水平迅速降低时，可进行血浆置换，必要时可重复多次。

2. 胆红素生产过剩引起的高胆红素血症

除同时合并肝功能异常外，胆红素分泌过多

很少导致血清胆红素水平高于 3 ～ 4 mg / dl。溶血性黄疸的常见原因包括镰状细胞贫血、遗传性球形红细胞增多症、葡萄糖 6 - 磷酸脱氢酶缺乏症以及易感个体的毒性或特异性药物反应。溶血性黄疸时，循环中可能出现少量肝脏产生的结合胆红素[209]；然而，未结合胆红素与结合胆红素的比例保持正常。无效红细胞生成发生于地中海贫血和其他血液疾病中，通常与高胆红素血症相关[210]。遗传性红细胞生成障碍性贫血是一组罕见的疾病，其特征是红细胞生成无效、髓内正常增生、继发性血色病和高未结合胆红素血症[211]。

3. 遗传性胆红素葡萄糖醛酸化障碍

人类已经描述了 UGT1A1 活性遗传缺陷的三个等级。UGT1A1 活性的完全缺乏导致这些疾病中最严重的一种，Crigler-Najjar 综合征 1 型。转移酶活性严重但不完全的缺陷导致 Crigler-Najjar 综合征 2 型，也称为 Arias 综合征。UGT1A1 活性轻度降低是常见的良性疾病 Gilbert 综合征。表 58-4 总结了这些疾病的临床和诊断特征。

（1）Crigler-Najjar 综 合 征 1 型：Crigler 和 Najjar[212] 在 1952 年对来自三个无关家庭的六名婴儿首次描述了这种罕见的疾病。随后，发现该疾病是由于胆红素葡萄糖醛酸化活性缺乏所致[213]。在没有溶血的情况下，所有病例都在出生的前几天观察到严重的间接高胆红素血症，并持续终生。最初系列的六名婴儿中有五名在十五个月大时死于核黄疸。唯一的幸存者在 15 岁前没有神经疾病，但后来出现核黄疸，6 个月后死亡。在另一名患者中，神经症状在 18 岁时出现，24 岁时患者死亡[214]。这些早期的病例显示了 Crigler-Najjar 综合征的异质性，Arias 等[215] 随后描述了这种情况的一种病情较轻的形式，被称为 Crigler-Najjar 综合征 2 型。在一些家庭中发现其他一些隐性遗传的性状，如 Morquio 综合征、同型胱氨酸尿症、异色性脑白质营养不良症和鸟头侏儒症，但后续并没有发现与 Crigler-Najjar 综合征 1 型相关。自初次报道以来，已经描述了数百名患有 Crigler-Najjar 综合征 1 型或 Crigler-Najjar 综合征 2 型的患者。这种综合征发生在所有种族，

表 58-4　导致未结合高胆红素血症的遗传疾病特征

	Crigler-Najjar 综合征 1 型	Crigler-Najjar 综合征 2 型	Gilbert 综合征
血清胆红素水平	340 ～ 850 μmol/L	<340 μmol/L	通常 <50 μmol/L
常规肝功能检查结果	正常	正常	正常
血清胆汁酸水平	正常	正常	正常
口服胆囊造影术结果	正常	正常	正常
肝脏组织学结果	正常	正常	正常
胆汁结合物	通常苍白；含有少量未结合胆红素	胆红素单葡萄糖醛酸酯比例增加	胆红素单葡萄糖醛酸酯比例增加
肝脏 UGT1A1 活性	无	正常人的 10% 或更少	正常人的 25% ～ 40%
苯巴比妥对血清胆红素水平的影响	无	减少 25% 或更多	减少
遗传方式	常染色体隐性	常染色体隐性	常染色体隐性
流行	罕见	不常见	常见的，约占普通人群的 5%
预后	核黄疸是常见的	通常是良性的；核黄疸是罕见的	良性
动物模式	Gunn 大鼠	-	Bolivian 松鼠猴 突变的 Southdown 羊

UGT1A1. 尿苷二磷酸葡萄糖醛酸转移酶 1A 1

为常染色体隐性遗传[212,213,216]。发病率约为0.6/100万活产儿，但这种疾病在不同人群中的确切发病率尚不清楚。与所有罕见的常染色体隐性遗传病一样，父母之间有血缘关系的发病率更高。除黄疸外正常，患者通常伴有神经损伤表现。常规使用光疗法和间歇性应用血浆置换治疗临床急症可延长患者生存至青春期。但青春期后随着胆红素负荷的增加，光治疗的效果越来越差。因此，患者始终面临核黄疸的风险[216]，肝脏移植仍然是唯一确切的治疗方法。

①实验室测试：Crigler-Najjar 综合征 1 型患者血清生化检测结果正常，但血清胆红素水平较高，通常在 18 ～ 30mg/dl 之间，也可能高达 50mg/dl。因为所有的血清胆红素都以非结合形式存在，所以胆红素不会出现于尿中。血浆胆红素浓度随暴露在阳光下或其他光线下的程度而波动，并在偶发疾病时增加[213,216]。胆汁缺乏胆红素葡萄糖醛酸苷，可能只含有少量的未结合胆红素。虽然粪尿胆素原排泄减少，但粪便颜色保持

正常[212]。胆红素产生率正常[217]，无溶血迹象[212,217]。尽管总胆红素水平非常高，但 BSP[214] 和吲哚青绿[212] 的正常血浆消失和胆囊造影剂对胆道树的放射显像证明了胆管排泄机制的完整。

肝脏活检显示组织学特征正常，但毛细胆管和胆管中有胆栓形成[212,216]，由未结合胆红素或其光异构体的胆汁排泄所致。Crigler-Najjar 综合征患者色素性胆结石发病率高，经常需要胆囊切除术。肝脏的电镜观察显示没有特殊的病理变化[218]。

②肝脏尿苷二磷酸葡萄糖醛基转移酶的异常及其分子机制：所有患有 Crigler-Najjar 综合征 1 型的患者肝脏 UGT1A1 对胆红素的活性都降低，但有些患者还存在葡萄糖醛酸化的异常[219]。Crigler-Najjar 综合征 1 型肝 UGTs 单个或多个亚型异常的机制在 1992 年确定该疾病的分子基础时得到阐明[220-222]。UGT1A 基因座的结构表明，位于四个共同区域外显子（外显子 2 ～ 5）中的任何一个的遗传损伤会导致从 UGT1A 基因座表达的所有同种型的缺陷（图 58-6），而独特外显

子 1A1 内的序列异常应仅影响由 UGT1A 1 介导的胆红素葡萄糖醛酸化。

自这些初步报告以来，已在 100 多名 Crigler-Najjar 综合征患者及其许多直系亲属中鉴定出 77 个以上的遗传病变[223,224]。对此累积经验的分析显示，在构成 UGT1A1 mRNA 的五个外显子中，任何一个外显子的遗传损伤，例如点突变、缺失或插入，可以使酶失活。人们正在通过定点诱变表达载体，随后转染 COS 细胞，研究单个氨基酸取代的效果。而且，在三种情况下，发现剪接供体或剪接受体位点的内含子突变可以导致外显子内隐蔽剪接位点的异常剪接，导致酶移码突变和中止突变[223-225]。

分子遗传学研究证实了 Crigler-Najjar 综合征 1 型和 Crigler-Najjar 综合征 2 型是常染色体隐性遗传。在大多数患者中，两个等位基因包含相同的遗传损伤，这反映了家族中血亲的高发生率。但有些病例无血缘关系，患者为复合杂合子；也就是说，每个等位基因都有不同的遗传损伤。尽管在很多情况下，遗传损伤是由双亲遗传的，但是一个单亲异体的病例已被报道，其两个突变等位基因都是由父亲遗传的，母亲的 UGT1A1 基因型是正常的[226]。这种称为亲代同体的遗传基因异常强调需要分析父母双方的基因型，以确定先天性黄疸的遗传方式。基因组分析可以用从任何有核细胞（例如血液白细胞、口腔涂片、尿液脱落的上皮细胞、羊膜细胞或绒毛膜 villar 细胞）提取的 DNA 来进行，它可以通过鉴定杂合子携带者和建立产前诊断来帮助遗传咨询。

③ Crigler-Najjar 综合征 1 型动物模型——Gunn 大鼠：1938 年，Gunn[227] 描述了一种 Wistar 大鼠突变株，该突变株表现出终生的高未结合胆红素血症，常染色体隐性遗传为特征。虽然高胆红素血症的发病机制当时尚不清楚，但 William E. Castle 将这些突变体保存了 15 年多，直到胆红素葡萄糖醛酸化不足被证明是该种黄疸的发病机制[228]。Gunn 大鼠是 Crigler-Najjar 综合征 1 型[229] 的代谢和分子模型，是唯一一种能自然发生自发性胆红素脑病的突变动物模型。利用这种动物模

型进行的研究使我们对胆红素吞吐量和毒性的理解有了重大进展。与 Crigler-Najjar 综合征 1 型一样，Gunn 大鼠血清胆红素浓度高，均为非结合形式。胆汁中不含结合胆红素，肝脏组织学检查结果正常[229,230]。目前有关胆红素脑病的大部分信息来自使用 Gunn 大鼠进行的研究（见"胆红素毒性"）。在 Gunn 大鼠身上进行的研究也有助于开发包括细胞移植和基因治疗等在内的新治疗手段。

Gunn 大鼠的酶和分子异常主要在于肝脏 UGT1A1 针对胆红素的活性缺乏[228]，而胆小管运输外源性结合胆红素的功能是正常的[230]。除了肝脏 UGT1A1 缺乏针对胆红素的活性之外，Gunn 大鼠肝脏针对其他几种底物也缺乏 UGT 活性，包括甲基胆蒽诱导的酚 -UGT 活性，这表明 UGT1A 家族[231,232] 的多种同工型异常，Gunn 大鼠的遗传损伤解释了这一现象，该遗传损伤包括从 Ugt1a1 基因第 4 外显子缺失一个鸟苷残基，引起过早终止密码子，导致 UGT 羧基末端 150 个氨基酸的截短和失活[233]。由于这一缺失位于一个共同区域外显子中，UGT1A 亚家族的所有亚型都受到影响。从其他基因表达的 UGT 亚型是正常的，Gunn 大鼠肝脏中也可分离出对非胆红素底物具有正常催化活性的 UGT 亚型[231]。

④ Ugt1a1 缺陷型转基因小鼠：Ugt1a11 基因敲除小鼠和在 Ugt1a1 基因中具有无意义突变的小鼠[234] 已被报道[235]。这两个品系的表型都比 Gunn 大鼠的表型更为严重，存活时间不超过 2 周。通过重组腺病毒载体转移人 UGT1A1 基因可导致黄疸消退并挽救这种终止密码提前出现的小鼠[235]。因此，尽管这些小鼠的短寿命限制了它们可以进行的实验种类，但 Ugt1a1 缺陷小鼠仍可以用作挽救生命治疗研究例如基因治疗的模型。

⑤ Crigler-Najjar 综合征 1 型的治疗：在特异性影响胆红素代谢的遗传疾病中，Crigler-Najjar 综合征 1 型是唯一需要长期治疗以挽救生命的疾病。常规治疗旨在降低血清胆红素水平。与 Crigler-Najjar 综合征 2 型和 Gilbert 综合征患者的

情况不同，苯巴比妥治疗仅能轻微降低 Crigler-najar 综合征 1 型患者的血清胆红素水平[236]。

a. 光治疗：光治疗是治疗重度未结合高胆红素血症的主要方法[236]。装有眼罩的荧光灯箱或光毯照射可以有效地降低血清胆红素水平。同时进行 LED 灯毯（放置于患者身体下方）和荧光灯箱（放置于患者身体上方）的组合用于密集光治疗。对于较大的儿童和成人有较大的光毯用于治疗。阳光照射可提供最有效的光疗。青春期后，由于皮肤增厚，皮肤色素沉着增加，以及与体重相关的体表面积减少，光治疗的效果逐渐降低[216]。

光治疗过程中产生的构型异构体在胆汁中排泄。在胆汁中，胆色素恢复到原来的（Z，Z）-胆红素 IX 构型（见"构象异构化和环化"），部分被重新吸收。口服钙盐（成人每天 13.6 g）如磷酸钙和碳酸钙的组合，能轻度增强光疗效果，推测其通过抑制了胆红素的重吸收。在没有光治疗的情况下，钙盐不会降低血清胆红素水平[237]。

b. 血浆置换：在神经系统急症情况下，血浆置换是快速降低血清胆红素浓度的有效方法[214,216]。因为胆红素与血浆白蛋白紧密结合，白蛋白的去除导致等摩尔量胆红素的清除。随后组织胆红素被动员至血浆中。通过白蛋白结合琼脂糖凝胶柱上的亲和层析去除血浆胆红素的尝试在 Gunn 大鼠[238]中获得成功，但是在灵长类或人类由于同时去除了血液成分使该治疗受到限制[239]。

c. 原位肝移植：由于没有其他明确的长期治疗方法，原位肝移植已成为 Crigler-Najjar 综合征 1 型的标准治疗方案。尽管这种手术有一定的风险，但它已在部分患者中治愈了疾病，并极大地改变了 Crigler-Najjar 综合征 1 型患者的预后[240]。

d. 降低血清胆红素水平的实验性治疗。

i. 血红素加氧酶抑制：给予诺龙金属卟啉抑制微粒体 HO 活性[16]可抑制大鼠[241]和恒河猴的新生儿高胆红素血症[242]。然而，对患有 Crigler-Najjar 综合征 1 型的两个 17 岁男孩，以 0.5mol/kg 的剂量每周 3 次给药，持续 13 ～ 23 周，仅导致血清胆红素水平的轻微不同程度的降低[243]。尽管 HO 抑制药在治疗 Crigler-Najjar 综合征 1 型中

的地位尚未完全阐明，但这些药物可能在急性紧急情况下暂时降低血清胆红素水平。

ii. 细胞色素 P-450c 的诱导：如前所述，诱导细胞色素 P-450c 可以使 Gunn 大鼠肝脏中血清胆红素的氧化降解增加，导致血清胆红素水平降低。从十字花科蔬菜如卷心菜、花椰菜和芽甘蓝中提取的几种天然吲哚可以在大鼠肝和肠中诱导细胞色素 P-450 亚型 CYP1A1 和 CYP1A2[244]。据报道，CYP1A2 的诱导剂吲哚 -3 - 甲醇可降低 Crigler-Najjar 综合征 1 型患者的血清胆红素水平[245]，但治疗效果短暂。

e. 肝尿苷二磷酸葡萄糖醛酸基转移酶家族 1A1 成员活性替代的方法：由于 UGT1A1 活性在正常肝脏中存在过量，部分酶替代应能改善 Crigler-Najjar 综合征 1 型的高胆红素血症。由于大鼠肾脏含有低水平但活性显著的 UGT1A1，将正常 Wistar 大鼠肾脏移植到纯合子 Gunn 大鼠中导致胆汁中胆红素葡萄糖醛酸苷的排泄和血清胆红素浓度的降低[246]。但是，由于人类的肾脏缺乏 UGT1A1 活性，这种治疗不适用于 Crigler-Najjar 综合征 1 型患者。

i. 肝细胞移植：肝细胞移植在技术上比肝脏移植容易，而且由于宿主肝脏被保留，移植物丢失的后果被最小化。鉴于这些原因，肝细胞移植被评价为治疗代谢性肝病的潜在方法，包括 Crigler-Najjar 综合征 1 型。根据啮齿动物和小鼠模型的经验[247,248]，将肝细胞移植到患有 CriglerNajjar 综合征 1 型的 10 岁女孩体内[249]，移植 75 亿个肝细胞使黄疸得到部分改善，并缩短了每日光疗时间。两年半后，胆汁中胆红素葡萄糖醛酸苷的排泄仍在继续，但血清胆红素水平逐渐升高，这可能是因为胆红素产量增加或光疗效果降低。病人接受了辅助肝移植，血清胆红素水平保持在正常范围内（J. RoyChowdhury，个人交流）。本病例的经验以及全球肝细胞移植的经验表明，一次手术可移植的成年肝细胞数量不足以完全或永久治愈遗传性肝脏代谢疾病[250,251]。同种异体排斥反应持续免疫抑制的需要以及肝细胞分离需优质供肝的缺乏限制了肝细胞移植的更

广泛应用[252]。在 Gunn 大鼠，肝细胞移植前对宿主肝脏进行预处理性照射，并提供强烈的有丝分裂刺激，例如部分肝切除或肝细胞生长因子表达，使得移植的野生型肝细胞和宿主肝细胞能够大量繁殖，并纠正黄疸。正在探索宿主肝脏的其他处理方式，以诱导移植肝细胞的优先增殖[253,254]。在对非人类灵长动物的"预备性肝辐照"进行初步研究后[255]，这种治疗方法目前正在匹兹堡大学进行临床试验。

ii. 基因治疗。由于 Gunn 大鼠和 Crigler-Najjar 综合征 1 型的代谢缺陷是由单个基因的损伤引起的，补充正常的 UGT1A1 基因将是一种有潜力的治疗方式。目前有研究者评估使用重组病毒或配体的方法以受体介导定向内吞的方式将上述基因导入肝脏。在离体实验中，通过部分肝切除从突变受试人或动物获得肝细胞，建立原代培养，导入正常（治疗）基因，并移植回供体[256]。开拓性研究者山中伸弥（Yamanaka）实验室已经建立了多种方法，用于将自体体细胞，例如皮肤成纤维细胞、有核血细胞或尿液中脱落的上皮细胞重新编程为可体外分化为肝细胞样细胞的诱导多能干细胞[257]。将这种人肝细胞样细胞移植到 Gunn 大鼠肝脏中得到了高胆红素血症的部分改善[258]。基因组编辑方法的发展，如通过靶向 DNA 断裂诱导锌指核酸酶、转录激活因子样效应核酸酶或规则间隔的短回文重复序列聚集，强烈诱导同源基因重组，Cas 技术使体细胞或诱导多能干细胞中的基因修复成为可能[259]。这些进展可能为将来用体外产生的自体肝细胞样细胞治疗 Crigler-Najjar 综合征 1 型提供新的机会。除了提供肝细胞样细胞的可再生来源之外，这种方法可以避免免疫抑制的需要。

在基因治疗的体内研究中，目前主要使用的方法有通过重组病毒或非病毒载体将基因导入活的生物体器官[260]。重组腺病毒载体，其免疫抑制基因产物[261]的共表达或所有病毒基因的缺失降低了其免疫原性[262]，已经用于 Gunn 大鼠中高胆红素血症的持续降低。尽管基因缺失（辅助依赖）的腺病毒载体或重组腺相关病毒载体[235,263]

可在肝脏中表达 UGT1A1 数年，但这些载体未整合到宿主基因组中；因此，他们的治疗效果预期不会是终生的。T 抗原删失重组猿猴病毒 40 已被用于 Gunn 大鼠的基因治疗[264]。这些载体整合到宿主基因组中，但是整合位点不是特异性的，因此它们有随机插入基因的风险。利用锌指核酸酶、转录激活因子样效应核酸酶或规则聚集的间隔短回文重复序列 Cas 技术进行靶向基因修复有可能被开发用于体内基因修复。细胞生物学、细胞移植和基因治疗的进展使人们希望找到一种无创或微创的肝脏移植替代物，用于治疗 Crigler-Najjar 综合征 1 型和其他遗传性代谢性肝病。

（2）Crigler-Najjar 综合征 2 型（Arias 综合征）

①临床特征:1962 年 Arias[265] 发现一些慢性非溶血性非结合型高胆红素血症患者，与经典 Crigler-Najjar 综合征 1 型患者不同，他们的血清胆红素浓度稍低。苯巴比妥治疗后，这些患者的血清胆红素水平至少降低 25%，总体而言，这些患者的预后较好[215,265]。在大多数患者中，黄疸在 1 岁前被发现，但有部分患者成年之前可能无法确诊。患者血清胆红素浓度通常在 8 ～ 18mg/dl 之间，色素主要呈间接反应。肝 UGT1A1 活性明显降低。与 Crigler-Najjar 综合征 1 型一样，红细胞存活正常，无其他临床异常。

核黄疸在 Crigler-Najjar 综合征 2 型中并不常见，但可发生在应激状态。全身麻醉和手术后，血清胆红素浓度可能会上升至很高水平并伴有脑部病理性胆色素沉积。在一名 43 岁出现胆红素脑病症状并于 44 岁死亡的女性患者尸检过程中，发现了一个小脑瘤[215]。脑组织无胆红素染色，但可见核黄疸典型的组织学特征。另外还有几例 Crigler-Najjar 综合征 2 型患者出现神经损害的病例报道[266,267]。

②实验室检查：与 Crigler-Najjar 综合征 1 型一样，实验室检查显示除血清胆红素浓度为 8 ～ 18 mg/ml 外，其余均为正常值。在禁食[265] 或并发疾病期间，血清胆红素水平可能增加到高达 40 mg/dl[267]。经重氮分析，血清胆红素多为间接反应性的。与 Crigler-Najjar 综合征 1 型相比，

尽管估计每日胆红素产量中只有不到 50% 被排泄到胆汁中，但胆汁中含有大量胆红素葡萄糖醛酸苷[215,267]。胆汁中胆红素单葡糖苷的比例超过总结合胆红素的 30%[268,269]（正常最高 10%），反映了肝脏中 UGT1A1 活性降低。肝组织学分析结果正常。肝 UGT1A1 活性显著降低，但使用敏感技术手段仍可检测到部分活性[267,268]。

③分子机制与遗传：与 Crigler-Najjar 综合征 1 型一样，Crigler-Najjar 综合征 2 型是由构成 UGT1A1 编码区的各种外显子的遗传损伤引起的[269]。然而，在 Crigler-Najjar 综合征 2 型中，遗传损伤总是由单个氨基酸取代引起，这些氨基酸取代只是减少了 UGT1A1 活性，而不是完全消除。在某些情况下，残留的酶活性只引起血清胆红素水平轻微升高，与诊断 Gilbert 综合征的病人相当。已知的使 UGT1A1 酶活性部分降低的 UGT1A1 编码区的突变已经被综述和列表[223]。

Crigler-Najjar 综合征 2 型既有不完全外显率的常染色体显性遗传型[215]，也有常染色体隐性遗传型[270]。分子遗传学研究证实了常染色体隐性遗传。患有 Crigler-Najjar 综合征 1 型和 Crigler-Najjar 综合征 2 型患者的一些家庭成员患有中等水平的高胆红素血症，通过这些家系我们了解到本病的部分遗传学异常。对于其表型的分子机制目前的研究结论如下。在 Crigler-Najjar 综合征杂合子携带者中，如果具有正常编码区的等位基因携带变异启动子（Gilbert 型 TATAA 元件；参见"Gilbert 综合征的遗传基础"一节），唯一正常等位基因的表达减少。因为 Gilbert 综合征在普通人群中非常普遍，这种类型的复合杂合是比两个等位基因都携带编码区突变导致中等水平高胆红素血症的更常见原因[271]。

（3）Gilbert 综合征

Gilbert 和 Lereboullet[272] 在 1901 年描述了一种常见的疾病，其特征是血清非结合胆红素水平的轻度、长期和波动性升高。尽管各类研究人员对这种疾病使用了其他名称，如体质性肝功能障碍、遗传性溶血性胆红素血症和家族性非溶血性黄疸，但 Gilbert 综合征是最常用的名称。

①临床特征：Gilbert 综合征通常在年轻人中被诊断，他们被发现患有轻度的，以未结合胆红素为主的高胆红素血症。诊断通常在因其他原因进行血液检查，如就业前或住院前筛查或并发疾病时偶然发现。大多数情况下，患者胆红素水平低于 3 mg/dl，但随时间不同有所波动，在并发疾病、应激或月经期间升高[273]。黄疸是体检中唯一的阳性发现。部分缓和有非特异性症状，如疲劳和腹部不适[273]，这也可能由焦虑所致，但并存的其他疾病也应被重视。常规实验室检查主要是未结合的高胆红素血症，其他结果正常。口服胆囊造影可显示胆囊。肝脏活检不推荐为常规诊断性检查，其活检结果通常显示为正常的肝组织学特征。肝 UGT1A1 活性降低到正常水平的大约 30%[274]。Gilbert 综合征患者男性明显多于女性[275]，可能与男性胆红素产生速率较高有关[27]。Gilbert 综合征通常在青春期前后被诊断，与血红蛋白周转增加以及内源性类固醇激素抑制胆红素葡萄糖醛酸化有关[276]。

② Gilbert 综合征的遗传基础：UGT1A1 基因的启动子区含有 TATAA 元件，具有共同 A（TA）6TAA 基序。高加索人种 Gilbert 综合征患者有纯合的较长的 TATAA 元件，A（TA）7 TAA[277]。具有这种变体 TATAA 元件的 UGT1A1 基因被称为 UGT1A1*28。启动子变异的频率在白人和非洲裔美国人中约为 30%[277,278]，导致的纯合子约为 9%，杂合子约为 42%。尽管 Gilbert 型启动子的纯合性决定了这些群体中的 Gilbert 综合征的发生，但由于基因多态性存在，纯合的个体并不都显示 Gilbert 综合征的完整临床表型。例如，Gilbert 综合征在女性中很少被确诊。Gilbert 表型的表现可能需要额外的因素，例如相对高的胆红素产生量。在部分（但不是全部）Gilbert 综合征患者中，还观察到肝胆红素摄取缺陷。然而，摄取缺陷与胆红素葡萄糖醛酸化减少之间的关系尚不清楚。启动子报告研究显示，增加的 TATAA 盒长度降低了 UGT1A1 的表达[277]。Gilbert 基因型患者显示肝微粒体 UGT1A1 活性较低[279]。

在非洲裔人群中，一小部分人的 TATAA 元件更长，A（TA）$_8$TAA。其他人的 TATAA 元件比最常见的类型短，A（TA）$_5$TAA。TATA 盒长度与基因表达呈负相关：具有 7 个和 8 个重复的 TATA 盒与 UGT1A1 基因表达减少相关，具有 5 个 TA 重复的 TATA 盒与表达增加相关[280]。

A（TA）$_7$TAA 变异体在日本人群中的频率低于白人、黑人和亚洲非蒙古人。在日本人、韩国人和中国人中，UGT1A1 编码区杂合错义突变据报道是轻度未结合高胆红素血症的更常见原因，这与 Gilbert 综合征的临床诊断相符[281-283]。对常见结构 G71R 的复合杂合突变和变异的 TATAA 元件也有报道。到目前为止，这些突变只在远东的种族中发现。

Gilbert 综合征基因型据报道与新生儿黄疸的加速或持续有关[284-286]。在合并葡萄糖 6 - 磷酸脱氢酶缺乏症和 Gilbert 型 TATAA 元件的儿童中，新生儿血清胆红素浓度可能上升到危险的高水平[287]。在脾肿大患者（P.L.M.Jansen 未发表的观察）和肝移植受者中，Gilbert 型启动子可引起持续的自发性未结合高胆红素血症，但供肝显示其他功能正常[288,289]。遗传性球形红细胞增多症患者早期发生胆结石，而 Gilbert 综合征也是如此[290]。对乙酰氨基酚氧化代谢与它的药物毒性有关。Gilbert 综合征患者对乙酰氨基酚的氧化代谢可能增加，而葡萄糖醛酸化减少，这两者是相互冲突的[291-293]。服用抗癌药物伊立替康治疗的 Gilbert 综合征患者的腹泻发生率高[294]。

③有机阴离子转运：据报道，一些 Gilbert 综合征患者有更多的有机阴离子转运异常。Gilbert 综合征患者清除静脉注射胆红素的速度比正常人慢[295]。Goresky 等[296] 发现 Gilbert 综合征患者胆红素初始摄取正常，提示清除率降低由葡萄糖醛酸化减少所致。随后的研究显示，部分但不是所有 Gilbert 综合征患者的有机阴离子 BSP[297] 和吲哚菁绿[298] 转运减少，因为 BSP 和吲哚菁绿在 Crigler-Najjar 综合征 1 型患者和 Gunn 大鼠胆汁中排泄正常，Gilbert 综合征中这些有机阴离子清除下降不能归因于 UGT1A1 活性降低。目前还不知道 UGT1A1 活性降低和有机阴离子摄取减

少的关联机制，Gilbert 综合征患者在普通人群中有较高发病率，不同亚群中两种明显不相关的异常同时存在可能与其他基因的共存变异有关。

④禁食的影响：Gilbert 综合征患者每日热量摄入减少到 400 kcal，持续 48 小时，血清胆红素水平会增加 2 ~ 3 倍[299]。由于禁食也会增加正常人[300,301] 和患有其他肝胆疾病的人[301] 的血清胆红素水平，因此禁食试验在 Gilbert 综合征的鉴别诊断中作用有限。

正常人空腹高胆红素血症可能是多种生理因素所致。显然，胆红素葡萄糖醛酸化减少不是唯一的原因，因为禁食也会加重纯合子 Gunn 大鼠的高胆红素血症[302]。据报道，禁食期间血红素分解代谢增加[301,303]。禁食期间肠道运动减少可能通过增加胆红素从肠道的再吸收而增加胆红素负荷[304]。与禁食期间释放的游离脂肪酸竞争摄取可能导致禁食高胆红素血症[305]。在正常个体中，正常 UGT1A1 TATA 元件序列 [A（TA）$_7$TAA] 的纯合子，热量限制后血清胆红素水平的平均增加量男性为 9.6 mmol/L，女性为 4.1 mmol/L。在 Gilbert 型启动子 [A（TA）$_8$TAA] 纯合的个体中，增量显著较大（20.5±7.2 mmol/L），但没有显著的性别差异[306]。

⑤烟酸给药后反应：静脉注射烟酸可能通过增加红细胞脆性、脾 HO 活性和脾胆红素形成增加未结合高胆红素血症[307]。因此，脾切除术可预防烟酸诱导的非结合型高胆红素血症[308]。尽管烟酸给药像禁食一样也可作为诊断 Gilbert 综合征的试验性测试，它并不能将 Gilbert 综合征患者与正常人或其他肝胆疾病患者明确区分开来[308]。

⑥胆汁中的胆红素结合物：与 Crigler-Najjar 综合征 2 型一样，Gilbert 综合征患者排泄到胆汁中的胆红素葡萄糖醛酸苷中胆红素单葡萄糖醛酸苷的比例增加[268]。胆红素二葡萄糖醛酸酯对胆红素单葡萄糖苷比率的改变可能反映了这些综合征中肝 UGT1A1 活性的降低。

⑦诊断：没有溶血或结构性肝病证据的轻度

未结合高胆红素血症的人通常诊断为 Gilbert 综合征。溶血不是 Gilbert 综合征的特征；然而，在许多 Gilbert 综合征患者中发现共存的代偿性溶血，因为胆红素产生增加使得高胆红素血症在临床上更加明显[308]。Gilbert 综合征的推定诊断基于多次发现轻度未结合的高胆红素血症，血清谷氨酰胺转氨酶、丙氨酸氨基转移酶、碱性磷酸酶、γ- 谷氨酰基转肽酶、空腹和餐后胆汁酸水平正常。确定诊断则需要色谱测定胆汁中胆红素单葡糖苷和胆红素双葡糖苷的相对含量，这种方法在 Gilbert 综合征的诊断中具有潜在的应用价值。遗传分析极大地促进了 Gilbert 综合征的诊断。

⑧动物模型：玻利维亚松鼠猴的血清未结合胆红素浓度高于与其亲缘相关的巴西松鼠猴[309]。其胆红素水平的差异在空腹状态下明显增大。与巴西松鼠猴相比，玻利维亚猴体内静脉注射胆红素的血浆清除速度较慢，肝脏针对胆红素的 UGT1A1 活性水平较低，胆汁中胆红素单葡糖苷与胆红素双葡糖苷的比例较高。这两个松鼠猴群体的红细胞寿命和肝谷胱甘肽 S- 转移酶活性相当。鉴于这些方面，玻利维亚松鼠猴是人类 Gilbert 综合征的模型。空腹高胆红素血症可通过口服或静脉给予糖类而非脂质来迅速逆转[310]。

4. 导致高结合胆红素血症的疾病

结合胆红素可能由于肝细胞向血浆的逆向转运在血清中累积。当血浆中结合胆红素的积聚是由于肝细胞炎性疾病、肝内胆汁淤积或胆道梗阻所致时，血浆中胆汁盐和各种肝细胞蛋白的浓度也有可能增加。然而，在特定的有机阴离子转运障碍（如 Rotor 综合征或 Dubin-Johnson 综合征）中，血浆胆汁酸浓度和肝酶水平保持正常，高胆红素血症是主要的生化异常。由于肝 β- 葡萄糖醛酸酶的不完全水解和 UGT1A1 催化反应的可逆性，结合高胆红素血症总是与不同程度的非结合高胆红素血症相关。

（1）获得性肝胆运输缺陷

胆汁淤积是由于肝胆运输受损所致，其特征是胆红素和胆汁酸结合物在血液中累积。肝胆运输始于肝细胞基底外侧膜，包括跨细胞运输和小管运输；胆汁淤积可能是由于这两种转运机制中的任何一种受到干扰所致。此外，肝内或肝外部分胆管的胆汁流可能受到了损害。

临床胆汁淤积主要是由于肝脏炎症或肝内外胆管阻塞引起的胆汁流动障碍。常见的胆汁淤积症包括原发性胆汁性肝硬化、原发性硬化性胆管炎、胆管癌、胆石症和乳头状或胰腺肿瘤。此外，肝实质的炎症，如肝炎，通常会引起一定程度的胆汁淤积。部分已知药物可以促进胆汁淤积[311]。

实验性胆汁淤积可由肝摄取受损、Na^+、K^+-ATPase 活性降低（与钾通道一起维持 35mV 细胞内电位所需）、紧密连接的通透性增加、微管或微丝功能紊乱、ATP 生成减少、小管运输受损或胆管内沉淀物的形成引起。表 58-3 回顾综述了小管转运体及其底物。炔雌醇是研究得最好的胆汁淤积剂之一，使用这种药物获得的结果使人们对胆汁分泌的病理生理学有了更深入的了解。在肝细胞的基底外侧表面，炔雌醇改变细胞膜流动性，降低 Na^+、K^+-ATPase 活性，抑制 NTCP，从而减少肝细胞摄取胆盐[312,313]。在肝细胞的胆小管面，雌激素降低几种转运蛋白的表达和（或）活性，包括 BSEP[314]、MDR1A1 和 MDR1B、两种 MDR1 亚型[315] 和 MRP 2[316]。此外，雌激素引起的胆汁淤积与内源性胆汁酸合成减少有关[317]。雌激素通过雌激素受体与基因顺式调节元件中的雌激素反应元件结合而介导胆汁淤积。此外，雌激素增加了肝脏表达 SHP，这是一种不具有 DNA 结合域的非典型核受体，在体外可抑制多种核激素受体的活性，是 FXR 配体的靶点[318]。6 - 乙基鹅去氧胆酸是一种 FXR 配体，可预防雌激素引起的胆汁淤积[319]。

在正常生理条件下，肝细胞也有主动清除影响细胞功能的代谢物的机制，使之回到循环中。这一过程由基底外侧膜外排载体介导。在实验性胆汁淤积中，如炔雌醇给药、胆管结扎或内毒素给药期间，小管转运蛋白下调，而在正常肝脏中以非常低水平表达的 ATP 依赖性转运蛋白如 MRP3 和 MRP1 被诱导并定位于肝细胞的基底外侧膜[150]。胆汁淤积期间，小管的 MRP2 和少数

BSEP 被下调[113,320]。MRP3 和 MRP1 介导葡萄糖醛酸苷、谷胱甘肽结合物和胆汁盐从肝细胞到血浆的主动转运[321]。

非激素胆汁淤积剂，如氯丙嗪、环孢素等，也可在多种水平上抑制肝脏转运。环孢素治疗经常与胆汁淤积和高胆红素血症呈剂量依赖性。药物引起的氧化应激通过涉及蛋白激酶 C 的机制诱导 BSEP、MRP 2 和 MDR 1 内化，导致细胞表面这些泵缺乏[322]。环孢素还竞争性地抑制 BSEP、MRP 2 和 MDR 1，减少小管胆汁酸、胆红素葡萄糖醛酸苷和白三烯 C4 转运[323]。使用这些药物，血清胆汁酸水平能比血清胆红素水平更敏感地反映胆汁淤积。

（2）遗传性结合胆红素排泄障碍

① Dubin-Johnson 综合征：1954 年，Dubin&Johnson[324] 和 Sprinz&Nelson[325] 描述了一种慢性非溶血性黄疸综合征，其特征是血清中结合胆红素的累积，肝脏肉眼可见胆色素沉积但组织学正常。

a. 临床特征：除轻度黄疸外，体检结果均在正常范围内。患者通常没有症状，尽管偶尔有患者抱怨虚弱和腹部疼痛模糊，但很少观察到肝脾肿大[326,327]。因为血清总胆汁酸水平正常[328]，故无瘙痒症状。高胆红素血症因并发疾病、口服避孕药和妊娠而恶化[328]。诊断通常在青春期后，部分患者中，新生儿期可以确诊[327,329]。有时这种疾病首发于妇女怀孕或接受口服避孕药时，这些状态下患者出现临床高胆红素血症[328]。

b. 实验室检查：全血细胞计数、凝血酶原时间、血清胆汁酸、转氨酶、碱性磷酸酶和白蛋白水平正常[327,328]。血清胆红素浓度通常在 2 ~ 5 mg/dl 之间，有时可高达 20 mg/dl 至 25 mg/dl。血清总胆红素的 50% 以上是直接胆红素。血清胆红素水平波动，个别可能测量得到正常结果。由于非胆汁酸有机阴离子的小管运输异常，口服胆囊造影剂，即使使用双倍剂量的造影剂，通常也不能显示胆囊。然而，在静脉内造影剂给药后 4 小时可能出现胆囊显影[330]。肝脏颜色呈现黑色，光镜下可观察到致密的色素沉积（图 58-7），在电镜下，色素存在于溶酶体中[331]。组织化学染色和色素的理化性质表明，这种色素与黑色素有关[332]。在将［3H］肾上腺素注入突变的考利代羊（Dubin-Johnson 综合征的动物模型）后，同位素被掺入肝色素[333]中，该色素与黑色素相关的色素一致。然而，电子自旋共振光谱显示，这种色素不同于真正的黑色素[334]。肝脏疾病如急性病毒性肝炎后，色素从肝脏中清除[335]。恢复后，色素从中心区开始缓慢重新累积。

c. 有机阴离子转运。这些患者肝内胆红素葡萄糖醛酸苷和大量有机阴离子，包括 BSP 谷胱甘肽结合物的分泌受到干扰[336]。负电荷异戊酸的肝脏分泌受到干扰，中性异丙胺分泌正常。大多数胆汁酸的分泌不受影响[336]。胆红素葡萄糖醛酸苷、BSP 和吲哚菁绿的血浆消失药动学分析显示，肝脏储存正常，但分泌受损[230,337]。非胆汁酸有机阴离子的小管分泌受损是该综合征的基本缺陷。静脉注射 BSP 后，血浆 BSP 浓度在 45 分钟内以接近正常的速度下降，但在 90% 的患者中，血浆 BSP 浓度在此时间后上升，使得 90 分钟时的浓度大于 45 分钟时的浓度[337]。这种二次上升是由于肝细胞中谷胱甘肽结合的 BSP 回流到循环中。静脉注射胆红素后也出现类似的继

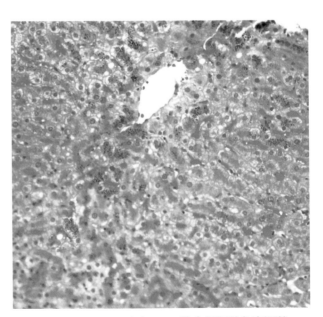

▲ 图 58-7　Dubin-Johnson 综合征肝脏色素沉着

肝脏的苏木精 - 伊红染色切片显示肝细胞中深棕色色素，特别是在静脉周围（3 区）

发性升高[336]。在其他一些肝胆疾病中也观察到血浆 BSP 水平的继发性升高[337]，因此 BSP 水平的继发性升高不能诊断 Dubin-Johnson 综合征。

d. 遗传基础：Dubin-Johnson 综合征是由 ABC C2 基因突变引起的，导致小管 MRP2 表达不足[143-145]。据报道，超过 12 种遗传损伤，包括单核苷酸缺失的核苷酸转变，导致氨基酸替代、过早截断或外显子缺失，导致 Dubin-Johnson 综合征[338]。一些已知的突变可能会导致 MRP2 的糖基化受损，部分小管膜受损，以及成熟前蛋白酶体依赖性降解[339]。在 TR⁻ 大鼠和 Eisai 高胆红素血症大鼠中，小管膜中缺乏 MRP 2 导致包括胆红素结合物、白三烯 C4、还原型和氧化型谷胱甘肽以及许多葡萄糖醛酸和谷胱甘肽结合物的小管分泌严重受损[340]。其结果造成这些患者和模型动物患有轻度的高结合胆红素血症。动物模型的实验为胆红素结合物和胆汁酸的小管分泌途径不同提供了有力证据[341]。与未结合 3- 羟基的胆汁酸相反，3- 羟基结合的胆汁酸通过 MRP 2 而不是 BSEP 运输，TR⁻ 和 Eisai 高胆红素血症大鼠胆汁酸结合物分泌受损证明了这一点[342]。当 TR⁻ 大鼠被喂食富含色氨酸、酪氨酸和苯丙氨酸的食物时，静脉注射依那普利导致肝细胞中黑色溶酶体色素的累积，与 Dubin-Johnson 综合征患者的肝内所见相同[343]。尽管没有 MRP2，但在 DubinJohnson 综合征和这种疾病的两种大鼠模型中，血清胆红素水平仅轻微升高，提示胆红素结合物还存在其他可替代的小管分泌途径[344]。除 MRP2 外，在大鼠胆管中已经发现了其他 MRP 家族的成员[345,346]。这些 MRPs 是否接受胆红素葡萄糖醛酸苷作为底物还需要研究。与胆汁淤积症一样，Dubin-Johnson 综合征患者肝细胞质膜基底外侧区 MRP 2 表达下调。这种转运体主动将胆红素葡萄糖醛酸苷从肝细胞泵入血浆[114]。因此，Dubin-Johnson 综合征患者血浆中共轭胆红素的积累由诱导转运机制活化所致，这种机制在正常肝细胞发生水平很低。胆汁淤积时，肾小管上皮顶端表面诱导 MRP2 能增加胆红素葡萄糖醛酸苷从血浆中的肾清除率[165]。

e. 遗传方式：Dubin-Johnson 综合征很少见，但在男女和几乎所有种族中都有发生。这种综合征在波斯犹太人中发生率较高（1/ 1300）[327]，与凝血因子Ⅶ缺乏有关[347,348]。由于血清胆红素水平的变异性，很难从临床分析中确定遗传模式[348]，但是从尿粪卟啉排泄的研究中体现出了常染色体隐性遗传模式（见后文）[349,350]。

f. 尿粪卟啉排泄：Dubin-Johnson 综合征患者尿粪卟啉Ⅰ排泄增加的程度大于其他肝胆疾病患者[351,352]。在粪卟啉的两种异构体Ⅰ和Ⅲ中，粪卟啉Ⅲ是血红素的前体，而其他卟啉异构体是意义不明的代谢副产物，通过尿液和胆汁排出[349]。正常情况下，约 75% 的尿粪卟啉是粪卟啉Ⅲ。在 Dubin-Johnson 综合征中，尿总粪卟啉排泄正常，但超过 80% 是粪卟啉Ⅰ（图 58-8）[350,351]。尽管在新生儿通常尿中粪卟啉Ⅰ的含量比成人高，但水平并没有 Dubin-Johnson 综合征患者高[352]。在特发杂合子（例如父母未受影响、子女患有 Dubin-Johnson 综合征的）中，尿粪卟啉排泄总量减少了正常的 40%[350,352]。尿卟啉排泄异常的

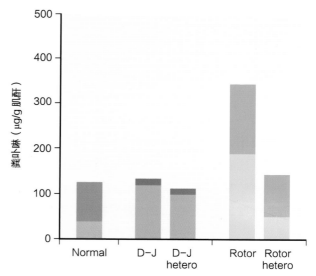

▲ 图 58-8　正常人、Dubin-Johnson 综合征和 Rotor 综合征患者的尿粪卟啉排泄

这些条形图代表总尿粪卟啉排泄，以肌酐排泄量标准化；也显示了粪卟啉Ⅰ（浅橙色、浅蓝色、浅青色）排泄和粪卟啉Ⅲ（深橙色、深蓝色、深青色）排泄。在 Dubin-Johnson 综合征（D-J）中，总尿粪卟啉排泄量正常，但粪卟啉Ⅰ的比例显著升高（>80%）。与此相反，在 Rotor 综合征中，总尿卟啉和粪卟啉Ⅰ的比例都增加了（引自 Wolkoff AW, et al. Rotor's syndrome：a distinct inheritable pathophysiologic entity. Am J Med 1976；60：173.）

机制及其与有机阴离子转运缺陷的关系尚不清楚。当病史和体格检查结果一致时，尿粪卟啉排泄模式可支持 Dubin-Johnson 综合征的诊断。然而，携带者中的结果与对照者中[350]的结果有部分重叠，使得杂合子的鉴定变得困难。

g. 动物模型

i. 突变动物模型 Corriedale 羊：这种突变株具有遗传缺陷，与 Dubin-Johnson 综合征非常相似。结合胆红素、谷胱甘肽结合 BSP、碘泛酸和吲哚青绿的胆汁排泄减少，而牛磺胆酸转运正常[352,353]。这些羊有轻度高胆红素血症，其中60%是结合胆红素。与 Dubin-Johnson 综合征一样，肝脏色素沉着[354]，但组织学结果正常。尿总粪卟啉排泄量正常，粪卟啉 I 的排泄增加伴有粪卟啉Ⅲ的排泄减少。

ii. TR⁻大鼠和 Eisai 高胆红素血症大鼠：这些老鼠的肝脏排泄异常，与突变的 Corriedale 羊和 Dubin-Johnson 综合征患者非常相似。结合胆红素和许多其他有机阴离子的胆汁排泄受到损害[355]。与 Dubin-Johnson 综合征一样，粪卟啉 I 占尿粪卟啉总量的主要部分。如前所述，TR⁻大鼠和 Eisai 高胆红素血症大鼠已证实存在 Abcc2 基因缺陷。在这两种动物模型中，不同的单核苷酸缺失导致小管 MRP 2 表达缺失[145]。

（3）Rotor 综合征

①临床表现：1948 年 Rotor 等[356]描述了来自两个家庭的几个患有慢性低水平（2.4～6.0mg/dl）结合高胆红素血症的病例。与 Dubin-Johnson 综合征一样，除了合并高胆红素血症外，常规血液学检查和血液生化检查正常[356]。患者也不存在溶血的表现。其肝脏的组织形态学亦正常，但与 Dubin-Johnson 综合征的结果不同，肝脏没有色素沉着[356,357]。Rotor 综合征仅在几个种族中报道，是罕见疾病。尽管 Rotor 综合征与 Dubin-Johnson 综合征都具有高结合胆红素血症的特征，但这两个疾病的发病机制异常不同[357]。

②有机阴离子排泄：与 Dubin-Johnson 综合征的表现相反，在静脉注射 5 mg/kg BSP 后45分钟，超过 25% 的注射 BSP 保留在患者血清中[358]。

Rotor 综合征患者血浆 BSP 水平无二次升高，血浆中无结合 BSP[357]。静脉给药后，未结合胆红素[358]和吲哚青绿也有明显的血浆滞留[359]。Rotor 综合征表型正常的杂合子携带者在45分钟时有轻度异常的 BSP 滞留，介于现症患者和正常对照之间[358]。口服胆囊造影剂在 Dubin-Johnson 综合征中通常胆囊不显影，但在 Rotor 综合征中胆囊正常显影[357]。

③尿粪卟啉排泄：与 Dubin-Johnson 综合征相比，Rotor 综合征患者尿总粪卟啉比正常人增加了 250%～500%，尿中粪卟啉 I 的比例约为65%（图 58-8）[356]。这些结果与许多其他肝胆疾病患者类似[360]。肯定杂合子的粪卟啉排泄模式介于对照者和 Rotor 综合征患者之间。在尿粪卟啉排泄方面，Rotor 综合征是一种常染色体隐性遗传特征[356]。表 58-5 列出了 Dubin-Johnson 综合征和 Rotor 综合征的异同点。

④Rotor 综合征的遗传和机制基础：最近发现的与 Rotor 综合征相关的遗传异常阐明了这种疾病中高胆红素血症的机制[107]。为得到这些发现构建的胆红素通过量模型如下。如"获得性和遗传性肝胆红素摄取异常"一节所讨论的，肝细胞的基底外侧膜表达 MRP 3，其主动将胆红素葡萄糖醛酸苷从肝细胞泵入肝窦血液。在正常情况下，胆红素在门管区进入肝窦血液，在门静脉周围区域被肝细胞有效地内化和结合。然而，由于胆管排泄受胆红素通过量的速率限制，一部分胆红素葡萄糖醛酸苷可能在门静脉周围肝细胞中积累。然而，胆红素葡萄糖醛酸苷通过 MRP 3 从肝细胞泵入肝窦血液。位于肝窦血流下游的肝细胞对胆红素结合物的再摄取由两种溶质载体有机阴离子转运体 OATP1B1 和 OATP1B3（分别由 SLCO1B1 和 SLCO1B3 编码）介导。这一机制致使募集了额外的肝细胞参与到胆红素的排泄过程中，从而有效地增加了肝脏的胆红素处理能力。SLCO1B1 和 SLCO1B3 基因的同时缺陷影响了结合胆红素的再摄取，进而使结合胆红素在血浆中蓄积，导致 Rotor 综合征表型。两个基因的同时异常是 Rotor 综合征罕见的原因（约百万分之一）。

表 58-5　与结合胆红素浓度升高有关的遗传性疾病

	Dubin–Johnson 综合征	Rotor 综合征
血清胆红素形式及浓度	主要是结合胆红素 通常为 50 ~ 85μmol/L，最高可达 340μmol/L	主要是结合胆红素 通常为 50 ~ 100μmol/L，偶尔高达 340μmol/L。
常规肝功能检查结果	除高胆红素血症外正常	除高胆红素血症外正常
血清胆汁盐含量	正常	正常
血浆 BSP 保留	在 45 分钟时正常；在 90 分钟时二次上升	升高；在 90 分钟无二次上升
BSP 输注研究	T_m 很低；储存正常	T_m 和存储都减少
口服胆囊造影	通常看不到胆囊	通常可见胆囊
尿粪卟啉排泄模式	总量正常；粪卟啉 I > 80%	总量升高；粪卟啉 I 占 50% ~ 75%
肝外观	非常黑	正常
肝组织学	黑色素主要分布在小叶中心；其他正常	正常，色素沉着无增加
遗传方式	常染色体隐性	常染色体隐性
流行	罕见 (波斯犹太人 1/1300)	罕见
预后	良性	良性
机制	除胆盐外，胆红素、葡萄糖醛酸内酯和其他有机阴离子的胆管排泄有缺陷	基底外侧膜上胆红素葡萄糖醛酸酶再摄取有缺陷
遗传基础	ABCC 2 基因突变	SLCO1B1 和 SLCO1B3 同时发生的遗传损伤
动物模型	突变的 TR^- 老鼠、突变的 Corriedale 羊、金狮狨	无

BSP, Bromosulfophthalein. 磺溴酞钠

值得注意的是，OATPs 还参与吸收其他内源性化合物和药物。这解释了 Rotor 综合征尿卟啉排泄异常的原因 [357]。已知 OATP1B1 多态性与癌症治疗药物、甲氨蝶呤和他汀类药物的转运减少和血浆浓度增加相关，有潜引起药物毒性的可能。一项研究发现 SLCO1B1 多态性与受试者他汀相关肌病有关 [112]。尽管迄今为止尚未报告 Rotor 综合征患者有药物毒性易感，但鉴于这些发现，在这些患者中应谨慎使用经 OATP1B 1 或 OATP1B 转运的药物。

致谢

本工作得到以下基金支持：NYSTEM grant CO24346（Jayanta Roy-Chowdhury）；美国国立卫生研究所拨款 RO1-DK 092469（Namita Roy-Chowdhury）、RO1-DK 46057（Jayanta Roy-Chowdhury）和 P30-DK 41296（Marion Bessin 肝脏研究中心）。

第 59 章　Wilson 病（肝豆状核变性）
Wilson Disease

Eve A. Roberts，Georgios Loudianos　著

陈大为　译，张敏　校

● 缩略语　ABBREVIATIONS

ALT	alanine aminotransferase	丙氨酸氨基转移酶
AST	aspartate aminotransferase	天门冬氨酸氨基转移酶
ATPase	adenosine triphosphatase	腺苷三磷酸酶
CTR1	copper transporter 1	铜转运蛋白 1
LT	liver transplantation	肝移植

铜离子在植物、细菌、真菌和复杂生物的生物作用中必不可少。铜能以两种氧化态（Cu^+ 或 Cu^{2+}）存在，是多种酶的辅助因子，它也可以参与产生活性氧化物的反应。尽管哺乳动物需要铜来维持正常的细胞功能，但它们体内的铜含量远远低于饮食中所吸收的铜。过量铜在组织中有高度毒性，其生物处置过程受到严格的控制。当处置过程出现障碍便会发生铜相关疾病。在人类疾病中，铜离子相关疾病主要由两种涉及铜转运的金属转运 P 型腺苷三磷酸酶（ATPase 超家族）成员所致。Menkes 病是 X 连锁的肠道铜转运缺陷疾病，其后果是铜在许多器官缺失；Wilson 病是常染色体隐性遗传疾病，导致肝脏和其他器官的铜超载。其他已知的肝铜超载为特征的人类疾病还有印度儿童肝硬化和酪氨酸肝硬化，但其可能的遗传基础和疾病机制尚未确定，推测是由不完全相同的机制所致。近年来，Wilson 病的部分遗传机制已逐渐明确。同时，肝铜积聚也可以是严重慢性胆汁淤积导致的结果，但在本章节不做赘述。

一、Wilson 病历史

Wilson 病是二十世纪通过临床和基础研究达到生物医学进步的范例。Wilson[1] 在 1912 年首次详细描述了一种家族性疾病，其特征为进展性、致死性神经系统疾病以及肝硬化和角膜异常，这种角膜异常被称为 Kayser-Fleischer 环，在 Wilson 病发现前约 10 年前首次描述。虽然在其后数十年中，多项研究指出铜超载在 Wilson 病中起重要作用，但直到 1948 年[2]，铜作为 Wilson 病的病因才逐渐被明确。直至在 1952 年，检测血浆铜蓝蛋白（含铜的主要血清蛋白）浓度降低在临床诊断中的重要性才被认可。

20 世纪 50 年代中期，逐步建立了 Wilson 病的主要诊断标准。到 1956 年，口服螯合剂青霉胺，一种含巯基的青霉素代谢物，首次在临床中使用，这种治疗彻底改变了 Wilson 病的预后。许多患者，尽管并非大多数患者，因此恢复健康。虽然 Wilson 病可获得成功的治疗，当时对其病生理机制的生物学知识仍然不完整。胆道铜排泄缺陷似乎是最有可能的发病机制，但这一机制仍未被确认。1960 年，确立了 Wilson 病的常染色体隐性遗传模式。1985 年，该致病基因被定位于 13 号染色体；1993 年，鉴定出了 Wilson 病的致病基因[3,4]。这一基因即 ATP7B 基因，编码金属转运的 P 型 ATP 酶（Wilson ATPase），其蛋白质具有六个铜结合单元。1997 年 Wilson ATPase 的 N 端包括所有六个铜结合单元被克隆，同时阐明了其结构域的铜结合作用[5]。2002 年，Wilson ATPase 结构在后续的研究中首次被同源模型所

证实[6]。进一步的研究为预测突变功能效应提供了基础，自 20 多年前 Wilson 病的异常基因鉴定以来，全球范围内已报道了其 500 多种突变形式。目前有几种动物模型被确立：长伊万斯肉桂大鼠、劳氏毒乳小鼠（C57/BL6 株）、杰克逊毒乳小鼠（C3H 株）和 ATP7B 全基因敲除小鼠。

二、铜代谢途径

日常饮食中有足够的铜，我们每日铜摄入量为 1 ～ 10mg，由于肉、豆类、贝类和巧克力摄入比例不同，通常为 2 ～ 5 mg。营养推荐每日铜摄入量为 0.9 mg。大部分（85%）的饮食铜被排泄，只有 15% 被保留在身体组织中（图 59-1）。微量的铜为许多细胞反应过程必需[7]，是多种重要酶作用的必需离子。这些酶包括赖氨酰氧化酶（参与结缔组织产生和弹性蛋白交联）、Cu/Zn 超氧化物歧化酶（细胞质自由基清除剂）、细胞色素 C 氧化酶（线粒体氧化磷酸化）、酪氨酸酶（色素合成所需）、多巴胺 β- 单加氧酶（参与神经传递）、肽链 α- 氨基化单加氧酶（在神经递质的加工中起作用）等。

饮食铜，及唾液、胃液和胰液中分泌的铜，均在小肠吸收，主要吸收部位位于十二指肠和空肠近端。其吸收主要由通肠黏膜上皮的人类铜转运蛋白 1（CTR1）介导，二价金属转运蛋白 1 也可能参与了部分铜吸收过程。吸收后，铜可逆地与血清白蛋白和多种氨基酸（最重要为组氨酸）结合。铜结合白蛋白和铜结合组氨酸复合物将铜分布到以肝脏为主的全身各组织。松散结合在氨基酸上的铜可由肾脏过滤，并在肾小管中被重新吸收。

饮食铜主要通过肝脏胆道排泄，铜不存在肠肝循环，通常在粪便中排泄。一般情况下，除非铜负荷超越了肾小管重吸收铜的能力 - 比如 Wilson 病，5% 以下的铜经肾脏排泄。在正常个体中，精密的铜胆汁排泄调节对于全身铜稳态至关重要。

三、流行病学：发病率和地理分布

Wilson 病在世界范围内广泛存在，发病率为 30/ 每百万人口（即每 30 000 人中有 1 人），其中致病基因携带率约为 1/90。在部分人群中呈罕见病，发病率为 1/100 000；而在意大利撒丁岛人和中国人群中，患病率高于平均水平。Wilson 病在非洲裔人群中相对少见。

四、发病机制

（一）基本缺陷

克隆两种已知人类金属转运蛋白 P 型 ATP

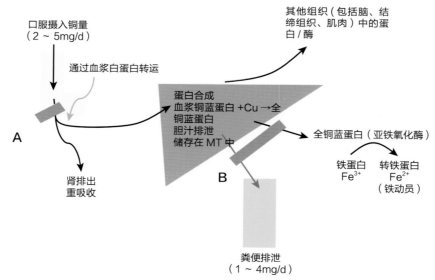

▲ 图 59-1　铜转运途径概述，包括在小肠中摄取，通过胆汁排泄
转运障碍的两个部位：A.Menkes 病（与 ATP7A 基因有关）；B.Wilson 病（与 ATP7B 基因有关）

酶的基因，为 Wilson 病的基本细胞生物学缺陷提供了第一个关键性解释。ATP7A 是 Menkes 病的致病基因，存在 X 染色体连锁，通过对女性患者的染色体断点方法克隆获得，研究证实其与细菌铜抵抗基因有关。Wilson 病的基因异常（ATP7B）位于 13 号染色体。联合常规连锁分析和 13 号染色体（13q14）的相关区域的物理图谱，利用其与 Menkes 病基因的广泛同源性的特性最终将其克隆[3,4]，编码 ATP7B 的编码区长度为 4.1 kb，信使 RNA 约 8 kb。它由 21 个外显子组成，其 5' 非翻译区也已被确认。与细菌和酵母菌中的同源基因相比，ATP7B 的所有功能上的重要区域具有保守性。虽然 ATP7A 在包括肌肉、肾脏、心脏和肠道等许多组织中表达，但 ATP7B 具有组织表达模式的异质性和互补性。ATP7B 主要表达于肝脏和肾脏，在大脑、肺和胎盘也有少量表达。

Wilson ATP 酶基因编码了跨膜的 P 型 ATP 酶中的一种，该酶由 1411 个氨基酸残基组成，分子量约为 165 kDa。P 型 ATP 酶在功能上具有多样性，具有阳离子通道和磷酸化结构域及高度保守的天冬氨酸含基序 DKTGT，其中天冬氨酸残基在运输循环中被一过性磷酸化。Wilson ATP 酶保留了这一特征，并且在跨膜片段中具有高度特异的 CPC 基序。Wilson ATP 酶的结构特殊，铜结合结构域由六个连在一起的铜结合单元组成，每个单元均含有 CXXC 基序，每个 ATP 酶环区和八个跨膜段形成一个孔[8]。近年来，通过对与 SERCA1（肌浆 Ca^{2+} p 型 ATP 酶）同源的映射模型进行深入的晶体学和磁共振分析，进一步阐明了其结构[9-11]。Wilson ATP 酶 N- 末端铜结合结构域通过协同机制结合铜，每个铜结合单元结合一个计量单位的铜[5]。

结合铜处于 +1 价氧化状态，由两个半胱氨酸协调其线性几何构象，N- 末端区域经历二次和三次构象变化反应来结合铜。不同的铜浓度决定了其构象变化并影响 Wilson ATP 酶的功能，这种情况下 N- 末端区域具有调节作用。

（二）肝细胞的铜转运与稳态

与白蛋白或组氨酸松散结合的铜可通过窦状质膜摄取到肝细胞中（图 59-2）。由于与这些转运蛋白结合的铜是铜离子形式的（2 价态），在肝细胞摄取之前必须还原到亚铜形式（1 价态）。推测铜可能被位于肝细胞膜的表面的还原酶或由膳食中的还原剂所还原。随后，通过由 SLC31 A1 基因编码的跨膜转运蛋白 CTR1（溶质配体载体

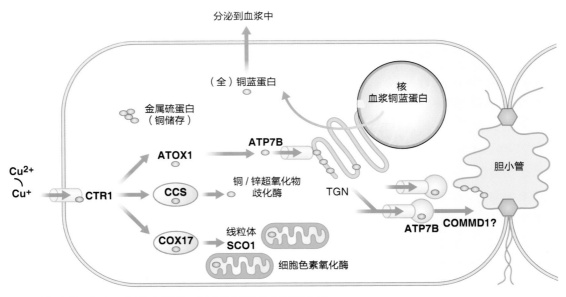

▲ 图 59-2　模型显示铜在肝细胞内转运，以及所涉及的主要蛋白质

低分子量铜伴侣（ATOX1、SCO1/COX17 和 CCS）将铜分别递送到特异性靶蛋白（ATP7B、Wilson ATPase；细胞色素 C 氧化酶和超氧化物歧化酶）。SCO1 转运铜穿过线粒体膜。ATP7B（显示为通道）通过跨高尔基网络（TGN）将铜转运到胆小管的细胞质囊泡。铜代谢结构域包含体 1（COMMD1）可能参与从肝细胞中排出铜，但在铜的细胞内处置中可能具有其他功能。CTR1. 铜转运蛋白 1。

超家族的一员）将其摄取到肝细胞中。人 CTR1 是一种跨膜蛋白，以三聚体形式存在于肝细胞质膜中形成通道。与 Wilson ATP 酶类似，人 CTR1 在 N 端附近具有铜结合域，但该结构域由一个不同的基序—蛋氨酸簇（MXXM）而非半胱氨酸簇（CXXC）组成。铜的吸收可能与钾的转运相关。虽然 CTR1 不是铜稳态的主要调控点，但在高浓度铜的存在下，它可出现降解。CTR1 的降解导致血浆中非铜蓝蛋白结合铜水平的升高，在病程中早于肝细胞坏死的发生[12]，因此，它可以解释患有神经系统疾病的患者肝脏受累程度轻或无。第二个铜转运体，称为人铜转运蛋白2，调节低亲和力铜吸收。除了由 CTR1 介导的作用外二价金属转运蛋白1在肝铜摄取中的作用还存在争议。

分子铜以非游离状态存在于细胞内。在肝细胞和其他细胞中，它与金属伴侣这种低分子量蛋白结合，每一种蛋白将铜递送到细胞内不同的特定靶分子中参与细胞反应或蛋白质的进一步合成[13]。小肠细胞和肝细胞含有金属硫蛋白，这是一类可诱导的富含半胱氨酸的低分子量蛋白质，可以以无毒形式螯合铜。铜还可以与胞内谷胱甘肽形成复合物。在肝细胞中，铜被纳入铜蓝蛋白，这是一种在肝脏中产生的 132 kDa 的 α2 糖蛋白，它包含有六个铜分子。作为铁氧化酶，铜蓝蛋白能够氧化铁，将其从铁蛋白转运到转铁蛋白。铜蓝蛋白缺乏铜（血浆铜蓝蛋白）就丧失铁氧化酶活性，其半衰期在血浆中相对较短，约为 24h。当铜被插入血浆铜蓝蛋白中时，形成铜蓝蛋白（全铜蓝蛋白），使其具有酶活性。约 95% 的铜在血浆中整合在铜蓝蛋白内，因此该铜是不可交换的。Wilson ATP 酶对合成铜蓝蛋白是必不可少的。

一旦铜进入肝细胞内，将引起复杂的细胞机制。金属伴侣分子协调铜在细胞内特异性转运[14]。CCS1 将铜引导至 Cu/Zn 超氧化物歧化酶，COX17 将铜提供给线粒体中的细胞色素 C 氧化酶。SCO1 和 SCO2 介导铜转移到细胞色素 C 氧化酶亚基 II 及其他金属伴侣。位于跨高尔基网络区域的 ATOX1 将铜转运到 Wilson ATP 酶。

ATOX1 具有单一的 CXXC 铜结合结构域，它与 Wilson ATP 酶直接相互作用或通过特定的铜结合单元转移铜。Wilson ATP 酶和 ATOX1 之间的相互作用的具体细节仍有待明确[15]。

Wilson ATP 酶的细胞内作用至少是双重的：它在将铜结合到铜蓝蛋白中并促进铜排泄到胆汁过程中起作用。使用各种传代细胞系的体外研究表明，细胞内的 Wilson ATP 酶的定位随着细胞内铜浓度的增加而变化。当细胞内铜浓度升高时，Wilson ATP 酶重新分配，从跨高尔基网络转移到肝细胞顶端区域的囊泡—即胆管小管膜附近[14,16,17]。显然，Wilson ATP 酶也可以感知肝细胞内铜的浓度，但其机制尚不清楚。第六铜结合单位在正常细胞内运输的作用必不可少的，Wilson ATP 酶和动力蛋白亚单位 p62 的相互作用可能是细胞内再分布机制的一部分[18]。许多胆道排泄铜的细胞机制的细节仍然未知，可能存在多种机制共同调节，已知的一种是胞内囊泡到核内体溶酶体范围的直接胞吐作用。当肝细胞中铜的浓度升高时这些机制活化，包含 Wilson ATP 酶向溶酶体的运动，在那里它将铜排泌入其内腔中，然后与动力蛋白的 p62 亚基相互作用使溶酶体向肝细胞的小管面转移[12]。Wilson ATP 酶实际上是否暂时滞留在胆管小管膜中将铜转运到胆汁中目前尚不清楚[8]。

另外还存在铜排泄的细胞旁路途径[19]。在贝灵顿犬遗传铜中毒的研究中已经确定了新的铜转运系统，这种肝铜中毒是隐性遗传的，临床表现多样化，死亡可以发生在 2—3 岁的儿童或长期慢性疾病者可发生死亡。这种疾病的异常基因定位于 2 号染色体的区域，而不是 Wilson 病致病基因定位的 13 号染色体上。致病基因为 COMMD1，最初被称为 MURR1，三个编码外显子其中有一个在患病的犬中完全缺失[20]，部分患病犬中并未发现上述缺失突变[21]。由 COMMD1 编码的蛋白质（即铜代谢结构域 - 含 1）能够与 Wilson ATP 酶的铜结合结构域相互作用[22]，它与 X 连锁的凋亡抑制因子[23]共同作用通过影响核因子 κB 与细胞核中染色质的结合，影响免疫应答和细胞周期调控的转录因子核因子κB的活性。由于其对细胞铜分布的影响较小，铜代谢结构域1还不能被证实对铜转运起主要作用。另一个相关基因家族COMMD基因，含有铜代谢基因MURR1结构域[24]。

细胞金属运输的某些方面是非特异性的。铂（包括用作肿瘤化疗的有机铂化合物）可利用肝细胞所有的处理铜的机制[25]，顺铂对某些类型肿瘤化疗效果的耐药性与Wilson ATP酶的功能有关[26]。相比之下，锌有其自身的转运子系统。

（三）铜贮积的后果

由于铜是一种氧化剂，Wilson病患者的肝损伤是氧化应激所致。累积的铜可能是芬顿反应中活性氧的来源。过氧化物和羟基自由基的生成会导致核DNA损伤。在原代培养的大鼠肝细胞的研究发现，铜产生更多的活性氧，并导致比镉更多的脂质过氧化[27]。用逐渐增加浓度的铜孵育Hep-G2细胞，活性氧自由基会以剂量依赖的模式产生，而锌孵育则没有这种效果[28]。

铜中毒在大脑中也似乎表现为氧化应激反应。淀粉样前体蛋白可能调节大脑中铜的作用，但尚不清楚它的作用与金属伴侣类似。在周围环境中的铜浓度增加或大脑中含铜的关键酶的活性改变可能导致神经元损伤，这可以部分解释氧化损伤存在一定的细胞选择性。

临床数据支持氧化应激在疾病机制中的作用。典型的衰老性线粒体DNA的局灶性缺失可能发生在Wilson病患者中[29]。在未治疗的Wilson病中发现抗氧化剂如维生素E低于正常水平，因此暗示其过度利用。在关于Wilson病患者肝脏病变的报道中，氧自由基损伤也可以反映为TP53肿瘤抑制基因突变增加和一氧化氮合酶增加。

五、临床表现

（一）临床诊断特点

Wilson病患者的临床表现是极其多变的。典型患者有特征的肝脏或神经系统疾病，极低的血清铜蓝蛋白水平（< 50mg/L），基础尿铜排泄量超过0.6 μmol/24h，可检测的Kayser Fleischer环。症状开始时的年龄可以在5—40岁之间[31]，所以年龄不再是诊断的标准。Wilson病可以在5岁以下的和70—80岁的患者中都发现肝脏受累[33]。肝豆状核变性临床表现为慢性或暴发性肝病，也可以表现为无明显肝功能异常的进展性神经系统疾病或普通的精神疾病。有些病人表现有一次或多次孤立的、自限的急性溶血事件。这种临床变异的程度常常使诊断的确认非常困难，许多病人没有典型表现。确诊的算法[37]需要继续验证和细化。目前，仅针对儿童的Wilson病进行了验证（图59-3）。

1. 肝脏受累

Wilson病的肝损害多见于儿童[39,40]，但也是成人急性或慢性肝病应该考虑的病因。Wilson病应被认为是任何儿童肝大、血清转氨酶水平持续升高、有证据脂肪肝的一种可能的诊断，无论是否有症状。亦可表现为疲劳、厌食或腹痛等不确定和非特异性症状。

任何年龄的患者都可能表现为类似急性肝炎的临床自限性疾病，有乏力、厌食、恶心、黄疸、血清转氨酶水平升高和凝血试验结果异常等表现。这种肝脏疾病的表现经常类似于急性自身免疫性肝炎。由于出现不明原因的溶血，部分患者有自限性黄疸的病史。肝豆状核变性患者可能有严重的、明确的慢性肝病，如肝脾肿大、腹水、充血性脾肿大、血清白蛋白水平低和持续性凝血异常等表现。这些表现更多继发于门静脉高压，而非铜代谢紊乱本身。少数患者可表现为孤立性脾肿大，或没有肝功能损害的确实证据，也有报道以脾破裂为初发表现的案例。

在儿童和年轻人中，Wilson病更多呈现为自身免疫性肝炎样特点[41-43]。与自身免疫性肝炎一样，通常为急性起病。在自身免疫性肝炎样表现的Wilson病患者中，可能会出现疲劳、不适、关节病和皮疹；实验室异常包括转氨酶水平升高，血清免疫球蛋白G浓度显著升高，以及非特异性自身抗体如抗核抗体和抗平滑肌抗体（抗

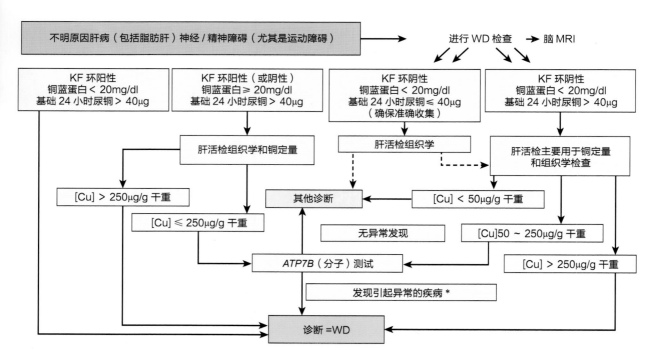

▲ 图 59-3　儿童 Wilson 病的诊断

不明原因肝病患者的诊断方法，具有伴或不伴有典型的肝豆状核变性的神经系统异常。对裂隙灯检查、血清铜蓝蛋白浓度的测定以及基础 24h 尿铜排泄量进行初步调查。预先确定肝酶水平，强烈推荐通过脑磁共振成像进行中枢神经系统检查。基础 24h 尿铜排泄量为 40μg/d，相当于 0.6 μmol/d。虚线表明，如果活检结果完全是另一个诊断，那么这是诊断过程的结束，但如果有任何不确定性，那么应做肝铜定量。* 可能是 ATP7B 引起的疾病的纯合变异或两种不同的致病基因改变的复合杂合变异；或者，可以使用不需要基因型分析的高信息量技术。KF. 角膜色素环（即 K-F 环）；MRI. 磁共振成像；WD. Wilson 病；（引自 Roberts EA，Schilsky ML. Diagnosis and treatment of Wilson disease：an update. Hepatology 2008；47：2089-2111.）

肌动蛋白）抗体阳性。必须进行特异性检测来确诊 Wilson 病，与自身免疫性肝炎相比 Wilson 病的治疗原则完全不同。进行 Wilson 病基因检测是一种有效的、可提供充足诊断依据的诊断策略。通过恰当的治疗，自身免疫性肝炎样表现的 Wilson 病患者的长期即使存在肝硬化，远期预后也相对良好。

反复发作的溶血可能导致胆石症与胆红素结石，肝硬化可能加剧两者的形成。儿童出现不明原因胆石症，特别是胆红素小结石，应注意检测 Wilson 病。与其他慢性肝病相反，肝细胞癌在 Wilson 病患者罕见，但也有报告称其有一定的癌症罹患率[44]。Wilson 病患者的肝细胞癌诊断年龄从十几岁到七十几岁，其中最年轻的是一名 10 岁的女童[45]。Wilson 病患者亦可出现胆管癌。

2. 神经受累

神经型肝豆状核变性倾向于发生在 20—30 岁人群或更晚，但在 6—10 岁的儿童也有报道。如果没有 KF 环和突出的铜尿症，或神经精神综合征不典型或非特异，诊断 Wilson 病相当困难[35,36,46]。

几乎所有的神经型 Wilson 病患者都有肝脏受累，然而，肝脏疾病可能完全无症状。约 40% 的神经型 Wilson 病患者有肝硬化。神经型 Wilson 病主要有两种类型：①异常的运动障碍增加，其特征是震颤或肌张力障碍；②运动的相对迟缓，类似帕金森氏僵硬。运动障碍往往发生较早，包括震颤、协调性差，精细动作的控制缺失。最早的症状不易觉察，并常被归因于其他因素。例如，常误诊为家族性震颤。肌张力障碍包含持续性局灶性运动障碍，患者可能出现面部肌肉扭曲，称为苦笑面容。一般在随诊病程推移逐渐发展为运动减少和僵硬。这些疾病与帕金森病表型非常相似，具有面具脸、步态障碍和假性延髓麻痹，如构音障碍、流涎和吞咽困难。上述情况提示假性延髓麻痹的特征可能发生在任何神经型 Wilson 病患者。任何一种神经系统症状都可能会出现各种构音障碍：包括说话含糊不清或不能成句说话，言语混乱、表达障碍，以及发音过弱。癫痫，包括癫痫持续状态，也可发生在 Wilson 病患者，但一般无智力受损。

在以肝病为主的患者中，神经系统的受累往往不易觉察，可能需要直接询问来确定患者是否有明显的情绪障碍，比如有没有最近在学习或工作表现上的退化，字迹是不是变得难看拥挤、难以辨认。

3. 精神方面

多达 20% 的 Wilson 病患者可能有单纯的精神症状[45-50]，其中抑郁症是相对普遍存在的情况，但 Wilson 病的精神症状具有多样性。有病例报道患者存在神经症如恐惧症或强迫情况，攻击性或反社会行为等如精神病样表现也可能在 Wilson 病时发生。在年轻患者中，精神障碍与年龄不相关。在大多数仅表现为单纯精神症状的 Wilson 病患者往往老年后方能确诊。

4. 眼部特征

经典的 Kayser Fleischer 环是由铜沉积在 Desçemet 膜（眼后弹力膜）中引起的（图 59-4）。虽然铜分布在整个角膜，但流体流动有利于铜沉积在 Desçemet 膜，特别是在上极和下极，并最终围绕虹膜周围。只有当虹膜着色较浅且铜沉积较重时，KF 环才可直接检查看到。裂隙灯检查在观察 KF 环时至关重要。在约 50% 仅有肝脏受累和临床症状前患者中可能无法观察到 KF 环，在儿童中 KF 环也并不常见。大多数神经型 Wilson 病患者有 KF 环，但约 5% 的患者没有此表现。KF 环对 Wilson 病没有特异性，它们可能存在于其他类型的慢性肝病患者中，这些患者通常具有显著的胆汁淤积表现，如原发性胆汁性肝硬化。在有效的螯合剂治疗后，KF 环会消失，通常边缘先吸收，上、下极最后消失。治疗中 KF 环消失不应答时应怀疑原发性 Wilson 病的诊断。

铜可以沉积在晶状体中，导致向日葵白内障（图 59-5），它并不影响视力。像 KF 环一样，有效的螯合剂治疗可以使其消失。

5. 其他系统受累

除神经系统疾病外，肝豆状核变性可伴有各种肝外疾病。溶血性贫血由少量铜释放入血引起。肾脏疾病，主要表现为范考尼综合征，表现为镜下血尿、氨基酸尿、磷酸盐尿和尿液酸化缺陷、肾结石等；关节炎，主要累及大关节，可能是铜的滑膜沉积所致。其他肌肉骨骼问题包括骨质疏松和剥脱性骨软骨炎等。维生素 D 缺乏佝偻病可能继发于肾脏损害。心脏中的铜沉积可导致心肌病或心律失常[51]，罕见情况下可发生 Wilson 病心源性猝死。骨骼肌中铜沉积可引起横纹肌溶解症，儿童偶尔会出现肌肉痉挛。Wilson 病也可发生由于胰腺铜沉积而发生胰腺炎。

Wilson 病患者也可能出现内分泌紊乱。铜沉积可引起甲状旁腺功能低下。闭经和睾丸功能异

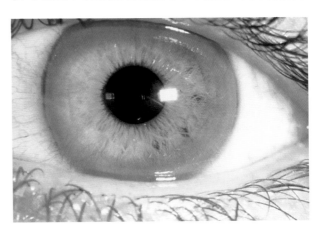

▲ 图 59-4　Kayser Fleischer 环

Kayser Fleischer 环，一种金黄色的沉积物，见于虹膜外缘，在 Desçemet 膜中。Kayser Fleischer 环在 40% ～ 95% 的患者中存在，这取决于发病类型

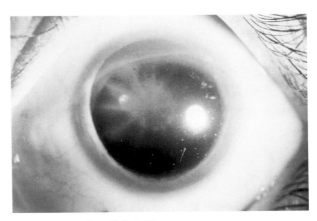

▲ 图 59-5　向日葵白内障

向日葵白内障，一种罕见的眼部表现，由晶状体中的铜沉积引起

常通常由 Wilson 病本身而非继发于肝硬化造成。未接受治疗的 Wilson 病患者也可出现不孕症或反复流产[52]。

（二）生化诊断特征

Wilson 病时，存在两种主要的肝细胞内铜分布异常：铜结合入铜蓝蛋白缺乏或减少，铜向胆道的排泄大幅减少。临床生化表现主要为血清铜蓝蛋白浓度异常。正常成人血清铜蓝蛋白浓度为 200 ～ 600 mg/L[53]，在新生儿期，血清铜蓝蛋白水平较低（50 ～ 260mg/L），出生后数年内其水平处于正常范围的较高水平（300 ～ 500mg/L），青春期后其血清浓度达到成人标准。铜蓝蛋白是一种急性时相反应蛋白，其血清水平在炎性肝病、妊娠或雌激素替代治疗后增加。Wilson 病患者血清铜蓝蛋白的浓度通常降低，因此血清铜浓度也降低。血清铜蓝蛋白水平低于 50mg/L 是重要的诊断指标。不同报道均提示，虽然存在检测手段的差异，接近 30% ～ 40% 的 Wilson 病患者血清铜蓝蛋白浓度正常或接近正常。大多数临床实验室中常规使用的免疫学方法检测血浆原铜蓝蛋白和全铜蓝蛋白，这些方法高估了血浆中铜蓝蛋白的真实量。用免疫方法的测定时，血清铜蓝蛋白水平低于 140mg/L 即为可提示 Wilson 病[54]。

酶分析法测定铜蓝蛋白的铁氧化酶活性是20 世纪 60 年代建立并推广的常规检测方法。此法提供了一种更为可靠的铜蓝蛋白测量的方法诊断 wilson 病，可以通过测量血浆铜蓝蛋白的含铜量反映其酶活性。此法从机制上检测了 Wilson 病的生物学标志。酶法测定可以可靠、合理地估计非铜蓝蛋白结合铜的量，并且可能提示出氧化酶活性完全消失时的早期铜缺乏[56]。在部分肝型 Wilson 病患者中，肝脏炎症可能足以使血清铜蓝蛋白水平升高到正常范围。在婴儿中，血清铜蓝蛋白可能降低至 Wilson 病水平；学龄前儿童的水平可以是正常的，但实际上往往偏低。

仅凭血清铜蓝蛋白浓度测定并不足以诊断 Wilson 病[57]。其他类型的严重慢性肝病中，蛋白合成可能降低导致血清铜蓝蛋白浓度，肠吸收

不良、肾病综合征或严重营养不良引起的蛋白质丢失也可导致血清铜蓝蛋白浓度降低。此外，在 Wilson 病的杂合子携带者中至少有 10% 表现为略低于正常值的铜蓝蛋白浓度。在遗传性无铜蓝蛋白血症患者中铜蓝蛋白几乎无法检测出血清铜蓝蛋白，这是一种罕见的常染色体隐性遗传疾病，由 3 号染色体铜蓝蛋白的结构基因突变引起。血浆铜蓝蛋白缺乏症与神经、视网膜和胰腺变性有关，这是由于铁在脑、视网膜和胰脏积聚的结果[58]。过度的铁离子沉积如遗传性血色病，患者在贫血的同时血清铁蛋白浓度升高。在遗传性无铜蓝蛋白血症中的这些发现表明铜蓝蛋白作为铁氧化酶的关键功能，在靶向破坏铜蓝蛋白基因的小鼠模型中证实了铜蓝蛋白在运输铁出细胞中的关键作用。从理论上讲，正在接受长期、积极地螯合治疗的 Wilson 病患者，如果祛铜作用使铜蓝蛋白活性降低到不可检测的水平后会出现相似的表现。在一些长期治疗后铜蓝蛋白水平特别低的患者中，已经发现这一现象[59]。

通常来说，血清铜浓度与血清铜蓝蛋白水平平行。在严重或未治疗的 Wilson 病患者中，非铜蓝蛋白结合的铜浓度升高。游离铜浓度可以通过从总血清铜含量减去与铜蓝蛋白结合的铜量来估计。计算方法是通过将血清铜蓝蛋白浓度（mg/L）乘以 3.15（铜的量，以微克为单位，每毫克的铜蓝蛋白）来确定与铜蓝蛋白结合的铜的量（µg/L）。如果总的血清铜以微摩尔 / 升计量，则必须将该值乘以 63.5，铜的分子量，将其转化为微克 / 升，然后从总血清铜中减去铜蓝蛋白结合铜的量。在正常人中，非铜蓝蛋白结合铜的浓度约为 50 ～ 100µg/L。Wilson 病会高于 200µg/L，存在暴发性肝衰竭和血管内溶血的情况下，其浓度甚至高达 10 倍。这种计算的有效性高度依赖于铜和铜蓝蛋白测定的准确性。在这一计算法则中，使用免疫方法测定的血清铜蓝蛋白可能会误导结果。近期已有测量非铜蓝蛋白结合铜的直接方法[60]，但无论估算的方法还是直接测量的方法都还无法作为一个诊断标准。

尿铜排泄量的研究，最好是单独的三个 24h

收集，被证明是有诊断价值的。确保收集的完整性和防止收集过程中铜污染是至关重要的。一般来说，尿收集的问题不足以使测试的有效性消失，单次尿样不适合作为诊断依据，应测量尿容积和尿肌酐浓度以显示 24h 采集的完整性。在有症状的患者中，传统诊断 Wilson 病的标准为超过 $100\mu g/24h$（$> 1.6\mu mol/24h$）。研究表明，该诊断阈值过高，接近四分之一的患者其 24h 尿铜排泄量可能少于 $100\mu g/24h$。使用 $40\mu g/24h$（相当于 $0.6\mu mol/24h$）对 Wilson 病来说是一种更好的诊断阈值[36,61,62]。

正常尿铜排泄量的参考值可能在实验室和实验室之间有所不同，杂合子携带者通常 24h 尿铜排泄量正常，偶尔可能达到异常值临界。

尿铜排泄激发试验：即在 24h 尿液采集的同时给予 D- 青霉胺（每 12 小时口服 500 毫克），有时可以提供有用的信息[63]。尽管正常人在 D- 青霉胺给药后可能排泄铜达基线水平的 20 倍，但 Wilson 病患者会排泄更多。24h 尿铜排泄量为 $25\mu mol/L$ 以上（$\geq 1600\mu g/24h$）可作为肝豆状核变性的诊断依据。这种激发试验被认为比肝实质铜含量的测量更可靠[63]，虽然它最初是在儿童得到验证，但是更多试验却揭示其在儿科患者的诊断方面敏感性不够。有部分 Wilson 病患者并未达到 $25\mu mol$ 的阈值。这个测试的灵敏度并不像最初想象的那么高，特别是对于无症状的亲属患者[64]。尿铜在成人以 $17\mu mol/24h$ 作为诊断标准界值已被证实是有效的，通过受试者工作特征分析的方法[65]。从实用的角度来看，在连续 3d 内进行该试验是有价值的，并且要在 D- 青霉胺给药期间进行三次单独的 24h 尿液收集。考虑到这些逻辑要求和缺乏敏感性，这种测试目前可能应用有限，基因测试比它具有明显的优势。

血清尿酸和磷酸盐浓度可能是低的，因为发现肾小管功能障碍与未治疗的 Wilson 病有相关性，但这些发现对于 Wilson 病并不是特异性的，也不特别敏感。尿液分析可显示镜下血尿。如果可能的话，应当对氨基酸尿、磷酸盐尿和蛋白尿进行定量。

肝组织铜浓度，通常通过中子活化分析或原子吸收光谱法测量，可提供重要的诊断信息。肝铜含量高于 $250\mu g/g$ 干重被认为是肝豆状核变性的诊断依据。相反，肝实质铜浓度低于 $40\mu g/g$ 干重被认为是排除 Wilson 病的有力证据。肝实质铜的正常上限为 $55\mu g/g$ 干重[66]。肝活检标本收集必须无外源性铜污染，但可使用一次性肝活检针。在 Wilson 病的早期阶段，当铜在肝细胞胞质中弥漫分布，因此不被组织化学染色检测时，该测量可清楚地指示肝铜超载。在 Wilson 病的晚期，肝铜的测量是不可靠的，因为铜在肝脏中分布不均匀。由于凝血障碍或腹水，某些患者的肝活检可能不安全，经颈静脉肝活检可避开经皮穿刺活检的禁忌证。一些 Wilson 病患者的肝组织铜浓度介于正常和绝对升高之间（介于 $55\mu g/g$ ～ $250\mu g/g$ 干重之间）。$250\mu g/g$ 干重阈值可能过高——已根据一个设计优异偏倚少的临床实验提出 $70\mu g/g$ 干重的界值[67]，也有其他人建议 $209\mu g/g$ 干重作为高度敏感和特异性的界值[68]。

如果肝实质铜浓度在 $70 \sim 250\mu g/g$ 干重范围内，则需要进一步的诊断试验（特别是基因检查），尤其是如果存在其他临床特征的话。铜含量测量非常容易收到取样问题的影响，应分析足够的至少 1cm 长的肝活检标本，石蜡包埋组织可用于回顾性分析。升高的肝铜浓度不是特征性的：慢性胆汁淤积症或疾病如印度儿童肝硬化也可能有升高的肝铜水平，一些杂合子的肝组织铜只有轻微的升高。虽然肝实质铜浓度是诊断肝豆状核变性的重要信息，但如果肝铜测定不能立即获得，那么也不应拒绝对具有 Wilson 病的典型临床和生化结果的患者进行治疗。

由于铜蓝蛋白产生受损是 Wilson 病肝细胞病理学特征的一个重要方面，因此检测铜（作为放射性同位素 ^{64}Cu 或 ^{67}Cu，或稳定同位素 ^{65}Cu）结合铜蓝蛋白曾被用作诊断性试验，但这个测试目前已被淘汰，它并不总是能区分杂合子与纯合子发生症状前的患者。

（三）影像学研究

肝脏超声检查可显示与肝脂肪浸润或进展期慢性肝病合并门静脉高压和脾肿大相关的特征。脑磁共振成像对神经型的 Wilson 病来说可以收集较多信息[69-71]，也可以应用在任何肝型 Wilson 病患者身上。

（四）组织病理学

Wilson 病在肝活检标本上可表现出多种组织学病变，其中许多是非特异性的[72,73]。

在最初阶段，这些特征是非特异性的，包括脂肪变性、局灶性坏死、糖原核肝细胞和偶尔可见的凋亡小体，Mallory-Denk 小体也可能被发现。随着实质性损伤的进展，可能是小叶坏死反复发作，门静脉周围纤维化发展。肝硬化通常是大结节状的，但也可能是小结节状的，治疗后肝硬化可能逆转。

疾病早期，肝铜主要与金属硫蛋白结合，在肝细胞胞质中弥漫分布。铜的组织化学染色为阴性。随着疾病进展，肝细胞铜的量超过了金属硫蛋白的可用储存容量，肝细胞铜就沉积在溶酶体中。铜或铜结合蛋白（例如红氨酸、地衣红）的染色技术可以检测这些溶酶体聚集的铜。铜通常分布在整个小叶或结节，但在肝硬化一些结节中可能看不到着色铜。

如果临床特征类似自身免疫性肝炎，肝活检的结果也可能提示自身免疫过程。炎症有时很严重，伴有典型的碎屑坏死。也可以看到不典型的自身免疫性肝炎，如 Mallory-Denk 小体和肝细胞铜聚集。当 Wilson 病表现为暴发性肝衰竭时，组织学发现可以证实已存在的肝脏疾病。肝硬化被发现，但肝实质的铜沉积主要是在库普弗细胞，而不是肝细胞。

电镜下肝细胞线粒体的改变，是 Wilson 病的一个重要特征[74]。线粒体的大小不同，线粒体中的致密小体可能增多。最显著的变化是线粒体嵴尖的扩张，这是由于嵴内外膜分离的结果。嵴间间隙变宽，看起来是球状的，或者如果更极端的话，可以有不规则的囊形。这一发现，虽然不是绝对特异性的，但可以有助于诊断，即使在相当年轻和受损最小的患者中。在一个小叶，不是所有肝细胞都受到影响，一些小叶可能比其他小叶受到更严重的影响。线粒体的变化是由过量的肝铜引起的氧化损伤的后果[75]。

（五）突变分析诊断

特异性的临床特征，伴随典型的生化指标，可以在某些情况下提示 Wilson 病的诊断。然而，基因突变分析强调，许多这些传统的指标往往是误导性的，因为这些指标往往与其他肝病重叠或介于正常值的边缘。DNA 突变分析对诊断提供了可靠的依据。DNA 诊断可以从肝活检样本或血液样本中做出。基因突变分析在任何情况下都是有价值的：比如生化和临床特征都是非典型的，疾病的早期阶段生化指标可能介于正常值边缘，还有因暴发性肝衰竭接受肝移植（LT）的患者。在后一种情况下，DNA 分析不会改变治疗，但对 Wilson 病患者的兄弟姐妹进行适当随访而言却是必不可少的。即使原患者死亡，准确诊断对其他家庭成员也很重要。

在世界范围内的各种人群中，ATP7B 基因有500 个以上突变已被报道，并列入各种数据库中：艾伯塔大学维护的 Wilson 病数据库（http://www.wilsondisease.med.ualberta.ca），连同所有相关的参考文献[76]，和其他数据形式。尽管 ATP7B 是一个具有 21 个外显子和 4.1 kb 编码区的大基因，但现代技术使 DNA 诊断成为可能。高通量分析方法包括直接测序、变性高效液相色谱[77]和自动单链构象多态性分析。定向的下一代测序可能是最有效的[78]。在某些情况下，结合 DNA 和 RNA 分析是必需的。

微阵列技术的新方法可以促进一些人群的基因诊断[80]。特定突变在有限数量的外显子中往往是特定群体所特有的，因此可以设计可行的突变分析方法来改进费效比。大多数患者是复合杂合子，也就是说，他们携带两个不同的 ATP7B 突变。当患者具有经典的临床症状和至少一种生化测定表明铜储留时，发现一种致病突变足以证实诊断。当铜测定是边缘水平，临床特征是模糊的（例如，精神特征、肝功能轻微的异常）时，只有一个致病突变的鉴定是不能明确诊断的。当临床和生化特征引起疑诊 Wilson 病时，突变位点鉴定很有可能成为帮助诊断的方法。然而，遗传数据并不总是能简单地解释[81,82]。

某些种族患者有典型的特定突变，不同的群体可能具有典型的突变谱。最常见的突变，H1069Q，存在于 35%～75% 的欧洲裔患者两个突变中的至少一个，特别是来自东欧的患者中[83,84]。这一突变在中国和相关人群中没有发现，在他们中 R778L 突变是常见的[85,86]。来自多数人群的患者中间存在大量的突变，但一般没有某个频率特别高的。一个例外来自撒丁岛，大多数患者在启动子区域中有 15 bp 的缺失[87]。在一些中国患者中也发现了启动子突变[88]。在一些人群中，简易可行的突变识别方案可用于快速评估 90% 的患者，如在撒丁岛[89]和德国东部地区[90]。其他类似例子，即具有特征性有限突变谱的人群包括冰岛、韩国、日本和加那利群岛[62]，巴西的突变谱与加那利群岛相似[91]。

目前已经在整个基因和启动子区域中鉴定出突变。在艾伯塔大学突变数据库中记录的迄今为止在 ATP7B 中发现的大多数突变都是错义突变（57%）、小缺失和插入（28%）、无义突变（7%）和剪接位点突变（8%）。在 Menkes 病中异常的 ATP7A 基因的突变谱与 ATP7B 不同[92]。

在大约 20% 的 Menkes 病患者中发现了大段的基因缺失，这显然是罕见的。错义突变倾向于主要位于功能区域内，但其功能效应难以预测。相比较而言，删除、重复和无义突变可以预测会严重影响 Wilson ATP 酶的功能。

鉴于错义突变的大量存在，一个重要的挑战是确保在 ATP7B 中识别的突变是实际上导致 Wilson 病功能缺陷的原因。当只有一个突变被用来支持诊断时，这一个突变必须能够被确切地作为致病原因。鉴定哪些突变会引起疾病的特征性检查有：预测分子破坏、物种间特定残基的保持和至少 50 个对照中的缺失等，通过比较尺寸、形状和疏水性的变化获得。通过使用 Wilson ATP 酶结构模型检测突变位点的定位可以帮助评估哪些突变位于蛋白质的关键区域[93]。序列同源性的检查也可以用来预测氨基酸的变化是否会影响蛋白质的整体功能[94]。功能性检测是有用的，虽然它们只用于有限数量的突变。酵母菌和人类的铜转运系统的组成是相似的，因此，酵母菌分析可能有助于确定突变的 Wilson ATP 酶是否能够运输铜，这是对其正常功能的要求[95,96]。在中国仓鼠卵巢或肝癌细胞系中的细胞培养试验可以显示 ATP7B 的分布是否正常[97,98]，并且可以响应铜浓度升高而从细胞内跨细胞高尔基网转运到细胞质囊泡。在某种突变中，这种胆道排泄铜所需的运输不会发生。在硅片分析中，例如使用 Polyphen 或 Pmut 程序，也可以提供信息以确定 ATP7B 的改变实际上是否是致病的。

特异性突变与临床特征

由于大多数患者有两个不同的 ATP7B 基因突变，明确临床特征与特定突变的相关性是很困难的。来自多个实验室的数据表明，临床疾病（表型）的特异性与特定突变（基因型）之间没有很高的相关性[100]。然而，通常情况下，干扰完整的 Wilson ATP 酶产生的更严重的突变会导致发病年龄更早，而且往往与疾病的肝脏表现有关。[32,101,102]

对于最常见的 H1069Q 突变，纯合子患者的发病年龄范围从大约 10～50 岁（平均年龄 20 岁），神经系统发病更频繁[84]。除了患者因为的特定突变引起的在 Wilson ATP 酶中的功能缺陷，疾病严重程度和临床特征可能还受许多其他修饰因素的影响，可能是遗传或环境的因素。目前已经报道了存在不同临床表现的 Wilson 病单卵双胎患者[103,104]，载脂蛋白 E 基因多态性也可能影响 Wilson 病的严重程度[105]。然而迄今为止 ATP7B 表达的修饰基因尚未被明确鉴定。

（六）症状前诊断 一级直系亲属

注意力要集中在患者的症状前兄弟姐妹上。因为 Wilson 病是隐性遗传，患者的兄弟姐妹有 25% 的机会患病，50% 的风险是杂合子。然而，所有的一级直系亲属都应筛选 Wilson 病，因为携带者比例可能高于推测[106,107]。在开始终身治疗前，可靠的诊断对症状前个体是必不可少的，在组织损伤之前就开始治疗对于患者的正常生命周期和生活质量来说有最好的前景。由于生化测试的变异性，在症状前阶段的诊断可能是困难的。遗传诊断专业地提供了唯一安全的诊断[108]。如果患者已经确定有两个 ATP7B 突变，其同胞的诊断可以直接通过突变分析。当 Wilson 病的先证者的诊断是依据临床和生化标准，而未进行 DNA 分析或仅鉴定出一个突变的情况下，DNA 标记分析法可以在不知道特定突变的情况下使用。优选的标记物是基因内 DNA 中的变异区域，或在紧临基因区域中的变异区域。特异性标记允许追踪疾病基因及其伴随的标记，可以来自每个亲本染色体（图 59-6）。当使用这种方法时，侧翼标记必须是适当的和富含信息的两侧基因，以避免因为重组事件可能出现的错误。许多单核苷酸多态性已经在整个基因组中被鉴定，并且这些也可以用于标记分析。DNA 检测对兄弟姐妹诊断的重要性已经通过检测偶然的杂合子来证明，而铜蓝蛋白、尿铜、甚至肝铜水平等铜参数可能偶然出现正常边界的结果。

在没有经过突变分析的情况下进行一级直系亲属相关性诊断时，最初的患者必须毫无疑问地明确诊断 Wilson 病。这一分析假定没有其他类似的铜贮积病。这种假设也许以后有可能不成立，但是最近描述的机制与 Wilson 病相似的疾病在临床特征上基本不同。在没有标记分析或直到标记分析结果可用的情况下，筛选应该包括体格检查、肝功能检查、血清铜和铜蓝蛋白测定、24h尿铜测定，还有细致裂隙灯检查眼睛。年龄在 6 岁或以下的无受累的儿童应在未来 5～10 年内每年复查。当患者 DNA 可获得时，使用标记位点或直接突变分析进行基因筛查仍然是鉴定其同胞兄弟姐妹最可靠的方法。对于已故患者，可以使用尸检或活组织检查。

迄今为止，还没有任何已知的杂合子携带者发展成临床 Wilson 病，且来自杂合子携带者

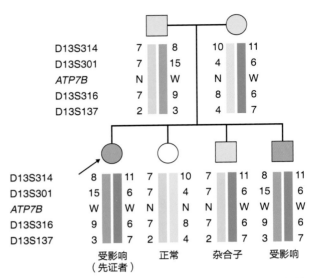

		7	8	10	11
D13S314		7	8	10	11
D13S301		7	15	4	6
ATP7B		N	W	N	W
D13S316		7	9	8	6
D13S137		2	3	4	7

	8	11	7	10	7	11	8	11
D13S314	8	11	7	10	7	11	8	11
D13S301	15	6	15	4	15	6	15	6
ATP7B	W	W	W	N	N	W	W	W
D13S316	9	6	9	7	8	9	9	6
D13S137	3	7	3	2	4	3	3	7

受影响（先证者）　　正常　　杂合子　　受影响

▲ 图 59-6 多态性 DNA 微卫星标记，可用于可靠地诊断确诊患者的兄弟姐妹状况

一个或最好两个信息标记应该出现在两侧基因。DNA 标记被列为着丝粒到端粒顺序。数字代表列出的每个标记的等位基因。被证实为受影响的患者（箭）和症状前兄弟姐妹被标示为填充圆或正方形。标记表明每个兄弟姐妹的基因型。特定的染色体片段可以通过该家族进行。当患者明确诊断 Wilson 病时，突变鉴定是不必要的

的肝组织是可以作为活体肝移植的供体的。在开始治疗 Wilson 病之前强烈推荐对基因型加以确认，由于治疗药物的不良反应和固有风险，杂合子携带者不需要接受终身治疗。还需要指出的是，某些特定的突变对于个体肝脏功能的影响比其他突变更为严重。重新评估杂合子携带者基因型有助于评估 50 岁后患者的肝铜累积程度。其他监测应包括肝功能、血清铜和铜蓝蛋白测定、基础 24h 尿铜排泄量和肝脏超声。尽管尚无临床研究明确治疗的必要性，对于结果提示全身铜超载的患者应考虑锌剂治疗。对于杂合子携带者应该提示其避免腹型肥胖和过度饮酒以维持肝脏功能良好。

（七）人口筛查诊断

大规模筛查婴儿或儿童是对 Wilson 病一种新兴的诊断干预，目前已有多种方法推荐用于筛查[109-111]。这些测试及干预措施可通过早期诊断、系统治疗等方面使 Wilson 病患者达到最好的预后，但具体操作流程仍需要进一步的细化[112]。虽然大规模筛查无法识别所有患病的个体，但它

为临床不典型 Wilson 病患者的诊断提供了一定的帮助。目前的经验表明，由于 Wilson 病中存在高等位基因异质性，分子筛查由于价格按规不适用于一般人群，但在有高度血缘关系特定人群中是可行和并且可使患者获益[113]。但对于在早期筛查中的确诊患者而言，最佳的治疗起始年龄和治疗方法目前仍不确定。

（八）遗传鉴别诊断

一些比 Wilson 病更罕见的遗传疾病可以作为 Wilson 病的候选模拟参照物。已有报道，通过转铁蛋白糖基化检查而非基因诊断的先天性糖基化障碍的患者可患有孤立性肝病（肝脂肪变性，血清转氨酶水平异常）[114]，他们的血清铜蓝蛋白水平低于正常对照，但 24h 尿铜排泄完全正常。与 SLC30A10 突变相关的常染色体隐性锰潴留障碍可伴有帕金森氏肌张力障碍、肝硬化和高锰血症[115,116]，补铁是主要的治疗手段。MEDNIK 综合征（精神发育迟缓、肠病、耳聋、神经病、鱼鳞病、角化病）具有 Wilson 病和 Menks 病的临床特征：血清铜蓝蛋白水平明显降低、24h 尿铜排泄率升高、肝实质铜浓度升高并伴有慢性肝损害，其神经系统的发现与 Wilson 病有很大的不同。MEDNIK 综合征为常染色体隐性遗传疾病，其

基因突变发生于 AP1S1，该基因产物参与细胞内铜的转运，影响 Wilson ATP 酶和 Menkes ATP 酶的作用。和 Wilson 病相似，锌治疗可使患者受益。

目前尚未确定 COMMD1 突变是否会导致人体铜储存。在一组早发儿童肝硬化患者和 24 例具有铜潴留特征的患者中都没有发现 COMMD1 突变[117]，一项样本量较大的意大利学者的研究也得到相似的结论[118]。另一项研究中发现，多态性密码子的改变并没有导致氨基酸变化，但影响了发病年龄[119]，目前尚无确凿的证据表明 COMMD1 的突变可导致人类遗传性铜中毒。印度南部描述的肝铜中毒的遗传基础，类似于印度儿童肝硬化和 Wilson 病，但尚未被确认[120]。

六、治疗

Wilson 病的治疗包括通过金属硫蛋白螯合或诱导排铜（表 59-1），虽然目前治疗方法和药物有限[42,121]，但大多数患者接受药物治疗后效果明显。从临床经验来看，经过长期的螯合剂治疗后大多数患者能够正常生活，各项生理指标稳定。目前有两种广泛使用的口服螯合剂：D-青霉胺和曲恩汀。相对较新的药物为四硫代钼酸盐，但目前仍然处于临床实验阶段。锌剂在肠道内可干扰

表 59-1　Wilson 病的治疗

药　物	剂量	用法评估	不良反应监测
D-青霉胺*	初始 1～1.5g/d（成人）或 20mg/kg/d（儿童），分为二或三等份口服； 剂量维持：口服 0.75～1g/d（两次剂量）以维持铜中毒	24h 尿铜排泄量：200～500μg/d（3～8μmol/d）为目标	全血计数、尿液分析、皮肤检查
曲恩汀	起始 1～1.5g/d（成人）或约 20mg/kg/d（儿童），分为二或三等份口服。 维持：相同	24h 尿铜排泄量：200～500μg/d（3～8μmol/d）为目标	全血计数、尿分析、血清铁、铁结合力
锌	初始 50mg 元素锌（成人）或 25mg 元素锌（儿童 5～12 岁），每天口服三次，最好离吃饭时间 1 小时以上。 维持：根据需要确定剂量以达到疗效指标	24h 尿铜排泄量：75μg/d（1.2 mol/d）为目标	血清肌酐、尿液分析、血清锌（也监测黏附）、血清 AST 和 ALT

* 加吡哆醇，每天口服 25～50mg；虽然锌剂不会引起尿铜增加，尿铜排泄在 24h 内通常反映了全身铜负荷，可以用于监测锌治疗效果；可以用血清非铜蓝蛋白结合铜水平小于 150μg/L 作为替代监测手段；ALT. 丙氨酸氨基转移酶；AST. 天门冬氨酸氨基转移酶

铜的摄取，并通过诱导金属硫蛋白稳定肝铜平衡，故通常作为辅助用药。早期起始治疗对治疗的整体成功至关重要，在症状出现前（症状前期）确诊并启动治疗者预后最佳。其他辅助性治疗如抗氧化剂的作用不确定，基因治疗的效果目前尚无确切的报道。部分基于恢复细胞内因突变引起错误折叠的 Wilson ATP 酶功能的新疗法尚处于研究阶段[122,123]。

（一）螯合治疗

Walshe 于 1956 推荐使用青霉胺进行 Wilson 病治疗，数十年来本药一直是 Wilson 病的一线治疗用药并可使大多数患者获益。青霉胺含有两个甲基的含巯基半胱氨酸（β，β- 二甲基半胱氨酸），临床上应用的是 D- 青霉胺构型。口服给药后它可以迅速吸收，生物利用度为 50%。D- 青霉胺可以大大增加了尿中的铜的排泄量。在 Wilson 病模型 Long-Evans 肉桂大鼠模型中的研究表明，青霉胺可以抑制铜在肝细胞溶酶体中的蓄积，并可将已经蓄积的铜从溶酶体中动员溶解出来，但它并不作用于胞质金属硫蛋白中的铜[124]。D- 青霉胺还可通过还原螯合作用祛铜。在螯合过程中，蛋白结合的 Cu^{2+} 还原为 Cu^+，还原状态的铜对蛋白的亲和性降低，D- 青霉胺进而发挥螯合作用[125]。D- 青霉胺并不能将铜从肝脏中完全清除。除了螯合作用外，D- 青霉胺还可以抑制胶原交联从而发挥免疫抑制作用。

在长期治疗期间，患者随时可能发生各种药物不良反应。部分不良反应相对轻微（味觉丧失、胃肠不适和关节痛），但其他则比较严重（蛋白尿、白细胞减少和血小板减少）。少数患者会发生药物相关的再生障碍性贫血，但需要指出的是，即使停用 D- 青霉胺，部分患者的贫血也不可逆。其他严重的不良反应包括肾病综合征、肺出血肾炎综合征、肌无力综合征和药物性狼疮。患者一旦出现严重的不良作用，需立即停用 D- 青霉胺，改用其他的螯合剂。D- 青霉胺的严重不良作用在高达 30% 的 Wilson 病患者出现[126]。D- 青霉胺有潜在的肝脏毒性。还可出现各种皮疹、天疱疮和匐行性毛囊角化病等皮肤不良反应。D- 青霉胺毒性小于 L- 青霉胺，这是临床中不使用消旋混合物的原因。由于可能继发吡哆醇缺乏，长期用药的患者还可能出现视神经炎等慢性不良反应。因此，在 D- 青霉胺使用期间，应常规补充吡哆醇（每天口服 25 ～ 50mg）。

D- 青霉胺终身治疗的总体安全性目前尚无确切报道，长期用药带来的不良反应有可能会影响 Wilson 病患者的生活质量。长期使用 D- 青霉胺的患者可能出现弹性组织的消失或其他明显的皮肤损害[127]。目前药物的抗纤维化作用也影响血管结缔组织。有临床观察提示，在持续使用 D- 青霉胺数十年治疗的患者会发生红细胞增加的胶原蛋白损失，但这种风险尚未得到充分评估[56]。用药后患者将出现铜这一微量元素的慢性消耗。治疗后若监测提示铜蓝蛋白完全缺乏或 24h 尿铜排泄水平极低，则提示祛铜治疗有效。但即使在长期维持剂量治疗的患者，也很少能达到上述效果。推荐患者长期维持最小量 D- 青霉胺维持治疗，并在餐前用药。

1980 年后，Walshe 推荐使用曲恩汀或二乙基四胺盐酸盐（也称"2，2，2- 毒鼠强"）作为 D- 青霉胺不耐受患者的二线治疗。限制其临床应用的一个主要的后续问题是本药缺少药品来源。曲恩汀与 D- 青霉胺化学性质不同；作为多胺螯合剂，它缺少巯基并具有特殊的分子结构。铜可以通过与平面环中的四个氮原子螯合而形成稳定的络合物。曲恩汀是一种比 D- 青霉胺弱的螯合剂，通过增加尿铜排泄并干扰铜的肠道吸收发挥作用[128,129]。

曲恩汀除了偶尔引起胃炎和继发性缺铁相对无其他毒性，缺铁是由于它可以螯合膳食铁所致。偶有患者发生骨髓抑制，个案报道指出其可引起患者发生铁粒幼细胞性贫血。需要注意的是，曲恩汀治疗初期可能会加剧神经系统症状。D - 青霉胺不耐受的患者转换为曲恩汀治疗后，青霉胺相关不良反应可缓解且不出现复发。由此可见曲恩汀是潜在的 Wilson 病一线治疗药物，但目前尚缺乏足够的临床数据支持其作为常规治疗。曲恩汀在成人[130]和儿童[131]中具有良好的耐受性，部分在妊娠患者中的研究也观察到了不错的治疗效果。除治疗 Wilson 病，由于具有抗氧化作用，曲恩汀也可用于治疗糖尿病患者的心血管病和肾病，但高昂的价格和购买困难使其临床应用受到限制。

四硫代钼酸铵尤其适用于治疗严重的神经型 Wilson 病，与 D- 青霉胺不同，应用早期并不加剧神经症状[132,133]。四硫代钼酸盐可以抑制肠道内的铜吸收，并可与血浆铜发生高亲和力结合。在 Long-Evans 肉桂大鼠中的研究表明，相对于 D-青霉胺，低剂量四硫代钼酸盐即可从金属硫蛋白中祛除铜；但高剂量给药后，会发生不溶性铜络合物的肝脏沉积[134]。四硫代钼酸盐通常被认为是一种无毒性药物，但应用中应注意骨髓抑制这一严重的不良作用，但目前的研究提示骨髓抑制可能是由铜缺乏所致[135]。部分患者用药后出现血清转氨酶升高。对于用药后被动员的铜和钼酸盐的沉积部位目前尚无定论。钼酸盐沉积在脑会导致器质性脑综合征。除考虑长期用药不良反应，治疗起始时应明确药物剂量和疗程，Wilson 病急性神经系统病变是该药的主要适应证。长期使用四硫代钼酸铵会引起机体的系统性的铜缺乏。四硫代钼酸盐还具有抗血管生成作用[136]，但具体机制及应用前景还有待进一步探索。

（二）金属硫蛋白的诱导及对铜吸收的干扰

1960 年以后欧洲开始使用锌剂治疗 Wilson病，近 25 年中来该治疗在北美洲逐渐推广。锌的作用机制不同于螯合剂，在药理学剂量下，锌可以干扰铜在胃肠道的吸收，从而增加粪便中的铜排泄。锌的主要作用机制在于诱导肠上皮细胞的金属硫蛋白表达。金属硫蛋白对铜的亲和力高于锌，使肠内容物中铜被优先结合。一旦结合，此种形式的铜变得不可吸收，随着肠上皮细胞的老化脱落将其通过粪便排泄。由于部分非铜蓝蛋白可结合铜并通过胃和胰腺分泌物分泌至肠腔，长期锌剂治疗也导致全身铜储存量的减少。临床

观察显示长期锌剂治疗后肝实质铜浓度并不降低，推测锌剂也具有类似铜诱导肝脏金属硫蛋白的效果。锌剂治疗或可逆转肝细胞铜过载时的核受体功能异常[137]。

锌剂治疗有效且几乎没有不良反应[138,139]，在儿童患者中也可安全使用[140]。在针对 D- 青霉胺和硫酸锌的随机对照试验中，两者均可有效的稳定病情，但 D- 青霉胺不良反应发生率更高。任何锌盐均可用于治疗 Wilson 病，胃炎是其最常见的不良作用，除硫酸盐外的锌盐可减少胃炎的发生。食物可干扰锌剂的疗效，部分学者建议在服用 1h 后服用锌剂以提高疗效，但这可能会增加胃炎的严重程度，也不利于青少年患者的治疗依从性；另一种推荐的给药方法是餐间服药。可通过测量血清非铜蓝蛋白结合铜浓度来确定合适的用药剂量。

极少数 Wilson 病患者在锌剂治疗初始出现病情恶化。锌具有免疫抑制作用，并可降低白细胞趋化性。大鼠中的研究提示锌剂可能干扰骨形成。锌过量与血清胆固醇水平升高有关，但在 Wilson 病中使用的治疗剂量对血脂影响轻微。锌剂用药可扰喹诺酮类抗生素的吸收。长期以来以后多项研究观察了锌剂的长期有效性和不良反应。虽然具体数据存在差异，现有证据提示长期锌剂治疗是有效且相对无毒的[121,139]。多项研究表明长期锌剂治疗后肝铜含量并不下降，单用锌剂治疗的肝型 Wilson 病患者的远期疗效不如神经型患者[141,142]。患者的治疗依从性往往是临床疾病恶化的主要决定因素。脑磁共振成像显示，与 D - 青霉胺治疗相比，锌单药治疗的患者也可见到渐进性脑组织结构恶化，但接受锌剂治疗的患者没有发现脑功能恶化[143]。需要注意的是，Wilson 病患者长期使用锌剂单药治疗时需要定期密切随访监测血清转氨酶水平和神经状态的变化。

虽然目前尚缺乏基础和大样本临床研究结果在理论或循证医学层面提供有效的治疗策略，临床中通常使用锌剂联合传统的螯合剂（D- 青霉

胺或曲恩汀）用于治疗重型 Wilson 病。联合锌剂治疗时，应注意两种药物需间隔使用，用药间歇需在 4～5 小时以上，否则药物之间的相互作用会影响疗效。常规治疗方案为每日 6 小时间隔给药，第一次和第三次用药给予锌元素量 50mg，第二次及第四次给予 D-青霉胺或曲恩汀（250mg 或 500mg）。但本方案需要患者每天服药四次，仅推荐应用于严重的肝脏或神经系统疾病患者作为强化治疗方案[144-146]。本方案作为诱导缓解方案在治疗初期 3-6 个月使用，待患者的临床症状稳定后应考虑转换为更简单的锌剂或足量螯合剂的标准单药维持方案。现有的临床数据表明，锌剂联合曲恩汀治疗策效果略好，但还需要进一步的研究来证实这一结论。对于无脑病但肝脏功能严重失代偿的患者来说，及时诊断和早期用药至关重要[32,147]。

一个重要的新的治疗推荐建议时在初始用螯合剂治疗的 Wilson 病患者转换为锌单药治疗。当患者一般情况可、血清转氨酶水平正常且肝脏合成功能良好时即可考虑转换治疗。一般而言，患者在接受螯合剂成功治疗 1～5 年后，实验室检查提示铜代谢指标正常或稳定，[42] 后可从螯合剂改变为锌剂单药维持，现有的临床数据结果也支持这种转换治疗方案。但应告知患者，相比于与每日两次的螯合剂口服，锌剂治疗可能会有更多的用药要求。坚持药物治疗是疗效保证的关键，不允许任何患者自行停药（除非患者接受了肝移植治疗）。

（三）抗氧化剂

理论而言，用维生素 E 是肝豆状核变性的重要辅助治疗方法，其目的是预防或逆转渐进性肝损伤。Wilson 病患者血清维生素 E 水平低的临床意义尚未明确[30]。有限的证据显示维生素 E 在严重肝脏失代偿期的患者中有一定的效果，但仍缺乏严格的临床研究证实其疗效。维生素 E 的常规药理剂量为每日口服 400U 口服。另一种抗氧化剂 N-乙酰半胱氨酸作为严重肝型 Wilson 病的辅助治疗也缺少系统性临床研究。Wilson 病患者

并不缺硒，因此并不需要额外补充。

（四）膳食管理

初始治疗的第一年，应告知但不强制患者尤其是已出现临床症状的患者考虑低铜饮食。大多数患者并不需要制定复杂的膳食方案。主要注意应减少动物内脏、贝类、坚果、巧克力和蘑菇的摄入，素食主义者应进行饮食咨询制定膳食方案。饮食限制往往影响患者既有的生活方式，在临床病情稳定和坚持药物治疗的患者可以适当放宽对含铜的食物的限制。在饮用水铜含量高的地区，应进行分水微量元素的分析成，并在饮用水管道系统中安装除铜装置。需要指出的是，单独的饮食控制不能完全控制病情。Wilson 病患者应得到足够的营养、维持良好的生活习惯以保证骨骼健康避免骨脱矿的发生。

（五）肝移植

肝移植对 Wilson 病的作用有限但可挽救生命。暴发性肝衰竭 Wilson 病患者需要肝移植治疗，一些对药物治疗无效的严重肝病患者也应尽早进行移植治疗。作为补救治疗方案，短期间隔联合曲恩汀和锌剂，及联合使用与维生素 E 和其他抗氧化剂的治疗效果目前尚无证据。肝移植治疗是否能够改善 Wilson 病严重的神经系统病变尚无定论。部分可能有一定倾向性的研究对于其疗效有着截然相反的结论[149,104,150]。因此并不推荐患者在不确定可以得到确切临床获益时接受肝移植治疗。肝移植仅用于药物治疗无效或暴发性肝衰竭的严重的失代偿性肝病患者。活体移植时，供体可能来自杂合子携带者亲属，虽然杂合子肝脏存在铜代谢的部分缺陷但不影响供肝的生理功能。

Wilson 病患者肝移植后存活率非常高，包括了小规模临床研究[153,154]及亲体捐赠者研究[155,156]在内的多项研究提示，其术后存活率中可以达到 70%～88% 或更高[151,152]。Wilson 暴发性肝衰竭时常伴发的肾衰竭一般会在移植后缓解。肝移植术后 K-F 环可以逐渐消失。应注意 Wilson 病

的患儿相较于其他病因行肝移植治疗后更易发生术后神经系统并发症。由于难以坚持药物治疗，患有神经型 Wilson 病的患者肝移植术后预后不佳[158]。

（六）基因治疗

肝细胞移植在多种动物模型中均显示出可观的疗效[159,160]。转基因治疗已经在实验模型中取得了良好的效果，但其临床应用仍需要进一步的研究。肝细胞移植和转基因治疗在可能是未来 Wilson 病有效的治疗选择[164]。此外也有进行诱导多能干细胞治疗的研究尚处于试验阶段。

七、特殊情况

（一）妊娠

整个妊娠期都必须坚持维持药物治疗，如果中止药物治疗，患者有可能出现产后肝脏功能失代偿。虽然有 D- 青霉胺治疗过程中成功妊娠的报道[165-167]，由于 D- 青霉胺可能具有致胎儿毒性，如果可能的话，应避免在妊娠期使用。由于长期治疗导致的铜缺乏及 D- 青霉胺的致畸作用[168]，有报道提示患者娩出的子代中可见严重胶原缺陷。锌剂治疗对于胎儿胶原发育影响较小[169]，妊娠期间也可使用曲恩汀作为治疗的药物[170,171]。在妊娠末三个月，尤其是预期行剖宫产的患者[42,172]应减少孕前治疗药物剂量的 25%（D- 青霉胺或曲恩汀）。对于患有 Wilson 病的孕妇应嘱其孕期严格注意饮食、补足铁及叶酸。

未确诊和未经治疗的 Wilson 病妇女可能会出现受孕和维持妊娠困难[167,173]。对于复发性流产的妇女应注意鉴别除外 Wilson 病。Wilson 和 Menkes ATP 酶在母体及胎儿的铜稳态中起着重要而复杂的调控作用[174]。患有 Wilson 病的女性需要避孕时应注意避免使用含铜的宫内节育器。Wilson 病的母亲是否可以进行母乳喂尚无共识。这种疾病本身并没有哺乳禁忌，但 D- 青霉胺可进入母乳具有婴儿的潜在毒性。因此，即使时小剂量使用 D- 青霉胺的患者也应避免授乳。目前尚不清楚曲恩汀是否可经乳汁分泌，其用药后授乳的安全性未知。锌剂经乳汁分泌，尽管安全性不确定，但母乳喂养似乎对婴儿影响较小。由于资料有限，尚无法针对授乳进行可靠的临床建议，应谨慎对待此问题。

（二）Wilson 病暴发性肝衰竭

目前在肝移植数据库和其他病例报道中至少已有 80 宗 Wilson 病暴发性肝衰竭的报告，这群患者的肝豆状核变性发生率较高[175,176]，占接受肝移植 Wilson 病患者的 1/3 左右。尽管存在慢性肝病（通常是肝硬化）首发的情况，患者通常在起病初期即确诊为 Wilson 病。Wilson 病暴发性肝衰竭主要发生在 10—30 岁的年龄段的女性，个别案例发生在幼儿时期。Wilson 病暴发性肝衰竭具有特征性临床和生化指标，诊断时，应注意与急性病毒感染或药物肝毒性相关的急性肝衰竭相鉴别。患者可发生 Coombs 阴性的急性血管内溶血，并常常伴有肾衰竭，病情进展迅速。如果不存在潜在的其他肝脏疾病，通常可能诊断为病毒性肝炎引起急性肝衰竭。与急性病毒性肝炎不同，Wilson 病暴发性肝衰竭通常有以下特征性表现：明显的发作性起病，血清转氨酶水平与肝衰竭的严重程度不匹配（通常 < 2000U/L）；血清碱性磷酸酶水平显著降低，可处于正常范围内或低于同年龄水平[177]。这种独特表现的发生机制目前尚不清楚。由于溶血，血清胆红素水平可能升高明显，尿铜排泄量大大增加，非铜蓝蛋白结合铜浓度也明显升高，但是仅依靠这些检查并不足以确诊 Wilson 病暴发性肝衰竭。若行裂隙灯检查可能会发现 K-F 环。

现已有评估诊断或预测肝衰竭发生的综合生化指标体系。部分患者门冬氨酸转氨酶（AST）水平高于丙氨酸氨基转移酶（ALT），提示线粒体原发性病变，但这并不是 Wilson 病暴发性肝衰竭的特征性改变。碱性磷酸酶浓度 / 总胆红素浓度小于 4 及 AST/ALT 小于 2.2 可辅助诊断疾病情况。这种组合，以美国单位计算，较血清铜蓝蛋白浓度更有助于诊断 Wilson 暴发性肝衰竭[178]。

59

第59章

Wilson 病（肝豆状核变性）　Wilson Disease

暴发性肝衰竭患儿中，碱性磷酸酶与总胆红素浓度的比值（国际单位每微克）均小于1，可将Wilson病急性肝衰竭患者与其他原因引起的急性肝衰竭患者有效区分[179]。Nazer指数，结合血清AST水平、血清总胆红素浓度和凝血酶原延长时间可诊断绝大多数Wilson暴发性肝衰竭，但不能预测失代偿期慢性Wilson病[180]。包含血清总胆红素浓度、白细胞计数、国际标准化比值（INR）、血清白蛋白浓度和血清AST水平的修订Nazer指数，显示出良好的预测价值，其预后不良的阈值是11分[39]。以上评分有助于识别部分病例但不适用于全部疑难病例情况。

极少数情况下Wilson病患者因并发病毒性肝炎而发生急性肝衰竭，其临床和生化特征可能与典型的病毒性肝炎相近。伴有Wilson病的慢性丙型肝炎也有报道。

Wilson暴发性肝衰竭的肝活检结果通常显示肝硬化，在肝细胞和库普弗细胞中可检测到细胞内铜[181]，广泛肝细胞凋亡是这种疾病的主要病理模式。

典型的Wilson暴发性肝衰竭患者需要紧急肝移植治疗，应尽快转诊至移植治疗中心。即使进行螯合治疗，患者通常可能治疗失应答。血浆置换、血液成分交换[183]、血液滤过[184]或血液透析可用于肝移植术前减少肾损伤。白蛋白透析[185,186]和分子吸附的手段[187]可以作为应急措施延长肝移植等待时间。一般来说，这些治疗可以延缓但不能改变病程，除了个案外，肝移植仍然是最重要的Wilson暴发性肝衰竭患者重建肝功能的治疗手段[188,189]。

对于Wilson病患者，应注意识别急性肝衰竭的临床表现和相应的变化。在最新的定义下，急性肝衰竭的诊断更加宽泛，新发肝病伴凝血障碍（INR > 1.5）和任何级别的肝性脑病 - 部分Wilson病患者最初表现为失代偿慢性肝病，缺少其他特征性表现的情况下嗜睡等均可能是Wilson暴发型肝衰竭的表现。但这些患者并不一定都需要进行肝移植，尽早使用白蛋白透析有可能阻断疾病恶化过程[190]。在一些快速进展为肝衰竭的

Wilson病患者中，顽固性肝功能受损可能由于未能坚持规范治疗所致。在不进行肝移植的情况下，相同的强化临床措施是否能否挽救患者生命目前尚无定论。但对于任患有Wilson病且进入肝衰竭的患者，肝移植仍应作为值得推荐的治疗。

（三）疾病并发症

擅自停药的患者预后非常差。可能会出现新发神经系统异常，如构音障碍。已有报道提示，药物治疗中断后患者平均3年内将快速进至肝功能失代偿，其中有报道称最早在停药8个月后就可以发生肝功能失代偿。这种疾病再激活下发生的肝损伤重新运用螯合剂治疗一般无效，通常最终需要肝移植治疗。

（四）关于铜缺乏风险评估

随着螯合剂的使用，患者可能会出现微量金属元素的缺乏，目前对这种情况是否有明确的临床意义尚无定论。如果血浆铜蓝蛋白的氧化酶活性降为零，将会出现铁代谢异常将并导致肝脏铁过载、贫血[56]和遗传性无铜蓝蛋白血症，在过于积极的螯合剂使用患者中可观察道类似的情况，此类患者会出现严重的铜缺乏，血清铜蓝蛋白氧化酶活性可降至很低甚至低于检测阈值。

八、预后与自然病程

如果得到准确和早期诊断并坚持治疗，Wilson病患者通常预后良好。处于发病前的患者同胞，在出现任何临床症状前即可以依据生化或基因条件而确诊，经过及时治疗，远期预后最为良好。结合祛铜治疗相关的风险，无症状小儿童开始治疗的最佳时间尚未明确，对于处于关键生长期婴儿和儿童进行治疗应对疾病慎重评估。只要坚持治疗和可耐受药物治疗，早期肝病患者预后一般良好。药物治疗并不能完全控制严重的神经系统疾病。除了早期诊断外，对有效药物方案的充分依从性可能是最重要的影响预后的因素。

◆ 结论

　　肝豆状核变性是一种罕见的铜中毒性疾病，主要影响肝脏和大脑的常染色体隐性遗传。其分布在世界范围内，平均发病率为每百万分之30（30/1 000 000），在一些特定人群中其发病率更高。自 1993 年首次克隆疾病相关基因以来，已有多个突变位点逐渐明确。复合杂合子在发病中占优势决定了其临床异质性，并为探索基因型和表型之间的相关性带来困难。药物治疗通常非常有效，但需对患者进行定期随访以监测临床健康、依从性，疾病可能的进展及长期药物治疗的不良反应。

总　结

最新进展

- 关于 Wilson ATPase 的结构及其细胞内作用有更清晰的认识
- 改良的 ATP7B 基因型分析方法
- Wilson 病样表现的其他疾病的鉴别诊断

关键知识缺口

- 包括表观遗传机制在内的可改变疾病表现的环境因素
- 除了氧化应激之外的致病机制
- Wilson 病真正的流行病学资料

- 肝脏肿瘤（肝细胞癌和胆管癌）的风险

未来发展方向

- 全面了解铜、锌和其他微量金属在肝细胞中的代谢过程
- 更精确地确定 Wilson ATP 酶与其他结构和蛋白之间的相互作用模式
- 新疗法的开发
- 以挽救生命为本，解决 Wilson 病全球范围内治疗差异问题

第 60 章　血色病
Hemochromatosis

Antonello Pietrangelo　著

王丽旻　译，董漪　校

● 缩 略 语　ABBREVIATIONS

BMP	bone morphogenic protein	骨生成蛋白
DMT1	divalent-metal transporter 1	二价金属离子转移蛋白 1
FPN1	ferroportin	铁蛋白
HAMP	hepcidin gene	铁调素基因
HC	hemochromatosis	血色素沉着症
HJV	hemojuvelin	血凝素
IRIDA	iron-refractory iron-defciency anemia	铁障缺铁性贫血
LCI	labile cellular iron	不稳定细胞铁
LEAP-1	liver expressed antimicrobial protein 1	肝脏表达抗菌蛋白 1
LPI	labile plasma iron	不稳定血浆铁
NTBI	non-transferrin-bound forms of iron	非转铁蛋白结合形式的铁
SF	serum ferritin	血清铁蛋白
TfR1	transferrin receptor 1	转铁蛋白受体 1
TfR2	transferrin receptor 2	转铁蛋白受体 2
TS	transferrin saturation	转铁蛋白饱和度

铁是地球上最丰富的元素（按质量计），是包括真菌、细菌和人类在内，在任何生物中都重要的微量元素[1]。铁在我们的体内的含量要比其他任何微量元素都多，铁与血红素蛋白结合并输送氧气，然后促使线粒体产生高能量化合物，如ATP，关键酶，甚至DNA合成[2]。铁对人类来说至关重要，一旦它进入体内，就很难排出，人类机体储存铁是进化的结果[3]。然而，这种进化却对人体健康构成了一定的威胁。铁在有氧环境下有较高的生物活性，如果它不被特定的血清载体和存储蛋白（如血清转铁蛋白和细胞铁蛋白）结合，它可以自由地与血管、细胞和亚细胞结构相互作用，并引起氧化损伤。在人类中，许多疾病都与铁积累过量或铁在器官中甚至在亚细胞器中的不正常分布有关（表 60-1）。

人类铁过载的典型疾病是血色素沉着症（HC）。HC（通常是遗传性血色病的同义词）是指铁在肝脏、心脏、胰腺和内分泌腺体中过量积累而引起的毒性和疾病综合征。与其他组织中铁超载相比，HC 有独特的临床特点（表 60-2），与血浆中铁的持续增加而同时生成的红细胞未被破坏有关。在造血过程中，骨髓需要铁元素时就会消耗储存铁并增加其吸收。在 HC 中，不需要红细胞生成增加时，未经调节的铁通过血液被转移到各种器官的实质细胞内，一旦它饱和了铁蛋白的缓冲能力，并超出细胞内的抗氧化防御，就会引起组织氧化损伤，导致器官疾病如肝硬化、性腺功能减退、糖尿病、心肌病和关节病。今天我们认识到，HC 的主要原因是铁调素的部分或全部丢失。铁调素由肝脏产生，可防止过量的铁进入血液循环。

表 60-1　人体铁超载和铁分布不均的常见原因

铁过载		铁分布不均	
遗传的		遗传的	
疾病 / 原因	铁积累模式	疾病 / 原因	铁积累模式
遗传性血色病（HFE，TFR2-，HFE2-，HAMP-，或 SLC40A1 相关血色病）	系统性	X 连锁铁粒幼细胞贫血	系统性（线粒体）
铁蛋白病	系统性（巨噬细胞内铁优先积累）	Friedreich 共济失调	系统性（线粒体）
无铜蓝蛋白血症	系统性	神经铁蛋白病	区域性（主要是肝脏）
无铁蛋白血症	系统性		
DMT1 缺乏症	区域性（主要是肝脏）		
铁蛋白 H 相关铁过载	系统性		
遗传性铁负荷性贫血伴低效红细胞生成	系统（早期肝脏铁负荷，由于增加铁的吸收）		
获得性的		获得性	
摄入性	系统性	疾病 / 原因	铁积累模式
肠外的	系统性	慢性病贫血	系统性（网状内皮细胞）
输血后的	系统性（巨噬细胞内优先铁积累）		
慢性肝病（病毒和酒精相关；NASH）	区域性（主要是肝脏）		
神经退行性疾病	区域性（主要是脑）		
其他			
障碍 / 原因		铁累积模式	
迟发性卟啉病		系统性（主要是肝脏）	
Bantu 铁质沉着病		系统性	
同种免疫（新生儿）血色病		系统性	

DMT1. 二价金属转运蛋白 1；NASH. 非酒精性脂肪性肝炎

表 60-2　遗传性血色素沉着症的主要特点

定义	一种遗传性多器官疾病，由于红细胞生成正常，大量的铁自发累积于肝脏、心脏、胰腺和内分泌腺实质细胞
显著特征	遗传性（通常是常染色体隐性）特征；铁调素合成减少或活性受损；血浆铁离子容积的早期和渐进性增加（转铁蛋白饱和度增加）；渐进性实质铁沉积（含铁网状内皮细胞）可导致损伤和肝脏、内分泌腺和心脏的疾病；红细胞生成正常，放血治疗的疗效最佳
致病机制	基因突变导致肝合成异常低下或铁调素活性受损
公认的遗传原因	HFE、TFR2、HFE2、HAMP 或 SLC40A1 的致病性突变

一、回顾历史

19 世纪初法国医生首次报告 HC 病例并描述为"青铜糖尿病和色素性肝硬化"综合征[4,5]，但他们没有认识到其发病与铁有关。在同一时期，德国著名病理学家 Rudolph Virchow 使用普鲁士蓝反应来鉴定出血部位的金褐色色素，他的同伴 Max Perls 结合亚铁氰化钾和酸，开发了以他命名的现代组织学铁染色方法。然而，Virchow，Friedrich von Recklinghausen 在尸检过程中使用了这种方法，并创造了血色病这个术语来描述血色素引起的器官青铜染色[6]。几十年来，血色素沉着症被普遍用来描述大量的铁负荷情况。直到 1935 年，英国老年学家 Joseph Sheldon[7] 提出 HC 实际上是先天性代谢异常的结果。这为 20 世纪 70 年代初的精确报道做了铺垫。Marcel Simon 发现这与主要的组织相容性复合体单倍型 6 号染色体有关[8]，1996 年，发现了第一个 HC 相关的基因：HFE[9]。在发现 HFE 之后，一系列史无前例的新发现不断涌现，直到研究者发现了抗菌肽铁调素[10,11]。此铁调素一旦与铁结合，它的铁调节功能就会被启动[12]，在小鼠和人类中，13 个不同的研究报告指出，所有已知的 HC 形式，包括与 HFE 相关的形式，都与血清铁调素的水平异常相关。由此看来，HC 基因还需要深入的研究，并且所有已知的遗传性 HC 形式都可以归因于铁调素缺陷。

二、血色素沉着症

最初于 2000 年，krause 等从血超滤液中分离出了第一个防御素样抗菌肽[10]，并将其命名为 LIPAP-1，即肝表达抗菌肽 1，然后改名为铁调素。铁调素是阳离多肽，有 25 个氨基酸残基和 4 个二硫键，由 84 个氨基酸前多肽原 C 末端衍生而来，主要由 HAMP 基因编码。除了丙酸甘油酯素和铁调素的 25 个氨基酸形式外，在循环和（或）尿中发现包含 C 端 22 和 20 个氨基酸的铁调素。但含 25 个氨基酸形式是生物活性形式[11,12,15]。

铁调素是富含半胱氨酸阳离子抗菌肽家族的成员。然而，它是体内唯一已知的具有独特

的与病原体抗击能力抗微生物肽[11]，抑制血清铁，这是它们在感染过程中表达和增殖所必需的。通过其结合和降解铁蛋白（FPN1）来完成调节铁，这是哺乳动物唯一的铁排出方式。FPN1 是由 SLC40A1 基因编码的多通道跨膜蛋白[13]，在细胞中包括胎盘合胞滋养层、十二指肠细胞、肝细胞和网状内皮巨噬细胞[16-18] 高度表达。FPN1 在哺乳动物的铁转运中起着关键的作用。FPN1 降解作用使铁在肠细胞，蓄积的肝细胞和巨噬细胞的循环吸收中断，导致低铁血症。在感染过程中，铁调素由各种炎症信号和介质，特别是 IL-6[19-21]、IL-1[22]、IL-22[23、24] 和活性蛋白 B[25] 诱导（图 60-1）[26]，由单核细胞巨噬细胞通过 toll 样受体产生。[27,28]

除了感染外，铁调素也从天然免疫对病原体应答诱导产生，当应激因素扰乱体内稳态时复制，其目的是为了保持体内（或细胞内）的铁以完成重要的功能。这是内质网（ER）应激的原因，主要与 ER 稳态的破坏和 ER 中未折叠或错折叠蛋白的积累有关[29]，但也涉及多种病理生理状态，包括炎症反应、营养紊乱和病毒感染。外源性和内源性 ER 应激通过 cAMP 应答元件结合蛋白 3 触发铁调素转录（CREB3L3；也称为 CREBH），在体内扰乱全身铁稳态（图 60-1）。代谢应激也可以改变铁调素转录。以饥饿模型为例，可持续激活糖异生和胰岛素抵抗，已经发现过氧化物酶体增殖物激活受体 γ 共激活子 1α，转录辅激活子，与 CREBH 激活铁调素的作用，调节在机体饥饿时铁的代谢有关[31]。后者的发现对与胰岛素抵抗和诱导糖异生相关的人类疾病具有重要的影响，如肥胖、糖尿病和非酒精性脂肪肝病。铁调素的诱导和肝铁潴留在这些疾病有报道[31]。

然而，铁调素还有另一个基本的功能：保持血清铁在一个小的生理范围内，并避免铁太少和太多而对人体产生有害作用。铁缺乏症在感染过程中可能是有益的，但铁缺乏症通过铁限制红细胞生成可能导致缺铁性贫血，这是全世界最普遍和最严重的健康问题之一。相反，铁过量，如前所讨论的，也可能导致疾病。人类优先考虑的是

红细胞的需求，维持持续供应血红蛋白合成的铁；当红细胞的需求增加时，肝脏铁调素转录必须减少，以便更多的铁可以通过血清转铁蛋白从肠道和储存部位转移到骨髓。缺氧和促红细胞生成素抑制铁调素的合成，增加铁的吸收[32-35]。来自成熟骨髓中的红细胞的循环因子，如生长分化因子15[36,37]、转化生长因子β超家族成员、扭曲原肠胚形成蛋白、骨形态发生蛋白（BMP）结合蛋白[38,39]和最近报道的赤铁酮，具有在肝脏中下调铁调素转录的作用（图60-1）。

那么铁过载的危害呢？铁调素如何检测潜在的有害血清铁量的增加，从而使肝脏的铁调素产量增加，并且可以阻止更多的铁进入血流？铁感应系统驻留在肝脏内，它的破坏导致了人类HC。

三、血色素沉着症的遗传致病基础

（一）铁感应机制

铁传感涉及两个主要信号，触发肝细胞中游

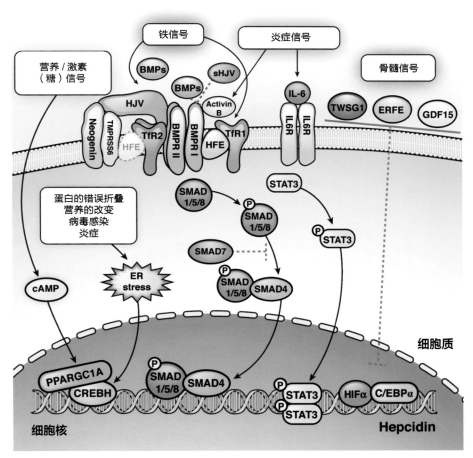

▲ 图 60-1　控制铁调素转录的信号和通路

主要的铁调素刺激信号包括铁，炎症/感染，内质网（ER）/代谢应激。铁信号在膜相关的 heterotetrameric 信号复合物上聚合，由转铁蛋白、骨形态发生蛋白（BMP）配体、两种 I 型和两种 II 型丝氨酸激酶受体、共受体（hemojuvelin、HJV）和辅助蛋白（包括 HFE 和转铁蛋白受体 2，TfR2），触发一个共同的信号传导级联涉及受体相关的 SMADs 和共同作用成分 SMADs，并激活铁调素基因转录（详情见文本）。铁调素反应的一个关键介质是白介素 6（IL-6），它刺激铁调素转录通过信号传感器和转录激活剂 3（STAT3），可能通过与 BMP SMAD 途径互动。在炎症期间激活 B 可能使用 BMP-SMAD 途径诱导铁调素。激素和营养信号激活糖异生时通过环化 AMP（cAMP）诱导铁调素和涉及转录辅激活因子过氧化物酶体核扩散激活受体 g 辅激活因子 1a（PPARGC1A）和阵发反应元素结合蛋白质 3-like 3（CREBH）（详情见文本）。铁调素抑制的主要信号出现在骨髓活动红细胞：一般认为的介质包括生长分化因子 15（GDF15），扭曲肠蛋白（TWSG1）和赤铁酮（ERFE）（见文本的细节）。SMAD 信号通路的三个负调制器也被确定：HJV（sHJV）的可溶性形式，II. 型跨膜丝氨酸蛋白酶 6（TMPRSS6）和 SMAD7（详见文本）。Neogenin 作为排斥诱导分子的膜受体，推断有参与稳定 HJV，参与 HJV 脱落。BMPR I. 骨形态发生蛋白受体 I，BMPR II. 骨形态发生蛋白受体 II；HIFα. 缺氧诱导因子 α.IL6R，白细胞介素 6 受体；TfR1. 转铁蛋白受体 1

离和（或）结合表达的铁调素。一是转铁蛋白 - 铁（即转铁蛋白的饱和程度，铁在肝窦和肝窦间隙内）（图 60-2）。二是 BMPs，一类转化生长因子 β 超家族的配体。BMPs 除了在胚胎发育和出生后其他基本过程中所起的作用外，显然也是铁稳态的核心。特别是 BMP6，主要由肝窦细胞和非实质细胞生成[42]并直接被铁诱导，似乎发挥调节铁调素转录关键作用[43]。BMP6 在体内阻断抑制铁调素的表达，增加血清铁的浓度[44]，而在小鼠中的敲除 BMP6 基因导致低铁调素表达和铁超载[44,45]，表明 BMP6 是体内铁调素表达和铁代谢的内源性调节因子。铁传感系统是如何工作

的？转铁蛋白铁、骨形成蛋白和由 BMP 受体、BMP 共受体（铁幼素，HJV）以及一些辅助蛋白（包括 HFE 和转铁蛋白受体 2，TFR2）构成的肝细胞质膜中的多蛋白复合物相结合[46,47]（图 60-2）。这种相互作用触发 Smad1-Smad5-Smad8 复合物（受体相关 SMAD）的磷酸化，随后与 Smad4（普通伴侣 SmadA）结合，SMAD 复合体向细胞核的移位，铁调素转录活性激活[48]（图 60-1）。BMP 共受体 HJV 以可溶性或细胞相关的形式存在，在肝脏中的提供特异性铁信号，并作为铁调素[49]的增强子发挥作用。

HFE 和 TFR2 还需要通过 BMP6-SMAD1-

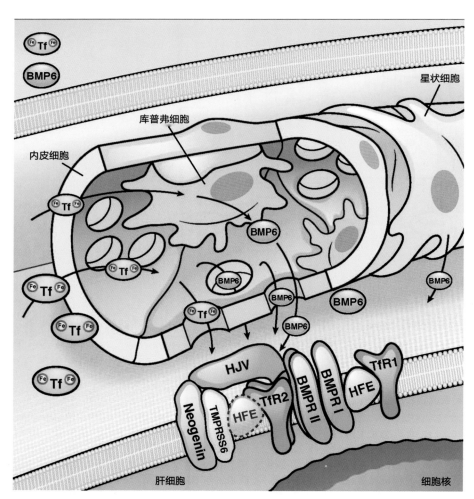

▲ 图 60-2　肝脏中的铁传感机制
来自门静脉的铁转铁蛋白进入窦周隙并诱导骨形态发生蛋白（BMPs）的局部产生，如 BMP6，由窦周细胞、库普弗细胞和肝星状细胞组成。铁转铁蛋白和 BMPs 都与膜相关的异四聚信号复合物结合，该复合物由 BMP 受体、HJV 共受体和许多辅助蛋白组成，这些辅助蛋白激活共同的信号转导级联，从而诱导铁调素转录。BMPR Ⅰ. 骨形态发生蛋白受体Ⅰ型；BMPR Ⅱ. 骨形态发生蛋白受体Ⅱ型；Tf. 转铁蛋白；TfR1. 转铁蛋白受体 1；TfR2. 转铁蛋白受体 2；TMPRSS6. Ⅱ型跨膜丝氨酸蛋白酶 6

SMAD5-SMAD8 通路[50,51] 对铁信号进行正常信号转导，HFE 在小鼠[52] 和人[53,54] 中的功能丧失导致铁调素表达低和 HC。TFR2 在小鼠[55] 和人类[56] 中的功能丧失也与铁调素表达的减少和 HC 有关。HFE 和 TFR2 在 BMP-SMAD 信号通路的背景下的作用开始阐明。HFE 是一种主要的组织相容性 I 类蛋白，与转铁蛋白受体 1（TFR1）相互作用，是血清转铁蛋白受体[57]，介导转铁蛋白结合铁的摄取。与人类 HC 相关的 C282Y-HFE 突变破坏了 HFE 与 β2- 微球蛋白结合所需的二硫键，并阻止 HFE 转运到细胞表面和内膜，与 TFR1 相互作用[58]。H63D 突变是一种常见的 HFE 多态性，不损害 HFE-TFR1 的相互作用。HFE 的铁降低了在体外和体内 BMP6 信号转导[50,59]。最近的体外研究表明，HFE 与 BMP I 型受体激动素受体激酶 3 相互作用，使其稳定并增加其表达，从而诱导铁调素的表达[60]。TFR2 在体外可介导肝细胞对转铁蛋白结合铁的吸收[61]，但其体外与转铁蛋白亲和力远小于 TFR1[62]，推测 TFR2 还与 HFE 相互作用，形成独特的铁传感复合物，用 TFR1-HFE 调节铁调素的表达[63-65]。然而，对 TFR2 和 HFE 突变的患者[66] 及其在敲除 HFE/TFR2 小鼠的研究中[51,67,68]，显示当 HFE 和 TFR2 同时受损具有叠加的表型效应。这表明这两种蛋白对于 BMP 信号是重要的，对于 BMPs 的最佳应答是必需的，但它们可能以一种独立的方式调节铁调素和铁代谢。

BMP-SMAD 通路受到许多反馈调节信号的调节，这些信号防止铁调素对正性刺激过度应答。II 型跨膜丝氨酸蛋白酶 6 可能起关键作用（也称为 II 型跨膜丝氨酸蛋白酶）TMPRSS6，通过抑制 BMP 通路发挥作用（图 60-1 和图 60-2）[69]。TMPRSS6 的一个可能靶点是 HJV[70]，但这仍然是有争议的[71,72]。人 TMPRSS6 的缺失引起铁难治性缺铁性贫血的综合征（Irima），以高铁血症和微囊性铁缺乏为特征，口服铁治疗无效[73-75]。第二个 BMP 通路抑制药是 SMAD7，由长期膳食铁负荷[43] 和肝脏中 BMP-SMAD 信号通路激活诱导生成[76]。BMP-SMAD 途径中的另一个参与者是

NeoGenin，在大肠癌家族中被删除的抑癌分子。NeoGenin 似乎与 HJV[77,78] 相互作用（图 60-1 和图 60-2），但其在 HJV 生物学和铁调素合成中的确切作用尚不清楚[79-81]。NeoGenin 突变小鼠的肝脏表现为 BMP 信号的减少，铁调素的低水平和铁超载[81]。

（二）所有形式的血色病常见病原学基础

血色素沉着症是当肝脏不能产生足够的铁调素或当正常产生的铁调素活性受损时，不能维持正常血清铁水平而产生的病症，即铁调素铁转运蛋白轴被破坏。因此，针对铁调素轴，铁调素本身的遗传损失或构成铁调素转录必需的任何因素或对"铁传感机制"重要的损失都可能导致 HC。缺失 Hfe2[82,83]，Bmp6[44,45]，Hfe[52]，Tfr2[84]，Smad4[85]，Neo1[81]，Cepba[86]，和 Hamp 基因的小鼠[87]，导致铁调素合成和铁过载可以产生类似于人类 HC 的疾病。在患者中，HC 与 HFE[53,54]、TFR2[56]、HFE2[88] 和 HAMP[89] 突变（表 60-3）相关。如前所讨论的，HFE、TFR2 和 HJV 都是肝脏中的铁传感系统的独立又互补的组成部分（图 60-2 和图 60-3）。如果 HAMP 基因是完整的，并且三个调节器中的每一个都起作用，那么转移到血液中的铁的量将适合身体的需要，并且避免组织中过量的铁沉积（图 60-3，A）。一个小的调节因子（HFE 或 TFR2）的破坏将导致铁进入血液的量显著增加，但是第二个小调节因子连同 HJV，仍然能够确保某种类型的铁调素应答（图 60-3，B 和 C）。因为与 TFR2 相关，血浆铁负荷将以较慢的速率进行，并且在实质组织中的铁积聚将更为缓慢——特别是在成人发病的 HFE 相关 HC 中。然而，HJV 是一种主要的铁调素调节因子，其损失将对铁流入血流的影响更为显著，并导致更严重的早发性 HC（图 60-3，D），类似于 HAMP 本身的损失引起的情况（图 60-3，E）。如前所讨论的，在个体中也发现类似的幼稚表型，其中小调节因子 HFE 和 TFR2 都是缺失[66]。针对铁调素铁蛋白转轴的相反方向，预防铁调素抑

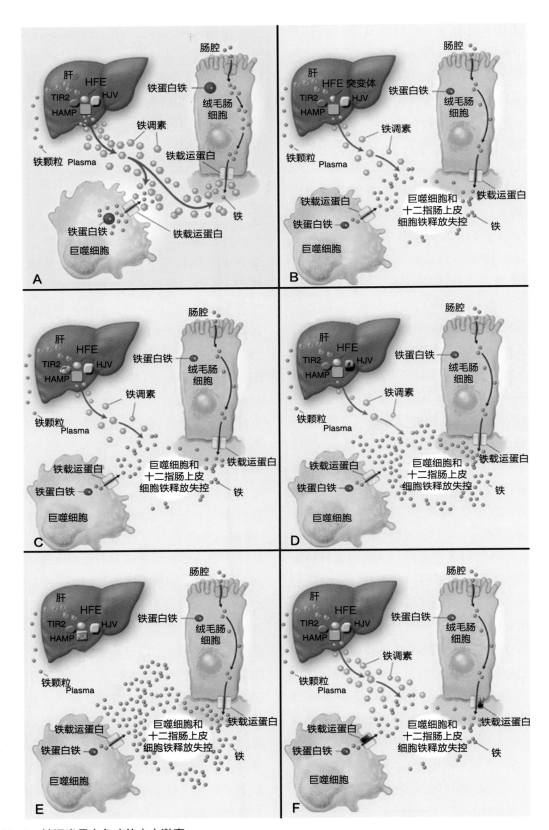

▲ 图 60-3　铁调素是血色病的中心激素

A 在正常个体中，肝脏感应铁信号，分泌铁调素，这决定了巨噬细胞和肠细胞释放铁的程度和速率。HFE、转铁蛋白受体 2（TFR 2）和 HJV（HJV）是铁调素感应循环铁信号而激活所必需的。B 到 F，根据调节器在铁调素表达控制中的作用，循环铁过载的速率和程度是缓慢和有限的（HFE 相关的血色素沉着症在 B，TFR2 相关的血色素沉着症在 C，和 SLC40A1 相关的血色素沉着症在 F）或快速和大量（HFE2 相关血色素沉着症在 D 和 HAMP 相关血色病在 E）（详见正文）。HAMP，铁调素抗菌肽

制铁蛋白的任何缺陷都可能导致 HC。这是在 HC 患者（例如 N144H、C326Y 和 C326S 突变）[90-92]（图 60-3，F）中报道的铁转运蛋白异常突变的情况。铁转运蛋白的这些变化阻止铁调素激活和（或）铁蛋白内化，因此，尽管铁调素是正常产生的，但铁蛋白拮抗其抑制活性并持续向血流中输出铁，最终导致 HC。

这种 HC 的致病模型很容易引起糖尿病，这可能是由于葡萄糖调节激素胰岛素的丧失或对其作用的抵抗而引起的。看来，HC 相关激素铁调素的丧失或对其活性的抵抗也可以导致 HC，在这种模型中，HC 可成为经典的内分泌紊乱疾病（图 60-4）。在这个模型的基础上，我们必须假定，如糖尿病一样，长期和持续地阻止铁调素的合成 / 抑制活性的非遗传原因也可导致血色素沉着综合征（图 60-4）。终末期肝病致产生铁调素的肝组织[94]损伤，或由于肝毒性或免疫介导的急性或亚急性肝衰竭[95,96]等所有情况下出现大量铁储积在肝脏和其他重要器官的类似 HC（也称为"获得性血色病"）。

迄今为止，讨论的 HC 的定义是，在红细胞生成正常情况下，任何阻止铁进入血液中调节因素被破坏而导致的 HC。今天，我们认识到铁调素铁转运蛋白轴作为主要调控血清铁循环的稳态，其破坏是所有已知血色素病的基础。然而，可能仍然存在调节系统，如未被识别或不明确的，决定了铁转移到血液的量。一个重要的控制中心可以位于吸收铁的肠上皮细胞中，其中铁储存水平可以影响细胞顶端或基底侧铁转运蛋白的表达，如二价金属转运蛋白 1（DMT1）或铁蛋白。肠铁蛋白 H 基因（FTH$_1$）缺失的小鼠表现出高 TS，并发展成类似 HC 的铁过载，表明肠铁蛋白 H 也可以限制铁从肠细胞向循环流出，并且 FTH$_1$ 至少在小鼠中是铁负载调控基因[97]。值得注意的是，类似于 HC 的铁过载也被在携带铁蛋白 H[98] 突变的日本谱系中有描述。尽管此后没有进一步的病例报道，但这些观察表明遗传性 HC 的发生也可能存在于目前公认的形式之外，因为参与铁调素合成或功能的蛋白质的突变。

无论何种遗传原因，任何形式的 HC 的特点均是肠铁吸收不良。放射性铁吸收研究表明，在 HC 患者中（最有可能是 HFE 相关疾病的患者）肠道膳食铁吸收超过铁丢失量约 3mg/d[99]。McLaren 等的开创性研究[100]，在 20 世纪 90 年代早期证明了 HC 患者中铁转运蛋白在肠基底外侧细胞异常升高。我们现在知道，十二指肠细胞不恰当吸收膳食中的铁很大程度上是在基底外侧部位未检查到活性铁转运蛋白。HC 患者的肠道铁明显升高的总铁含量，但在血浆中发现的大部分铁来自网状内皮巨噬细胞[101]。这些细胞从循环中吞噬衰老或受损的红细胞，并将它们的血红蛋白铁回收入血，这些铁可以在骨髓中重新产生新的红细胞（和用于其他目的）。早期的研究表明，血色素沉着的巨噬细胞比正常人释放更多的铁[102]，这种疾病的病理特征是，组织铁超载会使巨噬细胞（如库普弗细胞）铁储积，直到后期导致疾病。（参见疑似和诊断血色病章）。

HC 患者血液中的铁过量，迟早会使血清转铁蛋白饱和，而非转铁蛋白结合形式的铁（NTBI）能较强地诱导有害活性过氧化物的产生（所谓的不稳定血浆铁或 LPI），导致非受体介导铁通过生物膜。在肝、心脏和内分泌腺铁过载的实质细胞中，使铁（所谓的不稳定细胞铁或 LCI）的氧化还原活性形式转化增加，细胞内结构的氧化损伤加剧。早期的研究表明铁在肝脏中具有显著的促纤维化潜能[104-106]。在铁过载肝细胞中铁的作用不是直接的，而是通过特定的介质，如活性氧和脂质过氧化物产生的，最终触发肝星状细胞和门静脉成纤维细胞增殖和活化，导致胶原沉积和纤维化。[104,107] 心脏和内分泌腺对快速铁负荷特别敏感，可能是因为心肌和内分泌腺细胞的线粒体比肝细胞更丰富，并且它们的抗氧化防御力也较差[108]。

特定的 HC 表型主要由血液中铁过载的速率和程度决定，这又取决于特定 HC 蛋白的改变及其在铁调素生物学中的作用。大量的铁涌入血浆引起严重早发性器官疾病（图 60-5）。心功能衰竭和内分泌不足是青少年发病型的 HC 的主要临

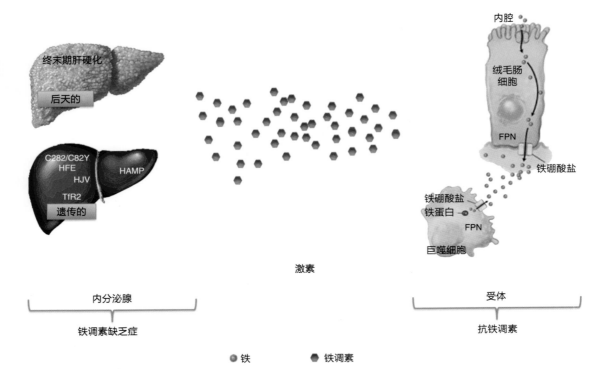

▲ 图 60-4　血色素沉着症是一种内分泌疾病

类似于糖尿病，由于缺乏葡萄糖调节激素胰岛素引起的内分泌紊乱，血色素沉着症，由于缺乏铁调节激素铁调素，由缺乏的铁调素合成（例如，损害铁调素生产的肝脏获得性或遗传因素）或铁调素敏感性降低（例如，功能增强的铁转运蛋白突变导致铁调素抗性），这两者都导致血清铁水平的持续和无限制增加及组织铁过载。FPN. 铁转运蛋白；HAMP. 铁调素抗菌肽；HJV. 血珠蛋白；TfR2. 转铁蛋白受体 2。

床特征。相比之下，更多的是铁逐渐沉积，导致后期发病较温和的表型症状（例如，经典的 HFE 相关 HC）（图 60-5）。尽管病情多样，重要的是要记住所有这些基因突变导致相同的综合征，铁的毒性是相同的（即肝、心脏和内分泌腺），并且所有形式的致病基础是铁调素的缺陷。

四、遗传学与流行病学

除与 SLC40A1 突变外，所有遗传性 HC 的遗传模式是常染色体隐性遗传；也就是说，HC 的特征是两个染色体突变（纯合子状态）（图 60-6；参见表 60-3）。这意味着，假设父母未患病，父母通常是致病突变杂合子（携带者），兄弟姐妹的遗传风险通常是 25%（基于 Hardy Weinberg 的遗传平衡）（图 60-6）。从进化的角度来说，隐性表型可以在显性表型之前保持几代人的携带。SLC40A1 相关的 HC 和铁蛋白病，是常染色体显性遗传；也就是说，从父母任何一方遗传的突变足以导致病症出现。因此，父母中的一个患有这种疾病，该疾病特征为杂合子状态，兄弟姐妹的风险上升到 50%（图 60-6）。

HFE 相关的 HC 是最常见的形式（参见表 60-3）。它与 HFE 中 845 G-A 多态的纯合性有关，导致基因产物中的 C282Y 变化。这种多态性在

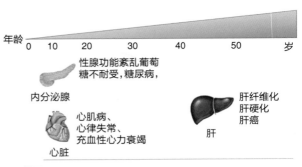

▲ 图 60-5　血色素沉着症的表型连续性

遗传性血色病可通过多种铁代谢基因的致病突变产生，如 HFE2、HAMP、TFR2、SLC40A1 和 HFE。由于所涉及的基因及其在铁调素生物学中的作用不同，血色素沉着症表型是不同的，包括与 HAMP 自身或 HFE2 的突变相关的严重、早发的幼年型（以全面器官疾病为特征，影响心脏和内分泌）和轻微的迟发型，例如与 HFE C282Y 纯合性有关的疾病，其临床表现以肝脏疾病为主。HC. 血色素沉着症；

表 60-3　人类遗传性铁过载障碍

疾病	受累基因（符号/位置）	已知或推断的基因功能	流行病学	基因学	细胞铁沉积的机制	发病时间（10年）	主要临床表现	临床严重程度
血色素沉着症	血色素沉着症（HFE/6P21.3）	铁调素调节因子	常见的。北欧血统的高加索人	常染色体隐性遗传	实质细胞内铁摄取增加	40—50 岁	肝脏疾病	轻到重度
	转铁蛋白受体 2（TFR2/7q22）	铁调素调节因子	少见。高加索人和非高加索人	常染色体隐性遗传	实质细胞内铁摄取增加	30—40 岁	肝脏疾病	轻到重度
	溶质载体家族 40（铁转运蛋白），成员 1（SLC40A1/2q32）	来自细胞的铁输出，包括巨噬细胞、肠细胞和合体滋养层细胞	少见。高加索人和非高加索人	常染色体隐性遗传	实质细胞内铁摄取增加	40—50 岁	肝脏疾病	轻到重度
	铁调素抗菌肽（HAMP/19q13.1）	铁转运蛋白降解与铁流出细胞的下调	非常少见。高加索人和非高加索人	常染色体隐性遗传	实质细胞内铁摄取增加	20—30 岁	性腺功能减退与心肌病	严重
	铁调素调节蛋白（hfe2 / 1p21）	铁调素调节因子	非常少见。高加索人和非高加索人	常染色体隐性遗传	实质细胞内铁摄取增加	20—30 岁	性腺功能减退与心肌病	严重
铁蛋白病	溶质载体家族 40（铁调节转运蛋白），成员 1（SLC40A1/2q3）	来自细胞的铁输出，包括巨噬细胞、肠细胞和合体滋养层细胞	少见。高加索人和非高加索人	常染色体隐性遗传	铁排减少	40—50 岁	肝功异常，轻度贫血	轻微
无铜蓝蛋白血症	铜蓝蛋白（CP/3q23-q25）	细胞铁流出	少见	常染色体隐性遗传	铁排减少	20—30 岁	神经系统表现，贫血	严重
转铁蛋白血症 / 低转铁蛋白血症	转铁蛋白（TF/3q21）	血液中的铁转运	少见	常染色体隐性遗传	铁摄取增加	10—20 岁	贫血	严重

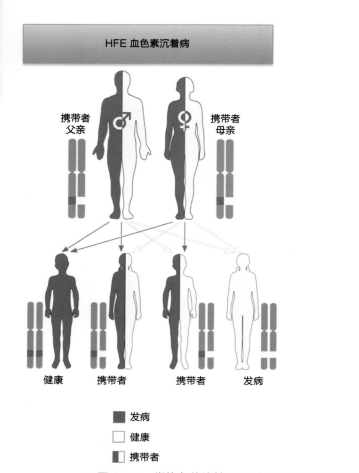

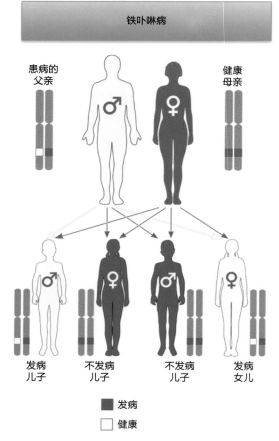

▲ 图 60-6　常染色体隐性 HFE 相关血色素沉着病和常染色体显性铁卟啉病的不同遗传模式

白人中是非常普遍的，如果不是由于该多态性的表型外显率较低，HFE 相关的 HC 则是白人个体中最常见的遗传代谢紊乱。HC 突变是频繁的，但这种疾病是罕见的。C282Y 平均等位基因频率约为 6%[109]，高加索人 C282Y 纯合性的患病率为 1 : 200 至 1 : 300[110]，在欧洲具有典型的南北梯度患病率从爱尔兰的 12.5% ～南欧地区的 0%。C282Y 多态性的起源仍然存在争论。它最初被认为是"凯尔特突变"，起源于欧洲中部的一对夫妇，以人口运动的方式向西方和北方迁徙。有人认为，维京人迁徙在很大程度上是这种突变分布的原因。然而，有证据表明，这种突变分布可能最早出现在公元前 4000 年以前在欧洲大陆[111]。C282Y 多态性在古社会从富含铁、血红素的饮食中转移到铁缺乏的农业饮食中可能具有抗铁缺乏的优势[3]。在某些患者群体中，C282Y 的患病率更高，特别是在肝病患者中，也包括 1 型糖尿病、软骨钙化症和迟发性皮肤卟啉症患者。

H63D 多态性在进化上早于 C282Y，存在于不同种族中，在一般人群中具有较高的患病率（平均等位基因频率约为 14%），但临床表现有局限性[112,113]。一些具有杂合性（H63D/C22Y）或 H63D 纯合性的个体存在异常铁值，或甚至肝铁过载，但这些患者通常具有携带主要致病因子的疾病辅因子[114,115]（"见疑似或诊断血色病"）。

在非常罕见的情况下，当 HFE 与 C282Y 定位在同一个等位基因时，它的 S65 C 多态性也与过量的铁有关。

非 HFE 相关比 HFE 相关的 HC 少见，但不像 HFE 相关 HC 只限于北欧血统，并且非 HFE 相关的致病突变总是导致疾病状态。成人中非 HFE 相关 HC 的大多数病例是由 TFR2 突变引起的[116]，最初报告的是近亲结婚的家族，现在在不同的族群中被发现，包括南亚人[117-127]（表 60-3）。

通常，SLC40A1 突变是致病的，临床上表现为明显的铁过载综合征，称为铁蛋白病[128]（参阅"非血色素症,遗传铁超载:铁蛋白病")。然而,如前所述,铁蛋白的错义杂合子突变导致铁蛋白对铁调素的抗性可导致 HC 综合征,是 HC 综合征唯一常染色体显性遗传型[90-92,129-132](表 60-3)。

HAMP 本身的丧失,突变导致 HFE2 的致病性[88]更常见早发型,历史上被称为幼年血色病[134,135]。大多数 HFE2 相关突变是个体化的,但在不同国家的不同谱系中报道了一个共同的 G3V 突变[136-142]。

五、血色素沉着症的临床表现

遗传性 HC 是一种遗传和后天的复杂因素相互作用导致的遗传异质性疾病。如"常见病原"一节所讨论的各种血色病的病因,这种疾病"临床表现"取决于所涉及的基因及其蛋白产物在铁调素铁转运蛋白轴上发挥的作用。

如果起主导作用的基因发生突变(例如 HAMP 本身或 HFE2),循环铁过载迅速发生(图 60-3 D、E 和图 60-5),在这种罕见的病例中,获得性环境和生活方式因素的修饰作用将是微乎其微,并且其临床表现将非常突出,发病较早(通常是 20 岁左右),累及全身各器官。相反,如果是起着不太重要的基因突变,例如 HFE,临床表现出现晚(通常在 40—50 岁),主要表现为肝脏疾病。(图 60-3B 和图 60-5)。这是因为由于 P.C282T 纯合子突变的导致 HFE 蛋白的功能丧失需要宿主相关或环境因素共同作用而致病。

(一)典型的血色病

HC 是一种全身性多器官疾病。不管潜在的基因缺陷是什么,完全表达 HC 临床疾病谱,包括肝病、糖尿病、内分泌衰竭、关节炎症、心脏病和青铜皮肤。在这些的患者中,TS 和血清铁蛋白(SF)水平将总是升高。

肝病在 HC 中是常见的。表现典型的体征是肝大,这通常表明临床上存在铁过载,并与肝活检中的窦性和门静脉纤维化有关。遗传筛查发现的年轻 HFE C282Y 纯合子可能无肝大。肝酶的水平通常是正常的或只是轻微升高。小结节性

肝硬化是纯合子表达的成人 HC 的临床表现的一部分。在 HFE 相关的 HC 中,肝组织铁浓度大于临界值 283μmol/g 干重(正常值 0 ~ 35μmol/g 干重)[143],肝硬化患者的铁浓度大于 236μmol/g 干重[144],但在没有肝硬化的情况下也可发现较高浓度的铁。相反,无症状的患者可能出现纤维化,甚至肝硬化。因此,其他因素也有助于肝硬化的发展。根据弗莱彻等的说法[145],每天摄入超过 60 克酒精的 HC 患者比那些少于这个量的人患肝硬化的可能性高出九倍。在 C282Y 纯合子的另一项回顾性研究中,糖尿病可导致更严重的肝纤维化,独立于铁负荷、男性和酒精消耗量的影响因素[146]。在意大利 HC 人群中的 I148M 多态性,被发现类似磷脂酶结构域的含 3 的磷酸酯酶基因(pNPLA3)与肝纤维化和肝硬化有较高的相关风险[147]。脂肪肝、高体重指数[148,149]和氧化应激相关基因多态性[150]也与肝纤维化和肝硬化相关。最近的一项回顾性全基因组关联研究报道,前蛋白转铁酶、枯草杆菌蛋白酶/克新 7 型基因(PCSK7)中的变异体 rs236918 与肝硬化或晚期纤维化有关。综上所述,遗传性 HC 肝纤维化和肝硬化的风险与铁负荷的程度有关,但还需要与宿主相关的获得性和遗传因素相互作用并导致肝纤维化的进一步发展。

肝细胞癌是这些患者常见的并发症,其风险约为正常人的 200 倍[152]。也有无肝硬化的肝癌患者的报道。

自 19 世纪末第一次描述糖尿病是血色素三联征的一部分,HC 相关的糖尿病的发病机制与铁对胰岛 β 细胞的毒性作用有关。在人 HC[153]和 HFE 相关血色素小鼠的胰岛素分泌能力下降,后者也表现出胰岛铁含量增加,β 细胞氧化损伤,并且随着年龄的增长不能增加胰岛素水平[154],但这些作用不足以解释糖尿病风险。矛盾的是,HC 的小鼠和未患有糖尿病的人 HC 患者胰岛素敏感性增加[155],这可能取决于在 HC 中,脂肪细胞的低铁水平(继发于脂肪细胞铁蛋白表达增加)有利于脂联素合成胰岛素增敏脂肪因子[156]。

另外两个与肝脏有关的因素,似乎有助于

HC 患者的糖尿病进展：一个是因为在肌肉中能量利用从葡萄糖转到脂肪酸氧化，肝脏的葡萄糖输出增加，导致葡萄糖生产中，肝脏丙酮酸 / 乳酸循环的增加[155]。另一个是潜在的慢性肝病和相关的胰岛素抵抗。

HC 的内分泌表现包括促性腺激素减少，性腺功能减退导致男性阳痿，在女性肝硬化患者中经常出现闭经和不孕症；其他表现为甲状腺功能减退和骨质疏松，后者常与男性睾酮水平低有关。

心肌病和心律失常在 HC 中也有发现，尤其是早发型。

关节疾病在 HC 中常见，通常包括手的近指间关节，也包括手腕、肩部和膝盖。滑膜炎症常见于二水合焦磷酸钙沉积病。最典型的相关放射学特征是软骨钙质沉着、软骨下囊肿形成、骨质减少和掌指关节头损伤。

（二）HFE C282Y 纯合子的低外显率相关性血色症

目前，HFE 相关 HC 的患者少见有典型临床表现。早期诊断是主要靠临床医生的认识和推测，通过筛查和进一步检测证实，提高诊断效能的结果（表 60-4）。广泛使用的 HFE 测试增加了无症状的患者 C282Y 纯合子的检出率，最常见表现的症状包括疲劳、不适和关节痛症状，这些症状是非特异性的，尤其是在老年人群中。如果这些症状是由于 HC 发病，TS 和 SF 水平升高，也有表达不完全的 C282Y 纯合子，TS 略有升高，SF 水平正常。在诊断中，52% 的女性和 75% 的男性 C282Y 纯合子，肝活检所测得的肝铁含量高于正常。24% ～ 32% 的患者转氨酶水平升高[109]，男性患者为 30% ～ 42%，女性患者为 2.7% ～ 4%。4.4% ～ 11.8% 的男性和 2.7% 的女性患者有肝硬化。

如前所讨论，C282Y 突变的 HFE 具有低的临床外显率[158]，少数未治疗的 C28 2Y 突变 HFE 的 HC 患者有疾病进展[155-161]。多达 38% ～ 50% 的 C282Y 纯合子 HFE 患者会出现铁过载，10% ～ 33% 将最终发展为 HC[157-162]。随着年龄的增长，铁蓄积率的估计表明，对于健康的纯合子，无论男女平均需要 21 年肝铁的沉积才能＞ 236μmol/g 肝重而导致病病[144]。男性患者 HFE C282Y 纯合子的外显率通常高于女性患者，可能是因为月经、哺乳和怀孕的影响。除男性外，酗酒可能是 HC 相关肝硬化的重要因素[155]。HAMP、HHF2 和 TFR2[66,133,163-165] 的突变组合与更严重的表型相关，但具有这种突变组合的患者是罕见的。BMP2 的多态性也与 HFE 相关 HC 的高外显率有关[166]。近年来，二代基因测序研究已经发现了影响 HC 个体体内铁稳态的新位点。这些包括已知的（如 HFE、SLC40A1、TF、TFR2、TFR1 和 TMPRSS6）和新的铁相关基因（如芳基烃类受体核转运体 1 基因，ARNT1）[167]。从 474 个不相关的 C282Y 纯合子患者中收集的 DNA 的全基因组关联研究发现转铁蛋白基因中的 rs3811647 多态性是唯一的与血清铁转铁蛋白和铁水平相关的铁代谢的单核基因多态性位点，这表明了两者之间的间接联系。rs3811647 多态性与 HFE 相关 HC 表型有关[168]。最近，在一个外显子测序研究不同的铁积累率对男性 HFE C282Y 纯合子的 10337 个基因进行了测试，对比了患者和对照组之间的差异。P.D519G 变异体在甘油磷酸 -O- 酰基转移酶基因（GNPAT）中显示出与严重铁超载明显相关[169]。然而，这一关联尚未在不同的 HC 人群中得到证实[170]。

（三）非 HFE 相关血色病

1. TFR2 相关血色病

与 HFE 相关的 HC 比，TFR2 突变相关的 HC 发病更早，并且通常更严重（表 60-4）。大多数患者在诊断时已经出现了实质器官疾病（肝病、糖尿病、心肌病）[171]。与 HFE 相关的 HC 不同，这种类型各种种族中均有。显然，TFR2 相关的 HC 绝经前妇女的临床表现类似于 HFE-HC 患者，即具有高 TS 和 SF 水平和低外显率[119]（图 60-6）。据报道，临床表现的一些变异性也可能依赖于潜在的 TFR2 突变，这可能对铁调素表达和所产生的铁过载表型有不同的影响。

表 60-4　疑似与诊断血色素沉着症与铁蛋白病

何时需怀疑				完全表达疾病	诊断必不可少
性别	种族	年龄（岁）	体征和症状		

血色素沉着症
HFE 相关血色病

| 男性 | 高加索人 | 40—50 | 疲劳、关节痛、皮肤发黑和（或）肝大和铁蛋白水平升高和血清转铁蛋白饱和度；原因不明的高铁蛋白血症和转铁蛋白饱和度增加；肝活检中的实质细胞铁超载（具有降低的门静脉中央区和铁备用库普弗细胞）无终末期肝硬化与血液病 | 肝纤维化/肝硬化
糖尿病
性腺功能减退
关节病
心肌病
皮肤色素沉着 | HFE C22Y 纯合性与铁过载的证据 |

非 HFE 相关血色病：成人发病形式（TFR2 和 SLC40A1 相关）

| 男性 | 任何种族 | 30—50 | 不明原因的症状性器官疾病（如肝硬化、糖尿病）和血清转铁蛋白饱和度和血清铁蛋白水平升高；在非 HFE C22Y 纯合子中，原因不明的转铁蛋白饱和度增高的高铁蛋白血症，提示有血色素沉着；非 HFE C282Y 纯合子具有症状和体征，提示在没有终末期肝硬化的血色病和肝活检中存在铁超载的血液性疾病（具有降低的门静脉中央梯度和铁储备库普弗细胞）。 | 肝纤维化/肝硬化
糖尿病
性腺功能减退
关节病
心肌病
皮肤色素沉着 | 非 HFE C22Y 纯合子肝活检组织中的铁超载：在无终末期肝硬化和血液病的情况下 TFR2 或 SC40A1 基因突变分析 |

非 HFE 相关血色病：青少年发病形式（HAMP 和 HFE2 相关）

| 都有 | 任何种族 | 15—30 | 阳萎或闭经和（或）心肌病和血清铁值显著升高 | 性腺功能减退
性腺功能减退症
糖尿病
心肌病
肝硬化
关节病 | 年轻的高铁蛋白血症患者性腺功能减退或闭经和（或）心肌病，年轻患者无终末期肝硬化或血液病的肝的肝活检中存在大量的泛小叶实质细胞铁过载；HFE2 或 HAMP 基因突变分析阳性（罕见病例）HFE/TFR2 或 HFE/HFE2/HAMP 的联合突变 |

铁蛋白病

| 都有 | 任何种族 | 10—80 | 原因不明的高铁蛋白血症和正常或不适当的低转铁蛋白饱和度；父亲或母亲仅高铁蛋白血症；肝窦或脾脏（和肝脏）的（库普弗细胞）铁过载，不明原因的高铁蛋白血症和正常或低转铁蛋白饱和度 | 性腺功能减退
性腺功能减退症
糖尿病
心肌病
肝硬化
关节病 | SLC40A1 突变和高铁蛋白血症的杂合性与正常或不适当低转铁蛋白饱和度和活检肝窦（库普弗）细胞铁超载的关系 |

2. SLC40A1 相关性血色素沉着症

SLC40A1 相关的 HC（错误分类为非经典型铁蛋白病或 B 型铁蛋白病）患者的临床表现与 HFE 相关（或 TFR2 相关）HC 一样具有高 TF 和 SF 水平，主要的肝实质细胞铁超载和肝硬化和晚期器官功能衰竭（表 60-4）。SLC40A1 突变会阻止铁调素的抑制，并导致转运蛋白铁转运活性降低。正如其他 HC 一样，放血治疗似乎有很好的耐受性和有效性。

3. HAMP 和 HFE2 相关血色素沉着症（青少年血色素沉着症）

最严重的 HC 类型（表 60-4），自 20 世纪 50 年代以来被认为是青少年血色素沉着症[135]。1971 年首次报道青少年 HC 的主要临床特征[172]，并对所有病例进行回顾性分析。这种症状与成人型不同，起病早，男女之间的比例几乎相等，心脏和内分泌紊乱的发生率也更高[173-176]。患者通常出现在 20—30 岁，性腺功能减退，在女性患者中表现为原发性不孕和难治性的扩张型心肌病。在青少年 HC 中铁过载的肝脏并发症似乎不像遗传性 HC 那样常见，但这可能仅仅是因为临床表现主要是由内分泌和心力衰竭引起的。然而，青少年 HC 的临床诊断往往是因为内分泌或心脏异常，甚至发生心脏休克。在 2/3 的患者中表现葡萄糖不耐受，首发症状为关节病或皮肤改变。幼年 HC 的铁肝病与成人 HC 相似，即具有典型的缺乏网状内皮系统的实质细胞的铁负荷进行性增加（"怀疑与诊断血色素沉着症"一节）。

（四）获得性血色病

HC 的致病模型基于铁调素的遗传性合成减少或功能丧失。这也意味着一个非遗传的原因，损害肝细胞生成的铁调素或其活性可能导致铁过载综合征表现，类似 HC（图 60-4）。这种异常是否只会导致肝脏的边缘 / 瞬时铁累积或转化为全身血色素沉着综合征取决于铁调素抑制的程度和持续时间。在慢性肝病中，与基础疾病相关的致病因素可能抑制铁调素。如酒精滥用或慢性病毒性肝炎[177,178]，其中氧化损伤相关现象抑制铁

调素转录[179,180]。表皮生长因子和肝细胞生长因子有助于肝损伤后的再生，也可抑制铁调素[181]。据报道，性腺激素，特别是睾酮抑制铁调素转录。睾酮通过与 BMP-SMAD 信号的相互作用和促红细胞生成素的表达抑制铁调素的转录[182-187]。所有这些因素，通过铁调素抑制，可以导致铁过载，可能有助于潜在肝脏疾病的进展，但不可能引起全身铁紊乱和肝外铁过载。

另一种情况是铁调素的损失是严重的和持久的。明显肝铁过载类似 HC 可能与终末期肝病有关，系肝中铁调素产生缺失所致[94]（图 60-4）。看来，由于毒性或免疫介导的急性或亚急性肝衰竭，可能也是由于铁调素功能损失，有报道是重症新生儿血色病综合征是由于同种免疫妊娠肝病[95]。有趣的是，在最近的一项研究中，对急性慢性肝衰竭（ACLF）和多器官功能衰竭（MOF）患者，血清铁和铁蛋白水平明显升高，铁调素水平较低，高 TS 与不良预后相关[96]。

（五）疑似和诊断血色素沉着症

在中年高加索人出现不明原因的肝硬化，有青铜色皮肤，糖尿病和其他内分泌紊乱，或关节炎症和心脏疾病，应考虑 HFE 相关的 HC[26]（图 60-7）。有症状未经治疗的 HC 患者的临床表现包括高 TS 率和高水平 SF，以及在 HFE 试验中的 C282Y 纯合子。然而，正如前面所讨论的，这种经典的临床表现是罕见的（表 60-4）。通过 HFE 检测发现越来越多的无症状患者。在这种情况下，C282Y 纯合子的管理由 SF 浓度决定。如果 SF 浓度正常，每年随访一次就足够了。如果 SF 浓度升高（且不伴有伴随的感染或导致铁蛋白浓度非特异性增加的其他原因），则进行 HC 的诊断，并开始临床充分的治疗（图 60-7）。对于肝纤维化的分期，SF 浓度超过 1000μg/L 的患者应考虑肝活检，除非明确的肝硬化。

如前所讨论的，最常见的症状是非特异性的，如疲劳、不适、关节痛和肝大（图 60-7）。如果这些患者的 TS 和 SF 水平均升高，则应进行 HFE 基因检测。TS 对发现的 HC 具有高度的

敏感性，并且在年轻的 HC 患者中，在铁过载发生（SF 水平升高）之前通常升高。筛查中常用的 TS 阈值为女性 45%，男性 50%。如果患者是 C282Y 纯合子，则证实 HFE 相关 HC 的诊断。在鉴定 HFE 之前，根据肝活检和肝铁含量和分布的结果诊断 HC（20 世纪 50 年代初引入的方法）。目前诊断可以基于 HFE C282Y 纯合性，TS 和 SF 水平的升高。虽然诊断 C282Y 纯合子中的 HC 无须对肝活检，但它可以用于某些情况下排除肝纤维化或肝硬化的存在（例如，在 HFE C22Y 纯合的患者中，年龄大于 40 岁，SF 水平高于 1000μg/L，转氨酶升高，肝大）[188-190]。在 C282Y/H63D 或 H63D/H63D 基因型的存在下，必须首先考虑如肥胖、慢性饮酒的并发症。纯 C28 2Y/H63D 或 H63D/H63D 可呈现铁水平升高和适度的门静脉周围肝铁过载，这可以通过静脉放血来逆转。在没有这些并发症的情况下，或如果在这些条件得到有效治疗后持续铁异常，组织铁过载必须通过肝活检或磁共振成像证实。在没有血液系统疾病或晚期肝硬化（下一段）时，实质细胞铁超载是典型的 TFR2 和 SLC40A1 相关的 HC（图 60-8），这需要基因测序来进行最终诊断。

在肝活检中不明原因的铁超载也需考虑血色素沉着症（图 60-8）。HC 相关的铁过载通常影响肝细胞；库普弗细胞通常幸免直到疾病进展的晚期[191]（图 60-8，A）。在肝活检中显示肝铁沉积的患者中，进一步的诊断考虑取决于是否存在含铁细胞和小叶及其分布情况[192]。纯实质性（即肝细胞）铁过载可能与输血前或非输血依赖性铁负荷性贫血有关，如中间型地中海贫血。此外，如前所讨论的，终末期肝硬化也可能导致肝细胞

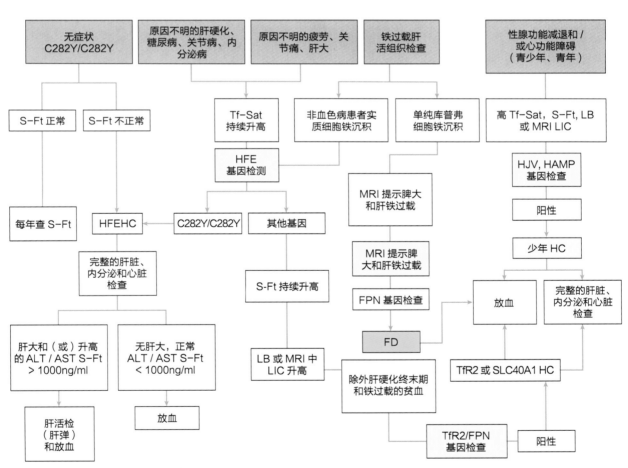

▲ 图 60-7　血色病诊断和治疗线路图

不同的临床情况疑似和诊断血色病相关的诊断路径（详见正文）。ALT. 丙氨酸氨基转移酶；AST. 天门冬氨酸转氨酶；FD. 铁蛋白病；FPN. 铁蛋白；HAMP. 铁调素抗菌肽；HC. 血色素沉着症；HJV. 血珠蛋白；LB. 肝活检；LIC. 肝铁浓度；MRI. 磁共振成像；S- Ft. 血清铁蛋白；TfR2. 转铁蛋白受体 2；Tf-Sat. 转铁蛋白饱和度

铁沉积，因为铁调素的产量降低，但通常铁在肝小叶的分布是不同的，并且在纤维组织、胆管壁或血管壁中不存在铁沉积。在存在只有铁超载和阴性 HFE 试验结果的情况下，非 HFE 相关 HC 应通过基因测序来明确（图 60-7）。在非高加索患者中尤其如此，因为 HFE 阳性的 HC 极为罕见。严重的肝铁超载也可由遗传性疾病血浆溶血素血症和低转铁蛋白血症或铁蛋白血症所致（表 60-4）。两者都是非常罕见，可以很容易地从 HC 的临床特点，如神经系统表现及急性肾小管上皮细胞血症和贫血在低转铁蛋白血症或铁蛋白血症（见"非血色遗传铁超载"中区分出来）。

在只有非实质性细胞的（库普弗细胞）铁过载患者中，最常见的遗传性高铁蛋白血症，即所谓的铁蛋白病，应被怀疑（下文）。

不能解释的严重心脏病和内分泌紊乱的年轻患者可能是 HC 的青少年发病类型（图 60-7）。HAMP 和 HFE2 基因测序将证实诊断。

异常 TS 是 HC 的血清学特征。因此有症状的患者伴随 SF 水平升高和正常 TS 的病情检查应着眼于遗传性高铁蛋白血症的其他因素。首先，应考虑高铁蛋白血症的常见原因，如代谢紊乱、炎症和癌症（图 60-9）。如果没有发现，或如果治疗后持续高铁蛋白血症，下一步诊治取决于磁共振成像或肝活检时肝铁含量是否增加。如果是，可以考虑遗传性非铁血红素相关铁过载，如铁蛋白病。根据伴随的症状，应考虑其他罕见的遗传性高铁蛋白血症的原因，如

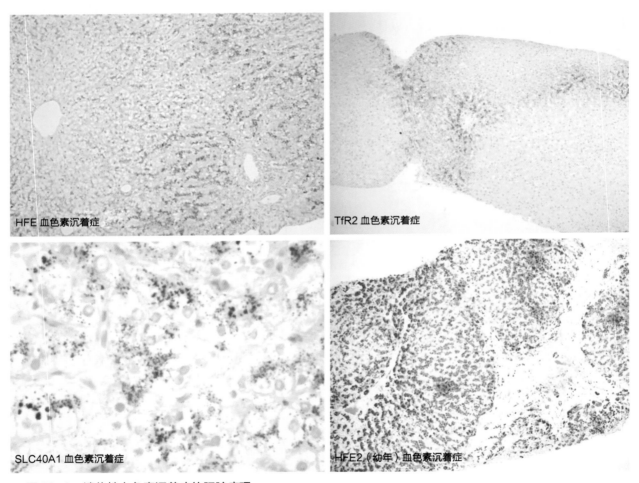

HFE 血色素沉着症　　　TfR2 血色素沉着症

SLC40A1 血色素沉着症　　　HFE2（幼年）血色素沉着症

▲ 图 60-8　遗传性血色素沉着症的肝脏病理

HC 患者肝组织 Prussian bule 染色显示：无论何种遗传因素，典型的肝细胞铁沉积、门脉中央梯度变化。依次显示 HFE 相关 HC，TfR2 相关 HC，以及大量小叶性铁过载的 HFE2 相关幼年型 HC，在 SLC40A1HC 中可见选择性肝细胞铁沉积，该图是由于 SLC40A1 功能性突变导致的 HC 类型（导致铁调素抵抗），因此不是因为 SLC40A1 功能缺失导致的运铁蛋白病患者库普弗细胞铁沉积类型（图 60-10）

铁蛋白血症和铜蓝蛋白血症（图 60-9）。在常染色体显性遗传性高铁蛋白血症性白内障综合征家族性病例中报道了 SF 水平升高和 TS 正常。

（六）处理

静脉放血是所有形式的 HC 的标准治疗。它可安全和有效地去除组织中的铁，缓解并发症，但出于明显的伦理原因，这个假设从未在对照研究中被证实。在 20 世纪 50 年代，通过实验模型和患者进行铁平衡研究之后，HC 患者首次使用静脉放血来清除多余的铁[195]。至今仍然没有证据，及使用治疗性静脉切开的循证相关性指南。没有系统的研究以确定，何时开始，应该多久执行，或治疗目标应该是什么。通常当 SF 水平超过正常范围时开始治疗。在铁耗尽阶段放血的目的通常是轻度铁缺乏状态的诱导。每周去除 1 个单位（400 ～ 500ml）的血液（其中含有 200 ～ 250mg 铁），一般可以在 1 至 2 年内恢复安全血液水平（SF 水平低于 20 ～ 50μg/L，

TS 小于 30%）。维持治疗，通常涉及每年去除 2 个单位至 4 个单位，然后开始保持 SF 水平在 50 ～ 100μg/L 之间，而应避免 SF 水平较低的缺铁，因为这可能出现其他无关症状，或者相反地导致进一步加重铁调素浓度下降和铁吸收增加[196]。尽管非特异性，在放血期间应始终监测 SF 水平。如果可能的话，HC 患者的血液可用于输血。许多 HFE 相关的 HC 患者由于其他原因（例如肝功能异常、糖尿病、药物使用）将被拒绝作为献血者，但在没有这些因素的情况下，没有理由说明他们的血液不应该被用于输血。如果由于严重贫血或心脏衰竭或耐受性差而不能进行静脉放血治疗，则可考虑其他策略，如铁螯合剂的使用。用 1/2 剂量开始递增试验中，口服铁螯合剂地拉罗司被认为安全（尽管剂量低于目前输血依赖性贫血的剂量）有效地降低了 C282Y 纯合子中的 SF 水平[197]。

在确诊为 C282Y/C282Y 基因型的 HC 患者中，从来没有评估过静脉放血术对生存的益处，

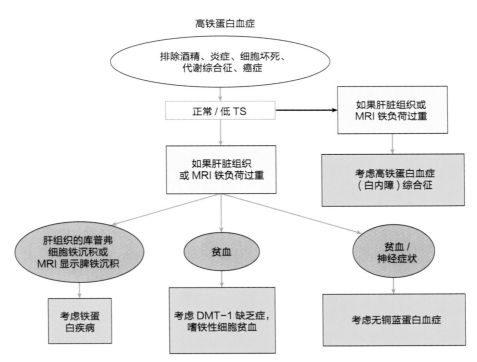

▲ 图 60-9　转铁蛋白饱和度正常的遗传性高铁蛋白血症的诊断

在不明原因的高铁蛋白血症和正常或低转铁蛋白饱和度（TS）患者中，应考虑与血清铁蛋白水平升高（例如长期饮酒、代谢紊乱或肥胖和炎症）相关共致病的辅助因素。在没有这些并发症或血清铁蛋白水平持续升高的情况下，检查的重点应该是通过肝活检（LB）或磁共振成像（MRI）记录铁过载状态。根据铁分布的模式（尤其库普弗细胞铁过载）和（或）伴随的症状［如严重贫血和（或）神经系统疾病］，可以考虑铁蛋白病或其他更罕见的遗传性铁负荷疾病（详见正文）。

DMT-1. 二价金属转运蛋白 1

但对接受 HFE 测试以前明确诊断 HC 的患者进行了静脉放血治疗，与不接受充分放血或没有接受静脉切开放血治疗的患者数据相比，存活率明显提高 [198,199]。在没有肝硬化或糖尿病的情况下，治疗 HC 患者的预期寿命与一般人群相似。静脉放血似乎改善转氨酶水平，皮肤色素沉着，肝纤维化。已报告 13% ～ 50% 的 HC 患者接受了静脉切开放血治疗术，经活检证实肝纤维化好转，并且基线纤维化轻微时可以看到最好的结果。[109] 这种疾病的其他特征不太可能随着铁消耗、关节疼痛而改善。与 HC 相关的性腺功能减退、肝硬化、破坏性关节炎和胰岛素依赖型糖尿病通常是不可逆的，但每天的胰岛素需求和升高的氨基转移酶水平可能降低，虚弱、嗜睡和腹痛可通过静脉切开放血治疗减轻。红细胞分离术已被使用，但比单纯静脉切开放血治疗更昂贵。没有证据表明，患者可能受益于铁限制饮食。最好避免口服铁疗法和酒精滥用。喝茶可以减少肠道铁吸收。终末期肝病和继发于 HC 的肝细胞癌常采用原位肝移植治疗，但由于心脏和感染并发症，与非铁负荷过量患者相比，这些病例的移植后存活率降低 [200]。HC 生存的关键是早期诊断和铁减少治疗的迅速启动。HFE C282Y 多态性的遗传检测是 HC 早期诊断的有力工具，但这种突变的外显率是高度可变的，所以阳性本身并不表明疾病状态，这是反对在一般人群中使用遗传筛查的主要论点。然而，有多发高危因素的个体［肝病、迟发性卟啉症和（或）软骨钙化症患者；HC 家族成员；北欧人及其后代］应考虑生化和遗传筛查。

（七）非遗传血色素铁过量

1. 铁蛋白病

1999 年在意大利南部的一个大家庭中发现一个非 HFE 遗传常染色体显性铁过载典型的网状内皮铁沉积患者 [201]。在发现高铁转运蛋白之后，全基因组筛选程序证实该疾病基因是在 2q32 上的 SLC40A1，编码铁转运蛋白 [202]。所有患者均为 C.230C → A 突变的杂合子，导致 77d 门冬氨酸替代丙氨酸。这后来被称为铁蛋白病 [128]。与

不管是与 HFE 相关和非 HFE 相关的 HC 相反，铁蛋白病的遗传模式是常染色体显性遗传（表 60-4 和图 60-6）。因此，无论是父或母携带致病突变 SLC40A1，患者都呈现不明原因的高铁蛋白血症。迄今为止，在加拿大、美拉尼西亚、泰国、亚洲和欧洲的家庭中已经鉴定出许多突变（如 p.V162del；p.A77D；p.G80S 等）的 SLC40A1 基因 [171]。总的来说，这些特征使铁蛋白病成为除 HFE 相关的 HC 之外最常见的遗传性铁过载类型。铁蛋白病是由 SLC40A1 中的功能突变引起的，导致铁在脾脏、肝脏和骨骼的巨噬细胞中储积（表现在高水平的 SF）。这些器官的实质细胞基本上没有受到损伤（图 60-10），但是个别肝细胞铁沉积也很明显，因为肝细胞中 SLC40A1 活性有缺陷，即使在早期阶段也是如此 [201]。临床表现似乎各不相同，但总的来说，表现比经典 HC 更轻微，相关的肝病通常没有那么严重。低色素性贫血在年轻经期妇女中很常见。尽管静脉切开术再次成为治疗的基石，但并非所有患者都能有相同的耐受性，尽管 SF 水平仍在升高，但可能会出现低 TS 的贫血 [128]。在任何不明原因的高铁蛋白血症的人都必须怀疑这种疾病。并且必须通过血清铁系列的检测和直系亲属的基因检测（如果有的话）进行检查。腹部磁共振成像是一种有用的非侵入性诊断工具，可以对疾病进行分类和诊断，因为它可以将具有特征为肝脏、脾脏和骨髓铁沉着的典型铁蛋白疾病患者（图 60-10，C），与罕见的非经典形式的 SLC40A1 相关铁过载（即 SLC40A1 相关 HC；见图 60-8）的患者区别开来，后者表现为肝脏铁过载，而脾脏和骨髓铁含量正常 [203]（图 60-10，D）。

2. 无铜蓝蛋白血症

无铜蓝蛋白血症一直主要在日本病人中报道 [204]。这是罕见的常染色体隐性遗传。疾病是由于铜蓝蛋白基因（CP）的突变，铁在肝、胰腺沉积，并进行性神经退变 [205-207]。铜蓝蛋白是肝细胞合成的一种含铜的铁氧化酶，催化氧化铁为铁，这是铁通过运铁蛋白向血浆转铁蛋白释放铁放所需的 [208～210]。患者在晚期出现糖尿病、视

网膜变性、共济失调和痴呆[211]。常见轻度至中度贫血，血清铁含量低，SF 水平升高，肝铁超载的模式使人联想到遗传性 HC，但肝纤维化或肝硬化是罕见的（表 60-4）。在贫血、高 SF 水平和神经病变的患者中应怀疑该疾病，并应通过脑磁共振成像证实基底神经节和丘脑中典型的铁沉积。铁螯合剂已被发现对这个疾病是有益的[212,213]。

3. 无铁蛋白血症 / 低转铁蛋白血症

常染色体隐性遗传性转铁蛋白血症最初报告于一位患有严重低色素性贫血和明显的铁超载的患者[214]，此后在世界上罕见报道[215-202]。这是由于铁的转运到骨髓合成血红蛋白合成的减少，导致严重的小细胞、低色素性贫血（表 60-4）。肝、心肌、胰腺和内分泌腺中的相关实质细胞铁过载，

可能是由于贫血引起的肠铁吸收增加所致。生化标志物是高血清铁和 SF 水平，但低总铁结合力。治疗包括新鲜冰冻血浆联合静脉放血或铁螯合治疗。

4. 二价的金属转运蛋白 1 (DMT1) 缺乏

DMT1 是十二指肠肠细胞顶膜上的蛋白质，通过刷状缘中的铁还原酶 DcytB 将铁（和其他二价离子）还原成亚铁状态[221]。DMT1 还允许铁从酸化的内涵体中排出。最近报道了 SLC11A2（编码 DMT 1）的常染色体隐性突变[222-227]。所有 DMT1 缺乏的患者出生时都存在严重的低色素性小细胞贫血，总铁结合能力正常的 TS 增加，SF 水平略有升高，可溶性转铁蛋白受体增加。除一名患者不同于 DMT1 突变动物模型外[227]，几乎所有报道的患者都表现出明显的肝铁过载。患者

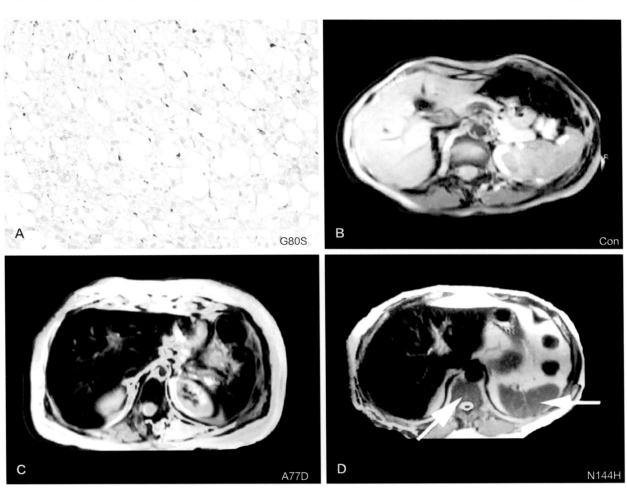

▲ 图 60-10　铁蛋白病的组织病理学和磁共振成像

病理片 铁蛋白病（G80S 突变）患者肝组织 PerlS 的普鲁士蓝染色的显示典型的，选择性的铁沉积在库普弗细胞。
B 到 D，T_2 加权梯度回波磁共振成像（MRI）序列的正常个体（B）和铁蛋白病（C）或 SLC40A1 相关血色素沉着症（D）患者。与正常个体（B）相比，铁蛋白病 A77 D 患者在肝脏中，特别是在脊柱和脾脏中显示较深的 MRI 信号，显示脾脏和骨髓巨噬细胞（C）中有明显的铁沉着。相反，在 SLC40A1 相关血色素沉着症患者由于 SLC40A1 N144H 突变（D），如所有其他形式的血色病，脊柱和脾脏显示正常 MRI 信号（箭）

似乎对促红细胞生成素治疗有反应[228-229]。

5.无效红细胞生成或细胞内铁转运障碍所致的遗传性铁负荷性贫血

地中海贫血是由 α-珠蛋白链或血红蛋白 β-珠蛋白链的遗传缺陷引起的，是世界上最常见的单基因遗传性疾病。[230]。除了输血的铁负荷效应之外，无效的红细胞生成是通过抑制铁调素合成增加铁吸收的强大驱动力。这导致肝铁过载。这在中间型地中海贫血患者中尤为明显，其表现为 HFE 相关 HC 的明显的铁超载。类似的现象可能发生在铁粒幼细胞遗传性（和获得性）贫血，其特征是贫血，骨髓中有环状成铁细胞和铁过载[231]。

最近发现了一种新的铁负荷紊乱，其原因是细胞内铁分布不均（表 60-1）。在 X-连锁铁粒幼细胞性贫血中，由于 δ-氨基乙酰丙酸合成酶 2 基因（ALAS2）的突变，主要致病基础是线粒体铁过量沉积。弗里德里希共济失调[232]，一种常染色体隐性、退行性疾病，涉及中枢和外周神经系统和心脏，铁硫簇组装中的缺陷干扰线粒体铁输出。患者似乎受益于铁螯合剂的使用[233]。

6.迟发性卟啉病

迟发性皮肤卟啉病是最常见的卟啉病，散发性亚型（75% 的病例）或家族性亚型（25% 的病例），仅在肝脏中由尿卟啉原脱羧酶活性缺乏引起[234]。它是一种常染色体显性遗传性疾病，男女均有早期发病[235]。在迟发性卟啉症中，临床表现需要多基因易感性和环境风险因素参与，当残留的肝尿卟啉原脱羧酶活性低于约 25% 的阈值时发病。表现为光敏性皮肤病变，肝尿卟啉和尿排泄尿卟啉，铁指数改变，肝铁过载是经典的临床特征。静脉切开放血术可有效控制症状和生化异常[236]。一些因素通过干扰尿卟啉原脱羧酶加剧了疾病，如酗酒、雌激素、丙型肝炎病毒感染，还有 HIV 感染和一种或多种 HFE 基因型的遗传在较小程度上加重疾病[237-239]。

7.其他

（1）班图铁质沉着病：非洲铁过载，也称班图铁质沉着病[240]，农村社会成年男性发生率为

15%。它最初描述于南部和中部非洲[241]。铁过载首先归因于食物中的铁过量，或者更重要的是大量的传统啤酒在铁锅或铁桶中制备[242]。随后的研究假设有一个遗传因素的参与[243]，最近认为限于非洲人和非裔美国人的 SLC40A1 多态性（Q248H）被认为是可能的遗传位点[244,245]，但迄今为止还没有确凿的证据。不管有什么遗传倾向，在非洲南部农村成年人，酒精饮料是导致铁超载和肝脏疾病的主要因素。该人群成年人可能发展为肝硬化和肝细胞癌[246]。

（2）同种免疫（新生儿）血色病：新生儿 HC 是一种严重的新生儿疾病，其特征是产前检查流产或新生儿肝衰竭，通常发生在分娩后几小时至几天内[247]。常见胎儿宫内发育迟缓，并常伴有胎盘水肿，羊水过多或羊水过少。其主要表现为黄疸伴凝血障碍、低血糖和低蛋白血症，高 SF 水平。因此，在排除了肝衰竭的其他原因后确诊，并且可以通过唾液腺活检和磁共振成像来证实，前者显示出过量的铁，后者通常显示出肝脏、胰腺和心脏中的铁沉积，但脾脏无铁沉积[248]。目前，已经提出了各种理论来解释新生儿 HC 的病因[247]。如果母亲有孕育新生儿 HC 的病史，再发率很高，偶尔也有记录在近亲家庭中，因此，支持新生儿 HC 是一种遗传疾病的理论。然而，候选基因尚未确定。相反，最近认为存在这种疾病的同种免疫机制[249]。新生儿 HC 可能代表妊娠同种免疫胎儿肝脏疾病的表型表达，该疾病由特异性反应性免疫球蛋白 G 的胎盘通道诱导，并通过经典途径激活胎儿补体，导致膜攻击复合物的形成，作为细胞损伤的效应物。潘等[250]人发现新生儿 HC 中含有抗终末补体级联新抗原的肝细胞参与膜攻击复合物形成的百分比远高于非新生儿 HC 肝病。在这种情况下，高剂量的静脉注射免疫球蛋白治疗的母亲似乎大大增加新生儿的 HC 存活率[251]，以及高剂量的静脉注射免疫球蛋白治疗，无论同时有或没有换血治疗，新生儿取得了 75% 的良好效果，而未行静脉注射免疫球蛋白治疗的患儿仅有 17% 的疗效[252]。新生儿 HC 预后极差。抗氧化治疗和螯合剂似乎作用有

限，虽然肝移植已被确定为一种可行的治疗选择，但可能会重新出现肝铁沉积[95]。

◆ 结论

对抗病原体和避免饥饿一直是人类进化的主要挑战[3]。铁调素是一种由肝脏产生的小分子激素肽，最初是作为天然免疫的一部分，进化用于对抗病原体的铁，并被战略性地置于防御系统的中心，目的是在感染期间保留铁。在早期，人类基因也被优化以储存能量和微量营养素并避免饥饿，在现代卡路里过剩的环境中，这种基因构成目前基本上保持不变。增加身体铁储备的遗传倾向（即节约铁的基因组成）可能对那些具有低铁调蛋白表型的个体进化上有利，这些个体可以形成铁储备并在缺铁环境中生存，但是这可能会使他们在补铁的情况下面临高风险的铁过载[3]。HFE C282Y 多态性携带者的情况就是这样，他们可能曾经受到过保护，但是当暴露于有利于铁积累的生活方式和饮食习惯（如酒精）时，有患铁过载疾病（如HC）的风险。此外，考虑到 HFE 本质上是一种主要的组织相容性I类蛋白，并且在巨噬细胞中高度表达，我们不能排除它还可能发挥一些仍然难以捉摸的免疫活性，并在宿主抵御病原体方面发挥作用。因此，HFE 变异个体可能比群体有更多的进化优势，有利于正向选择和变异传播。铁调素是关键激素的观点为不同类型的 HC 的发病机制提供了新的线索，无论涉及何种基因，这些疾病都呈现出相同的基本缺陷、生化和临床表现以及治疗方法。未来，诊断和治疗也将受益于这些进步。铁调素缺乏可能导致 HC 中铁稳态失调，这一观点增加了铁调素增强剂是治疗这种疾病的有效策略的可能性。微小 HEPCIDNs[253]、TMPRSS6 抑制药[254,255] 和 BMP6[256] 已经在临床前试验中显示出一些潜力，并证明了 BMP-SMAD 途径的调节剂可以治疗 HC 的理论。预计静脉切开放血术将长期保持 HC 的标准治疗，但是将来，如果静脉切开放血术被禁止或不可行，激素替代疗法，如糖尿病一样，也可以被考虑用于 HC。

致谢

本章得到 Teleton 基金 GGP10233 和 PRIN 基金 2010REYFZH_005 的资助。

第 61 章 α₁- 抗胰蛋白酶缺乏症
α₁-Antitrypsin Deficiency

David Perlmutter 著

王璞 译，董漪 校

● 缩略语 ABBREVIATIONS

α₁ AT	α1-antitrypsin	α₁- 抗胰蛋白酶
ER	endoplasmic reticulum	内质网
IL	interleukin	白介素
MPT	mitochondrial permeability transition	线粒体膜通透性转换
PBA	4-phenylbutyric acid	4- 苯基丁酸
SERPIN	serine protease inhibitor	丝氨酸蛋白酶抑制药
SNP	single nucleotide polymorphism	单核苷酸多态性

α₁- 抗胰蛋白酶（α₁AT）缺乏症是一种与早发型肺气肿、慢性肝病和肝细胞癌有关的常染色体显性遗传性疾病。α₁AT 由一个点突变导致蛋白质错误折叠并保留在肝细胞内质网（ER），并不分泌到血液和体液。错误折叠的突变蛋白也容易聚合在 ER。功能的丧失导致无法抑制蛋白水解对肺结缔组织基质的破坏，最终导致肺气肿。吸烟加剧了肺气肿的发展，因为剩余的 α₁AT 分子被增加的由吸烟者肺泡巨噬细胞产生的活性氧中间体功能灭活。相反，肝脏疾病是由毒性作用机制凭借保留在肝细胞中突变的 α₁AT 以某种方式引起的一系列事件，导致肝损伤甚至发展为肝细胞癌。虽然在生命的最初 30 年中，临床严重的肝脏疾病似乎影响了一个纯合子亚群（是儿童肝脏疾病最常见的遗传原因），但另一个观点认为遗传修饰因素和环境因素在 α₁- 抗胰蛋白酶缺乏症肝病的易感性和（或）保护中起作用。最近的观察表明成年人的肝病更多的是受到 α₁- 抗胰蛋白酶缺乏的影响。虽然肝移植是治疗 α₁- 抗胰蛋白酶缺乏所致肝病的唯一有效方法，但我们对该病的预防和药物治疗也有了新的认识。

一、流行病学

α₁- 抗胰蛋白酶缺乏症在已经仔细研究过的

大多数人群新生儿中的发病率是 1/3000[1]。在该人群中大多数关于肺和肝病的研究在确定性方面存在偏倚，因为涉及转到专科医院的病人。唯一正式的研究来自于 20 世纪 70 年代瑞典全国范围的新生儿筛查[2,3]。超过 200 000 新生儿接受了筛查，关于 α₁- 抗胰蛋白酶 Z 等位基因的 127 个纯合子被确定；这些人中的大部分现在已经随访了近 30 年。结果表明这些人中只有 14 个（11%）在婴儿期有持续阻塞性黄疸，只有 9 个（7%）进展至临床严重的肝病。剩余的 α₁- 抗胰蛋白酶缺乏人群中 85% 的人随着年龄的增长表现出持续正常的转氨酶水平。在本研究中未进行肝脏穿刺活检，因此不知道一些看起来不受影响的个人是否有亚临床组织学异常，以及当他们到四五十岁时是否会出现肝病的临床症状。此外，我们现在知道肝脏疾病可能首先在成年人中诊断出来，高峰年龄段在 50—65 岁之间。因此，受影响的纯合子发展至肝病的比例可能高于 7%，但肯定有许多完全无肝病的临床表现。尽管人们普遍认为肺病影响纯合子的比例更高[4]，但要等瑞典前瞻性队列达到肺气肿的高峰年龄 40—60 岁，才能有效测定发病率。

二、发病机制

α₁- 抗胰蛋白酶作为丝氨酸蛋白酶抑制药（SERPIN）家族的典型，主要功能是作为破坏性中性粒细胞蛋白酶的血源性抑制药，包括弹性蛋白酶、组织蛋白酶 G 和蛋白酶 3。α₁- 抗胰蛋白酶主要来源于肝实质细胞，被视为肝脏分泌最丰富的糖蛋白。α₁- 抗胰蛋白酶也被认为是一种积极的急性期反应物，因为在机体对炎症和组织损伤反应过程中其血浆浓度增加。

α₁ ATZ 经典的缺陷突变体特点是由点突变导致第 342 位的谷氨酸替换为赖氨酸，以及本身的分泌不良。突变体 α₁ ATZ 分子错误折叠并保留在的肝细胞的内质网中（图 61-1）。此外，错误折叠的 α₁ATZ 是不稳定的单体，容易发生聚合[5]。在 α₁- 抗胰蛋白酶缺乏症患者的肝活检标本，通过电子显微镜在肝细胞中检测到这些聚合物[6]，同样地，利用蔗糖密度梯度离心法在表达突变 α₁ ATZ 的转染细胞中也检测到这些聚合

物[7,8]。虽然最初的研究表明聚合过程涉及"环片"嵌插机制，但最近的更多研究为更传统的"区域交换"机制提供了强有力的证据[9-11]。洛玛斯等认为 α₁ATZ 的聚合过程导致其在内质网的滞留[5]。支持这一理论的最有力的证据来自于研究表明通过将第二个突变插入 α₁ATZ，分泌缺陷可以得到部分矫正，从而抑制了聚合过程[12-14]。然而，这些研究并没有排除折叠中存在异常的可能性，这种异常与聚合的趋势不同，而且也被第 2 个实验引入的突变部分修正了。其他的研究反对聚合过程是在内质网滞留的原因这一观点。第一，自然发生变异的 α₁- 抗胰蛋白酶含有缩短的羧基末端尾巴，尽管它们不形成聚合物，但仍然保留在肝细胞内质网内[7,8]。第二，只有一小部分（约15%）的细胞内的 α₁ATZ 以聚合物的形式在模型细胞系中为稳定状态[7,8]。第三，导致聚合过程的区域转换机制的结构信息预测 α₁ ATZ 的折叠改变先于聚合过程[9]。因此，大多数情况表明错误折叠是导致蛋白质保留在内质网的基本缺陷。

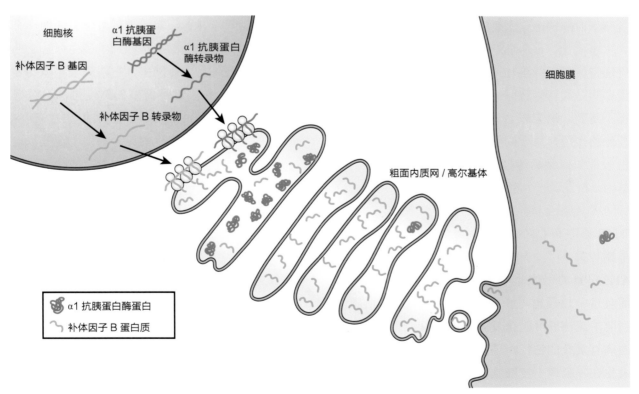

▲ 图 61-1　α₁ 抗胰蛋白酶缺乏症的分泌缺陷

突变的 α₁AT 蛋白被保留在内质网，然而另一种肝脏分泌蛋白补体因子 B 遍布于整个分泌途径，并能有效分泌。α₁AT.α₁- 抗胰蛋白酶；ER. 内质网（引自 Perlmutter DH. Aipha-1-anlitrgpsin depiciency In：Walker WA，et al edifors。*Pediatric gasfointestind disease* Philadelphia：BC Decker，1991:979. 经许可使用。）

当 α₁ ATZ 聚合物积累在肝细胞的内质网中，并形成了继发效应，最后聚合物不可溶解。尽管它可能不会引起保留和积累，但细胞内腔室中聚合物的形成似乎对肝细胞的反应有特定的影响，而且，还会决定肝脏炎症、纤维化和癌变的病理学改变，如本节后面所述。

关于内质网中 α₁ ATZ 突变体的积累如何通过毒性机制导致肝脏损伤，这方面的研究资料还非常有限。一系列研究表明 α₁- 抗胰蛋白酶缺乏症病人肝脏的特点是明显的线粒体损伤和线粒体自噬，以及胱天蛋白酶 -3 和胱天蛋白酶 -9 激活[15,16]。PiZ 小鼠模型的研究也显示了定位于内质网的胱天蛋白酶、胱天蛋白酶 -12 和 BAP31 的激活，BAP31 是一种内质网蛋白介导促凋亡的内质网和线粒体之间的直接交互作用[17]。此外，环孢素 A 对 PiZ 小鼠模型的处理抑制了线粒体渗透性转运（MPT）孔隙，导致肝线粒体损伤减少，胱天蛋白酶活化，提高了存活率[15]。然而，在肝脏线粒体功能障碍可能是主要抑制细胞生长的影响因素，因为细胞凋亡、坏死和炎症不是 α₁-抗胰蛋白酶缺乏症主要的肝脏病理特征。

事实上，α₁- 抗胰蛋白酶缺乏症主要的肝脏病理特征是肝纤维化或肝硬化和癌变，但是这种蛋白病是如何导致肝纤维化和致癌反应的，目前还不清楚。诱导表达 α₁ AT 突变体的小鼠是一个理想的模型，用于阐明错误折叠蛋白在细胞内的积累是如何激活信号转导途径，通过对该小鼠的基因分析发现一个相当丰富的 TGFβ 通路的下游目标网络，包括上调结缔组织生长因子（CTGF）[18]。TGFβ 通路和 CTGF 被认为是在肝纤维化反应中早期相关[19,20]。NFκB 信号通路的激活是肝脏 α₁ ATZ 积累的一个重要而且独有的影响因素[17]，而且这一途径也与肝纤维化有关[21]。α₁- 抗胰蛋白酶缺乏症肝纤维化反应的机制很可能与其他蛋白病有重叠的特征，因为纤维化反应在肺蛋白病发生在呼吸道上皮细胞，在心脏蛋白病发生在心肌细胞，在骨骼肌发生在肌细胞[22-25]。

细胞内积累的 α₁ ATZ 最重要的病理特征之一是自噬反应的激活。自噬是一种普遍存在的、高度保守的细胞机制，通过这种机制，细胞质中衰老和（或）变性的成分和细胞中的细胞器或整个细胞器与新形成的胞液中其余的细胞质隔离，然后与溶酶体融合降解（图 61-2）。它被认为是在营养缺乏、应激状态、形态发生、分化和衰老时细胞成分循环的机制。既往的研究表明 α₁ ATZ 的内质网滞留现象对自噬反应是一种强大的刺激[15,26,27]。在几个不同的表达 α₁ ATZ 的基因工程模型细胞系中观察到自噬体的显著增加，包括人成纤维细胞、小鼠肝癌和大鼠肝癌细胞株[26]。此外，在专门设计为诱导表达 α₁ ATZ 的 HeLa 细胞株中，自噬体对于 α₁ ATZ 的表达及其在内质网的滞留表现出一种独特的反应。在 α₁- 抗胰蛋白酶缺乏症转基因小鼠模型的肝细胞自噬体有明显增加，并且缺乏症患者的肝组织活检中自噬体的疾病特异性增加[26]。如在自噬缺陷的哺乳动物细胞系[28] 和酵母菌株[29] 证明的，自噬明显在处理 α₁ ATZ 突变的分子中起重要作用。事实上，从酵母中看，自噬通路专门处理 α₁ ATZ 的不溶形式，这种不溶形式是 α₁ ATZ 积累到更高水平的表达[29]。Kruse 等发现纤维蛋白原的一个突变亚基以一种罕见的遗传性纤维蛋白原缺乏的形式聚集在肝细胞内质网中，它依赖于自噬的处理[30]。有趣的是，这种类型的纤维蛋白原缺乏症与慢性肝病有关，既为易于聚集的蛋白质在内质网中的积累具有肝毒性的概念提供了证据，也为自噬特别擅长处理不溶性突变蛋白的概念提供了证据。自噬通路也被内质网中积累的 α₁ ATZ 特异有选择性的激活。这是通过与呈现自噬体荧光的 GFP-LC3 小鼠杂交的肝细胞特异性诱导表达 α₁ ATZ 的 Z 小鼠模型确定的（LC3 是一种自噬体膜特性蛋白）[28]。尽管绿色荧光自噬体仅在饥饿后的 GFP-LC3 小鼠肝脏中可见，他们被观察到在肝脏中的 Z×GFP-LC3 仅仅通过诱导表达 α₁ ATZ 基因[28]。这种效应似乎特别引起 α₁ ATZ 的聚合性能，因为当 α₁ ATZ 的非聚合性 Saar 变体积聚在肝细胞内质网时自噬没有被激活。因此，当不溶的 α₁ ATZ 积累在内质网时自噬通路被激活，然后它在不溶性 α₁ ATZ 的处理中起着至关

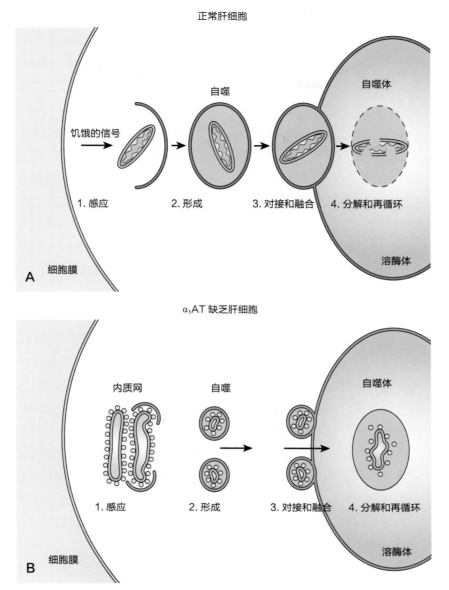

正常肝细胞

饥饿的信号

1. 感应　　2. 形成　　3. 对接和融合　　4. 分解和再循环

细胞膜　　A　　自噬　　自噬体　　溶酶体

α₁AT 缺乏肝细胞

内质网　　自噬　　自噬体

1. 感应　　2. 形成　　3. 对接和融合　　4. 分解和再循环

细胞膜　　B　　溶酶体

▲ 图 61-2　自噬体在（A）正常肝细胞和（B）会诱导 α₁- 抗胰蛋白酶缺乏的肝细胞

在正常的肝细胞中，应激（如饥饿会诱导泡膜）周围细胞质及细胞膜形成自噬体，自噬体与溶酶体的对接和融合，以及溶酶体内容物的分解。在 α₁- 抗胰蛋白酶缺乏症的细胞中，突变体 α₁ATZ 在内质网（ER）中积累，诱导泡膜离断内质网形成自噬体（引自 Klionsky DJ, Emr SD.Antophagy as a regulated pathway of cellulr degradation. Science 2000；290:1717-1721. 经许可使用。）

重要的作用。

　　α₁- 抗胰蛋白酶缺乏症的肝细胞癌发病机制目前知之甚少。鲁德尼克等[16] 的研究提出了关于肝细胞增生的假设。利用溴脱氧尿苷标记在关于 α₁- 抗胰蛋白酶缺乏症的 PiZ 转基因小鼠模型上，研究显示，在静息状态下，小鼠肝脏中的肝细胞增殖能力增加，而且这一增长与在内质网中积累成球状的 α₁ AT 的量成正比。然而，增殖的细胞并没有积累成球状的 α₁ AT 累积。此外，在两个不同的关于 α₁- 抗胰蛋白酶缺乏症的转基因小鼠模型中，无球肝细胞的数量和被无球肝细胞所占据肝脏的区域随着年龄的增长而增加，癌症在此处出现[31,32]。在 α₁- 抗胰蛋白酶缺乏症肝癌患者的癌细胞，α₁ AT 染色通常是阴性，而且处于包含 α₁ AT 球体的非转化肝细胞环境中[33]。综上所述，这些观察结果表明积累了大量的 α₁ AT 并形成小球的肝细胞病变但没有凋亡，因此无球肝细胞有选择性增殖优势，而且，最重要的是无球形细胞被病变的、含球的肝细胞产生的信号慢性刺激并在损伤环境中再生，并逐渐成瘤将正常肝细胞移植到 PiZ 小鼠模型的实验结果支持了肝细胞增生机制的理论[34]。移植的正常肝细胞具有选择性增殖性优势，并与邻近的含球肝细胞的数量相关。例如，雄性 PiZ 小鼠的种群恢复能力更强大，因为雄性比雌性 PiZ 小鼠含有明显更多的含球肝细胞。有趣的是，在埃里克森等的尸检研究中发现，在雄性 PiZ 小鼠中肝细胞癌随着年龄的增长而发展[34]，而且有 α₁- 抗胰蛋白酶缺乏症的雄性小鼠不成比例的影响肺癌产生[35]。

NFκB 信号通路在肝脏癌变机制中发挥重要的作用。当 α₁ATZ 在肝脏积累时，这一信号通路被显著激活[17]。然而，在可以控制诱导 α₁ATZ 表达的情况下，通过对肝脏基因分析表明下游 NFκB 通路的变化相当有限，而不是像常规通过炎症激活这一通路所看到的变化显著[18]。其中一个靶基因早期生长应答因子显著下调，这是众所周知的肝细胞再生活性的转录激活因子[36]。这可能意味着 NFκB 信号导致，该因子表达的减少和含球肝细胞增殖的相对减少，可能为致癌过程的第一步。

虽然聚合本身不是蛋白质病的主要原因，但有几条证据表明聚合途径在蛋白病的肝脏病理效应中起着重要作用，包括纤维化、肝细胞增殖紊乱和自噬。首先，所有与肝脏病理有关的 α₁AT 等位基因似乎有形成聚合物的能力。第二，另一种丝氨酸蛋白酶抑制药的聚合变体在神经元中表达，即神经源性丝氨酸蛋白酶抑制药，可引起神经退行性疾病[37]。第三，与纤维蛋白原聚合物积累相关的肝损伤与另一种遗传性疾病（遗传性低纤维蛋白原血症）发展进程也非常相似，同时这种损伤也在肝细胞内质网中聚集[30]。有趣的是，肝脏疾病没有被描述为其他的丝氨酸蛋白酶抑制药聚合变体，比如 C1 抑制药[38]，但这可能解释为因为这些丝氨酸蛋白酶抑制药的表达水平比 α₁AT 低很多。

很重要的一点是，我们虽然没有证据证实 α₁ATZ 聚合物自身对肝细胞有直接毒性，但积累在肝细胞的其他形式的 α₁ATZ 可能有细胞毒作用，比如错误折叠的 α₁ATZ 单体或可溶的 α₁ATZ 的低聚物，甚至错误折叠单体结合物和聚合物。这意味着聚合可能参与有毒中间物的产生，如果是这样的话，α₁ATZ 可作为对一些有毒的错误折叠事件的标记物。甚至有可能聚合过程本身就是一种机制来保护细胞免受有毒的错误折叠的 α₁ATZ 的影响，而且总是发生在有毒的错误折叠存在的时候提供必要的保护。在另一种蛋白质病阿尔茨海默病的研究中，有证据表明可溶的低聚物淀粉样蛋白 -β 肽对神经元是有毒的[39]，然而，这些物质的聚合，特别是密集聚合是具有保护性的[40]。对这个问题的进一步研究对将来制定新的治疗策略非常重要。

为了解决 α₁AT 缺乏的人群为何易患肝病和如何保护人群免于肝病危害的问题，在 20 世纪 90 年代初，提出了以下假设：遗传修饰或环境因素在决定肝病易感性方面起重要作用。一旦它在内质网积累起来就影响了 α₁ATZ 分子的命运或通过内质网中 α₁ATZ 的积累保护细胞反应途径被激活。这一假设通过一系列实验得到了验证，与来自有肝病缺陷的人群（易感宿主）的皮肤成纤维细胞细胞株中的 α₁ATZ 的命运相比，来自没有肝病缺陷的人群（受保护宿主）的皮肤成纤维细胞细胞株中的 α₁ATZ 的命运通过稳定的基因转导技术在每个细胞建立后均有表达[41]。结果表明 α₁ATZ 在各种情况下被保留在内质网，但它在受保护宿主的细胞株中降解更显著（图 61-3）。最近，通过在 α₁- 抗胰蛋白酶缺乏症患者的人群调查得到了同样的结论，在没有肝病的患者中显示出降解率更显著[42]。

一旦 α₁ATZ 在内质网中积累，α₁ATZ 突变体的降解机制变得非常复杂。泛素依赖的[43]和泛素不依赖的蛋白酶途径[44]，及非蛋白酶体途径均参与其中。蛋白酶体是降解途径的一部分，这种降解途径被称为 ERAD（内质网相关性降解），并涉及蛋白质从内质网向细胞质逆行转移的机制。至少有两种非蛋白酶体途径，自噬[28]和一种涉及运输到转运高尔基体的途径，然后涉及靶向溶酶体[29,45]。影响这些途径功能的基因修饰物理论上会增加肝病的易感性。事实上，单核

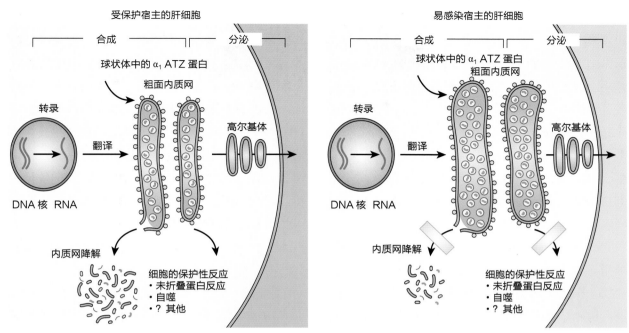

受保护宿主的肝细胞

合成 | 分泌

球状体中的 α₁ ATZ 蛋白

粗面内质网

转录

翻译

高尔基体

DNA 核 RNA

内质网降解

细胞的保护性反应
- 未折叠蛋白反应
- 自噬
- ? 其他

易感染宿主的肝细胞

合成 | 分泌

球状体中的 α₁ ATZ 蛋白
粗面内质网

转录

翻译

高尔基体

DNA 核 RNA

内质网降解

细胞的保护性反应
- 未折叠蛋白反应
- 自噬
- ? 其他

▲ 图 61-3　在受保护宿主和易感染宿主的肝细胞中突变 α₁ ATZ 的命运
在易感宿主中，α₁ ATZ 内质网降解有一个微妙的障碍或 α₁ ATZ 细胞保护性反应。

苷酸多态性（SNP）在内质网甘露糖苷酶 I 基因下游侧翼区域已经涉及 α₁- 抗胰蛋白酶缺乏者中的早发型肝病[46]。因为单核苷酸多态性降低了甘露糖苷酶的表达水平[46]，而且它最近被证明在 ERAD 中发挥作用[47]，这种多态性代表了遗传修饰剂的一个很好的例子，根据我们的假设，遗传修饰将会使 α₁- 抗胰蛋白酶缺乏症易患肝病。然而，这种单核苷酸多态性在另一人群中被认为没有统计学意义[48]，因此需要进一步的流行病学研究来确定这种单核苷酸多态性是否真的影响肝病易感性。在另一项研究中，在 α₁AT 得出基因上游侧翼区的单核苷酸多态性本身与肝病易感性有关[49]。然而，这项研究可能会得出一个完全不同的结论，即用一种合理的替代方法对一组患者进行分类。

被内质网滞留的 α₁ ATZ 突变体激活的保护性细胞反应通路也可以是基因修饰符的目标。自噬反应就是其中之一[28]。吲哚美辛可作为 α₁- 抗胰蛋白酶缺乏症的肝脏疾病的标志物。在一项研究中，在 PiZ 小鼠模型中，应用吲哚美辛导致肝的 α₁ ATZ 积累增加和肝细胞损伤[50]。吲哚美辛的作用可能通过白细胞介素 -6（IL-6）增加

α₁ AT 在转录水平的表达。

三、临床特征

多数情况下，由于持续性黄疸，α₁ 抗胰蛋白酶缺乏症在 4 ～ 8 周的时候首次出现（表 61-1）。血中结合胆红素和血清转氨酶水平轻度至中度升高。肝脏可能肿大，但很少出现严重肝损伤的症状、体征或实验室异常。临床上很难将这些婴儿与受许多其他原因影响的有新生儿肝病（包括感染、代谢性疾病，甚至胆道闭锁的破坏性肝胆损伤）的婴儿区分开来。因此 α₁- 抗胰蛋白酶缺乏症通常诊断较宽泛，并作为新生儿肝炎综合征的病因之一。极少的新生儿因出血症状被诊断，例如呕吐、黑便、脐带残端出血或瘀斑[51]。有时候可能有胆汁淤积的表现，包括黄疸、瘙痒和实验室异常，如高胆固醇血症。事实上，这群 α₁- 抗胰蛋白酶缺乏的婴儿可能有严重的胆管上皮细胞损伤，甚至在他们的肝组织活检中发现肝内胆管减少[52]。α₁- 抗胰蛋白酶缺乏症很少在出生后的第一年出现严重进展的肝脏疾病[53]。

α₁- 抗胰蛋白酶缺乏症的肝脏疾病也可能因无症状的肝脏肿大，偶然检测到的转氨酶水平升

高，或者其他疾病中出现的黄疸在童年后期被诊断。最后，这种疾病可随着门静脉高压的并发症首先出现在儿童、青少年或成年时代，包括脾大、脾功能亢进、静脉曲张引起的胃肠道出血、腹水或肝性脑病（表 61-1）。该病应该是任何患有慢性肝病、隐源性肝硬化或肝细胞癌的成年患者鉴别诊断的一部分。一项在瑞典进行的尸检研究表明 25% 的死亡年龄在 40—60 岁之间的 α₁- 抗胰蛋白酶缺乏的人证实有肝脏炎症、坏死和（或）肝癌[35,54]。

α₁- 抗胰蛋白酶缺乏症的肝病自然史尚不明确量。大多数出现长期黄疸的婴儿在 1 岁时无症状。在这些病例中，大多数多年肝病无明显进展。由于该疾病诊断的提出只有 35 年，目前还不清楚这些患者中有多大比例发展成肝病和（或）肝细胞癌。可获得的关于 α₁- 抗胰蛋白酶缺乏症的唯一前瞻性数据来自 20 世纪 70 年代早期由 Sveger 发起的一项瑞典全国范围的筛查研究[2]。一项研究对 20 万名新生儿进行了筛查，发现 127 例婴儿存在典型的 α₁- 抗胰蛋白酶缺乏症。在这 127 例受影响的患者中 14 例患有持续性的梗阻性黄疸，并且这 14 例中有 9 例患有临床严重的肝脏疾病。127 例患者中还有 8 例出现肝脏肿大，伴有或不伴有胆红素升高或转氨酶水平升高。剩

余人群中大约 50% 的人只有转氨酶水平的升高。这些婴儿的长期随访结果最后一次公布时，他们的平均年龄是 30 岁[3]。没有证据表明任何患者临床严重肝脏疾病的出现是从生命的第一年开始的。这表明至今只有 8% 的人患有临床严重的肝脏疾病。随着年龄的增长，在这群剩余的被识别的 α₁- 抗胰蛋白酶缺乏的儿童中有 85% 的人表现出持续正常的转氨酶水平。本研究未进行肝活检，因此尚不清楚一些表面看起来未受影响的个人是否有亚临床组织学异常，也不清楚当他们进入人生的第 4 和第 5 个十年时是否会出现临床症状。有证据表明成年人因这种缺乏症而引起肝病的概率比以前公认的要高。在过去的 20 年，因 α₁- 抗胰蛋白酶缺乏症而接受肝移植的成人数量增加。实际上，2005—2015 年间，在美国因 α₁- 抗胰蛋白酶缺乏症患者实施的肝移植手术中，85% ～ 90% 的为成人，年龄通常在 50—65 岁。

因 α₁- 抗胰蛋白酶缺乏症导致严重肝脏疾病的患者也可病情稳定或发展缓慢。在一项小儿肝脏病学回顾性研究中，17 例 α₁- 抗胰蛋白酶缺乏症的患者中有 9 例有肝硬化或门静脉高压，或两者兼有，在被诊断为肝硬化或门静脉高压后，至少有 4 年的长期的、相对平稳的病程[55]。其中两例患者最终接受了肝移植，其中七例患者虽然有严重的 α₁- 抗胰蛋白酶缺乏症相关的肝脏疾病的诊断，但长期生活质量尚可。

现在尚缺乏能识别的特定的临床和（或）实验室标志来预测 α₁- 抗胰蛋白酶缺乏症肝损害的不良预后。一项早期研究结果表明，持续性高胆红素血症、肝脏硬化肿大或脾肿大的进展以及凝血酶原时间的逐渐延长是预后不良的指标[56]。在另一项研究中，转氨酶水平的升高，凝血酶原时间的延长及胰蛋白酶抑制因子活性低下与预后不良相关[57]。以目前的经验，第一个确定的预后不良的证据是典型的影响患者整体生活功能的并发症。

目前还不清楚 α₁- 抗胰蛋白酶缺乏症的经典形式的杂合子是否易患肝病。早期的肝活组织研究表明杂合性与肝病的发生发展有一定的关系

表 61-1 α₁- 抗胰蛋白酶缺乏相关的肝脏疾病

临床表现	
婴儿期	长时间的阻塞性黄疸 转氨酶升高 胆汁郁积的症状
幼儿期	转氨酶升高 无症状的肝大 严重肝功能异常
童年晚期 / 青春期	慢性活动性肝炎 隐源性肝硬化 门静脉高压 肝细胞癌
诊断特征	降低血清 ATZ 水平 (正常水平的 10% ～ 15%) 抗胰蛋白酶在等电聚焦 PIZ 中的异常迁移率 肝细胞中过碘酸希夫反应阳性、淀粉酶抵抗的球形小体

[58]。这已被后来对肝活检标本的研究证实。特别是肝移植患者的肝脏活检显示 α₁- 抗胰蛋白酶缺乏症经典形式的杂合性的患病率高于预期，且没有对严重肝病的其他诊断解释[59]。然而，这些研究和其他类似研究都有一定的偏见。在另一项横断面病例对照研究中，与对照组相比，慢性肝病患者的 MZ 表型没有增加，但在其他原因导致的更严重肝病患者中，MZ 表型的患病率更高[60]。在另一项回顾性研究中，接受肝移植的患者中有8.2% 是 MZ 杂合子，而普通人群的对照比例为2%～4%[43]。MZ 杂合子在另一项研究中没有发现，该研究回顾了 80 例连续的隐源性肝硬化和慢性活动性肝炎病例[61]。根据我们的经验，严重的肝病发生在一些 MZ 杂合子中，在这些杂合子中没有其他已知的肝病病因可以确定。此外，每年都有一些 MZ 表型的成年人接受肝移植。在对匹兹堡大学医学中心（UPMC）1991—2012 年肝移植患者的回顾性分析中，89 例 α₁- 抗胰蛋白酶缺乏症的患者实施了 α₁ AT 表型的病理特征检测，其中 44 例是 MZ 杂合子（未发表的数据）。此外，我们关于 ZZ 纯合子中肝病发病机制的概念模型与某些 MZ 杂合子的预测是一致的，那些同时具有一种或多种特别强效的负性遗传和（或）环境修饰剂的人，对轻度蛋白病引起的肝脏损害的敏感性会增加。

肝脏疾病发生在个体携带 α₁ AT 同种异型而不是纯合子的 α₁ ATZ 同种异型。对 S 和 Z 等位基因的复合杂合子有肝脏疾病的风险，类似于 ZZ 纯合子[3]。瑞典的队列研究发现了 39 个 SZ 复合杂合子，其中 4 个血清转氨酶升高（10%），相比之下，89 个受试者中有 4 个具有 ZZ 同种异型（5%）[3]。在我们对 1991—2012 年 UPMC 肝移植数据库的研究中，发现携带 SZ 同种异型的患者占病理证实的成人 α₁- 抗胰蛋白酶缺乏症患者的 4%（未发表的数据）。从 1987—2012 年三个肝移植中心的数据显示 50 例 ZZ 和 23 例 SZ 成人接受了肝移植[62]。SZ 同种异型患者的肝病很可能与细胞内分泌泡中错误折叠蛋白的积累有关，因为已知 S 变体易在细胞内积累，尽管程度

比 Z 变体要温和一些[63]。另一个变体，错误折叠和聚合，α₁AT M_malton[64] 与肝脏疾病有关[65,66]。S_iiyama 变体，易发生错误折叠和聚合反应，报道一例患者出现肺气肿和肝细胞包涵体，但未出现临床肝病[67]。在 3 例同血源的儿童纯合子中报道了 W 变体的等位基因，其中 2 个在婴儿期死于严重的肝病[68]。另一种变体，Yorzinuovi [Pro391His] 与血清 α₁AT 水平的降低有关，最近报道随着细胞内 Yorzinuovi 积累的增加，细胞内聚合物也随之增加[69] 一位 46 岁患者，有 10 年的血清转氨酶升高史，但没有进一步的肝损害的特征，也没有迹象表明是否对该患者进行了其他引起肝病原因的评估。然而，通过免疫组化方法在肝脏活检中没有发现 α₁AT 包含物[69]。Miranda 等报道了在一个 6 周大的有黄疸延迟的男孩身上发现的异常的 King 的变体[70]。实验室研究表明患者血清 α₁AT 水平的显著减少和肝活检是经典的有肝细胞内的包含物的 α₁- 抗胰蛋白酶缺乏症的特征。该患儿发现是 Z 和 King 变体的复合杂合子。生化研究表明，King 变体在 ER 内形成聚合物，并在细胞内积累[70]。有关罕见 α₁ AT 变异的报道中，排除对饮酒量、病毒性肝炎和自身免疫性疾病等因素，很难确定 α₁ AT 等位基因是否真正导致肝损伤。此外，基于我们对 ZZ 纯合子中肝病发病率的了解，我们可以预测，只有每个同种异型个体的亚群才会发展成临床上显著的肝病，这就意味着有相当多的患者存在同种异型。

研究人员调查了其他原因引起肝脏疾病的结论与 α₁- 抗胰蛋白酶缺乏症相一致。例如，在美国和日本的 CF 登记表中，在门静脉高压基因分型鉴定的患者中探讨 α₁- 抗胰蛋白酶缺乏症和囊性纤维化（CF）伴发的可能性和每个人群中患肝病风险的增加。结果表明单拷贝 Z 等位基因是 CF 肝病发生率和严重程度的危险因素。在该研究中未发现 ZZ 纯合子[71]。在很多情况下因为 α₁- 抗胰蛋白酶缺乏症的杂合子与少量纯合子聚集在一起，或有时没有纯合子，与其他疾病的相关性不明确。例如，在一项研究中，MZ 杂

合子在血色病患者中的发病率是普通人群的 10 倍（20% vs. 2.2%）[72]。然而，其他研究并没有发现这两种情况之间的联系[73,74]。丙型肝炎病毒感染发生在至少一个 Z 等位基因的背景中发病更快[75,76]，但其他的研究未能确定 α₁-抗胰蛋白酶缺乏症和丙型肝炎病毒感染之间有明显的协同作用[77,78]。同时在一些 ZZ 型纯合子和肥胖的中年患者中，肝活检标本中有肝脂肪变性的特点。在另一个独立的登记中心调查显示肥胖在有活动性肝病的 α₁-抗胰蛋白酶缺乏症患者中是常见的[79]，但没有其他关于非酒精性肝脂肪变性和 α₁-抗胰蛋白酶缺乏症的相关性的研究。

尽管酒精过量摄入在接受肝移植的 α₁-抗胰蛋白酶缺乏症患者的诊断列表上是常见的，但关于酒精诱发 α₁AT 缺乏患者的肝病或加重肝病作用的研究极其有限。在 Bowlus 等进行的登记调查中[79]只有 14% 的纯合子患者报告有明显的相关风险。该注册包括 41 名需要肝移植的患者，还包括 25 名有 MZ 杂合表型的患者。来自组织病理登记处最近的回顾性病例对照研究中，有酒精性肝病和 MZ 杂合子的 α₁AT 同种异型患者比有酒精性肝病和 MM α₁AT 同种异型患者更容易得肝硬化[80]。

一些研究已经研究了 Z 等位基因杂合性是其他肝病危险因素的可能性。在一个儿科肝病中心的回顾性研究中，与参考数据库相比，α₁AT 杂合性更常见于患有其他慢性肝病的儿童[81]。当人群被细分为胆道闭锁和非胆道闭锁患者时，这种差异仍然存在，有证据表明杂合子中存在更严重的疾病。

α₁-抗胰蛋白酶缺乏症引起的破坏性的肺部疾病／肺气肿可能在 30 岁以前没有临床表现。虽然有一些年轻人有肺病的报道，α₁-抗胰蛋白酶缺乏症的诊断尚缺乏说服力[82]。

关于确定患有肺气肿的 α₁AT 缺乏患者肝病的发病率可获得的资料仍然有限。在一项对 22 例患有肺气肿的 PIZZ 患者的研究中，10 例患者转氨酶水平升高，1 例患者胆汁淤积[83]。由于本研究未进行肝活检，以肺气肿为主要表现的 α₁AT 缺乏症的严重程度和患病率可能被低估。

四、诊断

任何有转氨酶或结合胆红素水平升高、无症状的肝大、门静脉高压或胆汁淤积的症状或体征、或凝血酶原时间延长引起出血／擦伤表现的患者都应该考虑 α₁-抗胰蛋白酶缺乏症。有慢性特发性肝炎、隐源性肝硬化和肝细胞癌的成年人应考虑 α₁-抗胰蛋白酶缺乏症。

诊断是通过用等电聚焦电泳或酸性 pH 条件下的琼脂糖凝胶电泳的方法测血清 α₁AT 表型（PI 分型）来确定的（图 61-4）。血清浓度可用于筛选和随访 PI 分型任何低于正常值的值（85 ～ 215 mg/dl）。在一个中心对所有儿科患者同时做了血清浓度和 PI 分型的回顾性研究表明，纯合子 PIZZα₁-抗胰蛋白酶缺乏症血清浓度测定阳性预测值为 94%，阴性预测值为 100%[84]；然而，由于回顾性定义分析患者群体的固有局限性，研究结果不一定适用于可能遇到的每个诊断情况。以目前的经验，当考虑诊断时，可同时测量血清浓度和进行 PI 分型。在宿主对炎症的反应过程中，血清浓度升高，在杂合子中可能达到正常水平，在纯合子中接近正常水平。血清浓度和 PI 分型都需要确认纯合子、

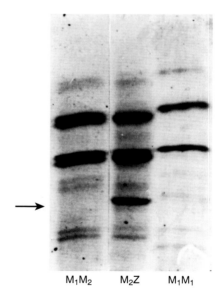

M₁M₂　　M₂Z　　M₁M₁

▲ 图 61-4　等电聚焦凝胶电泳

三个人的血液样本显示：正常的 M₁ 和 M₂ 等位基因；杂合子的 M₂ 和 Z 等位基因（箭）；正常的两个 M₁ 等位基因（引自 Perlmutter DH. α₁-抗胰蛋白酶缺乏症. In: Snape WJ, editor. Consultations in gastroenterolog Philadelphia: WB Saunders，1996:791-801. 经许可使用）

复合杂合子、杂合子可以出现在 α₁AT 基因座的状态。在一些病例中，父母和其他亲属的表型检测是必要的，以确认诊断是否有任何差异，并确定 ZZ 和 SZ 同种异型的区别，因此等电聚焦可能并不简单。这个区别和其他区别对于遗传咨询很重要。

PI 分型在新生儿期特别重要，因为将 α₁-抗胰蛋白酶缺乏症的患者与胆道闭锁的患者区分开是很困难的。此外，在核医学研究中，有 PIZZ 表型的新生儿没有胆汁排泄并不少见[85]。有一例同时患有 α₁-抗胰蛋白酶缺乏症和胆道闭锁的报告[86]。一些同时有纯合子 PIZZα₁-抗胰蛋白酶缺乏症和锝示踪的甲溴菲宁显示没有胆汁排泄的胆汁淤积患者，但随着观察时间的延长，每个病例的胆汁淤积都逐渐缓解，患者无胆道闭锁。

纯合子 PIZZα₁-抗胰蛋白酶缺乏症的有特色的组织学特征，肝细胞内质网中的过碘酸希夫反应阳性、淀粉酶抵抗的球形小体，可确诊（图61-5）。有研究显示，在生命的最初几个月，这些球形小体并不容易被发现[87]。这些包涵体的存在不能被理解为 α₁-抗胰蛋白酶缺乏症的诊断结论。类似结构偶尔在其他肝脏疾病出现[88]。这些包涵体嗜酸性、圆形或椭圆形，直径 1 ~ 40μm。它们主要出现在门静脉周围的肝细胞中，但也可以在库普弗细胞和胆管上皮细胞中见到[89]。肝脏组织学的主要特征是纤维化和伴有轻微炎症的肝硬化。超微结构研究也证明除了经典的包涵体，还有自噬体和线粒体损伤[26]（图61-6）。

五、治疗

α₁-抗胰蛋白酶缺乏症相关的肝脏疾病尚无特殊疗法，因此临床治疗包括戒烟以防止破坏性肺病/肺气肿恶化，支持治疗肝功能障碍引起的症状，和预防肝病并发症。吸烟明显加速了 α₁-抗胰蛋白酶缺乏症相关肺病的发展，降低生活质量，并显著缩短了这些患者的寿命。

α₁-抗胰蛋白酶缺乏症伴进行性肝功能障碍和衰竭的患者经肝移植治疗成功，5 年存活率超过 92%[91]。然而，许多伴有严重肝病，甚至肝

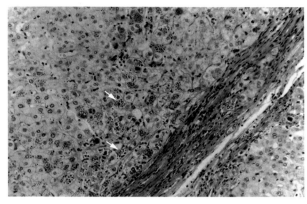

▲ 图 61-5　α₁-抗胰蛋白酶缺乏症病人的肝脏活检

带有过碘酸希夫反应阳性、淀粉酶抵抗球形小体的细胞用箭头表示（引自 Perlmutter DH. α₁-抗胰蛋白酶缺乏症。In: Snape WJ，editor. Consultations in gastroenterolog. Philadelphia:WB Saunders，1996:793. 经许可使用）

硬化或门静脉高压的纯合子，疾病进展缓慢生活质量尚可。随着活体供体移植技术的普及，在必须进行移植手术前可对患者进行观察。

α₁-抗胰蛋白酶缺乏症和肺气肿的患者用纯化的血浆治疗或静脉或喷雾给予重组 α₁ 作为替代疗法[92]。这种疗法与提高 α₁AT 血清和支气管肺泡灌洗液的浓度和灌洗液中中性粒细胞弹性蛋白酶抑制的能力相关，而无明显的不良反应。虽然初步研究结果表明接受替代治疗的患者用力呼气量下降较慢，但这只发生在一组病人身上，而且这项研究不是随机的[93]，这种疗法是针对已确诊的进行性肺气肿而设计的。暂不考虑蛋白替代疗法，因为没有证据表明缺乏 α₁AT 的血清水平在肝损伤的发展中发挥作用。

许多 α₁-抗胰蛋白酶缺乏症的重度肺气肿患者正在接受肺移植。超过 13 年的随访，86 例 α₁-抗胰蛋白酶缺乏症在圣路易斯接受肺移植的患者 5 年存活率约为 60%[94]。

目前正在研究新的治疗策略，以降低除器官移植和慢性免疫抑制的需求。其中一种策略涉及能增强自噬，并在理论上能减少错误折叠蛋白和蛋白毒性后果的细胞负荷的药物。我们推测自噬是一个靶点，因为当 α₁ATZ 在细胞累积时它被特异性激活，因为它参与细胞内代谢 α₁ATZ。当能增强其他错误折叠蛋白，如引起亨廷顿舞蹈病的突变 polyQ 蛋白，可以用降解自噬的药物治疗

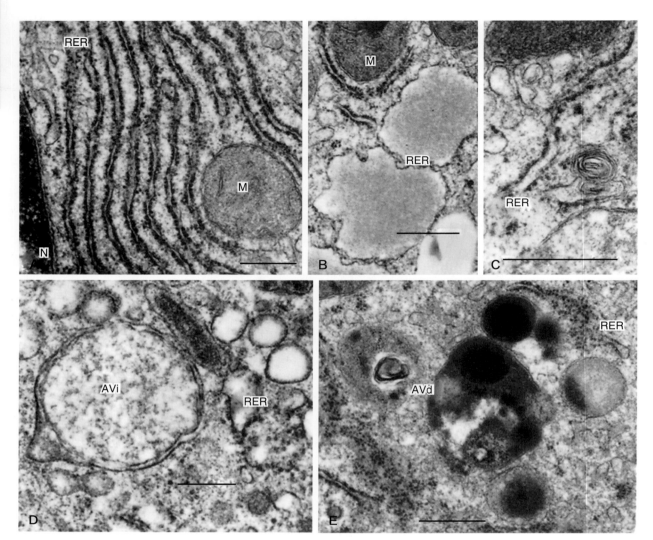

▲ 图61-6　α₁- 抗胰蛋白酶缺乏症病人肝脏活检的电子显微图

A. 正常肝细胞中的粗面内质网（RER）；B. 粗面内质网被蛋白质物质膨胀；C. 自噬泡离断粗面内质网；D. 早期自噬体（AVi）毗邻粗面内质网；E. 降解的自噬体（AVd）毗邻粗面内质网；（比例尺，100nm），M. 线粒体（引自 Teckman, JH,Perlmutter DH. Retention of the mutant secretory protein α1-antitrypsin Z in the endoplasmic reticulum induces autophagy. Am J Physiol 2000；279:G961-G974. 经许可使用）

时，这种方法首先被理论化[95]。α₁- 抗胰蛋白酶缺乏症的肝脏疾病在50—65岁之间发作，与此同时，自噬功能下降，这被认为会引发与错误折叠蛋白相关的其他年龄依赖性退行性疾病。最初我们研究了药物卡马西平（CBZ），它因作为抗惊厥和情绪稳定药被广泛使用而闻名，并发现它在 α₁- 抗胰蛋白酶缺乏症的哺乳动物细胞系模型中增强 α₁ ATZ 的自噬降解[96]。此外，口服本品给 α₁- 抗胰蛋白酶缺乏症的 PIZ 小鼠模型三个多星期显著降低肝的 α₁ ATZ 负荷和活体内的肝纤维化[96]。因为卡马西平已经得到 FDA 的批准，它立即进入为治疗 α₁- 抗胰蛋白酶缺乏症引起严

重肝脏疾病的 Ⅱ / Ⅲ 期临床试验，这项试验目前正在进行中。

其他能增强 α₁ATZ 自噬降解的药物已通过药库的高通量自动筛选确定。药库在 α₁- 抗胰蛋白酶缺乏症的线虫模型系统中包含 1280 种化合物[97]。前五个热点中有四个被发现具有自噬增强活性，并且已经在临床实践中有一段时间了。其中两个是氟非那嗪和哌咪清，属于吩噻嗪类药物家族，其结构与卡马西平所属的三环类抗抑郁药物家族相似。此前已有研究表明，吩噻嗪类能加速 polyQ 蛋白的自噬处理[98,99]。氟非那嗪经过了大量测试，在所有的模型系统中它可以减少细胞的

α₁ ATZ 负荷，并减少活体内的肝纤维化[100]。通过该模型系统和高通量筛选平台，结合基于计算的药物发现策略，发现了其他有前景的候选药物，现在这些药物正在治疗由于 α₁- 抗胰蛋白酶缺乏症引起的肝脏疾病[101,102]。

最近报道了几种增加自噬的其他药物，理论上可以作为治疗 α₁- 抗胰蛋白酶缺乏症引起肝病的候选。亚精胺[103]，亚精胺和白藜芦醇的联合治疗[104]，转录因子 STAT3 的化学抑制药，例如 JSI-124、Stattic 和 WP1066，[105] 已被证明在模型系统中诱导自噬。ω-6 多不饱和脂肪酸[106]、氨基葡萄糖和 n - 乙酰氨基葡萄糖增强了哺乳动物细胞系的自噬作用[107]。一种降胆固醇药，依折麦布，激活肠上皮细胞原代培养的自噬[108]。相比其他药物，其尚未检测对 α₁ATZ 的影响，依折麦布被证明在原代培养的人肝细胞模型系统中可减少细胞的 α₁ATZ 负荷，并设计缩短的 α₁ ATZ 表达[109]。还描述了一种自噬诱导肽 Tat-beclin 1，它能增强突变体亨廷顿蛋白（HTT）的降解和宿主对入侵病毒和细菌病原体的防御[110]。基于这种肽结构的药物具有治疗由蛋白毒性和感染性病原体引起的广泛人类疾病的潜力。

目前正在研究几种基因治疗策略。沉默 α₁ATZ 的表达，理论上，一种有吸引力的方法可以通过几种方式实现，包括使用编码野生型 α₁ AT 的附加功能来分别治疗 α₁- 抗胰蛋白酶缺乏症后遗症功能的获得和丧失[111,112]。Li 等采用一种腺病毒相关病毒藏匿短发夹 RNA 来打击内源性 α₁ ATZ 连同密码子优化的野生型 α₁ AT 的转基因盒的表达[111]。Mueller 等试验一种腺病毒相关病毒藏匿微 RNA 使内源性 α₁ ATZ 基因连同微 RNA 抵抗的野生型 α₁ AT 基因表达沉默[112]。虽然这些方法减少肝脏的 α₁ ATZ 负荷，并增加在 α₁- 抗胰蛋白酶缺乏症转基因小鼠模型中人类血清的 α₁ AT，但目前尚不清楚这沉默是否足以消除肝纤维化的活动。另一项研究使用反义寡核苷酸通过全身用药使 α₁ ATZ 基因表达沉默，其在 PiZ 小鼠模型系统中对减少肝纤维化有更显著的效果[113]。

Pastore 等提出的另一种可能的方法涉及转录因子的基因治疗，其激活自噬，并减少 α₁ ATZ 的积累和蛋白质毒性[114]。利用依赖的腺病毒系统传递的自噬酶体基因的主转录激活因子 TFEB，肝脏的 α₁ ATZ 负荷和肝纤维化在 PiZ 小鼠模型中显著降低。

基因组编辑尚未在 α₁AT 缺乏系统模型中实施，但最近报道了 CRISPR/Cas-9- 介导的基因编辑在杜氏肌营养不良小鼠模型中得到了令人鼓舞的结果[115]。最后，这种策略对于纠正单基因突变事件引起的其他疾病，包括 α₁- 抗胰蛋白酶缺乏症将具有相当大的吸引力。

几个研究小组探讨了这个观点，防止突变的 α₁ ATZ 聚合的药物可以促进突变蛋白的分泌和功能活性。最初的研究使用小分子化合物可以在 α₁ ATZ 的侧疏水腔阻止其聚合，但在细胞系模型中，这种方法只增加了细胞内降解，对分泌影响极小[116]。研究表明，α1ATZ 的错误折叠是受损的主要原因，不受其聚合倾向的影响。另一种基于肽结构设计的适合 α₁AT 反应中心肽段的小分子，似乎对分泌 α₁ AT 的分泌有影响[117]。然而，这种肽在动物模型系统中增加分泌或减少肝损伤的效果在体内还有待测试。也有可能这种肽结合改变了突变蛋白的构象，从而使错误折叠和聚合各自减少。

理论上可以非选择性促进多种蛋白质折叠的化学伴侣已经在 α₁AT 缺乏的模型系统中进行了测试，包括甘油和苯基丁酸（PBA）。苯基丁酸对 PiZ 小鼠模型效果较好，其血液中的 α₁ AT 的水平可以达到正常的人类 20% ～ 50% 的水平[118]。然而，在一项针对 10 名 α₁AT 缺乏相关的肝病患者的临床试验中，使用 PBA 治疗 14 天后，没有显示血清中 α₁AT 增加，没有证据表明错误折叠的蛋白质在肝脏中积累[119]。目前尚不清楚这种药物为什么没有效果，但已知大剂量患者难以耐受的，因此，如果开发出新的、更耐受的配方，未来可能值得进行测试。一种在一些药理特点上类似于 PBA 的药物，伏立诺他（SAHA），在 α₁AT 缺乏的细胞系模型中增强分泌 α₁ ATZ[120]。然而，

这种药物也增加了 α_1 ATZ 的合成，这种效应在体内测试时，可能产生更多而不是更少的细胞蛋白毒性。

治疗 α_1- 抗胰蛋白酶缺乏症的细胞治疗策略前文已有讨论，肝细胞移植已经被用于其他代谢性肝病的检测[121,122]。与原位肝移植相比，它具有微创、发病率低、费用低等优势。我们知道，野生型供体肝细胞可以重新填充 α_1- 抗胰蛋白酶缺乏症的 PiZ 小鼠模型的几乎整个肝脏[34]。这一结果表明，肝细胞移植有选择性增殖优势结束包含 α_1 ATZ 内生肝细胞，这为细胞疗法治疗 α_1AT 缺乏的解决对策提供了实验验证。

另一种可以预见的细胞疗法是结合基因组编辑和肝细胞移植。通过使用锌指核酸酶和转座子技术的结合在 α_1AT 缺乏患者的人类诱导的多能干细胞中纠正 α_1AT 突变基因，Yusa 等检验了这个概念[123]。值得关注的是，经过人工诱导的多能干细胞可以移植到转基因小鼠模型系统的肝脏中。如果这一策略在进一步的临床前模型中被证明是成功的，那么它就有可能解决器官损伤的功能丧失和功能获得机制及个性化治疗方案的优势，而无须进行免疫抑制。

◆ 结论

一个 α_1- 抗胰蛋白酶缺乏症经典形式的纯合子亚群发展成以纤维化 / 肝硬化和癌变为主要特征的肝病。遗传和环境修饰剂在决定肝损害的易感性和严重程度方面起重要作用。这种肝病在成人中更容易被发现，其高峰年龄为 50—65 岁，这种疾病的成年发病型应该被认为是一种退行性疾病，其影响因素是年龄依赖性蛋白酶平衡机制的下降，尤其是自噬。在婴儿、儿童和青少年中发生的肝脏疾病可能反映出特别强大和罕见的修饰剂组合。近年来，包括药物、基因和细胞疗法在内的一系列治疗策略不断发展，其中包括一种自噬增强药物，目前正处于 Ⅱ / Ⅲ 期临床试验阶段。

第 62 章 代谢性肝病的探讨与评价
Approach to and Evaluation of Metabolic Liver Diseases

Saul J.Karpen 著

甘雨 译，朱世殊 校

肝脏作为人体新陈代谢的主要器官，扮演着生命个体分子的反应者、主宰者和转化者角色。在解剖学上，作为接收来自肠道、脾脏、胰腺内物质（食物以及来自微生物的摄取微粒）和内脏脂肪储存的第一器官，对输入的多种分子进行整合。此外，从微血管的角度来看，肝窦内皮存在内皮孔，不影响门静脉血中物质与肝小叶中不同区域里具有不同功能的肝细胞直接接触[1,2]。因此，肝细胞可以实现各种分子的屏蔽、导流和生物转化及储存，将其重新包装后再分泌到循环中（例如脂蛋白颗粒、葡萄糖）或将其在胆汁中排出（例如毒素、结合胆红素、胆汁酸）。肝细胞处理的分子主要是外源性物质（例如，食物、毒素、药物）和内源性物质（来自内脏脂肪储存的各种脂类、糖类）。在人类大约 23 000 个基因中，大约 11 000 个在肝细胞中主动转录[3]，很多基因都与肝细胞独特的代谢功能有关。

因此当这些关键基因中的一个或多个发生突变和功能障碍时，就可能出现代谢紊乱和肝脏损伤[4-7]。当这些基因的功能不能被另一个基因的功能所取代时，代谢途径损伤必然造成代谢产物的堆积并导致相应的疾病。一般来说，这种疾病被称为代谢性肝病，这些疾病通常发生于婴幼儿期，因为这个时期有大量的代谢需求（主要是由于生长需要）。同时也是因为婴儿在脱离子宫后会失去母体基因的支持，婴儿自身的基因开始启用。值得重视的是，肝功能出现异常时，无论是代谢性肝病的遗传变异导致或者是其他原因导致，患者生存时间均会缩短。

一、一般方法与临床评价

从本质上说，代谢性肝病的广义定义是遗传变异对肝脏发育、基础功能或对应激源的适应产生负面影响。鉴于肝脏在营养物质（糖类、蛋白质、脂肪）的代谢和随后的储存、包装和转运到其他组织中所起的重要作用，一旦编码关键酶的基因出现导致酶功能下降的变异时，由于缺乏必要的最终代谢产物（例如，来自糖原的葡萄糖）或在代谢途径中出现有毒代谢产物的积累（例如，胆汁酸合成缺陷中的非典型胆汁酸中间体）会直接导致疾病。随着机体整体的变化，出现了一些由于亚细胞器结构和功能障碍导致的代谢疾病，其中肝脏代谢疾病往往涉及的是线粒体或过氧化物酶体异常。

从临床情况看来，有些患者在出生时受到的损害就很明显（呼吸困难，器官肿大），但代谢疾病往往可能需要数月至数年的时间才会出现。在对应激源反应（通常是感染或暴露于新药物）过程中，可能会进一步影响许多关于代谢核心基因的表达。因此，一个正常的 5—10 岁的儿童，可能在看似微不足道的病毒感染下，从最初病毒对肝细胞的直接性破坏造成明显的血清丙氨酸氨基转移酶（ALT）和天门冬氨酸氨基转移酶（AST）升高之后，出现黄疸、反应迟钝（见下文）。此外，作为肝脏急性期反应的一个负反馈，炎症反应发生后，许多涉及代谢途径的关键基因表达会减少。如果这些基因中有显著影响酶功能编码的变异，那就会出现叠加效应。这种效应是由炎症介导的基因表达下降和基因变异导致的功能减低叠加而成。在疾病的进程中，这种叠加效应最终可导致肝脏代谢功能恶化。一般来说，许多酶的功能都比其阈值能力高，因此即使出现变异，也能充分满足日常功能需要。但当有外来刺激时，系统平衡就可能被打破，产生毒性的代谢产物并引起肝脏疾病的发生。这也是为什么患者在临床上初期并没有明显的代谢障碍迹象，但仍需要考虑存在代谢性肝病的原因。

因此，在婴儿期或儿童期即便患者的原发病不是代谢性疾病，临床医生也不能掉以轻心，因为还可能存在其他导致患者代谢功能恶化的原因。除了感染以外的应激源，包括青春期、衰老、手术、药物、饥饿和肥胖等因素，也可导致代谢性肝病的发生。有这种意识的临床医生可以在这些因素起作用的过程中就及时发现代谢的问题。本章的重点是帮助临床医生认识代谢性肝病，这样在患者发病初期就可以及时发现并获得最佳的临床疗效。

二、代谢性肝病的诊断

有许多临床线索提示患者可能有代谢性肝病。除了美国人群中两种最普遍的遗传性肝病，α_1- 抗胰蛋白酶缺乏症和遗传性血色病（SerpIA1 和 HFE 基因特定变异）外，表 62-1 列出了常见的临床表现或线索，以便临床医生及时考虑存在代谢性肝病的可能性。

从表 62-1 可以看出，许多疾病表现有重叠，往往没有特定的病态特征以确诊。例如，在婴儿期，许多肝脏疾病都以低血糖为主要临床表现，

表 62-1　代谢性肝病的临床表现（所有年龄组）

具体疾病举例和疾病类别		具体疾病举例和疾病类别	
临床症状		不匹配低 GGT 水平	胆汁酸合成障碍、进行性家族性肝内胆汁淤积 1 型、进行性家族性肝内胆汁淤积 2 型
嗜睡	尿素循环障碍、线粒体病		
间歇性黄疸	进行性家族性肝内胆汁淤积症		
生长落后	众多的代谢紊乱	低白蛋白水平	无特定疾病
发育迟缓	多种疾病	铜蓝蛋白低水平	肝豆状核变性
骨折	胆汁淤积症、酪氨酸血症	血清胆汁酸水平升高	众多的疾病，包括进行性家族性肝内胆汁淤积 1 型、进行性家族性肝内胆汁淤积 2 型
神经科（听力下降或癫痫发作）	多种疾病，包括尿素循环障碍、脂肪酸氧化紊乱和线粒体病		
营养不良	尿素循环障碍、线粒体病	在胆汁淤积症中的基础上正常或低血清胆汁酸水平	进行性家族性肝内胆汁淤积 1 型、进行性家族性肝内胆汁淤积 2 型、进行性家族性肝内胆汁淤积 4 型
体格检查			
肝大	众多的累积性疾病		
脾大	累积性疾病或门静脉高压症	血清维生素 A、D 和 E 低水平，国际标准化比值升高	各种胆汁淤积症，包括先天性胆汁酸合成障碍、进行性家族性肝内胆汁淤积 1 型、进行性家族性肝内胆汁淤积 2 型
黄疸	胆汁郁积症		
眼 K-F 环	肝豆状核变性		
瘙痒性瘢痕	胆汁郁积症		
血清生化检测结果		**肝组织学**	
低血糖	包括糖原贮积症在内的多种疾病	糖原	糖原贮积症
高氨血症	尿素循环障碍	脂类	胆固醇酯沉积病、线粒体疾病、脂肪酸氧化紊乱疾病
ALT、AST 和 ALP 水平升高	众多的疾病		
直接胆红素升高 低碱性磷酸酶水平	多种疾病，包括 PFIC1 及 PFIC2	糖蛋白	α_1- 抗胰蛋白酶缺乏、先天性糖基化障碍病
		胆汁淤积	多种疾病，进行性家族性肝内胆汁淤积
GGT 水平升高	肝豆状核变性 进行性家族性肝内胆汁淤积 3 型 / ABCB4 缺陷	胆管缺乏	阿拉吉尔综合征
		胆管增生 / 小胆管硬化性胆管炎	进行性家族性肝内胆汁淤积 3 型

ALT. 丙氨酸氨基转移酶；AST. 天门冬氨酸氨基转移酶；ALP. 碱性磷酸酶；GGT. γ - 谷氨酰基转移酶；PFIC1. 进行性家族性肝内胆汁淤积症 1 型；PFIC2. 进行性家族性肝内胆汁淤积症 2 型

这是由于全体肝细胞代谢损害造成的糖原累积或者降解。这可能会导致一些临床医生专注于糖原代谢性遗传性疾病，并把该疾病作为主要的诊断方向。但其实低血糖可能只是其他不同物质代谢紊乱中的一个部分。

（一）年龄是诊断方法和诊断迫切性的决定因素

1. 婴儿期

出生第一天就意味着婴儿脱离子宫，开始启动自身的基因进行独立代谢。因此，任何对小分子和营养物质代谢至关重要的基因变异都会导致明显的肝脏日常代谢功能异常，这种代谢异常在出生的最初几天有可能就变得十分明显。本质上，因为这是新生儿的基因在没有母体新陈代谢支持的情况下首次启用（因此也被称为第一次"试驾"），在新生儿生命的这一关键时期，需要照料者密切关注并警惕代谢性肝病的可能性。但在这个年龄段，行为和功能方面的临床表现非常有限。照料者，特别是初为父母，很难注意到新生儿与正常人的差异。此外，经过有限的检查，那些表面上"健康"的新生儿往往在住院后 24 ~ 48h 就出院了，但代谢性肝病的表现可能会在出院后不久发生。另一方面，有些代谢疾病在新生儿出生后很快就能发现（例如线粒体呼吸链缺陷），并且经验丰富的临床医师将能够在前期发现（例如，缺氧、器官肥大、无精打采、低血糖）的基础上对孩子进行全面检查和适当的诊断检验。但是，如果孩子出院表现良好，照料者们也不应该确信孩子没有代谢性肝病的可能，应该随时向院方报告情况。

代谢性肝病婴儿的临床表现可能在正常婴儿行为范围内出现重叠，但最终会进展为明显的异常体征或行为。在这一年龄阶段，可能需要综合性考虑肝病的临床特征包括喂养不良、嗜睡和神经功能障碍（包括肌张力差或痉挛活动）。如表 62-1 所示，物理检查和生化评估将有助于临床医师确定最佳的下一步诊疗计划。由于在疾病初期，肝细胞受损有限，因此肝脏异常的相关指标（如

直接高胆红素血症、ALT 升高和 AST 水平升高）可能在疾病进展的初期仍保持正常。如果仅仅依赖于肝细胞损伤的相关异常指标进行诊断，很可能造成代谢性损伤诊断的延迟。然而，这些测试也是非常有用的，在婴儿的抽血时要考虑周全，分清轻重缓急。在新生儿期，针对性的肝功能检查可以指导后续的工作和治疗，包括血清葡萄糖、氨和国际标准化比值（INR）的测定。但是，即使这些生化指标出现异常，也不能确诊为新生儿代谢性肝病，因为指标异常也可能是其他新生儿疾病所导致的，比如非肝脏疾病（如脓毒症、先天性心脏病）或非代谢性肝脏疾病（如妊娠同种异体免疫性肝病）。

诊断过程中，在疾病早期进行血液和尿液的检验是早期诊断的重要手段。早期采集尿液并送常规检验（例如，有机酸、酰基甘氨酸、胆汁酸代谢物）或特异性检验（例如，琥珀酰丙酮酪氨酸血症、半乳糖血症）是最佳的诊断方式，不仅可以缩短诊断时间，还有机会查到尿液中短暂出现的异常代谢物，而这些产物可能在随后的治疗支持干预下不会再出现。

在美国和世界上许多地方，每一个孩子在出生第一天都会通过滤纸干血斑定位分析法进行新生儿筛查。一般来说，进行新生儿筛查对于诊断疾病的好处之一就是如果发现早，那么会在治疗结果上有着显著的不同。在新生儿筛查方案中，许多疾病并不是代谢性肝病（例如囊性纤维化、先天性甲状腺功能减退症、苯丙酮尿症），因此不应该等待新生儿筛查试验的结果来确定新生儿是否可能患有代谢性肝脏疾病，而应该与特异性筛查同时进行。基于质谱和其他技术手段的新型检验技术应该也很快就可以实现。这样，这些技术就可以识别新生儿身体中与代谢性肝病相关的异常代谢物。这种筛查的发展，无论伴有或不伴有相关的基因检测（见下文），都将对新生儿健康产生重大影响。但总体来说，这种筛查目前尚未在临床应用。

2. 儿童

患有代谢性肝病的儿童可能并不比婴幼儿期

表现出更明显的临床特征，但通常表现为两种方式：或者是生长情况不佳伴有发育迟缓（例如线粒体酶病），或者在是看似无害的儿童病毒性疾病后出现明显的临床症状。换而言之，后一种情况在初期患儿与同龄儿童中无区别，直到急性期出现代谢障碍，表现的症状可能包括严重的嗜睡、萎靡不振、癫痫发作和黄疸以及化验检查发现肝脏损伤和肝功能障碍。后者需要护理人员非常细心，以便及时获得血清葡萄糖氨和 INR 作用以评价病情。病毒感染后可能出现的疾病（如之前所述，可能是由于炎症导致代谢相关基因表达减少和急性期所致），包括脂肪酸氧化缺陷和线粒体酶病。其他代谢功能疾病包括 Wilson 病，是儿童中就可以出现并在学龄儿童中可能存在差异性的急性和慢性代谢性肝病。脂肪酸氧化缺陷特别难以确诊，因为儿童往往表现正常，然后突然出现肝衰竭，但可能会在静脉给予液体和葡萄糖后迅速改善。这样的儿童可能在没有发现潜在的或倾向性肝脏代谢性疾病并未进行特异性诊断性检验的情况下送回家。然而，如果患儿出现了超出病情预期的肝细胞损伤和低血糖，特别是伴有脑病倾向时，需要考虑此疾病。在临床医生认为这可能是脓毒症或感染的部分临床表现时，这些疾病特别容易漏诊。

对于在新生儿期发病的患者，儿童代谢性肝病的诊断通常很困难，或者没有考虑到相关诊断检查，或者孩子的健康随着时间或治疗干预而改善而推迟。当代谢情况改善时，如果在入院进行支持性治疗数小时至数天后再进行检测，则异常代谢产物可能被吸收而不复存在。因此，即使由于某些脂肪酸氧化缺陷引起的肝衰竭，在静脉输注葡萄糖后，尿液中有机酸或酰基甘氨酸的诊断效能也可能也会受到限制。换句话说，如果医护人员未考虑到代谢性疾病，直到孩子的健康状况有所改善，接近住院治疗结束时再送检相关检验，这时的结果可能是正常的。但如果在发病早期及时送检，异常代谢物的浓度可能升高并达到诊断标准。因此，建议在任何可能存在代谢性肝病问题儿童的发病过程中尽早进行血液和尿液检查（表 62-2）。现在的问题是，我们依赖于分子生物

学为诊断提供指导，若 DNA 检验是诊断标准的一个部分，则不是问题。

除了糖类或脂肪的中间代谢紊乱之外，在婴儿期和儿童时期还可以出现胆汁酸合成或转运的紊乱。这些代谢紊乱可发生于任何年龄阶段，有时在青春期前后，有时在感染或新的药物治疗后，起始症状可能是不明原因的黄疸或严重的瘙痒。实验室检查的异常结果包括直接胆红素和血清胆汁酸水平升高（胆汁酸转运或结合缺陷），以及因胆汁酸合成缺陷造成的尿胆汁酸代谢异常。在这个年龄段，胆盐输出泵（ABCB11）的遗传变异通常是间歇性的，以前被描述为 2 型良性复发性肝内胆汁淤积症，同时也是 2 型进行性家族性肝内胆汁淤积型的变异型[8-11]。对于这些患者来说诊断至关重要，因为他们的转归可能因基因型而不同。

3. 成年

代谢性肝病并不需要考虑年龄。 例如，在不明原因的患有脑病或癫痫的中年和老年人（男性和女性）中也发现存在鸟氨酸转氨甲酰酶缺乏症[12]。还有其他疾病的例子（例如，糖原贮积病）

表 62-2　用于诊断代谢性肝病的筛查试验

	备注和可能的疾病
血	
氨基酸	酪氨酸血症 (FAH)
氨	OTC 缺陷
标准生化测试（如葡萄糖、BUN、ALT）	众多的疾病
DNA	考虑特异的或精准的（例如基因谱或全外显系列）
尿	
有机酸	众多的疾病
甘氨酸	脂肪酸氧化缺陷
胆汁酸代谢物	胆汁酸合成缺陷
丁二酮	酪氨酸血症
还原性物质	半乳糖血症
铜	非特异性（对婴儿没有用）

ALT. 丙氨酸氨基转移酶；BUN. 血尿素氮；FAH. 硫磺酰乙酰乙酸水解酶；OTC. 鸟氨酸氨基转移酶

但值得关注的是，如果在诊断疾病时没有考虑到代谢性肝病，那么就增加了后期确诊的困难。

（二）诊断代谢性肝病的益处

除了确定患者潜在肝脏疾病的原因之外，还有越来越多潜在改变患者生活质量的干预措施，这些措施可用于代谢性肝病引起的疾病。但代谢原因可能不会立即显现出来。表62-3强调了一些诊断。一旦确诊，将直接改变患者的医疗措施及预后。该表格并不全面，但仍可以提醒我们，越早诊断这些疾病，为患者带来的益处就会越大。

（三）基因检验在代谢性肝病诊断中的应用与当代肝病学家的研究

随着现代诊断方式的不断发展，包括基因芯片和全基因组外显子测序可用性、实用性的不断提高并且成本不断降低，对于代谢性肝病的诊断来说，已经不需要依赖于连续的特殊实验室检查、组织分析或特异性组织活检。世界各地的许多实验室可以提供准确的遗传诊断结果并且诊断周期非常短，可以满足临床需要。复杂病例或考虑是众多代谢疾病中的一种，但难以诊断的病例促使临床医生考虑采用基因检测的方式明确诊断。其优点包括用血量小（进行全外显子测序只需少于 2～5ml 的血液）；不需要发病时采集标本；综合性全基因外显子测序避免了连续送检，并且可能会因为该技术的全面性而发现多种基因变异形式以及新的诊断基因。尽管迄今为止，这种方法还未广泛地应用于各种肝病的诊断中[13]，但已经在 25%～40%

表62-3　早期诊断和针对性的干预措施改变代谢性肝病举例说明

疾　病	主要关注问题	干预措施
糖原贮积病 I 型	低血糖、心脏病	夜间喂养、肝移植评估
糖原贮积病 III 型	肝硬化、肝癌	肝移植
半乳糖血症	急性肝衰竭	避免饮食中的半乳糖
遗传性果糖不耐受症	急性肝衰竭	避免进食果糖
脂肪酸氧化缺陷：中链酰辅脱氢酶缺陷症	肝功能障碍、饮食	避免中链三酰甘油、某些药物
长链酰基脱氢酶缺陷症，极长链酰基脱氢酶缺陷症	低血糖、急性肝衰竭	避免禁食、肝移植评估
脱氧鸟苷激酶缺陷症	肝衰竭	应该避免肝移植
尿素循环障碍	高氨血症	改变饮食、肝移植评估
胆固醇酯贮积病	代谢性的，组织学上与非酒精性脂肪性肝炎的重叠	溶酶体酸脂肪酶替代
肝豆状核变性	急性肝衰竭	螯合剂或锌、肝移植评估
酪氨酸血症	急性肝衰竭、肝癌	改变饮食、NTBC 治疗
家族性肝内胆汁淤积症 1 型 / 良性复发性肝内胆汁淤积 1 型	瘙痒、胆汁淤积、肝硬化	部分胆道分流、监护、肝移植评估
家族性肝内胆汁淤积症 2 型 / 良性复发性肝内胆汁淤积 2 型	瘙痒、胆汁淤积、肝硬化、肝癌	部分胆道分流、监护、肝移植评估
家族性肝内胆汁淤积症 3 型	胆汁性肝硬化、胆管癌	熊脱氧胆酸、肝移植评估
胆汁酸合成缺陷	急性肝衰竭	口服胆汁酸治疗、肝移植评估

NTBC.2-（2- 硝基 -4- 三氟甲基苯甲酰基）-1,3- 环己二酮

以前无法诊断的疾病，如发育迟缓方面，取得了相当大的成功[14-16]。

　　此外，基因芯片的应用（例如，针对线粒体疾病、糖原贮积病、癫痫发作、胆汁淤积症的基因芯片）可以帮助临床医生缩小诊断范围，同时排除特定疾病[17]。可能有助于疾病确诊的其他基因，将帮助临床医生快速开发针对患者的个性化治疗[17]。这是一个复杂且不断发展的领域，尤其是在与人体和肝脏的常规代谢功能相关的进展上，肝脏病学家需要站在最前沿。

第 63 章　小儿胆汁淤积综合征
Pediatric Cholestatic Syndromes

James E. Squires，William F. Balistreri，Jorge A. Bezerra　著

王福川　译，徐志强　校

● 缩略语　ABBREVIATIONS

A1AT	α1-antitrypsin	α1- 抗胰蛋白酶
ABC	ATP-binding cassette	ATP 结合盒
AGS	Alagille syndrome	Alagille 综合征
ASBT	apical sodium-dependent bile acid transporter	顶端钠依赖性胆汁酸转运蛋白
BRIC	benign recurrent intrahepatic cholestasis	良性复发性肝内胆汁淤积症
CMV	cytomegalovirus	巨细胞病毒
FIC1	familial intrahepatic cholestasis 1	家族性肝内胆汁淤积症 1
JAG1	jagged-1 gene	jagged-1 基因
MCT	medium-chain triglyceride	中链三酰甘油
MDR3	multidrug resistance protein 3	多重耐药蛋白 3
MMR	measles，mumps，and rubella	麻疹 / 流行性腮腺炎 / 风疹
MRP2	multidrug resistance–associated protein-2	多重耐药相关蛋白 2
PCR	polymerase chain reaction	聚合酶链反应
PFIC	progressive familial intrahepatic cholestasis	进行性家族性肝内胆汁淤积症
PN	parenteral nutrition	胃肠外营养

胆汁淤积，即胆汁的形成、代谢，和（或）排泄障碍，通常是由胆道的机械阻塞或任何参与胆汁的形成、处理和排泄的重要基因和（或）蛋白质的功能缺陷导致。很多婴幼儿的疾病均可导致胆汁淤积，因此胆汁淤积的病因和致病机制有很强的异质性。

在儿童中，胆汁淤积主要表现为黄疸，其次表现为伴血清胆汁酸水平升高的高结合胆红素血症；在某些疾病中，如 Alagille 综合征（AGS），在儿童中血清胆红素水平可以正常，但血清胆汁酸水平升高。值得注意的是，新生儿期黄疸最常见的原因是正常生理性胆红素结合延迟，非结合胆红素水平的增加，这是短暂的，并且不会出现临床症状[1]。与此相反，不存在生理性高结合胆红素水平相关的黄疸，高结合胆红素血症通常意味着存在潜在的肝胆系统疾病。肝脏继发损害由各种残存的胆汁成分的毒性作用及其他多种因素造成。

胆汁淤积综合征可以按照损伤部位分类（肝内或肝外），或按病因分类（如感染性、炎性、代谢、毒素或药物相关及遗传疾病）。然而，在这个框架中有许多潜在的交叉重叠包括病史、临床表现、实验室资料和组织学表现。尽量做到早期诊断，因为早期干预可以显著改善患儿的预后。当诊断不明确或治疗不能实施或无效时，需要对进展性肝病患儿的并发症进行监测，并给予营养支持和支持性治疗胆汁淤积并发症。本章的目的是对儿童胆汁淤积症的病因、主要致病机制、诊断和治疗进行回顾。

一、肝内疾病

（一）感染导致胆汁淤积

1. 细菌感染

（1）一般细菌感染：新生儿因全身感染出现

黄疸时临床上可表现为器官肿大（表 63-1）。

高结合性胆红素血症的发病机制是多因素的，包括未成熟的网状内皮系统、溶血亢进、内毒素血症和未成熟的肝胆系统[2-4]。虽然对革兰阴性菌的报道较多，但革兰阳性菌和革兰阴性菌都可能与胆汁淤积的发生有关[5]。革兰阴性菌引发新生儿脓毒血症出现黄疸的自然进程，包括在脓毒症发生后前 3 天的生物化学指标，在此期间都会出现多种变化，直到感染控制后 2～3 个月[6]。肝脏组织学上，表现为胆汁淤积和肝细胞坏死[7,8]。特别是尿路感染，经常与黄疸的进展有关。因此，评估感染导致新生儿黄疸的原因时[9]，尿检和尿培养，以及血液和脑脊液培养（如果婴儿发热）应按常规进行。适当的感染监测，以便给予适当的抗生素治疗。

（2）先天性梅毒：先天性梅毒在发展中国家更为常见，并且仍是公共卫生问题，在新生儿胆汁淤积的鉴别诊断中应予以考虑[10]。梅毒螺旋体经胎盘传播给胎儿可能表现为多系统疾病，包括典型的弥漫性皮疹、发热、贫血和无菌性脑膜炎，除了肝大外，还可出现氨基转移酶水平升高，并且出现黄疸[11]。组织学上可见小肉芽肿性病变、肝小叶中心单核浸润和广泛的门静脉纤维化。巨细胞型肝炎、胆管减少和肝内钙化已有报道[12-14]。尽管有筛查方案和简单、有效和负担得起的治疗方法，但全世界大多数孕妇并没有得到足够的医疗服务[15]。对于任何不明原因的黄疸婴儿，特别是在流行地区，都应进行适当的梅毒血清学检测。如果检测呈阳性，应立即用青霉素治疗。

2. 其他感染

（1）弓形虫病：母亲感染胞内原生动物弓形虫可能无症状或症状轻微，但却是发展为先天性弓形虫病的必要条件。虽然主要是一种原发性感染的后遗症，但也存在下列情况：妇女在怀孕前不久被感染时，免疫抑制的妇女感染重新激活时，妇女在怀孕期间出现另一种血清型感染时，先天性弓形虫病也会发生在婴儿身上[16]。主要是通过食用未煮熟的肉类或被猫粪污染的食物而感染[17]。弓形虫病的传播导致婴儿出现一系列临床表现，临床疾病的严重程度与母体感染时的胎龄成反比[18,19]。婴儿在出生时可能没有典型的脑积水、脉络膜视网膜炎和颅内钙化，肝炎也许是感染的

表 63-1　小儿早期胆汁淤积症的临床特点及病理特征

病　因	肝脏表型*	病理组织学特点	治　疗
革兰阳性/阴性（败血症、泌尿系感染）	黄疸，胆红素、酶水平和 INR 的变化；脓毒血症	毛细胆管胆汁淤积，肝细胞坏死	抗生素，监测胆汁淤积症和肝衰竭
梅毒	黄疸，胆红素和酶水平的变化；HSM，贫血发热，皮疹	小叶炎症，纤维化，GCT 胆管减少，肉芽肿性病变，钙化	监测炎症和纤维化的进展
弓形虫	黄疸，胆红素和酶水平的变化；脉络膜视网膜炎，颅内钙化	毛细胆管和细胞内胆汁淤积，肝坏死，门静脉炎	磺胺嘧啶和乙胺嘧啶（含亚叶酸钙酸和维生素 B）
风疹	黄疸，胆红素，酶和 ALP 水平的变化；HSM，皮疹，心脏缺损，白内障	小叶内和门静脉炎，GCT，胆管增生	监测疾病进展情况
巨细胞病毒	黄疸，胆红素，酶和 GGT 水平的变化；HSM，贫血，血小板减少，皮疹，小头，颅内钙化	小叶和门静脉炎，GCT，胆管增生，胆管细胞，肝细胞和库普弗细胞包涵体	抗病毒药物及监测胆汁淤积症和纤维化的进展
单纯疱疹病毒	黄疸，胆红素和酶水平的变化，INR 延长；脓毒血症	大面积肝坏死、轻微炎症、GCT、正常组织向坏死组织过渡可见核内包涵体	阿昔洛韦和监测肝衰竭（可能需要肝移植）
肠道病毒	黄疸、胆红素变化、酶水平和 INR 延长；脓毒血症	急性重型肝炎	监测肝衰竭

* 所有患者均有黄疸（直接或结合胆红素水平升高）和转氨酶的水平变化。

ALP. 碱性磷酸酶；GCT. 巨细胞转化；GGT. γ 谷酰转肽酶；HSM. 肝脾肿大；HSV. 单纯疱疹病毒；INR. 国际规范化比率

唯一表现[20,21]，但肝组织学改变为非特异性，表现为肝细胞坏死、细胞内胆汁淤积和门静脉周围炎症浸润。然而，用荧光抗体染色可在肝脏中发现弓形虫。预防孕妇原发性弓形虫感染对降低先天性弓形虫病的发生率至关重要。在诊断急性弓形虫病时，建议孕妇及时治疗，以减少对后代的影响[23]。产前诊断可检测胎儿血液或羊水中的寄生虫。产后，脐带血或外周血聚合酶链反应（PCR）可用于检测寄生虫。如果发现先天性弓形虫病，建议使用磺胺嘧啶和乙胺嘧啶联合叶酸治疗以预防血液不良反应。虽然治疗可以防止疾病的进一步发展，但它在攻击细胞内弓形虫或改善已经存在的组织损伤的影响方面可能是无效的。

（2）风疹：怀孕前的风疹对胎儿没有危险，然而，当原发性感染发生于妊娠期的前三个月时，80%的婴儿会出现有症状的风疹[24,25]。由于风疹疫苗的出现，先天性风疹很少会表现为心脏病、肝、脾肿大、低出生体重、紫癜和白内障[26]。先天性风疹通过血清或唾液检测特异性IgM最容易被诊断。可通过PCR检测或从血液、尿液、脑脊液和咽拭子中培养检测病毒。先天性风疹的肝受累不是特异性的，可出现结合胆红素、血清氨基转移酶、碱性磷酸酶升高。肝脏组织学显示明显的肝脏门静脉周围炎和巨细胞形成。髓外造血、局灶性坏死和胆管增生也可能发生。先天性风疹以支持性治疗为主，进展性肝病很少见。预防是至关重要的，主要在于扩大疫苗接种规划范围。

（3）巨细胞病毒：巨细胞病毒（Cytomegalovirus，CMV）是一种常见的感染人类的病原体，在全世界成年人中血清学流行率为45%～100%。它是先天性感染最常见的原因，可感染0.5%～2%的出生婴儿[27,28]。先天性CMV可经过胎盘、分娩时或产后通过被污染的分泌物或血液制品传播[29]。已发现早产儿可通过母乳接触而增加患系统性CMV疾病的风险[30,31]。被感染的婴儿大多无症状（85%），而严重感染的婴儿典型表现有黄疸、溶血性贫血、血小板减少性紫癜、肝脾肿大和小头畸形伴脑室周围脑钙化和软骨炎[32]。无症状的个体在出生2年内会发展为感染的迟发并发症，其中神经感觉听觉丧失是最常见的。肝脏组织学表现为巨细胞形成、胆汁淤积、炎症、纤维化和胆管增生。肝细胞、胆管上皮或库普弗细胞内的核内包涵体，以及肝细胞内的胞质内包涵体是典型特征[34]。患儿尿、鼻咽、唾液培养阳性可以诊断；然而，新的定量PCR检测显示了更高的敏感性和特异性，更少的诊断局限性[35,36]。由于缺乏有效的预防传播的干预措施，目前不建议对CMV进行产前筛查。然而，使用CMV特异性高免疫球蛋白在预防CMV感染方面已显示出希望，目前正在进行更大规模的试验[37]。目前治疗先天性巨细胞病毒的策略包括使用抗病毒药物如更昔洛韦和福斯卡奈，并联合使用巨细胞病毒免疫球蛋白。虽然已经证明抗病毒策略有助于解决先天性巨细胞病毒引起的肝病，但出生时出现的神经损伤通常不可逆。

（4）单纯疱疹病毒：通常在新生儿出生后28天内出现[38]，婴儿单纯疱疹病毒（HSV）感染尽管可能发生在宫内和产后，但仍主要通过受感染的产道分娩时从母亲那里获得（85%～90%）。短期内发生原发性感染的妇女传染效率显著升高[39]。新生儿HSV的临床表现可分为三种：①感染局限于皮肤、眼睛或口腔，没有中枢神经系统或内脏受累；②中枢神经系统感染；③多器官弥漫性感染，包括肝脏[38]。临床上，感染HSV患儿出生时无临床表现，在1周内出现与细菌性脓毒血症难以区分的肝大、黄疸、体温不稳定等表现，随着病情发展至休克，可能存在暴发性肝衰竭。

肝脏组织学显示大面积的坏死和出血，但炎症轻微。正常和坏死组织的交界处可出现典型的核内包涵体，具有明显的巨细胞形成。结果表明，当HSV和水痘-带状疱疹病毒感染组织学上相似时，皮疹往往能区分两者。此外，HSV的核内包涵体明显小于CMV感染（早期）[41]。通过从脑脊液或血浆中PCR检测，可诊断播散性新生儿HSV[42-44]。已经证明血浆HSV水平与临床表现和死亡率有关，但与神经损伤无关[45]。使用高剂量抗病毒（阿昔洛韦）治疗显著改善了新生儿 HSV 的预后；12 个月的死亡率从 85% 降低到 29%[46-48]。目前不推荐在暴露的新生儿中使用预防性抗病毒药物，因为存在较低的药物不良反应。新生儿 HSV 并发急性肝衰竭时可行肝移植。

（5）肠道病毒：肠病毒属历来被分为三大类：脊髓灰质炎病毒、柯萨奇病毒和 Echo 病毒。肠病毒可引起严重的暴发性肝衰竭，其中柯萨奇 B 病毒和 Echo 病毒是报道最多的[51,52]。临床表现一般是非特异性的，包括营养不良、嗜睡、黄疸、体温波动和皮疹。弥散性血管内凝血和进展性肝衰竭可能发生。母体通常会有感染病毒后的前驱症状。感染可能很严重，肝脏组织学显示急性重型肝炎。婴儿死亡率高达 83%，幸存者可表现出持续的肝功能障碍[53,54]。诊断可通过检测血液、粪便、尿液或其他受感染部位的病毒颗粒。由于 PCR 具有较高的敏感性和较短的时间，因此在培养基上更常用。支持性护理仍然是主要治疗方式，尽管没有特异性抗病毒治疗药物，但是目前的研究主要集中在开发更多的肠病毒特异性免疫球蛋白，以及针对已知肠病毒抗原的靶向抗病毒治疗[55]。重症病例经静脉注射免疫球蛋白具有广谱的抗病毒作用。

（6）细小病毒 B19：细小病毒 B19 感染应纳入新生儿期胆汁淤积的鉴别诊断。细小病毒 B19 感染通常表现为一种温和的、自限性的全身疾病，典型皮疹为"拍打脸颊"样皮疹。然而，据报道它会引起一系列的肝病，从轻度肝炎和胆汁淤积到暴发性肝病和再生障碍性贫血[56,57]。实验室诊断包括 IgM 抗体测试。单克隆抗体 cd52 治疗已部分成功进行。

（7）水痘 - 带状疱疹病毒：水痘 - 带状疱疹病毒是疱疹病毒家族的一员，主要表现为水痘。婴儿由于母体抗体的原因，在出生后的前 6 个月中感染水痘 - 带状疱疹病毒，出现并发症比较罕见。然而，有报道称水痘 - 带状疱疹病毒感染可引起肝脏并发症，1.9% 的婴儿感染水痘 - 带状疱疹病毒，表现出一定程度的肝脏受累[58]。主要靠支持性治疗，如果缺乏母体抗体，应启动抗病毒治疗。

（8）嗜肝病毒：很少有数据表明已知的肝炎病毒（A、B、C、D 和 E）是新生儿期胆汁淤积的病原体，而对出现黄疸的婴儿进行常规筛查是不必要的[59]。

（二）与内分泌失调有关的胆汁淤积

垂体 - 肾上腺轴的紊乱可能表现为新生儿胆汁淤积。尽管特点不鲜明，但垂体可以通过调整激素水平调节对胆汁酸分泌和胆汁流动。低血糖和新生儿肝病提示可能存在垂体或肾上腺功能障碍。

1. 垂体功能减退

先天性垂体功能减退是新生儿中最常见的垂体功能障碍，通常是由编码转录因子的基因突变引起的，这些转录因子影响垂体发育[60,61]。先天性垂体功能减退最常见的表现形式是视隔发育不良、中线发育缺陷、胼胝体变薄或缺失、垂体激素缺乏等[62]。在新生儿期视隔发育不良表现为低血糖、眼动异常（如眼球震颤）和胆汁淤积。与垂体功能减退和胆汁淤积有关的其他综合征包括先天性垂体激素缺乏和泛垂体综合征；阴茎短小畸形可能存在[63-65]。垂体功能减退导致的胆汁淤积通常较轻，随着对潜在的内分泌紊乱的认识和适当的激素替代疗法治愈。

2. 肾上腺和甲状腺疾病

肾上腺皮质激素产生和分泌的先天性缺陷可能导致新生儿轻度胆汁淤积，也可能导致无症状的血清氨基转移酶水平升高[66]。甲状腺功能亢进和甲状腺功能减退都可导致包括黄疸在内的肝功异常，因为甲状腺激素直接影响不依赖胆盐的胆汁流。此外，低水平的甲状腺激素导致促甲状腺刺激激素水平升高，可以抑制胆汁酸的合成并表现为胆汁流量减少和胆汁淤积[67]。与甲状腺功能亢进有关的肝损伤可能表现为肝细胞性和（或）胆汁淤积，多达 17% 的甲状腺功能亢进患者存在胆汁淤积。在大多数情况下，随着对潜在疾病的认识和治疗后，可以达到肝细胞功能改善和胆汁淤积消退[68]。甲状腺功能减退症与胆汁淤积症有关，其次可减少胆汁酸和胆红素的排泄[68]。实验表明，UDP- 葡萄糖醛酸酶活性降低导致胆红素排泄减少[69]。儿童甲状腺功能减退可导致轻微的黄疸、结合和非结合胆红素升高。

（三）与基因突变有关的胆汁淤积

儿童中有几种慢性遗传性肝内胆汁淤积综合征被报道。一些慢性肝内胆汁淤积的患儿，其临床特征相似，但其发病机制和预后各不相同。尽管存在临床异质性，但进行性家族性肝内胆汁淤积（PFIC）的诊断需要有如下条件：慢性、持续的肝细胞胆汁淤积；排除可识别的代谢或解剖障碍性疾病；与常染色体隐性遗传一致的发生模式；并且有临床、生化和组织学特征。遗传缺陷可导致蛋白质异常折叠、胆汁酸合成缺陷、微管转运中断、胆汁形成和流动发生异常（图63-1）。

1. α₁- 抗胰蛋白酶缺乏（OMIM 613490）

纯合子 α₁- 抗胰蛋白酶（A1AT）缺乏症是一种常见的遗传性疾病，估计患病率 1/3000[70]。在这部分人群中，8%～10% 的人在 20 岁之前会患上严重的肝病[71]。A1AT 缺乏症是儿童肝病最常见的基因病，历来也是肝脏移植最常见的基因病。

（1）生物化学和遗传学：A1AT 主要是一种由肝脏分泌的糖蛋白[72]。功能上，A1AT 可被归类为蛋白酶抑制药（Pi），除了调节几个有组织活性的中性粒细胞蛋白酶外，还可调节靶向中性粒细胞弹性蛋白酶（neutrophil elastase）[73]。超过 100 个等位基因变异被鉴定为 Pi 表型并以显性方式遗传[74,75]。结构变异由琼脂糖凝胶电泳分类，其中一个字母根据凝胶迁移的位置被分配给每个 A1AT 变体。在美国最常见的变异是 M 家族；因此正常表型为 PiMM，并且血清浓度大于 1.5 g/L[72]。最常见的严重变异会产生 A1AT 突变蛋白，该突变蛋白在凝胶上迁移到指定的位置。具有 PiZZ

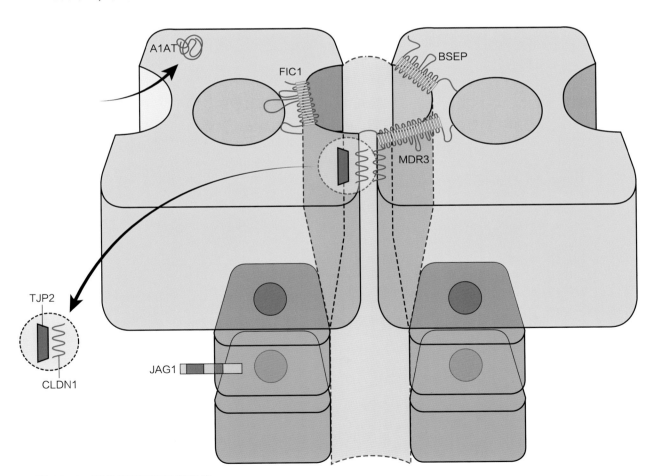

▲ 图 63-1　遗传缺陷可导致的异常
导致儿童肝内胆汁淤积症的分子缺陷定位，随着 α₁- 抗胰蛋白酶（A1AT）突变体在细胞质中的积累，家族性肝内胆汁淤积症微胆管蛋白 1（FIC1），胆汁盐输出泵（BSEP），多药耐药蛋白 3（MDR3）的定位，紧密连接蛋白 2（TJP2）和 claudin 1（CLDN1）和 JAG1 在胆管细胞表达的关系。

表型的个体能产生一种蛋白，该蛋白保留在肝细胞中，很少分泌到循环中（表 63-2）。尽管大多数突变蛋白能通过蛋白酶体和自噬过程降解，但有些蛋白质会逃离这一过程，并在肝细胞中积累和聚集[76]。与 A1AT 缺乏症相关的疾病代表了一种毒性的功能激活，突变蛋白在此过程中引发一系列细胞毒性损伤。只有少数（8%～10%）的 PiZZ 纯合子出现肝脏症状，这表明在生命早期出现严重肝病的个体中存在着其他有待确定的遗传或环境因素[71]。虽然 PiZZ 被认为是最常见的儿童肝脏疾病的表型，但据报道还有其他一些等位基因变体以类似于 PiZZ 儿童的方式影响肝脏。具有复合杂合性的 PiSZ 个体可能表现出类似于 PiZZ 的肝脏损伤模式[71,78]。肝病患者也被报道存在其他几种 A1AT 等位基因变异，如 $Pi_{Mmalton}$、PiM_W、$Pi_{MDuarte}$ 和 Pi_{FZ}[79]。

（2）α₁- 抗胰蛋白酶缺乏引起肝脏疾病临床表现和预后：儿童 A1AT 缺乏症导致的肝脏胆汁淤积症的表现为 2 个高峰：①从 1—2 月龄；②年长的儿童表现为进展的、慢性的门静脉高压、呕血或隐源性肝硬化。α₁- 胰蛋白酶缺乏症婴儿实验室检查显示结合胆红素升高和血清转氨酶、碱性磷酸酶、γ- 谷酰转肽酶（GGT）水平升高。也可以看到与早产无关的出生体重下降。儿童即使在早期也可能出现不同程度的肝衰竭[80]。

在瑞典全国范围的筛查研究中，最能描述 A1AT 缺陷相关肝病的自然史[71]。在接受筛查的 20 万名婴儿中，120 例为 PiZZ 基因型；在 120 例中，有 14 例出现了长时间的黄疸，其中 9 例出现了更严重的并发症。在 120 名 PiZZ 基因型的儿童中，有 8 名患有轻度肝损伤，胆红素和氨基转移酶水平轻微升高。大约 50% 的 PiZZ 儿童被发现氨基转移酶水平异常[71]。最近的前瞻性研究表明，A1AT 缺乏症儿童的肝脏病情会自发好转[78,81]。A1AT 缺乏症与继发的肝病的进展相关性目前尚未确定。

（3）肝脏病理学：纯合子 PiZZ A1AT 缺乏症组织学发现存在 PAS 染色阳性，淀粉糖化酵素 - 抗嗜酸性颗粒存在于受累肝脏的内质网（图 63-2，A）。

然而，这些颗粒的出现并不能诊断该病，已经证明类似病变可见于 PiMM 基因表型和其他的肝脏疾病过程中。不太典型表现包括肝细胞损伤，巨细胞形成，门静脉纤维化，胆管增殖和缺乏。

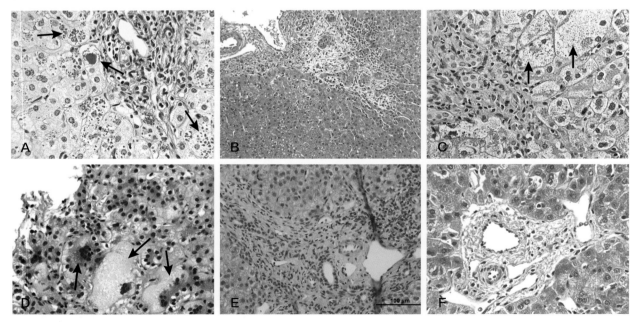

▲ 图 63-2　受累肝脏的内质网

A. 儿童肝活检 PAS 和淀粉染色显示突变体胞质积累 α₁-A1AT（ZZ 表型；箭）和苏木精和伊红染色；B. 囊性纤维化（胆管周围炎和胆总管中嗜酸性物质的积聚 - 大、小球）；C. 胆汁酸合成缺陷（巨细胞转变；箭）；D. 胆汁盐输出泵缺乏（小叶紊乱和巨细胞转化；箭）；E. 缺乏多药耐药蛋白 3（胆管增生和门静脉炎）；F.Alagille 综合征（门静脉区无胆管）

（4）诊断：最好是通过酸性 pH 值等电聚焦或琼脂糖凝胶电泳测定 A1AT 表型进行诊断。血清 A1AT 的水平不可靠，因为各种临床情况都可能影响其水平。PiMM 表型的早产儿可出现 A1AT 低水平，作为一种急性期反应物，可能在炎症或应激状态下假性升高。诊断杂合子婴儿（PiMZ、PiMS 或 PiSZ）的 A1AT 缺乏症相关性肝病应谨慎。尽管研究人员已经证明表型和疾病严重程度之间有联系，但是研究对象是研究人员从病理学登记册中抽取的，不包括同时进行的前瞻性对照[79,82]。

（5）治疗：目前，尚无针对 A1AT 缺乏症相关肝病的具体治疗方法。适当的营养支持和维生素治疗胆汁淤积很重要。在进行性加重的儿童中进行肝脏移植，移植较大地增加了儿童和成人的存活率[83,84]。然而，随着自噬和基因对疾病发病机制的影响越来越明确，新的疾病治疗策略正在研究中[85,86]。细胞自噬是细胞自我消化和氨基酸循环的过程，可作为一种调节自身周转率和生存压力的机制，例如饥饿[73]。自噬增强药物，如卡马西平，已经被证明可以减少肝 A1AT 的积累[85,87]。目前有其他治疗策略包括基因疗法[88-90]和基于自身细胞的疗法[91,92]。

2. 囊性纤维化（OMIM 219700）

囊性纤维化是影响白种人最常见的遗传疾病，它具有继发于上皮细胞电解质转运异常的多系统表型。主要表型特征包括胰腺功能不全、汗液氯化物浓度升高和慢性肺病[93]。囊性纤维性肝病（CFALD）已有相应的特征，并且由于患者的预期寿命提高，导致发病率增加[94]。它是囊性纤维化患者的第三大死亡原因，仅次于原发性肺部疾病和肺移植并发症[95]。

囊性纤维化是一种 CFTR 基因突变的常染色体隐性遗传的多器官受累疾病，CFTR 基因编码囊性纤维化跨膜电导调节因子（CFTR），该因子在分泌上皮细胞的顶端膜细胞表达，并能促进氯（Cl^-）跨膜的流出。虽然已经确定了 CFTR 的几个突变位点，但是 ΔF508 发生率最高；这种突变蛋白和其他突变蛋白导致盐和水的分泌有缺陷，并导致分泌成分的改变，包括胆的调节。

在肝脏，CFTR 在胆管细胞和胆囊上皮上表达但在肝细胞上不表达[96]，通过 Cl^-、HCO^-，水的转运调节促进胆汁形成和碱化（表 63-2）[95,97]。

囊性纤维化的肝脏损伤程度有很大的波动性；虽然损伤的确切机制尚未完全确定，但目前认为，Cl^- 通道的存在可以弥补 CFTR 的缺陷[98]。该病的致病机制主要包括：①毒性胆汁酸的滞留，激活离子通道导致局灶性胆汁性肝硬化[99-101]；②胆汁流减少、小叶内胆管增厚；③异常折叠 CFTR 的产生，它能抵抗泛素蛋白体途径的降解，从而形成对胆管细胞有直接毒性作用的聚集体[95]。临床特征包括肝 CFALD 和胆道异常 - 胆管狭窄、胆囊炎和微胆栓（估计有 20% ~ 30% 的患者存在）。大多数肝功能异常是轻微的，可能与组织损伤或功能障碍程度无关，这使得调查囊性纤维化人群中肝病的患病率变得困难[102]。目前的上述病变的受累人群约为 10% ~ 26%，7% ~ 13% 的患者发生肝硬化[95,103-106]。发病年龄高峰出现在青春期或青春期前，提示年龄不是导致肝胆并发症发生的最重要因素；男性、HLA 亚型和突变等位基因在 SERPINA1（编码 A1AT）、SERPINE1（编码纤溶酶原激活因子抑制药 1）和 TIMP1（组织抑制药的金属蛋白酶 1）中的共存可能与疾病严重程度有关[107-110]。

（1）临床表现及肝脏病理：CFALD 通常无症状，进展缓慢，当患者出现器官肿大、门静脉高压或静脉曲张出血时可确诊。少数病人临床表现为新生儿胆汁淤积。对绝大多数患者而言，出生后数月黄疸经治疗可以痊愈。肝活检提示的脂肪变性（23% ~ 67% 的患者），可能与营养不良有关[108,111,112]，局灶性胆汁性肝硬化伴随病变区门静脉炎症和纤维化，胆管梗阻和增生，小叶内胆管中嗜酸性物质是特征性改变（图 63-2 B）[113]。11% 的婴儿和高达 72% 的成年人会发生严重的疾病[111]。局灶性胆汁性肝硬化可发展为严重的多小叶肝硬化，伴有门静脉高压或肝衰竭。

（2）诊断：CFALD 通常是结合症状、体征、生化试验、影像学和组织学进行诊断。患者可能有

表 63-2 基于生物学缺陷的遗传性肝内胆汁淤积综合征的分类

发病机制	疾 病	基 因	蛋白、功能、底物
毛细胆管运输障碍	PFIC2、BRIC2	ABCB11	胆盐输出泵；ATP 结合盒微胆管蛋白；转运通过毛细胆管的胆汁酸泵
	PFIC3、ICP、胆石症	ABCB4	多药耐药蛋白 3；ATP 结合盒微胆管蛋白；毛细胆管膜磷脂酰胆碱转出酶
	Dubin-Johnson 综合征	ABCC2	多药耐药相关蛋白 2；ATP 结合盒微胆管蛋白；调节 GSH 结合物和砷的毛细胆管的运输
复杂的多器官病变	PFIC1（Byler 病）、BRIC1、RFCFI、GFC	ATP8B1	家族性肝内胆汁淤积症 1；P 型 ATP 酶；氨基磷脂转位酶将磷脂酰丝氨酸和磷脂酰乙醇胺从外层翻转到毛细胆管膜的内层
	PFIC4	TJP2	紧密连接蛋白 2
	NISCH	CLDN1	Claudin 1；紧密连接蛋白
	ARC 综合征	VPS33B	血管蛋白 33B；调节融合蛋白到细胞膜的蛋白质
离子运输变化	囊性纤维化	CFTR	囊性纤维化跨膜电导调节因子；ATP 结合盒氯化物通道；调节氯化物运输
胚胎形成异常	Alagille 综合征	JAG1	Jagged 1；跨膜，细胞表面蛋白，与 Notch 受体相互作用，调节胚胎发生过程中的细胞
	ARPKD	PKHD1	纤维刺激素 1；参与纤毛功能与小管形成的蛋白
	ADPLD	PRKCSH	Hepatocystin；内质网中与糖苷酶 IIα 亚基结合的蛋白
代谢疾病	A1AT 缺乏症	SERPINA1	A1AT；肝细胞中突变 PiZZ 的积累；由于循环 A1AT 水平下降，导致抗蛋白水解活性降低
	BASD：巨细胞肝炎新生儿胆汁淤积症	AKR1D1 CYP7BI	3- 氧代 -Δ^4- 类固醇 5β- 还原酶；调节胆汁酸合成的酶氧类固醇 7α- 羟化酶；调节胆汁酸合成酸性通路的酶
	BASD：慢性肝内胆汁淤积征	HSD3B7	3β- 羟基 -5-C^{27}- 类固醇氧化还原酶；调节胆汁酸合成的酶
	FHC	TJP2	紧密连接蛋白 2；属于膜相关的鸟苷激酶同源异构体的家族，参与组织上皮和内皮细胞连接；调节旁细胞渗透性
		BAAT	胆汁酸 CoA；氨基酸 n- 酰基转移酶；将胆汁酸基团从酰 CoA 硫酯转移到甘氨酸或牛磺酸的酶
		EPHX1	环氧水解酶 1；调控外源化学物质的活化和解毒微粒氧化物水解酶
	Wilson 病	ATP7B	ATP 酶，Cu^{2+}- 运送 β 多肽；P 型 ATP 酶；有铜输出泵的功能
	NICCD	SLC25A13	柠檬素苹果酸 - 天冬氨酸 NADH 穿梭 中的线粒体和谷氨酸载体
	C 型 Niemann-Pick	NPC1	胆固醇酯化和贮存异常
不能归类的疾病	NAICC	CIRH1A	Cirhin；细胞信号中涉及的蛋白质（？）
	绒毛蛋白缺乏	VIL1	绒毛蛋白；与毛细胆管绒毛结构完整性有关联的蛋白质
	MAS	GNAS1	精氨酸 201 合子后激活突变导致鸟嘌呤核苷酸结合蛋白 α 亚单位的构型激活

数据来自 Balistreri，Bezerra JA. whatever happened to "neonatal hepatitis"？ Clin Liver Dis 2006；10：27-53。

A1AT.α₁- 抗胰蛋白酶；ADPLD. 常染色体显性多囊肝病；ARC. 关节脓肿 – 肾功能失代偿 – 胆汁淤积；ARPKD. 常染色体隐性多囊肾病；BASD. 胆汁酸合成缺陷；BRIC. 良性复发性肝内胆汁淤积；FHC. 家族性高胆酸血症；GFC. 格陵兰家族性胆汁淤积症；GSH. 谷胱甘肽；ICP. 妊娠肝内胆汁淤积症；MAS.McCune-Albright 综合征；NAICC. 北美洲印第安儿童肝硬化；NICCD. Citrin 酸缺陷引起的新生儿肝内胆汁淤积症；NISCH. 新生儿鱼鳞硬化性胆管炎；PFIC. 进展性家族性肝内胆汁淤积；RFCFI. 法罗群岛复发家族性胆汁淤积症

肝大（脂肪变性）或出现一种小的、硬的或多叶的肝结节（肝硬化）、脾肿大、肝掌、蜘蛛痣和杵状指。在肝酶中，GGT 可能特别有意义[114]。鉴于其对生化检测的敏感性有待提高，在任何有疑似 CFALD 的儿童中都应进行超声检查[115,116]。在 CFALD 评估中使用的其他成像方式包括 CT、MRI 和磁共振胆管造影；瞬时弹性成像（FibroScan）和声学辐射力脉冲成像，对该病诊断很有价值[117-121]。肝活检仍是诊断许多慢性肝脏疾病的金标准，但囊性纤维化相关脂肪变性的良性脂肪浸润和局灶性胆汁性肝硬化不均匀病变使囊性纤维化的组织学检查存在争议。

（3）治疗：注意改善营养状况是治疗儿童囊性纤维化的关键，特别注意补充脂溶性维生素 A、维生素 D、维生素 E 和维生素 K。另外，热量摄入带来的益处超过了目前对于吸收不良和慢性疾病的建议。熊脱氧胆酸作用不明确，Cochrane 数据库检索发现没有足够的证据证明其需常规使用[122]。当儿童由代偿期肝病发展为肝硬化时往往已经出现门静脉高压的并发症伴脾亢（胃和食管）静脉曲张出血、腹水，并有少数患者表现为凝血障碍[112]。干预措施如硬化剂治疗和分流术已被用于治疗复发性静脉曲张出血。重要的是，支气管高反应性是 β 受体阻滞药禁忌证。

如果儿童有危及生命的严重并发症，包括门静脉高压，严重的功能障碍，但肺功能尚可时，可行肝移植治疗[95]，但这仍然是一个有争论的治疗手段。接受肝移植的囊性纤维化患儿 30 天生存率较低，但有报道称接受肝移植的患儿与在移植名单上但未移植的 CFALD 患儿相比具有长期获益性[123,124]。

3. 胆汁酸合成和代谢的先天缺陷

胆汁酸对于管腔内加工膳食脂质很重要。胆汁酸是由胆固醇的一系列修饰所产生，是甾醇代谢的主要调节物质，是胆固醇的主要排泄途径。胆汁酸在穿过微血管膜的过程中促进了胆汁的流动。到达小肠后，胆汁酸聚集并形成微粒，有助于溶解脂溶性产物、胆甾醇和脂溶性维生素，从而利于穿过肠道上皮细胞促进其吸收。

（1）生物合成和肝肠循环：在肝细胞内，初级胆汁酸（3α，7α，12α- 三羟基 -5β- 胆碱酸）和鹅去氧胆酸（3α，7α- 二羟基 -5β- 胆碱酸）通过严格调控酶级联反应进行合成[125]。对胆固醇核的修饰通过经典途径和替代的酸性途径完成。这两种途径都能将疏水的胆固醇分子转化成亲水的初级胆汁酸。肠道内细菌对初级胆汁酸结构的改变导致了次级胆汁酸（脱氧胆酸和石胆酸）的产生。初级和次级胆汁酸一起形成胆汁酸池，通过肝、胆道、胆囊、肠和门静脉循环对饮食刺激产生反应。维持足够的胆汁酸对正常的脂肪吸收和胆汁分泌至关重要。

尽管在孕 20 周时人体已开始进行胆汁酸的合成[126]，新生儿出生时胆汁酸的肠肝循环发育仍不完全。发育中的胎儿体内存在的未成熟胆汁酸合成途径导致胆汁酸合成率下降，这种途径在正常年龄较大的儿童或成年人中缺失。这些非典型性胆汁酸在新生儿胆汁淤积性肝病的发病中可能起重要作用[127]。

尽管正常的早产儿和足月新生儿的胆汁酸合成率降低，胆汁酸池减少，但血清胆汁酸浓度通常增加。在此期间血清胆汁酸水平升高被称为生理胆汁淤积期。早期升高的血清胆汁酸水平与肝脏从门静脉循环中提取胆汁酸盐的功能下降有关，尤其是在早产儿。婴儿的血清胆汁酸水平在大约 10 个月的时间内下降到正常参考值范围[128]。

（2）胆汁酸生物合成的缺陷：胆汁酸生物合成中的多种遗传缺陷已被发现（见表 63-2）。主要的先天性缺陷包括在合成胆酸和鹅去氧胆酸中催化关键反应的酶缺乏。主要缺陷包括胆固醇 7α- 羟化酶缺乏，3β- 羟基 -C²⁷- 类固醇氧化还原酶缺乏症，Δ⁴-3 – 酮甾醇 5β- 还原酶缺乏，氧化甾醇 7α- 羟化酶缺乏症，27 - 羟化酶缺乏症（或脑膜黄瘤病），2- 甲基酰基 -CoA 消旋酶缺乏症，三羟基胆碱酸 CoA 氧化酶缺乏，酰胺化缺陷包括胆汁酸 CoA 连接酶缺乏，而胆酸的 25- 羟基化途径的侧链氧化缺陷导致了胆汁醇的过度生产。影响原发性胆汁酸合成的继发性代谢缺陷包括过氧化物酶的紊乱，如 Zellweger 脑肝肾综合征和相关疾病，以及 Smith-Lemli-Opitz 综合征。

（3）临床表现：肝脏疾病是由中间代谢物的肝毒性和由于缺乏初级胆汁酸引起的胆汁分泌不足导致。管腔内胆汁酸浓度降低导致脂肪和脂溶性维生素吸收不良，进而引起维生素 K 依赖性凝血功能异常，维生素 E 缺乏引起的神经症状，低水平维生素 D 引起的骨病；也可能有营养不良和继发症状。最常见的临床综合征，3β- 羟化类固醇脱氢酶不足，可能会出现在婴儿期或童年期并有 PFIC 的临床特征，尽管有高结合高胆红素血症，但没有瘙痒和低水平的血清胆汁酸。组织学表现是可变的，从巨细胞肝炎到类似慢性肝炎。在新生儿缺乏酮甾醇 5β- 还原酶表现为严重的胆汁淤积和肝衰竭，凝血障碍和代谢肝损伤 [129]。这些患者肝脏有小叶结构紊乱和巨细胞形成（见图 63-2，C），假性棘细胞形成，微胆管胆汁淤积。两个不太常见的疾病是氧甾醇 7α- 羟化酶缺乏—胆汁酸 CoA：氨基酸 N- 脂肪酰转移酶不足，从而出现严重胆汁淤积和肝脏合成缺陷（在前者）或一种轻微的胆汁淤积与瘙痒、凝血障碍，升高血清胆汁酸水平（胆汁酸 CoA：氨基酸 N- 酰基转移酶缺乏）。

（4）诊断：对于任何持续性肝内胆汁淤积的儿童，应考虑是否存在胆汁酸缺陷。伴随血清直接 / 结合胆红素增加的、血清中比例失调的、正常或低胆汁酸浓度的，是值得关注的实验室检查。通过对代谢前体的尿液进行分析，用液体二次电离质谱法（快速原子轰击质谱法）对其进行特异性诊断。通过快速的基因测序方法，也可以通过特异性基因的双等位基因突变来获得诊断。

（5）治疗：通过口服胆酸成功治疗胆汁酸的合成缺陷，[130] 它将下调胆汁酸的合成，促进毒性、非典型胆汁酸代谢水平的持续减少或消失，并使初级胆汁酸达到足够水平以产生胆汁流。该临床治疗已被证实能改善肝脏化学和肝脏组织学特征 [131]。口服甘氨酸治疗是治疗酰胺化缺陷的有效方法，可促进生长和脂溶性维生素的吸收。

4. 遗传性胆汁淤积综合征

家族性复发性肝内胆汁淤积会伴随特别严重

的病程，提示了该病胆汁淤积的遗传基础——这一组疾病最初被称为进行性家族性肝内胆汁淤积症（PFIC）。在发现编码微胆管运输蛋白的基因突变后，对 PFIC 的发病机制有了更深入的了解，每一种基因突变都会导致独特的 PFIC 表型（1～3 型）。2014 年，编码紧密连接蛋白的基因突变是第四组患者的特征（表 63-3）。

所有类型的 PFIC 都有黄疸、瘙痒、发育不全和脂溶性维生素缺乏史，发生在不同的时间及不同的严重程度。这些患者在 5～10 年内可能发展为肝硬化，导致肝衰竭。值得关注的是，该病可能没有家族病史，部分儿童的病程可能不严重。我们根据分子缺陷的不同，将 PFIC 分为 1～4 型。

（1）家族性肝内胆汁淤积 1 型缺乏，或进行性家族性肝内胆汁淤积症 1 型（OMIM 211600）：这是由编码家族性肝内胆汁淤积蛋白 1（FIC1）的 ATP8B1 突变引起的常染色体隐性遗传病。FIC1 缺陷是导致 PFIC 1 型的原因，也被称为 Byler 病（以最初描述以突变的阿米什后裔命名）。FIC1 作为一种氨基磷脂转运体，有助于维持在细胞膜内外的小叶之间适当的氨基磷脂含量，从而防止胆汁酸的毒性作用（见表 63-2）。FIC1 缺乏的患者会出现肝内胆汁淤积。血清胆汁酸浓度高，鹅去氧胆酸与胆酸的比值升高，胆酸水平降低 [132]。其他血清学标志物是血清 GGT 和胆固醇水平正常或偏低。和所有的 PFIC 疾病一样，瘙痒是主要表现。重要的是，肝外表现，如反复发作的胰腺炎、腹泻、听力损失和身材矮小在 FIC1 缺乏患者中很常见。

FIC1 缺乏症是一种进行性加重的疾病，如果不及时治疗，在二十岁左右将出现肝硬化 [132]。患者可能有较轻的表型，称为良性复发性肝内胆汁淤积（BRIC），病程初期表现为黄疸和瘙痒，继而进入无症状期。组织学上有无明显异常的肝细胞和毛细胆管胆汁淤积 [133,134]。电子显微镜显示毛细胆管中异常粗糙和颗粒状的胆汁（Byler 胆汁；图 63-3）。

（2）胆汁盐输出泵缺乏，或进行性家族肝内胆汁淤积 2 型（OMIM 601847）：PFIC 2 型是由

ABCB11 基因突变引起的，ABCB11 基因编码胆汁盐输出泵（BSEP）是一种位于毛细胆管膜的转运体（表 63-2）。这种疾病的临床和生化表现与 PFIC 1 型相似，肝内胆汁淤积，肝脏生化异常，血清 GGT 水平低。与其他类型的 PFIC 患者相比，BSEP 缺乏患者更容易进展为肝硬化和肝衰竭。此外，他们有发展成肝细胞癌和胆管癌的风险[135]。应该每年监测患者的甲胎蛋白和肝脏超声。肝脏活检的特点是显示肝脏巨细胞形成，尤其是在疾病的早期阶段（图 63-2D），电子显微镜显示在毛细胆管中可见丝状或非晶状体胆汁[136]。根据突变类型，免疫组化染色可显示 BSEP 抗体染色减少或缺失[137]。对于 FIC1 缺陷，还存在一种较轻的临床类型，称为 BRIC 2 型。

（3）多药耐药蛋白 3 缺乏，或进行性家族性肝内胆汁淤积症 3 型（OMIM 602347）：ABCB4

表 63-3　进行性家族性肝内胆汁淤积症 / 良性复发性肝内胆 汁淤积症患者的功能分类

生物缺陷	早期疾病分类	GGT	肝组织学 特征
FIC1 不足		低	电镜示在毛细胆管可见
			粗，颗粒状胆汁
严重	PFIC1，RFCFI，GFC		
温和	BRIC1		
BSEP 不足 严重 温和	 PFIC2 BRIC2	低	巨细胞肝炎，电镜示在毛细胆管可见非晶型胆汁
MDR3 缺乏	PFIC3	高	胆管增生，门静脉炎
TJP2 缺乏症	（PFIC4?）	低	紧密连接物扩展性进入旁细胞空间；电镜示电子高密度阻塞带的减少

引自 Bezerra，Balistreri. Intraheptic cholesfasis : ordor out of chaos.Gastroerdogy 1999；117：1496-1498
BRIC. 良性复发性肝内胆汁淤积；BSEP. 胆盐输出泵；FIC1. 家族性肝内胆汁淤积症 1；GFC. 格陵兰家族性胆汁淤积症；GGT.γ 谷酰转肽酶；MDR3. 多药耐药蛋白 3；PFIC. 进行性家族性肝内胆汁淤积；RFCFI. 法罗群岛复发性家族性胆汁淤积症；TJP2. 紧密连接蛋白 2

基因突变，编码多药耐药蛋白 3（MDR3），这是一种磷脂酰转出酶，对胆道磷脂的分泌至关重要（表 63-2）[138]。生化学上，MDR3 缺乏可能与其他 PFIC 的区别在于血清 GGT 水平升高。MDR3 缺乏的患者在婴儿期会出现肝内胆汁淤积，这可能在生命早期导致肝衰竭。这些患者的肝活检将显示胆管增生和门静脉周围纤维化（图 63-2E）。免疫组化染色可能表现为低或无 MDR3 染色。

其他临床表型包括短暂的新生儿胆汁淤积症、妊娠期肝内胆汁淤积、典型的低磷脂（低磷脂相关胆总管结石）的肝内胆管结石[138]。

（4）（OMIM 607709）紧密连接蛋白 2 型缺乏，或进行性家族性肝内胆汁淤积型 4 型（OMIM 607709）：TJP2 基因，编码紧密连接蛋白 2（TJP2），该基因异常出现在肝内胆汁淤积症和低 GGT 水平的儿童。TJP2 突变引起蛋白定位失败，紧密连接结构破坏，导致严重的胆源性肝病（表 63-2）[139]。患者也可能有肺部症状，胃肠道疾病和出血。

（5）治疗：药物治疗是所有 PFIC 患者的初始治疗。对瘙痒症状的缓解、营养状况的改善和慢性肝病并发症的处理是治疗的主要策略。熊脱氧胆酸已被用于治疗瘙痒；虽然一般来说是安全的，但 PFIC 患者的应答率一般不是很理想，

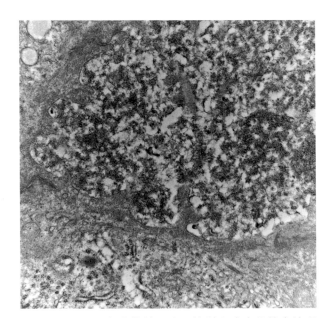

▲ 图 63-3　1 名家族性肝内胆汁淤积症患儿的电镜观察毛细胆管显示颗粒状胆汁

但在 FIC1 和 BSEP 缺陷患者中效果尚可。一些 MDR3 缺乏的患者可能对熊脱氧胆酸有特别的反应[140,141]。利福平和考来烯胺被用于治疗这些患者的严重瘙痒。

手术干预，如胆道分流和回肠旁路，以减少胆汁酸的肠肝循环，已经成功治疗不同程度的 PFIC 和顽固性瘙痒[142-145]。在部分胆道外引流中，小肠的环路与胆囊吻合，形成一个促进胆汁排泄的出口。部分胆道外分流可防止胆汁酸的肠道吸收；减少胆汁酸诱导胆汁淤积的机制包括胆汁酸周转率的增加和胆汁酸池的亲水聚集[146]。为了增加疗效，肝硬化发生前需要进行分流。它已经被用于治疗肝内胆汁淤积症（包括 AGS）的儿童，但最好的反应可能是在有 FIC1 或 BSEP 缺陷的儿童中。为了避免部分胆道外引流出现造口术，部分回肠旁路被作为一种替代方法，其结果各不相同。在明确的肝内胆汁淤积症患者中，并没有前瞻性的研究来比较部分胆道外分流和回肠切除术的预后。

在合并晚期肝病和肝细胞癌并发症的患者中应考虑肝移植。顽固性和难治性瘙痒是肝移植的适应证。有 FIC1 缺陷的患者应注意，与他们的疾病相关的肝外表现往往在移植后得不到改善，甚至可能恶化[147,148]。此外，对靶蛋白产生同种异体免疫的移植受体，BSEP 可能复发[149]。少数移植术后疾病复发的病人可通过增强免疫抑制和抗 B 细胞疗法治疗[150]。

5. Alagille 综合征

AGS（OMIM 118450）是一种常染色体显性遗传疾病，由 Notch 信号通路缺陷引起（见表 63-2）。回顾文献，对 AGS 的诊断是基于对肝脏活检中胆管缺乏的结果。目前，检测 JAG1 基因或 NOTCH2 基因的突变对建立最终诊断具有意义，尤其是在缺乏表型特征的儿童。

（1）临床特征：AGS 通常表现为特征性的面容，伴有肝脏和心脏、骨骼、肾脏及中枢神经系统的异常（表 63-4）[151-155]。肝病症状通常在出生第一年出现黄疸和肝大。瘙痒是 AGS 的主要特征，在出生的前几个月表现不明显，但在出生

后的前几年变得越来越常见。肝外表现多样，但特征的面部表现—突出的前额，眼窝深陷与眼距增宽，尖下巴，以及直鼻子并且鼻尖呈球形——是最具典型的特征之一，有助于疑诊病例的诊断[156]。另外，还有其他 AGS 表型表达，包括椎弓缺陷（蝶形椎骨）、虹膜畸形（后胚胎环）、心脏缺陷（周围性肺动脉狭窄）、肾脏异常（肾小管间质性肾病）、长骨和颅骨骨折、血管畸形（Moyamoya 血管畸形）。

（2）实验室检查：胆汁淤积和胆管损伤是 AGS 儿童最明显的异常表现。血清高碱性磷酸酶、GGT 和胆汁酸水平表明存在胆汁排泄缺陷。高胆固醇血症很常见，胆固醇水平超过 1000mg/dl，通常与皮肤黄色瘤形成有关。常见转氨酶水平升高，但是尽管存在胆汁淤积的生化表现，部分患者转氨酶可正常。病变早期肝脏合成功能通常正常，但脂肪吸收不良或慢性肝病的进展可以继发凝血功能障碍。

（3）组织学：胆管狭窄仍然是最普遍的组织病理学发现（图 63-2F）。需要指出的是，在婴儿期可能会观察不到胆管消失，表现为其他形式的新生儿肝炎，肝细胞气球样变，胆管增生，门静脉炎症，巨细胞形成。早期组织学的变化导致儿

表 63-4　Alagille 综合征患者的主要临床特点及相关发病率

小叶胆管稀少：85%
胆汁淤积：96%
在法洛四联症中的心血管畸形，如周围肺动脉狭窄或严重病变：97%
椎弓缺陷：51%
后胚胎环及其他眼部畸形：78%
独特的面部特征：96%
其他系统：
肾小管性酸中毒，间质性肾病：40%
胰腺功能不全
有 Moyamoya 血管模式的脑血管系统异常，颅内血管瘤（颈动脉和基底动脉）：14%

引自 Emerick KM, et al. Feaeures of Alagille syndrome in 92 pauients freguency and relation to prcgnosis. Hepatology 1999；29：822-829；Kamath BM，et al. Renal anomalies in Alagtlle syndrome：a disease-defining peature. Am J Med Genet A 2012；158A：85-89

童被误诊为胆道闭锁，并行 Kasai 肝门肠吻合术，通常术后预后不良。婴儿胆管狭窄的定义是胆管与门静脉的比值小于 0.9。更多"经典"的胆管狭窄进展通常发生在年龄较大的儿童，其胆管与门静脉的比值为 0.5 ～ 0.75 [157-159]。免疫组化染色检测细胞角蛋白，可用于确定胆管狭窄。

（4）遗传学：AGS 是常染色体显性遗传并有复杂的表型遗传模式。AGS 的遗传基础有异质性，JAG1（约 94%）或 NOTCH2（约 1%）突变较常见 [160-162]。这两个基因在 Notch 信号通路中都是不可或缺的，Notch 信号是一种决定细胞命运的通路，在正常发育中起着至关重要的作用（表 63-2）。目前，在整个编码区域已经发现了 400 多个 JAG1 突变，并不断有新的突变和表型表达模式报道 [163-168]。JAG1 和 NOTCH2 突变均可通过测序确定。一旦诊断为 AGS，如有必要，可以进行深入的家系检查。但即使存在亲代突变，由于其表达的可变性，会影响子代疾病严重程度的准确预测。

（5）管理和预后：治疗 AGS 患者的目标和策略与其他长期胆汁淤积是一致的。难治性瘙痒是 AGS 患者的主要临床表现。用熊脱氧胆酸刺激胆汁流 [10 ～ 15 mg/（kg·d），分次给药]，但效果不肯定。在许多患者中瘙痒没有持续改善。单独或联合使用其他止痒药物，包括羟嗪、苯海拉明、利福平、纳曲酮和考来烯胺可能是备选方案。不同的治疗方案患者个体疗效不一致。儿童瘙痒的一般治疗应该包括积极的润肤剂水化和修剪指甲。发育不良和营养不良是需要密切监测的重要临床工作。在患有严重瘙痒症的儿童中（有或无黄色素瘤），已经证明胆道分流术可以缓解症状 [169]，但不能阻止肝脏疾病的进展 [170]。儿童 AGS 预后较好。

远期预后直接与肝或心脏受累的严重程度有关。21% ～ 31% 的患者需要肝移植 [171]。移植的适应证包括终末期肝病并发症、慢性胆汁淤积的严重并发症，如发育不良、难治性胆汁淤积、瘙痒和复发性骨折。重要的是，AGS 的并发症，如终末期肾病，通常使肝脏移植变得困难，因此

应该进行彻底的评估和检查，并进行多学科会诊。

6. 新生儿鱼鳞病和硬化性胆管炎（OMIM 607626）

新生儿鱼鳞病和硬化性胆管炎综合征是一种罕见的常染色体隐性疾病，其特点是头皮多毛症、瘢痕性脱发、鱼鳞病和硬化性胆管炎 [172]。紧密连接蛋白 claudin 1 突变是已知的致病原因（表 63-2）[173]。相关蛋白 claudin 2 在致密结蛋白 2 缺乏患者中的异常表达与胆汁淤积有关 [139]。结构蛋白突变和临床表现之间的关系证明了紧密连接蛋白在胆汁分泌中的重要性，强调了结构成分的破坏在遗传性胆汁淤积症中的作用。

7. 淋巴水肿型胆汁淤积综合征 1 型或 Aagenaes 综合征（OMIM 214900）

淋巴水肿型胆汁淤积综合征 1 型（遗传胆汁淤积与淋巴水肿，Aagenaes 综合征）是一种常染色体隐性遗传疾病，为复发性胆汁淤积，见于挪威后代，并第一次被 Aagenaes 报道，由于淋巴发育不全引起的非常普遍的淋巴水肿 [174,175]，淋巴水肿型胆汁淤积综合征 1 型基因位点定位于染色体 15q [176]。复发性胆汁淤积是淋巴水肿型胆汁淤积综合征 1 型的特征，主要发生在前几十年 [177]。在新生儿期出现典型的黄疸，在婴儿期或幼年期就会减轻。如果在 2.5 岁之前不能缓解，预后就很差。淋巴水肿型胆汁淤积综合征 1 型导致肝脏受累的临床过程是可变的；然而，积极的营养摄入和维生素补充可以改善临床过程 [174]。

（四）缺少临床特征的导致胆汁淤积的疾病

1. 无症状的胆管狭窄

无症状的胆管缺乏曾经被用来描述儿童 AGS 患者在肝脏组织学上有小叶间胆管狭窄或减少，但缺乏肝外特征性的临床表现。胆管狭窄的表型表达可能代表了一系列影响肝脏的疾病，包括感染、代谢紊乱、结构紊乱、毒性损伤和染色体异常。最近的临床研究进展使儿童非综合征胆道狭窄症的病因诊断更为恰当 [178]。当没有找到替代诊断时，应当注意的是，无明显症状的胆管狭窄

儿童与有比较典型症状者相比，预后较差。然而，最近的一份报告显示 ω-3 多不饱和脂肪酸可以作为一种有效的治疗无症状的胆管狭窄[179]。

2. 新生儿肝炎

特发性或隐源性新生儿肝炎是一个描述性的术语，用于那些长时间的胆汁淤积和组织学上表现为巨细胞性肝炎和小叶结构紊乱的患儿，排除任何已知的感染、代谢或其他引起肝病的病因。常用于诊断那些病理生理过程不明确，有肝脏炎症，无机械性梗阻的患者[180]。历史上，大约65% 的伴有肝脏转氨酶水平升高和胆汁淤积的儿童诊断为新生儿肝炎。然而，随着对代谢和遗传因素理解程度的提高，被诊断为新生儿肝炎的儿童数量已经减少到新生儿胆汁淤积症的 10% 左右[181,182]。

鉴于病因不明，治疗的主要手段是管理胆汁淤积的并发症。目前还没有具体的治疗方法。预后也不同，早期的研究表明大约 60% 的病人通常在出生的第一年完全康复[180,183]。在 1998 年，一项对 92 名婴儿的分析显示，90% 的患者在 1岁前肝酶水平正常。在 70 例肝活检患者中，表现为门静脉或小叶纤维化和巨细胞形成，这些患儿中，有 15 例在以后的肝穿随访中，组织学得到改善或修复[184]。

3. 巨细胞肝炎伴自身免疫性溶血性贫血（Bernard 综合征）

Bernard 等首先描述了自身免疫性溶血性贫血的巨细胞肝炎[185]。它通常出现在患有严重肝病和 coombs 阳性溶血性贫血的婴儿身上。肝脏组织学特征表现为多小叶纤维化和巨细胞形成。B 细胞免疫被认为在疾病的发病过程中发挥主要作用[186]。最初的治疗策略是联合使用皮质醇和硫唑嘌呤阻止疾病进展，然而，据报道，巨细胞肝炎儿童合并自身免疫性溶血性贫血时，长期预后一般较差[187,188]。

由于对疾病的病理生理机制有了更好的理解，抗 CD20 疗法在控制发病率和死亡率方面显示出了更好的效果，尽管治疗的力度和持续时间还有待确定[189,190]。额外的免疫靶向治疗策略包括使用静脉注射免疫球蛋白、环孢素和他克莫司作为单一治疗或联合使用类固醇，据说对一些儿童有效[191]。目前，由于移植后疾病复发的风险较高，巨细胞肝炎合并自身免疫性溶血性贫血被认为是肝移植一种相对禁忌证。

4. 与肠衰竭和全肠外营养有关的肝病

肠衰竭是由许多过程导致的，胃肠道失去维持生长、水合和电解质平衡的功能。在这种情况下，静脉注射胃肠外营养（PN）提供能量是挽救生命的方法，此方法与大量的肝胆并发症相关，其中最常见的是胆汁淤积[192,193]。

（1）临床特征：肠衰竭相关的肝病（IFALD）包含广泛的临床表现，从无症状的肝功异常到脂肪肝、胆汁淤积及发展为终末期肝病均有可能。IFALD 的确切机制尚未明确，可能与多种因素相关。在新生儿中，IFALD 的特殊危险因素包括早产和低出生体重，其他因素包括大量的营养过剩、微量元素不平衡、频繁的外科手术、复发性败血症和缺乏肠内喂养[194]。

IFALD 的发生时间不确定。临床上胆汁淤积可能出现在全肠外营养后 2～6 周，在持续 PN 12 周后肝脏组织学进展为门静脉纤维化，[195-197] 随着致病因素的去除，一般认为 IFALD 的发生是可逆的。然而，对于已经发展到肝硬化阶段的儿童，肝功能损伤可能是无法挽救的。

（2）肝脏组织学：与 IFALD 相关的组织学改变是非特异性和多样性的。在婴儿 6 个月前开始 PN 的患者中主要发生胆汁淤积。有报道称在 12 月龄后开始 PN 的儿童中出现肝脏脂肪变性为主[198]。肝纤维化的进展虽然不是 IFALD 特有的，但往往与 PN 的暴露程度有关[197,199]。重要的是，肝纤维化程度与肝功异常程度并不一致[198,200,201]。因此，对于 IFALD 患儿除生化异常外，应检测终末期肝病和门静脉高压症后遗症相关的指标。

（3）脂质乳剂在肠衰竭相关肝病中的作用：已有多种机制研究报道提示脂类乳剂促进了 IFALD 的进展，主要包括亚油酸的促炎作用、植物固醇和肝网状内皮系统的激活[202]。以鱼油为基础的脂质乳剂，无论是单独还是联合应用，作为一种以大豆为基础的乳剂的替代品逐渐为学界接受。减少促炎的因素和减少植物性甾醇的含量被认为有助于鱼油型乳化剂的护肝性[203]。

（4）治疗：在 IFALD 的管理中，主要治疗目标是恢复肠内营养，并尽可能使患者脱离 PN。营养管理应以最大限度地增加肠内热量的摄入为目标，通常采用早期营养刺激和持续管道喂养，不断监测和管理肠衰竭并发症，如吸收不良和体液/电解质失衡。在可能的情况下，母乳是婴儿肠衰竭的最佳选择[202]。间断 PN（通常为 8~12 小时）可减少 IFALD，在病情平稳的患者中需要长期营养支持[202,204,205]。

数种药物已被用于干预 IFALD 的发展和进展，但疗效不确切。熊脱氧胆酸是最常使用的药物，但是否能有确切的获益并没有临床试验证实[206]。与对照组比较，经静脉注射的缩胆囊素八肽不能降低 IFALD 的发生率[207]。在 IFALD 的动物模型中胰高糖素样 2 肽可以减少胆汁淤积，但尚未有对儿童的研究[208]。

已有小范围的患者资料证实使用鱼油为基础的乳剂可以预防和（或）减少化 IFALD，与使用大豆油为基础的乳剂的患者相比临床指标有所改善[209-212]。迄今为止，对于脂类乳的最佳剂量和类型尚未达成共识，各种以减少 IFALD 为目标的静脉营养组合和策略尚在尝试中[203,213-218]。预防导管相关感染是导致 IFALD 减少的另一个因素。多学科建设，包括儿科专家、儿科外科医生、药剂师、营养师和营养护理人员有助于预防和积极干预 IFALD 的发生[202]。

一旦出现 IFALD，评估肝病的负担是最重要的，这决定了治疗策略。在进行移植手术时，根据损伤程度和相关器官功能改善的预期，可以选择各种移植方案。当 IFALD 较轻且肠道缺陷无法矫正时，可进行肠移植。与肠衰竭有关的进展性肝病是儿童多脏器联合移植的主要指标。肠移植术后 1 年生存率约为 80%，10 年生存率约为 40%。10%~20% 的幸存者需要部分 PN 或静脉输液来维持体液和电解质的稳定性[219,220]。非移植手术干预的作用，如延长肠道方案，在 IFALD

的预防和管理中需要进一步研究。

二、肝外疾病

尽管胆道闭锁仍然是最常见的新生儿胆汁淤积的肝外原因，但其他的肝外胆管疾病也可能表现为新生儿胆汁淤积，这些在临床中也需要考虑。

（一）胆道囊肿

胆道囊肿是罕见的先天性胆道囊性变，其特点是胆道的不同节段有不同程度的扩张。胆道囊肿在女性多见，在东亚人中多见。尽管胆道囊肿是良性的，但它们可能与多种不良并发症有关，包括胆汁淤积、胆管炎、胰腺炎、胆石症和恶变[221]。Todani 等[222] 已经提出将该病分为 5 个亚型。Ⅰ型胆道囊肿是胆总管的梭状扩张。Ⅱ型胆道囊肿是胆总管憩室。Ⅲ型胆道囊肿，是胆道十二指肠内扩张。Ⅳ型胆道囊肿有两个亚型，ⅣA 型，有多个肝内和肝外胆道扩张，ⅣB 型，只包括肝外胆道扩张。Ⅴ型胆道囊肿包括肝内胆道树的囊性扩张[223]。

1. 临床特征

尽管在新生儿期出现胆道囊肿并不常见，但在 2% 的阻塞性黄疸婴儿中存在胆道囊肿[224]。最终 80% 的胆道囊肿在 10 岁前被诊断[225,226]。典型的临床表现间歇性腹痛、黄疸，右上腹肿块是相对不常见的临床表现，其中黄疸最为常见。其他表现包括胆管炎、胰腺炎、门静脉高压和肝胆生化学异常。胆道囊性扩张的程度可能与临床表现的类型有关。可能是偶然发现，与产前影像学发现的小的、非阻塞性胆管囊性改变一样。当有完全的远端胆道阻塞时，表现为胆管梗阻性的临床表现，通常在组织学上与胆道闭锁难以区分[227]。如果病变严重且未得到确诊，可能导致胆汁性肝硬化。

2. 诊断

超声是初步评估胆道囊肿的影像学手段，需要指出的是，虽然超声有助于鉴别胆道囊肿和其他梗阻性病变，但最终诊断往往需要手术探查明确。

3. 治疗

手术干预仍然是治疗的主要手段，目的是彻底切除囊肿黏膜。腹腔镜囊肿切除是安全的，与开腹切除的疗效相当[223,228]。

（二）Caroli 病和 Caroli 综合征

Caroli 病属于纤维囊性肝病的一组，包括先天性肝纤维化、Von Meyenburg 综合征和胆管囊肿。这些疾病被认为是由胚胎导管板的异常发育或发育迟缓引起的[229]。Caroli 具有两种不同的形式：先天性肝内胆道扩张与肾囊性疾病[230]。以先天性肝纤维化的导管板病变和常染色体隐性多囊性肾病为特征时常被称为 Caroli 综合征，也是单纯胆管扩张，被称为 Caroli 病[229,231-233]。

1. 临床特征

临床表现包括腹痛、肝脏肿大或脂肪沉积。囊性胆道缺陷可导致胆汁淤积、胆道结石、胆管炎、胆道脓肿和败血症。虽然在临床上很难将 Caroli 病与多囊性肝病区别，但多囊性肝病的肝囊肿通常不与正常胆管相通，门静脉高压也很少见。Caroli 病和 Caroli 综合征患者有恶变转化为胆管癌的危险，应密切监测。

2. 治疗

Caroli 病和 Caroli 综合征的治疗包括抗生素治疗和利胆剂，以及与门静脉高压相关的并发症的治疗干预。如果病变主要局限于肝脏的一个区域，肝叶切除术可以治愈该病[234,235]。肝弥漫性病变和进展性肝功能失代偿应考虑肝移植[236]。发生肾衰竭时，多囊肾患者出现复发性胆管炎或难治性门静脉高压症应进行肝肾联合移植[237]。

（三）自发性胆道穿孔

胆道在没有胆总管囊肿的情况下自发穿孔比较罕见，通常发生在出生后最初几个月[238]。大多数病例是特发性的，但有报道其病因与胰胆管畸形、胆总管阻塞和闭锁有关[239-241]。

1. 临床特征

自发性胆道穿孔的临床表现因儿童的年龄而异。较年轻的患者常出现腹胀、发育不良和黄疸。

年长儿童通常会出现严重的腹膜炎或脓毒症[242]。诊断一般采用穿刺或肝胆管闪烁扫描。

2. 治疗

加强引流是最佳治疗策略。经皮或外科引流放置有效地治疗多数病人而避免手术[242]。在难以穿刺的情况下，空肠的 Roux-en-Y 手术可用于内引流。

（四）胆石症

胆石症在婴儿期与胆道解剖异常有关，亦继发于系统性疾病过程，如溶血、囊性纤维化、肠道切除、早产、肺支气管发育不良、威尔逊病、炎症性肠病、败血症，或者可以与药物反应综合征如使用利尿剂、抗生素或 PN[243-253]。在小于 18 岁的个体中大约 15% 的胆结石发生在新生儿期[254]。

婴儿胆石症预后是多样的，从自愈到进展到胆囊炎。管理策略也各不相同，包括一系列基于临床严重程度的方法，从抗生素到利胆药和胆囊手术切除术[233,255-257]。

（五）胆汁淤积与胆汁浓缩

胆汁浓缩综合征是新生儿期黄疸的罕见原因。定义为在没有解剖异常或先天性缺陷包括导管转运蛋白或胆汁酸代谢异常的足月新生儿出现泥沙样胆汁阻塞胆总管[258]。胆汁浓缩综合征在溶血和输血后，PN 和药物治疗后均有报道[259]。

一旦确诊，应积极去除致病因素，并对任何导致胆汁浓缩的潜在疾病进行治疗。此外，利胆药物如熊脱氧胆酸可以帮助治疗胆汁淤积，应作为一线治疗。在难治性病例中，治疗需要升级，经皮胆管造影或剖腹手术后进行胆管顺行性冲洗[260]。N- 乙酰半胱氨酸和胰高血糖素与胆管造影冲洗联合使用，使胆汁能更迅速地清除[258]。

（六）胆道闭锁

胆道闭锁是一种进展迅速的、特发性的炎症过程，影响肝内胆管和肝外胆管。如果没有及时干预，就会发生胆道完全闭塞并导致终末期肝硬化。胆道闭锁是儿童终末期肝病最常见的病因，也是肝移植最常见的适应证[261]。

1. 流行病学

尽管有地区差异，胆道闭锁在世界范围内均有发生。其发病率在台湾为 1/5000，荷兰为 1/19 000。在美国，每 15 000 个出生儿就有一个发生[262-266]，女性为主（1.25：1）[267]。此外，非白种人的发病率略高，产妇年龄和胎次增加之间与其发病率也有联系[266]。有报道称该病与季节相关[266,268]，但日本的研究未能重复这一发现[269]。

2. 临床特征

该疾病的主要表现是黄疸，伴有直接 / 结合性高胆红素血症、白陶土样便和不同程度的肝脏肿大，症状在出生后最初几个月出现。是否出现发育不良、瘙痒和肝功能障碍（凝血障碍、低白蛋白血症）取决于疾病进展的程度。通常有胆道闭锁的婴儿出生时，出生体重正常，出生后几周表现不显著，仅表现为不同程度的黄疸，可能误诊为生理性黄疸（非结合的高胆红素血症）。对于患有胆道闭锁的婴儿来说，及时的识别和诊断至关重要，其预后直接与恰当治疗干预的年龄有关。

3. 临床表现形式

尽管所有胆道闭锁的婴儿都有黄疸和白陶土样便的临床特征，但临床形式多种多样且差异较大[261,270,271]。

绝大多数婴儿将被归类为非综合征性或围生期胆道闭锁。这种诊断通常是由于该病与儿童的单侧缺陷和（或）脾脏畸形有关（见下文）。患者可表现为有单纯或合并肝脏外畸形，如心血管异常和肠扭转不良[272-274]。部分患者在出生的第 1～2 天出现结合 / 直接血清胆红素水平升高，进而诊断为胆道闭锁[275]。

第二种不太常见的表现为综合征型胆道闭锁，大约有 10% 的婴儿伴有肝外先天性畸形，包括脾脏异常（多脾、无脾、双脾）和单侧器官缺陷。这些婴儿通常比非综合征婴儿更早出现临床表现，肝门静脉吻合术后预后更差。绝大多数的婴儿都有脾脏畸形，因此越来越多的人将其称为胆道闭锁 - 脾脏畸形综合征[267,272]。这些患者的肝脏组织学无明显特征。

另外两种临床畸形因其对临床结局的潜在影响而受到关注。大约 8% 的胆道闭锁婴儿中存在胆总管梗阻部位附近的囊性畸形[276]。这类患者常被称为囊性胆道闭锁。这类病人与胆道闭锁 - 脾脏畸形综合征患者类似，往往比非综合征的胆道闭锁患者发病年龄更小。胆管囊肿 - 胆囊闭锁可通过产前超声检查发现，提示其宫内发病。囊性病变胆道闭锁的动物模型表现为显著的 2 型炎症反应[277]，提示囊性病变和其他临床形式的胆囊闭锁损伤的机制不同。另一种畸形与巨细胞病毒感染有关，预后更差[278-280]。然而，对于其他病毒来说，巨细胞病毒相关的胆道闭锁存在地区差异[281,282]。由于研究方法上的差异造成结果的不一致。例如对 CMV 蛋白的淋巴细胞进行活性试验，美国 56% 的婴儿中存在阳性反应[283]。

4. 致病机制

引起胆道闭锁的确切原因尚不清楚。基于病人的研究和实验模型，目前对这种疾病有了更深入的了解[261]。其致病原因可能是多因素的，有研究表明其在形态发生、血管损伤、遗传因素、环境毒素、病毒感染和炎症调节障碍等方面存在缺陷[284,285]。

肝胆系统的畸形可能是由于肝胆损伤而影响了正常发育。这种假设是基于考虑到先天性异常与胆道闭锁综合征患者的共有特征。尽管胚胎中血液循环的中断可能是由于在器官发育的敏感时期发生了损害，但没有一种特定的损伤直接与胆道闭锁有关。

基于门静脉、肝动脉位置异常、血管血供对胆管完整性的重要性，产前血液循环缺陷被认为是胆道闭锁的发病机制之一[286,287]。然而，目前尚无实验数据证实血管损伤（如缺血）导致胆道闭锁。

胆道闭锁的致病与遗传相关，在除外肝脏畸形发生的突变外，目前已报道了数种与胆道系统发育异常的基因突变[284,288]。小鼠胆道闭锁的实验模型显示多种基因的失活和（或）过度表达可影响小鼠肝外胆道系统的发育，但基因突变的种类和人类疾病发生间的关系尚不明确[261,284,288]。现有的研究提示基因序列变异对胆道闭锁的发病机制发挥了潜在的作用。全基因组关联性研究提示 ADD3 突变与胆道闭锁相关[289-291]。其他研究提示 JAG1、CD14、MIF、ITGB2、ADIPOQ、GPC1 和 VEGFA 的单核苷酸突变体有可能参与了疾病的发生[289-299]。这些基因在人类胆道闭锁发病中的作用有待于进一步明确。

在 1964 年和 1988 年，在澳大利亚新南威尔士州的羊羔和小牛中发现了类似于胆道闭锁的表现，其病理特征与人类疾病相似，这成了环境毒素导致胆道闭锁假说的起源[300]。从植物（Dysphania glomilifera）中分离出来的植物甾醇类胆甾酮（biliatresone），在斑马鱼模型中对肝外胆管具有破坏性的毒性作用[301]。最近的数据证实了这种毒素是引起动物发生胆道闭锁的原因，提示环境因素可能促进了具有遗传易感性患儿胆道闭锁的发展。

目前广为接受的假说是胆道闭锁的发病机制与微生物，特别是病毒有关。潜在的致病病毒包括巨细胞病毒、人乳头瘤病毒、人疱疹病毒6、EB 病毒、呼吸道肠道病毒和轮状病毒，上述病毒均已在胆道闭锁患者的肝脏、胆道残余和（或）血清中发现[302]。在所有与胆道闭锁进展有关的致病机制中，最为认可的是由免疫功能失调所决定的针对胆管的促炎性反应。在胆道闭锁患儿中观察到肝脏炎症浸润、细胞因子 / 趋化因子的过度表达以及免疫应答的表型支持这种假说[261,303-305]。此外，对胆道闭锁婴儿肝脏和肝外组织进行的组织学和免疫染色分析表明，淋巴细胞、树突细胞和库普弗细胞在最终破坏胆管的过程中发挥着关键作用。在确诊的病例中，肝脏 CD4[+] 淋巴细胞、CD8[+] 淋巴细胞和自然杀伤细胞的数量增加，并与肝胆道内的细胞固缩和坏死有关[261,271]。这种促炎性的浸润与活性标志物过表达如 γ- 干扰素、α- 肿瘤坏死因子、转铁蛋白受体 CD71、白介素 -2 有关[306-308]。胆管上皮细胞表达 MHC II 抗原 HLA-DR，从而增加了枯否氏

细胞数量和活性参与了胆管炎症的发生[308-311]。综合来看，免疫系统和炎症在胆道闭锁的发病过程中起着核心作用。

5. 诊断

为了尝试准确、快速地诊断胆道闭锁，推荐了一系列诊断方法。除了体检和采集既往史外，实验室和影像学研究的发现往往具有提示性。十二指肠液胆汁染色的评估、肝胆管闪烁成像或内镜逆行性胆管造影检查并不能帮助确诊胆道闭锁。超声检查可以发现胆道闭锁声像及胆囊缺失[312]。虽然大量的文献研究提示无创技术在诊断胆道闭锁中的作用巨大，但确诊胆道闭锁最可靠的方法仍是经皮肝穿刺活检，及术中胆管造影直接观察肝外胆管形态。

6. 肝脏病理

虽然术中胆管造影仍是诊断胆道闭锁的金标准，但肝脏活检仍有重要作用。在大多数情况下，仔细的临床检查、反复的粪便颜色评估、肝穿刺活检都能正确地鉴别出患有胆道闭锁的婴儿。在评估组织学表现时，了解胆道闭锁的自然进展很重要。早期病程的定义是肝脏结构完整，胆管增生、胆汁淤积、门静脉或小叶周围水肿和纤维化。多达 40% 的患儿表现为门静脉炎症和巨细胞形成，与新生儿肝炎难以区分。胆栓是一种特殊的表现，然而，它们仅出现在约 40% 的标本中。在小婴儿中，肝活检可能不能确诊，如果临床仍然怀疑，在 7 ～ 14d 后应考虑重复活检。总而言之，最能预测胆道闭锁的组织学特征是胆管增生、门静脉纤维化和窦性纤维化的缺失（图 63-4）[313]。

7. 胆道闭锁的手术治疗

对于胆道闭锁的患者，目前没有有效的药物治疗或预防策略。当高度怀疑胆道闭锁时，应进行手术探查以观察梗阻程度和直接手术引流。这种手术，简称 Kasai - 肝门肠吻合术，已成为胆道闭锁患儿的标准手术方法[314-317]。

《日本儿科外科医师学会指南》对胆道闭锁肝外胆管异常的解剖进行了分类。有三种主要类型：1 型，胆总管闭锁；2 型，闭锁延伸至肝总管；3 型，闭锁段延伸到左右肝管。一旦诊断为

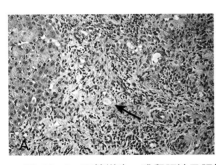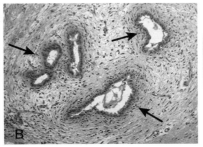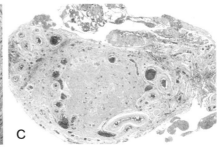

▲ 图 63-4　胆管增生、残留胆汁及胆管梗阻的组织学特征
A. 肝活检标本在胆道闭锁诊断时的苏木精和伊红染色，显示扩大的汇管区，胆管增生和堵塞（箭）；B. 残留胆汁，小胆管（箭）在肝门附近的胆管残余；C. 肝外胆管完全梗阻

胆道闭锁并明确解剖结构，就应进行 Kasai 肝门肠吻合术。切除纤维性肝外梗阻，暴露肝门，采用 35 ～ 40cm 同向蠕动的结肠后空肠残端构建 Roux-en-Y 型引流。在胆管造影显示胆总管远端通畅的患者中，肝门胆囊造口术（胆囊 Kasai）是传统的肝门肠吻合术的替代方案。

肝门肠吻合术患者的预后不同，如果肝门肠吻合术后 6 个月内血清胆红素低于 1 mg/dl 的水平，表明胆汁引流是成功的，提示远期预后良好，10 年生存率从 73% ～ 92% 不等[284,288]。术后黄疸持续的儿童，3 年生存率不超过 20%。

尽管多个因素影响手术后的预后，Kasai 肝门肠吻合术成功的唯一最重要指标是手术时儿童的年龄。在出生后 60 天内及时接受 Kasai 肝门肠吻合术治疗的儿童中，达到 3 个月胆红素水平低于 1 mg/dl 者占 80%[284,288,314,318,319]。大于 90 天以上接受手术的患儿术后成功率急剧下降到 20% 以下。与肝门肠吻合术后结果相关的其他因素包括肝门胆管的大小，直径越大，预后越好[321,322]。

心血管疾病的共存、CMV 感染以及手术团队经验等也是决定预后的重要因素。在诊断时，病变类型和肝病程度也与 Kasai 肝门肠吻合术后的预后相关。组织病理学和临床表现对于预后的评估价值缺少共识，部分研究提示诊断时肝脏炎症明显的儿童治疗效果较差[320]，也有报道提示肝脏纤维化程度较高的儿童预后更差[321,322]。那些引流术后出现胆汁淤积或顽固性胆管炎的患者，Kasai 肝门肠吻合术仍有一定的临床价值。充分引流者二次手术可以通过疤痕区域清创重建胆汁流。如果治疗时有良好的肝组织学保留和胆管残留，二次手术对于超过一半的患儿有效，通过治疗这部分患儿可以充分控制潜在的胆管炎[323,324]。

8. 胆道闭锁的医疗管理

治疗小儿胆道闭锁的术后策略包括预防胆管炎，刺激胆汁流动和营养支持。

接受肝门肠吻合术者需要预防术后胆管炎以改善预后。患者可反复出现发热、腹痛、血清胆红素升高、白陶土样便、白细胞增多、有或无菌血症。一般情况下，患者在围术期应接受广谱的抗菌药物治疗，序贯使用三甲氧嘧啶 - 磺胺甲噁唑进行口服预防治疗，疗程应达 12 个月。反复发作的胆管炎是预后不良的标志，如果预防性抗生素不能控制胆管炎，则应考虑肝移植。

临床上通常会使用熊脱氧胆酸。虽然熊脱氧胆酸可以提高胆汁流、减少瘙痒、体重增加、改善肝脏生化，但没有证据提示熊脱氧胆酸的使用与患儿长期生存或是否需要移植有关[325]。鉴于该病的炎症背景，许多中心会经验性使用皮质醇，但治疗效果迥异[326,327]。在最近的前瞻性、安慰剂对照双盲试验中，肝门肠吻合术后高剂量的糖皮质醇并没有显著增加胆道引流成功的患者比例[328]。

对胆道闭锁后的婴儿进行营养支持是非常重要的（见下文）。患者应获得推荐膳食热量的 125%。当胆汁引流受损时，通常需要额外的热量。对于有胆汁淤积表现的婴儿来说，需要迅速补充维生素，尤其是脂溶性维生素。即使采取了积极的干预措施，营养不良往往造成持续性的胆汁淤积，随着肝脏疾病的进展，将出现维生素 K 治疗无效的凝血功能障碍。

9. 肝脏移植和预后

一般来说，胆道闭锁患者最终将接受手术和肝脏移植治疗，大约80%的儿童在Kasai术后需要肝移植[329]。胆道闭锁仍然是小儿肝脏移植最常见的手术原因，这是一种可接受的治疗模式，长期生存率接近90%[330]。

尽管肝移植的整体成功率很高，但仍有很多挑战。决定移植后存活的一个重要因素是移植时疾病的严重程度，营养不良与移植后发病率的增加密切相关。此外，还需要改进免疫抑制方案，儿童对免疫抑制不足（排斥）和免疫抑制过度（感染、移植后淋巴增生性疾病、肾功能不全）特别敏感。最后，肝脏移植手术后的首要目标，应是彻底康复、改善生活质量、重视生长和发育、增强运动和认知能力的发展，使患儿成功的融入社会。

三、儿童胆汁淤积的常规治疗

患有慢性胆汁淤积症的儿童需要对潜在原因进行迅速明确，以实现以下三个治疗目标（表63-5）。

1. 疾病及时诊断可受益于特异性治疗（半乳糖血症、全身垂体功能减退、酪氨酸血症、尿路感染）。

2. 及时对胆道闭锁和胆总管囊肿进行手术干预。

3. 预防和治疗策略以各种治疗和营养后的疗效为主。

一般来说，只有少数儿童在确诊后经能够顺利治疗。然而，新的治疗方法将来自于对胆汁淤积症发病机制的更深入理解。对所有的儿童来说，积极的、有针对性的营养管理将促进成长和发育。

（一）营养支持

在胆汁淤积的儿童中，排泄到肠道的胆汁减少将导致脂肪泻的进展、营养不良和发育停滞。儿童肝移植受体营养不良者通常伴发育停滞，所以营养不良应作为儿童终末期肝病评分系统的组成成分。在胆汁淤积状态下，转运到肠道的胆汁酸的减少导致脂肪肠道吸收缺陷，继而出现膳食脂肪和脂溶性维生素（维生素A、维生素D、维生素E和维生素K）的吸收不良。在进展期慢性肝病患儿中，营养不足可导致营养不良包括葡萄糖代谢异常、基础能量消耗增加、反复感染，厌食、早饱、肝脏肿大导致腹部脏器的压迫，导致进食量降低。

表63-5 主要元素和新生儿胆汁淤积症诊断方法注意事项

病史

是否有非肝脏疾病的证据：细菌性脓毒症，TORCH和其他的感染，全垂体功能减退（症）

体检

症状特点：面部特征（Alagille综合征）和骨畸形（ARC综合征）

心脏缺陷（Alagille综合征和胆道闭锁），偏侧缺陷（胆道闭锁）

肺部症状（囊性纤维化，TJP2缺乏）

可考虑的实验室检查

血细胞计数，血清电解质和血糖，细菌培养，病毒学研究

肝脏功能生物化学：ALT，AST，总胆红素和直接/结合胆红素，碱性磷酸酶，GGT，PT/INR

放射性检查

腹部/肝脏超声（包括多普勒和脾检查）胸部X线（评估心脏和椎体）

新陈代谢和特异性检查

α₁-抗胰蛋白酶表型

血清胆汁酸浓度（如果在正常或低的直接/结合胆红素水平出现了增长，评估胆汁酸合成缺陷需要LSIMS尿液分析）

出汗试验或CFTR突变分析（怀疑囊性纤维化）

评估患者Alagille综合征（JAG1或NOTCH2）或PFIC/慢性胆汁淤积症的基因测试（1型，FIC1）；2型，ABCB11；3型，ABCB4；4型，TJP2）

肝活检对胆道闭锁患者的评价价值

应及时通过活检评估小儿胆汁淤积症的胆道闭锁，没有系统性疾病的证据，正常表型α₁-抗胰蛋白酶和陶土样便

ALT. 丙氨酸氨基转移酶；AST. 天门冬氨酸转氨酶；ARC. 关节弯曲-肾功能不全-胆汁淤积症；GGT.γ谷酰转肽酶；INR. 国际规范化比率；LSIMS. 液体二次离子质谱；PT. 凝血酶原时间；TJP2. 紧密连接蛋白2.

（二）营养评估

应对任何患有胆汁淤积的儿童进行全面的营养评估，以便确定基线参数并监测儿童的营养恢复的有效性[331]。用于评估营养状况的传统测量方法通常不适用于患有慢性肝病的儿童。体重增加可能是由于肝病的并发症（如器官肿大、腹水和体液潴留）所致。给予体重增加的营养评估往往高估了年龄和身高匹配的发育情况。使用肱三头肌和肩胛下肌层厚度对身体脂肪的评估以及用上臂中纬度对身体蛋白质的评估是对慢性肝病儿童营养更好的预测手段[332,333]。慢性肝病患儿的代谢性骨病，称为肝性骨营养不良，是一种多因素、继发于维生素 D 和钙的吸收不良、继发性甲状旁腺功能亢进同时伴有骨形成减少和骨吸收增加的临床状态[334-336]。

（三）营养治疗

积极的营养治疗和康复是婴儿和儿童胆汁平衡的关键。除了有增加能量消耗外，应将患有胆汁淤积症儿童的目标定为推荐摄入量的 125%。在需要追赶生长的情况下，将需要额外补充热量。根据儿童的相对体积限制使用浓缩配方来最大限度地增加热量摄入。尽管经口喂养对维持口腔运动至关重要，但患者通常需要接受鼻胃管喂养以保证足够的热量摄入。一般来说，考虑到门静脉高压时胃底静脉曲张的危险，应避免进行胃造口术置管。移植手术后的预后可以直接与手术前的营养状况有关，因此在移植前应进行肠外营养支持[337]。

胆汁中胆汁酸相对缺乏将导致全身脂肪吸收不良。因此，营养配方应包括含有较高比例的中链三酰甘油（MCTs），因为它更容易溶于水也更容易被肠道吸收。Pregestimil（Mead Johnson）和 Alimentum（Abbott Nutrition）是富含 MCT 的营养配方，常用于胆源性疾病的儿童。一般来说，这些婴儿应该用母乳喂养来补充，或者作为液体摄入量的补充，如果发生难治性的脂肪泻应停止母乳喂养。脂肪吸收不良和能量消耗增加会导致必需脂肪酸的缺乏，例如亚油酸和亚麻酸这两种主要的必需脂肪酸。

此外，来自亚油酸的花生四烯酸是婴儿必需的脂肪酸。必需脂肪酸缺乏可表现为生长不良、皮肤鱼鳞病、血小板减少和免疫功能障碍。应该在胆汁淤积的儿童中通过亚油酸和血浆三烯-四烯比率来评估必需脂肪酸缺乏的程度，以决定是否需要补充必需脂肪酸。

大多数脂质及脂溶性维生素 A、D、E 和 K 的吸收依赖于胆汁酸。如果在新生儿胆汁淤积时未补充相应的营养素，4～12 月龄时患儿将把储存的脂肪溶性维生素彻底消耗。日常的饮食补充不足以预防维生素缺乏。在充分补给的前提下，仍有 35%～50% 的婴儿缺乏维生素 A，66% 的婴儿缺乏维生素 D，50%～75% 的婴儿缺乏维生素 E，25% 的婴儿缺乏维生素 K[332,338]。应个体化评估和测定维生素水平并依据临床需求个体化治疗。

胆汁淤积患儿可出现钙、磷酸盐、镁、锌、硒和铁等微量元素缺乏可出现在胆汁淤积的患儿，因此需要进行相应的监测并及时补充。铜、锰和铝由肝胆道系统排泄，胆汁淤积患儿有可能出现这些微量元素在肝脏或全身循环中蓄积。虽然没有直接证据表明患者的临床疗效与铜、锰和铝升高有关，在考虑给药时仍应该谨慎使用含有这些元素的药物。

总 结

最新进展

- 慢性肝内胆汁淤积的遗传基础提示存在第四型 PFIC，TJP2 基因（PFIC 4）的突变是其病因。

- 肝内胆汁淤积的发病机制进展，使我们将疾病的临床表型与蛋白质异常折叠、有毒胆汁酸前体蓄积、血运障碍、胆汁形成和胆汁流异常联系起来。

- 初步报告显示，分子伴侣治疗可以改善儿童 PFIC 型 BSEP 的小管表达，抑制瘙痒。

- 在小鼠和斑马鱼的胆道闭锁模型中进行的研究显示轮状病毒和胆道球蛋白是引起胆道损伤和梗阻的环境因素。

- 细胞、分子和动物研究揭示了先天和获得性免疫系统在胆道损伤和胆道闭锁的发病机制中的关键作用。

- 在肝门肠吻合术后进行的皮质醇对照试验显示，在大样本患者群中，其在改善胆汁流动方面缺乏有效性，开放标签研究显示，年龄较早接受手术的患儿中使用类固醇具有潜在改善病情的作用。

关键知识缺口

- 缺乏对 CFALD 高敏感性和特异性的生化或放射标记。

- 对遗传性肝内胆汁淤积综合征（AGS，A1AT 缺乏症，PFIC）儿童肝细胞癌和胆管癌发病率增加的机制了解有限。

- 杂合突变或两个或多个基因序列变异共存对肝病发病的影响尚未明确。

- 儿童正常菌群的发育对慢性肝病的发病机制和肝硬化的全身表现有何影响尚不清楚。

- 胆道闭锁（或疾病易感性）的遗传基础在很大程度上仍未确定。

未来发展方向

- 常规将低成本基因突变筛查纳入儿童肝内胆汁淤积的诊断和临床治疗成本。

- 基于患者的前瞻性研究，精确定义囊性纤维化患儿肝病的自然史。

- 研究分子伴侣或 RNA 抑制药对 A1AT 缺乏症儿童肝病进展的阻断作用，以及基于分子缺陷的肝内胆汁淤积综合征患者的精确治疗。

- 使用高通量测序技术对大量胆道闭锁患儿进行全基因组关联研究，将有助于深入了解基因或基因组在胆道损伤易感性和发病机制中的作用。

- 研究胆道闭锁的组织和（或）循环生物标志物以及对肝门肠吻合术的反应。

- 优化向成人肝病学家转诊的临床治疗方案。这种方案应考虑到慢性肝病的以后情况，特别考虑到遗传咨询、非肝源性（心脏病、肾功能障碍等）、肝肺综合征的发生、骨骼健康、生活质量和智力发育。

第 64 章　肝纤维囊性疾病
Fibrocystic Diseases of the Liver

Joost P.H. Drenth，Jesus M. Banales，Kalpana M. Devaraj，Steve M. Helmke，Gregory Thomas Everson　著

曹丽丽　译，徐志强，蔡少平　校

● 缩 略 语　ABBREVIATIONS

ADPKD	autosomal dominant polycystic kidney disease	常染色体显性遗传性多囊肾
AP-1	adaptor protein complex 1	受体蛋白复合物 1
ARPKD	autosomal recessive polycystic kidney disease	常染色体隐性遗传性多囊肾
cAMP	cyclic adenosine monophosphate	环磷酸腺苷
Cdc25A	cell division cycle 25A	细胞分裂周期 25A
CHF	congenital hepatic fbrosis	先天性肝纤维化
CXCR2	chemokine（C-X-C motif）receptor 2	趋化因子（C-X-C motif）受体 2
DPM	ductal plate malformation	导管板畸形
ENA-78	epithelial-derived neutrophil-activating protein 78	上皮细胞来源的中性粒细胞活化蛋白 78
ER	endoplasmic reticulum	内质网
ERCP	endoscopic retrograde cholangiopancreatography	内镜逆行胰胆管造影
ERK	extracellular signal–regulated kinase	细胞外信号调节激酶
HDAC6	histone deacetylase 6	组蛋白脱乙酰酶 6
IGF1	insulin-like growth factor 1	胰岛素样生长因子 1
IL	interleukin	白介素
JAK	Janus kinase	Janus 激酶
Lrp5	LDL receptor–related protein 5	LDL 受体相关蛋白 5
MMP	matrix metalloprotease	基质蛋白金属酶
MRCP	magnetic resonance cholangiopancreatography	磁共振胰胆管造影术
mTOR	mammalian target of rapamycin	哺乳动物雷帕霉素靶点
PC-1	polycystin 1	多囊蛋白 1
PC-2	polycystin 2	多囊蛋白 2
PCLD	polycystic liver disease	多囊性肝病
PKC	protein kinase C	蛋白激酶
PKD1	polycystic kidney disease gene 1	多囊肾病基因 1
PKD2	polycystic kidney disease gene 2	多囊肾病基因 2
PKHD1	polycystic kidney and hepatic disease gene 1	多囊肾和肝病基因 1
PRKCSH	protein kinase C substrate 80K-H gene	蛋白激酶 C 底物 80K-H 基因
PTC	percutaneous transhepatic cholangiography	经皮胆管造影
SEC63	homolog，protein translocation regulator gene	同源，蛋白易位调控基因
STAT	signal transducer and activator of transcription	信号转换器和转录激活剂
VEGF	vascular endothelial growth factor	血管内皮生长因子
VEGFR2	VEGF receptor 2	VEGF 受体 2
Wnt	wingless-type	无翼类型

肝纤维囊性疾病是一组以肝脏和胆道内的胆管及其周围的门静脉为靶点的先天性获得性疾病。这些疾病包括孤立的常染色体显性遗传性多囊肝（PCLD）或常染色体显性遗传性多囊肾（ADPKD）、先天性肝纤维化（CHF）、常染色体隐性遗传性多囊肾（ARPKD）、肝内胆管囊性扩张症、先天性胆总管囊肿、孤立性肝囊肿（表64-1）。虽然这些疾病各不相同，但它们具有共同的特征，包括胆管上皮增生、胆管扩张、囊肿形成和管周肉芽肿。过去十年，我们在肝纤维囊性疾病的基因、分子和细胞活性方面取得了巨大的进步[1]。这些进展在本章的第一节"肝纤维囊性疾病的生物学"中尤为突出。第二节"肝纤维囊性疾病"提出了这类疾病的大体解剖和组织病理学特征。第三节"肝纤维囊性疾病的临床表现和治疗方案"描述了这组疾病的每种类型的临床特征和治疗方法。自从本章的上一版以来，基于机制的疗法已经开始并显示出临床潜力。希望实验室工作的不断进步在不远的将来转化为肝纤维囊性疾病患者的药物治疗手段。

一、肝纤维囊性疾病的生物学

（一）胆管板畸形假说

在人类，胆道系统的形成开始于妊娠3个月当前体细胞与门静脉间充质组织接触时即开始分化为腺状结构，并形成胆管板[2,3]。这种中间胆道结构由一个双层的胆道外壁组成，上皮细胞围绕在未来的门静脉束的外围，它的形成从肝脏的中心部分逐渐向胆道的更小和更周围的分支发展（图64-1）。在妊娠3个月时，胆管板的重塑通常始于一部分，这个部分注定成为功能性胆管，并嵌入门静脉的结缔组织内，而其他部分则向周胆管板逐渐退化和消失。这个过程在出生后即已完成，并且导管板的不连续的残留痕迹在新生儿中通过细胞角蛋白染色被识别出来[4]。

肝纤维囊性疾病患者的肝组织病理学检查通常提示异常胆管结构，这就联想到胎儿发育过程中的胆管板阶段。这种相似性是由 Jorgensen 第一次提出[5]，这种损害被称为胆管板畸形（DPM）。DPM 可能是由于：①胆管前体细胞不能分化；②原发性胆管成熟缺陷；③胆管异常扩张[6,7]。孤立的病变通常被称为胆道微错构瘤或 von Meyenburg 复合体，这在正常肝脏中可观察到。Desmet[3,8] 阐述了 Jorgensen 的关于许多肝脏囊性疾病代表胆管发育畸形的假说。尽管研究尚未完全证实这一假设，但这一概念有助于解释各种纤维囊性疾病患者的组织学特征的相似性。不同纤维囊性疾病的 DPMs 内的上皮细胞的免疫组织化学特征表明，在妊娠20周后，正常胚胎胆管的表型与之相似[9]。与肾多囊性疾病和其他一些遗传综合征（包括 Meckel 综合征）相关的肝

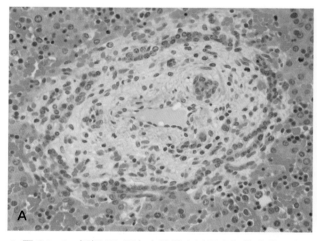
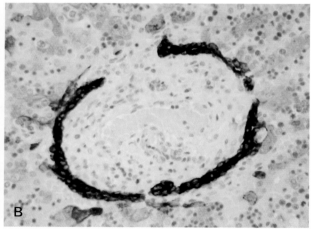

▲ 图 64-1　妊娠 20 周左右的发育过程中门静脉的形态

A. 在门静脉区周围的胎儿肝脏中可见残留的胆管板结构（苏木精和伊红，×400）；B. 细胞角蛋白 19 突出显示残余胆管结构（抗角质蛋白 19 免疫标记，×400）

表64-1 肝纤维囊性病

	ADPKD	PCLD	先天性肝纤维化	胆总管囊肿	Caroli 病	孤立性肝囊肿
影响的基因	PKD1（85%～90%）。染色体位点16p13.3～13.12；已经描述了PKD1中230种不同的突变 PPKD2(10%～15%)。染色体位点4q21-23；已经描述了60种的突变	PRKCSH。染色体19p13 SEC63, LRP5	鉴于其与ARPKD的联系，被认为与PKHD1（染色体位点6p）的突变有关	未知	与PKHD1和PKD1或其他位点的突变相关	未知
影响的蛋白	多囊蛋白1（<460 kDa） 多囊蛋白2（110 kDa）	Hepatocystin（59 kDa） 多囊蛋白2（110 kDa） SEC63, Lrp5	可能是纤维蛋白（447 kDa）	未知	可能是纤维蛋白	未知
解剖特征	肾、肝多发大囊肿	单发于肝脏的多个大囊肿	小叶间胆管广泛纤维化和畸形	肝外胆管的囊性扩张或憩室	与肝外胆道树相通的肝内胆管囊性扩张	肝内囊肿形成与胆道树不相通
肝组织病理特征	Macrocystic 疾病；囊肿由单层排列在柱状上皮；与胆道上皮相似的免疫组化切片	Macrocystic 疾病；囊肿由单层排列在柱状上皮；与胆道上皮相似的免疫组化切片	小叶间胆管的导管板畸形，伴有广泛纤维化	胆道或肠道上皮，通常广泛剥蚀；炎症和反应性上皮改变	大胆管扩张伴明显的胆道炎症；桥和软组织向扩张的导管中突出	简单的上皮细胞；圆形的轮廓
肝囊肿的临床表现	肝大和腹痛；女性的患病率更高；囊肿数目及大小随年龄增长而增加；与PKD2突变相关的疾病通常发病较晚，有较长的预期寿命	与ADPKD肝表现相似，PCLD典型表现为肝大和腹痛	门静脉高压，复发性胆管炎；通常在儿童早期表现；发病率为1:20 000～1:40 000	慢性间歇性腹痛，黄疸和复发性胆管炎。是先天或后天无关	典型表现为复发性胆管炎和复发性门静脉高压症并发生	无症状和偶然发现，右上象限疼痛可能发生
影像学表现	CT、US和MRI扫描显示，多发、大面积非连通的肝实质内囊肿	CT、US和MRI扫描显示，仅在肝实质内有多个、大的非连通性囊肿	大的，多叶的，罕见肝囊肿	胆管造影显示胆管囊性扩张，无明显梗阻，也可以在CT、MRCP、EUS上看到扩张	胆管造影显示，无阻塞的囊性扩张与胆管相连	超声能区分单纯性肝囊肿和其他囊性病变
治疗方案	超声引导下抽吸硬化治疗、开窗手术、肝切除、肝移植	超声引导下抽吸硬化治疗、开窗手术、肝切除、肝移植	胆管炎合并门静脉高压的治疗	胆管癌风险增加，考虑手术切除	胆道充分引流为主；通常需肺叶切除或肝移植	通常会保守治疗，如果有症状考虑超声引导下抽吸硬化治疗

ADPKD. 常染色体显性遗传性多囊肾；ARPKD. 常染色体隐性遗传性多囊肾；CT. 计算机断层扫描；EUS. 内镜下超声检查。Lrp5. LDL 受体相关蛋白 5；MRCP. 磁共振胰胆管造影；MRI. 磁共振成像；PCLD. 多囊肝；US. 超声波扫描术

脏病变中也观察到异常的胆管板形态 [3,10]

（二）常染色体显性遗传性多囊肾和多囊肝发生的"双重打击"假说

虽然 ADPKD 和 PCLD 在家族内的表达方式与这些常染色体显性遗传性疾病相一致，但 ADPKD 和 PCLD 可能是分子隐性疾病。在这种情况下，受影响的个体在一个可靠的基因复制中有一个种系突变（首先攻击 PKD1、PKD2、PRKCSH、SEC63 和 LRP5），并且在这些个体中的一生中会出现个别胆管上皮细胞在第二次复制中出现突变（第二次打击）。ADPKD 和 PCLD 中肝囊肿的发育模式与这一双重打击假说一致。与 ARPKD/Caroli 疾病中胆管的早期和普遍浸润不同，ADPKD 和 PCLD 的肝囊肿在个体的生命中沿胆管集中发展。囊壁上皮细胞的基因筛查显示，这些细胞通过体细胞突变丢失了剩余的基因拷贝 [11-16]。每个囊肿从点突变到大区域的杂合性丢失都会获得不同的体细胞突变，这就表明了囊肿是独立发展的，而一种体细胞突变就足以促进囊肿形成 [17]。ADPKD 的小鼠遗传模型也支持双击假说。相比之下，小鼠的肝肾囊肿（pkd2^{WS25/-}）

是在少壮后期形成的模式，这就反映了人类的状况 [18]。重要的是，这些小鼠在 PKD2 基因中有一个准确的基因敲除（在人类中，与 ADPKD 有关的两个基因之一的同源基因）和一个 PKD2 基因在第二次复制中出现的敏感等位基因（WS25）。WS25 等位基因的适当重组导致其功能丧失（第二次打击）和囊肿的发生。在另一个小鼠模型中，PKD1 基因表达水平的下降触发囊肿形成 [19]。

（三）原纤毛与囊肿的生成有关

包括胆管上皮细胞在内的上皮细胞，有一层初级纤毛从细胞腔的表面延伸而来 [20]（图64-2）。初级纤毛是一种不能动的、基于微管的细胞器，它起源于基体部，能将数微米的长度延伸到导管的管腔。初级纤毛用于感知和传导关于腔内流体渗透压、成分和流速的信息 [20-22]。随着对原纤毛结构和功能的蛋白质被发现，很明显的显示各种遗传综合征和疾病都与原纤毛功能障碍有关。在动物模型和 ADPKD 和（或）ARPKD 患者中的囊性胆管细胞很容易发现纤毛缩短、异常或完全缺失 [23-27]，这些疾病被称为纤毛病，具有许多共同的特征，通常包括囊肿的生成 [28,29]。这些异常

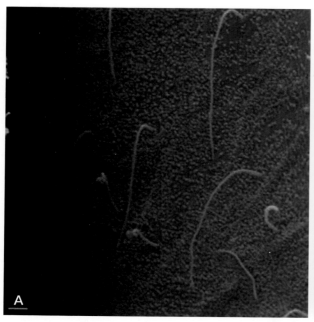
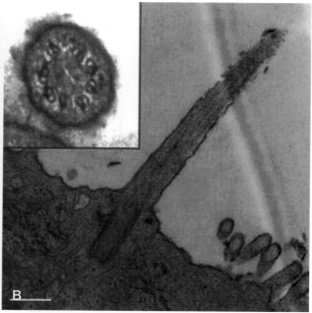

▲ 图 64-2　初级纤毛从胆管细胞的顶端表面延伸，检测液体在细胞表面的流动，并将流动信息导入细胞内部

A. 从大鼠肝内胆管上皮细胞顶端表面延伸出的初级纤毛的扫描电子显微图（胆管上皮细胞）；B. 透射电子显微图显示了初级纤毛基部的超微结构，包括初级纤毛基部的基体和初级纤毛延伸到腔内；插图显示了原纤毛的横截面和形成原纤毛核心的微管环

表现也伴随着不典型的中心体定位、多余的中心体和多极纺锤体[30-32]参与囊肿的形成[33]。

在肝脏中,与ADPKD[多囊蛋白1（PC-1）和多囊蛋白2（PC-2）]和ARPKD/CHF/Caroli病相关的蛋白（纤维胱氨酸,又称多导纤维）集中于胆管上皮细胞的原纤毛上。附带说明的是,与PCLD（hepatocystin,Sec63,以及与Ldl受体相关的蛋白5,Lrp5）相关的蛋白是少数尚未发现定位于原纤毛或基底体的囊肿蛋白之一。

（四）肝纤维囊性疾病的基因和蛋白

在过去的十年中,我们发现并鉴定了导致不同形式的囊性疾病的基因和蛋白。以下的章节描述了与人类ADPKD、PCLD和ARPKD/CHF/Caroli疾病相关的基因、蛋白质和功能。目前也发表了系列综述更全面地描述了相关基因和蛋白[1, 34-36]。

1.常染色体显性遗传性多囊肾

PCLD最常见的模式是与ADPKD结合出现的,其患病率约为1/1000～1/500,与PKD1或PKD2基因突变有关[37-41]。85%的病例是由PKD1的突变所致,15%由PKD2的突变所致[42]。PKD1和PKD2突变引起的表型特征非常相似,但与PKD1突变的患者相比,PKD2突变的患者发病较晚,平均寿命可延长约16年[43]。

（1）PKD1和多囊蛋白1

1957年,Dalgaard[44]阐述了超过90%的多囊性肾病病例表现出常染色体显性遗传。1985年,基因技术将ADPKD的第一个基因PKD1定位到16p13.3-13.12[45]。PKD1编码一条14.1kb的信息,将其翻译成4304个氨基酸的蛋白PC-1[46, 47]。额外的外显子1～34位于PKD1位点附近。这些复制的片段很可能是非功能性的,不能表达蛋白,但是它们的存在阻碍了分子遗传性测试的发展。

在PKD1基因中至少发现了270个不同的突变[48]。在没有聚集证据的情况下,这些突变大部分是错义或无义突变,但剪接突变和基因重组也有报道。大约60%的突变过早产生终止密码,从而导致了蛋白质不表达。特定的突变和它们的

位置与颅内动脉瘤和个别ADPKD家族内更严重的多囊性疾病相关[49, 50]。例如,PKD1 5'末端的突变能预测终末期肾病更快速的进展和严重程度[51]。关于肝囊性疾病的突变类型或位置的研究尚未能进行明确的分析。

PKD1编码PC-1,PC-1是一种460 kDa的整合膜蛋白,含有较大的胞外HN^2端结构域、11个跨膜结构域和较小的胞内$COOH^-$端结构域。尽管其功能尚待明确,但预测PC-1将有助于将细胞外信号从细胞表面导入细胞内部。2/3的蛋白构成,NH^2末端包含许多域,这些域通过蛋白质-蛋白质和蛋白质-糖类的相互作用与启动信号一致。胞外NH^2末端包含一个富含亮氨酸的重复区域,一个具有C型凝集素特征的片段,一个具有Ldl特征的片段,12个类似免疫球蛋白的PKD重复,一个REJ域和一个G蛋白偶联受体位点[52-54]。PKD重复域允许PC-1-PC-1直接交互。在其他蛋白质中,REJ域在离子通道复合物中具有中等通量。它的存在支持了PC-1在一定程度上调节Ca^{2+}信号传导的假设。细胞内$COOH^-$端区与其他蛋白的特异性蛋白-蛋白相互作用,包括异源三聚体G蛋白、Janus激酶2（JAK2）和PC-2[55],进一步说明PC-1可以将细胞外信号导入细胞内。PC-1也有裂解敏感位点,一个在细胞外G蛋白偶联受体位点,两个在细胞内的尾部。这三个部位都被认为具有生理信号,并在病理状态下促成囊肿的形成。关于其定位和活性位点,PC-1最初被描述为位于上皮细胞的基底外侧膜,在那里它可以参与细胞和细胞-基质的相互作用。PC-1和PC-2在原纤毛的细胞膜上的定位已经把研究的重点放在了理解这两个蛋白在这个细胞器中的功能和关系上。

（2）PKD2和多囊蛋白2

1993年,在染色体4q21-23[40, 41]上发现了第二个与ADPKD相关的基因位点,3年后,PKD2基因被识别、测序和克隆[56]。PKD2产生一个5.3 kb的信息,能编码968个氨基酸PC-2。至少有73个突变在PKD2中被发现,与PKD1一样,PKD2的突变在整个基因中均匀分布[48],没有在

任何特定的位置聚集[57]。虽然 PKD2 基因的突变类型影响了肾脏囊性疾病的临床结果[58]，但其与肝囊性的关系仍然未知。

PC-2（也称为瞬时受体电位多囊蛋白 2）是一种 110 kDa 的整合蛋白，具有六个跨膜域并且胞内尾部有 NH2 和 COOH。序列同源性和功能特征将 PC-2 置于离子通道的瞬时受体电位超家族中。PC-2 可以作为一个阳离子通道，形成同质四聚体[59-62]。PC-2 依赖性的 Ca^{2+} 瞬变物可能通过与其他瞬变受体电位通道的异源二聚体而进一步扩增[63]。最初是沿着上皮细胞的侧膜和内质网（ER）发现的 PC-2，随后也在原发性纤毛中被发现。包括 PC-1[35] 在内的不同的蛋白被证实与 PC-2 结合，支持 PC-2 参与组织细胞外信号转导复合体的预测。

2. 常染色体隐性遗传性多囊肾、先天性肝纤维化和 Caroli 疾病

ARPKD 是一种罕见的遗传疾病，大约每 20 000 个活产婴儿中有一个发生，有很高的发病率和死亡率[64, 65]。这种疾病很严重，典型的早期起病为囊性疾病，主要涉及肾脏和胆道。表型表达和年龄显示变化很大。

PKHD1 和纤维蛋白

ARPKD 中受影响的基因是 PKHD1，这是一个巨大的染色体带 6p12 的基因，能延伸到近 500 kb 的基因组片段。最长的开放阅读框是由 66 个编码纤维蛋白的外显子组成，一种含有 4074 个氨基酸的 I 型单通道跨膜蛋白[66]。由于等位基因的异质性和高水平的错义突变，PKHD1 的突变分析比较困难。在 ARPKD 患者的整个临床频谱中，突变检出率约为 80%；至少有一个 PKHD1 突变可以在超过 95% 的家族中被发现。至少有 300 个 PKHD1 基因突变，没有明显的基因型 - 表型相关性。有两个截断突变的患者通常在围生期或死亡的新生儿中表现出很严重表型，而在新生儿期存活的患者通常至少有一个错义突变。

虽然 PKHD1 是引起 ARPKD 的主要基因，但有令人信服的证据表明基因位点的异质性[67]。

纤维蛋白可能具有受体样性质并定位于原发性纤毛。COOH 终端域包含一个核定位信号，纤维蛋白可能参与核信号和转录调控[68, 69]。

3. 常染色体显性遗传孤立性多囊肝

PCLD 导致的多囊性肝病，很少或没有明显的肾脏表现（约 1：100 000）。这种表型上的区别与不同的遗传连锁是平行的。PCLD 与 PRKCSH（15%）、SEC63（5.7%）和 LRP5（2.7%）三个基因有明确的联系[70]。早期的研究表明，这三个基因在 PCLD 病例中占少数，这表明至少还有一个基因位点与 PCLD 相关。负责多囊肝表型的基因突变改变了初级纤毛蛋白的表达、结构或处理。

（1）PRKCSH 和肝细胞素：第一个证明 PCLD 与 ADPKD 在基因上不同的证据来自于对一个三代无肾囊性疾病的 PCLD 家族的表型和遗传学研究[71]。PCLD 最初与染色体 19p13.2-13.1 上的蛋白激酶 C（PKC）底物 80K-H 基因（PRKCSH）的突变有关[72-74]。PRKCSH 编码一种 527 个氨基酸的蛋白，长约 59kDa，名为肝细胞素，在许多不同的组织中表达[73]。蛋白质包含一个膜转位 ER 的氨基端信号序列，一个 Ldlα 域，两类 EF-hand 域，一个富含谷氨酸区域，和一个末端为羧基的 ER 检索序列。有报道称，肝细胞有多种功能，但大量证据表明，它是葡萄糖苷酶 II 蛋白复合物的非催化亚基[74,75]。糖苷酶 II 定位于 ER 中，在 ER 中修饰蛋白糖基化并参与新合成糖蛋白的翻译后加工。在 PCLD 家族中已经报道了切断或改变肝细胞素信使 RNA 剪接的突变。

（2）SEC63 和 Sec63：PCLD 与 ER 和蛋白处理之间的关系是由第二基因 SEC63 与 PCLD 之间的联系来支撑的。在人类中，SEC63 基因位于染色体 6q21 上，突变分布在整个基因中[76, 77]。SEC63 基因的蛋白质产物 Sec63 是 ER 内的一种完整的膜蛋白，它作为蛋白易位复合物的组成部分。该蛋白处理步骤是糖基化酶 II 的糖基化过程的上游。尽管 PCLD 的肝特异性是由 SEC63 突变引起的，但 SEC63 在许多组织中广泛表达，包括肾脏。

（3）LRP5 和 Lrp5：LRP5 基因（NM_002335.2）

与肝囊肿生成有关，这已经在一个 PCLD 家族中的扩展的全外显子测序证实[78]。该蛋白质产物 Lrp5 由一个大的胞外区、一个单跨膜区和一个相对较短的胞内区组成。LRP5 突变体是在细胞内和细胞外的蛋白结构域中都被发现。因此，Lrp5 具有广泛的组织表达，在胆管细胞中大量存在[79, 80]。先前的研究显示位于 11q13.2 染色体位点的 LRP5 基因的突变体与骨骼、视网膜疾病和代谢疾病有关。Lrp5 在典型 Wnt 信号中起着共同受体的作用，负责基本的生理机制和发育过程。lrp5 相关疾病以不平衡的典型和非典型 Wnt 信号转导为特征。同样，PCLD 中的 LRP5 突变显示了一个标准的 Wnt 信号活性的降低，使得该蛋白的功能降低。

（五）多囊肝的囊肿形成的发生机制比较

ADPKD 和 PCLD 的肝囊肿发育特征非常相似。在这两种疾病中，肝囊肿都是在青春后期形成的，一般出现在 40 岁左右，疾病表达具有雌雄异型，女性的囊肿进展程度更快。这两种疾病的显著区别在于 ADPKD 影响肾脏、脉管系统和肝脏，而 PCLD 的表现主要局限于肝脏。如前所述，与 ADPKD 和 ARPKD 相关的蛋白在原纤毛中形成一个机械感觉信号转导复合体。相反，与 PCLD 相关的蛋白参与了 ER 蛋白的易位、加工和质量控制。

Wnt 信号在 ADPKD 和 PCLD 中的生物学意义已被一些动物实验和功能研究证实。ADPKD 啮齿动物显示 PC-1 相互作用和 β 蛋白的活动下降导致标准 Wnt 信号受抑[81, 82]。基础研究发现 Wnt 信号相关的胞质蛋白核素与人类 Sec63 的相互作用。因此，SEC63 基因与 Wnt 通路有关[83]。最终，人类发现与 PCLD 相关的 LRP5 基因已经证明 Wnt 信号转导通路也具有临床意义。功能研究揭示了它是一个活性减少的典型 Wnt 信号。

理解了与 ADPKD 和 PCLD 相关的不同蛋白的功能丧失是如何导致肝囊肿表型出现的就揭示了肝囊肿发生的关键步骤。在这方面，

hepatocystin（肝细胞素）和 Sec63 对于 PC-1、PC-2 和成纤维细胞素的充分表达是必要的[19]，PC-1 被认为是决定囊肿形成和各种 PCLD 的严重程度的限速成分[19]。因此，这一调控机制具有特殊的意义，因为它涉及所有类型的 PCLD 细胞生成的共同分子途径，下文将更详细地介绍这些途径。在临床上，PCLD 患者的肝囊肿比 ADPKD 患者更多、更大，但其临床病程更为良性[84]。

（六）多囊蛋白 -1，多囊蛋白 -2 和纤维蛋白形成一个应力感受复合体

PC-1 和 PC-2 在各自的 COOH 尾端上通过缠绕的线圈域相互作用发现了两种蛋白在原性纤毛中共同分布，开启了 PC-1-PC-2 复合物的功能的研究[55, 85]。在大鼠微解剖胆管中，腔内流的注入使原纤毛弯曲，引发钙离子内流，并通过添加毛猴素的实验来刺激循环 AMP（cAMP）水平的下降[20]。当水合氯醛去除纤毛或纤毛相关蛋白（PC-1、PC-2 和 Ca^{2+} 抑制腺样环化酶 6）被小分子干扰 RNA 单独下调时，这种正常反应被阻断[20]。与钙离子流入的损害一致，ADPKD 和 ARPKD 的小鼠模型和 ADPKD 患者的囊性胆管细胞的胞内钙含量明显低于正常胆管细胞[86-88]。除了血流依赖性的细胞内 Ca^{2+} 信号外，PC-1-PC-2 复合物还整合到其他信号通路中。例如，PC-1 可以激活异三聚体 G 蛋白来启动下游效应[89,90]，而 PC-2 则拮抗这一结构性活性[90]。另外，一些证据表明，纤维胱氨酸可以结合和修饰 PC-2 活性[91-93]。

这种纤维胱氨酸 -PC-2 相互作用具有特殊的意义，因为它暗示了 ADPKD 和 ARPKD 的囊肿形成发生的共同分子途径。目前正在进行重大的研究工作，以了解这些 PC-1-PC-2- 纤维胱氨酸转导通路如何导致囊肿发生和生长。

（七）多囊蛋白 1- 多囊蛋白 2- 纤维蛋白复合物影响细胞增殖的机制

快速的细胞增殖被认为是囊肿生长的基础，而 PC-1-PC-2- 纤维蛋白复合物活性的缺失被预

测会诱导细胞增殖。囊性上皮细胞可过度表达原癌基因和生长因子受体，提示 PC-1、PC-2 和纤维蛋白在核调控中发挥作用。独特的研究已经涉及到 PC-1-PC-2- 纤维蛋白复合物通过核转录因子蛋白复合物 1（AP-1）、酪氨酸激酶信号转换器和激活转录信号通路（STAT）、细胞外信号调节激酶（ERK）信号通路，和（或）哺乳动物雷帕霉素靶标（mTOR）信号来减缓细胞周期（图 64-3）。首先，PC-1 和 PC-2 可以通过小 G 蛋白、PKC、p38、Jun NH-2 末端激酶 1 等途径独立或协调地介导 AP-1 的活性[94, 95]。在过度表达的 PC-1 细胞中，可以将 PC-1 的 COOH 端与完整的蛋白分离，转入细胞核，直接激活 AP-1[96]。PC-2 的表达减弱了 PC-1 的 COOH 末端的裂解作用，提示 PC-2 可以通过缓冲 PC-1 COOH 末端的浓度来调节 AP-1 信号。其次，PC-1 可以以依赖 PC-2 的方式结合和激活 JAK2，导致至少两个 STAT 转录因子（包括 STAT1）的磷酸化和激活[97]。磷酸化的 STAT 可以进入细胞核并阻止细胞周期的发展。PC-1 或 PC-2 的缺失被预测能降低活化的 STAT 水平，使细胞重新进入细胞周期并促进细胞增殖。第三，虽然 cAMP 抑制正常上皮细胞中蛋白激酶 a 依赖性 ERK 信号，但钙限制使 cAMP 能够激活囊性上皮细胞中的 ERK，诱导增殖[86]。在小鼠 PCLD 模型（ADPKD 和 ARPKD）[87,98] 中观察到的 cAMP 水平升高也可能是钙限制的结果，因为钙可以抑制一些腺基环氧化酶并激活特定的 cAMP 磷酸二酯酶[86, 87]。激活的 ERK 可以通过进入细胞核和启动转录级联以及调节结节性硬化症的复合体活动来促进细胞增殖，从而导致 mTOR 活性的增加。JAK-STAT 和 mTOR 通路包括激活特定的细胞周期蛋白依赖性激酶来驱动细胞周期的进展。在非原位囊性动物模型中，使用核抑制药（一种强力的环素依赖性激酶抑制药）治疗，可显著抑制肾囊肿的生长[99]。同样，通过实验性上调 miR-15A 峰度，抑制细胞分裂周期 25A（Cdc25A）信使 RNA，可以降低 ARPKD 啮齿动物模型的疾病严重程度[100]。重要的是，用 Cdc25a+/ - 小鼠（Cdc25a 表达减少，但肝脏形态正常）杂交培养 ARPKD 小鼠模型减少了肝肾囊肿的形成和纤维化[101]。最后，在 ADPKD 和 ARPKD 的啮齿动物模型中，用维生素 K3 或苯基马来酰亚胺化合物 20 对 Cdc25A 的药理学抑制也可以减少肝肾囊肿的发生和纤维化，指出靶向 Cdc25A 对 PCLD 患者的潜在治疗价值[101]。

更多的证据表明 mTOR 通路在促进囊性上皮细胞的异常增殖中具有潜在的意义。PC-1 可直接结合结节性硬化症复合体的结核菌素成分，通常抑制 mTOR 的活性。这一调节的丧失解释了 ADPKD 中观察到的囊肿上皮细胞中 mTOR 的不适当激活[102]。

胰岛素样生长因子 1（IGF1）是存在于 ADPKD 患者囊性肝液中的一种早发因子，通过 mTOR 活化促进囊性增殖。因此 mTOR 被认为是 PCLDs 潜在的治疗靶点。然而，mTOR 抑制药的使用并没有减轻动物模型和 PCLD 患者的肝和肾囊肿的发生[103]。

这些完全不同的调控转录和生长途径的许多细节和相互关系需要进一步研究。然而，重要的是要认识到 PC-1/PC-2/ 纤维蛋白调控或协调细胞增殖和分化的新证据。现在可以研究这些途径以确定哪些途径在受到破坏后会引起肝纤维囊性疾病。

（八）引起肝囊性疾病的事件

即使在同卵双胞胎中，PCLDs 的临床过程也具有明显的异质性。尽管这种异质性的部分原因可能是由于个体内发生的特定种质和体细胞突变的差异，但其他因素可能有助于促进肝囊肿的生长。潜在的影响因素包括修饰基因、雌激素暴露、腔液分泌、细胞因子和生长因子表达的改变。

1. 修饰基因影响肝囊性疾病的严重程度

修饰基因不是与基因疾病直接相关的基因，而是影响疾病表达和严重程度的基因。在 ADPKD 中，修饰基因直接参与和识别[104-107]。尚未编制一份专门修改囊性肝病发展的基因清单，但很可能即将出炉，并对调节疾病严重程度的细胞机制提供深入的见解。

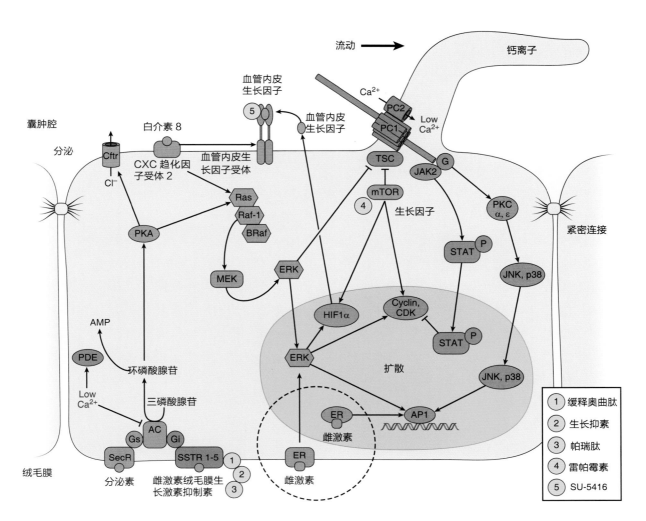

▲ 图 64-3　常染色体显性遗传性多囊性肝病（多囊性肝病，PCLD）或合并多囊性肾病（ADPKD）发生

PCLD 是由 PRKCSH 和 SEC63 基因的突变引起的，这些基因编码糖蛋白 IIb 和 SEC63，这是高效处理聚胱氨酸 1（PC1）和产生功能性 PC1- 聚胱氨酸 2（PC2）复合物所必需的。ADPKD 是由 PKD1 和 PKD2 基因突变引起的，这些基因编码 PC1 和 PC2。PC1 和 PC2 在影响上皮分泌、生长和增殖的许多不同的信号通路中都有涉及（ADPKD/PCLD 在红色中下调，在绿色中上调）。PC1 和 PC2 作为原发性纤毛中的复合物的一部分相互作用，该复合物作为调节 Ca^{2+} 通道。任何一种蛋白质的缺陷都会减少 Ca^{2+} 流入，导致细胞内浓度降低。Ca^{2+} 抑制腺苷酸环化酶（AC）和激活磷酸二酯酶（PDE），从而增加细胞内钙离子浓度调节 $3',5'$ 循环 AMP 激活的蛋白激酶 A（PKA）。PKA 作用于囊性纤维化跨膜电导调节（Cftr），增加 Cl^- 分泌进入囊腔。分泌素与分泌素受体（SecR）通过 Gs 信号的结合也刺激了这一过程。AC 通常被生长抑素通过受体、生长抑素受体（SSTR）和 Gi 来抑制。因此，为了降低 ADPKD 中异常高的 cAMP 水平，长效生长抑素类似物如长效生长抑素（lanreotide）和奥曲肽（octreotide）正在进行临床试验。低 Ca^{2+} 浓度也可以使 PKA 激活细胞外信号调节激酶（ERK）通路，增加增殖。PC1-PC2 复合物结合并激活 Janus 激酶 2（JAK2），使信号传感器和转录激活物（STAT）磷酸化。STAT 通常会抑制细胞周期蛋白 / 细胞周期蛋白依赖性激酶（CDK）通路，因此其在 ADPKD 中的下调会增加上皮细胞的增殖。PC1 和 PC2 信号通过 G 蛋白和明显的蛋白激酶 C（PKC）亚型激活 Jun hn2 末端激酶（Jun）和 p38，进而刺激 AP-1。PC1 与结核菌素结合，结核菌素是结节性硬化复合体（TSC）的一个组成部分，它通常会抑制哺乳动物雷帕霉素（mTOR）的靶点，雷帕霉素是生长和增殖的中枢调节因子。这种调节在 ADPKD 中的缺失会导致 mTOR 活性大幅增加，刺激细胞生长和 cyclin/CDK 通路。接受 mTOR 抑制药雷帕霉素免疫抑制的移植受者肝囊肿体积减小。血管内皮生长因子（VEGF）是由 mTOR 增加产生的，它通过基底细胞分泌和根尖细胞分泌进入囊腔，与根尖定位的 VEGF 受体（VEGFR）结合并激活 ERK。另一种囊性成分白细胞介素 -8（IL-8）可与趋化因子（C-X-C motif）受体 2（CXCR2）结合，增强 VEGFR 对 ERK 的信号传递。ERK 可以抑制结核菌素，从而进一步激活 mTOR，形成一个反馈回路，导致增殖增加。VEGFR 拮抗剂 SU-5416 可以阻断这一信号，减弱多囊肾病小鼠肝脏囊肿的生长。雌激素通过细胞膜和细胞质 / 核雌激素受体（ER）作用，也能刺激增殖。HIF1α. 低氧诱导因子 α

2. 雌激素影响肝囊性疾病的严重程度

女性肝囊肿程度比男性更严重。研究表明，肝囊肿体积与怀孕次数、雌激素为主的节育和绝经后雌激素治疗之间存在正相关关系，这表明了雌激素促进肝囊肿生长，是 ADPKD 肝囊性雌雄异型的主要原因[37, 108]。此外，女性患者的囊性液体中雌激素水平升高[103, 109, 110]。在细胞水平上，ADPKD 囊性胆管细胞表达 a 和 b 雌激素受体。相比之下，健康个体胆管胆管细胞未受影响的 ADPKD 患者并不表达这些受体[103, 109, 110]。雌激素直接诱导囊性胆管细胞增殖或诱导 IGF1 分泌，雌激素受体抑制阻断对血清和肝囊肿液的增殖反应[103, 109, 110]。此外，雌激素刺激基质金属蛋白酶（MMP）活性，促进肝细胞生成。与正常对照组相比，ADPKD 患者和 ARPKD 动物模型的囊性胆管细胞中 MMP 活性均增加[111]。雌激素刺激正常和 ADPKD 人胆管细胞的 MMP 活性[111]。

3. 上皮细胞壁的分泌液可能促进囊肿的生长

在正常肝脏中，胆管细胞有很强的分泌富含碳酸氢盐液体的能力[112]。这种分泌在很大程度上是通过特定的肠道激素水平来调节的。例如，肠促胰素可激活腺苷酸化酶和促进 cAMP 依赖性的分泌物 Cl^-、$HCO3^-$、和水的分泌，然而生长抑素通过阻止胆管分泌物可抑制分泌素的反应[112]。人肝囊肿保留了这一调节的分泌能力，在基底条件下产生正向的囊内压力，并且在静脉注射分泌物后立即增加了液体分泌的速度[113, 114]。对 ADPKD 和 ARPKD 基因鼠模型分离的肝囊肿上皮细胞的研究进一步证实了肝囊肿上皮细胞保留了这些调控的分泌途径[115, 116]。然而，分泌素在 PCLD 发病中的作用可能是有限的，因为在 PCLD 的小鼠模型中，长期使用分泌素对肝细胞生成的影响可以忽略不计，而在 ADPKD 的动物模型中，分泌素受体的缺失并没有改变疾病的严重程度[117]。

上皮囊肿的细胞培养模型中，细胞内压力的增加加快了上皮细胞增殖的速率[118, 119]。因此，从受调节的分泌物到封闭的囊肿，增加的上皮延伸可能促进上皮细胞内壁的增殖并促进囊肿的生长。如前所述，囊性胆管细胞增生的特点是细胞内 cAMP 水平增加，细胞内 Ca^{2+} 水平降低。生长抑素类似物下调 cAMP 水平或细胞内 Ca^{2+} 水平正常化可抑制 cAMP 刺激的囊性胆管细胞增生[86, 87, 98]。

利用生长抑素类似物抑制囊性胆管细胞中 cAMP 水平升高的治疗潜力已在 PCLD 动物模型中得到证实[98, 120]。生长抑素类似物的治疗潜力也在人体临床试验中得到了极大的体现[121-126]，在"治疗"的章节中有更详细的描述。

4. 细胞因子和生长因子参与肝囊肿的生成

胆管细胞利用细胞因子和生长因子向周围的上皮细胞、内皮细胞和免疫细胞传达有关局部环境状况的信息。在 ADPKD 中，将限制顶端因子的分泌并可能积累。通过对人类 ADPKD 患者肝囊肿液的分析，白细胞介素 8（IL-8）、上皮来源的中性粒细胞活化蛋白 78（ENA-78）、血管内皮生长因子（VEGF）、IGF1、IL-6 的水平均明显升高至生理水平[103, 127]。趋化因子（C-X-C motif）受体 2（CXCR2）是 IL-8 和 ENA-78 的受体，VEGF 的受体在人肝囊肿上皮细胞的顶端表达[127, 128]。CXCR2 和 VEGF 受体 2（VEGFR2）信号通路协同作用，促进细胞增殖[129]。在体外研究中，用 CXCR2 和 VEGFR2 激动剂处理分离的小鼠肝囊肿上皮细胞同样能使细胞增殖增强。因此，在囊腔内建立了自分泌旁分泌环，这些因子可被释放、积聚和驱动囊腔上皮的增殖。VEGFR2 作为驱动 VEGF 诱导的细胞增殖的细胞内信号通路的一部分，激活了丝分裂原激活的蛋白激酶 ERK 信号通路（图 64-4）[130]。

（九）肝囊肿壁的血管生成和血管化

在肝囊肿的单层上皮细胞中，细胞因子和生长因子也通过基底外侧膜分泌[127]。基底外侧分泌 VEGF、IL-8 等强血管生成因子，可定位这些因子，启动血管生成。用人肝囊肿液处理培养的人内皮细胞，可诱导细胞增殖和血管生成[131-133]。肝囊壁血管化，血管生成因子如 VEGF、IL-8

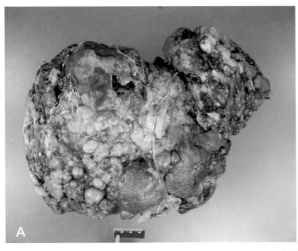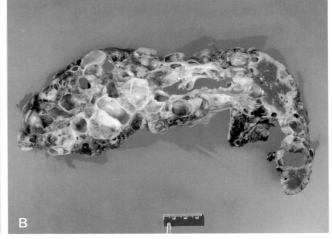

▲ 图 64-4　常染色体显性遗传性多囊肝
A. 多囊肝的大体标本；B. 多囊肝的肝脏断面

可能促进囊壁内血管生成。小鼠和人类的研究都突出了囊壁的脉管系统作为治疗靶点的潜力。pkd2WS25/－小鼠应用 SU-5416 的长期治疗（一种 VEGFR2 抑制药），明显抑制肝囊肿生长[131]。后续研究表明，与 PC-1 相比，PC-2 缺陷小鼠的 ADPKD 中 VEGF 信号的作用可能更强[134]。提示人类抑制血管生成和血管维持的治疗潜力，栓塞 ADPKD 患者肝囊肿壁血管系统导致肝囊肿体积明显减少[135, 136]。

（十）细胞外基质重塑

细胞外基质相互作用是一个动态的过程，不仅涉及 PCLD 的进展，而且涉及正常胆管板的形成。在 CHF，Caroli 疾病，PCLD 和 ARPKD 的动物模型中报道了胆管囊肿周围不同基底膜蛋白的降解和细胞黏附分子的丢失[137, 138]。在这方面，与他们匹配的对照组相比，发现了 ADPKD 患者和 ARPKD 的动物模型中的囊性胆管细胞 MMP 活性增加[111]。这些事件与不同的 MMPs 在囊性胆管细胞中的表达增加有关。IL-6 和 IL-8 均上调正常和 ADPKD 人胆管细胞的 MMP 表达和活性；此外，囊状液中还存在其他生长因子，如 VEGF、表皮生长因子、肝细胞生长因子、ENA-78、趋化因子（C-X-C motif）配体 1，均未见调控作用。在动物模型中，马立马司他、多氯双茂抑制了肝囊肿的形成、生长[111]。

（十一）表观遗传调控

参与肝囊肿形成的基因表达在表观遗传水平上受到调控。过氧物酶体的激活使 γ 受体增生物、核受体活化，在 ARPKD 的动物模型中，它抑制了与增殖、纤维化和肉芽肿有关的基因表达，阻止了肝肾囊肿的形成[139]。此外，组蛋白去乙酰化酶 6（HDAC6）在 PCLD 患者和 PCK 大鼠囊性胆管细胞中上调，参与细胞周期调控和纤毛解体。在上述动物模型中，HDAC6 抑制药能抑制肝囊肿的形成和纤维化[140]。

二、肝纤维囊性疾病的组织病理学

（一）常染色体显性遗传性多囊肝

ADPKD 和 PCLD 中肝囊肿的组织病理学特征是难以区分的。肝脏有多个简单的光滑壁囊肿，通常导致肝脏肿大和变形。囊肿的大小范围从 < 1mm 到 ≥ 10cm，囊内充满了清亮的浆液性流体（见图 64-4）。肝浸润是弥漫性或节段性，弥漫性病变更为常见。当只涉及一个肝叶时，通常是左叶受累。囊肿在肝内主要是沿着血管 / 脉管结构出现，但成熟的囊肿与胆道系统没有联系[141]。显微镜下，囊肿由单层的立方或柱状上皮细胞构成（图 64-5A）。较大的囊肿可能有扁平或减弱的上皮内层。在形态学上，囊壁内层细胞类似于小叶间胆管的上皮细胞，表达了胆道型细胞角蛋

白（细胞角蛋白 7 和细胞角蛋白 19）[114]。周围间质的炎症通常是最小的和慢性的。急性发作和脓性囊液提示囊肿感染。塌陷的囊肿可形成密集纤维化，有时可见囊肿壁钙化。胆道微错构瘤（von Meyenburg 复合体）在 ADPKD 中有很多，被认为是囊肿前体 [37, 40, 41]。这些病变的特点是在密集的纤维间质内嵌有扩张的不规则导管，位于门静脉束附近（图 64-5B）。胆管癌虽然罕见，但它是 ADPKD 一种公认的并发症，它可能在胆道囊肿上皮细胞的癌性不典型增生后发 [142]。因此，建议对囊肿进行仔细的大体检查和广泛的取样，特别是在发现可疑的固体或纤维化区域时。

（二）先天性肝纤维化和常染色体隐性遗传性多囊肾

ARPKD 在婴儿中的肝脏发现与年龄较大的儿童和 CHF 患者有所不同，后者被认为是 ARPKD 的一种表现，随着时间的推移，ARPKD 的形态学进化和纤维化发展 [143]。婴儿肝脏显微镜下显示扩张的门管区被与胚胎肝脏相似的持续性胆管板结构包围。一些门管区显示大量的分支和交错的导管结构，这些结构通常是扩张的和（或）包含息肉状突起。这些导管虽然在结构上不正常，但与胆道相通，与 ADPKD 的囊肿形成对比。扩张的门管区缺乏正常的小叶间胆管，通常表现为门静脉发育不全。

CHF 与 ARPKD 和其他畸形综合征高度相关，如梅克 - 格鲁伯综合征、巴代 - 比德尔综合征、肾 - 肝 - 胰腺发育不良和 Joubert 综合征。罕见的是，CHF 很少见到与 ADPKD 相关。与 ARPKD 在婴儿时期的表现相比，有更多的门管区周围纤维化，并伴有纤维带和间隔的逐渐发展。从宏观上看，肝脏肿大而坚实，呈网状纤维化，通常无明显结节（图 64-6）。不规则的纤维化模式被描述为一个由纤维带包围的拼图模式，肝组织由不规则岛状保存（图 64-7A）。在隔膜内和隔膜的边缘都有小的似毛的导管，经常被胆汁或嗜酸性的凝结物堵塞（图 64-7B）。有些病例显示门静脉分支的数量减少或直径缩小，就可能是这些患者存在门静脉高压症的前窦性因素 [141]。值得注意的是，除了上行性胆管炎，通常很少或没有相关的炎症或胆汁淤积，可见大量中性粒细胞与导管结构相关。

（三）Caroli 疾病

这种疾病的定义是在没有阻塞性原因的情况下出现肝内胆管的节段性或弥漫性扩张 [144]。Caroli 疾病仅限于肝内大导管的膨胀和扩张，可能与 ARPKD 有关，一般不影响肝实质 [67, 145]。Caroli 综合征是 Caroli 疾病和 CHF 的结合 [146]。在宏观检查中，扩张的导管似乎是大小不等的光滑壁囊肿，与中间正常的导管相连。由浓缩的胆汁组成的棕色色素结石也可能存在于囊肿内。显微镜下，在显示囊性变化的区域周围有明显的慢

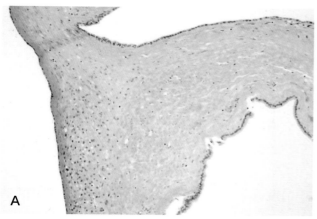

▲ 图 64-5　常染色体显性遗传性多囊肝
A. 囊肿内上皮细胞变化范围从面临垂直表面（左）立方（顶部水平表面）柱状（右下方）（HE 染色，×100）；B. 扩张和形状不规则的肝内胆管弥漫性错构瘤也称为 von Meyenburg 复合物，通常出现在多囊肝（HE 染色，×100）

性炎症和可变的急性炎症（图64-8）。囊肿内壁的上皮细胞范围从立方到柱状或可形成溃疡状。

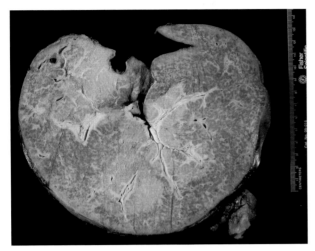

▲ 图64-6　先天性肝纤维化
先天性肝纤维化的大体表现为肝明显增大，呈网状纤维化

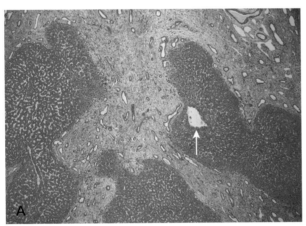

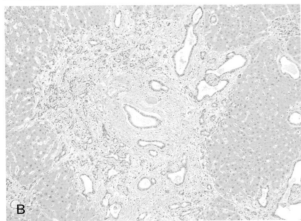

▲ 图64-7　先天性肝纤维化
A. 先天性肝纤维化表现为一种保存中央静脉（箭）的拼图样模式（蓝色）；在纤维化中嵌入了许多胆管，其中一些胆管扩张；（马松三色，×40）；B. 在汇管区中央及周边出现管道呈现扩张和平缓外观，其中填充嗜酸粒细胞（HE染色，×200）

上皮性发育不良也可能存在，其中有7%的病例报告了胆管癌[147]。复发性胆管梗阻和上升性胆管炎与纤维化增加有关（图64-9），甚至进展为肝硬化。

（四）胆总管囊肿

这些病变代表了包括 Caroli 疾病在内的疾病谱，因在组织学上表现类似，其临床分类通常基于放射学的表现。胆管扩张差别很大，管腔内通常含有大量的胆汁。显微镜下，它们通常表现为上皮内层广泛的剥蚀或溃疡[148]，有时伴有肉芽组织和出血。当内膜存在时，通常有一层简单的

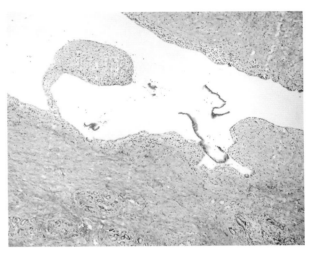

▲ 图64-8　Caroli 病
扩张的胆管在肝门的乳头状突起成管腔（苏木精和伊红，×100）

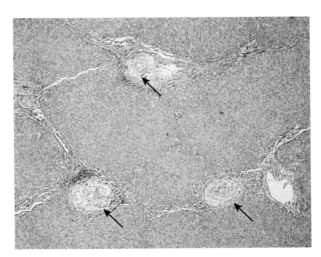

▲ 图64-9　Caroli 病
其他导管显示明显的导管周围慢性炎症，外围胆管没有显示导管板畸形的证据，尽管这种情况下显示胆管周纤维化表示次级胆道硬化（苏木精和伊红，×40）

立方或柱状上皮，具有反应性细胞学和结构特征。上皮下炎症通常存在，并且程度多变，表现为炎症细胞类型混合存在。炎性浸润可能与上皮破坏和与胆汁淤积有关的细菌过度生长有关，也可能使囊肿易于发生化生和发育不良的变化[149]。在胆总管囊肿中观察到各种形式的上皮化生，包括幽门、肠和鳞状上皮化生（图64-10）。随着年龄的增长，有杯状和神经内分泌细胞的肠上皮细胞化生数量增加[151]。胆总管囊肿的患者罹患肿瘤的风险增加了5～35倍，而且随着年龄的增长，这种风险似乎也在增加[152]。胆总管囊肿发生的恶性肿瘤大多数是腺癌，很少发生鳞状细胞癌，可能是鳞状上皮化生灶。考虑到异生（胆道上皮内瘤变）和恶性肿瘤的风险增加，建议进行广泛的活检，或者最好是完全切除囊肿。

（五）单纯性（非肿瘤性的、非寄生的、阻塞性的）肝囊肿

这种常见的病变（影响1%～2%的一般人群）通常被称为孤立性肝囊肿，尽管多达40%的患者可能有多个病灶[153, 154]。尽管已经有报道了直径达27cm的巨大病变，但是这些病变一般很小[155]。组织学上，这些肝囊肿的上皮内壁是单层立方柱状上皮（图64-11）。上皮细胞可能显示黏液性特征。细胞角蛋白和黏蛋白表达的免疫组化特征类似于ADPKD时出现的囊肿[156, 157]。尽管囊液中糖类抗原CA199和癌胚抗原等肿瘤标志物水平升高，但囊壁细胞仅表现出较弱的免疫组化表达。

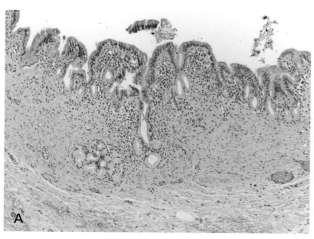
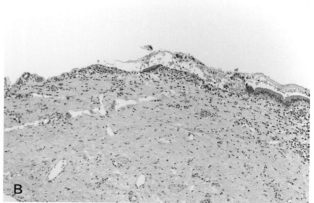

▲ 图64-10 胆总管囊肿

A. 胆总管囊肿的低功耗监测显示从立方形到圆柱形胆道上皮腺慢性炎症，和聚焦幽门化生（苏木精和伊红，×100）；B. 部分剥蚀区囊肿（HE染色，×100）

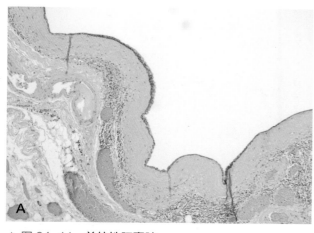
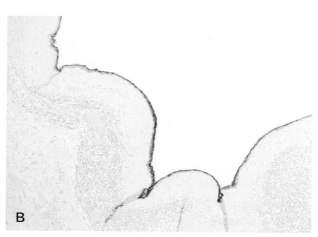

▲ 图64-11 单纯性肝囊肿

A. 高功率的简单视图低立方上皮层，焦点粘蛋白的改变，和一个不定地增厚纤维胶囊（苏木精和伊红，×200）；B. 细胞角蛋白7对上皮内层细胞的染色

三、肝纤维囊性疾病的临床表现和治疗

（一）肝纤维囊性疾病

1. 自然病程

常染色体显性遗传的 PCLD 自然病程被描述为与 PKD1 和 PKD2 突变引起的 ADPKD 伴随的多囊肝。ADPKD 患者肝囊肿的患病率和数目随着年龄、女性性别、肾囊肿的严重程度和肾功能严重程度的增加而增加（图 64-12）。60 岁时，近 80% 的 ADPKD 患者有肝囊肿[37-41, 159]。男女性有相同的发展期肝囊肿的风险，但女性具有数量更多和体积更大的肝囊肿。严重的肝囊性疾病与妊娠史和外源性女性类固醇激素的使用有关。用激素替代治疗 ADPKD 的无排卵妇女的一项纵向研究表明雌激素选择性地增加肝脏囊性疾病的严重程度[108]。女性倾向于发展为巨大的肝脏囊性疾病也是孤立性 PCLD 的特征[71]。

2. 分子诊断

随着直接基因测序的有效性，ADPKD 的分子诊断方法有了很大的进步。使用商业化试剂盒可以检测多达 90% 的 PKD1 和 PKD2 的家族突变[48, 51, 57, 76, 77, 160, 161]。

然而，目前缺乏使用分子遗传检测的共识

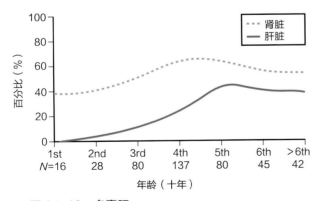

▲ 图 64-12 多囊肝

常染色体显性遗传性多囊肾中肝、肾囊肿的发生率。在已知常染色体显性遗传性多囊肾病影响的高危亲属中，肾脏和肝脏囊肿的发生频率按年龄显示。采用实时超声检测囊肿。高危人群包括 239 名常染色体显性遗传性多囊肾患者和 189 名未受影响的家庭成员。肝囊肿很少在青春期前发现，但在生命的第 5 个十年中，大约 80% 的肾囊肿患者有肝囊肿

指南。超声检查是成年人的一种常规的筛查工具。在年轻人（< 30 岁），症状发生前的个体存在 ADPKD 风险，分子遗传学测试可能比其他方法提供许多优点。超声检查可能缺乏敏感性，不能进行相关性分析。PKD1 或 PKD2 突变的鉴定可能影响计划生育和未来诊断研究的选择。发现 ADPKD 突变的家系应定期血压监测和筛查相关的疾病，如脑动脉瘤或二尖瓣脱垂。基因检测也可以在年轻家庭成员为另一个患有 ADPKD 肾衰竭的家庭成员作为供体肾移植发挥重要角色。这些捐献者阐明突变为阴性将减低供体和受体的风险。

PCRD 的临床遗传学检测也是可行的，包括 PRKCSH、SEC63 和 LRP5 的基因测序[162]。由于超声在 PCLD 的敏感性是不明确的，使用基因测试来识别有疾病风险的症状前患者可能比 ADPKD 更具相关性。尽管基因检测结果可能不会立即改变 PCLD 患者的治疗，但是筛查其他无症状的危险家庭成员（和潜在的移植供体）突变的能力对于患者护理是很重要的。由于患者经常担心他们的后代的风险，即使突变状态不明，遗传咨询也是被推荐的。图 64-13 给出了使用遗传试验的算法[163, 164]。

3. 临床特征

小于 2 cm 或少数肝囊肿的患者多数无症状。患有巨大的肝囊性疾病的患者症状可能比较明显。肝囊肿总实质容积大于 1 的患者出现腹痛或不适的频率明显增加，部分出现餐后早期胀饱和（或）呼吸急促（表 64-2）[38, 108]。肝囊性疾病的患者可能有早期的饱腹感、厌食和呕吐以及营养不良。严重 PCLD 患者的生活质量可能受到损害。患者的身体功能尤其受到限制，而他们的心理功能却不受影响[165]。ADPKD 患者的大量研究显示，肝脏体积较大的患者的生活质量受到更大的损害[166]。进展性肾囊性疾病的后果包括肾衰竭、透析和肾移植。

通常，即使是在严重的囊性疾病中，肝实质体积也能保持[42]。血液测试一般无异常，但可以包括中度的碱性磷酸酶和 γ-GT 水平升高[86, 167]。另

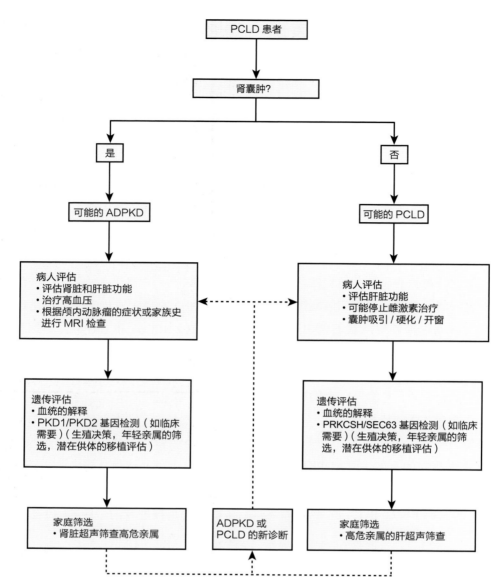

▲ 图 64-13　多囊肝

用于评估已知或疑似多囊肝患者的推断方法。ADPKD. 常染色体显性遗传性多囊肾病；PCLD. 多囊性肝病

外，一组研究发现 45% 的患者 CA199 水平升高，与多囊性肝体积呈正相关[168]。多囊肝的诊断基于超声、MRI 或 CT 扫描中发现的多个囊肿（图 64-14 和图 64-15）。在有 PCLD 家族病史的患者中，以出现 4 个以上的肝囊肿就足以明确诊断。目前不建议常规检测影像学检查。很少有 PCLD 患者会出现肝功能失代偿和静脉曲张出血、腹水或脑病。

　　最常见的临床相关并发症出现在肝囊肿内，为囊内出血、创伤后破裂，最主要是囊肿感染，在一项研究中，有 11% 的 ADPKD 患者住院治疗与囊肿感染有关[170]（表 64-3）。诊断囊肿感染的金标准是囊内抽取物含有白细胞和病原体。由于

针对潜在感染囊肿的诊断常常是难以确定的，所以诊断通常是基于临床、生化和影像学的综合结果[171]。一项系统评估表明，目前肝囊肿感染的治疗方法缺乏规范化，一线治疗往往不足，反复感染较为常见。由于分离的微生物包括革兰阳性和革兰阴性两种，我们推荐口服环丙沙星作为一线治疗。在一线治疗失败的情况下，可能需要经皮穿刺囊肿引流和针对个别患者进行静脉抗感染治疗[172]。

　　其他并发症如囊肿腺癌、胆道梗阻、布加综合征[173, 174]或肝衰竭罕见。并发症包括二尖瓣脱垂、憩室病、腹股沟疝和脑动脉瘤[175]。

表 64-2　多囊性肝病患者的胃肠道症状

	PCLD 与控制	Pcld$_{min}$ 和 Pcld$_{mass}$
食管症状		
嗳气	0.055	NS
吞咽困难	NS	NS
吞咽痛	NS	NS
反胃	NS	NS
胃灼热	NS	NS
吐血	NS	NS
上消化道症状		
餐后饱腹感	0.010	0.015
腹胀	0.0005	0.014
疼痛	0.003	0.0005
黑粪症	NS	NS
恶心	NS	NS
呕吐	NS	NS
下消化道症状		
腹泻	NS	NS
夜间腹泻	NS	NS
便秘	0.079	NS
肝脏特异性的症状		
黄疸	NS	NS
胆红素尿	NS	NS
无胆色粪	NS	NS
瘙痒	NS	NS

采用卡方检验评估症状出现频率差异的显著性。NS. 不重要；PCLD. 多囊性肝病患者；PCLD$_{mass}$. 多囊性肝病患者肝囊肿 - 实质体积比大于 1；PCLD$_{min}$. 多囊性肝病患者肝囊肿 - 实质体积比小于 1

4. 治疗

（1）医学治疗：目前还没有针对 PLCD 明确的治疗方案。近年来，一些临床试验评估了生长抑素类似物的疗效。与未治疗的对照组相比，PCLD 患者（ADPKD 和 PCLD）的肝脏总体积在使用生长抑素类似物治疗后显著降低（4.5%～

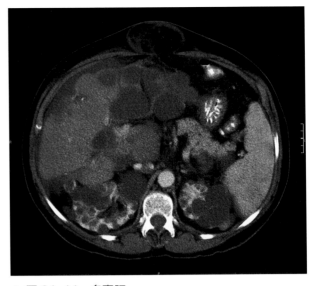

▲ 图 64-14　多囊肝

常染色体显性遗传性多囊肾伴肝囊肿；CT 显示肝脏和肾脏有大量囊肿；这个病人还表现出一个巨大的脐疝，这可能使巨大的多囊性疾病复杂化

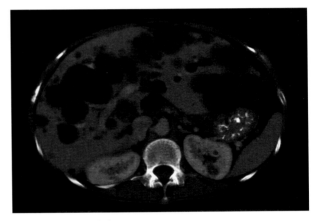

▲ 图 64-15　多囊肝

常染色体显性遗传性多囊肾队列患者中的多囊性肝病，肾受累最小；CT 显示大量未涉及肾脏的肝囊肿

5.9%）[121, 122, 124, 125, 176]。奥曲肽[122-124]和缓释奥曲肽[121, 125, 126]均能使 PCLD 患者的肝脏体积减少约 5%，提高了生活质量[123, 176, 177]。然而，腹泻、高血糖和胆囊疾病的不良反应可能会限制治疗的耐受性[123, 176]。帕瑞肽是一种更有效的生长抑素类似物，在 PCLD 的实验动物模型中显示出阳性结果[120]，目前正在临床评估中（NCT01670110107）。

另一种干预措施是阻断 mTOR，它可以调节囊肿上皮增生。西罗莫司是 mTOR 抑制药，可以通过抑制囊性上皮的生长来减少囊肿体积。钱等[178]检测了 7 例同样有肝囊肿的 ADPKD 肾移植患者，结果显示，与使用他罗莫司而非西罗莫司的患者相比，西罗莫司治疗的患者肝脏体积明显减小（$P < 0.05$）。然而，一项与西罗莫司相似的 mTOR 抑制药依维莫司和除了依维莫司还有奥曲肽的随机试验并没有减轻或减少 PCLD[179]。

（2）放射引导下囊肿抽吸和硬化：有症状的病人有一个或几个显性囊肿可以考虑进行抽吸硬化治疗。这种微创治疗包括超声引导下经皮穿刺靶向囊肿，并放置囊内引流导管。囊性液完全引流后，硬化剂被注入囊腔并破坏分泌液的胆管细胞的内壁。最常用的硬化剂是乙醇。其他硬化剂如米诺环素和波利多卡诺也显示出类似的结果，同样安全[180, 181]。多囊性患者个别囊肿的体积减少 70% ~ 90%[182, 184]。然而，大多数多囊疾病患者缺乏一个显性囊肿或足够大的囊肿（> 5cm）来支持这种方法。

（3）囊肿开窗术：囊肿开窗是一种常见的外科治疗方法，用于治疗有症状的巨大的肝囊性疾病[185-188]。开窗涉及囊肿抽吸，随后切除或开窗浅表囊肿壁。两种方法已经被使用：腹腔镜检查和现在很少开腹。包括大量病人在内的一系列开放式剖腹手术表明，这种方法能令人满意地解决症状。然而，开腹手术与长期住院、并发症（出血、感染、胆漏、腹水），甚至死亡（< 1%）有关[189]。由于腹腔镜囊肿开窗术的微创性，它作为一种替代手术技术越来越被人们所接受。腹腔镜手术的

优点包括发病率低、住院时间少、门诊手术管理潜力大。一项研究显示，约有一半的患者出现症状复发，需要反复进行腹腔镜囊肿开窗手术[188]。虽然没有死亡病例，但在 10% 的病例中，需要进行开腹手术进行囊肿开窗，35% 的患者出现并发症（表 64-4）[185-188]。在当选择的合适患者中，巨大症状性囊肿的复发率仍然很低（10% ~ 11%）[189]。

（4）肝切除：切除是为那些顽固性囊肿减压而保留的。一个中心报告了它的经验，对 31 名临床症状明显，巨大的肝多囊疾病患者部分肝切除治疗[190]。患者年龄 34 - 69 岁，男女比例为 3 : 28，肾功能从正常到透析依赖。几乎所有患者都有明显的症状缓解，多数患者症状长期持续改善（> 95%）。然而，超过 50% 的患者有明显的围术期并发症，其中一例出现围术期死亡（由于颅内动脉瘤破裂）。PCLD 中肝内血管和胆道的扭曲是一个潜在的并发症来源[191]。此外，这种大型的开放式手术促进了粘连的发生，可能会使未来的肝脏移植复杂化[192]。

（5）肝移植：有严重症状难治性的 PCLD 患者可考虑进行肝移植[193-198]。肝移植的适应证包括静脉曲张破裂出血、腹水、肝静脉流出道梗阻（布加综合征），以及广泛的囊性疾病引起的胆道梗阻，其他的治疗方法在这些情况中并不适用。在 2002—2008 年间，接受单独肝移植的患者的 1 年、3 年和 5 年生存率（$n = 198$）分别为 84.8%、

表 64-3 多囊性肝病的并发症

分　类	特殊类型	诊断测试	治　疗
引起内囊肿	感染	磁共振，铟 ^{18}F-DG-PET 扫描	喹诺酮类利尿
	出血	CT 或 MRI	疼痛控制利尿（罕见）
	肿瘤	CT 或 MRI，穿刺细胞学检查	手术
囊肿压迫	胆道梗阻	ERCP	支架置入囊肿减压囊肿减压切除移植囊肿
	肝门静脉阻塞	肝静脉造影术 MRI/MRA 肠系膜血管造影术	减压切除移植
肝功能障碍	门静脉高压	内镜（静脉曲张）US/ CT / MRI	带结扎囊肿减压切除移植
	肝衰竭	极其罕见，寻找其他原因	移植

^{18}F-DG-PET. [18]F- 脱氧葡萄糖正电子发射层析成像；CT 计算机断层扫描；ERCP. 内镜逆行胰胆管造影；MRA. 磁共振血管造影；MRI. 磁共振成像

表 64-4　腹腔镜囊肿减压后的结果

	队列 1	队列 2	队列 3	队列 4	合计
复发性症状（%）	62	57	33	72	58
开放手术（%）	0	29	11	9	10
并发症（%）	46	57	33	10	35
患者数量	13	7	9	11	40

引自 Gupta AK，et al. Caroli's disease. Indian J Pediatr 2006；73（3）：233-235；Alonso-Lej F，et al. Congenital choledochal cyst，with a report of 2，and an analysis of 94，cases. Int Abstr Surg 1959；108（1）：1-30；Reveille RM，et al. Increased secondary bile acids in a choledochal cyst. Possible role in biliary metaplasia and carcinoma. Gastroenterology 1990；99（2）：525-527；and Katabi N，et al. Choledochal cysts：a clinicopathologic study of 36 cases with emphasis on the morphologic and the immunohistochemical features of premalignant and malignant alterations. Hum Pathol 2014；45（10）：2107-2114.

78.5% 和 71.1%。肝肾联合移植患者 1 年、3 年、5 年生存率（n=179）分别为 84.9%、82.2% 和 77.9%（图 64-16）（由美国移植受者科学登记处准备的分析，2010 年 3 月 4 日）。

（二）先天性肝纤维化

1. 特点

CHF 的临床疾病谱因年龄而异。通常，CHF 与 ARPKD 共患。在胎儿或新生儿，影像表现以肾和肺表现为主，但也有可能发现肝纤维化和胆管增生[199]。成年后，CHF 的肝脏表型可能占主导地位。肝纤维化进展可导致门静脉高压和脾功能亢进、全血细胞减少和食管静脉曲张的临床并发症[145]。

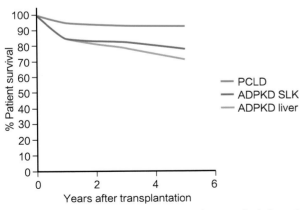

▲ 图 64-16　**多囊肝，多囊性肝病（PCLD）患者肝移植后存活**
点状图显示了常染色体显性遗传性多囊肾（ADPKD）患者实行肝肾联合移植和单独肝移植的结果，实线显示独立性多囊肝（PCLD）患者的预后，ADPKD 患者相对较差的存活率可能与他们潜在的肾脏疾病固有的并发症有关。SLK. 肝肾联合移植

2. 特点

CHF 是一种罕见的常染色体隐性遗传性疾病，常与 ARPKD 有关。CHF 的其他临床表现包括肾发育不良、肾单位增生、梅克尔 - 格鲁伯综合征、伊夫马克综合征、Jeune 综合征、阴道闭锁和结节性硬化症[200-202]。

3. 临床特征

CHF 有三种临床表现，即门静脉高压、复发性胆管炎、无症状或潜伏期状态[200]。前两种类型通常在儿童早期诊断为静脉曲张出血或不明原因的胆道脓毒症。在成年患者中，CHF 确诊在患者诊断为不明原因的肝大或门静脉高压后。很少有患者出现门静脉高压和胆汁淤积的表现，后者是由于相关的胆道异常（Caroli 综合征）或内在的破坏性胆管病变。一般来说，尽管有一些患者在长期随访中出现进行性肝衰竭，但门静脉高压或胆管炎时患者的肝功能仍能较好地维持。

4. 治疗

门静脉高压破裂出血的一线治疗是曲张静脉套扎术。如果病人不能耐受内镜下治疗，β 肾上腺素阻滞药也是可以考虑的。在大多数情况下，静脉曲张可以通过内镜手术成功切除，从而控制这种潜在的危及生命的并发症。内镜治疗失败、胃底静脉出血、门静脉高压性胃病患者保留手术分流或经颈静脉肝内门静脉系统分流。长期的肝系统分流术后患者偶尔会出现进行性肝纤维化和肝功能障碍，这种并发症的发展可能需要考虑肝移植。

对于胆管炎患者，可能需要影像学（超声、胆道造影、CT 或 MRI）来确定 CHF 患者是否伴有胆囊性疾病。如果存在后者，治疗胆管炎的重点是提供足够的胆道引流，缓解梗阻（拔除结石或扩张狭窄），以及使用抗生素控制感染。在没有胆管囊性疾病或胆管癌（CHF 病例的 6%）的情况下，胆汁淤积可能与特发性炎性破坏性胆管病有关，并可能对熊脱氧胆酸治疗有一定的反应。肝移植手术适应证包括静脉曲张破裂出血或非门静脉性高压胃病出血和肝衰竭（凝血障碍的发展，生化恶化、腹水或门体静脉的脑病），不推荐内镜治疗、门体静脉分流术或经颈静脉肝内门体分流术，复发性胆管炎不推荐内镜、放射或手术治疗。

（三）Caroli 病 / 综合征

1. 特点

1973 年，卡罗利[144] 描述了一种先天性的肝内胆管 DPMs 综合征，其特征是肝内胆管的节段性囊性扩张，胆管结石、胆管炎和肝脓肿的发生率增加，肝硬化和门静脉高压的消失，以及肾囊性疾病的相关性。此外，Caroli 综合征患者具有 CHF 的特点。

2. 临床特征

Caroli 病最常见的症状是反复发作的发热、寒战和胆管炎引起的腹痛，在成年早期发病率最高。男性和女性受累情况类似，与女性相关的是巨大的 PCLD、单纯性肝囊肿和胆总管囊肿形成对比。超过 80% 的患者在 30 岁之前出现症状。这种疾病很少在晚年起病，有门静脉高压及其并发症的证据（最常见的是出血的食管静脉曲张），然后被诊断为 Caroli 综合征。胆管癌在 Caroli 综合征中发展的终生风险约为 7%。在 1/3 的患者中同时患有胆石症，并将其置于由于梗阻和上升感染而反复发作的胆管炎。部分患者也会反复出现肝脓肿。

Caroli 疾病和 Caroli 综合征与 PKHD1 的突变有关，PKHD1 是 ARPKD 的基因[203]。在罕见的情况下存在 PKD1 突变，这是与 ADPKD 有关

的两个基因之一[204]。

3. 诊断

Caroli 病通常是在评估胆道梗阻或胆管炎时通过影像学检查发现[205]。这些研究通常显示胆管扩张和肝内胆管的非阻塞性囊性或梭状扩张。肝内囊肿与胆道及其他正常胆管的相连是诊断的关键特征，通常通过超声、显像、胆道造影后的 CT 扫描、磁共振胆管造影（MRCP）、内镜逆行胆管造影（ERCP）或经皮经胆管造影（PTC）证实。PTC 和 ERCP 可以对胆道树进行详细评估，可能有助于治疗（图 64-17）。动态对比增强研究的 MRCP 是一种很好的检测 Caroli 病的工具，是一种胆道非侵入性成像诊断[206]。

4. 治疗

充分的胆道引流是治疗 Caroli 病的主要方式。ERCP 内镜治疗在去除胆总管的沉淀物或结石方面是有效的，但在提供足够的肝内囊肿引流方面作用有限。相比之下，PTC 在引流这些囊肿时更有效，避免了胆管炎复发，尤其是在患者坚持定期冲洗和更换引流导管时。在急性胆管炎发作期间，患者可能需要服用抗生素并使用熊脱氧胆酸治疗严重的胆汁淤积[207]。囊性疾病很少阻塞到一个肝叶，在这种情况下，肝叶切除可能是有效的。虽然部分肝切除术后肝空肠吻合术作为

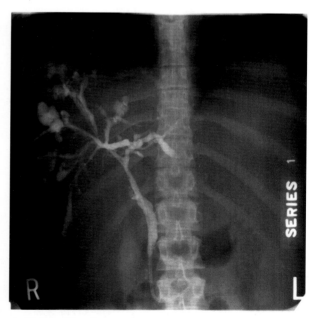

▲ 图 64-17 Caroli 病
肝内和肝外胆管扩张及囊性扩张的胆管造影

原发性治疗，但其长期疗效仍不确定，广泛的手术可能会影响肝移植的预后。Caroli病有三种肝移植的适应证：肝功能失代偿性、复发性胆管炎（对内镜或放射治疗不敏感）和胆管癌[208]。

（四）胆总管囊肿

1. 特点

胆总管囊肿通常在儿童时期确诊，但50%的患者在成年之前可能会保持疾病静止而不被发现[209-211]。胆总管囊肿是一种囊性扩张，可发生于肝内和肝外胆道。尽管胆总管囊肿这个术语已经被用于胆道的任何囊性扩张，但是孤立的胆总管囊肿通常只局限于肝或胆管。尽管胆总管囊肿不常见，但已有数百项报告涉及3000多例患者报道。胆总管囊肿在西半球罕见，在日本和其他东方人种中较为常见。目前已经提出了几种胆总管囊肿的分类，最常使用的是引用的Todani等的分类体系[212]（图64-18）。在这个分类体系中最常见的是Ⅰ型，占80%以上。本病的遗传模式尚不清楚。

2. 临床特征

胆总管囊肿最常见的临床表现是一个相对年轻的病人（儿童或青少年）伴随疼痛、右上腹或上腹部肿块、黄疸。在740个病例中，黄疸是最常见和最一致的表现特征。在婴儿中，黄疸通常是唯一的迹象，这种疾病很难与胆道闭锁区分。大多数患者在30岁之前就诊断出胆总管囊肿，大多数队列的男女比例约为1∶4。

报道的并发症包括自发性和外伤性破裂。破裂和次级胆汁酸的增加可能导致囊肿化和癌。肿瘤可能起源于胰胆系统的不同部位，包括肝脏、胆囊、肝内导管、胰管和胰腺。

3. 诊断

当病人出现反复腹痛、黄疸、血清淀粉酶升高和影像学上的囊性肿块时，应怀疑诊断为胆总管囊肿。超声或X线透视（肝胆管亚氨基二乙酸扫描）对胆道的初步成像通常具有诊断价值。确诊和解剖定位可能需要CT、ERCP或PTC（图64-19和图64-20）。肝外胆总管囊肿的患者发生异常胰胆交界处的概率增加，这需要在计划切除囊肿时进行ERCP。近年来，MRCP在检测和定义胆总管囊肿以及胰腺和胆管异常联合方面被证明与ERCP相当。MRCP还可以确定囊肿所涉及的肝外胆管的长度，这在计划手术时是很重要的。特别是在儿科人群中，MRCP提供了一种具有吸引力的非侵入性诊断替代方式，同时没有电离辐射。内镜超声检查对疑似异常胰胆管的患者也是一种有效的影像学方法。产前超声可检测子宫内

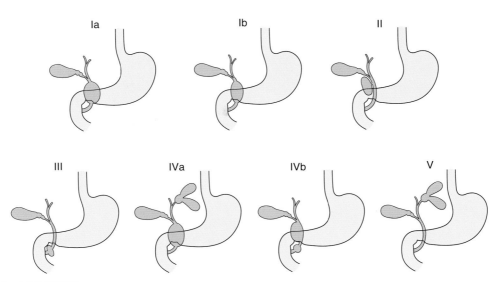

▲ 图 64-18　胆总管囊肿

胆总管囊肿的解剖分类。图示为胆总管囊肿的各种解剖类型。Ⅰa型.先天性胆总管囊肿；Ⅰb型.节段性胆总管扩张；Ⅰc型.弥漫性或圆筒状导管扩张；Ⅱ型.肝外管憩室；Ⅲ型.胆总管囊肿；Ⅳa型.肝内、肝外多发胆管囊肿；Ⅳb型.肝外多管囊肿；Ⅴ型.肝内管囊肿（Caroli病）

的胆总管囊肿，这可能有助于产前咨询，因为早期的新生儿囊肿切除和导管修复可能是必要的。

3. 治疗

一般认为，胆总管囊肿需要手术治疗，因为其潜在的恶性风险。首选的外科治疗是完整的囊肿切除并行肝管空肠吻合术[209-214]。这消除了任何可能的淤胆、感染、结石形成，和发展成胆管癌的可能。该治疗提供了良好的长期结果，低复发病率和低死亡率，但终生随访可能需要避免潜在的问题，如胆汁性肝硬化。囊肿内引流术（膀

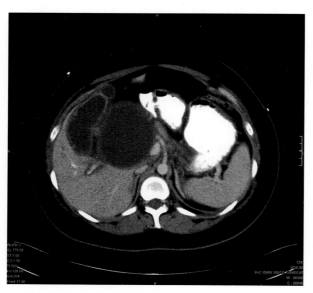

▲ 图 64-19　胆总管囊肿
CT 显示胆囊窝附近常见肝管的囊性扩张

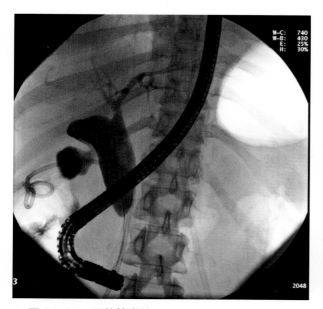

▲ 图 64-20　胆总管囊肿
内镜逆行胆管造影显示为多发型，I 型，胆总管囊肿

胱十二指肠吻合术、膀胱空肠吻合术）通常不令人满意，并发症发生率高达 50%，这可能使移植手术难度增加。

（五）孤立性肝囊肿

1. 特点

孤立性肝囊肿是相对常见的，在一般人群中有高达 18% 的病例报告[215]，通常无症状，而且最常在评估腹部症状或疾病时偶然发现（图 64-21）[216]。美国人孤立性肝囊肿的确切患病率尚不清楚，但男女比例约为 4 : 1。在欧洲一项对 26 000 名接受超声诊断的患者的研究中，孤立性肝囊肿的患病率为 2.8%[217]。台湾的一项研究，在一项针对单纯性肝囊肿的大规模筛查计划中，使用了超声检查，以探讨年龄和性别差异性的患病率[218]。3600名参与者接受了超声检查，在 132 名参与者中发现了 156 个孤立的肝囊肿。总体患病率为 3.6%。患病率随年龄增长而增加，从 40 岁以下的 0.83% 到 60 岁以上的 7.81%。测量 167 例住院患者 219例肝囊肿的大小；53% 直径在 1 ～ 3cm 之间，只有 7% 大于 5cm。囊肿在右叶更常见，在女性中发病率为两倍。所有这些囊肿都无症状，而且没有一个病人有临床症状。

2. 治疗

无症状的孤立性肝囊肿最好保守处理。有症状囊肿的首选治疗方法是经皮穿刺囊肿穿刺后再进行硬化治疗[183,216,219-221]。这种方法在控制症

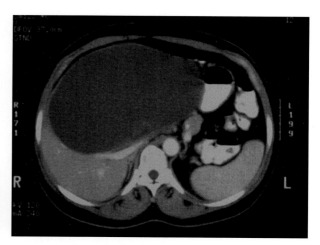

▲ 图 64-21　单发肝囊肿
CT 显示肝脏左叶有一个巨大的孤立囊肿

状和消除囊肿上有 90% 以上的效果。消融成功后的复发率仅为 5% ～ 15%。如果放射引导的经皮入路无效或不可用，治疗可包括腹腔镜或开放的外科囊肿开窗。腹腔镜手术越来越多地应用于解剖学上可触及的囊肿，据报道其有效率超过 90%[216]。

总 结

最新进展

- 肝脏遗传性纤维囊性疾病之间具有明显的遗传差异的同时，也具有许多共同的特征，如胆道上皮增生、胆道扩张、囊肿形成和导管周围纤维化，提示常见的病理生理机制。

- 改变原纤毛蛋白（PC-1、PC-2、纤维蛋白丝蛋白）功能的突变，处理这些纤毛蛋白（Sec63、肝细胞蛋白）的蛋白，以及相互作用蛋白（Lrp5）的突变，突出了原纤毛在胆道上皮内稳态中的中心作用。

- 原纤毛的信号转导受损，导致细胞内钙水平降低，腺苷环化酶受到刺激，与刺激生长和增殖通路，Wnt 信号减弱，细胞外基质重塑增多有关。

- 虽然幅度不大，但生长抑素类似物（缓释奥曲肽、奥曲肽）引起的囊肿生长或体积的显著减少引起了人们对药物治疗潜力的兴趣。

- 一种更有效的生长抑素类似物（帕瑞肽）正在进行临床试验。

关键知识缺口

- 未来的研究将扩展我们对纤维囊性疾病病理生理学基础的细胞和分子通路及其相互作用的理解。在临床前研究中确定的潜在目标需要在人类临床研究试验中进行难和评估

未来发展方向

- 增殖途径：细胞周期蛋白依赖性激酶抑制药（roscovitine），Cdc25A 抑制药（miR-15A、维生素 K_3、苯基马来酰亚胺化合物 20）

- 表观遗传调节扩散途径：HDAC6 抑制、过氧物酶体 proliferator-activated γ 受体激活

- 生长因子受体信号：VEGF 受体拮抗（SU-5416）

- 细胞外基质重塑：MMP 抑制

- 多个相互作用的路径：药物的组合

第 65 章　小儿病毒性肝炎
Viral Hepatitis in Children

Kathleen B. Schwarz　著

闫建国　译，朱世殊，蔡少平　校

● 缩略语　ABBREVIATIONS

AAP	American Academy of Pediatrics	美国儿科学会
ACIP	Advisory Committee on Immunization Practices	免疫接种咨询委员会
ALT	alanine aminotransferase	丙氨酸氨基转移酶
CDC	Center for Disease Control and Prevention	疾病预防控制中心
CMV	cytomegalovirus	巨细胞病毒
EBV	Epstein-Barr virus	EB 病毒
ELISA	enzyme-linked immunosorbent assay	酶联免疫吸附测定
ELU	ELISA-linked units	ELISA 连锁单元
HAI	histologic activity index	组织学活动指数
HAV	hepatitis A virus	甲型肝炎病毒
HBeAg	hepatitis B e antigen	乙肝病毒 e 抗原
HBsAg	hepatitis B surface antigen	乙肝病毒表面抗原
HBV	hepatitis B virus	乙型肝炎病毒
HCC	hepatocellular carcinoma	原发性肝细胞癌
HCV	hepatitis C virus	丙型肝炎病毒
HDV	hepatitis D virus	丁型肝炎病毒
HEV	hepatitis E virus	戊型肝炎病毒
HHV6	human herpes virus 6	人类疱疹病毒 6 型
HIV	human immunodefciency virus	人类免疫缺陷病毒
IFN- α	interferon-alpha	干扰素 α
Ig	immunoglobulin	免疫球蛋白
IgM	immunoglobulin M	免疫球蛋白 M
LKM1	liver-kidney microsomal antibody type 1	肝肾微粒体抗体 1 型
PCR	polymerase chain reaction	聚合酶链反应
SPLIT	studies of pediatric liver transplantation	儿童肝移植的研究
VCA	viral capsid antigen	病毒衣壳抗原

　　在儿童时期许多病毒都可以导致肝脏感染。甲型肝炎和乙型肝炎病毒在很大程度上都是嗜肝性的，而其他如腺病毒则可引起多系统的疾病。一些如疱疹病毒 1 型和 2 型仅引起急性感染，而其他例如乙型肝炎病毒可引起急性肝炎，伴有或不伴有肝衰竭，或导致慢性感染。有些可能导致非常轻微病变或无症状，如巨细胞病毒（CMV），有些可能导致急性肝衰竭，如细小病毒 B19。在患有"肝炎"的患者中发现有病毒感染的证据，血清转氨酶升高，但并不一定证明肝炎与病毒感染有因果关系。

　　同样，儿童血清氨基转移酶升高并不一定提示肝脏病毒感染。应根据儿童的年龄，是否患有胆汁淤积症及是否存在肝外症状，有很多疾病需要鉴别诊断。这些鉴别诊断包括代谢、自身免疫、遗传和非病毒感染，例如继发于细菌、真菌或寄生虫的感染；胆道病，如胆道闭锁、硬化性胆管炎或自身免疫性胆管炎，通常伴有血清氨基转移酶的升高。儿童患者越来越多地诊断出药物性肝损伤。多达 1/4 的患有麸质过敏性肠病的儿童可能表现出转氨酶升高[1]。此外，受虐待儿童遭受非意外创伤和腹部创伤可能导致血清转氨酶显著升高可达 20 000U/L，并在短短几天迅速恢复到正常值，这种情况并不是典型的病毒性肝炎[2]。肌病如 Duchenne 型肌营养不良症常伴有肌肉来源的血清转氨酶升高[3]。在这些儿童中，血清肌酸磷酸激酶通常显著升高，而在病毒性肝炎中则处于正常范围。非酒精性脂肪性肝炎（NASH）和非酒精性脂肪性肝病现已成为最常见的儿童肝脏疾病[4,5]。因此，当一名肥胖儿童出现感染的临床体征和症状，如发热，伴有血清氨基转移酶升高，确定患者是否患有病毒性肝炎或潜在的 NASH，或两者兼有，需要深入探究[5]。

本章是根据儿童期肝脏病毒感染的主要临床表现进行阐述：急性肝炎可能发展为小儿急性肝衰竭（PALF）和慢性肝炎。

一、急性肝炎

（一）总论

急性肝炎是一个通用术语，表示在没有既往肝病证据的情况下发生的肝病。自从甲型和乙型肝炎病毒疫苗普遍接种以来，北美地区急性病毒性肝炎的发病率已经下降[6]。患有急性病毒性肝炎的患儿可能出现非特异性病毒感染症状，包括发热、不适和胃肠道症状、有或无呼吸道症状。最初，这些症状可能归因于病毒性胃肠炎或呼吸道疾病。只有当症状持续超过几天时，医生才会行肝酶的实验室检测。儿童病毒性肝炎的诊断可能比成人更具挑战性，因为患有病毒性肝炎的儿童通常不出现黄疸。当血清氨基转移酶升高时，才怀疑是病毒性肝炎。如果患者出现胆汁淤积、全身性黄疸、灰白便和尿色加深，则肝脏损伤明显。已知引起急性肝炎的几种病毒也被认为是儿童急性肝衰竭（PALF）的原因。儿童急性肝衰

竭研究小组认识到对激惹状态下的患病儿童诊断脑病的困难，将 PALF 定义为急性肝损伤并伴有严重凝血功能障碍［国际标准化比率（INR）＞ 2.0 或凝血酶原时间（PT）＞ 20s］或中度凝血功能障碍的脑病（INR ≥ 1.5 或 PT ≥ 15s）[7]。

（二）急性肝衰竭

在发展中国家，病毒感染特别是甲型、乙型和戊型肝炎是 PALF 的最常见原因[8,9]。发展中国家继发于病毒性肝炎的 PALF 的死亡率为 54%～ 85%[10]。儿童急性肝衰竭研究小组最近研究了病毒感染在一组 860 名对乙酰氨基酚诱导肝衰竭的北美儿童中的影响[10]。20% 的患者（820 名中的 166 名）检出一项或多项的急性病毒感染。研究者认为六种病毒是"致病病毒"（CV），换言之，肝病学家和传染病专家认为其能够导致 PALF。这些病毒包括甲型肝炎病毒（HAV），HBV DNA 阳性的乙型肝炎病毒（HBV），疱疹病毒 1 型或 2 型，腺病毒，细小病毒 B19，以及 7 个月以下儿童的肠道病毒。在 762 名参与者中有 81 名（10.6%）检出了 CV，而在 795 名参与者中有 99 名（12.5%）检出了"相关病毒"（AV）。AV 是一种病毒，上述专家一致认为，病毒检测阳性通常不表明 PALF 是由该病毒感染宿主引起的继发疾病。这些病毒包括 HBV（当 HBsAg/HBeAg 阳性但 HBV DNA 阴性时），丙型肝炎病毒（HCV），巨细胞病毒（CMV），Epstein-Barr 病毒（EBV），人类免疫缺陷病毒（HIV），以及人疱疹病毒 6（HHV6）。参与 PALF 统计的儿童的 CV 和 AV 以及这些病毒感染的诊断检测见表 65-1。CV 表的测试结果如表 65-2，AV 表的测试结果如表 65-3。对病毒感染和其他 PALF 病因的检测依靠于研究者，因此有许多受试者并没有进行 CV 或 AV 的检测[10]。大约 25% 小于 7 月龄的婴儿检出单纯疱疹病毒 1 型和 2 型（HSV）或肠道病毒阳性。HSV 是检出率最高的 CV，发现率为 11.6%（235 例中有 39 例）。然而，该组的大多数人未对这种可治疗的病毒感染进行检测。相对于所进行的诊断检测，三种最常诊断的 AV 是

HHV6（14.3%），EBV（7.8%）和 CMV（5.0%）。总体而言，尽管事实上约有 20% 的患者有急性病毒感染的客观证据，但只有约 10% 的儿童被研究者诊断出导致 PALF 的病毒性病因。作者得出结论，非对乙酰氨基酚造成的 PALF 患儿应积极进行 CV 检测，尤其是可治疗的 HSV，并且对 AV 的系统筛查也可以提高对病毒在导致这种危及生命的儿童肝病中作用的认识。

二、少见病毒

表 65-1 中描述了这些病毒的诊断检测方法，表 65-4 中显示了可能的治疗手段。

（一）腺病毒

腺病毒（AD）是一种普遍存在的 DNA 病毒，最常引起轻度多系统疾病，尤以肺部为主[11]。免疫功能低下的儿童特别容易受到感染。在罕见的情况下，AD 可引起 PALF，最常见于免疫抑制患者，如骨髓移植受者[12]。图 65-1 显示了特征性的肝组织病理学，箭所指为核内包涵体。西多福韦被认为是治疗严重 AD 感染的首选药物，但并非所有患者都需要服用[11]。

（二）巨细胞病毒

先天性巨细胞病毒（CMV）感染通常是无

表 65-1　肝脏病毒感染和儿童急性肝衰竭（PALF）

	临床表现	急性或慢性	诊断项目
儿童急性肝衰竭的致病病毒			
腺病毒	呼吸道，胃肠道	A	腺病毒 DNA
肠道病毒（EV）	胃肠道，7 个月以下儿童的急性肝衰竭	A	EV RNA 或 EV IgM（0 − 6 月龄）
甲肝病毒（HAV）	新生儿以外的黄疸，胃肠道症状	A	HAV IgM
乙肝病毒（HBV）	出生于 HBeAg 阴性母亲的新生儿	A，C	HBV IgM，HBV DNA
单纯疱疹病毒（HSV）1 型或 2 型	进展迅速的新生儿蓝莓斑，但可发生在所有年龄阶段；用阿昔洛韦治疗	A	HSV IgM，HSV DNA，血液、气管或鼻咽分泌物、肝组织和（或）脑脊液的 HSV 培养
细小病毒（PV）B19	再生障碍性贫血	A	PV IgM 或 PV DNA
儿童急性肝衰竭的相关病毒			
巨细胞病毒（CMV）	无症状	A，C	CMV DNA，CMV IgM，肝组织或气管分泌物的 CMV 培养
EB 病毒（EBV）	淋巴结疾病，脾肿大	A，C	EBV IgM，EBV DNA
乙肝病毒（HBV）	无症状	A，C	HBsAg，HBeAg
丙肝病毒（HCV）	无症状	C	HCV RNA
人疱疹病毒 6 型（HHV）	高热持续数天，其次为自限性皮肤病	A，C	血液或肝组织的 HHV6DNA
人类免疫缺陷病毒 9 型（HIV-9）	免疫缺陷	A，C	HIV IgM

A. 急性；C. 慢性；HBeAg. 乙肝病毒 e 抗体；HBsAg. 乙肝病毒表面抗原；IgM. 免疫球蛋白 M
引自 Schwarz KB，et al. for the Pediatric Acute Liver Failure Study Group（PALFSG）. An analysis of viral testing in non-acetaminophen（non-APAP）pediatric acute liver failure（PALF）. J Pediatr Gastroenterol Nutr 2014；59：616-623.

表 65-2 儿童急性肝炎致病病毒检测结果的流行病学调查

病毒的病原体	检测结果		
	总数（N=860）n（%）	<7 月龄（N=220）n（%）	≥ 7 月龄（N=640）n（%）
甲肝病毒			
未检测	250	111	139
阴性	595（97.5）	106（97.3）	489（97.6）
阳性	15（2.5）	3（2.8）	12（2.4）
乙肝病毒			
未检测	578	173	405
阴性	279（98.9）	47（100.0）	232（98.7）
阳性	3（1.1）	0（0.0）	3（1.3）
单纯疱疹病毒			
未检测	525	117	408
阴性	296（88.4）	77（74.8）	219（94.4）
阳性	39（11.6）	26（25.2）	13（5.6）
腺病毒			
未检测	661	175	485
阴性	191（96.0）	44（97.8）	147（95.5）
阳性	8（4.0）	1（2.2）	7（4.6）
细小病毒			
未检测	600	177	423
阴性	248（95.4）	42（97.7）	206（94.9）
阳性	12（4.6）	1（2.3）	11（5.1）
肠道病毒★			
未检测		189	
阴性		24（77.4）	
阳性		7（22.6）	

★. 肠道病毒仅在小于 7 月龄患者中发现
引自 Schwarz KB，et al. for the Pediatric Acute Liver Failure Study Group（PALFSG）. An analysis of viral testing in non-acetaminophen（non-APAP）pediatric acute liver failure（PALF）. J Pediatr Gastroenterol Nutr 2014；59：616-623.

表 65-3 儿童急性肝衰竭相关病毒检测结果的分布情况

病毒的病原体	检测结果		
	总数（N=860）n（%）	<7 月龄（N=220）n（%）	≥ 7 月龄（N=640）n（%）
乙肝病毒			
未检测	197	80	117
阴性	656（98.9）	140（100.0）	516（98.7）
阳性	7（1.1）	0（0.0）	7（1.3）
丙肝病毒			
未检测	768	211	557
阴性	91（98.9）	9（100.0）	82（98.8）
阳性	1（1.1）	0（0.0）	1（1.2）
巨细胞病毒			
未检测	218	73	145
阴性	610（95.0）	138（93.9）	472（95.4）
阳性	32（5.0）	9（6.1）	23（4.7）
EB 病毒			
未检测	297	120	177
阴性	519（92.2）	96（96.0）	423（91.4）
阳性	44（7.8）	4（4.0）	40（8.6）
人疱疹病毒 6 型			
未检测	692	193	499
阴性	144（85.7）	26（96.3）	118（83.7）
阳性	24（14.3）	1（3.7）	23（16.3）
人类免疫缺陷病毒			
未检测	417	143	274
阴性	440（99.3）	77（100.0）	363（99.2）
阳性	3（0.7）	0（0.0）	3（0.8）

引自 Schwarz KB，et al. for the Pediatric Acute Liver Failure Study Group（PALFSG）. An analysis of viral testing in non-acetaminophen（non-APAP）Pediatric Acute Liver Failure（PALF）. J Pediatr Gastroenterol Nutr 2014；59：616-623.

症状的，但感染的新生儿少数可能发展为肝炎，肝脾肿大，高结合胆红素血症和（或）血小板减少症和神经系统受累。CMV 感染的诊断可以通过肝脏活组织检查、尿 CMV 培养或 CMV 的 IgM 抗体来进行。CMV 不会引起免疫功能正常儿童的慢性感染[13]。急性 CMV 肝炎通常不是健康儿童或青少年易患的疾病，而是免疫功能低下患者的常见疾病[14]。需要用更昔洛韦或缬更昔洛韦进行治疗[13]。

（三）肠道病毒

肠道病毒如柯萨奇 B 病毒或埃可病毒 11 可能导致小于 7 月龄婴儿出现 PALF、心肌炎和脑膜脑炎[15,16]。大龄儿童的感染症状和表现通常较轻，胃肠道症状为主要表现[17]。与年龄相关的发病机制差异性可能与柯萨奇病毒 - 腺病毒受体的年龄相关性下降有关。该受体的抗体已被证实可治愈感染了柯萨奇 B 病毒小鼠的重症肝炎[18]。早期静脉注射免疫球蛋白（IVIG）可能对发病 3 天以内的重症新生儿感染有效[15]。

（四）EB 病毒

由 Epstein-Barr 病毒（EBV）感染引起的传染性单核细胞增多症的临床症状包括发热、咽炎、淋巴结肿大、脾肿大和黄疸型肝炎[13]。高达 80% 的患者存在转氨酶升高[19]。急性肝衰竭和 EBV 相关的噬血细胞综合征是罕见的并发症。

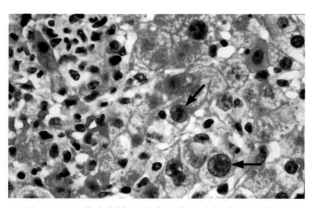

▲ 图 65-1　腺病毒性肝炎表现为细胞核内包涵体

高倍镜下可见典型的细胞核内包涵体。细胞核内的"污物"（箭）、周边的染色质及细胞质内无包涵体有助于与巨细胞病毒的包涵体相鉴别（引自 http://tpis.upmc.com/tpislibrary/HB/H00034f.html.）

EB 病毒衣壳抗原（VCA）的血清 IgM 和（或）通过聚合酶链反应（PCR）检测 EBV DNA 是可以选择的诊断方法。与传染性单核细胞增多症相关的肝炎通常在 2～3 周内自发清除[13]。

（五）甲型肝炎病毒

甲型肝炎病毒（HAV）是一种 RNA 病毒，可引起儿童急性肝炎，但很少会导致急性肝衰竭。感染通过粪口途径传播。它的潜伏期为 15～40 天，然后突然出现症状，通常是胃肠道反应，食欲下降很明显。受感染的儿童很可能患有关节炎、关节痛或皮疹。这种疾病通常持续数周，而在罕见的复发性 HAV 病例中，症状可持续数月。然而，感染始终是自限性的，感染后免疫力终生存在。暴露后预防是使用主动疫苗和被动（免疫球蛋白）免疫。患有 HAV 的儿童可能完全无症状，因此可作为传染源。HAV 可用疫苗进行预防，美国儿科学会（AAP）推荐 12—23 个月大的儿童注射 HAV 疫苗。有两种疫苗被批准用于儿童：Havrix（Glaxo Smith Kline）和 Vaqta（Merck）。Twinrix（Glaxo Smith Kline）疫苗已获批准，用于年龄为 18 岁及以上，可保护接种者免受 HAV 和 HBV 的感染。HAV 疫苗的其他适用人群包括 2－18 岁未接种疫苗的儿童，流行地区的出

表 65-4　急性病毒性肝炎的治疗药物及建议

病　毒	药　物	评　价
腺病毒	西多福韦（非 FDA 批准用药，但专家建议应用）	通常仅用于免疫抑制的个体
巨细胞病毒	更昔洛韦、缬更昔洛韦 免疫抑制宿主中的广谱 T 细胞	造血干细胞移植后再活化后使用
EB 病毒	广谱 T 细胞	造血干细胞移植后再活化后使用
肠道病毒	静注免疫球蛋白	新生儿重症感染 3 天内有效
甲肝病毒	无	
戊肝病毒	利巴韦林	如果降低免疫抑制是无效的，那么可能对实体器官移植的受体有效
人疱疹病毒 6 型	广谱 T 细胞	
细小病毒 B19	静注免疫球蛋白	在某些情况下可能有效，但在一些情况下有可能导致病情加重
水痘 - 带状疱疹病毒	阿昔洛韦	

行人员，新到的国际难民，慢性肝病或凝血障碍患者，以及吸毒和使用违禁药物者[20-22]。到疫区人员的接触者预防性接种是12个月以下婴儿注射免疫球蛋白和12个月以上儿童接种疫苗，在出行前一个月或更长时间进行免疫接种。家庭和其他密切接触者应接受免疫预防（暴露后8d内接种疫苗或接触后2周内注射免疫球蛋白）。患者出现黄疸后排泄物中病毒颗粒迅速减少，正是因为这个原因如果孩子感觉良好可能会在出现黄疸后很快返校学习[21,22]。此病没有特异的治疗方法。

（六）戊型肝炎病毒

戊型肝炎病毒（HEV）是一种RNA病毒，它是世界范围内病毒性肝炎的常见病因，尤其是在儿童和孕妇中。全世界超过25%的散发性非A、非B和非C肝炎病例是由HEV引起的。在法国和美国，HEV病例罕见。过去北美地区几乎没有关于HEV的证据[23-25]。然而，现在很明显，许多美国成年人暴露于基因3型HEV，血清流行率接近20%[25]。随着商业抗体检测和基于研究的PCR检测的出现，预计有更多的儿童HEV病例。与HAV一样，HEV被认为仅引起急性肝炎。然而，一个加拿大研究组报道了免疫抑制的小儿肝移植受者可能患有慢性HEV感染[26]。在这种情况下，减少免疫抑制和（或）利巴韦林治疗可能有效地实现病毒清除。

（七）单纯疱疹1型和2型

HSV 1和2是常见的DNA病毒，它们因导致新生儿发生致命性PALF而臭名昭著[27-30]。图65-2显示了疱疹病毒性肝炎严重的出血性坏死特征。所有出现PALF的新生儿都应接受HSV检测，甚至在明确诊断之前，应开始用阿昔洛韦治疗，因为用这种药物治疗可以避免肝移植并提高生存率[29]，持续用药直到HSV被清除。

一般不认为HSV是年龄较大的儿童和青少年中引发PALF的重要且可治疗的原因[13]。感染通常发生在免疫功能低下的患者，如器官移植受者，然而，大约1/4的患有HSV肝炎的患者免疫功能正常[31]。最近，在我们对PALF患儿的病毒检测分析中发现，63.8%的7个月以上的儿童从未接受过HSV检测[10]。在同龄儿童中，5.6%的HSV检测为阳性，而HAV检测的阳性率只有2.4%。这一发现表明，HSV可能至少与HAV一样普遍，是导致老年患者急性肝衰竭（ALF）的原因。鉴于HSV是为数不多可治疗的导致PALF的病因之一，它被认为是年龄较大儿童和青少年以及新生儿中PALF的重要病因。HSV也被认为是成人ALF潜在可治疗的病因，一些研究机构认为阿昔洛韦应该在任何年龄不明原因ALF患者中得到早期应用[29,30]。

（八）人类疱疹病毒6

人类疱疹病毒6（HHV6）是一种普遍存在的疱疹病毒，大多数儿童已经在2岁时被感染[32]。通常它会引起玫瑰糠疹，这是一种自限性皮肤病，在10岁以下的儿童中很少见[33]。在免疫功能正常的儿童中，病毒是否引起急性肝炎和PALF是有争议的[13]。然而，在伴有嗜酸性粒细胞增多和全身症状的药物反应的情况下，如同时出现HHV6再激活被认为是可以导致肝脏损伤的。在可能危及生命的综合征中，一种药物（通常是苯妥英钠等抗惊厥药）与病毒和免疫系统相互作用，

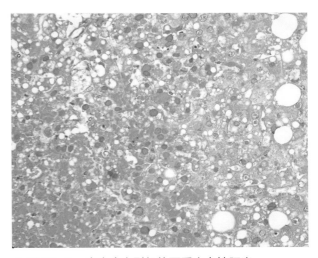

▲ 图65-2　**疱疹病毒引起的严重出血性肝炎**
注意坏死出血区和严重的小叶紊乱［引自http:// commons. wikimedia.org/wiki/File%3ALiver_Herpesvirus_Hepatitis_（4165779327）.jpg］

导致严重的皮炎和多系统疾病。肝脏是最常见的受损器官，肝脏移植可能是必要的，以避免致命[34]。免疫抑制的儿童也有重新激活 HHV6 导致严重肝炎的风险[35]。

（九）细小病毒 B19

细小病毒 B19 是与感染性红斑（也称为第五病）相关的病毒。典型的临床特征是发热、花斑状斑丘疹和面部拍打样红斑。在少数情况下，儿童会患急性肝炎，很少发生 PALF。有人提出由细小病毒 B19 引起的急性肝衰竭比其他病毒感染引起的预后更好，但有时可能与再生障碍性贫血的发生有关。细小病毒 B19 IgM 抗体或 PCR 检测可明确急性感染的诊断[13]。治疗药物是静注人免疫球蛋白[36]，尽管在与细小病毒相关的慢性疲劳综合征中，这种治疗的结果可能是矛盾的[37]。图 65-3 证实由细小病毒 B19 引起的轻度急性小叶肝炎的组织学。细小病毒 B19 引起肝损伤的机制尚不清楚，但已提出两种理论：病毒直接侵入肝细胞导致损伤[38]；通过对病毒的免疫反应引发间接作用，中性糖脂 Globoside 是病毒的主要细胞受体，在红细胞膜上大量存在[39]，这可能解释了大多数与细小病毒 B19 感染有关的潜在病理，包括短暂的再生障碍性危象和胎儿水肿[40]。

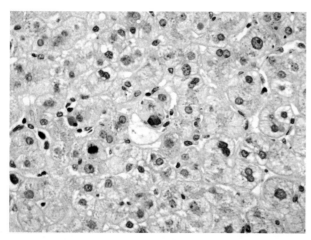

▲ 图 65-3　**B19 感染导致的轻度急性细小病毒性肝炎**
肝小叶实质轻度紊乱，伴有肝细胞凋亡和再生活跃；肝门区域不明显（引自 Hatakka A，et al. Acute hepatitis as a manifestation of parvovirus B19 infection. J Clin Microbiol 2011；49：3422-3424）

（十）其他：庚型肝炎病毒、HIV、麻疹、TTG、水痘

1995 年发现的庚型肝炎病毒（HGV）是黄病毒科的 RNA 病毒，是 HCV 的远亲[41]。病毒传播主要通过血液，血液制品和静脉注射药物进行肠胃外传播。根据对血库样本的一项小型研究发现，其在美国儿童中的发病率约为 13.8%。感染可以是自限性的，导致产生针对 E2 包膜蛋白的中和抗体或导致病毒携带状态。该病毒在肝脏中没有复制，似乎不会影响那些合并 HCV 感染患者的病程，但可能对 HIV 感染具有保护作用[42]。

肝病是艾滋病患者中非艾滋病导致死亡的最常见原因。其中有三个原因：频繁出现的乙丙型肝炎重叠感染，艾滋病治疗药物的肝毒性，戊型肝炎等新型传染性病原体的出现[43]。

TT 病毒（TTV）是一种 DNA 病毒，1997 年，在血清丙氨酸氨基转移酶（ALT）水平升高和活检证实为肝炎的 5 名患者中，3 名血清中检测到了该病毒。在北美，TTV 在志愿献血者中发病率为 10%，在商业献血者中占 13%，而在静脉吸毒者中占 17%[44]。TTV 在急性和慢性肝脏疾病的发病机制中（尚未阐明）。

由于儿童疫苗成功接种，麻疹在发达国家几乎无人所知。然而，由于有人反对疫苗接种，医生必须认识到麻疹病毒可引起胆汁淤积性肝炎以及发热、皮疹和全身症状。在 65 名患有麻疹的成年人的病例中，80% 患有肝炎，而肝脏受累的患者往往患有继发性细菌感染。没有相关慢性肝炎病例[45]。

水痘 - 带状疱疹病毒是引起水痘、带状疱疹和偶尔播散性感染的病毒，其可导致肝炎、皮疹和多器官衰竭。虽然这些症状在免疫抑制的肝移植儿童受者中最为常见[46]，但在免疫功能正常的成人中很少见[47]。应用阿昔洛韦进行治疗[48]。

三、慢性肝炎

（一）乙型肝炎病毒的流行病学

乙型肝炎病毒（HBV）感染是一个全球性

的主要健康问题。全球范围内大约有 2 亿 4 千万人是慢性乙肝病毒感染者（定义为乙肝表面抗原阳性至少 6 个月）[49]。它是导致终末期肝病和肝细胞癌（HCC）发病和死亡的主要原因。每年有 780 000 人死于乙肝病毒感染，其中 650 000 人死于肝硬化和肝癌，有 130 000 死于急性乙型肝炎[49]。从地理位置上讲，乙肝病毒感染的发病率在世界不同地区明显不同。大约 45% 的乙肝病毒感染人群生活在患病率为 8% 或更高的地区，如中国、东南亚、非洲和太平洋岛屿的绝大多数地区、中东的部分地区、亚马逊盆地；43% 的人生活在患病率为 2%～7% 的地区，如中南亚和西南亚、欧洲东部和南部、俄罗斯及拉丁美洲；其余 12% 的人生活在患病率还不到 2% 的地区，如美国、西欧和澳大利亚[50]。在美国，慢性乙型肝炎患者大约有 200 万左右，许多成人患者是在婴儿期或儿童期被感染[51]；然而，目前尚无针对儿童人群 HBV 感染全球发病率的调查数据。Wasley 等分析了美国国家健康和营养检查调查（NHANES）的数据，并报告了由于乙肝疫苗的接种 2010 年 6—19 岁儿童中 HBV 的感染率从 1.9%（NHANES 1988—1994）下降到 0.6%（NHANES 1999—2006）[52]。目前，在美国的儿童人群中，大多数新发的 HBV 病例是无家可归的儿童、国际收养者和出生在国外的儿童[53,54]。

HBV 是一种 DNA 病毒，可以通过体液传播，包括血液、精液和阴道分泌物。感染者的汗水、母乳、眼泪、唾液和尿液也具有较低的传染性[55]。在高发地区，40%～50% 的传播可归因于母婴垂直传播或围生期在子宫内或分娩时的传播[13,56,57]。水平传播在流行国家中也起到一定作用。然而，在美国和低流行国家，水平传播是儿童人群的主要传播方式，因为新生儿乙肝免疫球蛋白（HBIG）和乙肝疫苗的接种显著降低了母婴垂直传播。通过垂直传播感染的儿童在儿童期很有可能是无症状的，常需通过实验室检查进行诊断。然而，与成人期感染相比，儿童早期 HBV 感染的慢性化率更高（新生儿为 90%，儿童为 50%，成年期感染仅为 5%～10%）[55]。与水

平传播相关的因素包括与家庭或社区内的 HBV 感染者密切接触、高危性行为和（或）静脉吸毒[13]。既往输血是一种常见的传播途径，但由于筛选血液供应者的改善和禁止有偿献血，这种情况与以往有所不同。长期随访研究表明，垂直感染史与肝细胞癌（HCC）的风险显著相关，而水平感染儿童的慢性乙型肝炎总体预后较好[58-60]。

迄今为止，已根据序列差异鉴定出 8 种 HBV 基因型，标记为 A～H，且依据地理位置的不同每种基因型的流行率有很大差异[61]。在西北欧、北美、印度和撒哈拉以南非洲的患者中 A 型基因比其他基因型更常见，而基因型 B 型和 C 型在亚洲更常见[50]。HBV 基因型可能对抗病毒治疗的效果产生影响。

乙型肝炎疫苗的应用已有 20 多年历史，它在健康人中预防慢性 HBV 感染的有效率达 95%。1984 年，中国台湾地区启动了世界上第一个全地区婴儿乙肝疫苗接种计划。随后的一系列前瞻性调查显示，15 岁以下儿童中乙肝的患病率明显低于 15 岁以上在普遍接种疫苗计划之前出生的青少年的患病率（0.7% vs. 7%）。总体结果显示大规模的疫苗接种项目在降低慢性携带者比率，并在保护儿童和青少年免受 HBV 感染方面发挥了关键作用[62-64]。1992 年，世界卫生大会通过一项决议，建议全球接种肝炎疫苗。到 2013 年，183 个国家已将婴儿接种乙肝疫苗作为疫苗接种计划的一部分[49]。在美国，自从 1991 年以来，新的 HBV 感染率已经下降了大约 82%，这是由于成功地实施了一项全面战略，以消除 HBV 传播，重点是普及儿童疫苗[65]。图 65-4 显示了自 20 世纪 90 年代疫苗问世以来，加拿大四个年龄组 HBV 感染率的急剧下降。

（二）自然病程

近 30 年来，慢性 HBV 感染自然史的研究取得了很大进展。（表 65-5）。大多数儿童因母婴垂直传播感染乙肝病毒开始于最初的"免疫耐受"阶段，其特征是乙肝病毒 e 抗原（HBeAg）阳性、高水平的血清 HBV DNA 和正常水平的 ALT。在

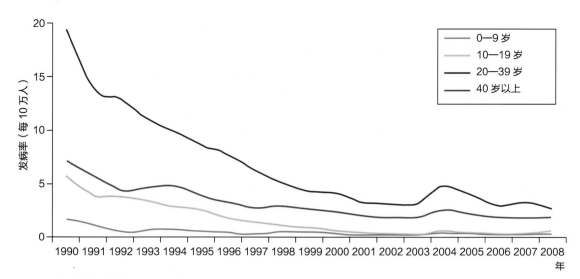

▲ 图 65-4　加拿大按年龄分组报告的乙型肝炎发病趋势

x 轴代表从 1990 年开始到 2008 年的时间，y 轴从底部的 0 开始到顶部的 20 代表 100 000 人中的发病率（引自 http://www.phac-aspc.gc.ca/publicat/cig-gci/p04-hepb-eng.php#figure-1）

这组患者中，免疫耐受期可能持续 10 ～ 30 年，而水平感染的成人或儿童，这一阶段相对较短或不存在。许多从免疫耐受开始的患者在生命后期进入免疫活动阶段，ALT 水平升高和肝脏炎症坏死性增加，而 HBV DNA 水平也有所下降。作为进入免疫活动阶段的结果，经过一段时间出现自发性血清学转换，表现为 HBeAg 血清转换为抗HBe。自发性 HBeAg 血清转换标志着患者进入慢性 HBV 感染的下一阶段，即"非活动性 HBsAg携带状态"。在此阶段，病毒 DNA 水平降低或检测不到，ALT 正常化，在肝组织学上仅见少量炎症坏死。遗憾的是，约 4% ～ 20% 的非活动性携带者可能会回到 HBeAg 阳性状态。10% ～ 30% 抗HBe 阳性者中，HBeAg 血清转换后 ALT 和 HBVDNA 水平可能继续升高[66]。因此，每年的评估是必要的，以确认患者保持在非活动携带状态。最终，一些非活性携带者可能出现病毒再激活，或者由于对其他疾病的免疫抑制治疗，自动进入"再激活阶段"。再激活阶段，也称为 HBeAg 阴性的慢性乙型肝炎，反映病毒 DNA 水平升高，大多数患者HBeAg 阴性，以及 ALT 水平正常或升高。HBV 的再激活通常与病毒（核心和核心启动子区域）的突变有关；然而，一些患者可能直接进入此阶段而不经过非活动性 HBsAg 携带阶段。与其他阶段相比，该阶段的病毒变异株毒性更强，因此随着时间的推移更容易加速肝损伤。

（三）治疗

慢性乙型肝炎抗病毒治疗的目标是实现病毒复制的持续抑制，清除 HBeAg 和 HBsAg，并消除再活化的机会。然而，HBsAg 的清除在儿童和青少年中很少见[67]。除了每 6 ～ 12 个月的常规检测外，非活动的携带者一般不需要干预。与HBV DNA 高水平的成人治疗策略相比，儿科患者的治疗需要更加慎重（图 65-5）。儿童免疫耐受期的治疗效果尚不明确。此外，免疫耐受期的儿童在儿童时期可出现轻微的肝损伤[68]。因此，对于这些儿童患者一般建议常规随访。在ALT 升高超过正常（ULN）上限的两倍后，HBVDNA 水平低于 20 000U/ml 的儿童和青少年，无论是 HBeAg 阳性还是阴性，均应考虑进行抗病毒治疗[66]。美国大多数医院目前参考的男孩ULN 中位数为 50U/L（37 ～ 70U/L），女孩 ULN中位数为 40U/L（29 ～ 65U/L）[69]。然而，最近的研究显示，在分析北美健康儿童的检测结果并考虑年龄、性别等相关因素后，儿童 ALT 参考范围要低得多[69,70]。其中一项研究报告应用男孩ALT > 25U/L 和女孩 < 22U/L 作为异常 ALT 的阈值[69]。在任何治疗之前，建议进行肝活检以确认 HBV 感染是肝炎的唯一病因，并确定炎症和

表 65-5　慢性乙型肝炎病毒感染的自然史

阶　段	血清 ALT	HBeAg	Anti-HBe	HBV DNA（U/ml）
免疫耐受期	正常或轻度升高	阳性	阴性	极高水平（$2 \times 10^7 \sim 2 \times 10^{10}$）
HBeAg 阳性慢乙肝	持续升高	阳性	阴性	高水平（$2 \times 10^5 \sim 2 \times 10^9$）
HBeAg 阴性慢乙肝	高低波动	阴性	阳性	中等水平，常波动（$2 \times 10^3 \sim 2 \times 10^7$）
携带状态	正常	阴性	阳性	低水平或检测不到（$< 2 \times 10^3$）

ALT. 丙氨酸氨基转移酶；HBeAg. 乙肝病毒 e 抗原；HBV. 乙肝病毒

引自 Fattovich G，et al. Natural history of chronic hepatitis B：special emphasis on disease progression and prognostic factors. J Hepatol 2008；48：335-352.

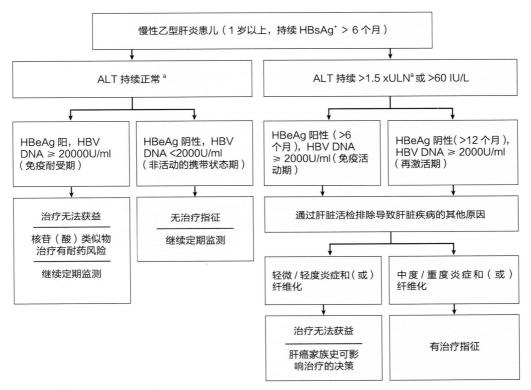

▲ 图 65-5　儿童慢性乙肝治疗的决策

ALT. 丙氨酸氨基转移酶；HBeAg. 乙肝病毒 e 抗原；HBsAg⁺. 乙肝病毒表面抗原阳性；HBV. 乙型肝炎病毒；ULN. 正常值上限（引自 Jonas MM，et al. Treatment of children with chronic hepatitis B virus infection in the United States：patient selection and therapeutic options. Hepatology 2010；52:2192-2205）

纤维化的严重程度[68]。目前，美国慢性乙型肝炎研究协会（AASLD）推荐的两种主要类型的抗病毒药物是干扰素 -α（IFN-α）和核苷酸类似物（NAs）[71]。IFN-α 发挥抗病毒、抗增殖和免疫调节作用，最终刺激免疫系统抗病毒，而 NAs 抑制 HBV 复制逆转录过程中必需的 HBV DNA 聚合酶，从而抑制合成乙型肝炎病毒生命周期中的正链和负链[72,73]。表 65-6 总结了主要抗病毒药物的优点和缺点。

四、干扰素 -α 与聚乙二醇干扰素 -α

IFN-α，也称为传统或标准 IFN，是美国食品和药物管理局（FDA）批准用于治疗儿童感染乙型肝炎的第一种药物。它通过皮下注射给药，每周三次。大量研究很好地证明了 IFN-α 的功效。一项针对 149 名儿童的多项随机试验发现，26% 接受治疗儿童中乙型肝炎 e 抗原和病毒

表65-6 慢性乙型肝炎批准治疗药物比较

治疗药物	年龄和剂量	优 点	缺 点
干扰素 -α	≥ 12 月 5 ～ 10 MU/m², 每周 3 次, 持续 6 个月	• 疗程有限 • 不会产生耐药	• 频繁的皮下注射 • 不良反应多见 • 晚期肝硬化为其禁忌证 • 费用昂贵
聚乙二醇干扰素	2 ～ 18 岁（Ⅲ 期临床试验） 180μg/1.73m²×BSA 每周 1 次, 持续 6 个月	• 疗程有限 • 1 周 1 次 • 不会产生耐药	• 皮下注射 • 不良反应多见 • 晚期肝硬化为其禁忌证 • 费用昂贵
拉米夫定	2 ～ 17 岁 3mg/kg 每日口服 1 次（最大剂量 100mg/ 日）， 疗程 1 年以上	• 口服给药 • 耐受性好 • 费用低廉	• 疗程长 • 耐药率高
阿德福韦酯	≥ 12 岁 10mg 口服, 每日 1 次	• 口服给药 • 耐药率低	• 疗程长 • 抗病毒作用弱 • 肾脏毒性
恩替卡韦	2 ～ 17 岁 体重在 30kg 以上给予 0.5mg 口服, 每日 1 次	• 口服给药 • 抗病毒作用最强 • 耐受性好 • 耐药率低	• 疗程长 • 费用昂贵

引自 Buster EH, Janssen HL. Antiviral treatment for chronic hepatitis B virus infection-immune modulation or viral suppression? Neth J Med 2006; 64:175-185, and Sokal EM, et al. Management of chronic hepatitis B in childhood: ESPGHAN clinical practice guidelines: consensus of an expert panel on behalf of the European Society of Pediatric Gastroenterology, Hepatology and Nutrition. J Hepatol 2013; 59; 814-829

DNA 转为阴性，而对照组为 11%，10% 的接受治疗患者表面抗原检测不到，而对照组为 1%[74]。对 31 项随机对照试验的 Meta 分析发现，与安慰剂、无治疗或标准治疗相比，IFN-α 可促进 HBeAg 的阴转（OR, 2.36；95%CI, 1.83 ～ 3.04），HBV DNA 转阴（OR, 2.04；95%CI, 1.28 ～ 3.32），HBeAg 的血清学转换（OR, 1.82；95%CI, 1.26 ～ 2.62），ALT 复常（OR, 1.24；95%CI, 1.01 ～ 1.56）以及 HBsAg 的消失（OR, 2.45；95%CI, 1.22 ～ 4.91）[75]。此外，对目前可用的抗病毒药物的评价指出，HBV 基因 A 型被认为对 IFN 应答更佳，尽管 IFN 被认为对所有基因型都有效[76]。

虽然聚乙二醇干扰素 -α（PEGIFN-α）在治疗成人慢性乙型肝炎方面优于 IFN-α（表现在 HBeAg 阴转、HBV DNA 抑制和 ALT 复常方面）[77]，但该药物针对儿童患者的治疗目前仍处于研究阶段。与干扰素 α（IFN-α）相比，干扰素通过聚乙二醇高分子蛋白来获得作用延长，因此 PEGIFN-α 的

半衰期较长[73]。此外，每周一次注射的患者耐受性优于每周三次注射的耐受性。

与 NAs 相比，IFN-α 具有治疗时间短（24 ～ 48 周）、疗效持久、无耐药风险的优点。另一方面，IFN 引起的不良反应限制了其对儿科人群的使用，包括流感样症状、中性粒细胞减少、体重减轻和精神障碍，而且其中一些可能是严重的不良反应。此外，对于晚期肝纤维化和肝硬化患者，IFN 不是最安全的治疗选择。

五、核苷酸类似物：拉米夫定、阿德福韦酯和恩替卡韦

与 IFN 不同，核苷酸类似物每天口服给药一次，耐受性好，儿科患者无不良反应或不良反应轻微。核苷酸类似物可以迅速而显著地抑制 HBV DNA；然而，一旦药物停用，通常会观察到 HBV DNA 水平升高和 HBV 病毒血症的复发。因此，长期给药对于获得更好的疗效是必要的，但随着治疗时间的延长，耐药率也会随之升高。FDA 批

准拉米夫定用于 2 岁以上、阿德福韦用于 12 岁以上和恩替卡韦用于 2 岁以上的儿童患者。

拉米夫定在儿童中的安全性非常好。在儿童中的临床试验表明，使用 1 年拉米夫定治疗的患者中，高达 32% 的患者可以达到 HBeAg 转阴，然而在治疗结束时，19% 的儿童产生了耐药的病毒变异株[78,79]。拉米夫定高耐药率降低了其使用。近年来，拉米夫定逐渐被阿德福韦替代，恩替卡韦成为儿童慢性乙型肝炎 NA 治疗的前沿药物。

阿德福韦在安全性和疗效方面与拉米夫相似，但耐药率较低。与拉米夫定相比，阿德福韦对治疗幼儿（2—12 岁）疗效无差异。一项随机、安慰剂对照临床试验对 173 名入选的儿科患者报告显示，在 48 周治疗结束时，12—18 岁治疗组的患者与安慰剂组患者相比（23%vs.0；P=0.007）更多的达到了主要疗效终点（HBV DNA <1000 拷贝 /ml 和 ALT 复常），但较年轻组（2—12 岁）的差异无统计学意义。更重要的是，在治疗第 48 周，没有患者出现阿德福韦相关耐药[80]。虽然阿德福韦在短期内耐药率非常低，但随着治疗的持续，耐药性的长期概率显著增加：分别为 1 年 0%，2 年 0.3%，3 年 11%，4 年 18% 和 5 年的 29%[81]。

恩替卡韦作为新一代的 NA 药物，除了具有良好的安全性外，在抑制病毒复制方面疗效最佳，治疗 1 年后 HBV DNA 转阴率高达 90%[82,83]。自 2014 年以来，恩替卡韦已成为 2 岁及以上儿童的首选 NA 药物。恩替卡韦具有极低的耐药率（5 年治疗后仅 1.2%），对 PEGIFN-α 可能不是首选治疗的儿科患者可以进行长期治疗[84]。然而，与 IFN 相比，NA 同样具有局限性，即 HBeAg 和 HBsAg 清除率相对较低，停药后难以维持 HBV DNA 长期抑制。

尽管有多种药物治疗 HBV，但目前乙肝治疗的效果远不乐观。首先，没有哪一种药物具有高效地 HBV DNA 的持续清除率和 HBeAg/HBsAg 转阴率；其次，干扰素的不良反应和 NA 药物（恩替卡韦除外）诱导的病毒耐药性是限制这些药物临床应用的重要问题。值得庆幸的是，过去 30 年来，全世界在乙肝疫苗接种方面取得了重大进展，大大降低了儿童中乙肝感染的流行率。乙肝疫苗在保护人们免受 HBV 感染方面起着关键作用，在感染病毒之前对婴幼儿和青少年的免疫防御超过了 90%[65]。

2005 年，美国疾病控制中心（CDC）免疫实践咨询委员会（ACIP）更新了关于在美国消除乙型肝炎病毒（HBV）传播的战略建议。提供这些建议是为了改善围生期和早期儿童 HBV 传播的预防，包括从出生时开始的普遍婴儿接种疫苗，以及增加以前未接种疫苗的儿童和青少年的疫苗覆盖率[85]。初次接种计划包括三次肌肉注射乙肝疫苗。目前对新生儿的标准做法是在出生后 12h 内注射第一剂，在 1 个月和 6 个月内注射第二剂和第三剂。该疫苗可在超过 95% 的婴幼儿和青年人中诱导出保护性抗体。保护期至少 20 年，也可能是终身的[49]。

乙肝免疫球蛋白具有短期内的免疫预防作用（即 3 ～ 6 个月），通常与乙型肝炎疫苗一起用于暴露后预防 HBV 感染。对于 HBsAg 和 HBeAg 均阳性的产妇所生的婴儿，除了规范接种乙肝疫苗外，在出生后 12 ～ 24h 内注射乙肝免疫球蛋白可使阻断成功率达到 85% ～ 95%[86]。虽然标准免疫预防对阻断母婴传播起到了良好的作用，但仍有相当多的儿童（高达 10%）在接受免疫预防的情况下感染了 HBV。近年来，已出现了一些小范围的调查，研究妊娠晚期给予母亲抗病毒治疗（如拉米夫定、替比夫定或替诺福韦）是否能够降低免疫预防失败的发生率。总体而言，研究发现了积极的结果[87]。新的乙肝治疗指南为治疗妊娠晚期高病毒载量的孕妇提供有利条件[71]。

六、丙型肝炎病毒

（一）流行病学

据估计，全世界大约有 1100 万丙型肝炎病毒（HCV）抗体阳性儿童，其中大约有 500 万人有 HCV 病毒血症，因此应该考虑接受治疗[88,89]。儿童有发展为慢性感染的倾向，尽管可能比成人少[90]。慢性感染在儿童中通常是无症状的，但在后期如肝硬化和肝癌的发病率和死亡率会显著升高。有 HCC 在儿童时期发生的个案报道[91,92]，美国几百名慢性 HCV 感染的肝病儿童接受了肝移植。儿童 HCV 的感染方式、并发症和自然史不尽相同，这会影响到管理和治疗决策[13]。

根据疾病预防控制中心的统计数据，6 — 11岁的儿童血清阳性率为 0.2%，12 — 19 岁的儿童血清阳性率为 0.4%[93]。波士顿和马萨诸塞州剑桥的青少年患病率为 0.1%[94]。在马里兰州巴尔的摩市，12 岁以下儿童的血清阳性率[95]与波士顿相当。欧洲各国的发病率从 0.4% ～ 3.5% 不等[96]，而北非各国的发病率较高，从 0.5% ～ 10%不等[97]。

当最初发现丙型肝炎病毒时，第一例儿童病例是通过血液和血液制品感染的，与成年人相比，后者通过注射药物是最常见的传播方式。然而，自 1992 年以来，垂直传播已经成为儿童感染的主要方式，因为血液制品需要筛查 HCV，实际上消除了后者的传播方式[98]。母婴垂直传播的概率平均约为 5%[99,100]，比乙型肝炎少得多。如果母亲有未经治疗的 HIV 感染，母亲的 HIV-HCV 共感染增加了 HCV 传播给新生儿的可能性[100,101]。这些妇女有较高的 HCV 病毒载量，垂直传播风险更高[102]。在胎膜破裂超过 6h 和胎儿内置头皮监测的情况下，垂直传播的风险更高[100]。发达国家家庭成员之间的传播可以忽略不计，相比之下，欠发达国家可达 6.5%。性接触和非性接触，包括静脉注射吸毒者，更有可能随着年龄和暴露时间传播 HCV，尽管这种传播方式并不常见[103]。美国儿科学会（AAP）感染性疾病红皮书已经声明应允许 HCV 儿童上学或日托，并应允许其参加身体接触运动和其他日常活动[104]。

（二）诊断

北美儿科胃肠病学、肝脏病学和营养学会（NASPGHAN）建议根据表 65-7 和表 65-8 中列出的风险因素对 HCV 进行快速检测。筛选 HCV的最具成本效益的方法是检测抗 HCV 抗体。如果为阳性，则应通过基于 PCR 的测定获得 HCV RNA，以区分是之前接触病毒的活动性感染还是假阳性抗体。由于母体抗体可通过胎盘，HCV 抗体通常在抗 HCV 阳性母亲所生的婴儿中呈阳性，

表 65-7　需要筛查丙型肝炎病毒感染的人群

人　群	筛查项目
在近期和既往注射过毒品的人，包括那些只注射过一次而不认为自己是吸毒者的人	抗体
与 HCV 高流行率相关的人群包括： • HIV 感染者 • 曾行血液透析者 • 不明原因转氨酶升高的人	抗体或 RNA
1992 年 7 月以前接受输血或器官移植的早期患者包括： • 输注了被检测出丙型肝炎病毒感染的献血者血液的人 • 输血或血液制品的人 • 接受器官移植的人	抗体或 RNA
HCV 感染母亲的子女	18 月龄后查抗体，幼儿查 RNA
针刺伤或黏膜暴露于 HCV 阳性血液后的健康护理人员、急救医务人员和公共安全工作者	抗体或 RNA
丙型肝炎病毒感染者的性伴侣	抗体
长期转氨酶升高的儿童	抗体
HCV 感染高发区儿童	抗体

引自 Mack CL，et al. North American Society for Pediatric Gastroenterology，Hepatology，and Nutrition. NASPGHAN practice guidelines：diagnosis and management of hepatitis C infection in infants，children，and adolescents. J Pediatr Gastroenterol Nutr 2012；54：838-855

表 65-8　丙型肝炎儿童的注意事项与筛查

类　型	无禁忌	避　免	常规筛查
家庭成员	共用食物、饮料、餐具、衣服、毛巾、洗衣房、马桶座	共用牙刷、剃须设备、指甲钳、镊子、血糖仪或其他可能被血液污染的个人物品	不推荐
非家庭成员	参加日托、学校、营地、游乐场、约会玩耍、社区游泳池；参与接触和非接触活动	不适用	不推荐
日常接触	接吻、拥抱、握手	不适用	不推荐
性接触	婚内性行为	与多个性伴侣的无保护性行为	有婚内性行为者不推荐；有多个性伴侣者推荐
其他行为	不适用	文身，人体穿孔	不适用

引自 Mack CL，et al. North American Society for Pediatric Gastroenterology，Hepatology，and Nutrition. NASPGHAN practice guidelines：diagnosis and management of hepatitis C infection in infants，children，and adolescents. J Pediatr Gastroenterol Nutr 2012；54：838-855.

这通常不表示有活动性 HCV 感染。这些婴儿的抗体阳性通常从出生持续到 12～15 月龄[100]。因此，美国儿科学会建议，感染 HCV 的母亲所生的婴儿一般不应在 18 个月之前进行检测。如果抗 HCV 抗体呈阴性，则不进行下一步的检测。如果需要在婴儿早期评估垂直传播，可以在出生后的第三个月或第四个月检测 HCV RNA[105]。然而，由于 HCV 感染可能在出生后的 2～3 年内自发清除，因此在这个年龄段一般不能确诊[106]。通过 PCR 定量 HCV RNA 确诊为病毒血症的儿童和青少年应确定其基因型，以指导治疗方法和治疗时间。图 65-6 显示了用于儿童患者 HCV 检测的诊断流程。

虽然成人慢性丙型病毒性肝炎有肝外表现，包括冷球蛋白血症、血管炎和膜增生性肾小球肾炎[107,108]，但在儿童年龄组中没有相关的报道。尽管在对 HIV 进行常规治疗的发达国家共感染越来越罕见，通过垂直传播获得丙型肝炎病毒的儿童仍应进行 HBV 或 HIV 检测。丙型肝炎患儿可能存在自身抗体阳性，最常见的是肝肾微粒体抗体1 型（LKM1）[109]。一项多中心研究表明，LKM1阳性的丙型肝炎患儿肝脏疾病更严重，肝活检的纤维化评分更高，对干扰素治疗的反应更差，并且在某些情况下，需要应用皮质醇治疗可能的自身免疫性肝炎[110]。然而，PEDS-C 团队曾报道，尽管多达四分之一的丙型肝炎患儿在使用 PEGIFN-α 和利巴

韦林治疗前、中和治疗后可能出现一系列自身抗体，但一个或多个自身抗体阳性或阴性的儿童之间肝组织学及治疗反应均无差异[111]。

（三）自然病程

丙型肝炎病毒感染的潜伏期为2周～6个月，平均为 6～7 周。如前所述，大多数儿童是没有症状的。然而，当出现急性感染时，表现通常轻微，只有不到25% 的患者出现黄疸。少数儿童患有厌食、不适或腹痛，偶尔会出现更严重的急性肝炎[112]。患有慢性 HCV 的儿童通常有轻微的转氨酶升高。终末期肝病在儿童时期极为罕见[113]。

对通过输血获得丙型肝炎病毒的儿童（1991年之前在心脏外科手术中输血的 400 名儿童）首次大规模研究报告的丙型肝炎感染率为14.6%，由抗 HCV 抗体阳性结果进行证实。平均随访 17年后，约 50% 的抗体阳性儿童为 PCR 阳性[114]但无症状。1992 年以前在美国输血并于 16 年前被诊断为恶性肿瘤的 HCV 感染癌症幸存者的大队列显示 PCR 阳性率和肝损伤率略高。绝大多数（76.9%）抗体阳性患者为 HCV RNA 阳性，1/3 的患者血清转氨酶升高，2/3 患有轻度至中度纤维化，13% 患有肝硬化[115]。该队列中出现了 3 名与丙型肝炎有关的死亡，感染超过 20 年后其中 1 名死于肝衰竭，2 名死于肝细胞癌[116]。自血液制品筛选以来，围生期传播一直是儿童丙

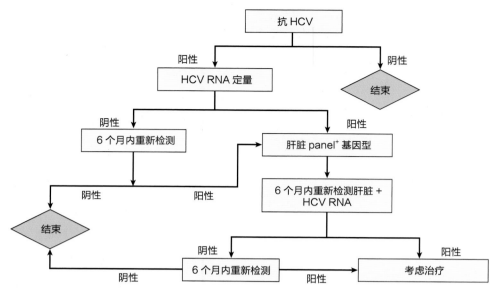

▲ 图 65-6　儿童患者 HCV 检测的诊断方法
HCV. 丙型肝炎病毒

型肝炎自然史和预后研究的重点，据估计，全球约有 50000 名婴儿通过这种途径获得丙型肝炎病毒[117]。2003 年，欧洲对 200 名儿童进行了平均 6.2 年随访研究，结果显示，仅有不到 10% 的儿童实现了病毒的自发清除和血清转氨酶恢复正常[118]。肝活检显示大多数患者有轻度肝炎和较低的纤维化评分，而 15 岁以上儿童纤维化更重。一项从 1990 年到 2005 年连续对 504 名患有慢性丙型肝炎的意大利儿童进行队列研究[113]的结果表明，未经治疗组中只有 8% 发生病毒自发清除，而持续 HCV RNA 阳性组中只有 1.8% 的患者在 10 年后最终进展为肝硬化失代偿期。

慢性丙型肝炎患儿的肝活检显示，肝窦淋巴细胞增多、脂肪变性、汇管区淋巴聚集和胆管上皮损伤的比例与成人相似[119-121]。来自美国的一项研究显示，在 40 个肝活检病人中[119]，有四分之三的汇管区有纤维化，轻度、中度或重度纤维化各占 1/3，8% 显示为肝硬化。在 121 例以基因型 1 型（82%）和垂直传播（78%）为主的慢性丙型肝炎患儿中有相似的发现[121]。肥胖与更严重的纤维化相关。一项对 44 名未接受过 HCV 治疗的美国儿童进行第二次肝脏活检的研究，其中 57% 为垂直传播，39% 通过输血感染，研究表明肝硬化的比例在 5 年内从 11% 增加到 20%[122]。

儿童慢性 HCV 感染的潜在长期转归是肝硬化和 HCC。继发于丙型肝炎的 HCC 在儿童时期非常罕见，只有几个病例报告[91,92]。因儿童慢性丙型肝炎的并发症进行的肝移植并不常见。根据来自北美 37 个儿科中心的肝移植研究结果（SPLIT），从 1995 年到 2006 年，2219 名儿童中有 13 名（0.6%）因慢性丙型肝炎合并肝硬化或亚急性丙型肝炎而接受了移植[123]。因此，尽管在儿童时期出现一些并发症，但研究显示，在大多数病例中，丙型肝炎病毒感染通常只导致轻微的肝病，并且在使用 PEGIFN-α 联合利巴韦林治疗后健康质量通常很好[124,125]。

（四）治疗

2003 年，FDA 批准干扰素和利巴韦林联合用于治疗 3—17 岁慢性 HCV 感染的儿童患者。2009 年，PEGIFN-α2b 和利巴韦林的联合治疗也被批准用于这一年龄组[13]。在未来几年内，在患有 HCV 感染的儿童中是否开始抗病毒治疗的决策可能会发生很大变化。高效安全的无干扰素直接抗病毒药物（DAAs）的出现，从根本上改善了成年慢性 HCV 患者的治疗前景，无论是否存在肝硬化，应答率都很高[126,127]。目前还没有批准用于儿童的 DAA，但是目前有三个儿童 DAA 试验列在 https://.altrials.gov 中，预计很快会有更多。因此，许多医生希望能在这些试验中招募到患有 HCV 感染的儿童，或者等到药物被批准用于儿童。鉴于 DAA 在近期内不能用于很小的儿童，医生对于 3—5 岁的儿童，使用 PEGIFN-α 和利巴韦林是一种常见的治疗手段，以便他们有机会在清除 HCV 的情况下进入幼儿园，而不是承受慢性 HCV 感染带来的歧视。

儿童单用干扰素治疗的持续病毒学应答率大约为 35%，比成人好[128]。在 1998—2001 年的一项研究中，118 名 3—17 岁患有慢性丙型肝炎的儿童接受 IFN-α2b 和利巴韦林持续 24～48 周的治疗[129]。总体而言，46% 的患者在治疗结束后 24 周有持续的病毒学应答（HCV RNA < 100 拷贝/ml）。与成人相比，儿童在联合治疗中出现的不良反应相似但严重不良反应较少。该试验的组合方案获得了 FDA 批准，但很快被 PEGIFN-α2a 或 PEGIFN-α2b 与利巴韦林联合取代。一些研究评估了对慢性丙型肝炎儿童进行 PEGIFN-α 和利巴韦林的联合治疗方案。对美国 11 个中心的 114 名儿童进行的 PEDS-C 研究，比较了单独使用 PEGIFN-α2a（每周 180μg/1.73m²）与使用 PEGIFN-α 联合利巴韦林（每天 15mg/kg）治疗 5—17 岁儿童的疗效和安全性[130]。其中接受联合治疗的儿童持续病毒应答率（SVR）显著高于单药组（53%vs.21%），其中基因 1 型的 SVR 为 47%，非基因 1 型使用联合治疗患者的 SVR 达 80%。在使用 PEGIFN-α2b（每周 60μg/m²）和利巴韦林（每天 15mg/kg）治疗 107 名儿童的开放性研究中[131]，65% 接受治疗的儿童取得了 SVR：基因 1 型为 53%，基因 2 或 3 型为 93%，基因 4 型为 80%。与转氨酶正常的相比，转氨酶升高患者的 SVR 率并没有增加。因此，使用 PEGIFN-α 和利巴韦林联合治疗儿童患者与单用干扰素或利巴韦林治疗同样安全，并且现在是 3—17 岁儿童的标准治疗。令人满意的是，在治疗期间达到 SVR 的儿童在 5 年的随访研究中仍可达到持久的病毒清除[132]。虽然 PEGIFN-α 治疗可能与体重和身高评分呈负相关，但长期随访研究表明，这些问题可随时间的推移而得到解决[133,134]。

（五）预防

NASPGHAN HCV 指南[135] 和 CDC 阐述了预防母婴传播丙型肝炎病毒的措施，其中指出，感染丙型肝炎病毒的母亲可以继续母乳喂养，但如果她们的乳头破裂或出血，则应该避免哺乳[104]。无论 HCV 的流行状态如何，学校，运动场或日托中的儿童均要采取预防措施[13]。表 65-8 列出了其他预防策略。目前正在进行许多努力开发有效的丙型肝炎疫苗，但迄今为止，还没有疫苗成功地获得 FDA 批准用于人类。

尽管从输血到母婴垂直传播的流行病学发生了变化，但丙型肝炎感染仍然是儿童医疗的一副重担。目前，还没有被证实有效的预防围生期传播的方法，因此寻找这些方法仍然是研究重点。此时，尚没有可靠的方法来预防围生期传播，因此寻找此类方法仍是研究重点。其他的优先事宜包括开发安全和有效的丙型肝炎疫苗，以及减少注射吸毒者和性接触者传播丙型肝炎病毒等其他策略。

◆ 结论

儿童时期许多病毒可以感染肝脏。有些可能引起自限性急性无症状感染（如 CMV 和 EBV）或伴有黄疸和胃肠道症状（如 HAV 和 HEV）的症状性感染。一些可能迅速发展为急性肝衰竭或需要肝移植。HSV-1 和 HSV-2 可导致所有年龄段的急性肝衰竭，在患有不明原因的急性肝衰竭的儿童中，对这两种病毒应进行诊断及积极治疗。HBV 和 HCV 可能导致急性肝炎（少见，尤其 HCV 更为罕见），更常见的是需要治疗的慢性肝炎。FDA 已批准了治疗这两种儿童肝炎的药物，但仍需要更好的药物。经批准的 HBV 治疗药物可抑制病毒，但很难达到治疗后持续的病毒清除。儿童期丙型肝炎病毒感染的临床试验结果令人期待，希望 FDA 批准对儿童安全有效的药物将为治愈大多数严重感染的儿童提供机会。为了降低儿童肝脏病毒感染的全球发病率和死亡率，需要继续推进分子病毒学和药理学发展并在疫苗管理和提供方面制订开明的公共卫生政策。

总　结

许多病毒在儿童时期可感染肝脏，临床表现从无症状到慢性疾病，伴有或不伴有多系统损害，到危及生命的急性肝衰竭，不一而足。对于流行区具有高母婴传播率的儿童，乙型肝炎病毒仍是一个全球性的问题。

最新进展

HSV-1 和 HSV-2 是所有年龄段中少数可治疗的急性肝衰竭的病因之一；因此，应该充分考虑在患有这种疾病的儿童中进行检测，并在等待结果的期间及时给予阿昔洛韦治疗。出生时给予的乙型肝炎免疫球蛋白（HBIG）和乙型肝炎活性疫苗大大减少了发达国家的母婴传播。恩替卡韦现已获得 FDA 批准，适用于 2 岁及以上的儿童，安全且耐受性良好，耐药率极低。具有高母婴传播风险的 HBsAg 阳性母亲可在妊娠晚期应用核苷类似物治疗，可使传播率降低。治疗成人丙型肝炎病毒（HCV）安全、有效和具有直接作用的抗病毒药物（DAA）的出现预示着给世界上患有 HCV 的儿童带来新的希望。目前正在进行儿童试验。

关键知识缺口

尽管多达 1/5 的急性肝衰竭患儿有急性病毒感染证据，但要确定哪些"相关病毒"发挥了确切的病理生理作用（巨细胞病毒，EB 病毒，人类疱疹病毒 6 型，丙型肝炎病毒）还有待探索。妊娠晚期应用 NA 的大样本临床试验，为 NA 用于 HBsAg 阳性孕妇及其新生儿的有效性和安全性提供了可靠数据。然而，缺乏 NA 宫内暴露的长期影响的数据。需要研究直接作用抗病毒（DAA）药物治疗儿童 HCV 的安全性和有效性。

未来发展方向

急性非对乙酰氨基酚肝衰竭的儿童应检测致病病毒（甲型肝炎、乙型肝炎、戊型肝炎、细小病毒 B19、腺病毒、肠道病毒和单纯疱疹病毒 1 型和 2 型）及相关病毒，并探讨继发于这些病毒感染的免疫发病机制。HBsAg 的清除是 HBV 治愈的金标准；需要更有效的药物才能实现这一目标。需要更多的研究来建立一种安全有效的预防 HCV 母婴传播的方法。

中国科学技术出版社国际经典译著推荐

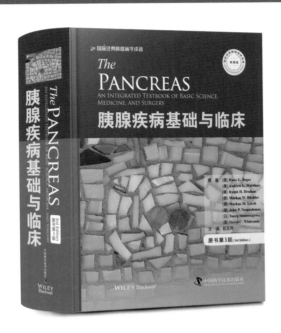

胰腺疾病基础与临床（原书第 3 版）

大 16 开，精装，定价 798.00 元

原　著	[德] Hans G. Beger	[美] Andrew L. Warshaw
	[美] Ralph H. Hruban	[德] Markus W. Büchler
	[德] Markus M. Lerch	[德] John P. Neoptolemos
	[日] Tooru Shimosegawa	[美] David C. Whitcomb
主　译	赵玉沛	

本书特色：

● 本书引进自国际知名的 WILEY Blackwell 出版社，是一部全面整合胰腺疾病基础知识、功能评估、诊断技术及治疗方案的胰腺疾病百科全书。全书包含 500 多幅高质量插图及影像学照片，系统展示了相关内镜技术及外科手术步骤。

● 本书为全新第 3 版，对前一版的内容进行了细致修订和诸多更新，增补了临床实践中的诸多变化，还针对自身免疫性胰腺炎和良性囊性肿瘤等热门领域增加了全新章节。

● 著者从遗传学和分子生物学出发，对所有已知胰腺疾病的解剖学、生理学、病理学及病理生理学最新知识做了详细介绍，同时对非手术和手术治疗的最新指南、支持胰腺癌靶向治疗临床决策的最新分子生物学通路、胰腺疾病的新型微创术式、神经内分泌肿瘤和壶腹周围肿瘤的最新知识进行了具体阐述。

● 本书的中文翻译版，由北京协和医院赵玉沛院士领衔，组织国内 30 余家综合医院近 200 名资深专家进行了细致的翻译工作。本书内容全面，图文并茂，适合广大胰腺疾病相关医务人员参考阅读，亦可作为广大消化内科医师及普外科医师重要的案头书。

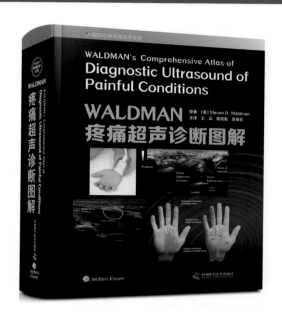

WALDMAN 疼痛超声诊断图解

大 16 开，精装，定价 598.00 元

原　著　[美] Steven D. Waldman

主　译　王　云　杨克勤　吴安石

本书特色：

- 本书引进自 Wolters Kluwer 出版社，由国际疼痛超声领域著名专家 Steven D. Waldman 教授倾力打造，首都医科大学附属北京朝阳医院王云、吴安石教授及中日友好医院杨克勤教授担当主译，同时邀请了国内 30 家医院近百名专家合力翻译、审校完成，反映了当今疼痛超声诊断领域的最新进展，是一部系统全面、权威前沿的国际译著。

- 全书呈现了近 2000 张经典超声图像及临床中常见或罕见病理改变的解剖图像，按照从头到足的顺序分为九部分，对多种临床常见疾病展开了多层面的分析讨论，还特别细致地介绍了肌肉筋膜疼痛床旁超声诊断的重点。

- 本书是国际疼痛领域第一部超声诊断方面的巨著，充分展现了其在推动疼痛超声诊断技术发展的引领作用，为提高广大疼痛科医师的疼痛超声诊断能力和水平提供了最先进、最精准的操作指导。

- 本书内容简洁精要，对每种临床疾病进行了解剖结构、临床症状体征、超声技术及临床注意事项的系统介绍，同时每种疾病都附有多张解剖图像及超声影像以便帮助读者理解。本书将是麻醉科医师及疼痛科医师实施临床超声诊断及教学工作的不二之选。

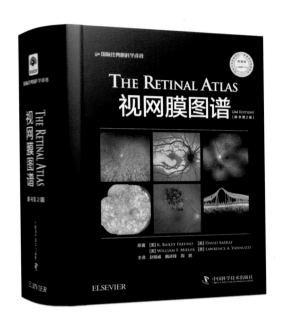

视网膜图谱（原书第 2 版）

大 16 开，精装，定价 598.00 元

原　著　[美] K.Bailey Freund　　　　[美] David Sarraf
　　　　[美] William F. Mieler　　　　[美] Lawrence A. Yannuzzi
主　译　赵明威　　曲进锋

本书特色：

- 引进自 ELSEVIER 出版社，创新且独特的眼科学译著，由 K. Bailey Freund、David Sarraf、William F. Mieler、Lawrence A. Yannuzzi 等国际眼科专家及视网膜成像领域引领者联袂编写。

- 在上一版面世后的 6 年时间里，不断增删、更新，不仅扩充了大量图片，增加了新的病种，而且厘清和明确了有争议疾病的概念，更正了部分旧的疾病名称。总体来说，新版图谱概念更清晰，图片更丰富，对疾病的诸多临床表现描述更细致。

- 精心挑选了 5000 余幅极富临床指导意义的眼底图片，完美呈现了眼科学中常见与罕见的各类眼底疾病，包括玻璃体、视网膜和黄斑病变等各种疾病早期和晚期的高清图片。

- 几乎涵盖当前临床涉及的所有视网膜成像方法，包括光相干断层扫描（OCT）、吲哚菁绿血管造影、荧光素血管造影和眼底自发荧光等。

- 提供了全面的视网膜疾病诊断和先进的视网膜成像指导，可作为眼底视网膜专家、综合眼科医师和相关研究人员不可或缺的参考读物。

中国科学技术出版社国际经典译著推荐

（排名不分先后）

书　名	主译	定　价
胰腺疾病基础与临床（原书第 3 版）	赵玉沛	798.00 元
Waldman 疼痛超声诊断图谱	王云　杨克勤　吴安石	598.00 元
Zakim & Boyer 肝脏病学（原书第 7 版）	陆荫英　张宁	598.00 元
视网膜图谱（原书第 2 版）	赵明威　曲进锋　周鹏	598.00 元
产科手术学（原书第 4 版）	刘俊涛　周希亚	398.00 元
胸部肿瘤影像学	时惠平　杨本强　刘晶哲	398.00 元
乳腺疾病诊疗学（原书第 2 版）	黄韬　明洁　聂秀	398.00 元
术中病理诊断学（原书第 2 版）	林冬梅　薛卫成	298.00 元
子宫内膜异位症超声诊断	张莉　袁丽君	128.00 元
产科麻醉学（原书第 2 版）	陈新忠　黄绍强	298.00 元
高分辨率肺部 CT（原书第 5 版）	潘纪成　胡荣剑	295.00 元
避免急诊常见错误（原书第 2 版）	郭树彬	258.00 元
泌尿生殖系统影像诊断学（原书第 6 版）	陈涓　姜蕾	248.00 元
胸部影像学精要（原书第 3 版）	孙宏亮	248.00 元
皮肤病理快速诊断图谱（原书第 3 版）	桑红　颜文良	198.00 元
ICU 诊疗精要（原书第 2 版）	于荣国　石松菁	195.00 元
Marino ICU 诊疗学（原书第 4 版）	孙云波	180.00 元
眼震电图与眼震视图	杨旭　金占国	180.00 元
足踝影像诊断学	麻增林	178.00 元
胃肠影像学精要	孙宏亮	178.00 元
实用区域麻醉学与急性疼痛医学（原书第 5 版）	王强	158.00 元
MARINO ICU 诊疗学：精华版（原书第 2 版）	孙运波　山峰	158.00 元
休克的组织灌注监测：从生理到临床	陈晗　于荣国	128.00 元
髋关节与膝关节假体周围骨折	郝立波	128.00 元
鼻内镜外科手术解剖学：含眶及颅底（原书第 2 版）	黄魏宁　杨弋	108.00 元
手法小切口白内障手术技巧	董喆	98.00 元
放射学非官方指南：100 例胸部 X 线片实践（全彩注释 + 完整报告）	胡荣剑	80.00 元
急危重症超声心动图学	严静　胡才宝	80.00 元
运用精益思想的医疗流程再造：患者流动和医疗质量安全提升指南	杨雪松	65.00 元
医患沟通技巧（原书第 3 版）	杨雪松	60.00 元

致读者的信

亲爱的读者：

　　感谢您对我社图书的喜爱和支持。想了解更多信息，敬请登录我社官方微店。如果您对本书或其他图书有何意见和建议，可随时来信、来电联系！欢迎投稿，来信必复。

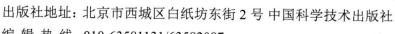

　　出版社地址：北京市西城区白纸坊东街 2 号 中国科学技术出版社

　　编 辑 热 线：010-63581131/63582087